TRAITÉ

D'ANATOMIE TOPOGRAPHIQUE

AVEC

APPLICATIONS A LA CHIRURGIE

6527-67. — Corbeil. — Imprimerie Crété

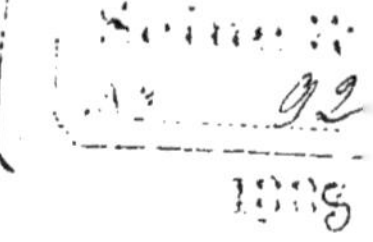

TRAITÉ

D'ANATOMIE TOPOGRAPHIQUE

AVEC

APPLICATIONS A LA CHIRURGIE

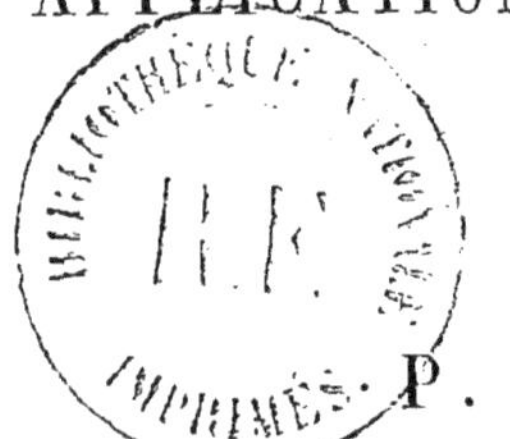

PAR

P. TILLAUX

DIRECTEUR DES TRAVAUX ANATOMIQUES DE L'AMPHITHÉATRE DES HOPITAUX DE PARIS
MEMBRE DE L'ACADÉMIE DE MÉDECINE
PROFESSEUR AGRÉGÉ A LA FACULTÉ DE MÉDECINE, CHIRURGIEN DE L'HOTEL-DIEU

CINQUIÈME ÉDITION

OUVRAGE COURONNÉ PAR L'INSTITUT
(ACADÉMIE DES SCIENCES)
Prix MONTHYON (Médecine et Chirurgie) 1880.

PARIS
ASSELIN ET HOUZEAU
LIBRAIRES DE LA FACULTÉ DE MÉDECINE
Et de la Société centrale de médecine vétérinaire
PLACE DE L'ÉCOLE-DE-MÉDECINE

1887

A LA MÉMOIRE

DU

PROFESSEUR GOSSELIN

PRÉFACE

Le *Traité d'Anatomie topographique* que je livre au public est le résultat d'un travail de dix années consacrées à l'enseignement de cette matière à l'amphithéâtre d'anatomie des hôpitaux. Sollicité depuis longtemps de faire cette publication, j'ai préféré attendre, convaincu qu'un ouvrage de ce genre doit être longuement mûri.

Bien qu'entouré d'élèves qui m'eussent prêté volontiers leur concours, j'ai tenu à faire une œuvre qui me fût exclusivement personnelle.

L'anatomie topographique, ou des régions, a pour but d'étudier la disposition que présentent les organes dans une partie déterminée du corps, en les envisageant principalement au point de vue de leurs rapports réciproques. Cette étude, qui est surtout synthétique, a pour base l'anatomie descriptive, fondement de toutes les sciences médicales.

L'expression d'anatomie *topographique,* que j'ai adoptée, m'a paru préférable à celle d'anatomie *chirurgicale,* employée par d'autres, car toute anatomie peut mériter le nom de chirurgicale, qu'elle soit descriptive, topographique ou générale.

L'étude de l'anatomie topographique serait fort aride, si l'on se contentait simplement d'énumérer les couches dont se compose une région, sans faire ressortir en même temps les conséquences qui en résultent pour la pathologie et la médecine opératoire : aussi ai-je indiqué, dans le titre de cet ouvrage, que l'anatomie était accompagnée d'*applications à la chirurgie*. J'ai négligé ce qui a trait à la médecine proprement dite, et j'estime qu'il serait utile qu'un médecin entreprît de faire un livre analogue à celui-ci avec *applications à la médecine*.

Le plan de cet ouvrage diffère en plusieurs points de celui qu'ont adopté les auteurs qui m'ont précédé.

Au lieu de présenter en deux chapitres distincts l'anatomie d'une région et les considérations pathologiques ou opératoires qui s'y rattachent, il m'a semblé beaucoup plus avantageux pour le lecteur de signaler toujours la conséquence d'un rapport à côté de ce rapport lui-même ; et c'est là, je dois le dire, la plus grande difficulté que j'aie rencontrée dans la rédaction de ce Traité.

Je n'ai pas cru non plus devoir consacrer une partie de l'ouvrage à l'anatomie générale, comme l'ont fait la plupart des auteurs, et voici pourquoi. Avec l'extension qu'a prise de nos jours l'histologie, il est devenu indispensable d'en faire une étude spéciale et de ne pas la considérer comme un accessoire, en quelque sorte, de l'anatomie topographique. Sans doute il est d'un haut intérêt d'appliquer à la chirurgie les données histologiques modernes sur lesquelles repose en grande partie l'avenir de la médecine, mais c'est là une œuvre différente de celle que j'ai entreprise et qu'il convient d'en séparer.

Il y a deux manières d'écrire un livre de science : l'une consiste à faire l'histoire complète et détaillée de toutes les parties qui se rattachent au sujet que l'on étudie et à épuiser les travaux accumulés sur la matière ; elle comporte une nombreuse bibliographie ; l'autre a pour but de condenser tous les travaux des devanciers et d'en présenter la synthèse abrégée ; elle ne comporte qu'une bibliographie restreinte et seule est applicable à un livre classique. Ayant eu en vue de faire un ouvrage qui contienne le résumé fidèle des connaissances que nous possédons aujourd'hui sur l'anatomie topographique, c'est la seconde manière que j'ai adoptée.

Les figures intercalées dans le texte forment aujourd'hui le compléme[nt] indispensable d'un traité quelconque d'anatomie. J'ai reproduit dans c[e] ouvrage toutes celles dont une longue pratique de démonstration a[u] tableau m'avait prouvé l'utilité.

J'ai tenu essentiellement à représenter non pas tous les organes que l'o[n] trouve dans une région, mais seulement ceux qu'il faut avoir toujours présents à l'esprit pendant une opération. Il en résulte une clarté plus grand[e] pour les figures. J'ai donné à ces dernières des dimensions se rapprochan[t] autant que possible de celles des organes chez l'adulte, convaincu qu'o[n] embrasse mieux ainsi les rapports.

Un certain nombre de figures sont schématiques, ce qui aide à comprendre les descriptions difficiles.

J'appelle en outre l'attention sur les coupes très variées que renferm[e] ce livre, genre de démonstration trop peu répandu et d'une incontestabl[e] utilité.

De plus, il m'a semblé que l'emploi des couleurs simplifierait encor[e] la démonstration et frapperait l'œil en même temps que l'esprit d[u] lecteur.

J'ajoute enfin que mes figures sont originales. M. C. Labbé, interne de[s] hôpitaux et l'un de mes préparateurs, qui a signé plusieurs d'entre elles[,] m'a été sous ce rapport d'une grande ressource, et je l'en remercie. Le[s] préparations ont été faites par moi, dans mon laboratoire, et les pièce[s] dessinées sous mes yeux. J'y ai donc consacré beaucoup de temps et d[e] patience, mais j'ai ainsi la certitude que les planches, s'harmonisant ave[c] le texte, faciliteront singulièrement la lecture de l'ouvrage.

Mon jeune et habile dessinateur, M. G. Nicolet, a droit à tous me[s] remerciements pour son concours toujours empressé.

M. C. Périer, professeur agrégé à la Faculté de médecine, chirurgie[n] de l'hôpital de la Salpêtrière, s'est astreint à lire toutes les épreuves, e[t] par ses judicieuses observations m'a souvent fait modifier mon texte. Je l[e] remercie vivement de ce témoignage de notre vieille amitié.

Que mon éditeur et ami, M. Asselin, reçoive également l'expression de ma gratitude pour le soin qu'il a mis à l'exécution matérielle de cet ouvrage.

Paris, 14 avril 1877.

P. TILLAUX.

Je n'ai eu qu'un petit nombre de modifications à apporter à la deuxième édition de cet ouvrage, en raison du peu de temps qui s'est écoulé depuis la publication de la première.

Je signalerai spécialement au lecteur un chapitre entièrement nouveau sur la *topographie crânio-cérébrale,* ainsi que plusieurs figures destinées à faciliter la démonstration de ce point important d'anatomie.

Paris, 1er octobre 1878.

P. TILLAUX.

Cette troisième édition ne diffère pas sensiblement des précédentes. Je dois toutefois signaler un chapitre nouveau sur la moelle épinière. On y trouvera, en outre, des modifications de détail ayant pour but de maintenir l'ouvrage au niveau du courant scientifique, et un certain nombre de figures nouvelles.

Paris, 1er décembre 1881.

P. TILLAUX.

La quatrième édition que je livre aujourd'hui au public ne présente pas de changements notables dans son ensemble. Toutefois, une lecture attentive y fera découvrir un grand nombre de modifications partielles nécessitées par la transformation si étonnante que subit actuellement la chirurgie.

Paris, 31 août 1884.

P. TILLAUX.

AVERTISSEMENT

POUR LA CINQUIÈME ÉDITION

Je n'ai cru devoir apporter à la cinquième édition de cet ouvrage que des modifications de détail sur lesquelles il est inutile d'appeler spécialement l'attention du lecteur.

Paris, 8 octobre 1887.

P. TILLAUX.

TABLE DES MATIÈRES

PREMIÈRE SECTION

DE LA TÊTE

PREMIÈRE PARTIE

DU CRANE

DE L'APPAREIL AUDITIF

DEUXIÈME SECTION

DU RACHIS

TROISIÈME SECTION

DU COU

QUATRIÈME SECTION

DU MEMBRE SUPÉRIEUR

CINQUIÈME SECTION

DE LA POITRINE

SIXIÈME SECTION

DE L'ABDOMEN

—

PREMIÈRE PARTIE

PAROI ABDOMINALE

DEUXIÈME PARTIE

CAVITÉ ABDOMINALE

SEPTIÈME SECTION

DU BASSIN

—

PREMIÈRE PARTIE

SQUELETTE DU BASSIN

DEUXIÈME PARTIE

ORGANES CONTENUS DANS LA CAVIT[É] PELVIENNE

TROISIÈME PARTIE

ORGANES GÉNITO-URINAIRES DE LA FEMME

ORGANE DE LA DÉFÉCATION OU RECTUM

QUATRIÈME PARTIE

PLANCHER DU BASSIN OU PÉRINÉE

HUITIÈME SECTION

DU MEMBRE INFÉRIEUR

FIN DE LA TABLE DES MATIÈRES.

TRAITÉ

D'ANATOMIE TOPOGRAPHIQUE

AVEC APPLICATIONS A LA CHIRURGIE

PREMIÈRE SECTION

DE LA TÊTE

La TÊTE se compose de deux parties : le *Crâne* et la *Face*.

PREMIÈRE PARTIE

DU CRANE

Le *crâne* présente à considérer un contenant : la *boîte crânienne*, et un contenu, l'*encéphale*. La boîte crânienne se divise en *voûte* et en *base*. La base du crâne, inaccessible au chirurgien, ne devra pas nous occuper spécialement si ce n'est au point de vue du mécanisme de la résistance du crâne et de la production des fractures.

Quant à la voûte, elle est composée de parties molles et de parties dures. Nous étudierons donc successivement :

1° Les parties molles de la voûte crânienne ;

2° La boîte osseuse elle-même ;

3° Le contenu de la boîte, c'est-à-dire l'encéphale et ses enveloppes.

Un quatrième chapitre sera consacré au développement du crâne.

Entre le crâne et la face je placerai l'*appareil auditif*, qui se rattache aussi logiquement à l'une qu'à l'autre de ces deux parties.

CHAPITRE Ier

Des parties molles de la voûte crânienne.

La *voûte du crâne* a pour limite sur le squelette une ligne qui, partie de la bosse nasale en avant, longe l'arcade orbitaire, l'apophyse orbitaire externe, l'arcade zygomatique, la face inférieure du conduit auditif externe, le sommet

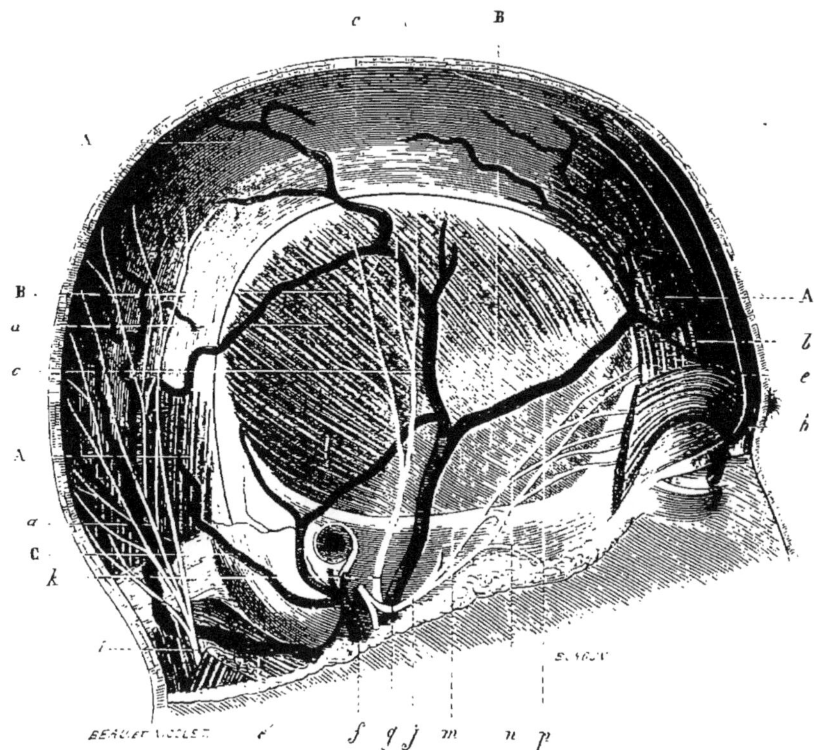

Fig. 1. — *Les trois régions dont se compose la voûte du crâne; vaisseaux et nerfs qui s'y distribuent.*

A, A, A, région occipito-frontale.
B, B, région temporale, vue de face.
C, région mastoïdienne.
a, muscle occipital.
b, muscle frontal.
c, aponévrose épicrânienne étendue du muscle occipital au muscle frontal.
d, muscle temporal.
e, nerf frontal.
e′, artère occipitale.
f, artère auriculaire postérieure.
g, artère temporale superficielle.
h, artère frontale.
i, nerf sous-occipital.
j, branche temporo-faciale du nerf facial.
k, nerf auriculo-temporal.
m, arcade zygomatique.
n, couche graisseuse recouvrant le muscle temporal.
o, branche postérieure de l'artère temporale superficielle.
p, branche antérieure de l'artère temporale superficielle.

de l'apophyse mastoïde, la ligne courbe occipitale supérieure, et aboutit en arrière à la protubérance occipitale externe.

La voûte du crâne, ainsi délimitée, se décompose de chaque côté en trois régions distinctes : la première, qui est la plus grande, s'étend des arcades sourcilières en avant à la ligne courbe occipitale supérieure en arrière, et à la ligne courbe temporale sur les côtés; celle de droite et celle de gauche forment en réalité une seule région, la *région occipito-frontale;* la deuxième, bien circonscrite, en haut, en avant et en arrière, par la ligne courbe temporale, a pour limite inférieure l'arcade zygomatique : c'est la *région temporale;* la troisième est assez exactement représentée par l'apophyse mastoïde et constitue la *région mastoïdienne.*

Certains auteurs rattachent en outre à la voûte du crâne une quatrième région, dite *sous-occipitale*, correspondant à ce que l'on désigne sous le nom de fossette de la nuque : il m'a semblé que cette partie, ayant pour centre l'articulation occipito-atloïdienne, se rapportait plus logiquement à la topographie du cou.

Nous décrirons donc successivement à la voûte du crâne les trois régions suivantes :

A. Région occipito-frontale ;
B. Région temporale ;
C. Région mastoïdienne.

A. — RÉGION OCCIPITO-FRONTALE

Limites de la région.

La *région occipito-frontale*, dont nous connaissons déjà les limites sur le squelette, doit être circonscrite de la façon suivante sur le crâne recouvert des parties molles : en avant, une ligne transversale allant d'une apophyse orbitaire externe à l'autre et passant immédiatement au-dessus des sourcils (ceux-ci forment une région spéciale); en arrière, une ligne également transversale allant de la base d'une apophyse mastoïde à l'autre en passant par la protubérance occipitale externe; sur les côtés, une ligne courbe à concavité inférieure reliant entre elles les apophyses orbitaire externe et mastoïde. Le sommet de cette courbe, assez difficile à déterminer d'une façon précise, se trouve environ à 7 ou 8 centimètres au-dessus de l'arcade zygomatique.

Cette région représente un vaste quadrilatère assez régulier, dont le grand axe est antéro-postérieur. Les bosses frontales en avant, la bosse occipitale en arrière, les bosses pariétales sur les côtés, en établissent les principaux caractères extérieurs.

Superposition des plans.

Les parties molles de la région occipito-frontale offrent des dispositions que l'on ne retrouve nulle part ailleurs : d'où le caractère tout spécial de leurs lésions traumatiques et pathologiques.

Une coupe verticale antéro-postérieure pratiquée sur les côtés de la ligne médiane présente les couches suivantes (fig. 2) :

1° La peau (ABC) ;
2° Une couche cellulo-adipeuse (DEFG) qui fait partie de la peau ;
3° Un premier plan fibreux auquel s'attachent plusieurs muscles (H) ;
4° Une couche de tissu conjonctif lâche et mince (I) ;

5° Un second plan fibreux, le périoste (K) ;

6° Une couche sous-périostique (L) ;

7° Un plan osseux (JM) ;

8° Un troisième plan fibreux, la dure-mère (N).

On se fera une idée très nette de la région en remarquant qu'elle est constituée par cinq plans superposés : la peau, l'aponévrose épicrânienne, le périoste, la paroi osseuse et la dure-mère, qui circonscrivent quatre espaces que l'on peut désigner ainsi : espaces sous-cutané, sous-aponévrotique, sous-périostique et sous-osseux. Nous verrons plus loin que cette division n'est pas artificielle et qu'elle trouve sa justification dans les phénomènes pathologiques.

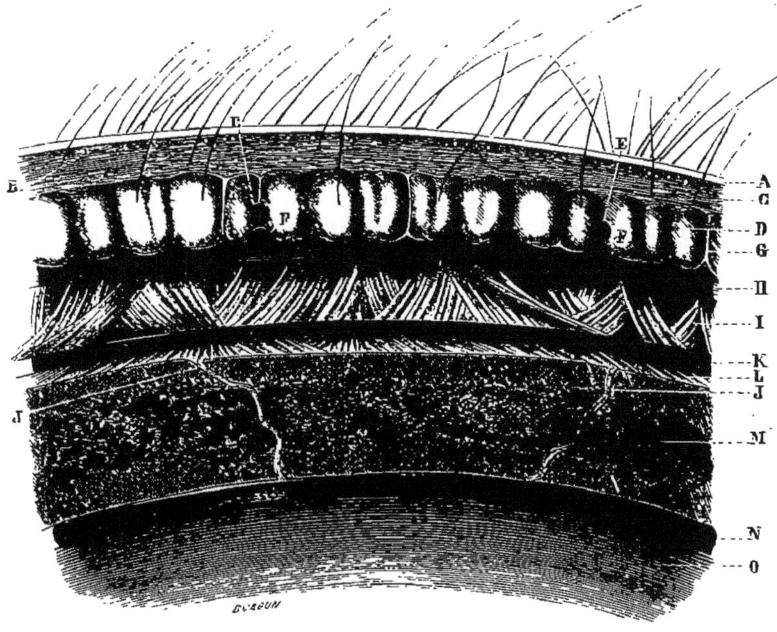

Fig. 2. — *Coupe demi-schématique de la voûte du crâne.*

A, épiderme.
B, glandes sébacées.
C, derme.
D, pelotons adipeux.
E, E, artères.
F, F, veines.
G, cloisons fibreuses de séparation.
H, aponévrose épicrânienne.
I, couche de tissu conjonctif lâche et mince.
J, canaux osseux.
K, périoste ou péricrâne.
L, couche sous-périostique.
M, diploé.
N, dure-mère.
O, cavité crânienne.

Ces plans et ces espaces présentent des dispositions si dissemblables, qu'il nous faut les étudier séparément dans leur ordre de superposition.

1° *Peau* (ABC). — La peau du crâne est remarquable par son épaisseur, plus considérable que dans la plupart des autres régions du corps. Cette épaisseur va d'ailleurs en augmentant d'avant en arrière. Glabre en avant dans la partie qui correspond au front, la peau, dans le reste de son étendue, est recouverte par les cheveux obliquement implantés à la face profonde du derme et dans la couche cellulo-graisseuse sous-jacente.

Les glandes sébacées annexées aux follicules pileux sont extrêmement abondantes et, à l'inverse du follicule, siègent superficiellement. Sur une coupe du cuir chevelu ces glandes se présentent sous la forme de petits points blanchâtres (B) régulièrement disposés. La richesse de cette région en glandes sébacées explique pourquoi l'on y rencontre si souvent des *loupes* ou *kystes sébacés* anatomiquement constitués par une accumulation de sébum dans une glande distendue dont le conduit excréteur est oblitéré. Ces kystes, susceptibles d'atteindre un développement considérable, offrent alors un épaississement notable de leurs parois et une modification du produit de sécrétion, qui s'est ramolli : au début, au contraire, la tumeur qu'ils forment est lisse, arrondie, ferme, quelquefois même très dure et si superficielle, que l'on peut apercevoir par transparence la couleur blanchâtre de son contenu. Ils s'énucléent alors, comme une bille que l'on chasserait entre deux doigts, par une incision qui donne seulement quelques gouttes de sang. Si simple que soit l'opération, nous pensons néanmoins qu'il est en général préférable d'extirper ces kystes avec le caustique, surtout lorsqu'ils ont atteint un certain volume, cette méthode mettant plus sûrement le malade à l'abri de l'érysipèle. Les glandes sébacées se rencontrent dans toute l'étendue de la région occipito-frontale.

Nous nous bornerons à mentionner l'existence des divers champignons qui constituent la teigne ; leur siège est à l'orifice du follicule et dans le follicule. Il est aisé de concevoir d'après ce siège que la guérison ne saurait être obtenue sans arracher le bulbe pileux.

Il n'est pas sans utilité de rappeler ici que les cheveux sont une cause puissante d'irritation pour les plaies du cuir chevelu, et que le premier soin du chirurgien dans toute plaie de cette région doit être d'en raser soigneusement le pourtour.

Nous reviendrons plus loin sur les riches réseaux vasculaires de la peau du crâne.

2° *Couche cellulo-graisseuse sous-cutanée* (DEFG). — De la face profonde du derme se détachent des cloisons fibreuses (G) résistantes et fort nombreuses qui se portent vers le plan musculo-aponévrotique sous-jacent. Ces cloisons ne sont pas moins adhérentes au plan fibreux qu'à la face profonde de la peau. Sur une coupe perpendiculaire elles représentent de petites colonnes grisâtres ayant une hauteur variable allant jusqu'à 5 ou 6 millimètres, assez régulièrement parallèles entre elles, reliant intimement les plans cutanés et fibreux ; ces colonnettes limitent des loges de forme elliptique dans lesquelles sont emprisonnés de gros pelotons adipeux (D). Il résulte de cette curieuse disposition, fréquente d'ailleurs dans les points du corps destinés à supporter des pressions, que la peau, la couche cellulo-graisseuse sous-cutanée et le plan musculo-fibreux sous-jacent ne forment en réalité qu'une seule et même couche atteignant à elle seule une épaisseur presque égale à celle de tout le reste de la paroi crânienne, y compris le squelette. L'adhérence entre les trois plans qui constituent cette couche est si intime, que la dissection en est fort difficile, sauf en avant et en arrière, où se trouvent deux muscles que nous signalerons dans un instant. On ne peut guère disséquer la peau qu'avec des ciseaux ; de même, le meilleur mode de préparation de l'aponévrose épicrânienne est le grattage, qui permet, sans l'entamer, de détruire les cloisons fibreuses et d'enlever la graisse. Après avoir ainsi préparé l'aponévrose épicrânienne, on observe que sa face supérieure présente un aspect gaufré dû à une multitude de petits alvéoles ou dépressions qui logent les extrémités des lobules graisseux. Cette couche de graisse est assez abondante pour que sa diminution soit sensible à la suite des maladies : d'où il suit que le cuir chevelu est susceptible de maigrir comme les autres parties du corps; cet amaigrissement est même rapidement assez sensible chez quelques individus pour qu'ils s'en aperçoivent à leur coiffure.

Un détail important dans la topographie de la région occipito-frontale, dont nous verrons bientôt les nombreuses conséquences, concerne le siège des vaisseaux. Ces derniers sont à peu près exclusivement situés dans cette couche fibro-graisseuse, aux cloisons de laquelle ils adhèrent intimement (EE).

3° *Couche musculo-aponévrotique* (H). — On désigne en général cette couche sous le nom d'*aponévrose épicrânienne*. Épaisse et très résistante, elle donne attache par ses extrémités antérieure et postérieure à des fibres musculaires : aussi l'a-t-on avec raison comparée à un muscle digastrique. A l'extrémité antérieure s'attachent les deux muscles frontaux. Ils descendent de ce point de chaque côté de la ligne médiane pour s'insérer à la peau qui recouvre l'arcade sourcilière en s'entre-croisant avec les muscles sourcilier, orbiculaire des paupières et pyramidal. Contigus en bas par leurs bords internes, ils divergent en haut, de sorte que l'aponévrose envoie dans leur intervalle un prolongement angulaire. Au bord postérieur de l'aponévrose épicrânienne s'attachent les muscles occipitaux, dont l'insertion fixe est aux deux tiers externes de la ligne courbe occipitale supérieure. La disposition de ces muscles en arrière est à peu près identique à celle des frontaux en avant : les uns et les autres sont larges et minces; seulement les occipitaux présentent une hauteur moitié moindre que celle des frontaux. De plus, les muscles occipitaux sont séparés l'un de l'autre par un espace plus considérable, de sorte que l'aponévrose, se prolongeant dans cet espace resté libre, vient prendre attache directement à la partie interne de la ligne courbe supérieure et à la protubérance occipitale externe.

L'aponévrose présente une face supérieure et une face inférieure. De la première partent les colonnes fibreuses qui vont se continuer avec la face profonde du derme, ce qui donne à cette face l'aspect gaufré déjà signalé. On y remarque encore des sillons, des gouttières analogues à celles qui existent à la face interne des os du crâne, et produites d'ailleurs par la même cause, le passage des vaisseaux. Cette disposition explique pourquoi certains de ces vaisseaux restent béants à la coupe, leurs parois adhérant de toute part comme celle des sinus. La face inférieure est en rapport avec la première couche de tissu conjonctif (I).

L'aponévrose épicrânienne se prolonge latéralement sur les tempes, où nous la retrouverons, mais elle ne constitue plus alors une aponévrose dans le sens rigoureux du mot. Réduite à une simple toile celluleuse reposant sur l'aponévrose temporale, elle se continue jusqu'à l'arcade zygomatique et au pavillon de l'oreille, en donnant attache aux petits muscles auriculaires antérieur et supérieur qui lui sont superposés; passant ensuite en dehors de l'arcade zygomatique sans y adhérer, elle se perd dans le tissu cellulo-graisseux sous-cutané de la joue.

Cette aponévrose donne donc attache à des fibres musculaires en avant, en arrière et sur les côtés, ce qui a permis à Cruveilhier de la comparer au centre phrénique du diaphragme.

4° *Couche de tissu conjonctif* (I). — Au-dessous de l'aponévrose épicrânienne, entre cette lame et le périoste, se trouve une couche de tissu conjonctif fort remarquable. Elle présente des caractères absolument opposés à ceux de la couche cellulo-graisseuse sous-cutanée : en effet, elle est lamelleuse, très lâche dépourvue de graisse ; c'est une sorte de feuillet séreux destiné à faciliter les glissements des couches précédentes sur le périoste ; grâce à cela, certains individus jouissent de la propriété d'imprimer à leur cuir chevelu des mouvements de locomotion d'avant en arrière et d'arrière en avant, par la contraction alternative des muscles frontaux et occipitaux. Cette couche contient à peine quelques vaisseaux qui lui soient propres ; ceux-ci la traversent seulement pour se porter aux parties plus profondes. Il existe donc sur la voûte du crâne une sorte de grande cavité virtuelle, toujours prête à se laisser distendre par des liquides ou par des gaz, et favorable à la production des vastes décollements si communs dans cette région. C'est cette couche qui se détache sous forme de longs écheveaux dans les phlegmons diffus du crâne.

5° *Périoste* (K). — La couche périostique est ici, comme ailleurs, partout continue. Elle est remarquable par son peu d'adhérence à la voûte du crâne, sauf dans les points correspondant aux sutures, où elle est solidement fixée ; elle est également plus épaisse que dans la plupart des autres points du squelette, et l'on conçoit qu'elle puisse aisément circonscrire certains épanchements : aussi mérite-t-elle bien réellement de constituer une couche spéciale.

6° *Couche sous-périostique* (L). — La couche sous-périostique est une dépendance de la face profonde du périoste. Au-dessous du périoste se trouve l'espace sous-périostique, qui, beaucoup plus resserré que l'espace sous-aponévrotique, n'est pas moins utile à connaître pour comprendre un certain nombre de faits pathologiques. La couche sous-périostique est assez lâche pour permettre le décollement du périoste. Il n'est pas une seule partie du corps où le décollement soit aussi facile, et l'on sait qu'il suffit du manche du scalpel pour l'opérer dans les autopsies. La faible adhérence du périoste aux os, jointe à son épaisseur, explique bien pourquoi cette membrane fait souvent partie du lambeau dans les plaies de la voûte du crâne.

Une autre remarque fort importante, c'est que le périoste ne contient que très peu de vaisseaux. Nous verrons plus loin les curieuses conséquences qui résultent de ce fait, au point de vue de la nécrose et de la reproduction des os du crâne.

Nous ne ferons que mentionner ici les septième et huitième couches, constituées par les os et la dure-mère, leur description se rattachant plus logiquement à l'étude du squelette. Disons toutefois que les parties molles et les parties dures de la région occipito-frontale présentent entre elles des connexions vasculaires qui rendent solidaires un certain nombre d'affections extra et intra-crâniennes.

Vaisseaux de la région occipito-frontale.

Les vaisseaux de la région occipito-frontale se divisent en *artériels*, *veineux* et *lymphatiques*.

Vaisseaux artériels (fig. 1). — Les artères jouent un rôle prépondérant dans la région qui nous occupe et méritent une description spéciale. Nulle part, en effet, elles ne sont aussi abondantes : c'est à ce point qu'une bonne injection transforme les téguments de la voûte du crâne en un lacis inextricable de vaisseaux, à cause des anastomoses que présentent entre elles les différentes artères, soit du même côté, soit d'un côté à l'autre. Elles proviennent toutes, sauf les frontales, de la carotide externe.

Les troncs artériels sont, en procédant d'avant en arrière : 1° les *frontales ;* 2° la *temporale superficielle ;* 3° l'*auriculaire* ; 4° l'*occipitale*.

1° *Frontales*. — On les divise en frontale interne et frontale externe. La frontale *interne*, l'une des deux branches terminales de l'ophthalmique, se dégage au niveau de l'angle interne de l'œil, à une faible distance de la ligne médiane, séparée par la racine du nez seulement de sa congénère, avec laquelle elle s'anastomose. C'est la présence de ces petites artères qui assure la vitalité du lambeau frontal dans la rhinoplastie par la méthode indienne, malgré l'étroitesse du pédicule. Blandin signala que, loin de se sphacéler, ce lambeau, vu la présence de deux artères dans son épaisseur, avait plutôt une tendance à la pléthore.

La frontale *externe* ou *sus-orbitaire*, branche collatérale de l'ophthalmique, sort de l'orbite par le trou sus-orbitaire, en compagnie du nerf du même nom. Comme la précédente, elle fournit des rameaux à la peau du front et aux muscles. Elle s'anastomose en dedans avec la frontale interne, et en dehors avec la branche antérieure de la temporale superficielle. Cette artère, bien qu'accompagnant le nerf frontal externe, est assez petite pour ne pas préoccuper le chirurgien décidé à faire la section sous-cutanée de ce nerf.

2° *Temporale superficielle*. — Branche de bifurcation de la carotide externe, la temporale superficielle se dégage de la loge parotidienne dans l'*angle* que forment la racine longitudinale de l'arcade zygomatique et le condyle du maxillaire inférieur le plus souvent au devant de la veine. Cet angle est le point de repère indiqué par M. Farabeuf pour lier l'artère avant sa bifurcation. A un centimètre environ au-dessus de cette arcade, et quelquefois plus, elle se divise en deux branches, l'une antérieure, l'autre postérieure ; la première s'anastomose en avant avec la frontale externe, la deuxième en arrière avec l'auriculaire et l'occipitale ; l'une et l'autre communiquent largement sur la ligne médiane avec la temporale superficielle du côté opposé.

Cette artère fait sous les téguments un relief souvent très appréciable : aussi la choisissait-on jadis pour pratiquer l'opération si bien oubliée aujourd'hui de l'artériotomie. Avec la radiale elle est de toutes les artères la plus fréquemment atteinte de plaie. La temporale superficielle présente à un haut degré ce caractère, propre à la plupart des artères du crâne, d'être flexueuse. C'est sans doute à cette disposition qu'elle doit d'être le siège de prédilection de la varice artérielle, affection caractérisée par l'augmentation du volume de l'artère et de ses flexuosités avec altération des parois.

3° *Auriculaire postérieure*. — Née de la carotide externe, cette artère est située immédiatement en arrière du pavillon de l'oreille et appartient presque exclusivement à la région mastoïdienne. Dans les abcès profonds de cette région, abcès sous-périostiques, elle est soulevée en dehors avec les téguments et court grand risque d'être intéressée lorsqu'on en pratique l'ouverture. C'est là, du reste, un point de pathologie intéressant et peu connu sur lequel nous insisterons plus tard. Elle fournit une branche au pavillon de l'oreille et deux autres branches dont l'une s'anastomose avec la branche postérieure de la temporale, tandis que l'autre se porte transversalement en arrière pour s'anastomoser avec l'occipitale.

4° *Occipitale.* — Née, comme la précédente, de la carotide externe, cette artère apparaît dans la partie la plus reculée de la région. Son volume est considérable; d'abord située entre l'apophyse transverse de l'atlas et l'apophyse mastoïde, sous le splénius et le petit complexus, elle marche en arrière et en haut à *un travers de doigt* du bord postérieur rugueux *tangible* de l'apophyse mastoïde (Farabeuf, *Ligatures*). Elle pénètre ensuite dans la couche cellulo-graisseuse et s'anastomose largement avec la branche postérieure de la temporale, avec l'auriculaire postérieure et l'occipitale du côté opposé.

En résumé, nous voyons que les diverses artères destinées à la voûte du crâne ont une disposition identique: toutes se portent de bas en haut, décrivent des flexuosités nombreuses et s'anastomosent entre elles par inosculation. La circulation artérielle jouit donc dans cette région d'une activité extrême : aussi les plaies du cuir chevelu donnent-elles lieu à des hémorrhagies très abondantes; on comprend de même que la région soit fréquemment le siège de tumeurs érectiles.

Il est très important de déterminer le lieu précis où se trouvent ces artères par rapport aux diverses couches précédemment étudiées. Là existe une disposition qu'on ne retrouve nulle part dans l'économie et de laquelle découlent des conséquences pratiques du plus haut intérêt. Ordinairement les artères de quelque volume sont sous-aponévrotiques et ne deviennent sous-cutanées qu'à leur terminaison, lorsqu'elles vont donner naissance aux capillaires; une incision n'intéressant que la peau, lorsque celle-ci est saine, donne à peine quelques gouttes de sang, si l'on excepte toutefois la pulpe des doigts. Au contraire, toutes les artères du crâne, dès qu'elles arrivent aux limites du cuir chevelu, se placent dans la couche sous-cutanée; aucune n'est sous-aponévrotique, toutes sont superficielles : or nous avons déjà insisté sur la disposition de cette couche fibro-graisseuse; nous savons qu'elle est dense, résistante, très adhérente à la peau et à l'aponévrose sous-jacente, puisqu'en réalité ces plans n'en forment qu'un seul; les artères sont en quelque sorte incrustées dans cette couche, et la dissection n'en est guère possible qu'à petits coups de ciseaux; elles cheminent entre les pelotons adipeux et adhèrent aux cloisons fibreuses qui séparent ces derniers.

Voyons les conséquences prochaines résultant de ces dispositions.

L'adhérence des parois artérielles à la couche sous-cutanée empêche que les artères puissent se rétracter en aucun sens, aussi restent-elles plus ou moins béantes à la coupe. Or la rétraction des artères, la diminution immédiate de leur calibre, sont des phénomènes constants après leur section, et l'hémostase spontanée ne reconnaît pas d'autre cause. Les artères du cuir chevelu ne sauraient donc éprouver après leur section cette double rétraction que dans des limites très restreintes et insuffisantes pour amener l'hémostase : aussi leurs plaies s'accompagnent-elles d'une hémorrhagie abondante et prolongée. Il est fréquent de voir un blessé inondé de sang, sur lequel, après avoir enlevé les caillots et les cheveux qui encombrent la plaie, on est tout surpris de ne rencontrer qu'une lésion insignifiante.

Le traitement des hémorrhagies de la voûte du crâne emprunte quelque particularité à cette adhérence des vaisseaux au sein de la couche fibro-graisseuse.

Nous venons de dire qu'ils y sont comme incrustés: on conçoit dès lors qu'il soit presque impossible de dégager l'artère pour la lier : aussi faut-il peu compter sur la ligature des artères du cuir chevelu comme moyen hémostatique. La torsion exigeant, pour être bien faite, les mêmes conditions que la ligature, n'est pas plus applicable dans cette région. Heureusement ces artères reposent sur un plan osseux résistant, partant bien disposé pour rendre la compression efficace. La compression, en effet, est le vrai moyen de traitement des hémorrhagies du cuir chevelu, et le succès est certain, à condition cependant qu'elle soit immédiate. Nous entendons par là que la plaie doit être préalablement dégagée des caillots, des corps étrangers, des cheveux qui la recouvrent, de façon que la compression porte directement sur le vaisseau et l'aplatisse contre les parois du crâne; c'est pour n'avoir pas pris ces précautions que l'on échoue, et il n'en peut être autrement, puisque la compression ne s'exerce alors sur l'artère que par l'intermédiaire d'un corps mou, le caillot. Cependant, même avec l'aide d'une compression médiate et par conséquent insuffisante, l'hémorrhagie s'arrête d'abord, et le chirurgien peut croire qu'il a réussi : mais bientôt nouvelle hémorrhagie, nouvelle compression, et ainsi de suite, jusqu'à ce qu'on ait fait, ce par quoi il faut toujours commencer, le nettoyage exact de la plaie et la compression directe. L'hémorrhagie doit se reproduire, en effet, dans ces conditions, car, si l'hémostase spontanée primitive n'a pu survenir par suite du défaut de rétraction des deux bouts de l'artère divisée, la même cause s'oppose à l'hémostase définitive, c'est-à-dire à la production d'un caillot solide, tant que la lumière du vaisseau n'est pas oblitérée par la compression.

Il est une déplorable manière de traiter les hémorrhagies du cuir chevelu trop souvent mise en pratique. Sans se donner la peine de couper les cheveux, de nettoyer la plaie ni de la découvrir, on croit courir au plus pressé en appliquant sur le point d'où vient le sang de la charpie imbibée de perchlorure de fer et une compression par-dessus. Outre que cette méthode est presque toujours inefficace, elle a de plus l'inconvénient de produire une croûte épaisse, dure, qui irrite la plaie et détermine la formation d'érysipèles ou de phlegmons. Je repousse absolument l'emploi du perchlorure de fer dans ce cas, à moins que tous les autres modes de traitement ne puissent pas recevoir d'application.

Ce qui précède s'applique aux hémorrhagies du cuir chevelu consécutives à une plaie accidentelle, mais il en est qui succèdent à une plaie chirurgicale, à une incision pratiquée pour ouvrir un abcès, par exemple. Les mêmes moyens de traitement devront lui être opposés. Il est bon toutefois de savoir qu'ils peuvent échouer, à cause de la disposition suivante : si l'abcès siège au-dessous de la couche fibro-graisseuse, il repousse en dehors les vaisseaux, de sorte que ceux-ci en occupent la paroi externe et sont nécessairement divisés par le bistouri. La ligature et la torsion ne sont pas plus applicables que dans le cas précédent, mais la compression elle-même peut être inefficace, parce que la peau, étant épaissie, distendue, gondolée, ne saurait être exactement appliquée sur les os du crâne. Ayant eu à traiter un cas de ce genre, je ne pus me rendre maître de l'hémorrhagie qu'en comprimant la peau dans toute son épaisseur entre les deux branches d'une pince à verrou laissée en place pendant quarante-huit heures (1).

(1) Depuis la première édition de ce Traité, cette pratique a été érigée en méthode de traitement des plaies artérielles.

Je me résume en disant : Les hémorrhagies du cuir chevelu empruntent un caractère tout particulier à la présence des artères dans la couche sous-cutanée, et surtout à leur adhérence intime à cette couche. La ligature et la torsion n'y sont pas applicables, tandis que la compression réussit presque toujours, à condition d'être immédiate et énergique. En cas d'échec de ce moyen, il faut comprimer la peau entre les deux branches d'une pince à arrêt au niveau même du point d'où vient le sang.

Les *plaies* du cuir chevelu diffèrent de celles des autres parties du corps et ont été l'occasion de beaucoup de travaux, de beaucoup de discussions; cependant les détails anatomiques qui précèdent jettent sur leur histoire une si vive lumière, que nous croyons indispensable d'en parler ici.

Ces plaies se divisent, eu égard à la région, en deux grandes classes, suivant qu'elles intéressent l'aponévrose épicrânienne ou bien qu'elles ont respecté cette membrane : elles sont donc *sous-aponévrotiques* ou *sus-aponévrotiques.* Il résulte de la laxité extrême de la couche lamelleuse, de la texture très serrée de la couche sous-cutanée, que les premières ont une grande tendance à l'écartement de leurs bords, qu'elles sont *à lambeau,* tandis que les secondes n'ont aucune tendance à l'écartement des bords et sont *sans lambeau.* Il nous semble que cela suffit pour juger cette grosse question de pratique si souvent débattue : faut-il appliquer la suture aux plaies du cuir chevelu? La suture étant par elle-même, dans l'espèce, une manœuvre plutôt nuisible qu'utile, nous dirons : Lorsque la plaie est sans lambeau (elle sera le plus souvent alors sus-aponévrotique), n'employez jamais de suture; lorsque la plaie est à lambeau (l'aponévrose est dans ce cas nécessairement intéressée), appliquez quelques points de suture uniquement pour maintenir le lambeau en place, car il ne faut pas oublier que la suppuration s'établit souvent au-dessous du lambeau et peut être la cause d'accidents mortels : d'où la nécessité de surveiller activement le malade et d'enlever les sutures à la première menace de suppuration.

Il n'est pas rare d'observer à la tête des plaies à lambeau d'une dimension telle qu'une partie de la calotte crânienne soit découverte; le lambeau est rabattu sur le front et recouvre la face, ce qu'explique aisément la laxité de la couche sous-aponévrotique. Une autre conséquence des dispositions anatomiques de la région, relativement à ces grands lambeaux, est fort intéressante à noter : si étendus qu'ils soient, jamais ils ne se gangrènent. En effet, les lambeaux cutanés se sphacèlent en général à cause du peu de vaisseaux qui en traversent le pédicule : or c'est dans la peau, avons-nous vu, que siègent toutes les artères de la voûte du crâne : le lambeau abondamment fourni d'artères est donc très vivace; aussi convient-il de toujours le réappliquer tout de suite sans se préoccuper de sa nutrition. Ces plaies à immenses lambeaux guérissent généralement très bien.

Les artères ne sont pas toutes situées dans l'épaisseur de la peau; quelques-unes, fort ténues, à la vérité, traversent l'aponévrose pour se rendre dans la couche lamelleuse et le périoste : nous pouvons conclure dès maintenant, du peu de vascularisation du périoste, que les éléments de nutrition sont loin d'arriver aux os du crâne exclusivement par son intermédiaire. C'est là un fait important dont j'indiquerai plus loin les conséquences pathologiques.

Pour compléter ce qui a trait à la circulation artérielle de la voûte crânienne, j'ajouterai que quelques artérioles pénètrent jusque dans la cavité du crâne en passant par les trous dont les os sont percés en certains points, notamment par le trou pariétal et le trou mastoïdien. Ces artérioles constituent l'une des voies de communication entre les deux circulations extra et intra-crâniennes, communication à laquelle tous les auteurs font jouer avec raison un grand rôle dans la propagation des inflammations du cuir chevelu à l'encéphale.

Veines. — Les veines de la voûte du crâne forment un système spécial qui se compose de trois ordres de canaux : les veines *superficielles* ou *tégumentaires*, les veines *diploïques*, situées dans l'épaisseur des os, entre les deux lames du tissu compact, et les veines *émissaires* ou *communicantes*, reliant la circulation veineuse extra-crânienne avec celle de l'intérieur du crâne.

Les veines *tégumentaires*, d'une importance moindre que celle des artères, accompagnent en général ces dernières et sont situées au-dessous d'elles. Elles reposent directement sur l'aponévrose épicrânienne, qui présente une sorte de gouttière où se logent les plus volumineuses, telles que les branches de la veine temporale. La veine *frontale* ou *préparate* a joui jadis d'une certaine célébrité à cause de la saignée qu'on y pratiquait pour diverses affections de la tête : c'était une pauvre ressource, avantageusement remplacée par des sangsues lorsqu'il y a indication de tirer du sang.

Les veines *diploïques* ont été décrites pour la première fois par Dupuytren sous le nom de *canaux veineux des os*. Ces veines, réduites à la tunique interne seule, rampent dans l'épaisseur du diploé, où elles présentent d'assez nombreuses ramifications; spéciales à chacun des os du crâne avant la synostose, les veines diploïques communiquent entre elles lorsque la soudure est effectuée. Nulles chez l'enfant, elles atteignent chez le vieillard leur plus grand développement. Les veines diploïques communiquent à travers de nombreux pertuis avec les sinus de la dure-mère d'une part et avec les veines tégumentaires d'autre part. Eu égard à leur siège, les canaux veineux ont été divisés en *frontaux*, *temporaux*, *pariétaux*, *occipitaux*.

Les veines qui établissent les communications entre l'extérieur et l'intérieur du crâne ont reçu le nom de veines *émissaires*; elles traversent les trous qui leur sont destinés, principalement les trous pariétal et mastoïdien, pour s'aboucher dans le sinus longitudinal supérieur et le sinus latéral. Ces anastomoses veineuses rendent compte de la solidarité qui existe entre les téguments du crâne et les méninges dans les inflammations ; elles expliquent l'existence des embolies ou des thromboses signalées dans les sinus du crâne à la suite de certaines maladies, telles que l'anthrax, par exemple, qu'il siège à la nuque et même à la face, embolies qui constituent en grande partie la gravité de cette affection ; elles permettent aussi de comprendre le mode de production de certaines tumeurs sanguines dont je dois dire ici quelques mots.

Loin de moi la pensée de vouloir présenter au lecteur un chapitre complet sur les *tumeurs sanguines du crâne* : je désire seulement mettre en lumière les points plus ou moins obscurs que les détails d'anatomie topographique qui précèdent me paraissent élucider.

Il ne saurait être question que des tumeurs sanguines qui empruntent un caractère spécial à la région, et non des tumeurs érectiles, des anévrysmes, qui n'offrent ici rien de particulier. Les tumeurs sanguines présentent un certain nombre de variétés fort distinctes : la collection peut se faire dans le premier espace, c'est-à-dire dans le point D; dans le deuxième espace (I) ou dans le troisième espace (L), c'est-à-dire que la tumeur sanguine peut être :

1° Sous-cutanée ;

2° Sous-aponévrotique ;

3° Sous-périostique.

Cette dernière variété, la tumeur sous-périostique, communique ou ne communique pas avec les sinus veineux intra-crâniens : d'où, en définitive, quatre variétés d'hématomes de la voûte du crâne.

Ce que j'ai dit précédemment du siège presque exclusif des vaisseaux dans la couche fibro-graisseuse sous-cutanée autorise à penser *à priori* que la première variété de tumeur sanguine, la tumeur sous-cutanée, doit être la plus fréquente, et la clinique le démontre à son tour. Cette couche, dense, très serrée, ne permet pas au sang de s'étendre au loin; il reste enfermé dans un point limité, circonscrit de tous côtés par les tractus fibreux qui relient la peau à l'aponévrose épicrânienne. Le sang forme saillie à la surface du tégument, et c'est à cette variété de tumeur qu'il faut, selon moi, réserver le nom de *bosse sanguine*.

Chacun connait la pratique vulgaire et efficace qui consiste à comprimer solidement cette bosse sanguine avec une pièce de monnaie aussitôt après sa production : on disperse ainsi le sang dans les aréoles du voisinage de façon à activer la résorption en même temps qu'on ferme les vaisseaux source de l'hémorrhagie. Lorsque la bosse sanguine persiste, elle subit une évolution curieuse et peut devenir, ainsi que l'a signalé J.-L. Petit, l'occasion d'une erreur grave de diagnostic. La partie centrale se ramollit de plus en plus et s'affaisse, tandis que les bords deviennent durs et saillants. Il en résulte qu'au toucher on perçoit au pourtour un bourrelet de consistance ferme, presque osseuse, et au centre une dépression dans laquelle le doigt s'enfonce sans résistance. Si l'on rapproche de ces symptômes physiques le commémoratif d'une chute ou d'un coup sur la tête, on comprend aisément qu'un chirurgien non averti s'imagine avoir affaire à un enfoncement du crâne.

L'épanchement sanguin de la deuxième variété se produit dans la couche celluleuse sous-aponévrotique. Or, cette couche étant lâche et lamelleuse, le sang s'y répandra avec la plus grande facilité ; rien ne fait obstacle à l'infiltration, et, si la source du sang n'est pas promptement tarie, il s'opère un décollement complet des parties molles du crâne, ainsi que Malgaigne en cite un exemple dans son *Anatomie chirurgicale*. Cette variété est beaucoup moins fréquente que la précédente, ce qu'explique suffisamment le très petit nombre de vaisseaux situés dans le second espace.

La troisième variété, ou tumeur sanguine sous-périostique, peut communiquer avec la circulation intra-crânienne ; d'autres fois la communication n'existe pas. Voyons d'abord la tumeur sanguine sous-périostique *non communicante*.

Cette sorte de tumeur peut sans doute s'observer chez l'adulte et à tous les âges de la vie, sous l'influence d'un traumatisme; elle est toutefois beaucoup plus rare dans ces conditions que la bosse sanguine proprement dite, à cause du peu de vaisseaux que contiennent le périoste et la couche sous-périostique, mais c'est sous le périoste que siège le *céphalématome*. Le céphalématome est propre à l'enfant nouveau-né. Il se forme presque toujours sur le côté droit du crâne et dans un point précis qui correspond à l'angle supérieur et postérieur du pariétal. J'accepte volontiers l'opinion de Valleix, à savoir que cette tumeur sanguine est le résultat de la pression exercée par le col de l'utérus au moment du passage de l'enfant; les os du crâne du fœtus étant comme spongieux et beaucoup plus vasculaires que ceux de l'adulte, la pression de l'utérus en exprime une sorte de rosée sanglante qui se dépose dans le périoste. — La production du céphalématome ne s'accompagne jamais de rupture de gros vaisseaux ni de fracture.

La *tumeur sanguine sous-périostique communicante* consiste en une collection de sang veineux sous-périostique, communiquant, soit directement avec les sinus de la dure-mère, soit avec les sinus du diploé, par les orifices agrandis de canaux dont j'ai signalé plus haut l'existence. Elle ne paraît pas être traumatique; son caractère pathognomonique est d'être réductible, de disparaître en grande partie, si le sujet est debout, de se produire quand il incline la tête, et de donner parfois naissance à un certain nombre de troubles cérébraux, bien étudiés dans la thèse de M. Dupont. Le diagnostic de ces tumeurs est facile, à condition toutefois qu'on soit prévenu de leur existence. — Une dame d'une quarantaine d'années vint me demander conseil pour une petite tumeur qu'elle portait au front et qu'un médecin avait proposé d'enlever avec le bistouri, pensant avoir affaire à une loupe. En effet, la tumeur, par sa forme, sa consistance, son siège, donnait tout d'abord l'idée d'un kyste sébacé. Sur l'affirmation de la malade que cette tumeur présentait des oscillations dans son volume, j'exerçai à sa surface une pression continue et graduelle pendant quelques secondes et la fis disparaître complètement; à la place je sentis une dépression sur la table externe du frontal. Ces sortes de kystes sanguins communiquent-ils avec les sinus de la dure-mère ou seulement avec les veines du diploé? La question me paraît difficile à résoudre sur le vivant; cependant le siège de la tumeur à la partie inférieure du front et en dehors de la ligne médiane me fit penser, dans le cas précédent, que la communication avait lieu seulement avec les veines diploïques. — Le seul traitement applicable à cette affection est un appareil de contention et de protection.

Il convient de signaler encore l'existence à la voûte du crâne de tumeurs sous-périostiques constituées par le liquide céphalo-rachidien. Elles sont fort rares, puisque la science n'en possède que trois exemples.

Une autre tumeur non moins singulière a été décrite par le docteur Louis Thomas, de Tours (Thèse inaug., 1865), sous le nom de *pneumatocèle du crâne*. Denonvilliers, dont M. Thomas était alors l'interne, reçut dans son service un malade atteint d'une affection bizarre qu'il n'avait jamais observée : c'était une tumeur siégeant à la voûte du crâne et offrant comme caractère particulier d'être sonore à la percussion, lisse, élastique; elle était apparue spontanément, sans coups ni chute. M. Thomas se livra à cette occasion à des recherches qui lui permirent de découvrir quelques autres faits analogues. Il résulte de ces recherches que le contenu de ces tumeurs n'est autre que l'air atmosphérique, et que le point de départ est le sinus frontal ou les cellules mastoïdiennes, cavités renfermant normalement de l'air. Sous une influence morbide, ces cavités s'étendent au delà de leurs limites ordinaires; les espaces aréolaires du diploé s'agrandissent, puis la table externe de l'os se résorbe en un point donné; apparaît alors la tumeur, qui va grossissant à mesure que l'air devient plus abondant, et le décollement du péricrâne peut s'étendre à une grande distance.

La résorption sénile des os du crâne me paraît fournir l'explication rationnelle du phénomène pathologique. Comme pour les tumeurs sanguines communicantes, le seul traitement doit être une contention méthodique.

Si la richesse vasculaire des téguments du crâne exerce une heureuse influence sur la nutrition des vastes lambeaux de cuir chevelu, par contre elle prédispose aux lésions inflammatoires, à l'*érysipèle*, par exemple : cette affection est, en effet, très fréquente dans la région qui nous occupe, et emprunte aux dispositions anatomiques signalées plus haut quelques caractères spéciaux que nous devons indiquer. C'est ainsi que, vu l'épaisseur de la peau, la rougeur est moindre que dans les autres régions ; la densité extrême du derme de la couche sous-dermique fait que la tuméfaction y est également moins prononcée, ce qui explique pourquoi cette maladie a été souvent méconnue au cuir chevelu, d'autant plus que la présence des cheveux est encore un obstacle à l'exploration.

L'*érysipèle* présente une gravité particulière due à la communication des deux circulations veineuses intra et extra-crâniennes et à la possibilité de la transmission par les gaines vasculaires de l'inflammation de la peau aux méninges et au cerveau.

Le *phlegmon* du crâne emprunte aussi aux dispositions anatomiques précédentes des caractères qu'il importe de noter. Comme pour les tumeurs sanguines, je divise le phlegmon du cuir chevelu en : *sous-cutané*, *sous-aponévrotique* et *sous-périostique*.

Le phlegmon *sous-aponévrotique* mérite surtout d'attirer l'attention. Signalé spécialement par Pott, J.-L. Petit et Dupuytren, ce phlegmon gagne rapidement toute la surface du crâne, ce qu'explique bien la disposition de la couche lamelleuse sur laquelle j'ai tant de fois insisté. La résistance de l'aponévrose en dehors, des os en dedans, rend compte de la diffusion rapide de ce phlegmon et de l'étranglement qui l'accompagne. Les nerfs de la région se trouvent soumis à une compression intense, d'où les atroces douleurs qu'ont mentionnées les auteurs comme propres à cette affection. On pourrait la désigner sous le nom de phlegmon large du crâne, par analogie avec le phlegmon large du cou. Il présente la gravité du phlegmon diffus en général, sans compter ce qu'ajoute au pronostic ordinaire le voisinage de l'encéphale. On devine aisément que le seul traitement actif convenable consiste dans de grandes et profondes incisions libératrices destinées à arrêter la marche envahissante du phlegmon et à calmer les douleurs, traitement conseillé du reste par Pott et J.-L. Petit et auquel il sera bon d'avoir recours hâtivement.

On se fera, je pense, une idée très nette de la disposition des *abcès* de la voûte du crâne, en remarquant qu'ils se prêtent à la même classification que les épanchements sanguins et que le phlegmon, c'est-à-dire qu'ils sont sous-cutanés, sous-aponévrotiques et sous-périostiques. La couche où ils se développent imprime aux abcès, comme aux tumeurs sanguines, un caractère différent : l'abcès *sous-cutané* est nettement délimité et a peu de tendance à s'étendre, tandis que l'abcès *sous-aponévrotique* s'étend au loin et peut décoller tout le péricrâne. Quant à l'abcès *sous-périostique*, il est relativement fréquent, à cause de la nécrose des os du crâne, fréquente elle-même, dont il est le plus souvent la conséquence. On a remarqué que dans ces cas il existe à peu près constamment un décollement de la dure-mère dans le point correspondant à l'abcès extérieur.

Vaisseaux lymphatiques (fig. 3).

Les *vaisseaux lymphatiques* du cuir chevelu naissent par des réseaux très riches occupant la ligne médiane et une petite étendue de chaque côté de cette ligne. Ces réseaux, situés à la partie la plus superficielle du derme, comme

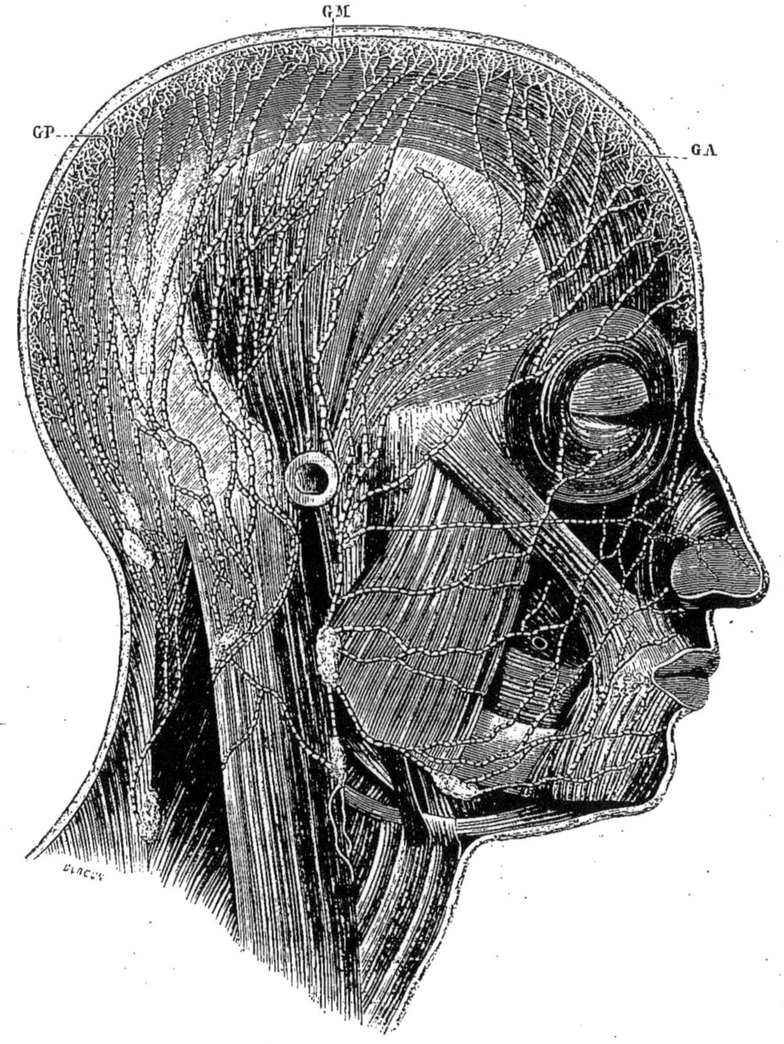

Fig. 3. — *Vaisseaux lymphatiques de la voûte du crâne et de la face.*

GA, groupe antérieur. — GM, groupe moyen. — GP, groupe postérieur.

dans les autres parties de l'économie, donnent naissance à des troncs qui, à 3 centimètres environ de la ligne médiane, s'enfoncent déjà très avant dans les téguments et pénètrent même plus profondément que les artères. Cette situation profonde des troncs lymphatiques explique pourquoi on voit si rarement des traînées d'angioleucite se dessiner sur la peau du crâne.

Les troncs lymphatiques se réunissent bientôt de manière à former trois groupes distincts : le groupe frontal, le groupe pariétal et le groupe occipital.

Les vaisseaux du premier groupe, ou groupe frontal (GA), se dirigent à peu près parallèlement à l'arcade sourcilière et gagnent les ganglions parotidiens, auxquels ils aboutissent. Aussi est-ce dans la région parotidienne qu'il faudra rechercher les engorgements ganglionnaires consécutifs à une plaie du front.

Le groupe moyen, ou groupe pariétal (GM), est composé de troncs plus volumineux que ceux du précédent ; ces troncs vont aboutir aux ganglions mastoïdiens en suivant une direction à peu près verticale.

Les vaisseaux constituant le groupe occipital (GP) se portent directement en bas et en arrière et se rendent dans les ganglions sous-occipitaux. Quelques-uns gagnent les ganglions cervicaux situés sous le muscle sterno-mastoïdien et même parfois les ganglions sous-maxillaires, car tous ces ganglions forment une chaîne non interrompue que l'on peut injecter assez facilement du même coup, à condition toutefois de se servir d'une tête de très jeune enfant.

Cette disposition des lymphatiques du cuir chevelu rend bien compte des engorgements ganglionnaires si fréquents à la deuxième période de la syphilis. M. Ricord avait d'abord pensé que l'engorgement des ganglions sous-occipitaux pouvait se produire sans lésion des troncs ou des réseaux correspondants, et que c'était un résultat de l'infection syphilitique générale : aussi, suivant une expression pittoresque, proposait-il de tâter à la nuque le pouls de la syphilis. Cette opinion n'a pas prévalu. Nous acceptons aujourd'hui que l'adénite cervicale postérieure est consécutive à l'éruption impétigineuse qui se produit à peu près constamment après l'apparition de la roséole. A ce titre, elle présente encore une importance considérable dans le diagnostic de la syphilis.

Nerfs (fig. 1).

A part quelques rameaux du facial, les nerfs du cuir chevelu sont exclusivement sensitifs. Ce sont les nerfs frontaux en avant, le nerf auriculo-temporal sur les côtés au devant de l'oreille, les ramifications terminales des branches auriculaire et mastoïdienne du plexus cervical superficiel derrière le pavillon, et le grand nerf sous-occipital en arrière.

Le trajet de ces différents nerfs est important à connaître, car ils sont souvent le siège de névralgies opiniâtres ; je noterai en particulier le nerf frontal ou sus-orbitaire, dont il n'est pas rare d'avoir à pratiquer la section.

Sur une coupe antéro-postérieure de l'orbite on voit au-dessus du globe de l'œil le muscle droit supérieur et le releveur de la paupière, puis le périoste. Le nerf frontal se trouve placé immédiatement au-dessous du périoste. Il se divise en deux branches très près de la base de l'orbite ; quelquefois la division se fait un peu plus en arrière : ces deux branches sortent de la cavité orbitaire pour se réfléchir sur le front en deux points différents. Si l'on partage le bord supérieur de l'orbite en trois parties égales, le nerf sus-orbitaire ou frontal externe se rencontre un peu en dedans de la limite du tiers interne et des deux tiers externes. Il sort de l'orbite par un petit canal osseux ou par une échancrure fermée à l'aide d'un ligament : on peut facilement sentir l'échancrure avec le doigt ; elle constitue, quand elle existe, un point de repère précis. Le nerf frontal interne sort de l'orbite entre le trou sus-orbitaire et la poulie du grand oblique, sur le milieu de la ligne qui réunirait le point de sortie du frontal externe à la racine du nez. Je signalerai encore un rameau nerveux qui passe dans la poulie du grand oblique, ainsi qu'un filet qui, pénétrant dans l'épaisseur de l'os frontal, sort au niveau de la bosse frontale, filet dont la présence expliquerait la persistance de certains accès névralgiques après la section du nerf frontal sous la peau.

Il existe deux procédés de section du nerf frontal. Par la méthode sous-cutanée on introduit un ténotome au niveau du tiers interne de l'orbite sous la peau du front, au-dessus du sourcil, puis on en tourne le tranchant vers l'os frontal. Ce procédé est facile, mais souvent insuffisant, car les deux bouts se rapprochent et la régénération se fait rapidement. La seconde méthode consiste à découvrir le nerf. Pour cela, il faut pratiquer sur le rebord de l'orbite une incision comprenant la peau, le muscle orbiculaire et le ligament palpébral; on pénètre ensuite dans la loge postérieure de l'orbite, où il est facile de suivre le tronc même du nerf frontal. En effet ce nerf, étant dans l'échancrure sus-orbitaire, peut être saisi avec une pince et disséqué aussi loin qu'on le veut en arrière: il est alors facile d'en enlever l'étendue nécessaire, ou d'en pratiquer l'élongation.

B. — RÉGION TEMPORALE

Limites et constitution de la région.

Située de chaque côté sur les parties latérales du crâne, la *région temporale* présente sur le squelette des limites nettement accusées; l'apophyse orbitaire externe du frontal de l'os malaire en avant, le conduit auditif externe et la base de l'apophyse mastoïde en arrière, le bord supérieur de l'arcade zygomatique en bas et la ligne courbe temporale en haut, constituent ces limites: elle est représentée par ce qu'on appelle en ostéologie la fosse temporale. Broca a fait remarquer qu'il existe deux lignes courbes temporales superposées: l'une supérieure, plus courte, sur laquelle s'insère l'aponévrose; l'autre inférieure, plus longue, qui donne attache au muscle temporal (voir fig. 10). Sur un crâne recouvert de parties molles, la délimitation exacte de la région temporale est beaucoup moins aisée, mais, comme il importe de la fixer surtout sur le vivant et que le muscle temporal s'insère exactement sur les limites de cette région, nous pensons avec Malgaigne qu'il suffira de faire contracter ce muscle pour avoir une donnée très précise à cet égard.

La région temporale (ainsi désignée de *tempus*, *tempora*, parce que c'est sur elle que le temps signale d'abord sa marche) ne peut être bien étudiée que sur une coupe verticale et transversale du crâne passant environ par le milieu de l'arcade zygomatique: c'est seulement ainsi qu'on se rend un compte exact de sa forme et en quelque sorte de son squelette (fig. 4).

Si l'on fait abstraction des téguments qui la recouvrent, on voit que la région temporale est nettement circonscrite par deux plans, l'un profond, plan osseux (T), l'autre superficiel, plan fibreux ou aponévrose temporale (FF'). Le plan osseux, d'abord dirigé verticalement, se porte bientôt en dedans pour gagner la base du crâne, de façon à représenter une ligne courbe à convexité externe; le plan

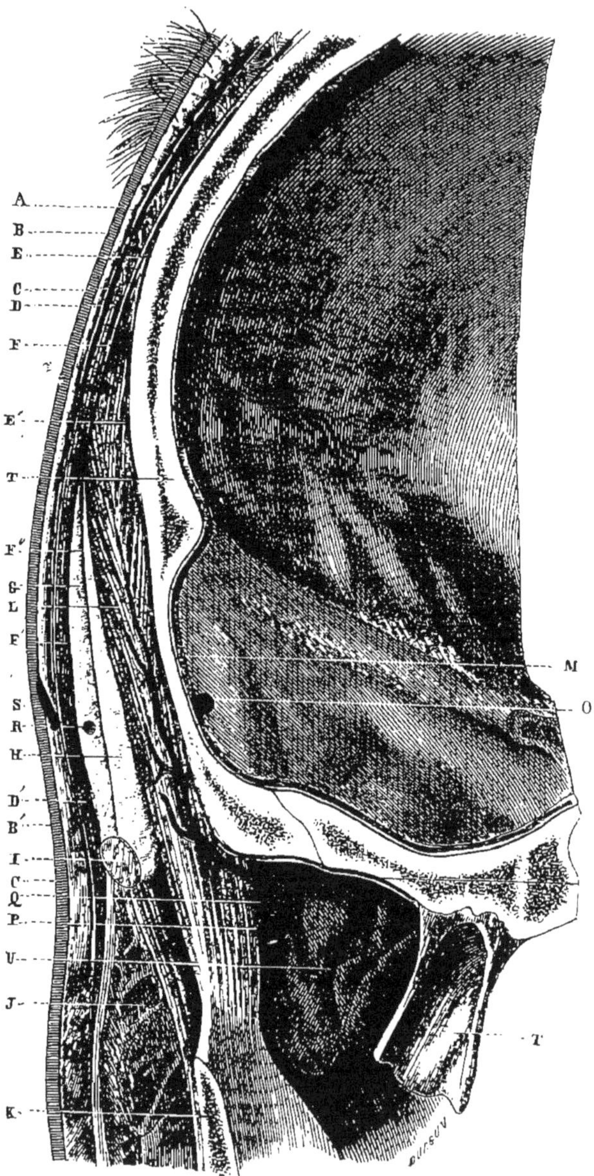

Fig. 4. — *Coupe verticale et transversale de la région temporale gauche passant vers le milieu de l'arcade zygomatique.*

A, peau.
BB', tissu cellulo-adipeux sous-cutané.
CC, aponévrose épicrânienne.
DD', couche celluleuse sous-aponévrotique.
EE'E'', périoste de la voûte, de la fosse temporale et de la base du crâne.
F, aponévrose temporale.
F', feuillet externe de cette aponévrose.
F'', feuillet interne.
G, couche de graisse interposée entre les deux feuillets de l'aponévrose temporale.
H, couche de graisse placée en dedans du feuillet interne de l'aponévrose temporale.
I, coupe de l'arcade zygomatique.
J, coupe du masséter.
K, apophyse coronoïde du maxillaire inférieur.
L, muscle temporal.
M, dure-mère crânienne.
O, coupe de l'artère méningée moyenne comprise dans l'épaisseur de la dure-mère.
P, coupe du tronc de la maxillaire interne dans la fosse zygomatique.
Q, artère temporale profonde.
R, artère temporale moyenne.
S, artère temporale superficielle.
T, coupe de la paroi osseuse.
T', apophyse ptérygoïde.
U, fosse zygomatique.

fibreux, intimement fixé au bord supérieur du précédent, l'abandonne aussitôt pour se porter directement en bas et légèrement en dehors, où il se fixe à l'arcade zygomatique : ces deux plans réunis entre eux en haut descendent donc en divergeant jusqu'au bas de la région, et limitent ainsi un espace ayant la forme d'une pyramide triangulaire dont le sommet répond, en haut, à la ligne courbe temporale (E), et la base, en bas, à l'arcade zygomatique (I) ; cet espace constitue la *loge temporale*. De la convergence en haut des deux plans limitants, de leur divergence en bas, il résulte que cette loge est hermétiquement close supérieurement et largement ouverte inférieurement, où elle se continue sans ligne de démarcation avec la fosse zygomatique (U).

Ces deux régions, la loge temporale et la fosse zygomatique, ne constituent en réalité, au point de vue chirurgical, qu'une seule et même région : aussi les produits pathologiques, abcès, tumeurs, se propagent-ils avec la plus grande facilité de l'une à l'autre.

La partie la plus profonde de la loge temporale correspond à sa base, au-dessus de l'arcade zygomatique, mais cette profondeur n'est pas la même dans tous les points : elle est double en avant de ce qu'elle est en arrière. Quoique variable suivant les sujets, la profondeur de la loge temporale, c'est-à-dire la distance qui sépare la paroi osseuse de la paroi fibreuse, mesure 2 centimètres et demi environ au niveau de l'apophyse orbitaire externe, et diminue d'avant en arrière jusqu'à ne plus présenter que 1 centimètre. Voyons maintenant comment sont groupés les divers éléments de la région autour de cette loge et dans la loge elle-même.

Les couches qui composent la région temporale sont, les unes communes à la voûte du crâne et à la tempe, les autres particulières à cette dernière région.

1° PARTIES COMMUNES A LA RÉGION TEMPORALE ET A LA RÉGION OCCIPITO-FRONTALE.

Placées en dehors de l'aponévrose temporale, ces couches nous sont déjà connues ; cependant elles subissent, en passant du vertex à la tempe, des modifications qu'il importe de signaler. De plus, cette étude formera le complément de la région occipito-frontale, en nous indiquant la manière dont se comportent les téguments du crâne à leurs extrêmes limites.

Ces couches superficielles sont au nombre de quatre : la *peau* (A), le *tissu cellulo-graisseux sous-cutané* (BB'), l'*aponévrose épicrânienne* (CC'), la *lame celluleuse sous-aponévrotique* (DD'). D'une façon générale, ces diverses couches présentent en haut des caractères identiques à ceux de la région précédente ; elles perdent ces caractères à mesure qu'elles approchent de l'arcade zygomatique où elles n'offrent plus rien de commun avec la disposition du cuir chevelu. C'est ainsi que la peau, moins épaisse, moins dense, adhère moins intimement à la couche cellulo-graisseuse sous-cutanée : aussi peut-on l'utiliser pour la confection des lambeaux autoplastiques. Recouverte de cheveux en arrière et en haut, la peau est glabre en avant ; ces cheveux sont généralement les premiers qui perdent leur pigment.

La couche sous-cutanée, d'abord constituée par des cloisons fibreuses limitant des aréoles remplies par des pelotons adipeux juxtaposés comme des colonnettes, change bientôt d'aspect : les cloisons s'allongent, s'amoindrissent et finissent par disparaître : il en est ainsi par conséquent des aréoles, en sorte que, vers la partie inférieure de la région, la couche cellulo-graisseuse sous-cutanée revêt le même aspect que partout ailleurs (B') ; les vaisseaux situés dans cette couche ne présentent plus avec elle l'adhérence si intime sur laquelle j'ai précédemment insisté.

L'aponévrose épicrânienne recouvre toute la région temporale, et, comme les autres couches, perd la plupart de ses caractères à mesure qu'elle descend. On dit généralement qu'elle se termine à l'arcade zygomatique en se confondant avec l'aponévrose temporale ; c'est une erreur, ainsi qu'on peut s'en assurer facilement sur notre coupe : l'aponévrose s'amincit de plus en plus et, passant en dehors de l'arcade zygomatique sans y adhérer, va se terminer en mourant dans la couche cellulo-graisseuse de la joue.

Je signalerai la présence des deux petits muscles auriculaires antérieur et supérieur. Loin de donner insertion aux fibres aponévrotiques, à la manière d'un muscle digastrique, ces muscles forment un plan indépendant situé à la face externe de l'aponévrose, ainsi que l'a démontré M. Sappey. Ce même auteur a signalé à ce niveau l'existence d'un muscle temporal superficiel composé de fibres lisses très pâles et qui n'est pas visible à l'œil nu chez le plus grand nombre des sujets.

La quatrième couche (DD'), ou couche celluleuse, située entre l'aponévrose épicrânienne et l'aponévrose temporale, présente des caractères à peu près identiques à ceux de la région précédente, c'est-à-dire qu'elle est lâche, lamelleuse, complètement dépourvue de graisse, bien disposée par conséquent pour faciliter les glissements, favoriser les décollements et les collections sanguines ou purulentes : il suffit en effet du manche du scalpel pour détacher le cuir chevelu de l'aponévrose temporale.

2° PARTIES PROPRES A LA RÉGION TEMPORALE.

A. *Aponévrose temporale* (F, F', F''). — La première de ces couches est l'aponévrose temporale, dont nous connaissons déjà le rôle au point de vue de la constitution de la région et qu'il importe maintenant d'étudier en elle-même. Sa forme reproduit exactement celle de la région, c'est-à-dire qu'elle est triangulaire : la base du triangle est en haut et s'attache à la ligne courbe temporale ; son sommet tronqué vient se fixer au bord supérieur de l'arcade zygomatique (voir la figure 1, qui montre en B la région temporale vue de face).

L'insertion à la ligne courbe se fait par un seul feuillet (F), tandis que l'insertion à l'arcade zygomatique se fait par un feuillet double (F', F''). En effet, simple en haut dans son tiers supérieur, l'aponévrose temporale se dédouble en bas dans le reste de son étendue ; de ces deux feuillets, l'externe (F') s'attache au bord supérieur de l'arcade zygomatique, l'interne (F'') s'attache à la face interne de cette même arcade ; de l'écartement de ces deux feuillets résulte un intervalle constamment rempli de graisse (G) et contenant parfois une artère, la temporale moyenne (R), et des veines ; une coupe verticale nous montre cet espace avec sa véritable forme, celle d'un triangle isocèle très allongé.

Brillante, nacrée, resplendissante, l'aponévrose temporale est douée d'une grande résistance. En rapport avec l'épaisseur, cette résistance augmente de haut en bas.

B. *Loge temporale.* — La loge temporale contient de dehors en dedans : une masse adipeuse constante (H), un muscle (L), le périoste (E'), des vaisseaux et des nerfs.

Le muscle occupe à peu près exclusivement la loge temporale. Il est cependant recouvert, à la partie inférieure de la région, par une masse adipeuse (H) qui joue un rôle considérable, eu égard à la configuration de la tempe. En effet, ce peloton adipeux diminue dans les maladies : d'où les dépressions profondes siégeant au-dessus des arcades zygomatiques chez les sujets amaigris. C'est la graisse qui masque les saillies osseuses de la région.

On voit par ce qui précède que le tissu adipeux forme trois couches distinctes, complètement séparées l'une de l'autre : une première couche sous la peau (B'), une deuxième couche dans le dédoublement des deux feuillets de l'aponévrose temporale (G), une troisième couche dans la loge temporale elle-même, entre le muscle temporal et son aponévrose (H) ; cette dernière se continue avec les gros paquets graisseux renfermés dans la fosse zygomatique (U).

Muscle temporal. — Ce muscle reproduit, comme l'aponévrose qui le recouvre, la forme de la région : il est triangulaire. Il s'insère par sa face profonde à la paroi osseuse de la fosse temporale dans toute son étendue, et par sa face superficielle à l'aponévrose temporale partout où n'existe pas de graisse interposée ; les fibres musculaires parties des différents points de la fosse temporale

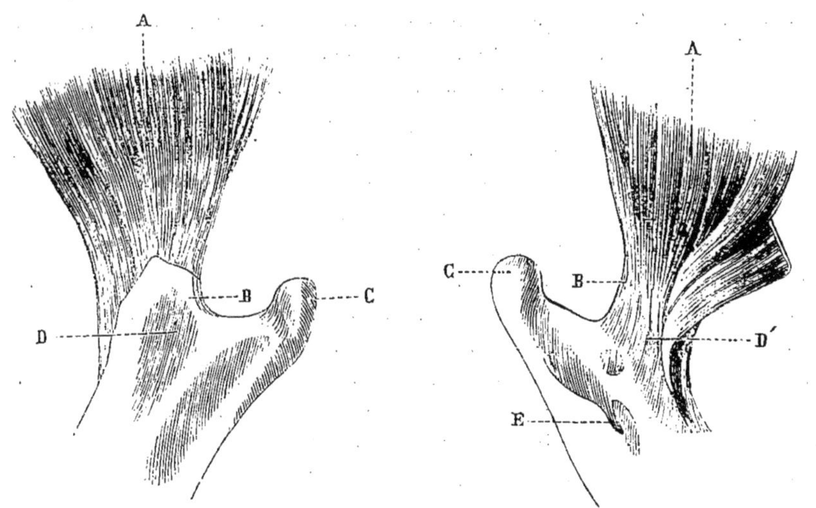

Fig. 5 et 6. — *Mode d'insertion du tendon du muscle temporal à l'apophyse coronoïde.*
Fig. 5. *Face externe.* — Fig. 6. *Face interne.*

A, muscle temporal.
B, insertion des fibres tendineuses.
D, face externe de l'apophyse coronoïde.
D', face interne de l'apophyse coronoïde.
E, orifice supérieur du canal dentaire.

convergent vers les deux faces d'un tendon très résistant avec lequel elles se continuent : nous devons insister spécialement sur le mode d'insertion de ce tendon à l'apophyse coronoïde du maxillaire inférieur.

Comme le montrent les figures 5 et 6, l'apophyse coronoïde (B) n'est pas complètement engaînée par le tendon ; l'insertion se fait au bord antérieur, au bord postérieur et au sommet de cette apophyse. Elle se fait aussi aux deux faces, mais d'une façon très inégale : c'est à peine si la face externe (D') est recouverte par les fibres tendineuses, tandis qu'à la face interne (D) l'insertion descend jusque vers la base de l'apophyse. Ce dernier détail a une véritable importance en médecine opératoire. En effet, l'un des temps difficiles de l'extirpation de l'os maxillaire inférieur est la section du tendon du muscle temporal; pour bien accomplir ce temps, il convient de raser de près l'apophyse coronoïde, et l'on emploie à cet effet de forts ciseaux courbes dirigés sur l'indicateur gauche, pendant qu'un aide abaisse fortement le corps de la mâchoire pour rendre accessible l'attache du muscle, ce qui n'est pas toujours facile lorsque l'apophyse coronoïde est très développée. Or à cette difficulté se joint encore l'insertion à la face interne qu'il faut soigneusement détacher : sans cette précaution, on arrache avec l'os de longs faisceaux de fibres charnues, accident qui peut donner naissance à un phlegmon profond et à des fusées purulentes s'étendant jusqu'aux limites supérieures de la région.

Au-dessous du muscle temporal se trouve une couche très mince de périoste, sur lequel s'insèrent les fibres charnues (E'). Le mode de continuité du périoste de la fosse temporale avec le périoste du crâne a été diversement compris par les auteurs; on peut se faire une idée très nette de ce mode de continuité sur la coupe verticale de la région figurée plus haut. Le péricrâne, arrivé à la ligne courbe temporale (E), donne insertion à l'aponévrose temporale (F), avec laquelle il est si intimement uni que celle-ci semble en être la continuation, puis il passe au-dessous du muscle, tapisse toute la fosse temporale et se continue avec le périoste de la base du crâne. La couche périostique qui revêt cette région est beaucoup plus mince que la couche correspondante de la région occipito-frontale; elle adhère plus intimement au plan osseux sous-jacent : aussi ne trouve-t-on pas ici la couche celluleuse sous-périostique que j'ai signalée dans la région occipito-frontale. Il en résulte qu'on ne saurait observer à la tempe les variétés de collections sanguines ou purulentes dites sous-périostiques.

C. *Paroi osseuse.* — Cette paroi, constituée par l'écaille du temporal, par une portion du pariétal, une petite partie du frontal et la grande aile du sphénoïde, a pour caractère spécial d'être extrêmement mince, si mince qu'elle est parfois transparente au niveau de l'écaille. C'est qu'en effet il entre peu de tissu spongieux dans sa structure : aussi observe-t-on une fragilité extrême du crâne à cet endroit, d'où la gravité particulière des contusions et des chocs qu'on y observe. Il convient toutefois de faire remarquer qu'il existe à ce point de vue des différences très grandes suivant les sujets : quelques-uns présentent une épaisseur relativement considérable de la paroi osseuse temporale, de sorte que, grâce à cette disposition, grâce aussi à l'épaisseur de la couche musculaire dont elle est recouverte, la tempe est parfois susceptible d'offrir aux violences extérieures une grande résistance.

Vue du côté du crâne, la paroi temporale présente des sillons qui servent à loger les branches collatérales de l'artère méningée moyenne (O), dont nous signalons plus loin le siège exact.

D. *Couches profondes.* — Au-dessous du squelette on rencontre la dure-mère, qui en ce point adhère très lâchement aux os sous-jacents, circonstance dont je montrerai bientôt l'importance à propos des épanchements de sang intra-crâniens. On trouve ensuite la masse encéphalique. Il m'a paru intéressant et utile à la fois de figurer et d'énumérer les parties de l'encéphale qui forment le plan le plus profond de la région temporale, ne fût-ce qu'à titre de rapport.

On y voit les scissures suivantes :

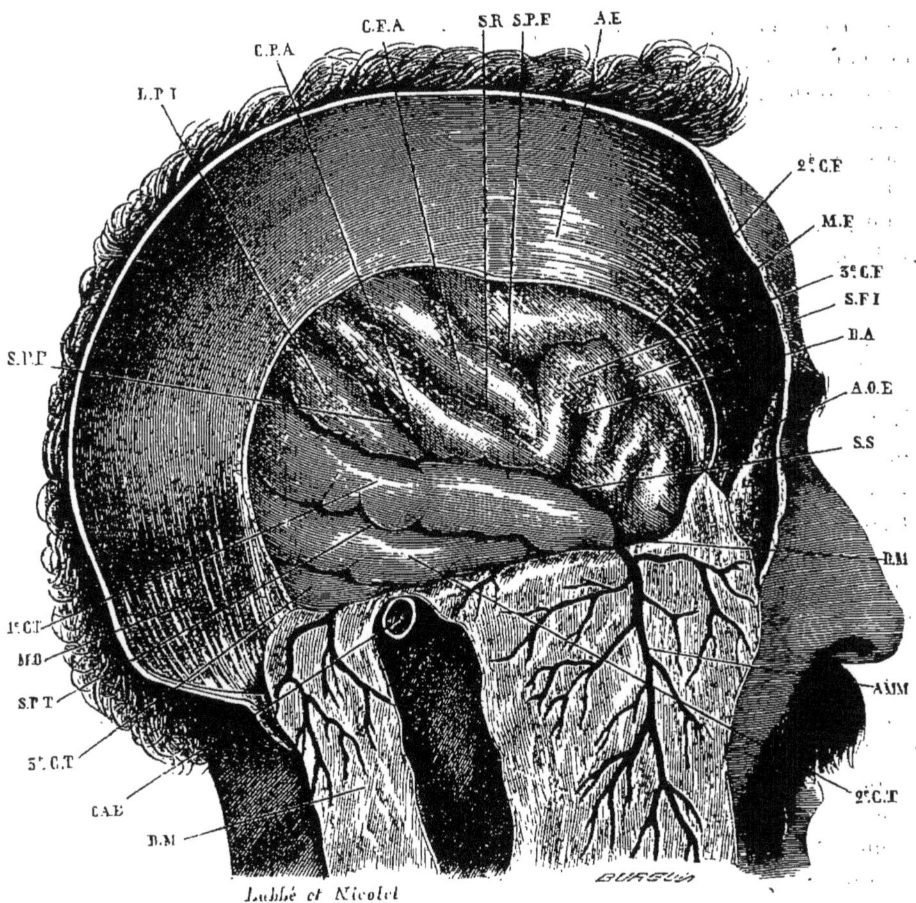

Fig. 7. *Portion de l'encéphale correspondant à la région temporale. Les os ont été sectionnés au niveau de la ligne courbe temporale, et la dure-mère a été rabattue.*

AE, aponévrose épicrânienne.
AMM, artère méningée moyenne.
AOE, apophyse orbitaire externe.
BA, branche antérieure de la scissure de Sylvius.
CAE, conduit auditif externe.
CFA, circonvolution frontale ascendante.
2me CF, deuxième circonvolution frontale.
3me CF, troisième circonvolution frontale.
CPA, circonvolution pariétale ascendante.
1re CT, première circonvolution temporale.
2me CT, deuxième circonvolution temporale.
3me CT, troisième circonvolution temporale.
DM, dure-mère, rabattue et divisée pour laisser voir le conduit auditif externe.
LPI, lobule pariétal inférieur.
MF, muscle frontal.
MO, muscle occipital.
SFI, scissure frontale inférieure.
SPF, scissure parallèle frontale.
SPP, scissure parallèle pariétale.
SPT, scissure parallèle temporale.
SR, scissure de Rolando.
SS, scissure de Sylvius.

La scissure de Sylvius tout entière ;
La moitié inférieure environ de la scissure de Rolando ;
La moitié inférieure des scissures parallèle frontale et parallèle pariétale ;

La scissure frontale inférieure ;

La scissure parallèle temporale dans presque toute sa longueur et une partie de la scissure temporale inférieure.

Les circonvolutions en rapport avec la région temporale sont les suivantes :

La troisième circonvolution frontale ou circonvolution de Broca tout entière ; une partie de la deuxième circonvolution frontale ;

La moitié inférieure environ des circonvolutions frontale et pariétale ascendantes ;

Une petite partie du lobule pariétal inférieur ;

Les trois circonvolutions temporales presque dans toute leur étendue.

En pénétrant plus profondément encore, on rencontrerait les noyaux gris centraux.

Vaisseaux et nerfs.

Si l'on accepte que la région temporale a pour limite externe la peau, pour limite interne l'encéphale (et c'est ainsi qu'il faut, selon moi, la comprendre), on voit que les artères doivent être divisées en trois groupes : groupe sous-cutané (S), groupe sous-aponévrotique (Q), groupe sous-osseux (O) (fig. 4). Le premier groupe comprend l'*artère temporale superficielle ;* le second, les artères décrites sous le nom de *temporale moyenne* et *temporales profondes ;* le troisième, la *méningée moyenne.* Un instrument vulnérant porté dans la région temporale rencontrera nécessairement ces trois groupes d'artères.

L'artère *temporale superficielle* apparaît à la tempe au-dessus de l'arcade zygomatique ; de profonde qu'elle était dans la région parotidienne, elle devient superficielle pour se placer dans la couche sous-cutanée, se dirige presque aussitôt de bas en haut et d'arrière en avant, de façon à couper obliquement la région, et se divise en deux branches collatérales, l'une antérieure, l'autre postérieure. Une incision verticale pratiquée dans la région temporale, pour peu qu'elle offre une certaine étendue, rencontrera donc le tronc ou les branches de cette artère : aussi n'est-il pas étonnant que les plaies de cette région s'accompagnent fréquemment d'hémorrhagies abondantes dont on se rend d'ailleurs très facilement maître par la compression ou la ligature des deux bouts dans la plaie.

J'ai signalé plus haut les flexuosités de l'artère temporale et sa prédisposition au développement de la varice artérielle. Il est une autre affection plus rarement observée, dont rendent bien compte les rapports anatomiques de la temporale superficielle. En effet, cette artère est accompagnée par la veine du même nom, qui lui est sous-jacente et lui adhère assez intimement, d'où la possibilité de la lésion simultanée de ces deux vaisseaux et la production d'un anévrysme artério-veineux ou plutôt d'une varice anévrysmale, comme Laugier en publia un exemple il y a quelques années. Ces deux affections pourraient être facilement confondues, car un de leurs symptômes communs est le bruit de souffle ; mais, outre le caractère de ce souffle, qui diffère dans les deux cas, intermittent dans le premier, continu avec redoublement dans le second, il est un autre élément de diagnostic qui ne peut tromper : le doigt appliqué sur un point très limité, correspondant à l'orifice de communication entre l'artère et la veine, supprime tout bruit de souffle, s'il s'agit d'une varice anévrysmale.

Les artères du second groupe sont désignées sous le nom d'*artères temporales profondes*. L'une d'elles, la temporale moyenne, naît quelquefois de la temporale superficielle à une petite distance au-dessus de l'arcade zygomatique, traverse le feuillet externe de l'aponévrose temporale, et se termine dans le peloton adipeux compris entre les deux feuillets (R) ; les autres, situées plus profondément, se distribuent dans le muscle par sa face profonde après s'être détachées perpendiculairement du tronc de la maxillaire interne (P) : ce sont les temporales profondes antérieure et postérieure (Q).

L'artère *méningée moyenne* (O), logée, ainsi que nous l'avons dit, dans l'épaisseur de la dure-mère, affecte avec la région temporale les rapports suivants : si l'on trace une ligne horizontale partant de l'apophyse orbitaire externe, on rencontre l'artère méningée moyenne sur le trajet de cette ligne, à 3 centimètres environ en arrière de l'apophyse. Il faut donc autant que possible éviter d'appliquer une couronne de trépan sur ce point, sous peine de provoquer une hémorrhagie grave et fort difficile à arrêter.

Lorsqu'un malade est atteint de fracture du crâne, si le chirurgien est autorisé à penser que le trait de la fracture s'étend de la voûte à la base en passant à 3 centimètres environ en arrière de l'apophyse orbitaire externe, il devra redouter que l'artère méningée moyenne ne soit intéressée. Or la déchirure de ce vaisseau est d'une extrême gravité : il en résulte, en effet, un épanchement sanguin qui, vu le volume de l'artère blessée, est presque toujours suffisant pour déterminer une compression mortelle du cerveau.

Les *veines* de la région temporale ne méritent aucune mention spéciale : nous connaissons la disposition de la veine temporale superficielle ; les veines temporales profondes accompagnent les artères du même nom. Il en est de même de l'artère méningée moyenne, qui, contrairement à une opinion longtemps admise, présente deux veines satellites.

Le *nerf* le plus important de la région est le nerf auriculo-temporal. L'auriculo-temporal ou nerf temporal superficiel est une des branches sensitives du maxillaire inférieur. Après avoir fourni une anastomose importante au nerf facial, il contourne le col du condyle de la mâchoire, se porte verticalement en haut entre le pavillon de l'oreille et la base de l'apophyse zygomatique, pour se distribuer à la peau de la tempe.

Si l'on voulait en pratiquer la section, il faudrait le chercher en avant du tragus vers la base de l'apophyse zygomatique, facile à sentir avec le doigt. L'artère temporale superficielle peut aussi servir de guide par ses battements, car le nerf la côtoie. C'est à la section du nerf auriculo-temporal qu'il faut sans doute attribuer les succès merveilleux qu'obtenait un charlatan dont parle M. Richet dans son livre : les névralgies dentaires les plus opiniâtres cédaient instantanément à une incision faite au devant du tragus. Les autres nerfs de la région n'offrent pour le chirurgien aucun intérêt. Désignés sous le nom de nerfs temporaux profonds, ils naissent de la branche motrice du nerf maxillaire inférieur au nombre de trois (temporaux profonds antérieur, moyen et postérieur), et sont destinés au muscle crotaphyte, qu'ils pénètrent par sa face interne en suivant à peu près la distribution des artères.

En résumé, les divers éléments dont se compose la région temporale, considérés sous une forme synthétique, sont groupés de la façon suivante en procédant de la superficie vers la profondeur (voyez les figures 1, 4 et 7) :

1° La peau ;

2° La couche graisseuse sous-cutanée, comprenant l'artère et la veine temporales superficielles, le nerf auriculo-temporal ; les muscles auriculaires et des filets du facial ;

3° Le prolongement latéral de l'aponévrose épicrânienne ;

4° La couche celluleuse sous-aponévrotique ;

5° L'aponévrose temporale. { feuillet externe ; couche graisseuse intermédiaire, au milieu de laquelle on trouve parfois une artère temporale moyenne ; feuillet interne ;

6° La couche graisseuse sous-aponévrotique, occupant le tiers inférieur environ de la loge temporale ;

7° Le muscle temporal { Les artères temporales profondes et les nerfs temporaux profonds sont situés dans l'épaisseur du muscle, qu'ils pénètrent par sa face profonde ;

8° Le périoste ;

9° La paroi osseuse ;

10° La dure-mère, contenant dans son épaisseur l'artère méningée moyenne, et enfin l'encéphale.

J'ai indiqué, chemin faisant, les considérations spéciales qui se rapportent aux plaies, aux contusions, aux lésions pathologiques de la région temporale. Ajoutons que les abcès se divisent en deux classes bien distinctes, suivant qu'ils sont sus ou sous-aponévrotiques : les premiers siègent en dehors, les seconds en dedans de l'arcade zygomatique. Ces derniers ont une tendance naturelle à fuser dans la fosse zygomatique, qui n'est, en définitive, que l'aboutissant de la fosse temporale. Ces abcès sont heureusement fort rares : s'il était nécessaire d'en pratiquer l'ouverture, il nous semble que le lieu d'élection serait immédiatement au-dessus de l'arcade zygomatique. Je formule ainsi cette opération : à un centimètre au-dessus de l'arcade, pratiquer une incision verticale, diviser couche par couche, en se rappelant bien qu'il existe à ce niveau trois plans aponévrotiques et trois couches de tissu adipeux, avant d'arriver sur le muscle ; inciser enfin ce muscle parallèlement à la direction des fibres.

La région temporale ne donne naissance à aucune tumeur qui lui emprunte des caractères particuliers, mais, par suite de son voisinage avec la cavité crânienne, et surtout avec la cavité orbitaire, elle peut être secondairement envahie par des produits pathologiques nés primitivement dans ces cavités. Or, si l'on songe à la profondeur de la loge temporale, à la résistance des parois qui la circonscrivent, on conçoit qu'un prolongement déjà volumineux l'ait envahie, sans que rien à l'extérieur ait révélé son existence. C'est ainsi que, ayant à opérer un malade atteint de cancer mélanique de l'œil, je dus enlever par-dessous l'arcade zygomatique un prolongement du volume d'une grosse noix, qui avait gagné la loge temporale en traversant la paroi externe de l'orbite, et dont il était impossible de soupçonner la présence ; ce que l'on comprendra d'autant plus aisément qu'au voisinage de l'orbite, derrière l'os malaire, la fosse temporale atteint sa plus grande profondeur.

C. — RÉGION MASTOIDIENNE.

La *région mastoïdienne* a pour limites celles de l'apophyse mastoïde elle-même, c'est-à-dire qu'elle a la forme d'un triangle à base supérieure, à sommet inférieur.

Pour se faire une idée exacte de cette région, il convient, après l'avoir examinée de face (fig. 1), de l'étudier sur une coupe verticale passant immédiatement derrière le pavillon de l'oreille, ainsi que je l'ai fait pour la figure 8.

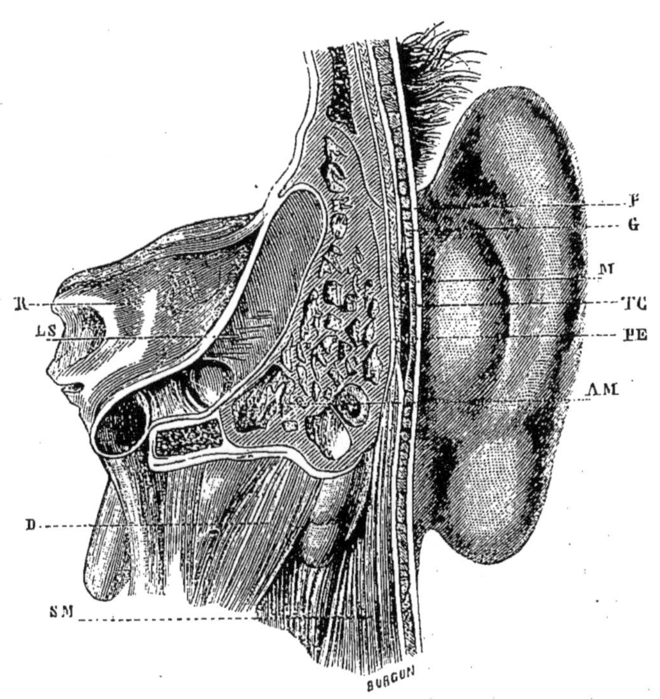

Fig. 8. — *Coupe verticale et transversale passant à travers la région mastoïdienne.*

AM, apophyse mastoïde.
D, digastrique.
G. couche cellulo-graisseuse sous-cutanée.
LS, sinus latéral.
M, muscle auriculaire postérieur.
P, peau.
PE, périoste.
R, rocher.
SM, muscle sterno-cléido-mastoïdien.
TC, couche de tissu cellulaire.

L'*apophyse mastoïde* est tout à fait sous-cutanée ; on trouve seulement à sa surface les diverses couches de la région occipito-frontale, qui viennent s'y terminer. Il faut y ajouter le petit muscle auriculaire postérieur.

Le *périoste* de l'apophyse est remarquablement épais et donne insertion sur les limites de la région aux muscles sterno-mastoïdien, occipital, splénius et petit complexus.

On y rencontre : l'artère auriculaire postérieure, placée dans le sillon auriculo-mastoïdien et adhérente à la couche sous-cutanée comme les autres artères du cuir chevelu ; la branche mastoïdienne du plexus cervical superficiel et le rameau auriculaire du nerf facial.

Dans l'intérieur de l'apophyse se trouvent les cellules mastoïdiennes, qui communiquent avec la caisse du tympan, et plus profondément le sinus latéral et la dure-mère.

Je ne fais d'ailleurs que mentionner ici toutes ces parties. Elles tirent, en effet, leur intérêt principal des rapports qu'elles affectent avec l'appareil auditif : je renvoie donc le lecteur aux chapitres *Conduit auditif externe* et *Cellules mastoïdiennes*, où il trouvera exposées les nombreuses considérations chirurgicales qui se rattachent à cette région.

CHAPITRE II

De la boîte osseuse du crâne.

Pour se faire une juste idée du crâne proprement dit, il faut séparer du squelette de la tête tous les os qui composent la face. La forme de la tête varie, en effet, suivant qu'on l'étudie avec ou sans les os de la face. Dans le premier cas, elle ressemble à un ovoïde à grosse extrémité antérieure ; dans le second cas, la grosse extrémité de l'ovoïde regarde en arrière.

Le crâne a été comparé encore, avec raison, à une sphère creuse dont il représenterait les quatre cinquièmes environ. Cette sphère se trouve être coupée à sa partie inférieure suivant une ligne CD (fig. 9), dirigée obliquement de haut en bas et d'avant en arrière, ligne qui représente l'inclinaison de la base du crâne sur l'horizon AB. Entre les lignes AB et CD se trouve un espace triangulaire ADC, à base antérieure et à sommet postérieur, espace comblé par les os de la face. L'inclinaison de la base du crâne sur l'horizon varie nécessairement suivant que la face est plus ou moins développée : or, celle-ci offrant chez l'enfant un très faible développement par rapport au crâne, il en résulte que la ligne CD s'écarte de plus en plus de la ligne AB, à mesure qu'on s'approche du développement complet.

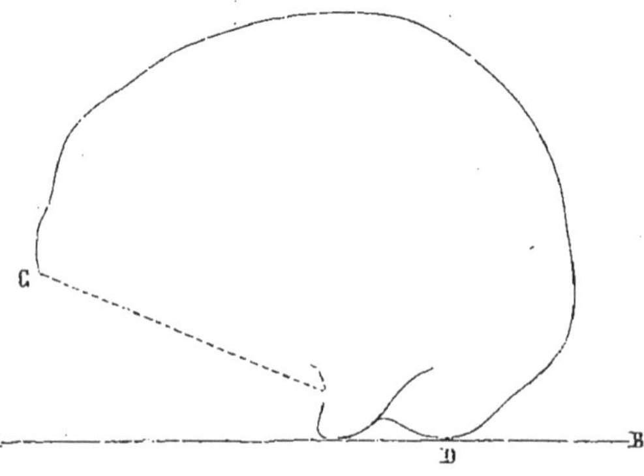

Fig. 9. — *Inclinaison de la base du crâne sur l'horizon.*

Je n'ai pas à décrire ici les nombreuses variétés de forme que présente le crâne suivant les individus et les races ; je rappellerai seulement que Retzius les a divisés en deux groupes : les *dolichocéphales* ou crânes allongés, et les *brachycéphales* ou crânes courts et arrondis. On a dû constituer un groupe intermédiaire, les *mésaticéphales* (μεσάτιος, moyen).

Huit os concourent à former la boîte crânienne. De ces huit os, quatre sont impairs; ce sont : le frontal, l'ethmoïde, le sphénoïde et l'occipital; deux sont pairs : le pariétal et le temporal. Outre ces huit os, qui sont constants, on en rencontre souvent de surnuméraires qui portent le nom d'*os wormiens.* Ces derniers occupent d'habitude l'angle supérieur et postérieur des pariétaux, et sont d'ailleurs très variables dans leur siège, ainsi que dans leur volume, leur nombre et leur forme.

Épaisseur des os du crâne. — Il est difficile de donner une mensuration exacte des os du crâne, car leur épaisseur varie beaucoup suivant les sujets. Elle sera de 3 ou 4 millimètres à peine chez les uns, et arrivera jusqu'à 1 centimètre chez d'autres, fait important à noter au point de vue de la production, plus ou moins facile, des fractures du crâne. Cette différence d'épaisseur des os du crâne, suivant les sujets, se remarque à chaque instant dans les autopsies, lorsqu'on ouvre la boîte crânienne avec la scie au lieu du marteau. On ne sait jamais à quelle distance exacte on se trouve de la dure-mère; la même difficulté se présente lorsqu'il s'agit d'appliquer au crâne une couronne de trépan. Le chirurgien doit y procéder en plusieurs fois, retirer, remettre la couronne, pour s'assurer exactement de la mobilité de la rondelle et de l'aspect de la sciure d'os. L'épaisseur des os de la voûte crânienne est loin d'être la même dans tous les points. Plus considérable à la protubérance occipitale, à l'apophyse mastoïde et à la partie inférieure du frontal, elle est beaucoup moindre dans les fosses occipitales postérieures, et surtout vers l'écaille du temporal, si mince parfois qu'elle est transparente. La paroi crânienne est amincie également dans les points correspondant aux sinus, aux dépressions qui logent les artères méningées.

Des sutures du crâne.

Les os du crâne sont unis entre eux au moyen de *sutures*. Les sutures se rapportent à plusieurs types : la *suture dentée*, la *suture squameuse*, la *suture par juxtaposition* ou *harmonique*.

Les travaux récents sur la topographie crânio-cérébrale nous obligent à les étudier séparément. La voûte du crâne présente les sutures suivantes :

1° La suture *médio-frontale* ou *métopique* (de μέτωπον, front) sépare les deux moitiés dont se compose primitivement dans quelques cas l'os frontal (une fois sur sept [fig. 10]).

2° La suture *sagittale*, formée par l'union des bords supérieurs des deux pariétaux, occupe la ligne médiane et s'étend directement d'avant en arrière. Le point de jonction des sutures métopique et sagittale constitue le *bregma*. L'extrémité postérieure de la suture sagittale est désignée du nom de *lambda*. A 4 centimètres environ au-dessus du lambda se trouvent les deux trous pariétaux très rapprochés de la suture. Cette dernière présente en ce point un caractère particulier signalé par Broca : elle est beaucoup plus simple qu'en avant et en arrière, et quelquefois réduite à une ligne sur une longueur d'environ 2 centimètres. Broca a désigné ce point spécial sous le nom d'*obélion* (de ὀβελός, trait). C'est à ce niveau que débute ordinairement la soudure des os de la voûte du crâne.

Il est d'une haute importance dans la topographie crânio-cérébrale de déterminer le siège précis du bregma sur le vivant, nous verrons plus loin dans quel but. On y peut parvenir d'une manière suffisamment exacte à l'aide du moyen suivant : la tête du sujet étant droite, menez d'un conduit auditif externe à l'autre une ligne verticale passant sur le sommet de la tête : le bregma correspond à la partie moyenne de cette ligne que l'on appelle ligne *bi-auriculaire* ou *plan auriculo-bregmatique*.

Il existe à cet égard quelques variétés négligeables dans la pratique.

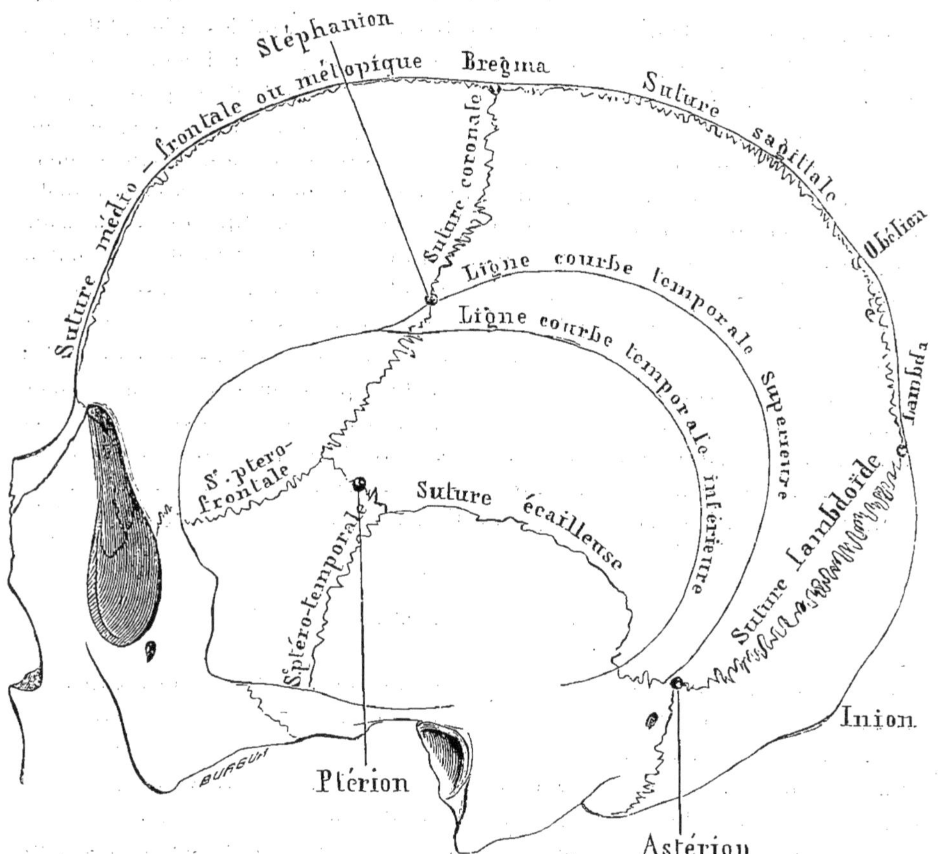

Fig. 10. — *Figure représentant les sutures et les points singuliers de la voûte du crâne.*

Le siège précis du lambda sur le vivant est un peu plus difficile à déterminer. Il m'a semblé, d'après les mensurations que j'ai faites à ce sujet sur les crânes du musée de Clamart, qu'on se rapprochait sensiblement de la vérité en disant que le lambda se trouve à 6 centimètres au-dessus de l'*inion* (1), relief généralement appréciable à travers les téguments du crâne. Il importe de trouver aisément le lambda sur le vivant, parce que ce point correspond exactement à la limite des lobes pariétal et occipital du cerveau.

3° La suture *lambdoïde* ou *pariéto-occipitale* est formée par l'union des bords de l'écaille de l'occipital avec les bords postérieurs des pariétaux. Elle affecte

(1) On appelle inion (de ἰνίον, nuque) la saillie osseuse désignée en anatomie descriptive sous le nom de protubérance occipitale externe.

la forme de la lettre grecque Λ, d'où le nom qui sert à la désigner. Les deux branches qui la constituent, parties du lambda, se portent obliquement en bas et en dehors pour aboutir au niveau de la région mastoïdienne en un point appelé *astérion* (de ἀστήρ, étoile). L'astérion est le point de rencontre des trois sutures lambdoïde, pariéto-mastoïdienne et occipito-mastoïdienne.

4° La suture *coronale* ou *fronto-pariétale* résulte de l'union de l'écaille du frontal avec les bords antérieurs du pariétal; il en existe une droite et une gauche, qui sont symétriques. Partie du bregma, la suture coronale se porte obliquement en dehors et en avant, gagne la fosse temporale, où elle se termine en un point appelé *ptérion*, que je décrirai dans un instant. Les bords correspondants des deux os sont taillés en biseau, de telle sorte qu'en haut le frontal appuie sur le pariétal, tandis qu'en bas c'est le pariétal qui s'appuie sur le frontal. En traversant la fosse temporale, la suture coronale croise la ligne courbe temporale; le point d'entre-croisement de ces deux lignes est appelé *stéphanion* ou *point stéphanique* (de στεφάνη, couronne). La suture coronale présente des caractères différents au-dessus et au-dessous du stéphanion : dentée dans le premier point, elle est presque linéaire dans le second.

5° La suture *squameuse* ou *écailleuse* résulte de l'union du bord inférieur du pariétal avec l'écaille du temporal. Le temporal s'applique sur le pariétal, et nous verrons plus loin combien cette disposition est favorable à la résistance du crâne. La suture écailleuse représente une ligne courbe à concavité inférieure, et commence en avant au ptérion pour se terminer en arrière à l'astérion. Elle répond à peu près exactement à l'une des scissures fondamentales du cerveau, la *scissure de Sylvius :* aussi importe-t-il d'en déterminer le siège sur le vivant. J'ai dans ce but mesuré la distance qui sépare l'arcade zygomatique (point toujours facilement appréciable sur le vivant) du sommet de la courbe écailleuse : elle est d'environ 5 centimètres.

6° Les sutures *ptéro-temporale* et *ptéro-frontale* (on donne le nom de *ptère* à la grande aile du sphénoïde) résultent de l'union de la ptère avec le temporal en arrière et le frontal en avant. La première se continue avec la suture écailleuse, et la seconde avec la suture coronale. Dans le même point on trouve ordinairement une suture horizontale étroite, formée par l'union du sommet de la ptère avec l'angle antéro-inférieur du pariétal. Quand cette dernière suture n'existe pas, le frontal et le temporal se touchent.

Il existe donc dans la fosse temporale un point où se rencontrent quatre os : le frontal, le pariétal, le sphénoïde et le temporal; on désigne ce point sous le nom de *ptérion* (de πτέρον, aile). Le ptérion est situé sur le trajet d'une ligne horizontale partant de l'apophyse orbitaire externe, et siège à 3 centimètres environ en arrière de cette apophyse.

J'ai déjà signalé l'existence des os wormiens. On les trouve de préférence dans la suture lambdoïde, où ils sont parfois très nombreux. Il en existe cependant quelquefois au niveau du bregma, du ptérion, des sutures sagittale et écailleuse. Il n'est pas rare de trouver dans le lambda un seul os wormien très large, de forme triangulaire, que l'on appelle *os épactal.*

Une suture se compose du bord des deux os correspondants et d'une membrane intermédiaire, appelée membrane suturale. Les sutures diffèrent singulièrement aux différents âges de la vie. Chez le nouveau-né, la membrane suturale, vestige du crâne membraneux primitif, entre pour une part importante dans la composition de la voûte du crâne : c'est elle qui remplit les fontanelles. A partir de la naissance, cette membrane diminue peu à peu et finit par disparaître complètement, de façon que les bords correspondants des os soient intimement soudés l'un à l'autre, le crâne ne formant plus alors qu'un seul os. C'est à ce phénomène de soudure des os du crâne qu'on donne le nom de *synostose*.

La synostose constitue un fait physiologique qui s'accomplit spontanément à un certain âge de la vie : elle est alors *normale*, mais elle peut être *prématurée* ou *pathologique*.

D'après les recherches les plus récentes, la synostose normale commencerait vers l'âge de 40 à 50 ans, pour être complète de 80 à 95 ans. Il semble exister une relation assez intime entre la synostose du crâne et le développement ou la conservation des facultés intellectuelles. En effet, d'après Broca, le poids du cerveau chez les races supérieures augmente jusqu'à l'âge de 40 ans et commence à diminuer entre 40 et 50. La diminution progresse avec l'âge : or on remarquera que l'époque d'apparition de la synostose est précisément la même que celle où commence la diminution du cerveau. D'autre part, il semble que la conservation des facultés intellectuelles soit en rapport avec la persistance des sutures : c'est ainsi que, dans la collection de Gall, se trouve le crâne d'un vieillard mort à l'âge de 102 ans, en pleine puissance intellectuelle, sur lequel la plupart des sutures sont intactes.

La synostose n'apparaît pas à la même époque dans les différentes races. Dans les races inférieures, dit Gratiolet (*Bulletin de la Société d'anthropologie*, 1860, p. 663), dans les races les moins perfectibles (l'Australien, le Hottentot, le Nègre, etc.), les sutures sont plus simples et s'effacent de très bonne heure ; elles disparaissent quelquefois plus ou moins complètement chez les sujets de 30 à 40 ans.

Quant à l'ordre d'oblitération des sutures, Gratiolet est arrivé aux résultats suivants : chez l'homme blanc : 1° suture sagittale ; 2° suture lambdoïde ; 3° suture fronto-pariétale. Dans la race éthiopienne, au contraire, la fronto-pariétale se soude avec la lambdoïde. Il résulterait des recherches de Gratiolet que chez le blanc la suture se ferme d'abord en arrière, tandis que chez le nègre, par exemple, elle se ferme d'abord en avant ; on observerait souvent ce dernier résultat sur les crânes d'idiots appartenant à la race blanche.

La synostose anormale ou prématurée donne lieu à des considérations anthropologiques d'un haut intérêt que je dois seulement faire entrevoir ici. Comme conséquence immédiate, en s'opposant au développement symétrique du crâne, la synostose prématurée entraîne une foule de déformations, étudiées par Virchow, Broca, etc. On lui a attribué un rôle prépondérant dans le développement de la *microcéphalie*. En effet, eu égard à l'âge auquel apparaît la synostose anormale, celle-ci peut être divisée en congénitale, infantile et juvénile. Or il est aisé de concevoir qu'une boîte crânienne inextensible dès la naissance opposera un obstacle absolu au développement régulier de l'encéphale : aussi Virchow attribue-t-il la microcéphalie à l'oblitération prématurée des sutures. Cependant d'éminents esprits, Cruveilhier, par exemple, ont pensé que la synostose prématurée était non pas la cause, mais le résultat de l'arrêt de développement du cerveau. C'est aussi l'opinion de Broca, qui a trouvé les sutures entièrement libres sur tous les crânes de microcéphales, non seulement chez les individus encore enfants, mais encore chez ceux qui ont atteint l'âge adulte.

Les sutures ont pour résultat d'amortir les chocs et d'arrêter dans une certaine mesure les vibrations qu'ils produisent, de sorte que, toutes choses égales d'ailleurs, la fréquence des fractures du crâne est en raison de la disparition des sutures : un crâne d'enfant se fracture difficilement, tandis que le crâne d'un vieillard, réduit à une seule pièce, est relativement fragile.

Les sutures du crâne ont perdu de nos jours l'importance qu'elles avaient jadis en médecine opératoire, alors que la trépanation était le traitement obligé des fractures fissuraires de la voûte crânienne ; il y avait alors pour le malade un intérêt de premier ordre à ce que le chirurgien ne confondît pas suture et fissure : aussi la possibilité d'une suture anormale due à la présence d'un os wormien devait-elle être toujours présente à l'esprit de l'opérateur.

Structure et propriétés des os du crâne.

Le crâne est *élastique*. Très développée sur les crânes d'adultes, cette propriété diminue sur les crânes de vieillards. Voici comment j'ai l'habitude de démontrer ce fait dans mes cours : deux crânes, l'un d'adulte, l'autre de vieillard (70 ans, par exemple), sont préparés, c'est-à-dire séparés des os de la face et vidés de leur contenu. Les deux crânes, tenus à un mètre environ au-dessus d'un sol recouvert de dalles, sont abandonnés à leur propre poids et tombent sur le vertex : le crâne d'adulte rebondit comme une balle élastique presque jusqu'au point de départ, tandis que le crâne de vieillard se brise généralement en produisant le bruit classique de pot fêlé.

La disposition de la substance osseuse des os du crâne présente un intérêt particulier : sur une coupe on reconnaît qu'il existe deux lames de tissu compact séparées par une couche de tissu spongieux. Des deux lames l'une est *externe*, l'autre *interne;* le tissu intermédiaire prend le nom de *diploé*. Le diploé est composé de lamelles osseuses très minces limitant des espaces dans lesquels circulent des vaisseaux artériels et surtout veineux : il ne laisse pas que de ressembler un peu au tissu spongieux des os courts ou à celui des extrémités des os longs ; cependant les deux lames de tissu compact sont parfois tellement rapprochées l'une de l'autre, qu'il n'existe aucun tissu intermédiaire : c'est ce qu'on observe, par exemple, sur la lame criblée de l'ethmoïde, sur l'écaille du temporal.

Les deux tables possèdent chacune des propriétés particulières : la table externe présente une certaine épaisseur ; elle est régulière et donne au crâne son aspect lisse et uni ; elle est de plus très élastique ; la table interne est plus blanche, notablement moins épaisse et irrégulière à sa surface, où l'on voit des saillies, des dépressions et de longues gouttières occupées par des vaisseaux. Mais ce qui caractérise surtout la table interne, c'est sa fragilité, que l'on a comparée à celle du verre : d'où le nom de *lame vitrée* sous lequel on la désigne encore. La lame vitrée est très cassante et absolument privée d'élasticité : cette dernière propriété appartient exclusivement à la table externe et au diploé.

De ces faits découlent des conséquences importantes.

A la suite d'une chute sur le crâne il peut se produire une fracture de la table interne avec intégrité de la table externe et du diploé. Voici comment nous comprenons ce fait, dont le diagnostic malheureusement ne saurait être que soupçonné. Sous l'influence du choc la table externe s'affaisse, tend à devenir plane ou même à se déprimer, si le choc est violent ; elle exerce sur le diploé sous-jacent une pression immédiatement transmise à la table interne, qui se déprime aussi vers la cavité crânienne d'une quantité égale à celle de la table externe ; mais cette dernière, très élastique, se relève tout de suite, si le choc n'a pas été suffisant pour la fracturer, tandis que l'interne, ne pouvant suivre ce retrait, se brise et présente même souvent un éclat.

Une autre raison vient encore s'ajouter à la précédente pour produire le même phénomène. Les deux tables du crâne appartiennent chacune à une circonférence dont le rayon n'est pas absolument le même, puisque la circonférence interne est inscrite dans l'externe : or le choc porté sur un point du crâne tend à redresser également les courbures des deux lames, et c'est évidemment celle qui appartient au plus court rayon qui doit se briser la première. Cette cause ne serait sans doute pas capable à elle seule de produire la fracture isolée de la lame vitrée, vu la légère différence de courbure des deux lames dans l'espace limité de la voûte crânienne où porte le choc, mais elle n'est plus négligeable, du moment où les deux parois sont l'une élastique et l'autre fragile, alors surtout que la plus courte est la plus fragile. Le même phénomène ne se produit-il pas d'ailleurs sur un morceau de bois vert dont on veut redresser la courbure, la surface concave se brisant alors que la surface convexe résiste encore?

Une autre conséquence fort importante résulte du défaut absolu d'élasticité de la lame vitrée.

Dans une fracture du crâne on ne peut se faire une idée exacte de la disposition de la fracture en s'en rapportant seulement à l'état de la table externe : alors, en effet, que cette dernière présente une simple fissure, l'interne peut offrir et offre souvent plusieurs fragments. Ceux-ci restent exactement dans le point où les a mis le choc, c'est-à-dire que leurs pointes, dirigées vers le cerveau, déchirent parfois la dure-mère et les branches de la méningée, ou même pénètrent dans la substance cérébrale. On conçoit aisément pourquoi ces esquilles affectent souvent une forme étoilée : la lame vitrée ayant éclaté dans le point percuté, les fragments restent attachés par leur base, tandis que les pointes convergent vers la cavité crânienne. La présence de ces esquilles ajoute encore à la gravité des fractures du crâne : elles sont la source de méningo-encéphalites primitives et d'accidents consécutifs variés, et, si la clinique pouvait parvenir à en démontrer l'existence, nul doute pour moi qu'il ne fût indiqué de les redresser ou de les extraire à l'aide d'une couronne de trépan, ainsi que l'a de nouveau proposé M. le docteur Jules Bœckel : mais on ne peut malheureusement que les soupçonner dans la grande majorité des cas, et, malgré l'autorité de Sédillot, la plupart des chirurgiens n'admettent pas aujourd'hui que cela suffise pour appliquer le trépan.

Du mode de nutrition de la boîte crânienne.

La *circulation* présente dans les os du crâne des caractères spéciaux dont nous avons déjà parlé à propos de la région occipito-frontale. Nous avons vu qu'on y trouve des artères, un système particulier de veines appelées veines diploïques et des vaisseaux dits émissaires, faisant communiquer la circulation extra-crânienne avec celle de l'intérieur du crâne.

La circulation est loin d'être dans les os du crâne aussi active que dans le reste du squelette : il en résulte que la nutrition doit y être plus languissante, point sur lequel la science ne me paraît pas encore complètement fixée.

Le peu d'adhérence du périoste aux os de la voûte du crâne semble indiquer que cette membrane n'est plus liée aussi directement à la nutrition du squelette que dans les autres points du corps, puisque de sa face profonde se détache un moins grand nombre de vaisseaux.

Les os du crâne empruntent aussi quelques éléments de leur nutrition à la dure-mère, désignée parfois sous le nom de périoste interne, mais à tort, car cette membrane doit plutôt être envisagée comme un organe de protection pour les centres nerveux.

Je n'eusse pas signalé cette différence sensible entre la nutrition des os du crâne et celle des autres os du squelette, s'il n'en résultait des conséquences chirurgicales intéressantes. J'ai dit plus haut que les vastes lambeaux occupant une grande partie du cuir chevelu n'avaient aucune tendance à se gangrener, à cause de la situation des vaisseaux dans la couche sous-cutanée : or, lorsque ces lambeaux comprennent toutes les parties molles de la voûte crânienne avec le périoste, que les os du crâne se trouvent par conséquent dénudés dans une large étendue, il ne survient pas de nécrose, à l'inverse de ce qui se passe dans les autres points du squelette, circonstance très favorable pour le pronostic des plaies du crâne. En général, le décollement de la dure-mère ne s'accompagne pas non plus de nécrose.

Si le décollement du périoste ne détermine pas la nécrose des os du crâne, c'est qu'il ne joue qu'un rôle restreint dans la nutrition de ces os, et, si ces deux faits sont vrais, nous en devons trouver une nouvelle confirmation dans la manière dont le périoste du crâne sert à la réparation des pertes de substance de la boîte crânienne. Or la clinique nous apprend que jamais, chez l'adulte du moins, une perte de substance des os du crâne ne se répare complètement. Que se passe-t-il en général dans les os atteints de nécrose? Le périoste s'épaissit et fournit, parfois très rapidement, comme à la mâchoire inférieure, par exemple, un nouvel os : au crâne, au contraire, à la suite d'une nécrose et après l'élimination du séquestre, on observe une perte de substance qui n'a aucune tendance à la réparation osseuse, les bords s'émoussent et s'amincissent, la cicatrice cutanée adhère à la dure-mère et ferme seule la boîte crânienne. Et d'ailleurs il suffit de jeter un coup d'œil sur les nombreux crânes trépanés que contient le musée Dupuytren pour constater que les rondelles d'os enlevées depuis nombre d'années n'ont été nullement remplacées par un os nouveau ; l'orifice ne se rétrécit que par une sorte de rapprochement des bords.

Comme troisième conséquence naturelle de ce peu de vitalité des os du crâne, je signalerai les lenteurs de la consolidation de leurs fractures : plusieurs mois sont en général nécessaires à ce travail, et encore à la condition que les fragments ne soient que peu écartés.

Du mécanisme de la résistance de la boîte crânienne.

L'étude du *mécanisme* suivant lequel le crâne résiste aux chocs extérieurs est une de celles qui ont le plus vivement intéressé les chirurgiens à toutes les époques, et cependant, malgré les nombreux travaux écrits sur la matière, la vérité ne s'est pas encore suffisamment dégagée pour qu'une théorie nette et claire ait pu jusqu'ici rendre compte de tous les faits observés.

Étudions d'abord l'agencement des os l'un par rapport à l'autre au point de vue de la résistance ; nous examinerons ensuite la question de savoir si le crâne résiste à la manière d'une sphère ou bien à la manière d'une voûte, point capital de la discussion.

L'élasticité du crâne, la multiplicité des pièces qui entrent dans sa composition, contribuent puissamment à sa résistance ; il en est de même de la disposition de ces diverses pièces entre elles, ainsi que vont le démontrer les réflexions suivantes, empruntées pour la plupart à Hunauld.

Les chocs pouvant atteindre *directement* le crâne portent : 1° sur le vertex ; 2° sur les parties latérales ; 3° en avant ; 4° en arrière.

1° Lorsqu'un choc violent porte sur le sommet du crâne, il agit sur le bord supérieur des pariétaux, qu'il tend à enfoncer du côté de la cavité crânienne. Mais cet enfoncement du bord supérieur des pariétaux ne peut s'exécuter sans que par un mouvement de bascule le bord inférieur de ces os se porte en dehors. Or cet écartement en dehors est rendu impossible : les articulations du pariétal avec le temporal et le sphénoïde sont telles, en effet, que ces deux derniers os recouvrent en partie le bord inférieur du pariétal. Ils s'opposent au déjettement en dehors de cet os. L'écaille du temporal et la grande aile du sphénoïde jouent donc par rapport au pariétal le même rôle que les arcs-boutants dans les édifices d'architecture.

Cet arc-boutant est lui-même soutenu à l'aide d'une disposition très ingénieuse : il suffit, en effet, de voir se détacher de la face externe du temporal l'arcade zygomatique, qui va prendre un solide point d'appui sur l'os malaire, et par son intermédiaire sur le maxillaire supérieur, pour comprendre que cette arcade osseuse représente pour le temporal un deuxième arc-boutant. Il en résulte que le choc porté sur la voûte du crâne est transmis du pariétal au temporal et de ce dernier à l'arcade zygomatique, qui le transmet à son tour aux os de la face, où il s'épuise en se décomposant. Il est tellement vrai que la transmission des ébranlements portés sur le sommet du crâne s'opère par ce mécanisme, qu'il n'est pas rare de voir les malades accuser à la suite d'un choc sur le vertex une vive douleur dans le maxillaire supérieur et jusque sur la partie médiane de la voûte palatine, aboutissant ultime de tout l'effort du traumatisme.

2° Le choc porté sur les parties latérales du crâne agit sur le bord inférieur du pariétal : ce bord tend donc à se porter en dedans du côté de la cavité crânienne, mais ce déjettement en dedans ne peut se produire sans que le bord supérieur des pariétaux se porte en dehors : or plusieurs raisons s'opposent à ce déplacement : d'abord le mode d'engrenage des deux pariétaux l'un avec l'autre sur la ligne médiane, et ensuite l'agencement de l'articulation fronto-pariétale. Le frontal est, en effet, taillé en biseau, de façon à s'appliquer sur la face externe du pariétal.

3° Lorsque l'effet porte sur la partie antérieure du crâne, le frontal résiste en s'appuyant sur les grandes ailes du sphénoïde, sur les pariétaux, et par leur intermédiaire sur l'occipital.

4° Si le choc porte sur l'occipital, celui-ci résiste, grâce à la disposition de la suture lambdoïde, qui décompose l'effort et le transmet aux pariétaux et au frontal. Il faut toutefois remarquer que, dans ces diverses hypothèses, une partie des ébranlements communiquée soit au frontal, soit à l'occipital, se propage, d'une part, aux os de la face, d'autre part, à la colonne vertébrale, où ils se disséminent et s'épuisent.

Le crâne résiste-t-il à la manière d'une sphère ou bien à la manière d'une voûte?

Jusqu'aux remarquables expériences d'Aran sur les fractures du crâne, les chirurgiens s'accordaient à penser que le crâne résiste aux chocs à la façon d'une sphère, et aujourd'hui encore cette opinion compte quelques défenseurs. Admettons pour un instant cette hypothèse et voyons ce qui doit se passer.

Quand un choc est appliqué sur un corps sphérique, les vibrations produites se propagent uniformément à tous les points de la sphère, et, si elles sont suffisantes pour déterminer une rupture, c'est sur la partie la plus mince de la sphère que la rupture doit avoir lieu. Or les parties les moins résistantes de la boite crânienne se rencontrent précisément à la base du crâne. En effet, les os qui composent cette base, quoique épais et durs, sont rendus cassants par les nombreux orifices dont ils sont percés, par les conduits et cavités creusés dans leur épaisseur. Si le crâne résiste à la manière d'une sphère, puisque c'est la base du crâne qui est le point le plus faible, c'est cette base qui doit céder la première lorsqu'un choc très violent est porté sur un point quelconque de la sphère : on devrait donc souvent trouver des fractures limitées à la base du crâne.

Ces fractures, qui portent le nom de fractures *par contre-coup*, étaient admises en effet couramment par les chirurgiens. Ceux-ci pensaient que les vibrations communiquées par la force vulnérante avaient pour point de concentration le corps du sphénoïde, et que là devaient de préférence se rencontrer les fractures.

Or la fracture par contre-coup, c'est-à-dire une fracture de la base du crâne succédant à un choc porté directement sur la voûte, avec intégrité de la portion de la boite crânienne intermédiaire au point percuté et au point fracturé, cette fracture-là n'existe pas, ou du moins n'a pas été démontrée sur le vivant depuis que l'attention est éveillée sur cette importante question. Force est donc de ne point admettre la comparaison qui a été faite du crâne avec une sphère creuse, et de reconnaitre qu'il résiste à la manière d'une voûte architecturale.

Les recherches d'Aran, celles postérieures de M. U. Trélat et les travaux plus récents de M. Georges Félizet, tendent d'ailleurs à démontrer le même fait (1).

Dans ses expériences faites à l'amphithéâtre des hôpitaux, en collaboration avec le professeur Sappey, alors prosecteur, Aran arriva aux conclusions suivantes :

1° Jamais il ne s'est produit de fracture de la base du crâne sans fracture au point percuté.

2° Les fractures de la voûte gagnent ordinairement par irradiation la base du crâne, même à travers les sutures, qui ne s'opposent pas du tout à cette propagation, comme le croyait Galien.

3° Elles y arrivent par le chemin le plus court, c'est-à-dire en suivant la courbe du plus court rayon.

Étant donné par conséquent une fracture de la voûte au niveau des pariétaux, le trait de la fracture qui se porte vers la base devra passer par la fosse temporale ; si la fracture part de l'occipital, elle gagnera la base par les fosses cérébelleuses; enfin, si la fracture a atteint d'abord les grandes ailes du sphénoïde, elle cheminera à travers les fosses sphénoïdales.

Sans être absolument constante, cette marche du trait de la fracture est suffisamment précise pour que la clinique puisse en tirer parti dans certains cas où le point de départ à la voûte est connu.

La théorie émise par Aran a été confirmée par les intéressantes recherches de M. Félizet, qui s'est appuyé principalement sur des pièces pathologiques. M. Félizet a pu, durant la vie des malades, tracer à l'avance le chemin que devait suivre le trait de la fracture, et l'autopsie lui a donné raison. Pour cet auteur, le crâne, au point de vue de la résistance, manque d'unité : c'est un édifice composé non pas d'une simple voûte, mais de six voûtes irrégulières et symétriques deux à deux. Ces voûtes sont : 1° la moitié du front ; 2° la fosse sphénoïdale ; 3° la fosse occipitale. Elles ont pour points d'appui : la première, la fosse nasale et la pièce orbito-sphénoïdale ; la deuxième, la pièce orbito-sphénoïdale et le rocher ; la troisième, le rocher et la tubérosité occipitale. Ces trois voûtes symétriques correspondent donc chacune à l'un des trois étages de la base du crâne. Il en résulte que le crâne présente trois contre-forts ou murs-boutants et trois parties intermédiaires plus faibles par lesquelles passent les traits des fractures pour se rendre de la voûte à la base. Les piliers convergent vers un centre commun de résistance qui est l'apophyse basilaire : aussi le minimum de mouvement a-t-il lieu au niveau de ce point, qui ne pourrait jamais se fracturer.

M. Félizet a donné plus de précision encore à la question que ne l'avait fait Aran, il a ajouté les données de la clinique à celles de l'expérimentation, mais, au total, la conclusion est la même, à savoir : le crâne résiste à la manière d'une voûte, et les fractures de la base ne sont que des irradiations des fractures de la voûte : il n'y a donc pas de fractures par contre-coup.

Il est cependant utile d'établir une distinction. Quand je dis qu'il n'existe pas de fracture de la base du crâne par contre-coup, j'entends une fracture consécutive à un choc porté directement sur un point quelconque de la voûte :

(1) De nouvelles expériences cadavériques entreprises par M. Maurice Perrin sur le même sujet paraissent infirmer celles d'Aran et démontrer l'existence des fractures par contre-coup à la suite de la précipitation du cadavre d'un lieu plus ou moins élevé (*Société de chirurgie*, séance du 20 février 1878).

mais cela n'implique pas qu'on ne puisse trouver des fractures de la base du crâne sans qu'il y ait en même temps fracture de la voûte. Certes il en existe, mais elles se produisent par un mécanisme tout différent, et, pour ne pas les confondre avec les précédentes, je les désignerais volontiers sous le nom de fractures *indirectes* de la base du crâne.

La boîte crânienne, considérée dans sa totalité, repose sur deux colonnes osseuses : l'une antérieure, le squelette de la face ; l'autre postérieure, la colonne vertébrale ; des chocs appliqués sur ces colonnes retentiront nécessairement sur le crâne.

Les chocs appliqués sur la colonne antérieure peuvent porter sur le menton. Dans cette hypothèse, l'ébranlement se propage au condyle du maxillaire inférieur ; dans certaines circonstances, le condyle peut défoncer la cavité glénoïde du temporal et pénétrer jusque dans la cavité crânienne. Que le choc ait porté sur le maxillaire supérieur ou sur les os propres du nez, il pourra en résulter également une fracture de l'ethmoïde ou du frontal.

Les chocs transmis à la base du crâne par la colonne vertébrale portent sur les talons, les genoux ou les ischions. Le mécanisme étant le même dans les trois cas, supposons un individu faisant une chute d'un lieu élevé sur les talons. Au moment où les talons touchent le sol, la tête, animée d'une certaine force d'impulsion, rencontre l'extrémité supérieure de la colonne vertébrale, dont la force de résistance est représentée par la résistance même du sol sur lequel elle porte par l'intermédiaire du bassin et des membres inférieurs. Ces deux puissances, la force de résistance du sol et l'impulsion de la tête, se dirigeant en sens contraire, doivent se décomposer ou déterminer une lésion en rapport avec le degré initial d'impulsion. Les forces se décomposent souvent au niveau des articulations qui unissent les nombreuses pièces mobiles dont le rachis est formé, mais il se peut que, les membres inférieurs et la colonne vertébrale se transformant sous l'influence de la contraction musculaire en une tige inflexible, le choc se fasse sentir en définitive aux deux extrémités de la tige, et alors il se produit soit une fracture des deux calcanéums, soit une fracture de la base du crâne, avec une commotion cérébrale plus ou moins intense. La clinique démontre journellement la réalité de ce mécanisme, et chacun sait qu'une chute très légère sur les deux talons contre un sol dur produit immédiatement une commotion cérébrale très appréciable.

Pour achever ce que je voulais dire de la résistance du crâne, il me reste à signaler quelques particularités relatives au rocher. On rencontre des fractures isolées de cet os perpendiculaires à son axe ; certains auteurs les ont considérées comme des fractures par contre-coup ; d'autre part, Houel (1) écrit que toutes les fractures du rocher sont le résultat de la propagation d'une fracture de la voûte à la base. Je pense, quant à moi, que ces fractures isolées doivent être rangées dans la catégorie des fractures *indirectes*, et qu'elles succèdent à un choc portant sur les parties latérales du crâne, au niveau de la base même du rocher.

Voici d'ailleurs comment je comprends le mécanisme de la production des fractures perpendiculaires à l'axe du rocher. Remarquons d'abord que cet os, qui paraît présenter une extrême solidité, vu le tissu compact qui entre uniquement dans sa composition, est cependant l'un des plus fragiles de la base

(1) Houel, *Manuel d'anatomie pathologique*, 2e édit., p. 82.

du crâne. La cause en est dans la quantité considérable de trous, de canaux, de cavités, qu'on y trouve, pour loger les différentes parties constituantes de l'oreille; en sorte que, eu égard à son volume, la quantité de tissu osseux qui entre dans la composition du rocher est relativement très restreinte. De plus, qu'on veuille bien jeter un coup d'œil sur la coupe du rocher, représentée figure 19, coupe passant par le conduit auditif externe, la caisse et le conduit auditif interne, on verra que dans ce point la substance osseuse est réduite à bien peu de chose, puisque ces trois cavités sont situées sur le prolongement du même axe, et que les parois supérieure et inférieure de la caisse sont réduites à une lamelle osseuse souvent très mince. Il est donc certain *à priori* que, si une force quelconque agit sur les deux extrémités du rocher de façon à tendre à les rapprocher l'une de l'autre, la pyramide cédera dans le point le plus faible, qui est celui que nous venons d'indiquer : or la clinique démontre que le trait de la fracture passe en effet à peu près constamment au niveau du conduit auditif interne par la caisse. Toutes les fois donc qu'une force quelconque agit sur la base du rocher, elle tend à pousser cet os vers la cavité crânienne, de façon que son sommet vienne arc-bouter contre le corps du sphénoïde : se trouvant serré comme dans un étau, le rocher se brise, et la fracture est toujours alors perpendiculaire au grand axe de l'os; le trait passe par le point le moins résistant de la pyramide, qui est celui que je viens de signaler : aussi ces sortes de fractures se ressemblent-elles à peu près toutes.

Deux dispositions anatomiques tendent à diminuer la fréquence des fractures transversales du rocher. La première est l'obliquité qu'il présente d'arrière en avant et de dehors en dedans. Il est certain que cette obliquité diminue beaucoup l'effet de la pression aux deux extrémités de la pyramide, pression qui eût été plus efficace, si le rocher eût offert une direction absolument transversale. La deuxième est l'existence d'un fibro-cartilage constant siégeant à la base du crâne.

Le sommet du rocher ne repose pas, en effet, directement sur le corps du sphénoïde, il en est séparé par le trou déchiré antérieur. Généralement les trous du crâne servent au passage des vaisseaux et des nerfs : or celui-ci ne donne passage à aucun organe, il est au contraire comblé par une substance résistante et élastique, un fibro-cartilage qui ne s'ossifie jamais. N'est-il pas évident que ce fibro-cartilage est destiné à amortir le choc, qu'il fait pour le sommet du rocher office de tampon? Dans un choc ou une chute sur les parois latérales du crâne, cette disposition donne au rocher un certain jeu qui diminue de beaucoup la fréquence de ses fractures, celles-ci ne se produisant qu'après épuisement de l'élasticité du fibro-cartilage.

Sans vouloir entrer plus avant dans une discussion théorique des fractures du crâne, je dirai que la fracture du rocher passant par le conduit auditif interne succède à un choc direct porté sur les parties latérales du crâne. Le rocher, se trouvant alors saisi entre la force extérieure et le corps du sphénoïde, cède dans un point constamment le même; ce point, qui est le plus faible, correspond à une ligne passant par le conduit auditif interne, la caisse et le conduit auditif externe.

Il existe une autre variété de fracture du rocher, la fracture longitudinale ou parallèle à l'axe : mais je ferai remarquer que c'est là une fracture du temporal plutôt que du rocher proprement dit. Le trait de la fracture passe tantôt en avant, tantôt en arrière de la pyramide, dans les fosses moyenne ou postérieure de la base du crâne. Le mécanisme de ces fractures ne diffère pas de celui des fractures de la base du crâne en général, tel que je l'ai exposé, c'est-à-dire qu'elles ne sont qu'une irradiation des fractures de la voûte.

CHAPITRE III

Parties molles contenues dans la boîte crânienne.

Dans l'intérieur de la boîte crânienne se trouvent, en procédant de dehors en dedans : les enveloppes de l'Encéphale, un liquide spécial, le liquide *céphalo-rachidien*, et l'Encéphale.

1° ENVELOPPES DE L'ENCÉPHALE.

Les enveloppes de l'Encéphale se présentent dans l'ordre suivant : 1° la *Dure-Mère;* 2° l'*Arachnoïde;* 3° la *Pie-Mère.*

Dure-Mère crânienne.

La *dure-mère* crânienne est une membrane fibreuse qui constitue pour la masse encéphalique un organe de contention et de protection très efficace. C'est un organe de contention, parce qu'après sa déchirure on voit la substance cérébrale faire hernie, et c'est un organe de protection suffisant pour qu'après une large perte de substance de la boîte osseuse la masse cérébrale ne subisse aucune atteinte. Ce rôle de la dure-mère est d'autant plus important que, comme on l'a vu plus haut, les pertes de substance osseuse ne se réparent jamais complètement.

La dure-mère présente à considérer une face externe et une face interne ; de plus, elle contient dans son épaisseur de grosses veines qui portent le nom de *sinus.*

Par sa face externe la dure-mère adhère aux os du crâne, mais cette adhérence est loin d'être la même dans toutes les parties. Très faible à la voûte, elle devient très intime à la base, surtout au niveau des parties saillantes, telles que les apophyses clinoïdes, le bord postérieur des petites ailes du sphénoïde, l'apophyse crista-galli, le bord supérieur des rochers. L'adhérence n'est pas plus forte au niveau des sutures que dans le reste de la voûte.

La dure-mère envoie par sa face externe de nombreux prolongements à travers les trous de la base du crâne et se continue avec le périoste. Nous ne ferons que mentionner les *granulations de Pacchioni*, situées de chaque côté du sinus longitudinal supérieur.

Le rapport le plus important de la face externe de la dure-mère, celui d'où découlent des considérations chirurgicales d'un grand intérêt, c'est le rapport avec les artères méningées.

Au nombre de trois, ces artères méningées sont divisées en antérieures, pos-

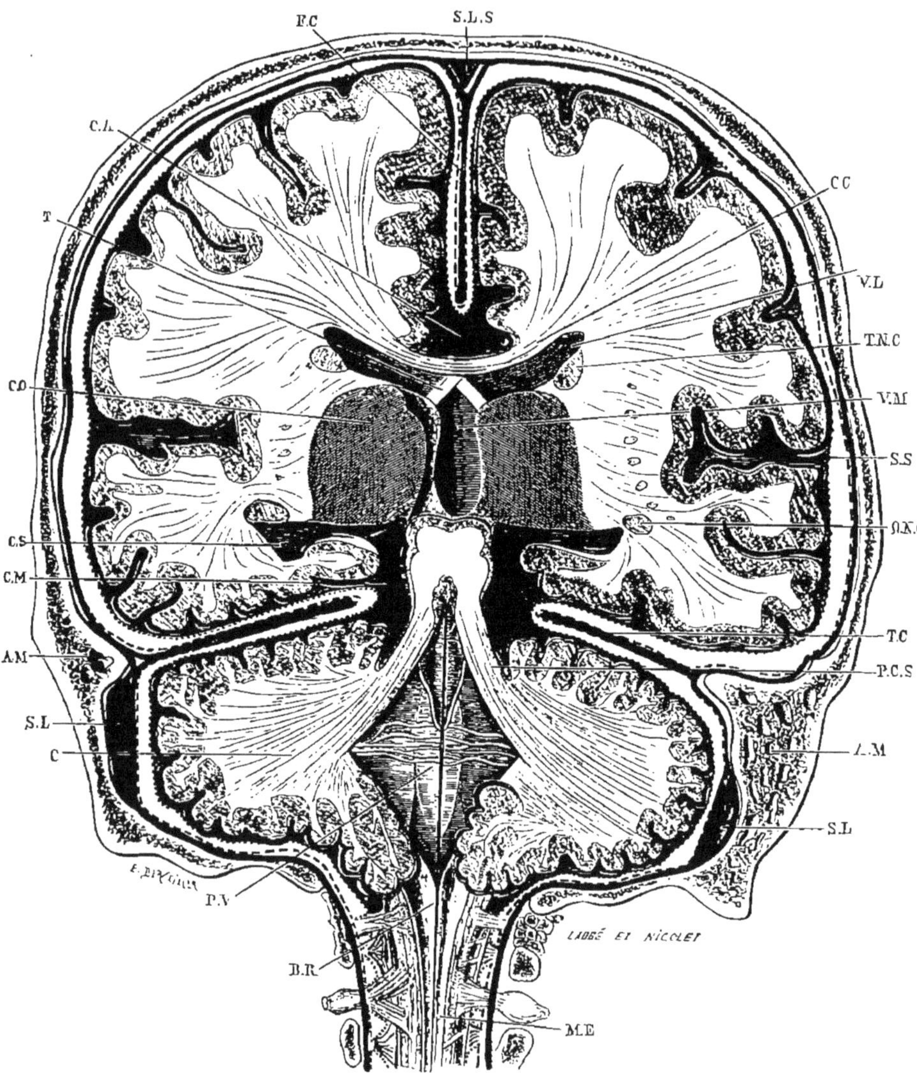

Fig. 11. — *Coupe verticale et transversale de la tête passant par le bregma, le sommet des apophyses mastoïdes et le trou occipital, montrant l'ensemble des parties molles contenues dans la boîte crânienne (segment antérieur de la coupe). — Le trait bleu figure la dure-mère et ses prolongements. — Les deux lignes en pointillé noir représentent les feuillets pariétal et viscéral de l'arachnoïde. Le trait rouge suit le trajet de la pie-mère.*

AM, apophyse mastoïde.
BR, bulbe rachidien.
C, cervelet.
CA, confluent antérieur du liquide céphalo-rachidien.
CC, corps calleux.
CM, corps moyen du liquide céphalo-rachidien.
CO, couche optique.
CS, corne sphénoïdale du ventricule latéral.
FC, faux du cerveau.
ME, moelle épinière.
PCS, pédoncule cérébelleux supérieur.
PV, planchers du quatrième ventricule.
QNC, queue du noyau caudé.
SL, sinus latéral.
SSS, sinus longitudinal supérieur.
SS, scissure de Sylvius.
T, trigone cérébral.
TC, tente du cervelet.
TNC, tête du noyau caudé.
VL, ventricule latéral.
VM, ventricule moyen.

térieures et moyennes. Les antérieures, fournies par les ethmoïdales, et les postérieures, provenant de la pharyngienne inférieure et de la vertébrale, peuvent être à la rigueur négligées par le chirurgien, à cause de leur petit volume et de la rareté de leur lésion : mais il n'en est pas de même de l'artère méningée moyenne, branche volumineuse de la maxillaire interne. Cette artère pénètre dans l'intérieur du crâne par le trou petit rond au niveau de l'angle antéro-inférieur du pariétal, et se divise immédiatement en deux branches principales, qui se subdivisent elles-mêmes en un nombre considérable de branches plus petites. Nous avons déjà dit que cette artère correspond à 3 centimètres environ en arrière de l'apophyse orbitaire externe.

Quoique plus rapprochées des os du crâne que de l'encéphale, les artères méningées sont néanmoins comprises dans l'épaisseur de la dure-mère, en sorte qu'une déchirure de cette membrane s'accompagnera à peu près nécessairement d'une rupture vasculaire. Cette rupture donnera lieu à un épanchement de sang siégeant entre la dure-mère et les os, et c'est en réalité à cette variété que se rapporte la presque unanimité des épanchements sanguins traumatiques intra-crâniens qui ont tant préoccupé avec raison les chirurgiens. Je donnerai à ces épanchements le nom de *sous-osseux*, pour les distinguer de ceux qui ont été déjà signalés à propos de la région épicrânienne et désignés par les noms de *sous-cutanés*, *sous-aponévrotiques* et *sous-périostiques*.

Les épanchements sanguins sous-osseux du crâne, qui, je le répète, constituent presque exclusivement les épanchements chirurgicaux ou traumatiques, sont donc le résultat de la blessure d'une des branches des méningées et à peu près toujours de la méningée moyenne.

Si l'indépendance presque complète de la dure-mère d'avec les os de la voûte crânienne est précieuse dans le cas d'une perte de substance osseuse, il n'en est pas de même pour les épanchements de sang, car c'est grâce à la faible adhérence de la dure-mère aux os que ces derniers peuvent se produire. Et remarquons que le point du crâne où cette adhérence est le plus faible, où elle est presque nulle, c'est précisément la fosse temporale, c'est-à-dire l'endroit où se trouvent les branches principales de l'artère méningée moyenne. De plus, toutes les fractures qui ont pour point de départ le sommet de la voûte crânienne gagnent la base en suivant le chemin le plus court, c'est-à-dire l'écaille du temporal; enfin, nous avons vu que nulle part les parois osseuses ne sont aussi minces que dans cette région. Il résulte donc : 1° de l'existence des branches principales de la méningée moyenne dans la région temporale; 2° du peu d'adhérence de la dure-mère aux os du crâne en ce point; 3° de la fréquence des fractures vers l'écaille du temporal; 4° de la minceur des parois osseuses, il résulte, dis-je, que les épanchements de sang sous-osseux ont pour lieu d'élection les régions latérales du crâne.

Deux causes sont susceptibles de produire l'épanchement sanguin sous-osseux : une contusion et une fracture.

On conçoit qu'une contusion puisse, à la rigueur, produire un décollement de la dure-mère et la rupture d'une artériole, mais, outre que cette cause est rare, la gravité du cas ne réside pas tant dans le fait de l'épanchement lui-même, qui est alors toujours modéré, que dans la production d'accidents tardifs de suppuration.

La cause par excellence est la fracture, et voici ce qui se passe : chute sur la tête, fracture de la voûte, propagation à la base, production d'une esquille, déchirure de la dure-mère par cette esquille, ouverture d'une branche de la méningée moyenne, épanchement de sang sous-osseux et décollement de la dure-mère par le sang épanché. L'adhérence de la dure-mère, si faible qu'elle soit, peut faire obstacle à l'épanchement, lorsque ce dernier provient d'un très petit vaisseau, mais elle sera facilement vaincue, si la source de l'hémorrhagie est un vaisseau volumineux : l'épanchement détermine alors la compression du cerveau et une mort rapide.

L'épanchement peut mettre à se produire un certain temps, et le chirurgien doit toujours penser à la possibilité d'accidents tardifs, surtout lorsqu'il soupçonne que le trait de la fracture passe par la fosse temporale : c'est ainsi que j'ai publié jadis l'histoire d'un jeune homme atteint, à la suite d'une chute, de fracture du crâne : vers le quatrième jour, alors que les symptômes n'offraient presque plus rien d'alarmant en apparence, il succomba brusquement, au moment où il parlait à la sœur de service. Je trouvai à l'autopsie un épanchement sanguin sous-osseux considérable, avec aplatissement du cerveau.

Cet épanchement étant diagnostiqué, aurais-je pu guérir mon malade? Ceci me conduit à dire quelques mots d'une opération pratiquée rarement aujourd'hui et que l'on tend à remettre en honneur : la trépanation du crâne.

Eu égard aux accidents qu'il est destiné à combattre, le trépan doit être divisé en *préventif*, *primitif* et *consécutif*.

Le trépan préventif, fort employé pendant une longue série de siècles, consiste à trépaner tout individu atteint de fracture fissuraire du crâne. On conseillait même, au temps d'Hippocrate, lorsqu'il y avait doute sur l'existence de la fissure, d'appliquer sur les os une couche d'encre (médicament noir) et de gratter l'os : l'encre en s'imbibant dénotait-elle l'existence d'une fissure, on trépanait. Cette pratique n'est, je pense, défendue par personne aujourd'hui.

Le trépan consécutif est destiné à combattre certains accidents tardifs des contusions ou des fractures du crâne, tels que : abcès, accidents nerveux, etc. L'indication est bonne, et doit être remplie toutes les fois que les signes cliniques permettent d'espérer atteindre le foyer. Des accidents graves existent, le chirurgien croit pouvoir les attribuer à l'existence d'un abcès : il donnera, sans hésiter, issue au pus, le foyer fût-il dans le cerveau, comme le fit jadis si heureusement Dupuytren.

L'application du trépan aux accidents qui succèdent immédiatement à un traumatisme du crâne, c'est-à-dire le trépan primitif, constitue une question autrement difficile à résoudre que les deux précédentes.

Il est des cas cependant où le doute n'est pas possible : ainsi, par exemple, dans une fracture de la voûte avec esquilles, l'une de ces esquilles est manifestement enfoncée et détermine des accidents de compression : il faut relever cette esquille, enlever les corps étrangers, s'il y en a, et, pour réussir, appliquer au besoin une ou plusieurs couronnes de trépan. En un mot, on suit les règles générales du traitement des fractures. Là n'est donc pas la difficulté.

Prenons le cas en apparence le plus favorable à l'application du trépan, celui qui s'observe assez souvent. Un individu, à la suite d'un coup ou d'une chute, est atteint d'une fracture à la voûte du crâne; on aperçoit le trait de la fracture qui passe par la fosse temporale gauche, je suppose; le sujet présente des symptômes non équivoques de compression cérébrale, il a une hémiplégie à droite.

Probablement la fracture s'accompagne d'un épanchement sanguin sous-osseux, produit par une déchirure de la dure-mère et d'un rameau méningé.

C'est pour des cas aussi bien définis que j'ai souvent entendu Denonvilliers regretter l'oubli dans lequel est tombée de nos jours la trépanation du crâne; et, d'autre part, Malgaigne, se basant sur des expériences nombreuses, déclare que le trépan est toujours une opération inutile (dans l'hypothèse où nous nous plaçons, bien entendu).

Les faits cliniques que j'ai observés depuis plusieurs années m'ont conduit à partager jusqu'à nouvel ordre l'opinion de Malgaigne, et voici mes raisons:

Pour évacuer certains épanchements sanguins qui se forment à la suite d'une fracture dans la région du crâne occupée par l'artère méningée moyenne, il faudrait enlever une bonne partie de la boîte crânienne, au niveau de la fosse temporale, tant la facilité avec laquelle se décolle la dure-mère permet aux épanchements de s'étendre au loin.

Il est vrai que les notions que nous possédons aujourd'hui sur les centres moteurs fournissent certaines indications sur le point où doit être appliquée la couronne de trépan; cependant ces indications sont loin d'avoir une précision absolue, si l'on en excepte peut-être les cas où il existe de l'aphasie avec une monoplégie brachiale droite. D'ailleurs, lors même que la couronne de trépan aura découvert l'épanchement, il ne faut pas s'attendre à voir sortir immédiatement le sang par cette ouverture : le caillot, en effet, adhère d'une manière très intime à la dure-mère; il faudra, pour le détacher, racler en quelque sorte la surface de la membrane : mais n'est-il pas à craindre alors, après avoir réussi avec beaucoup de peine à faire disparaître l'agent de compression cérébrale, de voir se renouveler l'hémorrhagie, puisqu'on aura enlevé le caillot qui oblitérait la lumière du vaisseau déchiré?

La méningo-encéphalite n'est-elle pas aussi beaucoup plus à redouter après l'ouverture du foyer sanguin, dont il est, en définitive, permis d'espérer la résorption?

La trépanation appliquée au traitement des épanchements sanguins est donc, à mon avis, une opération dont l'utilité est loin d'être démontrée.

L'artère méningée moyenne, avons-nous dit, est comprise dans l'épaisseur de la dure-mère; elle y adhère par toute sa circonférence. Il est donc aisé de concevoir qu'après la blessure de cette artère, les conditions de l'hémostase spontanée (rétraction du vaisseau, diminution de son calibre) ne pouvant être remplies, l'hémorrhagie s'arrête très difficilement. Lorsque la paroi du crâne est intacte, le caillot, à mesure qu'il se forme, devient un agent de compression efficace : mais, s'il existe un fracas du crâne, si la paroi osseuse correspondante a été enlevée, si le sang est versé au dehors, le chirurgien éprouve alors une très grande difficulté à se rendre maître de l'hémorrhagie. La compression est impossible, puisque l'artère repose sur le cerveau; la torsion est impraticable, car on ne peut isoler l'artère; la ligature ne peut être appliquée, pour la même raison. Ajoutons à cela la profondeur où se trouve le vaisseau, et l'on concevra que le cas est fort embarrassant, d'autant plus qu'on ne saurait guère songer au fer rouge ni au perchlorure de fer. Peut-être alors pourrait-on appliquer une forte serre-fine, ou bien, ainsi que je l'ai conseillé pour les artères du cuir chevelu, prendre la dure-mère et l'artère entre les mors d'une pince à arrêt, et laisser la pince en place pendant 24 ou 48 heures. En cas d'insuccès, on tenterait de passer au-dessous du vaisseau une épingle recourbée sur laquelle on mettrait un fil comme dans la suture entrecoupée; enfin, la dernière ressource serait la ligature de l'artère carotide externe. C'est également cette dernière opération qu'il faudrait opposer à l'anévrysme de la méningée moyenne, dont on a signalé quelques exemples.

La *surface interne* de la dure-mère, très remarquable par les replis qui s'en détachent, replis comparables, jusqu'à un certain point, aux cloisons intermusculaires naissant de la face profonde des aponévroses d'enveloppe des membres, n'offre que peu d'intérêt au chirurgien. Nous renvoyons aux traités d'anatomie descriptive pour l'étude détaillée de ces replis, désignés sous les noms de *faux du cerveau*, *tente du cervelet* et *faux du cervelet*.

La faux du cerveau, toile fibreuse, rigide, résistante, tendue verticalement entre les deux lobes du cerveau, a pour but d'empêcher la compression réciproque de ces lobes l'un sur l'autre dans les différentes inclinaisons de la tête; de même, la tente du cervelet, sorte de toile horizontalement tendue en forme de double plan incliné, entre le cerveau et le cervelet, est admirablement disposée pour s'opposer à la compression par le cerveau de l'isthme de l'encéphale. La dure-mère joue donc surtout un rôle de protection par rapport à l'encéphale.

Cette membrane reçoit un assez grand nombre de nerfs qui tous proviennent des ramifications de la cinquième paire. Ils ont été divisés en *antérieurs*, *moyens* et *postérieurs*. Il en résulte que l'irritation ou l'inflammation de la dure-mère sont susceptibles de produire divers troubles cérébraux de nature réflexe, tels que contracture soit du même côté, soit du côté opposé, troubles sur lesquels M. Duret a dernièrement appelé de nouveau l'attention. Le strabisme, le nystagmus, peuvent reconnaître la même origine. On conçoit combien il est difficile en clinique de rapporter ces divers phénomènes à leur véritable cause, de les distinguer, par exemple, de ceux que produit la méningo-encéphalite diffuse, ou un abcès du cerveau, ce qui vient encore compliquer le traitement chirurgical des lésions intra-crâniennes.

Sinus de la dure-mère.

La dure-mère présente dans son épaisseur des espaces offrant à la coupe une forme prismatique et triangulaire, espaces tapissés à leur surface interne par une membrane analogue à la tunique interne des veines et dont la paroi externe est formée par la dure-mère elle-même. Dans ces espaces circule le sang veineux, et ils ont reçu le nom de *sinus de la dure-mère.*

Ces sinus adhèrent la plupart aux parois du crâne, comme la dure-mère elle-même, et restent béants à la coupe; ils ne contiennent pas de valvules à leur intérieur, mais présentent seulement des cloisonnements irréguliers. Nous ferons une description rapide de ces organes, en insistant sur les points qui intéressent plus spécialement la chirurgie.

Les sinus de la dure-mère sont l'aboutissant de toutes les veines de la masse encéphalique et de la veine ophthalmique. Ils reçoivent en plus quelques veines de la dure-mère et, fait très important, des rameaux veineux du péricrâne. Des veines diploïques s'y rendent également, de façon à établir une communication assez active entre la circulation intra et extra-crânienne.

On peut les diviser en deux groupes : groupe postérieur, groupe antérieur.

Le groupe postérieur comprend les sinus longitudinaux supérieur et inférieur, le sinus droit, les sinus latéraux et les sinus occipitaux.

Au groupe antérieur appartiennent : les sinus pétreux supérieur et inférieur, basilaire, circulaire et caverneux.

Le groupe postérieur aboutit à un réservoir commun ou confluent, désigné

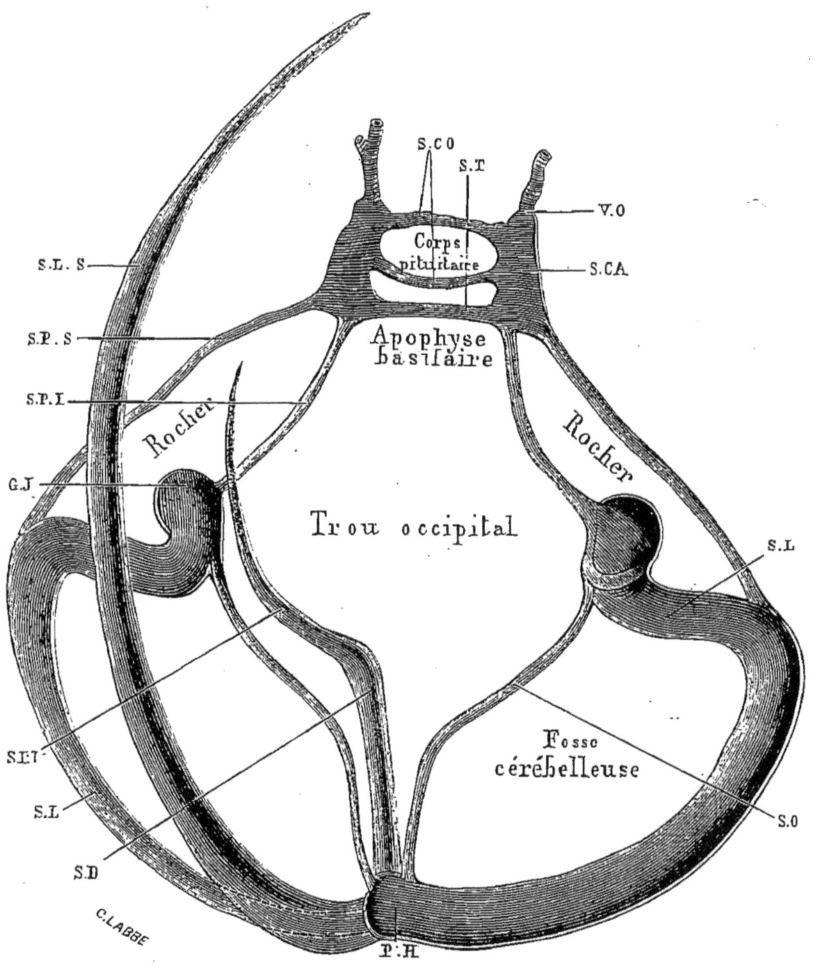

Fig. 12. — *Vue d'ensemble des sinus de la dure-mère.*

GJ, golfe de la veine jugulaire.
PH, pressoir d'Hérophile.
SCA, sinus caverneux.
SD, sinus droit.
SCO, sinus coronaire ou circulaire.
SL, sinus latéral.
SLI, sinus longitudinal inférieur.
SLS, sinus longitudinal supérieur.
SO, sinus occipital.
SPI, sinus pétreux inférieur.
SPS, sinus pétreux supérieur.
ST, sinus transverse ou basilaire.
VO, veine ophthalmique.

sous le nom de *pressoir d'Hérophile;* le groupe antérieur se rend soit dans les sinus latéraux, soit directement dans la jugulaire, et, en définitive, tout le sang veineux contenu dans les sinus de la dure-mère arrive au niveau du trou déchiré postérieur, d'où part la grosse veine jugulaire interne.

Trois de ces sinus intéressent plus particulièrement le chirurgien : ce sont le sinus *longitudinal supérieur*, y compris le pressoir d'Hérophile, les sinus *latéraux* et le sinus *caverneux*.

Né au niveau de l'apophyse crista-galli, le sinus *longitudinal supérieur* se porte sur la ligne médiane d'avant en arrière, en augmentant successivement de volume, et va aboutir à la protubérance occipito-interne, où il se continue avec les sinus latéraux. Ce sinus répond immédiatement à la paroi interne du crâne et suit la suture sagittale : à ce titre il mérite d'attirer l'attention, car, si le chirurgien devait appliquer sur le crâne une couronne de trépan, il faudrait éviter de trépaner sur la ligne médiane, plus encore au niveau de la protubérance occipitale externe. Indépendamment de l'écoulement de sang abondant qui survient, il ne me paraît pas moins utile d'éviter l'ouverture de ces grands sinus béants, porte toujours ouverte à l'absorption.

Les sinus *latéraux* ont un rapport tout spécial avec la région mastoïdienne, et il suffit de jeter un coup d'œil sur la figure 8, principalement destinée à montrer ce détail, pour comprendre leur importance dans le cas de trépanation de l'apophyse mastoïde.

Le sinus *caverneux*, formé, comme les autres sinus, par un dédoublement de la dure-mère (fig. 13), présente un intérêt particulier et mérite de nous arrêter un instant.

Situé sur les côtés de la selle turcique, dont il mesure la hauteur et la longueur, ce sinus communique en arrière avec les sinus pétreux supérieur et inférieur et avec le sinus occipital transverse ; ces quatre sinus forment à leur point de jonction un confluent comparable à celui qui existe au niveau du pressoir d'Hérophile (voir fig. 12). En avant, il reçoit la veine ophthalmique et communique en dedans avec le sinus coronaire ou circulaire.

Une coupe verticale et transversale du sinus caverneux en montre la véritable forme, qui est celle d'un triangle dont la base est supérieure et le sommet inférieur (fig. 13).

Il présente à considérer trois parois : une supérieure (PS), une externe (PE) et une interne (PI).

La paroi supérieure se réunit à la paroi interne pour envelopper le corps pituitaire (CP).

La paroi externe, beaucoup plus épaisse que la précédente, est remarquable par les nerfs qu'elle renferme. Ce sont, en procédant de haut en bas : le nerf pathétique (NP), la branche ophthalmique de Willis (BO) et le nerf moteur oculaire commun (MC).

Quant au nerf moteur oculaire externe (ME), il se trouve au-dessous des précédents, et plus en dedans : il en résulte qu'il n'est pas situé dans l'épaisseur de la paroi externe du sinus, mais qu'il fait saillie dans la cavité même de cet organe ; comme la carotide interne, il est séparé du sang par la membrane interne du sinus.

La paroi interne (PI) est doublée d'une mince paroi osseuse qui sépare le sinus caverneux du sinus sphénoïdal (SS). Ce rapport intime entre les deux sinus permet de comprendre comment une plaie du sinus caverneux, avec enfoncement de cette cloison osseuse, a pu être suivie d'hémorrhagie nasale mortelle.

Dans l'intérieur même du sinus caverneux se trouve l'artère carotide interne (CI), qui parait baigner au milieu du sang veineux, bien qu'elle en soit séparée par la tunique interne du sinus, qui se réfléchit à sa surface. Pendant ce trajet, la carotide interne fournit un certain nombre de petites branches destinées pour la plupart au corps pituitaire, ce qui donne au sinus un aspect aréolaire et cloisonné : d'où le nom de caverneux.

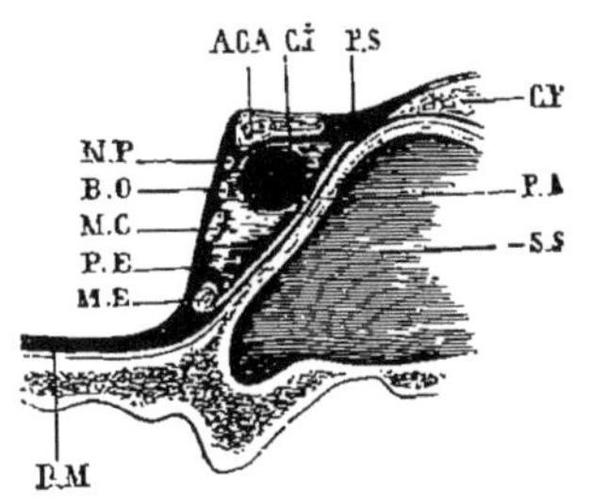

Fig. 13. — *Coupe verticale et transversale du sinus caverneux gauche passant par le milieu de la selle turcique. — Adulte, grandeur naturelle. Segment antérieur de la coupe.*

ACA, section de l'apophyse clinoïde antérieure.
BO, branche ophthalmique de Willis.
CI, artère carotide interne.
CP, corps pituitaire.
DM, dure-mère avant qu'elle se dédouble pour former le sinus caverneux.
MC, nerf moteur oculaire commun.
ME, nerf moteur oculaire externe.
NP, nerf pathétique.
PE, paroi externe du sinus caverneux.
PI, paroi interne du sinus caverneux.
PS, paroi supérieure du sinus caverneux.
SS, sinus sphénoïdal.

Un fait clinique extrêmement curieux et facile à saisir résulte des dispositions anatomiques précédentes : c'est la possibilité d'une communication entre la carotide interne et le sinus caverneux, autrement dit d'un anévrysme artério-veineux intra-crânien.

Le premier cas de cette remarquable affection a été signalé à la Société anatomique en 1835 par Baron, mais il avait passé presque inaperçu, lorsqu'en 1855 Nélaton observa et diagnostiqua sur le vivant une affection semblable. Le troisième cas, communiqué en 1858 à la Société de biologie par Hirschfeld, n'est que la relation d'une pièce anatomo-pathologique; enfin le quatrième, observé et diagnostiqué pendant la vie en 1865, appartient encore à Nélaton. Ce sont ces quatre cas qui ont servi de base au très intéressant travail de M. Delens sur ce sujet (1).

La première observation de Nélaton a été publiée en 1856 dans la thèse du docteur Henry. Il s'agit d'un étudiant en droit âgé de 21 ans, qui reçut, le 2 janvier 1855, un coup de bout de parapluie sur l'œil *gauche*. Le coup porté obliquement produisit une déchirure de la carotide interne *droite* dans le sinus caverneux correspondant, avec fracture de la paroi interne du sinus sphénoïdal du même côté : il en résulta un anévrysme artério-veineux. Le jeune malade succomba le 11 avril de la même année à la suite d'épistaxis abondantes et répétées.

La figure 14, provenant de la collection de Nélaton et dessinée sur la préparation de M. Sappey, rend mieux compte de la lésion primitive et des altérations consécutives que toutes les descriptions.

Dans le second fait de Nélaton, il s'agit d'une jeune fille de 17 ans qui, en juillet 1864, étant montée sur une voiture chargée de pièces de vin, fit une chute; en même temps une des pièces roula sur elle et la frappa à la tête. Il se produisit une fracture transversale du corps du sphénoïde immédiatement en avant de l'apophyse basilaire, et une fracture du sommet des deux rochers. Ce fut l'esquille pointue du rocher gauche qui pénétra dans le sinus caverneux correspondant et déchira l'artère carotide interne. Nélaton pratiqua la ligature de la carotide primitive le 6 mars 1865, et la malade succomba le 17.

(1) *De la communication de la carotide interne et du sinus caverneux* (*anévrysme artério-veineux*), par le docteur E. Delens, 1870. — On pourra consulter avec grande utilité la thèse de M. Trolard, intitulée : *Recherches sur l'anatomie du système veineux de l'encéphale et du crâne.* — Thèse de Paris, 1868.

On trouva à l'autopsie des lésions anatomiques identiques à celles qui sont représentées figure 14.

La lésion pathognomonique en quelque sorte de l'anévrysme artério-veineux du sinus caverneux est la dilatation excessive de la veine ophthalmique, dilata-

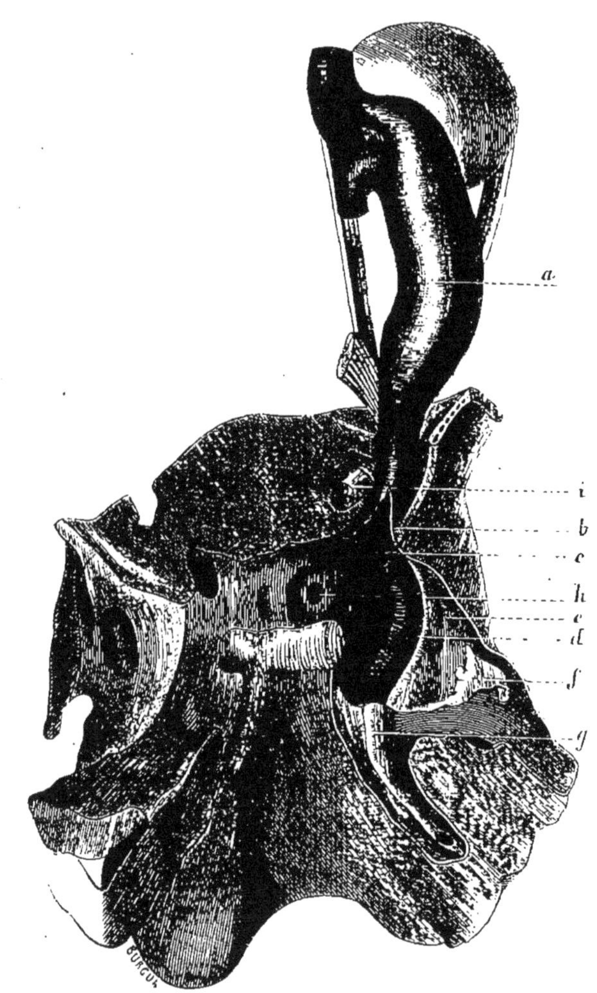

Fig. 14. — *Anévrysme artério-veineux du sinus caverneux et de l'artère carotide interne* (Collection de Nélaton).

a, veine ophthalmique.
b, orifice de la veine ophthalmique à la partie antérieure du sinus caverneux.
c, bout supérieur de la carotide déchirée dans le sinus.
d, bout inférieur réuni par une languette au bout supérieur.
e, paroi externe du sinus caverneux renversée en dehors.
f, esquille adhérente à la paroi externe.
g, sinus pétreux inférieur.
h, orifice par lequel le sinus sphénoïdal communique avec le sinus caverneux.
i, nerf optique pénétrant dans l'orbite avec l'artère ophthalmique.

tion qui rend bien compte de l'exophthalmie considérable qui fut observée, ainsi que de l'existence d'une *tumeur pulsatile siégeant immédiatement au-dessous de la partie interne de l'arcade orbitaire.*

M. Delens fait remarquer que jusqu'ici le frémissement vibratoire désigné sous le nom de *thrill* n'a pas été perçu dans cette variété d'anévrysme, tandis que le souffle continu avec redoublement a été constaté avec évidence. Malgré l'existence de ce dernier symptôme, spécial à l'anévrysme artério-veineux, le diagnostic n'est certes pas toujours facile à établir entre cette affection et l'anévrysme cirsoïde ou toute autre tumeur pulsatile de l'orbite.

Indépendamment de la veine ophthalmique, qui se rend dans le sinus caverneux, nous avons dit que d'autres veines (désignées généralement sous le nom d'émissaires) se portent du cuir chevelu dans le sinus longitudinal, par exemple, ou dans le sinus latéral, suivant qu'elles partent de l'occiput ou du vertex. Il résulte de ce fait une conséquence pathologique importante : à la suite d'une plaie, d'une contusion, d'une fracture, d'une ostéite, d'une carie, d'un érysipèle, etc., du cuir chevelu, il peut se développer une phlébite des veines de la région ; cette phlébite se propage de proche en proche à travers les veines du diploé jusque dans les sinus correspondants et détermine la production de caillots dans leur intérieur. C'est cette lésion qui a été décrite sous le nom de *thrombose des sinus de la dure-mère*.

La thrombose des sinus peut néanmoins se développer spontanément sous l'influence d'un état général mal déterminé, ou encore chez des sujets tuberculeux ou atteints d'affection cardiaque : dans ces cas, c'est ordinairement le sinus longitudinal supérieur qui est oblitéré par les caillots; ceux-ci peuvent se propager jusqu'au confluent et dans les sinus latéraux.

La thrombose des sinus est une affection d'une extrême gravité, qui entraîne presque fatalement la mort par suite des désordres qu'elle amène dans la circulation cérébrale et consécutivement dans le cerveau. Cet organe se ramollit dans tous les points d'où émanent les veines allant au sinus oblitéré. Si le sinus longitudinal supérieur ou le sinus droit sont obstrués, le ramollissement s'observe à la partie supérieure et moyenne des deux hémisphères, ou encore sur la cloison transparente; l'oblitération porte-t-elle sur les sinus latéraux, ce sont les parties latérales et inférieures qui se ramollissent. Ce ramollissement est de couleur jaune et occupe en général la périphérie du cerveau.

Lorsque la cause de la thrombose est une plaie du crâne avec suppuration des veines du diploé, par exemple, on trouve alors, dit M. Grenet (*Thèse de Paris*, 1873), les parois des sinus épaissies, friables, parfois rompues, et l'on observe une communication du sinus perforé avec l'os malade. Les méninges sont couvertes de fausses membranes ou imbibées de pus; la pie-mère est œdématiée, les ventricules remplis de sérosité purulente.

Je rappellerai que c'est de cette manière que survient la mort dans certains anthrax de la nuque.

De l'Arachnoïde.

Placée immédiatement au-dessous de la dure-mère, l'*arachnoïde* est une des grandes séreuses de l'économie. Comme toutes ces membranes, on l'a comparée à un sac sans ouverture et on lui a considéré une surface interne, une surface externe, un feuillet pariétal, un feuillet viscéral. Le feuillet pariétal, réduit à une simple couche épithéliale, est si intimement uni à la dure-mère qu'on ne saurait l'en séparer, si bien que les auteurs qui, comme

Blandin, par exemple, affirment l'existence d'un épanchement sanguin situé entre la dure-mère et le feuillet pariétal de l'arachnoïde, se sont évidemment fait illusion. Le feuillet viscéral est par contre très apparent et très facile à isoler, car il présente ce caractère particulier de ne pas adhérer à l'organe sous-jacent, dont il est séparé par une autre membrane, la pie-mère, et une couche de liquide, le liquide céphalo-rachidien. Ce feuillet franchit à la manière d'un pont toutes les anfractuosités que présente le cerveau et limite ainsi autant d'espaces prismatiques et triangulaires dans lesquels s'amasse et circule le liquide céphalo-rachidien. En certains points, l'arachnoïde limite entre elle et la pie-mère des espaces plus grands auxquels on a donné le nom de *confluents*. Le plus important de ces confluents par ses dimensions est situé au centre de la base de l'encéphale, en avant de la protubérance, et désigné sous le nom de confluent antérieur. Un second, presque aussi remarquable, se trouve placé au-dessous du cervelet : il est formé par l'arachnoïde, qui de la face supérieure du cervelet se porte directement sur le bulbe sans pénétrer entre eux, de façon à laisser un espace considérable qui sert de réservoir au liquide céphalo-rachidien : c'est le confluent postérieur.

Un point intéressant consiste à déterminer comment l'arachnoïde se comporte à la sortie des nerfs crâniens ; nous l'indiquerons après avoir étudié la pie-mère.

Du liquide céphalo-rachidien.

Le *liquide céphalo-rachidien*, situé au-dessous de l'arachnoïde, circule entre le feuillet viscéral de cette membrane et la pie-mère ; il entoure de toutes parts le cerveau, comme il entoure aussi la moelle épinière, et pénètre de plus dans les cavités ventriculaires. Il enveloppe donc complètement l'axe encéphalo-rachidien, formant une couche plus épaisse en certains points, plus mince en d'autres points. Ce liquide joue un grand rôle dans la physiologie et la pathologie cérébrales et mérite de fixer toute l'attention du chirurgien.

La connaissance de ce liquide n'est pas de date très ancienne, car c'est au siècle dernier seulement que Cotugno le découvrit, et encore il ne le découvrit que sur le cadavre. Il faut arriver à Magendie pour trouver une description de ce liquide observé sur des animaux vivants.

Il est remarquable par la très faible quantité d'albumine qu'il contient, caractère qui permet de le différencier de plusieurs autres liquides, notamment de la sérosité du sang ; en outre, il est plus chargé de chlorure de sodium.

Ce liquide, que j'ai pu observer sur l'homme vivant dans les circonstances que je relaterai plus loin, est parfaitement clair et limpide comme de l'eau de roche ; il rappelle tout à fait le liquide des kystes hydatiques.

Le liquide céphalo-rachidien fait quelquefois issue à l'extérieur. C'est dans ces dernières années seulement que ce fait a été reconnu. Laugier fut le premier à remarquer qu'un écoulement séreux succédait parfois à l'écoulement de sang qui se fait par les oreilles, le nez ou la bouche, à la suite d'une fracture de la base du crâne. Ce chirurgien pensa d'abord que ce n'était autre chose que la sérosité du sang; différentes hypothèses pour expliquer ce phénomène furent proposées à cette époque, mais l'analyse chimique a définitivement tranché la question, et, sans vouloir contester que la sérosité du sang puisse quelquefois filtrer à travers une fissure du crâne, j'accepte avec la plupart des chirurgiens que, lorsqu'un écoulement de liquide séreux succède à un écoulement sanguin par l'oreille à la suite d'un traumatisme, si cet écoulement surtout est continu pendant plusieurs jours, c'est du liquide céphalo-rachidien.

Chacun pourra saisir l'importance pratique de ce fait. Toutes les fois qu'à la suite d'une chute sur la tête il s'écoulera du liquide séreux par l'oreille, et que l'analyse chimique en aura démontré l'identité avec le liquide céphalo-rachidien, le chirurgien affirmera l'existence d'une fracture de la base du crâne. Il précisera même le siège de la fracture : ainsi, dans le cas actuel d'écoulement par l'oreille, il pourra affirmer avec assurance que la fracture est perpendiculaire au grand axe du rocher et qu'elle passe par le trou auditif interne.

Le liquide céphalo-rachidien peut sortir du crâne dans des circonstances différentes de celles que je viens d'examiner. En voici un exemple : M. C., opticien à Paris, se présenta chez moi en décembre 1872, en me priant de le débarrasser d'un écoulement qui se faisait par le nez. Ce n'était pas qu'il en souffrît, mais, tenant constamment la tête inclinée en avant pour travailler à ses instruments d'optique, il était singulièrement gêné par la chute incessante d'une goutte de liquide. Je pensai d'abord à une hypersécrétion de la pituitaire produite par un coryza et lui fis part de mon opinion : mais il la combattit victorieusement en me faisant observer qu'il n'était pas enrhumé, que cet écoulement n'était pas récent et qu'il était continuel, surtout quand il baissait la tête, ce dont il me rendit immédiatement témoin. Fort embarrassé pour porter un diagnostic, je demandai à M. C. s'il pourrait me fournir une certaine quantité de ce liquide pour en faire l'examen : « Un litre, si vous voulez, » me répondit-il. Et, en effet, deux ou trois jours après il m'apportait deux flacons pouvant contenir 200 à 300 grammes chacun (le malade évaluait à 1/4 de litre la quantité qu'il rendait chaque jour). Ch. Robin, que ce fait intéressait beaucoup, remit un des flacons au savant pharmacien de l'hôpital Necker, M. Méhu, dont la compétence en ces sortes d'analyses est irrécusable. M. Méhu répondit à Ch. Robin que ce produit *était du liquide céphalo-rachidien pur.*

Le malade, anxieux de connaître le résultat de l'analyse, ne tarda pas à me revenir voir. L'interrogeant alors sur ses antécédents, j'appris que deux fois il avait été opéré d'un polype des fosses nasales. Il ne fut plus douteux pour moi que le liquide sortait du crâne par un pertuis siégeant à la voûte des fosses nasales au niveau de la lame criblée, dans ce point où la paroi supérieure est réduite à une lamelle osseuse pour ainsi dire papyracée. J'obtins de plus de cet homme très intelligent les renseignements suivants : la position de la tête avait une influence considérable sur l'écoulement; s'il la portait en bas, l'écoulement était incessant; il diminuait, s'il la redressait, et disparaissait complètement dans la position horizontale. J'ai suivi M. C. depuis cette époque : il y a des variations dans l'écoulement du liquide, qui même a pendant plusieurs mois cessé de se produire, sans aucun traitement. A part un peu de céphalalgie de temps à autre, le malade n'éprouve pas le moindre trouble physique ni intellectuel, il jouit librement de toutes ses facultés et s'occupe de ses affaires comme par le passé. J'ai revu M. C. pour la dernière fois le 20 septembre 1873 : l'écoulement était aussi abondant que jamais (1).

(1) J'ai appris que M. C... était mort en 1878 en présentant des phénomènes convulsifs.

Ce fait curieux me paraît confirmer l'opinion de Magendie, à savoir, que le liquide céphalo-rachidien se reproduit avec une grande rapidité. Il me semble aussi d'accord avec la proposition suivante, formulée et défendue par Longet : « La soustraction du liquide cérébro-spinal n'a aucune influence sur l'exercice régulier des organes locomoteurs. »

Un cas ayant avec le précédent une certaine analogie, mais dont l'interprétation est plus difficile, a été relaté à la Société de médecine de Paris, dans la séance du 14 juin 1879, par le docteur Gillebert Dhercourt. Il s'agit d'un jeune garçon qui pendant l'occupation de Saint-Quentin, en 1870 (il avait alors 11 ans), fut saisi par les pieds et brutalement lancé en l'air par un soldat prussien ; il retomba tête première sur le sol où il resta inanimé pendant deux heures. A la suite de cet acte barbare survinrent des crises épileptiformes, une céphalalgie violente, et trois mois après le pauvre garçon perdait complètement la vue. Les crises nerveuses disparurent en 1875. En décembre 1878, il se fit tout à coup par la narine droite un écoulement abondant de liquide que l'analyse pratiquée par M. Méhu démontra être du liquide céphalo-rachidien. L'écoulement a persisté depuis cette époque avec une intensité et des intermittences variables. J'ai observé ce garçon dans mon service en 1880 pendant un mois environ, il est complètement idiot.

Usage du liquide céphalo-rachidien. — Quoique la question des usages du liquide céphalo-rachidien se rattache beaucoup plus à la physiologie qu'à la chirurgie, elle a été suffisamment agitée pour que je doive la traiter brièvement, d'autant plus que tout ce qui touche à ce liquide intéresse la pathologie.

Le liquide céphalo-rachidien, entourant de toute part l'axe nerveux central, joue par rapport à cet axe un rôle manifeste de protection, mais ce n'est pas là son usage exclusif.

Le cerveau est enfermé dans une boîte osseuse inextensible dans laquelle il ne saurait exister de vide, c'est-à-dire que le cerveau est partout en contact avec la paroi interne du crâne. C'est un organe d'une exquise délicatesse qui supporte difficilement la compression ; si la masse encéphalique n'était soumise à aucune impulsion, si elle n'éprouvait pas de turgescence, une sorte d'expansion périphérique, elle ne serait jamais exposée à la compression, mais il n'en est pas ainsi. A chaque systole du cœur, une forte ondée sanguine arrive à la base du cerveau et pénètre immédiatement dans les capillaires innombrables de la substance cérébrale. De même, à chaque mouvement d'expiration, le sang veineux reflue dans les jugulaires jusque dans les sinus de la dure-mère. Ainsi donc, à chaque systole du cœur et à chaque mouvement d'expiration, il y a vers le cerveau un apport plus grand de sang. Puisque la paroi est inextensible et que la plus légère compression est intolérable, il était nécessaire qu'un corps mobile se rencontrât dans la cavité crânienne prêt à se déplacer à l'arrivée du sang, de façon à empêcher toute compression. Or c'est précisément là le rôle du liquide céphalo-rachidien : il comble le vide qui se fait dans la cavité crânienne au moment de la diastole du cœur et pendant l'inspiration, tandis qu'il s'échappe dans le canal rachidien (1) au moment de la systole du cœur et de

(1) En étudiant plus tard la colonne vertébrale et le canal rachidien, nous ferons remarquer la distance considérable qui sépare la moelle des parois du canal. C'est ce large espace qui permet au liquide céphalo-rachidien des mouvements d'oscillation sans que la moelle puisse être comprimée.

l'expiration, pour soustraire le cerveau à une compression qui, sans cela, eût été inévitable. Le liquide céphalo-rachidien doit donc être soumis à des mouvements d'oscillation dans le canal rachidien, ce que démontra Magendie sur des chiens.

Il existe chez l'homme une maladie constituée par un arrêt de développement de la colonne vertébrale et une hernie au dehors des enveloppes de la moelle : c'est le *spina bifida*. Si la théorie précédente est vraie, si le liquide oscille dans le canal rachidien à chaque mouvement respiratoire, on doit le constater sur le sujet atteint de ce vice de conformation, puisque les enveloppes de la moelle sont sous-cutanées et que la tumeur qu'elles constituent est précisément formée par ce liquide; et, en effet, les auteurs signalent comme symptôme du spina bifida des mouvements alternatifs de soulèvement et d'affaissement en rapport avec l'oscillation du liquide. J'ai vu un certain nombre de spina bifida, j'ai chaque fois soigneusement cherché l'existence de ces mouvements, et ne les ai jamais trouvés.

Est-ce à dire que la théorie formulée plus haut n'est pas exacte? Assurément non. Le liquide céphalo-rachidien a bien pour but de combler les vides qui se font dans la cavité crânienne et de soustraire le cerveau à la compression déterminée par l'afflux du sang au moment de la systole du cœur et de l'expiration, mais pour être dans le vrai, à mon avis, il faut ajouter le mot *brusque*, et dire par l'afflux brusque du sang.

Je pense que ce n'est pas dans les conditions de systole ni de respiration normales que ces oscillations se produisent. En effet, si à chaque systole une nouvelle quantité de sang est lancée dans le cerveau, il en sort par les veines une quantité égale; de plus, je n'ai pas besoin de rappeler ici toutes les précautions qu'a prises la nature pour empêcher l'arrivée brusque du sang artériel à la base du cerveau : il suffit de signaler les courbures de la carotide interne et de la vertébrale. De même, dans la respiration normale, c'est à peine s'il reflue du sang veineux vers la tête au moment de l'expiration. Donc à l'état normal, ou plutôt à l'état de repos, la quantité de sang qui entre et celle qui sort de la cavité crânienne se faisant équilibre, il n'est pas nécessaire que le liquide céphalo-rachidien se déplace, ou bien ce déplacement est si minime qu'il ne peut se traduire par un mouvement appréciable d'expansion au niveau du spina bifida.

Dans les efforts violents, au contraire, dans les mouvements d'expiration forcée, dans les quintes de toux, par exemple, alors que la face devient violette, turgescente, que les jugulaires se gonflent, que la circulation veineuse est en quelque sorte suspendue et le sang violemment refoulé vers la cavité crânienne, que serait-il advenu sans la présence d'un liquide susceptible d'en sortir instantanément pour faire place au sang? Il se fût incessamment produit ce qu'on observe parfois malgré ce merveilleux mécanisme : des congestions cérébrales et des ruptures vasculaires.

Le principal rôle du liquide céphalo-rachidien est donc de soustraire le cerveau à la compression pendant les *mouvements brusques d'expiration*.

De la Pie-Mère.

Immédiatement contiguë à la substance cérébrale, la *pie-mère* représente une toile celluleuse très mince, essentiellement vasculaire, dont l'épaisseur et la résistance augmentent au niveau des confluents. C'est dans l'intérieur de cette membrane que se tamisent en quelque sorte les vaisseaux avant de pénétrer dans la substance cérébrale. La division des vaisseaux dans l'épaisseur de la pie-mère ne se fait pas dichotomiquement, c'est une gerbe de petites artères qui partent d'un tronc commun et qui sont réduites, pour ainsi dire, à l'état de capillaires dès leur origine. De même que la dure-mère protège le cerveau, la pie-mère sert à sa nutrition.

Loin de franchir les anfractuosités du cerveau à la façon de l'arachnoïde, la pie-mère pénètre au contraire dans leur intérieur et les tapisse dans toute leur profondeur. Elle pénètre également dans les cavités vasculaires, où elle constitue les plexus choroïdes et la toile choroïdienne. Mais je ne fais que signaler rapidement ces détails, qui sont du ressort exclusif de l'anatomie descriptive.

Disposition des méninges par rapport aux nerfs crâniens à leur sortie du crâne. — La *dure-mère*, qui tapisse toute la surface interne du crâne, arrivée au niveau du trou par lequel un nerf s'engage, sort par cet orifice, dont elle tapisse le pourtour, pour se continuer avec le périoste de la surface extérieure du crâne. Cette continuité offre en certains points une importance particulière, au niveau de la fente sphénoïdale, par exemple, où l'on voit la dure-mère se continuer avec le périoste de l'orbite.

La *pie-mère*, rencontrant le tronc nerveux à son émergence de la substance cérébrale, s'applique sur lui, l'accompagne après sa sortie du crâne, et, perdant son caractère de vascularité pour devenir celluleuse, constitue en définitive le névrilème des nerfs.

L'*arachnoïde* présente, avons-nous dit plus haut, deux feuillets, l'un pariétal, l'autre viscéral. La continuité entre les deux feuillets s'établit au niveau de tous les organes qui sortent du crâne et auxquels elle fournit une gaine complète. Quelques-unes de ces gaines, celle, par exemple, qui accompagne les nerfs facial et auditif dans le conduit auditif interne, offrent des dimensions remarquables. Cependant il ne faut pas oublier que le liquide céphalo-rachidien n'est pas contenu dans l'intérieur de l'arachnoïde, mais bien entre son feuillet viscéral et la pie-mère, en sorte que dans les fractures de la base du crâne il peut y avoir un écoulement de liquide céphalo-rachidien lors même que les gaines de l'arachnoïde restent intactes.

Pour compléter ce qui a trait aux méninges, je dois dire quelques mots sur un certain nombre de tumeurs englobées généralement, avant ces dernières années, sous le nom de *fongus de la dure-mère*. Quels qu'en soient le point de départ et la nature, ces tumeurs, après être restées plus ou moins longtemps incluses dans la cavité crânienne, finissent par détruire la paroi osseuse et faire saillie sous les téguments, qui ne tardent pas eux-mêmes à s'ulcérer; ou bien elles détruisent la substance nerveuse sans altérer les os du crâne, et déterminent des troubles physiologiques variés.

Les méninges peuvent être atteintes de carcinome. Il peut s'y développer des tubercules et aussi des tumeurs gommeuses. On y observe également des épithéliomes et des sarcomes.

Ch. Robin a démontré qu'un certain nombre de tumeurs méningiennes décrites par Lebert sous le nom de tumeurs fibro-plastiques étaient de nature épithéliale, qu'elles procédaient de l'arachnoïde et principalement du feuillet pariétal. C'est à ces sortes de tumeurs que MM. Cornil et Ranvier, leur refusant l'origine épithéliale, donnent le nom de sarcomes angiolithiques. D'autres tumeurs provenant de la dure-mère ou de la pie-mère sont composées d'éléments fibro-plastiques, incrustés ou non de grains calcaires.

MM. Cornil et Ranvier décrivent des fibromes vrais des méninges pouvant perforer les os du crâne, naissant des granulations de Pacchioni.

On peut encore rencontrer dans les méninges, beaucoup plus rarement, il est vrai, que dans l'encéphale, ce genre de tumeurs décrites par Ch. Robin sous le nom de *tumeurs à myélocytes*, par MM. Cornil et Ranvier sous le nom de *sarcome névroglique*, de *gliome* par M. Virchow.

Le diagnostic de ces diverses tumeurs offre, au début surtout, la plus grande obscurité, et le traitement n'a que bien peu d'efficacité, même lorsque le diagnostic est confirmé. L'extirpation ne peut être tentée qu'en agrandissant à l'aide de couronnes de trépan multiples l'orifice par lequel la tumeur s'est engagée à l'extérieur, et des accidents de méningo-encéphalite seront à peu près fatalement la conséquence rapide de l'opération. M. le docteur Sabatié rapporte dans sa thèse (1873) qu'A. Bérard enleva une de ces tumeurs à l'aide de seize couronnes de trépan circonscrivant une ouverture de 13 centimètres de diamètre. La dure-mère fut complètement enlevée dans la même étendue. Une encéphalite emporta le malade trente-quatre heures après.

De l'Encéphale.

L'*encéphale* représente la portion supérieure de l'axe encéphalo-médullaire et se compose de trois parties : le *cerveau*, le *cervelet* et l'*isthme* de l'encéphale. De ces trois parties le cerveau est de beaucoup la plus volumineuse, et dire qu'il occupe presque toute la boîte crânienne, c'est dire aussi qu'il est très accessible à l'action des violences extérieures. Le cervelet et le bulbe rachidien sont au contraire rarement intéressés dans les traumatismes : la situation du cervelet, logé dans les fosses occipitales, où il est abrité par les muscles de la nuque ; celle du bulbe, bien autrement profonde encore, font que les contusions, les plaies, n'atteignent que très rarement ces organes, circonstance heureuse, puisque de toutes les plaies de l'encéphale les plus graves sont celles du bulbe. Je ne m'occuperai donc que du cerveau. Me plaçant au point de vue chirurgical, j'exposerai surtout la conformation extérieure de cet organe ainsi que ses rapports avec la boîte crânienne, c'est-à-dire la *topographie crânio-cérébrale*.

La masse cérébrale est formée de deux substances, l'une grise, composée de cellules, auxquelles aboutissent les sensations, et d'où partent les volitions ;

l'autre blanche, formée de tubes conducteurs. La substance grise, répartie principalement à la surface extérieure du cerveau, en constitue l'*écorce :* c'est elle qui est le plus souvent intéressée à la suite des lésions du crâne ; elle entre pour une grande part dans la constitution des circonvolutions.

La substance grise se rencontre encore dans le centre de l'organe, non plus disséminée, mais sous forme d'amas appelés *ganglions cérébraux* ou *encéphaliques, noyaux gris centraux*. Il existe ainsi dans le cerveau deux systèmes distincts :

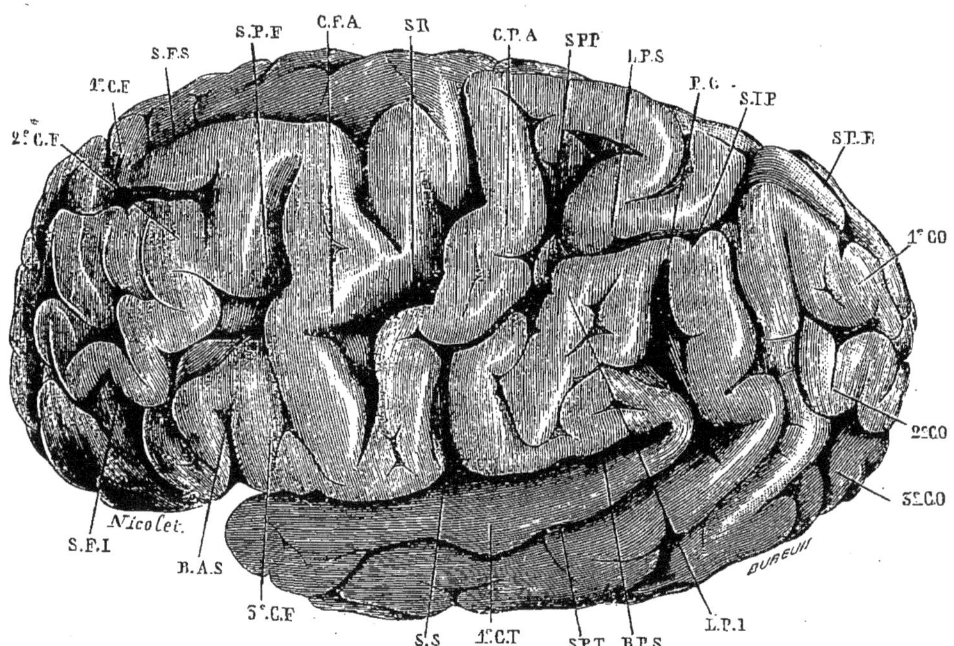

Fig. 15. — *Hémisphère cérébral gauche. — Face externe. — Scissures et circonvolutions.*

BAS, branche antérieure de la scissure de Sylvius.
BPS, branche postérieure de la scissure de Sylvius.
1re CF, première circonvolution frontale.
2me CF, deuxième circonvolution frontale.
3me CF, troisième circonvolution frontale.
CFA, circonvolution frontale ascendante.
1re CO, première circonvolution occipitale.
2me CO, deuxième circonvolution occipitale.
3me CO, troisième circonvolution occipitale.
CPA, circonvolution pariétale ascendante.
1re CT, première circonvolution temporale.
LPI, lobule pariétal inférieur.
LPS, lobule pariétal supérieur.
PC, pli courbe.
SFI, scissure frontale inférieure.
SFS, scissure frontale supérieure.
SIP, scissure interpariétale.
SPE, scissure perpendiculaire externe.
SPF, scissure parallèle frontale.
SPP, scissure parallèle pariétale.
SPT, scissure parallèle temporale.
SS, scissure de Sylvius.
SR, scissure de Rolando.

le système *cortical* ou *périphérique* et le système des *noyaux gris*, qui est central.

Nous étudierons d'abord le système cortical ou périphérique, c'est-à-dire la configuration extérieure du cerveau, et ensuite le système des noyaux gris centraux.

Système cortical ou périphérique.

Au système *cortical* se rattache l'étude des scissures, des lobes et des circonvolutions.

Scissures et lobes du cerveau.

Chacun des deux hémisphères dont se compose le cerveau présente à considérer une face externe, une face interne et une face inférieure. La première de ces faces est de beaucoup la plus étendue et la seule qui soit en rapport avec la voûte du crâne : aussi fera-t-elle l'objet à peu près exclusif de notre étude.

Les scissures du cerveau se divisent en scissures *fondamentales* ou *lobaires* et en scissures *secondaires*.

Scissures fondamentales. — Les scissures fondamentales sont au nombre de trois : 1° la *scissure de Sylvius;* 2° la *scissure de Rolando;* 3° la *scissure perpendiculaire externe* ou *occipito-pariétale*.

La *scissure de Sylvius* (SS, fig. 15) est oblique d'avant en arrière et un peu de bas en haut. Elle présente deux branches, l'une postérieure, très longue (BPS, fig. 15), l'autre antérieure (BAS), beaucoup plus courte et sur laquelle se trouve comme à cheval la partie postérieure de la troisième circonvolution frontale. En écartant les deux lèvres de la scissure, on aperçoit le petit groupe de circonvolutions qui constituent le *lobule de l'insula*. Cette scissure est occupée par une artère volumineuse, l'artère sylvienne.

La *scissure de Rolando* (SR, fig. 15), presque perpendiculaire à la précédente, se dirige obliquement de haut en bas et d'arrière en avant. Elle commence au niveau du bord supérieur de l'hémisphère et aboutit en bas à peu près au niveau de l'extrémité antérieure de la scissure sylvienne.

La *scissure perpendiculaire externe* (SPE, fig. 15), ou *occipito-pariétale*, très accusée sur les cerveaux de singe, est souvent à peine appréciable chez l'homme, à cause de l'existence de plis de passage. Elle n'occupe que le bord supérieur du cerveau, où elle est représentée par une dépression plus ou moins profonde. Elle se continue sur la face interne de l'hémisphère avec une scissure appelée *perpendiculaire interne*, laquelle est toujours très accusée, circonstance qui permet de trouver facilement la scissure externe.

Lobes du cerveau. — De l'existence des trois scissures fondamentales à la surface externe du cerveau il résulte que chaque hémisphère se trouve divisé en quatre lobes :

1° Un *lobe antérieur* ou *frontal*, limité en arrière par les scissures de Rolando et de Sylvius ;

2° Un *lobe moyen* ou *pariétal*, limité en avant par la scissure de Rolando, en bas par la scissure de Sylvius, en arrière par la scissure perpendiculaire externe ;

3° Un *lobe postérieur* ou *occipital* limité en avant par la scissure perpendiculaire externe prolongée du bord supérieur au bord inférieur de l'hémisphère ;

4° Un *lobe inférieur* ou *temporal*, limité en haut par la scissure de Sylvius prolongée jusqu'à la rencontre de la perpendiculaire externe.

De ces quatre lobes, le frontal est le seul qui chez l'homme soit très nettement délimité.

Scissures secondaires. — Les scissures secondaires servent à circonscrire les circonvolutions et les lobules ; étudions-les dans chacun des lobes.

Le lobe frontal présente trois scissures : l'une, désignée par M. Pozzi sous le nom de *parallèle frontale*, est située à la partie la plus reculée du lobe ; elle est parallèle à la scissure de Rolando, c'est-à-dire un peu oblique de haut en bas et d'arrière en avant. Elle est le plus souvent incomplète et divisée en deux branches.

Les deux autres sont perpendiculaires à la précédente et horizontalement dirigées d'arrière en avant. La première, *scissure frontale supérieure*, est très rapprochée du bord supérieur de l'hémisphère ; la seconde, *scissure frontale inférieure*, est rapprochée de la sylvienne.

Le lobe pariétal présente deux scissures : l'une, que les auteurs n'ont pas mentionnée jusqu'à présent, située en arrière de la scissure de Rolando, est parallèle à cette dernière et mérite pour cette raison le nom de *parallèle pariétale*. Elle est quelquefois coupée en deux parties inégales, moins souvent cependant que la parallèle frontale.

De la parallèle pariétale nait presque à angle droit la *scissure interpariétale*, qui se dirige horizontalement en arrière et gagne le lobe occipital, sur lequel elle empiète quelquefois.

Le lobe occipital, beaucoup plus petit que les précédents, présente deux petites scissures horizontales appelées *scissure occipitale supérieure* et *scissure occipitale inférieure*.

Le lobe temporal est traversé par deux scissures : l'une, supérieure, est parallèle à la sylvienne et a reçu de Gratiolet le nom de *parallèle temporale*. Elle se dirige en arrière et en haut, empiète sur le lobe pariétal et se termine par une extrémité recourbée en haut et en avant. L'autre, située au-dessous de la précédente, lui est parallèle : c'est la scissure *temporale inférieure*.

Circonvolutions.

Les scissures fondamentales et secondaires délimitent les circonvolutions, dont l'étude se trouve ainsi très simplifiée. Examinons-les successivement dans chaque lobe.

Le lobe frontal renferme quatre circonvolutions : l'une est limitée en arrière par le sillon de Rolando, en avant par la parallèle frontale ; sa direction générale est verticale ; on la désigne sous le nom de *circonvolution frontale ascendante*. Elle constitue l'un des centres moteurs corticaux les plus importants.

Les trois autres circonvolutions, délimitées par les scissures frontales supérieure et inférieure, sont désignées de haut en bas par les noms de *première frontale, deuxième frontale, troisième frontale*. La première est très étroite. La deuxième, fort large, surtout en arrière, est en avant divisée en deux plis.

La troisième circonvolution frontale mérite une mention spéciale, c'est la *circonvolution de Broca*. Continue en arrière avec la partie inférieure de la frontale ascendante, elle forme une partie de la lèvre supérieure de la scissure de Sylvius et recouvre le lobule de l'insula à la manière d'un couvercle. Sa forme, variable suivant les sujets, peut être comparée à celle d'une M majuscule dont le jambage postérieur serait à cheval sur la division antérieure de la scissure sylvienne. C'est sur la troisième circonvolution frontale, *sur celle du côté gauche, et plus spécialement sur le jambage postérieur*, que Broca a placé le siège du langage articulé. Malgré quelques rares exemples contradictoires, c'est le fait de localisation cérébrale le plus solidement acquis aujourd'hui. Je reviendrai plus loin sur le rapport précis de la troisième circonvolution frontale avec les parois du crâne.

Le lobe pariétal se trouve subdivisé en trois parties par les scissures parallèles pariétale et interpariétale. Entre la scissure de Rolando, qui est en avant, et la parallèle pariétale, qui est en arrière, se trouve une circonvolution dirigée dans le même sens que la frontale ascendante appelée *circonvolution pariétale ascendante*. Dans certaines nomenclatures, ces deux circonvolutions sont encore, mais à tort, appelées pariétale antérieure et pariétale postérieure.

La scissure interpariétale divise ce qui reste du lobe pariétal en deux étages,

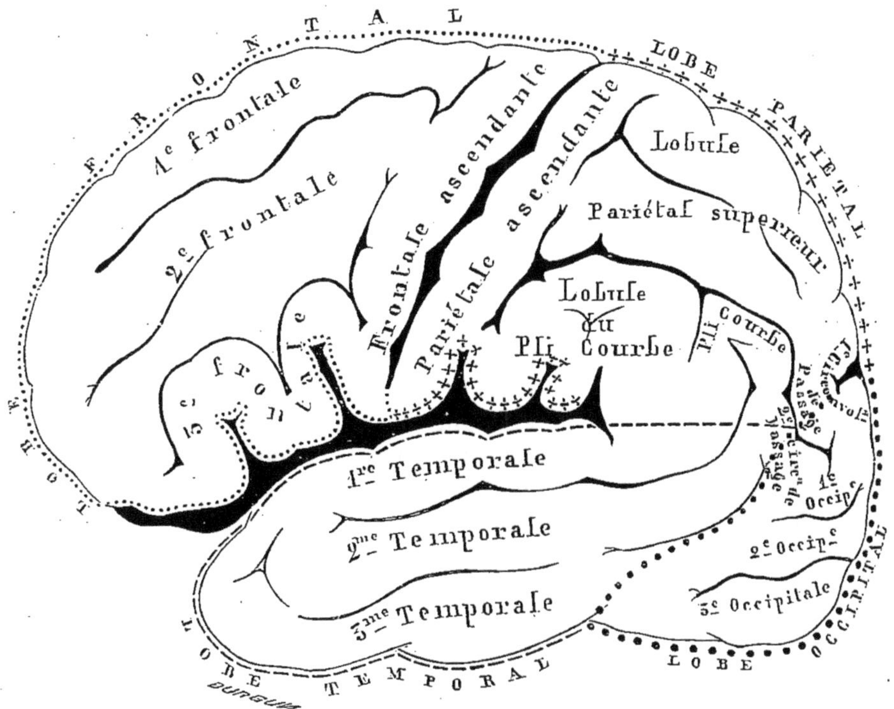

Fig. 16. — *Hémisphère cérébral gauche. — Face externe. — Scissures, circonvolutions et lobes du cerveau.*

l'un supérieur, l'autre inférieur ; le premier est appelé *lobule pariétal supérieur* et le second *lobule pariétal inférieur*. Ce dernier est encore désigné sous le nom de *lobule du pli courbe*. On appelle *pli courbe* (PC, fig. 15) la circonvolution qui borde l'extrémité recourbée de la scissure parallèle temporale, et lobule du pli courbe la portion du lobe pariétal située en avant et au-dessus de ce pli.

Les circonvolutions du lobe occipital sont désignées sous les noms de première, deuxième et troisième, en procédant de haut en bas. Il en est de même des circonvolutions du lobe temporal, distinguées en première, deuxième et troisième.

Je ne crois pas devoir étudier ici les circonvolutions des faces inférieure et interne du cerveau. Je mentionnerai seulement l'existence sur la face interne du *lobule paracentral*, appelé par M. Pozzi *lobule ovalaire*. Il est constitué par le prolongement sur la face interne des deux circonvolutions frontale et pariétale ascendantes, qui finissent par se réunir au-dessus de la circonvolution du corps calleux. Ce lobule correspond donc exactement à l'extrémité supérieure de la scissure de Rolando.

Il est un point de physiologie actuellement à l'étude et qui intéresse à un haut degré la chirurgie : je veux parler des *centres moteurs corticaux*. Bien que la science soit loin d'être fixée à cet égard, je crois devoir indiquer sommairement l'état de la question.

Les premières recherches ont été faites par Ferrier sur des singes, par Hitzig sur des chiens, et reprises en France par MM. Duret et Carville. Voici les résultats auxquels est arrivé Ferrier.

D'après cet auteur, les mouvements des membres auraient pour centre une partie du lobule pariétal supérieur, les deux tiers supérieurs de la circonvolution pariétale ascendante et le tiers supérieur de la circonvolution frontale ascendante ; le centre de mouvement du membre supérieur serait situé en avant de celui du membre inférieur.

Sur la partie la plus postérieure de la première circonvolution frontale se trouvent les mouvements de rotation de la tête et du cou.

Sur la partie postérieure de la deuxième circonvolution frontale se trouvent les mouvements des muscles de la face et des paupières.

Sur la partie postérieure de la troisième circonvolution frontale se trouve le centre des mouvements de la langue, de la mâchoire et des lèvres.

Au pli courbe correspondent certains mouvements des yeux, la vision.

Enfin à la partie antérieure de la première circonvolution temporale se trouve le centre moteur des oreilles, le centre de l'audition.

D'après Hitzig, les centres moteurs précédents occuperaient une place moins étendue ; tous siégeraient en avant du sillon de Rolando, sur la circonvolution frontale ascendante. Ils seraient disposés successivement dans l'ordre suivant en procédant de haut en bas : centre moteur du membre inférieur, du membre supérieur, de la tête et du cou, de la face, de la bouche, des mâchoires et de la langue.

Les recherches anatomo-pathologiques faites sur l'homme par M. Bourdon, par MM. Charcot et Pitres, ont, en partie seulement, confirmé l'opinion des physiologistes. Toutefois les centres moteurs des membres paraissent bien siéger sur les deux circonvolutions qui bordent la scissure de Rolando, ceux du membre inférieur au-dessus de ceux du membre supérieur.

La localisation la plus nette et la mieux démontrée chez l'homme par de nombreux exemples est celle du langage articulé dans la troisième circonvolution frontale gauche. Aussi, lorsqu'un malade se présente avec de l'aphasie et une monoplégie branchiale droite, est-il à peu près certain qu'il existe une lésion au niveau de la partie postérieure de la troisième frontale gauche et de la partie inférieure de la frontale ascendante, et nous avons vu que ces deux circonvolutions se continuent entre elles à ce niveau.

Il est trop tôt pour apprécier les services que l'étude des localisations cérébrales pourra rendre ultérieurement à la pratique de la chirurgie. Beaucoup de points restent encore obscurs chez l'homme relativement au siège et surtout à l'étendue des centres moteurs; leur existence est même contestée par des physiologistes, tels que M. Brown-Séquard. Ces divers centres pourraient-ils se suppléer, ainsi que le pensent plusieurs physiologistes, et en particulier M. Vulpian? S'il en était ainsi, la pratique de la temporisation y trouverait un puissant argument. Je pense donc que la trépanation du crâne, basée sur les indications fournies par les centres moteurs, mérite toute notre attention, mais que cette importante question doit être réservée.

Rapports des lobes du cerveau, des scissures et des circonvolutions, avec la paroi crânienne.

Gratiolet, auquel la science est redevable de si importants travaux sur l'anatomie comparée du système nerveux, avait cru que les trois lobes frontal, pariétal et occipital, correspondaient sensiblement aux os du même nom, et que, par conséquent, les scissures fondamentales coïncidaient avec les sutures du crâne. D'après ses recherches, la scissure de Rolando en particulier, qui est de beaucoup la plus importante dans l'étude des rapports du cerveau avec la boîte crânienne, répondait exactement à la suture coronale. Pour Gratiolet, le degré de développement des lobes cérébraux devait donc être appréciable à l'extérieur par la prédominance de l'os correspondant, d'où sa distinction des races humaines en *frontales*, *pariétales* et *occipitales*.

Broca, usant d'un procédé préférable à celui de Gratiolet pour apprécier les rapports respectifs du cerveau et de la boîte crânienne, fit connaître, en 1861, que la scissure de Rolando, loin de coïncider avec le bregma, s'était toujours trouvée à 42 millimètres au moins en arrière de ce point, quelquefois à 50 et même plus.

Des recherches de MM. Broca et Féré sur ce point il résulte que chez la femme la scissure de Rolando commence à 45 millimètres en moyenne en arrière du bregma, tandis que chez l'homme la moyenne est de 46 ou de 48 millimètres.

La scissure perpendiculaire externe est assez exactement sous-jacente à la suture lambdoïde.

La scissure de Sylvius se trouve au niveau de la suture écailleuse : on la rencontrerait donc à 5 centimètres au-dessus de l'arcade zygomatique. Son extrémité antérieure répond au ptérion, c'est-à-dire à 3 centimètres en arrière de l'apophyse orbitaire externe.

D'après ces rapports, il est possible de délimiter assez exactement sur le vivant les différents lobes du cerveau. Nous avons déjà vu que la position du bregma est déterminée par le plan vertical bi-auriculaire, et que l'on en peut déduire celle du sillon de Rolando : or tout ce qui est en avant de ce sillon appartient au lobe frontal.

D'autre part, délimitez la position du lambda, en vous rappelant qu'il répond à 6 centimètres environ au-dessus de l'inion, le lobe pariétal sera donc compris entre le sillon de Rolando en avant et le lambda en arrière.

La portion du crâne comprise entre le lambda et la protubérance occipitale externe répond au lobe occipital.

Quant au lobe temporal, il est situé au-dessus d'une ligne horizontale partant de l'apophyse orbitaire externe.

La scissure de Rolando est oblique de haut en bas et d'arrière en avant, et nous savons que son extrémité supérieure est située en moyenne de 4 1/2 à 5 centimètres en arrière du bregma : comment en déterminera-t-on l'extrémité inférieure? Ce point a été en particulier recherché par M. Lucas Champion-

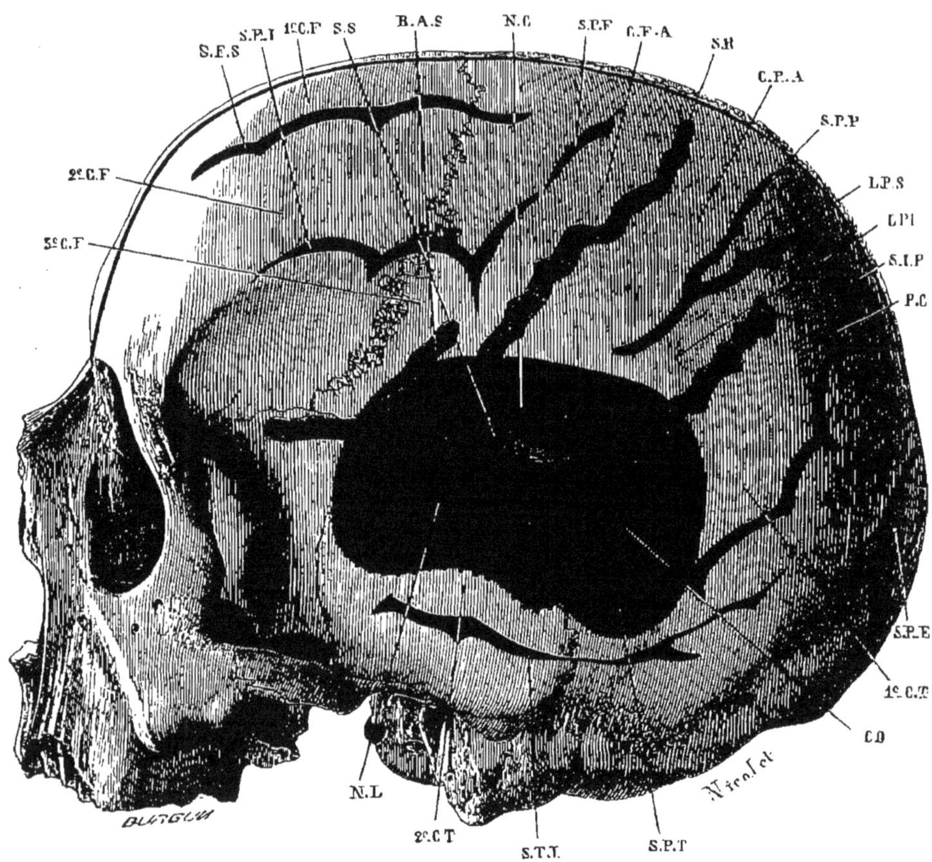

Fig. 17. — *Rapports du cerveau avec la boîte crânienne* (les scissures et les noyaux gris centraux ont été figurés à la surface extérieure du crâne de façon à en pouvoir déduire le rapport des circonvolutions et des lobes).

BAS, branche antérieure de la scissure de Sylvius.
1re CF, première circonvolution frontale.
2me CF, deuxième circonvolution frontale.
3me CF, troisième circonvolution frontale.
CFA, circonvolution frontale ascendante.
CO, couche optique.
CPA, circonvolution pariétale ascendante.
1re CT, première circonvolution temporale.
2me CT, deuxième circonvolution temporale.
LPI, lobule pariétal inférieur.
LPS, lobule pariétal supérieur.
NC, noyau caudé.
NL, noyau lenticulaire.
PC, pli courbe.
SFI, scissure frontale inférieure.
SFS, scissure frontale supérieure.
SIP, scissure interpariétale.
SPE, scissure perpendiculaire externe.
SPF, scissure parallèle frontale.
SPP, scissure parallèle pariétale.
SPT, scissure parallèle temporale.
SR, scissure de Rolando.
SS, scissure de Sylvius.
STI, scissure temporale inférieure.

nière, qui s'efforce actuellement de réhabiliter l'opération du trépan contre les accidents primitifs des fractures du crâne. Pour préciser la limite inférieure de la scissure de Rolando, il faut tirer, à partir de l'apophyse orbitaire externe, une ligne horizontale qui se dirige en arrière ; sur cette ligne, on mesure une longueur de 7 centimètres ; à l'extrémité postérieure de cette ligne on en mène une deuxième verticale, et c'est sur cette ligne, à 3 centimètres au-dessus de la précédente, que se trouve l'extrémité inférieure de la scissure de Rolando.

Les deux extrémités de la ligne rolandique étant connues, il est aisé de figurer, sur les corps morts ou vivants, les scissures et les circonvolutions, les lobes frontal et pariétal, ainsi que je l'ai fait sur la figure 17.

Un autre point déterminé avec soin par Broca, c'est la région du crâne qui correspond au centre du langage articulé. Pour trouver ce centre, il faut mener par l'apophyse orbitaire externe une ligne horizontale longue de 5 centimètres : la partie postérieure de la troisième circonvolution frontale se trouve à 2 centimètres *au-dessus* de l'extrémité postérieure de cette ligne.

Noyaux gris centraux.

La *substance grise* du cerveau n'est pas tout entière répartie à la périphérie de l'organe : il en existe à l'intérieur, sur le trajet des cordons de la substance blanche. La substance grise centrale est disposée sous forme d'amas et constitue les *noyaux gris centraux* ou *ganglions encéphaliques*. De là résultent pour le cerveau deux systèmes différents que la circulation spéciale à chacun d'eux sépare encore davantage.

La région des noyaux encéphaliques a été l'objet, dans ces derniers temps, de travaux nombreux et encore peu vulgarisés, ce qui m'engage à présenter un résumé concis de sa topographie.

Pour prendre une idée exacte de la disposition des noyaux, de leurs rapports réciproques, ainsi que de ceux qu'ils affectent avec les parties voisines, il faut pratiquer une coupe verticale et transversale du cerveau au niveau des tubercules mamillaires, de façon à diviser l'organe en deux segments, l'un antérieur, l'autre postérieur (fig. 18).

A leur sortie de la protubérance, les fibres blanches venues de la moelle et du bulbe forment deux gros faisceaux qui sont les *pédoncules cérébraux*. Les fibres rayonnent ensuite dans tous les sens, et la plus grande partie d'entre elles se rendent à l'écorce pour constituer la *couronne rayonnante* de Reil. Les noyaux gris centraux sont situés sur le trajet de ces fibres et en reçoivent un certain nombre qui les pénètrent, de telle sorte qu'ils sont appendus.

La masse des noyaux gris se compose : 1° de la *couche optique* ; 2° du *noyau caudé* ; 3° du *noyau lenticulaire* ; 4° de l'*avant-mur*.

Ces noyaux sont séparés les uns des autres par la substance blanche : entre la couche optique et le noyau caudé d'une part et le noyau lenticulaire d'autre part se trouve la *capsule interne*. Entre le noyau lenticulaire et l'avant-mur on rencontre la *capsule externe*. La masse des noyaux gris répond en dehors au lobule de l'insula, que nous avons vu siéger entre les deux lèvres de la scissure de Sylvius.

Je rappellerai que le corps strié, tel qu'il est encore décrit par nos auteurs classiques, se compose de trois parties : l'une supérieure, grise, appelée *noyau intra-ventriculaire* ; l'autre moyenne, blanche, nommée par Vieussens *double centre demi-circulaire* ; la troisième, grise, désignée sous le nom de *noyau extra-ventriculaire* du corps strié. Or, c'est à la première portion que l'on donne aujourd'hui le nom de noyau caudé ; la deuxième n'est autre que la capsule interne, et la troisième est synonyme de noyau lenticulaire. La capsule externe et l'avant-mur sont de connaissance plus récente.

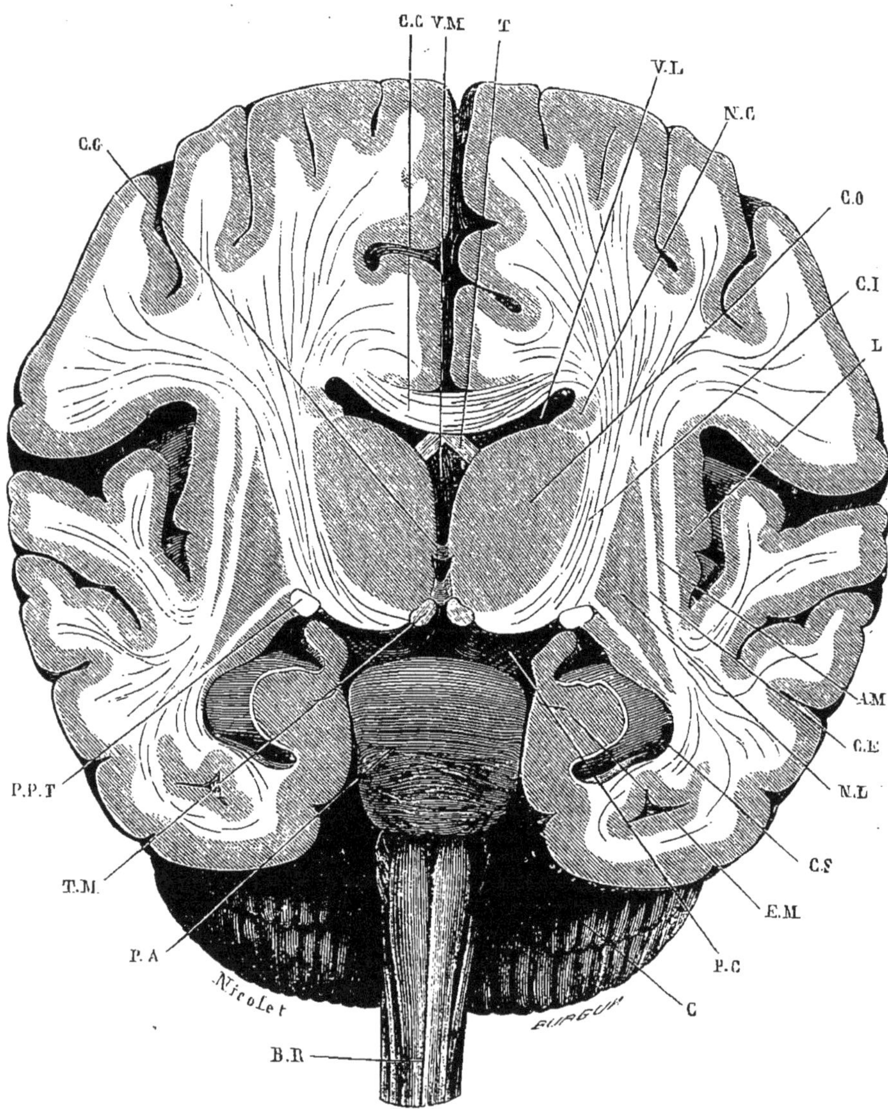

Fig. 18. — *Coupe verticale et transversale du cerveau passant par les tubercules mamillaires.*

AM, avant-mur.
BR, bulbe rachidien.
C, cervelet.
CC, corps calleux.
CE, capsule externe.
CG, commissure grise.
CI, capsule interne.
CO, couche optique.
CS, corne sphénoïdale du ventricule latéral.
EM, ergot de Morand.
L, lobule de l'insula.
NC, noyau caudé.
NL, noyau lenticulaire.
PA, protubérance annulaire.
PC, pédoncule cérébral.
PPT, pilier postérieur du trigone.
T, trigone cérébral.
TM, tubercules mamillaires.
VL, ventricule latéral.
VM, ventricule moyen.

La capsule interne (CI, fig. 18) est composée d'un gros faisceau de fibres blanches dont les unes pénètrent dans le noyau caudé et le noyau lenticulaire, tandis que les autres se rendent *directement* à l'écorce et forment la couronne rayonnante. Il est un groupe de fibres qui se détache du tiers postérieur de la capsule interne et qui, suivant un trajet rétrograde, passe derrière les noyaux gris pour s'épanouir dans le lobe occipital. Ces fibres, découvertes par Meynert, paraissent présider à la sensibilité, tandis que les autres fibres directes provenant de la capsule interne présideraient au mouvement. Leur altération isolée (Charcot) ou leur section sur les animaux (Veyssière) produiraient l'hémi-anesthésie du côté opposé.

La capsule externe (CE, fig. 18) est un faisceau de fibres blanches plus mince que le précédent, et siégeant en dehors du noyau lenticulaire. Ce sont des fibres commissurales dirigées dans le sens antéro-postérieur. A l'inverse de la capsule interne, les fibres qui constituent l'externe ne présentent aucune connexion avec les noyaux gris ; M. Charcot décrit même une sorte de cavité virtuelle entre la capsule externe et le noyau lenticulaire. Il résulte de cette disposition que les hémorrhagies qui se produisent en ce point refoulent seulement les parties voisines sans les détruire et sont curables, tandis que, lorsque le sang s'épanche dans l'épaisseur de la capsule interne, il détruit les connexions de cette capsule avec les noyaux et occasionne une paralysie irrémédiable (paralysie du mouvement *seul*, si la lésion n'occupe que les deux tiers antérieurs de la capsule, et du sentiment *seul*, si le tiers postérieur est uniquement intéressé).

En dehors de la capsule externe existe une sorte de mince calotte brunâtre et de volume à peu près égal, quelle que soit la direction que l'on donne à la coupe : c'est l'*avant-mur* (AM, fig. 18). Cet organe, dont la fonction n'est pas déterminée, semble jouer un rôle de protection.

En dehors de l'avant-mur existent un tractus blanc et enfin la substance grise des circonvolutions de l'insula.

A quelle partie de la boîte crânienne correspond le corps opto-strié ?

Les noyaux sont situés à 5 centimètres environ au-dessous de la convexité du cerveau. Ils présentent une longueur de 7 centimètres dans le sens antéro-postérieur et 4 centimètres de hauteur.

Ils correspondent à la fosse temporale et sont situés vis-à-vis de la scissure de Sylvius et de l'insula. Les noyaux sont en quelque sorte à cheval sur le conduit auditif externe, et l'on peut dire que l'extrémité supérieure du pavillon de l'oreille coïncide à peu près avec leur limite supérieure. Une tige enfoncée horizontalement en ce point les atteindrait à peu près sur le milieu de leur longueur (fig. 17).

Les *plaies du cerveau*, qu'elles soient produites par un instrument piquant, tranchant ou contondant, sont loin d'être rares. Bien que fort graves, il ne faut pas croire qu'elles soient toujours mortelles : la science compte nombre d'observations, surtout dans les annales de la chirurgie militaire, où des blessés ont complètement guéri après avoir présenté une vaste plaie avec perte de substance du cerveau : tels les dix blessés de la bataille de Landrecies dont parlent les auteurs du *Compendium de chirurgie*. Les plaies du cerveau par instrument piquant paraissent être plus graves que les plaies produites par un instrument tranchant, tel qu'un sabre, et le diagnostic en est parfois difficile.

De même que pour les plaies de la poitrine et de l'abdomen, le chirurgien mis en présence d'une plaie du crâne produite par un instrument piquant ne devra jamais l'explorer profondément avec un stylet pour savoir si elle pénètre ou non ; c'est assurément une satisfaction d'avoir une notion très précise à cet égard, mais on ne l'acquiert qu'aux dépens du malade ; seulement, toutes les fois que le doute est possible, le pronostic devra être des plus réservés, parce qu'une méningo-encéphalite traumatique mortelle sera très souvent la conséquence d'une semblable lésion.

Les deux seuls signes qui puissent permettre d'affirmer que la plaie est pénétrante sont la sortie du liquide céphalo-rachidien et surtout celle de la substance cérébrale ; quand ces deux signes n'existent pas, le diagnostic d'une plaie du cerveau offre la plus grande obscurité ; la lésion elle-même et, à plus forte raison, le siège précis de cette lésion, ne peuvent être que soupçonnés. Lorsque la substance cérébrale est à nu, la mort est considérée comme inévitable par les gens étrangers à l'art, et beaucoup de médecins partagent encore cette opinion : je répète que c'est une erreur. Par elles-mêmes, les plaies du cerveau ne sont pas très graves ; elles ne le sont que par les accidents inflammatoires qu'elles engendrent ; une plaie du cerveau ne donne en général lieu à aucune espèce de symptômes, et souvent on en a trouvé à l'autopsie dont on n'avait même pas soupçonné l'existence pendant la vie.

J'avais en 1870 dans mon ambulance près de Sedan un officier français auquel un éclat d'obus avait enlevé une portion de la calotte crânienne, y compris la dure-mère ; trois semaines après il portait au niveau de la blessure un champignon du volume d'un bon œuf de pigeon, constitué par de la substance cérébrale. Je n'ai pu suivre ce blessé ultérieurement, mais à cette époque il n'avait aucun accident et présentait l'aspect d'un homme bien portant.

Malgré ces faits heureux, il est bon de savoir que de tous les êtres animés l'homme est celui qui est le moins susceptible de survivre à une perte de substance du cerveau. On peut enlever, par exemple, à un pigeon les deux lobes cérébraux (et c'est là une expérience courante de laboratoire) sans que la vie soit atteinte : l'animal a bien perdu quelques facultés, entre autres l'instinct de se nourrir, mais il vit et peut continuer à vivre, si on l'alimente. La même expérience est toujours fatale au chien, qui néanmoins résiste à la perte d'une portion notable des lobes cérébraux, tandis que l'homme succombe le plus souvent à une blessure, même légère, de son cerveau.

Ce que je viens de dire sur la difficulté du diagnostic des plaies du cerveau s'applique tout aussi bien aux *abcès* de cet organe. La symptomatologie des abcès du cerveau est très vague et parfois tout à fait nulle. Leur marche est des plus singulières. Qu'on se rappelle la fameuse observation de Dupuytren, citée partout ; l'accident qui avait déterminé l'abcès remontait à dix ans. J'ai vu pendant mon internat chez le professeur Gosselin un malade présentant un vaste abcès dans un des lobes cérébraux ; cet homme, qui était charretier, conduisait encore ses chevaux la veille de sa mort et n'entrait à l'hôpital que pour se reposer quelques jours.

Le cerveau est donc un organe d'une extrême tolérance pour les lésions traumatiques et pour les corps étrangers tant qu'il ne s'est pas développé d'encéphalo-méningite. Cependant les abcès donnent en général lieu à un symptôme : la céphalalgie. Mais la céphalalgie est si commune, elle se rencontre dans un si grand nombre d'affections, qu'il ne semble pas *à priori* qu'elle doive fournir au chirurgien un élément de diagnostic bien puissant. Il faut néanmoins en tenir grand compte dans les circonstances suivantes : un individu a fait une chute ou a reçu un coup sur la tête à une époque plus ou moins reculée ; les troubles produits par le traumatisme ont disparu, et peu à peu, après un temps variable, le malade, bien portant d'ailleurs, est pris d'une céphalalgie qui acquiert bientôt une intensité extrême ; cette céphalalgie est *incessante, limitée à un point circonscrit du crâne, à un point toujours le même*. Si les renseignements du malade ou l'examen direct démontrent que ce point douloureux est précisément l'endroit percuté jadis, ou bien si ce *point douloureux est diamétralement opposé à l'endroit percuté*, on sera en droit de conclure à l'existence d'un abcès intra-crânien, et la trépanation sera indiquée. Le diagnostic deviendra plus probable encore, si à ces antécédents et au symptôme céphalalgie se joignent des troubles moteurs et sensitifs. Ce que nous venons de dire des localisations cérébrales viendra en aide pour essayer de préciser le point du cerveau qui est altéré. Quant à pousser plus loin le diagnostic, à savoir d'avance si le foyer siège sous les os, sous la dure-mère, sous la pie-mère ou dans la substance cérébrale, on n'a à cet égard aucune donnée sérieuse.

Lorsque les symptômes sont suffisamment accusés pour engager à agir, on commence par mettre à nu le point de la dure-mère où l'on pense rencontrer la lésion. C'est ce que fit avec succès Broca en 1871. Il donna ainsi issue à une quantité de pus représentant le volume d'un œuf de pigeon. Mais le blessé était atteint en même temps d'une méningo-encéphalite diffuse contre laquelle le trépan est impuissant et qu'il est actuellement impossible de distinguer d'un abcès collecté.

Si l'on trouve la dure-mère intacte, on l'incise crucialement. Si la pie-mère et l'écorce cérébrale sont saines, il est alors extrêmement probable qu'il existe un foyer intra-cérébral, et l'on incise le cerveau. J'ai suivi cette conduite en 1877 à l'hôpital Lariboisière dans le service de mon ami le docteur Proust : la lame du bistouri plongée à 3 centimètres de profondeur fit jaillir un véritable flot de pus phlegmoneux. Il faut toutefois reconnaître que dans ces cas difficiles le hasard guide jusqu'à un certain point la main du chirurgien.

Je dois aussi présenter quelques réflexions sur la question si souvent débattue et non encore résolue de cette triade pathologique : la *contusion*, la *compression* et la *commotion* du cerveau.

La contusion et la compression se définissent d'elles-mêmes. La contusion existe pour le cerveau comme pour les autres organes de l'économie ; elle est presque toujours consécutive à une fracture du crâne et produite par des éclats de la table interne. J'appelle toutefois l'attention sur le fait suivant. Dans les pages qui précèdent j'ai rejeté, avec plusieurs auteurs modernes, les fractures par contre-coup de la base du crâne, c'est-à-dire les fractures de la base succédant à un traumatisme de la voûte avec intégrité de celle-ci au point percuté : mais on ne peut contester l'existence des *contusions du cerveau par contre-coup*. On désigne sous ce nom une contusion du cerveau siégeant dans le lieu opposé au point percuté. C'est ainsi qu'un malade apporté dans mon service de l'hôpital Saint-Antoine, ayant fait une chute d'un lieu élevé, présentait une fracture de l'occipital à droite de la ligne médiane avec propagation du trait de la fracture vers le trou occipital ; la dure-mère était intacte ainsi que le cerveau dans le point fracturé, mais au point opposé, c'est-à-dire au *niveau du lobe frontal gauche, existait une contusion du cerveau dans l'étendue de deux centimètres carrés environ.*

La pulpe cérébrale était transformée en une bouillie noirâtre; la dure-mère et l'os frontal étaient intacts. Il est remarquable que la présence de la faux du cerveau, située entre les deux lobes cérébraux, ne s'oppose pas à la transmission du choc d'un côté à l'autre.

J'ai observé un autre fait non moins évident de contusion du crâne par contre-coup. Un garçon de vingt-sept ans tombe sur le pavé d'une hauteur de 2 mètres et perd connaissance; le choc avait porté au niveau de l'apophyse orbitaire externe *gauche.* Là existait une forte contusion qui ne tarda pas à diminuer. En même temps qu'il cessait de souffrir à gauche, vers le troisième jour, le malade se plaignit d'une vive douleur siégeant au niveau de l'apophyse mastoïde *droite*, et aussi d'une surdité absolue de ce côté. Un examen attentif de la membrane du tympan pratiqué à une très forte lumière me permit de constater l'existence d'un épanchement de sang dans l'intérieur de la caisse droite. Je constatai également l'oblitération de la trompe d'Eustache du même côté. L'épanchement sanguin dans la caisse se résorba assez vite, mais la surdité ne diminuait pas, et le malade accusait des bourdonnements incessants; devant l'impossibilité de faire pénétrer de l'air dans la caisse par les moyens ordinaires, je me décidai à introduire par la trompe d'Eustache, jusque dans la cavité tympanique, une bougie en baleine que je laissai en place pendant une demi-heure. Dès la première séance, l'audition revint un peu, et après la quatrième l'acuité auditive était presque normale ; ainsi donc : contusion de l'apophyse orbitaire externe *gauche*, déchirure de la muqueuse tympanique *droite*, tel est le résumé de ce cas fort instructif.

A moins que la contusion ne soit très étendue, et la mort est alors immédiate, les plaies contuses du cerveau se comportent comme les plaies simples, c'est-à-dire qu'elles ne révèlent leur présence par aucun symptôme primitif; malheureusement elles s'accompagnent, plus souvent encore que les plaies simples, d'une méningo-encéphalite généralement mortelle.

La *compression* du cerveau, soit par un fragment osseux, soit par un épanchement sanguin, ne soulève, non plus que la contusion, aucune difficulté d'interprétation quant au mécanisme de sa production et aux symptômes qu'elle détermine, mais il n'en est pas de même de la *commotion*.

La commotion cérébrale existe-t-elle ? Qu'est-ce que la commotion cérébrale? Nélaton en contestait l'existence. Pour lui, ce qu'on désignait ainsi n'était qu'une contusion diffuse occupant la totalité ou la presque totalité du cerveau.

Les nouvelles recherches de M. Duret sur les animaux semblent confirmer cette manière de voir. C'est à l'action du liquide céphalo-rachidien, violemment refoulé, que cet expérimentateur habile attribue la contusion qui porte sur divers points du cerveau et en particulier sur le plancher du quatrième ventricule. Je ne crois pas cependant qu'on puisse ainsi se rendre compte de tous les cas observés en clinique, car il existe des faits où les plus minutieuses recherches n'ont pu faire découvrir des traces de contusion, ainsi que le soutenait Denonvilliers.

Il est donc très difficile, impossible même, de dire actuellement ce qu'est la commotion cérébrale, en quoi elle consiste anatomiquement. On a parlé de tassement de la substance cérébrale, on a dit qu'elle était devenue plus dure, plus ferme, et surtout qu'elle ne remplissait plus complètement la boîte crânienne : mais ce sont là des lésions bien problématiques et dont l'existence peut être contestée, malgré le cas célèbre de Littre (1). La contusion par contre-coup, dont nous citions à l'instant un exemple, démontre avec quelle violence le cerveau est parfois repoussé contre la paroi crânienne, puisqu'il peut être déchiré dans une large étendue : il est donc certain que le cerveau est ébranlé dans la boîte crânienne comme la solution d'ichthyocolle dans un matras de verre, suivant l'expérience de Gama. Sous l'influence de cet ébranlement les cellules cérébrales subissent d'intimes modifications que nous ne connaissons pas encore et que l'histologie nous révèlera sans doute un jour.

Si la commotion cérébrale n'a pas de caractères anatomiques définis, il n'en est pas de même de son expression symptomatique, qui à elle seule permet d'en faire une affection bien distincte de la contusion. Ce n'est pas ici le lieu de décrire les symptômes de la commotion dont nous devons la connaissance surtout à J.-L. Petit ; je rappellerai seulement que la marche de la maladie suffirait à différencier ces deux affections, puisque la commotion entraîne des accidents immédiats, tandis que la contusion ne manifeste son existence qu'à l'apparition des phénomènes inflammatoires, vers le quatrième ou le cinquième jour.

La commotion et la contusion peuvent sans doute exister à la fois sur un même cerveau, et l'on conçoit que cela jette de l'obscurité sur la nature de ces lésions : mais il est des cas types qui permettent d'affirmer que la contusion et la commotion du cerveau constituent deux entités morbides parfaitement distinctes l'une de l'autre.

Circulation de l'encéphale.

En étudiant les parties molles qui entourent le crâne, j'ai montré que les vaisseaux du cuir chevelu diffèrent par leur disposition de ceux des autres parties du corps ; dans le cuir chevelu les artères sont abondantes, très sinueuses, incrustées dans la couche cellulo-graisseuse sous-cutanée, et très adhérentes à la peau. J'ai insisté longuement sur les conséquences pathologiques qui en résultent.

Dans l'épaisseur des os du crâne les artères ne se comportent pas non plus comme dans tous les autres points du squelette : au lieu de se tamiser dans le périoste pour pénétrer à l'état de ramuscules très fins, mais très abondants, dans la substance osseuse, les artères destinées aux os du crâne pénètrent directement sous un volume assez considérable, mais en nombre très restreint, dans les trous et les canaux dont ces os sont creusés pour les recevoir, principalement au niveau des bosses frontales et pariétales, au niveau de l'apophyse mastoïde. A ces différents points de vue la circulation dans l'épaisseur de la boîte osseuse crânienne présente des caractères propres.

Il en est de même de la circulation encéphalique dont je vais présenter une description rapide. J'étudierai successivement la circulation artérielle et la circulation veineuse.

(1) Il s'agit d'un jeune homme qui se précipita contre le mur de sa prison et succomba aussitôt. Littre dit qu'il ne trouva d'autre lésion qu'une diminution de la masse cérébrale, celle-ci ne remplissant plus la boîte crânienne.

A. — CIRCULATION ARTÉRIELLE.

Quatre gros troncs artériels apportent à l'encéphale le sang qui lui est destiné : ce sont les vertébrales et les carotides internes. Au lieu de se rendre par un trajet direct, comme c'est l'ordinaire pour les vaisseaux de cet ordre, vers l'organe auquel elles sont destinées, ces artères se contournent ou s'infléchissent plusieurs fois avant d'arriver à l'encéphale. Les artères vertébrales, légèrement sinueuses dans le trajet qu'elles parcourent au dedans du canal ostéo-musculaire formé par la série des trous des apophyses transverses des vertèbres cervicales, décrivent, à partir de l'axis, deux courbures remarquables, la première verticale, la deuxième horizontale. Elles pénètrent ensuite dans la cavité crâniene, se portent sur la gouttière basilaire de l'occipital, où elles se réunissent l'une et l'autre pour constituer le tronc basilaire. — Les artères carotides internes s'élèvent verticalement jusqu'à la base du crâne, où elles décrivent une flexuosité très prononcée. Pénétrant dans le canal carotidien, elles se dirigent d'abord verticalement en haut, puis horizontalement en dedans et en avant. Elles arrivent ainsi au sommet du rocher. De ce point elles se portent en avant, s'engagent dans le sinus caverneux, où elles décrivent deux courbures, la première concave en avant, la deuxième concave en arrière ; enfin elles traversent la dure-mère pour entrer dans la cavité crânienne, où elles se divisent après avoir fourni l'artère ophthalmique. Ces courbures que les artères vertébrales et carotides décrivent soit autour des os, soit dans leur intérieur, n'ont d'autre but que d'épuiser tout l'effort que la systole ventriculaire communique à l'ondée sanguine et de mettre ainsi l'encéphale à l'abri du choc produit par la systole.

Les artères vertébrales et carotides, arrivées à la base de l'encéphale, affectent, en s'anastomosant les unes avec les autres, une disposition des plus remarquables. C'est à l'ensemble de ces anastomoses qu'on a donné le nom d'*hexagone artériel* de la base du crâne : *hexagone de Willis*.

Les artères communicantes sont au nombre de trois : l'une, antérieure, réunit entre elles les deux carotides ; deux, postérieures, relient les carotides aux vertébrales. Les artères communicantes jouent dans la circulation artérielle de l'encéphale un rôle capital : grâce à elles les artères d'un côté peuvent suppléer celles du côté opposé, lorsque le tronc qui fournit ces dernières a été obstrué ou bien compris dans une ligature. Cependant la suppression brusque du cours du sang dans une carotide interne produit souvent des accidents cérébraux. D'après M. Le Fort, sur 370 cas, ces accidents se sont produits dans 100 observations. J'ai dû lier la carotide primitive droite d'un jeune étudiant à la suite d'une plaie par arme à feu : au moment de serrer le fil, j'examinai attentivement si quelque phénomène se produirait du côté du cerveau : il ne s'en produisit pas.

Les deux carotides primitives ont pu être liées sur le même sujet sans que cette double ligature ait donné lieu à l'apparition d'aucun trouble cérébral, à la condition toutefois que les deux opérations aient été pratiquées à des intervalles plus ou moins éloignés. Chose remarquable, lorsque des accidents sont survenus, ils n'ont été observés qu'après la première opération. Les larges communications artérielles entre la vertébrale et la carotide interne rendent compte du rétablissement de la circulation dans ces cas.

Je crois devoir rapporter brièvement ici un fait très curieux. J'avais en 1873 dans mon service à l'hôpital Lariboisière un malade atteint d'anévrysme de la crosse de l'aorte. Pour m'assurer de la réductibilité de la tumeur et dans le but de chercher à découvrir l'orifice par lequel passait le sac à travers le sternum, j'exerçai une légère pression à sa surface. Cette première exploration ne m'ayant pas renseigné suffisamment, j'en pratiquai une seconde sans presser davantage. Instantanément le malade fut frappé d'une paralysie complète de tout le côté gauche. Un caillot détaché de la poche s'était porté dans la carotide interne droite, avait obstrué à leur origine les branches que cette artère donne au côté droit du cerveau et supprimé la circulation dans les parties correspondantes. Cette paralysie gauche ne fut que de courte durée ; elle devint droite ensuite et s'accompagna d'aphasie : le caillot migrateur était sans doute passé par l'artère communicante antérieure dans les artères du côté opposé. Le lendemain de cet accident, la paralysie avait disparu, il ne restait plus que l'aphasie, qui disparut à son tour quelques jours plus tard (1).

Examinons maintenant la circulation cérébrale proprement dite. Ce que nous en connaissons est dû principalement aux travaux de MM. Duret et Heubner et date de ces dernières années.

La circulation intra-cérébrale se compose de deux grands systèmes :

Le système artériel de l'écorce ;

Le système artériel des noyaux gris centraux.

D'après M. Duret, ces deux systèmes seraient tout à fait indépendants l'un de l'autre et ne communiqueraient pas entre eux à leur terminaison, de telle sorte qu'il existerait dans le cerveau une sorte de zone neutre moins fournie de vaisseaux, au niveau de laquelle, d'après M. Charcot, on observerait de préférence les ramollissements.

1° *Système artériel de l'écorce.*

Les artères qui se rendent à l'écorce du cerveau sont : la cérébrale antérieure, la cérébrale moyenne et la cérébrale postérieure. Elles ont chacune des départements qui leur sont affectés.

La *cérébrale antérieure* se rend aux première et deuxième circonvolutions frontales, à la face interne de l'hémisphère cérébral, au lobe para-central, au lobe carré, situé en arrière du précédent, à la circonvolution du corps calleux.

La *cérébrale moyenne* est logée au fond de la scissure de Sylvius, d'où son nom d'*artère sylvienne.* C'est de beaucoup la plus importante des trois par son mode de distribution et la fréquence de ses maladies. Elle est affectée spécialement à la zone motrice. Cette artère se divise dans la scissure de Sylvius en quatre ou cinq branches volumineuses qui se rendent :

La première au lobule de l'insula ;

La deuxième à la troisième circonvolution frontale (M. Charcot rapporte l'exemple d'une embolie de cette artère ayant causé le ramollissement de la troisième circonvolution frontale et l'aphasie) ;

La troisième à la circonvolution frontale ascendante ;

La quatrième à la circonvolution pariétale ascendante ;

La cinquième à la première circonvolution temporale et au pli courbe situé derrière cette circonvolution.

(1) Voir pour plus de détails la thèse de M. le docteur Gassion (1873), auquel je communiquai le fait pour sa thèse inaugurale.

La *cérébrale postérieure* se distribue au lobe occipital, aux deuxième et troisième circonvolutions temporales et à une partie du lobe pariétal.

Il faut remarquer que ces artères communiquent peu entre elles. Les différentes artères des circonvolutions sont presque toutes *terminales* ou *finales* (Cohnheim), c'est-à-dire qu'elles ne reçoivent pas d'anastomoses et qu'elles n'en donnent pas: aussi ne peuvent-elles se suppléer les unes aux autres, même les diverses branches d'un département.

Les artères périphériques arrivées à la surface du cerveau ne pénètrent pas directement dans l'écorce, mais se ramifient en un nombre considérable de rameaux qui, avant d'entrer dans la substance cérébrale, deviennent capillaires : aussi la pie-mère se compose-t-elle d'une toile celluleuse dans laquelle se divisent toutes les branches dont nous venons de parler, avant leur pénétration dans la substance cérébrale.

De ces branches, les unes vont à la substance corticale grise : ce sont les *artères courtes ;* les autres se rendent à la substance blanche : ce sont les *artères longues.*

2° *Système artériel des noyaux gris centraux.*

Les artères destinées aux ganglions encéphaliques (AC, fig. 19), c'est-à-dire au corps opto-strié, naissent isolément du tronc principal, à angle droit. Elles sont parallèles entre elles et ne s'anastomosent sur aucun point de leur trajet, de telle sorte que chacune d'elles représente un système isolé. Elles forment plusieurs groupes distincts.

Un premier se détache de la *communicante antérieure :* c'est le *groupe antérieur.*

Un deuxième groupe, *groupe médian postérieur*, se détache de la cérébrale postérieure, et aussi de la communicante postérieure.

Deux autres groupes, *groupes latéraux postérieurs*, prennent naissance sur les artères cérébrales postérieures.

Enfin, deux groupes antérieurs, qu'on nomme *groupes latéraux antérieurs*, se détachent des artères sylviennes. Ces derniers groupes sont de beaucoup les plus importants. Ils sont formés de quinze à vingt branches artérielles qu'on trouve à l'entrée de la scissure de Sylvius au niveau du point appelé *espace perforé antérieur.*

Ces divers systèmes se détachent de l'hexagone artériel ou à son voisinage dans une zone excentrique qui ne dépasse pas l'hexagone de plus de 2 centimètres.

Les artères des noyaux gris sont toutes des artères *terminales.*

Le *groupe médian antérieur* se distribue à la partie antérieure de la tête du noyau caudé.

Le *groupe médian postérieur* se rend à la face interne de la couche optique et des parois ventriculaires.

Le *groupe latéral postérieur* va à la partie postérieure de la couche optique.

Le *groupe latéral antérieur*, ou *sylvien*, le plus important de tous, forme ce que l'on est convenu d'appeler les *artères striées.*

Ces artères, nées de la sylvienne, se partagent, presque aussitôt après leur origine, en deux groupes : un *groupe interne* et un *groupe externe.*

Le *groupe interne* est le moins important des deux. Il occupe l'espace situé entre le noyau lenticulaire et la capsule interne. Ce sont les *artères striées internes.*

Le *groupe externe, artères striées externes*, se place entre la capsule externe et la face externe du noyau lenticulaire, point au niveau duquel M. Charcot a admis une sorte de cavité virtuelle qui est le siège assez fréquent de l'hémorrhagie cérébrale.

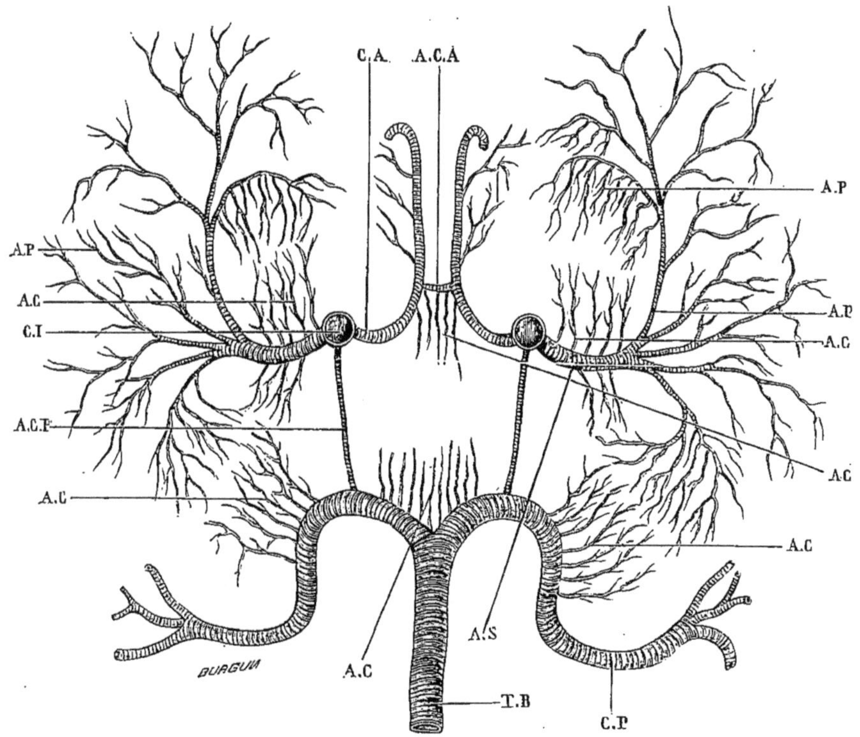

Fig. 19. — *Hexagone de Willis. — Artères destinées à l'encéphale. — Schéma.* (L'idée de cette figure est empruntée à une figure analogue qui se trouve dans les *Leçons* de M. Charcot.)

AC, artères centrales destinées aux noyaux gris centraux.
ACA, artère communicante antérieure.
ACP, artère communicante postérieure.
AP, artères périphériques destinées à l'écorce cérébrale.
AS, artère sylvienne.

CA, artère cérébrale antérieure.
CI, carotide interne.
CP, artère cérébrale postérieure.
TB, tronc basilaire.

Ce groupe externe se subdivise lui-même. Quelques-unes des artères qui le composent se rendent au *noyau lenticulaire*. Ce sont les artères *lenticulo-striées*. Les autres se rendent au noyau lenticulaire et à la couche optique. On les nomme pour cette raison *artères lenticulo-optiques.*

Les premières ou artères *lenticulo-striées* se rendraient principalement aux deux tiers antérieurs de la capsule interne, composés de fibres motrices, et les secondes ou *artères lenticulo-optiques* au tiers postérieur de cette capsule, comprenant des fibres sensitives, de telle sorte que la lésion du premier groupe entraînerait l'hémiplégie, et celle du second groupe donnerait lieu à l'hémianesthésie.

B. — CIRCULATION VEINEUSE.

Si la circulation artérielle de l'encéphale est aujourd'hui bien connue, il n'en est pas de même de la circulation veineuse dont plusieurs points sont encore à élucider. On peut dire cependant que la formule générale de cette circulation est l'inverse de celle de la circulation artérielle. Tandis que l'une est caractérisée par une sorte d'indépendance qui fait que chacune de ses branches régit un territoire isolé, sans présenter pour ainsi dire aucune anastomose avec les territoires voisins, la circulation veineuse est au contraire remarquable par la multiplicité des communications qu'elle offre et qui assurent ainsi son fonctionnement.

Ce sont ces *communications* qui ont été particulièrement étudiées, sur mes conseils, par M. Ch. Labbé, alors mon préparateur.

Il s'est surtout occupé des communications qui se font dans l'intérieur du crâne entre les sinus, entre les hémisphères cérébraux et enfin entre le système veineux cortical et le système central.

Voici les résultats principaux auxquels il est arrivé dans ses recherches.

1° *Communications des sinus de la dure-mère entre eux.* — Les sinus sont reliés entre eux par des veines placées dans l'épaisseur de la dure-mère et que l'on observe principalement dans la faux du cerveau et la tente du cervelet : ce sont les *veines petites anastomotiques*, qui font communiquer les sinus longitudinaux entre eux et les sinus latéraux avec le sinus droit.

Il existe en outre deux grandes veines, *veines grandes anastomotiques*, qui sont chargées d'établir des relations éloignées entre les sinus et plus spécialement de mettre en communication les sinus supérieurs avec ceux de la base du crâne. L'une de ces veines est antérieure, l'autre postérieure. La première, décrite par M. Trolard, s'étend du sinus longitudinal supérieur au sinus pétreux supérieur ou au sinus caverneux ; la seconde, signalée par M. Labbé, relie le sinus longitudinal supérieur au sinus latéral. Cette dernière, le plus habituellement, au lieu d'être isolée dans tout son trajet, part du sinus latéral pour se jeter dans la veine de Trolard, au voisinage de la scissure de Sylvius. La communication du sinus longitudinal supérieur avec le latéral n'en existe pas moins, mais elle se fait par l'intermédiaire de la grande anastomotique antérieure.

2° *Communications veineuses d'un hémisphère à l'autre.* — Les communications veineuses entre les deux hémisphères cérébraux se trouvent à la base du cerveau, à la partie centrale de l'organe, puis au niveau du corps calleux.

A la base du cerveau, on constate une sorte de cercle veineux inclus dans le cercle artériel de Willis, qui a été bien étudié par M. Trolard.

Les veines de Galien par leur réunion en un tronc commun, avant de se jeter dans le sinus droit, forment également une large anastomose entre les deux moitiés du système veineux central.

Enfin, au-dessus du corps calleux, on voit partir de l'extrémité antérieure du sinus longitudinal inférieur une veine qui se bifurque pour se porter dans chaque hémisphère cérébral : c'est la *veine interhémisphérique supérieure*, ainsi appelée par opposition à de petites branches transversales qui existent au niveau du cercle veineux de la base, et auxquelles on donne le nom d'*interhémisphériques inférieures*.

3° *Communications entre le système veineux cortical et le système veineux central ou des veines de Galien.*

Contrairement à ce qui a lieu pour le système artériel, il existe des relations entre le système veineux central et le périphérique. Ces communications s'effectuent d'abord à l'aide d'une veine qui repose sur le bourrelet du corps calleux et qui, par ses racines, communique avec quelques-unes des cérébrales internes, tandis que, par son tronc, elle se jette dans le tronc commun des veines de Galien. Une autre veine unit encore les veines de Galien au système périphérique : c'est la veine des plexus choroïdes qui, d'une part, constitue une des branches d'origine des veines de Galien et, d'autre part, communique avec le cercle veineux de la base du cerveau.

4° *Lacs dérivatifs de sûreté des sinus.* — A côté de ces anastomoses multiples qui ont pour but de faciliter la circulation veineuse du cerveau, on trouve encore une autre disposition qui prévient la stase du sang dans les sinus et les veines cérébrales. Ce sont des dilatations ampullaires, placées dans l'épaisseur de la dure-mère, de chaque côté des sinus, et qui communiquent d'une part avec les sinus, d'autre part avec les veines cérébrales, en sorte qu'elles reçoivent le trop-plein, soit des sinus, soit des veines, et empêchent ainsi la compression du cerveau. Elles méritent donc bien le nom de lacs dérivatifs de sûreté qu'on leur a donné.

La connaissance de ces lacs sanguins importe au chirurgien, car ils jouent un rôle important dans l'usure des os de la voûte du crâne et expliquent la formation de quelques-unes de ces tumeurs veineuses en communication avec la circulation intra-crânienne et qui ont pour caractère d'être réductibles.

M. Ch. Labbé pense que c'est dans l'intérieur de ces ampoules que se développent les granulations de Pacchioni, par un mécanisme qui rappelle un peu celui de la formation des phlébolithes.

Le cerveau est-il animé de battements à l'état normal? Cette question fort discutée par les physiologistes a si peu d'intérêt au point de vue chirurgical, que je crois inutile d'y insister ici. Le cerveau, mis à découvert, présente des battements isochrones à ceux du pouls, voilà la vérité : aussi me contenterai-je de dire avec Longet, dont je partage absolument la manière de voir à cet égard : « Le cerveau ne se meut pas chez l'adulte tant que le crâne est intact. »

CHAPITRE IV

Développement du crâne.

Le développement du crâne mérite de nous arrêter un instant, parce qu'il permet de comprendre ou du moins d'expliquer un certain nombre d'états pathologiques.

Je considérerai le crâne : 1° dans la période embryonnaire et fœtale ; 2° à la naissance ; 3° dans la vieillesse.

A. — DU CRANE PENDANT LA PÉRIODE EMBRYONNAIRE ET FŒTALE.

Les différentes phases par lesquelles passe le crâne sont suffisamment connues aujourd'hui dans leur ensemble, grâce aux travaux de Coste, Reichert, Baër, Ch. Robin, etc., etc. Nous étudierons simultanément le développement de l'encéphale et celui de la boîte crânienne.

Développement de l'encéphale. — L'axe encéphalo-rachidien est l'une des premières parties qui apparaissent chez l'embryon. Dans l'axe central de la tache germinative se dessine une ligne obscure appelée *gouttière primitive*. Des deux côtés de cette gouttière se montrent deux crêtes longitudinales qui sont les *lames médullaires*, rudiments du système nerveux ; en dehors de ces gouttières on ne tarde pas à voir de chaque côté une légère saillie présentant des lignes brunâtres horizontales qui sont les *lames vertébrales*. Au-dessous de la gouttière primitive et par conséquent des lames médullaires se trouve un cordon longitudinal effilé à ses deux extrémités, appelé *corde dorsale* ou *notocorde*, qui représente l'axe de formation de la colonne vertébrale et constituera plus tard les disques intervertébraux.

A ce moment les deux lames médullaires se recourbent, s'enroulent et se réunissent l'une à l'autre par leur bord libre, de façon à former un cylindre creux rectiligne. Le cylindre est l'axe encéphalo-rachidien. Il se termine en haut par trois renflements ou vésicules, dites *vésicules encéphaliques* (rudiment de l'encéphale), et par un renflement intérieur plus petit, ou renflement lombaire. Le canal de ce cylindre creux constituera en haut la cavité des ventricules et en bas le canal central de la moelle.

En même temps que les lames médullaires convergent pour former le tube cérébro-spinal, les lames vertébrales convergent pour former le tube vertébro-crânien. Il existe donc à cette époque deux cylindres creux emboîtés l'un dans l'autre : l'un, extérieur, sera la colonne vertébrale et le crâne ; l'autre, intérieur, deviendra la moelle et le cerveau.

Ne nous occupons maintenant que de la partie supérieure renflée de notre cylindre, de celle qui correspond au crâne.

Le cylindre intérieur ou nerveux présente, avons-nous dit, trois renflements ou vésicules cérébrales. Le cylindre extérieur, ou tube crânien primitif, se moulant sur le précédent, présente aussi trois vésicules dites vésicules crâniennes.

Le crâne à cette période est donc représenté par deux cylindres rectilignes emboîtés l'un dans l'autre et présentant trois renflements. On remarquera que, bien que les deux tubes se suivent de très près dans leur développement, c'est le tube médullaire qui se développe le premier, en sorte que, si un temps d'arrêt frappe à cette période le développement du tube engainant, les parties constituantes du cylindre nerveux pourront ne pas être recouvertes.

A partir de ce moment, le développement de ces deux parties, destinées à faire un même tout, marche d'une manière parallèle.

Les trois renflements de la *capsule crânienne* sont divisés en antérieur, moyen et postérieur, et séparés l'un de l'autre par deux sillons dont l'antérieur est plus prononcé. Mais apparaissent bientôt deux nouveaux sillons qui portent à cinq le nombre des vésicules crâniennes, dont trois par conséquent sont primaires et deux secondaires.

Voici la situation respective des vésicules crâniennes et des vésicules cérébrales :

La première vésicule crânienne, ou frontale, correspond au cerveau antérieur (hémisphères cérébraux);

La deuxième vésicule, dite intermédiaire ou secondaire antérieure, correspond aux couches optiques;

La troisième, ou moyenne, correspond au cerveau moyen (tubercules quadrijumeaux, pédoncules cérébraux, aqueduc de Sylvius) ;

La quatrième, ou postérieure, au cerveau postérieur (cervelet) ;

La cinquième, ou secondaire postérieure, à l'arrière-cerveau (moelle allongée).

Développement de la boîte crânienne. — La capsule crânienne, d'abord rectiligne, ne tarde pas à s'infléchir. La cause de cette inflexion a exercé la sagacité des embryologistes : suivant M. Dursy, elle tiendrait à ce que le développement serait plus rapide à la partie dorsale de la voûte crânienne et plus lent dans la région de la base.

Quoi qu'il en soit, le crâne a pour principale origine les lames vertébrales, dont les bords se relèvent peu à peu, se recourbent et ensuite, marchant à la rencontre l'un de l'autre, et d'un côté à l'autre, se soudent de manière à former un tube qui est l'ébauche du crâne primitif.

Ajoutons qu'aux lames vertébrales se joignent, pour former le crâne, les lames cutanées et le feuillet corné.

Vers le quarantième jour de la vie intra-utérine, la capsule crânienne, constituée comme nous venons de le dire, s'est infléchie et présente à considérer une base et une voûte : la base, moins étendue, est cartilagineuse ; la voûte, plus considérable, est constituée par une membrane : d'où le nom d'état membraneux de la voûte crânienne, ou *crâne membraneux primitif.*

Le cartilage de la base, dont on a comparé la forme à celle d'une baignoire, est composé d'une seule pièce et donnera naissance à l'ethmoïde, au sphénoïde, au temporal (moins l'écaille) et à l'occipital (moins l'écaille).

La structure du crâne membraneux primitif, c'est-à-dire de la membrane qui constitue à elle seule la voûte du crâne à cette période, n'est pas décrite de la même manière par les différents auteurs. M. Sappey la considère comme composée de tissu conjonctif à l'état naissant, contenant dans le réseau de ses fibres de nombreuses cellules. « Après le deuxième mois de la vie intra-utérine, dit Ch. Robin, on voit naître la substance osseuse sans cartilage préexistant dans les enveloppes *alors fibreuses* de la voûte crânienne. » Pour Le Courtois (thèse de Paris, 1870) la voûte crânienne membraneuse de l'embryon se compose uniquement de tissu embryonnaire vasculaire, sans qu'on y rencontre ni tissu fibreux ni cartilage. Cet auteur y reconnait trois couches : la première, extérieure, est mince, peu vasculaire, et représente le péricrâne futur ; la couche intérieure donnera naissance à la dure-mère, tandis que la couche moyenne, la plus importante des trois, plus résistante, très vasculaire, est la couche ostéogène, celle d'où procède la substance osseuse.

Que cette membrane soit constituée par du tissu conjonctif, du tissu fibreux ou du tissu embryonnaire, c'est d'elle que part l'ossification. A ses dépens se développent le frontal, les pariétaux, les portions écailleuses du temporal et de l'occipital. L'ossification du crâne membraneux apparait vers la fin du deuxième mois de la vie intra-utérine et débute par le frontal au niveau des orbites ; l'ossification ne part pas d'un point unique pour s'irradier, comme le ferait une tache d'huile, sur les parties voisines : on voit sur divers endroits de la voûte et de la base apparaître des points multiples d'ossification qui finissent par se rencontrer, et se rencontrent plus vite à la base qu'à la voûte.

B. — DU CRANE A LA NAISSANCE.

L'étude du crâne à la naissance offre pour l'accoucheur un intérêt de premier ordre. Nous rappellerons seulement ici que la voûte crânienne est formée d'os minces, flexibles, élastiques, écartés les uns des autres par des espaces plus ou moins larges dans lesquels persiste le crâne membraneux non complètement ossifié, tandis que la base est dure, résistante, non réductible : d'où la difficulté de lui faire traverser la filière des bassins rétrécis.

Les espaces qui séparent les os de la voûte portent le nom de *fontanelles*. Il en existe six : deux médianes et quatre latérales.

Les deux médianes, infiniment plus larges que les latérales, sont l'une antérieure, l'autre postérieure : l'antérieure, plus grande que la postérieure, a la forme d'un losange et occupe le carrefour où aboutissent les sutures très lâches qui séparent les deux pariétaux et les deux moitiés du frontal, c'est-à-dire le bregma; la postérieure, de forme triangulaire, siège entre les deux pariétaux et l'angle supérieur de l'occipital, au niveau du lambda.

Des quatre fontanelles latérales, deux sont à droite et deux à gauche. Elles siègent, la première, ou antérieure, dans la fosse temporale, entre la grande aile du sphénoïde et l'angle correspondant du pariétal au niveau du ptérion; la deuxième, ou postérieure, au niveau du point où convergent le pariétal, le temporal et l'occipital, vers l'astérion. Ces quatre fontanelles sont d'ailleurs très petites et n'offrent qu'un très médiocre intérêt pratique, tandis que les fontanelles médianes fournissent des indications précieuses pour le diagnostic de la présentation et de la position du fœtus.

En étudiant la région occipito-frontale, j'ai déjà signalé les caractères que présente le périoste chez le fœtus : il est plus résistant et moins adhérent, en même temps que les os sont plus vasculaires et plus spongieux : d'où résulte la possibilité du céphalæmatome.

C. — DU CRANE DANS LA VIEILLESSE.

En ce qui concerne les modifications que subit le crâne dans l'âge adulte, nous renvoyons au chapitre qui traite de la synostose, mais nous devons dire quelques mots de l'*état sénile du crâne*, sujet remarquablement étudié en 1869 par M. Sauvage dans sa thèse inaugurale.

Lorsque le cerveau commence à diminuer de volume, ce qui arrive en moyenne à partir de cinquante ans, d'après les recherches de Broca, les os du crâne subissent eux-mêmes un mouvement de désassimilation auquel on a donné le nom d'*atrophie sénile*. Cette atrophie commence en moyenne à l'âge de soixante-cinq ans. Sur 28 cas dans lesquels le sexe a été examiné, M. le docteur Sauvage a trouvé l'atrophie chez 22 femmes et 6 hommes : d'où il conclut que le sexe féminin possède pour l'atrophie sénile une prédisposition au moins trois fois plus forte que le sexe masculin.

L'atrophie du crâne est caractérisée par l'amincissement des parois, qui peuvent être réduites à 1 millimètre d'épaisseur et même à $0^{mm},3$, d'après M. Sauvage. Mais l'atrophie, qui est alors pathologique, s'observe très rarement à ce degré. La table externe s'affaisse ; la table interne, plus fragile encore que chez l'adulte, tend à reprendre l'aspect lisse du crâne de l'enfant ; les cellules du diploé s'agrandissent en même temps que les canaux veineux se multiplient et augmentent de volume.

L'atrophie sénile pathologique est essentiellement liée à la circulation artérielle et ne se rencontre que sur le trajet des artères méningées. Les artères, le plus souvent ossifiées à cet âge de la vie, déforment les sillons. Aussi trouve-t-on sur leur trajet une résorption du tissu osseux pouvant porter sur les deux tables et le diploé. Il se fait une telle usure que la destruction de la table interne peut être complète et le diploé lui-même largement attaqué par le vaisseau ; la table externe disparaît aussi, de sorte qu'il en résulte une perforation de la boîte crânienne.

L'atrophie a généralement pour siège les bosses pariétales, et, chose singulière, en même temps que se produit cette atrophie, apparaît sur les points voisins, sur ceux qui bordent la lésion, une hypertrophie du tissu osseux portant exclusivement sur le diploé : d'où la formation d'un bourrelet qui fait paraître plus profonde encore la dépression crânienne.

J'ai signalé plus haut l'existence de certaines tumeurs sanguines de la voûte du crâne, réductibles et communiquant directement soit avec les sinus de la dure-mère, soit avec les veines du diploé. J'ai également rappelé la pneumatocèle du crâne provenant de la communication des cellules diploïques avec des cavités contenant normalement de l'air : sinus frontaux, cellules mastoïdiennes : or il me paraît rationnel d'admettre une certaine relation entre la production de ces diverses lésions et l'atrophie crânienne dont je viens de parler, d'autant plus que, si l'atrophie apparaît en moyenne vers l'âge de soixante-cinq ans, elle peut commencer exceptionnellement plus tôt.

Le crâne peut être frappé dans son développement dès le début de la vie intra-utérine ; l'arrêt de développement est parfois complet, c'est-à-dire qu'il porte à la fois sur les vésicules encéphaliques et les vésicules crâniennes : il en résulte à la naissance une absence du crâne nommée *acéphalie*, et que Béclard appelait *acrânie*.

Les vésicules encéphaliques ou nerveuses peuvent être seules frappées d'arrêt, tandis que la capsule crânienne parcourt les diverses périodes de son développement. On conçoit toutefois que la voûte, qui se moule sur l'encéphale, ne puisse pas offrir une disposition normale, puisque l'encéphale manque : mais la base du crâne est bien formée. Cet état constitue l'*anencéphalie*.

A la place du cerveau existe parfois une masse rougeâtre fibrineuse rappelant l'aspect du tissu érectile, ce qui constitue la *pseudencéphalie*.

L'acéphalie, l'anencéphalie et la pseudencéphalie s'accompagnent souvent d'arrêt de développement portant sur d'autres organes et sont d'ailleurs, bien entendu, incompatibles avec la vie extra-utérine.

Je rappelle que le cerveau est recouvert par les méninges : dure-mère, arachnoïde et pie-mère ; qu'il est enveloppé de tous côtés par un liquide, le liquide céphalo-rachidien, et présente dans son intérieur des cavités appelées ventricules, lesquelles, au début de la vie intra-utérine, correspondent à l'axe du tube encéphalo-rachidien et contiennent de ce liquide. Or il peut se présenter à la naissance l'un des états suivants :

1° A travers un trou de la voûte crânienne les méninges *seules* font hernie au dehors et constituent une tumeur remplie de liquide et appelée *méningocèle*.

2° En même temps que les méninges une portion du cerveau sort à l'extérieur et se trouve dans la tumeur. Celle-ci, constituée par les méninges, une couche de liquide et une partie de l'encéphale, peut en conséquence être appelée *méningo-encéphalocèle*. Mais, comme il est impossible que le cerveau sorte au dehors sans être accompagné de ce qui l'entoure, membranes et liquide, le mot seul d'*encéphalocèle* exprime la même idée.

3° L'encéphale est hors de la boite crânienne, mais cette sorte d'expulsion du cerveau est due à la présence d'une quantité anormale de liquide dans la cavité ventriculaire : c'est alors un *hydrencéphalocèle*. Presque tout l'encéphale peut ainsi être repoussé à l'extérieur, et la boite crânienne ne plus contenir que du liquide.

4° Le cas précédent, ou l'*hydrencéphalocèle*, ne se produit évidemment que si l'hydropisie ventriculaire est apparue à une époque où la voûte crânienne n'offrait aucune résistance : la preuve en est que, si cette hydropisie survient plus tard, après l'ossification du crâne membraneux, il se produit une distension générale de la voûte, et non plus une tumeur extérieure limitée. Cette distension totale de la voûte crânienne par suite d'une hydropisie intra-ventriculaire constitue l'*hydrocéphalie*.

Nous avons déjà signalé la *microcéphalie*.

Il était tout naturel de rapprocher ces diverses tumeurs du crâne de celles qu'on observe plus fréquemment sur le trajet du canal rachidien et qu'on désigne sous le nom de *spina bifida ;* il est bien évident qu'elles procèdent les unes et les autres d'une cause identique : aussi Cruveilhier désignait-il ces vices de conformation sous le nom de *spina bifida crânien*.

Si la méningocèle, l'encéphalocèle et l'hydrencéphalocèle, peuvent être distinguées l'une de l'autre théoriquement, ainsi que nous venons de le faire, il convient d'ajouter qu'au point de vue pratique il faut les confondre sous le nom d'encéphalocèle. Cette dernière est une tumeur de la voûte du crâne, occupant le plus souvent l'occiput et la racine du nez, toujours congénitale, communiquant avec la cavité crânienne par un trou ou une simple fente, et par conséquent plus ou moins réductible, siégeant sur la ligne médiane ou dans son voisinage, contenant dans son intérieur les méninges, une couche de liquide, et *presque toujours* (1) une portion plus ou moins considérable d'encéphale.

Le praticien doit donc bien se tenir en garde contre les tumeurs congénitales du crâne, car l'extirpation, la simple ouverture d'une encéphalocèle (ainsi que la science en compte nombre d'exemples), déterminent ordinairement une méningo-encéphalite mortelle. Il est bon de savoir d'ailleurs que des sujets atteints d'encéphalocèle, même assez volumineuse, peuvent vivre longtemps

(1) La méningocèle est très rare ; toutefois M. le Dr Émile Leriche en a rapporté deux cas dans son intéressante thèse inaugurale (1871).

sans présenter les moindres troubles dans leur santé générale, ce qui rend mieux compte des méprises faites par certains praticiens distingués.

Deux théories sont en présence pour expliquer les divers vices de conformation qui précèdent : une ancienne et une nouvelle.

L'ancienne rattache à des arrêts de développement ces divers états pathologiques; d'après la nouvelle théorie, préconisée surtout par M. Spring, la sortie de l'encéphale et des méninges est une véritable hernie qui se produit après la formation de la voûte crânienne. La lésion résiderait dans une altération primitive des méninges donnant lieu à une méningocèle limitée, laquelle, pressant de dehors en dedans sur les parois crâniennes, en déterminerait l'usure.

Sans vouloir entrer dans les détails d'une discussion qui n'a pas un grand intérêt pratique, nous dirons que la théorie de l'arrêt de développement rend un compte plus satisfaisant des faits observés et s'applique surtout mieux à leur ensemble.

L'hydrocéphalie, constituée par une hydropisie intra-ventriculaire, peut être très légère, distendre modérément la voûte crânienne, le front surtout, et guérir spontanément. Mais elle peut atteindre des proportions énormes, et l'on voit alors une voûte du crâne deux fois plus volumineuse, je suppose, que celle d'un adulte, surplomber à la manière d'un immense chapiteau une petite face d'enfant. Dans ces cas, quelques chirurgiens, Malgaigne entre autres, ont essayé d'intervenir par la ponction et la compression de la cavité crânienne, mais sans résultats favorables. Cependant, en présence d'une affection qui ne peut guérir, qui condamne le malade à une sorte de vie végétative, on est autorisé, ce me semble, à tenter de nouveaux efforts pour arriver, sinon à le guérir complètement, du moins à améliorer son état. La ponction ne pourra être tentée que dans les premiers temps de la vie, alors que le crâne est mou et encore susceptible de subir un mouvement de retrait. Si la voûte crânienne est ossifiée, aucune intervention chirurgicale ne sera rationnelle, puisque la ponction produirait un vide que rien ne saurait combler, si ce n'est un nouvel épanchement.

L'ossification de la voûte du crâne suit chez les hydrocéphales une marche régulière au début de la vie, mais, dès qu'elle est complète et que la voûte ne peut plus se distendre sous la pression du liquide, il se produit une sorte de suractivité dans la nutrition des os qui la composent. Ces os arrivent à présenter une épaisseur énorme, deux et trois fois l'épaisseur normale. On a invoqué plusieurs théories pour expliquer cette hypertrophie singulière, mais ici, comme dans beaucoup d'autres cas, la connaissance du fait nous suffit.

DE L'APPAREIL AUDITIF

L'appareil auditif est destiné à nous faire percevoir les sons. Il se compose de deux parties distinctes : l'une, tout extérieure, intimement liée à la face, avec laquelle elle se développe, accessible à l'exploration et à l'action chirurgicales, est un *appareil de transmission ;* l'autre, située profondément, dans l'épaisseur des os de la base du crâne, dont elle suit le développement, reçoit les branches terminales du nerf auditif et constitue un *appareil de réception.* Au point de vue de leurs fonctions physiologiques, de leur développement, de leurs aptitudes pathologiques, comme au point de vue de la thérapeutique, ces deux parties de l'organe auditif diffèrent essentiellement. L'appareil de *réception,* appelé encore oreille interne, rentre surtout dans le domaine du physiologiste, tandis que l'appareil de transmission doit être soigneusement étudié par le chirurgien.

A. — APPAREIL DE TRANSMISSION DES ONDES SONORES.

L'ensemble de l'appareil de transmission des ondes sonores est composé des parties suivantes : deux conduits, l'un A, l'autre C (fig. 20), communiquent avec l'air extérieur et aboutissent tous les deux à une cavité ou caisse B. Cette cavité est elle-même reliée à l'appareil de réception E par une chaîne osseuse F qui lui transmet les vibrations. Telles sont les quatre parties indispensables à la transmission : si l'une d'elles vient à être supprimée, l'ouïe est abolie. Au conduit A est annexée une membrane G qui fournit un point d'appui à l'une des extrémités de la chaîne des osselets et contribue à former la paroi externe de la caisse : c'est la membrane du tympan. Cette membrane est un organe de perfectionnement fort utile, mais non indispensable à l'exercice de la fonction. L'acuité auditive peut exister presque normalement chez des sujets privés de membrane du tympan, tandis que l'obstruction de l'un des conduits, celle de la caisse, ou l'interruption de la chaîne, entraînent la surdité. Pourvu que l'air atmosphérique soit en équilibre de pression dans la caisse, pourvu même que la colonne d'air puisse mettre en mouvement la chaîne osseuse, la réception se fait avec ou sans membrane du tympan. Celle-ci facilite sans doute beaucoup la transmission, surtout en donnant un point d'appui mobile à l'une des extrémités de la chaîne, mais, par contre, lorsque cette membrane s'épaissit, perd sa souplesse et reste immobile dans son cadre osseux, elle ne permet plus les oscillations de la chaîne des osselets, et, bien que les autres parties de l'appareil (conduits, caisse et chaîne) soient à l'état normal, la transmission ne se fait plus : il y a surdité. Si d'une part l'ouïe peut exister sans membrane du tympan, si d'autre part une altération limitée à cette membrane peut amener la surdité, on comprendra facilement pourquoi, dans certains cas, il sera utile de perforer cette membrane pour rétablir la fonction : mais on voit également que cette opération

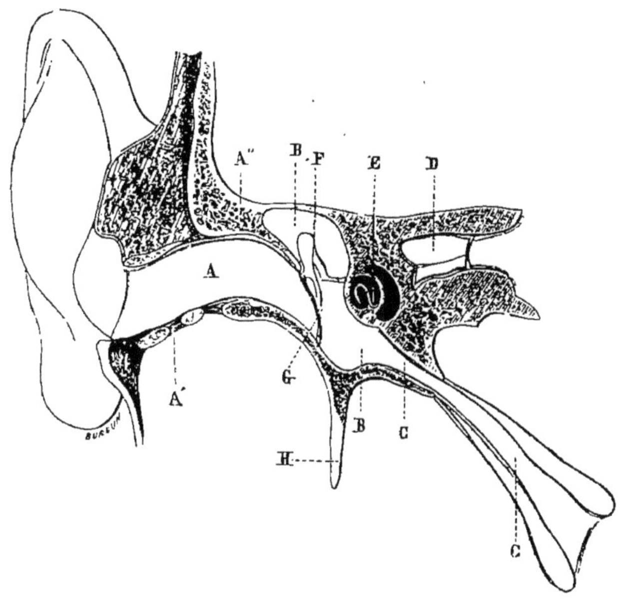

Fig. 20. — *Coupe parallèle au conduit auditif externe et au conduit auditif interne, destinée à montrer l'ensemble de l'appareil de transmission des ondes sonores.*

A, conduit auditif externe.
BB, caisse du tympan.
CC, trompe d'Eustache.
D, conduit auditif interne.
E, limaçon.
F, chaîne des osselets.
G, membrane du tympan.
H, apophyse styloïde.

n'aura de chance de succès que si les autres parties de l'appareil de transmission sont saines alors que le tympan est malade, ce qui est fort rare.

Il résulte de là que le chirurgien ne devra pas, comme il arrive trop souvent, abandonner un traitement, sous prétexte que la membrane du tympan est perforée et que la lésion est au-dessus des ressources de l'art. Non, sans doute, on n'arrivera pas le plus ordinairement à faire cicatriser la perte de substance, mais ce n'est pas nécessaire pour guérir le malade. Pour cela, il faut tarir la suppuration en faisant cicatriser la muqueuse de la caisse, et alors, si, ce qui est le plus fréquent, la maladie s'est produite dans l'enfance, l'acuité auditive pourra revenir assez vite pour que le malade, arrivé à l'âge adulte, ne se doute même pas qu'il est privé de membrane du tympan (1).

Quant aux rapports respectifs des diverses parties dont se compose l'appareil de l'ouïe, on peut voir d'après la figure 20, prise sur un adulte en conservant scrupuleusement les dimensions normales, qu'une coupe faite parallèlement

(1) Il y a quelques années, un de mes internes, examinant avec moi les maladies de l'oreille, me fit observer qu'il entendait sur lui-même un bruit analogue à celui que je provoquais pour diagnostiquer la perforation du tympan, et en effet je constatai chez lui l'absence presque absolue de la membrane du tympan d'un côté, ce qui permettait de voir une grande partie de la paroi labyrinthique. Il ne s'était jamais douté de cet état et entendait fort bien.

à l'axe du conduit auditif externe passe également par le centre du conduit auditif interne; cette coupe rencontre le milieu de la caisse, le centre du promontoire et le limaçon. Le conduit auditif externe, la caisse, le promontoire, le limaçon et le conduit auditif interne, sont donc situés sur le prolongement d'une même ligne oblique d'arrière en avant et de dehors en dedans. La trompe d'Eustache, située dans un plan tout à fait différent, se détache nettement de la ligne précédente et forme avec elle un angle obtus ouvert en bas et en avant.

Des deux conduits qui aboutissent à la caisse, l'un s'ouvre en dehors : c'est le *conduit auditif externe;* l'autre s'ouvre dans le pharynx : c'est la *trompe d'Eustache.* Le premier est séparé de la caisse par la membrane du tympan, dont l'histoire est intimement liée à celle du conduit.

Nous étudierons successivement :

Ch. I. Le conduit auditif externe;

Ch. II. La membrane du tympan;

Ch. III. La caisse du tympan;

Ch. IV. La trompe d'Eustache.

CHAPITRE Ier

Du conduit auditif externe.

Le *conduit auditif externe* commence par une partie évasée désignée sous le nom de *pavillon*, qui se continue directement avec le conduit auditif externe proprement dit.

Du pavillon de l'oreille.

Le *pavillon* de l'oreille est constitué, au point de vue de la charpente, par un cartilage unique que divisent des fentes ou incisures comblées elles-mêmes par du tissu fibreux et des muscles intrinsèques. Ce cartilage présente une forme très irrégulière; il se compose de plusieurs replis que nous ne ferons que mentionner, leur description n'offrant aucun intérêt au chirurgien.

La plus périphérique de ces saillies porte le nom d'*hélix*, puis vient l'*anthélix*, qui se bifurque en haut pour donner naissance à la *fosse naviculaire;* après l'anthélix existe une large excavation appelée *conque*, sur le pourtour de laquelle on observe en arrière une légère saillie, l'*antitragus*. En face de l'antitragus, de l'autre côté du conduit, se trouve un cartilage mobile qui en recouvre en partie l'entrée, c'est le *tragus*. Enfin le pavillon est terminé en bas par une partie charnue non cartilagineuse, le *lobule* de l'oreille.

Le pavillon de l'oreille est solidement attaché aux parois du crâne, assez pour supporter le poids du corps. Il présente d'infinies variétés de forme même d'un côté à l'autre et influe notablement sur l'ensemble de la physionomie. L'oreille peut être longue ou courte, large ou étroite, épaisse ou mince, rouge ou blanche, rapprochée ou écartée des parois crâniennes. Quelques auteurs ont voulu mesurer à l'angle qu'elle forme avec les parois du crâne le degré d'intelligence de l'individu. L'oreille est même l'une des parties du corps dont la forme se transmettrait le plus fidèlement par l'hérédité, d'après A. Joux. Un pavillon très plat, très peu ourlé, comme parcheminé, anguleux et privé de lobule, coïncide souvent avec l'otite scléreuse, et je suis porté à croire qu'il y a là plus qu'une coïncidence.

Le cartilage de l'oreille est enveloppé par la peau, qui est assez fine pour permettre de voir par transparence à travers l'organe. La peau adhère intimement au cartilage sous-jacent; à cette adhérence est due la forme particulière que prennent les hématomes et les abcès du pavillon ; ils y constituent une tumeur saillante, bien limitée, et dont la guérison est rendue plus difficile qu'ailleurs par l'écartement des parois de la poche, qu'il est difficile de maintenir rapprochées. Les hématomes de l'oreille ont été rencontrés de préférence chez les aliénés, sans qu'on en connaisse, je pense, bien exactement la raison.

La structure cartilagineuse de l'oreille est la cause du peu de succès des sutures qu'on y pratique lorsqu'un fragment en a été détaché, dans un engrenage, par exemple, ou, ce qui est plus fréquent, par morsure dans une rixe. On devra toujours néanmoins tenter la réunion immédiate.

Le lobule, absolument dépourvu de cartilage, est constitué par deux feuillets cutanés entre lesquels se trouvent du tissu cellulaire et de la graisse. Ses usages sont peu importants, et le principal me paraît être de permettre l'application des boucles d'oreilles. Le plus ordinairement, le lobule supporte très bien la présence de ce corps étranger, mais quelquefois le trajet s'ulcère, s'agrandit, descend vers l'extrémité du lobule et divise finalement celui-ci en deux parties. Si l'on fait un second trou au niveau du premier, le même résultat peut se produire, et il en résulte trois dentelures fort disgracieuses.

Direction du conduit auditif externe.

Le *conduit auditif externe proprement dit* succède au pavillon de l'oreille sans ligne de démarcation bien tranchée; on le fait généralement commencer au niveau du rebord qui en arrière le sépare de la conque, et nous suivrons cet exemple; je ferai toutefois remarquer qu'on doit tenir grand compte, pour l'examen du conduit, de la saillie du tragus, et qu'il serait peut-être plus chirurgical de le mesurer à partir du sommet de ce dernier cartilage.

Le conduit auditif externe est fermé en dedans par la membrane du tympan, qui en est une dépendance manifeste.

L'axe de ce conduit est oblique d'arrière en avant et de dehors en dedans.

Je rappellerai comme moyen mnémotechnique que c'est aussi la direction du rocher.

La longueur totale du conduit auditif chez l'adulte est variable, comme toutes ses autres dimensions. Elle oscille entre 2 centimètres et demi et 3 centimètres.

La direction des parois est l'un des points les plus importants de son étude. On en distingue quatre, qui sont : supérieure, inférieure, antérieure et postérieure.

Les parois supérieure et inférieure ne peuvent être bien vues que sur une coupe verticale (fig. 21). Elles se portent d'abord obliquement en haut, puis en bas, de façon à décrire une courbure à concavité inférieure. Il en résulte que l'axe de l'orifice externe du conduit prolongé irait toucher la paroi supérieure, ou tout au plus, chez quelques sujets, le pôle supérieur de la membrane du tympan. L'exploration de cette membrane et de la deuxième moitié du conduit est donc impossible, si on ne redresse préalablement ce dernier en *portant le pavillon directement en haut*, ce qui se peut faire grâce à sa mobilité.

On voit aussi sur cette coupe que la paroi supérieure est plus courte que l'inférieure. Si du point de jonction de la paroi inférieure avec la membrane du tympan on abaisse une perpendiculaire sur la paroi inférieure, on trouve que celle-ci dépasse la première en dedans de 6 millimètres environ.

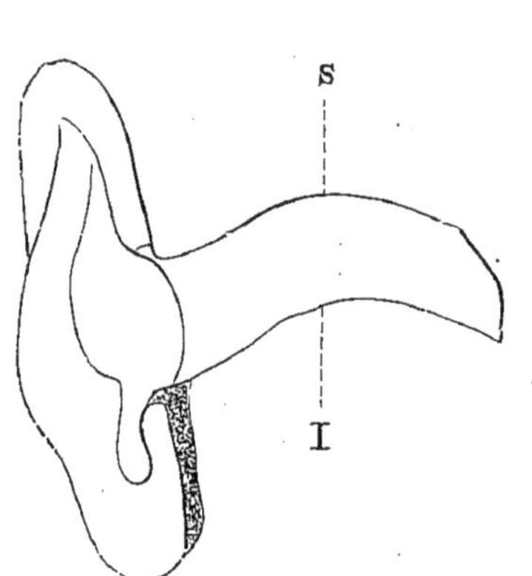

Fig. 21. — *Coupe verticale du conduit auditif externe destinée à montrer la direction des parois supérieure et inférieure.*

S, paroi supérieure.
I, paroi inférieure.

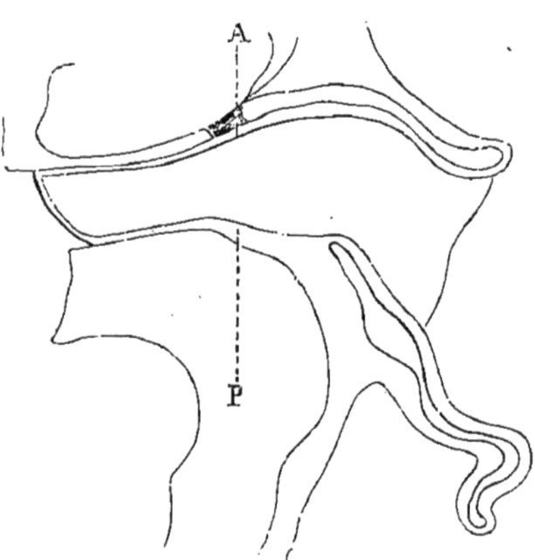

Fig. 22. — *Coupe horizontale du conduit auditif externe destinée à montrer la direction des parois antérieure et postérieure.*

A, paroi antérieure.
P, paroi postérieure.

La figure 21 démontre également que la paroi supérieure forme avec la membrane du tympan un angle obtus, que ces deux parties paraissent même se continuer l'une avec l'autre, tandis que la paroi inférieure forme avec la même membrane un angle aigu. Je reviendrai plus loin sur cet important détail à propos de l'inclinaison du tympan sur l'horizon.

La direction des parois antérieure et postérieure ne se peut bien voir que sur une coupe horizontale du conduit (fig. 22).

Ces parois, comme les précédentes, sont loin d'être rectilignes. De plus, le tragus recouvre en partie l'orifice du conduit : d'où la nécessité de le reporter en avant pour dégager cet orifice. Quant aux deux parois, elles se dirigent d'abord obliquement en avant, puis en arrière, de façon à former une concavité qui regarde en arrière, en sorte que l'axe de l'orifice externe prolongé aboutirait non pas au fond du conduit, mais sur un point de la paroi antérieure variable suivant le degré de la courbure.

En résumé, le conduit auditif externe n'est pas rectiligne ; ses parois sont incurvées sur elles-mêmes ; elles présentent une courbure générale dont la concavité regarde en *bas* et en *arrière* : en conséquence, il faut le redresser pour en faire l'exploration, et ce redressement s'opérera en portant le pavillon de l'oreille en *haut* et le tragus en *avant*.

Telle est la direction, que l'on pourrait appeler normale, du conduit auditif externe : cependant il faut savoir qu'elle est très variable suivant les sujets, bien que chez tous il soit permis d'explorer la membrane du tympan avec un spéculum droit, celui de Toynbee, par exemple. Il est des sujets chez lesquels la courbure est si prononcée, qu'on aperçoit à peine la partie supérieure de la membrane et que, pour en examiner la portion sous-ombilicale, il faut faire basculer fortement l'instrument en en portant en haut le pavillon. Chez d'autres, au contraire, un très léger mouvement imprimé à l'instrument permet d'explorer tous les points de la membrane; il en est enfin dont le conduit est suffisamment rectiligne pour que l'axe du spéculum corresponde à peu près exactement au centre de la membrane, circonstance qui facilite singulièrement l'examen (1).

L'introduction du spéculum est assez difficile dans un conduit très recourbé: l'extrémité de l'instrument vient buter contre la paroi supérieure et antérieure et détermine une douleur très vive, si le chirurgien n'agit pas avec une grande douceur, en sorte que le malade se soustrait aussitôt à l'examen, surtout s'il s'agit d'un enfant. Il convient donc d'introduire le spéculum avec ménagement, de ne jamais forcer : si l'on rencontre la moindre résistance, il sera préférable de rétrograder, de prendre au besoin un spéculum plus petit ; on inclinera le pavillon de l'instrument en haut et en avant, de façon à en diriger l'extrémité antérieure en sens contraire et pour qu'il pénètre de lui-même dans le conduit. En un mot, à moins d'otite externe, l'exploration ne doit jamais causer de douleur.

Il est des personnes chez lesquelles l'introduction du spéculum détermine immédiatement une quinte de toux qui ne s'arrête que par la sortie de l'instrument. Un de mes élèves présentait en même temps une raucité particulière de la voix. Ces phénomènes singuliers, d'ordre réflexe, sont dus sans doute à l'action exercée par l'instrument sur le rameau auriculaire du pneumogastrique.

Forme et dimensions du conduit auditif externe.

Si la longueur et la direction du conduit auditif externe sont variables, *la forme et les dimensions* ne le sont pas moins. On s'en assurera par l'inspection des figures suivantes représentant la coupe verticale et perpendiculaire à l'axe du conduit dans divers points de son trajet.

Les trois premières coupes (fig. 23, 24 et 25) ont été faites sur l'oreille droite d'un homme de 45 ans, et les quatre secondes (fig. 26, 27, 28 et 29) sur l'oreille droite d'une femme de 22 ans. J'en ai scrupuleusement conservé la forme et les dimensions. Les coupes pratiquées sur d'autres sujets ont présenté des formes

(1) J'ai remarqué bien des fois la facilité extrême que présente l'examen du tympan sur les malades atteints d'otite moyenne chronique à forme sèche, appelée encore otite scléreuse : le conduit auditif m'a paru ordinairement, dans ce cas, plus large, moins recourbé, quelquefois tout à fait rectiligne, et je suis disposé à attribuer à la forme anormale du conduit auditif une influence considérable sur la production de cette maladie si commune, si grave, absolument incurable, et dont la cause nous échappe. L'action directe du froid sur la membrane du tympan et sur la caisse, que ne protègent plus à la manière d'un écran les courbures du conduit auditif, doit jouer un rôle important ; et, si cette maladie est héréditaire, c'est que la forme du conduit auditif qui y prédispose est elle-même héréditaire.

variables presque avec chaque sujet, mais peuvent néanmoins se rapporter assez exactement aux types que j'ai fait représenter.

D'une manière générale, la forme du conduit auditif externe se rapproche plus de celle de l'ellipse que de celle du cercle, et son grand diamètre est vertical. Sa forme n'est pas la même dans les divers points de son étendue : ainsi, chez l'un des sujets, le conduit était triangulaire dans la portion cartilagineuse

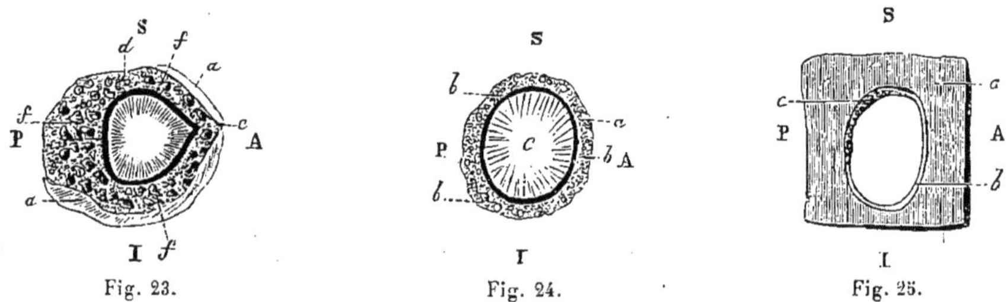

Fig. 23. Fig. 24. Fig. 25.

Fig. 23. — *Coupe verticale du conduit auditif externe au niveau de la portion cartilagineuse* (les deux coupes suivantes ont été pratiquées sur la même oreille).

a,a, cartilage du conduit auditif externe. — *c*, portion fibreuse reliant les deux cartilages. — *d*, peau tapissant la face interne du conduit. — *f,f,f*, couronne de glandes cérumineuses.

Fig. 24.— *Coupe verticale au niveau de la portion fibreuse.*

a, peau du conduit auditif externe. — *b, b, b*, couronne de glandes cérumineuses. — *c*, cavité du conduit.

Fig. 25. — *Coupe verticale au niveau de la portion osseuse.*

a, paroi osseuse. — *b*, peau du conduit. — *c*, glandes cérumineuses.

(fig. 23 [cette forme m'a paru la plus fréquente dans ce point du conduit]), presque circulaire à l'union des portions cartilagineuse et osseuse (fig. 24), et elliptique dans cette dernière portion (fig. 25).

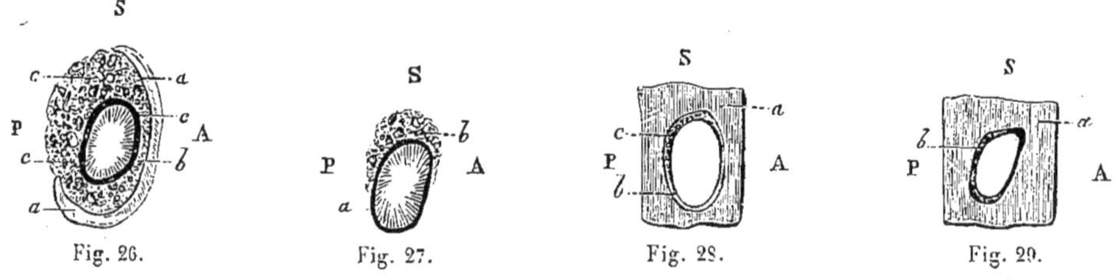

Fig. 26. Fig. 27. Fig. 28. Fig. 29.

Fig. 26. — *Coupe verticale du conduit auditif externe au niveau de la portion cartilagineuse* (les trois coupes suivantes ont été pratiquées sur la même oreille).

aa, cartilage du conduit.
b, peau tapissant la face interne du conduit.
c,c,c, couronnes de glandes cérumineuses.

Fig. 27. — *Coupe verticale au niveau de la portion fibreuse.*

a, peau du conduit.
b, couche de glandes cérumineuses.

Fig. 28. — *Coupe verticale au niveau de la portion osseuse.*

a, paroi osseuse.
b, peau du conduit.
c, glandes cérumineuses.

Fig. 29. — *Coupe verticale de la portion osseuse tout près de la membrane du tympan.*

a, paroi osseuse.
b, peau tapissant le conduit.

Il résulte de là que le *speculum auris* peut être circulaire, comme celui de Toynbee, par exemple, mais qu'il serait préférable de lui donner une forme très légèrement elliptique.

Les dimensions du conduit auditif externe chez l'adulte diffèrent en quelque sorte avec chaque sujet et dans des proportions considérables, ainsi qu'on peut s'en assurer par l'examen des coupes précédentes : c'est ainsi que le diamètre vertical mesurait sur l'un des sujets environ 11 millimètres, tandis qu'il n'en présentait que 8 chez l'autre.

Quant aux dimensions relatives de chaque portion du conduit, il m'a semblé que la partie la plus large correspondait à l'union de la portion cartilagineuse avec la portion osseuse, et encore ceci est-il loin d'être constant.

Je considère d'ailleurs qu'au point de vue pratique une précision plus grande dans la détermination de la direction, de la forme et des dimensions du conduit auditif externe, est inutile.

Structure du conduit auditif externe.

Le conduit auditif externe est formé de deux parties distinctes : l'une, externe, cartilagineuse ; l'autre, interne, osseuse. La portion osseuse, généralement la plus longue des deux, représenterait, d'après les auteurs, environ les deux tiers de la longueur totale du conduit, mais ce rapport n'est pas plus constant que la longueur elle-même du canal.

La portion cartilagineuse du conduit auditif est un prolongement du cartilage du pavillon, en sorte que tous les mouvements imprimés à celui-ci sont transmis au cartilage du conduit. Or les portions osseuse et cartilagineuse ne sont pas soudées bout à bout, ainsi que cela a lieu, par exemple, entre les deux pièces dont se compose la trompe d'Eustache : elles sont reliées par un faisceau fibreux (GG′, fig. 30) qui permet des mouvements de l'une sur l'autre. C'est grâce à cette disposition que l'on peut redresser le canal auditif.

Le cartilage ne forme pas un anneau complet autour du conduit auditif : il n'occupe que les deux tiers environ de sa circonférence et manque constamment en haut et en arrière. On s'est plu à comparer cette disposition avec celle que présente la trachée-artère, mais un simple examen des figures 23 et 26 montrera le peu de ressemblance qui existe entre ces deux organes. On a décrit ici comme à la trachée un faisceau fibreux reliant les deux extrémités de cet anneau cartilagineux brisé, mais j'ai toujours trouvé les deux extrémités du cartilage telles qu'elles sont figurées ici, sans qu'aucune lame fibreuse les réunisse directement l'une à l'autre. Entre elles existe au contraire une quantité considérable de glandes cérumineuses.

Le cartilage qui entoure les deux tiers du conduit est constitué tantôt par une seule pièce (fig. 26), tantôt par deux pièces (fig. 23), que réunit un petit ligament fibreux. Il existe à cet égard un certain nombre de variétés dont nous retrouverons des exemples bien plus frappants encore en étudiant la portion cartilagineuse de la trompe d'Eustache. Elles offrent du reste peu d'intérêt ; ce qu'il importe surtout de savoir, c'est que la partie postérieure, ou mastoïdienne, est complètement privée de cartilage et protège beaucoup moins que les autres parois les parties voisines contre les diverses inflammations du conduit.

Le cartilage présente en outre dans sa continuité une ou plusieurs interruptions désignées sous le nom d'incisures ; il en existe une en K (fig. 30) ; l'incisure est comblée par la réunion des deux feuillets du périchondre FF. Ces incisures ou brisures facilitent les mouvements partiels de la portion cartilagineuse, mais aussi la propagation du pus en dehors du conduit et en particulier dans la région parotidienne.

En procédant de l'intérieur à l'extérieur, nous trouvons successivement dans la structure du conduit auditif : 1° la peau et ses accessoires : poils et glandes sébacées ; 2° une couche glandulaire ; 3° une couche fibro-cartilagineuse.

1° *Couche cutanée.* — A l'inverse des autres conduits, qui sont généralement tapissés par une muqueuse, le conduit auditif externe est recouvert dans toute son étendue par le revêtement cutané. La peau, en y pénétrant, présente d'abord ses caractères habituels, qui s'y trouvent même plutôt exagérés : ainsi, le derme est épais, dense et résistant dans toute la portion cartilagineuse ; il s'amincit au niveau de la portion osseuse, diminue de plus en plus à mesure qu'on approche de la membrane du tympan, se confond dans ce trajet avec le périoste de la manière la plus intime et se réfléchit au fond du conduit à la face externe de la membrane du tympan, dont il constitue l'une des couches. Si mince qu'elle soit dans la portion osseuse et sur le tympan, la peau n'est pas, ainsi qu'on l'a dit, réduite à son feuillet épidermique, on y retrouve le derme : nous le constaterons plus loin de nouveau en étudiant la membrane du tympan.

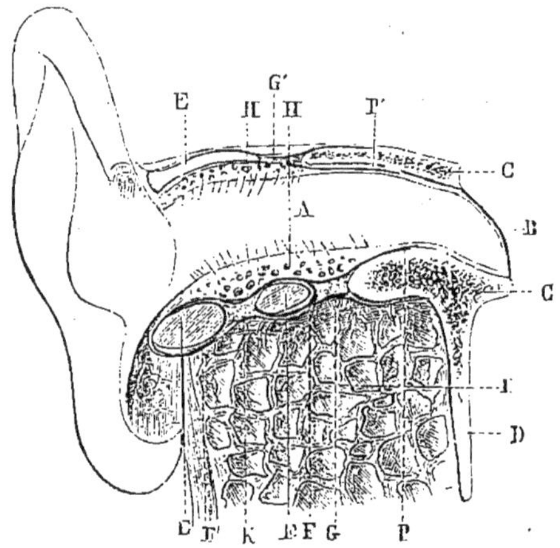

Fig. 30. — *Coupe verticale et parallèle à l'axe du conduit auditif externe* (oreille droite).

A, conduit auditif externe.
B, membrane du tympan.
CC, portion osseuse du conduit.
D, apophyse styloïde.
E,E,E, cartilages de la portion molle du conduit.
FF', enveloppe fibreuse des cartilages.
GG', partie fibreuse reliant la portion osseuse à la portion cartilagineuse du conduit.
H,H, glandes cérumineuses doublant la peau.
I, glande parotide.
K, ligament reliant les deux cartilages.
PP', périoste de la portion osseuse du conduit.

A la peau sont annexés des poils et des glandes sébacées. Ces organes existent en grand nombre à l'entrée du conduit ; ils diminuent à mesure qu'on pénètre plus avant, pour disparaitre au niveau de la portion osseuse, qui en est absolument dépourvue.

La peau du conduit auditif, ainsi que celle du pavillon, est fréquemment affectée d'eczéma ; elle s'épaissit, et il en peut résulter une diminution notable dans le calibre du conduit. La maladie, limitée souvent à la portion cartilagineuse, peut s'étendre à tout le conduit, envahir la membrane du tympan elle-même et constituer une variété de myringite. Le conduit est alors rempli de croûtes, de pellicules épidermiques, qui, jointes au gonflement de la peau, en amènent l'oblitération et déterminent la surdité. Lorsque l'eczéma s'accompagne d'une hypersécrétion du cérumen, il en résulte une variété de bouchon cérumineux sur les caractères duquel je reviendrai dans un instant.

Les glandes sébacées sont fréquemment le point de départ de petits abcès furonculeux. Ces abcès, qui surviennent presque toujours sous l'influence du froid, constituent la variété la plus commune et la plus bénigne des abcès de l'oreille externe. Ils sont superficiels, font toujours saillie dans l'intérieur du conduit, et n'ont aucune tendance à se propager aux parties voisines. La densité de la peau et le grand nombre de filets nerveux qu'elle reçoit expliquent les vives douleurs qu'ils provoquent.

La peau peut être envahie dans toute l'étendue du conduit auditif par une inflammation phlegmoneuse à laquelle on donne le nom d'*otite externe*. La membrane du tympan elle-même peut y participer par sa couche externe. Cette otite s'accompagne d'une sécrétion extrêmement abondante soit de sérosité, soit de liquide muco-purulent dont Toynbee évalue la quantité à plusieurs onces dans les vingt-quatre heures; plus tard l'écoulement devient blanc laiteux. Le froid est le plus ordinairement la cause des otites externes aiguës : c'est ainsi que l'année passée un jeune homme me présenta l'exemple d'une affection semblable survenue à la suite d'un bain froid. L'otite se propagea à la membrane du tympan, en envahit successivement les diverses couches et y détermina même une perforation. Le tout guérit complètement dans l'espace de trois mois à l'aide d'un traitement approprié.

Les choses peuvent ne pas se passer aussi bien : Toynbee raconte l'histoire d'une demoiselle de vingt-quatre ans qui succomba avec des phénomènes cérébraux à la suite d'une inflammation aiguë du conduit auditif externe, trente-cinq jours après le début de la maladie; il trouva du pus dans les méninges, et la membrane du tympan était entière.

Une autre variété d'otite externe, désignée sous les noms d'otite chronique, de catarrhe de l'oreille, d'otorrhée, se rencontre souvent chez les sujets lymphatiques et scrofuleux, surtout chez les enfants; elle peut également à la longue déterminer la carie du rocher : aussi faut-il toujours lui opposer un traitement sérieux. Un préjugé que partagent même un certain nombre de médecins consiste à respecter ces écoulements chroniques, de crainte qu'ils ne se *portent ailleurs* : c'est une pratique déplorable qui cause la perte de bien des oreilles.

Il n'est pas rare de rencontrer chez ces derniers malades des granulations rougeâtres très vasculaires, saignant au moindre contact, occupant le fond du conduit; la membrane du tympan en est parfois complètement recouverte. En augmentant de volume, ces végétations se dirigent à l'extérieur, remplissent le conduit et constituent une variété de polype de l'oreille.

La peau du conduit peut aussi être le siège de *plaques muqueuses* qui occasionnent dans cet endroit de très vives douleurs.

2° *Couche glandulaire* (HH). — Cette couche se trouve immédiatement au-dessous de la peau, sans interposition de couche conjonctive.

Les glandes sécrètent une substance jaune, épaisse, cireuse, de saveur amère, appelée cérumen, et sont désignées sous le nom de *glandes cérumineuses*. Elles sont analogues aux glandes sudoripares et offrent d'ailleurs la même structure, c'est-à-dire qu'elles sont constituées par un tube enroulé sur lui-même à son extrémité profonde.

Les glandes jouent un rôle considérable dans la pathologie de l'oreille et méritent de fixer toute notre attention.

Elles forment une véritable couronne non interrompue à l'entrée du conduit; cette couronne n'offre pas partout la même épaisseur, ainsi que le montrent les figures 23 et 26. Bridées par le cartilage qui ferme le conduit en bas et en avant, les glandes font en quelque sorte hernie en haut et en arrière, là où il n'y a pas de cartilage. Dans ce point, sur les deux sujets qui m'ont servi pour le dessin (et ils n'offraient à cet égard rien de particulier), la couronne glandulaire mesure 8 millimètres d'épaisseur chez l'un et 6 millimètres chez l'autre.

Ces glandes ont une couleur brunâtre et sont assez volumineuses pour que des auteurs se soient amusés à les compter à l'œil nu ; toutes viennent s'ouvrir à la surface interne du conduit auditif par des orifices que l'on voit facilement en enlevant l'épiderme sur une oreille qui a macéré. La couronne glandulaire diminue d'épaisseur à mesure qu'on s'approche de la portion osseuse, elle devient même parfois incomplète, ainsi qu'on le voit sur la figure 27, où il n'existe plus de glandes qu'à la partie antérieure et postérieure. Les auteurs disent qu'on n'en trouve pas dans la portion osseuse : cela n'est pas tout à fait exact, car dans toutes les coupes que j'ai pratiquées j'en ai trouvé dans cette portion un petit groupe très visible à l'œil nu et ayant exactement le siège et la forme représentés sur les figures 25 et 28. Ce groupe occupe la partie supérieure et postérieure, c'est-à-dire précisément le point où elles offrent une si grande épaisseur à l'entrée du conduit.

Le cérumen, produit de sécrétion de ces glandes, est incessamment versé à la surface du conduit ; il a pour usage de protéger l'organe de l'ouïe contre les influences extérieures. Il s'oppose, en même temps que les poils, à l'introduction des poussières, écarte les insectes par son amertume et préserve les parties profondes du contact de l'air froid : il est donc essentiel à l'accomplissement régulier de la fonction. A l'état physiologique, le cérumen est expulsé à l'extérieur au fur et à mesure de sa production, en sorte qu'il n'en existe jamais dans le conduit auditif que de petites quantités à la fois. Il ne faut sans doute pas le laisser s'y accumuler, et les soins de propreté sont toujours bons à prendre. Cependant il ne faut pas les exagérer dans cette région ; je blâme absolument la petite manœuvre qui consiste à se *curer les oreilles* en introduisant un corps étranger dans le conduit. C'est à la suite de cet exercice que se développa l'otite externe chez la malade de Toynbee dont je viens de parler.

Deux circonstances pathologiques peuvent se présenter : ou bien la sécrétion du cérumen est ralentie, ou bien elle est activée.

Elle est manifestement ralentie chez les malades atteints d'otite moyenne chronique à forme sèche ; je ne sais trop comment expliquer ce phénomène : joue-t-il un rôle de cause ou est-il seulement l'effet de cette singulière affection dont la pathogénie nous échappe à peu près complètement? Je l'ignore ; toujours est-il que chez ces malades non seulement le conduit auditif externe est plus large, plus rectiligne, ainsi que je l'ai dit plus haut, mais encore ses parois sont constamment sèches, en sorte que les diverses influences atmosphériques ont une action beaucoup plus directe sur la membrane du tympan, et par suite sur la caisse. Il ne me paraît pas illogique d'admettre que ces diverses conditions réunies puissent à la longue déterminer dans la membrane du tympan et dans le tissu fibreux qui unit entre eux les osselets des modifications de texture telles, que la chaîne s'immobilise et devient impropre à transmettre les vibrations aux filets terminaux du nerf acoustique.

La sécrétion cérumineuse peut être activée, et le produit s'accumuler à l'insu du malade dans son oreille, malgré les soins ordinaires de propreté. L'acuité auditive ne diminue pas insensiblement, comme on serait tenté de le croire : c'est brusquement, tout d'un coup, que le malade perd l'ouïe. Cette instantanéité de la surdité est la cause de bien des erreurs de diagnostic funestes aux malades, car, à moins d'être prévenu, on ne peut songer à une cause dont l'action lente par elle-même devrait produire théoriquement une diminution graduelle dans la fonction.

Ce fait est évidemment singulier, mais c'est un fait. Il prouve d'abord qu'il suffit d'une très faible partie de la lumière du conduit pour permettre le passage des ondes sonores; quant à son explication, elle se trouve sans doute dans le déplacement du bouchon de cérumen qui, accolé pendant longtemps à la portion de la paroi qui le sécrète, se détache et tombe brusquement sur la membrane du tympan, dont les vibrations et par suite celles de la chaîne se trouvent ainsi suspendues.

La conséquence pratique à tirer de ce fait pourra paraître naïve au premier abord, mais elle ne le sera pas pour ceux qui ont assisté à la guérison instantanée de surdités longtemps traitées par des révulsifs variés et abandonnées de guerre lasse à elles-mêmes. Cette conséquence est la suivante : *Toutes les fois qu'un sourd se présentera à notre observation, il faudra commencer par explorer ses oreilles.* Je dirai plus loin comment on doit faire cette exploration.

Ces bouchons cérumineux ne déterminent ordinairement aucune douleur. Il n'en est pas pourtant toujours ainsi : un malade éprouvait une douleur telle lorsqu'on touchait, aussi légèrement que possible, à ce bouchon avec le bout d'un stylet, qu'il tombait à la renverse. Cet homme, très courageux cependant, comparait la sensation qu'il éprouvait à celle d'un fer rouge lui traversant la tête. Je n'ai aucune explication à fournir de ce fait anormal. Il est plus fréquent de voir les malades accuser du vertige. La surdité produite par les bouchons de cérumen est en général continue, et c'est un moyen de la distinguer de celle qui est due à l'obstruction catarrhale de la trompe d'Eustache, laquelle est ordinairement intermittente. Elle présente quelquefois néanmoins ce dernier type, ce qu'il est assez difficile d'expliquer.

Les bouchons de cérumen ont n général la couleur du bitume. Ils adhèrent assez solidement aux parois du canal ; on vient toutefois à bout de les enlever le plus souvent en bloc avec quelques injections vigoureuses d'eau tiède, mais il est des cas où ils présentent une adhérence toute particulière. En voici un exemple : un malade se présenta atteint d'une surdité absolue ; d'un côté existait une perforation du tympan avec destruction des organes contenus dans la caisse, et de l'autre une accumulation de cérumen. Des injections énergiques et répétées n'eurent aucun résultat, non plus que les bains locaux d'eau de savon tiède, que les instillations d'éther : je dus faire l'extraction du corps étranger à petits coups avec une pince à griffes, et j'eus en fin de compte la satisfaction de rétablir la fonction de ce côté. Le malade était en même temps affecté d'un eczéma du conduit auditif : c'est à cette cause que j'attribue l'adhérence exceptionnelle du bouchon, par suite de l'union intime du cérumen avec les croûtes de l'eczéma, qui tiennent elles-mêmes très fortement à la peau.

3° *Couche fibro-cartilagineuse* (PEF). — Le périoste PP' de la portion osseuse du conduit auditif (fig. 30) adhère si intimement à la peau, que ces deux membranes n'en forment en réalité qu'une seule : mais, arrivé à l'union de la portion cartilagineuse et de la portion osseuse, le périoste se détache de la peau et va se con tinuer en G avec le trousseau fibreux qui réunit entre elles ces deux portions; ce trousseau fibreux lui-même n'est autre chose que la continuation du péri chondre FE′, qui recouvre le cartilage EE; en sorte que la capsule fibreuse qui recouvre les cartilages, ces cartilages eux-mêmes, le ligament qui les unit à la portion osseuse, et le périoste qui revêt cette portion osseuse, constituent en réalité une couche continue située immédiatement en dehors de la couche glandulaire et formant la limite extérieure du conduit auditif : *c'est cette couche que j'appelle fibro-cartilagineuse.*

Le périchondre est très épais, très résistant, et établit une barrière généralement efficace contre les abcès qui se développent entre lui et la peau : aussi ces derniers font-ils saillie dans la cavité du conduit, et, je le répète, ces cas sont de beaucoup les plus fréquents.

Lorsque le point de départ n'est plus dans la couche glanduleuse, mais dans le périoste; lorsqu'il s'agit d'une ostéo-périostite du conduit, les choses se passent d'une manière toute différente. Le périoste P se décolle; en même temps que le pus se fait jour dans la cavité du conduit, il chemine au-dessous de la couche fibro-cartilagineuse et vient former foyer dans une région voisine, dans la région parotidienne, par exemple, si nous supposons que le point de départ est en P (fig. 30).

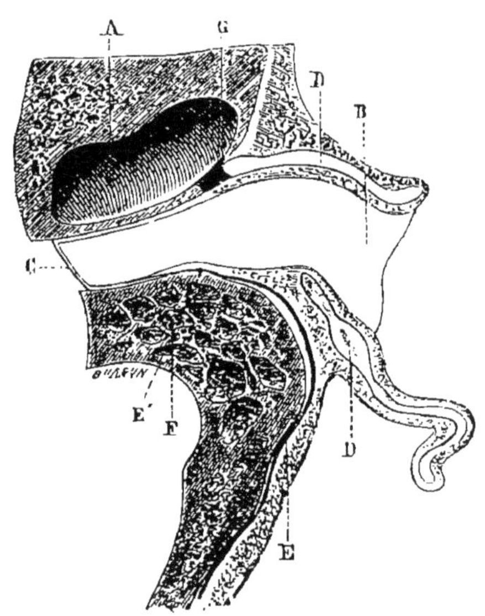

Fig. 31. — *Coupe horizontale du conduit auditif externe* (oreille droite).

A, cavité glénoïde du temporal.
B, conduit auditif externe.
C, membrane du tympan.
DD′, portion cartilagineuse du conduit auditif externe.
E, périoste de l'apophyse mastoïde se continuant avec celui du conduit auditif.
F, cellules mastoïdiennes.
G, portion fibreuse reliant la portion cartilagineuse à la portion osseuse du conduit auditif externe.

Les inflammations du conduit auditif externe donnent donc naissance à deux espèces d'abcès bien distinctes l'une de l'autre par le siège, la marche et la gravité. L'un de ces abcès est sous-cutané, qu'il ait pour point de départ une glande sébacée ou une glande cérumineuse ; il est toujours circonscrit, fait en général saillie dans le conduit, quelquefois derrière le pavillon, et ne fuse jamais dans les parties voisines; c'est le moins grave et heureusement le plus fréquent. L'autre est sous-périostique, s'ouvre aussi dans le conduit auditif, mais fuse en même temps dans les régions voisines et est susceptible de provoquer les plus graves accidents.

Nous croyons devoir insister sur l'une de ces dernières variétés d'abcès, variété peu connue, et dont les relations avec le conduit auditif passent le plus souvent inaperçues. La figure 31 est destinée à démontrer la pathogénie de cet abcès, qui se présente toujours à la région mastoïdienne, immédiatement derrière le pavillon de l'oreille, et qui mérite le nom d'*abcès mastoïdien*.

On voit le périoste E de l'apophyse mastoïde pénétrer dans le conduit auditif externe et se confondre en E′ avec la face profonde de la peau qui tapisse ce conduit. Supposons une ostéo-périostite en E′ : l'inflammation pourra se propager entre l'os et le périoste jusqu'en E, c'est-à-dire jusque dans la région mastoïdienne. Une tuméfaction diffuse mal limitée ne tardera pas à se développer en cet endroit en même temps qu'apparaîtront des symptômes généraux intenses et une violente douleur. Il se formera un abcès au fond duquel on sera surpris de trouver le squelette largement dénudé : ce qui se conçoit, puisque la paroi externe de l'abcès comprend toutes les parties molles du crâne.

C'est ici que l'artère auriculaire postérieure et ses branches jouent un rôle important : comprises dans la paroi externe du foyer, elles courent grand risque de se trouver sous la lame du bistouri, et il en résulte une hémorrhagie très abondante qu'on n'arrêtera qu'avec la plus grande difficulté. En effet, ces artères adhèrent tellement à la peau qu'on ne peut les isoler pour les tordre ou les lier, et la compression est inefficace, vu l'écartement des parois du foyer ; le meilleur moyen sera de saisir entre les mors d'une pince à arrêt toute l'épaisseur de la peau, et de laisser l'instrument en place pendant quelques heures. On se rappellera que le tronc principal de l'auriculaire postérieure occupe l'angle formé par la rencontre du pavillon de l'oreille et l'apophyse mastoïde, et l'on portera l'incision un peu en arrière de cet angle.

L'abcès mastoïdien est surtout grave parce que le pus s'écoule très difficilement et que les parois n'ont pas de tendance au recollement. Il en peut résulter une carie de l'apophyse mastoïde et un abcès intra mastoïdien, abcès bien distinct, au point de vue étiologique, de l'abcès des cellules mastoïdiennes consécutif à la suppuration de la caisse. L'inflammation peut même se propager de proche en proche à travers l'os, et provoquer une méningo-encéphalite mortelle, ainsi que j'en ai observé un exemple fort curieux à Lariboisière sur un malade que m'avait adressé le docteur Ruc.

Les sujets atteints de cette grave affection présentent un écoulement purulent de l'oreille auquel le chirurgien ne prête qu'une faible attention, vu l'intensité des symptômes de l'abcès mastoïdien, et l'on suppose généralement que le pus, primitivement développé derrière l'oreille, a fusé dans le conduit, tandis que la maladie a suivi une marche tout opposée. En interrogeant bien les malades, on acquerra la notion que le phlegmon mastoïdien a été précédé d'une vive douleur dans l'oreille correspondante.

La conséquence pratique à tirer de ce qui précède est la suivante : lorsqu'on aura reconnu l'existence d'une ostéo-périostite du conduit auditif, on fera, le plus rapidement possible, une incision, en s'éclairant à travers un spéculum avec le miroir frontal. Cette incision prématurée pourra prévenir et même faire rétrograder un phlegmon mastoïdien ; elle diminuera aussi la douleur, dont l'intensité est souvent extrême, et en même temps disparaîtront certains phénomènes sympathiques qu'il n'est pas rare d'observer dans ces cas. C'est ainsi qu'une jeune fille présentait des symptômes très accusés de méningite qui s'évanouirent comme par enchantement à la suite d'une incision faite au fond de l'oreille sur un point que j'avais trouvé tuméfié et douloureux.

Rapports du conduit auditif externe.

Le conduit auditif externe présente quatre parois affectant chacune avec les régions du voisinage un rapport essentiel qui me paraît propre à les désigner.

Ces parois sont : 1° supérieure ou *crânienne;* 2° inférieure ou *parotidienne;* 3° antérieure ou *temporo-maxillaire;* 4° postérieure ou *mastoïdienne.*

La *paroi antérieure* ou *crânienne* est en rapport avec la fosse cérébrale moyenne. Elle n'est séparée de la dure-mère que par une lamelle osseuse souvent fort mince, et l'on conçoit qu'un abcès de l'oreille externe occupant la paroi supérieure puisse déterminer la production d'une encéphalo-méningite : nous en avons signalé un cas plus haut.

La *paroi antérieure* ou *temporo-maxillaire* répond directement à la cavité glénoïde du temporal et par conséquent à l'articulation temporo-maxillaire : aussi, toutes les fois que l'inflammation occupe cette paroi, la mastication est gênée et provoque de vives douleurs.

Un autre accident plus sérieux est la contusion et la fracture de la portion osseuse de cette paroi. Cette fracture se produit dans des conditions telles, qu'elle peut en imposer très aisément pour une fracture de la base du crâne. Supposons en effet une chute ou un choc violent sur le menton : il y a transmission au condyle et à la paroi osseuse du conduit; celle-ci se fracture, le malade éprouve un degré plus ou moins prononcé de commotion cérébrale et il perd du sang par l'oreille.

Quand le blessé ressent une vive douleur en remuant la mâchoire et perçoit en même temps une légère crépitation dans l'oreille, comme cela a été signalé par M. Sonrier (*Gaz. des hôpitaux*, 1869), il y a lieu de penser que la paroi du conduit a été fracturée. La lésion est encore plus évidente lorsque le condyle a défoncé cette paroi et pénétré dans le conduit auditif, ainsi que M. Baudrimont (de Bordeaux) en a rapporté un curieux exemple (*Société de chirurgie*, juin 1882) sur lequel je reviendrai plus loin à propos de l'articulation temporo-maxillaire.

L'otorrhagie traumatique doit faire penser à bon droit à une fracture du rocher; cependant, de ce qu'un malade perd du sang par l'oreille, même en assez grande abondance, à la suite d'un coup ou d'une chute, il ne faut pas toujours conclure qu'il est atteint d'une fracture de la base du crâne, ainsi qu'on est, assez légitimement d'ailleurs, porté à le croire. Ce point de chirurgie a été bien développé dans sa thèse inaugurale par mon élève et ami le docteur Le Bail, qui prit pour point de départ de son travail un malade de mon service dont l'observation y est relatée sous le n° 15.

Le sang en effet peut provenir du conduit auditif externe; il peut résulter d'une déchirure du tympan ou de la muqueuse de la caisse, ainsi que nous en donnerons plus loin des exemples, sans qu'il y ait fracture du crâne.

Le docteur Le Bail signale avec Hyrtl une perforation de la paroi inférieure du conduit; ce dernier auteur la considérerait comme un résultat de l'usure produite par les frottements du condyle chez les personnes âgées et qui ont perdu leurs dents; cette perforation prédisposerait à la fracture et aux déchirures du conduit. Le fait existe, mais il est susceptible d'une autre interprétation, ainsi que le démontrent le chapitre suivant et les figures qui y sont annexées.

La *paroi inférieure* ou *parotidienne* est en rapport dans toute sa profondeur avec la loge parotidienne, dont elle forme la limite supérieure. Donc tout abcès développé au niveau de cette paroi aura une tendance à fuser dans la loge parotidienne; réciproquement, un abcès parotidien pourra s'ouvrir dans le conduit auditif.

La *paroi postérieure* ou *mastoïdienne* affecte un rapport d'autant plus immédiat avec l'apophyse mastoïde qu'elle est privée de cartilage. Nous avons vu plus haut les conséquences qui résultent de la continuité du périoste des deux régions.

Vaisseaux et nerfs du conduit auditif externe. — Les artères proviennent de la carotide externe, par l'intermédiaire de l'auriculaire postérieure et des branches parotidiennes. Les veines aboutissent à la jugulaire externe et à la temporale. Les lymphatiques se rendent, comme ceux du pavillon, au ganglion pré-auriculaire et aux ganglions sus-mastoïdiens.

Les nerfs proviennent de trois sources : la branche auriculaire, du plexus cervical superficiel ; un filet du nerf auriculo-temporal, et le rameau auriculaire, du pneumogastrique. On s'explique ainsi l'exquise sensibilité du conduit auditif et les troubles sympathiques que peuvent produire son inflammation et même son exploration à l'aide du spéculum.

Développement du conduit auditif externe.

Je ne m'occupe ici que du développement du conduit auditif externe à partir de la naissance, renvoyant le lecteur au chapitre *Développement de l'appareil auditif* pour ce qui a trait à la période embryonnaire.

La figure 32 représente une coupe verticale du conduit auditif et de la caisse

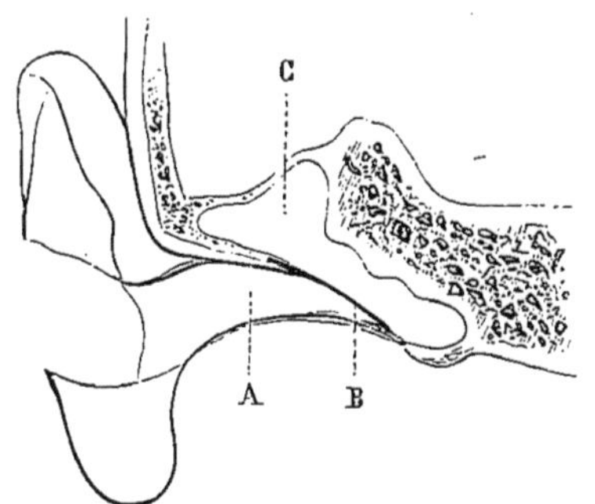

Fig. 32. — *Coupe de l'oreille gauche d'un enfant nouveau-né.*

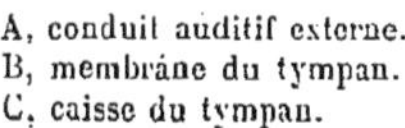
A, conduit auditif externe.
B, membrane du tympan.
C, caisse du tympan.

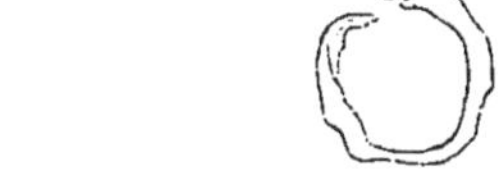

Fig. 33. — *Anneau tympanique détaché du temporal.*

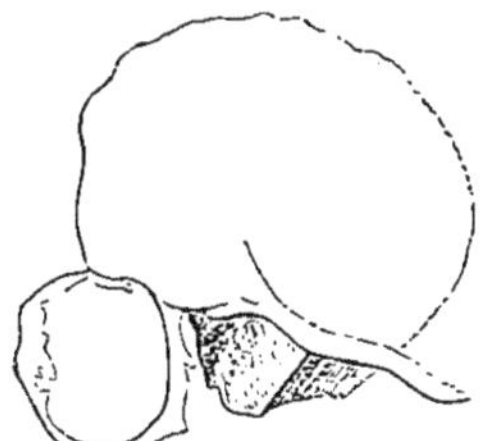

Fig. 34. — *Anneau tympanique en place à la naissance.*

sur l'oreille gauche d'un enfant nouveau-né. Elle démontre qu'à la naissance il n'existe pas, à proprement parler, de portion osseuse du conduit. Cette portion osseuse est, en effet, exclusivement représentée par un anneau osseux incomplet en haut, appelé anneau tympanique, et dans lequel s'enchâsse la membrane du tympan. Chez l'enfant nouveau-né le conduit auditif est donc exclusivement fibro-cartilagineux et presque rectiligne, ce qui en rend l'examen facile. La membrane du tympan B étant presque horizontale à cet âge de la vie, il en résulte une différence de longueur beaucoup plus accusée encore que chez l'adulte entre les parois supérieure et inférieure du conduit. La figure 32 démontre également bien les rapports respectifs, à la naissance, du conduit auditif externe et de la caisse du tympan. Celle-ci, très développée, se porte en dehors et déborde en haut le conduit auditif qu'elle sépare ainsi de la cavité crânienne.

A partir de la naissance l'anneau tympanique se développe. Il s'allonge et forme la portion osseuse du conduit auditif, qui se trouve ainsi constituée, sauf à la partie supérieure où l'anneau est incomplet, par un os indépendant de la base du crâne.

Un détail intéressant et qui n'a peut-être pas suffisamment frappé les anato-

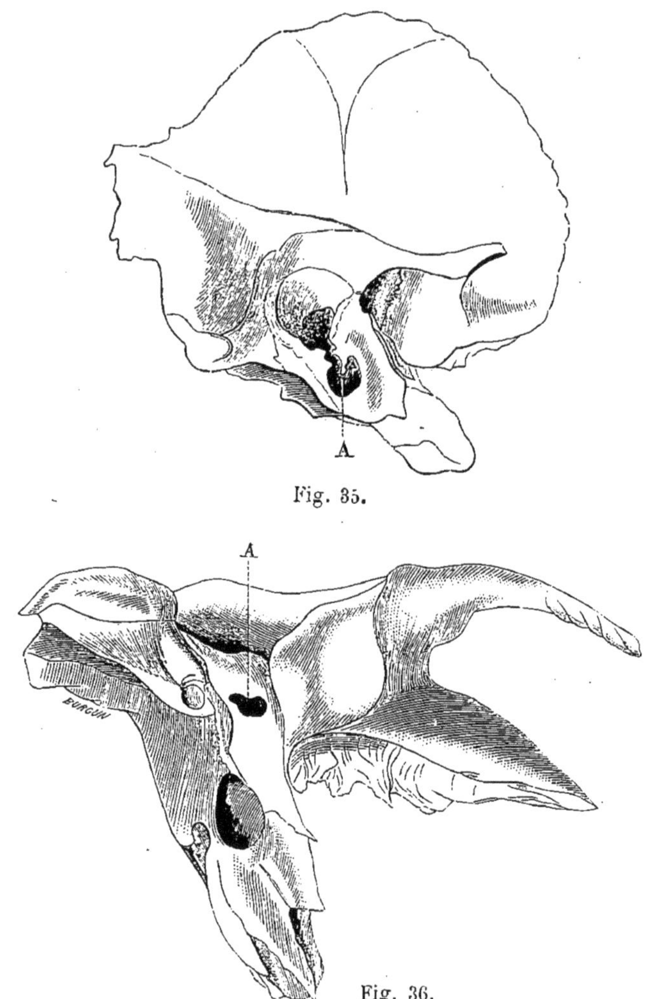

Fig. 35 et 36. — *Figures destinées à montrer le développement de la portion osseuse du conduit auditif externe.*

A, A, orifices occupant la paroi inférieure.

mistes, c'est que l'anneau tympanique ne se développe pas également à la fois par tous les points de sa circonférence. Les parties latérales se développent d'abord, puis elles se rapprochent l'une de l'autre et interceptent entre elles un large intervalle correspondant à la paroi antéro-inférieure du conduit. Cet intervalle se resserre peu à peu et finit, en général, par se combler complètement. Cependant il n'est pas rare de trouver sur un crâne adulte un orifice A (fig. 36) que l'on attribue volontiers à la préparation du squelette, tandis qu'il existait réellement pendant la vie et n'était que le résultat d'un arrêt dans le développement de l'anneau tympanique.

Cette disposition ne doit pas être indifférente au chirurgien, car elle favorise singulièrement, lorsqu'elle existe, la propagation des abcès du conduit auditif aux régions voisines.

CHAPITRE II

Membrane du tympan.

La membrane du tympan est une mince cloison qui ferme en dedans le conduit auditif externe et le sépare de la caisse du tympan. Elle constitue une dépendance du conduit, puisqu'elle est enchâssée dans sa portion osseuse et n'a que des rapports de contiguité avec la caisse, dont elle est bien loin d'ailleurs de former toute la paroi externe.

L'étude de la membrane du tympan a été généralement assez négligée jusqu'ici. On l'a considérée sur le cadavre, mais il importe surtout au chirurgien de connaître les caractères qu'elle présente sur le vivant : aussi nous placerons-nous à ce point de vue dans le cours de cette description.

Nous étudierons successivement :

1° Le mode d'encadrement et l'inclinaison du tympan sur l'horizon; 2° sa forme et ses dimensions; 3° son aspect sur le cadavre ; 4° son aspect sur le vivant (apophyse externe, manche du marteau, dépression ombilicale, reflet lumineux) ; 5° sa couleur ; 6° sa structure ; 7° ses vaisseaux et ses nerfs.

Du mode d'encadrement de la membrane du tympan et de son inclinaison sur l'horizon.

La portion osseuse du conduit auditif externe se développe, avons-nous vu, aux dépens d'un anneau osseux qui s'allonge graduellement après la naissance. Cet anneau, représenté avec ses dimensions normales sur la figure 33, est indépendant du reste du temporal; il est incomplet et manque en haut d'une portion que l'on peut évaluer à un huitième de la totalité. C'est dans cet anneau osseux creusé à sa circonférence d'un sillon (*sulcus tympanicus*) qu'est encadrée la membrane du tympan, comme une toile dans son cadre; elle y est fixée par un petit anneau fibreux circulaire.

L'anneau tympanique étant incomplet, on doit se demander comment la membrane du tympan est encadrée à sa partie supérieure. En ce point elle se continue directement avec la couche cutanéo-périostique du conduit auditif, et nous avons vu que cette couche est extrêmement mince. Il en résulte que la partie la moins résistante du tympan est sa partie supérieure, où se trouve la brisure de l'anneau osseux. Aussi, lorsque la membrane du tympan cède, sous l'influence d'une trop forte douche d'air, par exemple, est-ce en ce point que se produit le décollement.

Cette disposition permet également de comprendre comment une collection sanguine ou purulente peut passer de la caisse dans le conduit et réciproquement, sans qu'il existe une perforation appréciable de la membrane; c'est là un fait dont le chirurgien doit tenir grand compte quand il s'agit de déterminer la valeur diagnostique d'une otorrhagie traumatique : aussi la proposition émise dans sa thèse par M. Le Bail, à savoir, que l'intégrité bien constatée de la membrane du tympan prouve que l'hémorrhagie auriculaire ne peut avoir sa source dans l'oreille moyenne, et ne saurait venir que du conduit auditif externe, cette proposition, dis-je, vraie en général, ne doit-elle pas être considérée comme absolue.

Jusqu'à la naissance, la membrane du tympan présente une direction horizontale et répond à la base du crâne. A mesure que le crâne se développe, elle se redresse, devient de plus en plus oblique et peut même atteindre la direction verticale. Dans la période fœtale, la direction est représentée par la ligne A; au moment de la naissance, par la ligne B, c'est-à-dire qu'elle fait avec l'horizon un angle de 10°. A partir de ce moment, elle se redresse peu à peu et remonte jusqu'à la ligne C, qui représente l'inclinaison ordinaire du tympan, c'est-à-dire qu'elle forme un angle d'environ 45° ouvert en dehors. On conçoit que dans cette évolution la membrane du tympan puisse occuper tous les degrés intermédiaires entre la direction horizontale et la direction verticale, et c'est ce qui a lieu en effet. Le redressement du tympan est lié au développement du crâne et par conséquent à celui de l'intelligence : Virchow a trouvé le tympan presque horizontal sur des crétins. On a dit aussi que chez les personnes douées d'un grand sens musical l'angle du tympan avec l'horizon se rapprochait de l'angle droit, mais cela est loin d'être démontré, et j'ai observé pour mon compte de nombreux faits contraires.

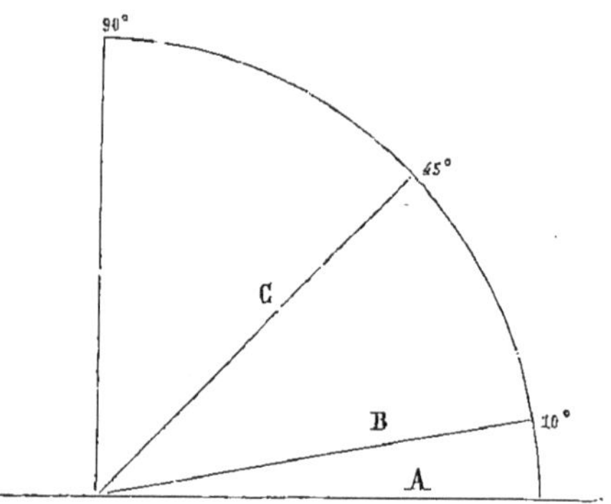

Fig. 37. — *Inclinaison du tympan sur l'horizon aux divers âges de la vie.*

A, pendant la période fœtale.
B, au moment de la naissance.
C, à l'âge adulte.

Quoi qu'il en soit, de l'inclinaison de la membrane du tympan il résulte que celle-ci forme avec la paroi supérieure du conduit auditif externe un angle obtus, et avec la paroi inférieure un angle aigu; les angles varient avec le degré d'inclinaison. Nous avons vu (fig. 32) que chez l'enfant nouveau-né la membrane du tympan paraît se continuer avec la paroi supérieure du conduit, tant elle est inclinée à cet âge de la vie.

Le degré de l'inclinaison détermine la différence de longueur des parois du conduit : l'inférieure est plus longue que la supérieure d'environ 6 millimètres.

De la rencontre à angle aigu de la paroi inférieure du conduit auditif avec la membrane du tympan résulte la formation d'une sorte de petit sinus plus ou moins profond. Si le conduit est incurvé, comme sur la figure 30, le sinus sera profond ; il le sera d'autant moins que le conduit sera plus rectiligne. Dans ce sinus vont se loger les corps étrangers d'un petit volume, tels que grains de plomb, perles, têtes de poupées, petits cailloux, etc., etc., surtout lorsque des tentatives infructueuses ont été faites pour les retirer. On conçoit qu'ils puissent s'y dissimuler, même aux yeux du médecin ; pour les découvrir, il faudra porter fortement en haut le pavillon de l'oreille et faire basculer le spéculum de bas en haut.

L'extraction des corps étrangers de l'oreille constitue une opération délicate que l'on a souvent l'occasion d'exécuter. Lorsqu'ils sont volumineux et faciles à saisir, comme un haricot, par exemple, il n'y a nul embarras : la première pince à griffe venue, une épingle recourbée en crochet, suffiront pour l'extraire, mais, si le corps étranger est petit, s'il est dur, comme un caillou, une dent, si surtout il est fragile, comme une perle de verre, s'il est enfoncé dans le sinus, l'extraction pourra présenter de réelles difficultés.

Il faut bien dire que les tentatives d'extraction des corps étrangers de l'oreille ont été dans bon nombre de cas plus nuisibles qu'utiles au malade. Quel chirurgien n'a pas vu des lésions graves du tympan et de la caisse succéder à la recherche infructueuse d'un corps étranger ? Il faut d'ailleurs savoir que des corps étrangers peuvent séjourner dans le conduit auditif externe pendant de longues années, toute la vie même, sans provoquer le moindre désordre. Les accidents sont dus le plus souvent à une mauvaise méthode d'extraction. En effet, voici ce qui se passe d'habitude : un malade se présente avec un corps étranger de l'oreille que des personnes dépourvues de connaissances médicales ont déjà souvent refoulé en tentant de l'enlever. Le médecin expose l'oreille à la lumière directe, écarte le pavillon, et le plus souvent ne voit rien : prenant alors un stylet, une curette, une pince, il va à tâtons rechercher le corps étranger, et le résultat est souvent la déchirure du conduit auditif, de la membrane du tympan, et quelquefois le refoulement dans la caisse du corps à extraire.

La première chose à faire est de *voir* le corps étranger. Pour cela il faut mettre l'oreille du malade à contre-jour, introduire un spéculum et diriger au fond du conduit un jet de lumière naturelle ou artificielle avec le miroir de Trœltsch, ou à la rigueur avec un miroir d'ophthalmoscope. Le corps étranger est alors généralement aperçu. On en reconnaitra ainsi la forme, le siège, l'angle sous lequel il se présente, et par conséquent l'instrument qu'il convient d'employer pour l'extraction. S'armant alors du miroir frontal pour éclairer le conduit, le chirurgien immobilisera le spéculum de la main gauche pendant que de la droite il manœuvrera avec discernement l'instrument approprié sans pouvoir occasionner le moindre dégât. S'il est nécessaire de passer une curette derrière le corps étranger, on suivra de préférence la paroi supérieure du conduit, puisqu'elle se continue presque avec la membrane du tympan.

Lorsque le corps étranger est dur, lisse, arrondi, que la pince glisse à sa surface ; lorsqu'il est fragile, logé dans un sinus profond, et qu'on ne possède pas de curette assez recourbée pour passer derrière, on doit recourir à l'injection forcée, excellent moyen d'extraction, le liquide faisant en arrière du corps étranger une sorte de remous qui l'entraine au dehors.

Il ne faut donc jamais faire pénétrer dans l'oreille un instrument quelconque sans que le conduit soit éclairé, le chirurgien ne devant pas perdre de vue l'extrémité de son instrument. La meilleure méthode d'extraction des corps étrangers est l'extraction avec des pinces appropriées; si la forme ou la consistance du corps étranger n'en permettent pas l'emploi, ou si le praticien n'a pas les instruments nécessaires pour l'éclairage du conduit auditif, on fera plusieurs injections consécutives et vigoureuses avec une seringue à hydrocèle. Enfin il est mille fois préférable pour le malade d'abandonner le corps étranger à lui-même plutôt que d'en tenter aveuglément l'extraction.

Si le corps est assez profond ou assez enclavé pour qu'on ne puisse l'extraire sans danger, même en usant du chloroforme; si, d'autre part, apparaissent des accidents suffisamment graves pour compromettre la vie du malade, le chirurgien doit alors, comme dernière ressource, détacher avec le bistouri la portion cartilagineuse de la portion osseuse du conduit par une incision postéro-supérieure rasant la face externe de l'apophyse mastoïde, renverser le pavillon en avant et en bas, et mettre à découvert directement la membrane du tympan et la caisse.

L'injection forcée est un excellent moyen d'extraction des corps étrangers, à la condition que le conduit ne soit pas encore tuméfié, que le corps étranger ne soit pas en quelque sorte enkysté dans les parois enflammées, et que sa forme permette au liquide de passer en arrière, afin de le chasser à l'aide d'un courant rétrograde. S'il s'agit d'un enfant, l'agitation et les cris sont tels que toute manœuvre dans l'oreille devient fort difficile et que l'emploi du chloroforme est indiqué. Or, il faut savoir que les injections forcées faites dans l'oreille, sans présenter de gravité, peuvent cependant amener une syncope. Je pense en conséquence qu'il n'est pas prudent de pratiquer ces injections sur un sujet endormi au chloroforme.

Configuration extérieure de la membrane du tympan.

La membrane du tympan est légèrement elliptique. Son diamètre vertical mesure environ 1 centimètre et son diamètre horizontal 1 millimètre de moins;

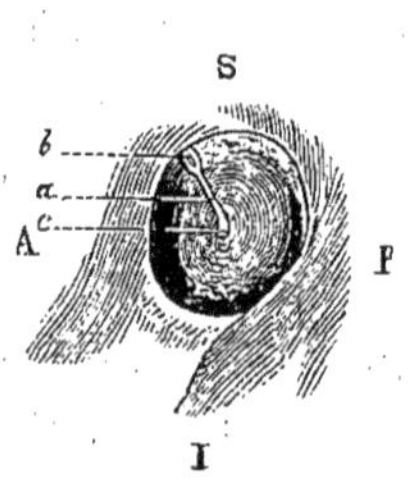

Fig. 38. — *Membrane du tympan vue par sa face externe, sur le cadavre.*

a, manche du marteau.
b, apophyse externe du marteau.
c, dépression du tympan.

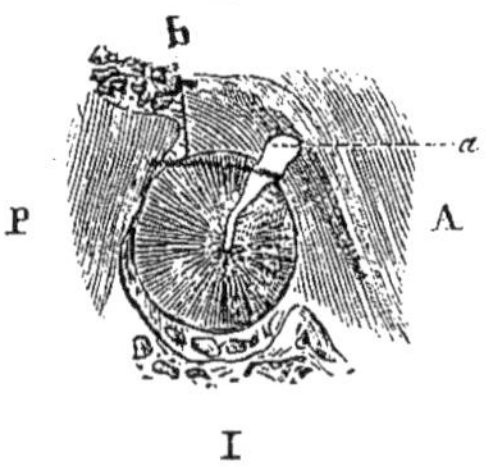

Fig. 39. — *Même membrane vue par sa face interne.*

a, tête du marteau.
b, corde du tympan.

la membrane que j'ai fait représenter (fig. 38) mesure 11 millimètres dans son diamètre vertical et 10 dans son diamètre horizontal.

Observé sur le cadavre, le tympan se présente par sa face externe sous l'aspect d'une membrane de couleur gris blanchâtre, terne, uniforme, légèrement déprimée un peu au-dessous de son centre et obliquement traversée dans sa moitié supérieure de haut en bas et d'avant en arrière par une ligne blanchâtre *a*, *b*, *c*, qui est le manche du marteau.

Vue par sa face interne, cette membrane est convexe vers son centre, surmontée par la tête du marteau, et traversée près de son pôle supérieur par la corde du tympan. Mais il est beaucoup plus intéressant pour nous de savoir sous quel aspect elle se présente sur le vivant.

Nous dirons d'abord qu'on désigne les deux extrémités du diamètre vertical sous le nom de *pôles supérieur* et *inférieur*. La dépression centrale est appelée *ombilic*, et les moitiés situées au-dessus et au-dessous de l'axe horizontal portent le nom de *sus-ombilicales* et *sous-ombilicales*.

Pour explorer la membrane du tympan sur le vivant il faut un spéculum et un miroir. Je préfère le spéculum univalve, celui de Toynbee, par exemple ; le meilleur miroir est celui de Trœltsch, miroir concave de 12 centimètres de foyer.

L'examen du pavillon et de l'entrée du conduit auditif peut être fait à la lumière directe, mais celui de l'intérieur du conduit et surtout de la membrane du tympan ne saurait être pratiqué convenablement qu'avec la lumière réfléchie. C'est, à n'en pas douter, ce mode d'éclairage qui a permis à l'otiatrique de faire des progrès si considérables dans le diagnostic des maladies du tympan et de la caisse.

La lumière naturelle est préférable à la lumière artificielle, et la meilleure sera celle qui proviendra d'un ciel chargé de nuages blancs. On voit très mal avec un ciel bleu. L'examen à une vive lumière, en plein soleil, a l'avantage de mieux montrer certains détails, l'intérieur de la caisse, par exemple, mais on ne peut continuer longtemps cet examen, à cause de la chaleur développée dans l'oreille et aussi de celle qu'éprouve l'explorateur.

Le malade étant donc assis, l'oreille placée à contre-jour, le chirurgien introduira le spéculum et le maintiendra avec la main-gauche en lui imprimant les petits mouvements de bascule nécessaires pour explorer les divers points du conduit ou de la membrane ; de la main droite il dirigera la lumière. S'il désirait avoir la liberté de cette main pour faire une manœuvre quelconque dans l'oreille, il emploierait le miroir frontal.

Examen du marteau sur le vivant.

De même que dans l'examen du fond de l'œil il faut d'abord chercher la papille pour s'orienter, de même dans l'examen du tympan on doit rechercher d'abord l'*apophyse externe du marteau*. Cette apophyse se présente sous la forme d'une petite saillie conique, de couleur blanche ou blanc rosé, siégeant toujours à la partie supérieure du tympan, tout près de sa circonférence et un peu en avant du pôle supérieur. A cette petite saillie fait suite une ligne sombre qui se détache nettement sur le fond gris demi-transparent du tympan et dont la direction est oblique de haut en bas et d'avant en arrière : c'est le *manche du marteau*. L'extrémité de ce manche s'arrête un peu au-dessus du centre de la membrane, au niveau de la dépression ombilicale qu'elle détermine, et présente souvent là un léger renflement en forme de spatule, très variable suivant les sujets. Le manche du marteau divise ainsi la membrane en deux parties, et non en deux moitiés, car la partie antérieure est un peu moindre que la postérieure.

Rien n'est donc plus facile que de s'orienter dans l'examen du tympan : nous dirons que telle lésion siège au-dessus de l'ombilic, au-dessous de l'ombilic, en avant ou en arrière du manche du marteau, au pôle supérieur, au pôle inférieur.

L'apophyse externe du marteau fait une saillie très petite à l'état normal, celle que ferait une petite tête d'épingle, par exemple, et, bien qu'avec un peu d'habitude on la distingue aisément, elle se fond en quelque sorte avec le reste de la membrane. Il est des cas, au contraire (fig. 40), où elle apparaît comme une véritable perle blanche, ou encore une pustule qui serait accolée au tympan, tant elle s'en détache nettement. Le manche du marteau qui lui fait suite est tantôt plus franchement accusé, ainsi que l'extrémité spatuliforme ; d'autres fois il est vu en raccourci, ce qui prouve une augmentation de la dépression ombilicale ou, si l'on veut, un enfoncement de la membrane vers le promontoire. Ces faits, qui sont pathologiques, trouveront leur explication dans le paragraphe suivant.

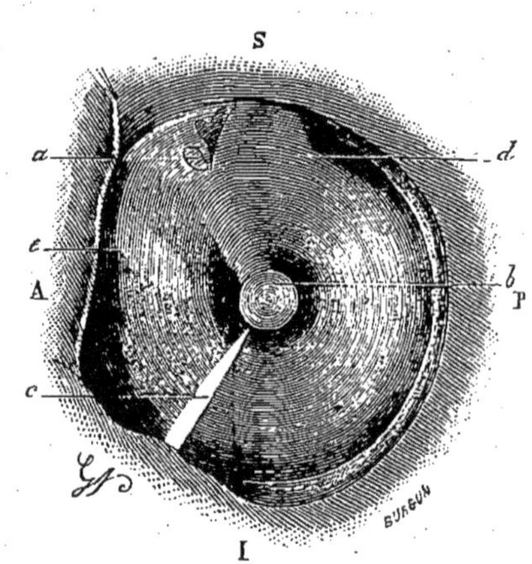

Fig. 40. — *Membrane du tympan dessinée pendant la vie sur un sujet atteint d'otite sèche* (grandie trois fois).

a, apophyse externe du marteau.
b, extrémité inférieure ou spatuliforme du manche du marteau.
c, reflet lumineux.
d, *e*, plaques blanches siégeant dans l'épaisseur de la membrane du tympan.

De l'ombilic du tympan.

Non seulement la membrane du tympan est inclinée sur l'horizon du degré que nous avons signalé, elle est de plus déprimée un peu au-dessous de son centre, de telle sorte qu'elle est concave du côté du conduit auditif et convexe du côté de la caisse. Cette dépression appelée ombilic du tympan est due à l'enchâssement du manche du marteau dans l'épaisseur de la membrane, à la direction oblique de cet osselet et à la traction constante de son extrémité inférieure vers le promontoire.

Supposons une cause quelconque attirant encore davantage le centre de la membrane vers la paroi opposée de la caisse : à mesure que la paroi inférieure du manche du marteau se rapprochera du promontoire, c'est-à-dire se portera en dedans, la partie supérieure éprouvera un mouvement de bascule, en vertu duquel elle sera portée en dehors : d'où la saillie plus grande en ce sens de l'apophyse externe. Il en résultera nécessairement que le manche du marteau sera vu en raccourci. Or, quelles sont les causes qui peuvent attirer vers la caisse l'ombilic du tympan? Ce seront le plus souvent l'épaississement et la rétraction de la muqueuse de la caisse, c'est-à-dire l'otite chronique scléreuse. La saillie exagérée de l'apophyse externe du marteau prouve donc que l'ombilic est attiré vers le promontoire et constitue l'un des meilleurs signes diagnostiques de l'otite chronique sèche. On conçoit que le même phénomène se produise par la pression d'un corps étranger à la surface externe du tympan et à la suite de la contracture du muscle interne du marteau ; de même, la trompe d'Eustache étant destinée, avec le conduit auditif, à maintenir une égale pression sur les deux faces de la membrane du tympan, si elle est obstruée, l'équilibre de pression sera rompu et l'air atmosphérique n'agira plus que sur la face externe : la membrane sera donc refoulée vers la caisse. Il en résulte que l'un des symptômes de l'obstruction de la trompe d'Eustache est la saillie exagérée de l'apophyse externe du marteau dans le conduit auditif.

Que la membrane du tympan soit refoulée en dedans par un corps étranger, par la pression atmosphérique ou bien par la rétraction de la chaîne, ce mouvement ne peut s'exécuter sans que l'étrier vienne presser d'une égale quantité sur la membrane de la fenêtre ovale, sur le liquide du vestibule, et par leur intermédiaire sur les filets terminaux du nerf auditif. Or, de même que sous l'influence d'une excitation directe le nerf optique réagit *lumière*, le nerf auditif réagit *son*. La pression de l'étrier sur la membrane vestibulaire est au nerf auditif ce que la pression exercée à la surface extérieure du globe de l'œil est au nerf optique : celle-ci produit une impression lumineuse qu'on appelle *phosphène*, la pression de l'étrier produit le *bourdonnement*. Les bourdonnements sont les phosphènes de l'oreille ; ils sont d'autant plus intenses que la pression sur le nerf auditif est plus grande, et ils varient de timbre et de forme suivant les points du nerf qui sont comprimés.

Le manche du marteau, qui fait suite à l'apophyse externe, est flanqué normalement de deux petites artères qui le recouvrent en partie et en masquent la couleur. Ces vaisseaux deviennent plus apparents après une injection d'eau chaude dans l'oreille ou un examen un peu prolongé à une vive lumière, mais ils disparaissent quelquefois, dans l'otite scléreuse, par exemple, ce qui donne au manche du marteau, à peu de chose près, l'aspect qu'il présente après la mort, à savoir, celui d'une ligne blanche saillante, nettement détachée : aussi l'otite scléreuse est-elle à l'examen du tympan ce qu'est l'atrophie de la papille à l'examen ophthalmoscopique, c'est-à-dire que le tympan se présente alors avec une netteté parfaite, parce qu'aucun vaisseau n'en masque plus les détails.

On pourra donc calculer le degré de la dépression ombilicale du tympan d'après la saillie de l'apophyse externe et le raccourcissement apparent du manche du marteau.

Les auteurs indiquent encore comme signe important de la dépression ombilicale la déformation d'un certain reflet lumineux dont nous allons nous occuper maintenant.

Du reflet lumineux du tympan.

Dans la portion sous-ombilicale existe toujours, lorsque le tympan est normal, une tache brillante, lumineuse, analogue à celle que l'on observe sur la cornée. On a donné à cette tache le nom de *triangle lumineux*. Signalé par Wilde, de Dublin, ce triangle a été étudié par différents auteurs et en particulier par Politzer. On s'est surtout attaché à découvrir la cause de sa production, et il n'est pas douteux qu'il soit le résultat de l'inclinaison du tympan et surtout de la dépression ombilicale, comme l'a démontré Politzer. Sur une membrane plane il n'existe pas de reflet lumineux, tandis que, si l'on vient à en déprimer le centre, le reflet lumineux apparait.

Laissant de côté la question, encore très obscure, du mode de formation de ce triangle, ce qui n'a d'ailleurs pour nous qu'un intérêt secondaire, nous l'envisagerons seulement au point de vue clinique.

Voici ce que disent à cet égard les auteurs : le reflet lumineux du tympan a la forme d'un triangle équilatéral dont le sommet correspond à l'ombilic et la base à la circonférence de la membrane. Il est situé dans la portion sous-ombilicale et placé un peu en avant du manche du marteau, de façon à former avec ce dernier un angle obtus ouvert en avant. Lorsque la dépression ombilicale augmente, c'est-à-dire que le tympan se rapproche du promontoire, le triangle s'allonge, se rétrécit et devient isocèle : il s'élargit au contraire lorsque le tympan se porte en dehors.

Il est très exact que les mouvements du tympan modifient le triangle lumineux : aussi attache-t-on en général une importance assez grande à la forme de ce triangle dans les maladies de l'oreille : on cherche s'il est allongé, raccourci, élargi, rétréci ; s'il est plus ou moins brillant, s'il a changé de place, s'il est réduit à un point ou transformé en rectangle, etc. : mais il est bien évident que ces données ne peuvent avoir de valeur qu'autant que la forme normale est parfaitement déterminée et constante. C'est ce dont j'ai voulu m'assurer par l'examen d'un certain nombre de tympans physiologiques représentés sur la figure 41.

Ces membranes ont été toutes dessinées le même jour et avec le même éclairage, à une vive lumière solaire, par M. le docteur Esbach, sur quelques-uns des élèves de mon service ; l'acuité auditive était normale chez tous ces jeunes gens : or on peut constater qu'il n'y a pas deux triangles lumineux semblables. Je n'en ai pas trouvé un seul qui représentât le type décrit comme normal, à savoir un triangle équilatéral. Comment donc attribuer une valeur clinique quelconque à un signe qui présente d'aussi nombreuses variétés physiologiques ?

Il faudrait, pour en tirer une conclusion légitime, avoir examiné la forme du triangle avant l'apparition de la maladie, ce qui n'a évidemment jamais lieu.

Je ne décrirai pas autrement le reflet lumineux du tympan, les figures ci-jointes valant mieux qu'une description. Je ferai cependant remarquer que l'acuité auditive n'est nullement en rapport avec la largeur ou la forme plus ou moins régulière de ce reflet. Ainsi les sujets n°s 7 et 2, dont les tympans présentent, le premier un seul petit point lumineux, et le second un triangle assez bien formé, avaient une acuité auditive extrêmement développée, beaucoup plus que celle de tous les autres.

L'inclinaison du reflet lumineux sur le manche du marteau est non moins variable à l'état physiologique : le plus souvent ces deux parties forment par leur rencontre un angle obtus ouvert en avant, quelquefois un angle droit ou presque droit.

Ce reflet étant évidemment dû à l'inclinaison et à la courbure de la membrane du tympan, ce qui précède prouve que cette inclinaison et cette courbure varient avec chaque sujet, et qu'en conséquence on ne saurait tirer qu'un

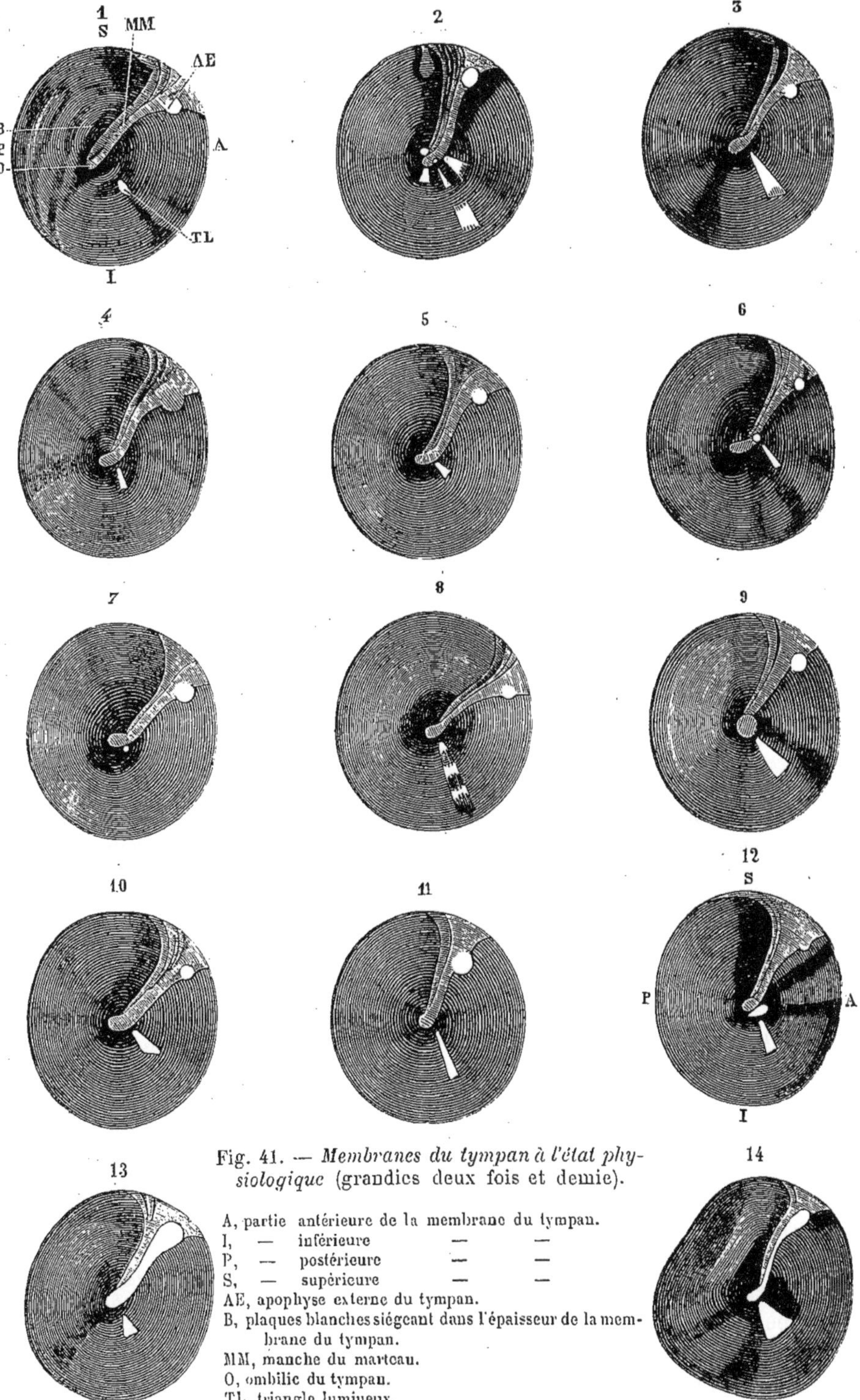

Fig. 41. — *Membranes du tympan à l'état physiologique* (grandies deux fois et demie).

A, partie antérieure de la membrane du tympan.
I, — inférieure — —
P, — postérieure — —
S, — supérieure — —
AE, apophyse externe du tympan.
B, plaques blanches siégeant dans l'épaisseur de la membrane du tympan.
MM, manche du marteau.
O, ombilic du tympan.
TL, triangle lumineux.

médiocre parti, au point de vue clinique, de sa forme, de ses dimensions, de son siège et de son éclat.

Le tympan à l'état normal est *translucide* : aussi, lorsqu'il est fortement éclairé, peut-on voir par transparence la grande branche ou branche verticale de l'enclume, qui descend parallèlement au manche du marteau, moins bas que lui, en arrière et sur un plan plus profond. On peut aussi apercevoir assez facilement la corde du tympan, qui traverse horizontalement la portion sus-ombilicale, tout près du pôle supérieur, sous l'aspect d'une ligne grisâtre.

De la couleur du tympan.

La *couleur* de la membrane du tympan à l'état physiologique est un des points les plus importants et les plus difficiles à déterminer de son étude. Il est important, parce que toute maladie de la caisse ou de la membrane s'accompagne d'un changement de coloration, et difficile en ce que, dans un certain nombre de cas, ce sont des nuances seulement qui séparent l'état normal de l'état pathologique.

D'après Trœltsch, « la membrane est brillante, transparente et d'une couleur gris-perle ». D'après Politzer, « la membrane du tympan est un milieu transparent, mais trouble, qui réfléchit une partie de la lumière qu'il reçoit et en laisse passer une autre qui éclaire la caisse du tympan. La caisse, ou plutôt le promontoire qui se trouve placé en face de la membrane, renvoie à travers cette dernière, vers l'œil de l'observateur, une partie de la lumière qu'il a reçue. La couleur du tympan est donc une couleur composée de sa coloration propre, de celle de la lumière qui sert à l'éclairage, et enfin de la couleur et de la quantité de lumière que renvoie le promontoire. A l'état normal et vue à la lumière ordinaire du jour, cette couleur peut être le mieux comparée au gris neutre, auquel s'ajoutent de légers tons violets et jaune-brunâtre clairs. »

La membrane du tympan à l'état physiologique présente, selon moi, une couleur grise tirant un peu sur le violet ; elle est brillante, miroitante, et offre l'aspect velouté d'un fruit qui a conservé sa fleur.

La coloration du tympan est plus foncée chez l'enfant, ce qui tient à l'épaisseur plus grande de la membrane ; elle est plus blanchâtre chez le vieillard.

A l'état pathologique, elle peut être noire, qu'elle soit infiltrée de sang ou que le sang soit contenu dans la caisse. Elle peut présenter des ecchymoses partielles. J'en constatai une sur un jeune confrère qui en prenant un bain chaud s'était amusé à refouler l'eau dans le conduit auditif avec son doigt (fig. 42). Dans le point où siégeait l'ecchymose, en arrière du marteau, existe aujourd'hui une plaque grisâtre ; la membrane est à ce niveau flasque et complètement privée de résistance ; l'acuité auditive a un peu diminué de ce côté.

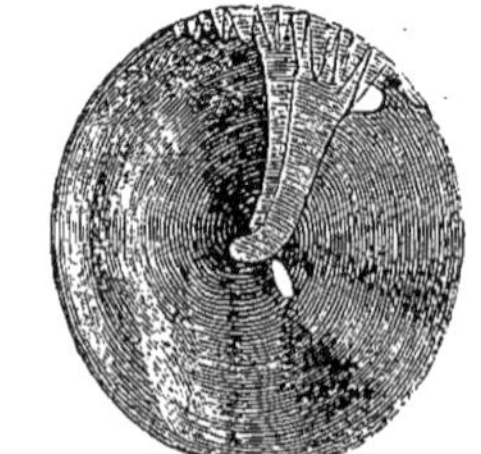

Fig. 42. — *Membrane du tympan pathologique* (grandie deux fois et demie).

La membrane peut être rouge, très vascularisée, dans la myringite aiguë, par exemple ; on déterminera cette coloration rouge en injectant de l'eau tiède dans le conduit, ou bien en éclairant la membrane pendant un certain temps avec une vive lumière. La rougeur est encore très prononcée lorsqu'on vient d'enlever un bouchon cérumineux. Elle occupe surtout alors le pôle supérieur au niveau de l'apophyse externe, et m'a paru former une arcade à concavité inférieure, divisée en deux parties à peu près symétriques par le manche du marteau, comme la luette divise le bord libre du voile palatin.

Lorsque la myringite n'est pas primitive, mais secondaire, qu'elle succède à une inflammation suppurative de la caisse, les vaisseaux m'ont paru affecter une disposition différente de celle qui précède, ainsi que le démontre la figure 43.

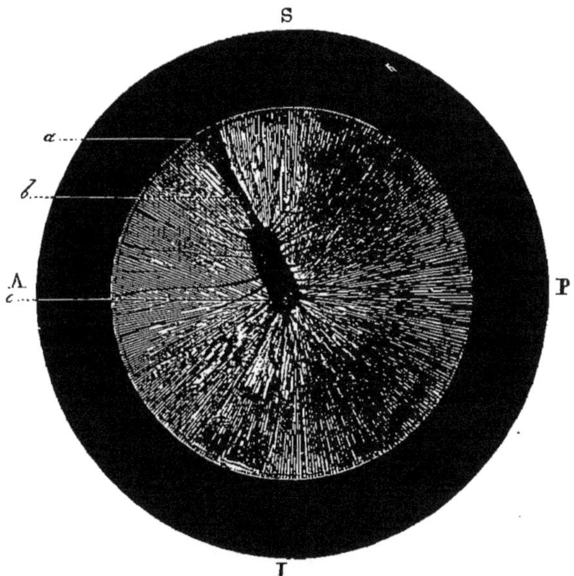

Fig. 43. — *Membrane du tympan dessinée d'après nature sur un sujet tuberculeux mort avec une otite interne* (grandie cinq fois).

abc, marteau.

La pièce qui a servi à ce dessin me fut apportée toute fraîche à Clamart par mon élève et ami le docteur de la Bellière. M. C. Labbé la dessina aussitôt. Le malade était phthisique et la caisse pleine de pus.

D'après ce que j'ai vu, la membrane du tympan présenterait une vascularisation différente suivant que son inflammation procède du conduit auditif ou bien de la caisse. Dans le premier cas, lorsque la myringite n'est en définitive qu'une otite externe profonde, il n'y a d'hyperémie que dans le point où se distribuent les vaisseaux qui vont du conduit auditif et de l'artère stylo-mastoïdienne à la membrane du tympan, c'est-à-dire vers le pôle supérieur. Dans le second cas, lorsque la myringite n'est que la conséquence d'une otite interne, l'hyperémie occupe surtout le département où vont se distribuer les branches du rameau tympanique qui se rendent de la caisse à la membrane. Les premiers vaisseaux vont principalement à la portion sus-ombilicale et les seconds à la portion sous-ombilicale du tympan.

La membrane du tympan, au lieu d'être grise comme à l'état normal, peut présenter une teinte blanc mat plus ou moins uniforme. C'est ce qu'on observe dans l'otite scléreuse, et cette coloration est due à l'absence des vaisseaux, qui finissent par s'atrophier et disparaître dans cette maladie ; les vaisseaux de la portion sus-ombilicale m'ont paru s'atrophier en dernier lieu ; au début de cette maladie on aperçoit encore une artère qui descend en côtoyant le manche du marteau, tandis qu'à une période plus avancée on n'en voit plus de traces, même après un examen prolongé à une vive lumière. Cette marche dans l'atrophie des vaisseaux tend bien à prouver que les altérations du tympan sont consécutives à celles de la caisse.

On y trouve aussi des plaques blanches, qui sont de nature très diverse; quelquefois elles traduisent seulement à l'extérieur certains états de la caisse, ainsi qu'on aperçoit, par exemple, à travers la cornée, les épanchements de pus ou de sang dans la chambre antérieure. Quand elles occupent l'épaisseur même de la membrane, ces plaques peuvent être des concrétions crétacées compatibles avec une acuité auditive normale, ou bien des exsudats qui témoignent d'une myringite interstitielle antérieure et que l'on peut comparer très justement, quant à leur forme, leur couleur et leur mode de production, aux leucomes de la cornée. Les tympans représentés figure 41 montrent combien ces taches blanchâtres sont fréquentes et variées à l'état physiologique. Peut-être sont-elles le résultat des inflammations si communes dans la première enfance. Une fois j'ai observé une concrétion qui se ramollit et s'ulcéra de façon à perforer la membrane : je la rattachai alors à un tubercule à cause de l'état général du sujet, qui était tuberculeux. J'ai recherché plusieurs fois cette myringite tuberculeuse primitive sans la retrouver, tandis que la myringite est au contraire très fréquente à la suite de l'otite interne des tuberculeux, comme l'a démontré M. de la Bellière dans sa thèse inaugurale.

Enfin la membrane du tympan peut présenter une teinte blanc-jaunâtre, lorsqu'elle est infiltrée de pus; tout détail de sa surface a disparu sous une couche uniforme. Il faut prendre garde que cet aspect peut être dû non pas à une infiltration, mais à une simple application du pus à sa face externe. Nous avons signalé plus haut les bourgeons charnus que l'on trouve souvent dans ce dernier cas au-dessous du pus, et qui, s'ils sont multiples, donnent à la membrane du tympan un aspect framboisé.

La membrane du tympan est d'une minceur extrême et peut être comparée sous ce rapport à une feuille de baudruche. Malgré cela, et comme la baudruche elle-même, elle est tenace et relativement fort résistante, grâce à la disposition des couches qui la constituent. La minceur est une condition physique indispensable au fonctionnement régulier du tympan, et c'est en anéantissant cette propriété que les myringites déterminent un certain degré de dysécie. Il est assez facile d'ailleurs de constater l'épaississement du tympan sur le vivant à l'absence absolue de transparence qui en résulte.

Cette membrane n'est douée, à l'état normal, que d'une très légère élasticité, ce que démontre le peu d'écartement des deux bords d'une plaie qu'on y pratique.

Structure de la membrane du tympan.

Quoique très mince, la membrane du tympan présente une structure assez compliquée. Elle est formée de trois couches très faciles à démontrer (1) : l'une,

(1) L'existence de ces couches est parfois démontrée par certains phénomènes pathologiques. C'est ainsi que M. de la Bellière a disséqué des membranes du tympan sur lesquelles il n'existait

superficielle, cutanée (B), est la prolongation de la peau du conduit auditif externe; l'autre, moyenne (A), est fibreuse; la troisième, profonde (C), est formée par la muqueuse de la caisse.

La première peut se dédoubler en couche épithéliale et couche dermique, la seconde en couche de fibres radiées et couche de fibres circulaires, en sorte qu'il y a en réalité cinq plans successifs, qui sont :

1° La couche épithéliale;
2° La couche dermique (dermoïde de Toynbee);
3° La couche des fibres radiées;
4° La couche des fibres circulaires;
5° La muqueuse.

D'après Toynbee, ces couches ne seraient que la prolongation et la juxtaposition des membranes qui tapissent les deux cavités voisines, c'est-à-dire la peau du conduit auditif externe et la muqueuse de la caisse : ainsi nous avons vu que la portion osseuse du conduit auditif externe était tapissée par la peau doublée du périoste, qui y adhère intimement; cette peau, suivant Toynbee, formerait les trois premières couches, tandis que les deux couches profondes ne seraient autre chose que le périoste de la caisse et la muqueuse.

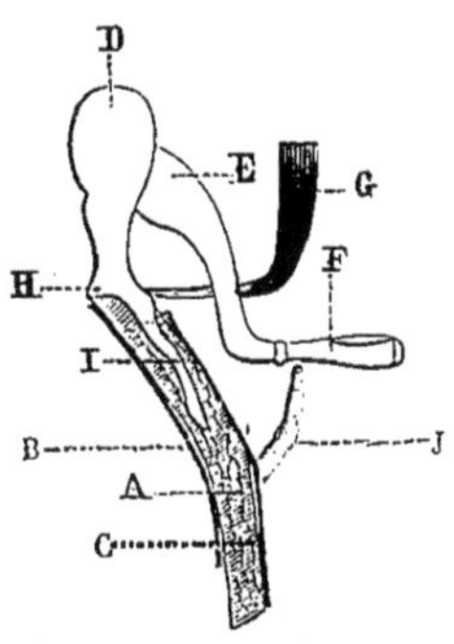

Fig. 44. — *Chaine des osselets vue de profil. — Muscles du marteau et de l'étrier. — Diverses couches composant la membrane du tympan.* (Figure demi-schématique.)

A, couche moyenne ou fibreuse.
B, couche cutanée.
C, couche muqueuse.
D, tête du marteau.
E, branche verticale de l'enclume.
F, étrier.
G, muscle interne du marteau.
H, apophyse externe du marteau.
I, manche du marteau.
J, muscle de l'étrier.

La continuation de la peau du conduit auditif avec la couche superficielle du tympan est surtout visible à la partie supérieure (dans le point où l'anneau tympanique est interrompu). Elle se présente sous la forme d'une bande renfermant des fibres élastiques, des artérioles et un filet nerveux. Cette bande cutanée accompagne le manche du marteau jusqu'à l'ombilic et a été décrite encore sous le nom de muscle externe du marteau, muscle que l'on considérait comme un relâcheur du tympan, par opposition au muscle interne, qui est tenseur; mais cette bande ne renferme aucune fibre musculaire, pas plus du reste que la couche moyenne, qui est exclusivement fibreuse.

Cette couche moyenne du tympan ou couche fibreuse contient le manche du marteau dans son épaisseur; elle est constituée par deux plans distincts, que l'on peut voir à l'œil nu : l'un superficiel, formé de fibres radiées; l'autre profond, composé de fibres circulaires; le premier provient du périoste du conduit, le deuxième du périoste de la caisse, au dire de Toynbee. Les fibres radiées partent de la périphérie de la membrane, où elles s'attachent au cercle tendineux qui fixe le tympan dans son cadre et vont se porter, les inférieures sur la

plus que la couche externe dermo-épidermique. Par contre, sur un malade atteint de myringite aiguë primitive, on observait avec la dernière évidence une ulcération des deux couches externes et une hernie de la muqueuse à travers cette ulcération.

spatule, et les supérieures sur le manche du marteau. Les fibres circulaires forment une couche incomplète placée en arrière de la précédente.

Le manche du marteau est donc situé entre ces deux couches de fibres, mais de plus il donne naissance aux fibres de la couche radiée (fig. 43), circonstance très importante, qui nous fait comprendre pourquoi le marteau, faisant corps avec la membrane du tympan, reste en place dans les larges perforations de cette membrane, et pourquoi l'acuité auditive peut être alors conservée presque normale : le manche du marteau demeure en effet suspendu dans la caisse comme le sont les stalactites, fixé dans sa position par ce qui reste des fibres radiées.

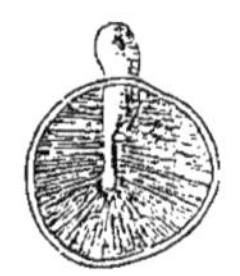

Fig. 45. — *Disposition de la couche des fibres radiées de la membrane du tympan par rapport au manche du marteau.*

Quant à la couche muqueuse, sa description trouvera place au chapitre qui traite de la caisse du tympan.

Les *artères* qui se distribuent à la membrane du tympan proviennent de deux sources : du conduit auditif et de la caisse. Les premières se distribuent à la couche superficielle ou cutanée, les secondes à la couche profonde ou muqueuse. La couche moyenne ou fibreuse est, à l'état normal, presque complètement privée de vaisseaux.

Les artères de la couche cutanée proviennent d'abord des artérioles de la peau du conduit, qui empiètent sur tout le pourtour de la circonférence de la membrane et s'avancent plus ou moins loin vers son centre, en lui formant une sorte de couronne, mais les principales y pénètrent en haut au niveau de l'apophyse externe, descendent au nombre de deux, une de chaque côté du manche du marteau, et fournissent un abondant réseau à la portion sus-ombilicale du tympan. Ces artérioles proviennent principalement de la stylo-mastoïdienne; ce sont elles qui donnent sans doute lieu aux battements que l'on observe souvent au fond du conduit auditif dans les cas de perforation de la membrane du tympan ; ces battements ne sont généralement visibles que s'il y a au niveau de la perforation une couche de liquide à laquelle sont transmises les pulsations de l'extrémité de l'artère.

Les artères de la couche muqueuse sont fournies par l'artère tympanique, branche de la maxillaire interne qui pénètre dans la caisse par la scissure de Glaser; elles se distribuent principalement à la portion sous-ombilicale du tympan.

Nous avons vu plus haut les conséquences pathologiques qui résultent de cette double source de circulation du tympan. J'ajouterai que, contrairement à l'opinion qui règne généralement, une plaie ou une déchirure de la membrane du tympan siégeant au voisinage du manche du marteau pourra donner lieu à une hémorrhagie assez considérable pour devenir inquiétante, ainsi que l'a observé M. Duplay.

La couche cutanée reçoit un filet nerveux volumineux provenant de la branche auriculo-temporale de la cinquième paire. Ce filet pénètre comme les artères au niveau du pôle supérieur, descend vers l'ombilic en se ramifiant et donne à la membrane son exquise sensibilité.

Nous voyons, en résumé, que les éléments importants de la membrane du tympan siègent dans sa portion sus-ombilicale : on y trouve le manche du marteau, les artères principales, les nerfs ; à cette partie correspond la corde du tympan; plus profondément, c'est encore à la partie sus-ombilicale que correspondent la chaîne des osselets et la fenêtre ovale, le promontoire et la fenêtre ronde, le tendon du muscle du marteau; à la portion sous-ombilicale de la membrane, au contraire, ne correspond aucun organe important; cette portion est en outre peu vasculaire et moins sensible que l'autre: d'où le précepte : *La paracentèse de la membrane du tympan devra toujours être pratiquée dans la portion sous-ombilicale.*

La paracentèse du tympan répond à des indications diverses. Elle trouve sa principale application lorsqu'à la suite d'une otite moyenne aiguë il se produit un abcès dans la caisse. Le pus emprisonné détermine d'atroces douleurs et finit par s'ouvrir une voie à travers la membrane du tympan. Le chirurgien doit toujours, s'il le peut, prévenir cette ouverture spontanée et mettre ici en pratique les règles de la chirurgie générale, c'est-à-dire donner issue au pus. Il résultera de cette conduite de grands avantages pour le malade : la douleur et les phénomènes sympathiques quelquefois fort graves qui accompagnent cette otite disparaîtront souvent comme par enchantement; on évitera les lésions que le séjour prolongé du pus peut faire éprouver au contenu de la caisse, ainsi que la propagation possible aux méninges et à l'encéphale, et l'on aura beaucoup plus de chances de voir la perforation s'oblitérer que si elle était le résultat d'une ulcération.

La paracentèse du tympan est encore pratiquée pour permettre l'accès direct des ondes sonores dans la caisse, lorsque la membrane épaissie ou altérée est incapable de vibrer ou de transmettre les vibrations au labyrinthe, ou bien lorsque la trompe d'Eustache est définitivement oblitérée. On peut alors obtenir des résultats remarquables, comme cela arriva à A. Cooper, mais à une condition, c'est que la caisse et les fenêtres du labyrinthe seront saines. Or j'estime, pour mon compte, que ces cas sont de beaucoup les plus rares, quoi qu'en dise M. Bonnafont.

Il m'est arrivé plusieurs fois de faire la paracentèse pour diminuer l'intensité des bourdonnements qui causent parfois aux malades un véritable supplice, mais sans résultat bien sérieux. C'est que, pour obtenir un effet durable, il ne suffit pas de perforer le tympan, il faut encore maintenir l'ouverture faite à la membrane, ce qui est fort dificile, à cause de son défaut d'élasticité. Je renvoie d'ailleurs aux traités spéciaux pour l'étude de divers procédés qui ont été mis en usage à cet effet, tout en faisant remarquer cette chose, singulière en apparence, à savoir que rien n'est plus difficile que de fermer une ouverture spontanée du tympan, et rien de difficile comme de maintenir ouverte une incision chirurgicale, même en y interposant des corps étrangers.

Bien que la paracentèse du tympan ne me paraisse pas devoir donner souvent des résultats très satisfaisants, comme elle ne présente en définitive aucun danger, je ne vois pas d'inconvénient à la proposer au malade quand on a acquis la certitude que les moyens ordinaires de traitement sont inefficaces.

Les perforations spontanées du tympan, ai-je dit, ont peu de tendance à la réparation, qu'elles soient consécutives à une otite externe, à une myringite ou, ce qui est de beaucoup le plus fréquent, à une otite moyenne aiguë ou chronique. Il est des malades (j'ai déjà signalé le fait) qui, arrivés à l'âge adulte, ne soupçonnent même pas qu'ils soient affectés de cette lésion; elle date de l'enfance et n'amène qu'une diminution en quelque sorte inappréciable dans l'acuité auditive. Chez d'autres, au contraire, la perforation du tympan s'accompagne d'une dysécie presque complète. Je n'ai pas à discuter ici pourquoi cette différence entre les sujets. Je signalerai seulement un fait curieux qui a servi de point de départ à Toynbee pour imaginer son tympan artificiel. Il est des malades affectés de perforation du tympan avec surdité très prononcée, chez lesquels l'ouïe est immédiatement améliorée dans des proportions très notables par l'introduction dans le conduit auditif externe d'un petit cylindre d'ouate. J'en ai observé un exemple fort curieux sur une jeune fille anglaise qui avait précisément reçu à Londres les soins de Toynbee. Cet auteur a imaginé de remplacer les cylindres d'ouate par une petite rondelle de caoutchouc ayant la forme du tympan, au centre de laquelle est fixé une tige en argent qui sert à l'introduire jusqu'au fond du conduit auditif. Toynbee pense que le tympan artificiel agit en confinant les vibrations sonores dans la cavité tympanique ; peut-être est-ce en les transmettant directement à ce qui reste de la chaîne des osselets. Quoi qu'il en soit de la théorie, le fait existe, et le chirurgien devra toujours songer à ce moyen, infidèle souvent, mais simple et jamais dangereux, lorsqu'il traitera une perforation du tympan accompagnée de dysécie.

CHAPITRE III

Caisse du tympan.

La *caisse du tympan*, située dans l'épaisseur du rocher, est une cavité intermédiaire au conduit auditif externe, à la trompe d'Eustache et au labyrinthe. On peut donc la considérer comme un centre duquel rayonnent les diverses parties composant l'appareil auditif.

On l'a comparée à une caisse de musique avec deux parois aplaties et une circonférence. La comparaison peut être conservée, à la condition de dire qu'elle est fort loin de représenter la vérité : la circonférence, en effet, très irrégulière, représente quatre pans coupés à angles arrondis, et les faces opposées ne ressemblent pas non plus à celle d'une caisse à musique. Trœltsch la compare à une tabatière reposant sur un de ses petits côtés, ce qui donne en réalité une meilleure idée de sa forme.

La caisse du tympan présente à considérer un contenant, un contenu et des dépendances : un contenant, ce sont les parois de la caisse et la muqueuse qui les double ; un contenu, c'est la chaîne des osselets et ses muscles moteurs. Les dépendances sont les cellules mastoïdiennes.

Les parois de la caisse du tympan sont au nombre de six, dont deux plus larges correspondent aux faces et quatre plus étroites à la circonférence de la caisse.

Me basant sur leurs rapports essentiels, je les désignerai sous les noms suivants :

1° Paroi externe ou *tympanique ;*

2° Paroi interne ou *labyrinthique ;*

3° Paroi supérieure ou *crânienne ;*

4° Paroi inférieure ou *jugulaire ;*

5° Paroi antérieure ou *tubaire ;*

6° Paroi postérieure ou *mastoïdienne.*

Forme et dimensions de la caisse du tympan.

Avant de signaler les détails que présente chacune des parois, il est indispensable de donner une idée exacte de la cavité qu'elles circonscrivent, c'est-à-dire de la caisse elle-même. On ne peut se rendre bien compte de la forme de la caisse et surtout des rapports respectifs de ses deux parois principales, la paroi tympanique et la paroi labyrinthique, que sur une coupe verticale passant par le milieu du promontoire et de la membrane du tympan. C'est toujours dans ce sens que le chirurgien envisage la région soit pour explorer, soit pour faire les opérations, et il est essentiel de savoir à quel point de la paroi labyrinthique correspond chaque partie de la membrane. Des deux figures ci-jointes la plus petite représente une caisse du tympan d'adulte dont j'ai conservé les dimensions normales le plus exactement possible ; la plus grande est la même grandie trois fois.

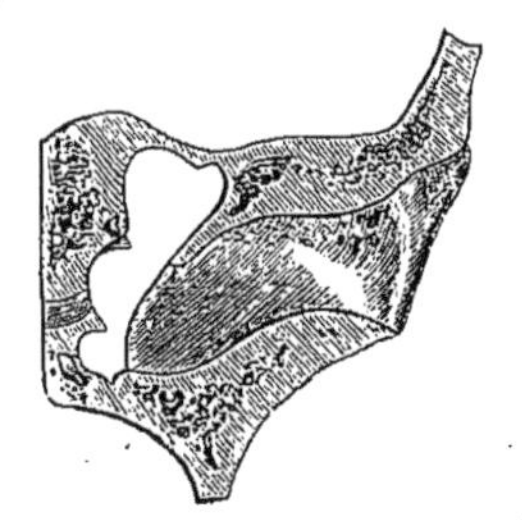

Fig. 46. — *Coupe verticale de la caisse du tympan.* — (Grandeur naturelle. Adulte.)

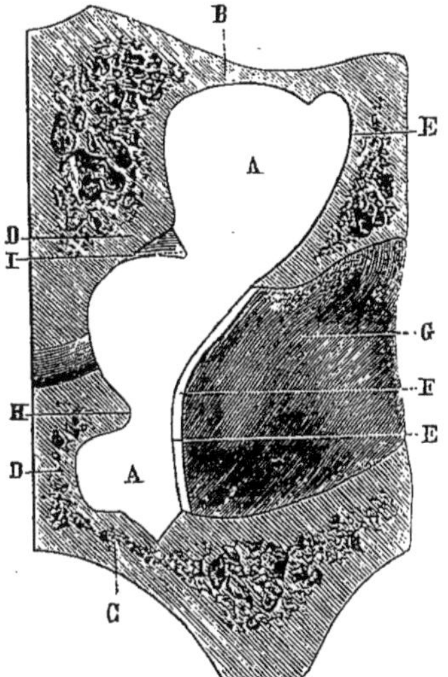

Fig. 47. — *Coupe verticale de la caisse du tympan.* (Même pièce que la précédente, grossie trois fois.)

A, A, cavité de la caisse.
B, paroi supérieure ou crânienne.
C, paroi inférieure ou jugulaire.
D, D, paroi interne ou labyrinthique.
E, E, paroi externe ou tympanique.
F, membrane du tympan.
G, conduit auditif externe.
H, promontoire.
I, saillie osseuse.

La caisse est loin de présenter une profondeur égale dans tous les points ; la partie la plus profonde correspond à la voûte ou plafond de la caisse B et mesure 5 millimètres ; c'est là que sont logés la tête du marteau et le corps de l'enclume ; la partie la plus étroite est en H, c'est-à dire à la hauteur de la saillie du promontoire et de la dépression ombilicale du tympan ; elle mesure 1 millimètre et demi. Le plancher de la caisse C est plus étroit que le plafond ; il mesure 4 millimètres.

J'ai signalé ces mensurations parce qu'elles ont une réelle importance. On voit en effet avec quelle précaution il faudra ponctionner le tympan au niveau de l'ombilic, si l'on ne veut pas que la pointe de l'instrument aille se ficher dans le promontoire ; la paracentèse pratiquée audessus et au-dessous laisse plus de marge sans doute ; l'espace est bien étroit cependant, puisque dans la partie sous-ombilicale, où l'opération doit être pratiquée de préférence, il est à peine de 4 millimètres.

La hauteur de la caisse est de 15 millimètres ; c'est également la distance qui sépare la paroi antérieure de la postérieure. Elles peuvent varier de 1 millimètre à 1 millimètre et demi pour chaque partie, suivant les sujets.

Il est intéressant de comparer la figure que donne la coupe verticale d'une caisse d'adulte avec la même coupe faite sur une caisse d'enfant nouveau-né (fig. 32); on voit que celle-ci est beaucoup plus grande que celle de l'adulte en hauteur et en profondeur, phénomène dont le développement de l'appareil auditif fournit l'explication.

Étudions maintenant successivement chacune des parois de la caisse.

Paroi tympanique.

La paroi *externe* de la caisse, ou *paroi tympanique*, est loin, ainsi qu'on peut le voir sur les figures 46 et 47, d'être formée en entier par la membrane du tympan, comme le disent les auteurs. Cette paroi est partie osseuse, partie membraneuse. Elle est osseuse en haut et membraneuse en bas, où se trouve enchâssée la membrane du tympan, qui occupe un peu plus de la moitié de sa hauteur. Je prie de remarquer que la membrane du tympan ne s'insère pas tout à fait à la partie inférieure de la paroi, et qu'il existe au-dessous d'elle une sorte de petite gouttière C. Dans cette gouttière vont se loger les corps étrangers d'un petit volume lorsqu'à la suite d'une intervention maladroite ils ont été repoussés à travers le tympan. On conçoit que ces corps étrangers puissent s'enkyster dans ce point et y séjourner toute la vie sans provoquer d'accidents, comme aussi ils peuvent être le point de départ de névralgies ou d'otites rebelles.

La membrane du tympan est également loin d'occuper toute la largeur de la paroi externe de la caisse, puisque celle-ci est à peu près aussi large que haute, c'est-à-dire que son diamètre horizontal mesure 15 millimètres : or nous avons vu que la membrane du tympan est d'environ 9 millimètres.

J'ai suffisamment insisté plus haut sur l'aspect qu'offre la membrane du tympan pour n'y pas revenir ici.

Paroi labyrinthique.

La paroi *interne* ou *labyrinthique* est celle dont la description est la plus dif-

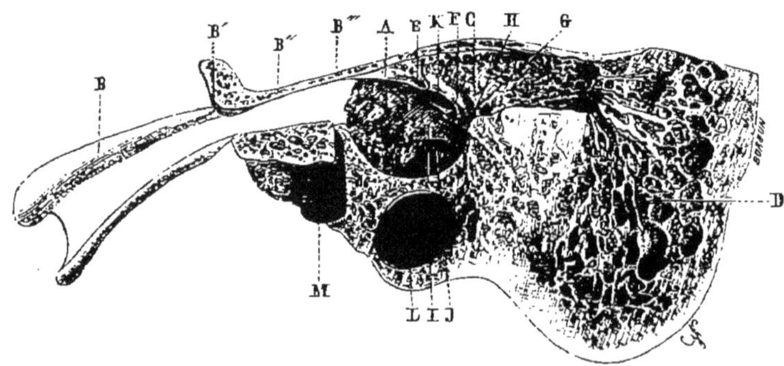

Fig. 48. — *Coupe verticale antéro-postérieure de la caisse du tympan, de la trompe d'Eustache et de l'apophyse mastoïde.*

A, paroi labyrinthique de la caisse.
B B' B' B'', trompe d'Eustache.
C, orifice de communication avec les cellules mastoïdiennes.
D, cellules mastoïdiennes.
E, bec de cuiller.
F, relief formé par l'aqueduc de Fallope.
G, pyramide.
H, orifice par lequel la corde du tympan pénètre dans la caisse.
I, promontoire.
J, fenêtre ronde.
K, fenêtre ovale.
L, veine jugulaire interne.
M, carotide interne.

ficile, à cause de la multiplicité des organes qu'on y rencontre. Nous avons pensé qu'une coupe verticale du rocher passant par le centre de la caisse et parallèle à son grand axe aiderait singulièrement à en saisir les nombreux détails.

Cette face n'a pas la même hauteur dans ses différents points; elle n'est pas quadrilatère : au milieu elle mesure 15 millimètres, tandis qu'en avant et en arrière, à la rencontre des parois mastoïdienne et tubaire, elle ne mesure plus que 5 à 6 millimètres.

Prenant pour point de repère l'ombilic du tympan, nous trouvons sur la paroi labyrinthique, immédiatement en regard de l'ombilic, une saillie osseuse I, appelée *promontoire*. Le promontoire n'est séparé du tympan que par une distance de 1 millimètre et demi à 2 millimètres et peut être aperçu par transparence à l'aide d'un bon éclairage.

Au-dessus du promontoire se trouve un petit canal au fond duquel est un orifice de forme ovalaire K; ce canal a reçu le nom de *fosse ovale*, et le trou celui de *fenêtre ovale;* cette fenêtre est figurée ici avec ses dimensions normales. Fermée à l'état frais par une membrane fibreuse qui n'est autre que le périoste du vestibule, elle est complètement recouverte par la base de l'étrier, qui y adhère de la manière la plus intime. Cette adhérence est si grande qu'une longue suppuration de la caisse n'entraine pas l'étrier; plusieurs fois même j'ai trouvé l'étrier en place sur des crânes secs qui avaient macéré. La fenêtre ovale s'ouvre dans le vestibule. Au-dessous du promontoire est la *fenêtre ronde* J; elle est, comme la précédente, placée au fond d'un entonnoir et fermée par une membrane fibreuse à laquelle on donne le nom de *tympan secondaire*. La fenêtre ronde est l'aboutissant de la rampe tympanique du limaçon.

Ces deux fenêtres jouent un rôle capital dans l'audition, puisque c'est à travers elles que passent les ondes sonores pour aller impressionner le nerf acoustique : aussi leur obstruction ou bien l'épaississement des membranes qui les ferment sont-ils des causes de dysécie absolue et tout à fait irrémédiable.

On a longuement discuté la question de savoir si la communication des vibrations a lieu par l'intermédiaire de l'air agissant sur la fenêtre ronde ou bien par l'intermédiaire des osselets mettant en mouvement la fenêtre ovale.

Cheselden, A. Cooper, Scarpa, ont pensé que les vibrations se transmettent au labyrinthe exclusivement par la fenêtre ronde, s'appuyant sur ce fait que l'audition peut encore exister alors que tout ou partie de la chaîne des osselets est détruit.

Muncke et Müller ont pensé que les deux fenêtres et surtout l'ovale servaient de passage aux vibrations sonores.

D'autres, Haller en particulier, ont nié toute action de communication par la fenêtre ronde. C'est aussi l'opinion d'Auzoux, qui a donné une explication entièrement satisfaisante de l'action de la membrane qui la clôt.

M. Gariel, agrégé de la Faculté, à la thèse duquel nous empruntons ces quelques détails de la physiologie de l'oreille, accepte complètement l'opinion d'Auzoux, et il l'expose ainsi :

« L'oreille interne formant une cavité entièrement fermée et dont les parois osseuses sont dénuées complètement d'élasticité, à l'exception des membranes des fenêtres, et l'eau qui remplit complètement cette cavité étant incompressible, ce liquide ne pourra prendre un mouvement vibratoire que si, tandis qu'il subit une secousse en un point, la fenêtre ovale, il se trouve quelque part un élément de paroi qui puisse céder. Tel est vraisemblablement le rôle de la fenêtre ronde : permettre par son élasticité le mouvement du liquide labyrinthique que tendent à produire les secousses communiquées par la membrane de la fenêtre ovale : la fenêtre ronde n'a donc, en somme, dans l'audition, qu'un rôle purement passif. »

Immédiatement en arrière et au-dessus de la fenêtre ovale est un relief osseux F, l'*aqueduc de Fallope*, dans lequel se trouve contenu le nerf facial. Ce nerf n'est ainsi séparé de la cavité de la caisse que par une mince lamelle osseuse, et encore cette lamelle est-elle parfois criblée de trous. Aussi conçoit-on que la suppuration de la caisse puisse la détruire, ainsi que le nerf, et déterminer une paralysie faciale. Trœltsch a émis l'idée ingénieuse que les paralysies faciales d'origine rhumatismale pourraient être dues à l'action de l'air de la caisse sur le nerf à travers la paroi de l'aqueduc de Fallope.

Au-dessous de l'aqueduc de Fallope, entre la fenêtre ovale et la fenêtre ronde, on rencontre une petite saillie osseuse G qui, en raison de sa forme, a reçu le nom de *pyramide*. Elle est dirigée d'arrière en avant, un peu de dehors en dedans, et creusée à son centre d'un petit canal qui livre passage au tendon du muscle de l'étrier.

Entre la pyramide et l'aqueduc de Fallope existe en H un petit orifice. C'est par là que la corde du tympan sort de l'aqueduc pour pénétrer dans la caisse et la traverser horizontalement d'arrière en avant.

Au-dessus et en avant de la fenêtre ovale se voit une forte saillie osseuse E qui fait relief dans la caisse : on la désigne sous le nom de *bec de cuiller*. C'est en ce point que se réfléchit à angle droit le muscle interne du marteau pour se porter de la paroi labyrinthique à la paroi tympanique sur le marteau.

Ajoutons que la paroi labyrinthique est recouverte par la muqueuse de la caisse, laquelle contient dans son épaisseur les filets du rameau de Jacobson.

De la description qui précède il résulte que, étant donné l'ombilic du tympan et le promontoire qui y correspond comme points de repère, les parties de la paroi labyrinthique que le chirurgien a intérêt à ménager sont placées au-dessus et en arrière du promontoire. Nous avons déjà formulé plus haut le précepte que la paracentèse de la membrane du tympan doit être pratiquée de préférence dans la portion sous-ombilicale : nous pouvons donc y ajouter maintenant : elle sera pratiquée autant que possible *en avant* du manche du marteau.

Paroi crânienne.

Cette paroi correspond à la voûte de la caisse (B, fig. 46); elle mesure 5 à 6 millimètres de largeur. C'est sur elle que s'attachent les ligaments qui fixent en haut la tête du marteau et le corps de l'enclume. On peut, d'après nos coupes verticales, se rendre un compte exact de son peu d'épaisseur. Sur la figure 46 elle n'a guère qu'un millimètre.

Le plafond de la caisse correspond à l'union de la portion écailleuse et de la portion pétrée du temporal; chez l'enfant existe, à ce niveau, une fissure à travers laquelle pénètrent la dure-mère et quelques fines artères méningées qui se rendent à la muqueuse. Ces communications vasculaires entre la cavité crânienne et la caisse persistent chez l'adulte : aussi comprend-on aisément le développement de méningo-encéphalites à la suite des otites moyennes, et l'on est même étonné, en considérant la gracilité de la paroi, de ne pas voir survenir plus souvent cette grave complication. On a signalé dans ces derniers temps des thromboses du sinus pétreux supérieur consécutivement à une otite moyenne. La paroi supérieure s'avance souvent au-dessus du conduit auditif, ce qu'on peut constater en particulier sur la coupe de l'oreille du nouveau-né (fig. 32). Il en résulte qu'un abcès de l'oreille externe peut communiquer avec la caisse et déterminer consécutivement une méningo-encéphalite sans que la membrane du tympan soit perforée.

Paroi jugulaire.

La paroi *inférieure* ou *jugulaire* est ainsi désignée à cause de son rapport avec le golfe de la veine jugulaire interne L. Elle correspond au plancher de la caisse et mesure environ 4 millimètres de largeur. Elle a la forme d'une gouttière, c'est-à-dire qu'elle est très favorablement disposée pour l'accumulation du pus ou du sang et pour le séjour des corps étrangers. Or ces matières éprouvent une grande difficulté à s'écouler au dehors, puisque, même dans l'hypothèse d'une perforation du tympan, la gouttière est nécessairement au-dessous de l'orifice et plus encore au-dessous de l'ouverture tympanique de la trompe d'Eustache B'''. Le pus croupit donc sur la paroi inférieure, et rien de surprenant à ce qu'il finisse par déterminer la carie, ulcérer la jugulaire et provoquer une hémorrhagie mortelle : aussi les douches d'air sont-elles très utiles dans les cas de suppuration de la caisse pour chasser le pus et nettoyer la cavité. Ajoutons que la paroi inférieure présente des orifices destinés au passage du rameau de Jacobson et de l'artère tympanique, qu'on y a signalé normalement de petits trous qui mettent en contact immédiat les tuniques de la veine et la muqueuse de la caisse. Cela explique comment, à défaut d'ulcération, une otite moyenne peut déterminer de proche en proche une inflammation de la veine et par suite la production d'une thrombose.

La jugulaire interne est accompagnée par les nerfs pneumogastrique, spinal et glosso-pharyngien, qui sortent en même temps qu'elle par le trou déchiré postérieur : aussi ces nerfs peuvent-ils être enflammés par voisinage.

Les rapports de la jugulaire interne avec la caisse expliquent pourquoi les sujets anémiés qui ont des bruits de souffle vasculaire perçoivent une sorte de bourdonnement qu'il ne faut pas confondre avec celui qui résulte d'une augmentation de pression du liquide labyrinthique.

Paroi tubaire.

La paroi *antérieure* ou *tubaire* présente à considérer l'embouchure de la trompe d'Eustache dans la caisse B'''. Cette embouchure se fait à la partie supérieure de la paroi et sur le prolongement de la paroi labyrinthique et non de la paroi tympanique. Nous y reviendrons en détail en étudiant la trompe d'Eustache elle-même.

Cette paroi n'est séparée de l'artère carotide interne M que par une mince couche osseuse, ce qui explique la mort par hémorrhagie artérielle dans les caries du rocher, accident qui n'est pas absolument rare. On comprend aussi pourquoi certains sujets éprouvent dans l'oreille de violents battements isochrones aux pulsations artérielles, ce dont ils sont parfois fortement incommodés.

Paroi mastoïdienne.

Cette paroi est formée par la partie la plus interne de l'apophyse mastoïde, mais ce qu'elle offre de plus remarquable, c'est un orifice C, plus ou moins large suivant les sujets et les âges, faisant communiquer la cavité de la caisse avec les cellules mastoïdiennes.

Cet orifice occupe la partie supérieure de la paroi. Il suffit de jeter un coup d'œil sur la figure 48 pour voir qu'il est situé exactement sur le prolongement de celui de la trompe d'Eustache, en sorte que la trompe, la caisse et les cellules mastoïdiennes, forment en réalité un seul canal continu, dilaté en ampoule vers son milieu.

Il résulte de là qu'un instrument introduit dans la caisse par la trompe pénétrerait directement dans les cellules mastoïdiennes. Il en est de même des gaz et des liquides que l'on pousse avec une certaine force.

Membrane muqueuse de la caisse du tympan.

Les parois de la caisse du tympan sont tapissées par une membrane muqueuse qui recouvre également la chaîne des osselets.

La *muqueuse* de la caisse du tympan mérite plutôt, malgré son extrême minceur, le nom de fibro-muqueuse, car elle est si intimement liée au périoste que ces deux membranes n'en forment, en réalité, qu'une seule, analogue sous ce rapport à la membrane muqueuse de la voûte palatine. Nous avons déjà vu que, d'après Toynbee, c'est le périoste de la caisse qui, en se portant sur la membrane du tympan, en constitue la couche fibreuse profonde ou circulaire.

Cette muqueuse est lisse, pâle, recouverte d'un épithélium pavimenteux. Kölliker a constaté sur un décapité la présence de cils vibratiles partout, excepté sur la membrane du tympan et sur les osselets.

On n'y a pas jusqu'à présent décrit de glandes, bien que leur présence soit probable.

Elle se continue sans ligne de démarcation appréciable avec la muqueuse de la trompe d'Eustache et par suite avec celle du pharynx : aussi est-il fréquent de voir une otite interne succéder à une pharyngite, et l'on peut dire que l'état pathologique de la caisse est sous l'influence de celui du pharynx. La muqueuse de la caisse est susceptible de subir diverses modifications dont nous ferons mieux voir toute l'importance après avoir étudié la chaîne des osselets.

Vaisseaux et nerfs de la caisse du tympan.

Les *artères* de la caisse du tympan viennent de plusieurs sources : 1° le rameau tympanique, provenant de la maxillaire interne et qui pénètre par la paroi inférieure ; 2° le rameau carotidien, qui se détache de la carotide interne et pénètre par la paroi antérieure ; 3° le rameau stylo-mastoïdien, qui accompagne la corde du tympan et pénètre par la paroi postérieure ; 4° les rameaux méningés, provenant de la méningée moyenne, que nous avons vue pénétrer dans la caisse par la paroi supérieure.

Venues de ces quatre sources différentes, les artères de la caisse s'anastomosent entre elles et forment un riche plexus qui s'hyperémie dans l'inflammation de la caisse et donne à la muqueuse une coloration rouge vif uniforme, ainsi qu'on peut le voir facilement sur le promontoire à travers une perforation du tympan. La déchirure de ce réseau vasculaire dans les fractures du rocher rend suffisamment compte de l'écoulement de sang qui se fait par l'oreille. On comprend aussi comment une commotion violente de la tête déterminant la déchirure de la muqueuse de la caisse, avec ou sans rupture de la membrane du tympan, peut donner lieu à un écoulement de sang par l'oreille et à une collection sanguine de la caisse, sans qu'il y ait fracture de la base du crâne, ainsi que j'en observai un exemple bien remarquable à Lariboisière (1).

Un jeune homme tomba du haut d'un escalier dans une cave et y resta deux heures sans connaissance. Quand on le releva, la tête reposait sur une flaque de sang sortant de l'oreille gauche. A son arrivée à l'hôpital, je diagnostiquai une fracture probable du rocher, tout en spécifiant des réserves formelles basées sur la marche ultérieure de la maladie. Le huitième jour, le malade pouvait se lever, venir à la salle d'examen des oreilles et rester debout deux heures sans aucune fatigue. Je constatai une déchirure de la membrane du tympan dans la portion sous-ombilicale en avant du manche du marteau, et la présence d'un caillot occupant toute la caisse. Le surdité était complète de ce côté.

La sortie des caillots, facilitée par quelques douches d'air, s'effectua par la trompe ; la cicatrisation de la membrane du tympan, que je suivis presque pas à pas, s'opéra assez vite pour que le malade pût quitter l'hôpital le quinzième jour avec une acuité à peu près normale.

Bien qu'on puisse objecter que rien ne prouve l'absence de fracture, puisqu'il n'y a pas eu d'autopsie, je pense que la marche de la maladie doit en faire absolument rejeter l'idée, car ce n'est pas aussi simplement que nous voyons d'habitude se comporter les fractures de la base du crâne.

Les *veines* de la caisse ne paraissent pas suivre le trajet des artères et vont se jeter les unes dans le golfe de la jugulaire, les autres dans le sinus pétreux supérieur, et d'autres enfin dans le sinus latéral. Le voisinage de ces sinus veineux favorise singulièrement la formation de thromboses dans leur intérieur à la suite des otites internes, et nous avons signalé plus haut la gravité extrême de la thrombose des sinus de la dure-mère.

Quant aux *nerfs*, ils proviennent principalement du rameau de Jacobson, branche du glosso-pharyngien. Après avoir pénétré dans la caisse par un canal spécial, ce nerf est en quelque sorte plissé contre la paroi labyrinthique dans de petits sillons que présente à cet effet le promontoire, et fournit à droite et à gauche des filets qui se rendent à la muqueuse et aux membranes des fenêtres.

Le rameau auriculaire du pneumogastrique, qui donne au conduit auditif sa sensibilité, envoie un filet à la portion de muqueuse qui tapisse la face postérieure de la membrane du tympan.

Étudions maintenant le contenu de la caisse, c'est-à-dire la *chaîne des osselets*, les *muscles moteurs* de cette chaîne et la *corde du tympan*.

(1) Observation XV de la thèse du docteur Le Bail.

Chaîne des osselets.

Les osselets de l'ouïe sont au nombre de trois : le *marteau*, l'*enclume* et l'*étrier*. Entre l'enclume et l'étrier on décrit un quatrième osselet, l'*os lenticulaire*, que nous croyons pouvoir négliger.

Ces osselets forment une chaîne qui relie la paroi tympanique à la paroi labyrinthique, ou mieux la membrane du tympan à la fenêtre ovale. Le marteau et l'étrier, qui occupent les deux bouts de la chaine, sont incrustés solidement, le premier dans la membrane du tympan, le second dans la membrane de la fenêtre ovale, et reliés entre eux par l'enclume. Il en résulte que la moindre oscillation imprimée au marteau est transmise à l'étrier par l'intermédiaire de l'enclume.

Je renvoie aux traités d'anatomie descriptive pour l'étude isolée de chaque osselet, le chirurgien ayant surtout besoin de connaître la chaine en position.

Quand on examine la chaine en face, on n'en voit qu'une partie, ainsi que le montre la figure 49. La tête du marteau (*a*), le corps de l'enclume (*b*) et sa branche (*c*), sont complètement soustraits à l'exploration ; ils occupent toute la portion de la caisse placée au-dessus de l'anneau tympanique et répondent à la paroi supérieure ou crânienne, à laquelle les attachent des ligaments assez résistants.

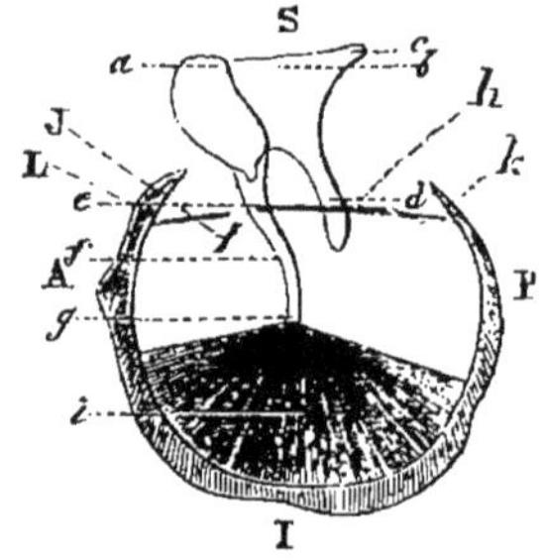

Fig. 49. — *Osselets vus de face.* (Une portion seulement de la membrane du tympan a été conservée.)

a, tête du marteau.
b, corps de l'enclume.
c, branche horizontale de l'enclume.
d, branche verticale de l'enclume.
e, apophyse externe du marteau.
f, manche du marteau.
g, extrémité inférieure ou spatule du marteau.
h, corde du tympan.
i, membrane du tympan.
j, insertion du muscle interne du marteau.
k, point d'entrée de la corde du tympan dans la caisse.
l, point de sortie de la corde du tympan dans la caisse.

On n'aperçoit donc de face que le manche du marteau et son apophyse externe ; sur un plan plus profond et postérieur, une partie de la grande branche, ou branche verticale de l'enclume, dont l'examen ne peut se faire sur le vivant qu'avec un fort éclairage à travers une membrane bien translucide.

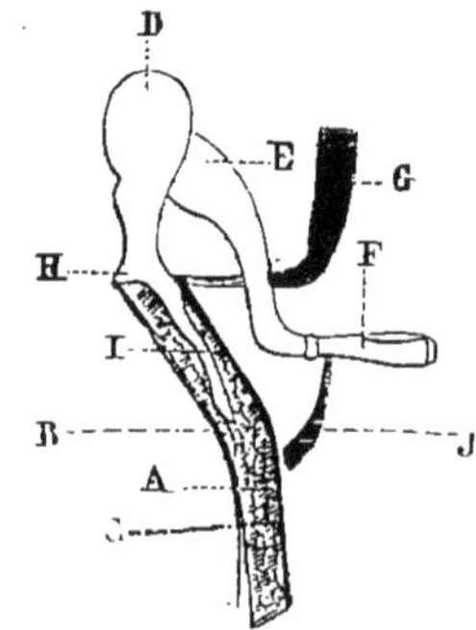

Fig. 50. — *Chaine des osselets vue de profil. — Muscles du marteau et de l'étrier. — Diverses couches composant la membrane du tympan.* (Figure demi-schématique.)

A, couche moyenne ou fibreuse.
B, couche cutanée.
C, couche muqueuse.
D, tête du marteau.
E, branche verticale de l'enclume.
F, étrier.
G, muscle interne du marteau.
H, apophyse externe du marteau.
I, manche du marteau.
J, muscle de l'étrier.

La tête du marteau et le corps de l'enclume sont articulés entre eux et forment une énarthrose. Les surfaces articulaires sont encroûtées de cartilage, recouvertes par une synoviale et maintenues en rapport par une capsule fibreuse.

Les maladies de cette articulation ne sont pas bien connues, j'entends les maladies primitives, car les surfaces sont vite altérées dans les suppurations de la caisse. Nul doute cependant que cette articulation soit susceptible de s'enflammer comme les autres et d'être frappée d'ankylose consécutive, ce qui d'ailleurs ne doit apporter que peu d'obstacle à la transmission des vibrations, puisque le mouvement de bascule de la tête du marteau ne s'en trouve que légèrement entravé.

La disposition générale de la chaîne des osselets et le mécanisme de son jeu sont faciles à saisir sur une pièce vue de profil (fig. 50).

L'étrier s'articule par arthrodie avec l'extrémité inférieure de la grande branche de l'enclume, et le moyen d'union est une capsule. L'articulation entre ces deux osselets se fait à angle droit, c'est-à-dire que l'étrier est situé dans un plan horizontal, et la branche de l'enclume dans un plan vertical. Supposons une cause quelconque agissant au niveau de la dépression ombilicale, de façon à la porter en dedans vers le promontoire : le marteau exécute un mouvement de bascule en vertu duquel, pendant que le point I se porte en dedans, le point D se porte en dehors. Le point D, c'est-à-dire la tête du marteau, en se portant en dehors, attire dans le même sens le point E, qui est le corps de l'enclume. Or le corps de l'enclume ne peut se porter en dehors sans que l'extrémité inférieure de sa branche verticale à laquelle s'attache l'étrier se porte en dedans et vienne presser sur la fenêtre ovale.

Le mouvement des osselets de l'ouïe a été comparé très justement par Huguier à un mouvement de sonnette. La plus légère oscillation produite au point I est immédiatement transmise en F, et l'enchâssement du manche du marteau dans l'épaisseur de la membrane du tympan n'a pas évidemment d'autre but que de le rendre absolument solidaire des plus imperceptibles mouvements de la membrane.

La transmission des ondes sonores au labyrinthe se faisant exclusivement par la fenêtre ovale, ainsi que nous l'avons établi plus haut, on conçoit aisément que la rupture de la chaîne, agent de transmission, entraîne la surdité. Mais il n'est pas nécessaire que la chaîne des osselets soit interrompue pour ne plus transmettre les vibrations sonores, il suffit qu'elle soit immobilisée. C'est ainsi qu'agit sur la fonction de l'ouïe l'épaississement de la membrane du tympan. Il en sera de même de l'oblitération de la voûte de la caisse, qui s'opposera au mouvement de bascule de la tête du marteau en dehors : mais la cause principale de l'immobilisation de la chaîne est l'ankylose, et en particulier celle de l'étrier sur la fenêtre ovale, ainsi que l'a démontré Toynbee par de nombreuses pièces anatomiques.

La cause ordinaire de l'ankylose est l'otite moyenne sèche, à laquelle nous avons souvent fait allusion dans les pages précédentes. A l'état normal, les osselets ne sont pas à nu dans la caisse : ils sont recouverts par la muqueuse. Grâce à sa minceur extrême, cette membrane n'oppose aucun obstacle aux mouvements des osselets : mais qu'elle s'épaississe, qu'elle devienne fibreuse, elle leur constituera une gaine inextensible, et les surfaces articulaires, rendues immobiles, finiront par s'ankyloser complètement. La muqueuse qui recouvre les parois de la caisse subit alors la même transformation, c'est-à-dire qu'elle devient épaisse et inextensible, qu'elle est frappée de sclérose.

Les membranes des fenêtres peuvent devenir le siège de concrétions calcaires ou osseuses. Il se forme également des brides, des fausses membranes qui, en se rétractant, rapprochent les parois l'une de l'autre, en sorte que l'ombilic se déprime davantage vers le promontoire et que l'étrier s'enfonce dans la fenêtre ovale. C'est là ce qui, suivant moi, produit les bourdonnements continus, incessants, insupportables, véritable supplice pour beaucoup de malades.

La muqueuse de la caisse, devenue par une marche lente, mais fatale, complètement sclérosée, étouffe les vaisseaux, frappe d'immobilité membranes et osselets : une dysécie complète en devient la conséquence. Tout ce travail de transformation se fait d'une façon insidieuse et sans provoquer la moindre douleur : aussi a-t-on désigné jusqu'à ces derniers temps cet état sous le nom de surdité nerveuse, opinion qui paraissait confirmée par ce fait bizarre que les sourds de cette catégorie entendent mieux au milieu du bruit que dans le silence. L'otite scléreuse paraît bien avoir son point de départ dans la caisse et se rapproche assez, ce me semble, de l'arthrite sèche, de l'arthrite déformante.

Comme pour cette dernière affection, le traitement n'a qu'une minime influence sur la marche de l'otite scléreuse. C'est tout au plus si, avec les douches d'air ou de vapeurs médicamenteuses, on peut en retarder le développement. Lorsque l'ankylose de l'étrier dans sa niche n'est pas complète, la douche d'air repoussant en dehors la membrane du tympan dégage l'osselet, diminue d'autant la pression labyrinthique et supprime les bourdonnements qui en sont la conséquence. Mais l'étrier ne tarde pas à reprendre sa place, et les bourdonnements reparaissent aussi intenses.

La chaîne des osselets est mise en mouvement par deux muscles s'attachant à ses deux extrémités, l'un au marteau, l'autre à l'étrier.

MUSCLE DU MARTEAU.

Appelé encore *muscle interne du marteau*, ce muscle est logé dans un canal osseux parallèle à la trompe d'Eustache et situé au-dessus d'elle. Il appartient par excellence à la catégorie des muscles réfléchis : en effet, arrivé au niveau du bec de cuiller (E, fig. 48), immédiatement au devant de la fenêtre ovale, ce muscle se réfléchit à angle droit sur cette saillie osseuse pour se porter de dedans en dehors, c'est-à-dire de la paroi labyrinthique à la paroi tympanique, en traversant la caisse, et va s'attacher non pas au col, ainsi qu'on le dit généralement, mais au manche du marteau; l'insertion se fait au-dessous de l'apophyse externe, sur un point que je préciserai encore mieux dans un instant. On peut, au point de vue de l'action du muscle, le considérer comme prenant son point fixe au bec de cuiller et son point mobile au marteau.

Le tendon du muscle du marteau glisse sur le bec de cuiller à l'aide d'une synoviale qui disparaît dans les otites sèches. Il est en outre enveloppé d'une gaine fibreuse qui se continue d'une part sur le corps du muscle et l'accompagne d'autre part jusqu'à son insertion au marteau. C'est, à n'en pas douter, cette gaine fibreuse que décrit Toynbee sous le nom de ligament tenseur de la membrane du tympan, « ligament tubiforme dans l'intérieur duquel est placé le tendon du muscle tenseur du tympan, », bien qu'il le fasse insérer en dedans au promontoire. Cette gaine aurait pour propriété, d'après Toynbee, de maintenir constante la dépression du tympan sans que le muscle ait besoin d'agir incessamment. Si, après avoir ouvert la caisse, dit Toynbee, on tire sur le tendon du muscle de façon à porter en dedans la membrane du tympan, le ligament se relâche; laisse-t-on revenir la membrane à son état de tension normale, le ligament est distendu. La section du ligament relâche la membrane du tympan, bien que le tendon du muscle soit conservé.

L'action générale de ce muscle est des plus simples : il attire le point mobile, marteau, vers le point fixe, bec de cuiller, et, comme il s'insère au-dessous du col du marteau (fig. 50), c'est la partie inférieure ou le manche de cet osselet, et non pas sa tête, qui est attirée en dedans. La tête bascule en conséquence et se porte en dehors, entraîne avec elle le corps de l'enclume, dont la branche verticale, basculant dans le même sens que le manche du marteau, repousse l'étrier en dedans et l'enfonce dans la fenêtre ovale. Le muscle du marteau, en se contractant, exagère donc la dépression ombilicale, tend le tympan et imprime des oscillations à la membrane de la fenêtre ovale et au liquide du labyrinthe par l'intermédiaire de l'étrier.

Certaines personnes possèdent la propriété de faire contracter à volonté leur muscle interne du marteau, ce qui se traduit par un petit bruit de claquement, dû au mouvement brusque de la membrane.

D'après M. Bonnafont, le muscle interne du marteau ne serait qu'un tenseur partiel de la membrane du tympan. Son action n'interviendrait que dans la production des sons aigus, et la tension porterait seulement alors sur la partie de la membrane placée en arrière du manche du marteau.

Le tendon du muscle interne du marteau s'attachant immédiatement au-dessous de l'apophyse externe, il est à la rigueur possible et même facile d'en pratiquer la section dans les cas de contracture ou de rétraction du muscle, mais les indications de cette opération ne me paraissent pas suffisamment déterminées. D'ailleurs je ne la conseillerais que lorsqu'il existe une surdité complète du même côté.

MUSCLE DE L'ÉTRIER.

Le *muscle de l'étrier* est également un muscle réfléchi dont le corps charnu est, comme le précédent, enfermé dans un canal osseux. Il représente la quatrième partie environ du muscle du marteau. Il donne naissance à un tendon qui se réfléchit à angle droit au sommet de la pyramide pour aller se fixer sur le col de l'étrier en dehors du point de réunion des deux branches de cet osselet. On peut donc considérer le muscle de l'étrier comme prenant son point fixe au sommet de la pyramide et son point mobile sur l'étrier. Or la direction de ce tendon n'est pas absolument horizontale, mais bien un peu oblique d'arrière en avant et de dehors en dedans. Il résulte de sa direction horizontale qu'en se contractant le muscle attire la tête de l'étrier vers la pyramide, c'est-à-dire vers la paroi postérieure de la caisse : mais, puisque l'étrier est enclavé par sa base dans la fenêtre ovale, il ne peut être attiré en totalité, mais seulement exécuter un mouvement de bascule en vertu duquel sa branche antérieure se dégage de la fosse ovale, tandis que la branche postérieure s'y engage davantage. Cependant ce mouvement n'est pas le seul : il est certain que de la direction légèrement oblique de dehors en dedans qu'affecte le tendon du muscle résulte, en même temps que le mouvement de bascule précédent, un mouvement de totalité en vertu duquel la base de l'étrier tend à se dégager de la fenêtre ovale. Ce n'est pas d'ailleurs ici le lieu de discuter plus longuement l'action du muscle de l'étrier, qui a exercé la sagacité d'un grand nombre d'auteurs. Je dirai seulement que la plupart ne lui attribuent d'influence que sur la membrane du tympan. C'est ainsi que pour M. Bonnafont le muscle de l'étrier est, comme le muscle du marteau, un tenseur partiel de la membrane du tympan, n'agissant que sur sa partie antérieure et contribuant seulement à la perception des sons graves, en sorte que pour cet auteur l'action simultanée de deux muscles, l'un tendant la partie postérieure, l'autre la partie antérieure du tympan, aurait pour effet la tension complète de cette membrane.

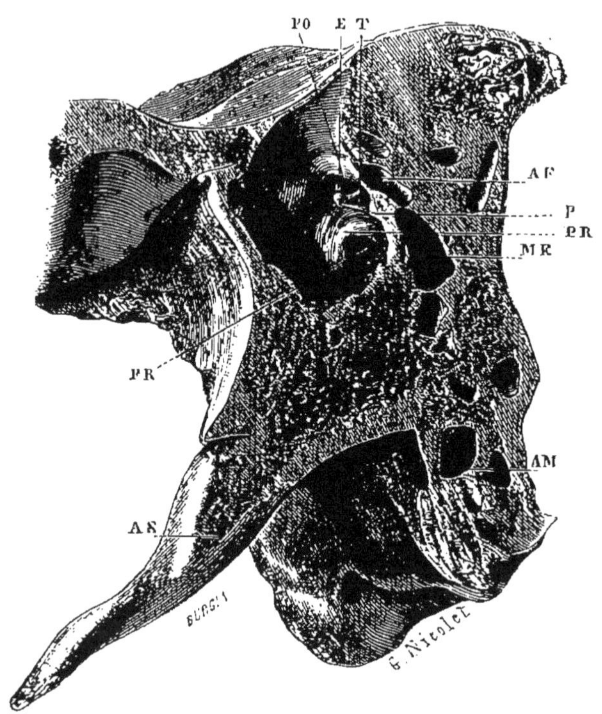

Fig. 51. — *Préparation destinée à montrer le muscle de l'étrier* (grandie deux fois).

AF, aqueduc de Fallope ouvert.
AM, apophyse mastoïde.
AS, apophyse styloïde.
E, étrier.
FO, fenêtre ovale.
FR, fenêtre ronde.
ME, muscle de l'étrier.
P, pyramide.
PR, promontoire.
T, tendon du muscle de l'étrier.

Je vois les choses d'une manière très différente. Le muscle de l'étrier est intimement lié au jeu de l'osselet sur lequel il s'attache. Il est antagoniste du muscle du marteau, c'est un modérateur; son rôle est d'atténuer l'action trop vive du muscle du marteau sur la chaîne et de s'opposer à l'enfoncement de l'étrier dans la fenêtre ovale.

Il est très vraisemblable qu'il en est de l'oreille comme de l'œil, c'est-à-dire qu'elle est accommodée pour les sons ordinaires et que les muscles n'entrent en jeu que dans certaines circonstances, quand *on écoute :* c'est alors que les deux muscles coordonnent leur action pour n'imprimer à l'étrier que les mouvements nécessaires. Le muscle de l'étrier joue encore un rôle très important lorsqu'un bruit très fort vient frapper l'oreille, tel qu'une détonation, par exemple.

Mais, dira-t-on, le muscle s'insère presque perpendiculairement à la direction de l'étrier, et, s'il imprime à cet osselet un mouvement de traction de dedans en dehors, grâce à sa légère obliquité, ce mouvement est fort restreint, tandis que la véritable action du muscle est de faire basculer l'os en détachant la branche antérieure de la niche où il est contenu en y enfonçant la postérieure. Cela est vrai, mais qu'on veuille bien remarquer l'insertion précise du muscle interne du marteau. Elle ne se fait pas sur la face postérieure de l'osselet, mais bien sur la face antérieure et interne, en sorte que le manche du marteau n'est pas porté directement en arrière, mais subit, lui aussi, un mouvement de rotation qui est transmis à l'enclume et par suite à l'étrier. Ce mouvement de rotation de la chaîne fait que le plateau de l'étrier ne vient pas presser centre pour centre contre la fenêtre ovale, mais qu'il y vient appuyer surtout par sa partie antérieure.

Ces deux muscles s'insèrent donc aux deux extrémités de la chaîne, l'un à la partie antérieure, l'autre à la partie postérieure (fig. 50). Par leur action isolée, chacun de ces muscles enfonce l'une des extrémités de la base de l'étrier dans la fenêtre ovale. De leur action commune et synergique résulte alors une pression directe de la base de l'étrier sur le vestibule, mais en même temps le muscle de l'étrier agit comme modérateur en contre-balançant l'action trop violente du muscle du marteau; il préserve la fenêtre ovale contre les brusques secousses qui viennent parfois frapper la membrane du tympan.

Je ferai remarquer encore que le muscle de l'étrier est enveloppé d'une gaine fibreuse qui va du sommet de la pyramide se fixer, ainsi que le tendon, au col de l'étrier. Cette disposition a porté quelques auteurs à penser que le muscle de l'étrier n'était qu'un ligament : c'est une erreur manifeste. De cette disposition il résulte néanmoins que cette gaine fibreuse du muscle est un véritable ligament dont l'action passive s'ajoute à celle du muscle pour s'opposer à l'enfoncement de l'étrier dans la fenêtre, action d'autant plus efficace que, ainsi que je l'ai dit plus haut, la direction du tendon est légèrement oblique d'arrière en avant et de dehors en dedans.

Je trouve encore une preuve de l'antagonisme de ces deux muscles dans leur innervation, qui provient de source différente. Le muscle du marteau reçoit, en effet, son nerf de la branche motrice du trijumeau par l'intermédiaire du ganglion otique, tandis que le muscle de l'étrier est animé par le nerf facial. J'en trouve une autre preuve intéressante dans certains phénomènes pathologiques signalés par les auteurs et en particulier par Landouzy, phénomènes qui restent inexplicables sans la théorie que je propose. Je veux parler de la sensation pénible qu'éprouvent dans l'oreille, sous l'influence du bruit, les malades atteints de paralysie du nerf facial de cause cérébrale, dont le siège est par conséquent en arrière des points d'origine du filet de l'étrier. Le muscle modérateur étant alors paralysé, le muscle interne du marteau agit sans contrepoids sur l'étrier et détermine un excès de pression sur le liquide labyrinthique, d'où résultent les accidents signalés.

DE LA CORDE DU TYMPAN.

Pour en finir avec le contenu de la caisse, j'ai quelques mots à dire de la *corde du tympan.*

Née du tronc du nerf facial dans l'aqueduc de Fallope, à quelques millimètres au-dessus du trou stylo-mastoïdien, la corde du tympan suit un trajet rétrograde, remonte dans l'aqueduc et pénètre dans la caisse en H (fig. 48) par un petit orifice siégeant à la partie supérieure de la face postérieure de la caisse, immédiatement au-dessus de la pyramide. Elle se dirige alors d'arrière en avant en partant du point K, passe entre la branche verticale de l'enclume, qui reste en dedans, et le manche du marteau, qui est en dehors, répond immédiatement, en ce point, au tendon du muscle du marteau J, qui est placé au-dessous d'elle, et gagne la paroi antérieure de la caisse, où elle disparaît ; se portant ensuite en bas, elle va s'unir à angle aigu avec le nerf lingual, après avoir traversé un canal osseux parallèle à la scissure de Glaser, ainsi que l'a démontré Huguier.

La corde du tympan siège entre la muqueuse et la couche de fibres circulaires de la membrane du tympan. Elle suit un trajet presque rectiligne et se présente sur le vivant, à un fort éclairage, sous l'aspect d'une ligne foncée, horizontale, située tout près du pôle supérieur de la membrane.

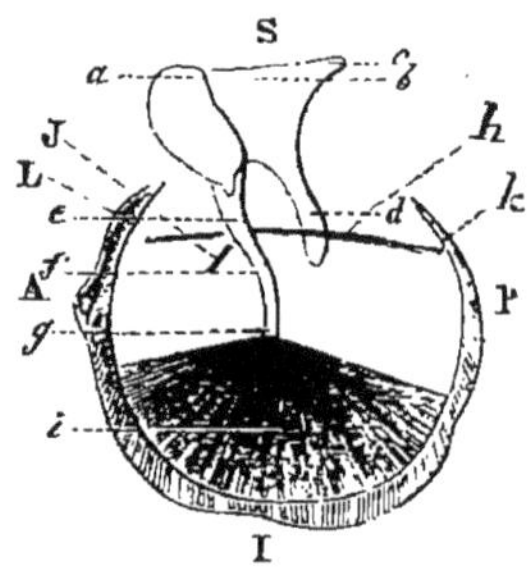

Fig. 52. — *Osselets vus de face.* (Une portion seulement de la membrane du tympan a été conservée.)

a, tête du marteau.
b, corps de l'enclume.
c, branche horizontale de l'enclume.
d, branche verticale de l'enclume.
e, apophyse externe du marteau.
f, manche du marteau.
g, extrémité inférieure ou spatule du marteau.
h, corde du tympan.
i, membrane du tympan.
j, insertion du muscle interne du marteau.
k, point d'entrée de la corde du tympan dans la caisse.
l, point de sortie de la corde du tympan dans la caisse.

Les recherches de Longet, confirmées par celles de Vulpian, ont démontré que la corde du tympan se termine en définitive au niveau du ganglion sous-maxillaire, dont elle forme la racine motrice. Il en résulte que son excitation détermine la sécrétion de la salive : or ce nerf, étant intimement uni à la membrane et à la chaîne des osselets, participe aux excitations incessantes que déterminent sur ces parties les ondes sonores. « La situation de la corde du tympan dans l'oreille moyenne, dit M. le Dr Prompt dans sa thèse inaugurale, a donc pour but de déterminer la sécrétion continuelle d'une certaine quantité de salive. »

M. Prompt a essayé de montrer d'une façon très ingénieuse et qui me paraît vraisemblable en quoi le phénomène physiologique peut se rapporter au fonctionnement du sens de l'ouïe. La salive incessamment sécrétée détermine à intervalles rapprochés un mouvement de déglutition : or, à chaque mouvement de déglutition, la trompe d'Eustache s'ouvre, il s'y fait un appel d'air de la caisse dans le pharynx qui la dégage de ses mucosités : la corde du tympan aurait donc pour usage de maintenir la perméabilité de la trompe d'Eustache. Comme conséquence, dans les otites suppurées, lorsque la corde du tympan est détruite, la trompe d'Eustache correspondante doit être oblitérée, ce dont les faits pathologiques donneront sans doute plus tard la démonstration.

Des cellules mastoïdiennes.

En arrière du conduit auditif externe et de la caisse se trouve l'apophyse mastoïde. A l'encontre de la caisse, qui présente chez le nouveau-né des dimensions plus considérables que chez l'adulte, cette apophyse est très peu développée au début de la vie. En même temps qu'elle s'accroît apparaissent dans son intérieur des cavités ou cellules qui communiquent toutes entre elles et aussi avec la caisse du tympan, dont elles constituent une véritable dépendance.

Nous connaissons déjà le large orifice qui chez l'adulte fait communiquer les cellules mastoïdiennes avec la caisse : j'en ai plus haut précisé les rapports.

La figure 48 montre bien qu'à cet orifice C succède un véritable canal dont la direction est horizontale et qui aboutit à des cellules D dont la direction est verticale.

Ces cellules, ainsi que le canal, sont tapissées par une membrane muqueuse

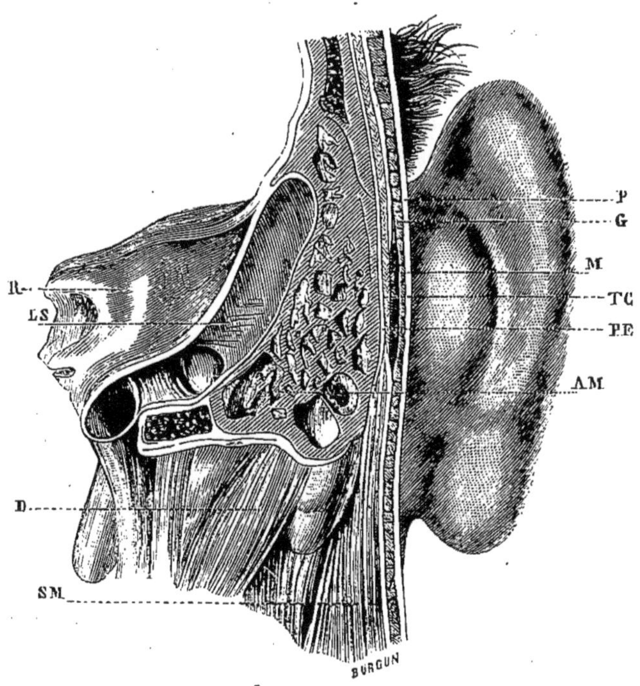

Fig. 53. — *Coupe verticale et transversale passant à travers la région mastoïdienne.*

AM, apophyse mastoïde.
D, digastrique.
G, couche cellulo-graisseuse sous-cutanée.
LS, sinus latéral.
M, muscle auriculaire postérieur.
P, peau.
PE, périoste.
R, rocher.
SM, muscle sterno-cléido-mastoïdien.
TC, couche du tissu cellulaire.

qui offre tous les caractères de celle de la caisse, dont elle n'est d'ailleurs qu'un prolongement : aussi est-il aisé de comprendre que la suppuration de la caisse s'accompagne à peu près constamment de suppuration intra-mastoïdienne; c'est d'ailleurs la production de ces abcès mastoïdiens qui donne à cette région un intérêt chirurgical.

Le canal mastoïdien n'est séparé de la cavité crânienne, comme la caisse elle-même, que par une mince lamelle osseuse : aussi des conséquences identiques en résultent-elles au point de vue de la propagation au cerveau des abcès développés dans ce canal.

Nous devons étudier les rapports des cellules mastoïdiennes : 1° *en dehors;* 2° *en dedans;* 3° *en avant.*

1° *En dehors*, les cellules sont séparées de la peau par une couche de tissu compact plus ou moins épaisse suivant les sujets et suivant les âges. La paroi externe de la cavité mastoïdienne chez le vieillard peut être réduite à une mince coque osseuse : d'où sa destruction facile par la suppuration, que celle-ci vienne du dedans ou du dehors; d'où aussi la facilité plus grande de donner issue au pus que contiennent les cellules; elle n'est d'ailleurs recouverte que par les téguments.

2° *En dedans*, les cellules affectent un rapport de la plus haute importance avec le *sinus latéral;* la figure 53 n'a d'autre but que de montrer ce rapport. Le sinus n'est séparé des cellules mastoïdiennes que par la lame interne ou vitrée des os du crâne; de plus, de nombreux vaisseaux veineux font communiquer entre elles ces deux parties : la phlébite et la thrombose du sinus latéral peuvent en être la conséquence à la suite des suppurations de l'oreille moyenne.

Le chirurgien ne perdra pas de vue ce rapport, s'il se décide à pratiquer la trépanation de l'apophyse mastoïde pour des accidents cérébraux qui nécessiteront de porter la couronne de trépan jusqu'au voisinage de la table interne. Il se rappellera que le sinus latéral correspond dans le crâne à la face interne et surtout au bord antérieur de l'apophyse mastoïde.

3° *En avant*, les cellules mastoïdiennes ne sont également séparées du conduit auditif externe que par une couche plus ou moins épaisse de tissu compact, ainsi que le montre la figure 54. Il résulte de ce dernier rapport plusieurs conséquences intéressantes : 1° un abcès des cellules mastoïdiennes pourra s'ouvrir dans le conduit auditif externe; 2° un abcès de la caisse pourra pénétrer dans le conduit auditif non seulement par la face supérieure, comme nous l'avons établi plus haut, mais par la face postérieure, à travers les cellules mastoïdiennes, avec intégrité de la membrane du tympan; 3° un abcès du conduit auditif externe peut déterminer des accidents cérébraux en se propageant à travers les cellules mastoïdiennes sans que le tympan soit intéressé; 4° une fracture de l'apophyse mastoïde pourra donner lieu à un écoulement de sang par l'oreille sans qu'il existe ni perforation ni décollement du tympan.

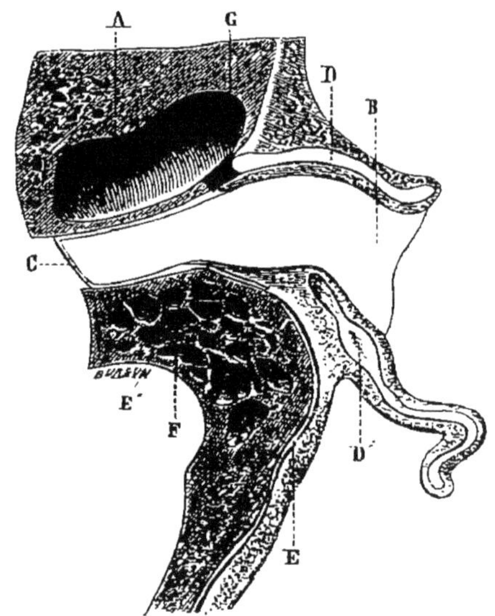

Fig. 54. — *Coupe horizontale du conduit auditif externe* (*oreille droite*).

A, cavité glénoïde du temporal.
B, conduit auditif externe.
C, membrane du tympan.
D, D', portion cartilagineuse du conduit externe.
E, E', périoste de l'apophyse mastoïde se continuant avec celui du conduit auditif.
F, cellules mastoïdiennes.
G, portion fibreuse reliant la portion cartilagineuse à la portion osseuse du conduit auditif externe.

Si l'on veut bien se reporter à ce que j'ai dit précédemment de la continuité du périoste de l'apophyse mastoïde avec le revêtement cutanéo-périostique de la portion osseuse du conduit auditif externe, à ce que j'ai dit de certains abcès mastoïdiens qui lui doivent une évolution particulière, on comprendra aisément qu'il existe deux grandes variétés d'abcès mastoïdiens ayant une origine différente (1) : l'un de ces abcès est *extra-mastoïdien*, c'est-à-dire qu'il est situé d'abord en dehors de l'apophyse mastoïde, sous le périoste qui la recouvre, et ne communique que consécutivement avec la cavité des cellules mastoïdiennes. Cet abcès est ordinairement consécutif à une ostéo-périostite du conduit auditif externe. La seconde variété, abcès *intra-mastoïdien*, succède presque toujours à la propagation d'une inflammation de la caisse aux cellules mastoïdiennes. La marche de ces deux variétés d'abcès, sur laquelle je n'ai pas à insister ici, les fera le plus souvent distinguer l'une de l'autre.

Que l'abcès mastoïdien se soit primitivement développé sous le périoste ou dans les cellules, il peut envahir successivement toute l'épaisseur de l'apophyse et déterminer la production d'un abcès intra-crânien qui mérite le nom de *sous-mastoïdien*, en sorte que ces abcès doivent être divisés en extra-, intra- et sous-mastoïdiens. Le pus peut se trouver au-dessous de la dure-mère ou bien dans les couches de l'encéphale contiguës au foyer primitif; quelquefois il est situé à distance de ce foyer primitif, dont le sépare une certaine épaisseur de substance cérébrale saine. Il est assez difficile d'expliquer l'étiologie de ces sortes d'abcès indirects, qu'il faut toutefois rattacher logiquement à la suppuration de l'oreille.

Lorsqu'un abcès aigu s'est développé dans l'intérieur de l'apophyse mastoïde, d'où qu'il vienne, la conduite à suivre est la même qu'en présence de tous les abcès : il faut donner issue au pus, c'est-à-dire appliquer une couronne de trépan à la face externe de l'apophyse; on se hâtera même de recourir à ce mode de traitement, si l'abcès a suivi une marche aiguë, car des lésions cérébrales graves pourraient être la conséquence d'une trop longue temporisation.

Dans les suppurations chroniques de l'apophyse, la trépanation est non moins indiquée. Il est alors fréquent de rencontrer un séquestre central plus ou moins volumineux. L'apophyse peut être à ce point nécrosée, que la dure-mère forme paroi du foyer. Au lieu du trépan ordinaire, je préfère donner issue au pus à l'aide du ciseau et du maillet. J'ai ainsi opéré un malade chez lequel la nécrose de l'apophyse mastoïde était superficielle et manifestement de nature syphilitique.

Quant à trépaner l'apophyse mastoïde pour rétablir dans la caisse l'équilibre de pression détruit par l'obstruction complète de la trompe d'Eustache, c'est une idée à laquelle on a renoncé à juste titre, car on obtiendrait un résultat à peu près identique par une opération plus facile et moins grave : la paracentèse de la membrane du tympan, sur laquelle je me suis expliqué plus haut.

Au point de vue de leur usage, les cellules mastoïdiennes ne jouent qu'un rôle absolument secondaire dans la fonction de l'appareil auquel elles sont annexées. Il me serait aisé de faire voir que leur existence ne se rattache en rien au perfectionnement de l'audition, contrairement à ce que répètent tous les auteurs : les cellules mastoïdiennes ont pour but, ainsi que je crois l'avoir démontré pour les grands sinus de la face, de donner aux os une plus large surface sans augmentation de poids.

(1) Il peut évidemment se rencontrer à la région mastoïdienne des abcès sous-cutanés ou sous-périostiques comme on en trouve dans toutes les régions, mais je ne parle ici que de ceux qui ont pour point de départ l'appareil auditif et qui sont de beaucoup les plus fréquents.

CHAPITRE IV

Trompe d'Eustache.

La *trompe d'Eustache* est un conduit ostéo-cartilagineux faisant communiquer la caisse du tympan avec l'arrière-cavité des fosses nasales ; elle est située dans l'angle compris entre la portion écailleuse et la portion pierreuse du temporal, au-dessous du canal osseux occupé par le muscle interne du marteau. Nous avons vu que le conduit auditif externe, la caisse et le conduit auditif interne, se trouvent situés sur le prolongement d'une même ligne, dirigée à peu près dans l'axe du rocher, c'est-à-dire obliquement en avant et en dedans ;

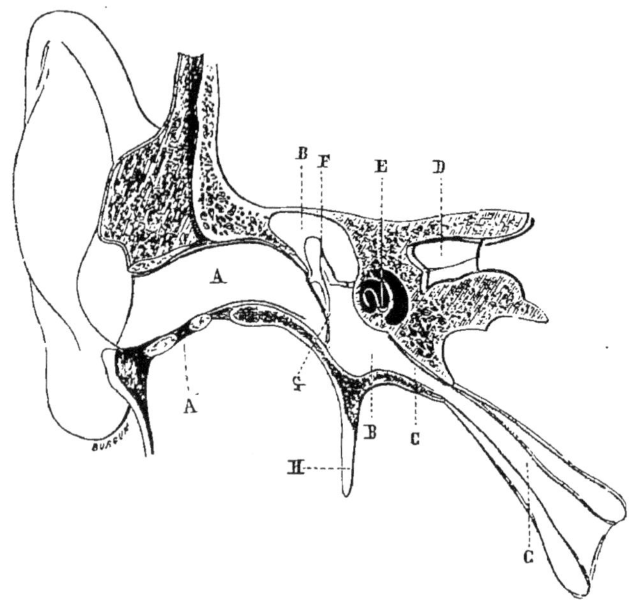

Fig. 55. — *Coupe parallèle au conduit auditif externe et au conduit auditif interne, destinée à montrer l'ensemble de l'appareil de transmission des ondes sonores, et en particulier la trompe d'Eustache.* (Adulte.)

A A A, conduit auditif externe.
BB, caisse du tympan.
CC, trompe d'Eustache.
D, conduit auditif interne.
E, limaçon.
F, chaîne des osselets.
G, membrane du tympan.
H, apophyse styloïde.

la trompe d'Eustache ne se trouve pas dans la direction de cette ligne. Elle constitue une sorte d'ajutage qui se détache de la caisse et se porte légèrement en bas, en avant et en dedans, de façon à former avec le conduit auditif externe (A, fig. 55) un angle obtus ouvert en bas et en avant, et avec le conduit interne (D, fig. 55) un angle aigu ouvert en avant.

Comme le conduit auditif externe, avec lequel elle présente une grande analogie tant au point de vue anatomique qu'au point de vue physiologique, la trompe d'Eustache se compose de deux portions : l'*une cartilagineuse*, l'*autre osseuse*. Mais, tandis que dans le conduit auditif les deux portions ont une longueur sensiblement égale, que la portion osseuse l'emporte même souvent un peu sur l'autre, la portion cartilagineuse de la trompe constitue un peu plus des 2/3 de la longueur totale du canal.

Une autre différence fort importante est la suivante : les deux portions du conduit auditif externe, reliées entre elles par un trousseau fibreux d'une certaine longueur, sont très mobiles l'une sur l'autre, ce qui permet de redresser le conduit; les portions cartilagineuse et osseuse de la trompe sont au contraire continues, en sorte qu'il ne saurait s'exécuter entre elles le plus léger mouvement.

Direction de la trompe d'Eustache.

La trompe d'Eustache peut être considérée comme rectiligne au point de vue pratique, c'est-à-dire qu'il est possible d'y introduire jusque dans la caisse des bougies droites. Cependant les deux portions sont légèrement inclinées l'une sur l'autre et forment à leur point d'union un angle très obtus ouvert en bas et en avant. Or cet angle correspond précisément à la partie la plus étroite de la trompe, ce qui constitue un obstacle au cathétérisme *complet* (1) et en même temps un danger : on ne peut employer, en effet, que des bougies rigides : d'où la possibilité de pénétrer à travers la muqueuse : aussi faut-il user d'une grande douceur dans l'exécution de cette manœuvre.

Forme et dimensions de la trompe d'Eustache.

La longueur totale de la trompe d'Eustache est de 35 à 40 millimètres. Elle varie avec les sujets et aussi avec la manière de mesurer : la trompe, sur la figure 55, mesure réellement 37 millimètres, et, si l'on applique les branches du compas, d'une part au bord supérieur de l'orifice tympanique et d'autre part au bord inférieur du pavillon, on trouve 43 millimètres. Sur les 37 millimètres, 27 appartiennent à la portion cartilagineuse, et 10 à la portion osseuse.

Il importe au chirurgien de connaître exactement ces dimensions, car c'est pour lui le seul moyen d'orientation quand il introduit un instrument dans la trompe. Il sait ainsi à quelle distance il se trouve de la caisse, à quelle distance il doit rencontrer la partie rétrécie de la trompe et quand il a dépassé cette partie. Si l'on tient compte de la portion de cathéter introduite dans le pavillon, on voit qu'il suffira en général d'engager la bougie de 4 centimètres pour que son extrémité affleure la caisse.

La trompe d'Eustache est loin de présenter des dimensions qui soient partout les mêmes. Il existe à l'union de ses deux portions un rétrécissement qu'on désigne sous le nom d'*isthme;* de ce point les deux portions se portent en divergeant l'une vers la caisse, l'autre vers le pharynx, s'élargissent sous forme d'entonnoir, en sorte que la trompe peut être considérée comme formée de deux cônes tronqués réunis bout à bout par leur petite section.

L'extrémité qui s'ouvre dans la caisse porte le nom d'*orifice tympanique;*

(1) J'appelle cathétérisme *complet* de la trompe d'Eustache l'opération dans laquelle on fait pénétrer un instrument jusque dans la caisse, par opposition au cathétérisme *simple*, qui consiste à introduire l'extrémité du cathéter ordinaire seulement dans le pavillon pour faire pénétrer des gaz ou des liquides.

l'extrémité opposée est appelée *pavillon*, à cause de la ressemblance, grossière, il est vrai, qu'elle présente avec le pavillon d'une trompette.

La trompe d'Eustache n'est pas cylindrique, mais aplatie de dedans en dehors. Il en résulte que son diamètre vertical est plus grand que son diamètre horizontal. Au niveau de l'isthme, la cavité de la trompe ne mesure que 2 millimètres de hauteur sur 1 millimètre de largeur ; l'orifice tympanique présente 5 à 6 millimètres de hauteur et 3 à 4 de largeur ; la hauteur est de 8 à 10 millimètres et la largeur de 5 à 6 au niveau du pavillon.

L'étroitesse de la trompe au niveau de l'isthme rend compte des obstructions qui surviennent si fréquemment à la suite du coryza ou de la pharyngite, quand on songe qu'un gonflement d'un 1/2 millimètre de la muqueuse à son pourtour suffit à les produire. On sait avec quelle facilité la pituitaire s'enflamme chez certains sujets à la moindre exposition au froid et combien vite aussi elle revient à l'état normal ; il en est de même de la muqueuse de la trompe d'Eustache. Quelques personnes, qu'on me passe l'expression, *s'enrhument* de la trompe d'Eustache très facilement et guérissent de même, d'où les alternatives de surdité et d'audition qui surprennent tant les malades et constituent le symptôme pathognomonique de l'obstruction de la trompe par cause catarrhale (1).

Orifice tympanique de la trompe d'Eustache.

La trompe ne s'ouvre pas dans la caisse du tympan sur un point déclive, comme on serait tenté de le croire, si on la considérait uniquement comme un canal d'excrétion : elle s'ouvre au contraire à la partie la plus élevée de la paroi antérieure de la caisse (voir fig. 48), ce qui prouve bien que son usage principal est de renouveler l'air de la caisse et d'entretenir ainsi une égale pression sur les faces opposées de la membrane du tympan, ce que démontrent encore mieux les effets de son obstruction.

L'orifice tympanique de la trompe se trouve en outre situé sur le prolongement de la paroi interne ou labyrinthique de la caisse, en sorte que, si l'on y introduit une bougie, celle-ci, longeant la paroi, passe en dedans de la membrane et de la corde du tympan, en dedans du manche du marteau, et ne peut atteindre ces diverses parties ; poussée un peu plus loin, elle pourrait rencontrer l'articulation de l'enclume avec l'étrier et occasionner des accidents sérieux. Plus loin encore, la bougie s'engagerait dans les cellules mastoïdiennes, puisque l'orifice de la trompe est précisément en regard de celui qui fait communiquer la caisse avec ces cellules (fig. 48).

Du pavillon de la trompe d'Eustache.

Des diverses parties dont se compose la trompe d'Eustache, celle qui intéresse le plus le chirurgien est le pavillon, puisque c'est par là que pénètre la

(1) Le frère d'un de mes élèves, étudiant en pharmacie, me vint trouver pour une surdité très singulière. Tous les jours depuis son arrivée à Paris il devenait sourd à trois heures de l'après-midi et restait sourd pendant quelques heures. Il ne pouvait être question que d'une obstruction de la trompe d'Eustache, ce que l'examen me prouva d'ailleurs, et j'en trouvai aisément l'explication : ce jeune homme était tous les jours à la même heure soumis à un courant d'air froid pendant quelques instants dans l'officine où il travaillait : quelques douches d'air et surtout la suppression de la cause firent disparaître tout de suite cette surdité intermittente.

sonde dans le cathétérisme et que, la vue faisant défaut, on a seulement pour guides les notions anatomiques. Nous allons en conséquence étudier avec tout le soin nécessaire ses rapports avec les parties voisines.

Le pavillon de la trompe d'Eustache (AA, fig. 56) est situé dans l'arrière-cavité des fosses nasales au-dessus du voile du palais, immédiatement en arrière de l'orifice postérieur des fosses nasales, et sur la paroi latérale du pharynx.

Il est accessible par deux voies : la voie nasale et la voie buccale, mais sa

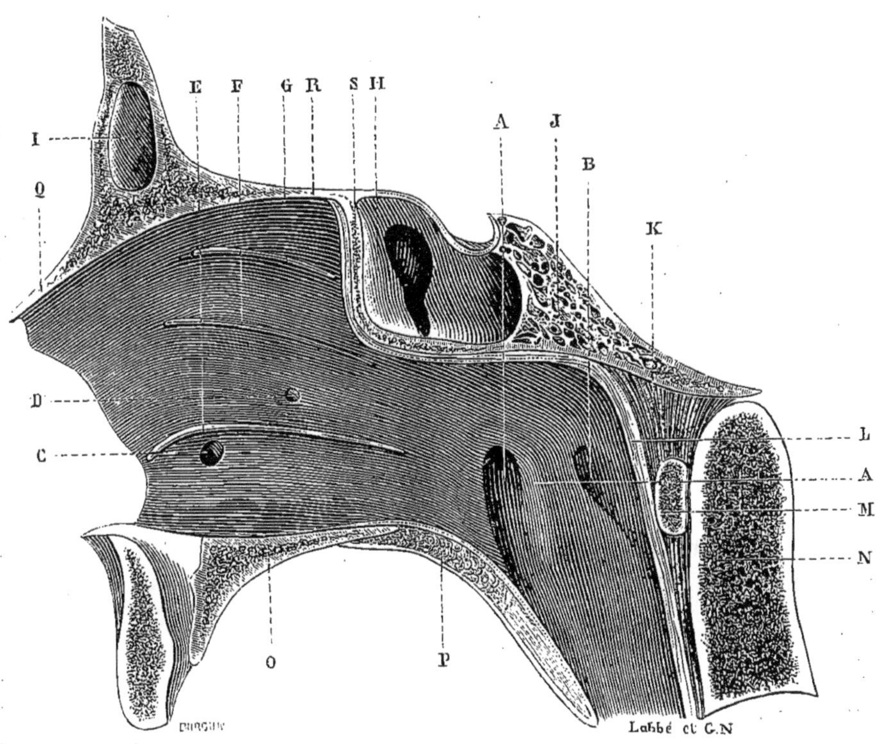

Fig. 56. — *Orifice pharyngien de la trompe d'Eustache.*

AA, orifice pharyngien de la trompe d'Eustache.
B, fossette de Rosenmüller.
C, orifice inférieur du canal nasal.
D, orifice faisant communiquer le méat moyen avec le sinus maxillaire.
E, ligne d'insertion du cornet inférieur sur la paroi externe des fosses nasales.
F, ligne d'insertion du cornet moyen.
G, ligne d'insertion du cornet supérieur.
H, sinus sphénoïdal.
I, sinus frontal.
J, apophyse basilaire de l'occipital.
K, trousseau fibreux inséré à l'apophyse basilaire.
L, paroi pharyngienne.
M, coupe de l'arc antérieur de l'atlas.
N, coupe de l'apophyse odontoïde.
O, voûte palatine.
P, voile du palais.
Q, coupe des os propres du nez.
R, voûte des fosses nasales.
S, paroi antérieure du sinus sphénoïdal.

présence au-dessus du voile du palais rend le cathétérisme par la voie nasale beaucoup plus facile. On voit en effet que, pour cathétériser la trompe par la bouche, il faut passer par-dessous le voile du palais et remonter au-dessus avec un instrument recourbé en conséquence. C'est cependant la méthode primitive, telle qu'elle fut inventée pour lui-même par Guyot, le maître de poste de Versailles. La voie nasale est au contraire directe. Cependant, si l'on juge nécessaire de *voir* le pavillon, de l'éclairer à l'aide du miroir laryngien, c'est la voie buccale qu'il faudra choisir : on devra saisir le voile du palais avec une pince et le ramener en avant pour pouvoir engager le miroir au devant de la paroi pharyngienne. La *rhinoscopie* appliquée à l'examen du pavillon de la trompe d'Eustache n'a pas jusqu'ici donné de résultats sérieux, et je ne la crois pas appelée à un grand avenir.

L'ouverture du pavillon regarde en bas, en dedans et en avant : aussi la courbure de l'instrument et la manœuvre opératoire dans le cathétérisme sont-elles calculées dans le but de porter le bec de la sonde en haut, en dehors et en arrière. Elle présente la forme d'une ellipse à grand diamètre vertical, dont nous avons indiqué déjà les dimensions. Très bien circonscrite en avant, en haut et en arrière, elle ne l'est pas en bas, où elle se continue insensiblement avec la paroi pharyngienne : il est aisé de voir d'après cela que la charpente du pavillon n'est pas complète.

L'orifice est limité, en arrière surtout, par un gros bourrelet qui proémine toujours, sauf chez l'enfant, dans la cavité pharyngienne, bourrelet très variable du reste suivant les sujets et constitué quelquefois par un cartilage indépendant, ainsi que je l'ai représenté (fig. 61).

C'est au relief formé par ce bourrelet sur la paroi latérale, et à 1 centimètre environ en avant de la paroi postérieure du pharynx, qu'est due la formation d'une dépression constante connue sous le nom de *fossette de Rosenmüller*. Répondant à la face externe et postérieure du cartilage, cette fossette est évidemment d'autant plus profonde que le cartilage est plus saillant.

L'existence de cette fossette constitue la principale cause d'erreur dans le cathétérisme de la trompe d'Eustache : elle présente en effet une direction identique à celle de la trompe, et la sonde s'y engage même plus facilement. Or un des moyens de constater si le cathéter a suivi une bonne voie, c'est d'exercer sur lui une légère traction : s'il est fixé, on en conclut généralement qu'il est bien dans la trompe. Il est aisé toutefois de comprendre que l'introduction du bec du cathéter dans la fossette de Rosenmüller donnera lieu à une sensation analogue, surtout si la cavité est profonde : le chirurgien aura senti la sonde obéir au mouvement de rotation, pénétrer dans une cavité et résister à de légères tractions, et il en conclura légitimement qu'il est dans la trompe, tandis qu'il sera en arrière. J'indiquerai plus loin le meilleur moyen à mon avis d'éviter cette erreur, qui est extrêmement commune.

Il est important de savoir à quelle distance se trouve l'orifice de la trompe des quatre points suivants : de la paroi postérieure du pharynx L, du voile du palais P, de la voûte palatine O et du cornet inférieur E. Je dois dire que, si ces distances sont variables suivant les sujets, les rapports réciproques n'en restent pas moins les mêmes.

L'ouverture de la trompe se trouve à 1 centimètre environ en avant de la paroi postérieure du pharynx et à 12 ou 15 millimètres en arrière du cornet inférieur. La ligne E représente l'insertion du cornet inférieur sur la paroi externe des fosses nasales, le cornet lui-même ayant été coupé. J'ai eu pour but, par cette préparation, de montrer que le bord supérieur de l'orifice tubaire se trouve précisément sur le prolongement de la ligne d'insertion du cornet inférieur, et qu'en suivant cette ligne d'insertion, c'est-à-dire la partie la plus élevée du méat inférieur, l'instrument pénétrerait tout droit dans la trompe. Il y pénètre d'autant mieux que la muqueuse pituitaire forme toujours à l'extrémité postérieure du cornet un bourrelet qui est quelquefois assez développé pour prolonger le méat en arrière jusqu'au pavillon, en sorte que l'orifice tubaire paraît être le prolongement du méat inférieur. C'est sur le rapport précis et constant du méat inférieur avec l'embouchure pharyngienne de la trompe d'Eustache que Triquet avait fondé son procédé de cathétérisme, qui consistait à porter d'emblée le cathéter au sommet du méat inférieur et à le pousser directement en arrière, manœuvre qui doit d'autant mieux réussir que l'orifice regarde en avant.

Quoique très simple et très logique, le procédé de Triquet ne doit pas, à mon avis, être adopté, parce qu'il est en réalité plus difficile que d'autres qui sont moins simples en apparence. La principale raison en est dans la disposition du cornet, dont le bord inférieur est parfois tellement recourbé que l'instrument ne pourrait pénétrer dans le méat qu'avec effraction ou en causant de vives douleurs.

Remarquons en passant que le prolongement du bourrelet de la pituitaire jusqu'à la trompe est une condition désavantageuse qui prédispose aux obstructions de l'orifice tubaire à la suite du coryza.

Le pavillon se trouve également situé à 12 ou 15 millimètres au-dessus du voile du palais et à une distance à peu près égale en arrière du bord postérieur de la voûte palatine.

On s'écartera donc peu de la vérité en disant que l'orifice pharyngien de la trompe d'Eustache (nous entendons le bord supérieur de cet orifice) est situé au-dessus de l'apophyse basilaire, en avant de la paroi postérieure du pharynx, en arrière du cornet inférieur, au-dessus du voile du palais, en arrière et au-dessus du bord postérieur de la voûte palatine, à une distance de 12 à 15 millimètres sensiblement égale pour chacun de ces points, c'est-à-dire que l'orifice tubaire occupe à peu près le centre de la paroi latérale du pharynx dans l'arrière-cavité des fosses nasales.

Il est un détail sur lequel je désire insister, car il est très important pour le cathétérisme et n'a pas encore, je pense, été signalé. Le toucher de la voûte palatine pratiqué soit avec le doigt, soit avec un instrument, donne lieu à une véritable illusion que chacun vérifiera aisément. Il semble au toucher que la portion osseuse de la voûte palatine se continue un bon centimètre de plus en arrière que cela n'a lieu en réalité, si bien que, si l'on ne s'en rapportait qu'à cet examen superficiel, on dirait avec raison que l'orifice tubaire se trouve situé au-dessus du voile du palais et correspond exactement à l'union de la voûte et du voile. Or c'est une erreur que l'on peut constater sur une coupe analogue à celle de la figure 56.

J'ai recherché la cause de cette illusion, et il m'a été facile de constater qu'elle était due à la présence de l'aponévrose palatine : celle-ci, fortement tendue d'une apophyse ptérygoïde à l'autre, continue le plan osseux et se termine en arrière par un rebord net et tranchant sur lequel le doigt éprouve un petit ressaut absolument comme un rebord osseux. Cette aponévrose reçoit le tendon du péristaphylin externe, dont elle peut à la rigueur être considérée comme l'épanouissement.

Il résulte de cette disposition qu'au toucher le voile du palais ne se distingue de la voûte qu'à 1 centimètre et demi à peu près en arrière de son origine réelle : or c'est précisément à ce niveau, c'est-à-dire au bord postérieur de l'aponévrose palatine, que correspond le pavillon de la trompe d'Eustache.

Me basant sur les dispositions anatomiques précédentes, j'ai adopté le procédé de cathétérisme suivant, qui peut se décomposer en quatre temps : 1° porter le cathéter directement et rapidement jusqu'à la rencontre de la paroi postérieure du pharynx, la concavité de l'instrument regardant en bas ; 2° ramener le cathéter jusque sur la portion dure du palais ; 3° reporter très doucement le cathéter en arrière, de façon à percevoir avec le bec de l'instrument le bord postérieur de l'aponévrose palatine, qui, je le répète, donne une sensation de résistance osseuse à laquelle succède immédiatement une sensation de mollesse très facile à percevoir ; 4° faire exécuter en ce point au cathéter un mouvement de rotation qui dirige le bec en dehors en même temps qu'en arrière et en haut.

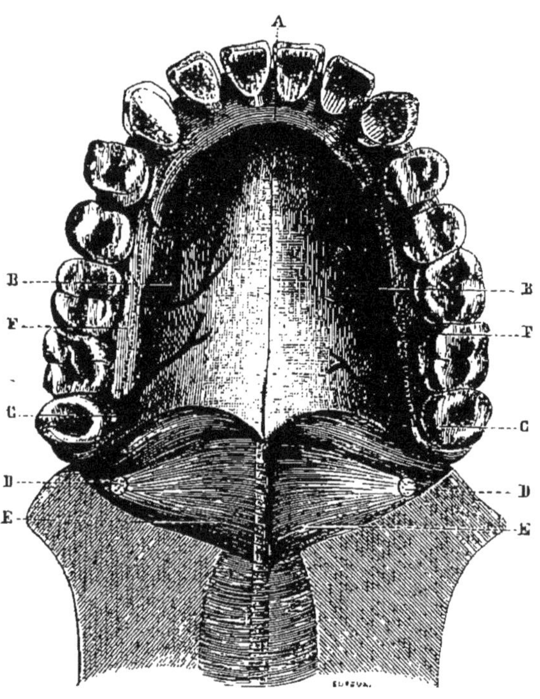

Fig. 57. — *Aponévrose palatine.*

A, trou palatin antérieur.
B, B, artères palatines postérieures.
C, C, trou palatin postérieur.
D, D, coupe du crochet de l'aile interne de l'apophyse ptérygoïde.
E, E, aponévrose palatine.
F, F, palatine pointillée suivant laquelle il convient de pratiquer les incisions latérales dans l'opération de l'uranoplastie.

Ce procédé me paraît avoir sur les autres l'avantage de ne rien laisser au hasard, de fournir des points de repère anatomiques précis, de permettre au chirurgien de mieux s'orienter et surtout d'éviter plus facilement la fossette de Rosenmüller.

Le pavillon de la trompe d'Eustache répond, avons-nous dit, à l'orifice postérieur des fosses nasales ; ce rapport est très intime et permet d'expliquer certains phénomènes pathologiques. On ne le voit bien que sur une coupe du pharynx, ainsi que le démontre la figure 58. La face postérieure du pavillon B, B fait un relief considérable sur la lumière des deux orifices. Il est aisé de concevoir la solidarité qui unit, au point de vue pathologique, ces deux parties, par suite de leur intime voisinage.

Ce rapport met en lumière un fait dont j'avais été frappé sans le bien comprendre tout d'abord. Un malade ayant subi un tamponnement des fosses nasales pour une épistaxis garda plusieurs jours le tampon. Trois semaines après survint un phlegmon de la région mastoïdienne. La filiation des accidents avait été la suivante : inflammation de la muqueuse tubaire à la suite du tamponnement, propagation à la caisse, au conduit auditif externe, sous forme d'ostéo-périostite, et production d'un phlegmon mastoïdien d'après le mécanisme que j'ai signalé plus haut. J'ouvris un abcès du conduit auditif externe, et le phlegmon se termina par résolution.

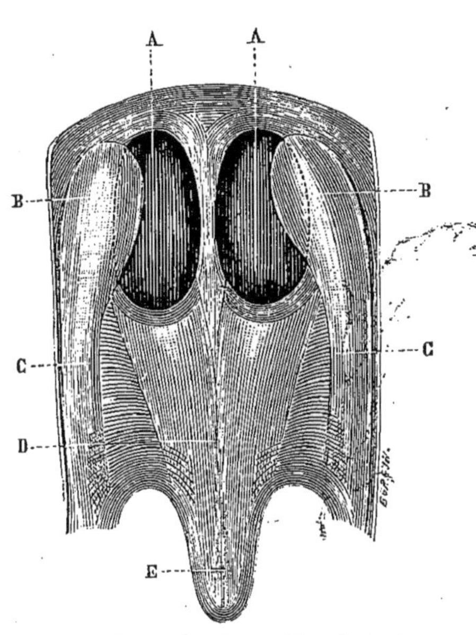

Fig. 58. — *Rapports du pavillon de la trompe d'Eustache avec l'orifice postérieur des fosses nasales.* (Grandeur naturelle. Adulte.)

A, A, orifices postérieurs.
B, B, pavillon de la trompe d'Eustache.
C, C, relief formé par une portion du muscle pharyngo-staphylin.
D, voile du palais.
E, luette.

L'examen de la figure 58 permet encore de comprendre comment il est possible, quand on ne peut faire pénétrer la sonde par la fosse nasale correspondante, de cathétériser la trompe par l'autre fosse nasale avec un instrument approprié.

Structure de la trompe d'Eustache.

La charpente de la trompe est essentiellement constituée par un cartilage qui, comme pour le conduit auditif externe, est interrompu dans une partie de la circonférence de l'organe et remplacé par une lame celluleuse.

La portion cartilagineuse de la trompe affecte des formes diverses dont on ne peut se faire une idée qu'en examinant des coupes perpendiculaires à sa direction.

Le type qui m'a paru se rapprocher le plus de l'état normal est celui que je représente ici. La figure 59 offre des dimensions rigoureusement exactes, et la figure 60 est la même grossie trois fois. La coupe a porté sur la trompe droite, à 5 millimètres de son embouchure pharyngienne ; elle montre bien l'étendue et la disposition relatives des portions cartilagineuse et fibreuse du pavillon.

La portion cartilagineuse occupe la partie supérieure, interne et postérieure ; la portion fibreuse répond à la partie inférieure, externe et antérieure. La portion cartilagineuse recourbée à ses deux extrémités présente donc la forme d'une gouttière ouverte en bas et en avant. Le rebord supérieur de cette gouttière est si prononcé qu'il forme un véritable crochet, une sorte de bec ; ce crochet peut être un prolongement du cartilage principal, mais il m'a paru ordinairement formé par un second cartilage uni en *b* avec le précédent à l'aide d'un ligament, en sorte qu'il s'exécute en ce point un véritable mouvement de charnière pour ouvrir ou fermer le pavillon.

Un ou deux cartilages, disposés sous forme d'une gouttière aux bords de laquelle se fixe la portion fibreuse *c*; un orifice elliptique D à grand diamètre vertical, tapissé à sa face interne par une membrane muqueuse C, telle est la disposition de la portion cartilagineuse à son état de plus grande simplicité.

La figure 61 représente une disposition anormale qui n'est cependant pas très rare. La coupe est faite dans des conditions identiques à celles de la précédente. On retrouve la même forme générale : la gouttière, le crochet supérieur, etc., mais il existe quatre cartilages au lieu de deux. Je signalerai surtout cette espèce de cartilage surnuméraire inférieur, dont la présence est utile à noter au point de vue du cathétérisme.

La trompe est tapissée dans toute sa longueur par une *membrane muqueuse* C, qui se continue d'une part avec celle de la caisse et des cellules mastoïdiennes, d'autre part avec celle du pharynx. Toutes les maladies de la muqueuse pharyngienne se propagent à la trompe d'Eustache avec la plus grande facilité, et telle est la cause de la plupart des obstructions de la trompe. Les plaques muqueuses, si fréquentes dans le pharynx, affectent souvent la muqueuse du pavillon, et ce fait mérite

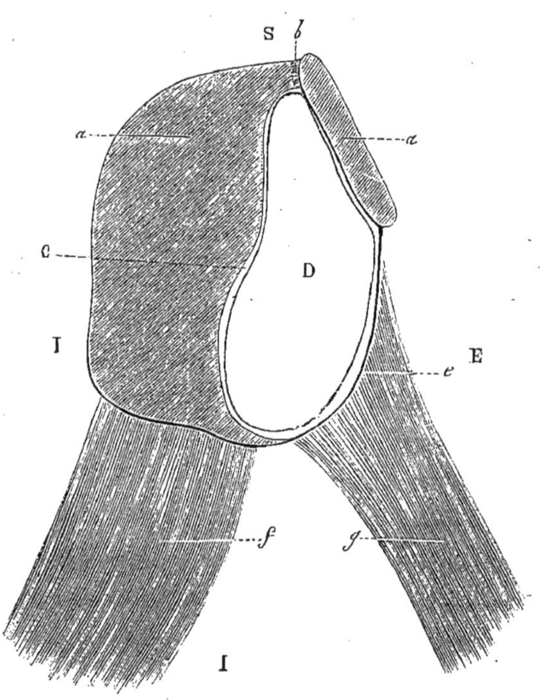

Fig. 60. — *Même figure que la précédente, grandie trois fois.*

a, *a*, cartilages de la trompe.
b, ligament reliant les deux cartilages.
c, muqueuse de la trompe.
D, cavité de la trompe.
E, portion de la trompe privée de cartilage.
f, péristaphylin interne.
g, péristaphylin externe.

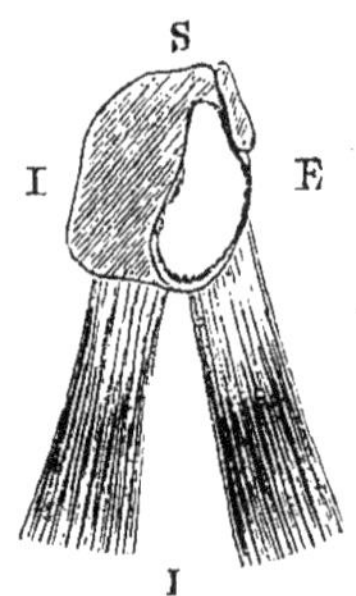

Fig. 59. — *Coupe perpendiculaire au grand axe de la trompe d'Eustache à 5 millim. en dehors de l'orifice pharyngien.* (Trompe droite, grandeur naturelle.)

d'attirer toute l'attention du praticien. La syphilis peut être communiquée de cette façon, et l'on cita jadis tel spécialiste à la charge duquel existaient au moins quinze cas de ce genre. Aussi le cathéter sera-t-il tenu extrêmement propre, et, quand cela sera possible, chaque malade devra posséder le sien.

La muqueuse forme au pourtour du pavillon un bourrelet considérable qui encombre en grande partie l'orifice à l'état normal, ce qui explique pourquoi cet orifice si large, circonscrit par des cartilages, est cependant toujours clos et ne s'ouvre qu'à chaque mouvement de déglutition ou dans un mouvement d'expiration forcée, les narines étant fermées. On rencontre en ce point une quantité considérable de glandes mucipares formant une couche de plusieurs millimètres, et dont les orifices excréteurs sont visibles à l'œil nu. Ces glandes diminuent à mesure que l'on s'approche de la portion osseuse, puis disparaissent complètement. Comparables par leur siège et leur usage aux glandes cérumineuses, elles en diffèrent essentiellement par le produit sécrété, qui est ici un liquide limpide, un peu visqueux, absolument transparent. Une altération dans la sécrétion de ces glandes, leur développement pathologique, peuvent être le point de départ d'une obstruction de la trompe.

L'épithélium de la muqueuse est recouvert de cils vibratiles qui se meuvent de la caisse vers le pharynx.

Les *artères* de la trompe d'Eustache viennent des pharyngiennes pour la portion

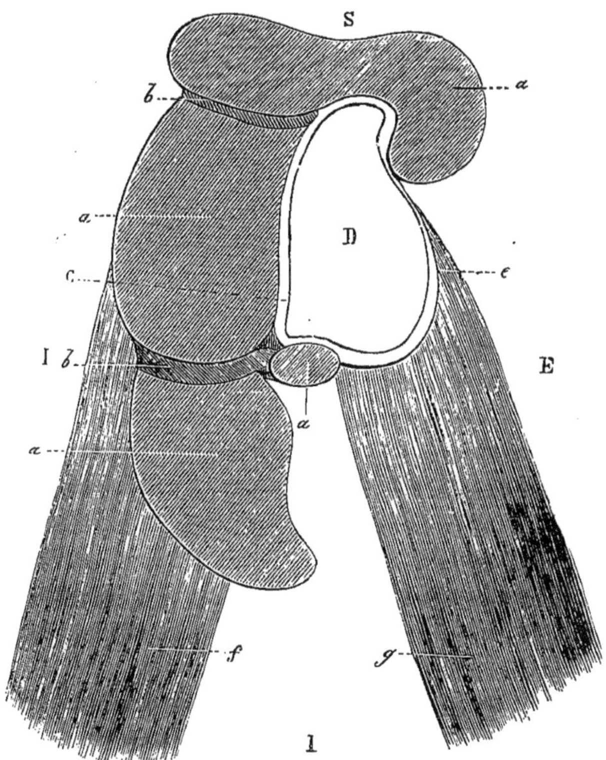

Fig. 61. — *Coupe de la trompe d'Eustache, pratiquée aux mêmes points que la précédente et montrant une variété.*

a, a, a, cartilages de la trompe.
b, b, ligaments reliant les cartilages.
c, muqueuse de la trompe.
D, cavité de la trompe.
E, portion de la trompe privée de cartilage.
f, péristaphylin interne.
g, péristaphylin externe.

cartilagineuse et sont un prolongement de celles de la caisse pour la portion osseuse.

Les *lymphatiques* constituent un riche réseau qui se confond avec celui du voile du palais et de la muqueuse du pharynx, pour aboutir aux ganglions situés à l'angle de la mâchoire.

Usages de la trompe d'Eustache.

La trompe d'Eustache, chargée de porter au dehors les produits sécrétés par la muqueuse de la caisse, constitue surtout un canal de ventilation destiné à renouveler l'air qui y est contenu et à maintenir la membrane du tympan sous une égale pression. Lorsque la trompe est oblitérée par un simple gonflement de la muqueuse, une concrétion de mucus, une bride, une cicatrice, une déviation, une tumeur, etc., l'ouïe est abolie plus ou moins complètement de ce côté, et le plus souvent le malade éprouve des bourdonnements; j'ai signalé déjà la cause de ces bourdonnements et les modifications que l'on constate à l'otoscope du côté de la membrane du tympan et de la caisse.

Étant donné un malade atteint de surdité, le chirurgien devra, pour s'assurer si la trompe en est le point de départ, procéder d'abord à l'interrogatoire comme pour toute autre affection ; l'absence de douleur vive, de suppuration, et l'examen direct du conduit auditif, feront immédiatement rejeter toute idée d'affection aiguë du conduit externe, de la membrane et de la caisse du tympan.

Si le malade répond que la surdité est récente (je ne parle pas ici des anciennes obstructions de la trompe), qu'*elle est intermittente*, s'il a été affecté peu de temps auparavant de coryza ou de pharyngite, il est extrêmement probable que la surdité est le résultat d'une obstruction de la trompe d'Eustache d'origine catarrhale.

Pour s'en assurer, on engagera le malade à faire une forte expiration, le nez et la bouche étant fermés (procédé de Valsalva). Si la trompe n'est pas obstruée, l'air passera dans la caisse, et le chirurgien en sera averti par le malade lui-même, qui sentira dans l'oreille un petit choc produit par le redressement de la membrane du tympan. Il en acquerra encore la preuve en auscultant l'oreille pendant que le malade fait l'expérience, ou bien en examinant à ce moment la membrane du tympan et en suivant la modification que le redressement imprime au marteau et au reflet lumineux.

Au lieu de refouler l'air dans la caisse, on peut y faire au contraire le vide, en exécutant un ou plusieurs mouvements de déglutition, la bouche et le nez étant fermés. Si la trompe est libre, le malade éprouve une sensation très nette due à la dépression de la membrane vers le promontoire.

Si les deux expériences précédentes n'ont pas réussi, le chirurgien insufflera de l'air par la méthode de Politzer.

Pendant le deuxième temps de la déglutition, le voile du palais se redresse et se tend de façon à fermer complètement l'arrière-cavité des fosses nasales ; de plus, à ce moment, la trompe est ouverte par l'action du péristaphylin externe : il en résulte que, si, au moment de la déglutition, une certaine quantité d'air est projetée dans l'arrière-cavité des fosses nasales, les narines étant fermées, l'air, ne trouvant qu'une seule issue, la trompe d'Eustache, s'y engagera forcément, à moins que celle-ci ne soit oblitérée. La méthode de Politzer n'est pas seulement un moyen de diagnostic, mais encore un moyen de traitement qui peut réussir dans les cas légers et rend tous les jours de véritables services. Si ces trois modes d'exploration n'ont pas suffi, on aura recours au cathétérisme; la sonde introduite dans le pavillon servira à la projection d'une douche d'air.

Si l'on n'obtient pas de résultat par ces divers moyens, ce qui n'aura lieu en général que dans les obstructions anciennes, on recourra au cathétérisme complet, c'est-à-dire à l'introduction d'une bougie rigide (je me sers de la baleine) dans la cavité de la trompe, comme on le fait pour l'urèthre et en usant de la même prudence.

Il ne faudrait pas croire qu'il suffit de désobstruer la trompe pour ramener l'ouïe. Cela est vrai pour les cas d'obstruction récente, mais non pour les cas anciens, qui s'accompagnent toujours de lésions plus ou moins graves de la caisse. Cependant il faut tenter la cure : c'est ainsi que j'ai pu, à la suite de trois séances de cathétérisme avec une bougie en baleine, obtenir un résultat complet sur un jeune homme atteint de surdité unilatérale par obstruction de la trompe depuis six années. Par contre, un malade âgé de vingt-trois ans, et dont la surdité remontait à l'enfance, n'éprouva aucun bénéfice de l'opération, bien que j'eusse pu rendre à la trompe d'Eustache sa perméabilité normale.

J'ai dit plus haut qu'il paraissait démontré que la trompe d'Eustache ne constituait pas un tube toujours béant, malgré sa structure cartilagineuse, et qu'elle ne s'ouvrait qu'à chaque mouvement de déglutition; l'agent essentiel de l'ouverture de la trompe est, d'après Trœltsch, le muscle péristaphylin externe, qui s'attache principalement à la portion membraneuse de la trompe. D'après cet auteur, le muscle prend son point fixe sur le crochet de l'aile interne de l'apophyse ptérygoïde et aussi sur le voile du palais préalablement tendu; son point mobile est à la trompe, en sorte que, par sa contraction, le muscle attire la portion membraneuse en bas et en dehors et dilate ainsi le pavillon. J'accepte comme vraie cette manière de voir.

Pour terminer ce qui est relatif à la trompe d'Eustache, je dirai qu'elle présente quelques différences chez l'enfant. Nous avons déjà vu qu'à cet âge la caisse est plus large que chez l'adulte : il n'est donc pas étonnant que l'ouverture tympanique de la trompe soit aussi plus large, ce qui a lieu en effet; l'isthme est en même temps moins étroit : aussi est-il fréquent de voir des enfants atteints de perforation de la membrane du tympan chez lesquels l'injection pratiquée dans la caisse pénètre tout de suite dans le pharynx, ce qui est fort rare chez l'adulte. L'orifice pharyngien est au contraire plus étroit chez les enfants : d'où la fréquence plus grande chez eux des obstructions catarrhales. Le cartilage étant très peu développé, le pavillon ne fait pas saillie dans le pharynx et ne présente guère qu'une fente : aussi le cathétérisme est-il plus difficile chez l'enfant que chez l'adulte.

B. — APPAREIL DE RÉCEPTION DES ONDES SONORES.

Je me contenterai de présenter un résumé succinct, de donner seulement un aperçu de cette partie de l'organe de l'ouïe, qui se rattache plus particulièrement à l'anatomie descriptive, à l'histologie et à la physiologie.

L'appareil de réception, appelé encore oreille interne, labyrinthe, se compose des cavités creusées dans l'épaisseur du rocher, fermées de toute part par la substance osseuse, sauf au niveau des fenêtres ovale et ronde, que nous avons signalées sur la paroi labyrinthique de la caisse; ces cavités constituent le *labyrinthe osseux*. Elles se composent du vestibule, des trois canaux demi-circulaires qui viennent s'y ouvrir et du limaçon. Une cloison osseuse qui court sur toute la longueur de l'axe osseux central du limaçon sépare sa cavité en deux rampes hélicoïdales, réunies l'une à l'autre au sommet de l'organe et s'ouvrant séparément à sa base. L'une des rampes s'ouvre dans le vestibule, l'autre dans la caisse, au niveau de la fenêtre ronde.

Ces cavités osseuses sont remplies d'un liquide aqueux et filant auquel on a donné le nom de *périlymphe*.

Dans ce liquide flottent des membranes sur lesquelles viennent en définitive aboutir les terminaisons du nerf acoustique, membranes qui, tout en rappelant d'une façon générale la forme des cavités osseuses, n'y adhèrent nullement.

Ces membranes forment des sacs clos de toute part, contenant eux-mêmes dans leur intérieur un liquide qui fournit un point d'appui à leurs délicates parois, ainsi qu'aux terminaisons des nerfs ; on appelle ce liquide *endolymphe*. Ces membranes flottantes constituent le *labyrinthe membraneux*.

Le labyrinthe membraneux se présente dans le vestibule sous la forme de deux ampoules ou sacs dont l'un, plus grand, est l'aboutissant des trois canaux demi-circulaires membraneux, l'autre, plus petit, l'aboutissant du canal membraneux du limaçon. Le nerf auditif se divise au fond du conduit auditif en deux branches dont l'une, vestibulaire, se distribue à ces deux sacs, et l'autre, cochléenne, se distribue au limaçon.

Le labyrinthe membraneux présente dans sa structure des appareils spéciaux destinés à le mettre en rapport avec les extrémités terminales du nerf acoustique.

Max Schultze a découvert à la face interne des ampoules vestibulaires des crins élastiques et raides, longs d'environ $0^{mm},1$, dont la pointe est fine et très fragile. Dans les points où n'existent pas ces sortes de cils auditifs on rencontre des corpuscules calcaires cristallins (otolithes) implantés dans la membrane des sacs.

La membrane du limaçon offre une disposition plus compliquée encore et paraît être la partie essentielle de tout l'appareil de réception des ondes sonores. C'est là qu'on trouve la disposition étudiée par Corti et décrite sous le nom d'*organe de Corti*. Sans entrer dans plus de détails, je dirai qu'il existe dans toute la longueur du limaçon plusieurs milliers d'arcs ou de fibres qui sont rangés parallèlement, et qui par une de leurs extrémités donnent attache à une deuxième série de fibres ayant l'aspect de cordons cylindriques flexibles.

D'après cette rapide description on peut se figurer avec M. Gariel que le phénomène de l'audition se passe de la manière suivante :

« Le liquide labyrinthique, mis en mouvement vibratoire, agit sur toute la partie membraneuse du labyrinthe, qu'il fait participer à son mouvement ; cette partie membraneuse supporte des crins raides et élastiques d'une part, des fibres tendues d'autre part, susceptibles les uns et les autres d'entrer en vibration sous l'influence du mouvement du liquide qui les baigne ou qui agit sur les membranes auxquelles ils sont fixés ; ces verges élastiques, microscopiques, ces cordes susceptibles de vibrer, agissent enfin sur les fibres nerveuses élémentaires, soit directement en les ébranlant, soit en mettant en mouvement les otolithes qui, par leur choc, agissent aussi sur ces fibres. »

Mais comment un même nerf peut-il donner naissance à une variété aussi considérable de sensations que celles qui sont perçues par l'oreille? C'est ce point de physiologie qui a fait l'objet des travaux si remarquables d'Helmholtz.

M. Gariel résume ainsi cette théorie : « Les fibres de Corti sont telles que chacune d'elles est susceptible de prendre un mouvement vibratoire déterminé qui varie de l'une à l'autre et qui correspond à l'un des sons perceptibles : il y aurait ainsi, en les supposant également réparties, 400 fibres pour chaque octave, 33 environ pour chaque demi-ton. Chacune de ces fibres est donc susceptible de vibrer par influence lorsqu'on émet le son simple qui lui correspond ;

elle vibre aussi, mais avec moins de force, lorsqu'on produit, non pas ce son même, mais un son voisin. Enfin l'ébranlement de chacune des fibres met en jeu l'énergie d'un certain filet nerveux qui donne toujours naissance à la même sensation. »

J'ajouterai que, d'après Helmholtz, les fibres nerveuses qui se répandent dans le vestibule et dans les ampoules ont pour fonction de percevoir les vibrations non périodiques, c'est-à-dire les bruits, tandis que les fibres de Corti perçoivent les vibrations périodiques ou sons musicaux.

Il n'est pas douteux que la surdité ou certaines anomalies de l'audition puissent être le résultat de troubles apportés dans cet agencement si merveilleux du labyrinthe, mais l'anatomie pathologique présente ici des difficultés presque insurmontables. Toutes les fois que la dysécie reconnaît pour cause une lésion du labyrinthe ou de l'encéphale, on la dit *nerveuse :* le chirurgien ne doit toutefois se prononcer à cet égard qu'avec beaucoup de réserve, et après avoir fait une exploration attentive de toutes les parties que j'ai précédemment décrites, car il faut savoir qu'il existe de par le monde un grand nombre d'individus atteints de surdités prétendues nerveuses que le praticien guérirait, s'il était au courant de la pathologie de l'oreille.

La lumière a été un peu faite dans cette obscure question par Ménière père, qui a décrit un ensemble de symptômes que l'on connaît aujourd'hui sous le nom de maladie de *Ménière*. Un individu très bien portant jusque-là est pris de bourdonnements plus ou moins intenses avec dysécie, puis surviennent des phénomènes cérébraux que l'on rattachait avant Ménière à une congestion cérébrale, phénomènes tels que : vertiges, étourdissements, marche incertaine, mouvements giratoires, chutes subites, nausées, vomissements, syncopes. Ces accidents sont intermittents, et, fait capital, ils sont toujours précédés et suivis de troubles dans l'acuité auditive, ce qui doit mettre sur la voie du diagnostic.

Ménière avait localisé cette maladie dans une altération des canaux demi-circulaires, opinion d'ailleurs confirmée par l s expériences histologiques de Flourens : mais il est démontré aujourd'hui que des affections autres que celles du labyrinthe peuvent produire des accidents analogues à ceux décrits par Ménière, et ce fait présente une importance pratique suffisante pour expliquer les quelques considérations en apparence extra-chirurgicales qui précèdent.

En voici un exemple : un jeune homme de vingt-huit ans me vient trouver pour faire examiner ses oreilles ; l'année précédente, au mois de juin, le jour où l'on courait le grand prix de Paris au bois de Boulogne, il tomba subitement sur le champ de course et fut stupéfait de ne reconnaître à cette chute aucune cause appréciable. Des accidents stomacaux survinrent, ainsi que d'autres troubles dans l'équilibre, etc. Cet état avait été précédé et était accompagné d'une légère diminution dans l'acuité auditive, et c'était pour cela que le malade me venait trouver, ne se doutant pas qu'il pût y avoir une relation quelconque entre les troubles cérébraux et l'état de ses oreilles. Il était d'ailleurs traité depuis le début de sa maladie pour un vertige stomacal par un de nos médecins les plus répandus : or tout ce cortège de symptômes était dû à la présence d'un bouchon de cérumen dans le conduit auditif.

Divers états pathologiques de la caisse peuvent également donner lieu à des phénomènes analogues à ceux décrits par Ménière, en sorte que ce n'est certainement pas une lésion spéciale du labyrinthe qui les produit toujours. Mais, que la maladie ait son point de départ dans le conduit auditif externe, dans la membrane du tympan, dans la caisse ou dans le labyrinthe, elle ne produit les effets signalés par Ménière qu'à la condition d'exercer une pression sur le contenu du labyrinthe, et je formule ainsi ma pensée : *La maladie de Ménière est le résultat d'une augmentation de pression intra-labyrinthique;* le grand mérite de notre très distingué confrère fut d'établir cette singulière relation entre des phénomènes cérébraux et une affection de l'oreille, relation absolument ignorée jusqu'à lui.

C. — DÉVELOPPEMENT DE L'APPAREIL AUDITIF.

Nous avons vu que chez l'homme, et il en est ainsi chez tous les mammifères, l'organe de l'audition se compose de deux parties distinctes : l'une destinée à la réception des ondes sonores, ou oreille interne, l'autre destinée à la transmission, ou oreille externe. La première se développe avant la seconde et en est d'abord absolument indépendante : celle-ci lui est pour ainsi dire surajoutée. Le développement de l'oreille étant encore peu connu, je m'y arrêterai un instant.

I. — L'*oreille interne* est formée par l'invagination de la peau qui correspond à la partie postérieure de la seconde branchie de l'embryon, tandis que l'oreille externe et l'oreille moyenne proviennent de la fermeture incomplète de la première fente pharyngienne.

On admettait autrefois que l'oreille interne naissait de la troisième vésicule cérébrale; certains dessins embryologiques, dans Longet, par exemple, la montrent encore en connexion avec cette vésicule. Bischoff le premier émit l'opinion que dans l'origine l'oreille interne n'avait aucune connexion avec l'encéphale.

Il paraît acquis aujourd'hui, grâce aux travaux de Remak et de Kölliker, que l'oreille interne n'est, au début, comme le cristallin, qu'une invagination du feuillet cutané de la face.

D'après ce dernier auteur, le nerf auditif se formerait, comme les autres nerfs rachidiens, indépendamment du cerveau et de l'oreille interne. Plus tard, il s'unirait d'abord en arrière à la troisième vésicule céphalique, puis en avant il se mettrait en rapport avec l'oreille interne.

Ce développement indépendant permettrait d'expliquer l'absence complète du nerf auditif, observée par Nuhn chez un sourd-muet de naissance dont toutes les parties de l'oreille interne, moyenne et externe, étaient bien développées.

II. — L'*appareil de transmission* ou *de perfectionnement*, qui comprend l'oreille moyenne et l'oreille externe, n'est qu'une transformation de la première fente pharyngienne. Celle-ci est comprise entre le bourgeon maxillaire inférieur et le deuxième arc pharyngien. Les deux bords de cette fente se réunissent pour constituer d'abord une gouttière ouverte en dehors, puis les lèvres externes de cette gouttière s'accolent à leur tour et forment un canal qui s'ouvre en dedans dans le pharynx, et en dehors à la partie latérale du crâne. La partie moyenne de ce canal est située au-dessous et en avant de l'oreille interne, déjà formée en partie à cette époque. Bientôt on y voit se développer une sorte d'anneau membraneux qui naît de la surface interne du conduit, comme l'iris vient de la périphérie de la choroïde. Peu à peu l'anneau grandit, et il finit par se fermer à son centre de manière à constituer un véritable diaphragme membraneux qui divise le tube auditif en deux parties : c'est la membrane du tympan. Parfois l'anneau n'est pas complet; il manque en haut et en avant, et plus tard on trouve une sorte de fente ou de canal à l'extrémité antérieure et supérieure de la membrane du tympan. C'est un arrêt de développement analogue au coloboma de l'iris.

La partie du *canal auditif primitif* qui reste en dedans de la membrane du tympan est l'origine de la caisse et de la trompe d'Eustache. La partie qui est en dehors formera, en se développant, le conduit auditif externe et le pavillon. Mais il faut remarquer que chez l'embryon le canal auditif est très court en dedans et en dehors, de sorte que la membrane du tympan, très voisine de la cavité pharyngienne, affleure, pour ainsi dire, la surface du crâne.

La trompe d'Eustache, pendant la vie fœtale, est très courte et presque horizontale : son orifice tympanique est beaucoup plus large que son orifice pharyngien, de manière qu'elle présente la forme d'un entonnoir évasé en dedans. Le développement de la base du crâne change cette disposition et en rétrécit considérablement la partie interne. Son cartilage paraît au quatrième mois et vient encore modifier considérablement les parties : il allonge la trompe et la fait proéminer dans le pharynx.

Puisque chez le fœtus la trompe, la caisse et la cavité pharyngienne, font partie d'un même ensemble, il n'est donc pas étonnant de voir chez l'enfant et l'adulte les inflammations du pharynx se propager à la trompe et à la caisse.

La caisse du tympan n'est qu'une dilatation de la partie du canal auditif primitif située derrière la membrane du tympan; elle n'acquiert complètement sa forme que par le développement du rocher et le rétrécissement progressif de la portion tympanique de la trompe d'Eustache : aussi est-elle plus grande chez le fœtus que chez l'adulte. Chez le fœtus la trompe d'Eustache et la caisse sont remplies d'un tissu gélatineux qui peut, en s'enflammant, engendrer les otites des nouveau-nés, bien étudiées par MM. Barély et Renaut dans le service de Parrot.

La portion externe du *canal auditif* de l'embryon forme, en se développant, le conduit auditif externe et le pavillon.

L'étude du développement de l'oreille est surtout intéressante en ce qu'elle nous permet de comprendre certaines anomalies congénitales. Ainsi, on observe parfois une sténose complète du conduit auditif externe; la peau du crâne passe comme un pont sur son orifice externe. Cette anomalie tient à ce que la partie externe de la première fente pharyngienne, au lieu de se courber en gouttière de façon à former un canal, s'est soudée complètement. Dans certains cas, le conduit auditif externe est simplement masqué par un opercule cutané qui recouvre son orifice : c'est que la soudure de la fente pharyngienne n'a eu lieu que dans la partie externe (1).

(1) Cette disposition est normale chez les chiens et chez les chats nouveau-nés : l'orifice externe du conduit auditif est recouvert d'une membrane qui ne tarde pas à se déchirer.

DEUXIÈME PARTIE

DE LA FACE

Située au-dessous et en avant du crâne, en avant de la colonne vertébrale et au-dessus du cou, la *face* est creusée de cavités destinées à recevoir les organes de la *vision*, de l'*odorat*, du *goût*, et aussi les agents de la *mastication*. Elle est séparée du crâne par la *ligne sus-orbitaire* passant au niveau des apophyses orbitaires, des arcades et bosses sourcilières. Il en résulte qu'une partie de l'os frontal, celle qui supporte le sourcil, appartient en réalité à la face (1).

La face est essentiellement composée de deux parties : la mâchoire inférieure et la mâchoire supérieure. La mâchoire inférieure ou mandibule est formée d'un seul os, le maxillaire inférieur. La mâchoire supérieure est composée de treize os qu'il me suffira d'énumérer; ce sont : les maxillaires supérieurs, les palatins, les malaires, les os propres du nez, les unguis, les cornets inférieurs et le vomer. Tous sont pairs, sauf ce dernier, qui est médian et contribue à former la cloison des fosses nasales.

La face, envisagée au point de vue chirurgical, est remarquable par son extrême vascularisation, ce qui nous permet de comprendre pourquoi les plaies s'y réunissent presque toujours par première intention. Les artères y présentent encore ceci de particulier qu'elles n'adhèrent que faiblement aux parties qu'elles traversent : aussi se rétractent-elles fortement, en sorte que l'hémostase est ordinairement spontanée à la suite des plaies de la face.

Les considérations générales que j'aurais à présenter relativement à la face trouveront beaucoup mieux leur place à propos de chacune des régions qu'elle présente.

Je passerai donc immédiatement à l'étude des chapitres suivants :

1° L'appareil de la vision ;

2° L'appareil de l'olfaction;

3° La bouche et ses dépendances.

Je ferai suivre l'étude de la bouche de celle du pharynx, qui s'y rattache logiquement.

Quant au *développement* de la face, qui paraîtrait devoir trouver ici sa place naturelle, je ne m'en occuperai qu'après l'étude du cou, ces deux parties du corps ne pouvant être séparées à ce point de vue.

(1) Le point où la ligne sus-orbitaire traverse la ligne médiane est désigné sous le nom d'*ophryon*, de ὀφρύς, sourcil.

CHAPITRE Ier

Appareil de la vision.

L'appareil de la vision se compose de plusieurs parties distinctes, qui sont :
A, la *région de l'orbite ;*
B, la *région palpébrale ;*
C, la *région sourcilière ;*
D, un appareil spécial, l'*appareil lacrymal.*

A. — RÉGION DE L'ORBITE.

La *région de l'orbite*, nettement délimitée par la cavité orbitaire, se divise naturellement en deux parties : un contenant et un contenu.

Le contenant n'est autre que la cavité elle-même avec les parois qui la circonscrivent ; le contenu comprend les parties molles qui la remplissent, globe de l'œil, graisses, vaisseaux, etc.

Cavité et parois de l'orbite.

Située immédiatement au-dessous de la fosse cérébrale antérieure, au-dessus du sinus maxillaire, en dehors des fosses nasales et en dedans de la fosse temporale, la cavité orbitaire présente à peu près la forme d'une pyramide quadrangulaire dont la base regarde en avant et en dehors, le sommet en arrière et en dedans.

Cette comparaison classique de l'orbite avec une pyramide quadrangulaire n'est pas précisément exacte, en ce sens que la base, c'est-à-dire la partie la plus large, ne correspond pas au rebord de l'orbite. Qu'on jette en effet un coup d'œil sur la figure 62, on se convaincra que la partie la plus large de l'orbite est située à 1 centimètre environ en arrière de ce que l'on est convenu d'appeler la base de l'orbite.

Supposons quatre lames osseuses partant du sommet de l'orbite : d'abord très étroites, elles s'élargissent en se portant d'arrière en avant, divergent pendant les cinq sixièmes environ de leur trajet, puis convergent légèrement vers le centre de la cavité, comme une corolle dont les pétales commenceraient à se replier sur eux-mêmes : telle est la forme générale de la cavité orbitaire.

Les axes antéro-postérieurs des deux cavités, loin d'être parallèles, sont obliques d'avant en arrière et de dehors en dedans, en sorte que, prolongés, ils se rencontreraient environ au niveau de l'occipital (fig. 64).

Les dimensions de la cavité orbitaire sont variables suivant les âges, les individus, et aussi suivant les races (1). Je dois dire que, si la détermination très précise de ces dimensions fournit à l'anthropologiste d'importantes données, le chirurgien peut se contenter de moyennes : aussi acceptons-nous comme satis-

(1) Voir *Essais de mensuration de l'orbite*, par J. Gayat (*Annales d'oculistique*, juillet-août 1873).

faisantes les mensurations faites par M. de Wecker sur les crânes du musée de Clamart, et dont voici les résultats :

Du trou optique	à l'angle interne	40 à 41 millimètres.
—	à l'angle externe	43 —
—	à la voûte de l'orbite	43 —
—	au plancher de l'orbite	46 —

Les mensurations de la base de l'orbite ont fourni au même auteur :

Diamètre horizontal	39 millimètres.
— vertical	35 —

L'axe antéro-postérieur de l'orbite présente donc une longueur de 4 à 5 centimètres : sur la figure 64, décalquée sur le sujet, cet axe mesure environ

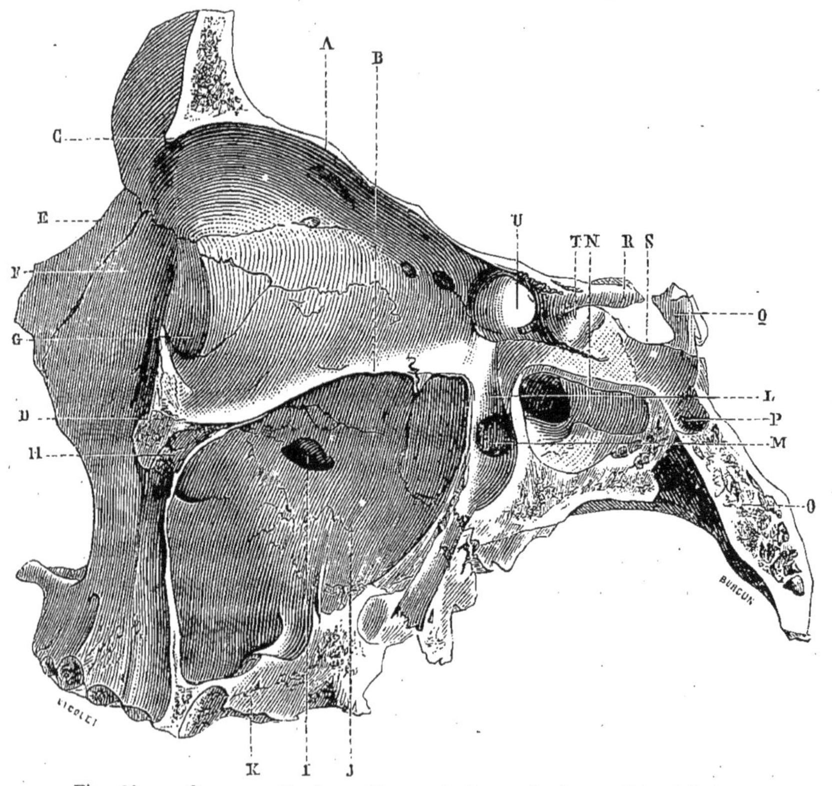

Fig. 62. — *Coupe verticale antéro-postérieure de la cavité orbitaire.*

A, paroi supérieure de l'orbite.
B, paroi inférieure de l'orbite.
C, rebord supérieur de la base de l'orbite.
D, rebord inférieur de la base de l'orbite.
E', E, os propres du nez.
F, branche montante de l'os maxillaire supérieur.
G, gouttière lacrymale.
H, gouttière du nerf sous-orbitaire.
I, orifice de communication du sinus maxillaire avec le méat moyen.
J, paroi interne du sinus maxillaire.
K, rebord alvéolaire du maxillaire supérieur.
L, canal palatin.
M, trou sphéno-palatin.
N, sinus sphénoïdal.
O, apophyse basilaire.
P, gouttière du sinus caverneux.
Q, lame quadrilatère du sphénoïde.
R, apophyse clinoïde.
S, selle turcique.
T, gouttière carotidienne au-dessous et en arrière de l'apophyse clinoïde antérieure.
U, trou optique.

46 millimètres, tandis que sur la figure 63 il mesure 5 centimètres. Le chirurgien devra avoir présente à l'esprit la profondeur de l'orbite, lorsqu'il fera péné-

trer des instruments dans cette cavité, soit pour extraire un corps étranger, soit pour ouvrir un phlegmon post-oculaire. Il devra aussi se rappeler un détail important, c'est que le nerf optique occupe à peu près la moitié postérieure de cet espace; pour éviter de le couper, ainsi que je l'ai vu faire une fois, il sera bon, en ouvrant les abcès profonds, de ne pas s'écarter des parois.

La cavité orbitaire offre à considérer quatre parois, quatre angles, une base et un sommet.

Les parois sont divisées en *supérieure*, *inférieure*, *interne* et *externe*.

Parois supérieure et inférieure. — D'une façon générale elles sont concaves, et leur concavité regarde l'axe de l'orbite; si on les examine de plus près, on s'aperçoit, sur une coupe verticale antéro-postérieure, qu'elles ne sont pas en réalité concaves dans toute leur longueur, mais que leur courbure a la forme d'un *S* italique très allongé rappelant celle de la clavicule.

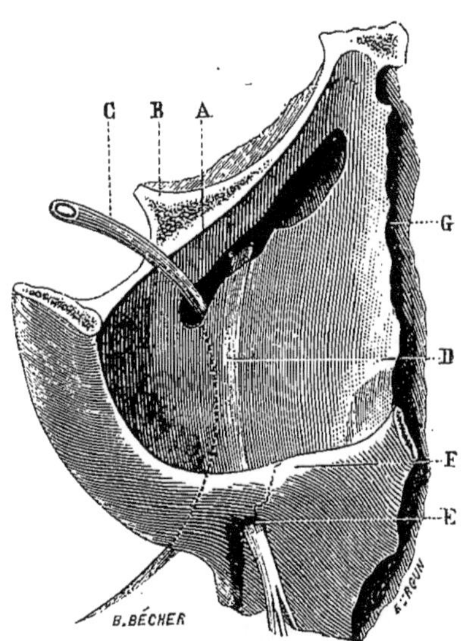

Fig. 63. — *Paroi inférieure de l'orbite* (côté droit).

A, fente sphéno-maxillaire.
B, paroi externe de l'orbite.
C, aiguille introduite dans la fente sphéno-maxillaire.
D, nerf maxillaire supérieur vu par transparence dans le canal sous-orbitaire.
E, nerf sous-orbitaire.
F, bord inférieur de la base de l'orbite.
G, paroi interne de l'orbite.

Ces parois répondent: la supérieure, aux fosses cérébrales antérieures; l'inférieure, au sinus maxillaire. La paroi supérieure ou voûte de l'orbite, formée en avant par le frontal, en arrière par les petites ailes du sphénoïde, est extrêmement mince dans presque toute son étendue, sauf en avant vers la base de l'orbite, où elle offre, au contraire, une épaisseur considérable. Cette lame osseuse présente les caractères de la lame vitrée des os du crâne, c'est-à-dire qu'elle est cassante. On s'explique aisément les plaies pénétrantes du crâne à travers cette paroi; toutefois la courbure de la voûte orbitaire rend ces dernières plus rares: il suffit, en effet, de jeter un coup d'œil sur la figure 62, pour comprendre qu'un instrument ne pénétrera dans la cavité crânienne qu'à la condition d'être conduit obliquement de bas en haut.

Le chirurgien ne devra pas oublier la minceur et la fragilité de la voûte orbitaire lorsqu'il fera l'extirpation des tumeurs de l'orbite, de celles surtout qui, comme le carcinome, adhèrent à la paroi.

La paroi inférieure, la plus longue des quatre, forme le plancher de l'orbite et la voûte du sinus maxillaire. Elle est constituée presque exclusivement par la face supérieure du maxillaire supérieur. Cette paroi est fort remarquable en ce qu'elle loge dans son épaisseur le nerf sous-orbitaire, terminaison du nerf maxillaire supérieur. Ce nerf (D, fig. 63) est recouvert par une paroi osseuse si mince qu'on l'aperçoit nettement par transparence sous l'aspect d'une ligne blanchâtre dirigée obliquement d'arrière en avant et de dehors en dedans. Ce détail a une importance considérable en médecine opératoire, lorsqu'il s'agit de faire la résection du nerf maxillaire supérieur, puisque, avec un éclairage convenable, on pourra le *voir*. La paroi inférieure de l'orbite est moins résistante encore que la supérieure : aussi les tumeurs la détruisent-elles rapidement pour envahir le sinus maxillaire, de même que les tumeurs de ce sinus se propagent facilement à la région orbitaire. Cet envahissement du sinus peut même être la source d'une illusion pour le chirurgien qui croira, après une première opération, par exemple, que la tumeur ne récidive pas, tandis qu'au contraire elle aura pris un développement considérable, grâce à la capacité du sinus : mais il sera averti, s'il considère que le nerf sous-orbitaire, traversant cette paroi, est toujours englobé, comprimé, détruit même par la tumeur, ce qu'annonceront une violente névralgie d'abord, et plus tard la paralysie de la portion de la face à laquelle se distribue ce nerf.

Dans la résection de l'os maxillaire supérieur, on doit, avant d'extraire l'os,

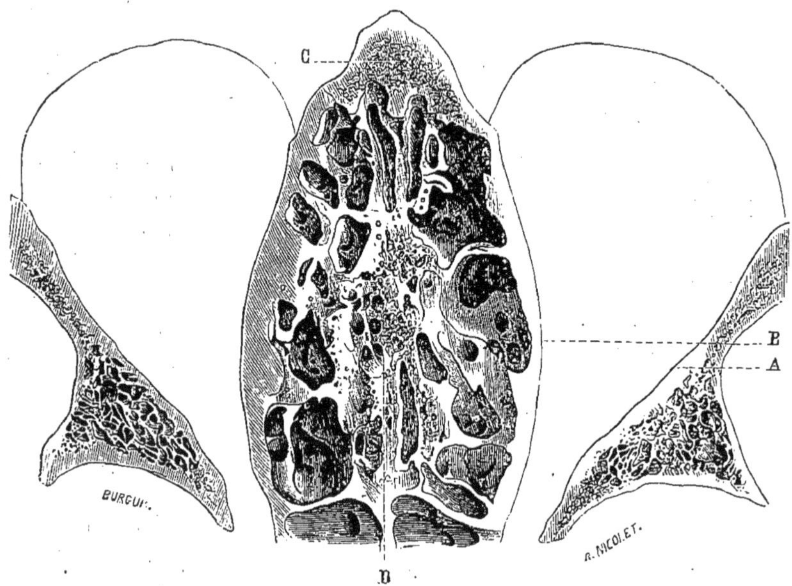

Fig. 64. — *Coupe horizontale de l'orbite, pratiquée à la partie moyenne des os propres du nez.*

A, paroi externe de l'orbite.
B, paroi interne de l'orbite.
C, os propres du nez.
D, cloison des fosses nasales.

couper le nerf sous-orbitaire, pour en éviter l'arrachement. Quant à séparer le maxillaire à son union avec l'apophyse orbitaire du palatin, c'est un temps absolument inutile, la paroi inférieure de l'orbite cédant très facilement à un simple mouvement de bascule exercé de haut en bas sur le maxillaire.

Parois latérales de l'orbite. — Elles sont l'une interne (B), l'autre externe (A, fig. 64).

Ces deux parois sont loin de présenter la même direction : la paroi interne est presque rectiligne d'avant en arrière, tandis que la paroi externe est très oblique dans le même sens.

Constituée par l'os planum de l'ethmoïde en arrière, par l'unguis et l'apophyse montante du maxillaire supérieur en avant, la paroi interne n'est pas tout à fait rectiligne, comme on le dit généralement : elle présente une légère convexité externe, ce qui augmente encore la difficulté qu'on éprouve à pénétrer dans l'orbite par le côté interne. Cette paroi, en rapport avec les fosses nasales et les cellules ethmoïdes, est d'une extrême minceur : aussi les corps étrangers la traversent-ils avec la plus grande facilité. De même la perforation de l'unguis, proposée pour fournir aux larmes une voie directe dans les fosses nasales lorsque le canal nasal est oblitéré, peut se faire très aisément.

La paroi externe, la plus résistante des quatre, est constituée en arrière par la sphénoïde, en avant par l'os malaire et le frontal ; elle est remarquable par son obliquité, et forme un véritable plan incliné en arrière et en dedans : aussi est-ce toujours en suivant cette paroi qu'il faut aller attaquer le nerf optique quand on veut pratiquer l'énucléation du globe de l'œil par le procédé que j'ai signalé, opération rendue ainsi l'une des plus simples de la chirurgie. Ajoutons à cela que la paroi interne est surplombée par la racine du nez, tandis que l'externe ne fait qu'une saillie très légère à l'extérieur et que le globe de l'œil est plus rapproché de la paroi interne que de l'externe. Bien que résistante, la paroi externe peut néanmoins être détruite par les tumeurs de l'orbite, qui viennent alors faire issue dans la région temporale au-dessous de l'aponévrose. Ces prolongements peuvent passer assez longtemps inaperçus, grâce à la profondeur où ils siègent, et tromper ainsi sur la marche du néoplasme.

Il résulte de ce qui précède que les parois de l'orbite pourraient être utilement désignées sous les noms de : supérieure ou *crânienne*, inférieure ou *maxillaire*, interne ou *nasale*, externe ou *temporale*, dénominations qui auraient l'avantage d'indiquer tout de suite leur principal rapport.

Angles de l'orbite. — Les angles correspondent à la rencontre des quatre plans qui composent la pyramide orbitaire et se divisent en supéro-interne, supéro-externe, inféro-interne et inféro-externe.

A l'angle supérieur et interne cerrespond la poulie de réflexion du muscle grand oblique, ainsi que les trous orbitaires internes ; à l'angle supérieur et externe se trouve la cavité destinée à loger la glande lacrymale ; à l'angle inférieur et interne siège l'orifice supérieur du canal nasal : je n'insiste pas en ce moment sur la fossette lacrymale ni sur le canal nasal, devant y revenir plus loin.

Le dernier des quatre angles de l'orbite, l'angle inférieur et externe, intéresse tout particulièrement le chirurgien. Dans la résection du maxillaire supérieur, l'un des temps les plus difficiles, sinon le plus difficile de l'opération, consiste à passer la scie à chaîne de l'orbite dans la fosse zygomatique pour scier l'os malaire que la pince de Liston, même vigoureusement maniée, peut à grand'peine entamer. Or c'est la connaissance de cet angle inférieur et externe qui servira de guide. Bien qu'il soit mousse, on le sent aisément en explorant avec la pulpe du doigt les parois externe et inférieure. On constate alors l'existence d'une fente, *fente sphéno-maxillaire* (fig. 63 et 65), qui, bien que recouverte sur le vivant par le périoste orbitaire, est néanmoins appréciable au toucher.

Cette fente se dirige obliquement d'arrière en avant et de dedans en dehors ; très étroite en arrière, elle s'élargit considérablement en avant, et peut acquérir jusqu'à 1 centimètre de largeur : mais il faut noter que cette largeur, variable suivant les sujets, peut n'être que de 2 à 3 millimètres, ce qui en rend la recherche beaucoup plus difficile.

L'extrémité antérieure de la fente sphéno-maxillaire, c'est-à-dire le point où il faut faire pénétrer l'aiguille courbe pour la section de l'os malaire, est *située* à 15 *millimètres en arrière du rebord de l'orbite* (fig. 63), notion dont il est à peine utile de signaler l'importance pour la médecine opératoire.

Base. — Un quadrilatère dont on aurait émoussé les angles représente assez exactement la base de l'orbite. Le diamètre horizontal est généralement un peu plus grand que diamètre vertical, mais cela est variable. Ainsi la base que j'ai fait dessiner ici au hasard se trouve présenter ces deux diamètres égaux (35 millimètres). Je rappellerai que la base de l'orbite n'est pas la partie la plus large de la pyramide, ce que j'ai déjà montré sur la figure 62.

La base de l'orbite est obliquement coupée de dedans en dehors, d'avant en

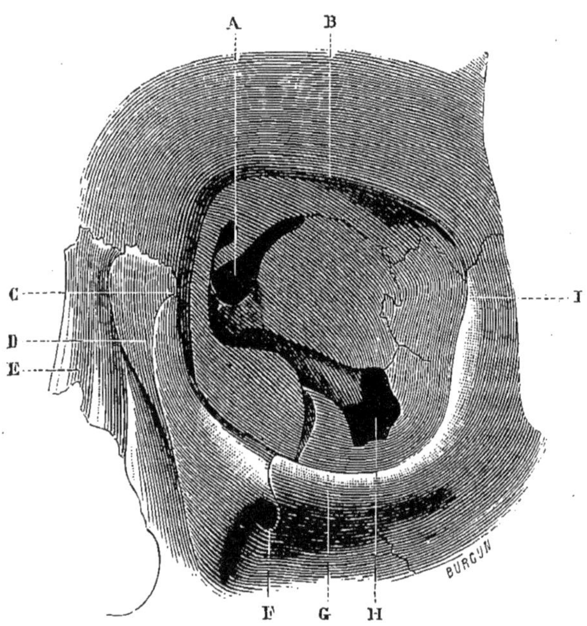

Fig. 65. — *Base de l'orbite, vue de face.*

A, fente sphénoïdale.
B, rebord supérieur de l'orbite.
C, rebord interne de l'orbite.
D, branche montante du maxillaire supérieur.
E, os propres du nez.
F, trou sous-orbitaire.
G, rebord inférieur de l'orbite.
H, fente sphéno-maxillaire.
I, rebord externe de l'orbite.

arrière et aussi de haut en bas, en sorte que le bord interne dépasse en avant le bord externe (fig. 64), et que le bord supérieur dépasse dans le même sens, mais d'une moindre quantité, le bord inférieur (fig. 62).

Cette direction de la base de l'orbite augmente notamment le champ de la vision, mais le globe de l'œil en devient beaucoup plus accessible aux violences extérieures du côté externe. C'est pour cela du reste que le chirurgien doit choisir ce côté pour opérer la cataracte.

La base de l'article est circonscrite par quatre bords, qui sont : supérieur, inférieur, interne et externe. Le bord supérieur, incliné sur l'horizon en bas et en dehors, est remarquable par l'échancrure située à l'union de son tiers interne avec ses deux tiers externes et qui sert à loger le nerf frontal. Les trois autres ne présentent rien qui doive être signalé.

J'ai fait remarquer toute la délicatesse des parois orbitaires, réduites qu'elles sont parfois à une lamelle papyracée : il n'est pas moins utile de montrer, par opposition, combien les rebords de l'orbite sont solides. Regardez la figure 62, vous verrez les deux rebords, surtout le supérieur, constitués par une colonne très épaisse de tissu compact. De plus, le bord libre est mince, presque tranchant, et l'on conçoit aisément que dans une chute la peau des paupières puisse être coupée de dedans en dehors à ce niveau.

Sommet. — Le sommet de l'orbite, fortement tronqué (fig. 62), correspond non pas au trou orbitaire, qui occupe la paroi supérieure, mais à la fente sphénoïdiale dans sa partie la plus large. L'orbite communique avec la cavité crânienne par cette ouverture.

Les parois de l'orbite peuvent être détruites par des tumeurs qui naissent de la cavité orbitaire pour envahir les parties voisines : crâne, fosses nasales, tempe, sinus maxillaire, fosse zygomatique ; par des néoplasmes provenant primitivement de ces diverses régions pour gagner ensuite l'orbite. Elles sont parfois elles-mêmes le point de départ de certaines exostoses à forme éburnée dont il est aisé de comprendre l'action sur le globe de l'œil, qu'elles aplatissent ou chassent de sa cavité.

Parties molles contenues dans l'orbite.

Les *parties molles* de l'orbite sont contenues dans deux loges distinctes séparées l'une de l'autre par une cloison fibro-celluleuse qui porte le nom d'*aponévrose orbitaire*. L'une de ces loges, la plus petite (A), est antérieure et réservée au globe de l'œil ; l'autre (BB), un peu plus grande, postérieure, contient les vaisseaux et nerfs destinés au globe, ainsi que les graisses de l'orbite. On a discuté et l'on discutera encore sur certains détails de l'aponévrose orbitaire, mais un fait acquis, c'est qu'il existe dans l'orbite deux loges indépendantes l'une de l'autre.

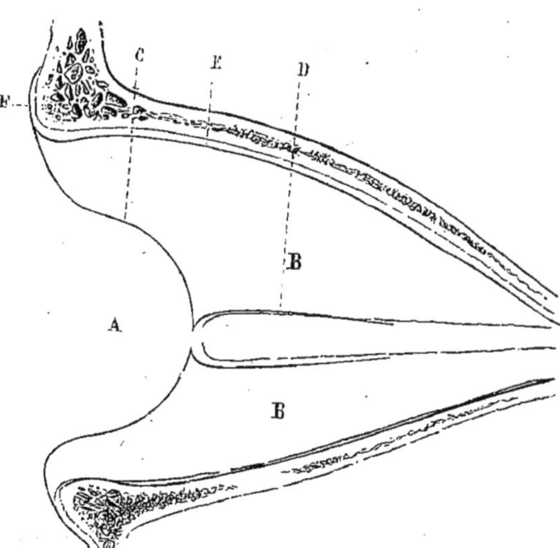

Fig. 66. — *Schéma montrant la séparation de la cavité orbitaire en deux loges distinctes.*

A, loge antérieure.
BB, loge postérieure.
C, aponévrose orbitaire.
D, prolongements de l'aponévrose sur le nerf optique.
E, périoste de l'orbite.
F, périoste du frontal.

J'étudierai d'abord la cloison (C) intermédiaire aux deux loges, c'est-à-dire l'aponévrose orbitaire, et ensuite le contenu de ces deux loges elles-mêmes, de la postérieure d'abord, de l'antérieure ensuite.

Aponévrose de l'orbite ou aponévrose de Ténon.

Cette aponévrose a d'abord été étudiée par Ténon, sous le nom duquel elle est, à bon droit, souvent décrite. Elle a fait ensuite l'objet des recherches de

Bonnet, d'Hélie, de Bogros, de M. Richet, et dans ces derniers temps de M. Sappey.

L'aponévrose de Ténon ne constitue pas un plan fibreux simple, plus ou moins résistant, analogue à l'aponévrose temporale, par exemple : c'est une toile cellulo-fibreuse, lâche, lamelleuse, grisâtre, demi-transparente comme le tissu conjonctif entourant toute la portion scléroticale du globe de l'œil d'une part, et allant se fixer au pourtour de l'orbite d'une autre part. C'est sans nul doute cet aspect, différent de celui des membranes aponévrotiques ordinaires, qui fait que certains auteurs n'en ont pas donné de description spéciale ; et en réalité ce n'est pas une aponévrose au point de vue anatomique. Toutefois elle mérite ce nom, si l'on considère qu'elle constitue entre le globe oculaire et les graisses de l'orbite une cloison, peu résistante, il est vrai, sur certains points, mais très forte sur d'autres, et dans tous les cas complète. Ces réserves faites, voici comment il faut comprendre, à mon avis, l'aponévrose orbitaire.

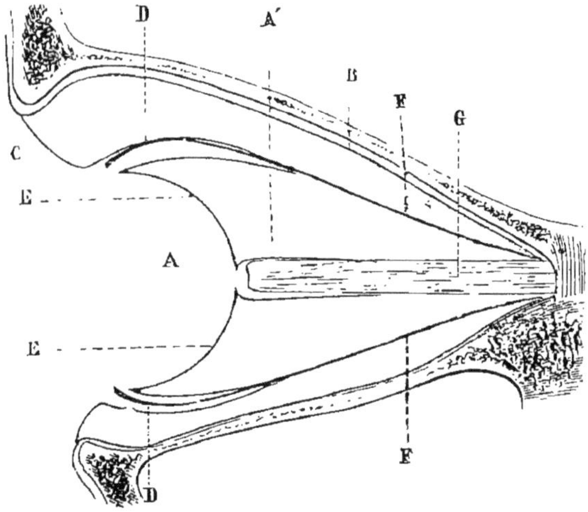

Fig. 67. — *Schéma montrant la loge antérieure de l'orbite après ablation du globe de l'œil.*

A, loge antérieure de l'orbite.
A', loge postérieure.
B, périoste orbitaire.
C, feuillet palpébral de l'aponévrose orbitaire.
D, D, tendons des muscles droits supérieur et inférieur.
EE, feuillet oculaire de l'aponévrose orbitaire.
F, F, muscles droits supérieur et inférieur.
G, nerf optique.

Il existe deux manières d'en démontrer l'existence. La première consiste à énucléer complètement le globe de l'œil en rasant la sclérotique et en coupant le nerf optique à son entrée dans l'œil. C'est ce qu'a fait Bonnet (de Lyon). On voit alors sa face antérieure (EE), face concave, exactement moulée sur l'hémisphère postérieur du globe ; cette face est unie et tellement lisse qu'on a décrit au devant d'elle une véritable séreuse (Bogros). A sa surface se trouve l'extrémité antérieure des muscles droits (D, D) légèrement rétractés après leur section sur la sclérotique et la section du nerf optique. Cette démonstration, si péremptoire, pourrait à la rigueur suffire au chirurgien, car il acquiert ainsi la preuve évidente que le globe de l'œil occupe dans l'orbite une cavité distincte (A) ; il comprend la possibilité d'en pratiquer l'ablation totale sans ouvrir la loge postérieure, circonstance qui rend singulièrement bénigne cette importante opération.

La seconde manière de découvrir cette aponévrose consiste à la préparer d'arrière en avant comme je l'ai fait pour la figure 68. La partie postérieure de l'orbite étant enlevée, j'ai extrait avec des pinces tout le tissu adipeux qui remplit la loge postérieure, de façon à parvenir jusqu'à la face postérieure du feuillet, dont la préparation précédente nous a montré la face antérieure. Ce feuillet, mince et lamelleux au niveau du pôle postérieur du globe, où il prend naissance, recouvre la sclérotique dans sa moitié postérieure environ ; rencontrant les muscles droits de l'œil ainsi que la partie réfléchie du muscle grand oblique, il revêt alors les caractères d'une véritable aponévrose blanche et résistante, fournit à ces muscles des gaines qui seront étudiées dans un instant, et va se fixer au pourtour de l'orbite par des prolongements dont quelques-uns, les latéraux principalement, offrent une grande résistance.

L'idée générale que l'on doit se faire de l'aponévrose orbitaire est donc, en définitive, celle d'un diaphragme peu résistant en arrière, plus résistant en avant, ou, si l'on veut, d'une sorte de cupule recevant dans sa concavité le globe de l'œil. Cette cupule présente une face antérieure et une postérieure. La face antérieure est concave, lisse, unie, moulée sur l'hémisphère postérieur du globe, qu'elle embrasse lâchement ; la face postérieure, convexe, est en rapport avec les graisses de l'orbite, mais, à l'encontre de la précédente, elle fournit des prolongements très résistants qui se portent les uns sur les muscles, les autres vers la base de l'orbite, et constituent en réalité la partie essentielle de l'aponévrose. Des deux extrémités, l'une, antérieure, très évasée, s'insère au pourtour orbitaire ; la postérieure, très étroite, entoure le nerf optique à son entrée dans l'œil et se prolonge à sa surface en se confondant avec le névrilème.

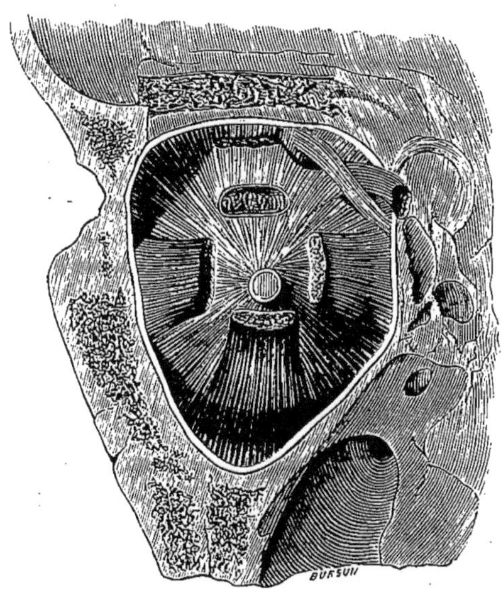

Fig. 68. — *Coupe verticale et transversale de l'orbite passant en arrière du globe de l'œil. Épanouissement de l'aponévrose orbitaire partant du pourtour du nerf optique pour aller se fixer à la base de l'orbite.*

Certains auteurs, M. Richet entre autres, ne considèrent pas l'aponévrose comme constituée par les seules parties que nous venons de décrire. Ils lui reconnaissent encore un feuillet dit *orbitaire*, par opposition au précédent, qu'ils appellent *oculaire*. Ce feuillet orbitaire, partant du trou optique et de la fente sphénoïdale, où il se continne avec la dure-mère, tapisse les parois osseuses, auxquelles il adhère faiblement, surtout en haut et en bas, et se rend directement à la base de l'orbite. Arrivée là, cette lame fibreuse se dédouble, suivant M. Richet, en deux feuillets : l'un qui se continue directement avec le périoste du frontal, l'autre qui se réfléchit d'abord en bas, puis en arrière, en s'adossant à la conjonctive qu'il renforce, et va précisément former le feuillet oculaire, de sorte que ces deux feuillets, orbitaire et oculaire, ne constitueraient qu'une seule et même membrane continue. M. Sappey s'est élevé énergiquement contre cette manière de voir. Pour lui, le feuillet orbitaire n'est pas une aponévrose, mais un vrai périoste qui ne se continue pas plus avec la dure-mère en arrière qu'avec le feuillet oculaire en avant. Il ne reconnaît comme aponévrose que ce dernier feuillet, et rejette absolument la comparaison, ingénieuse, du reste, qu'on a tenté de faire entre cette aponévrose et les deux lames d'un bonnet de coton.

M. Sappey a raison : sans doute les deux feuillets orbitaire et oculaire ne sont pas formés par une même membrane se repliant sur elle-même à la base de l'orbite, et la preuve, c'est que la texture de ces deux parties n'est pas la même. Il est également vrai que le périoste de l'orbite ne se continue pas histologiquement avec la dure-mère. L'argumentation du savant anatomiste est irréfutable. Cependant la dure-mère et le périoste de l'orbite s'unissent si intimement qu'ils paraissent se continuer l'un avec l'autre au sommet de l'orbite ; d'autre part, le périoste, arrivé à la base de l'orbite, se continue manifestement avec la partie évasée du feuillet oculaire, désigné encore sous le nom de fascia sous-conjonctival, en sorte que, bien que ces différents plans fibreux ne forment pas une seule et même membrane, ils n'en constituent pas moins un revêtement continu ; les

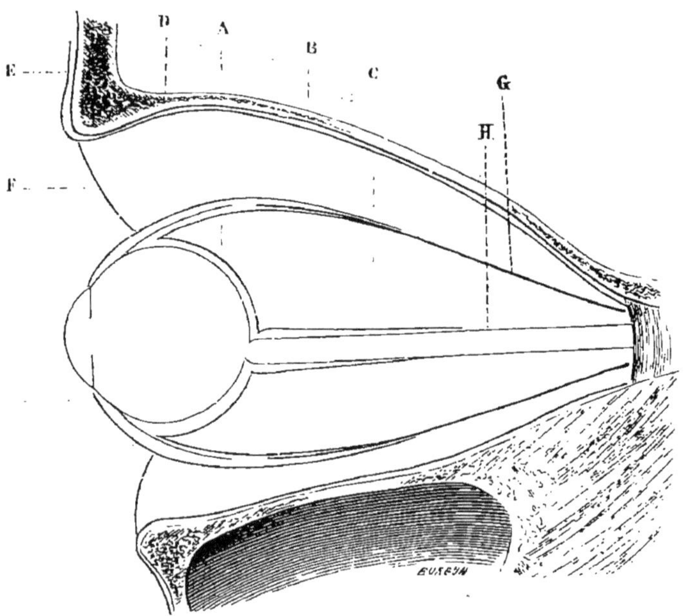

Fig. 69. — *Schéma montrant l'ensemble de l'aponévrose orbitaire sur une coupe verticale antéro-postérieure de l'orbite.*

A, feuillet oculaire de l'aponévrose.
B, prolongement musculaire de l'aponévrose.
C, prolongement de l'aponévrose sur le nerf optique.
D, périoste orbitaire.
E, périoste du frontal.
F, feuillet palpébral de l'aponévrose orbitaire.
G, muscle droit supérieur.
H, nerf optique.

pièces qui le composent n'ont pas, il est vrai, une texture identique, mais sont en réalité réunies bout à bout, ainsi que j'ai essayé de le démontrer par le schéma ci-joint (fig. 69).

Je dirai donc, pour me résumer : l'aponévrose de l'orbite est constituée par une lame cellulo-fibreuse F, étendue du pourtour de l'orbite au pôle postérieur du globe de l'œil. Les rapports qu'elle affecte dans ce trajet avec l'œil et avec les paupières permettent de lui reconnaître deux portions : une portion oculaire (A) et une portion palpébrale (F). Elle partage l'orbite en deux loges, l'une antérieure, largement ouverte en avant, destinée au bulbe oculaire, l'autre postérieure, contenant graisse, muscles, vaisseaux, nerfs ; cette dernière est limitée en avant par la face postérieure de l'aponévrose précédente, en arrière et sur les côtés par le périoste de l'orbite, et fermée par la rencontre de ces divers plans fibreux aux deux extrémités de la pyramide orbitaire.

Des prolongements de l'aponévrose de Ténon.

Pour compléter l'histoire de l'aponévrose de Ténon, il nous faut en étudier maintenant la partie la plus importante, c'est-à-dire les prolongements nés de sa face externe. Ils sont de deux ordres : les uns se rendent aux muscles, les autres aux parois de l'orbite : ils sont donc musculaires et orbitaires.

1° *Prolongements musculaires.* — Pour faite cette démonstration nous avons

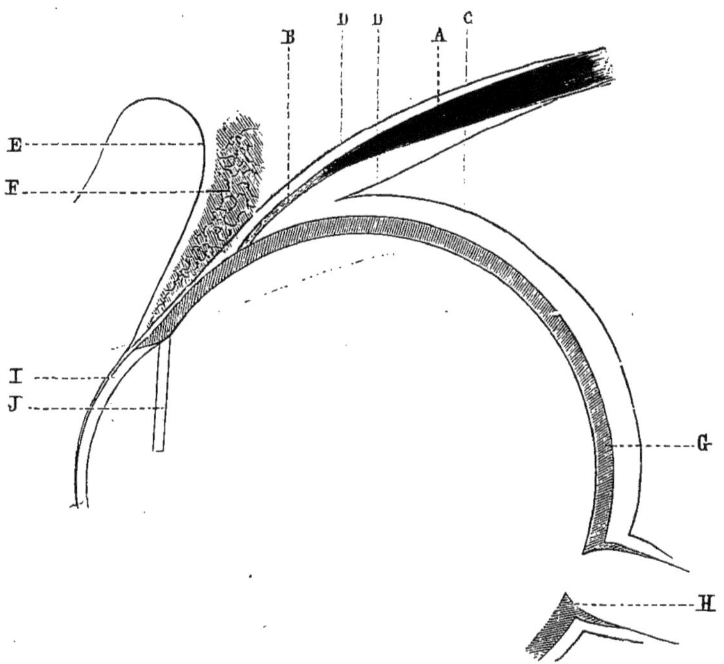

Fig. 70. — *Schéma démontrant les prolongements musculaires de l'aponévrose de Ténon.*

A, muscle droit supérieur.
B, tendon de ce muscle.
C, aponévrose oculaire.
D, D, prolongements musculaires de l'aponévrose.
E, conjonctive.
F, tissu cellulaire sous-conjonctival,
G, sclérotique.
H, nerf optique.
I, cornée.
J, iris.

supposé une coupe verticale antéro-postérieure passant par le milieu du muscle droit supérieur.

Les muscles droits sont d'abord situés dans la loge postérieure de l'orbite; arrivés au tiers antérieur environ de la sclérotique, ils s'engagent dans la loge antérieure pour aller prendre insertion au voisinage de la cornée : ils doivent donc traverser la cloison fibreuse qui sépare ces deux loges : or l'aponévrose n'offre pas de trou pour le passage du muscle, elle se laisse déprimer en doigt de gant, de façon qu'elle accompagne le tendon jusqu'à son insertion sclérotiçale B. De plus, des bords de la dépression qu'a subie l'aponévrose se détache une gaine fibreuse (DD) qui enveloppe complètement le corps du muscle (A) et l'accompagne jusque vers le milieu de l'orbite. Très résistante à son point de départ, cette gaine adhère fortement au corps du muscle ; elle ne tarde pas à s'amincir et à se transformer en une simple toile celluleuse. Tous les muscles de l'œil reçoivent une gaine analogue à celle que nous venons de décrire. Toutefois celle du grand oblique s'arrête à la poulie de réflexion de son tendon et ne se porte pas sur le corps du muscle. Ce n'est d'ailleurs qu'en étudiant les muscles de l'œil eux-mêmes qu'il nous sera possible de comprendre le but de cette remarquable disposition.

2° *Prolongements orbitaires.* — M. Sappey a fait remarquer avec raison que les prolongements orbitaires, appelés encore *ailerons ligamenteux*, n'émanent pas directement des muscles de l'œil, ainsi que l'avait pensé Ténon, qui leur donnait le nom de *tendons orbitaires*, mais bien de la gaine fibreuse de ces muscles.

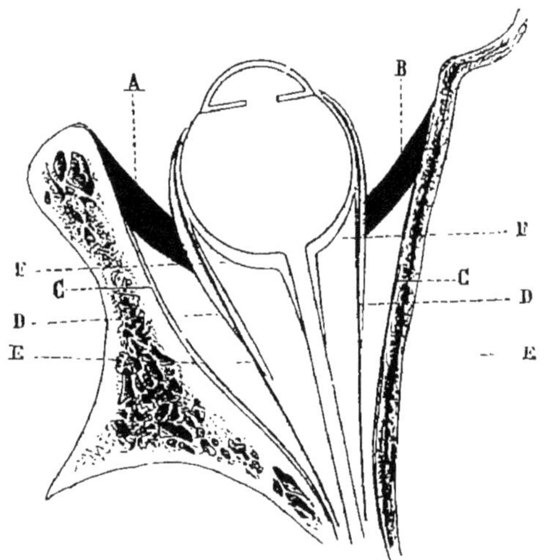

Fig. 71. — *Coupe horizontale de l'orbite montrant les prolongements latéraux de l'aponévrose orbitaire* (schéma).

A, prolongement externe.
B. prolongement interne.
CC, périoste orbitaire.
D, D, prolongements de l'aponévrose orbitaire sur les muscles droits latéraux.
E, E, muscles droits latéraux.
FF, feuillet oculaire de l'aponévrose orbitaire.

Des quatre gaines musculaires naissent autant d'ailerons ligamenteux. Le prolongement qui naît de la gaine du droit supérieur s'unit aussitôt avec celui de l'élévateur de la paupière, en sorte que la contraction de ces deux muscles ne saurait être absolument indépendante : aussi le droit supérieur est-il légèrement élévateur de la paupière supérieure. Ce prolongement va ensuite se fixer au bord supérieur de l'orbite.

Le prolongement du muscle droit inférieur se fixe au bord inférieur de l'orbite en se confondant à ce niveau avec le ligament des tarses.

Les ailerons latéraux sont de beaucoup les plus importants par leur volume et leur résistance. Au nombre de deux, l'un externe A, l'autre interne B, ils naissent chacun de la gaine fibreuse D du muscle droit correspondant à peu près au niveau de l'équateur de l'œil.

Ils se présentent sous la forme de deux trousseaux fibreux blanchâtres très solidement attachés aux parois correspondantes de l'orbite.

L'aileron externe est toujours plus volumineux que l'interne. Tous les deux se dirigent d'arrière en avant ; l'externe se porte de dedans en dehors et l'interne de dehors en dedans. Continus en arrière avec la gaine fibreuse des droits, ces deux faisceaux se fixent en avant, l'externe à la paroi externe de l'orbite, immédiatement en arrière du ligament palpébral angulaire externe ; l'interne à la paroi interne de l'orbite à la crête de l'unguis, en arrière du sac lacrymal et du muscle de Horner.

Suivant M. Sappey, ces prolongements, de nature fibreuse à leur insertion mobile ou postérieure, sont constitués, à leur insertion antérieure ou osseuse, par des faisceaux de fibres musculaires lisses auxquels il donne le nom de muscles orbitaires interne et externe.

L'aponévrose ne joue donc pas seulement le rôle d'un diaphragme ayant pour but de séparer en deux loges distinctes la cavité de l'orbite, elle affecte encore les connexions les plus intimes avec les muscles de l'œil, en sorte que son usage à ce point de vue ne peut se séparer de celui des muscles.

LOGE POSTÉRIEURE DE L'ORBITE.

Placée en arrière et sur les côtés du globe de l'œil, cette loge est remplie par de la graisse. Au milieu de cette graisse, qui est molle, demi-fluide, peu cloisonnée, qui se laisse enlever facilement avec les pinces sous forme de petits pelotons, se trouvent placés des organes nombreux, à l'égard desquels elle joue en quelque sorte le rôle de remplissage. Ces organes sont : les muscles de l'œil, l'artère et la veine ophthalmiques et les nerfs de l'orbite.

Muscles de l'œil.

Ces muscles sont au nombre de six : quatre *droits* et deux *obliques*.

Les quatre muscles droits, désignés sous les noms de supérieur, inférieur, interne et externe, naissent du sommet de l'orbite, où ils s'attachent : le premier ou supérieur à la gaine du nerf optique, les trois autres au cordon fibreux appelé tendon de Zinn. Réunis en une sorte de faisceau à leur point de départ, ils divergent presque aussitôt, se portent en avant et pénètrent dans la loge antérieure de la manière que nous avons décrite plus haut. Changeant ensuite légèrement de direction, ils s'infléchissent vers l'axe de l'orbite, s'enroulent autour du globe de l'œil et s'insèrent à la sclérotique au pourtour de la cornée.

Les obliques constituent un système opposé à celui des droits. Au nombre de deux, le grand et le petit oblique, ils se portent d'avant en arrière et s'enroulent également autour du globe de l'œil à la manière d'une sangle.

L'étude des muscles de l'œil est des plus complexes et entourée de sérieuses difficultés.

Nous nous occuperons successivement :

1° Du mode d'insertion des muscles droits à la sclérotique ;

2° De leur influence sur la statique du globe ;

3° De leur influence sur ses mouvements.

Mais avant d'entrer dans cette étude il m'a semblé utile de donner l'explication de certains termes dont je me servirai fréquemment.

L'œil étant considéré comme une sphère, on désigne sous le nom de *méridiens* tous les grands cercles passant par le centre de la sphère.

On distingue trois principaux méridiens :

Deux sont verticaux, l'autre est horizontal.

Des deux méridiens verticaux, l'un est antéro-postérieur : il passe par le centre de la cornée, le centre de l'œil, pour aboutir au point opposé du globe, au niveau de la *macula*. Il est désigné sous le nom de méridien ou plan méridien vertical, et divise le globe de l'œil en deux moitiés latérales.

L'autre méridien vertical est transversal : il coupe le globe en deux hémisphères, l'un antérieur, l'autre postérieur ; c'est l'*équateur* de l'œil ou plan équatorial.

Le troisième méridien est horizontal : il divise le globe en deux moitiés, l'une supérieure, l'autre inférieure.

A ces trois méridiens correspondent trois axes qui sont :

1° L'axe antéro-postérieur AB, désigné encore sous le nom d'*axe optique*, sur lequel le globe s'incline soit en dedans, soit en dehors (rotation) ; un axe vertical dont la projection est en O, autour duquel pivote le globe, de façon que le point A se porte successivement en dedans ou en dehors (adduction, abduction), et un axe horizontal CD sur lequel l'œil bascule de manière que le point A se porte successivement en bas et en haut (élévation et abaissement).

Une ligne qui réunit les deux attaches d'un muscle s'appelle la *ligne d'action* du muscle, et le plan qui passe par cette ligne et par le muscle se nomme *plan* du muscle. C'est ainsi que la ligne EF représente la ligne d'action des muscles droits supérieur et inférieur, ou leur direction, ou encore la projection du plan de ces muscles.

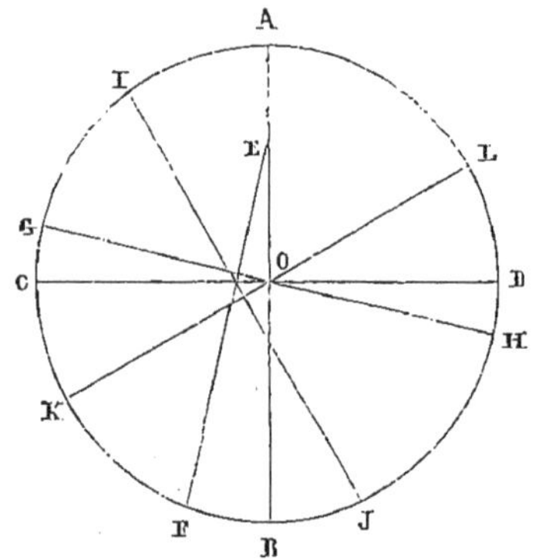

Fig. 72. — *Figure montrant la projection des plans méridiens et des plans musculaires* (œil droit).

Le mouvement imprimé au globe de l'œil par un muscle s'exécute autour d'un axe perpendiculaire au plan de ce muscle. Ainsi, la ligne EF représente la projection du plan des droits supérieur et inférieur, et la ligne GOH la perpendiculaire à ce plan. Par conséquent, la contraction des droits supérieur et inférieur imprime au globe un mouvement autour de l'axe de révolution GOH.

De même la ligne IJ représente le plan des obliques. La perpendiculaire à ce plan sera KL : KL est donc l'axe de révolution autour duquel se meut le globe de l'œil sous l'influence de la contraction des obliques.

De même aussi la perpendiculaire au plan des droits latéraux, qui n'est autre que le méridien horizontal, est l'axe vertical lui-même dont la projection est en O.

DU MODE D'INSERTION DES MUSCLES A LA SCLÉROTIQUE.

L'insertion des muscles droits sur la sclérotique demande à être décrite avec précision pour bien faire comprendre la myotomie oculaire. Ainsi que le démontre la figure ci-jointe, cette insertion ne se fait pas à la même distance de la cornée pour chaque muscle. Elle est successivement à 5, 6, 7 et 8 millimètres, en partant du droit interne pour aboutir au droit supérieur, en sorte que la ligne d'insertion des muscles représente une spirale et non une circonférence.

Ces tendons, faciles à reconnaître sur le vivant, se présentent sous la forme de fibres nettement parallèles, blanches, nacrées, très brillantes, distinctes par conséquent de la sclérotique, dont la teinte est d'un blanc mat uniforme. L'insertion se fait suivant une ligne large de 8 à 10 millimètres environ et sur une surface très étroite.

La conjonctive glisse facilement au devant du tendon : aussi, pour découvrir celui-ci, suffit-il de soulever avec une pince la conjonctive au niveau du point d'insertion, de diviser avec des ciseaux courbes le pli ainsi formé, et d'inciser l'aponévrose dans un second temps. Il sera alors facile de passer au-dessous du muscle un crochet mousse et d'en pratiquer la section. On obtiendra un résultat très différent, suivant qu'avec le muscle on incisera une portion plus ou moins grande d'aponévrose. En effet, nous avons vu que d'une part cette aponévrose s'attache autour de la cornée sur la sclérotique au devant de l'insertion des droits ; que d'autre part la gaine fibreuse fournie par l'aponévrose au corps du muscle est fort résistante et adhérente à ce muscle, et que cette gaine fibreuse adhérente au muscle est elle-même solidement fixée au rebord

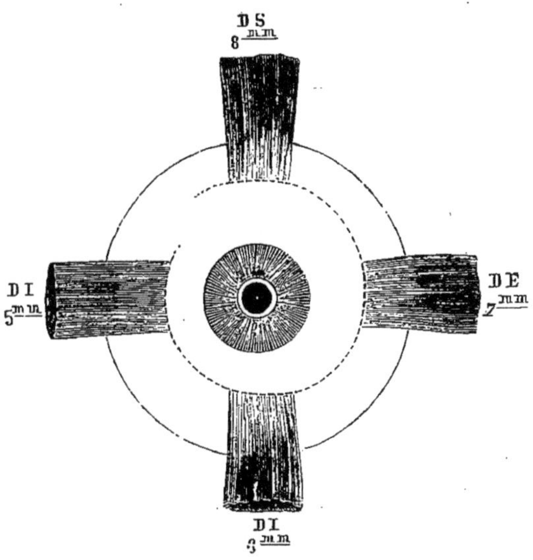

Fig. 73. — *Insertion des muscles droits de l'œil sur la sclérotique.*

de l'orbite. Il en résulte que, même après la section du tendon d'insertion, la contraction du muscle correspondant ne sera pas sans action sur le globe de l'œil, à condition que la gaine fibreuse ait été respectée. Il ne faudrait pas croire, en effet, qu'une fois le tendon coupé le muscle se rétractera dans l'orbite, ce qui aurait lieu, si la gaine dont il est enveloppé ne lui était pas adhérente. Mais, si le chirurgien, ne limitant pas la section au tendon, va trop loin en arrière, s'il entame le corps charnu du muscle, s'il divise la gaine fibreuse qui l'entoure, le muscle deviendra alors complètement isolé du globe : il se rétractera dans la loge postérieure, son action sera absolument annulée, et le résultat obtenu dépassera de beaucoup les espérances du chirurgien, c'est-à-dire qu'à un strabisme peut-être léger succédera un strabisme énorme du côté opposé ; le globe de l'œil fera en avant une saillie due à l'action des obliques que ne pourra plus contre-balancer suffisamment l'action des droits.

Il y a donc une certaine mesure à observer dans la section du tendon et de son enveloppe fibreuse. Il faut diviser assez et pas trop, sous peine de n'avoir aucun résultat ou d'obtenir un strabisme opposé et incurable avec saillie du globe : là est toute la difficulté de la strabotomie, opération d'ailleurs très simple en elle-même et presque toujours inoffensive. Un strabisme très prononcé nécessitera une plus grande incision qu'un strabisme léger, cela est évident : aussi n'est-ce que par l'examen attentif, la mensuration exacte du degré de strabisme, et aussi, il faut bien le dire, après une certaine expérience acquise, que le chirurgien trouvera la mesure juste à donner à sa section.

De Graefe a voulu faire de la strabotomie une opération presque mathématique, en proposant de reculer l'insertion du muscle rétracté d'une quantité égale à celle que mesure le strabisme. Pour un strabisme de 4 millimètres, par exemple, on reportera l'insertion du droit à 4 millimètres en arrière. C'est en détachant plus ou moins les adhérences du tendon avec la capsule de Ténon qu'on arrivera ainsi à greffer sur un point plus ou moins reculé de la sclérotique le bout du muscle divisé. L'idée est ingénieuse sans doute, mais bien difficile à mettre exactement en pratique.

DE L'INFLUENCE DES MUSCLES DE L'ŒIL SUR LA STATIQUE DU GLOBE OCULAIRE.

Le globe de l'œil est un sphéroïde à enveloppe inextensible, suspendu dans la cavité orbitaire. Ce sphéroïde est mis en mouvement par deux groupes de muscles : les droits et les obliques. Les droits prennent leur point fixe en arrière, au sommet de l'orbite, et leur point mobile en avant sur le globe : ils tendent par conséquent à ramener celui-ci en arrière, ils sont *rétracteurs du globe*. Les obliques prennent leur point fixe en avant à la base de l'orbite et leur point mobile en arrière : ils tendent donc par leur contraction simultanée à ramener le globe en avant; ils sont *protracteurs du globe*. Ces deux groupes de muscles sont par conséquent antagonistes. Ce sont deux forces tendant à porter l'œil, l'une en arrière, l'autre en avant : mais ces forces se font équilibre, aussi bien à l'état de repos qu'à l'état de mouvement de l'organe, en sorte que le globe de l'œil reste suspendu entre elles dans le même point de l'espace.

Ainsi, premier point : le sphéroïde oculaire est suspendu dans l'orbite; il y est maintenu en équilibre constant, aussi bien à l'état statique qu'à l'état dynamique, par deux forces opposées qui se neutralisent.

Le globe de l'œil, grâce à cette merveilleuse disposition des muscles, ne pouvant se porter ni en avant ni en arrière, pivote donc sur lui-même, et ne subit que des mouvements de rotation : aussi pouvons-nous dire dès maintenant : les muscles de l'œil, qui par leur contraction simultanée agissent sur la totalité du globe comme rétracteurs ou protecteurs, ne peuvent agir individuellement que comme rotateurs. Tous les muscles de l'œil sont donc rotateurs du globe.

La fixité du centre de mouvement est assurée par des moyens multiples; précaution indispensable, car la force qui tend à attirer l'œil en arrière est plus grande que la force opposée : les quatre muscles droits l'emportent en puissance sur les deux muscles obliques, et l'équilibre eût été rompu, si l'aponévrose ne fût venue en aide à l'action des obliques en limitant celle des droits.

Qu'on se rappelle, en effet, la disposition générale de cette aponévrose : elle représente une toile fibreuse, concave, sorte de capsule solidement fixée au rebord de l'orbite, emboîtant dans sa concavité l'hémisphère postérieur du globe, qui roule à sa surface : l'aponévrose n'est-elle pas admirablement disposée pour s'opposer à tout mouvement de recul du globe?

De plus, au moment où les muscles droits la traversent pour aller se fixer à la sclérotique, l'aponévrose leur fournit une gaine solide qui leur adhère intimement, de façon à associer leur action à la sienne propre; par surcroît de précaution, de ces gaines se détachent des faisceaux fibreux très résistants qui vont se fixer solidement à la base de l'orbite, faisceaux si justement appelés par Ténon *tendons d'arrêt.* N'est-il pas évident que ces gaines et ces prolongements fibreux ont pour but de limiter l'action du groupe musculaire rétracteur au bénéfice des obliques, en un mot, d'assurer la constance du centre de mouvement du globe?

Les dispositions précédentes ont encore un autre but. L'œil est enveloppé d'une membrane inextensible, il est vrai, mais cependant molle, dépressible; de plus, son contenu est semi-liquide : l'œil était donc susceptible de céder à une certaine pression. Or l'intégrité de la forme de l'organe est indispensable à son fonctionnement régulier; grâce à l'équilibre du globe, celui-ci ne pouvant éprouver que des mouvements de rotation, toute chance de compression et de déformation disparaît, puisqu'il tourne sans résistance dans le sens opposé, à la moindre sollicitation de l'un de ses muscles. Nous sommes donc bien loin des théories qui faisaient jouer aux muscles droits un rôle important dans l'accommodation. On admettait que ces muscles, en comprimant le globe latéralement, augmentaient son diamètre antéro-postérieur et avançaient ou reculaient ainsi le foyer sur la rétine. Il est démontré aujourd'hui que non seulement le centre de mouvement du globe est constant, mais encore que dans les divers mouvements qu'il exécute sa forme est absolument inaltérable.

DU ROLE DES MUSCLES DANS LES MOUVEMENTS DU GLOBE DE L'ŒIL.

Avant d'étudier les mouvements du globe de l'œil en général, il me paraît utile de déterminer l'usage particulier de chaque muscle.

Toutefois, les détails dans lesquels nous allons entrer plus loin suffisant amplement à l'étude isolée des droits, je ne m'occuperai ici que des *obliques*.

Muscles obliques. — Les obliques sont au nombre de deux : le grand et le petit oblique.

Le grand oblique s'insère au sommet de l'orbite sur la gaine du nerf optique, mais en réalité nous devons le considérer comme prenant insertion à la partie supérieure et interne de la base de l'orbite au niveau de la poulie, sur laquelle il se réfléchit en F (fig. 74). De ce point le grand oblique se porte de haut en bas, de dedans en dehors et d'avant en arrière, s'enroulant sur le globe, à la partie supérieure duquel il passe au-dessous du muscle droit supérieur, pour aller se fixer en P, c'est-à-dire en arrière de l'équateur de l'œil (TOH), sur l'hémisphère postérieur du globe et en dehors de l'axe optique (SR).

Le petit oblique naît aussi à la partie interne de la base de l'orbite, mais de la partie inférieure de cette base en dehors du sac lacrymal (en G). De là il se porte de dedans en dehors, d'avant en arrière, s'enroule sur le globe, à la partie inférieure duquel il passe, au-dessus du muscle droit inférieur, pour aller se fixer en un point Q, c'est-à-dire en arrière de l'équateur de l'œil, sur l'hémisphère postérieur du globe et en dehors de l'axe optique.

Les deux obliques prennent donc leur attache fixe en dedans à la base de l'orbite en G et en F', et leur attache mobile au globe en P et en Q, sur deux points très rapprochés l'un de l'autre. Ils constituent ainsi une véritable sangle musculaire obliquement enroulée en arrière et en dehors autour du globe; le point fixe est placé beaucoup en avant du point mobile. La première conséquence de cette disposition est que, lors de la contraction simultanée de ces deux muscles, ils attireront le globe en avant : nous avons déjà vu, en effet, qu'ils sont *protracteurs du globe*, par opposition aux droits, qui sont *rétracteurs*. C'est cette action des obliques qui explique la projection du globe de l'œil en avant à la suite de la strabotomie mal faite dont nous parlions précédemment.

Mais cette sangle musculaire, vu l'obliquité de son insertion sur le globe en PQ, imprime nécessairement à celui-ci un mouvement total d'abduction qui porte la cornée en dehors.

Les deux obliques sont donc abducteurs, c'est-à-dire que tous les deux portent la pupille en dehors. Ils ont en outre une action propre à chacun d'eux.

Indépendamment du mouvement d'abduction commun à chacun des obliques, le grand oblique, représenté par la ligne F'P, fait basculer le globe de haut en bas, suivant un diamètre AB, oblique d'avant en arrière et de dehors en dedans, de façon à porter la pupille R en bas, en sorte que le grand oblique, par sa contraction isolée, dirige la pupille *en dehors et en bas*.

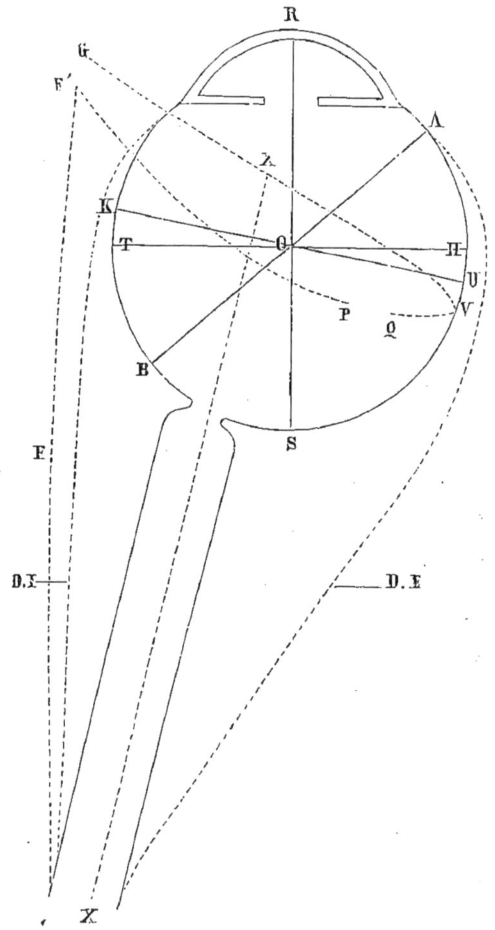

Fig. 74. — *Schéma montrant la direction des muscles par rapport aux axes du globe de l'œil.* (Ce globe représente l'œil humain grandi deux fois.)

Le petit oblique, représenté par la ligne GVQ, fait également basculer le globe de l'œil autour du même axe que le précédent, mais, comme il passe au-dessous du sphéroïde au lieu de passer au-dessus, le mouvement de bascule se produit de bas en haut, et la pupille est portée en haut, en sorte que le petit oblique, par sa contraction isolée, dirige la pupille en *dehors et en haut*. Les deux obliques, par leur action simultanée, ont donc pour usage : 1° de maintenir l'équilibre du globe; 2° de lui imprimer un mouvement total d'abduction. De plus, comme action isolée, le grand oblique porte la pupille en bas ; le petit oblique la porte en haut. Mais nous allons voir que les muscles obliques ne se bornent pas à produire des mouvements isolés, qu'ils s'associent aux muscles droits, et que leur action est même inséparable de celle de ces derniers pour produire la vision binoculaire.

Le globe de l'œil exécute trois ordres de mouvements :

1° Un mouvement d'*adduction* ou *de convergence*, la pupille regardant directement en dedans, et un mouvement opposé d'*abduction* ou de *divergence*, la pupille regardant directement en dehors.

Ces deux mouvements d'adduction et d'abduction s'exécutent dans le plan du méridien horizontal du globe, c'est-à-dire autour de l'axe vertical.

2° Un mouvement d'*élévation* et d'*abaissement* (la pupille regardant directement en haut ou en bas).

Ces mouvements s'exécutent dans le plan du méridien vertical antéro-postérieur, c'est-à-dire autour de l'axe horizontal.

3° Les mouvements obliques portent la pupille en haut et en dehors, en bas et en dehors, en haut et en dedans, en bas et en dedans; ils s'exécutent dans les plans précédents et de plus dans le plan du méridien équatorial, autour de l'axe antéro-postérieur.

Étudions maintenant successivement quels sont les agents : 1° de la divergence et de la convergence; 2° de l'élévation et de l'abaissement; 3° des mouvements obliques.

MOUVEMENTS DE CONVERGENCE ET DE DIVERGENCE.

Les droits latéraux sont les agents essentiels de ces mouvements et de tous les muscles de l'œil, ce sont ceux dont l'action est la plus facile à déterminer. Leur insertion, en effet, a lieu exactement dans le plan du méridien horizontal du globe : il en résulte qu'ils ne peuvent en aucune façon incliner, le méridien vertical ni en dedans ni en dehors : ils attirent directement le pôle antérieur, c'est-à-dire la pupille, soit en dedans (convergence), soit en dehors (divergence), en faisant exécuter au globe de l'œil un mouvement de pivotement autour de l'axe vertical.

Le principal muscle de la convergence est le muscle *droit interne*, mais *il n'est pas le seul.*

Qu'on veuille bien jeter un coup d'œil sur la figure 74. La ligne XX représente la direction des muscles droits supérieur et inférieur, la ligne suivant laquelle ils se contractent, c'est-à-dire la projection du plan de ces muscles. Cette ligne est oblique d'arrière en avant et de dedans en dehors par rapport à l'axe optique RS; elle forme avec cet axe un angle de 20° ouvert en arrière. Le plan des muscles passe en dedans de l'axe vertical autour duquel pivote l'œil, par conséquent ils attirent l'œil eu dedans. Les deux droits y contribuent assez peu, ce dont on a la preuve physiologique dans la paralysie du droit interne.

Le muscle principal de la divergence est le muscle *droit interne.* Mais *il n'est pas non plus le seul.* Examinez la ligne F'P : oblique d'avant en arrière et de dedans en dehors, elle se porte en arrière et en dehors de l'axe vertical du globe. Cette ligne représente la direction générale des deux obliques. C'est la ligne de projection de leur plan ; le point fixe est en F' et le point mobile en PQ. N'est-il pas évident que la contraction simultanée de ces deux muscles portera le pôle antérieur du globe, c'est-à-dire la pupille, en dehors? Nous avons d'ailleurs déjà démontré plus haut que les deux obliques par leur contraction simultanée sont abducteurs. Ils sont donc les auxiliaires du muscle droit externe pour produire la divergence : mais ce sont de faibles auxiliaires qui ne suppléent que dans une très petite mesure, 15° environ, ce muscle atteint de paralysie, ce qui équivaut à 1 millimètre à peu près de déplacement de la pupille en dehors.

En résumé, les mouvements de convergence et de divergence sont des plus simples : *un seul muscle* suffit à exécuter chacun d'eux dans l'exercice ordinaire de la vision binoculaire.

MOUVEMENTS D'ÉLÉVATION ET D'ABAISSEMENT DE LA PUPILLE.

Nous venons de voir que les muscles droits supérieur et inférieur sont auxiliaires du droit interne dans le mouvement de convergence : mais ce n'est là pour eux qu'un rôle très accessoire. Leur rôle essentiel est de faire exécuter au globe de l'œil un mouvement autour d'un axe horizontal en vertu duquel la pupille s'élève ou s'abaisse.

On a jusqu'à ces derniers temps décrit les deux muscles droits supérieur et inférieur comme les seuls agents du mouvement direct d'abaissement ou d'élévation de la pupille. Pour que cela fût vrai, il faudrait que la ligne XX qui représente le plan des muscles droits supérieur et inférieur fût située dans le plan du méridien vertical, c'est-à-dire dans la direction de RS : ces muscles auraient alors pour usage de faire exécuter un mouvement de rotation du globe autour de l'axe horizontal TOH, perpendiculaire au plan méridien vertical : mais il suffit de jeter un coup d'œil sur la ligne XX pour voir que cela est impossible, puisqu'elle agit obliquement par rapport à la ligne TOH suivant un axe de rotation représenté par la ligne KOU. Il en résulte que le muscle XX en se raccourcissant portera sans doute le point R en haut, mais le portera aussi en dedans. L'action isolée du droit supérieur est donc de porter la pupille en haut et en dedans; on démontre de même que l'action isolée du droit inférieur est de la porter en dedans. Les muscles droits supérieur et inférieur sont par conséquent impuissants à produire *seuls* le mouvement *direct* d'élévation et d'abaissement de la pupille.

Quels sont donc les muscles qui leur viennent en aide pour produire ce résultat? Il suffit de réfléchir un seul instant pour comprendre que ce sont les obliques : ces deux muscles, en effet, ne sont-ils pas abducteurs comme les deux droits sont adducteurs?

Les deux obliques portent la pupille en dehors ; l'oblique supérieur ou grand oblique la porte en même temps en bas, l'oblique inférieur ou petit oblique la porte en haut. C'est donc le muscle oblique inférieur, dont l'usage est de porter la pupille en *haut* et en *dehors*, qui viendra corriger l'action du droit supérieur, dont l'usage est de porter la pupille en *haut* et en *dedans*. Ces deux muscles portent la pupille en haut, l'un la porte en dedans, l'autre en dehors : on conçoit donc que ces deux forces produisent un résultat intermédiaire, l'élévation directe de la pupille, et c'est ce qui a lieu. Quant au droit inférieur, qui porte la pupille en *bas* et en *dedans*, son action sera corrigée par celle de l'oblique supérieur, qui porte la pupille en *bas* et en *dehors*.

Deux forces sont donc nécessaires à l'accomplissement du mouvement direct d'élévation et d'abaissement de la pupille. Ce mouvement est le résultat de l'action des droits supérieur et inférieur combinée avec celle des obliques, et l'association se fait entre muscles de nom contraire, ainsi :

Élévation.	Droit supérieur. Oblique inférieur.	Abaissement.	Droit inférieur. Oblique supérieur.

MOUVEMENTS OBLIQUES OU DIAGONAUX.

Les mouvements obliques ou diagonaux sont ceux par lesquels la pupille est portée dans les points intermédiaires aux quatre points cardinaux que nous venons d'étudier, c'est-à-dire portée, en haut : en dehors et en dedans; en bas : en dehors et en dedans. Il résulte des expériences de Donders (1) que pendant la production des mouvements cardinaux précédemment étudiés le méridien vertical du globe (on désigne ainsi le grand cercle qui, passant par le centre de la cornée, diviserait le globe en deux moitiés latérales) ne cesse pas d'être vertical, c'est-à-dire que la divergence et la convergence, l'élévation et l'abaissement, se produisent sans que l'axe vertical s'incline soit à droite, soit à gauche.

Les mouvements obliques ou diagonaux ne sauraient, au contraire, avoir lieu sans que le méridien vertical antéro-postérieur, ou, ce qui revient au même, sans que l'axe vertical du globe, passant en O, s'incline soit en dedans, soit en dehors. C'est à ce mouvement d'inclinaison de l'axe vertical qu'on donne le nom de *rotation*, pour le distinguer des mouvements d'adduction, d'abduction, d'élévation et d'abaissement, et encore faut-il faire remarquer qu'on ne se sert que de l'extrémité supérieure de l'axe vertical pour désigner le sens de la rotation. Suivant qu'un muscle porte l'extrémité supérieure de l'axe vertical en dedans ou en dehors, on dit que ce muscle est rotateur en dedans ou en dehors: c'est ainsi, par exemple, que les deux droits supérieur et inférieur, qui sont tous les deux adducteurs, sont en même temps : le premier, rotateur en dedans, et le second, rotateur en dehors; que les obliques, qui sont tous les deux abducteurs, sont en même temps : l'oblique supérieur, rotateur en dedans; l'oblique inférieur, rotateur en dehors, ce que l'examen seul de la figure 74 suffit à faire comprendre.

En effet, la ligne F'P, qui représente le grand oblique, inclinera en se raccourcissant le point O vers F', c'est-à-dire en dedans, tandis que le raccourcissement de la ligne GVQ, qui représente le petit oblique, aura pour effet d'incliner le même point O en dehors. Le premier de ces muscles est donc rotateur en dedans et le second rotateur en dehors.

De même, la ligne XX, qui représente le droit supérieur, par suite de son obliquité, exerce sur le globe un léger mouvement de rotation et incline le point

(1) Donders s'était proposé de rechercher ce que devient le méridien vertical antéro-postérieur pendant les différents mouvements du globe.

Ses expériences sont basées sur la propriété que possède la rétine de conserver pendant quelques minutes l'impression des objets lumineux.

Après avoir fixé un certain temps une bande lumineuse verticale placée sur un fond noir, Donders portait ses regards dans telle ou telle direction et pouvait comparer la position de cette impression lumineuse persistante avec celle des autres objets qui passaient dans le champ visuel. Cet auteur est arrivé aux conclusions suivantes :

1° Lorsqu'on regarde, dans l'exercice de la vision binoculaire, dans le plan du méridien horizontal, quelle que soit, dans ce plan, la direction du regard associé, le méridien vertical reste toujours parfaitement vertical.

2° Lorsqu'on regarde de haut en bas ou de bas en haut dans le plan vertical, c'est-à-dire directement, ce méridien vertical demeure toujours vertical.

3° Quand les regards sont posés obliquement à droite ou à gauche, soit en haut, soit en bas, dans les positions intermédiaires aux plans horizontal et vertical, les méridiens verticaux de chaque globe s'inclinent parallèlement entre eux dans la direction où se porte le regard associé.

O en dedans, tandis que le droit inférieur placé au point diamétralement opposé du sphéroïde porte nécessairement en dehors ce même point O. Mais on conçoit que, par suite de leur mode d'insertion, les muscles obliques soient des rotateurs bien autrement puissants que les droits supérieur et inférieur : cependant ces derniers muscles, que M. Giraud-Teulon désigne encore sous le nom d'*obliques postérieurs*, par rapport aux deux obliques vrais, qu'il appelle antérieurs, jouissent d'un pouvoir rotateur plus considérable lorsque l'œil a été préalablement mis en convergence par l'action du droit interne.

Quoi qu'il en soit, il résulte de ce qui précède que les droits supérieur et inférieur, ainsi que les obliques, ont la propriété de faire exécuter au globe de l'œil trois sortes de mouvements : un mouvement d'élévation et d'abaissement autour de l'axe horizontal ; un mouvement d'adduction et d'abduction

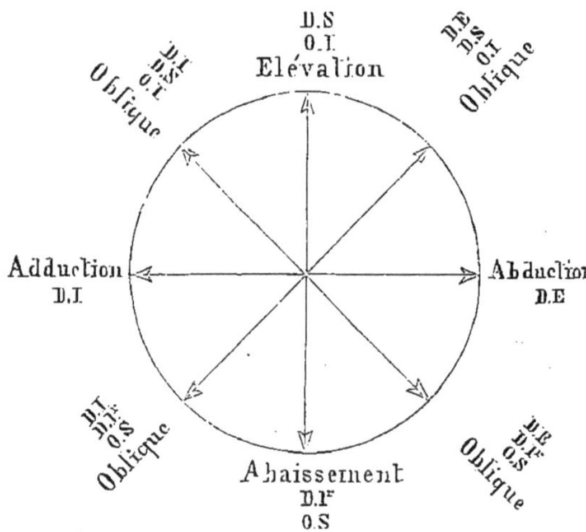

Fig. 75. — *Figure destinée à faire comprendre l'action des divers muscles de l'œil sur les déplacements de la pupille. Au repos, la pupille occupe le centre de la figure.*

autour de l'axe vertical, et un mouvement de rotation autour de l'axe antéro-postérieur.

Il nous sera très facile, avec notre analyse précédente, de déterminer les muscles qui président aux divers mouvements obliques.

Prenons, par exemple, le mouvement oblique en haut et en dedans, et décomposons-le : il est la résultante du mouvement direct d'élévation et du mouvement d'adduction. Mais le mouvement direct d'élévation est le résultat de l'action combinée du droit supérieur et de l'oblique de nom contraire, c'est-à-dire de l'inférieur ; quant au mouvement d'adduction, il a pour agent le droit interne : donc le mouvement oblique ou diagonal, dans lequel la pupille regarde en haut et en dedans, est produit par les muscles : droit interne, droit supérieur et oblique inférieur. Un raisonnement identique montrera que le mouvement en bas et en dedans est le résultat de l'action combinée des muscles droit interne, droit inférieur et oblique supérieur.

Les mouvements diagonaux en dehors seront produits par les mêmes agents de l'élévation et de l'abaissement que les mouvements en dedans, plus l'association du droit externe substitué à l'interne.

En résumé, un seul muscle concourt au mouvement d'adduction ou d'abduction. Deux muscles concourent au mouvement d'élévation ou d'abaissement. Trois muscles concourent aux mouvements obliques ou diagonaux.

Le schéma ci-dessus (fig. 75) nous semble devoir ajouter encore à la simplicité de la démonstration.

Quant au rôle de chaque muscle en particulier, il peut se résumer dans le tableau suivant :

1° Droit interne	Adducteur.
2° Droit externe	Abducteur.
3° Droit supérieur	Élévateur. Adducteur. Rotateur en dedans.
4° Droit intérieur	Abaisseur. Adducteur. Rotateur en dehors.
5° Oblique supérieur, grand oblique	Abducteur. Abaisseur. Rotateur en dedans.
6° Oblique inférieur, petit oblique	Abducteur. Élévateur. Rotateur en dehors.

Suivant que le globe de l'œil est préalablement porté dans l'adduction ou dans l'abduction, l'action des muscles droit inférieur et grand oblique se modifie ; pour prendre l'exemple le plus saillant, le grand oblique, qui dans la position normale du globe est principalement abducteur, devient presque exclusivement abaisseur lorsqu'il agit, le globe étant dans l'adduction.

Le tableau suivant rend compte de ces diverses modifications :

Dans l'adduction, le droit inférieur devient	moins Abaisseur, plus Adducteur. plus Rotateur en dehors.
Dans l'adduction, le grand oblique devient	plus Abaisseur. moins Abducteur. moins Rotateur en dedans.
Dans l'abduction, le droit inférieur devient	plus Abaisseur. moins Adducteur. moins Rotateur en dehors.
Dans l'abduction, le grand oblique devient	moins Abaisseur. plus Abducteur. plus Rotateur en dedans.

Comme corollaire à l'étude des muscles de l'œil, il m'a paru utile de présenter un résumé clinique succinct des paralysies musculaires.

La paralysie des muscles de l'œil a pour conséquence une *déviation* de l'organe, un *strabisme;* ce strabisme d'origine *paralytique* a des caractères qui le distinguent du strabisme *vrai*, c'est-à-dire de celui qui est consécutif à la différence de longueur des muscles antagonistes.

Dans le cas de paralysie d'un seul œil, si on pratique l'occlusion de l'œil sain, on remarque une diminution notable dans la moitié de l'œil malade : l'arc excursif qu'il peut décrire est moins considérable qu'à l'état normal, ce qui n'a pas lieu dans le strabisme vrai.

La déviation secondaire de l'œil sain dans la paralysie musculaire est plus grande que la déviation primitive de l'œil malade, tandis que ces deux déviations sont égales dans le strabisme (1).

Enfin, il y a presque toujours, dans le premier cas, diplopie binoculaire; c'est même là très souvent ce qui constitue le seul signe vraiment manifeste de la paralysie oculaire.

La diplopie ne fait défaut que dans quelques rares cas, comme dans celui d'amblyopie d'un des deux yeux. Il est d'autres circonstances où le malade peut encore par sa volonté annihiler cette diplopie, qui est très gênante et cause du vertige, mais pour cela il est obligé de donner à sa tête une attitude renversée ou penchée qui par elle seule peut mettre le chirurgien sur la voie du diagnostic.

La diplopie, l'un des symptômes les plus importants de la paralysie oculaire, est aussi ce qui la distingue le mieux du strabisme. Dans le strabisme, en effet, la diplopie est éphémère, elle n'existe qu'au début de l'affection. L'horreur de la vision double fait que tout d'abord le malade exclut un œil (celui qui jouit de la plus forte insuffisance musculaire, ou encore celui dont l'acuité visuelle est la moins considérable) de la vision binoculaire, puis peu à peu arrive à produire chez lui ce phénomène désigné sous le nom de neutralisation des images rétiniennes. Cette neutralisation n'est autre chose que l'impossibilité pour la rétine de pouvoir être impressionnée facilement et rapidement par la lumière; c'est une sorte d'anesthésie que l'on observe assez souvent après l'opération de la cataracte, où le malade, aussitôt que le cristallin opaque est extrait, n'accuse d'autre sensation que de voir une teinte bleue générale.

Par une attitude spéciale de la tète, le malade atteint de paralysie oculaire peut donc faire disparaître sa diplopie, grâce à ce que celle-ci n'existe que dans une *moitié* du champ visuel, que ce soit dans le sens latéral ou dans le sens vertical. Cette moitié est précisément celle vers laquelle devrait être tournée la pupille, si tel ou tel muscle n'était pas paralysé ; en un mot, la diplopie n'existe qu'au moment où devrait fonctionner le muscle paralysé. Il faut ajouter aussi que les images doubles sont d'autant plus écartées l'une de l'autre que l'action du muscle devrait être portée à son maximum.

Comment arrive-t-on, lorsqu'il y a diplopie dans une des moitiés latérales du champ visuel, à savoir de quel côté est la paralysie, si elle vient du droit externe d'un côté ou du droit interne de l'autre?

Comment résout-on le même problème quand la diplopie occupe une des moitiés verticales du champ visuel?

Nous supposons que le cas présente quelque difficulté, c'est-à-dire que le

(1) Voici ce qu'est la déviation secondaire et comment on la constate : supposez une paralysie du droit externe gauche; faites regarder le malade en face, l'œil malade est dévié en dedans de 1 à 6 millimètres : c'est là la déviation primitive; fermez l'œil sain, alors l'œil malade seul essayera de fixer le même point que tout à l'heure, et le malade fera de grands efforts pour fixer ce point, ce qu'il ne pourra faire qu'incomplètement; au même instant découvrez rapidement l'œil sain, et vous le verrez fortement en dedans, beaucoup plus en dedans que ne l'était tout à l'heure l'autre œil : c'est là la déviation secondaire.

strabisme est à peine apparent, que l'arc excursif de l'œil est peu diminué, que la diplopie accusée par le malade est à peu près le seul signe manifesté, comme il arrive dans beaucoup de paralysies incomplètes. Voici le procédé suivi généralement :

On se sert de verres colorés en rouge ou en bleu : les malades étant dans une chambre obscure portent devant l'un des yeux, n'importe lequel, un de ces verres colorés. L'explorateur, placé à 3 ou 4 mètres, et muni d'une bougie allumée, commande au malade de tenir la tête fixe et de suivre la flamme de cette bougie dans tous les points où il la portera, c'est-à-dire en haut, en bas, à droite, à gauche, ou bien encore dans des directions intermédiaires à ces points. Si l'un quelconque des muscles est incapable de porter l'œil dans le sens indiqué, l'œil sain seul pourra fixer la lumière, et alors, les deux yeux cessant de converger vers ce même point, la lumière de la bougie ira former son image sur la rétine en des points qui ne seront pas identiques : il y aura diplopie, l'une des images paraîtra colorée suivant la couleur du verre.

Prenons un exemple : un malade présente de la diplopie lorsqu'il regarde à gauche : évidemment l'un des deux muscles qui portent les yeux à gauche, le droit externe gauche ou le droit interne droit, est paralysé. Pour déterminer lequel des deux, plaçons un verre rouge au devant de l'un des yeux, le gauche, si l'on veut. L'image rouge se trouvera à droite ou à gauche de celle qui n'est pas colorée ; si elle est à droite, les images sont croisées. Or la physiologie nous enseigne que, lorsque les images sont croisées, les axes optiques se décroisent ou divergent ; qu'inversement, lorsque les images ne se croisent pas, les axes optiques se croisent : donc, dans le cas particulier, les axes optiques divergent, c'est-à-dire que l'œil droit n'a pu suivre l'œil gauche, et que la paralysie porte sur le muscle droit interne du côté droit. Si les images étaient homonymes, c'est-à-dire non croisées, cela signifierait que les axes optiques se croisent, que l'œil gauche n'a pu se porter suffisamment en dehors, que son muscle droit externe est paralysé. Généralisant le fait, nous dirons que *dans la paralysie d'un des droits internes les images sont croisées, tandis que dans la paralysie d'un des droits externes les images sont homonymes ou directes.*

Autre exemple : un malade présente de la diplopie lorsqu'il regarde en bas : c'est qu'évidemment les agents de l'abaissement sont paralysés dans l'un des deux yeux. Il s'agit de déterminer quel est l'œil atteint de paralysie et quel est celui des deux muscles abaisseurs de cet œil (droit inférieur et grand oblique) qui est paralysé.

Plaçons un verre rouge au devant de l'un des deux yeux, le gauche, si l'on veut. L'image rouge se trouvera au-dessus ou au-dessous de l'autre image. Si elle se trouve au-dessous, c'est que l'image rétinienne de ce côté se fait au-dessus de la *macula*, c'est-à-dire que l'œil gauche n'a pu s'abaisser autant que l'autre, et que c'est du côté gauche qu'a lieu la paralysie. Si au contraire l'image rouge était au-dessus de l'autre, la paralysie frapperait l'œil droit.

Généralisant le fait, nous dirons que *dans la diplopie inférieure l'image située le plus bas est celle qui voit l'œil paralysé.*

Il reste à déterminer celui des deux muscles abaisseurs qui est paralysé. Or, dans le cas que j'ai supposé, les images ne sont pas seulement situées directement l'une au-dessus de l'autre, mais elles subissent encore un écartement latéral, lorsque les yeux qui regardent en bas se portent en même temps en dedans ou en dehors; elles sont aussi croisées ou homonymes (1).

Si elles sont croisées, c'est un muscle agissant comme le droit interne, c'est-à-dire adducteur, qui sera paralysé : ce sera donc le droit inférieur. Si les images sont homonymes, ce sera un muscle agissant comme le droit externe, c'est-à-dire abducteur, qui sera paralysé : ce sera donc le grand oblique.

Un même raisonnement est applicable à la paralysie des muscles élévateurs.

En résumé, la diplopie dans le champ visuel latéral est due à la paralysie de l'un des muscles droits latéraux.

Les images sont *croisées* dans la paralysie du droit interne.

Les images sont *homonymes* ou *directes* dans la paralysie du droit externe.

La diplopie dans le champ visuel inférieur ou supérieur est due, dans le premier cas, à la paralysie du droit inférieur ou du grand oblique (ou des deux à la fois, ce qui est fort rare); dans le second cas, à la paralysie du droit supérieur ou du petit oblique (ou des deux à la fois, ce qui est généralement fort rare).

Si la diplopie inférieure est le résultat de la paralysie du grand oblique, les images seront *homonymes*.

Les images seront *croisées*, si la diplopie résulte de la paralysie du droit inférieur.

De même, pour la diplopie dans le champ visuel supérieur, la paralysie du petit oblique donnera des images homonymes, et celle du droit supérieur des images croisées.

Artère et veine ophthalmiques.

Les *artères* de l'orbite proviennent toutes d'un tronc commun, l'artère ophthalmique. Cette artère naît elle-même de la carotide interne. Elle pénètre dans l'orbite par le trou optique en compagnie du nerf optique. D'abord située en dehors du nerf, puis au-dessus, elle se place ensuite en dedans pour se porter vers l'angle interne de l'orbite, où elle se termine en s'anastomosant avec la faciale.

Cette artère fournit onze branches collatérales et deux terminales dont voici le tableau :

Branches collatérales	Nées en dehors du nerf optique	Lacrymale.
		Centrale de la rétine.
	Nées au-dessus du nerf optique	Sus-orbitaire ou frontale externe.
		Ciliaires courtes.
		Ciliaires longues.
		Musculaire supérieure.
		Musculaire inférieure.
	Nées en dedans du nerf optique	Ethmoïdale postérieure.
		Ethmoïdale antérieure.
		Palpébrale inférieure.
		Palpébrale supérieure.
Branches terminales		Frontale interne.
		Nasale.

(1) Si, dans toute l'étendue du champ visuel latéral, les deux images restaient constamment sur une même ligne verticale, c'est qu'il y aurait une paralysie simultanée des deux muscles abaisseurs, ce qui est fort rare.

Toutes ces artères sont très petites et fournissent généralement peu de sang après l'extirpation du globe de l'œil, surtout si l'on a bien rasé la sclérotique. Elles en fournissent davantage lorsque l'opération est faite pour extirper une tumeur de la cavité orbitaire, mais les limites osseuses de la région rendent la compression facile et le plus souvent efficace.

La *veine ophthalmique* nous a déjà occupé à propos du sinus caverneux, dans lequel elle se rend en traversant la fente sphénoïdale. Cette veine offre une distribution en rapport avec celle de l'artère, et comme cette dernière elle s'anastomose avec les vaisseaux de la circulation extra-crânienne, circonstance qui donne une gravité particulière aux lésions du pourtour de l'orbite, puisqu'elles peuvent être le point de départ d'une phlébite de la veine ophthalmique et consécutivement d'une thrombose du sinus caverneux.

Le nombre considérable de vaisseaux que l'on rencontre dans l'orbite explique l'existence dans cette région de tumeurs vasculaires. C'est ainsi que l'on décrit l'*anévrysme* de l'artère ophthalmique, l'anévrysme cirsoïde, les tumeurs érectiles artérielles et veineuses, la dilatation de la veine ophthalmique.

D'une façon générale, ces tumeurs sont rares, et leur anatomie pathologique est encore mal connue. Les faits que nous avons cités précédemment à propos des anévrysmes artérioso-veineux de l'artère carotide interne et du sinus caverneux jettent un certain jour sur la question, et en particulier sur les tumeurs molles, fluctuantes, réductibles, accompagnées de bruit de souffle, etc., occupant l'angle interne de l'œil, tumeurs dues à la dilatation de la veine ophthalmique. Néanmoins, dans l'état actuel de la science, on ne saurait résoudre les questions suivantes : les tumeurs pulsatiles de l'orbite sont-elles plus souvent artérielles que veineuses, ou réciproquement ? Sont-ce des anévrysmes proprement dits, ainsi que le prétend Demarquay, ou seulement des varices artérielles (anévrysme cirsoïde), ou bien des tumeurs érectiles avec prédominance de l'un ou de l'autre système vasculaire, ou encore une dilatation de la veine ophthalmique due à une communication du sinus caverneux avec la carotide interne ? La dilatation veineuse est-elle simplement le résultat d'une compression exercée sur la veine ophthalmique au sommet de l'orbite ou dans le sinus caverneux ?

Ces diverses hypothèses sont admissibles et elles ont été vraisemblablement toutes vérifiées par l'examen anatomique. Je ne puis cependant m'empêcher de faire des réserves à propos de la dernière, à savoir, la simple dilatation veineuse due à la compression de la veine ophthalmique au sommet de l'orbite, sans aucune communication avec le système artériel. Que cette compression produise une tumeur veineuse, rien de plus simple, mais qu'elle produise une tumeur avec battements et bruits de souffle, cela est plus difficile à accepter, malgré le voisinage de l'artère carotide interne.

Sans doute les faits de Nunneley (1), reproduits par M. Dumee dans sa thèse inaugurale en 1870, ceux de Bowman (2), de Hulke (3), l'observation de M. Aubry (4), donnent à cette théorie une base importante. Cependant il est si anormal de voir une simple dilatation veineuse donner naissance à des battements

(1) Nunneley, *Med.-Chir. Transact.*, t. XLII et XLIII.
(2) Bowman, *Medical Times*, 1860-1861.
(3) Hulke, *Ophthalmic Hospital Reports*, 1859, n° 7.
(4) Aubry, *Gaz. des Hôpitaux*, 1864, p. 171.

et à du bruit de souffle, et, d'autre part, le fait s'expliquerait si aisément par une communication, si étroite qu'elle fût, entre la carotide interne et le sinus caverneux, que nous en appelons encore à de nouveaux faits avant d'accepter définitivement cette variété de tumeur vasculaire de l'orbite.

M. Delens aurait tendance à faire jouer un rôle prépondérant à l'anévrysme artérioso-veineux dans la production des tumeurs orbitaires, mais ce n'est aussi qu'une hypothèse, assez vraisemblable, il est vrai, qu'il appartient aux faits de confirmer ou d'infirmer. Dans tous les cas, les observateurs devront à l'avenir noter avec grand soin si le bruit de souffle est intermittent, ou bien s'il est continu avec redoublement, ce qui a été presque toujours négligé jusqu'ici.

Le mode de production de ces tumeurs viendrait à l'appui de l'hypothèse de M. Delens. En effet, souvent leur début a été brusque, et elles ont succédé à un traumatisme : ainsi, dans l'observation de Velpeau (1), il s'agit d'un homme qui avait reçu un violent coup de poing sur la nuque. Dans la remarquable observation de M. Désormeaux (2), il s'agit également d'un homme qui, dans une chute, eut la tête fortement serrée entre une caisse et une grue.

Quoi qu'il en soit, les tumeurs vasculaires de l'orbite, à quelque variété qu'elles appartiennent, donnent lieu à des symptômes à peu près identiques, et il est remarquable que la vision ne soit que rarement compromise.

Différents moyens ont été employés pour combattre cette affection, les injections coagulantes, entre autres, auxquelles M. Désormeaux a dû un très beau résultat : mais c'est en définitive à la ligature de la carotide primitive qu'on a eu le plus souvent recours.

Dans son excellente thèse, M. Delens a réuni 33 cas de ligature de la carotide primitive pratiquée pour des tumeurs pulsatiles (non cancéreuses) de l'orbite. Sur ces 33 cas, il y a 22 succès, 5 succès partiels, 1 insuccès et 5 morts, ce qui lui donne une mortalité de 15,1 p. 100 et une proportion de succès qui dépasse 66 p. 100.

Quelle qu'en soit la raison, ajoute M. Delens, il y a plus qu'une série heureuse dans cette forte proportion de succès, après une opération aussi grave que la ligature de la carotide primitive.

Des nerfs de l'orbite.

Nous trouvons dans l'orbite : un nerf de sensibilité spéciale, le *nerf optique ;* un nerf de sensibilité générale, la *branche ophthalmique du trijumeau* avec ses trois divisions : frontale, nasale, lacrymale.

Trois nerfs moteurs : 1° la troisième paire, ou *nerf moteur oculaire commun*, qui fournit des branches à l'élévateur de la paupière supérieure, au droit supérieur, au droit inférieur, au droit interne et au petit oblique ;

2° La quatrième paire, ou *nerf pathétique*, destiné au muscle grand oblique ;

3° La sixième paire, ou *moteur oculaire externe*, destiné au muscle droit externe.

Le système nerveux du grand sympathique y est représenté par un ganglion, le *ganglion ophthalmique*. Situé au côté externe du nerf optique, entouré par

(1) *Bulletin de Thérapeutique*, t. XVII, p. 118, 1839.
(2) Laburthe, Thèse de Paris, 1867.

la graisse qui en rend la recherche un peu difficile, ce ganglion reçoit trois racines : une motrice, venant du moteur oculaire commun ; une sensitive, de la branche ophthalmique, et une ganglionnaire, du plexus carotidien. De ce ganglion se détachent les nerfs ciliaires, qui se portent d'arrière en avant pour aller traverser la sclérotique sur le pourtour du nerf optique, nerfs que nous retrouverons dans le globe de l'œil.

Je n'ai rien à ajouter sur les nerfs de l'orbite à ce qui en a été dit à propos des muscles et de leur paralysie. Je signalerai seulement une disposition intéressante du nerf optique. J'ai dit plus haut que la pie-mère accompagnait les nerfs après leur sortie du crâne et constituait leur névrilème, tandis que la dure-mère se continuait avec le périoste au pourtour du trou de sortie des nerfs : la pie-mère accompagne donc le nerf optique jusqu'à son épanouissement dans la rétine, mais la dure-mère lui fournit également une gaine qui se prolonge jusqu'à la sclérotique, avec laquelle elle se continue. Il en résulte que la portion intra-orbitaire du nerf optique présente deux gaines superposées; ces deux gaines n'adhèrent pas l'une à l'autre, et entre elles existe un espace virtuel. M. Abadie a tiré un ingénieux parti de cette disposition anatomique pour expliquer certaines formes de cécité subite. Nous verrons plus loin que les causes de cécité subite (abstraction faite du glaucome aigu) sont le plus souvent une embolie de l'artère centrale de la rétine, une hémorrhagie de la macula ou bien un décollement de la rétine, lésions appréciables à l'ophthalmoscope. Il est des cas de cécité subite où l'examen du fond de l'œil ne fait découvrir aucune lésion et que l'on peut rattacher à une altération des centres nerveux, à cause de l'absence de troubles cérébraux. Cet accident reconnaîtrait souvent pour cause, d'après M. Abadie, une hémorrhagie se produisant d'abord au niveau du chiasma des nerfs optiques ; fusant de là entre les deux gaines de ces nerfs, le sang en comprime la portion intra-orbitaire, d'où abolition de la vision. Sur une jeune fille de 24 ans devenue aveugle en quelques heures, M. Abadie constata, onze mois après l'accident, que la papille, atrophiée, était entourée d'un anneau presque complet de couleur noirâtre qu'il considéra comme les restes d'un épanchement sanguin.

C'est de cette même façon que M. Abadie explique la cécité subite qui survient parfois à la suite d'une contusion de la région sourcilière.

Quoique très ingénieuse, cette théorie a néanmoins besoin d'être confirmée par des faits.

Nous avons vu que les différents organes contenus dans la loge orbitaire postérieure : muscles, artères, veines et nerfs, étaient plongés au sein d'une masse abondante de tissu cellulo-adipeux ; la graisse peut prendre un développement anormal : d'où la formation d'un *lipome de l'orbite*. Ce genre de tumeur est très rare dans la région qui nous occupe ; il y faut toutefois songer lorsqu'au pourtour de l'orbite apparaîtra une tumeur molle, pâteuse, demi-fluctuante, indolente, non réductible, sans battements. C'est l'hyperémie d'abord et plus tard l'hypertrophie du tissu cellulo-adipeux de l'orbite qui produisent l'exophthalmie dans cette maladie singulière et mal connue, désignée sous le nom de goitre exophthalmique ou maladie de Basedow.

Une affection qui intéresse plus directement le chirurgien, c'est l'inflammation de ce tissu, c'est-à-dire le *phlegmon de l'orbite*. A la suite d'un traumatisme, d'une opération pratiquée sur les paupières, sur les voies lacrymales, ou bien encore spontanément après une maladie infectieuse, on peut voir apparaître une violente inflammation du tissu cellulaire de l'orbite. Le début en est brusque, et le voisinage du globe de l'œil donne aux symptômes un caractère rapidement alarmant. En effet, les tissus tuméfiés, étant limités par des parois osseuses, n'ont d'action que sur l'œil : aussi voit-on survenir immédiatement un œdème considérable des paupières ainsi que du tissu cellulaire sous-conjonctival. Le globe de l'œil lui-même, et c'est là un des symptômes les plus importants de cette affection, enserré de toutes parts par ce tissu cellulaire tuméfié qui le comprime et le repousse, est complètement *immobilisé* dans l'orbite. On pourrait songer, en le touchant, à la sensation que donne un œil qui a été congelé sur place.

La vision est promptement anéantie dans cette affection et les centres nerveux peuvent éprouver une sérieuse atteinte. Une jeune fille qui a succombé dans mon service par suite d'un phlegmon de l'orbite présentait du pus dans les méninges.

Aussi faut-il agir promptement et pratiquer une incision dans le sillon palpébral, sans attendre la suppuration : on choisira de préférence le point le plus saillant, en ayant soin de ne pas s'écarter des parois.

A mesure que du fond de l'orbite on se rapproche de l'équateur de l'œil, le tissu cellulo-fibreux devient plus abondant. Il en existe surtout une couche épaisse entre le muscle droit supérieur et l'élévateur de la paupière. Par suite des mouvements incessants qu'exécutent ces muscles, il se développe quelquefois à ce niveau de petites cavités sereuses, et c'est sans doute là l'origine de certains *kystes de l'orbite;* ces kystes, à contenu séreux, apparaissent ordinairement vers l'angle externe de l'orbite et peuvent prendre un volume considérable, celui d'un œuf de poule, par exemple. La synoviale qui facilite les glissements du grand oblique dans sa poulie, ainsi que la portion orbitaire de la glande lacrymale, sont parfois encore le point de départ de ces kystes.

La loge postérieure de l'orbite est susceptible, comme les autres points du corps, d'être envahie par des néoplasmes tels que sarcomes, carcinomes, qu'ils naissent sur place ou qu'ils proviennent des parties voisines. Les tumeurs acquièrent dans cette région un caractère de gravité particulière, à cause du globe de l'œil, qui est plus ou moins comprimé, refoulé, chassé de l'orbite et finalement détruit, et aussi à cause de l'encéphale, dont le voisinage impose des limites plus restreintes à l'action chirurgicale.

Pour en finir avec cette loge, je dirai qu'elle est parfois le siège d'emphysème, à la suite de fractures des os du nez, des cellules ethmoïdales, de la déchirure du sac lacrymal, et qu'elle peut, dans les mêmes circonstances, être remplie par du sang : mais ce qu'il importe surtout au chirurgien de connaître, c'est que des corps étrangers y peuvent pénétrer et séjourner pendant de longues années.

Il existe en effet entre le globe de l'œil et les parois orbitaires un espace fort restreint, il est vrai, mais qui, grâce à la mobilité de l'œil, peut s'agrandir singulièrement à un moment donné, sans que cependant l'œil soit lui-même intéressé. C'est ainsi que l'on peut s'expliquer la présence dans la loge postérieure de corps volumineux, tels qu'une balle de fusil ; c'est ainsi également qu'avait pénétré dans l'orbite un bout de parapluie dont Nélaton devina l'existence et dont il fit l'extraction, à la stupéfaction générale des nombreux auditeurs de sa clinique. La disposition de la loge postérieure permet également de comprendre le fait curieux observé pendant la campagne de France à la bataille de Changé, près du Mans, par M. Duret. Une balle pénétra dans l'orbite droit, passa en arrière du globe de l'œil sans l'intéresser, parcourant un trajet oblique, puis sortit par l'orbite gauche après avoir détruit l'œil de ce côté.

LOGE ANTÉRIEURE DE L'ORBITE.

La *loge antérieure* de l'orbite représente la forme d'une capsule et est exclusivement occupée par le globe de l'œil.

DU GLOBE DE L'ŒIL.

Le *globe de l'œil* est un sphéroïde suspendu dans la cavité de l'orbite, où il est maintenu par deux forces qui, tendant à le porter l'une en arrière, l'autre en avant, se font équilibre et l'empêchent d'exécuter d'autres mouvements que ceux de rotation sur place. Il repose en arrière sur un plan fibreux, lequel est lui-même doublé d'une couche épaisse de graisse qui lui forme un point d'appui moelleux. Il glisse avec la plus grande facilité sur cette toile fibreuse, qui présente à cet effet une surface lisse et unie dont quelques auteurs ont fait une séreuse. En avant, il est en contact avec la face postérieure des paupières, surtout de la supérieure qui se moule sur lui.

Le globe de l'œil affecte une position très variable par rapport à la base de l'orbite : parfois il affleure cette base, d'autres fois il la déborde, et peut enfin être plus ou moins débordé par elle. Ce fait n'est pas sans avoir une certaine importance dans l'opération de la cataracte : un œil saillant, en effet, expose davantage à l'issue du corps vitré ; un œil enfoncé offre de sérieuses difficultés pour bien exécuter le temps de la ponction et de la contre-ponction.

Bien qu'il y ait des variétés dans le volume du globe, il ne faudrait pas croire cependant que sa saillie en avant traduise une augmentation réelle de volume. Ces différences tiennent surtout à ce que l'œil est plus ou moins porté en avant.

Quelles sont les dimensions respectives du globe de l'œil et de la cavité orbitaire? La cavité de l'orbite présente des dimensions très variables, puisque nous avons donné comme longueur à l'axe antéro-postérieur de cette cavité 4 à 5 centimètres. J'admets les chiffres suivants comme suffisamment exacts pour le chirurgien :

Cavité orbitaire.....	Diamètre antéro-postérieur..	40 à 50 millim.
	— vertical à la base..	35
	— horizontal à la base.	40
Globe de l'œil d'après les mesures faites par M. Sappey.	Diamètre antéro-postérieur..	24^{mm},2
	— vertical..........	23 ,2
	— horizontal........	23 ,6

Il résulte du rapprochement de ces dimensions que le globe occupe environ la moitié antérieure de la cavité orbitaire, ce qui varie du reste suivant la saillie plus ou moins grande qu'il fait en avant. Il n'est éloigné des parois supérieure et inférieure que de quelques millimètres; la distance qui le sépare des parois latérales est un peu plus considérable. Si l'on ajoute que l'œil n'est pas symétriquement placé dans l'orbite, mais qu'il est plus rapproché de la paroi interne que de l'externe, on arrivera à cette conclusion déjà formulée précédemment que c'est par le côté externe qu'il faut pénétrer de préférence dans l'orbite pour pratiquer l'énucléation du globe de l'œil.

Voici d'ailleurs comment je conseille de procéder à cette opération :

Diviser la conjonctive et le fascia sous-conjonctival avec des ciseaux courbes au niveau de l'attache à la sclérotique du muscle droit externe; diviser le tendon de ce muscle; au lieu de continuer la section des tendons tout autour de la cornée, porter immédiatement les ciseaux par la boutonnière conjonctivale jusque sur le nerf optique; diviser ce nerf à son entrée dans le globe de l'œil; saisir le pôle postérieur du globe avec une pince à griffes et l'attirer au dehors à travers la boutonnière conjonctivale; achever ensuite l'opération en rasant la sclérotique.

Cette énucléation *d'arrière en avant* se fait avec une grande rapidité et met, plus que les autres procédés, à l'abri de l'ouverture de la loge postérieure de l'orbite.

Le poids du globe de l'œil est de 7 à 8 grammes.

A la naissance, l'œil présente des dimensions relativement très considérables; elles diffèrent de 3 ou 4 millimètres seulement de celles qui précèdent. Nous avons signalé une disposition analogue pour l'appareil de l'ouïe, ce qui d'ailleurs est en rapport avec le développement considérable du système nerveux à cette époque de la vie. Le globe de l'œil peut être, au contraire, frappé à la naissance d'un arrêt de développement portant sur sa totalité, ce que l'on désigne sous le nom de *microphthalmie.*

L'axe antéro-postérieur du globe est normalement en rapport avec la puissance de l'appareil dioptrique ou réfringent de l'œil. C'est ce qui a lieu chez l'emmétrope. Mais il n'en est pas toujours ainsi.

Cet axe, qui est de 24 millimètres, je suppose, chez un sujet emmétrope, peut être ou plus long ou plus court avec un même appareil dioptrique : il en résulte des maladies de la réfraction qui sont la *myopie* et l'*hypermétropie.*

A l'état normal, l'appareil dioptrique de l'œil est disposé de façon que le foyer se fasse sur la rétine. Mais supposons un même appareil dioptrique avec un axe antéro-postérieur trop long : qu'arrivera-t-il? Le foyer se fera, non plus sur la rétine. Mais en avant de cette membrane sur laquelle se produisent des cercles de diffusion. Cet état constitue la myopie.

Supposons, au contraire, un diamètre antéro-postérieur trop court : l'appareil dioptrique est disposé pour faire converger les rayons lumineux à 24 millimètres en arrière de la cornée; si l'écran rétinien se trouve seulement à 22 millimètres, il est évident que le foyer se fera à 2 millimètres en arrière de l'écran, qui ne recevra, lui, qu'une image très diffuse. Cet état, dont nous devons la connaissance à l'illustre Donders, constitue l'hypermétropie.

La myopie et l'hypermétropie sont donc deux affections dépendant d'un vice de conformation du globe de l'œil. Le diamètre antéro-postérieur est trop long dans le premier cas, il est trop court dans le second, eu égard, bien entendu, à l'appareil dioptrique, c'est-à-dire aux milieux réfringents. Le myope a besoin de divergence, ce que lui donnent des verres concaves ; l'hypermétrope n'a pas assez de convergence, il l'obtient par des verres convexes.

La myopie et l'hypermétropie, étant le résultat d'un vice de conformation, sont par là même congénitales, et la myopie ne tarde pas en effet à se manifester chez l'enfant. Mais comment se fait-il que l'hypermétrope ne s'aperçoive de son infirmité qu'à un âge quelquefois avancé, 25, 30 ans, par exemple? Cela tient à ce que l'agent actif de l'accommodation (muscle ciliaire) vient en aide à l'appareil de la réfraction pour forcer la convergence à se faire sur la rétine. L'équilibre entre les deux appareils, qui est physiologique chez l'emmétrope, n'est obtenu chez l'hypermétrope que grâce à un effort du pouvoir accommodatif, et, cet effort étant instinctif, le sujet n'en a pas conscience. Mais il arrive un moment où le muscle de l'accommodation se fatigue et devient impuissant a fournir ce qui manquait de réfraction. L'hypermétropie devient alors *manifeste*, de *latente* qu'elle était. Voici comment elle se manifeste en général : le sujet commence un travail de lecture, d'écriture ou de couture; pendant 10 minutes, un quart d'heure, la vision est nette, mais bientôt les lettres deviennent confuses; un instant de repos suffit à ramener la netteté des images. Le sujet recommence son travail, et les mêmes phénomènes se reproduisent. Surviennent ensuite des douleurs circum-orbitaires très vives et du larmoiement. Le repos de l'organe ramène encore tout dans l'ordre, et ainsi de suite.

Ce qui manque à l'hypermétrope, ai-je dit, c'est de la réfraction : il faut donc lui en fournir à l'aide de verres convexes. Il est un préjugé du monde et qui règne encore parmi bon nombre de médecins : *il ne faut pas*, dit-on, *s'accoutumer à porter des lunettes :* erreur grave qui peut faire succéder à une lésion purement dynamique au début des altérations organiques. Aussitôt que l'hypermétropie deviendra manifeste, on fera porter (pour la vision rapprochée seulement, puisque l'hypermétrope voit très bien à distance) des verres convexes en rapport avec le degré de la maladie.

Eu égard à la forme que présente le globe de l'œil, et en le comparant à une sphère, on lui a reconnu un *pôle antérieur* correspondant au centre de la cornée, et un *pôle postérieur*, au point diamétralement opposé. Les deux pôles sont situés aux deux extrémités de l'axe antéro-postérieur du globe ou *axe optique*. Le pôle postérieur correspond, non pas à l'entrée du nerf optique dans l'œil, mais à $3^{mm},50$ environ plus en dehors, au niveau de la tache jaune, ou *macula lutea :* aussi, quand on veut examiner la tache jaune à l'ophthalmoscope, faut-il faire regarder le malade directement en face.

Ces données générales étant connues, abordons l'étude des parties constituantes de l'œil.

Mon but dans ce livre étant de m'attacher seulement aux détails d'anatomie nécessaires pour comprendre la pathologie et la médecine opératoire, c'est uniquement à ce point de vue que j'envisagerai l'appareil de l'œil.

Le globe de l'œil est composé de *membranes* et de *milieux*.

Membranes de l'œil.

Les *membranes* de l'œil sont, en procédant de dehors en dedans : la *sclérotique* et la *cornée ;* la *choroïde* et l'*iris ;* la *rétine ;* la *membrane hyaloïde*.

Sclérotique.

La *sclérotique* est une membrane fibreuse résistante, complètement inextensible, constituant pour les milieux de l'œil leur principal agent de protection et donnant insertion par sa surface extérieure aux divers muscles qui meuvent le globe.

Sa couleur est généralement d'un blanc mat. Son aspect brillant en avant est dû au revêtement épithélial qui la recouvre. La coloration de la sclérotique présente d'ailleurs des nuances nombreuses, qui impriment à la physionomie un caractère particulier. Une malade de mon service présentait des sclérotiques presque bleues; ces nuances oscillant entre le blanc et le bleu tiennent au plus ou moins d'épaisseur de la membrane, ce qui permet d'apercevoir par transparence la couche pigmentaire sous-jacente. L'abus des collyres au nitrate d'argent peut aussi altérer la couleur normale de la sclérotique, qui prend alors une teinte noire.

L'épaisseur de la sclérotique augmente légèrement d'avant en arrière; elle est en général à ce niveau de 1 millimètre. Sa partie la plus mince siège en avant, au niveau des insertions des muscles droits. — Si résistante qu'elle soit, la sclérotique peut céder sous l'influence d'une pression intérieure continue, s'amincir peu à peu, et donner naissance à une tumeur arrondie, siégeant en avant sur les côtés de la cornée, ou bien en arrière sur les côtés du nerf optique, tumeur à laquelle on donne le nom de *staphylome* de la sclérotique.

La sclérotique présente deux ouvertures : l'une postérieure, plus petite, pour laisser pénétrer dans l'œil le nerf optique, située à 1 millimètre au-dessous et à 3 millimètres en dedans de l'axe optique; l'autre antérieure, plus grande, dans laquelle est enchâssée la cornée; nous avons déjà vu que la gaine fibreuse du nerf optique se continue avec la sclérotique au niveau de l'orifice postérieur.

Composée presque exclusivement de faisceaux de fibres de tissu lamineux entre-croisés dans tous les sens, comme ceux qui entrent dans la texture du derme, la sclérotique, contrairement à ce que disent certains auteurs, *n'est pas élastique*. Elle peut sans doute se laisser distendre à la longue, dans l'hydrophthalmie, par exemple, mais cette distension est le résultat d'une modification nutritive. La sclérotique se tend, mais ne se distend nullement sur le cadavre, sous l'influence d'une pression, si énergique qu'elle soit, exercée à l'aide d'une injection.

Ce défaut d'élasticité nous explique les atroces douleurs qu'éprouvent les malades dont l'œil se trouve soumis à une pression intérieure brusque et intense, comme dans le glaucome aigu, par exemple; la sclérotique ne pouvant céder, les nerfs ciliaires qui la traversent et cheminent entre elle et la choroïde pour se rendre à l'iris et à la cornée sont fortement comprimés par le liquide : aussi est-il très urgent de diminuer le plus tôt possible la pression intra-oculaire, cause de tout le mal dans le glaucome aigu, par une simple ponction ou mieux par une iridectomie.

La sclérotique peut être blessée par des corps étrangers de toute nature. Rien de singulier à cet égard, si ce n'est qu'ils ont un peu plus de gravité lorsqu'ils siègent au niveau du cercle ciliaire, à cause du voisinage de l'iris. Mais une blessure curieuse de la sclérotique et qui résulte encore de son défaut d'élasticité, c'est sa rupture indirecte, produite non plus de dehors en dedans, mais de dedans en dehors, à la suite d'une violente pression exercée sur le globe par un corps arrondi. Exemple : un homme fortement alcoolisé rentre le soir dans sa

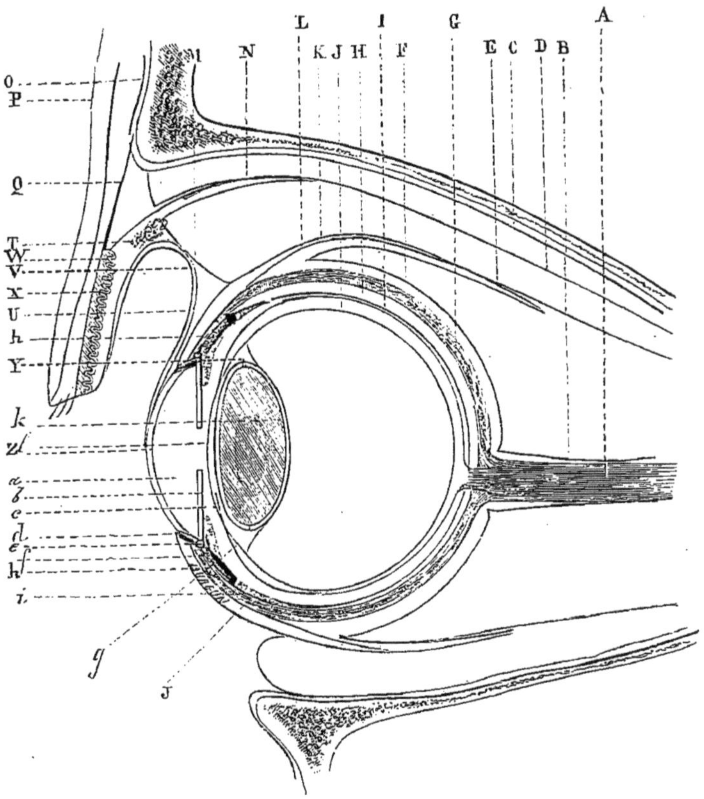

Fig. 76. — *Schéma général du globe de l'œil et des paupières, sur une coupe verticale antéro-postérieure.*

A, nerf optique.
B, prolongement de l'aponévrose orbitaire sur le nerf optique.
C, périoste orbitaire.
D, muscle releveur de la paupière supérieure.
E, muscle droit supérieur.
F, feuillet oculaire de l'aponévrose orbitaire.
G, sclérotique.
H, choroïde.
I, rétine.
J, membrane hyaloïde.
K, prolongement musculaire de l'aponévrose orbitaire.
L, tendon du muscle droit supérieur.
M, feuillet sous-conjonctival ou palpébral de l'aponévrose orbitaire.
N, tendon du muscle releveur de la paupière supérieure.
O, périoste du frontal.
P, peau des paupières.
Q, ligament suspenseur des cartilages tarses.
T, groupe de glandes sous-conjonctivales.
U, conjonctive oculaire.
V, cul-de-sac de la conjonctive.
W, cartilage tarse.
X, glandes de Méibomius.
Y, canal godronné.
Z, cornée.
a, chambre antérieure de l'œil.
b, iris.
c, chambre postérieure de l'œil.
d, biseau cornéen.
e, canal de Fontana ou de Schlemm.
f, procès ciliaires (bleu).
g, feuille antérieur de la membrane hyaloïde confondu avec la zone de Zinn.
h, muscle ciliaire (rouge).
i, zone choroïdienne (bleu).
j, zone de Zinn (rouge).
k, cristalloïde postérieure.
l, cristalloïde antérieure.

chambre sans lumière, il tombe, et la partie *externe* de l'œil porte violemment sur l'encoignure d'un bois de lit : je constate le lendemain une rupture de la sclérotique à sa partie *interne* (côté opposé à celui où a porté le choc), et comme conséquence une luxation sous-conjonctivale du cristallin.

Cornée.

La *cornée* est une membrane transparente enchâssée dans l'ouverture antérieure de la sclérotique, à la manière d'un verre de montre; elle appartient à un segment de sphère plus petite que la sphère scléroticale.

Vue par sa face postérieure, la cornée est circulaire; vue en avant, elle est légèrement ovalaire, à un grand diamètre horizontal, ce qui est dû au biseau de sa face externe, biseau un peu plus prononcé en haut et en bas que sur les côtés.

L'épaisseur de la cornée, moindre au centre qu'à la circonférence, est d'environ 1 millimètre. Cette épaisseur est la source d'un accident opératoire assez fréquent entre les mains des débutants. Le couteau à cataracte pénètre dans l'épaisseur des lames de la cornée, au lieu de cheminer dans la chambre antérieure, et taille ainsi un lambeau aux dépens des couches antérieures. La cause de cet accident est la ponction faite parallèlement à l'iris : on l'évitera en ponctionnant perpendiculairement à la surface de la cornée et en ramenant ensuite l'instrument au parallélisme avec l'iris quand on verra la pointe dans la chambre antérieure.

La cornée est composée des couches suivantes en procédant de dehors en dedans :

1° Couche épithéliale; 2° lame élastique antérieure ou membrane de Bowman; 3° substance propre de la cornée; 4° lame élastique postérieure (membrane de Descemet ou de Demours); 5° couche épithéliale postérieure.

La partie essentielle de la cornée est la substance propre, ou tissu cornéen. Elle est composée de fibres de tissu conjonctif qui paraissent se continuer directement avec celles de la sclérotique, en sorte que ces deux membranes n'en formeraient qu'une seule : mais, si cette proposition est histologiquement vraie, la pathologie ne vient pas à l'appui. Quelle ressemblance, en effet, y a-t-il entre les aptitudes pathologiques de la cornée et de la sélérotique? Comment reconnaître une nature identique à deux membranes qui n'ont pas une seule lésion commune?

La courbure de la cornée est normalement régulière, mais parfois ses méridiens n'ont pas tous la même courbure. Elle est alors presque toujours plus convexe dans son méridien vertical que dans son méridien horizontal. Il en résulte une *asymétrie* qui est la cause presque exclusive de l'*astigmatisme*, anomalie de la réfraction caractérisée par la différence dans la puissance réfringente des méridiens de l'œil.

La cornée ne reçoit ni artères ni veines. Les vaisseaux de la conjonctive arrivent jusqu'à sa circonférence sous forme d'anses. Recklinghausen, à l'aide de son procédé d'imprégnation au nitrate d'argent, a décrit les lymphatiques dans la cornée, mais M. Sappey, dont la compétence à cet égard ne saurait être mise en doute, persiste à en nier l'existence.

En revanche, la cornée reçoit un grand nombre de nerfs qui proviennent soit de ceux de la conjonctive, soit des nerfs cillaires, et ont été découverts par Schlemm; au centre de la membrane, les tubes nerveux ont perdu leur gaine et ne présentent plus que le cylindre-axe.

Le mode nutrition de la cornée est absolument spécial à cette membrane et encore fort obscur. On ne saurait le comparer à celui des dents, des poils ou des cartilages, car, bien qu'il n'y ait aucun apport de sang artériel dans la cornée, quelle est donc la membrane de l'économie dont les plaies se cicatrisent plus rapidement que celles de la cornée ? Une section linéaire pratiquée le matin peut n'être plus appréciable le soir même. C'est là le témoignage d'une nutrition très active, et d'un autre côté nous voyons tous les jours avec quelle lenteur désespérante se réparent certains ulcères de la cornée, ce qui prouverait une nutrition très languissante.

La preuve de l'activité nutritive se trouve encore dans la kératite ou inflammation de la cornée, maladie d'une extrême fréquence et qui revêt des formes nombreuses, dont la cause nous échappe le plus souvent, comme le mode de nutrition lui-même. Peu de membranes sont aussi sujettes à s'ulcérer que la cornée transparente.

La kératite peut être liée à l'affection décrite dans ces dernières années sous le nom de *zona frontal, zona ophthalmique*, et signalée pour la première fois en 1866 par Hutchinson.

Le zona ophthalmique est une éruption herpétique développée sur le territoire innervé par la première branche du trijumeau (1). Il est l'expression cutanée de l'irritation et de l'inflammation de cette branche nerveuse dont les filets peuvent être simultanément ou isolément atteints.

L'éruption cutanée et les lésions oculaires qui l'accompagnent sont des troubles trophiques, c'est-à-dire doivent être attribués à une influence directe du système nerveux sur la nutrition.

Les ulcères de la cornée s'accompagnent ou non de développement de nouveaux vaisseaux et occupent des sièges divers. Tantôt c'est la première couche ou couche épithéliale seulement qui est comme dépolie, ulcérée, et à l'éclairage latéral on voit à la surface de la cornée une multitude de petits points très rapprochés les uns des autres, ou bien on observe un petit ulcère dont le point de départ est souvent une phlyctène : l'ulcère détruit successivement la lame élastique antérieure, gagne le tissu propre, peut traverser la lame élastique postérieure et produire une perforation dans laquelle s'engage de suite l'iris. Ces ulcères ont une marche très lente, et restent longtemps limités à la couche moyenne : aussi voit-on parfois la membrane élastique postérieure, repoussée en avant par l'humeur aqueuse à travers l'ulcération, former à l'extérieur une petite hernie transparente. Ces ulcères déterminent une photophobie et un larmoiement des plus intenses, ce qui tient à l'action de la lumière sur l'extrémité terminale des nerfs de la cornée mis à nu.

Je rappellerai que l'indication principale à remplir dans les cas d'ulcère, et surtout d'ulcère central de la cornée, est de maintenir toujours l'iris dilaté à l'aide de l'atropine, pour faire obstacle à la production des adhérences de cette membrane avec la cornée, c'est-à-dire des synéchies antérieures.

La kératite interstitielle ou plastique peut être rapidement suppurative, comme dans les ophthalmies purulentes, par exemple, et déterminer la perte rapide de l'œil. Le plus souvent la suppuration est localisée et donne lieu à un abcès intra-cornéen ; il faut alors pratiquer immédiatement la paracentèse avec un couteau lancéolaire pour donner issue au pus, qui sans cela perforera la cornée.

(1) Voir la thèse du Dr Albert Hybord, *Du zona ophthalmique et des lésions oculaires qui s'y rattachent*, 1870.

Mais la forme la plus fréquente de la kératite est celle qui s'accompagne d'épanchements plastiques plus ou moins abondants dans l'épaisseur du tissu propre de la cornée avec production de vaisseaux. Tous les chirurgiens connaissent l'extrême difficulté de la guérison de ces kératites, surtout quand elles sont anciennes, quand la cornée ne représente plus qu'une membrane rouge, charnue (*pannus*).

Il n'est pas douteux que l'obstacle à la guérison provienne de la présence dans l'épaisseur de la cornée des nombreux vaisseaux artériels de nouvelle formation : aussi le meilleur mode de traitement consiste-t-il à les détruire. Un bon moyen pour cela est de toucher chacun des troncs principaux sur la conjonctive avec un crayon de nitrate d'argent. Un moyen plus radical est la *tonsure* de la conjonctive, proposée par Furnari, c'est-à-dire l'ablation, avec des ciseaux courbes, de la conjonctive, tout autour de la cornée.

La tonsure de la conjonctive réussit parfois merveilleusement à rendre à la cornée sa transparence et par là même un certain degré de vision, mais elle peut aussi échouer, et je pense que la maladie est alors au-dessus des ressources de l'art. Voici ce qui se passe, selon moi, dans ce dernier cas : les vaisseaux qui se développent dans la cornée lui viennent, au début de la maladie, de la conjonctive seule ; ils sont superficiels et situés dans la couche élastique antérieure : la couche de tissu propre n'est pas encore vascularisée. Si on intervient à cette période, les moyens ordinaires de traitement, et, en cas d'échec de ces moyens, la cautérisation et la tonsure conjonctivales, ont ordinairement raison de la maladie. Mais avec le temps les vaisseaux gagnent les couches profondes de la cornée ; il s'établit des connexions nouvelles entre eux et ceux de la sclérotique, et ils finissent également par communiquer avec le système vasculaire irido-choroïdien. Dès lors, la cornée, la sclérotique, la choroïde et l'iris, ont une circulation commune sous l'influence de laquelle des modifications de texture surviennent dans la cornée et restent permanentes, quoi qu'on fasse.

La guérison des kératites interstitielles laisse à sa suite des taches indélébiles plus ou moins apparentes et plus ou moins opaques (néphélion, leucome, albugo) contre lesquelles ont été proposés beaucoup de moyens, dont quelques-uns ridicules, que je n'ai pas à rappeler ici. L'abrasion de ces taches n'a pas donné de résultats, et dans ces derniers temps M. de Wecker, ne se préoccupant que du côté cosmétique, en a fait le tatouage avec succès à l'aide de l'encre de Chine. M. Panas a toutefois observé que cette petite opération pouvait être suivie d'accidents inflammatoires sérieux et en particulier de l'irido-cyclite.

Les kératites interstitielles, vasculaires ou non, sont presque toujours d'origine scrofuleuse, et constituent un triste apanage de la jeunesse. Un chirurgien anglais de grand mérite, Hutchinson, a pensé qu'un certain nombre de ces kératites étaient le résultat d'une diathèse syphilitique héréditaire, et, d'après cet auteur, elles s'accompagneraient constamment d'une déformation caractéristique des dents incisives. Le bord libre de ces dents présente d'abord au centre une saillie conique qui s'use avec l'âge et laisse à sa place une dépression, en sorte que ce bord est concave au lieu d'être droit.

Bien que la manière de voir d'Hutchinson ne paraisse pas absolument démontrée, on devra néanmoins donner à ces malades un traitement spécifique, si les moyens ordinaires n'amènent pas de résultat favorable.

L'absence de vaisseaux dans la cornée nous permet de comprendre cette singulière et grave affection désignée sous le nom de gangrène, nécrose de la cornée, caractérisée par le ramollissement progressif et la destruction de cette membrane, qui paraît être infiltrée de pus, mais dont les éléments subissent en réalité une dégénérescence graisseuse. Sans nous dissimuler ce que cette explication a de vague, nous dirons avec les auteurs que la nécrose de la cornée est le résultat d'un trouble nerveux qui a déterminé une lésion de la nutrition.

La cornée est très résistante ; sa résistance normale est calculée pour réagir contre la pression intra-oculaire des milieux de l'œil. Mais, soit que cette membrane ait perdu de sa résistance à la suite d'un traumatisme, soit qu'elle présente une épaisseur moindre qu'à l'état normal, elle est susceptible de se laisser distendre et de former une tumeur plus ou moins volumineuse entre les paupières, tumeur à laquelle on donne le nom de staphylome de la cornée.

Lorsque le staphylome succède à un traumatisme, il est presque toujours, sinon toujours, *opaque;* s'il est consécutif à un amincissement de la cornée, il est *transparent* ou *pellucide.*

Ce n'est pas ici le lieu d'indiquer les nombreux procédés opératoires qui ont été imaginés pour traiter le staphylome. Celui qui me paraît le meilleur est en même temps le plus simple. Il consiste à saisir le staphylome avec un ténaculum, et à retrancher avec les ciseaux courbes tout ce qui fait saillie. Je préfère ce procédé à celui de Critchett, dans lequel on passe préalablement les fils destinés à suturer ensuite les lèvres de la plaie.

Le traitement du staphylome pellucide offre un plus grand intérêt, puisque la vision peut être rétablie, tandis que, dans le cas précédent, elle est toujours perdue d'avance. Par des destructions successives du cône cornéen à son centre, de Graefe a réussi à rendre à la cornée sa courbure normale, mais la meilleure indication a été saisie et exécutée par Bowman, qui a eu l'idée de transformer la pupille en une fente sténopéique de la manière suivante : une petite incision est pratiquée sur le bord scléroticai à l'extrémité du diamètre vertical de la cornée, par exemple, et le bord correspondant de la pupille est attiré dans cette plaie où elle adhère ; quelques jours après, une opération semblable est faite en bas, en sorte que la pupille se trouve transformée en une fente verticale étroite.

M. Abadie a modifié le procédé. Après avoir enlevé avec un trépan une petite rondelle de la cornée au centre du cône, il introduit par cette plaie des ciseaux construits *ad hoc* et pratique une iridotomie verticale dans le segment inférieur de l'iris. M. Abadie a obtenu ainsi un résultat favorable, mais, ainsi que je l'ai dit devant la Société de chirurgie, il est à craindre que les lèvres de la plaie irienne se rapprochent, et aussi que la lame des ciseaux qui passe derrière l'iris contusionne le cristallin et détermine la production d'une cataracte traumatique.

La situation superficielle de la cornée rend compte de la fréquence de ses blessures, qui sont produites surtout par des corps étrangers et des brûlures.

D'une manière générale, les blessures de la cornée sont d'une innocuité à peu près complète, ainsi que le démontrent journellement les incisions et les ponctions faites par le chirurgien dans cette membrane, mais elles sont aggravées souvent par la contusion ou la déchirure de l'iris, du cristallin, l'issue du corps vitré, etc.

Il faut cependant faire une exception pour les brûlures, qui offrent une extrême gravité : elles sont, en effet, presque toujours suivies immédiatement de l'opacité de la membrane, qui se perfore ou devient leucomateuse.

Quant aux corps étrangers, ce sont ordinairement des paillettes de fer, d'acier, de silex, des grains de poudre, etc. Quand ils sont implantés dans la lame élastique de Bowman, ce qui est la règle, on les enlève facilement avec une plume d'oie taillée en pointe, en imprimant une petite secousse à la partie libre du corps étranger. Mais, s'ils sont situés dans l'épaisseur du tissu propre et complètement recouverts, le bistouri devient nécessaire pour détruire par le grattage les couches de la cornée placées au devant. Il faudra enfin pratiquer une véritable incision, si le corps étranger occupe la lame de Descemet, et faire en sorte qu'il ne tombe pas dans la chambre antérieure. Desmares a conseillé dans ces cas d'introduire de la main gauche par la cornée une aiguille à paracentèse derrière le corps étranger, pour lui donner un point d'appui et s'opposer à sa chute dans la chambre antérieure, après quoi on pratique une incision de la main droite directement sur le corps étranger, qui sort spontanément ou que l'on retire avec une pince.

A côté des plaies accidentelles qui intéressent le tissu cornéen je dois signaler les plaies pratiquées par le chirurgien dans un but thérapeutique. Le mode d'incision de la cornée domine l'histoire de l'opération de la cataracte. Ce n'est pas ici le lieu d'entrer dans la discussion des divers procédés de l'extraction. Je dirai seulement, eu égard aux plaies de la cornée, que celles-ci se divisent en plaies à lambeau et en plaies linéaires. Les premières passent par un des petits cercles de la sphère que représente le globe de l'œil, tandis que les secondes passent toujours par l'un des grands cercles. Il en résulte que les bords de la plaie sont larges, taillés en biseau dans le premier cas; ils sont au contraire étroits et taillés à pic dans le second : aussi la réunion est-elle beaucoup plus rapide dans les plaies linéaires, à cause de la coaptation exacte et naturelle des bords, que dans les plaies à lambeau, où il y a chevauchement d'une lèvre sur l'autre. C'est donc aux plaies linéaires de la cornée qu'il convient d'avoir recours dans l'extraction de la cataracte.

Il me reste, pour compléter l'histoire de la cornée, à parler d'un point très important dans la chirurgie oculaire : du mode d'union de la cornée avec la sclérotique.

Nous avons dit plus haut que la cornée, enchâssée dans l'ouverture antérieure de la sclérotique à la manière d'un verre de montre, est recouverte sur toute sa circonférence par la sclérotique. Le biseau cornéen C (fig. 77), un peu plus large en haut et en bas que sur les côtés, mesure un millimètre de hauteur. Il présente un bord antérieur superficiel et un bord postérieur profond. L'iris (H) s'attache à l'union de la sclérotique et de la cornée, mais cette insertion se fait au bord postérieur du biseau cornéen. Il en résulte ce fait important, c'est que la grande circonférence de l'iris ne correspond pas extérieurement à la ligne d'union de la sclérotique et de la cornée, mais qu'elle en est éloignée d'environ 1 millimètre.

En conséquence, *dans l'opération de la cataracte, la ponction et la contre-ponction pourront porter sur la sclérotique sans que l'iris soit intéressé, sans que le couteau abandonne la chambre antérieure.*

L'existence du biseau cornéen permet de comprendre un symptôme important de l'iritis, je veux parler du cercle grisâtre qui entoure la cornée. En effet, les vaisseaux qui se rendent à l'iris traversent la sclérotique au niveau du bord supérieur de ce biseau; quand ces vaisseaux sont phlogosés, ils forment dans ce point un cercle rouge, mais ce cercle est éloigné du rebord cornéen de toute la hauteur du biseau, c'est-à-dire de 1 millimètre : c'est précisément cette portion de sclérotique correspondant à la hauteur du biseau, dont la couleur grise anormale est conservée, qui forme le cercle de l'iritis.

A l'union de la sclérotique, de la cornée et de l'iris, existe un canal veineux (G, fig. 77) connu sous le nom de canal de Fontana ou de Schlemm; nous y reviendrons plus loin.

Lamina fusca.

La sclérotique est séparée de la membrane sous-jacente, c'est-à-dire de la choroïde, par une couche de tissu cellulaire très lâche qui permet de détacher facilement ces deux membranes l'une de l'autre. Quelques auteurs en font une membrane spéciale à laquelle ils donnent le nom de *lamina fusca*, à cause de sa couleur brunâtre, mais ce n'est pas en réalité une membrane continue. Dans cette couche lamelleuse cheminent les nerfs ciliaires, qui, nés du ganglion ophthalmique, traversent la sclérotique au pourtour du nerf optique pour se porter d'arrière en avant jusqu'au voisinage du grand cercle de l'iris. Ces nerfs se trouvent donc compris entre la sclérotique, membrane fibreuse inextensible, et la choroïde. Supposons la pression intra-oculaire subitement augmentée, ces nerfs seront comprimés : d'où les douleurs atroces du glaucome aigu; et, comme ils fournissent les nerfs de la cornée, on comprend aisément l'un des symptômes importants de cette maladie, l'insensibilité de la cornée.

On trouve également dans cette couche les deux artères ciliaires longues,

Nous rappellerons que M. Le Fort a proposé une théorie du glaucome aigu d'après laquelle la sécrétion produite par une irido-choroïdite s'épancherait entre la sclérotique et la choroïde, ce qui explique, en effet, les phénomènes du glaucome, tout aussi bien que l'épanchement intra-oculaire admis par de Graefe.

Choroïde.

Membrane éminemment vasculaire, la *choroïde* est étendue de l'entrée du nerf optique à l'iris, avec lequel elle offre les connexions les plus intimes.

Très mince en arrière, où elle mesure 1/6 de millimètre, elle s'épaissit en avant et atteint 1 millimètre en D (fig. 77) au niveau du point désigné sous le nom de zone choroïdienne.

La choroïde est formée de trois couches : une couche extérieure, lamelleuse; une couche intérieure, pigmentaire, et une couche intermédiaire, vasculaire. La couche vasculaire est elle-même composée d'artères, de veines et de capillaires. La couche des capillaires, désignée encore sous le nom de membrane *chorio-capillaire*, est la plus rapprochée du centre de l'œil, et c'est elle qui donne au fond de l'œil cet aspect rouge uniforme que les débutants en ophthalmoscopie voient tout d'abord avant de distinguer la papille et les divers autres détails.

La partie antérieure de la choroïde ou zone choroïdienne se continue directement avec la choroïde en arrière dans un point désigné sous le nom d'*ora serrata*, expression dont se servent encore parfois les ophthalmologistes. L'ora serrata est placée en avant de l'équateur de l'œil à 5 ou 6 millimètres environ en arrière de la circonférence de la cornée. La zone choroïdienne est donc cette portion de la choroïde située entre l'ora serrata en arrière et la circonférence de la cornée en avant.

Elle présente à considérer une face externe, en rapport avec la sclérotique; une face interne, contiguë à la membrane sous-jacente, la rétine, qui dans ce point porte le nom de zone de Zinn; une extrémité postérieure, simple, se continuant directement avec la choroïde, et une extrémité antérieure qui se divise en deux parties : l'une externe E (fig. 77), ou *muscle ciliaire*, et l'autre interne F (fig. 77), ou *procès ciliaires*.

Deux couches de fibres musculaires lisses constituent le muscle ciliaire (ancien

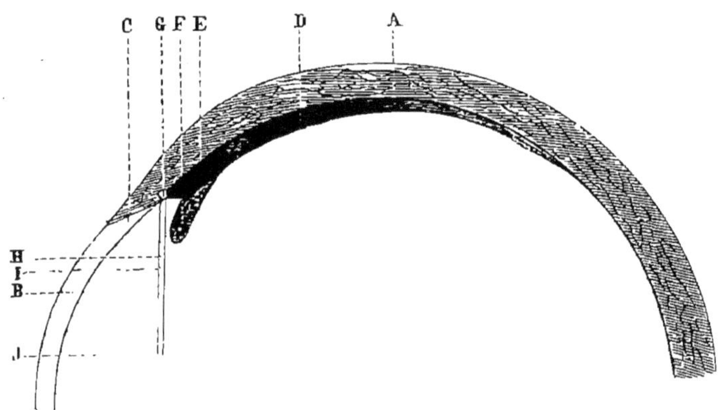

Fig. 77. — *Schéma montrant le biseau cornéen et la terminaison de la choroïde en avant.*

A, sclérotique,
B, cornée.
C, biseau cornéen.
D, choroïde.
E, muscle ciliaire.
F, procès ciliaires.
G, canal de Schlemm.
H, iris.
I, chambre postérieure.
J, chambre antérieure.

ligament ciliaire) : une couche externe radiée (muscle de Brücke) s'étendant du canal de Schlemm en avant à la zone choroïdienne en arrière, qu'il contribue à former, et une couche interne circulaire (muscle de Rouget et H. Müller). Ce muscle, appelé encore muscle tenseur de la choroïde, joue un rôle absolument déterminé aujourd'hui : c'est le muscle de l'accommodation. Il exerce une compression circulaire sur le cristallin, dont il modifie la courbure de façon à diminuer ou à augmenter la convergence des rayons lumineux. J'ai déjà parlé de l'action de ce muscle dans l'hypermétropie.

Hancock a voulu faire jouer au muscle ciliaire un rôle important dans la production du glaucome aigu, qui pour lui ne serait autre chose qu'une contracture de ce muscle. Il proposa en conséquence de traiter cette affection par la section en travers des fibres musculaires, et il obtint des résultats heureux. Mais je ferai remarquer qu'une ponction faite sur un point quelconque du globe diminue la pression intra-oculaire, aussi bien que l'iridectomie proposée par de Graefe, et qu'il est impossible d'affirmer qu'une ponction au niveau du muscle ciliaire agit seulement en brisant l'anneau musculaire contracturé.

Les *procès ciliaires* (F, fig. 76) forment autour du cristallin une couronne composée d'une soixantaine de plis rayonnés. Ils présentent une face externe en rapport avec le ligament ciliaire ; une face interne en rapport avec la zone de Zinn et la grande circonférence du cristallin ; une extrémité postérieure et supérieure se continuant avec la zone choroïdienne ; une extrémité antérieure et inférieure libre, flottante dans la chambre postérieure, contiguë à la face postérieure de l'iris.

Placés entre le muscle ciliaire et le cristallin, les procès ciliaires sont manifestement distinés à contribuer, comme agents passifs, à la production du phénomène si important de l'accommodation de l'œil aux différentes distances ; ils répartissent uniformément la pression sur la lentille en même temps qu'ils la protègent contre une action trop énergique du muscle.

La choroïde est susceptible d'être envahie par des tumeurs sarcomateuses, tantôt blanches, le plus souvent chargées de pigment (1).

La marche de ce sarcome est très insidieuse : il débute par une petite tumeur qui, appréciable seulement à l'ophthalmoscope, décolle d'abord la rétine et modifie à peine le champ visuel. Il progresse peu à peu, finit par abolir complètement la vision et provoque les violentes douleurs de la compression intra-oculaire. Il détruit la coque de l'œil, fait irruption à l'extérieur et peut franchir les limites de l'orbite pour gagner la joue, le sinus maxillaire, la tempe et la cavité crânienne, ainsi que j'en ai observé dernièrement un triste exemple.

Il faut exiger impérieusement du malade le sacrifice complet de l'œil aussitôt que le diagnostic aura été établi, avant surtout que le produit morbide ait gagné les parois de l'orbite.

Iris.

L'*iris* représente un diaphragme tendu verticalement en arrière de la cornée, au devant du cristallin, et percé, à son centre, d'un trou qui forme la pupille.

Cette membrane est, comme la choroïde, essentiellement vasculaire, et des vaisseaux communs établissent entre elles de si intimes relations, que ces deux membranes ne constituent en réalité qu'un seul système : aussi l'inflammation les envahit-elle très rarement d'une manière isolée et constitue-t-elle une véritable irido-choroïdite.

L'iris, par sa grande circonférence, répond au bord postérieur du biseau cornéen, au point de jonction de la cornée, de la sclérotique, du muscle ciliaire et du canal de Schlemm.

Il est fixé en ce point par la réflexion de la lame élastique postérieure ou membrane de Descemet, qui constitue une sorte de ligament auquel on a donné le nom de *ligament pectiné ;* il est encore fixé par quelques fibres du muscle ciliaire, et aussi par les nombreux vaisseaux et nerfs qui de la sclérotique et de la choroïde se rendent à l'iris.

Malgré ces divers moyens d'union, les attaches de l'iris sont loin d'être résistantes, et elles cèdent à une légère traction, comme aussi à une contusion du globe de l'œil.

Tendu verticalement en avant du cristallin, sur lequel il semble se mouler, l'iris circonscrit entre cet organe et la cornée deux espaces auxquels on donne

(1) Étude clinique et anatomique sur le sarcome de la choroïde et sur la mélanose intra-oculaire, par le Dr Léon Brière (*Thèses de Paris*, 1878).

le nom de *chambres de l'œil*, et que nous retrouverons plus loin à propos des milieux.

L'iris est mobile, comme flottant dans les chambres de l'œil, sur les parois desquelles il peut contracter adhérence dans certains cas d'iritis ou de kératite (synéchies).

La couleur de l'iris présente des nuances infinies. Elle est en général en harmonie avec celle des cheveux : bleue chez les sujets blonds, brune chez les sujets noirs. Sa surface est lisse et présente un reflet brillant. Elle devient terne et change de couleur sous l'influence du processus inflammatoire.

L'iris peut manquer complètement ou n'être représenté que par un anneau très étroit, ce que nous expliquera plus loin l'étude du développement de l'appareil de la vision. Cette *aniridie* est congénitale et ordinairement héréditaire. On remédiera facilement à ce vice de conformation par des lunettes appropriées.

Quelquefois l'iris est fendu du bord pupillaire à sa grande circonférence, comme s'il existait une pupille artificielle : c'est une division congénitale coïncidant souvent avec une division semblable de la choroïde et qui est désignée sous le nom de *coloboma*.

La pupille peut n'être pas centrale (corectopie). Elle peut être complètement oblitérée par la persistance de la membrane capsulo-pupillaire, qui existe chez le fœtus (acorie). Enfin, au lieu d'un seul orifice, l'iris peut en présenter plusieurs (polycorie).

La structure de l'iris comprend : 1° une couche épithéliale en avant; 2° une couche épaisse de pigment en arrière; 3° une couche intermédiaire musculo-vasculaire.

Les fibres musculaires sont lisses : les unes, circulaires, entourent la pupille; les autres, radiées, se portent de celles-ci à la grande circonférence de l'iris, où elles se continuent avec les fibres de la couche profonde du muscle ciliaire. Ce sont ces fibres qui donnent à l'iris la propriété si remarquable de resserrer la pupille (myosis) ou de la dilater (mydriase) sous l'influence de la lumière ou de certains agents thérapeutiques, tels que la fève de Calabar ou la belladone.

Les vaisseaux qui s'y distribuent sont très nombreux : les artères proviennent des deux ciliaires longues et des ciliaires courtes antérieures (branches des musculaires). Elles constituent deux cercles artériels, le grand et le petit cercle, au niveau de la grande et de la petite circonférence de l'iris.

Les veines suivent un trajet analogue à celui des artères. Se réunissant au niveau de la grande circonférence en une sorte de plexus veineux, elles forment le canal *veineux*, canal de *Fontana* ou de *Schlemm*.

Ce canal veineux (G, fig. 77), aboutissant du système veineux de l'iris, est exactement situé au point d'union de la cornée, de la sclérotique, du muscle ciliaire et de l'iris. On conçoit donc que, si l'incision cornéenne dans la cataracte empiète trop sur la sclérotique, si elle dépasse la lèvre postérieure du biseau cornéen, ce canal sera ouvert et fournira un écoulement de sang assez abondant. C'est là un des reproches les plus sérieux à faire à la méthode primitive de de Graefe.

Les nerfs de l'iris émanent du ganglion ophthalmique, à la composition duquel concourent le moteur oculaire commun, la branche ophthalmique de Willis et un rameau carotidien du grand sympathique. Le moteur oculaire commun se distribue aux fibres circulaires et préside par conséquent à la contraction de la pupille; le grand sympathique anime les fibres radiées et préside à la dilatation de la pupille : de là le rôle important que joue l'examen de cet orifice dans la paralysie des différentes branches nerveuses qui se distribuent dans l'iris.

Par suite de sa grande vascularité, l'iris s'enflamme fréquemment et sous l'influence de causes très diverses. L'inflammation est aiguë ou chronique : une iritis aiguë peut survenir à la suite d'une plaie, d'une contusion de l'œil; elle accompagne ordinairement les ophthalmies purulentes, mais en général l'iritis a plutôt une marche chronique. Elle est parfois sous la dépendance de l'affection rhumatismale, mais la cause par excellence de l'iritis est la syphilis. Bien que l'iritis syphilitique n'ait pas en réalité de caractère pathognomonique, on peut cependant dire qu'elle a une physionomie particulière qui trompera peu un observateur exercé. Je rappellerai que la déformation de la pupille, le changement de couleur de l'iris, la perte de son aspect brillant, les irrégularités de sa surface, qui parfois forment de véritables petites tumeurs, le cercle gris périkératique et de violentes douleurs circum-orbitaires, sont les principaux symptômes auxquels on reconnaîtra l'iritis. Souvent des exsudats se déposent dans le champ pupillaire, obscurcissent plus ou moins complètement la vision, déterminent la production de synéchies, et, si un traitement énergique et spécifique n'intervient pas, la vision peut être à jamais perdue. L'iritis est une maladie très insidieuse, l'iritis syphilitique surtout, en ce que, à un examen superficiel, l'œil paraît à peine malade, à cause du peu de réaction produit sur la conjonctive et sur la cornée.

L'iris est depuis quelques années le siège d'une opération qui a fortement agité le monde chirurgical : nous voulons parler de l'*iridectomie.*

L'iridectomie consiste à retrancher une portion plus ou moins grande d'iris que l'on a attirée à l'extérieur à travers une incision faite à la cornée.

Jusqu'en 1852, l'incision, le décollement, l'excision ou l'arrachement de l'iris, désignés dans les traités spéciaux par des noms plus difficiles à retenir que le manuel opératoire lui-même, n'avaient qu'un seul but, ne répondaient qu'à une seule indication : ouvrir une porte aux rayons lumineux à travers un iris oblitéré, en un mot, pratiquer une pupille artificielle, ce qu'avait fait pour la première fois, en 1728, le chirurgien anglais Cheselden.

Le champ des indications opératoires a été singulièrement agrandi par de Graefe. Ce chirurgien, ayant rattaché la production du glaucome à une irido-choroïdite, eut la pensée logique de combattre cette terrible affection en s'attaquant directement à la cause immédiate. Il fit l'iridectomie et réussit. Appliquée au traitement du glaucome aigu, l'iridectomie est une conquête précieuse, quel que soit d'ailleurs son mode d'action. Pour bien fixer le but qu'il se proposait, de Graefe la désigna sous le nom d'*iridectomie antiphlogistique*, en opposition à l'iridectomie pratiquée pour rétablir la pupille obstruée par une cause quelconque, qu'il appela *iridectomie optique.*

On a appliqué l'iridectomie au traitement du glaucome chronique, mais sans succès, à cause des désordres irréparables qui succèdent dans les milieux de l'œil à la pression intra-oculaire longtemps prolongée. L'iridectomie antiphlogistique a été souvent tentée également contre divers états inflammatoires chroniques de l'œil : les kératites vasculaires, par exemple, dont je parlais plus haut. J'ai plusieurs fois combiné ce traitement avec la tonsure conjonctivale, mais sans résultat sérieux.

L'iridectomie optique et l'iridectomie antiphlogistique sont donc deux opérations ou plutôt deux indications dont la valeur est indiscutable.

Il n'en est pas de même d'une troisième application.

De Graefe, à la recherche du 100 pour 100 de succès dans les opérations de cataracte, fut amené à modifier profondément notre méthode française de Daviel, la kératotomie à lambeau. Il imagina un couteau spécial, diminua de moitié la largeur de l'incision, la fit linéaire au lieu de la faire à lambeau et la recula en arrière de la cornée sur la sclérotique au niveau même de l'insertion de l'iris. L'opération devenait ainsi beaucoup plus difficile. L'un des obstacles les plus puissants à la sortie du cristallin était l'étroitesse de la plaie scléroticale, et aussi la présence de l'iris, contre lequel venait buter la lentille. L'iris gênant la sortie du cristallin, on le coupa. Telle est l'origine de l'iridectomie appliquée à l'opération de la cataracte. Elle a donc un but purement mécanique, celui de favoriser la sortie du cristallin. On a ajouté plus tard que l'iridectomie dans ce cas était encore une mesure *prophylactique* contre l'iritis consécutive. Cela est vrai, mais le but prophylactique est néanmoins secondaire dans la méthode de de Graefe.

L'iridectomie dans l'extraction de la cataracte n'a jamais été franchement acceptée par tous les chirurgiens, et elle perd de plus en plus de terrain. On la considère comme un auxiliaire dangereux dont on voudrait pouvoir se passer : Aussi plusieurs chirurgiens, Küchler, Notta, Liebreich, ont-ils peu à peu rapproché leur incision du centre de la cornée pour pouvoir se dispenser de couper l'iris. Je dois dire cependant que la plupart restent fidèles à la méthode de de Graefe, modifiée par l'auteur lui-même, et qu'ils pratiquent la section linéaire de la cornée avec iridectomie. D'ailleurs, il n'y a pas actuellement de méthode classique pour l'extraction de la cataracte ; c'est encore une question à l'étude.

Des *corps étrangers*, tels que paillettes métalliques, éclats de capsule, fragments de verre, grains de plomb, etc., peuvent, après avoir traversé la cornée, s'implanter dans l'iris et y produire de très graves accidents. Si l'on ne peut les dégager avec une pince, il faut exciser le morceau d'iris où ils sont implantés.

Rétine.

La *rétine*, située entre la choroïde, à laquelle elle est juxtaposée, et la membrane hyaloïde, qui lui est sous-jacente, peut être considérée comme l'épanouissement du nerf optique à son entrée dans l'intérieur du globe de l'œil. Très mince ($0^{mm},1$ à 2), de couleur blanc grisâtre, très légèrement opaline, elle est très fragile et rappelle par sa structure délicate celle de la substance cérébrale avec laquelle elle offre d'ailleurs la plus grande analogie.

Vue par sa face interne, la rétine nous présente tout d'abord à étudier la *papille du nerf optique*, c'est-à-dire l'orifice de la sclérotique par lequel pénètre le nerf optique, et au pourtour duquel s'attache la gaine de ce nerf. La papille est située à 1 millimètre au-dessous et à 2 millimètres en dedans de l'axe optique : aussi, quand on veut la voir à l'ophthalmoscope, faut-il que le malade dirige l'œil vers l'oreille opposée du chirurgien : elle se présente sous la forme d'un disque généralement ovalaire, plus rarement circulaire, de couleur rosée, limité à sa circonférence par une zone blanche, et présentant au centre une légère excavation du fond de laquelle se dégage l'artère centrale de la rétine.

La zone blanche périphérique appartient à la sclérotique, et elle est due à ce que la choroïde ne vient pas s'insérer exactement sur les bords de l'orifice sclérotical. La couleur rosée de la papille peut subir d'importantes modifications : elle peut devenir noirâtre lorsqu'elle renferme, par exemple, un foyer hémorrhagique. Elle peut être simplement rouge, très vascularisée, comme dans la névrite optique, que cette névrite soit primitive ou consécutive à une lésion cérébrale (1). D'autres fois la teinte rosée disparaît pour faire place à une teinte blanche : la papille apparaît alors sous la forme d'un disque blanc, brillant, nacré, tirant quelquefois sur le bleu, dont les contours se détachent nettement du fond de l'œil. Cet état correspond à une atrophie des éléments nerveux du nerf optique et de la rétine. Ces éléments, ainsi que les capillaires qui s'y distribuent, ayant disparu, on n'aperçoit plus que la sclérotique, dont la coloration est précisément celle que nous venons de décrire.

L'excavation papillaire se présente normalement sous la forme d'une tache blanche, ronde, plus ou moins large, située au point d'émergence des vaisseaux, mais elle est susceptible de prendre des proportions considérables : c'est ce qu'on observe en particulier dans le glaucome. L'œil étant soumis dans cette affection à une forte pression intérieure, on conçoit que la coque oculaire cède dans les points les moins résistants et déjà naturellement déprimés. Il en résulte que l'artère centrale forme un coude très marqué sur les bords de l'excavation, et c'est sans doute à cette coudure brusque que sont dus les battements spontanés de cette artère, signe pathognomonique du glaucome.

A l'extrémité de l'axe optique correspond la *tache jaune*, *macula lutea*. Elle est constituée par deux replis de la rétine entre lesquels se voit une dépression désignée sous le nom de *foramen central*, au fond duquel la rétine amincie est réduite à la seule couche des bâtonnets. Pour éclairer et voir cette tache, il faut que le malade regarde directement devant lui, mais l'examen en est difficile, à cause du reflet du miroir. Le rôle de la tache jaune est fort important : aussi les hémorrhagies, les exsudats qu'on y rencontre, sont-ils suivis de la perte de la vision.

Par sa face externe la rétine n'adhère pas à la choroïde ; elle ne lui est que juxtaposée : aussi peut-elle en être plus ou moins écartée lorsqu'un épanchement se produit entre elles, que le liquide épanché soit du sang, ou, ce qui est beaucoup plus fréquent, qu'il soit séreux. Cet accident, désigné sous le nom de *décollement* de la rétine, compromet singulièrement la vision par suite de l'altération qu'il détermine dans les éléments de la membrane. Aussi, bien qu'elles n'aient pas donné jusqu'ici de grands résultats, doit-on encourager les tentatives faites par Sichel, de Graefe, Bowman, pour ponctionner la rétine, évacuer dans l'humeur vitrée le contenu de la poche et en obtenir le retrait vers la choroïde.

(1) Le diagnostic de certaines lésions cérébrales fait à l'aide de l'examen de la rétine a donné naissance à la *cérébroscopie rétinienne*, sur la valeur clinique de laquelle je ne suis pas en mesure de me prononcer.

Le liquide épanché entre les deux membranes peut ne pas être réuni en collection, mais répandu uniformément à leur surface : c'est ce qu'on observe dans certains cas de rétinite syphilitique, où se produit un exsudat sous-rétinien. Au lieu d'être rouge, le fond de l'œil est alors uniformément grisâtre, ce qui tient à ce que le liquide forme une couche opaque au devant de la membrane chorio-papillaire ; quoique curable, cette affection est très rebelle au traitement.

La face externe de la rétine répond immédiatement à la couche la plus interne de la choroïde, c'est-à-dire à la couche pigmentaire ; normalement, le pigment ne se dépose jamais sur la rétine, mais à l'état pathologique cette membrane peut en être infiltrée. Tantôt on aperçoit à sa surface des plaques noires disséminées sans ordre ; ces plaques affectent parfois au contraire une disposition régulière, suivent le trajet des vaisseaux qu'elles finissent par atrophier, et rappellent la forme des corpuscules osseux. Le nom de *rétinite pigmentaire*, sous lequel on désigne cette affection, ne doit pas impliquer le point de départ exact de la maladie, car il est plus vraisemblable qu'elle a son origine dans la choroïde. La rétinite pigmentaire s'observe chez les *héméralopes* (malades qui sont dans l'impossibilité de voir après le coucher du soleil), et, chose très singulière, se rencontrerait, au dire de Liebreich, 40 à 50 fois sur 100, chez les sujets issus de parents consanguins, ce qui d'ailleurs n'est pas démontré.

La rétine reçoit ses vaisseaux d'un tronc unique, l'*artère centrale de la rétine*, provenant de l'ophthalmique. Cette artère se prolonge dans l'épaisseur du nerf optique et apparaît dans l'œil au centre de la papille, où elle se divise aussitôt en deux branches, l'une supérieure, l'autre inférieure. Elle occupe la couche la plus interne de la rétine, c'est-à-dire qu'elle est placée en avant de la membrane de Jacob : aussi est-elle très facile à découvrir à l'ophthalmoscope et peut-on se guider sur l'une de ses branches pour arriver à la papille. La situation des vaisseaux rétiniens rend compte de l'expérience curieuse de Listing et de Purkinje, qui consiste à *voir ses propres vaisseaux rétiniens*, ce qui prouve que les éléments essentiels de la rétine sont situés sur un plan postérieur à celui des vaisseaux.

L'artère centrale de la rétine est susceptible d'éprouver les mêmes lésions que les autres artères : c'est ainsi qu'elle peut présenter des embolies, des anévrysmes. Elle peut encore se rompre et donner naissance à une hémorrhagie, à une *apoplexie* de la rétine. Ces diverses altérations amènent des troubles profonds dans la vision, surtout lorsqu'elles siègent au niveau de la macula.

Comment la rétine se termine-t-elle en avant ?

Étendue, ainsi qu'on peut le voir sur la figure 78, de G en D, c'est-à-dire du nerf optique au cristallin, sur la grande circonférence duquel elle se perd, la rétine présente dans ce trajet deux portions bien distinctes : l'une postérieure (A, trait noir), l'autre antérieure (B, trait rouge). La postérieure se compose des diverses couches dont est formée la rétine ; la portion antérieure ne renferme plus aucun élément nerveux, mais seulement de la substance conjonctive. En conséquence, bien que ces deux portions forment une même membrane continue, elles sont aussi différentes l'une de l'autre qu'un muscle l'est de son tendon.

On réserve à la portion postérieure le nom de rétine et on désigne la partie antérieure par le nom de l'anatomiste qui l'a décrite le premier, on l'appelle *zone de Zinn*. La rétine proprement dite naît donc au pourtour du nerf optique pour se terminer au bord postérieur de la zone de Zinn.

Les éléments nerveux de la rétine commencent à diminuer à partir de l'équateur de l'œil; ils n'ont toutefois complètement disparu qu'au point où commence la zone de Zinn, c'est-à-dire à 6 millimètres environ en arrière du rebord cornéal, ainsi que l'a démontré le professeur Gosselin à l'époque où l'on pratiquait encore l'abaissement de la cataracte. L'union de la rétine à la zone de Zinn se fait suivant une ligne légèrement festonnée à laquelle certains auteurs

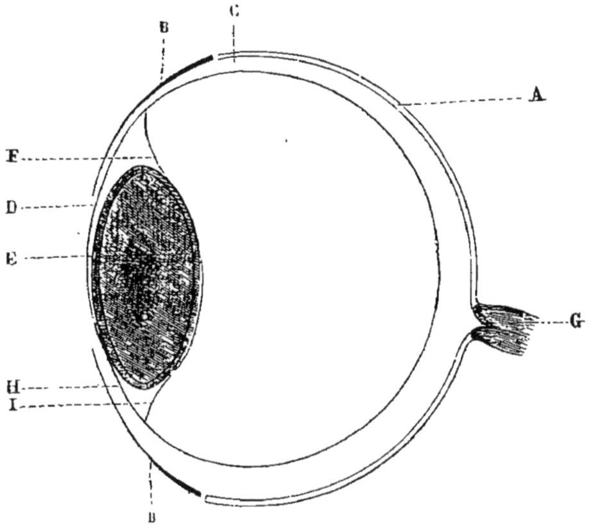

Fig. 78. — *Schéma destiné à montrer la terminaison en avant de la rétine et de la membrane hyaloïde sur le cristallin.*

A, rétine.
BB, zone de Zinn.
C, membrane hyaloïde.
D, cristalloïde antérieure.
E, cristalloïde postérieure.
F, canal godronné.
G, nerf optique.
H, feuillet antérieur de la membrane hyaloïde.
I, feuillet postérieur de la membrane hyaloïde.

donnent le nom d'*ora serrata* : mais cette dernière expression s'applique ordinairement à la ligne d'union de la choroïde et de la zone choroïdienne.

La zone de Zinn commence donc à 6 millimètres environ en arrière du rebord sclérotical et se termine en avant à la grande circonférence du cristallin. Par son bord postérieur elle se continue directement avec la rétine; par son bord antérieur elle s'unit à la membrane hyaloïde (C), qui lui est sous-jacente, pour aller se terminer sur la face antérieure du cristallin et se confondre avec la cristalloïde antérieure (D). Sa face interne répond à la grande circonférence du cristallin et à une portion du corps vitré. Sa face externe est en rapport immédiat avec la zone choroïdienne. Les deux faces respectives de la zone choroïdienne et de la zone de Zinn s'engrènent l'une dans l'autre en avant, c'est-à-dire au niveau des procès ciliaires; il n'y a toutefois que contiguïté entre elles, et c'est une erreur grave de dire avec certains auteurs classiques que les procès ciliaires adhèrent intimement à la zone de Zinn.

La partie antérieure de cette zone, celle qui correspond aux procès ciliaires, est légèrement recouverte du pigment qu'y ont déposé ces derniers; on désigne encore parfois les plis qu'elle forme sous le nom de *procès ciliaires de la rétine*, mauvaise expression qui ne peut qu'ajouter un peu plus de confusion à une description déjà complexe par elle-même.

La rétine jouit d'une sensibilité spéciale; elle réagit sous l'influence de la plus légère pression, et la réaction consiste en une impression lumineuse dont l'intensité est en rapport avec celle de la pression. La rétine ne réagit, bien entendu, de cette façon, que si elle est capable de percevoir les rayons lumineux : aussi doit-on toujours, avant de pratiquer une opération de cataracte, rechercher le degré d'impressionnabilité de la rétine. M. Serres d'Alais a donné le nom de *phosphène* à cette sensation lumineuse éprouvée sous l'influence d'une légère pression. Il y a les phosphènes frontal, jugal, nasal, temporal. Pour en constater l'existence, il faut presser légèrement sur le globe de l'œil du côté opposé à celui vers lequel on fait regarder le malade. Ce dernier aperçoit alors des cercles lumineux. Très important en théorie, ce signe perd de sa valeur pratique par la difficulté qu'on éprouve souvent à se faire bien comprendre des malades.

En terminant, je dirai que la rétine présente une aptitude singulière à la production des tumeurs malignes désignées sous les noms d'encéphaloïdes, de gliomes, gliosarcomes. Primitivement développées au milieu des éléments de la membrane, ces tumeurs restent un certain temps contenues dans l'intérieur du globe et ne sont alors appréciables qu'à l'ophthalmoscope. Elles repoussent peu à peu en avant le corps vitré, le cristallin, l'iris, la cornée, ulcèrent la coque de l'œil et finissent par former une sorte de champignon en dehors de l'orbite, absolument comme les sarcomes de la choroïde, dont j'ai dit un mot plus haut. On y observe assez souvent le cancer mélanique. En même temps qu'elles marchent vers l'extérieur, ces tumeurs peuvent pénétrer dans la cavité crânienne.

Beaucoup plus fréquent chez les enfants qu'aux autres âges de la vie, le cancer de l'œil est d'une extrême gravité et comporte pour tout traitement l'extirpation totale du globe, pratiquée d'aussi bonne heure que possible.

Membrane hyaloïde et corps vitré.

Le *corps vitré* est constitué par une masse fluide ressemblant à du verre fondu, absolument transparente; il occupe les quatre cinquièmes de la coque oculaire, répond en avant à la face postérieure du cristallin, et dans le reste de sa surface à la rétine, qui prend sur lui ses points d'appui. La consistance normale du corps vitré ressemble à celle du blanc d'œuf et présente une certaine cohésion, mais il est susceptible de se ramollir, de devenir tout à fait liquide. Il subit alors dans les divers mouvements de la tête des oscillations qui sont transmises à l'iris : d'où le tremblement de cette membrane, le *tremulus iridis*, comme symptôme du ramollissement du corps vitré.

De même que la consistance diminue, la transparence du vitré peut également s'altérer. On y trouve souvent des flocons de forme très variable qui voyagent dans son intérieur, se déplacent à chaque instant et donnent lieu au phénomène dit *mouches volantes*. Il n'est pas rare de trouver au milieu du corps vitré ramolli, au lieu de ces flocons, des cristaux de cholestérine qui produisent à l'ophthalmoscope l'effet de paillettes d'or douées d'un mouvement incessant; phénomène désigné en pathologie sous le nom de *synchysis étincelant*.

L'humeur vitrée est revêtue par une membrane spéciale, la *membrane hyaloïde*, dont quelques auteurs ont, à tort selon moi, contesté l'existence, prétendant qu'elle n'est autre que la couche la plus interne de la rétine, dite membrane limitante.

Ce qu'il est permis d'affirmer, car il suffit pour cela d'y regarder à l'œil nu, c'est que l'humeur vitrée est emprisonnée de toutes parts dans une enveloppe d'une transparence parfaite, de la face profonde de laquelle se détachent des cloisons qui la divisent en plusieurs loges. Quoique extrêmement mince, cette membrane suffit pour maintenir l'humeur vitrée en une masse unique tant qu'on ne l'a pas divisée. Quand on vide un œil frais, ne voit-on pas le corps vitré sortir en bloc et rester ainsi un certain temps à l'état de masse bien limitée, ce qui implique nécessairement l'existence d'une enveloppe périphérique?

Le chirurgien n'est-il pas souvent obligé de couper avec des ciseaux la portion du corps vitré qui vient parfois s'engager entre les lèvres de la plaie dans une opération de cataracte, ce qui ne s'explique que par des cloisonnements intérieurs?

Voici comment je comprends la membrane hyaloïde, dont les connexions en avant offrent un intérêt chirurgical de premier ordre.

Contiguë à la face interne de la rétine, à laquelle elle n'adhère en aucune façon, l'hyaloïde enveloppe de toute part l'humeur vitrée, dont elle est inséparable. Arrivée au voisinage de la grande circonférence du cristallin, la membrane hyaloïde se divise en deux feuillets : l'un, antérieur (H, fig. 78), s'applique à la face interne de cette zone et se confond avec elle pour aller ensuite s'unir ensemble à la cristalloïde antérieure; l'autre, postérieur (I, fig. 78), passe derrière le cristallin, tapisse la niche dans laquelle est reçue cette lentille et se confond avec la cristalloïde postérieure E.

L'écartement des deux lames de l'hyaloïde limite au pourtour du cristallin un canal triangulaire F désigné sous le nom de *canal godronné* ou de Petit, à cause de la forme régulièrement bosselée qu'il revêt quand il est distendu.

Je n'ignore pas que cette description est quelque peu schématique et qu'il serait aussi exact de dire : la membrane hyaloïde se termine en avant en se confondant avec la face interne de la zone de Zinn, qui se divise elle-même en deux feuillets, l'un antérieur, l'autre postérieur. Quoi qu'il en soit, le fait indiscutable, c'est que la zone de Zinn et la membrane hyaloïde ne forment en avant qu'une seule et même membrane, et que cette membrane s'unit de la manière la plus intime avec l'enveloppe du cristallin; et, pour dégager encore davantage de la question anatomique ce qu'il importe à un haut degré que sache le chirurgien, nous dirons : *Le corps vitré présente avec l'appareil cristallinien des connexions si intimes que, si l'on tente, dans l'opération de la cataracte, de faire sortir le cristallin sans avoir préalablement détruit ces connexions, le corps vitré s'échappe en bloc à l'extérieur.*

Le corps vitré, débordant légèrement le cristallin sur sa circonférence, est en rapport à la périphérie du globe de l'œil avec les procès ciliaires et se trouve très peu éloigné de la grande circonférence de l'iris. Une conséquence importante résulte de ce rapport. Nous avons vu plus haut que, grâce au biseau cornéen, l'incision dans l'opération de la cataracte peut porter sur la sclérotique sans que pour cela le couteau cesse de cheminer dans la chambre antérieure en avant de l'iris. Mais on conçoit qu'il suffise d'un bien faible écart en arrière pour ouvrir la membrane hyaloïde et donner issue au corps vitré. Aussi est-ce là un accident presque inséparable de la méthode primitive de de Graefe; c'est la raison principale qui a engagé l'auteur et ses élèves à rapprocher de plus en plus l'incision du limbe sclérotical.

L'issue du corps vitré doit, en effet, toujours être considérée comme un accident qu'il faut chercher à éviter, sans toutefois s'en préoccuper outre mesure lorsqu'il n'en est sorti qu'une faible quantité : car, ainsi que le docteur Piermé l'a démontré, le corps vitré se reproduit assez rapidement.

Chambres de l'œil.

On désigne sous le nom de *chambre de l'œil* l'espace compris entre la face antérieure du cristallin et la face postérieure de la cornée. L'iris tendu verticalement au devant du cristallin divise cet espace en deux parties communiquant entre elles à travers la pupille, l'une antérieure, *chambre antérieure*, l'autre postérieure, *chambre postérieure*.

Il est aisé de voir sur nos diverses coupes antéro-postérieures combien ces deux chambres diffèrent l'une de l'autre : la chambre antérieure, étendue de la cornée à la face antérieure de l'iris, mesure environ 2 millimètres de profondeur au centre de la cornée; la chambre postérieure, limitée par la face postérieure de l'iris et la face antérieure du cristallin, est au contraire une chambre virtuelle, c'est-à-dire que normalement l'iris touche la face antérieure du cristallin, et par suite bombe très légèrement; ce rapport intime rend bien compte de la fréquence des synéchies postérieures. Par suite de sa courbure, le cristallin s'écarte légèrement en haut de la face postérieure de l'iris, mais cet espace est comblé par les procès ciliaires.

Les chambres de l'œil sont baignées par un liquide clair et limpide désigné sous le nom d'*humeur aqueuse*. Ce liquide a pour usage de maintenir la cornée sous un certain degré de tension, et la preuve en est que cette membrane s'affaisse aussitôt après la sortie de l'humeur. Elle maintient également l'iris à sa place : en effet, à peine la chambre antérieure est-elle vidée, que l'iris vient se précipiter en avant et toucher la face postérieure de la cornée. Il résulte de là que dans l'opération de la cataracte la ponction et la contre-ponction doivent être pratiquées assez vite pour que l'humeur aqueuse ne puisse sortir dans l'intervalle des deux temps opératoires, sinon, l'iris viendra s'appliquer sur le couteau et forcera quelquefois à interrompre l'opération.

L'humeur aqueuse a la propriété de se reproduire très rapidement; elle jouit également d'une action résorbante suffisamment active pour qu'on ait fondé sur elle une méthode d'opération de la cataracte, la *discision de la capsule*. Lorsque la cataracte est tout à fait molle, que sa couleur est d'un blanc laiteux, qu'il n'existe pas de noyau, on *divise* la cristalloïde antérieure de façon à mettre la substance du cristallin en contact immédiat avec l'humeur aqueuse qui en détermine la résorption plus ou moins rapide.

La chambre antérieure est souvent remplie par du pus, par du sang; elle contient parfois des corps étrangers, et le cristallin lui-même peut s'y loger après luxation. Ces diverses lésions pourront être observées par un examen direct, mais on s'en rendra un compte bien plus satisfaisant au moyen de l'éclairage latéral.

Cristallin.

On donne le nom de *cristallin* à une lentille biconvexe, offrant la transparence du cristal, située entre le corps vitré, qui est en arrière, et l'iris, qui est en avant.

Le cristallin est reçu dans une sorte de cupule que lui présente la face antérieure du corps vitré. Par sa circonférence, le cristallin répond de l'intérieur à l'extérieur du globe : 1° à la zone de Zinn, qui y adhère intimement; 2° à la zone choroïdienne; 3° au muscle ciliaire; 4° à la sclérotique, immédiatement en arrière du biseau cornéen et du canal de Fontana.

Les deux faces de la lentille cristallinienne n'offrent pas la même courbure : la face postérieure est légèrement plus courbe que l'antérieure.

Le diamètre transversal du cristallin mesure de 9 à 10 millimètres, et son épaisseur est de 4 1/2 à 5 millimètres; son poids varie de 20 à 25 centigrammes.

Le cristallin se compose de deux parties absolument distinctes : une enveloppe ou *capsule*, et un contenu ou *substance propre du cristallin*. Ces deux parties du même organe présentent des aptitudes physiologiques et pathologiques très différentes.

Capsule cristalline. — La capsule entoure le cristallin de toutes parts, et on lui donne généralement, à cause de sa transparence absolue, le nom de cristalloïde, que l'on divise en *antérieure* et *postérieure*.

Quoique très mince, la capsule est résistante; les chirurgiens savent quelle difficulté parfois insurmontable elle oppose à la sortie du cristallin, malgré des pressions assez fortes, tant qu'elle n'a pas été ouverte.

Elle est, de plus, très *élastique*. On le constate en l'insufflant : elle se laisse distendre par l'air et revient aussitôt sur elle-même. On le constate également en la déchirant : en effet, dès qu'une simple déchirure linéaire a été pratiquée à sa surface, les deux lèvres de l'incision s'écartent aussitôt l'une de l'autre et laissent à nu la substance propre du cristallin, qui s'échappe par cette ouverture sous l'influence de la plus légère pression, et même spontanément. Les deux moitiés de la capsule se replient, s'enroulent sur elles-mêmes, et, s'il reste encore des couches corticales du cristallin non opacifiées (ce qui a lieu dans les cataractes incomplètes), les débris de la capsule entraînent avec eux ces couches, que le chirurgien n'aperçoit pas dans le champ de la pupille, à cause de leur transparence, et qui deviennent bientôt le point de départ d'une cataracte secondaire.

La capsule du cristallin est donc une pierre d'achoppement dans l'opération de la cataracte; c'est elle qui offre le seul obstacle à la sortie du cristallin (quand l'incision cornéenne est convenable), et c'est elle qui est à peu près toujours la cause ou le point de départ des cataractes secondaires : aussi les chirurgiens ont-ils dirigé avec ardeur leur attention de ce côté. C'est dans le but de prévenir l'emprisonnement des couches corticales dans les débris de la capsule que M. le docteur Perrin a modifié le kystitome. Au lieu d'une seule dent, son kystitome en présente plusieurs, ce qui lui donne la forme d'un petit râteau qui divise la cristalloïde en languettes isolées et impuissantes à faire une poche fermée de toutes parts.

Le problème serait encore bien mieux résolu, si dans l'opération de la cataracte on pouvait enlever le cristallin avec sa capsule. Mais cela est-il possible?

C'est ici le lieu de rappeler que la zone de Zinn, portion antérieure de la rétine, vient s'attacher et se confondre, au niveau de la grande circonférence du cristallin, avec la cristalloïde antérieure ; que dans ce même point la membrane hyaloïde ou enveloppe du corps vitré est tellement confondue avec cette zone, qu'elle ne paraît faire avec elle qu'une seule membrane; et nous avons vu du reste que pour certains auteurs modernes la membrane hyaloïde n'est autre chose que la couche la plus interne de la rétine. Le cristallin et le corps vitré sont donc unis de la manière la plus intime par leurs enveloppes, celles-ci étant continues l'une à l'autre.

Pour démontrer cette intimité, je fais dans mes cours l'expérience suivante : le corps vitré et le cristallin étant extraits du globe, je tourne et retourne cette masse en tous sens : l'humeur vitrée s'échappe peu à peu des cloisons qui la retiennent, le corps vitré s'affaisse, mais le cristallin reste toujours en place tant que la cristalloïde n'a pas été ouverte : mais, à peine fait-on à cette dernière la moindre déchirure, que le cristallin s'échappe aussitôt. J'en conclus ceci : *Il est matériellement impossible, à l'état normal, d'enlever le cristallin avec sa capsule sans faire sortir en même temps le corps vitré, c'est-à-dire sans vider l'œil.*

On ne saurait, par conséquent, édifier une méthode opératoire qui ait pour but l'extraction du cristallin avec sa capsule, et cependant il est incontestable que le fait peut se produire, mais à l'*état pathologique* et malgré le chirurgien. M. Notta, de Lisieux, m'adressa un cristallin à gros noyau qu'il venait d'extraire : l'examen fait par M. Grancher, alors chef du laboratoire d'histologie à Clamart, démontra l'existence d'une couche de cellules épithéliales à la surface du cristallin et, par conséquent, l'existence de la capsule elle-même.

Ainsi donc, sous l'influence de certaines conditions pathologiques absolument inconnues et qu'il y aurait grand intérêt à déterminer, les adhérences de la cristalloïde avec le corps vitré ont assez diminué pour que l'appareil cristallinien puisse être extrait en entier.

La cristalloïde est d'une transparence presque inaltérable, et il très rare qu'elle participe à l'opacité dans la cataracte. Malgaigne avait dit *jamais*, afin de frapper l'esprit des chirurgiens et d'y faire regarder de plus près. Ces opacités de la capsule coïncident avec les cataractes molles, et elles se présentent sous la forme de petites taches blanches, isolées à la surface du cristallin, situées sur un plan superficiel, ce qu'on peut apprécier aisément avec un bon éclairage latéral.

Substance propre du cristallin. — La substance propre du cristallin se compose de deux couches distinctes : l'une superficielle, molle ; l'autre profonde ou centrale, plus ferme.

La couche superficielle présente sur le vivant une consistance gommeuse et se résout après la mort en un liquide appelé liquide de Morgagni. Elle est, en général, la dernière à s'opacifier dans la cataracte, et c'est précisément cette substance molle qu'entraîne avec elle la capsule en se rétractant après la kystotomie, et qui plus tard produit à son tour les cataractes secondaires.

La couche profonde est composée de fibres qui forment deux plans superposés : le premier plan, de beaucoup le plus mince, renferme des fibres creuses à noyaux, appelées encore tubes. Cette couche, dans la cataracte, constitue l'enveloppe blanche et molle qui entoure à peu près constamment le noyau : d'où le nom de demi-molle donné à cette variété de cataracte, parce qu'elle est molle à sa périphérie et dure au centre. Elle est la plus fréquente de toutes.

Le second plan constitue la partie centrale et la presque totalité du cristallin. Il est plus ferme, plus dense, et a reçu le nom de noyau ; c'est à peu près constamment par l'opacité de ce noyau que débutent les cataractes ; l'opacité rayonne ensuite pour gagner la périphérie. Aussi les malades, au début de la cataracte, voient-ils beaucoup mieux quand la pupille est dilatée, circonstance qu'exploitent certains individus en instillant dans l'œil un collyre à l'atropine.

Ce plan est constitué par des fibres dites *fibres dentelées* ou *fibres propres au cristallin*. Ces fibres présentent sur leurs bords des dentelures par lesquelles elles s'engrènent les unes avec les autres de façon à former une mince lamelle. Toutes les lamelles sont superposées et emboîtées les unes dans les autres, comme les lames d'un oignon.

Le plan des cellules et des tubes s'enfonce profondément dans l'épaisseur de la couche des fibres suivant trois lignes qui se rendent en divergeant du centre à la circonférence du cristallin sous forme de rayons. Si les cellules qui forment ces méridiens deviennent granuleuses, tandis que les parties voisines restent transparentes, elles se présentent alors sous l'aspect de trois lignes blanchâtres rayonnant du centre à la circonférence du cristallin, ce qu'on a désigné du nom de cataracte à trois branches.

Le cristallin prend dans la vieillesse une teinte jaunâtre.

Si la cristalloïde devient très rarement opaque, il n'en est pas de même de la substance propre : celle-ci s'altère très facilement, et la plus légère blessure du cristallin détermine la production d'une cataracte traumatique.

Le cristallin cataracté présente une coloration très variable. Il peut être d'un blanc laiteux (cataracte liquide), d'un blanc nacré (cataracte demi-molle), de couleur jaune ambrée (cataracte dure) ; il peut même être noir.

La consistance de la lentille oscille à l'état pathologique entre celle d'un liquide et une dureté presque pierreuse.

Des expériences faites sur les animaux ont démontré que la capsule était susceptible de pouvoir reproduire le cristallin après son extraction.

Quant à son *développement*, le cristallin naît aux dépens d'un prolongement digitiforme de l'épiderme de l'embryon (voir *Développement de l'appareil de la vision*).

B. — RÉGION PALPÉBRALE.

La *région palpébrale* est exclusivement formée par les paupières.

Les *paupières* sont deux voiles musculo-membraneux destinés à recouvrir et à protéger le globe de l'œil, à maintenir à sa surface une humidité constante et indispensable.

Au nombre de deux, une supérieure et une inférieure, chacune d'elles présente deux faces, deux bords et deux extrémités. Les deux extrémités de chaque paupière se réunissent pour former les commissures, ou les angles, qui sont interne et externe. Les faces sont l'une cutanée, l'autre muqueuse. Des deux bords, l'un est adhérent et se continue, le supérieur avec la région du sourcil, l'inférieur avec la joue; l'autre bord est libre, et l'espace compris entre les deux bords libres constitue la fente palpébrale.

Cette fente offre une forme et des dimensions très variables suivant les sujets. Elle est petite, grande, arrondie, elliptique, et contribue puissamment à l'expression du visage.

Lorsque les granulations palpébrales ont résisté aux moyens ordinaires de traitement et déterminent par le frottement une kératite souvent très rebelle, on peut obtenir la guérison en agrandissant la fente palpébrale. Pour cela on incise la commissure externe, ce qui fait disparaître le frottement de la paupière sur le globe.

La paupière supérieure est concave en haut au niveau de la base de l'orbite et convexe en bas. S'enfonçant entre l'orbite et le globe de l'œil, elle y forme une sorte de gouttière, gouttière orbito-palpébrale, dans laquelle il faut porter le bistouri pour ouvrir les abcès de l'orbite : c'est là aussi que viennent faire saillie les diverses tumeurs dont nous avons parlé ; lipomes, kystes, etc. Cette gouttière disparaît dans l'œdème, l'emphysème, l'érysipèle, toutes les fois, en un mot, que la paupière est tuméfiée. J'ai signalé en 1867 que, dans les cas d'aphakie consécutive à la luxation sous-conjonctivale du cristallin, cette gouttière diminuait de profondeur par suite d'un léger affaissement du globe. Chacun sait combien elle se creuse chez les sujets malades, amaigris, ce qui contribue à donner une expression particulière à la physionomie des phthisiques, des cholériques, etc.

Après avoir formé la gouttière oculo-palpébrale, la paupière supérieure devient convexe dans sa moitié inférieure; elle se moule sur la convexité du globe, dont elle traduit fidèlement à l'extérieur le volume et la forme.

La paupière inférieure, beaucoup moins étendue que la supérieure, présente un sillon oculo-palpébral très superficiel et ne joue en quelque sorte qu'un rôle passif dans l'occlusion du globe de l'œil, puisqu'elle est à peu près immobile.

Superposition des plans.

Les couches dont se composent les paupières présentent une grande simplicité. On voit sur une coupe verticale antéro-postérieure qu'elles sont au nombre cinq.

Nous trouvons successivement :

1° La peau (F) ;

2° Une couche musculaire (G);

3° Une couche de tissu conjonctif;

4° Une couche fibro-cartilagineuse (EH) ;

5° Une membrane muqueuse (J).

1° *Peau* (F). — La peau des paupières est remarquable par sa finesse, sa minceur, sa diaphanéité, qui permettent d'apercevoir les vaisseaux au-dessous d'elle. Elle présente des plis transversaux formés par les mouvements des paupières. Ces plis, d'abord temporaires, deviennent permanents et peuvent être si nombreux que la paupière est tout à fait ridée; c'est de l'angle externe des paupières que partent ces trois plis désignés sous le nom de patte d'oie, qui révèlent impitoyablement la marche du temps. Les plis de la paupière supérieure s'exagèrent lorsque le globe de l'œil s'affaisse par une cause quelconque :

issue du corps vitré, de l'humeur aqueuse. J'ai proposé d'en faire un symptôme de la luxation sous-conjonctivale du cristallin.

Lorsqu'on pratiquera une incision sur les paupières, elle devra toujours être parallèle à ces plis, c'est-à-dire horizontale.

La peau des paupières, vu sa délicatesse, est fréquemment le siège d'érythème, d'érysipèle. Cela ne devra toutefois pas empêcher le chirurgien de pratiquer la suture des plaies de la paupière lorsqu'elles seront suffisamment étendues. Cependant les plaies horizontales ont une telle tendance au rapprochement, que la suture est à peu près inutile et doit être réservée aux plaies verticales ou obliques qui s'accompagnent d'écartement des bords.

Au-dessous de la peau existe une couche très mince de tissu conjonctif. On

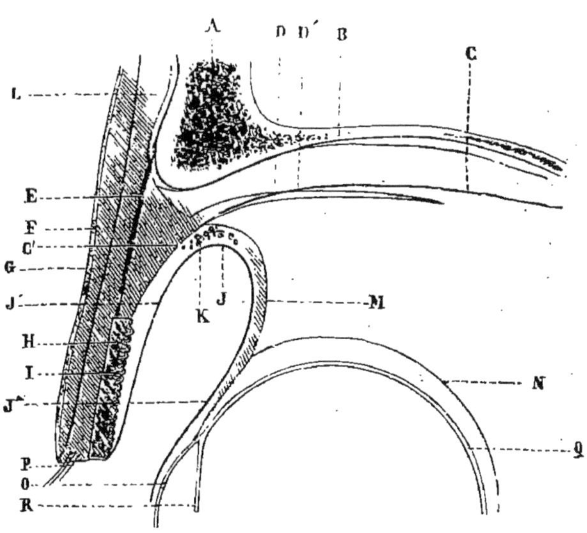

Fig. 79. — *Schéma représentant la structure de la paupière* (paupière supérieure).

A, coupe de l'os frontal.
B, périoste orbitaire.
C, muscle releveur de la paupière supérieure.
C', tendon du muscle releveur.
DD', prolongement de l'aponévrose orbitaire sur le muscle releveur.
E, ligament suspenseur du cartilage tarse.
F, peau de la paupière.
G, muscle orbiculaire des paupières.
H, cartilage tarse.
I, glandes de Meibomius.
JJ'J'', conjonctive.
K, groupe de glandes sous-conjonctivales.
L, périoste du frontal.
M, feuillet palpébral de l'aponévrose orbitaire.
N, feuillet oculaire.
O, cornée.
P, cils.
Q, sclérotique.
R, iris.

n'en saurait faire une couche distincte, cependant son existence est manifeste, *Elle ne renferme jamais de graisse.*

La peau des paupières contient un certain nombre de glandes sudoripares et de glandes sébacées.

La sécrétion des glandes sudoripares peut être parfois tellement exagérée, qu'elle est susceptible de déterminer un érythème des paupières. Les glandes sébacées peuvent aussi être le siège d'une sécrétion exagérée, et, chose beaucoup plus singulière, d'une perversion de sécrétion que M. Le Roy de Méricourt a appelée *chromhydrose*, affection qui fit beaucoup de bruit, il y a quelques années, à propos d'un prétendu fait de simulation.

La chromhydrose est caractérisée par des plaques noires ou bleues occupant le plus souvent la paupière inférieure et la joue, répandues parfois sur toute la peau de la face et du front. Ces taches s'enlèvent très facilement, et la peau redevient blanche, jusqu'à ce qu'une nouvelle sécrétion du sébum pigmenté la recouvre de nouveau.

Nous rapprochons de la chromhydrose une affection bizarre que nous avons observée plusieurs fois, caractérisée par des *plaques jaunes* faisant un léger relief à la surface des paupières. Ces plaques sont sans doute le résultat d'une accumulation de matière sébacée dans l'épaisseur de la peau, et, n'était leur légère proéminence, ressembleraient tout à fait à un tatouage.

2° *Couche musculaire* (G). — Cette couche est exclusivement constituée par un muscle, l'orbiculaire des paupières, muscle de l'occlusion palpébrale. Nous

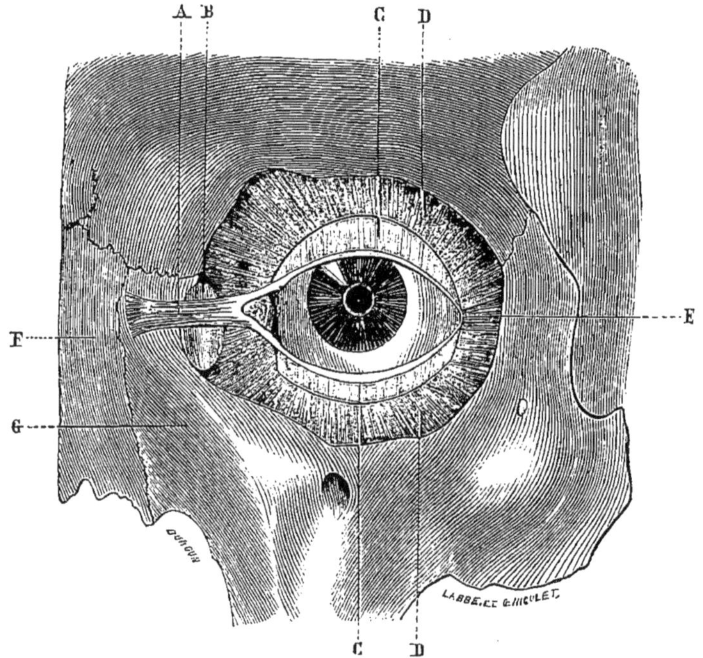

Fig. 80. — *Rapports du tendon direct du muscle orbiculaire avec le sac lacrymal. — Cartilages tarses. — Ligaments angulaires des paupières.*

A, tendon direct du muscle orbiculaire des paupières.
B, sac lacrymal.
C, C, cartilages tarses.
D, D, ligaments des tarses.
E, ligament angulaire externe.
F, os propre du nez.
G, branche montante du maxillaire supérieur.

renvoyons pour sa description aux traités d'anatomie descriptive, nous contentant de dire qu'il est composé de trois parties désignées sous les noms de périorbitaire, palpébrale et ciliaire, eu égard au siège qu'elles occupent.

La portion palpébrale est très mince, composée de fibres musculaires pâles que l'on distingue difficilement au fond d'une plaie.

Les fibres musculaires de la portion palpébrale partent toutes de l'angle interne de l'œil. Elles s'insèrent sur un tendon, dit tendon de l'orbiculaire, qui joue un rôle fort important dans la région. Ce tendon, figuré en A (fig. 80), est encore désigné sous le nom de tendon *direct* de l'orbiculaire, par opposition à un second tendon *réfléchi*, situé en arrière du sac lacrymal.

On se fera une très bonne idée du tendon direct de l'orbiculaire par la figure ci-jointe. Il y est représenté très exactement avec sa forme et ses dimensions. Il passe en avant du sac lacrymal B, qu'il bride transversalement et avec lequel il est immédiatement en contact; ce tendon fait toujours sous la peau une saillie appréciable et que d'ailleurs on rend très manifeste en exerçant une traction sur la commissure externe. Le chirurgien pourra donc trouver aisément le sac lacrymal en se guidant sur ce point de repère précieux.

Le tendon direct de l'orbiculaire est long de 15 millimètres environ et large de 4 ou 5. Il représente une bandelette fibreuse aplatie, très résistante; simple en dedans, où il s'insère sur la branche montante du maxillaire supérieur, il se bifurque en dehors et se rend aux extrémités internes des deux cartilages tarses, qui se trouvent de la sorte solidement fixés l'un à l'autre, ainsi qu'à la base de l'orbite.

Le muscle orbiculaire reçoit ses filets nerveux du facial : aussi la paralysie de ce nerf entraîne-t-elle l'impossibilité de clore les paupières.

Il peut être atteint de contracture, ce que l'on désigne du nom de *blépharospasme*. La contracture de l'orbiculaire est caractérisée par l'occlusion permanente des paupières et diffère de la blépharoptose, ou chute de la paupière, par les nombreuses plicatures de la peau et par une expression particulière de la physionomie qui indique un état d'activité du muscle et souvent une vive douleur. La contracture peut arriver au point de renverser en dedans le bord libre des paupières, c'est-à-dire de produire un entropion et de compromettre par suite l'intégrité du globe en ulcérant la cornée. J'observai en 1872 un cas curieux de blépharospasme sur une jeune fille dans mon service à l'hôpital Saint-Louis. La maladie, dont la cause est en général fort obscure, paraissait due à une légère conjonctivite contractée dans un lavoir. Elle était par conséquent de nature réflexe. Après plusieurs mois d'un traitement énergique et varié, auquel voulut bien collaborer M. Abadie par l'application des courants continus, la contracture augmentant toujours, ainsi que l'entropion, je me décidai à pratiquer la section sous-cutanée des nerfs sus-orbitaires de chaque côté, et les yeux s'ouvrirent aussitôt comme par enchantement. J'ai revu la malade dix ans plus tard, l'affection ne s'était jamais reproduite.

3° *Couche de tissu conjonctif.* — Entre le muscle orbiculaire et la couche sous-jacente fibro-cartilagineuse existe une couche de tissu conjonctif dont le rôle est fort important dans la pathologie des paupières.

Cette couche très mince, lâche, lamelleuse, est le siège des infiltrations si fréquentes des paupières; elle se laisse très facilement distendre par la sérosité, le sang ou l'air atmosphérique : d'où la production de l'œdème, des ecchymoses et de l'emphysème, qui déterminent un gonflement si rapide et si considérable des paupières.

Le phlegmon diffus des paupières occupe cette couche, et l'on conçoit qu'il détermine facilement la gangrène de la peau, si mince en cet endroit.

4° *Couche fibro-cartilagineuse* (EH). — Cette couche est constituée par le cartilage tarse (H) et par une membrane fibreuse (E) qui en part pour aller se fixer à la base de l'orbite.

Les *cartilages tarses*, au nombre de deux (C, C, fig. 80), l'un supérieur, l'autre inférieur, forment la charpente des paupières sans en occuper cependant toute la hauteur. Ils diffèrent l'un de l'autre par la forme et l'étendue. Le supérieur, beaucoup plus grand que l'inférieur, présente une forme semi-lunaire ; on l'a comparé assez exactement à la peau d'un quartier d'orange ; il mesure environ 1 centimètre dans sa partie la plus large. L'inférieur représente un quadrilatère très étroit, haut de 4 à 5 millimètres, allongé transversalement ; les bords libres des deux cartilages correspondent aux bords libres des paupières et limitent la fente palpébrale. Les glandes de Meibomius (I, fig. 79) occupent l'épaisseur de ces cartilages tout près de leur face postérieure.

En partie constitués par du tissu fibreux et des cellules de cartilage, les tarses sont rigides ; ce sont eux qui donnent aux paupières leur résistance, qui assurent la constance de leur forme et s'opposent à leur renversement en dehors ; cependant le cartilage tarse inférieur, très étroit, n'oppose pas d'obstacle à l'examen de la face interne de la paupière correspondante, tandis que le supérieur, dont la face interne concave se moule sur la convexité du globe et qui occupe toute la portion convexe de la paupière, oppose un obstacle sérieux à l'examen de la face conjonctivale. Or cette face est fréquemment le siège de granulations qu'il faut cautériser ou de corps étrangers qu'il s'agit d'extraire : pour cela il est indispensable de retourner la paupière. Je conseille, dans ce cas, la manœuvre suivante : faire regarder le malade en bas, afin d'abaisser le cartilage ; presser d'une main armée d'un corps mousse, un stylet, un crayon, par exemple, sur le bord supérieur du cartilage, pendant que de l'autre main on saisit le bord libre au niveau des cils ; attirer ce bord en avant et en haut : le cartilage bascule alors très aisément.

Les deux cartilages tarses s'amincissent à leur circonférence et bientôt deviennent exclusivement fibreux, ou, ce qui est identique, donnent insertion à une membrane fibreuse (E sur la figure 79 ; D'D, sur la figure 80) appelée ligament large des paupières, ligament des tarses, ligament suspenseur des paupières.

Des tarses cette membrane rayonne vers la base de l'orbite, à toute la circonférence de laquelle elle s'insère en se continuant avec le périoste. Il convient toutefois de faire remarquer qu'en haut et en bas la membrane est si mince qu'elle ne constitue qu'une toile celluleuse ; on pourrait même à la rigueur se dispenser d'en faire une membrane spéciale, d'autant plus qu'elle ne joue en ce point qu'un rôle insignifiant : les cartilages tarses n'avaient, en effet, besoin d'être solidement fixés que par leurs angles, d'une part l'un à l'autre et d'autre part à l'orbite. Aussi existe-t-il pour les commissures deux trousseaux fibreux si résistants qu'ils peuvent, comme l'a fait remarquer Cruveilhier, supporter le poids de la tête entière ; on leur donne le nom de *ligaments des tarses*. L'un de ces ligaments est externe (E, fig. 80). Après avoir solidement réuni l'une à l'autre les extrémités externes de chacun des tarses, ce ligament se porte horizontalement en dehors pour s'attacher à la paroi externe de la base de l'orbite à 2 ou 3 millimètres en arrière de son rebord et en avant du prolongement externe de l'aponévrose orbitaire, étudié précédemment. Les fibres du ligament large des paupières viennent se continuer avec lui et peuvent à la rigueur en être considérées comme une émanation.

Quant au ligament interne des tarses, il n'est autre que ce que nous avons décrit plus haut sous le nom de tendon direct de l'orbiculaire (A, fig. 80). J'ai déjà signalé que, solidement fixé en dedans à la branche montante du maxillaire supérieur, ce trousseau fibreux se bifurque en dehors et réunit entre elles les extrémités internes de chacun des tarses. Le prolongement interne de l'aponévrose orbitaire n'arrive pas jusqu'au contact de ce ligament : il en est séparé par le sac lacrymal, le tendon réfléchi de l'orbiculaire et le muscle de Horner.

Le ligament interne des tarses mérite-t-il plutôt le nom de tendon de l'orbiculaire que lui donnent la plupart des auteurs? La question n'a qu'un intérêt médiocre, du moment où l'on s'entend sur le fond. Je dois dire toutefois que ce n'est pas un tendon véritable du muscle orbiculaire, en ce sens qu'un certain nombre de fibres de ce muscle ne viennent pas s'y insérer et que par contre il donne attache à celles du ligament large.

En résumé, deux forts ligaments réunissent entre elles les extrémités correspondantes de chaque cartilage tarse et vont ensuite se fixer solidement à la base de l'orbite sur les limites de son diamètre horizontal. Ces ligaments donnent toutes les deux attache aux fibres qui constituent le ligament large des paupières, et l'interne seulement reçoit les fibres de la portion palpébrale du muscle orbiculaire. Ajoutons que la peau, loin de glisser à la surface de ces ligaments, comme elle le fait dans les autres points des paupières, y adhère assez intimement par sa face profonde.

A la couche fibro-cartilagineuse se rattache le muscle *releveur de la paupière supérieure*, antagoniste du muscle orbiculaire.

Parti, comme les muscles droits, du fond de l'orbite, où il s'attache à la gaine du nerf optique, ce muscle se dirige parallèlement au droit supérieur, au-dessus duquel il est situé ; comme ce dernier, il traverse, au niveau de l'équateur de l'œil, l'aponévrose oculaire, qui se comporte avec lui comme avec les muscles droits. Au lieu de se diriger ensuite vers le globe de l'œil, il gagne la base de l'orbite et de là se réfléchit de haut en bas pour aller se fixer au bord supérieur du cartilage tarse (fig. 76 et 79).

M. Sappey a reconnu que la portion palpébrale du muscle, considérée jusqu'alors comme le tendon d'insertion du muscle releveur de la paupière, était elle-même un muscle à fibres lisses auquel il a donné le nom d'*orbito-palpébral*.

Le muscle releveur reçoit ses nerfs de la troisième paire crânienne ou moteur oculaire commun ; ce nerf est fréquemment atteint de paralysie, ce qui entraîne la chute de la paupière supérieure.

5° *Couche muqueuse* ou *membrane conjonctive*. — Bien que la région palpébrale ne renferme qu'une partie de la conjonctive, nous allons néanmoins faire entrer dans notre description la membrane entière.

La *conjonctive* est la membrane muqueuse de l'œil.

Partie du bord libre des paupières, où elle se continue avec la peau, la conjonctive se porte en haut et s'applique à la face postérieure du cartilage tarse, auquel elle adhère très intimement, de façon à ne former réellement avec lui qu'une seule couche. Elle dépasse le bord supérieur de ce cartilage ; arrivée à l'union des trois quarts inférieurs avec le quart supérieur environ de la paupière, elle se réfléchit de haut en bas pour former le cul-de-sac conjonctival supérieur ; de là elle se porte en avant vers le globe de l'œil, recouvre le tiers antérieur de la sclérotique et se termine au pourtour de la cornée sur laquelle elle n'envoie que sa couche épithéliale. Au-dessous de la cornée elle suit un trajet analogue jusqu'au bord de la paupière inférieure, après avoir formé le cul-de-sac conjonctival inférieur, moins profond que le supérieur.

La commissure externe des paupières ne correspond pas au bord externe de l'orbite, elle en est située à quelques millimètres, d'où il résulte que la conjonctive forme également un cul-de-sac externe ; en dedans, au contraire, la conjonctive est soulevée par un petit amas de glandules, la *caroncule lacrymale*, et elle forme un repli semi-lunaire, rudiment de la troisième paupière des oiseaux. C'est dans ces culs-de-sac, supérieur, inférieur et externe de la conjonctive, que vont le plus souvent se loger les corps étrangers flottant à la surface de l'œil. Le cul-de-sac supérieur étant de beaucoup le plus profond, les corps étrangers qu'il renferme présentent parfois certaines difficultés dans leur extraction, même quand ils sont libres ou flottants. On pourra réussir en employant la manœuvre suivante : fermer l'œil pendant un certain temps, le frotter légèrement pour activer la sécrétion lacrymale, puis l'ouvrir brusquement, de façon que les larmes, en s'écoulant, entraînent avec elles le corps étranger, ou encore tenir d'une main la paupière supérieure écartée du globe de l'œil pendant que de l'autre on insinue la paupière inférieure au-dessous d'elle. On laisse ensuite les parties revenir en place, et presque toujours le corps étranger se trouve sur la peau de la paupière inférieure. En cas d'insuccès, on glissera jusqu'au fond du cul-de-sac un corps mousse, un anneau, un stylet, par exemple, ou un papier roulé, et on explorera dans tous les sens.

La conjonctive, très adhérente au cartilage tarse, est au contraire, au niveau des culs-de-sac, doublée d'une couche abondante de tissu cellulaire ; au milieu de cette couche se trouve un groupe de glandes sous-conjonctivales (K), signalées surtout par M. Sappey. On y a également décrit des follicules lymphatiques sur l'existence desquels les auteurs ne sont pas tous d'accord. Le tissu conjonctif devient de plus en plus lâche à mesure que l'on se rapproche du globe de l'œil, et en J, au niveau de la sclérotique, la couche est si peu adhérente, que la conjonctive se détache très aisément de la surface de l'œil à la moindre traction. On trouve parfois dans cette couche quelques vésicules adipeuses qui peuvent se réunir et constituer un petite tumeur appelée *pinguecula*.

La laxité remarquable du tissu cellulaire sous-conjonctival (portion bulbaire) fournit l'explication de quelques phénomènes pathologiques intéressants. Nous dirons d'abord que, grâce à cette laxité, le chirurgien peut aisément détacher la conjonctive au ras de la cornée et de la sclérotique, et, cheminant ensuite le long de celle-ci, aller d'emblée couper le nerf optique, ainsi que je le conseille pour l'énucléation du globe de l'œil.

C'est dans le tissu sous-muqueux que s'infiltre le sang après les contusions de l'œil ; la large ecchymose qui en résulte le plus ordinairement peut être appelée *directe* ou *primitive*, mais il en existe une plus importante que j'appelle *indirecte* ou *consécutive ;* elle est la manifestation d'une lésion plus ou moin éloignée du lieu où elle apparaît ; c'est ordinairement une fracture de la base du crâne, passant par le corps du sphénoïde, qui lui donne naissance. Le sang filtre lentement de proche en proche, et finalement arrive sous la conjonctive, où il donne lieu à une ecchymose dite *ecchymose sous-conjonctivale*. Nous n'avons pas besoin d'insister sur sa grande valeur diagnostique lorsqu'elle survient plusieurs jours après un choc sur le crâne.

De même que la couche celluleuse des paupières, la couche du tissu cellulaire sous-conjonctival se laisse très facilement infiltrer par la sérosité. Il en résulte dans beaucoup de maladies inflammatoires du globe de l'œil la formation d'un bourrelet circulaire grisâtre plus ou moins épais, recouvrant tout ou partie de la cornée, bourrelet désigné du nom de *chémosis*.

C'est encore la laxité du tissu cellulaire sous-conjonctival qui permet d'imprimer à la conjonctive des mouvements de glissement, lorsqu'il s'agit de s'assurer que la vascularisation du globe de l'œil est développée dans la muqueuse et non pas dans la sclérotique.

Il résulte de la disposition de ce tissu une autre circonstance fort curieuse. Nous avons parlé plus haut des ruptures de la sclérotique qui se produisent de dedans en dehors par une sorte d'éclatement du globe. C'est toujours un coup porté sur l'œil avec un corps arrondi plus ou moins volumineux qui produit cet accident ; ainsi : un coup de poing dans la boxe, une chute sur l'angle d'un bois de lit, un coup de bâton, un coup de corne de bœuf, etc. Le globe de l'œil étant protégé par la saillie du nez, c'est ordinairement la partie externe qui reçoit le choc. L'œil, violemment comprimé, cède sous la pression de son contenu, et la rupture se produit dans un lieu d'élection presque toujours le même : c'est à la partie interne, entre la caroncule et le bord interne de la cornée. Le cristallin s'échappe à travers la plaie de la sclérotique et arrive sous la conjonctive. On est tout d'abord surpris de voir une membrane aussi mince résister, alors que la sclérotique a été rompue : c'est que, grâce à la couche abondante de tissu conjonctif, à son extrême laxité, la conjonctive, qui d'ailleurs est élastique, se laisse distendre et revient sur elle-même ; comme le roseau de la fable, elle plie et ne rompt pas. On trouve alors dans le point que nous avons indiqué une petite tumeur soulevant la conjonctive et rappelant la forme du cristallin ; la coque oculaire est remplie de sang et la vision complètement abolie, le plus souvent pour toujours.

Nous avons déjà indiqué les rapports des tendons des muscles droits avec la conjonctive oculaire. Nous rappellerons que, pour les découvrir, il faut traverser trois couches : la conjonctive, que l'on divise après y avoir fait un pli, la couche de tissu cellulaire et le prolongement oculaire de la membrane de Ténon (Voy. fig. 70).

Les *artères* de la conjonctive proviennent de l'ophthalmique et sont très nombreuses ; elles forment à sa surface de riches réseaux anastomosés : aussi s'enflamme-t-elle sous l'influence de la plus légère irritation ; cette inflammation, de nature le plus souvent catarrhale, prend un caractère d'une extrême gravité dans certains cas ; ainsi : l'ophthalmie purulente des nouveau-nés, l'ophthalmie blennorrhagique, l'ophthalmie granuleuse.

La conjonctive oculaire, si mince à l'état normal que l'on voit au travers les vaisseaux sous-jacents, s'hypertrophie parfois dans un point limité et sous une forme bizarre, celle d'un triangle isocèle plus ou moins vascularisé, dont la base répond à l'un des angles de l'œil (le plus souvent l'interne) et le sommet à la cornée (*ptérygion*). Ch. Robin a rencontré dans cette sorte de plaque d'aspect charnu surajouté à la conjonctive des éléments fibro-plastiques, ce qui explique peut-être la ténacité de cette affection.

Incessamment lubrifiée par ses glandes propres, la conjonctive permet des glissements faciles entre ses feuillets palpébral et bulbaire. Mais à la suite de plaies, de brûlures, des adhérences cicatricielles peuvent s'établir entre eux et donner naissance au *symblépharon*. Les bords libres des paupières peuvent même se souder complètement l'un à l'autre sous l'influence des mêmes causes : c'est l'*ankyloblépharon*.

L'humidité de la surface conjonctivale peut disparaître spontanément sous l'influence de causes inconnues, par suite de l'atrophie des éléments qui la constituent et en particulier de ses glandes. Bien que la sécrétion des larmes soit alors intacte, il se produit néanmoins un état de l'œil décrit sous le nom de *xérophthalmie* ou sécheresse de l'œil. De brillante, humide et lisse qu'elle était, la conjonctive devient terne, sèche et rugueuse. Elle est recouverte d'écailles épidermiques. La cornée se ride bientôt, s'affaisse, et l'œil est fatalement perdu, quoi qu'on fasse.

Les *nerfs* de la conjonctive sont extrêmement nombreux et proviennent tous de la cinquième paire, soit des nerfs ciliaires, soit des nerfs de la branche ophthalmique ou du sous-orbitaire.

En arrière de la conjonctive et du tissu cellulaire qui la double on rencontre une membrane fibreuse (M) qui nous est déjà connue : c'est le fascia sous-conjonctival de certains auteurs. Nous voici donc arrivés sur les limites de la région palpébrale et de la loge postérieure de l'orbite que ce feuillet ferme en avant.

En examinant la figure 79 on constatera qu'en résumé, au point de vue topographique, la paupière peut se diviser en deux parties, l'une oculaire, l'autre orbitaire. La limite entre ces deux parties est très nette, c'est le cul-de-sac de la conjonctive. Le chirurgien ne doit pas perdre de vue cette division : en effet, le bistouri plongé dans la première pénétrera dans la cavité de la conjonctive ; plongé dans la seconde, il pénétrera dans l'orbite. Dans le premier cas, l'instrument rencontrera : la peau, le muscle orbiculaire, le cartilage tarse et la conjonctive (l'adhérence de ces deux dernières couches est si intime qu'elles n'en font qu'une seule pour l'opérateur). Dans le second cas il traversera : la peau, le muscle palpébral, le ligament large des paupières, le tendon du releveur de la paupière, s'il s'agit de la paupière supérieure, et l'aponévrose orbitaire. Il est donc possible d'ouvrir un abcès profond sans entamer le cul-de-sac conjonctival, à condition de se rapprocher du rebord de l'orbite. On conçoit de même qu'une plaie siégeant à ce niveau puisse déterminer la production d'un de ces phlegmons post-oculaires dont nous signalions plus haut toute la gravité.

Les diverses couches dont se compose la paupière n'opposent qu'une très faible résistance à l'infiltration, soit du sang, soit de la sérosité ou même de l'air. L'emphysème des paupières résulte ordinairement d'une fracture des cavités de voisinage. Je l'ai vu, dans un cas, être la conséquence d'une rupture du sac lacrymal (1).

Bords libres des paupières.

Le *bord libre* est l'aboutissant des quatre couches qui composent la portion oculaire de la paupière. La peau et la conjonctive se continuent l'une à l'autre à son niveau.

Deux parties distinctes le composent : une partie externe qui en comprend les 5/6, revêtue de cils, portion ciliaire ; une partie interne dépourvue de cils et intimement liée à l'appareil lacrymal, portion lacrymale. Nous ne nous occu-

(1) Il s'agissait d'un nommé Godard, Joseph, âgé de 44 ans, qui entra dans mon service à l'hôpital Saint-Antoine le 9 janvier 1870. Il avait reçu en jouant un coup sur l'orbite gauche ; les paupières étaient pleines d'air, et l'emphysème augmentait notablement lorsque le malade se mouchait ; j'acquis la conviction, en procédant par élimination, que l'air ne pouvait provenir que d'une déchirure du sac lacrymal ; du reste, le malade sortait guéri complètement dix jours après son entrée.

pons ici que de la première portion, réservant la deuxième, ainsi que l'angle interne, pour l'étude de l'appareil lacrymal.

Le bord libre des paupières est épais de 2 millimètres ; cette épaisseur permet de pratiquer une très bonne opération, la *blépharorrhaphie*, qui consiste à enlever avec un bistouri très étroit un languette de muqueuse tout le long du bord libre de chacune des paupières et à suturer celles-ci ensemble. Cette suture, combinée avec une incision libératrice, peut parfois suffire à guérir un ectropion, et son utilité n'est pas moins grande lorsqu'un lambeau est nécessaire pour remplacer la paupière détruite, ainsi que le faisait toujours Denonvilliers dans ses belles opérations d'autoplastie.

De la lèvre antérieure du bord libre naissent les cils ; à la lèvre postérieure aboutissent les glandes de Meibomius.

Les *cils* sont obliquement implantés, de façon que leur pointe se dirige en avant ; de plus ils décrivent une courbure telle que les cils correspondants des deux paupières se touchent par la convexité de la courbe. Par suite d'une implantation vicieuse du follicule pileux, la direction des cils change, et ce fait, insignifiant en apparence, peut avoir les conséquences les plus graves. Au lieu de se porter en avant, le cil se porte alors en arrière et vient constamment irriter la conjonctive et la cornée. On appelle *trichiasis* cette implantation vicieuse des cils. Le trichiasis détermine à la longue des kératites, des opacités de la cornée, finalement la perte de la vision, et, avant d'en arriver là, les malades traînent une existence malheureuse. L'épilation, par laquelle il faut toujours commencer le traitement, amène une guérison rapide en enlevant la cause du mal, mais la cure n'est que temporaire, et il faut en arriver à une opération chirurgicale. La guérison radicale du trichiasis est très difficile à obtenir, et l'on en jugera par les nombreux procédés que mentionnent les traités de médecine opératoire. Le chirurgien pourra être réduit à faire l'excision du bord libre de la paupière au-dessus des follicules pileux, ainsi que je le fis avec succès à l'hôpital Saint-Antoine, en 1868, sur une infirmière de la maison.

Dans certains cas, ce ne sont pas seulement les cils qui sont déviés, mais encore le bord libre de la paupière tout entier. La déviation de ce bord libre *en dedans* s'apelle *entropion*. Cette déviation peut s'opérer sous l'influence d'un blépharospasme, comme la jeune fille dont j'ai parlé précédemment en fournit un exemple ; le plus souvent elle est la conséquence d'une inflammation chronique qui rétrécit la fente palpébrale et attire le bord en dedans. L'entropion donne lieu aux mêmes accidents que le trichiasis et doit être combattu par les mêmes moyens.

La déviation opposée du bord libre, c'est-à-dire la déviation en dehors, porte le nom d'*ectropion*. L'ectropion succède parfois à un défaut de tonicité des paupières, chez les vieillards, par exemple, mais le véritable ectropion est celui qui résulte d'une cicatrice consécutive à la perte de la paupière par brûlure ou par gangrène. Cette affection ne constitue pas seulement une choquante difformité, mais compromet encore l'œil, que ne peuvent plus recouvrir ni protéger les paupières. Une autoplastie peut seule guérir l'ectropion.

Le bulbe des cils est, comme tous les bulbes pileux en général, flanqué de deux glandes sébacées qui déversent dans son intérieur leur produit de sécrétion. Il existe une inflammation du bord libre de la paupière portant spécialement sur ces deux organes : cil et glande ; on la désigne sous le nom de *blépharite glandulo-ciliaire*. Commune chez les lymphatiques et les scrofuleux, cette maladie, légère en elle-même, est sérieuse par le désordre qu'elle détermine dans l'harmonie du visage. Au début, la sécrétion des glandes étant activée, les bords libres des paupières sont rouges, tuméfiés, collés l'un à l'autre et recouverts de croûtes. Peu à peu ils présentent de petites ulcérations, les cils tombent, et les bords palpébraux finissent par n'être plus représentés que par un bourrelet rouge et luisant d'un aspect très disgracieux.

Bien que nous ayons signalé, chemin faisant, les glandes des paupières à propos des diverses couches dans lesquelles on les rencontre, nous croyons utile d'en présenter un tableau d'ensemble, vu la fréquence de leurs maladies. Il en existe quatre groupes :

1° Les glandes cutanées, sudoripares et sébacées, s'ouvrant à la surface de la peau ;

2° Les glandes sous-conjonctivales, occupant les culs-de-sac de la conjonctive (K, fig. 79) ;

3° Les glandes sébacées annexées aux follicules ciliaires, s'ouvrant dans ces follicules ;

4° Les glandes de Meibomius (I, fig. 79), glandes en grappe disposées en série linéaire à la face profonde du cartilage tarse et s'ouvrant sur la lèvre postérieure du bord libre.

Ajoutons-y la portion accessoire de la glande lacrymale et le groupe de glandes formant la caroncule lacrymale.

Ces diverses glandes peuvent s'hypertrophier, s'enflammer ou être le point de départ de kystes ; dans la pratique, toutefois, on ne rencontre guère comme lésions pathologiques liées à ces glandes que l'*orgeolet* et le *chalazion*.

L'orgeolet est constitué par une petite tumeur rouge, douloureuse, occupant la lèvre antérieure du bord libre, et due manifestement à l'inflammation d'une glande sébacée.

La pathogénie des chalazions est plus complexe. On appelle chalazion (χάλαζα, grêle, par comparaison à un grêlon) une tumeur généralement petite, faisant saillie sur la peau ou la muqueuse, plus ou moins rapprochée du bord libre, contenant ordinairement du liquide, et quelquefois formée de parties solides.

L'expression « kyste des paupières » ne doit donc pas être tout à fait synonyme de celle de chalazion, puisque la tumeur qui constitue ce dernier peut être solide. Cela importe peu, du reste, car il me paraît impossible de dire à l'avance si le contenu du chalazion est liquide ou solide, et d'ailleurs le traitement est le même.

Lorsque le chalazion est très petit, qu'il fait saillie sous la peau ; lorsqu'il siège surtout au bord libre sous l'aspect d'une petite tumeur arrondie, blanchâtre, je pense qu'il a son point de départ dans les follicules sébacés. Mais le plus souvent l'origine en est dans les glandes de Meibomius. La tumeur proémine alors du côté de la conjonctive et gêne considérablement le malade. Elle proémine aussi du côté de la peau, en sorte que l'opération peut être faite des deux côtés. Si le chalazion occupe la paupière inférieure et fait une saillie nette sous la conjonctive, c'est par là qu'il faudra l'enlever, puisque le renversement de cette paupière s'exécute sans manœuvres spéciales : mais, s'il siège à la paupière supérieure, je suis d'avis de toujours opérer par la peau, l'opération est ainsi beaucoup plus facile, moins douloureuse, et la cicatrice qui en résulte est nulle.

Le chalazion solide est constitué par un lobule hypertrophié d'une glande de Meibomius, et le chalazion liquide par l'accumulation du produit de sécrétion derrière un obstacle à son libre écoulement au dehors.

Vaisseaux et nerfs des paupières.

De nombreux vaisseaux se distribuent aux paupières. Les artères désignées sous le nom de palpébrales proviennent des branches de l'ophthalmique et ne donnent lieu à aucune considération spéciale. Les veines se rendent dans la veine ophthalmique et de là dans le sinus caverneux. Plusieurs fois déjà nous avons insisté sur cette communication du système veineux extra-crânien avec la circulation encéphalique, ce qui explique la production d'accidents mortels consécutifs à une maladie des paupières peu grave en elle-même, un furoncle, par exemple. Nous rappellerons aussi que les paupières sont un des sièges de prédilection des tumeurs érectiles. On traitera ces tumeurs par la vaccination, si l'on peut, ou par des cautérisations centrales à l'aide d'un stylet rougi au feu ou du thermocautère.

Les nerfs des paupières sont moteurs ou sensitifs. Les nerfs moteurs proviennent de deux sources : du facial, qui se distribue au muscle orbiculaire, et du moteur oculaire commun, qui se distribue au releveur de la paupière supérieure. Nous avons signalé plus haut les accidents qu'entraîne la paralysie de ces deux nerfs. Les nerfs sensitifs des paupières proviennent tous de la cinquième paire et ne donnent lieu à aucune considération spéciale.

C. — RÉGION SOURCILIÈRE.

La *région sourcilière* est exclusivement formée par le *sourcil*, caractérisé lui-même par une saillie du frontal, dirigée horizontalement et située au-dessus de l'orbite. Cette saillie est recouverte de poils destinés à absorber une partie des rayons lumineux et à détourner le cours de la sueur ; les poils limitent exactement la région et forment une arcade dont la convexité regarde en haut.

La partie interne, plus épaisse, correspond à la racine du nez et prend le nom de *tête du sourcil;* la partie externe se termine, en s'effilant, vers l'apophyse orbitaire externe, et s'appelle *queue du sourcil;* la partie intermédiaire constitue le *corps*.

La tête de chaque sourcil est séparée, en général, de celle du côté opposé, par la racine du nez ; quelquefois les deux sourcils se reunissent sur la ligne médiane et impriment ainsi à la physionomie un certain caractère de dureté.

A peine prononcée chez quelques sujets, l'arcade sourcilière forme chez d'autres une sorte de promontoire qui surplombe la cavité orbitaire et rend plus difficiles les opérations pratiquées sur le globe de l'œil.

Superposition des plans.

En procédant de dehors en dedans, nous rencontrons successivement :

1° La peau ;

2° Une couche cellulo-graisseuse sous-cutanée :
3° Une couche musculaire ;
4° Une couche conjonctive sous-musculaire ;
5° Le périoste ;
6° Le squelette.

1° *Peau.* — La peau du sourcil diffère beaucoup de celle des paupières. Elle est recouverte de poils de couleur variable comme celle des cheveux. Implantés perpendiculairement au niveau de la tête du sourcil, ces poils sont obliques dans le reste de la région.

Par sa face profonde la peau est très adhérente ; elle adhère cependant plus en dehors qu'en dedans, à cause de l'insertion qu'elle fournit en ce point au muscle intrinsèque de la région, le muscle sourcilier. De cette adhérence il résulte que la dissection de la peau du sourcil est difficile, que le tégument ne glisse qu'en entraînant avec lui les parties sous-jacentes. Une autre conséquence concerne les plaies. Comme celles du cuir chevelu, les plaies limitées à la peau du sourcil n'ont aucune tendance à l'écartement des bords, en sorte que la suture n'y est pas nécessaire, surtout si la plaie est contuse. Lorsqu'on fera la suture, les poils devront être soigneusement rasés ; il faudra surveiller la suppuration, parce qu'un érysipèle phlegmoneux pourrait être la conséquence de la rétention du pus sous les fils, et qu'en tout cas la présence de ce liquide occasionnerait des douleurs vives et de la fièvre. Toute incision pratiquée sur le sourcil devra être parallèle à sa direction, afin que la cicatrice se perde dans les poils. La peau renferme un grand nombre de glandes sébacées qui peuvent être le point de départ de kystes analogues à ceux qu'on observe dans les autres régions ; il faut bien les distinguer des kystes dermoïdes du sourcil, dont la pathogénie est absolument différente, comme je le dirai dans un instant.

2° *Couche cellulo-graisseuse sous-cutanée.* — Cette couche contient peu de graisse ; elle est dense, serrée, adhérente à la peau par l'intermédiaire des fibres du sourcilier, qui s'y tamisent en quelque sorte, pour aller s'insérer à la face profonde du derme.

3° *Couche musculaire.* — La couche musculaire du sourcil est très épaisse. Elle est composée de trois muscles, dont deux superficiels, l'orbiculaire des paupières et le frontal, et un profond, le sourcilier. Les deux premiers, offrant une direction inverse, s'entre-croisent l'un avec l'autre. Le sourcilier les traverse d'arrière en avant pour aller s'insérer à la peau. Il en résulte que le plan musculaire forme un lacis serré, dense et à peu près inextricable.

4° *Couche celluleuse sous-musculaire.* — Au-dessous des muscles se trouve une couche de tissu conjonctif lâche, lamelleux, qui permet les glissements en masse, le froncement du sourcil ; elle se continue avec la couche celluleuse sous-aponévrotique du cuir chevelu, sur laquelle j'ai insisté plus haut, et donne lieu aux mêmes considérations pathologiques qu'il est inutile de rappeler ici.

5° *Périoste.* — Le périoste adhère intimement à l'os frontal. Il se continue avec le périoste de l'orbite, avec l'aponévrose orbitaire et avec le ligament large des paupières.

6° Le squelette de la région est formé par le frontal, qui offre à ce niveau un écartement de ses deux tables ou *sinus frontal.* Ce rapport du sourcil avec le sinus frontal explique une affection chirurgicale curieuse que le fait suivant fera, je crois, bien saisir. Je fus appelé auprès d'une jeune fille de vingt ans qui venait de tomber en tenant à la main un cruchon en grès. Le cruchon était brisé en mille pièces, et la jeune fille présentait, au niveau du sourcil droit, une plaie béante dans laquelle le doigt pénétrait largement : le frontal était fracturé, un fragment complètement découvert faisait sous la peau une saillie d'environ deux centimètres. Je cherchai à réduire ce fragment en l'abaissant et trouvai une résistance invincible ; l'exploration attentive de la plaie m'en fournit bientôt l'explication : à la profondeur d'au moins trois centimètres siégeait un fragment du cruchon gros comme une forte noisette et qui, enclavé dans l'épaisseur du frontal, faisait office de cale. Cette large cavité ouverte en avant, au niveau du sourcil, limitée en haut par la table externe du frontal relevée, était fermée en bas par la lame vitrée, que je pus sentir avec le doigt ; elle n'était autre, en définitive, que le sinus frontal lui-même, dont la base avait été défoncée, et dont la paroi antérieure, fracturée très loin en haut au niveau du sommet du sinus, était maintenue relevée par le morceau de grès. Le foyer de la fracture était rempli de sang agité par des battements isochrones à ceux du pouls : aussi avais-je pensé, à première vue, que le cerveau lui-même était mis à nu dans cette large étendue. Le corps étranger fut extrait, et la guérison s'opéra rapidement. Je ne mets pas en doute que la lésion ait été limitée au sinus frontal, ce qui diminuait singulièrement la gravité du pronostic. Cette jeune fille avait d'ailleurs les bosses frontales remarquablement développées.

J'ai déjà signalé plus haut la forme tranchante du bord supérieur de la base de l'orbite, sur lequel repose le sourcil, ainsi que la conséquence qui en résultait pour les plaies de la région. Celles-ci, en effet, peuvent être produites de dedans en dehors. Les téguments comprimés sur ce bord sont coupés net, comme on l'observe, par exemple, au niveau de la malléole interne à la suite de certaines fractures malléolaires. Cette circonstance imprime aux plaies du sourcil produites par ce mécanisme une gravité particulière, puisqu'elles sont nécessairement profondes et que l'os est dénudé. Les contusions du sourcil peuvent aussi, dit-on, s'accompagner de cécité subite. Plusieurs explications ont été données de ce phénomène singulier et fort rare : la contusion du nerf sus-orbitaire, l'ébranlement communiqué au nerf optique ; j'ai enregistré déjà l'hypothèse ingénieuse et assez satisfaisante de M. Abadie : l'infiltration sanguine entre les gaines du nerf optique.

Vaisseaux et nerfs du sourcil.

La branche antérieure de la temporale superficielle en dehors, la sus-orbitaire au milieu et la nasale en dedans, fournissent au sourcil le sang artériel. Les veines suivent le trajet des artères.

Les vaisseaux lymphatiques aboutissent : ceux de la tête du sourcil aux ganglions sous-maxillaires ; ceux de la queue aux ganglions parotidiens.

Le nerf facial donne des branches motrices aux muscles de la région : il s'anastomose dans leur épaisseur avec les rameaux sus-orbitaires de la cinquième paire, qui fournit les rameaux sensitifs.

La région du sourcil est susceptible de présenter les tumeurs que l'on observe partout ailleurs, mais elle est le siège spécial d'une affection sur laquelle je dois appeler l'attention, les *kystes dermoïdes*.

Ces kystes ont pour lieu d'élection la queue du sourcil et siègent au niveau de l'apophyse orbitaire externe; leur existence paraît liée au développement de la face. C'est en effet précisément au niveau de la queue du sourcil que s'opère la soudure de la première fente branchiale : or on suppose, et la supposition n'a rien que de vraisemblable, qu'au moment de cette fermeture une petite portion du tégument se trouve pincée dans la fente. Il en résulte d'abord une dépression de la peau en doigt de gant, puis un cul-de-sac avec un goulot qui se rétrécit de plus en plus et s'oblitère bientôt. Ainsi se trouve formée une poche sous-cutanée dont la structure est identique à celle de la peau.

Cette anomalie de développement rend parfaitement compte des phénomènes pathologiques. Le kyste dermoïde, en effet, occupe toujours le même point, la queue du sourcil; il est toujours *congénital*, renferme toujours dans son intérieur les produits de sécrétion de la peau : poils, matière sébacée, cellules épithéliales; enfin il est toujours profond, recouvert par les diverses couches de la région et *adhérent* au squelette. Ces quelques mots permettent de comprendre l'histoire de ces kystes et en particulier leur histoire clinique, déjà bien faite dans le livre de Boyer.

D. — RÉGION LACRYMALE.

L'idée la plus générale que l'on puisse se faire de l'*appareil lacrymal* est la suivante : un organe de sécrétion, la *glande lacrymale*, située à la partie supérieure et externe du globe de l'œil, verse un liquide, les *larmes*, au niveau de la commissure externe des paupières. Les larmes cheminent au devant de l'œil de dehors en dedans jusqu'à l'angle interne, en entraînant ce qu'elles rencontrent sur leur chemin; elles s'accumulent un instant à la commissure interne dans un espace triangulaire, le *lac lacrymal*, pénètrent ensuite par les *points lacrymaux*, traversent les *canalicules lacrymaux*, arrivent dans le *sac lacrymal*, d'où elles s'engagent immédiatement dans le *canal nasal*, pour aboutir en définitive au *méat inférieur* des fosses nasales.

Nous étudierons donc successivement :

1° La glande lacrymale;
2° Le lac lacrymal;
3° Les points lacrymaux;
4° Les canalicules lacrymaux;
5° Le sac lacrymal;
6° Le canal nasal.

Glande lacrymale (GL, fig. 81).

La *glande lacrymale* se compose de deux parties, l'une principale, située dans l'orbite, l'autre accessoire, située dans l'épaisseur des paupières.

La portion orbitaire de la glande lacrymale a la forme d'une amande. Elle occupe une fossette appelée fossette lacrymale, qui répond à l'angle formé par la rencontre des parois supérieure et externe de l'orbite; son extrémité antérieure arrive à quelques millimètres seulement du rebord orbitaire, ce qui la rend très accessible à l'action chirurgicale.

La glande lacrymale est renfermée dans une loge fibreuse spéciale, en sorte qu'on en peut pratiquer l'extirpation sans pénétrer dans la loge postérieure de l'orbite.

Voici comment on peut se représenter les rapports de la glande avec l'apo-

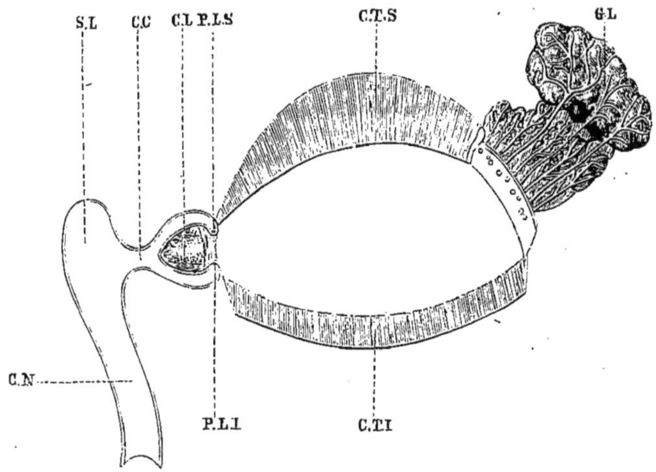

Fig. 81. — *Appareil lacrymal* (œil gauche).

CC, canal commun aux deux canalicules lacrymaux.
CL, caroncule lacrymale.
CTI, cartilage tarse inférieur.
CTS, cartilage tarse supérieur.
GL, glande lacrymale.
CN, canal nasal.
PLI, point lacrymal inférieur.
PLS, point lacrymal supérieur.
SL, sac lacrymal.

névrose : le périoste de l'orbite B (fig. 82), arrivé à l'extrémité postérieure de la glande, se divise en deux feuillets : l'un, très mince (B′), poursuit le trajet pri-

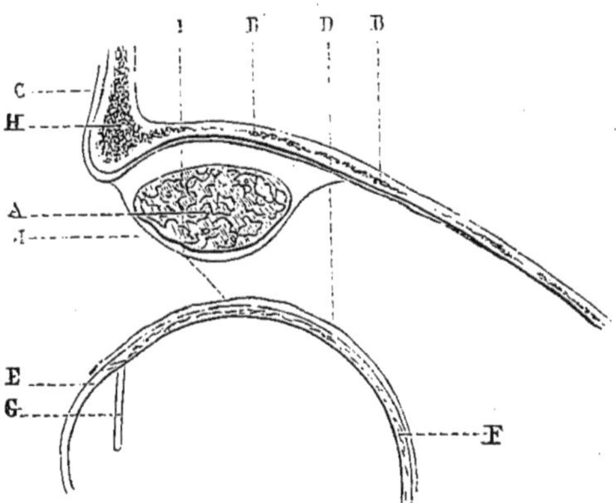

Fig. 82. — *Schéma montrant les rapports de l'aponévrose orbitaire avec la portion orbitaire de la glande lacrymale.*

A, glande lacrymale.
BB′, périoste orbitaire.
C, périoste frontal.
D, feuillet oculaire de l'aponévrose.
E, cornée.
F, sclérotique.
G, iris.
H, coupe du frontal.
IJ, dédoublement du périoste orbitaire.

mitif, passe entre la glande et l'os et va se continuer avec le périoste de la région sourcilière (C); l'autre feuillet, plus épais, passe au-dessous de la glande et va rejoindre le précédent au niveau du rebord de l'orbite, mais après s'être confondu en I avec l'aponévrose oculaire D, qui se rend aussi au même point pour se continuer également avec le périoste du sourcil. On pourrait donc dire presque indifféremment que la glande lacrymale est comprise dans un dédoublement du périoste de l'orbite ou bien dans un dédoublement de l'aponévrose oculaire qui va ensuite se continuer avec le périoste ; le fait, du reste, importe peu. Mais ce qu'il faut savoir, c'est que la glande lacrymale est séparée par sa loge fibreuse : en avant, de la conjonctive ; en bas, du globe de l'œil ; en arrière, de la cavité post-oculaire, et qu'elle peut être énucléée sans que l'on ait besoin de mettre à nu l'une ou l'autre de ces parties.

Voici, en conséquence de ces dispositions, le procédé opératoire que je conseille : pratiquer à la base de l'orbite (en C), au niveau de la queue du sourcil, une incision parallèle au rebord de l'orbite traversant toutes les parties molles, y compris le périoste ; décoller ce périoste, qui est ici très résistant, et l'abaisser de façon à ouvrir l'orbite. On rencontre aussitôt le feuillet B′, qui est si mince que les granulations de la glande se voient à travers, et l'on extirpe la glande avec la plus grande facilité, en même temps qu'on évite sûrement d'ouvrir la loge postérieure de l'orbite. Cet accident sera beaucoup plus à craindre, si l'on incise la commissure externe pour arriver sur la glande, ainsi que le conseillent les auteurs.

De l'extrémité antérieure de la glande lacrymale partent des conduits excréteurs, en nombre variable, qui vont s'ouvrir au niveau du cul-de-sac de la conjonctive. Ces conduits sont accompagnés de granulations glandulaires qui, traversant l'aponévrose orbitaire, pénètrent dans la paupière et constituent la portion *accessoire* ou *palpébrale* de la glande lacrymale. La glande lacrymale accessoire s'ouvre par des conduits excréteurs en nombre également variable, soit dans les conduits principaux, soit directement à la surface de la conjonctive (1).

Une branche volumineuse venant de l'artère ophthalmique se rend à la glande lacrymale, et la veine suit le trajet de l'artère.

Les nerfs proviennent de la cinquième paire. Le rameau lacrymal et un filet anastomotique du maxillaire supérieur s'y distribuent. Un rameau accompagnant l'artère lacrymale lui vient du grand sympathique.

La glande lacrymale est une glande en grappe, et à ce titre elle est susceptible d'offrir les altérations ordinaires de ces glandes : l'inflammation, l'hypertrophie, les adénomes, les kystes, la dégénérescence cancéreuse. L'une des tumeurs qui s'y développent revêt une couleur verte et a été décrite sous le nom de *chloroma ;* elle n'est autre chose, selon moi, qu'un sarcome de la glande renfermant des cellules pigmentaires, un de ces sarcomes mélaniques plus fréquents dans l'orbite que partout ailleurs. On y a observé aussi des calculs ou *dacryolithes*. Ces diverses affections sont d'ailleurs rares, et les notions anatomiques précédentes suffisent à faire comprendre l'influence qu'elles peuvent exercer sur la région.

(1) La disposition des conduits excréteurs de la glande lacrymale présente, au point de vue topographique, une si minime importance, que je ne crois pas devoir en faire l'objet d'une discussion approfondie ; cependant je tiens à dire que, malgré l'autorité si justement attachée aux travaux de M. Sappey, autorité que je suis le premier à reconnaître, je ne saurais renier jusqu'à nouvel ordre les conclusions auxquelles je suis arrivé en 1859 sur ce sujet, car le procédé de la macération dans l'acide tartrique, qui m'a servi, considéré par M. Sappey comme si défectueux, et dont, je m'empresse de le dire, je devais la connaissance à Giraldès, ne m'a pas moins permis de démontrer en 1858 la véritable disposition des glandes sublinguales, disposition qui n'a pas été contestée.

Les larmes sont généralement neutres; elles peuvent devenir alcalines ou acides. On les a vues sanguinolentes chez des femmes non réglées.

La sécrétion des larmes est intermittente, et nous avons déjà vu que ce sont les glandes de la conjonctive qui entretiennent l'humidité de l'œil. Le rôle des larmes est donc surtout, comme celui des cils, de protéger l'œil; elles entraînent les poussières et corps étrangers de toute sorte qui, voltigeant dans l'air, viennent irriter la surface de l'œil, et ne servent pas à le lubrifier, comme on le dit généralement.

Lac lacrymal.

On donne le nom de *lac lacrymal* à l'espace triangulaire circonscrit par l'angle interne des paupières et la portion lacrymale, c'est-à-dire la portion dépourvue de cils de chaque bord palpébral. Il commence où finissent les cils et où naissent les canalicules lacrymaux, en sorte que cette partie du bord libre des paupières mérite bien le nom de portion lacrymale, par opposition à celui de portion palpébrale donné à la partie qui forme le reste.

Dans l'aire du triangle que tapisse la conjonctive se voit en relief une légère saillie qui constitue la caroncule lacrymale. La caroncule est formée par la réunion de quelques glandes sébacées dont les conduits excréteurs s'ouvrent dans les follicules pileux qui s'y trouvent implantés. Cette petite région ne présente pour nous aucun intérêt chirurgical.

Points lacrymaux (PLS, PLI, fig. 81).

On désigne ainsi deux orifices très petits, arrondis, situés au sommet d'une saillie conique qui occupe elle-même le bord libre de la paupière à l'union de la portion palpébrale ou ciliaire de ce bord avec la portion lacrymale. L'un est supérieur, l'autre inférieur. Ces deux orifices se regardent mutuellement, c'est-à-dire qu'ils sont dirigés, le premier en bas, et le second en haut. Le point supérieur étant situé un peu plus en dedans que l'inférieur, les deux points se trouvent juxtaposés et non superposés pendant l'occlusion des paupières.

Ces orifices occupent la lèvre postérieure du bord libre, et de plus ils regardent tous les deux en arrière, en sorte que, pour les apercevoir et surtout pour y introduire un stylet ou la seringue d'Anel, il faut faire basculer les paupières en dehors : ils baignent donc constamment dans le lac lacrymal.

Le point lacrymal inférieur est un peu plus large que le supérieur et mesure environ 1/3 de millimètre de diamètre. La largeur de ces orifices varie du reste suivant les sujets : elle est susceptible d'augmenter un peu sous l'influence du cathétérisme.

Quelquefois ces orifices s'obstruent : l'obstruction peut être congénitale ou résulter d'une blépharite chronique. Ils peuvent être déviés par des chalazions, par un ectropion, ou encore frappés d'atonie, ce qu'on observe, par exemple, dans les paralysies faciales. Que les points lacrymaux soient obstrués, rétrécis ou déviés, le larmoiement en est la conséquence, ainsi que parfois un peu de photophobie et de trouble dans la vision.

Le chirurgien s'attaquera à la cause de l'obstruction ou de la déviation, et, s'il ne peut rétablir l'état normal, il incisera le canalicule lacrymal, comme nous le dirons plus loin.

Quelques chirurgiens, attribuant à la présence même des larmes dans le sac lacrymal le développement de la tumeur lacrymale, ont tenté de s'opposer à leur passage en détruisant les points lacrymaux par le fer et le feu, l'excision et la cautérisation. Je ne pense pas que la pratique soit venue justifier cette singulière idée.

Les points lacrymaux restent toujours béants, ce qu'ils doivent à l'anneau fibro-cartilagineux qui les entoure.

Canalicules lacrymaux (CC, fig. 81).

Les canalicules lacrymaux succèdent aux points lacrymaux et occupent toute la portion lacrymale du bord libre des paupières. Ils offrent deux parties très distinctes : une première, très courte, mesure 2 millimètres ; elle est verticale, de bas en haut pour le canalicule supérieur, de haut en bas pour l'inférieur ; une seconde partie, beaucoup plus longue (5 à 6 millimètres), est horizontale pour l'inférieur et légèrement oblique en bas et en dedans pour le supérieur.

C'est cette double direction qu'il importe surtout de connaître pour pratiquer avec succès le cathétérisme ou les injections des voies lacrymales. En effet, pour injecter un liquide par le point lacrymal inférieur avec la seringue d'Anel, je suppose, il faudra se servir d'une canule courbe, attirer légèrement la paupière en avant, de façon à faire saillir le petit cône au sommet duquel se trouve le point lacrymal, et introduire la canule en suivant d'abord une direction verticale; on l'inclinera ensuite horizontalement dans le sens du canalicule. On ne réussira pas sans cette manœuvre à pratiquer le cathétérisme des voies lacrymales, à moins d'exercer une certaine violence : c'est pour cela que l'emploi des instruments droits est si difficile, au moins dans les premières séances, et que M. Bowman a été obligé de pratiquer l'incision des canalicules lacrymaux pour faire pénétrer ses stylets droits dans le canal nasal : l'incision a aussi pour but, il est vrai, de permettre l'introduction de stylets de plus en plus volumineux. On se sert, pour pratiquer cette opération, du couteau de Giraud-Teulon et plus souvent de celui de Weber, consistant en un petit stylet boutonné suivi d'une fine lame ; l'instrument est introduit par le point lacrymal et poussé directement jusqu'à ce que son extrémité mousse vienne buter contre la paroi interne du sac lacrymal; un mouvement de bascule en haut suffit à compléter l'incision. Il n'en résulte pas de difformité appréciable.

D'après M. Sappey, les deux canalicules lacrymaux se réuniraient toujours en un canal commun avant de s'ouvrir dans le sac lacrymal.

Creusés dans chaque branche de bifurcation du tendon de l'orbiculaire, les canalicules lacrymaux sont tapissés à leur intérieur par une membrane muqueuse continue à la conjonctive : aussi peuvent-ils être obstrués par des causes diverses : inflammation chronique, granulations, polypes, valvules, etc.; on a signalé l'atrésie, l'oblitération même de leur embouchure commune dans le sac. Un épiphora sera le symptôme propre à ces diverses lésions, auxquelles on opposera le plus souvent avec succès l'incision du canalicule par la méthode décrite plus haut.

Sac lacrymal (SL, fig. 81).

Des diverses parties dont se compose l'appareil lacrymal la plus importante est le *sac lacrymal*, à cause des affections dont il est si fréquemment le siége : la tumeur et la fistule lacrymales.

Le sac lacrymal constitue pour les larmes une sorte de réservoir, situé dans l'angle interne ou grand angle de l'œil. Il rappelle la forme du cæcum : terminé en cul-de-sac supérieurement, il se continue en bas avec le canal nasal sans

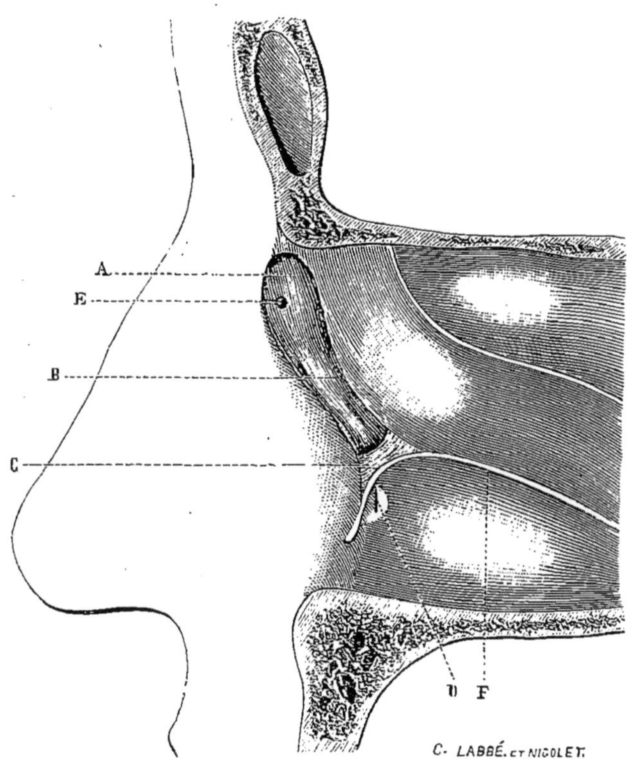

Fig. 83. — *Conduit lacrymo-nasal vu par sa face interne* (côté droit).

A, sac lacrymal.
B, canal nasal.
C, portion de canal nasal dont la paroi externe a été conservée.
D, orifice inférieur du canal nasal.
E, embouchure dans le sac lacrymal du conduit commun aux canalicules lacrymaux.
F, ligne d'insertion du cornet inférieur.

ligne de démarcation appréciable à l'extérieur, et reçoit à angle droit le tronc commun des deux canalicules lacrymaux, de même que le cæcum reçoit l'intestin grêle ; pour compléter l'analogie, il existe à l'embouchure de ce tronc commun une valvule appelée valvule de Huschke, qui aurait pour rôle, comme celle de Bauhin, de s'opposer au reflux des liquides.

Le sac lacrymal est logé dans la gouttière lacrymale, que nous avons signalée à la face interne de l'orbite, gouttière limitée en avant et en arrière par deux crêtes saillantes appartenant, la première à la branche montante du maxillaire supérieur, la seconde à l'os unguis. Cette gouttière est assez profonde pour contenir la moitié environ du sac lacrymal, la moitié postérieure et interne, en sorte que celui-ci n'est accessible à l'extérieur que par sa moitié antérieure et externe; ce rapport immédiat du sac avec la paroi orbitaire interne rend bien compte des tentatives faites pour créer aux larmes un trajet artificiel dans les fosses nasales lors d'une oblitération du canal, tentatives que la pratique n'a pas consacrées.

Le sac lacrymal n'a pas une direction verticale : oblique de haut en bas et d'avant en arrière, comme on peut le voir sur la figure 83, qui représente le canal lacrymal vu par sa face interne, il fait avec l'horizon un angle d'environ 45° ouvert en avant. Il importe beaucoup de connaître ce détail pour introduire

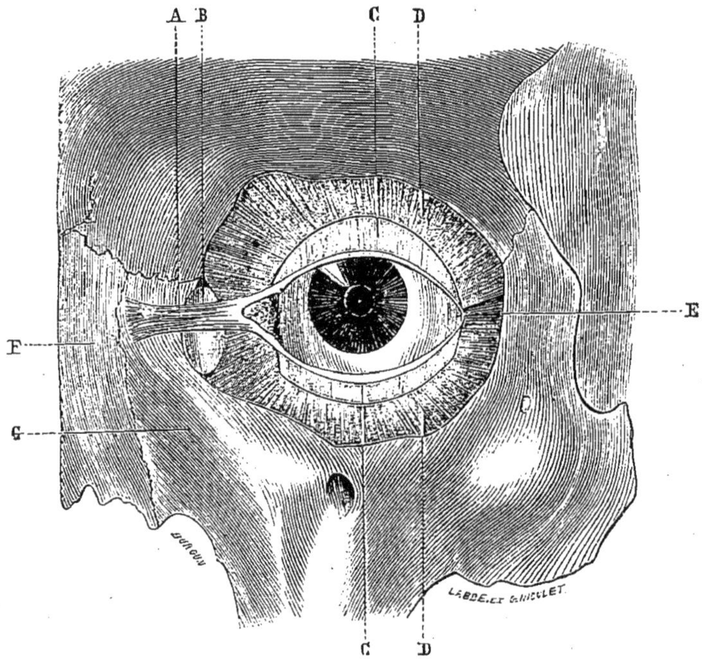

Fig. 84. — *Rapports du tendon direct du muscle orbiculaire avec le sac lacrymal* (côté gauche).

A, tendon du muscle orbiculaire des paupières.
B, sac lacrymal.
C, C, cartilages tarses.
D, D, ligaments des tarses.
E, ligament angulaire externe.
F, os propre du nez.
G, branche montante du maxillaire supérieur.

dans le sac, soit un bistouri, soit un stylet; je dirai même que la seule difficulté du cathétérisme du canal lacrymo-nasal par la méthode de Bowman consiste à donner au stylet une inclinaison convenable en rapport avec l'obliquité du canal. Non seulement le canal lacrymo-nasal est oblique de haut en bas et d'avant en arrière, il l'est encore légèrement en bas et en dehors, ce qui se conçoit aisément, puisque la paroi externe des fosses nasales, à laquelle il est intimement uni, suit cette direction.

De plus, ce canal n'est pas tout à fait rectiligne, il décrit une légère courbure à concavité postérieure.

Le sac lacrymal est légèrement aplati de dehors en dedans, en sorte que sa hauteur l'emporte sur sa largeur ; cependant, lorsqu'on l'a distendu par une injection après avoir enlevé les parties molles, la coupe horizontale en est à peu près circulaire : mais il convient de dire que pendant la vie le tendon de l'orbiculaire s'oppose à cette distension uniforme.

Les dimensions du sac sont loin d'être les mêmes chez tous les sujets. Il mesure en hauteur de 10 à 15 millimètres. Il en présente 11 sur la figure 84, et 15 sur la figure 83 ; sa largeur est de 6 à 7 millimètres. Ces dimensions sont d'ailleurs en rapport avec celles de la face, qui elles-mêmes varient avec chaque individu.

Les rapports du sac lacrymal sont très utiles à connaître et ne manquent pas d'une certaine complication. Ils doivent être considérés en avant et en arrière. En avant, le sac lacrymal est recouvert par la peau, le tissu cellulaire assez dense de la commissure et le tendon direct de l'orbiculaire. Ce tendon A croise transversalement le sac de façon à le diviser en deux parties inégales : la supérieure, qui est la plus petite, représente généralement le tiers de la hauteur totale. Sur le sujet représenté figure 84, le sac, dont j'ai rigoureusement pris les dimensions, ne déborde en haut le tendon que de 2 millimètres sur une hauteur totale de 12 millimètres. Il en résulte que dans la tumeur lacrymale la saillie sera située principalement au-dessous du tendon, et que c'est également toujours au-dessous de ce tendon qu'il faudra pratiquer la ponction du sac, soit pour donner issue au pus, soit pour y introduire des instruments.

Dans quelques cas exceptionnels, le tendon de l'orbiculaire divise le sac en deux parties à peu près égales, ce qui explique certaines formes de tumeur lacrymale dites *en bissac*.

Je crois bon de rappeler ici combien le rapport du tendon de l'orbiculaire avec le sac est précieux pour la médecine opératoire. En exerçant une légère traction sur la commissure externe, le tendon fait une saillie toujours appréciable, même lorsque le sac est distendu ; il se dessine sous la forme d'une bride transversale ; c'est toujours au-dessous, immédiatement au-dessous de cette bride, qu'on fera pénétrer l'instrument tranchant pour la ponction du sac ; la lame du bistouri devra être droite et étroite ; on l'inclinera obliquement en arrière de façon à faire avec l'horizon un angle de 45° ouvert en avant ; le dos de l'instrument sera tourné vers le nez.

Si la lame est trop inclinée en arrière, elle sera arrêtée par la rencontre de la paroi inférieure de l'orbite, qui résistera, à moins de violence, et le chirurgien sera ainsi averti qu'il fait fausse route ; si au contraire elle n'est pas suffisamment inclinée en arrière, elle passera en avant du rebord de l'orbite, s'enfoncera dans les parties molles de la joue, et l'opérateur, ne rencontrant pas de résistance, croira être dans le sac, tandis que celui-ci ne sera pas ouvert. On conçoit qu'un caustique appliqué alors dans la plaie ne produira pas le résultat désiré.

Ces fausses routes qui, d'après ce que j'ai vu, ne seraient pas très rares, seront évitées à peu près certainement, si l'on tient compte du rapport suivant. La gouttière lacrymale, ai-je dit, est limitée par deux crêtes dont une, antérieure, est formée par la branche montante du maxillaire supérieur : or cette crête, qui se continue avec le bord inférieur de l'orbite, est très saillante et toujours accessible au doigt. Ce sera donc un point de repère précieux, puisque le sac est placé immédiatement en arrière d'elle. Par conséquent, pour ponctionner avec succès le sac lacrymal, le chirurgien se basera sur les trois données suivantes : le relief du tendon de l'orbiculaire, la crête antérieure de la gouttière lacrymale, l'obliquité du canal. Il fera saillir le tendon par un aide, portera l'indicateur gauche sur le rebord de l'orbite, de façon à sentir la crête osseuse entre l'ongle et la pulpe du doigt, et, tenant de la main droite le bistouri dans la direction indiquée, c'est-à-dire la pointe en bas, en arrière et en dehors, ponctionnera au-dessous du tendon en suivant la surface unguéale.

J'ai déjà dit, en étudiant la région palpébrale, que le tendon de l'orbiculaire, simple en dedans, se bifurquait en dehors, et que les branches de bifurcation allaient se fixer aux extrémités internes des deux cartilages tarses.

Indépendamment de ce tendon, qui porte le nom de *tendon direct*, il en existe un autre qui, passant en arrière du sac, va s'attacher à la crête de l'unguis et s'appelle *tendon réfléchi*. Le tendon réfléchi, beaucoup moins résistant que le tendon direct, se comporte de la même façon que ce dernier : simple en dedans à son insertion à l'unguis, il se bifurque en dehors pour se rendre aux extrémités correspondantes des deux cartilages tarses. En résumé, les tendons direct et réfléchi de l'orbiculaire, en passant en avant et en arrière du sac lacrymal, circonscrivent un espace qui sur une coupe horizontale analogue à celle que représente la figure 85 a la forme d'un < (œil gauche), dont la base est dirigée en dedans et le sommet en dehors. Le sommet répond à la commissure interne des paupières.

Réunis au niveau de la commissure, ces deux tendons se bifurquent pour se diriger vers les points lacrymaux supérieur et inférieur. Les branches de bifurcation représentent donc aussi la forme d'un > (œil gauche), de telle sorte que les deux V se correspondent par leur sommet : mais la base du second est externe et le sommet interne ; de plus, ses branches sont situées dans un plan vertical et perpendiculaires à celles du premier.

Le sac lacrymal est donc circonscrit en avant et en arrière par une expansion fibreuse. Si maintenant on ajoute que la gouttière lacrymale est tapissée par le périoste orbitaire E (fig. 85) et que ces expansions fibreuses viennent s'unir intimement à cette membrane en avant et en arrière du sac, on verra que le sac lacrymal est emprisonné dans une loge fibreuse suffisamment résistante pour limiter sa distension, qui serait, je crois, beaucoup plus fréquente, sans cette disposition anatomique.

Nous avons vu le tendon direct donner insertion aux fibres musculaires de l'orbiculaire, bien plutôt qu'il ne se continue avec elles : de même le tendon réfléchi donne insertion à un petit muscle qui semble le doubler en arrière : c'est le *muscle de Horner* (D, fig. 85). Simple en dedans comme le tendon, ce muscle se divise aussi en deux faisceaux qui se portent à l'extrémité correspondante des tarses. Si l'on se rappelle que les canalicules lacrymaux sont situés dans l'épaisseur des branches de bifurcation du tendon, on voit tout de suite le rapport intime du muscle de Horner avec ces canalicules, auxquels il constitue une sorte de tissu musculaire jusqu'aux points lacrymaux où il se termine.

Le muscle de Horner, prenant son point fixe en dedans et en arrière sur l'unguis, et son point mobile en dehors et en avant, a pour action d'attirer en arrière et en dedans les canalicules et les points lacrymaux : mais ceux-ci sont maintenus en place par les cartilages tarses, qui sont eux-mêmes fixés solidement à la commissure externe : il en résulte que ce petit muscle, ne pouvant attirer la totalité du canalicule en dedans, en attire seulement la paroi postérieure en arrière et contribue ainsi activement à en maintenir la lumière toujours ouverte, circonstance sans laquelle se produit le larmoiement. Le muscle de

Horner contribue de la même façon à diriger en arrière les points lacrymaux, direction indispensable au libre écoulement des larmes par les voies naturelles. La paralysie de ce muscle entraîne donc à sa suite l'aplatissement des canalicules, la déviation des points lacrymaux en avant, et par suite le larmoiement.

L'aponévrose orbitaire affecte avec le sac lacrymal les rapports suivants : au lieu de se fixer à la base de l'orbite, elle se réfléchit derrière le muscle de Horner pour aller se continuer avec le périoste en arrière de l'attache de ce muscle à l'unguis. Il en résulte que le sac lacrymal et ses dépendances sont situés en dehors de la gorge postérieure de l'orbite, mais on y pénétrerait facilement pendant la ponction du sac lacrymal, si le bistouri était trop incliné en arrière ; de graves accidents pourraient en être la conséquence, un phlegmon, par exemple : or un phlegmon rétro-oculaire peut entraîner la mort ou au moins la perte de l'œil. Dans un cas, j'ai vu entre les mains d'un homme cependant fort habile survenir une cécité immédiate et définitive du côté opéré, ce qui ne peut guère s'expliquer que par la section du nerf optique.

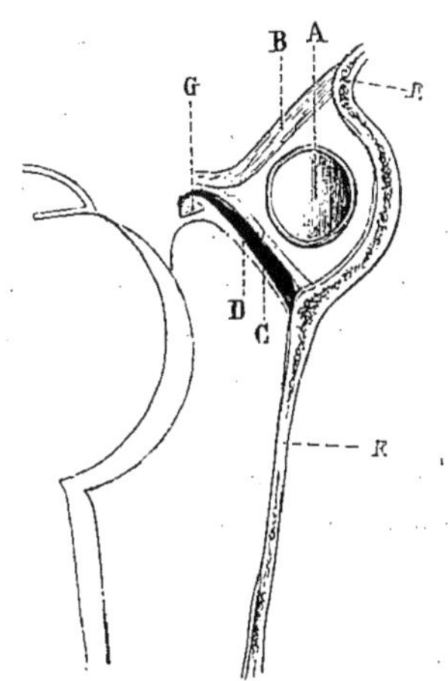

Fig. 85. — *Schéma montrant les rapports du sac lacrymal sur une coupe horizontale pratiquée au niveau du grand angle de l'œil* (œil gauche).

A, sac lacrymal.
B, tendon direct du muscle orbiculaire.
C, tendon réfléchi du muscle orbiculaire.
D, muscle de Horner.
E, E, périoste tapissant la paroi orbitaire et la gouttière lacrymale.
G, caroncule lacrymale.

Pour se faire une bonne idée des rapports multiples du sac lacrymal, il convient de les examiner sur une coupe horizontale, ainsi que le représente le schéma ci-joint : la coupe passe par le centre de la commissure et de la caroncule, de façon à correspondre à la bifurcation des tendons de l'orbiculaire t du muscle de Horner.

En procédant d'avant en arrière, cette coupe nous montre au niveau du *grand angle de l'œil* (dont nous ferions volontiers une région spéciale, si nous ne craignions de multiplier les divisions) l'existence des couches suivantes :

1° La peau très mince ;

2° La couche du tissu cellulaire sous-cutané, adhérente à la peau et au plan sous-jacent ;

3° Le tendon direct de l'orbiculaire ou ligament antérieur et interne des tarses (B) ;

4° Le sac lacrymal (A) ;

5° Le tendon réfléchi de l'orbiculaire, ou ligament postérieur interne des tarses (C) ;

6° Le muscle de Horner (D) ;

7° L'aponévrose orbitaire (E, E) ;

La surface interne du sac lacrymal rappelle comme forme celle de la surface externe. On y voit parfois, mais non toujours (exemple : la figure 83), un léger rétrécissement qui le sépare en bas du canal nasal ; sur la surface interne et sur un point plus rapproché de l'extrémité supérieure se trouve en E l'orifice d'entrée du tronc commun des canalicules lacrymaux.

La cavité du sac lacrymal est tapissée par une membrane muqueuse sur laquelle Béraud a tout particulièrement appelé l'attention. Suivant cet auteur, la muqueuse forme deux valvules dans le sac lacrymal : l'une, supérieure, est située à l'embouchure des canalicules lacrymaux ; l'autre, inférieure, correspond à l'union du sac lacrymal avec le canal nasal.

La valvule supérieure, ou valvule de Huschke, peut être semi-lunaire à bord libre regardant en haut, ou bien circulaire, et représenter une sorte de diaphragme percé à son centre. Elle s'opposerait au reflux des larmes du sac dans les canalicules lacrymaux.

La valvule inférieure, décrite pour la première fois par Béraud, serait moins constante que la supérieure. « Haute de 4 à 5 millimètres, elle est située, dit cet auteur, à la partie inférieure du sac lacrymal, se détache de la paroi externe de cette cavité et se dirige obliquement en haut, de sorte que, si on la prolonge par la pensée, elle vient rencontrer la paroi interne du sac vers sa partie supérieure. » Elle peut varier dans sa direction, dans sa hauteur, prendre naissance sur la paroi interne ou postérieure et affecter la forme d'un diaphragme percé à son centre. J'ai vu manifestement et j'ai pu montrer aux assistants cette dernière disposition sur un jeune garçon que j'opérais à Lariboisière d'une tumeur lacrymale par la cautérisation du sac.

Béraud fait jouer un rôle capital à ces valvules dans la production de la tumeur lacrymale. Que la valvule inférieure s'hypertrophie, les larmes cesseront de tomber dans les fosses nasales, s'accumuleront dans le sac et finiront par en amener la distension ; cette distension surviendra d'autant plus que la valvule supérieure s'oppose au reflux du liquide à l'extérieur. « Le rôle que nous venons d'attribuer à ces valvules, dit l'auteur, est tellement certain que, s'il existe un rétrécissement du canal nasal et que la valvule supérieure vienne à manquer, il ne se produit pas de tumeur lacrymale. »

La théorie est ingénieuse sans doute et surtout très facile à saisir, mais elle n'est pas exacte, et les choses ne se passent pas aussi simplement ; je n'en donnerai qu'une seule preuve, et elle suffira, je pense : journellement nous observons des malades atteints de tumeur lacrymale que la pression avec le doigt fait disparaître immédiatement en évacuant le contenu du sac par les points lacrymaux. Il y a sans doute des tumeurs lacrymales qui ne se vident pas et constituent ce qu'on a appelé la *mucocèle*, mais c'est l'exception. La présence d'une valvule à la partie supérieure du canal nasal exerce certainement de l'influence sur la production de la tumeur lacrymale ; cette influence toutefois n'est que secondaire, et il faut chercher la véritable cause, non pas seulement dans le jeu plus ou moins parfait des valvules, mais dans l'inflammation chronique de la muqueuse du sac.

Ce n'est pas ici une discussion purement théorique, car elle entraîne des conséquences fort importantes au point de vue du traitement : en effet, si la cause de la tumeur lacrymale est purement mécanique, le traitement devra l'être également : il consistera à détruire ces valvules ou à vaincre le rétrécissement par l'introduction de sondes, de stylets, de mèches, etc., etc. Si, au contraire, la cause première est une inflammation de la muqueuse qui a pour conséquence l'obstruction, il sera beaucoup plus logique de s'attaquer à la cause inflammation qu'à l'effet obstruction ; et, d'ailleurs, s'il n'en était pas ainsi, si l'inflammation ne jouait pas le rôle principal, comment pourrait-on comprendre les résultats que l'on obtient par la cautérisation simple de la muqueuse du sac? Il est vrai que l'on guérit également par la dilatation lente et progressive d'après la méthode de Bowman : mais pourquoi ne pas admettre avec le professeur Gosselin que l'introduction répétée des corps étrangers dans le sac agit à la longue en modifiant la muqueuse?

La cause habituelle des tumeurs lacrymales réside dans l'inflammation chronique du sac, et l'obstruction, qui peut parfois devenir complète, n'en est que la conséquence.

L'ouverture du sac par la méthode de J.-L. Petit, suivie de la cautérisation énergique de la muqueuse avec le beurre d'antimoine, le chlorure de zinc, etc., me paraît donc être la méthode rationnelle du traitement de la tumeur lacrymale. Après la chute de l'eschare, il sera prudent toutefois d'introduire les différents numéros des stylets de Bowman dans le canal nasal avant de laisser la plaie se refermer. On pourrait croire que ces puissantes cautérisations amènent la destruction du sac : or, de nombreux faits prouvent qu'il n'en est rien, et c'est même là une chose bizarre dont l'explication me paraît difficile à fournir. Ainsi, dans le traitement d'une tumeur lacrymale par la cautérisation au beurre d'antimoine, le caustique produisit plus d'effet que je n'en souhaitais, en sorte que dans l'angle interne existait, après la chute de l'eschare, un trou dans lequel pénétrait mon petit doigt; au fond se voyait la gouttière lacrymale à nu. Le malade sortit guéri, et je croyais bien la guérison définitive : quelque temps après il survenait une récidive.

Quand je dis que le sac n'est pas détruit par une cautérisation profonde, c'est sans doute inexact, mais la vérité est que le sac se reproduit. Peut-être pourrait-on trouver l'explication de ce fait singulier en considérant que les deux tendons direct et réfléchi de l'orbiculaire ne peuvent, à cause de leurs insertions, se rapprocher l'un de l'autre, et interceptent ainsi un espace que le tissu de cicatrice est impuissant à combler.

La muqueuse du sac lacrymal renferme dans son épaisseur une quantité considérable de glandes. Béraud en distingue deux espèces : des follicules muqueux et des glandes analogues à celle de Meibomius. Pour cet auteur, l'orifice du conduit excréteur des follicules peut s'oblitérer, la glande se distendre, former une poche kystique et donner naissance à une variété de tumeur lacrymale qui n'a rien de commun, si ce n'est le siège, avec la tumeur lacrymale habituelle produite par la distension du sac lui-même. L'existence de cette variété de tumeur lacrymale me paraît bien problématique, mais, si elle était réelle, l'incision et la cautérisation seraient encore les meilleurs modes de traitement à mettre en usage.

La muqueuse du sac lacrymal se continue directement d'une part avec la conjonctive par les points lacrymaux, et avec la muqueuse pituitaire par le canal nasal : il n'est donc pas étonnant que ces trois muqueuses soient solidaires au point de vue inflammatoire. C'est ainsi qu'une conjonctivite, qu'un coryza, peuvent se propager à la muqueuse du sac et donner naissance à une inflammation aiguë ou *dacryocystite* aiguë. Cette affection est caractérisée par une tumeur du grand angle, rouge, douloureuse, limitée à la région du sac au début, mais la débordant bientôt pour envahir le tissu conjonctif des paupières : il se produit ainsi un phlegmon du grand angle dont le point de départ est le sac. Cette tumeur se ramollit, s'abcède et s'ouvre à l'extérieur. L'orifice se referme parfois spontanément, mais peut aussi rester ouvert et donner naissance à une *fistule lacrymale*.

La dacryocystite aiguë survient, dans certains cas, chez des sujets dont les voies lacrymales étaient antérieurement saines : généralement alors la plaie résultant de l'ouverture de l'abcès se ferme, et il ne reste pas de fistule, mais le plus souvent l'inflammation aiguë se produit chez des personnes déjà atteintes depuis longtemps d'un catarrhe chronique du sac : ce sont des poussées aiguës qui surviennent de temps en temps et qui finissent par déterminer la formation d'une fistule lacrymale. En prévision de ces poussées aiguës, accompagnées parfois d'érysipèle de la face et aboutissant à la formation d'une fistule, on est autorisé à opérer des sujets atteints simplement de catarrhe chronique du sac, alors même qu'ils n'en éprouvent qu'une gêne médiocre.

Canal nasal (N, fig. 81, B, fig. 83).

Le *canal nasal* fait suite directement au sac lacrymal et se termine dans le méat inférieur en un point que je préciserai plus loin. Rappelons que la direction du canal nasal est oblique de haut en bas, d'avant en arrière, et aussi de dedans en dehors, comme la paroi externe des fosses nasales elle-même. Il n'est pas rectiligne : il décrit une légère courbure à concavité postérieure (fig. 83).

Le canal nasal n'a pas pour squelette une simple gouttière osseuse comme le sac lacrymal, mais bien un canal osseux complet. Ce canal est constitué en dehors par l'apophyse montante du maxillaire supérieur, en dedans par l'os unguis et le cornet inférieur ; il fait sur la paroi interne du sinus maxillaire une saillie arrondie très appréciable.

La longueur du canal nasal est un peu plus grande que celle du sac, mais, au point de vue pratique, on peut considérer le sac et le canal comme occupant à peu près la moitié de la longueur totale, qui est d'environ 26 millimètres. Cette longueur totale varie, du reste, suivant les sujets : c'est ainsi que sur la figure 83 elle est de 35 millimètres, prise jusqu'à la partie inférieure de la fente (D), qui représente l'orifice inférieur du canal nasal.

Le diamètre transversal du canal nasal mesure 2 millimètres, et le diamètre antéro-postérieur 3 millimètres, d'après Béraud.

L'orifice inférieur du canal nasal est l'un des points les plus importants de son étude. Il s'ouvre dans le méat inférieur, tantôt dans l'angle formé par l'union du cornet inférieur avec la paroi externe des fosses nasales, tantôt un peu plus bas sur la paroi externe elle-même.

Il se présente sous une forme variable, celle d'un orifice arrondi ou bien semi-lunaire. Je l'ai le plus souvent rencontré tel qu'il est figuré en D (fig. 83), c'est-à-dire sous la forme d'une fente verticale linéaire ressemblant à une boutonnière.

Quelle qu'en soit la forme, cet orifice est toujours difficile à trouver, même pièces en main, et à plus forte raison sur le vivant : aussi je ne conçois pas qu'on ait pu avoir l'idée de substituer le cathétérisme inférieur (procédé de Laforest) au cathétérisme supérieur ordinaire, si ce n'est par amour des obstacles. Il suffit de jeter un coup d'œil sur cet orifice, que l'on ne découvre guère sur le cadavre qu'en introduisant un stylet dans le sac lacrymal, pour constater l'impossibilité d'y faire le plus souvent pénétrer un cathéter, même avec effraction.

C'est dans le but de faciliter ce cathétérisme inférieur que l'on a recherché les rapports suivants, qui sont d'ailleurs utiles à connaître.

L'orifice inférieur du canal nasal est situé à 3 centimètres environ en arrière de l'aile du nez correspondante. D'après Béraud, cette distance est exactement la même que celle qui sépare les grands angles des deux yeux. Il se trouve à 8 ou 10 millimètres en arrière de l'extrémité antérieure du cornet inférieur et correspond à un coude que forme en ce point le bord adhérent du cornet. Ce coude sert à le retrouver sur le cadavre, et il serait un guide précieux, si, pour un motif quelconque, on avait intérêt à cathétériser le conduit sur le vivant.

M. Richet admet, à cet orifice inférieur du canal nasal, l'existence d'une valvule. « Quelquefois, dit-il, cette valvule semble manquer, mais dans ce cas j'ai toujours trouvé plus haut, soit dans la longueur du canal, soit dans cette partie du sac lacrymal qui correspond à l'orifice supérieur du canal nasal, une et quelquefois deux valvules analogues à celles que l'on trouve dans les veines et disposées de manière à faciliter le cours des larmes dans les fosses nasales, en même temps qu'à empêcher tout reflux, soit de liquide, soit d'air, de ces cavités dans les voies lacrymales. »

M. Richet, se basant sur l'existence de cette valvule, a substitué une nouvelle théorie aux théories de J.-L. Petit, de Hunauld et de Sédillot, pour expliquer la circulation des larmes.

Étant donné que le canal nasal est hermétiquement clos, le sac lacrymal se dilaterait sous l'influence de la contraction de l'orbiculaire et jouerait ainsi le rôle d'un piston qui attire les larmes par les points lacrymaux ; le sac lacrymal agit comme une pompe aspirante, dit M. Richet.

Je dois toutefois faire remarquer que M. Sappey, dont je partage la manière de voir, conteste absolument l'existence de la valvule, sans laquelle la théorie, si ingénieuse qu'elle soit, ne saurait subsister. D'ailleurs n'est-il pas évident que dans la structure des voies lacrymales (points, canalicules, sac et canal) tout est disposé pour empêcher l'affaissement de ces diverses parties? Les points sont fibro-cartilagineux, les canalicules ont un muscle destiné à maintenir leurs parois écartées ; le sac lacrymal est maintenu béant par les deux tendons de l'orbiculaire ; le canal nasal a des parois osseuses : c'est pourquoi je me rattache de préférence à la théorie de Sédillot, qui fait jouer le principal rôle à l'appel au vide que produit dans les voies lacrymales la colonne d'air qui passe dans les fosses nasales à chaque inspiration.

L'existence d'une valvule est indispensable, d'après la théorie de M. Richet, pour assurer la libre circulation des larmes, et par conséquent pour empêcher le larmoiement. M. Richet traite la tumeur et la fistule lacrymales par l'introduction d'un clou cannelé qu'il laisse à demeure dans le canal lacrymo-nasal : or il est impossible que, s'il existe une valvule, celle-ci ne soit pas affaissée par la pression excentrique du clou, qui présente à peu près les dimensions en largeur du canal nasal et le dépasse notablement en longueur (le clou mesure 4 centimètres) : donc tous les malades traités par M. Richet doivent, si sa théorie est vraie, conserver au moins autant de larmoiement après qu'avant l'opération. Avec la théorie de Sédillot, au contraire, on conçoit comment la dilatation, la présence dans le canal lacrymo-nasal des diverses canules et même du clou de M. Richet, assurent le libre écoulement des larmes en s'opposant à l'affaissement des parois. Cette théorie, en un mot, me paraît résoudre d'une manière satisfaisante les divers problèmes physiologiques et pathologiques qui se rattachent aux voies lacrymales.

Le canal nasal est tapissé d'une membrane fibro-muqueuse qui joue le rôle de périoste. Cette membrane est épaisse, résistante, mais peu adhérente aux os, en sorte qu'elle est facilement décollée dans les manœuvres que l'on exécute sur cette région.

La muqueuse renferme dans son épaisseur un grand nombre de glandes offrant une analogie complète avec celles que contient la muqueuse du sac.

E. — DÉVELOPPEMENT DE L'APPAREIL DE LA VISION.

La vive lumière que cette question d'embryologie jette sur les nombreux vices de conformation de l'œil m'a engagé à lui donner une certaine extension.

J'ai dit plus haut, en étudiant le développement du crâne, que l'axe encéphalo-rachidien, au début de la période embryonnaire, se terminait en haut en trois renflements ou vésicules, appelés *vésicules encéphaliques*.

De la partie antérieure, latérale et inférieure de la première de ces vésicules, naissent, dans la troisième semaine de la vie embryonnaire, deux saillies, d'abord peu distinctes, très rapprochées, qui progressent en s'écartant l'une de l'autre et viennent soulever le feuillet cutané de la lame céphalique. D'après Huschke, la saillie serait d'abord unique, et on expliquerait ainsi l'anomalie de développement connue sous le nom de *cyclopie*.

L'extrémité antérieure du prolongement oculaire se dilate en forme de sphère, tandis que la postérieure s'aplatit d'abord, puis devient tubuleuse et solide. La première est l'origine du globe oculaire, la seconde forme le nerf optique. La sphère oculaire, à ce moment, est une vésicule mince, formée d'une substance grisâtre, homogène, contenant un liquide transparent; elle communique par le nerf optique creusé d'un canal avec la cavité des vésicules encéphaliques. D'après les anciens embryologistes, Baër, Valentin et Bischoff, les cellules superficielles de cette membrane homogène et grisâtre se transformeraient bientôt en une couche analogue à la dure-mère encéphalique, qui constituerait la sclérotique et la cornée transparente. Vers la sixième semaine de la période embryonnaire, on distinguerait la cornée non seulement par sa taille plus prononcée annonçant qu'elle appartient à un segment de sphère plus petit que celui de la sclérotique, mais encore par sa transparence plus grande.

D'après les mêmes embryologistes, les cellules sous-jacentes de la vésicule oculaire donneraient naissance successivement : 1° à une membrane séreuse analogue à l'arachnoïde cérébrale; cette séreuse répondrait à la membrane de Demours ou de Descemet, et à la lamina fusca; 2° à la choroïde et à l'iris; 3° enfin les cellules les plus internes formeraient la rétine. Le liquide contenu primitivement dans la vésicule produirait l'humeur vitrée. Huschke, en effet, appelle le corps vitré une sérosité cérébrale cristallisée en cellules. Mais ces auteurs expliquent difficilement dans leur théorie la formation du cristallin, et Arnold le considère simplement comme une précipitation de l'humeur vitrée.

Les recherches plus récentes de Remak et de Kölliker ont démontré que la formation des parties constituantes du globe oculaire n'appartient pas exclusivement à la vésicule oculaire primitive. Quelques-unes ont leur origine dans une transformation ou dans une invagination du feuillet cutané du crâne, c'est-à-dire dans les lames céphaliques de l'embryon. D'après ces auteurs, les membranes externes de l'œil (cornée, sclérotique et même choroïde en partie) ne sont pas plus un produit de la vésicule nerveuse primitive que la dure-mère et l'arachnoïde de l'axe céphalo-rachidien ne sont formées par la substance nerveuse de la moelle épinière et du cerveau.

Développement de la sclérotique et de la cornée.

Rappelons que le feuillet cutané est formé de deux couches bien distinctes : la couche épidermique, qui répond au feuillet externe ou corné du blastoderme, et la couche dermique, dépendance du feuillet moyen du blastoderme. Au moment où la vésicule oculaire primitive arrive au contact du feuillet cutané de l'embryon, le derme entoure la vésicule oculaire, forme peu à peu la sclérotique et la couche fibreuse de la cornée, tandis que la couche épithéliale de la cornée et celle de la conjonctive sont produites par le feuillet corné. A la quatrième semaine de la vie embryonnaire il n'y a aucune trace de la membrane fibreuse de l'œil, mais, au milieu du deuxième mois, elle est très bien développée et facilement reconnaissable. Dans la première moitié du troisième mois, les deux segments de cette membrane se distinguent : peu à peu, l'intérieur devient plus clair, et au quatrième mois la cornée est transparente.

Développement du cristallin.

Remak, reprenant et développant la théorie de Huschke, semble avoir établi définitivement que le cristallin est dû à une invagination du feuillet épidermique. Son développement précède de beaucoup celui de la formation de la cornée et de la sclérotique, puisque c'est dans la quatrième semaine de la vie embryonnaire qu'on aperçoit les premiers vestiges du cristallin. Il débute par un épaississement de la couche épidermique au point qui sera plus tard le centre de la cornée. Cet épaississement se déprime à son centre, se creuse d'un ombilic; bientôt on voit se former une véritable poche qui communique par une ouverture très rétrécie avec la surface cutanée. La partie proéminente de cette poche s'enfonce en arrière dans la vésicule oculaire primitive, qui se déprime à ce niveau. Elle chasse devant elle le derme subjacent, avec ses vaisseaux qui, comme nous le verrons plus loin, formeront la membrane capsulo-pupillaire, puis le collet s'étrangle, s'atrophie, et le sphéroïde aplati, qui représente alors la lentille cristalline, s'isole définitivement du feuillet épidermique, tandis que sa face postérieure répond à la dépression qu'elle s'est creusée dans la partie antérieure de la vésicule oculaire primitive. Des cellules analogues à celles du feuillet épidermique constituent donc alors uniquement le cristallin. En se transformant, elles deviendront cellules et fibres cristalliniennes. Quant à la capsule du cristallin, on ne sait pas au juste comment elle se forme.

Développement du corps vitré.

Nous venons de voir que la partie antérieure de la vésicule oculaire primitive est refoulée en arrière par le développement du cristallin. La vésicule n'est pas refoulée seulement au niveau de son hémisphère antérieur, elle subit bientôt une autre dépression à sa partie inférieure et interne. A ce niveau, la couche dermique qui concourt à former la sclérotique présente une crête légère obliquement dirigée d'avant en arrière et de dedans en dehors.

En se développant, cette crête déprime la vésicule oculaire primitive en bas et en dedans, comme le cristallin l'a déjà fait en avant. Elle pénètre ensuite entre la face postérieure du cristallin et la dépression antérieure de la vésicule oculaire, où elle se développe et prend peu à peu la forme d'un sphéroïde, donnant ainsi naissance au corps vitré. Celui-ci a donc une origine connective, puisqu'il naît du derme ou du feuillet moyen du blastoderme.

Peu à peu le pédicule du corps vitré se resserre et, quand il a complètement disparu, la fente de la sclérotique se ferme. Dans certaines anomalies (coloboma de la choroïde), la sclérotique cède en ce point sous l'influence de la pression intra-oculaire, de manière à donner naissance au *staphylome sclérotical congénital*, sur lequel je reviendrai plus loin.

L'hémisphère antérieur de la vésicule oculaire primitive est donc refoulé dans son hémisphère postérieur, de telle sorte que la vésicule primitive se transforme en une calotte hémisphérique à concavité antérieure, composée de deux feuillets, l'un, interne, plus épais, qui sera l'origine de la rétine, l'autre, externe, qui formera la choroïde. On donne à cette calotte hémisphérique le nom de *vésicule oculaire secondaire*.

Développement de la rétine, de la choroïde et de l'iris.

C'est dans le feuillet interne de la vésicule oculaire secondaire que se développent successivement les diverses couches de la *rétine :* couche des cônes et des bâtonnets, couche granuleuse, etc. En avant, ce feuillet conserve très longtemps une grande épaisseur et se fixe au pourtour du cristallin, de manière à constituer plus tard la zone ciliaire de la rétine, ou zone de Zinn. Huschke et Ratchke admettaient que la rétine formait un sac clos par devant, mais ils ne pouvaient en expliquer la disparition au niveau de la face postérieure du cristallin : ils ignoraient cette invagination de l'hémisphère antérieur de la vésicule oculaire dans l'hémisphère postérieur, de manière à constituer, ainsi que nous l'avons exposé, une calotte hémisphérique dont la concavité regarde en avant.

Les embryogénistes ne sont pas complètement d'accord sur l'origine de la *choroïde*. D'après Remak, elle serait tout entière formée par le feuillet externe de la vésicule oculaire secondaire. Kölliker pense, au contraire, que la couche pigmentaire *seule* de la choroïde doit son origine à la vésicule oculaire secondaire. Les feuillets vasculaires seraient formés, comme la sclérotique, par le derme, c'est-à-dire par le tissu connectif et vasculaire du feuillet moyen du blastoderme.

La choroïde offre, dans les premiers temps, à l'angle interne et inférieur de l'œil, une ligne incolore dirigée obliquement de dedans en dehors, qui persiste plus ou moins longtemps et finit par disparaître. Sur cette raie il n'existe pas de pigment. Elle répond à un pli de la rétine dirigé dans le même sens. Il est admis aujourd'hui que la fente de la choroïde est due à l'introduction du feuillet dermique au moment de la formation du corps vitré. La persistance de cette ligne incolore constitue le *coloboma choroïdien*.

D'après Bischoff, les cellules de la choroïde ont d'abord un contenu transparent, mais peu à peu il se développe dans leur intérieur des granulations pigmentaires qui, ne s'accumulant d'abord qu'au pourtour des cellules, finissent par les remplir entièrement. Si ce dépôt de pigment ne se fait pas, l'individu est affecté d'*albinisme* congénital, c'est-à-dire que le fond de son œil est privé de pigment : il en résulte des troubles oculaires dus à la diffusion de la lumière après sa pénétration dans les couches de la rétine.

L'*iris* se développe beaucoup plus tard que la choroïde : d'après Valentin, c'est vers le milieu ou la fin du troisième mois. L'iris apparaît alors sous la forme d'un anneau étroit, transparent, incolore, sur le bord antérieur de la choroïde, d'où peu à peu il s'étend de la périphérie vers le centre. Si ce développement de l'iris ne se fait pas d'une manière égale sur toute la périphérie de la choroïde, il en résulte un déplacement de la pupille du côté du point où le développement est incomplet. La pupille n'occupe plus le centre de l'anneau irien, ce qui constitue la *corectopie* congénitale. Lorsque la fente de la choroïde persiste, il est évident que l'anneau irien ne pourra être complet : on aura alors le *coloboma iridien congénital*. Il est fréquent de voir coïncider le coloboma iridien et le coloboma choroïdien; parfois même il s'y joint le coloboma de la papille optique, car la fente choroïdienne s'étend en arrière jusqu'à celle-ci. En général, dans le cas de coloboma de l'iris et de la choroïde, la sclérotique ne se ferme qu'imparfaitement par un feuillet lamelleux, ainsi que nous l'avons déjà dit. Ce feuillet peu résistant cède plus tard sous la pression intra-oculaire, et on observe le *staphylome sclérotical*. L'iris peut ne pas se développer du tout, ce qui constitue l'*aniridie*.

De la membrane capsulo-pupillaire.

Au moment où le bourgeon épidermique, origine du cristallin, se forme, il pousse derrière lui le derme sous-jacent avec ses vaisseaux. Cette partie du derme, ainsi refoulée, devient l'origine d'une membrane appelée *capsulo-pupillaire*. Cette membrane, quoique transitoire, présente une grande importance, car elle préside à la transformation du bourgeon épidermique, qui constitue uniquement à cette époque le cristallin, en une lentille transparente et homogène, capable de réfracter et de concentrer sur la rétine les rayons lumineux. Vue pour la première fois par Hunter, elle a été décrite par Müller, Henle, et surtout par Valentin. A la quatrième semaine de la vie embryonnaire, au moment où le cristallin n'est qu'un simple épaississement de l'épiderme, le derme refoulé est situé derrière lui, en avant de la dépression de la vésicule oculaire primitive. Quand le bourgeon épidermique qui représente le cristallin ne tient plus à la surface cutanée que par un collet très rétréci, le tissu dermique l'entoure complètement, en haut, en arrière et en bas, et, lorsque le cristallin forme un sphéroïde complètement détaché, l'enveloppe que lui forme le derme se sectionne comme lui au niveau du pédicule. Le cristallin se trouve donc à cette époque enveloppé par un sac clos de toutes parts.

L'iris, dont le développement est ultérieur, en progressant de la périphérie de la choroïde vers la cavité oculaire, écarte de la lame céphalique la face antérieure du cristallin. La face postérieure de l'anneau irien glisse sur le feuillet antérieur du sac cristallinien, avec lequel elle contracte des adhérences. Il en résulte que la partie centrale de cet anneau est à cette époque fermée complètement par le feuillet antérieur de la membrane vasculaire ou dermique du cristallin.

Au troisième mois de la vie intra-utérine le sac cristallinien ou capsulo-pupillaire est donc formé d'une paroi antérieure qui constitue la partie centrale de la pupille, et que depuis Wachendorf on désigne sous le nom de membrane pupillaire, et d'une paroi postérieure qui embrasse la face postérieure du cristallin.

Le sac capsulo-pupillaire est formé d'une membrane très vasculaire; c'est surtout à Ch. Robin qu'on doit d'en bien connaître les vaisseaux. L'artère centrale de la rétine donne une branche décrite en 1852 par cet auteur sous le nom d'*artère hyaloïdienne.* L'artère hyaloïdienne traverse le corps vitré et vient se rendre à la paroi postérieure de la membrane capsulo-pupillaire ; dans le corps vitré elle donne des branches collatérales très fines destinées à la partie centrale de cet organe; d'autres vont au contraire à sa périphérie, où elles forment un réseau vasculaire si abondant, qu'il constitue une membrane vasculaire connue sous le nom de membrane hyaloïdienne. Les branches terminales de l'artère hyaloïdienne forment un bouquet de vaisseaux très fins qui remontent derrière la face postérieure du cristallin, franchissent la périphérie de la lentille et viennent se terminer en s'anastomosant en anse dans la membrane pupillaire. A ce niveau les branches terminales de l'artère hyaloïdienne s'anastomosent avec les artères de l'iris; en arrière, il y a aussi communication facile entre les artères propres de la membrane hyaloïdienne et les artères capsulaires.

Toute cette riche vascularisation est destinée à fournir les matériaux nutritifs qui servent au développement du corps vitré et du cristallin. Au septième mois de la vie intra-utérine, d'après J. Cloquet, ces membranes vasculaires s'atrophient, et il n'en reste plus de traces à la naissance. La paroi antérieure du sac capsulo-pupillaire, en se résorbant, rend libre la partie centrale de l'anneau irien : c'est ainsi que se forme la pupille.

Parfois cependant la membrane pupillaire ne se résorbe pas, et l'on observe alors le vice de développement désigné sous le nom de *persistance de la membrane pupillaire* (*acorie*).

Lorsque le développement de l'iris se fait irrégulièrement, par bourgeons isolés, ces bourgeons, en se réunissant, laissent entre eux des ouvertures de formes diverses; il semble qu'il y ait, à côté de la pupille primitive, plusieurs pupilles secondaires : c'est la *polycorie* congénitale. Dans un cas observé par de Graefe sur un jeune homme de 17 ans, les deux iris étaient percés de nombreuses ouvertures masquées par une sorte de membrane placée derrière le diaphragme irien : cette membrane était sans doute un reste de la membrane capsulo-pupillaire.

Développement des paupières et de l'appareil lacrymal.

Jusqu'au commencement du troisième mois de la vie intra-utérine les yeux sont tout à fait recouverts par la peau. Celle-ci s'amincit et prend peu à peu le caractère de la conjonctive. C'est seulement dans le cours de la dixième semaine qu'on voit apparaître en haut et en bas deux étroits bourrelets qui, peu à peu, deviennent des plis cutanés, s'unissent à leurs extrémités et représentent les paupières. Au quatrième mois, ces deux replis sont accolés légèrement. Plus tard, ils se séparent, et l'on sait que l'homme naît les yeux ouverts. Lorsque la séparation des replis cutanés des paupières ne se fait pas, on observe un vice congénital désigné sous le nom d'*ankylo-blépharon* congénital. Si elle est incomplète, c'est un *blépharo-phimosis congénital.*

On voit parfois, au moment de la naissance, à la paupière inférieure, au niveau de l'angle interne, une fente, une sorte de rainure revêtue par la muqueuse, qui communique avec le sac lacrymal et qui, parfois, s'étend plus loin encore jusqu'à la commissure labiale, de manière à constituer une variété de bec-de-lièvre. C'est le *coloboma congénital* des paupières. Voici l'explication de ce vice de conformation. La fente oculaire vient s'ouvrir en avant dans une sorte d'hiatus compris entre les bourgeons maxillaires supérieurs. Les bords de ce sillon, de cette gouttière, qui unissent l'angle interne de l'œil à l'hiatus intermaxillaire, forment, en se repliant, le sac lacrymal et le canal nasal, d'après Kölliker et Coste. Si cette involution n'a pas lieu, il restera une fente à l'angle interne de l'œil, où la paupière ne pourra se développer, fente qui constitue le *coloboma congénital* des paupières.

D'après Kölliker, la glande lacrymale est d'abord un bourgeon plein, prolongement de la couche épithéliale de la conjonctive, bourgeon qui s'enfonce dans le tissu cellulaire sous-conjonctival de la paupière supérieure. Plus tard, il pousse à ce bourgeon des prolongements, des diverticulums, qui constituent les lobules et les acini de la glande ; les cellules épithéliales du centre se liquéfient, et c'est ainsi que se forment les canaux excréteurs. Selon Ratchke, le canal nasal, la cavité conjonctivale et la glande lacrymale, auraient leur point de départ dans la muqueuse de l'hiatus intermaxillaire.

Les seules anomalies congénitales de la glande lacrymale sont l'absence et l'ectopie. On s'explique facilement l'ectopie, parce que ce bourgeon conjonctival peut ne pas se développer en un point fixe. Dans un cas rapporté par M. de Wecker, la glande occupait la place de l'œil dans l'orbite. Nous avons dit que la lumière des conduits excréteurs ne se formait que consécutivement. Si la formation n'est pas complète, l'excrétion ne peut avoir lieu ; les larmes sont retenues. C'est ainsi qu'on explique certains kystes congénitaux de la glande lacrymale.

Le canal nasal, ai-je dit, est formé par un sillon compris entre le bourgeon nasal et le bourgeon maxillaire supérieur, dont les deux bords se recourbent pour s'unir entre eux. Lorsque la soudure de ces bords manque en un des points, par exemple, à sa partie moyenne, il reste une ouverture qui peu à peu se rétrécit de manière à constituer un petit trou à peine capable de laisser pénétrer un stylet de trousse. Ainsi se forme d'une manière générale la fistule *lacrymale congénitale.* Dans un cas que j'ai observé, dans mon service à Lariboisière, chez une jeune fille de 17 ans, l'ouverture externe située dans le sillon naso-jugal, à un centimètre et demi au-dessous de l'angle interne de l'œil, s'ouvrait obliquement à la surface de la peau.

CHAPITRE II

Appareil de l'olfaction.

Destiné à nous faire percevoir les odeurs, l'appareil olfactif se compose de deux régions distinctes : le *nez* et les *fosses nasales*.

A. — RÉGION DU NEZ.

Le *nez* a la forme d'une pyramide triangulaire dont la base est en arrière. Il est séparé en haut du front et des sourcils par une dépression plus ou moins marquée. Chez certains sujets cette dépression n'existe pas, en sorte que le front et le dos du nez sont situés sur le prolongement d'une même ligne, ce qui constitue le *nez grec*. Lorsque le dos du nez proémine, c'est un *nez aquilin*. Le dos du nez peut être au contraire déprimé, il peut être aplati, *épaté*, etc.; ces formes diverses du nez ont de l'intérêt au point de vue plastique beaucoup plus qu'au point de vue chirurgical.

Il n'en est pas de même du sillon qui sépare le nez de la joue, *sillon naso-génien*, et de celui qui le sépare de la lèvre, *sillon naso-labial*. C'est dans ces sillons que doit porter l'incision toutes les fois qu'il s'agit d'enlever le maxillaire supérieur, en suivant le procédé de l'incision latérale interne. M. Ollier suit également ces sillons dans son procédé d'ostéotomie verticale, qui consiste à détacher le nez pour aller extirper des polypes naso-pharyngiens. La cicatrice qui résulte de ces incisions est à peine visible.

La crête médiane du nez porte le nom de *dos du nez ;* elle se termine en haut par la *racine* et en bas par le *lobule*, qui se continue lui-même avec une bande cutanée reliant la lèvre supérieure et que l'on appelle *sous-cloison*. Les faces latérales s'écartent légèrement en bas de la ligne médiane et prennent le nom d'*ailes du nez*. L'*orifice antérieur* des fosses nasales se trouve ainsi circonscrit par le lobule, les ailes du nez et la sous-cloison.

Superposition des plans.

Le nez présente à considérer, en procédant de dedans en dehors, cinq couches superposées :

1° La peau (E);

2° La couche sous-cutanée (F);

3° Une couche fibro-musculaire (CC);

4° Une couche ostéo-cartilagineuse (BB);

5° Une couche muqueuse (HH).

Il faut remarquer toutefois que les couches ne sont pas continues sur toute l'étendue de l'organe et que l'on trouvera soit les cartilages, soit les os du nez, suivant le point où la coupe aura été faite. Celle qui est figurée ici a été pratiquée à l'union de la portion osseuse avec la portion cartilagineuse.

1° *Peau* (E). — La peau diffère sensiblement suivant les points du nez où on la considère. En haut, vers la racine, elle est fine, lisse, et glisse facilement sur les parties sous-jacentes; en bas, au contraire, en se rapprochant des ailes, la peau est épaisse et fait corps avec les couches sous-jacentes; on ne peut la mobiliser : aussi la peau de la racine du nez peut-elle servir à une restauration autoplastique, de même qu'après une extirpation de tumeur en ce point on peut rapprocher les lèvres de la plaie et réunir par première intention, ce qui est difficile au niveau des ailes et du lobule. C'est encore la finesse de la peau de la racine du nez qui explique pourquoi les érysipèles spontanés de la face commencent ordinairement par cette partie.

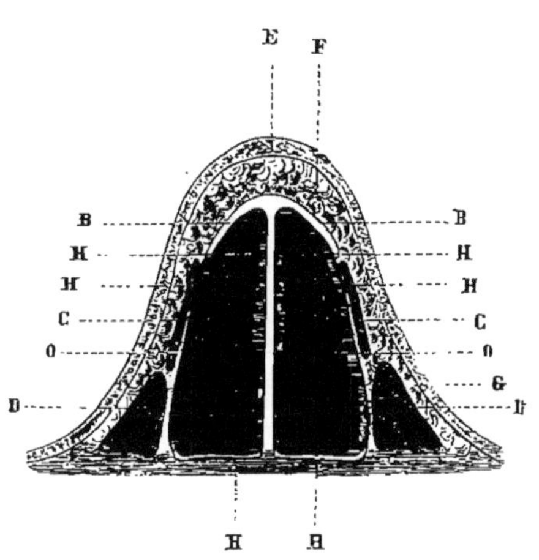

Fig. 86. — *Coupe transversale du nez, pratiquée à l'union de la portion cartilagineuse et de la portion osseuse.*

B, B, cartilages latéraux.
C, C. muscles transverses du nez.
D, D, muscles releveurs de l'aile du nez et de la lèvre supérieure.
E, peau.
F, couche sous-cutanée.
G. couche glanduleuse au niveau de l'aile du nez.
H, H, H, H, muqueuse nasale.
O, O, cavités des fosses nasales.

La peau du nez est douée d'une extrême vascularité : aussi convient-il, dans toutes les plaies de la région, si étendues et si contuses qu'elles soient, de toujours tenter la réunion immédiate avec la suture; il faut réappliquer tout de suite le lambeau, même s'il a été complètement détaché, les faits prouvant que dans ces cas la circulation peut encore se rétablir.

Cette vascularité explique la rougeur du nez que présentent certains sujets d'une façon permanente ou à la suite d'excitations alcooliques. Ces rougeurs peuvent être entretenues d'ailleurs par de l'eczéma ou de l'impétigo des narines.

La peau du nez est encore remarquable par la quantité énorme de glandes sébacées qu'elle renferme dans son épaisseur. Presque nulles sur le dos du nez, ces glandes apparaissent au niveau des faces latérales et sont surtout abondantes vers les ailes (G). La peau est criblée en ce point de petits trous qui sont les orifices excréteurs de ces glandes, et souvent même la matière sébacée concrète et noircie au contact de l'air y apparaît sous forme de grains noirs ressemblant à des grains de poudre. C'est à la sécrétion de ces glandes qu'est dû l'aspect huileux que présentent parfois les ailes du nez.

Les glandes sébacées de la peau du nez peuvent être le point de départ d'une variété d'épithélioma qu'il n'est pas rare de rencontrer dans la région. Il revêt une forme mamelonnée, tubéreuse, et m'a paru présenter une gravité moindre que l'épithélioma qui a pour siège les papilles du derme.

L'épiderme de la peau du nez s'hypertrophie parfois localement, surtout chez les vieillards, au point de s'accumuler et de prendre l'aspect de cornes. Il faut couper ces productions ou mieux les arracher et cautériser légèrement les papilles qui leur servent de base et les sécrètent.

Je n'ai qu'à mentionner ici le *lupus*, qui débute ordinairement par la peau et ne s'arrête souvent qu'après avoir détruit successivement toutes les couches de la région. Je rappelle que le meilleur traitement local consiste dans l'excision et une cautérisation puissante et répétée.

2° *Couche sous-cutanée* (F). — Mince et lâche vers la racine du nez, cette couche s'épaissit en se rapprochant du lobule, et acquiert au niveau des cartilages latéraux, sur la ligne médiane, une épaisseur de plusieurs millimètres. Arrivée au lobule, aux ailes et à la sous-cloison, cette couche, composée de tissu conjonctif, d'un peu de graisse et de glandes sudoripares, se confond intimement avec la peau, de façon à ne former en définitive avec elle dans ces différents points qu'une seule et même couche que l'on décompose par une dissection artificielle, mais que le chirurgien ne saurait que difficilement dédoubler.

C'est l'hypertrophie de la peau, de son réseau vasculaire, des glandes sébacées qu'elle renferme, et aussi celle de la couche sous-cutanée, qui donnent naissance à ces saillies rouges, bosselées, bourgeonnantes, désignées sous le nom de *couperose*, survenant généralement chez les grands buveurs, et qui peuvent atteindre parfois un volume si considérable qu'elles constituent de véritables tumeurs éléphantiasiques. Lorsqu'elles arrivent à ce degré, on est autorisé à les extirper à l'aide d'ablations partielles. Il faut se rappeler alors que le lobule du nez n'est pas plein, que la cavité des narines s'y prolonge en avant, en sorte qu'il en pourrait résulter une fistule fort difficile à guérir, si on détruisait une certaine étendue de la paroi.

3° *Couche fibro-musculaire* (CC). — Cette couche joue un rôle très peu important dans la région qui nous occupe. Elle se compose : à la racine du nez, des muscles pyramidaux; sur la portion cartilagineuse, des deux muscles transverses (C) réunis l'un à l'autre sur le dos du nez par une aponévrose intermédiaire; plus en arrière et en bas, par les muscles élévateurs de l'aile du nez et de la lèvre supérieure (DD). Ajoutons-y le muscle myrtiforme, situé au-dessous de la muqueuse buccale et de l'orbiculaire des lèvres.

4° *Couche ostéo-cartilagineuse* (BB). — La couche ostéo-cartilagineuse constitue la partie fondamentale, la charpente du nez. Les os propres du nez et les apophyses montantes du maxillaire supérieur en haut, les cartilages en bas, forment ensemble une véritable voûte dont le sommet correspond au dos du nez. Cette voûte est soutenue par un pilier médian ostéo-cartilagineux que nous retrouverons en étudiant les fosses nasales, dont il constitue la *cloison*. La portion cartilagineuse est composée de deux cartilages *latéraux* (B,B) qui font immédiatement suite aux os propres du nez : ces cartilages convergent l'un vers l'autre sur la ligne médiane; ils y prennent point d'appui sur le cartilage de la cloison dont ils ne sont parfois qu'une véritable expansion latérale.

En avant des cartilages latéraux sont les *cartilages de l'aile du nez*, également au nombre de deux, symétriquement placés de chaque côté de la narine, dont ils dessinent nettement le contour : aussi, lorsque ces cartilages ont été détruits, est-il impossible, même à l'aide des procédés de rhinoplastie les plus parfaits, de rendre à l'orifice des fosses nasales sa forme primitive.

Des deux branches dont se compose ce cartilage, l'une, externe, beaucoup plus longue et aussi plus large, forme l'aile du nez et adhère intimement aux couches précédemment étudiées qui le recouvrent; l'autre, interne, plus courte et plus étroite, contribue à former la sous-cloison. Les deux branches internes du cartilage de l'aile du nez sont séparées l'une de l'autre sur la ligne médiane à l'extrémité du lobule par un intervalle très appréciable au toucher. On éprouve la sensation d'un orifice arrondi que P. Dubois comparait à celle que donne le toucher de l'orifice utérin d'une femme nullipare. Le cartilage de la cloison pénètre entre ces deux branches internes, et l'on conçoit qu'il suffise de les écarter pour mettre à découvert et réséquer le cartilage de la cloison sans pénétrer dans la cavité des fosses nasales, ainsi que l'a fait observer Bichat. C'est en suivant ce procédé que Blandin aurait retranché avec succès, au dire de M. Richet, une portion trop saillante du cartilage de la cloison à un amoureux éconduit à cause de la forme anormale et ridicule de son nez. Outre les deux cartilages principaux dont nous venons de parler, il n'est pas rare de rencontrer dans la charpente du nez des cartilages accessoires en nombre variable.

Ces divers cartilages sont recouverts par une membrane fibreuse, le périchondre, qui les rattache l'un à l'autre d'une part, et d'autre part les fixe aux os propres du nez en se continuant avec le périoste de ceux-ci. Il en résulte qu'os et cartilages forment un tout solide qui ne persiste toutefois à l'état de voûte régulière qu'à condition de l'intégrité de la cloison verticale qui les supporte.

La portion osseuse de la voûte peut être fracturée par une chute, un coup porté sur le nez. Les os propres peuvent même être assez déprimés vers la cavité des fosses nasales pour qu'on ait signalé, dès la plus haute antiquité, les moyens de les redresser, ce qu'il faut toujours tenter, au prix même d'une certaine violence, à l'aide d'un levier quelconque. Indépendamment des signes ordinaires des fractures, on rencontre ici l'épistaxis et souvent de l'emphysème sous-cutané. On conçoit que, si le foyer de la fracture reste un certain temps en contact avec l'air extérieur, les accidents spéciaux aux fractures exposées puissent se produire. En même temps que les os du nez, la lame perpendiculaire de l'ethmoïde est parfois fracturée, et la fracture peut s'étendre jusqu'à la base du crâne.

La fracture n'est pas toutefois la cause la plus fréquente de l'effondrement de la voûte nasale; cet accident s'effectue ordinairement sous l'influence des vices syphilitique ou scrofuleux, qui portent avec une sorte de prédilection leurs ravages sur la charpente du nez. Une fois celle-ci détruite, la voûte s'affaisse, le nez est écrasé à sa racine, et il en résulte la formation en ce point d'un sillon profond, d'autant plus profond que les os du nez sont eux-mêmes plus ou moins détruits, ce qui donne à la physionomie l'aspect hideux que chacun connaît.

D'autres causes peuvent détruire le nez, et les plus fréquentes sont les plaies par armes à feu. Quelles que soient d'ailleurs ces causes : lupus, épithélioma, syphilis, brûlure, plaies de guerre, etc., il résulte de la disparition de la totalité ou seulement d'une partie du nez une difformité telle, que les chirurgiens ont fait depuis bien longtemps de grands efforts pour y remédier par une opération qui porte le nom de *rhinoplastie*, dont nous devons dire ici quelques mots.

La rhinoplastie paraît avoir été imaginée par les chirurgiens de l'Inde dans le but de corriger les effets de l'ablation du nez, dont on punissait les malfaiteurs. La méthode indienne consiste à emprunter un lambeau à la peau du front et à le rabattre après avoir tordu le pédicule à la racine du nez. Dans la méthode italienne, appelée encore méthode de Tagliacozzi, on prend le lambeau sur l'avant-bras qu'on laisse fixé à la tête pendant tout le temps nécessaire à la réunion, avant de détacher le pédicule. Dans la méthode française, on se sert, pour réparer l'organe, des téguments limitrophes, et on leur imprime un mouvement de glissement sans en tordre le pédicule.

Quelle que soit la méthode employée, il faut savoir, lorsque toute la charpente du nez a été préalablement détruite, que l'opération ne donne jamais comme résultat qu'une masse charnue, informe, flasque, sans soutien, et qui même finit souvent par s'atrophier et se rétracter.

C'est pour obvier à ces graves inconvénients, pour donner de la solidité au lambeau, que M. Ollier imagina la rhinoplastie périostique, dont il conçut l'idée dès 1857; c'est dans le même but qu'a été imaginée l'opération à double plan de lambeau du même chirurgien.

Voici en quelques mots le dernier procédé communiqué par M. Ollier à la Société de chirurgie en 1874.

Il commence par la dissection de l'ancien nez de haut en bas et en fait un lambeau flottant adhérant par les ailes et la sous-cloison. Il taille alors le lambeau frontal, le renverse sans le tordre, l'insinue sous la peau de l'ancien nez et fixe le bout supérieur du lambeau entre les narines. Quand le lobule manque, M. Ollier le refait avec la portion supérieure du lambeau, qu'il retrousse. Le grand avantage que l'auteur attribue à son procédé est d'éviter la rétraction du lambeau.

Nous pouvons rapprocher du procédé de M. Ollier celui de Nélaton, décrit de la manière suivante par Dolbeau dans la même séance : « J'incisai l'ancien nez sur la ligne médiane et le disséquai de manière à constituer deux volets; je taillai ensuite un grand lambeau frontal, je le renversai et le recouvris par les deux volets que je suturai sur la ligne médiane. »

Sans vouloir entrer davantage dans l'étude des diverses méthodes opératoires, nous devons nous demander quelle est la valeur de l'opération en elle-même.

Il convient d'établir tout d'abord une distinction entre la rhinoplastie partielle et la rhinoplastie totale. La première est une très bonne opération, donnant d'excellents résultats, qu'il s'agisse de refaire une sous-cloison, une aile du nez, etc. : mais il n'en est pas de même de la rhinoplastie totale, et la discussion qui s'est élevée à la Société de chirurgie à propos de la communication de M. Ollier a prouvé que cette opération compte peu de partisans, à cause des résultats déplorables qu'elle a fournis, même dans les cas réputés heureux, entre les mains d'opérateurs tels que Dupuytren, Blandin, Lisfranc, Michon, etc.

La rhinoplastie totale, c'est-à-dire l'art de refaire un nez de toutes pièces, est une prétention ambitieuse, une tentative irréalisable, car toutes les méthodes sous-périostiques possibles ne reconstitueront pas une charpente ostéo-cartilagineuse. Est-ce à dire qu'il faille toujours rester inactif? Non certes, mais il me faut encore ici préciser la question. Deux cas se présentent dans la pratique :

1° La cloison et les os propres ayant été détruits, le nez s'effondre; la peau est cependant entière, mais plissée et profondément déprimée; les ailes du nez, le lobule, la sous-cloison, sont intacts; le nez semble avoir été aspiré, comme disait M. Ollier. Cet organe est affreux sans doute, mais enfin il existe, il masque les fosses nasales; c'était le cas de la malade de M. Ollier. Or je suis absolument d'avis que le chirurgien ne doit alors rien faire : l'expérience, en effet, a prouvé qu'on ne réussit pas à déplisser ces nez enfoncés; quant à l'opération à double lambeau superposé, elle remplace un nez en retrait par un nez saillant, soit, mais elle ne fait en définitive que substituer un genre de laideur à un autre genre, même dans les cas les mieux réussis, ainsi que l'ont prouvé, à mon sens, les photographies présentées par M. Ollier, et j'ai pensé avec beaucoup de mes collègues que ce n'était pas la peine de subir une opération grave pour obtenir un aussi minime résultat.

2° Ce n'est plus un simple affaissement, le nez a été enlevé en totalité par une cause quelconque. A sa place existent deux trous qui laissent plonger le regard dans les fosses nasales béantes. On aperçoit les cornets et la muqueuse pituitaire rouges, enflammés, couverts de mucus. Le malheureux est un objet d'horreur pour ceux qui l'entourent : il ne peut sortir que la tête couverte, et, s'il doit travailler pour vivre, personne ne veut l'occuper. Voilà le cas où il faut agir; il n'est pas question de refaire un nez là où il n'y a plus ni peau ni cartilage, il faut boucher deux trous, il faut remplacer par de la peau le linge sous lequel le malade cache sa dégoûtante infirmité, tout en laissant un passage à l'air extérieur. La rhinoplastie par la méthode indienne ne se proposait pas évidemment d'autre but que celui-là. C'est ce que j'ai eu l'occasion de faire sur un soldat dont le nez avait été emporté à Gravelotte par un éclat d'obus et qui trouvait tous les ateliers fermés devant lui. Quant au lambeau, il faut le prendre où on le trouve. Il sera préférable, quand on le pourra, de l'emprunter aux téguments de la joue et d'en dessiner un de chaque côté de l'orifice, d'après le procédé de Nélaton : on suturera les deux lambeaux sur la ligne médiane.

Il n'y pas d'inconvénient à conserver le périoste à la face profonde des lambeaux, mais ce serait se faire illusion que de compter sur une régénération osseuse, s'il s'agit d'un adulte.

3° *Couches muqueuses.* — La muqueuse qui tapisse la face interne de la couche ostéo-cartilagineuse se continue avec la muqueuse des fosses nasales, et sera étudiée en même temps.

Vaisseaux et nerfs du nez.

Les *artères du nez* viennent principalement de la faciale; la plupart en naissent directement et se distribuent aux faces latérales et au dos du nez; l'artère qui se rend à la sous-cloison provient de la coronaire supérieure, et l'ophthalmique fournit quelques fines branches à la racine de l'organe. Ces artères, remarquables par leur nombre plus que par leur volume, ne donnent lieu à aucune considération intéressante.

Les *veines* suivent un trajet analogue à celui des artères. Rappelons que celles qui naissent de la racine du nez se rendent dans la veine ophthalmique, de là dans le sinus caverneux, et par conséquent établissent une communication entre les circulations extra et intra-crâniennes, d'où la possibilité d'une phlébite, d'une thrombose des sinus, dans certaines inflammations de cette région.

Le réseau lymphatique qui naît de la peau du nez est extrêmement riche ; les vaisseaux qui lui succèdent se rendent aux ganglions parotidiens, et surtout aux ganglions sous-maxillaires, ce qui explique l'engorgement de ces ganglions lorsque l'érysipèle de la face débute par le dos du nez.

Les *nerfs moteurs* viennent du facial : les *nerfs sensitifs* sont fournis par la cinquième paire ; le plus grand nombre naît des branches terminales du maxillaire supérieur ; un autre rameau émane de la branche nasale de l'ophthalmique : c'est le nerf *naso-lobaire;* ce nerf chemine d'arrière en avant ; appliqué contre la face interne de la voûte des fosses nasales, il sort entre l'os propre du nez et le cartilage latéral correspondant pour se rendre à la peau du lobule.

B. — RÉGION DES FOSSES NASALES.

Les *fosses nasales* sont deux vastes cavités anfractueuses destinées à recueillir les effluves odorants et à laisser passer l'air atmosphérique qui se rend au poumon. Elles communiquent d'une part avec l'extérieur, d'autre part avec le pharynx ; elles sont précédées par deux cavités qui leur servent en quelque sorte de vestibule : ce sont les *narines.*

Des narines.

Les *narines* diffèrent essentiellement des fosses nasales en ce qu'elles sont tapissées à l'intérieur par un revêtement cutané qui se continue avec la peau du nez en se réfléchissant au niveau du bord libre.

Il ne faut donc pas comprendre sous le nom de narines l'orifice antérieur des fosses nasales, de même que c'est une erreur d'appeler narines les fosses nasales elles-mêmes, comme le font encore quelques auteurs, à l'exemple de Velpeau. La figure 87 représente la paroi externe de la narine ; elle est limitée par deux bords, l'un supérieur, l'autre inférieur, et se prolonge en avant dans l'intérieur du lobule.

La narine est en quelque sorte circonscrite par les deux branches du cartilage de l'aile du nez ; la peau qui la tapisse a pour caractère d'être blanche, très sensible au chatouillement. On trouve dans sa structure les éléments habituels de la peau, et en particulier des poils longs et raides occupant surtout la paroi interne ; ces poils, désignés encore sous le nom de *vibrisses*, protègent l'entrée des fosses nasales contre les corps étrangers ; les poussières s'y attachent facilement, et, lorsqu'elles y séjournent chez un malade, elles témoignent d'une profonde prostration : aussi a-t-on considéré la pulvérulence des narines comme un signe pronostique fâcheux. La peau qui tapisse l'intérieur des narines abandonne peu à peu ses caractères à mesure qu'on s'approche de l'orifice supérieur, elle s'amincit, perd sa couleur rosée, devient blanche, ressemble à un tissu de cicatrice et adhère de plus en plus fortement au cartilage sous-jacent. C'est vers l'orifice inférieur surtout que se rencontrent les poils ; à ceux-ci sont annexées de nombreuses glandes sébacées susceptibles de s'enflammer ; elles deviennent alors le point de départ de furoncles extrêmement douloureux. Chez les sujets lymphatiques, on observe souvent en permanence dans l'intérieur des narines des croûtes d'eczéma impétigineux qui déterminent le gonflement des ailes du nez, de la sous-cloison, et sont parfois le

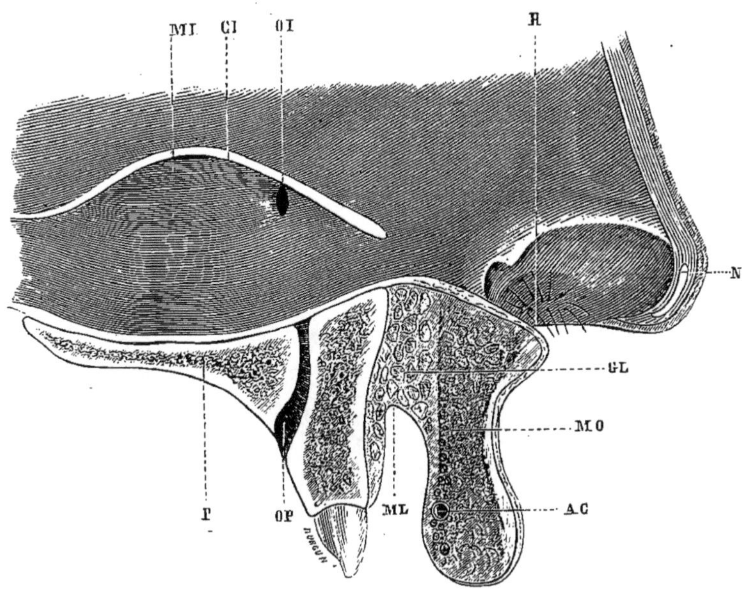

Fig. 87. — *Figure représentant la narine et les rapports précis de l'orifice inférieur du canal nasal.*

N, lobule du nez.
H, orifice inférieur des narines.
OI, orifice inférieur du canal nasal.
CI, ligne d'insertion du cornet inférieur.
MI, méat inférieur.
GL, couche glanduleuse de la lèvre.
MO, muscle orbiculaire des lèvres.
AC, artère coronaire.
ML, muqueuse labiale.
OP, canal palatin antérieur.
P, voûte palatine.

point de départ des érysipèles spontanés de la face. J'ai déjà dit que certains érythèmes de la peau du nez pouvaient avoir cette origine.

Fosses nasales.

Pour bien se rendre compte de la forme et des rapports des *fosses nasales,* il est bon de les examiner sur une coupe verticale et transversale comme celle qui est représentée figure 88. On voit alors qu'elles sont situées au-dessous du crâne, au-dessous et en dedans des cavités orbitaires (J, J), au-dessus de la voûte palatine (M, M) et entre les deux sinus maxillaires (K, K).

Elles se présentent sous la forme d'une pyramide triangulaire dont le sommet tronqué (H) est en haut et la base (I) en bas. Une cloison complète (A) s'étend du sommet à la base de cette cavité et la divise en deux cavités secondaires, distinctes l'une de l'autre, limitées elles-mêmes par une face interne lisse et unie, et par une face externe dirigée obliquement en dehors et très irrégulière.

Les fosses nasales varient beaucoup suivant les individus. Elles présentent à considérer quatre parois : 1° une paroi supérieure ; 2° une paroi inférieure ; 3° une paroi externe ; 4° une paroi interne ; deux orifices : l'un antérieur, l'autre postérieur ; une membrane muqueuse, la muqueuse pituitaire, commune à ces diverses parties.

1° PAROI SUPÉRIEURE.

Cette paroi, appelée encore *voûte* des fosses nasales, représente le sommet de la pyramide. Elle est remarquable par son étroitesse, surtout dans la partie qui correspond à l'ethmoïde (fig. 88). Elle est si étroite qu'elle ressemble plutôt

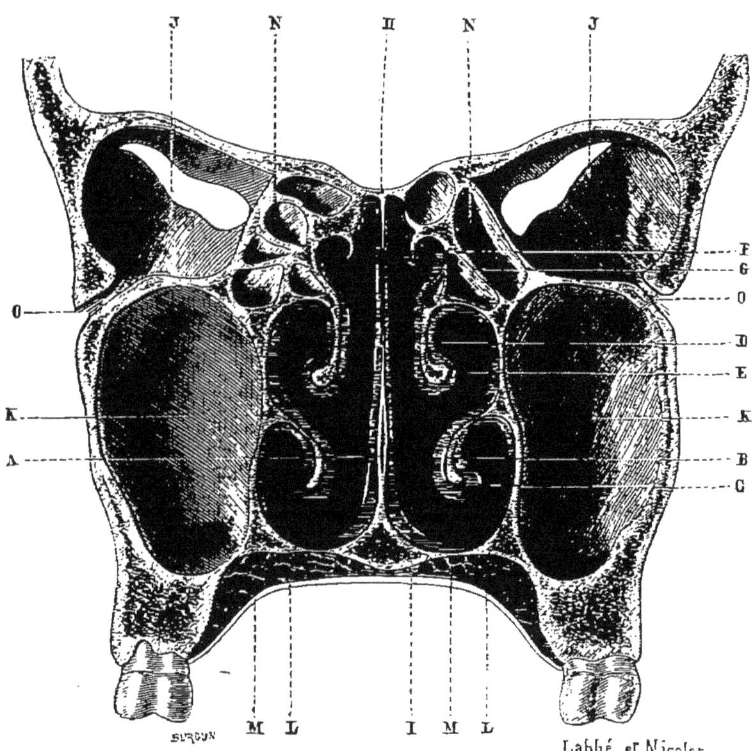

Fig. 88. — *Coupe verticale et transversale des fosses nasales pratiquée au niveau de la portion ethmoïdale.*

A, cloison des fosses nasales.
B, cornet inférieur.
C, méat inférieur.
D, cornet moyen.
E, méat moyen.
F, cornet supérieur.
G, méat supérieur.
H, paroi supérieure des fosses nasales.
I, paroi inférieure des fosses nasales.
J, J, cavités orbitaires.
K, K, sinus maxillaires.
LL, couche glanduleuse de la voûte palatine.
MM, muqueuse palatine.
N, N, cellules ethmoïdales.
OO, canal sous-orbitaire.

à un bord qu'à une face. Sa largeur n'est en général que de 2 à 3 millimètres, elle est ici de 2 millimètres. On conçoit dès lors la difficulté de faire pénétrer dans ce point des instruments d'un certain volume, tels que des pinces à polype, par exemple.

La paroi supérieure, d'une minceur extrême, est de plus percée de trous à travers lesquels passent les branches du nerf olfactif : aussi est-elle très peu résistante, et conçoit-on qu'elle puisse céder sous l'influence de la traction exercée sur les polypes qui y prennent insertion : je ne mets pas en doute que les faits si curieux d'écoulement par le nez de liquide céphalo-rachidien que j'ai rapportés p. 54 et 55 trouvent là leur véritable explication. L'introduction d'un instrument piquant dans les narines, poussé parallèlement au dos du nez, rencontrerait en droite ligne cette portion si fragile de la voûte des fosses nasales, et pénétrerait dans le cerveau sans grande résistance.

On ne peut d'ailleurs se faire une idée complète de la paroi supérieure que sur une coupe verticale antéro-postérieure des fosses nasales analogue à celle qui est représentée figure 89. Cette coupe permet de voir que la paroi est loin

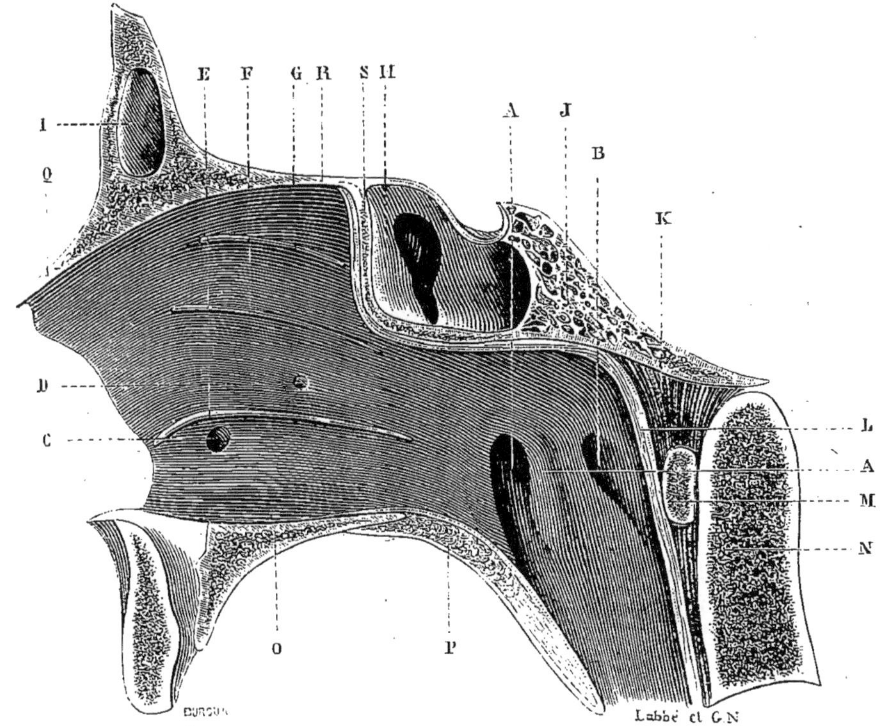

Fig. 89. — *Coupe antéro-postérieure des fosses nasales destinée à montrer les parois supérieure, inférieure et externe.*

AA, orifice pharyngien de la trompe d'Eustache.
B, fossette de Rosenmüller.
C, orifice inférieur du canal nasal.
D, orifice faisant communiquer le méat moyen avec le sinus maxillaire.
E, ligne d'insertion du cornet inférieur sur la paroi externe des fosses nasales.
F, ligne d'insertion du cornet moyen.
G, ligne d'insertion du cornet supérieur.
H, sinus sphénoïdal.
I, sinus frontal.
J, apophyse basilaire de l'occipital.
K, trousseau fibreux inséré à l'apophyse basilaire.
L, paroi pharyngienne.
M, coupe de l'arc antérieur de l'atlas.
N, coupe de l'apophyse odontoïde.
O, voûte palatine.
P, voile du palais.
Q, portion nasale de la paroi supérieure des fosses nasales.
R, portion ethmoïdale de la partie supérieure.
S, portion sphénoïdale de la paroi supérieure.

d'être rectiligne; elle présente trois portions distinctes qui sont antérieure, moyenne et postérieure.

L'antérieure Q représente un véritable plan incliné, oblique de haut en bas et d'arrière en avant; elle n'est autre que la face interne de la voûte nasale, que nous savons constituée par les os propres du nez et les cartilages latéraux : c'est la *portion nasale*.

Au niveau de l'articulation des os propres du nez avec le frontal, c'est-à-dire à la racine du nez, commence la portion moyenne R, qui est complètement horizontale; elle est formée exclusivement par la lame criblée de l'ethmoïde et donne passage aux branches du nerf olfactif : c'est la *portion ethmoïdale*. On pourrait à la rigueur conserver à cette dernière seule le nom de voûte des fosses nasales, car c'est la plus élevée.

La portion postérieure (S), d'abord verticale, devient ensuite horizontale, pour se continuer avec l'apophyse basilaire. Elle est formée par le corps du sphénoïde, renfermant le sinus sphénoïdal (H), sur les rapports duquel nous reviendrons plus loin, et mérite le nom de *portion sphénoïdale*.

En résumé, l'exploration et l'action chirurgicales s'exercent difficilement sur la paroi supérieure des fosses nasales; de même la contiguïté de cette paroi avec la cavité crânienne en rend les blessures très dangereuses.

Toute fracture de la voûte nasale portant sur les os propres du nez, sur l'ethmoïde ou sur le sphénoïde, s'accompagnera nécessairement d'un écoulement de sang par le nez, et dans les deux derniers cas le sang pourra faire place au liquide céphalo-rachidien, si la cavité sous-arachnoïdienne a été ouverte.

2° PAROI INFÉRIEURE.

La paroi inférieure des fosses nasales est beaucoup moins étendue que la supérieure; elle commence seulement au niveau d'une perpendiculaire abaissée de la racine du nez et se termine au bord postérieur du palatin, c'est-à-dire au voile du palais. Elle forme la face supérieure de la voûte palatine.

La paroi inférieure représente la partie la plus large des fosses nasales et ne mesure cependant pas plus de 12 à 15 millimètres. Il en résulte qu'à l'état normal il est impossible de pénétrer dans les fosses nasales, sans effraction, avec un instrument un peu volumineux. Cette face est concave transversalement. Elle présente d'avant en arrière un plan légèrement incliné en bas : d'où l'utilité de donner une légère courbure aux instruments qui doivent la parcourir. J'ai déjà fait remarquer plus haut un détail très important, à savoir, que la paroi inférieure des fosses nasales ou voûte palatine se continue avec un plan fibreux tellement tendu d'une apophyse ptérygoïde à l'autre, que le chirurgien perçoit, en touchant cette partie avec un instrument, une résistance osseuse, ce qui, au point de vue de l'exploration, prolonge d'autant cette paroi.

On y rencontre en avant, de chaque côté de l'épine nasale, le canal palatin antérieur.

3° PAROI INTERNE.

La paroi interne de chaque fosse nasale est formée par les faces latérales de la cloison. Le squelette de la cloison se compose du vomer en bas et de la lame perpendiculaire de l'ethmoïde en haut. Ces deux lames osseuses, d'abord unies l'une à l'autre en arrière, s'écartent en avant et laissent entre elles un espace angulaire que remplit un cartilage appelé cartilage triangulaire ou cartilage de la cloison. C'est ce cartilage qui, en s'insinuant en avant entre les cartilages latéraux et ceux de l'aile du nez, constitue le principal soutien de la voûte nasale.

Le squelette de la cloison, mince et peu résistant, est singulièrement renforcé par l'adjonction de la muqueuse pituitaire, qui tapisse les deux faces et présente en ce point une résistance et une solidité toutes particulières. Il faut aussi noter que la membrane muqueuse n'y adhère que peu et se laisse facilement décoller.

Il résulte de cette double disposition de la muqueuse : résistance d'une part, adhérence faible de l'autre, que la cloison peut présenter des collections liquides, telles qu'abcès et hématocèles. Il est bon d'en être prévenu, sans quoi on commettrait très facilement une erreur de diagnostic.

La cloison, ai-je dit, est dirigée verticalement à l'état normal, mais il n'en est pas toujours ainsi. Elle peut être déviée, soit d'un côté, soit de l'autre. Les deux parois opposées sont parfois seulement rapprochées; elles se touchent dans d'autres cas de façon à intercepter le passage de l'air, comme on le voit sur la figure 90.

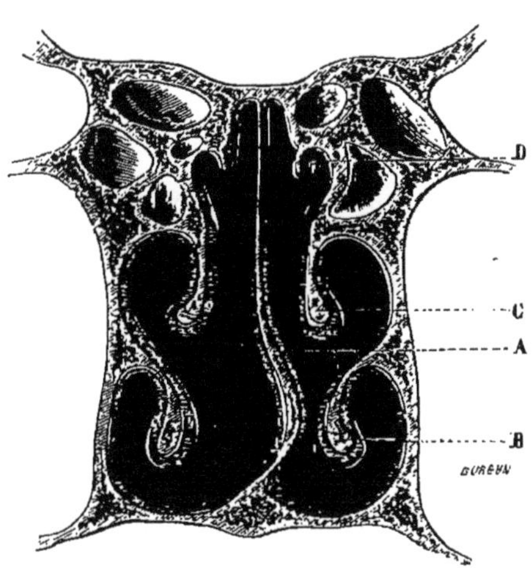

Fig. 90. — *Figure montrant la déviation de la cloison des fosses nasales.*

A, cloison des fosses nasales.
B, cornet inférieur.
C, cornet moyen.
D, cornet supérieur.

Cette déviation de la cloison est la cause fréquente d'erreurs de diagnostic. La saillie qui en résulte dans la narine correspondante peut être prise pour un abcès, une hématocèle, une tumeur de nature quelconque, mais c'est surtout avec les polypes des fosses nasales qu'on la confond. J'ai eu souvent l'occasion de voir des malades qui m'étaient adressés pour un polype ne présenter autre chose qu'une déviation de la cloison.

Il est très facile d'éviter l'erreur; je dirai même qu'il suffit d'être prévenu et d'y regarder pour ne la pas commettre, car on voit la tumeur se continuer insensiblement avec les parties voisines, et, d'ailleurs, à la saillie dans une narine correspond une dépression au même point dans l'autre narine.

Le redressement de la cloison est impossible, le mieux est de n'y pas toucher. Si cependant le malade éprouvait une gêne sérieuse de l'obstruction complète d'une fosse nasale, on pourrait, pour rétablir la communication, tenter d'enlever un morceau de la cloison à l'emporte-pièce, ainsi que l'a proposé Blandin.

Dans ces derniers temps, mon ami le docteur Lannelongue, se basant sur les propriétés physiques de la muqueuse de la cloison, a eu l'ingénieuse idée de lui emprunter un lambeau pour combler une perforation de la voûte palatine, et il y a complètement réussi dans un cas où la cloison venait s'implanter sur un des bords de la perforation. Après avoir circonscrit son lambeau à l'aide de trois incisions, il le détache et l'abaisse de façon qu'il ne tienne plus que par le bord qui correspond à la voûte palatine; il suture ensuite le bord supérieur du lambeau avec la muqueuse palatine qui recouvre la lèvre opposée de la perforation.

4° PAROI EXTERNE.

Pour se rendre un compte exact de la disposition de la paroi externe des fosses nasales, paroi très compliquée par suite des saillies, des dépressions et des orifices qu'on y rencontre, il faut l'examiner sur deux coupes verticales : l'une transversale, l'autre antéro-postérieure. La coupe transversale représentée par la figure 88 en donne une idée très nette. De la paroi externe, oblique de haut en bas et de dedans en dehors, se détachent trois saillies osseuses qui se portent vers la cavité et en diminuent encore singulièrement la largeur.

Ces saillies ont reçu le nom de *cornets*, qui sont distingués en supérieur (F), moyen (D) et inférieur (B). Le supérieur fait un très léger relief, le moyen en fait un plus considérable, et l'inférieur est le plus volumineux des trois. Tous offrent une disposition analogue, c'est-à-dire se dirigent d'abord en dedans, puis en bas, et se recourbent en crochet à leur bord libre, de façon à décrire en définitive une courbe dont la cavité regarde en dehors. Entre chaque cornet et la paroi externe existe une cavité désignée sous le nom de *méat*, dont nous allons parler plus loin.

Les deux cornets supérieurs sont une émanation de l'ethmoïde, tandis que l'inférieur est constitué par un os spécial.

Le bord libre du cornet inférieur descend plus ou moins bas vers le plancher des fosses nasales, assez quelquefois pour gêner l'introduction des instruments, et en particulier du cathéter de la trompe d'Eustache, lorsque la courbure de l'instrument est trop prononcée : d'où la nécessité de posséder plusieurs cathéters de courbure différente. Quant à l'extrémité antérieure de ce cornet, elle s'avance jusqu'à l'union de la portion cartilagineuse avec la portion osseuse du nez, et se trouve située à 2 centimètres environ en arrière de l'entrée des narines.

On ne peut voir la disposition du bord adhérent des cornets, c'est-à-dire la direction de leur ligne d'insertion à la paroi externe des fosses nasales, qu'après les avoir coupés, comme cela a été fait sur la figure ci-dessous, qui représente une section verticale antéro-postérieure des fosses nasales (fig. 91). On constate alors que la ligne d'insertion du cornet inférieur (AA) décrit une courbure à concavité inférieure, à l'opposé du bord libre, qui présente une convexité dans le même sens ; la partie la plus prononcée de la courbe correspond environ à la partie moyenne du cornet. L'extrémité postérieure se recourbe quelquefois légèrement en haut ; l'extrémité antérieure se recourbe toujours en bas, en sorte que cette ligne est sinueuse et représente une sorte d'*S* italique allongée. C'est au sommet de la courbe antérieure qu'aboutit généralement l'orifice inférieur du canal nasal.

Cette ligne sinueuse correspond au point de jonction du cornet inférieur avec la paroi externe : là existe une véritable gouttière que Triquet conseille de suivre pour cathétériser la trompe d'Eustache ; on conçoit que la sonde doive mal s'accommoder d'une courbure analogue à celle qui est figurée ici. Je dois dire, du reste, que cette forme est loin d'être toujours absolument identique.

J'ai insisté plus haut sur le rapport de la ligne d'insertion du cornet inférieur avec le pavillon de la trompe, au niveau de laquelle ce dernier se trouve exactement situé.

La ligne d'insertion du cornet moyen D est bien différente de la précédente, surtout en avant. Au lieu de se porter en bas, elle se dirige au contraire presque verticalement en haut, de façon à laisser entre les deux cornets une large surface plane N, dont nous allons dans un instant indiquer l'importance.

Quant à la ligne d'insertion du cornet supérieur F, elle est située au-dessus et en arrière des précédentes, presque rectiligne, et ne présente aucun intérêt.

Au-dessous de chaque cornet existent des espaces auxquels on donne le nom de *méats*. Ils sont distingués, comme les cornets, en supérieur (E′), moyen (C′) et inférieur (A″).

Ces méats, importants à connaître surtout à cause des orifices qui s'y trouvent,

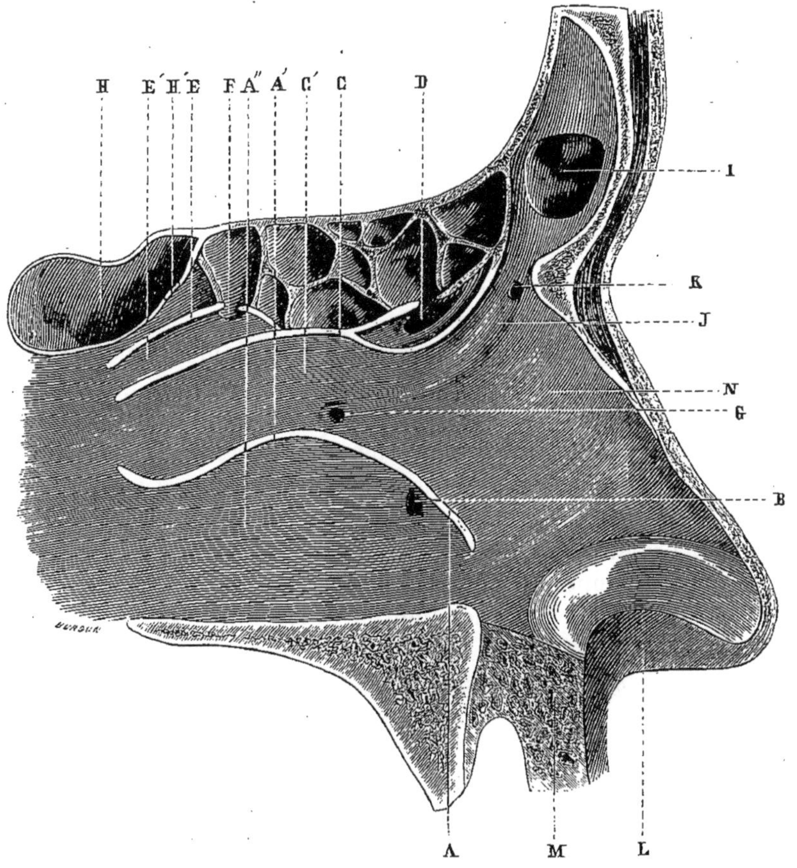

Fig. 91. — *Paroi externe des fosses nasales. — Les cornets ont été enlevés de façon à montrer la direction de leur ligne d'insertion à la paroi.*

A, partie antérieure du cornet inférieur.
A′, partie moyenne du cornet inférieur.
A″, méat inférieur.
B, orifice inférieur du canal nasal.
C, cornet moyen.
C′, méat moyen.
D, orifice de communication des cellules ethmoïdales antérieures avec le méat moyen.
E, cornet supérieur.
E′, méat supérieur.
F, orifice de communication des cellules ethmoïdales postérieures avec le méat supérieur.
G, orifice de communication du sinus maxillaire avec le méat moyen.
H, sinus sphénoïdal.
H′, point où le sinus sphénoïdal s'ouvre dans les cellules ethmoïdales postérieures.
I, sinus frontal.
J, infundibulum faisant communiquer le sinus frontal avec le méat moyen.
K, orifice de communication de l'infundibulum avec le sinus frontal.
L, paroi externe de la narine.
M, couche glanduleuse de la lèvre.
N, large surface plane quadrilatère formée par l'écartement en sens inverse des cornets moyen et inférieur.

présentent une forme en rapport avec les cornets qui les circonscrivent et sur laquelle je n'ai pas à revenir, forme dont rendent d'ailleurs suffisamment compte les figures précédentes.

C'est au-dessus du méat supérieur, et non pas dans le méat lui-même, que vient s'ouvrir le sinus sphénoïdal H au point H′. Quant aux cellules ethmoïdales,

les postérieures s'ouvrent dans le méat supérieur E′ en F, tandis que les antérieures s'ouvrent en D dans le méat moyen.

Ce dernier offre un véritable intérêt, à cause de ses rapports avec les sinus frontaux et maxillaires.

Au-dessous de l'extrémité antérieure du cornet moyen, dans le point où cette extrémité se redresse pour atteindre la voûte des fosses nasales, existe un canal ou plutôt une gouttière (J), à laquelle on a donné le nom d'*infundibulum*, qui fait communiquer largement le sinus frontal (I) avec le méat moyen. Sur la paroi de cette gouttière existe un orifice (K) qui la fait communiquer d'autre part avec le sinus maxillaire. Or les choses sont disposées de telle façon que, si l'on injecte un liquide par le sinus frontal, au lieu de descendre dans le méat moyen par l'infundibulum, ce liquide passe en grande partie par le trou K et pénètre dans le sinus maxillaire, en sorte que les produits de sécrétion de la muqueuse du sinus frontal tombent non seulement dans les fosses nasales, mais aussi dans l'antre d'Highmore.

Le méat moyen présente un autre orifice de communication entre les fosses nasales et le sinus maxillaire ; situé en G, dans le méat moyen, au centre environ de ce méat, cet orifice est tantôt large de 4 à 5 millimètres, d'autres fois très étroit ; il peut même manquer complètement. Nous reviendrons du reste plus loin sur ce sujet en étudiant le sinus maxillaire. Je ferai toutefois remarquer que l'orifice est beaucoup plus rapproché de la partie supérieure que de la partie inférieure du sinus, en sorte qu'il ne saurait en aucune façon, non plus que l'orifice de l'infundibulum, être considéré comme un conduit excréteur.

A la partie antérieure du méat moyen existe en N une large surface correspondant à la face innerte de la branche montante du maxillaire supérieur, résultant de ce que l'extrémité antérieure des deux cornets se porte l'une en bas et l'autre en haut. Le méat moyen est donc très largement ouvert en avant, tandis que le méat inférieur s'élève au contraire très peu au-dessus du plancher des fosses nasales : aussi est-il beaucoup plus facile d'introduire un instrument dans le méat moyen que dans le méat inférieur. Pour que l'instrument pénètre dans le méat inférieur, il faut le tenir presque horizontalement appliqué sur la paroi inférieure ; si on le pousse obliquement de bas en haut, un simple examen de la figure 91 montre qu'on pénétrera d'emblée dans le méat moyen. J'insiste sur ce détail parce que je suis convaincu qu'il y a là une cause d'erreur dans le cathétérisme de la trompe d'Eustache, cause d'autant plus utile à signaler que je ne l'ai vue mentionnée nulle part. Si l'on n'y fait pas attention, si l'on ne relève pas le pavillon de la sonde, le bec s'engage dans le méat moyen, ne rencontre d'abord aucun obstacle, mais est bientôt arrêté et occasionne de vives douleurs qui obligent à retirer l'instrument,

Le méat inférieur A″ est le plus large des trois. Son sommet est situé à une distance variable du plancher des fosses nasales ; sa partie moyenne, qui est la plus élevée, mesure sur la figure 91 une hauteur de 23 millimètres. Ce méat est remarquable surtout par la présence de l'orifice inférieur du canal nasal (B), dont j'ai déjà parlé à propos des voies lacrymales. Cet orifice, qui a le plus souvent la forme d'une fente verticale, comme sur la figure 91, affecte quelquefois une forme circulaire (C, fig. 89) ; il répond environ à l'union du quart antérieur avec les trois quarts postérieurs du cornet inférieur, et siège le plus souvent immédiatement au-dessous de la ligne d'insertion du cornet. Quelquefois cependant le canal nasal descend plus bas sous la muqueuse, ainsi que l'a fait remarquer M. Sappey, et s'ouvre à une distance variable du plancher des fosses nasales sur la paroi externe, et non plus au sommet du méat. Cet orifice correspond à un coude que fait généralement en ce point le cornet inférieur pour se porter en bas, d'horizontal qu'il était, coude qui constitue un point de repère important pour la pratique du cathétérisme par le procédé de Laforest, procédé sur la valeur duquel je me suis expliqué plus haut.

L'orifice inférieur du canal nasal, situé à une distance très variable du plancher des fosses nasales, répond à 12 ou 15 millimètres en arrière de l'extrémité antérieure du cornet inférieur et à 30 ou 35 millimètres en arrière de l'entrée des narines.

5° ORIFICES DES FOSSES NASALES.

Au nombre de quatre, les orifices des fosses nasales sont : deux antérieurs et deux postérieurs.

Les *orifices antérieurs* ont ensemble la forme d'un cœur de carte à jouer séparé en deux parties par une cloison médiane. Chaque partie représente un ovale dont la petite extrémité est en avant, et la grosse extrémité en arrière. Ils regardent directement en bas : d'où la nécessité, pour explorer les narines et les fosses nasales, de porter la tête en arrière et de relever autant que possible le lobule du nez.

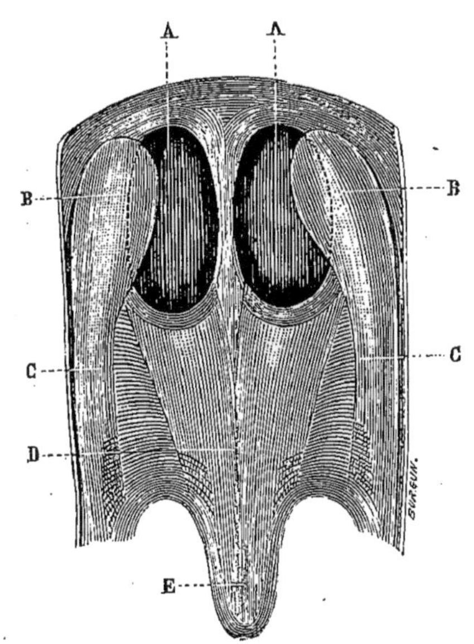

Fig. 92. — *Orifices postérieurs des fosses nasales* (grandeur naturelle. — Adulte).

A, A, orifices postérieurs des fosses nasales.
BB, pavillon de la trompe d'Eustache.
CC, relief formé par une portion du muscle pharyngo-staphylin.
D, voile du palais.
E, luette.

Les *orifices postérieurs* des fosses nasales sont importants à connaître pour arriver à les tamponner convenablement dans le cas d'épistaxis rebelle. Pour représenter ces orifices, il suffit de construire un carré et de le diviser en deux parties égales par une ligne médiane verticale : on obtiendra ainsi deux rectangles allongés dans le sens vertical ; en arrondissant les quatre angles de ce rectangle, la figure obtenue représentera assez exactement les deux orifices postérieurs des fosses nasales.

Ces deux orifices, séparés l'un de l'autre par le bord postérieur tranchant du vomer et limités en dehors par l'aile interne de l'apophyse ptérygoïde, ont donc la forme d'une ellipse à grand diamètre vertical. Ce diamètre mesure chez l'adulte de 2 à 2 1/2 centimètres, tandis que le diamètre horizontal n'en mesure guère que la moitié ; et remarquons, détail dont j'ai démontré plus haut l'importance, que la trompe d'Eustache empiète encore sur ce diamètre horizontal.

L'ignorance de ces notions fera le plus souvent échouer le tamponnement des fosses nasales. En effet, si l'on donne au bourdonnet de charpie la forme d'une boulette, ce qui a ordinairement lieu, ou bien ce bourdonnet sera trop petit, pénétrera dans l'orifice, et alors le sang passera au-dessus et au-dessous ; ou bien il sera trop gros, butera contre les bords et retombera dans le pharynx. Il convient donc de donner au tampon la forme de l'orifice qu'il s'agit de boucher, c'est-à-dire celle d'un cylindre de 3 centimètres de hauteur à peu près sur 1 centimètre et demi de largeur, de façon qu'il pénètre à frottement.

6° MEMBRANE PITUITAIRE (fig. 88).

Les fosses nasales sont tapissées par une membrane fibro-muqueuse qui recouvre non seulement les cornets et les méats, mais pénètre encore dans toutes les cavités qui s'y ouvrent.

Elle présente des caractères différents suivant les points où on la considère. Supposons-la partir de la cloison.

Sur la cloison, la muqueuse pituitaire est rosée, lisse, bien tendue, sans aucun pli ; elle est mince, mais résistante. Nous avons déjà vu qu'elle adhère peu par sa face profonde, sous laquelle peuvent se développer des abcès et des hématocèles.

Les caractères de la muqueuse sont à peu près les mêmes sur la paroi inférieure.

Arrivée à la paroi externe, elle tapisse le méat inférieur, et envoie un prolongement dans le canal nasal : d'où le développement possible d'une dacryocystite aiguë à la suite d'un coryza ; elle rencontre ensuite le bord adhérent du cornet inférieur, en tapisse la face inférieure et, arrivée au bord libre de ce cornet, s'adosse à elle-même. La muqueuse se comporte de la même façon dans le reste de la paroi externe. Elle n'y présente plus les mêmes caractères que sur la cloison : elle est grisâtre, plissée, épaisse, mais lâche, comme infiltrée. Elle déborde toujours de plusieurs millimètres le bord libre des cornets, celui surtout du cornet inférieur, et en arrière principalement.

La muqueuse forme donc une sorte de bourrelet plus ou moins flottant dans les fosses nasales suivant son épaisseur et sa longueur. Il résulte de cette disposition des erreurs assez fréquentes consistant à prendre ces bourrelets pour des polypes et à en tenter l'extraction. La couleur de la muqueuse est tellement différente de celle des polypes qu'elle suffirait seule à les faire distinguer. Rien n'est plus commun cependant que de voir la muqueuse saisie avec la pince, arrachée et ramenée avec un morceau de cornet. On se mettra généralement à l'abri de cet accident en employant la méthode suivante : Introduire dans la narine une pince à polypes les mors fermés ; la pousser d'avant en arrière jusqu'à ce qu'on rencontre une certaine résistance ; fermer alors l'autre narine, ouvrir la pince et ordonner au malade de souffler. Sous l'impulsion de l'air, le polype s'engage ordinairement entre les mors de la pince ouverte. Fermer alors les pinces, dont les branches doivent être à point d'arrêt ; soutenir la pince de la main gauche, saisir les anneaux de la droite et imprimer à l'instrument des mouvements de torsion sur place sans aucune traction. Il faut enlever les polypes par torsion et non par traction directe : par cette dernière manœuvre, on arracherait aveuglément tout ce qui se rencontre sous la pince.

A la voûte des fosses nasales la muqueuse pituitaire, changeant de caractère, est beaucoup plus mince et moins résistante. Elle tapisse la lame criblée de l'ethmoïde et reçoit en ce point les filets du nerf olfactif. Les rameaux nerveux ont ceci de remarquable qu'ils sont larges, aplatis, font corps avec la muqueuse, en sorte que, pour les trouver, il faut en quelque sorte sculpter celle-ci. Si l'on examine la membrane à une lumière oblique, ils se présentent sous la forme de légères saillies blanchâtres ne descendant pas au-dessous du cornet supérieur en arrière, ni du méat moyen en avant.

Les fosses nasales présentent donc au point de vue physiologique deux portions : l'une supérieure, *olfactive*, occupe la voûte; l'autre, *respiratoire*, comprend tout le reste de la cavité.

Quant aux prolongements que la muqueuse envoie dans les sinus, je m'en occuperai dans le chapitre suivant à propos de l'étude de ces organes eux-mêmes.

La membrane pituitaire, recouverte d'un épithélium à *cils vibratiles*, est constituée par une couche profonde fibreuse se confondant avec le périoste, et une couche superficielle muqueuse qui renferme des vaisseaux nombreux ainsi que des glandes.

Ces glandes, bien étudiées par M. Sappey, sont des glandes en grappes; très abondantes et disséminées sur toute la surface de la muqueuse, elles siègent surtout dans la portion inférieure ou respiratoire, et occupent de préférence le bord libre des cornets. Ce sont elles qui constituent en grande partie les bourrelets muqueux dont nous avons parlé.

Indépendamment des tumeurs propres à toutes les parties du corps et que l'on peut observer dans les fosses nasales comme ailleurs, il en est de spéciales à la région et qui se développent aux dépens de la pituitaire. C'est ainsi que la partie fibreuse donne naissance à des fibromes, la partie muqueuse à des myxomes ou polypes muqueux, la partie glandulaire à des tumeurs hypertrophiques très différentes des myxomes, repullulant avec la plus grande facilité.

La pituitaire s'enflamme souvent et est également prédisposée aux ulcérations de toute nature, syphilitiques, scrofuleuses, lupeuses, etc. Il résulte de ces ulcérations, qui s'accompagnent souvent de la nécrose des cornets ou de celle de la cloison, un écoulement de pus fétide, d'une ténacité désespérante; il se produit de larges croûtes formées de mucus concrété et desséché, fortement adhérentes. Cet état constitue l'ozène. Indépendamment du traitement général, nous recommandons vivement dans ce cas l'emploi des douches nasales fréquemment répétées avec des substances désinfectantes : acide thymique, phénique, alcool, iode, etc. Je me suis très bien trouvé de toucher la surface de la pituitaire en engageant le plus loin possible sous les cornets un pinceau imbibé de teinture d'iode. L'opiniâtreté de l'ozène est telle que M. Rouge, de Lausanne, n'a pas craint de lui opposer une opération sérieuse qui nous paraît justifiée par la gravité de certains cas. La raison de l'opiniâtreté de cette affection réside dans les nombreuses anfractuosités des fosses nasales, qui se dérobent à l'action des topiques, et non pas seulement dans la lésion du sinus sphénoïdal, comme l'a dit Velpeau.

Il existe une variété de coryza, dit *coryza caséeux*, caractérisé par la production de masses blanchâtres, parfois assez volumineuses pour remplir les fosses nasales et détruire la cloison. Lorsque les lavages bien faits ne parviennent pas à la guérir, il faut pratiquer une opération plus radicale pour venir à bout de cette dégoûtante maladie. Dans un cas, après avoir détaché complètement le nez en incisant par dessous la lèvre supérieure et l'avoir renversé en totalité sur le front avec la lèvre, j'enlevai facilement toute la masse caséeuse nauséabonde et touchai soigneusement les parois avec le thermocautère. La guérison fut rapide, complète, et ne s'est pas démentie depuis plusieurs années.

Une cause possible de suppuration des fosses nasales qui pourrait faire croire à l'existence d'un ozène, et à laquelle on doit toujours penser, surtout chez les enfants, c'est la présence d'un *corps étranger*. Qu'ils soient venus du dehors, ce qui est la règle, ou bien du dedans, dans un vomissement, par exemple, les corps étrangers peuvent séjourner longtemps dans les fosses nasales et provoquer des accidents sérieux. J'extirpai un jour sur une vieille femme un noyau de cerise qui, considéré comme un séquestre d'origine syphilitique, entretenait depuis deux ans une suppuration fétide. C'est pourquoi je répète ici ce que j'ai dit à propos du conduit auditif externe : il faut explorer *de visu* les fosses nasales d'un sujet affecté d'ozène. Il y faut regarder avec un *speculum nasi*, employer le *rhinoscope*, s'il y a lieu, et introduire dans la cavité une sonde exploratrice.

Les *artères* de la pituitaire, extrêmement nombreuses, proviennent de la maxillaire interne et de l'ophthalmique. La première lui fournit la sphéno-palatine et la ptérygo-palatine. De la seconde naissent les deux ethmoïdales.

Les *veines* ne présentent de remarquable que leur nombre et leur volume. Elles accompagnent en général les artères ; les veines ethmoïdales vont s'ouvrir dans le sinus longitudinal supérieur en passant par le trou borgne ; une autre veine nasale constitue l'une des origines de la veine ophthalmique, en sorte qu'en ce point existe une communication entre les deux circulations veineuses intra et extra-crâniennes.

La richesse vasculaire de la pituitaire explique suffisamment la production des *épistaxis*, qui peuvent devenir de véritables hémorrhagies et nécessiter le tamponnement des fosses nasales.

Les *vaisseaux lymphatiques* de la pituitaire furent démontrés pour la première fois, en 1858, dans un concours d'aide d'anatomie auquel je prenais part ; mon ami le regretté E. Simon eut le premier le mérite de trouver des vaisseaux se rendant à un ganglion, ce que les autres concurrents ne trouvèrent qu'après lui. Les vaisseaux aboutissent aux ganglions sous-maxillaires.

Les *nerfs* viennent de deux sources : le nerf olfactif, nerf de sensibilité spéciale ; la cinquième paire, nerf de sensibilité générale. Leur étude est du ressort de l'anatomie descriptive et de la physiologie.

La plupart des auteurs décrivent avec les fosses nasales la partie supérieure du pharynx qui correspond à leur orifice postérieur et que l'on a appelée arrière-cavité des fosses nasales. Je trouve beaucoup plus correct de renvoyer cette étude au chapitre *Pharynx*, où elle trouvera sa place naturelle sous le nom de *portion nasale du pharynx*.

Je viens de signaler les orifices de communication des fosses nasales avec les grands sinus de la face. Bien que ces derniers n'aient, selon moi, aucun rapport physiologique avec l'organe de l'olfaction, il me paraît logique de les décrire ici.

DES SINUS DE LA FACE (1).

Les *sinus de la face* sont au nombre de trois : le sinus frontal, le sinus maxil-

(1) L'expression *sinus de la face* n'est pas exempte de reproche, puisque le sinus frontal s'étend vers la voûte du crâne, et que le sinus sphénoïdal occupe le corps du sphénoïde, os de

laire et le sinus sphénoïdal. Il en existe un de chaque côté, ce qui porte leur nombre à six (1). L'étude de ces sinus, des deux premiers surtout, présente au point de vue chirurgical une réelle importance, ce qui m'engage à leur consacrer un chapitre spécial.

Sinus frontaux.

On désigne sous le nom de *sinus frontaux* deux cavités situées à la partie antérieure et inférieure de l'os frontal, au-dessus et en dehors des cavités nasales, au-dessus et en dedans des orbites.

Ces sinus peuvent être considérés comme une cellule osseuse du diploé démesurément agrandie, de telle sorte qu'ils sont limités en avant par la table externe et en arrière par la table interne de l'os; ils sont en réalité constitués par un dédoublement du frontal.

Les sinus frontaux n'existent pas à la naissance, et l'époque à laquelle ils apparaissent n'avait pas été soigneusement recherchée jusqu'en 1858. J'en fis alors, pour un concours d'aide d'anatomie, l'objet d'une étude particulière sur un grand nombre de pièces qui furent déposées au musée Orfila. J'arrivai à cette conclusion que l'époque de leur apparition est variable, qu'ils n'existent pas sur les sujets âgés de moins de dix ans, tandis qu'ils sont déjà très développés sur les sujets de dix-huit à vingt ans; je pensai, comme je le crois encore aujourd'hui, que les sinus frontaux apparaissent vers l'âge très variable lui-même de la puberté, alors que la face prend un développement considérable et rapide.

A partir du moment de leur apparition, les sinus continuent à s'accroître, mais dans des proportions inégales, tantôt s'étendant au loin, tantôt limités à un petit espace. Il est des sujets chez lesquels ils n'apparaissent jamais.

Les deux sinus frontaux sont séparés l'un de l'autre par une cloison osseuse.

Très épaisse au début de leur formation, la cloison s'amincit à mesure que les sinus s'agrandissent, et parfois même elle disparait en partie par suite d'un travail de résorption analogue à celui que j'ai déjà signalé en étudiant la boîte osseuse du crâne. Exactement située sur la ligne médiane en bas, la cloison des sinus s'en écarte à mesure qu'elle s'élève, se portant tantôt à droite, tantôt à gauche, de façon que l'un des sinus est toujours un peu plus développé que l'autre. Il n'y a pas de règle précise à cet égard, mais un fait curieux signalé par M. Bouyer dans son très bon travail publié en 1859, c'est qu'au sinus frontal le plus développé correspond un sinus sphénoïdal plus petit, et réciproquement, de manière qu'il existe une sorte d'antagonisme ou plutôt de balancement entre ces deux sinus; et l'auteur ajoute qu'il n'entrevoit pas les conséquences de cette disppsition. On verra plus loin combien il est facile de l'interpréter avec le rôle que jouent, selon moi, les sinus de la face.

Considéré à la période de développement complet, le sinus frontal est une cavité anfractueuse aplatie d'avant en arrière, envoyant des prolongements en haut vers la fosse temporale et en dehors vers l'apophyse orbitaire externe. Sur une coupe horizontale, la forme est encore celle d'un triangle, mais la base est

la base du crâne; on peut néanmoins maintenir cette expression, si l'on considère que les sinus sont surtout en rapport avec les cavités de la face et qu'ils sont intimement liés au développement de cette dernière partie.

(1) M. Desprès a présenté à la Société de chirurgie (séance du 22 mars 1876) un jeune garçon atteint, suivant lui, d'arrêt de développement des sinus frontaux et maxillaires, état qui aurait été décrit à tort sous le nom d'*aplasie lamineuse de la face*.

en dedans, adossée à la cloison qui la sépare de celle du côté opposé, et le sommet en dehors, dirigé vers l'apophyse orbitaire externe.

M. Bouyer estime à 4 centimètres cubes, en moyenne, la quantité de liquide que peuvent contenir les deux sinus réunis d'un homme adulte, mais leur capacité est souvent plus grande, ainsi qu'on peut s'en assurer sur des pièces du musée de Clamart que j'ai actuellement sous les yeux.

Nous avons décrit plus haut le canal désigné sous le nom d'infundibulum, situé à la partie antérieure et supérieure du méat moyen, et à l'aide duquel le sinus frontal communique avec les fosses nasales : il n'y a pas lieu d'y revenir ici.

La cavité des sinus frontaux est tapissée par une membrane muqueuse qui se continue avec la muqueuse pituitaire, mais qui en diffère essentiellement à tous égards. Elle est blanche, mince, lisse, peu adhérente aux os, à peine vasculaire, renferme seulement quelques petites glandes, et ne reçoit que de rares et minces filets nerveux : la pituitaire, au contraire, est rouge, épaisse, plissée, adhérente aux os, très vasculaire, remplie de glandes et pourvue d'un grand nombre de branches nerveuses : cela suffirait *à priori* pour faire douter que deux membranes de structure aussi différente soient destinées aux mêmes usages.

Recouverte par un épithélium vibratile, la muqueuse du sinus frontal présente à sa face profonde une couche fibreuse qui jouit du singulier privilège de pouvoir s'ossifier : c'est là d'ailleurs un caractère propre à la muqueuse de autres sinus et à la pituitaire elle-même, dont je montrerai dans un instant toute l'importance pathologique.

J'ai déjà eu l'occasion de signaler à la région du sourcil le cas curieux de cette jeune fille qui, en tombant sur un cruchon de grès qu'elle tenait à la main, se fractura la table antérieure du sinus frontal, dans laquelle pénétra un morceau du vase brisé. Les faits analogues sont rares sans doute, mais la science en a enregistré un certain nombre, et le chirurgien devra toujours y songer en présence d'une fracture siégeant au niveau des bosses frontales; l'erreur est d'autant plus facile à commettre entre cette lésion et une fracture complète de la boîte crânienne, que le sang contenu dans le foyer de la fracture présente parfois des mouvements dus à la colonne d'air qui traverse les fosses nasales, mouvements que l'on peut attribuer au cerveau.

Lorsque le trait de la fracture passe par la cavité du sinus, que la table antérieure seule ou que les deux tables soient atteintes, on peut observer à la région frontale, si la peau est intacte, une tumeur emphysémateuse due au passage de l'air par l'infundibulum.

La cavité du sinus est parfois assez vaste pour loger des corps étrangers d'un certain volume, des balles, par exemple, qui peuvent y séjourner de longues années sans provoquer d'accidents, ainsi qu'on l'observe d'ailleurs dans beaucoup d'autres points de l'économie. Les corps étrangers les plus curieux des sinus frontaux sont les corps étrangers vivants. Ils ont pour origine probable des larves d'animaux (*lucilie hominivore*). Dans les observations citées par M. Coquerel, les symptômes ont toujours présenté une très grande intensité : aussi, lorsque les lavages ne suffiront pas à chasser ces hôtes malfaisants, sera-t-il indiqué d'appliquer une couronne de trépan pour ouvrir largement le sinus.

C'est également la conduite que devrait tenir le chirurgien en présence d'une collection purulente développée dans les sinus frontaux; le pus peut, il est vrai, dans les cas favorables, s'éliminer par les fosses nasales, ou bien encore user la table externe du frontal et sortir au dehors : mais il est possible aussi que la suppuration détruise la table interne et produise des accidents cérébraux mortels; un même travail peut s'opérer à la voûte de l'orbite et donner lieu à de graves complications du côté de l'œil.

Si donc le chirurgien soupçonne la présence dans le sinus frontal d'un corps étranger inerte ou vivant, s'il y a reconnu l'existence d'une collection purulente, l'indication est de trépaner le sinus. On pourrait peut-être, avant d'en arriver là, recourir à une autre opération. L'ouverture du sinus frontal dans les fosses nasales et la direction de l'infundibulum étant bien connues, pourquoi ne pas tenter de faire pénétrer par cette voie jusqu'au sinus un trocart suffisamment large pour en évacuer le contenu et y faire les lavages nécessaires? On brisera sans doute l'extrémité antérieure du cornet moyen et quelques cellules ethmoïdales, objection que Magailne avait déjà faite au cathétérisme des sinus frontaux proposé par M. Richet, mais le traumatisme sera moins grave, on en conviendra, que celui déterminé par l'application d'une couronne de trépan. Cette ponction à travers l'infundibulum pourrait également servir à la cure des fistules si rebelles qui succèdent parfois, soit dans l'orbite, soit à la racine du nez, à l'ouverture d'un abcès du sinus frontal.

Sinus maxillaire.

Le *sinus maxillaire*, appelé encore *antre d'Highmore*, du nom de l'anatomiste qui en a donné le premier une bonne description, est une vaste cavité située dans l'épaisseur de l'os maxillaire supérieur.

Cette cavité répond : en haut à la paroi inférieure de l'orbite, en avant à la fosse canine, en dehors à la fosse zygomatique, tout à fait en arrière à la fente ptérygo-maxillaire, et en bas à l'arcade alvéolaire supérieure.

Contrairement au sinus frontal, le sinus maxillaire existe dès la naissance et se présente sous la forme d'une fente antéro-postérieure; il s'accroît peu dans les premières années de la vie et *augmente d'une manière beaucoup plus sensible à l'époque de la puberté*. Sa cavité continue à s'accroître dans l'âge adulte pour acquérir le maximum de développement dans la vieillesse.

La forme en est assez irrégulière : on peut toutefois la comparer à celle d'une pyramide triangulaire dont la base correspondrait à l'orbite et le sommet à l'arcade alvéolaire. La configuration du sinus est telle que sur une coupe verticale la base est en haut et le sommet en bas, la base répondant à la paroi orbitaire et le sommet à l'arcade alvéolaire. Sur une coupe horizontale la base est en arrière au niveau de la tubérosité maxillaire, et le sommet en avant au niveau de la fosse canine, à la rencontre des parois antérieure et interne.

La meilleure description nous paraît être celle-ci : la cavité du sinus maxillaire, de forme irrégulière, est circonscrite par quatre parois, dont trois verticales et une horizontale; les trois premières sont : antérieure ou jugale, postéro-externe ou zygomatique, interne ou nasale; elles convergent vers le rebord alvéolaire, qui constitue, en définitive, le sommet de la pyramide; la paroi supérieure ou orbitaire, qui est horizontale, en forme la base.

Voyons successivement ce que chaque paroi nous offre d'intéressant au point de vue chirurgical.

La paroi supérieure du sinus maxillaire (Voy. fig. 63), horizontale, plane, répond au plancher de l'orbite et forme entre ces deux cavités une mince cloison qui oppose peu de résistance à la propagation d'un processus pathologique de l'une à l'autre : aussi les tumeurs de l'orbite envahissent-elles aisément le sinus maxillaire, de même que les tumeurs du sinus ont une grande tendance à réagir sur le globe de l'œil. Je rappellerai que cette paroi est obliquement traversée par un canal qu'occupe le nerf sous-orbitaire ; ce nerf se trouve nécessairement comprimé ou détruit par ces tumeurs, ce qui fournit au chirurgien des notions fort utiles sur l'évolution des affections de la région.

La paroi antérieure répond à la fosse canine ; déprimée vers la cavité du sinus, elle est en rapport avec le muscle canin, avec les muscles élévateurs de l'aile du nez et de la lèvre supérieure et avec les branches terminales du nerf sous-orbitaire ; cette paroi est la plus épaisse des quatre ; par contre, elle est la plus superficielle, et permet un accès facile vers le sinus, dont on a d'ailleurs songé à pratiquer l'ouverture par cette voie. L'opération est, du reste, facile et inoffensive, à la condition toutefois de ne pas ponctionner à travers les téguments de la face. Il faut faire pénétrer le perforateur sous la lèvre supérieure, au niveau du cul-de-sac de la muqueuse préalablement détachée vis-à-vis de la première grosse molaire, et porter la pointe de l'instrument en arrière et en haut. On arrive ainsi dans le sinus directement sans causer le moindre dégât aux parties molles, et plus facilement qu'à travers les alvéoles, puisque dans ce dernier procédé il faut d'abord arracher une grosse molaire, si l'alvéole n'est pas libre.

La paroi postéro-externe fait saillie dans la fosse zygomatique, qu'elle limite en dedans. Elle répond à la tubérosité maxillaire parcourue par les rameaux dentaires postérieurs.

Tout à fait en arrière, la paroi du sinus est en rapport avec la fente ptérygo-maxillaire et par suite avec le ganglion de Meckel : aussi faut-il briser cette paroi pour arriver sur le vivant jusqu'au ganglion. C'est en traversant la cavité du sinus que Carnochan a pu exécuter la résection du ganglion de Meckel, opération hardie et en apparence irréalisable, vu la profondeur à laquelle siège ce ganglion nerveux.

La paroi interne du sinus (Voy. fig. 88) est en rapport avec les fosses nasales ; elle répond de haut en bas à quelques cellules ethmoïdales, à toute la hauteur des méats moyen et inférieur. Extrêmement mince, composée d'une lame de tissu compacte, papyracée, elle se brise avec la plus grande facilité ; si l'on avait intérêt à pénétrer dans le sinus maxillaire par la voie nasale, on y arriverait au premier coup par le méat inférieur, sans qu'il fût nécessaire d'aller chercher le méat moyen. C'est à travers cette paroi que Laugier avait songé à créer aux larmes une voie artificielle en les dirigeant dans le sinus maxillaire lorsque le canal nasal est oblitéré.

Sur la paroi interne siègent les orifices du sinus maxillaire, dont je me suis déjà occupé en étudiant les fosses nasales. Ils sont au nombre de deux : l'un est constant, placé en avant (fig. 91) dans l'infundibulum ; l'autre, qui manque souvent, siège vers la partie moyenne du méat moyen. On doit à M. Gosselin (1851) de bien connaître aujourd'hui le premier de ces orifices, signalé d'abord par Duverney.

Ce point d'anatomie fut étudié à nouveau en 1853 et en 1860 par Giraldès, qui démontra également que l'orifice véritable du sinus était bien l'orifice siégeant dans l'infundibulum, et non pas celui du méat moyen, puisque sur 100 cadavres il ne rencontra ce dernier que 8 ou 10 fois.

Giraldès en conclut que cet orifice, quand il existe, est le résultat d'un travail pathologique dont il a pu suivre, dit-il, l'évolution depuis l'amincissement de la membrane muqueuse du méat jusqu'à sa perforation complète. Cette opinion serait confirmée par les recherches des auteurs du *Compendium de chirurgie*, qui ne l'ont jamais rencontré chez l'enfant.

D'après Giraldès, le cathétérisme destiné à remédier à l'oblitération de l'orifice du sinus, fondé sur des données anatomiques fausses, doit être absolument rejeté de la pratique de la chirurgie. Je partage absolument cette opinion. Malgaigne n'en paraît pas convaincu; il suffit cependant de réfléchir à la position qu'occupe dans les fosses nasales l'orifice de communication du méat moyen avec le sinus maxillaire, qu'il soit normal, pathologique ou artificiel, pour comprendre qu'un cathétérisme pratiqué par cette voie ne peut servir à évacuer le contenu du sinus : en effet, la plus grande partie de la cavité étant placée au-dessous de l'orifice, les liquides doivent nécessairement s'y accumuler. On serait forcé, d'après les règles les plus élémentaires de la chirurgie, en cas d'abcès du sinus, de pratiquer une contre-ouverture dans le point le plus déclive. Autant donc commencer par là et abandonner définitivement une opération qui, fût-elle possible, serait d'avance frappée d'inutilité.

Des bords du sinus maxillaire l'inférieur seul est important. Il est formé par la convergence des trois parois verticales et représente le sommet tronqué de la pyramide. Ce bord correspond à l'arcade alvéolaire supérieure et présente une largeur suffisante pour qu'on ait pu décrire au sinus une paroi inférieure.

La cavité du sinus est séparée des racines des grosses molaires par une très mince couche de tissu osseux; quelquefois même on les y rencontre à nu, en sorte que le sinus peut se trouver ouvert à la suite d'une extraction de dent, accident d'ailleurs sans gravité. La cavité s'étend plus ou moins loin en avant dans l'épaisseur du rebord alvéolaire, mais, en général, il faut choisir la première et la deuxième grosse molaire pour trépaner le sinus.

Les deux voies par lesquelles on doit pénétrer dans le sinus maxillaire sont donc la paroi antérieure, au niveau du cul-de-sac gingival, et le rebord alvéolaire. L'une ou l'autre de ces voies donne d'ailleurs un orifice qui siège sur un même plan horizontal.

La cavité du sinus maxillaire est tapissée par une membrane muqueuse qui se continue avec la pituitaire, mais en diffère à peu près au même degré que la muqueuse du sinus frontal, si ce n'est qu'elle est un peu plus vasculaire que cette dernière et contient dans son épaisseur une plus grande quantité de glandes.

La muqueuse du sinus, et en particulier ses glandes, ont été spécialement étudiés par Giraldès, qui a tiré de ses recherches des déductions pathologiques importantes. Il a constaté, en effet, que le conduit excréteur de ces glandes avait une grande tendance à s'oblitérer, et qu'il en résultait la formation fréquente de kystes muqueux. L'auteur en est arrivé à cette conclusion très vraisemblable, si elle n'est absolument vraie, à savoir que : ce qui a été décrit jusqu'à ce jour sous le nom d'hydropisie du sinus maxillaire n'est autre chose qu'une cavité kystique, avec distension des parois osseuses.

Sinus sphénoïdaux.

Les *sinus sphénoïdaux* présentent beaucoup moins d'intérêt chirurgical que les deux précédents.

Creusés dans le corps du sphénoïde, ils correspondent, en haut, au chiasma des nerfs optiques et à la fosse pituitaire; sur les côtés ils offrent avec le sinus caverneux un rapport immédiat, dont nous avons déja montré toute l'importance; en bas, ils font saillie à la paroi supérieure des fosses nasales, dans lesquelles ils s'ouvrent au-dessus et en arrière du cornet supérieur (fig. 91). Les sinus sphénoïdaux n'existent pas à la naissance et ils m'ont semblé n'apparaître qu'après les sinus frontaux, vers l'âge de 20 ans.

Au nombre de deux, les sinus sphénoïdaux sont séparés l'un de l'autre par une cloison verticale qui empiète toujours un peu à droite ou à gauche. Nous avons signalé plus haut la relation inverse qui existe entre cette disposition et celle des sinus frontaux.

La muqueuse qui tapisse les sinus sphénoïdaux se continue avec la pituitaire et présente des caractères identiques à ceux des membranes des autres sinus.

Quant à la pathologie de ces sinus, je ne sache pas qu'il y ait rien de particulier à signaler. Velpeau a pensé que la muqueuse pouvait être le siège des ulcérations si rebelles de l'ozène, et par suite la cause de l'odeur repoussante spéciale à cette maladie, mais cette localisation n'a pas été démontrée.

La muqueuse qui tapisse les cavités nasales, les cellules ethmoïdales et les sinus, présente ce caractère identique d'être constituée à sa face profonde par une lame fibreuse qui se confond avec le périoste.

Cette lame fibreuse est susceptible de s'ossifier et de donner par suite naissance à de véritables tumeurs osseuses occupant les diverses cavités de la face. Il en résulte ce fait, capital au point de vue de la médecine opératoire, que les exostoses ainsi développées sont libres dans la cavité qu'elles occupent et contiguës seulement aux parois osseuses, dont elles sont absolument indépendantes. Elles diffèrent donc essentiellement des exostoses ordinaires, ainsi que des polypes ossifiés, auxquels on les avait jusqu'ici rattachées.

Dolbeau insista sur la pathogénie de ces ostéomes dans un mémoire lu à l'Académie de médecine en 1866, et je ne puis mieux faire que de reproduire quelques-unes des conclusions de l'auteur :

« La membrane de Schneider, celle qui tapisse les différents sinus et cellules annexés aux fosses nasales, peuvent devenir le siège de productions osseuses primitives, tumeurs qui sont indépendantes des os du crâne et de ceux de la face, mais qui peuvent néanmoins acquérir un très grand volume.

« Toutes les exostoses sont plus ou moins libres dans les cavités où elles ont pris naissance; elles peuvent, en se dévoloppant, s'enclaver d'une manière plus ou moins solide, mais elles restent toujours indépendantes des os, et elles peuvent être enlevées, pourvu qu'on puisse leur ouvrir une voie suffisante : d'où l'indication d'opérer de bonne heure.

« Dans le traitement de toutes ces exostoses, il faut renoncer à attaquer directement les tumeurs, soit avec la gouge, soit avec le trépan. Tous ces instruments ne peuvent entamer un tissu si dur, ils s'émoussent, et on a vu les meilleures cisailles de Liston se fracturer sans intéresser la tumeur; il faut, comme nous l'avons déjà dit, ouvrir largement la cavité qui contient l'exostose, et il suffit alors d'ébranler en masse la tumeur pour la voir sortir en totalité et sans de trop grands efforts. »

Du rôle des sinus de la face. — Jusqu'en 1868, époque où j'entrepris des recherches sur ce sujet, tous les auteurs ne voyaient dans les sinus de la face que des organes de perfectionnement annexés au sens de l'odorat. Les sinus avaient pour fonction, soit d'augmenter l'étendue de la surface destinée à recevoir l'impression, soit de sécréter une humeur qui maintînt la pituitaire dans un état d'humidité continuelle, soit d'emmagasiner l'air et de prolonger ainsi l'impression olfactive.

Je crois avoir démontré par des preuves nombreuses, tirées de l'anatomie normale, de la physiologie, de la pathologie, du mode de développement et de l'anatomie comparée, preuves dont l'exposition doit seulement trouver place dans un traité de physiologie, que tel n'est pas leur usage. Les sinus remplissent, comme les canaux médullaires des os longs, un rôle purement mécanique; ils n'ont aucun rapport physiologique avec l'organe de l'olfaction. Je pense avoir prouvé que leur développement est intimement lié à celui de la face, qu'ils s'accroissent ou apparaissent à l'époque de la puberté, époque à laquelle la face prend elle-même un volume relatif très considérable. L'équilibre établi à la naissance entre le crâne et la face eût été infailliblement rompu, si la nature n'avait eu recours à cet artifice, qui lui est d'ailleurs familier, de creuser les os, d'en augmenter la surface de façon à fournir aux muscles une plus large insertion, sans augmentation de poids.

CHAPITRE III

De la bouche et de ses dépendances.

La *bouche* est une cavité située à l'entrée des voies digestives et destinée à la réception des aliments et à l'accomplissement des premiers actes de la digestion. C'est dans son intérieur que se passent les phénomènes de la mastication et de l'insalivation.

Il m'a paru, en conséquence, rationnel de rattacher à la cavité buccale les organes qui concourent à l'exécution de ces diverses fonctions.

J'étudierai donc successivement :

La région parotidienne ;

Les parois de la cavité buccale elle-même, qui se composent de :

La paroi latérale ou région de la joue, à laquelle se rattache celle des lèvres;

La paroi supérieure ou région palatine;

La paroi inférieure ou région du plancher de la bouche.

Viennent ensuite :

Le vestibule de la bouche ;

L'orifice postérieur de la cavité buccale ou isthme du gosier ;

La région des deux maxillaires, supérieur et inférieur;

Les dents et les gencives.

J'étudierai ensuite la région de la fosse zygomatique, qui affecte des rapports avec la plupart des régions précédentes.

Je terminerai par le pharynx, dont l'étude me paraît inséparable de celle de la cavité buccale.

A. — RÉGION PAROTIDIENNE.

La *région parotidienne* tire son nom de la glande *parotide*, qui en occupe la plus grande partie. Réduite dans l'attitude normale à une simple fente

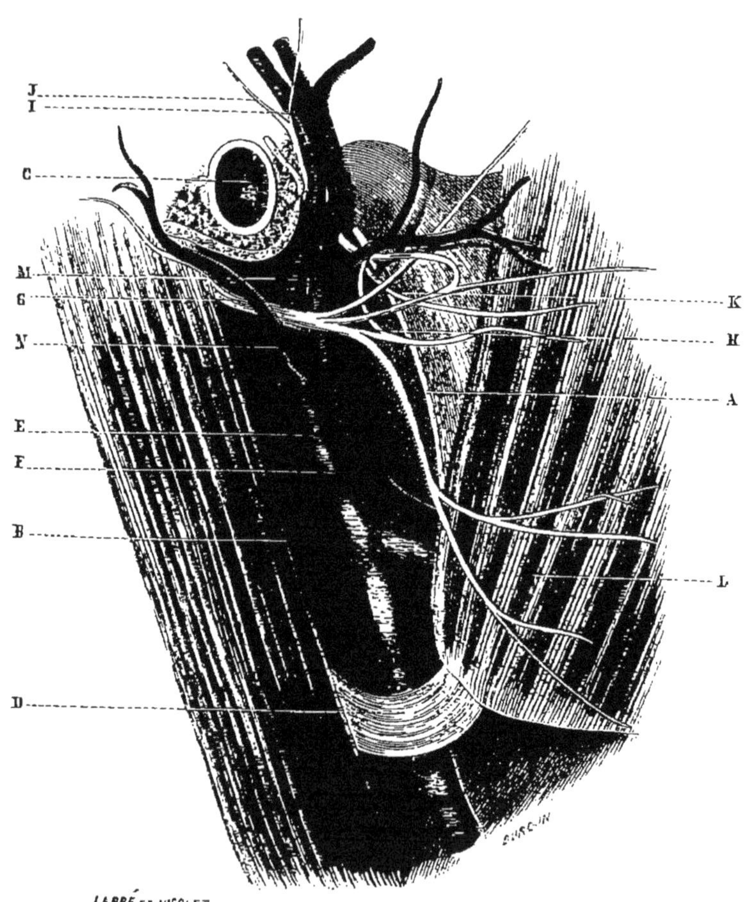

Fig. 93. — *Région parotidienne vue de face* (côté droit); *la glande parotide a été enlevée, de façon à dégager les organes essentiels de la région et à montrer les limites extérieures de l'excavation parotidienne.*

A, bord postérieur du maxillaire inférieur.
B, bord antérieur du muscle sterno-cléido mastoïdien.
C, conduit auditif externe coupé au niveau de sa portion cartilagineuse.
D, aponévrose se rendant de l'angle de la mâchoire à la gaine du muscle sterno-cléido-mastoïdien.
E, artère carotide externe.
F, veine jugulaire externe.
G, nerf facial.
H, artère maxillaire interne.
I, artère temporale superficielle.
J, nerf auriculo-temporal.
K, anastomose du nerf facial avec la branche auriculo-temporale.
L, muscle masséter.
M, artère transverse de la face.
N, artère auriculaire postérieure.

allongée dans le sens vertical, située entre le bord postérieur de la mâchoire inférieure et le bord antérieur du muscle sterno-cléido-mastoïdien, elle se traduit à l'extérieur sous la forme d'une gouttière placée au-dessous du pavillon de l'oreille; celui-ci recouvre même environ la moitié supérieure de la région, en sorte qu'il convient de le détacher pour en voir l'ensemble.

La région parotidienne s'agrandit notablement, si l'on porte la tête dans l'extension; elle s'élargit également un peu dans les mouvements de propulsion de la mâchoire.

Ses limites extérieures, très faciles à déterminer, sont les suivantes :

En haut, le conduit auditif externe C et l'articulation temporo-maxillaire;

En avant, le bord postérieur A du maxillaire inférieur;

En arrière, le bord antérieur B du muscle sterno-cléido-mastoïdien et l'apophyse mastoïde;

En bas, une bandelette fibreuse D étendue horizontalement de l'angle de la mâchoire au bord antérieur du sterno-mastoïdien.

Cette bandelette fibreuse sépare en bas la région parotidienne de la région sus-hyoïdienne, et en particulier de la glande sous-maxillaire; elle présente une résistance suffisante pour que les lésions pathologiques de l'une et de l'autre région soient généralement indépendantes.

Les diverses parties que nous venons d'énumérer circonscrivent un espace dont la forme est celle d'un quadrilatère allongé dans le sens vertical, et dont la largeur varie suivant que la mâchoire s'écarte ou se rapproche du muscle sterno-mastoïdien. Mais ce n'est là que la délimitation extérieure de la région, ce n'est que l'orifice d'une cavité dans laquelle s'engage la glande, et qu'on appelle *excavation* ou *loge parotidienne*.

Nous étudierons d'abord la loge elle-même, sa forme, ses parois, ses rapports de voisinage, et ensuite son contenu : glande, vaisseaux et nerfs.

Loge parotidienne.

On ne saurait se faire une idée exacte de la forme de cette loge et de ses rapports avec les parties profondes que sur une coupe horizontale, comme celle qui est représentée figure 94. Je l'ai pratiquée sur un sujet très vigoureux, et la mâchoire a été fortement portée en avant pour donner à la loge la plus grande largeur possible.

La *loge parotidienne*, d'après cette coupe, se présente sous un aspect qu'il est difficile de rapprocher d'une forme géométrique déterminée. On l'a comparée assez exactement à une pyramide triangulaire dont la base correspondrait à la peau et le sommet à l'apophyse styloïde. Il est aisé de voir cependant que le sommet de la pyramide est tellement tronqué, qu'il représente un véritable bord. L'excavation parotidienne rappelle plutôt la forme d'un vase à bords légèrement renversés en dehors, présentant une ouverture, un fond et deux bords.

L'ouverture délimitée dans le paragraphe précédent répond à la peau; le fond, à l'apophyse styloïde et au pharynx V, dont il est séparé par des vaisseaux et des nerfs. Quant aux bords, ils sont, l'un antérieur (H′), l'autre postérieur (H″).

Le bord antérieur est composé, de dehors en dedans, indépendamment des téguments, par les bords postérieurs du muscle masséter D (si la coupe était faite à la partie supérieure de la région, le masséter ne s'y rencontrerait plus, à cause de l'obliquité de sa direction) et de la branche montante de la mâchoire inférieure C, du muscle ptérygoïdien interne E.

Le bord postérieur est limité par le muscle sterno-cléido-mastoïdien B, et plus en dedans par le ventre postérieur du muscle digastrique K.

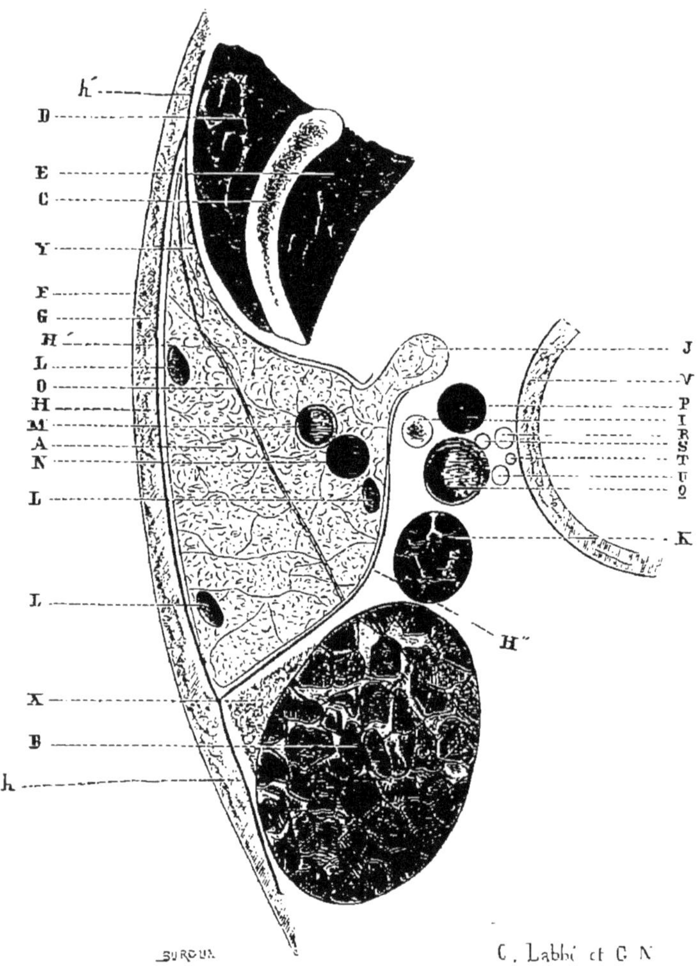

Fig. 94. — *Région parotidienne vue sur une coupe horizontale* (côté gauche) (figure demi-schématique).

A, glande parotide remplissant la loge parotidienne.
B, muscle sterno-cléido-mastoïdien.
C, os maxillaire inférieur.
D, muscle masséter.
E, muscle ptérygoïdien interne.
F, couche cutanée.
G, couche de tissu cellulaire sous-cutané.
H, feuillet externe ou superficiel de l'aponévrose parotidienne.
H', feuillet antérieur de l'aponévrose profonde.
H'', feuillet postérieur de l'aponévrose profonde.
I, apophyse styloïde.
J, prolongement pharyngien de la parotide en arrière du ptérygoïdien interne.
K, muscle digastrique.
L, L, L, ganglions lymphatiques.
M, veine jugulaire externe.
N, artère carotide externe.
O, branche du nerf facial traversant obliquement la loge.
P, artère carotide interne.
Q, veine jugulaire interne.
R, nerf grand sympathique.
S, nerf pneumogastrique.
T, nerf glosso-pharyngien.
U, nerf spinal.
V, paroi du pharynx.
X, tissu fibreux.
Y, prolongement massétérin de la parotide appelé encore parotide accessoire.
h, aponévrose du sterno-mastoïdien.
h', aponévrose massétérine.

La loge parotidienne ainsi constituée est tapissée à son intérieur par une aponévrose. Voici comment il faut comprendre, à mon avis, l'*aponévrose paroti-*

dienne, dont la disposition offre d'ailleurs une extrême simplicité (elle est représentée par une ligne rouge sur les figures 94 et 95).

Partie du bord antérieur du sterno-mastoïdien, l'aponévrose (H) se porte directement d'arrière en avant jusque sur le masséter en passant comme un pont au-dessus de l'excavation. De sa face profonde se détachent, à ses limites extrêmes, deux feuillets H' et H″ qui tapissent les bords correspondants de la loge, en gagnent le fond et vont, en s'unissant l'un à l'autre, s'attacher à l'apophyse styloïde. Il existe donc en réalité deux aponévroses continues entre elles sur les bords de l'excavation, l'une superficielle ou cutanée, l'autre profonde ou pharyngienne.

On peut également présenter de l'aponévrose parotidienne la description suivante : la gaine fibreuse qui recouvre le muscle sterno-cléido-mastoïdien, arrivée au bord antérieur de ce muscle, se divise en deux feuillets : l'un superficiel, l'autre profond ; le feuillet superficiel suit le trajet primitif et va gagner le masséter pour se continuer avec l'aponévrose massétérine, qui n'en est elle-même que la continuation ; le feuillet profond suit le bord postérieur de la loge, en tapisse le fond, prend insertion à l'apophyse styloïde, y fournit des gaines aux muscles qui s'y attachent (muscles formant le bouquet de Riolan), gagne de là le bord antérieur de l'excavation et va rejoindre le feuillet superficiel, avec lequel il s'unit pour former l'aponévrose massétérine.

Je ferai remarquer que le feuillet profond antérieur H' s'applique immédiatement sur le masséter, tandis que le feuillet profond postérieur H″ est toujours séparé du bord antérieur du sterno-mastoïdien par un espace triangulaire X rempli d'un tissu fibreux très dense et très résistant qui peut être le point de départ de fibromes voisins, mais indépendants de la loge parotidienne.

L'aponévrose parotidienne n'offre pas la même résistance dans toutes ses parties ; c'est à la base et sur le bord postérieur de la loge que cette résistance est le plus accusée. Il est à propos de signaler ici un détail de la plus haute importance : l'aponévrose est presque toujours (d'après mes recherches, je dirais volontiers toujours) incomplète ; elle présente au fond de la loge un trou situé en avant de l'apophyse styloïde. Par ce trou s'engage un prolongement (J) plus ou moins volumineux de la glande, qui se porte au-dessous du muscle ptérygoïdien interne et affecte des rapports immédiats avec la paroi latérale du pharynx et les gros vaisseaux profonds. On conçoit le péril que fait courir à son malade un chirurgien qui a la témérité de porter jusque-là le bistouri pour faire l'extirpation d'une tumeur, surtout lorsque celle-ci est adhérente.

Nous savons maintenant comment se comporte l'aponévrose parotidienne en dehors, en dedans, en avant et en arrière : mais comment se comporte-t-elle en haut et en bas ?

J'ai déjà signalé dans le plan superficiel de la région une bandelette fibreuse qui sert de limite en bas aux régions parotidienne et sus-hyoïdienne, mais cette disposition ne se peut bien voir que sur une coupe verticale passant transversalement par le milieu de la région, de façon à diviser celle-ci en deux moitiés, l'une antérieure et l'autre postérieure. La coupe ainsi pratiquée donne la figure 95.

Nous y retrouvons comme sur la précédente un feuillet aponévrotique superficiel ou externe C, et un feuillet profond ou interne B, circonscrivant un espace quadrilatère allongé dans le sens vertical, comparable à celui que nous a donné le plan superficiel de la région (fig. 93). Le feuillet superficiel naît en haut du

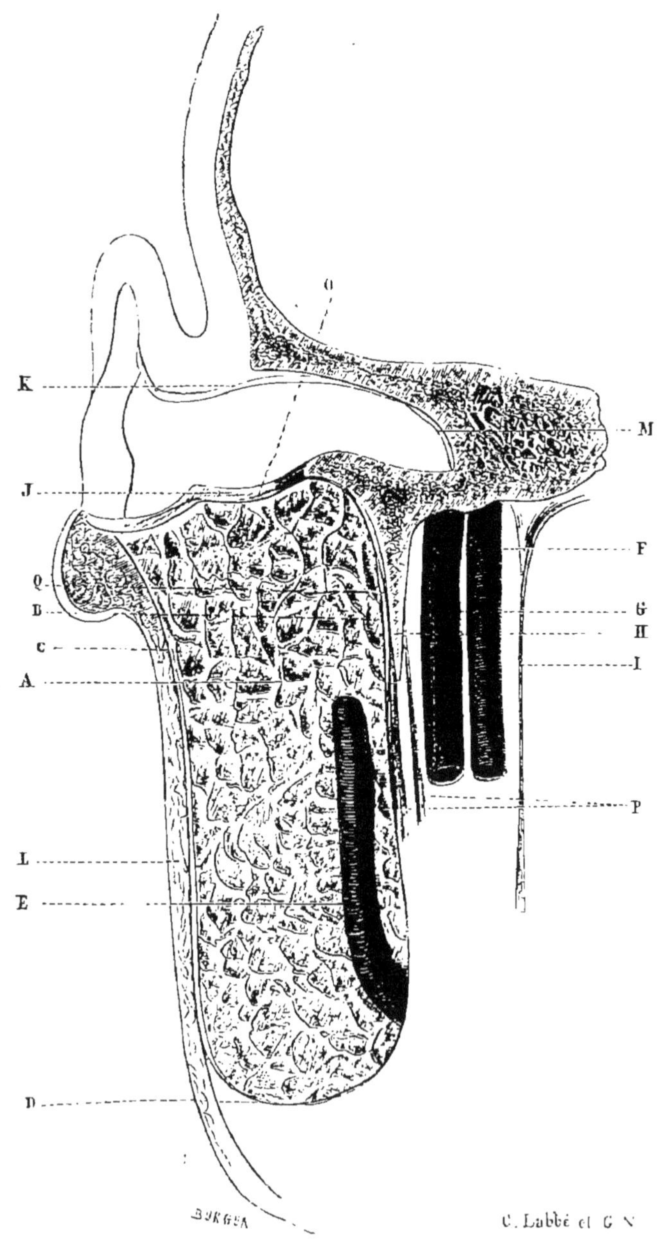

Fig. 95. — *Région parotidienne vue sur une coupe verticale et transversale* (côté droit).

A, glande parotide.
B, feuillet aponévrotique profond de la loge parotidienne.
C, feuillet aponévrotique superficiel.
D, réunion des deux feuillets superficiel et profond au niveau de l'angle de la mâchoire.
E, artère carotide externe.
F, artère carotide interne.
G, veine jugulaire interne.
H, apophyse styloïde.
I, paroi pharyngienne.
J, paroi inférieure du conduit auditif externe.
K, paroi postérieure du conduit auditif externe.
L, peau de la région parotidienne.
M, membrane du tympan.
O, périchondre tapissant la paroi inférieure de la portion cartilagineuse du conduit auditif externe (ligne bleue).
P, muscles insérés à l'apophyse styloïde.

pavillon de l'oreille, sur lequel il se perd, descend jusqu'à la limite inférieure de la région, rencontre la bandelette fibreuse que nous connaissons déjà, se confond avec elle, se recourbe en D et suit pendant un instant une direction horizontale, de façon à fermer complètement la loge en bas; il se réfléchit ensuite de bas en haut, rencontre les muscles styliens, avec la gaine desquels il se confond, arrive à l'apophyse styloïde, s'y attache et l'accompagne jusqu'à sa base.

J'insiste sur ce point que le feuillet interne de l'aponévrose ne rejoint nullement en haut le feuillet externe : en conséquence, si la loge parotidienne est exactement fermée en bas, elle est complètement ouverte en haut; la glande parotide se trouve ainsi en rapport immédiat avec la portion cartilagineuse du conduit auditif externe, mais non pas avec la portion osseuse de ce conduit, comme le disent certains auteurs.

L'excavation parotidienne est donc loin d'être close de toute part par l'aponévrose qui la tapisse ; elle est fermée solidement en dehors, en arrière et en bas; moins solidement en avant au niveau du bord postérieur de la mâchoire, où l'aponévrose est plus mince et se laisse traverser par la carotide externe; elle présente en dedans un trou au niveau de la paroi latérale du pharynx, et demeure complètement ouverte en haut. Ces notions anatomiques nous permettent de comprendre l'intimité des relations pathologiques qui existent entre le conduit auditif externe et la région parotidienne; de comprendre pourquoi une collection purulente développée dans la région parotidienne se portera de préférence en avant vers la cavité buccale, et en dedans vers le pharynx, plutôt qu'en bas et en arrière vers le cou ou la région mastoïdienne. Je puis citer à l'appui le fait suivant :

Il se présenta à l'hôpital un malade atteint d'une affection que je crois très rare, un kyste hématique de la parotide ; ce kyste avait déterminé une hémiplégie faciale et des troubles cérébraux divers qui m'avaient d'abord fait songer à une tumeur de l'encéphale, et qui n'étaient que le résultat de la compression, ce que démontra le traitement. Très peu appréciable à l'extérieur, la tumeur ne dépassait pas l'angle de la mâchoire, mais faisait sur les parois latérales du pharynx une saillie considérable, en sorte que c'est par cette voie que j'en pratiquai plusieurs fois la ponction jusqu'à guérison complète.

En résumé, les rapports de la loge parotidienne peuvent être énumérés ainsi : limitée en dehors par la peau et l'aponévrose, elle est en rapport, en avant, avec les bords postérieurs du masséter, de la branche montante de la mâchoire inférieure et du ptérygoïdien interne, au-dessous duquel la glande parotide envoie un prolongement; en arrière, avec les bords antérieurs du sterno-cléido-mastoïdien et du ventre postérieur du digastrique; en bas, avec la région sus-hyoïdienne, qu'elle limite latéralement; en haut, avec la paroi inférieure du conduit auditif externe dans sa portion cartilagineuse seulement; enfin, en dedans, avec l'apophyse styloïde, les muscles qui en naissent et la paroi latérale du pharynx. Elle est séparée de cette dernière par un paquet vasculo-nerveux de la plus haute importance, qui comprend : la veine jugulaire interne, la carotide interne, les nerfs pneumogastrique, spinal, glosso-pharyngien, grand hypoglosse, et le grand sympathique.

Étudions maintenant le contenu de la loge.

Nous y trouvons d'abord la *glande parotide*, qui non seulement la remplit dans sa totalité, mais encore la déborde sur certains points. La loge renferme en outre : l'artère carotide externe, la veine jugulaire externe, un certain nombre d'autres branches artérielles et veineuses, des vaisseaux et des ganglions lymphatiques ; le nerf facial et le nerf auriculo-temporal.

Glande parotide.

La *parotide* est une glande en grappe, la plus considérable des glandes salivaires ; elle remplit la loge que nous venons de décrire et se moule exactement sur elle. Je n'ai donc rien à dire de sa forme, qui rappelle en tout point celle de l'excavation dans les trois dimensions que j'ai représentées, largeur, hauteur et profondeur.

La glande envoie en dehors de la loge des prolongements dont l'un surtout offre une grande importance : c'est le prolongement pharyngien, dont j'ai parlé déjà, qui sort par le trou situé en avant de l'apophyse styloïde, et se trouve en rapport avec la face interne du muscle ptérygoïdien interne. Ce dernier rapport est d'autant plus intime que la mâchoire est plus rapprochée du muscle sterno-mastoïdien.

Un autre prolongement (Y) déborde en avant la loge parotidienne et recouvre une partie de la face externe du muscle masséter. Il diffère du précédent en ce que, bien que situé en dehors de la loge parotidienne, il est enveloppé de tous côtés par l'aponévrose, tandis que le premier fait en quelque sorte hernie à travers le fond de la loge.

Le prolongement antérieur ou génien a encore reçu le nom de *parotide accessoire ;* il accompagne pendant un certain trajet le canal excréteur de la glande, ou canal de Sténon, et joue un rôle important dans la pathologie de la joue, région à laquelle il appartient au même titre que le canal.

La glande parotide envoie, en définitive, un prolongement en avant, l'autre en arrière de la mâchoire : le bord postérieur de celle-ci est donc reçu dans une gouttière que lui présente la face antérieure de la glande.

Des auteurs signalent un prolongement de la glande entre le corps maxillaire et le muscle ptérygoïdien interne, mais c'est sans doute par mégarde, car il faudrait pour cela que le muscle fût détaché de la branche montante. Je conçois plutôt qu'il en puisse exister un en arrière entre les muscles sterno-mastoïdien et digastrique (entre B et K, fig. 94), bien que je ne l'aie pas rencontré sur mes coupes horizontales, qui sont de tous les modes de préparation le meilleur pour se rendre compte des divers prolongements de la glande. La raison en est que le feuillet aponévrotique H″, qui passe au devant de ces muscles, est très résistant.

La glande parotide, dont la structure ne diffère pas de celle des autres glandes en grappe, est remarquable par les prolongements fibreux qui, partis de la face profonde du feuillet aponévrotique superficiel, la sillonnent en tous sens et lui forment une sorte de stroma extrêmement serré. C'est au milieu de cette gangue fibreuse que passent tous les vaisseaux et nerfs de la région. Les vaisseaux y adhèrent très intimement, en sorte qu'il est impossible de les séparer de la parotide comme on sépare l'artère faciale, par exemple, de la glande sous-maxillaire. Pour les disséquer dans la loge parotidienne, il faut les sculpter à petits coups de ciseaux ou de bistouri. On arrive certainement par une dissection lente, laborieuse et délicate, à vider complètement la loge parotidienne de son contenu, en conservant les principaux troncs nerveux, ainsi que les branches vasculaires les plus importantes : mais avoir la prétention d'en faire autant sur le vivant, alors surtout qu'il s'agit d'une glande dégénérée dont les éléments sont encore plus intimement confondus avec les vaisseaux et les nerfs qu'à l'état physiologique, c'est prouver qu'on ne se fait pas une idée bien exacte de la disposition de la région. On a beaucoup discuté pour savoir si l'on pouvait enlever la glande parotide sur le vivant : oui sans doute, on le peut, mais à la condition d'enlever en même temps presque tous les organes qui la traversent ; et il ne faut pas croire en particulier aux ablations de la parotide avec conservation du nerf facial. Lorsqu'à la suite de l'extirpation d'une tumeur parotidienne le nerf facial n'a pas été coupé, affirmez que la parotide n'a pas été enlevée. Ce qui a pu faire illusion à quelques chirurgiens, à A. Bérard, entre autres, c'est que certaines tumeurs bénignes de la glande, telles que les adénomes, les enchondromes, certains lymphomes même, au lieu d'englober le tissu glandulaire, de faire corps avec lui, comme cela a lieu dans le cancer, le refoulent, l'aplatissent vers le pharynx, et repoussent en même temps le nerf facial.

En général, l'extirpation d'une tumeur cancéreuse n'est justifiable, à part de très rares exceptions, que si l'opération permet d'enlever le produit morbide dans sa totalité : or, dans le cancer, le sarcome ou l'adéno-sarcome de la parotide, le prolongement pharyngien, étant envahi comme le reste, doit être enlevé, sons peine de faire une opération inutile : or le prolongement pharyngien, déjà en contact à l'état normal avec les gros vaisseaux et les nerfs de l'espace maxillo-pharyngien, y adhère alors si intimement qu'il est bien difficile, pour ne pas dire impossible, de les ménager. On voit donc au prix de quels effroyables dangers immédiats le chirurgien pourra s'aventurer à pratiquer l'extirpation d'une parotide cancéreuse.

La ligature préventive de la carotide externe ne suffit pas à mettre le malade à l'abri, puisque la carotide interne court aussi grand risque d'être intéressée ; la ligature de la carotide primitive elle-même ne préserverait pas de l'hémorrhagie, puisque le sang reviendrait abondamment par les anastomoses de la carotide interne. Pour avoir quelque chance d'échapper aux dangers immédiats d'une hémorrhagie primitive, il faudrait lier isolément les troncs de la carotide interne et de la carotide externe, et même alors, si la carotide interne était intéressée au fond de la plaie, le bout central de cette artère donnerait du sang par suite de ses anastomoses avec celle du côté opposé et avec la vertébrale ; ces opérations préventives n'auraient aucune efficacité, bien entendu, dans le cas d'une lésion possible, probable même, de la grosse veine jugulaire interne.

Lors donc qu'une tumeur de mauvaise nature a envahi la loge parotidienne, qu'elle occupe la glande et ses divers prolongements, qu'elle fait corps avec tous les organes qui la traversent ou la touchent, et c'est là le caractère propre à ces sortes de tumeurs, on ne saurait en faire l'extirpation sans couper à coup sûr le nerf facial, la carotide externe et les veines qui l'accompagnent ; l'extirpation ne sera complète [et une saine chirurgie n'accepte pas d'ablation incomplète de cancer, à quelques très rares exceptions près (1)] qu'avec la presque

(1) Je comprends que dans un but palliatif on pratique certaines extirpations partielles, très peu graves en elles-mêmes, de cancers inopérables ; qu'on enlève, par exemple, dans un

certitude d'intéresser la carotide interne, la veine jugulaire interne et les nerfs qui l'accompagnent dans le trou déchiré postérieur : pneumogastrique, glosso-pharyngien et spinal. La crainte bien légitime qu'éprouve le chirurgien en arrivant au fond de la région fait qu'il abandonne à peu près toujours le prolongement pharyngien, ainsi que le démontrent les autopsies, qui ne tardent généralement pas à suivre l'opération.

L'extirpation de ces tumeurs étant inutile lorsqu'elle est incomplète, à peu près fatalement mortelle lorsqu'elle est totale, je considère qu'on ne doit pas la tenter.

Si encore les moyens de diérèse qui mettent à l'abri de l'hémorrhagie étaient applicables dans le cas particulier, la tentative aurait peut-être quelques chances de succès, mais il n'en est rien. On ne peut, en effet, passer une chaîne d'écraseur au fond de l'excavation parotidienne ; l'anse galvanique elle-même n'est hémostatique qu'à condition de sectionner à la manière de l'écraseur linéaire, c'est-à-dire en enserrant d'abord les vaisseaux de façon à en aplatir les parois et à les accoler l'une à l'autre, ce qui n'est pas possible dans l'espèce ; il ne faut pas non plus songer à cerner aveuglément la tumeur avec des flèches caustiques, dont on ne peut mesurer l'action à une telle profondeur. Le mieux est donc de considérer le cancer profond de la région parotidienne, ainsi que bien d'autres affections, comme étant actuellement au-dessus des ressources de l'art.

L'extirpation des tumeurs de la région parotidienne est d'ailleurs soumise aux préceptes généraux qui servent de guide à un praticien prudent et éclairé. Il y a ici, comme partout, des tumeurs opérables et d'autres inopérables, même pour les chirurgiens les plus audacieux, et j'avoue ne pas trop comprendre les nombreuses discussions soulevées sur ce sujet à l'occasion de la région qui nous occupe. Il était aussi absurde, à mon sens, de se dire partisan de l'ablation des tumeurs parotidiennes, que de se prononcer en ennemi de toute intervention active. C'est alors que se révèle surtout le tact chirurgical : certaines tumeurs doivent être enlevées, d'autres respectées, car une chose plus mauvaise encore que de laisser mourir un malade, c'est de le tuer.

La trame fibreuse de la parotide, et non le tissu propre de cette glande, me paraît être le siège de la singulière affection désignée sous le nom d'*oreillons*. Cette maladie, locale pour les uns, n'est pour la plupart des médecins que la manifestation d'un état général ; elle se présente ordinairement sous forme épidémique, est accompagnée, précédée ou suivie de l'engorgement de diverses autres glandes, le testicule, l'ovaire, etc. C'est une sorte de fluxion d'origine rhumatismale de peu de gravité, qui ne suppure à peu près jamais ; elle porte sur le tissu fibreux de la glande, et me semble comparable aux fluxions articulaires résultant de la même cause.

Il ne faut pas confondre les oreillons avec la parotidite ou inflammation de la glande elle-même, en même temps que de sa gangue fibreuse. La parotidite se voit rarement dans les services de chirurgie, car elle survient presque toujours dans le cours ou à la suite des fièvres graves, la fièvre typhoïde, les fièvres éruptives, etc. Elle se termine en général par suppuration. La structure dense,

cancer de l'amygdale, un prolongement pharyngien gênant la respiration et la déglutition, au même titre que l'on pratique la trachéotomie, mais ce n'est pas le cas pour le cancer de la parotide, où rien, à mon avis, ne justifie les opérations partielles.

serrée, de la parotide, les cloisons fibreuses résistantes qui emprisonnent la glande et ses lobules, donnent à cette affection une physionomie particulière. Le pus ne se collecte pas en un foyer unique faisant saillie sur un point déterminé : on observe une sorte d'infiltration purulente, disséminée. Ce cloisonnement fibreux produit de plus un véritable étranglement, d'où résulte plutôt une fonte gangreneuse de l'organe qu'un abcès. Aussi ne trouve-t-on pendant longtemps, au toucher, qu'un empâtement mollasse de toute la région, sans véritable fluctuation ; cela ne doit pas empêcher d'ouvrir de bonne heure, et largement, sous peine de voir se développer des fusées purulentes vers le pharynx ou vers le cou.

Artères contenues dans la loge parotidienne.

Les *artères* contenues dans la loge parotidienne sont très nombreuses. Les unes, ce sont les plus volumineuses, ne font que la traverser ; les autres sont destinées à la glande elle-même. Bien que ces dernières n'aient pas reçu de nom spécial, le chirurgien doit sérieusement compter avec elles lorsqu'il opère sur la région, car elles sont abondantes, relativement très grosses, et fournissent beaucoup de sang.

Toutes les artères proviennent d'un tronc commun, la carotide externe. Je ne ferai que signaler deux de ses branches collatérales : l'occipitale et l'auriculaire postérieure, qui naissent, la première quelquefois et la deuxième toujours, dans l'intérieur de la loge parotidienne.

Les rapports de l'artère carotide externe avec la parotide et la loge parotidienne ont été l'objet de nombreuses recherches, surtout de la part de Triquet.

Et d'abord, par quel endroit de la loge l'artère carotide externe pénètre-t-elle? Ce point d'anatomie n'a, jusqu'à présent, été exactement indiqué par aucun anatomiste. Je prie le lecteur, pour se rendre compte de ce détail, de se reporter à la figure 93, sur laquelle je n'ai conservé que les limites extérieures de l'excavation parotidienne avec les vaisseaux et les nerfs qui la traversent.

Lorsque les organes sont dans la position normale, comme sur cette figure, c'est-à-dire que la mâchoire n'est pas reportée en avant de façon à agrandir l'excavation, la carotide externe ne se dégage du bord postérieur de la mâchoire (limite antérieure de l'excavation) que vers l'union de son tiers inférieur avec ses deux tiers supérieurs. Je donne cette figure comme rigoureusement exacte et je prie d'examiner à ce même point de vue la figure 114, également très exacte, où l'on voit la carotide externe (C.E.) se porter obliquement en dehors et croiser le bord postérieur de la mâchoire, pour gagner la région parotidienne.

La carotide externe ne pénètre donc jamais dans la loge parotidienne par la partie inférieure, ainsi qu'on le dit généralement : elle y entre par la partie interne et n'occupe de cette loge que les deux tiers supérieurs environ. La hauteur à laquelle l'artère pénètre dans la loge varie du reste beaucoup suivant les sujets, mais sur tous, pour apercevoir cette artère dans toute l'étendue de la région, il faut mettre la tête dans l'extension et fortement reporter en avant l'angle de la mâchoire.

Il résulte de cette disposition que la carotide externe affecte des rapports différents avec la glande, suivant les points de la loge où on l'examine, et c'est là, sans nul doute, qu'il faut chercher l'explication des divergences qui ont existé et existent encore à cet égard entre les auteurs.

Située en dehors de la loge, dans le tiers inférieur de la région, l'artère n'affecte avec la glande, dans toute cette étendue, que des rapports de contiguïté. Elle pénètre ensuite dans la loge, traverse la glande de dedans en dehors, d'avant en arrière et de bas en haut, c'est-à-dire qu'elle se rapproche de plus en plus de sa face superficielle ou cutanée, jusqu'au niveau du condyle de la mâchoire, où elle donne naissance à ses deux branches terminales, la temporale superficielle et la maxillaire interne. Ces deux branches sont elles-mêmes situées à leur origine, et pendant un certain trajet, dans l'épaisseur de la parotide; la temporale superficielle s'en dégage à la partie supérieure de la région et devient sous-aponévrotique. Si nous considérons cette dernière artère comme étant la continuation de la carotide externe, nous voyons que celle-ci traverse les deux tiers supérieurs de la glande obliquement de la face profonde vers la face superficielle.

En conséquence, suivant qu'une coupe horizontale (seul moyen de bien voir ces rapports) portera en bas, à la partie moyenne ou en haut de la région, la carotide externe sera située hors de la glande, ou dans son épaisseur, tout près de sa face profonde, ou beaucoup plus près de sa face superficielle.

Ce qu'il est, en définitive, important de retenir, c'est que l'artère carotide externe et ses branches sont situées dans l'épaisseur de la glande parotide, qu'elles y adhèrent intimement, en sorte que leur dissection, très difficile déjà sur le cadavre, me paraît à peu près impossible sur le vivant.

La carotide externe est séparée des vaisseaux et nerfs profonds par le feuillet interne de la loge aponévrotique, par l'apophyse styloïde et les muscles styliens. Il suit de ce rapport avec l'apophyse styloïde que celle-ci constituera un point de repère précieux pour le chirurgien dans l'ablation des tumeurs parotidiennes. Il explorera incessamment avec un doigt le fond de la région, ne fera que de petites incisions à la fois, recherchera les battements des artères, procédera, en un mot, avec beaucoup de lenteur et, autant que possible, par énucléation, surtout s'il s'agit d'extirper un enchondrome ou une tumeur adénoïde.

Les *veines* sont également très nombreuses et suivent en général le trajet des artères. La principale est la veine jugulaire externe, située comme l'artère au sein du tissu glandulaire ; elle est placée en dehors de l'artère, c'est-à-dire dans un plan plus superficiel. Il n'est pas rare d'observer la disposition représentée figure 93, c'est-à-dire la bifurcation de la veine dans l'épaisseur de la glande : l'une des branches descend à la partie inférieure de la loge, en sort pour devenir superficielle et se place à la face externe du muscle sterno-mastoïdien : c'est la jugulaire externe; l'autre accompagne la carotide externe, va se jeter dans la veine jugulaire interne vers l'angle de la mâchoire et constitue une branche anastomotique importante.

La richesse du système vasculaire de la région parotidienne explique la production de certaines tumeurs vasculaires, de tumeurs érectiles, d'angiomes analogues à celui que M. Notta a présenté en août 1880 à la Société de chirurgie, et que l'examen histologique démontra être un angiome caverneux. C'est sans doute à l'adhérence intime qui existe entre les lobules de la glande et les vaisseaux qu'est due la combinaison du tissu érectile avec le tissu glandulaire ; combinaison sur laquelle j'ai entendu jadis Nélaton insister beaucoup.

à propos d'un enfant atteint d'un énorme angiome mixte de la parotide qui fut traité, sans succès du reste, par la vaccination, à l'aide de sétons filiformes.

Le nombre des vaisseaux, leur volume, leur situation profonde dans une cavité étroite dont l'accès est fort difficile, rendent suffisamment compte de l'extrême gravité des plaies de la région parotidienne quand l'un de ces vaisseaux est atteint. En cas d'hémorrhagie primitive, on doit tenter de mettre en œuvre ce précepte, qui devrait être inscrit en tête de tous les traités de chirurgie : Dans toute hémorrhagie artérielle, il faut lier autant que possible les deux bouts dans la plaie. Ce prétexte trouve ici son indication plus que partout ailleurs, à cause des anastomoses des carotides entre elles : mais, si la plaie siège dans une région étroite et profonde comme la région parotidienne, on doit convenir que le précepte n'est pas facile à suivre. La difficulté est plus grande encore dans une hémorrhagie secondaire, lorsque toutes les parties sont épaisses, indurées, tuméfiées. On ne peut alors songer le plus souvent qu'à la ligature de l'artère entre la plaie et le cœur. Mais quelle est l'artère blessée? Est-ce la carotide externe ou bien l'interne? On ne le sait jamais. Le chirurgien est toujours fort perplexe en présence de ces cas difficiles pour lesquels il ne saurait y avoir de ligne de conduite nettement tracée. Il semble *à priori* que la ligature du tronc commun, c'est-à-dire de la carotide primitive, dût résoudre le problème ; il n'en est rien : si la blessure, en effet, porte sur la carotide externe ou l'une de ses branches, la ligature de la carotide primitive n'empêchera pas le sang de revenir par la carotide interne, en sorte que, dans ce cas, la ligature seule de la carotide externe pourrait réussir ; d'un autre côté, si la blessure porte sur la carotide interne, la ligature de l'externe n'aura servi à rien. Toutes ces réflexions, j'eus l'occasion de me les faire en 1873, en face d'un jeune étudiant qui s'était tiré un coup de pistolet dans l'oreille droite : je pratiquai la ligature de la carotide primitive, et, l'hémorrhagie s'étant arrêtée complètement, j'eus un instant d'espoir, mais elle reparut le huitième jour, et le jeune homme mourut : terminaison ordinaire des blessures de ce genre.

Je pense qu'en présence d'une hémorrhagie primitive ou secondaire de la région parotidienne, rebelle aux moyens ordinaires : compression, astringents, cautérisation, etc., lorsque le chirurgien ne peut absolument pas lier les deux bouts dans la plaie (seule méthode sûre et rationnelle, surtout dans le cas particulier), lorsqu'il est dans l'ignorance complète de l'artère divisée, la meilleure conduite à tenir est de découvrir la carotide primitive à sa partie supérieure et d'en lier isolément les deux branches de bifurcation ; encore doit-on n'attendre qu'un résultat très douteux de cette double ligature, si la plaie porte sur la carotide interne, en sorte que, bien que par prudence on doive lier les deux vaisseaux, l'artère qu'il importe avant tout de lier dans les plaies de la région parotidienne, c'est la carotide externe.

Ganglions lymphatiques.

La loge parotidienne renferme un certain nombre de *ganglions lymphatiques* qui jouent un rôle important dans la pathologie de la région. On peut les distinguer en superficiels, interstitiels ou profonds, tous situés dans l'intérieur de la loge (L.L.L., fig. 94). Il est aisé de concevoir que l'engorgement, la dégénérescence de ces ganglions, puissent donner lieu à des tumeurs dont le diagnostic sera toujours fort obscur. De cette dégénérescence résulte la formation de lymphadénomes, de lympho-sarcomes ; ces derniers sont pris souvent pour des cancers, dont ils diffèrent peu d'ailleurs au point de vue clinique.

Nerfs.

Deux *nerfs* sont contenus dans la loge parotidienne : l'un sensitif, la branche auriculo-temporale du maxillaire inférieur ; l'autre moteur, le facial. Le premier de ces nerfs, remarquable au point de vue physiologique par son anastomose avec le facial dans l'épaisseur de la glande au niveau du col du condyle de la mâchoire inférieure, n'a qu'une minime importance, puisque sa section n'entraîne pas d'inconvénient sérieux.

Il n'en est pas de même du *nerf facial*, dont la section détermine la paralysie de tous les muscles de la face et qui joue dans l'histoire des tumeurs parotidiennes un rôle prépondérant.

La figure 93 montre la direction générale du nerf facial. Situé à la partie supérieure de la région, il se dirige presque horizontalement d'arrière en avant, passe en dehors des vaisseaux et les croise presque perpendiculairement. Il est, en réalité, légèrement oblique de haut en bas, et, après un trajet de 2 centimètres environ dans l'épaisseur de la glande, il se divise en deux branches terminales : l'une ascendante, la temporo-faciale ; l'autre descendante, la cervico-faciale.

Pour achever de prendre une idée exacte de la direction du nerf facial dans l'épaisseur de la parotide, il faut l'examiner sur la coupe horizontale (fig. 94). On voit qu'il apparaît à sa sortie du trou stylo-mastoïdien entre le muscle sterno-mastoïdien et le ventre postérieur du digastrique ; c'est là qu'il pénètre dans la loge, c'est-à-dire par sa face postérieure, tout près de son fond : nous avons vu qu'il se dirige d'arrière en avant et un peu de haut en bas, ajoutons-y de dedans en dehors. Le nerf facial traverse, en effet, très obliquement la glande d'arrière en avant de sa face profonde à sa face superficielle, de sorte que, très profondément situées en arrière, ses branches émergent en avant du bord antérieur de la parotide et s'épanouissent à la face externe du masséter.

Contrairement à ce qui a lieu pour l'artère carotide externe et ses branches, le nerf facial n'adhère pas aux granulations de la glande, en sorte que la dissection en est, en somme, assez facile sur le cadavre : mais je répète que sur le vivant, si l'on peut à la rigueur énucléer, en y mettant du soin, un adénome, un chondrome, sans couper le nerf facial, l'extirpation de la parotide dégénérée en entraîne nécessairement la section.

La direction générale du facial, ai-je dit, est horizontale : aussi faut-il pratiquer les incisions sur la région parotidienne en suivant de préférence cette direction.

Il n'y a pas encore beaucoup d'années que l'on attribuait au nerf facial la production de la névralgie faciale : aussi ne sommes-nous pas surpris aujourd'hui de lire dans Blandin que Roux avait souvent tenté dans ces cas l'ablation d'une portion du nerf facial, *mais presque toujours sans succès*. Pendant que l'insuccès était dû à une section incomplète, Béclard institua une opération consistant à aller couper le tronc lui-même du nerf à sa sortie du trou stylo-mastoïdien, en suivant le bord postérieur de la loge, erreur qui nous démontre une fois de plus l'étroite solidarité qui relie entre elles les différentes branches de la médecine.

Superposition des plans.

Après avoir décrit la loge parotidienne et son contenu, il nous reste à mentionner les couches superficielles placées en dehors de l'aponévrose. Nous trouvons : 1° la peau, mince et mobile, sur laquelle commence à apparaître la barbe; 2° le tissu cellulaire sous-cutané, assez dense et serré, adhérent d'une part à la face profonde de la peau, d'autre part à la face superficielle de l'aponévrose sous-jacente, et renfermant quelques pelotons adipeux. C'est dans cette couche cellulo-graisseuse sous-cutanée que chemine la branche auriculaire du plexus cervical superficiel; 3° l'aponévrose déjà décrite, fortement adhérente par sa face interne aux granulations de la glande, et de laquelle se détachent les tractus fibreux dont j'ai parlé plus haut. A la face interne de la parotide, dans le fond de la loge, existe au contraire une couche de tissu cellulaire lâche, lamelleux, qui ne contient jamais de graisse dans ses mailles.

Nous voici donc maintenant en mesure de présenter une synthèse de la région parotidienne. On y rencontre successivement, de dehors en dedans :

1° La peau ;

2° Une couche cellulo-graisseuse sous-cutanée, laquelle contient quelques fibres du peaucier, et les branches ascendantes du plexus cervical superficiel ;

3° Le feuillet superficiel de l'aponévrose parotidienne, limitant la base de la loge ;

4° Un ou plusieurs ganglions lymphatiques superficiels ;

5° La face externe de la glande parotide. De la circonférence de la parotide, et sur le même plan que sa face externe, se dégagent : en haut, l'artère et la veine temporales superficielles, la branche auriculo-temporale du nerf maxillaire inférieur; en arrière, l'artère auriculaire postérieure et le rameau auriculaire du facial; en avant, l'artère transverse de la face, les nombreux filets du facial et le canal de Sténon ;

6° Le corps de la glande, dans l'épaisseur de laquelle on trouve successivement, de dehors en dedans : le tronc du nerf facial, la veine jugulaire externe, l'artère carotide externe, des ganglions lymphatiques en nombre et dans une situation variables ;

7° Une couche de tissu cellulaire lâche, lamelleux, dépourvu de graisse;

8° Le feuillet profond de l'aponévrose parotidienne percé d'un trou en avant de l'apophyse styloïde ;

9° Un prolongement de la glande parotide s'engageant par ce trou et en contact avec le ptérygoïdien interne ;

10° L'apophyse styloïde avec le bouquet de muscles qui s'y attachent. Plus profondément encore, mais en dehors de la région proprement dite, nous trouvons successivement : la veine jugulaire interne, l'artère carotide interne (la veine située en dehors et en arrière de l'artère), les nerfs pneumogastrique, glosso-pharyngien, spinal, grand hypoglosse, grand sympathique, la paroi latérale du pharynx.

A la limite extrême de la région se trouve l'apophyse transverse de l'atlas.

Les diverses parties que nous venons d'énumérer peuvent être le point de départ de tumeurs qui ne diffèrent en rien de celles qu'on observe dans les autres parties du corps, si ce n'est par leur situation, leurs rapports et la compression qu'elles peuvent déterminer sur les nombreux organes qui les entourent. La région parotidienne paraît cependant être un siège de prédilection pour les adénomes et surtout les enchondromes.

J'ai opéré en juin 1878 à l'hôpital Beaujon un malade atteint de kyste hydatique de la parotide, affection extrêmement rare dans la région qui nous occupe.

La glande est susceptible de subir une hypertrophie simple : j'en ai observé une de chaque côté, survenue sans cause appréciable. La sécrétion salivaire était fort augmentée et le malade en parlant était obligé de cracher à chaque instant.

Je dois signaler encore une tumeur bien spéciale à la région, et qui n'a encore été, que je sache, indiquée jusqu'ici par personne. Un jeune homme me fut adressé à l'hôpital Saint-Louis pour une tumeur qu'il portait au niveau de la limite antérieure de la région parotidienne. Je fus surpris de voir cette tumeur, du volume d'un œuf de pigeon, disparaître tout de suite sous une pression légère du doigt. Elle se reproduisit dès que le malade fit une brusque expiration, la bouche fermée. C'était une tumeur gazeuse développée aux dépens d'un lobule de la glande. Le malade était *souffleur de verre*. Une injection de lait faite par la tumeur me démontra qu'elle communiquait avec le canal de Sténon, dont l'extrémité interne était redressée et dilatée. Le repos et la compression la firent assez rapidement disparaître.

Je rapprocherai de cette tumeur gazeuse de la parotide une autre tumeur également très rare, d'une nature différente, et dont la pathogénie me paraît fort obscure.

Voici le fait que j'ai pu observer sur un malade que m'adressa le Dr Thobois, de Saint-Ouen. Un jeune homme de seize ans est pris subitement d'un gonflement de la parotide gauche. En quarante-huit heures apparaît sous la peau une tumeur du volume d'un œuf de poule, nettement limitée à la région, et cette tumeur disparaît en vingt-quatre heures. La disparition est due à l'écoulement par la bouche à travers le canal de Sténon d'un liquide purulent d'aspect laiteux. La tumeur est indolente, et la pression à sa surface détermine la sortie du pus par la bouche.

C'est la quatrième fois depuis sept ans que les mêmes phénomènes se produisent. Un fait tout semblable fut observé en 1856 par Chassaignac sur un homme de trente-deux ans. Il le rapporta à une inflammation des canaux excréteurs de la glande parotide, et désigna cette affection sous le nom de *parotidite purulente canaliculaire*.

Le cathétérisme du canal de Sténon ne m'a permis de découvrir l'existence d'aucun calcul salivaire.

B. — PAROI LATÉRALE DE LA BOUCHE OU RÉGION DE LA JOUE.

La *joue* est une région limitée : en arrière, par le bord postérieur de la mâchoire et le conduit auditif externe ; en haut, par l'arcade zygomatique et le rebord inférieur de la base de l'orbite; en dedans, par la racine du nez, le sillon naso-génien et les lèvres; en bas, par le bord inférieur de la mâchoire inférieure.

Ainsi comprise, la joue se décompose en plusieurs portions, qui exigent une description spéciale; ce sont les portions : massétérine, jugale ou malaire, sous-orbitaire, mentonnière et buccale.

La figure 96 représente la région de la joue vue dans son ensemble.

Portion massétérine.

La *portion massétérine* présente à considérer, en procédant de dehors en dedans et sur des plans successifs : la peau, quelques fibres du peaucier, le tissu cellulo-adipeux sous-cutané, l'aponévrose massétérine, le prolongement antérieur de la glande parotide et le canal de Sténon, les branches du nerf facial et l'artère transverse de la face, le muscle masséter, la branche montante de la mâchoire inférieure, le nerf et l'artère dentaires inférieurs, le rameau mylohyoïdien du nerf dentaire et le muscle ptérygoïdien interne.

Je n'ai rien à dire de particulier relativement à la peau, au peaucier et à la couche cellulo-graisseuse sous-cutanée, si ce n'est que la peau est garnie des poils qui forment les favoris. Quant aux muscles masséter et ptérygoïdien interne, bien que leur étude soit du ressort de l'anatomie descriptive, il est cependant un détail sur lequel je désire appeler l'attention. Ces deux muscles s'insèrent aux points correspondants des deux faces de la branche montante du maxillaire inférieur, et leur insertion descend jusqu'à l'angle. Or le périoste, par l'intermédiaire duquel a lieu cette insertion, est épais et peu adhérent aux deux faces de la mâchoire : il en résulte qu'on le décolle facilement avec une rugine mousse et même avec le doigt, comme l'a fait M. Maisonneuve. Cet habile chirurgien, qui a acclimaté dans notre pays la résection des maxillaires, a pu ainsi contourner l'angle de la mâchoire et extirper une moitié de maxillaire en se contentant d'une seule incision sur la ligne médiane.

Le périoste de la face externe se prolonge au niveau de l'angle de la mâchoire sur la face interne, en sorte que les deux muscles se continuent en réalité l'un avec l'autre au niveau de cet angle; on pourrait, à la rigueur, les considérer comme un muscle digastrique dont les deux ventres, l'un externe, l'autre interne, seraient reliés par le périoste. Il en résulte que, quand on pratique la résection de la mâchoire inférieure, il convient d'opérer le décollement du périoste avec soin et de conserver la continuité des deux muscles, formant ainsi une gouttière tapissée de périoste qui pourra très efficacement contribuer à la réparation.

La contracture du masséter amène nécessairement la constriction des mâchoires, et l'on donne à ce phénomène le nom de *trismus*. C'est par là que débute en général le tétanos pour envahir ensuite plus ou moins rapidement les muscles du tronc. Cette contracture est assez souvent liée à l'évolution anormale de la dent de sagesse.

Le muscle masséter est recouvert par une aponévrose dont nous avons établi plus haut la continuité avec les deux feuillets de la loge parotidienne. C'est entre ces feuillets et non pas dans le tissu cellulaire sous-cutané, ainsi que le disent à tort certains auteurs, que se trouvent le canal de Sténon, les branches du nerf facial et l'artère transverse de la face, à leur sortie de la loge parotidienne.

Dans une région, il est rare qu'il n'existe pas un organe dont l'importance

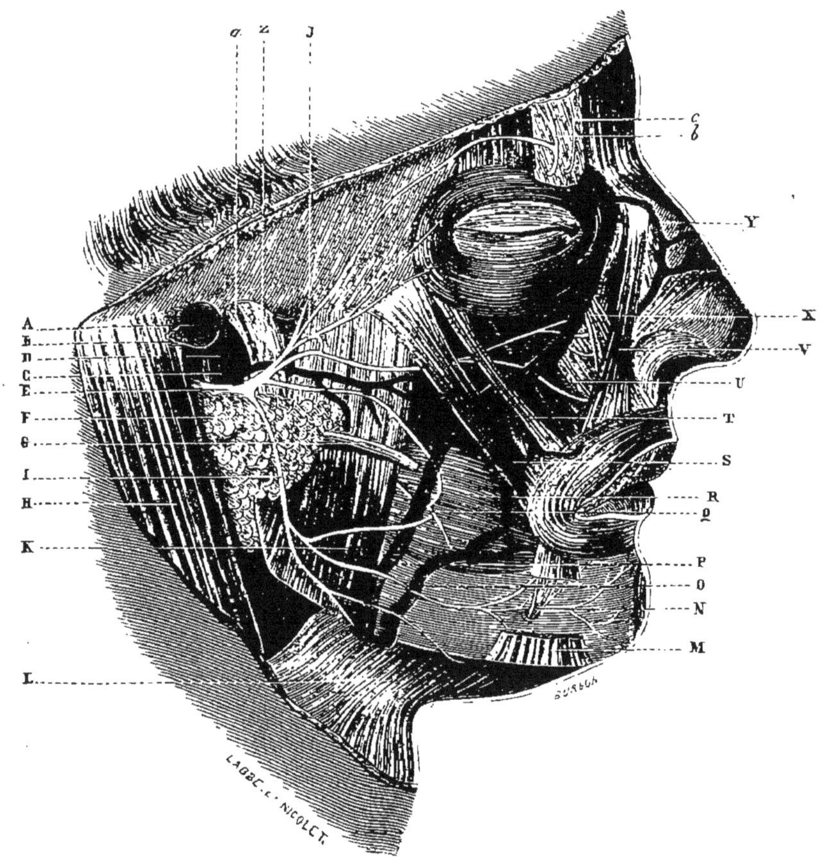

Fig. 96. — *Région de la joue.*

A, coupe du conduit auditif externe.
B, cartilage du conduit auditif externe.
C, veine temporale superficielle.
D, artère temporale superficielle.
E, nerf facial.
F, glande parotide.
G, canal de Sténon.
H, muscle sterno-cléido-mastoïdien.
I, branche cervico-faciale du nerf facial.
J, branche temporo-faciale du nerf facial.
K, muscle masséter.
L, muscle peaucier.
M, muscle triangulaire des lèvres.
N, nerf mentonnier à sa sortie du trou mentonnier.
O, artère faciale.
P, veine faciale.
Q, nerf buccal s'anastomosant avec le facial à la face externe du muscle buccinateur.
R, muscle buccinateur.
S, muscle grand zygomatique.
T, muscle petit zygomatique.
U, muscle releveur de l'aile du nez et de la lèvre supérieure.
V, muscle canin.
X, nerf sous-orbitaire s'anastomosant avec le facial.
Y, anastomose de l'artère faciale avec la terminaison de l'ophthalmique.
Z, artère transverse de la face.
a, condyle de la mâchoire inférieure.
b, nerf frontal externe s'anastomosant avec le nerf facial
c, nerf frontal interne.

l'emporte sur celle de tous les autres, et que le chirurgien ne doit jamais perdre de vue dans les opérations. Cet organe est ici le prolongement antérieur de la glande parotide, et le canal excréteur de la glande qui s'en dégage, le canal de Sténon.

Le prolongement antérieur de la parotide ou parotide accessoire est, comme la glande elle-même, compris entre deux lames aponévrotiques, l'une superficielle, l'autre profonde, ainsi que je l'ai établi précédemment, et que le démontrent la coupe horizontale de la région parotidienne (fig. 94) et la coupe horizontale de la joue (fig. 98). Ces deux lames se réunissent ensuite pour former un feuillet unique qui recouvre le masséter et se porte de là sur la face externe du buccinateur : mais la disposition est différente dans le point d'où émerge le canal de Sténon. Ces deux feuillets, en effet, accompagnent le canal excréteur jusqu'à ce qu'il plonge dans le buccinateur, et là se réfléchissent à sa surface externe de façon à lui constituer une double gaine fibreuse, ce dont rend très exactement compte la figure 98. Je reviendrai d'ailleurs en détail sur ce point intéressant en étudiant la portion buccale de la joue, à laquelle se rattache plus logiquement le canal de Sténon.

Le prolongement parotidien affecte la forme d'un cône qui se termine en pointe en avant. Cette pointe empiète plus ou moins, suivant les sujets, sur la face externe du masséter, et arrive quelquefois très près de son bord antérieur. Il correspond environ à la moitié de la hauteur du muscle, c'est-à-dire à la partie moyenne de l'espace compris entre l'arcade zygomatique et l'angle de la mâchoire.

Du sommet du cône se dégage le canal excréteur, dont la direction générale est horizontale et perpendiculaire à celle du masséter : c'est la portion massétérine du canal de Sténon.

En même temps que le canal de Sténon, dans la même couche et sur le même plan que lui, se dégagent du bord antérieur de la glande les filets antérieurs et moyen du nerf facial et l'artère transverse de la face, qui parfois cependant nait un peu au-dessus, comme cela a lieu sur la figure 96.

Il existe donc à la face externe du masséter trois ordres d'organes : un canal excréteur, des nerfs et une artère, qui affectent une direction parallèle et sensiblement horizontale, ce qui doit indiquer au chirurgien la manière de pratiquer des incisions sur la région. S'il s'agit d'un abcès sous-cutané, la question perd de son importance, puisque ces organes sont sous-aponévrotiques et ne sauraient être atteints par le bistouri : mais, s'il s'agit d'extirper une tumeur développée, je suppose, aux dépens du prolongement parotidien lui-même, l'incision devra toujours être horizontale, parallèle au canal de Sténon, car c'est ce conduit qu'il faut avant tout éviter. Je dirai dans un instant sur le trajet de quelle ligne il se trouve.

Entre le muscle ptérygoïdien interne et la branche de la mâchoire se trouvent le nerf et l'artère dentaires inférieurs au moment où ils vont s'engager dans l'orifice supérieur du canal dentaire. Cet orifice est surmonté d'une saillie osseuse pointue, appelée aiguille de Spix, dont la position est utile à connaître comme point de repère pour la section ou l'élongation du nerf dentaire par la voie buccale. Cet orifice est situé à égale distance des deux bords du maxillaire et à égale distance de l'échancrure sigmoïde et de l'angle de la mâchoire, c'est-à-dire à peu près au milieu de la branche montante. Pour le découvrir de dehors en dedans, il est donc nécessaire de traverser toutes les couches superficielles, le muscle masséter et l'os lui-même. C'est ce qu'a fait Warren pour arriver à réséquer le nerf dentaire inférieur dans un cas de névralgie. Au lieu d'une incision verticale qu'avait pratiquée Warren sur le milieu de la région, il est préférable de faire, suivant le conseil de Velpeau, une incision courbe encadrant le bord inférieur du masséter, de façon à décoller le muscle de bas en haut. J'ai pratiqué naguères à Beaujon cette opération sur un malade atteint d'une névralgie atroce, rebelle depuis bien des années à toute espèce de traitement. J'ai sculpté l'os avec le ciseau et le maillet et suis arrivé très facilement sur le nerf dentaire. La présence de l'artère dentaire est un guide précieux. Le résultat a été remarquable.

Bien que beaucoup plus compliqué en apparence, ce procédé paraît préférable à la section du nerf dentaire par la bouche. Voici comment on exécute ce dernier procédé.

La mâchoire étant abaissée le plus possible, on incise la muqueuse au niveau du bord antérieur du tendon du muscle temporal. On introduit alors le doigt indicateur entre ce tendon et le muscle ptérygoïdien interne, de manière à sentir l'aiguille de Spix. Le nerf est chargé sur un crochet mousse et coupé avec le bistouri ou avec des ciseaux (ce qui n'est pas toujours facile), ou élongé.

D'après M. Letiévant, l'incision de la muqueuse doit se faire à 5 millimètres en avant du bord antérieur de l'apophyse coronoïde et s'étendre de la dernière molaire supérieure à la dernière molaire inférieure.

Je reproche à ce procédé de n'être pas suffisamment précis et d'exposer à une hémorrhagie de l'artère dentaire dont on pourra parfois se rendre difficilement maître.

Portion jugale ou malaire.

Cette petite région a pour squelette l'os malaire, l'os de la *pommette*, nom sous lequel elle est souvent désignée. Plus ou moins saillant suivant les sujets, cet os est recouvert par la peau, une couche de tissu adipeux assez abondante, par la partie périphérique des fibres de l'orbiculaire des paupières et par l'origine des muscles grand et petit zygomatiques. Un filet nerveux, le filet malaire, provenant du nerf maxillaire supérieur, le traverse pour venir se distribuer à la peau : d'où l'existence possible d'un *point malaire* douloureux. La peau qui recouvre la pommette est d'une extrême finesse et se vascularise sous la plus légère influence morale, comme aussi sous l'influence de la fièvre.

La saillie de l'os malaire l'expose aux fractures par cause directe ; ces fractures acquièrent une certaine gravité à cause de l'ébranlement cérébral concomitant : l'os malaire joue en effet un rôle important dans le mode de résistance de la voûte crânienne, dont il est un des arcs-boutants principaux.

Presque exclusivement composé de tissu compact, l'os malaire est très dur : aussi le chirurgien ne doit-il pas tenter d'en faire la section avec une pince de Liston : on a en effet de grandes chances d'échouer, et, si l'on réussit, ce n'est jamais sans produire des esquilles, à cause de la courbure de l'os, qui ne s'adapte pas à celle des lames de l'instrument. On le divisera avec une scie à chaîne qui, introduite par la fente sphéno-maxillaire, traverse la fosse zygomatique et contourne le bord inférieur de l'os, ou bien encore à l'aide du ciseau et du maillet, comme le conseille M. Paulet. Ce temps, le plus difficile peut-être de ceux dont se compose la résection du maxillaire supérieur, devra être soigneusement répété sur le cadavre.

Portion sous-orbitaire.

Je désigne sous ce nom la portion de la joue située immédiatement au-dessous du rebord de l'orbite, limitée en dedans par le sillon naso-génien, en dehors par la pommette, et en bas par le sillon gingivo-buccal. Son squelette répond à cette portion du maxillaire supérieur appelée fosse canine et constitue la paroi antérieure du sinus maxillaire. On y rencontre un trou de forme elliptique obliquement dirigé en bas et en dehors : c'est le trou sous-orbitaire, terminaison du canal de ce nom, que j'ai décrit à propos de la paroi inférieure de l'orbite.

Cette région tire son principal intérêt chirurgical de la présence du nerf sous-orbitaire, branche terminale du maxillaire supérieur. Ce nerf sort par le trou sous-orbitaire et s'épanouit aussitôt sous forme d'éventail en un grand nombre de filets qui vont distribuer la sensibilité à toutes les parties correspondantes de la peau de la joue, du nez de la lèvre supérieure et de la muqueuse buccale. Ces filets ont une direction verticale et s'anastomosent largement avec de nombreux rameaux venus du facial qui présentent une direction horizontale, perpendiculaire à la précédente. Les anastomoses nombreuses forment une sorte de grillage très serré constituant le *plexus sous-orbitaire*.

Le nerf sous-orbitaire est donc à son origine recouvert par toutes les parties molles de la région qu'il faut successivement traverser pour le découvrir.

Ces parties sont les suivantes, en procédant d'avant en arrière : la peau ; une couche graisseuse sous-cutanée très abondante ; la portion la plus périphérique du muscle orbiculaire des paupières, les muscles élévateurs de la lèvre supérieure et de l'aile du nez ; plus profondément le muscle canin, qui remplit une partie de la fosse canine, dans laquelle existe également une épaisse couche de graisse entourant le plexus nerveux.

L'artère faciale, placée dans le fond du sillon naso-génien, n'a que des rapports éloignés avec la fosse canine, tandis que la veine faciale croise obliquement cette fosse en passant au devant du muscle canin.

J'ai déjà dit plus haut que la fosse canine pourrait être choisie pour la trépanation du sinus maxillaire, et que le meilleur procédé consisterait à inciser le cul-de-sac de la muqueuse gingivo-buccale entre les deux petites molaires, et à enfoncer la tréphine ou le trocart en haut et en arrière, procédé préférable à la ponction par un alvéole après l'avulsion d'une dent.

Une autre opération spéciale à la région sous-orbitaire, c'est la section du nerf sous-orbitaire à sa sortie du trou du même nom. Il est bon de rappeler à cette occasion que le trou est situé à la partie la plus élevée de la fosse canine, à 7 ou 8 millimètres au-dessous du rebord inférieur de l'orbite, à l'union des deux tiers externes environ avec le tiers interne de ce rebord, et qu'une ligne verticale abaissée de ce trou tombe entre les deux petites molaires ou au niveau de la deuxième. La section du nerf sous-orbitaire peut être faite de trois façons : soit par une incision sous-cutanée ; soit par la bouche en détachant la lèvre supérieure et rasant avec le bistouri la fosse canine jusqu'à ce qu'on arrive sur le nerf ; soit à ciel ouvert.

Je conseille, en cas de névralgie, de commencer par une simple section sous-cutanée en suivant les règles indiquées dans les traités de médecine opératoire, et, si la névralgie se reproduit, ce qui est malheureusement trop fréquent, de pratiquer non plus la section simple, mais la *résection* à ciel ouvert. Pour cela je conseille le procédé suivant : rechercher la crête osseuse qui limite en avant la gouttière de l'unguis, comme s'il s'agissait de ponctionner le sac lacrymal ; faire tomber de ce point une incision verticale suivant le pli naso-génien jusqu'à l'aile du nez; de la partie supérieure de cette ligne en faire partir une seconde, horizontale, parallèle au rebord inférieur de l'orbite et aboutissant à la partie moyenne de ce bord : ces incisions diviseront toute l'épaisseur des parties molles jusqu'au squelette; disséquer ensuite le lambeau circonscrit de la sorte en rasant les os jusqu'à ce que le nerf soit mis à découvert. L'artère faciale sera divisée à sa terminaison dans le premier temps de l'opération, accident sans gravité; la veine comprise dans le lambeau pourra être ménagée. Quant à l'artère sous-orbitaire qui sort de la gouttière avec le nerf, elle partagera le même sort que lui, ce qui ne présente d'ailleurs aucun inconvénient.

Portion mentonnière.

Il faut comprendre sous ce nom, selon moi, cette portion de la joue limitée de la façon suivante : de chaque côté, par le bord antérieur du masséter; en haut, par le repli gingivo-buccal de la muqueuse, qui, sur la ligne médiane, répond au pli mento-labial; en bas, par le bord inférieur de la mâchoire. Le menton n'est donc pas seulement composé des deux petites saillies situées de chaque côté de la dépression médiane ou fossette, il s'étend d'un masséter à l'autre.

La région mentonnière présente de nombreuses variétés de forme en rapport avec les individus et avec l'âge, variétés qui n'intéressent d'ailleurs en rien le chirurgien.

La peau du menton présente sur la ligne médiane et à son voisinage des caractères qui rappellent ceux que nous avons attribués au cuir chevelu. Elle est épaisse, dense, renferme un grand nombre de follicules pileux et de glandes sébacées. De sa face profonde partent des travées fibreuses qui la fixent solidement au périoste; sur les côtés, ces travées sont remplacées par des fibres musculaires implantées perpendiculairement à la surface de l'os, constituant la houppe du menton. Il n'y a donc pas de tissu cellulaire sous-cutané à l'état de lame distincte. La graisse ne forme pas non plus une couche isolée; des pelotons adipeux, fins et nombreux, sont disséminés entre les fibres musculaires et donnent à la coupe de la région un aspect gris jaunâtre. Il résulte de cette disposition que l'inflammation revêt en ce point un caractère érysipélateux plutôt que phlegmoneux.

Sur les côtés, le muscle carré du menton entre-croise en dedans ses fibres avec celles de la houppe, et, si j'ajoute que le peaucier se tamise également à travers elles, on trouvera une certaine analogie entre cette intrication musculaire et celle qui a été décrite plus haut dans la région sourcilière.

Un quatrième muscle, le triangulaire du menton, situé en dehors du carré, croise obliquement ce dernier pour se porter à la commissure des lèvres, où ses fibres se continuent avec celles du grand zygomatique.

De même qu'au crâne, les artérioles qui se distribuent à la houppe du menton, venues de la faciale, de la sous-mentale et de la dentaire inférieure, adhèrent par leur surface externe et sont difficiles à saisir avec une pince.

Entre le bord postérieur du muscle triangulaire et le bord antérieur du masséter existe un espace de 2 à 3 centimètres dans lequel il n'y a d'autres fibres musculaires que celles du peaucier. Au-dessous de la peau, qui a repris en ce point ses caractères ordinaires, et du peaucier, existe une couche abondante et fort lâche de tissu cellulo-adipeux. Nous trouvons dans cette couche trois organes importants à signaler : l'artère faciale, la veine faciale et un ganglion lymphatique; tous trois reposent directement sur le bord inférieur et sur la face externe de la mâchoire inférieure.

L'artère et la veine faciales, juxtaposées à ce niveau, répondent au bord antérieur du masséter, qui constitue le meilleur point de repère pour les découvrir. L'artère est située en avant de la veine, mais sur le même plan. On établira donc la compression de l'artère faciale avec la plus grande facilité, à l'aide des doigts ou d'un bandage compressif quelconque : aussi sa ligature n'offre-t-elle qu'un faible intérêt.

La présence du ganglion lymphatique mérite d'être mentionnée, car il s'enflamme très souvent dans les ostéo-périostites de la mâchoire consécutives aux caries dentaires, et les abcès de cette région n'ont pas, en général, d'autre origine.

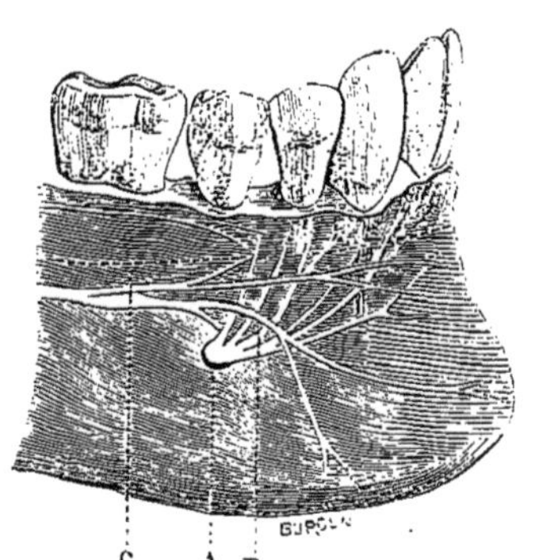

Fig. 97. — *Rapports précis du nerf mentonnier à sa sortie du trou mentonnier.*

A, nerf mentonnier.
B, branche du nerf facial venant s'anastomoser avec le nerf mentonnier.
C, ligne pointillée indiquant le lieu de réflexion de la muqueuse labiale sur le maxillaire inférieur.

Au-dessous de la peau, du peaucier, des muscles propres du menton, et au-dessous du périoste, se trouve le trou mentonnier, par lequel sort le nerf dentaire inférieur, qui, à partir de ce point, prend le nom de *nerf mentonnier*. Il importe de connaître exactement la situation de ce nerf pour en pratiquer la section.

Ainsi que le montre le dessin ci-joint, le trou et par conséquent le nerf mentonnier se trouvent situés, chez l'adulte, à peu près à mi-chemin du rebord alvéolaire et du bord inférieur de la mâchoire. Chez les vieillards qui ont perdu leurs dents et dont les alvéoles se sont affaissés, le nerf se rapproche d'autant du rebord alvéolaire.

Il correspond à l'intervalle qui sépare la première de la deuxième petite molaire, ou au collet de cette dernière, comme sur la pièce qui est représentée ici. On se rappellera que c'est précisément le même rapport que j'ai signalé il y a un instant pour le nerf sous-orbitaire. Les deux nerfs sous-orbitaire et mentonnier sont donc situés sur le prolongement d'une même ligne verticale. J'ajouterai qu'il en est de même pour le nerf sus-orbitaire, en sorte que les trois branches terminales du trijumeau se rencontrent, à leur point d'émergence à la face, sur le trajet d'une même ligne verticale.

Pour pratiquer la section ou la résection du nerf mentonnier, le meilleur procédé consiste à faire à la peau une incision parallèle au bord inférieur de la mâchoire jusque sur l'os et à relever la lèvre supérieure de la plaie, afin d'apercevoir le nerf sortant du trou mentonnier. Si on voulait couper le nerf par l'intérieur de la bouche, on se rappellerait qu'il se trouve à 8 millimètres au-dessous du cul-de-sac de la muqueuse gingivo-labiale.

Le nerf mentonnier se distribue à la peau, à la muqueuse et à la couche glanduleuse de la lèvre inférieure, ainsi qu'au menton. Comme le nerf sous-orbitaire, il s'épanouit sous forme d'éventail, et ses branches reçoivent également à angle droit les anastomoses que leur envoie le nerf facial pour constituer le plexus mentonnier.

L'artère mentonnière accompagne le nerf à sa sortie et peut être divisée sans le moindre inconvénient.

Portion buccale.

La *portion buccale* de la joue, désignée encore improprement sous le nom de région intermaxillaire, est délimitée extérieurement par les parties suivantes : le masséter en arrière, la pommette et la région sous-orbitaire en haut, le nez et les lèvres en dedans, le menton en bas. Sa véritable limite est beaucoup mieux indiquée intérieurement : la portion buccale de la joue est toute la partie de cette région tapissée en dedans par la *muqueuse buccale*.

A l'encontre des autres portions de la joue, qui présentent un squelette osseux, celle-ci n'en possède pas : elle répond à la cavité buccale, et tous les éléments qui la composent sont compris entre un feuillet cutané et un feuillet muqueux. C'est pour cela que je l'appelle portion buccale. Je ne verrais pas d'inconvénient, de même qu'il n'y a pas non plus grand avantage, à comprendre exclusivement sous le nom de joue, ainsi que l'a fait Velpeau, la portion buccale seule, à laquelle la muqueuse forme des limites internes si précises.

La charpente de la portion buccale est le muscle buccinateur, et l'organe principal qu'on y rencontre est le canal de Sténon.

Les couches qui composent cette région sont, de dehors en dedans : la peau ; la couche cellulo-graisseuse sous-cutanée ; l'aponévrose buccinatrice ; le muscle buccinateur ; la muqueuse buccale.

C'est entre ces diverses couches que se trouvent compris les autres organes de la région : ainsi, dans la couche sous-cutanée, entre la peau et l'aponévrose buccinatrice, sont situés : l'artère et la veine faciales, les branches du nerf facial, les muscles de la face ; entre l'aponévrose buccinatrice et le muscle buccinateur se trouvent : le canal de Sténon, le groupe des grandes molaires, la boule graisseuse de Bichat et le plexus buccal. Entre le muscle buccinateur et la muqueuse buccale chemine pendant un certain trajet le canal de Sténon.

J'étudierai successivement ces diverses couches et les organes placés entre elles.

Cette étude sera singulièrement facilitée par l'examen d'une coupe horizontale de la région (*fig.* 98). Il me paraît surtout très difficile, sans cela, de se faire une idée exacte de la manière dont se comporte le canal de Sténon à travers la joue.

1° La *peau* est fine, délicate, généralement rosée et parcourue par une énorme quantité de petits vaisseaux qui la prédisposent à la formation des tumeurs érectiles ; ces vaisseaux deviennent variqueux chez certains sujets et en particulier chez ceux qui s'adonnent à l'intempérance. Il est fréquent de trouver dans son épaisseur des kystes sébacés, qu'il est préférable d'enlever avec le bistouri, pour éviter les cicatrices laissées par le caustique. On pourrait encore les traiter par l'injection, dans l'intérieur de la poche, de quelques gouttes d'une solution de tartre stibié, ainsi que l'a proposé M. Bœckel. On ne pratiquera pas d'incision dans cette région sans songer au canal de Sténon, et la direction de la plaie sera autant que possible horizontale, c'est-à-dire parallèle au canal.

2° La *couche sous-cutanée* (J) renferme en général une quantité considérable de graisse, surtout chez les personnes que l'on dit vulgairement *joufflues*. Elle offre sur la figure 98 une grande épaisseur. Il est vrai que le sujet était une

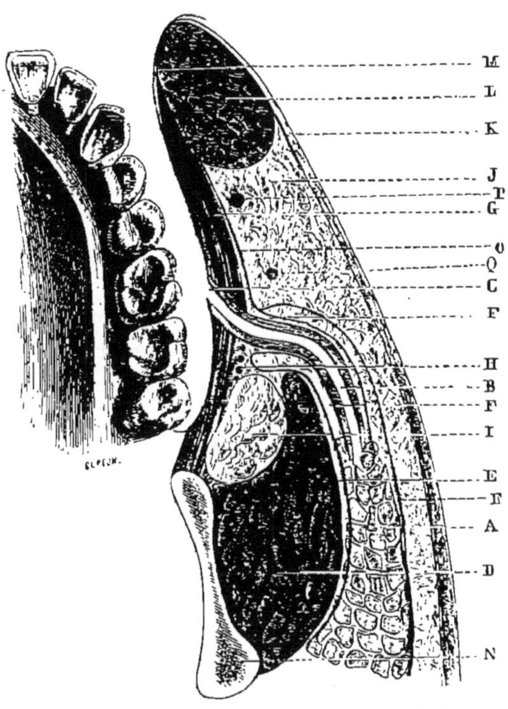

Fig. 98. — *Coupe horizontale des portions buccale et massétérine de la joue gauche.* — La coupe passe à une petite distance au-dessous du tragus pour aboutir à la commissure des lèvres, de façon à laisser le canal de Sténon dans le segment supérieur de la coupe, segment que j'ai représenté sur cette figure (grandeur naturelle, adulte).

A, prolongement antérieur de la glande parotide, ou parotide accessoire.
B, canal de Sténon.
C. ouverture du canal de Sténon dans la cavité buccale.
D. muscle masséter.
E. aponévrose massétérine, continuation du feuillet profond de la loge parotidienne.
F, aponévrose recouvrant la parotide accessoire, continuation du feuillet superficiel de la loge parotidienne.
E', F', feuillet aponévrotique formant la gaine profonde ou réfléchie du canal de Sténon.
G. muscle buccinateur.
H. groupe des glandes molaires.
I, couche graisseuse de Bichat.
J. couche graisseuse sous-cutanée.
L. muscle orbiculaire des lèvres.
M, muqueuse buccale.
N. maxillaire inférieur.
O, aponévrose buccinatrice.
P. artère faciale.
Q. veine faciale.

femme de vingt-deux ans, non amaigrie, morte en couches. La graisse est abondante et ferme chez les enfants; elle est en moindre quantité chez les vieillards et plus molle; sa diminution produit la *joue creuse*. Cette couche peut être le point de départ de lipomes qui font saillie sous la peau et qu'il faut distinguer des tumeurs de même nature faisant saillie du côté de la muqueuse et appartenant à ce que Dolbeau a appelé *groupe des lipomes buccaux*. Ces derniers sont énucléables par l'intérieur de la bouche.

Au milieu de cette graisse cheminent l'artère et la veine faciales (P, Q). Nous avons vu que ces deux vaisseaux sont juxtaposés dans la région mentonnière, l'artère placée en avant de la veine. Ils s'écartent bientôt l'un de l'autre:

l'artère gagne la commissure buccale, se cache derrière l'aile du nez et monte jusqu'à l'angle interne de l'œil pour s'anastomoser avec l'ophthalmique. La veine, au contraire, offre un trajet rectiligne du bord antérieur du masséter au grand angle de l'œil. Elle traverse la région en diagonale. L'artère faciale décrit à la face un arc de cercle dont la concavité regarde en arrière; la veine représente assez exactement la corde de cet arc (Voy. fig. 96).

La veine faciale s'anastomose largement avec la veine ophthalmique, ce qui établit une importante communication entre les circulations extra et intra-crâniennes ; c'est à cette disposition que sont dues les phlébites et les thromboses des sinus de la dure-mère, sur lesquelles j'ai insisté plusieurs fois et qui donnent un caractère de malignité tout spécial aux furoncles ou aux anthrax de la face, ainsi qu'un jeune savant distingué, le docteur Muron, en a fourni un triste exemple. Les muscles de la face et en particulier le grand zygomatique le petit zygomatique, le triangulaire des lèvres, sont enveloppés par cette couche de graisse. C'est également dans son épaisseur que cheminent les branches du nerf facial qui se rendent à ces divers muscles.

3° *Aponévrose buccinatrice* (O). — Cette aponévrose recouvre la face externe du muscle buccinateur ; mince en avant, où elle se perd au niveau de la commissure, elle est plus résistante en arrière. Sa disposition est très différente, suivant qu'on la considère au niveau du canal de Sténon ou bien au-dessus ou au-dessous de ce canal. Voici ce qu'on observe au-dessus et au-dessous du canal : les deux feuillets aponévrotiques F et E, qui passent, l'un à la face externe, l'autre à la face interne du prolongement antérieur de la glande parotide, se réunissent l'un à l'autre en avant de ce prolongement pour recouvrir la face externe du muscle masséter et former l'aponévrose massétérine : arrivée au bord antérieur de ce muscle, celle-ci s'infléchit d'abord en dedans, puis se porte directement en avant sur la face externe du buccinateur, qu'elle recouvre; elle est traversée au niveau de cette inflexion par ceux des filets du nerf facial qui se rendent dans la couche sous-cutanée ; d'autres branches de ce nerf restent sous-aponévrotiques pour aller former, par leurs anastomoses avec le nerf buccal, le plexus buccal.

Quant au canal de Sténon B (la figure 98 a surtout pour but de montrer cette disposition), il reste compris entre les deux feuillets aponévrotiques F et E. Ces deux feuillets lui forment une gaine qu'il abandonne au moment de traverser le muscle buccinateur. Le canal est en outre recouvert par une gaine fibreuse propre (F', E), qui l'abandonne au même point que la précédente en se confondant avec l'aponévrose buccinatrice. Le canal de Sténon présente donc depuis son origine jusqu'à son entrée dans le muscle buccinateur deux gaines fibreuses superposées, disposition qu'il est très facile de vérifier sur le cadavre.

4° *Muscle buccinateur* (G, fig. 98, et R, fig. 96). — C'est un muscle quadrilatère, aplati, étendu d'un rebord alvéolaire à l'autre, et des parois latérales du pharynx à la commissure buccale. Ce muscle constitue en quelque sorte la doublure de la muqueuse buccale, à laquelle il adhère intimement. C'est à sa face externe, vers sa partie moyenne et près du bord antérieur du masséter, que se trouve le nerf buccal, dont les anastomoses avec le facial constituent le plexus buccal (fig. 96).

Les névralgies du nerf buccal, branche du maxillaire inférieur, ne sont pas rares; elles sont très douloureuses et persistent souvent longtemps. Il est facile de les diagnostiquer par la direction et le siège des irradiations douloureuses étendues suivant une ligne allant de l'oreille vers la partie moyenne de la joue. Elles offrent trois points douloureux : 1° en avant du lobule de l'oreille; 2° près du rebord antérieur du masséter; 3° à la partie moyenne de la joue. Les procédés de Michel (de Strasbourg), de MM. Letiévant et Valette (de Lyon), consistent à atteindre le nerf par une incision à la peau, pratiquée parallèlement au bord antérieur du masséter : mais la présence du canal de Sténon, de l'artère faciale et de quelques rameaux moteurs du facial, rend cette opération très difficile et souvent nuisible, d'autant plus que ces divers organes ont une direction perpendiculaire à celle de l'incision. Pour ma part, je préférerais une incision horizontale passant au-dessous de la ligne fictive qui indique la direction du canal de Sténon (ligne étendue du lobule de l'oreille à la commissure labiale), afin d'éviter l'inconvénient le plus sérieux, la fistule salivaire. M. Panas a pratiqué la section du nerf buccal suivant une méthode qui me paraît encore préférable; déjà Nélaton l'avait employée, mais sans en tracer les règles. Elle consiste à opérer par la bouche. Après avoir disposé convenablement son malade, le chirurgien place l'ongle de son indicateur sur la lèvre externe du bord antérieur de la branche montante, à sa partie moyenne, et coupe successivement en avant de ce bord la muqueuse et les fibres du buccinateur; il recherche ensuite le nerf avec la sonde cannelée et en pratique la section.

Entre le muscle buccinateur et son aponévrose, on rencontre le groupe des glandes molaires reposant directement sur le muscle (H. fig. 98); ces glandes sont situées en arrière du canal de Sténon et correspondent aux deux dernières grosses molaires. Il n'est pas très rare de trouver dans l'épaisseur des joues des kystes et des adénomes qui ont leur origine dans ces glandes.

En arrière de ce groupe glandulaire, et sur le même plan, se trouve une boule graisseuse (I, fig. 98) constante, même chez les sujets les plus émaciés, appelée boule de Bichat. Elle répond au bord antérieur de la branche montante N, au bord antérieur et un peu à la face interne du masséter D, qu'elle sépare du buccinateur.

La joue présente donc deux couches de graisse distinctes : l'une superficielle sous-cutanée, sous-aponévrotique; l'autre profonde, sous-aponévrotique. La première couche communique avec le tissu cellulo-adipeux sous-cutané des régions temporale et parotidienne; la seconde se continue avec les graisses de la fosse zygomatique, par son intermédiaire avec la couche sus-aponévrotique de la région temporale, et aussi avec le tissu cellulo-adipeux lâche occupant le fond de la loge parotidienne.

Je puis dès lors compléter ce que j'ai dit plus haut en étudiant la région temporale. Les collections purulentes de cette région doivent être divisées en sus et sous-aponévrotiques. Lorsque l'abcès est sus-aponévrotique, il peut descendre, arriver dans la couche graisseuse sous-cutanée de la joue et faire saillie sous la peau. Si l'abcès est sous-aponévrotique, il descend de la fosse temporale dans la fosse zygomatique et vient se placer à la joue entre le muscle buccinateur et son aponévrose, qui le bride à l'extérieur; il fait saillie non plus à la peau, mais dans la cavité buccale, au niveau des grosses molaires, et peut être ouvert à travers la muqueuse. C'est la même voie que suivent vers la bouche les abcès développés dans l'intérieur de la parotide. Ils passent derrière la branche montante du maxillaire inférieur et s'ouvrent dans la cavité buccale.

Les détails anatomiques dans lesquels je viens d'entrer jettent une certaine clarté sur la question encore obscure des *lipomes de la joue*. Ces tumeurs se développent aux dépens des deux couches du tissu adipeux qui existent dans la région : ils sont donc, les uns sous-cutanés ou sus-aponévrotiques ; les autres sous-aponévrotiques. C'est à tort qu'on désigne ces derniers sous le nom de *sous-muqueux*, car ils ne siègent jamais directement sous la muqueuse, mais bien à la face externe du muscle buccinateur : la cause de l'erreur vient de ce que, bridés en dehors par l'aponévrose, ces derniers font saillie dans la bouche plutôt que sous la peau. On conçoit qu'un lipome sous-aponévrotique de la joue puisse gagner la fosse zygomatique, la fosse temporale, et forme une tumeur profonde dont le diagnostic sera fort difficile. On conçoit également que des lipomes développés dans le même point se propagent à la loge parotidienne en passant derrière la branche montante, ou que réciproquement ils viennent de la région parotidienne faire saillie dans la joue.

Cette étiologie des lipomes géniens offre plus qu'un intérêt théorique. En effet, si le lipome est sous-aponévrotique, on devra l'attaquer par la muqueuse buccale. Dolbeau a fait remarquer que ces tumeurs ne présentent aucune adhérence avec les parties voisines ; que la graisse dont elles sont formées est molle, s'étire sous l'effort d'une traction soutenue, en sorte qu'on en peut faire l'extirpation par une incision étroite. Était-ce le cas du lipome dont a parlé Demarquay à la Société de chirurgie, et qu'il a désigné du nom de lipome sous-parotidien? Il en fit l'extraction de dehors en dedans à travers la parotide. Il sera bon de rechercher si les lipomes parotidiens profonds font saillie du côté de la bouche, car, en les attaquant par la voie buccale, on substituerait une opération très légère à un grave traumatisme.

Muqueuse (M). — La membrane muqueuse est très mince, dépourvue de tissu cellulaire sous-muqueux, très adhérente au plan musculaire sous-jacent ; elle est obliquement traversée d'arrière en avant par le canal de Sténon, qui vient s'ouvrir à sa surface. Il n'existe aucune glande interposée entre la muqueuse et le muscle buccinateur. J'ai déjà fait remarquer que les glandes sont groupées en dehors du muscle, entre le canal de Sténon, qui est en avant, et la boule de Bichat, située en arrière d'elles.

Maintenant que nous connaissons les divers plans dont se compose la joue, ainsi que les organes qui cheminent dans leur intervalle, il est utile de présenter une étude d'ensemble du plus important de ces organes, le canal de Sténon.

Du canal de Sténon.

Le *canal de Sténon* présente deux portions distinctes : l'une massétérine, l'autre buccale. La première doit être étudiée sur la figure 96, la deuxième sur la figure 98.

La portion massétérine apparaît sous la forme d'un cordon blanchâtre, légèrement aplati, large de 3 millimètres environ, qui coupe perpendiculairement la direction du masséter, sur lequel il repose ; il est accompagné d'une branche du nerf facial et souvent de l'artère transverse de la face. Compris d'abord dans l'épaisseur de la parotide, il s'en dégage vers le sommet du prolongement antérieur de cette glande et se dirige d'arrière en avant et aussi légèrement de bas en haut, de façon à présenter une très petite courbure à concavité inférieure, ce qui d'ailleurs ne change rien à la direction générale du canal, qui est horizontale.

Il correspond à la partie moyenne du muscle masséter, et son extrémité antérieure prolongée irait aboutir à la commissure buccale. Il est d'une importance capitale d'éviter la blessure de canal de Sténon dans les opérations qu'on pratique sur la face : aussi faut-il en connaître exactement la direction. Les auteurs donnent comme point de repère une *ligne étendue du tragus à la commissure buccale*. J'accepte cette ligne comme excellente, à cause de la facilité qu'a le chirurgien de la déterminer; elle est d'ailleurs suffisamment rigoureuse.

Arrivé au bord antérieur du masséter, le canal de Sténon s'infléchit en arrière sur ce bord et forme un angle presque droit avec la portion précédente. Il résulte de ce coude une sérieuse difficulté pour le cathétérisme du canal, et, afin de diminuer cette courbure, il est utile d'exercer une légère traction sur la joue.

Le canal plonge ensuite dans la couche cellulo-graisseuse sous-cutanée, rencontre la face externe du muscle bucc,nateur à quelques millimètres en avant et pénètre dans ce muscle après s'être débarrassé de sa double gaine fibreuse. Reprenant alors dans l'épaisseur du buccinateur sa direction première d'arrière en avant de façon à former un second coude, il chemine obliquement entre les fibres musculaires et vient s'ouvrir, après un trajet de 8 millimètres, à la surface de la muqueuse. Le canal de Sténon est donc loin d'être rectiligne. On peut le comparer à deux barres parallèles reliées entre elles par une troisième légèrement oblique.

J'ai reproduit le plus exactement possible sur la coupe horizontale de la joue (fig. 98) les rapports et les dimensions de l'orifice du canal de Sténon au point C. Il correspond à la partie moyenne du collet de la première grosse molaire supérieure, est situé à 4 millimètres au-dessous du cul-de-sac de la muqueuse gingivo-buccale et à 33 millimètres en arrière de la commissure.

Bien que l'orifice buccal du canal de Sténon soit étroit, il permet cependant l'introduction d'un stylet fin, en sorte que le cathétérisme, rendu difficile par les courbures, est néanmoins possible.

Aucune valvule n'existe à son embouchure, mais il suffit de jeter un coup d'œil sur la figure 98 pour comprendre comment la salive passe de la glande dans la bouche sans pouvoir suivre un trajet inverse. Je rappelle toutefois le cas du souffleur de verre dont j'ai parlé plus haut, chez lequel le canal avait subi des modifications telles que l'air s'y introduisait et formait tumeur au niveau de la glande.

De son point d'émergence de la glande jusqu'à son embouchure le canal de Sténon mesure 32 millimètres. Cette longueur augmente de quelques millimètres, si on redresse les courbures. La portion massétérine et la portion buccale ont une longueur à peu près égale; les deux parties, l'une sous-cutanée, l'autre intra-musculaire, qui constituent la portion buccale, ont aussi la même longueur.

Je n'ai pas à revenir sur la disposition que présente l'aponévrose buccinatrice par rapport au canal de Sténon, ni sur la double gaine fibreuse de ce canal. Indépendamment de ces gaines, les parois propres du canal sont épaisses et diffèrent essentiellement sous ce rapport de celles du canal excréteur de la glande sous-maxillaire. Les parois de ce dernier rappellent la structure des veines ; les parois du canal parotidien rappellent, bien qu'à un degré moindre, celle du canal déférent. On peut s'assurer que sur ce sujet (fig. 98), l'épaisseur totale du canal étant de 3 millimètres, sa lumière en mesure 1 à peine.

La distinction du canal de Sténon en portion massétérine et portion buccale offre plus qu'un intérêt anatomique. En effet, supposons une fistule salivaire de ce conduit : comme il est à peu près impossible de restaurer le canal, l'indication est de créer un nouvel orifice buccal dans le point correspondant à l'orifice cutané, afin de détourner le cours de la salive. La science possède, pour arriver à ce but, divers procédés décrits partout, et dont je n'ai pas à m'occuper ici. Or, si la fistule correspond à la portion massétérine, ce moyen de traitement devient impossible, et la maladie est à peu près incurable ; la guérison est possible, au contraire, si la fistule siège sur la portion buccale.

Lorsqu'une fistule salivaire correspond à la portion massétérine, il est fort difficile, sinon impossible, du moins au début, d'établir le diagnostic exact, c'est-à-dire de reconnaître si la fistule a pour cause la blessure du canal excréteur lui-même ou bien celle du prolongement antérieur de la glande dont il est accompagné, quelquefois, jusqu'au bord antérieur du masséter ; et c'est sans doute à cette difficulté du diagnostic qu'il faut attribuer la divergence d'opinion qui règne entre les auteurs à l'égard de la guérison *spontanée* plus ou moins facile des fistules salivaires. Je pense, en effet, que la fistule de la glande guérit *toujours*, et que la fistule du canal, surtout si celui-ci a été intégralement coupé, ne guérit *jamais* spontanément. Je dirai, comme élément de diagnostic, que dans la fistule de la glande il s'écoulera encore beaucoup de salive par le conduit, tandis qu'il ne s'en écoulera plus du tout, si le canal lui-même a été intéressé dans sa totalité. A la suite d'une plaie de la glande, le canal de Sténon peut néanmoins, ainsi que je l'ai vu dernièrement, être obstrué par des caillots qui entretiennent l'écoulement de la salive au dehors. Il faudrait, dans les cas de ce genre, pratiquer le cathétérisme.

C. — RÉGION DES LÈVRES.

Les *lèvres* sont deux replis musculo-membraneux qui ferment en avant la cavité buccale. On donne vulgairement le nom de bouche à l'espace qu'elles circonscrivent, mais cette expression doit s'appliquer seulement à la cavité qui leur fait suite.

Il existe une lèvre supérieure et une inférieure. Les limites extérieures sont : pour la supérieure, le pli naso-labial en haut, et sur les côtés le pli génio-labial ; pour l'inférieure, le pli mento-labial. Je répète que le chirurgien doit toujours, quand cela est possible, dissimuler les incisions au fond de ces plis. Les cul-de-sac de la muqueuse limitent naturellement les lèvres à leur face profonde.

Sur les côtés, les deux lèvres se réunissent pour former les *commissures*.

On distingue à chaque lèvre une face antérieure, une face postérieure, un bord adhérent et un bord libre.

Parlerai-je des variétés si nombreuses qui existent entre les sujets eu égard à la hauteur, à l'épaisseur, à la largeur, etc., des lèvres? C'est plutôt affaire aux artistes.

Qu'une lèvre soit trop longue, cela n'a d'autre inconvénient que d'être un peu disgracieux, mais, lorsque la lèvre supérieure est trop courte, indépendamment de la difformité sérieuse qui en résulte, la fonction peut être entravée : aussi faut-il y remédier par une opération autoplastique.

Une grosse lèvre est presque toujours l'indice d'un tempérament scrofuleux et ne nécessite aucune intervention. En est-il de même de ces hypertrophies énormes de la lèvre supérieure, de ces sortes d'éléphantiasis que l'on peut comparer à la macro-glossie, analogues à celle qu'a présentée M. Blot à la Société de chirurgie en 1873? Dolbeau a résolu la question en opérant, en 1874, l'enfant auquel je viens de faire allusion. Il dédoubla la lèvre à l'aide de deux incisions horizontales, l'une rapprochée de la peau, l'autre de la muqueuse, et en enleva un fragment de forme prismatique et triangulaire. Après avoir ainsi diminué l'épaisseur de la lèvre, il en diminua la largeur en retranchant un lambeau triangulaire de la muqueuse, comprenant environ le tiers moyen de celle-ci.

Il n'y eut pas d'hémorrhagie appréciable.

L'examen histologique de cette pièce exceptionnelle, sinon unique, fait par M. Grancher, alors chef du laboratoire de Clamart, démontra qu'elle était essentiellement composée de faisceaux de tissu conjonctif parfaitement organisé. Entre les faisceaux existaient des espaces de dimensions variables qui n'étaient autres que des espaces lymphatiques.

Si l'orifice buccal est parfois large, il peut aussi être très étroit, surtout dans certains cas pathologiques, à la suite de brûlures, par exemple. Je rappellerai qu'on peut remédier à cette atrésie par la très ingénieuse opération de Diffenbach, qui consiste à retrancher au niveau de chaque commissure un lambeau ayant la forme d'un V à base interne comprenant *seulement* la peau; à diviser ensuite la muqueuse et à en ourler les deux lèvres de la plaie cutanée. La même opération est applicable à la commissure palpébrale.

La lèvre, surtout l'inférieure, peut avoir été retranchée par le chirurgien. Si une petite partie du bord libre seulement a été enlevée, c'est à peine s'il en résulte de la difformité, et, dans tous les cas, la fonction n'est nullement modifiée. Il n'en est pas de même lorsque toute la hauteur de la lèvre a été sacrifiée en même temps que sa largeur. Non seulement la préhension des aliments et la phonation sont gênées, mais il en résulte surtout un écoulement incessant de salive à l'extérieur, source d'affaiblissement pour les malades et de tourment perpétuel.

Il faut donc toujours faire suivre l'ablation de la totalité de la lèvre d'une opération réparatrice, de la *cheiloplastie*. Le chirurgien doit combler la perte de substance avec un lambeau, mais ce lambeau ne remplira bien le but proposé que s'il est doublé à sa face interne d'une membrane muqueuse. Or l'opération usuelle, en pareil cas, est celle de Chopart, qui consiste à disséquer la peau du menton et de la région sus-hyoïdienne, à la relever jusqu'au contact avec la lèvre supérieure et à la fixer dans ce point. Elle donne un résultat immédiat très satisfaisant sans doute, mais plus tard le lambeau adhère à la mâchoire, devient tout à fait immobile et ne s'oppose pas à l'écoulement continu de la salive : il est donc préférable d'emprunter, quand on le peut, le lambeau où existe la muqueuse, c'est-à-dire à la joue.

Superposition des plans.

La topographie des lèvres est d'une extrême simplicité : la peau et la muqueuse forment par leur réunion au niveau du bord libre une sorte de sac. Ce sac contient dans sa cavité deux couches, l'une, antérieure, musculaire ; l'autre, postérieure, glanduleuse, des vaisseaux et des nerfs. J'étudierai successivement : 1° la peau et la muqueuse ; 2° la couche musculaire ; 3° la couche glanduleuse ; 4° les vaisseaux et les nerfs ; 5° le développement auquel se rattache l'histoire du bec-de-lièvre.

1° *Peau et muqueuse des lèvres.* — Ces deux membranes sont continues l'une à l'autre au niveau du bord libre, où existe une ligne ondulée saillante qui leur forme une délimitation précise. Elles présentent une petite saillie à leur point de rencontre sur la ligne médiane.

La peau des lèvres est épaisse et fortement adhérente par sa face profonde à la couche musculaire sous-jacente. On trouve cependant en ce point quelques

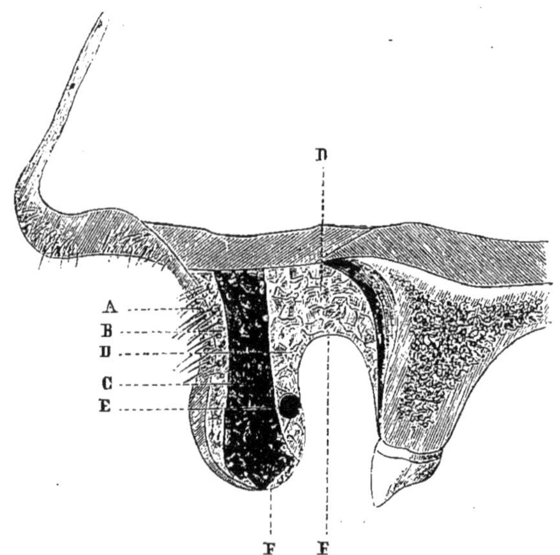

Fig. 99. — *Coupe verticale antéro-postérieure de la lèvre inférieure.*

A, peau.
B, petits pelotons graisseux sous-cutanés.
C, couche musculaire.
D, D, couche glandulaire.
E, artère coronaire.
F, F, membrane muqueuse.

petits pelotons graisseux (B), mais la graisse est plutôt infiltrée entre les fibres musculaires que répandue sous forme de couche distincte, et elle n'augmente pas de volume, en sorte que les lèvres, de même que les paupières, *n'engraissent pas.* La peau renferme dans son épaisseur une grande quantité de follicules pileux et de glandes sébacées : aussi est-elle fréquemment le siège de furoncles et d'anthrax qui prennent parfois un caractère de malignité dû à la communication du système veineux de la lèvre avec le système veineux intra-crânien. Il en est de même des pustules malignes qu'il n'est pas rare d'observer chez les nourrisseurs, les mégissiers, les bouchers, etc., et dont la gravité est extrême.

Le système pileux des lèvres est le siège fréquent d'affections parasitaires, de la mentagre en particulier. On y observe souvent des croûtes impétigineuses, des groupes de vésicules herpétiques. Je rappellerai aussi que la peau et la muqueuse des lèvres sont le siège fréquent de gerçures, principalement chez les enfants scrofuleux. Elles sont également un siège de prédilection pour les ulcérations syphilitiques ; on y rencontre le chancre induré, des plaques muqueuses, surtout au niveau des commissures ; j'y ai vu deux fois une vaste exulcération de tout le bord libre, chez des adultes d'apparence vigoureuse, et je n'ai su à quelle cause rattacher cette affection, d'ailleurs très rebelle au traitement.

On y trouve encore l'ulcération lupeuse, mais la lésion la plus grave des lèvres est l'épithélioma ou cancroïde, qui envahit de préférence la lèvre inférieure et ne tarde pas à dépasser les limites du tégument pour gagner les lymphatiques, les fibres musculaires et le tissu osseux lui-même.

Il ne faut pas craindre de pratiquer des incisions à la surface des lèvres dans les cas d'abcès ou d'anthrax; ces incisions devront être de préférence horizontales, sans qu'il y ait là une règle absolue. Les plaies des lèvres doivent toujours être réunies par suture, qu'elles soient ou non contuses ; on régularisera au besoin les lambeaux avant de suturer. On emploiera de préférence la suture entortillée, bien que la suture entrecoupée soit également bonne. Si la plaie occupe toute l'épaisseur de la lèvre, comme après l'avivement du bec-de-lièvre, par exemple, l'épingle ou l'aiguille devront traverser la lèvre obliquement, de façon que la pointe ressorte non pas à travers la muqueuse, mais à l'union de la muqueuse avec la surface saignante. On évitera ainsi, d'une part, de plisser la muqueuse entre les lèvres de la plaie, et, d'autre part, de laisser l'artère coronaire en dehors de la suture. Lorsque le fil sort trop en avant, il en résulte que la partie antérieure seule de la plaie est affrontée ; grâce à l'écartement que présente toute solution de continuité verticale des lèvres, la partie postérieure s'écarte, les bords interceptent un sinus dans lequel s'ouvrent les coronaires, qui peuvent continuer à donner du sang ; non seulement le succès de l'opération, mais encore la vie de l'enfant, peuvent être compromis de ce fait.

La muqueuse labiale présente au niveau de sa réflexion sur les arcades alvéolaires un repli qu'on appelle frein de la lèvre. Il est quelquefois nécessaire d'en faire l'excision.

Cette membrane peut être ulcérée par suite de son contact incessant avec des dents déviées : il peut même survenir un gonflement général de la lèvre à la suite de cette déviation, à laquelle doit songer le chirurgien.

2° *Couche musculaire.* — La couche musculaire est constituée par l'orbiculaire des lèvres, dont les fibres se continuent au niveau des commissures avec celles du muscle buccinateur. A cette couche se rendent la plupart des muscles de la face destinés à imprimer à la physionomie ses divers caractères : d'où leur nom de muscle de l'*expression faciale*. C'est ainsi qu'à la lèvre supérieure se rendent : l'élévateur propre de la lèvre supérieure, l'élévateur commun de la lèvre et de l'aile du nez, et le muscle canin ; aux commissures : les grand et petit zygomatiques, le triangulaire des lèvres et le risorius de Santorini ; à la lèvre inférieure : le peaucier, le carré du menton et la houppe du menton.

La couche musculaire de la lèvre est très épaisse et forme la base de cet organe, dont la mobilité est extrême. Bien que les fibres présentent une intrication très prononcée, leur direction générale est cependant circulaire, et la preuve, c'est l'écartement considérable des bords de la plaie quand on pratique une section verticale.

Il n'est pas rare de voir les sphincters des paupières, de l'anus, de la vulve, atteints de contracture; je ne sache pas qu'on ait signalé une semblable affection du sphincter buccal, quoique la muqueuse présente souvent des érosions.

3° *Couche glanduleuse.* — Entre la couche musculeuse et la muqueuse des lèvres existent des glandes salivaires juxtaposées et superposées de façon à constituer une véritable couche continue. Cette couche se prolonge en haut et s'épaissit même au niveau du cul-de-sac de la muqueuse. Les glandes sont enveloppées par des filaments assez lâches du tissu conjonctif, et c'est en ce point que siègent principalement les abcès des lèvres.

Les glandules labiales sont susceptibles de s'hypertrophier en masse et de donner naissance à une difformité qui mérite le nom de *double lèvre*, sorte de bourrelet muqueux qui repousse en avant le bord libre. On en pratiquera l'excision sans le moindre inconvénient.

Les glandes labiales peuvent s'hypertrophier isolément et donner naissance à de petites tumeurs adénoïdes; celles-ci peuvent même s'ulcérer, ainsi que j'en ai vu un cas, et en imposer au premier abord pour une tumeur épithéliale.

C'est également dans les glandules labiales que prennent naissance les kystes muqueux des lèvres. On a signalé à la face interne des lèvres des fistules congénitales dont l'origine est sans doute un kyste de cette nature. Dans les plaies qui ont atteint toute l'épaisseur des lèvres, les glandules font ordinairement hernie et peuvent gêner l'affrontement exact des bords : on les enlèvera alors d'un coup de ciseaux.

Vaisseaux et nerfs des lèvres.

Les vaisseaux sanguins des lèvres présentent un faible calibre, mais sont très abondants : aussi les lèvres constituent-elles un siège de prédilection pour les tumeurs érectiles artérielles et veineuses. J'en ai guéri plusieurs en les traversant en croix avec des fils imprégnés de vaccin, chez les enfants non vaccinés. D'ailleurs toutes les méthodes qui ont pour but de développer dans l'intérieur de la tumeur un tissu cicatriciel sont ici applicables.

Les *artères* proviennent principalement de la faciale. Celle-ci fournit aux lèvres les deux artères *coronaires*, l'une supérieure, l'autre inférieure, qui s'anastomosent entre elles par inosculation sur la ligne médiane.

La situation de ces artères est importante à noter. Beaucoup plus voisines de la muqueuse que de la peau, elles occupent l'épaisseur de la couche glanduleuse, et sont également plus rapprochées du bord libre que du bord adhérent de la lèvre. J'ai montré plus haut la conséquence pratique qui résulte de cette disposition pour la suture des lèvres.

Lorsqu'on divise la lèvre dans le sens vertical comme temps préliminaire d'une autre opération, la résection du maxillaire, par exemple, les coronaires donnent immédiatement un jet de sang assez abondant : mais le sang ne tarde pas à s'arrêter de lui-même après une légère compression, et il est rare qu'on ait besoin d'avoir recours à un moyen quelconque d'hémostase contre ces artères, qui se rétractent rapidement dans tous les sens, comme les artères de la face en général.

D'autres artérioles provenant de la sous-orbitaire, de la dentaire inférieure, de la sous-mentale et de la transverse de la face, se distribuent en outre dans l'épaisseur des lèvres.

Les *veines des lèvres* n'offrent rien de spécial à noter. Elles se rendent dans la veine faciale, fait dont j'ai déjà signalé les conséquences au point de vue de la propagation de la phlébite aux sinus crâniens dans les cas de furoncle ou d'anthrax.

Les *lymphatiques* se rendent aux ganglions sous-maxillaires et sus-hyoïdiens.

Les *nerfs* sont moteurs et sensitifs. Les premiers proviennent du facial et se rendent à la couche musculeuse. Les seconds, extrêmement nombreux, se distribuent principalement à la muqueuse et à la couche glanduleuse et sont fournis par la cinquième paire. Le nerf sous-orbitaire se rend à la lèvre supérieure et le mentonnier à la lèvre inférieure.

Développement des lèvres.

Cette question d'embryogénie, restée longtemps obscure, a été résolue de la manière la plus complète par notre savant compatriote Coste, dout les travaux ont jeté la plus vive lumière sur le mode de formation du bec-de-lièvre. On admet généralement que ce vice de conformation n'est autre chose qu'un arrêt de développement, plus ou moins compliqué suivant qu'il s'est produit à une période plus ou moins avancée de la vie embryonnaire.

Les lèvres ont pour origine des bourgeons qui, d'abord placés sur les côtés de l'extrémité céphalique, vont au-devant les uns des autres vers la ligne médiane où ils finissent par se rencontrer et se souder.

La lèvre inférieure est formée de deux bourgeons, la lèvre supérieure de trois.

Les deux bourgeons de la lèvre inférieure marchent très vite l'un vers l'autre, et il est très rare qu'ils ne parviennent pas à se souder, puisque la science ne possède que trois cas de bec-de-lièvre siégeant à la lèvre inférieure.

Les bourgeons de la lèvre supérieure sont l'un médian, les deux autres latéraux. Le premier a été appelé par Coste *bourgeon incisif*, les seconds sont les *bourgeons maxillaires*. Le bourgeon incisif renferme les germes des dents incisives et est lui-même composé de deux moitiés symétriques. Il correspond à la cloison des fosses nasales.

Étant donné ces trois bourgeons qui marchent à la rencontre les uns des autres, on conçoit que, sous une influence que nous ignorons d'ailleurs complètement, la rencontre ne se fasse pas soit d'un côté, soit de l'autre, soit des deux à la fois, c'est-à-dire qu'il existe à la naissance un bec-de-lièvre unilatéral ou bilatéral. Il existe des becs-de-lièvre médians par suite de l'écartement des deux moitiés de l'os incisif, mais le cas est tout à fait exceptionnel.

L'arrêt de développement peut porter sur toute la profondeur du bourgeon, c'est-à-dire qu'en même temps que la lèvre sera divisée on observera une fente portant à la fois sur la voûte ou le voile du palais : ce sera un bec-de-lièvre *compliqué* appelé *gueule de loup*. L'arrêt de développement pourra ne consister qu'en une encoche du bord libre de la lèvre supérieure, difformité qui est la plus simple de toutes, ou bien en une division limitée au voile du palais.

Le bec-de-lièvre unilatéral occupe le plus souvent le côté gauche.

Lorsqu'il est bilatéral et accompagné d'une division de la voûte palatine, c'est-à-dire lorsque les deux bourgeons maxillaires ont été frappés à la fois d'arrêt de développement dans toute leur profondeur, le bourgeon médian ou incisif, resté isolé sur la ligne médiane, n'en a pas moins continué à se développer. De plus, n'étant pas bridé en avant par la lèvre supérieure, puisqu'elle fait défaut, ce bourgeon prend parfois des proportions énormes; il se déjette en avant, devient presque horizontal et forme un véritable bec d'oiseau qui continue la saillie du nez.

Ce tubercule incisif apporte alors un obstacle absolu à la réunion : aussi faut-il le faire disparaître ou plutôt le ramener de niveau avec les parties latérales. On a proposé pour cela bon nombre de procédés opératoires : le refoulement, la section, l'excision, le chevauchement, etc., qu'on trouvera décrits dans les ouvrages spéciaux; l'essentiel est de ne pas le réséquer, puisqu'il contient les germes des dents incisives, mais il faut savoir que la cloison des fosses nasales peut alors être assez hypertrophiée pour que sa section donne lieu à des hémorrhagies graves.

Ce n'est pas ici le lieu de traiter de l'opération du bec-de-lièvre. J'ai indiqué plus haut la manière dont il convient de faire la suture, eu égard au siège de l'artère coronaire. Quant à l'époque où il faut opérer, je pense que, pour le bec-de-lièvre *simple*, c'est dès la naissance, car alors il n'est besoin de faire qu'un simple avivement des bords.

Lorsque le bec-de-lièvre est *compliqué*, que l'aile du nez et le bord correspondant de la lèvre sont fortement déjetés en dehors, qu'il y a une véritable atrophie de la lèvre et que la réunion ne saurait se faire sans débridements soit de la muqueuse, soit même de la peau, l'opération étant alors beaucoup plus grave, à cause de la perte de sang que subit l'enfant, je suis d'avis d'attendre plusieurs mois, sans toutefois dépasser la première année.

M. Roser, de Marbourg, dit avoir remarqué que l'opération du bec-de-lièvre ne réussit presque jamais entre 3 et 7 ans, par suite de la tendance à la suppuration qu'ont les plaies faites sur les enfants de cet âge : c'est une observation intéressante à vérifier.

RÉGION PALATINE.

La *région palatine* ou *palais* forme la paroi supérieure de la cavité buccale; elle se compose de deux parties distinctes : l'une, antérieure, à base osseuse, constitue la *voûte palatine ;* l'autre, postérieure, complètement molle, forme le *voile du palais.* On les désigne encore sous le nom de portion dure et de portion molle du palais.

Bien que ces deux parties soient continues, et que leurs affections présentent de grandes analogies, il est néanmoins préférable de les étudier séparément.

De la voûte palatine.

La *voûte palatine*, portion dure du palais, est peut-être, au point de vue anatomique, la région la plus simple du corps humain. Un plan osseux recouvert de chaque côté par une membrane muqueuse, telle est en effet sa structure. Elle fait office de cloison entre la cavité buccale et la cavité des fosses nasales.

La *forme* de la voûte palatine est très variable suivant les sujets et aussi suivant qu'on l'examine recouverte ou non de la muqueuse palatine.

Considérée sur le squelette, elle représente une sorte de plateau horizontal supporté par des piliers verticaux qui sont les arcades alvéolaires. Mais, à l'état frais, les angles formés par la rencontre de ces deux parties sont comblés par la membrane muqueuse, qui présente une épaisseur beaucoup plus grande en ce point que sur la partie moyenne, ce dont rend exactement compte la

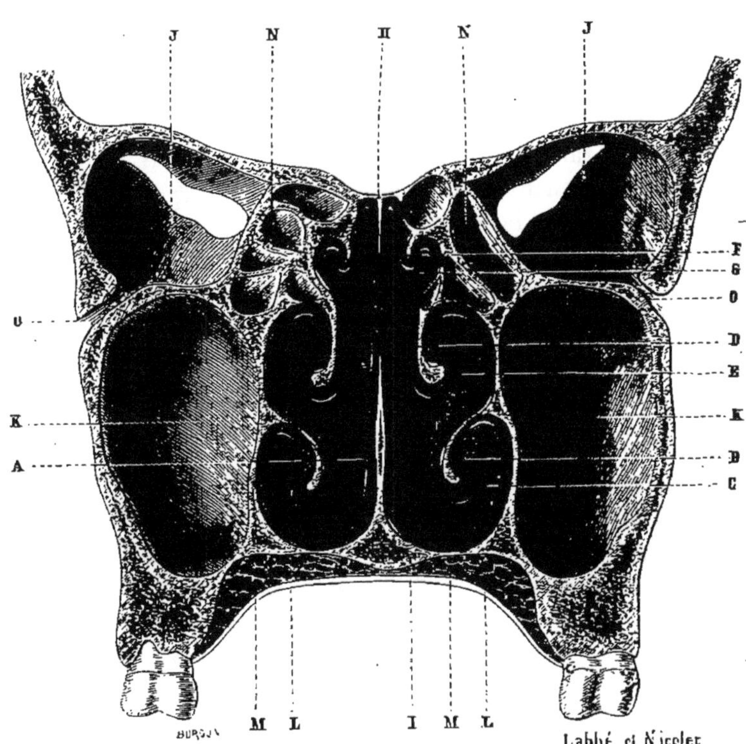

Fig. 100. — *Coupe verticale et transversale de la voûte palatine.*

A. cloison des fosses nasales.
B, cornet inférieur.
C, méat inférieur.
D, cornet moyen.
E, méat moyen.
F, cornet supérieur.
G, méat supérieur.
H, paroi supérieure des fosses nasales.
I. paroi inférieure des fosses nasales.
J, J, cavités orbitaires.
K. K, sinus maxillaires.
L, L. couche glanduleuse de la voûte palatine.
M, M, muqueuse palatine.
N. N, cellules ethmoïdales.
O, O. canal sous-orbitaire.

figure 100, qui représente une coupe verticale et transversale de la voûte palatine.

Sur cette coupe la voûte palatine à l'état normal a donc la forme d'un *plein cintre* reposant sur deux piliers latéraux qui sont les arcades dentaires et supportant lui-même sur la ligne médiane la cloison des fosses nasales.

La hauteur de la voûte, c'est-à-dire la perpendiculaire abaissée du sommet de celle-ci sur un plan horizontal passant au-dessous des dents, est en général de 1 1/2 à 2 centimètres sur des sujets bien conformés : mais cette hauteur peut atteindre des dimensions beaucoup plus grandes : chez certains sujets, en effet, au lieu de former un plein cintre, la voûte palatine forme une *ogive*, en sorte que le centre de la voûte est beaucoup plus élevé et que de ce centre partent deux plans inclinés allant rejoindre les arcades dentaires.

Dans la division congénitale du palais, il n'est pas rare de trouver les deux apophyses palatines du maxillaire supérieur disposées sous forme d'un plan incliné en bas et en dehors, au lieu de former un plan presque horizontal comme à l'état normal : il semble alors que les deux moitiés de la voûte aient été déjetées en dehors, tout en conservant leurs dimensions primitives. J'ai pu apprécier toute l'importance de cette disposition sur une jeune fille atteinte de division congénitale de la voûte et du voile du palais, que j'ai opérée avec succès à l'hôpital Lariboisière. Dans ces cas, en effet, il y a assez d'étoffe pour refaire une voûte complète : il suffit de décoller la muqueuse de chaque côté, de rabattre les deux lambeaux, qui viennent s'adapter d'eux-mêmes par leurs bords internes, sans qu'il soit nécessaire d'exercer dessus la moindre traction, en sorte que les incisions latérales ne présentent pas d'écartement de leurs bords. Chez ma jeune malade, lorsque les deux lambeaux furent abaissés et mis en contact, il y avait plutôt trop de muqueuse pour combler la perforation.

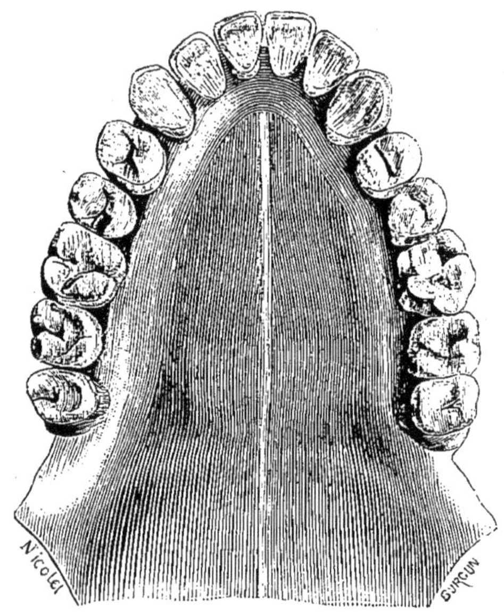

Fig. 101. — *Voûte palatine présentant la forme ogivale.*

Les voûtes palatines de forme ogivale sont nécessairement rétrécies dans le sens transversal, ce qui donne lieu à du *prognathisme*, les arcades dentaires ne se correspondent plus ; les incisives supérieures font, en avant des inférieures, une saillie qui repousse la lèvre en avant, saillie d'autant plus disgracieuse que la lèvre, en général, est plus courte qu'à l'état normal.

On a considéré jusqu'à notre époque cette disposition congénitale comme étant au-dessus des ressources de l'art, mais il est possible aujourd'hui de la faire disparaître, au moins en grande partie, de rendre à la voûte palatine sa forme, de faire rentrer les incisives en exerçant une pression longtemps soutenue sur les arcades dentaires avec des ressorts appuyant concentriquement ou excentriquement, suivant les cas. La condition indispensable au succès est l'âge du sujet, qui ne doit pas avoir encore accompli son développement complet.

La voûte palatine, concave dans le sens transversal, l'est également dans le sens antéro-postérieur. Sa partie la plus large est en arrière à son union avec le voile, et sa partie la plus étroite en avant ; les dimensions en largeur sont à peu près égales aux dimensions en longueur, sauf pour les voûtes ogivales, bien entendu. Sur un adulte bien conformé, elles varient de 4 à 5 centimètres.

A l'occasion des fosses nasales j'ai étudié la face supérieure de la voûte palaline, ainsi que la pituitaire qui la recouvre : il n'y a donc pas lieu d'y revenir ici.

Il nous reste à examiner : 1° le *squelette de la voûte*; 2° la *muqueuse palatine*; 3° les *vaisseaux* et les *nerfs*.

SQUELETTE DE LA VOUTE PALATINE.

Le *squelette de la voûte palatine* est formé par la réunion des deux apophyses palatines du maxillaire supérieur et de la portion horizontale des deux palatins. Au point de jonction de ces quatre parties correspond également le vomer, ce qui permet de résoudre un problème anatomique jadis fort goûté : quel est le point du corps où l'on peut toucher cinq os à la fois avec la pointe d'une aiguille?

La paroi osseuse est très mince, constituée exclusivement par une lame de tissu compacte qui s'épaissit considérablement au niveau des arcades alvéolaires. Sa surface est rugueuse, très inégale, présente des saillies et des dépressions. Parmi les saillies, il en est une médiane, parfois plus développée, que Chassaignac a considérée comme pathologique et à laquelle il a voulu faire jouer un rôle important dans le diagnostic de la syphilis tertiaire; il l'a désisignée du nom d'exostose médio-palatine, mais elle est loin de constituer un symptôme spécifique de la syphilis tertiaire.

La paroi est criblée de trous pour le passage des vaisseaux et des nerfs. Parmi ces trous trois méritent une mention spéciale : le trou palatin antérieur et les trous palatins postérieurs, auxquels font suite les canaux du même nom.

FIBRO-MUQUEUSE PALATINE.

La *membrane muqueuse* de la voûte palatine constitue la partie réellement importante de la région; elle est tellement adhérente au périoste qu'elle ne constitue avec lui qu'une seule et même membrane qui mérite le nom de *fibro-muqueuse*.

Cette membrane est remarquable : 1° par les rugosités qu'elle présente à sa surface, surtout en avant, derrière le trou palatin antérieur; 2° par son adhérence très intime à la voûte osseuse au moyen des saillies et des dépressions que j'y ai signalées; 3° par sa résistance, qui permet de la décoller et d'en faire de vastes lambeaux; 4° par son épaisseur, qui varie du reste suivant les points où on la considère.

La figure 100 reproduit scrupuleusement l'épaisseur de la fibro-muqueuse palatine dans ses différentes parties : c'est ainsi que, sur la ligne médiane, elle est d'une extrême minceur, dans le point où la voûte est précisément renforcée par l'adjonction du vomer (A); on peut voir la transparence au travers. Elle s'épaissit en se portant sur les côtés, et arrive jusqu'à acquérir de 5 à 6 millimètres d'épaisseur; j'ai déjà dit que la voûte doit à cette disposition sa forme cintrée.

Ce qui augmente ainsi l'épaisseur de la fibro-muqueuse palatine, c'est l'interposition entre les deux feuillets qui la constituent d'une quantité considérable de glandes en grappe analogues aux glandes labiales; ces glandes manquent absolument sur la ligne médiane et sont, au contraire, très abondantes sur les côtés, où elles se continuent directement avec la couche glanduleuse du voile du palais.

Ce qui caractérise donc la membrane muqueuse palatine, c'est son union avec le périoste, union si intime qu'on ne peut les séparer l'un de l'autre que par une dissection tout à fait artificielle, que je déclare même presque impossible.

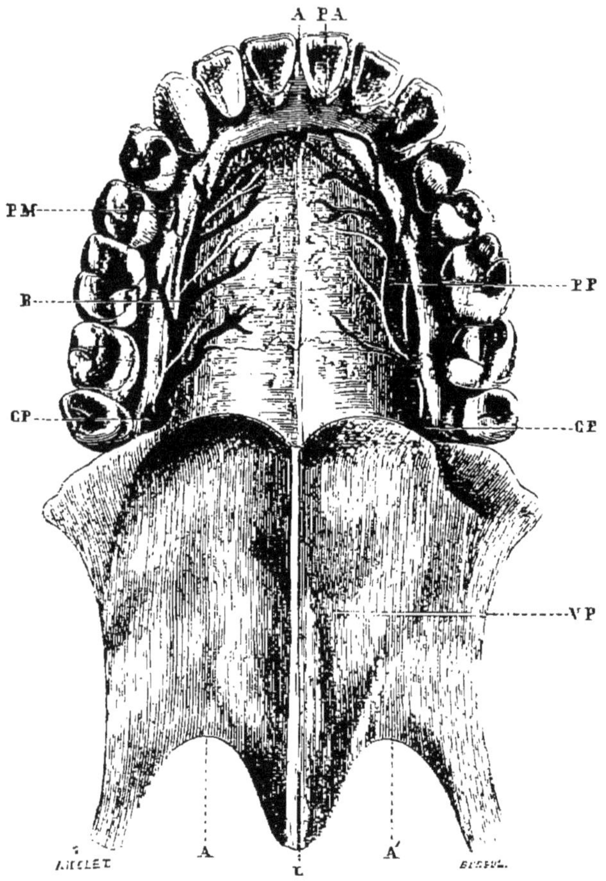

Fig. 102. — *Vaisseaux et nerfs de la voûte palatine. — Voile du palais.*

A, trou palatin antérieur.
A', bord postérieur du voile du palais.
B, nerf palatin postérieur.
CP, trou palatin postérieur.
L. luette.
PA. artère palatine antérieure.
PM. artère palatine moyenne.
PP. artère palatine postérieure.
VP. voile du palais.

Dans l'épaisseur de la fibro-muqueuse sont situés les nerfs et les vaisseaux. Ces derniers, en particulier, jouent un rôle si important dans la pathologie et la médecine opératoire de cette région, que je dois y insister.

VAISSEAUX ET NERFS DE LA VOUTE PALATINE.

Les *artères palatines* viennent de trois sources : la palatine postérieure, qui pénètre dans la région par le trou palatin postérieur (CP) ; la palatine antérieure (PA), qui sort du canal palatin antérieur ; ces deux sources sont constantes ;

la troisième ou palatine moyenne (PM) l'est beaucoup moins. Ces trois artères s'anastomosent entre elles, mais il est aisé de voir que la plus importante, la véritable artère palatine, est la postérieure.

Le trou palatin postérieur par lequel sort l'artère est situé à l'union de la voûte et du voile, le plus excentriquement possible par rapport à la ligne médiane; il répond à la portion d'alvéole qui loge la troisième grosse molaire. De ce point l'artère se porte d'arrière en avant, mais de façon à côtoyer toujours l'arcade alvéolaire jusqu'à sa terminaison. La distribution de ses collatérales est penniforme, et c'est de sa partie interne que naissent les principales pour se terminer par des capillaires sur la ligne médiane. Je montrerai dans un instant toute l'importance de cette disposition dans l'uranoplastie.

Les artères sont beaucoup plus rapprochées de la face profonde que de la face superficielle de la muqueuse; pour les bien voir, il faut décoller la membrane au niveau du rebord alvéolaire et la rabattre d'avant en arrière.

Ce sont les artères palatines qui fournissent au squelette de la voûte ses éléments de nutrition. Donc toute lésion susceptible de décoller la muqueuse palatine pourra déterminer la production d'une nécrose. Les perforations pathologiques de la voûte palatine ne reconnaissent pas d'autre mécanisme. C'est le plus ordinairement la présence d'une gomme qui, en se ramollissant, donne lieu à cet accident. La nécrose palatine peut également être le résultat de la scrofule, ou même d'un simple abcès résultant, par exemple, d'une carie dentaire. Aussi le traitement doit-il être dirigé activement dans tous ces cas pour arrêter la marche de la maladie. L'abcès simple de la voûte palatine sera ouvert d'aussi bonne heure que possible pour faciliter d'autant le recollement et prévenir la nécrose.

Lorsqu'on n'a pu s'opposer à l'élimination d'une portion de la voûte palatine, il en résulte une perforation qui n'a aucune tendance à guérir spontanément et d'une gravité telle que toutes les conditions sociales du malade en peuvent être changées : aussi a-t-on songé à y remédier par une opération qui porte le nom d'*uranoplastie*.

Ce point de pratique est si important et s'éclaircit tellement à la lumière des considérations anatomiques précédentes, que je désire m'y arrêter.

Que la perforation de la voûte palatine soit pathologique ou qu'elle existe à la naissance, deux ressources sont offertes au malade : l'autoplastie et la prothèse.

La prothèse compte un bon nombre de partisans, et cela se conçoit, si l'on songe aux perfectionnements qu'ont reçus les obturateurs, à la difficulté, à l'incertitude des opérations autoplastiques, à la répugnance bien naturelle qu'éprouvent certaines personnes à se livrer au chirurgien. Et cependant, d'un autre côté, la perspective de conserver toute la vie une pièce artificielle dans la bouche n'a rien de bien séduisant, et nul doute qu'il soit infiniment préférable de posséder un vrai palais, même au prix d'une pénible restauration; c'est du moins ma manière de voir : la prothèse ne doit trouver place qu'où l'autoplastie a prouvé son impuissance. Une objection sérieuse serait celle-ci : les malades, dit-on, parlent mieux avec un obturateur bien fait qu'après une réparation autoplastique même complète : je réponds que le fait n'est pas assez démontré pour faire pencher la balance du côté de la prothèse.

S'il est permis d'ailleurs de discuter l'opportunité d'une intervention chirurgicale dans les cas de division congénitale de la voûte du palais, il n'en saurait être ainsi dans ceux de division acquise. La cause étant presque toujours syphilitique, la perforation survient chez les adultes, qui n'ont par conséquent besoin d'aucune éducation pour retrouver le timbre normal de la voix après l'opération. Là, pas de discussion possible, à mon avis : toute perforation pathologique de la voûte palatine doit être réparée par l'uranoplastie. Il n'y a d'autres inconvénients que ceux qui résultent de la difficulté de l'opération, et le malade y trouve tout bénéfice.

Jusqu'à notre époque les perforations du palais avaient été jugées au-dessus des ressources de l'art : c'est aux travaux de Roux, Dieffenbach, Sédillot, Baizeau, etc., qu'il faut rapporter les progrès qu'a faits la chirurgie à cet égard. Ces perforations étaient jadis abandonnées à elles-mêmes ou bien traitées par la cautérisation. Après avoir énuméré un certain nombre de procédés opératoires, Vidal de Cassis s'exprimait encore ainsi en 1855 : « Il n'est pas nécessaire de dire combien peu de chances de réussite offrent tous ces procédés. Il est bien rare que le lambeau soit suffisant; il est plus rare de pouvoir parfaitement affronter les bords des deux parties qu'on veut réunir; le tissu cellulaire qui unit la membrane palatine à la voûte de ce nom est très peu abondant et très serré; les lambeaux, difficilement détachés, sont minces, se mobilisent difficilement aussi et se gangrènent souvent. »

Tailler un lambeau dans le palais n'était pas, en effet, chose facile; faire vivre ce lambeau était plus difficile encore. Il n'est plus aujourd'hui question des procédés de Roux, de Sédillot, de Krimer, etc.; il n'y en a qu'un seul véritablement rationnel : c'est le procédé à double pont de Baizeau. On a réclamé pour M. Langenbeck, de Berlin, la priorité de ce procédé, mais les dates ont leur éloquence irréfutable : notre compatriote M. Baizeau publiait ses observations en 1858, et le premier mémoire de M. Langenbeck paraissait en 1860. Dans un second mémoire publié l'année suivante, ce dernier auteur insiste sur la nature et le mérite de sa découverte. Il ne se contente pas, dit-il, de prendre la muqueuse palatine comme lambeau : il a imaginé le décollement du périoste, afin d'augmenter l'épaisseur des parties déplacées et de reproduire ainsi une voûte osseuse.

Il n'est pas difficile de réduire à sa juste valeur la découverte du chirurgien prussien. Que disait M. Baizeau en 1858? Le voici : « Je taille de chaque côté de la fistule deux lambeaux longitudinaux parallèles à son grand axe et qui, *détachés de la voûte palatine par leur face profonde*, se continuent en avant et en arrière avec les parties molles. » Qu'a donc fait de plus M. Langenbeck? M. Baizeau ne conservait donc pas le périoste dans ses lambeaux? Est-ce qu'il est possible, après ce que j'ai dit de la fibro-muqueuse palatine, de détacher celle-ci du squelette sans enlever en même temps le périoste?

Simon et Fergusson ont décrit sous les noms de *procédé ostéo-muqueux*, d'*uranoplastie ostéoïde*, un procédé consistant non pas à décoller la muqueuse palatine, mais à sectionner avec une scie la voûte palatine elle-même au niveau des incisions latérales et à mobiliser l'un vers l'autre les deux lambeaux ainsi obtenus.

Ce procédé a été employé trois fois par M. Lannelongue et paraît lui avoir donné de bons résultats.

Je donne toutefois la préférence au procédé à double pont muqueux de M. Baizeau. Il comprend quatre temps : 1° aviver les bords de la perforation;

2° pratiquer de chaque côté une incision antéro-postérieure comprenant toute l'épaisseur de la fibro-muqueuse palatine; 3° décoller de l'os cette dernière dans l'étendue comprise entre l'incision et le bord de la perforation, c'est-à-dire mobiliser la muqueuse; 4° suturer les lambeaux par leurs bords internes.

Mon intention n'est pas de décrire cette opération, qu'a si bien étudiée dans tous ses détails M. le docteur Rouge, de Lausanne : je veux seulement appeler l'attention sur les incisions latérales et le rôle qu'y doivent jouer les artères palatines.

L'accident le plus à redouter dans l'uranoplastie, c'est la gangrène des lambeaux. Non seulement l'opération échoue dans ce cas, mais encore la perforation est augmentée, et la septicémie a été parfois observée. Tous les efforts du chirurgien doivent donc tendre à l'éviter.

A quelle cause faut-il rattacher cette gangrène des lambeaux? Évidemment à l'insuffisance de leur nutrition. Cette nutrition se fait par les artères palatines. De ces artères la postérieure est la seule importante dans l'espèce : c'est donc elle qu'il faut ménager. *La gangrène ne pourra jamais se produire, si l'on conserve dans les lambeaux l'artère palatine postérieure.*

Langenbeck s'est proposé de remplir cette indication en dégageant les palatines postérieures du sillon dans lequel elles rampent avant de pénétrer dans l'épaisseur des tissus. « Cette manœuvre, dit M. le docteur Rouge dans son excellent ouvrage sur le sujet, véritable subtilité opératoire, me paraît, sinon tout à fait impossible, du moins difficile et très chanceuse : à coup sûr, on déchirera plus souvent le vaisseau qu'on ne le mobilisera. »

M. Rouge pense qu'il n'y a pas à s'occuper de cette artère pendant l'opération. « Si elle est sacrifiée, il surviendra une hémorrhagie qu'on maîtrisera facilement, et les lambeaux, suffisamment nourris par d'autres vaisseaux pourvus de nombreuses anastomoses, n'auront pas à en souffrir. »

Je ne saurais partager la manière de voir de M. Rouge. La disposition de l'artère palatine postérieure indique, à mon avis, le point où doit porter l'incision latérale.

La plupart des opérateurs n'ont donné aucune règle précise à cet égard, se guidant, comme M. Rouge, sur la dimension de l'espace à recouvrir.

S'il est de règle, en effet, en autoplastie, de calculer la largeur du lambeau sur la largeur de la perte de substance qu'il s'agit de combler, on doit faire ici une exception : il faut avant tout éviter la gangrène du lambeau, et cette gangrène est imminente, si l'on ne conserve pas dans son épaisseur l'agent principal de nutrition, la palatine postérieure. La direction, la situation et la disposition de cette artère, étant connues, je crois pouvoir formuler la règle suivante :

Dans toute uranoplastie, QUELLE QUE SOIT LA LARGEUR DE LA PERFORATION, *les incisions latérales doivent toujours porter sur le même point, c'est-à-dire tout près des arcades alvéolo-dentaires et parallèlement à ces arcades.*

Après la gangrène des lambeaux, l'accident le plus redoutable est l'hémorrhagie. Celle-ci est parfois assez abondante pour forcer le chirurgien à suspendre l'opération pendant une demi-heure, une heure. Tous les auteurs se sont préoccupés vivement de cet accident et ont proposé, pour le combattre, le perchlorure de fer, le tamponnement, le cautère actuel, le détachement des lambeaux, la glace, etc. Il suffit, pour l'éviter, de respecter les artères palatines postérieures, c'est-à-dire de suivre la règle opératoire précédente.

En résumé, les accidents les plus graves de l'uranoplastie étant la gangrène des lambeaux et l'hémorrhagie, ces accidents reconnaissent pour cause exclusive la division des artères palatines postérieures : on les évitera en conservant ces artères dans l'épaisseur des lambeaux, c'est-à-dire en pratiquant l'incision suivant la ligne pointillée représentée figure 104.

Les *nerfs* destinés à la voûte palatine accompagnent l'artère et présentent une distribution identique ; ils proviennent du nerf maxillaire supérieur et sont purement sensitifs. La sensibilité de la muqueuse palatine est obtuse, mais son décollement cause une très vive douleur.

La voûte palatine est susceptible de présenter des lésions pathologiques analogues à celles qu'on observe dans les autres parties du corps : je ferai néanmoins remarquer que l'abondance des glandes que contient la muqueuse la prédispose plus spécialement au développement des tumeurs adénoïdes.

Du voile du palais.

Le *voile du palais*, portion molle du palais, fait suite à la voûte palatine, à laquelle il adhère de la manière la plus intime et dont il continue la courbure.

FORME ET DIMENSIONS.

Le voile diffère surtout de la voûte en ce que, au lieu d'être fixe comme elle, il constitue une sorte de soupape mobile destinée à se redresser et à intercepter toute communication entre le pharynx et l'arrière-cavité des fosses nasales. Il suffit, pour obtenir ce résultat, que le voile atteigne la position horizontale en même temps que les piliers postérieurs se rapprochent l'un de l'autre à la manière de deux rideaux. Il ne dépasse jamais la position horizontale, ainsi qu'on l'a cru pendant longtemps.

Lorsque le voile du palais est frappé d'arrêt de développement, lorsqu'il présente une perforation pathologique, ou bien s'il est atteint de paralysie, comme on l'observe si souvent à la suite des affections diphthéritiques, il ne fait plus son office d'obturateur, et les liquides reviennent par les fosses nasales au moment de la déglutition ; la voix subit une modification profonde dans son timbre, elle devient nasonnée.

En anatomie descriptive, on considère au voile du palais une face inférieure, concave, face buccale ; une face supérieure, convexe, face nasale ; un bord antérieur, adhérent ; un bord postérieur, libre. Ce dernier présente deux arcades séparées l'une de l'autre par un prolongement qu'on appelle *luette*. De la luette partent deux *piliers*, l'un antérieur, qui va s'attacher à la langue, l'autre postérieur, qui se continue avec la paroi du pharynx. Ces deux piliers circonscrivent dans leur écartement une excavation qui loge l'amygdale.

Quelles sont les dimensions du voile du palais ? Quelles en sont les dimensions respectives par rapport à la voûte ? La plupart des auteurs qui ont figuré ces rapports l'ont fait, à mon sens, inexactement : ils donnent à la voûte une part relative beaucoup trog grande dans la composition du plafond de la cavité buccale. Voyez, par exemple, les planches, très belles d'ailleurs, de l'atlas de MM. Paulet et Sarrazin (t. I, pl. 16, fig. 1 et 2) : le voile du palais n'offre que

11 millimètres de longueur, tandis que la voûte mesure 26 millimètres. Cela tiendrait-il à ce que ces auteurs, pour leur dessin, se sont servis de pièces congelées?

La figure 102, où le voile du palais est représenté, a été prise sur un adulte bien conformé, et, s'il est vrai que les dimensions puissent varier dans des proportions assez notables suivant les sujets, le rapport n'en reste pas moins à peu près toujours le même entre la voûte et le voile.

Les dimensions de la luette sont si variables qu'il est préférable de faire partir les mensurations de la base de cet organe, et non de son sommet. Ce dernier peut descendre assez bas pour toucher la base de la langue et déterminer une certaine gêne. Il n'y a aucun inconvénient à l'enlever d'un coup de ciseaux.

Sur la figure 102, une ligne droite étendue du collet des incisives à la base de le luette mesure 8 centimètres; cette ligne augmenterait légèrement de longueur en suivant la courbure palatine. Sur ces 8 centimètres, 4 environ appartiennent à la voûte et 4 au voile. Je crois donc pouvoir dire que, très variables suivant les sujets dans leurs dimensions absolues, la voûte et le voile du palais présentent une longueur relative sensiblement égale.

J'ai dit plus haut que la largeur de la voûte correspondait généralement à sa profondeur : la largeur du voile est au contraire plus grande que sa longueur d'environ 1 centimètre.

L'épaisseur du voile du palais est considérable, elle mesure de 6 à 8 millimètres. Contrairement à ce qui existe à la voûte, où la partie moyenne est extrêmement mince, l'épaisseur du voile est uniforme. La figure 89 donne une idée exacte de l'épaisseur respective de la voûte et du voile sur la ligne médiane.

A quelle distance le bord postérieur du voile du palais se trouve-t-il de la paroi postérieure du pharynx? Si je m'en rapporte à l'observation sur le vivant, cette distance est singulièrement variable suivant les sujets : tantôt ce bord touche presque la paroi; d'autres fois il existe entre ces deux parties un large espace qui permet l'introduction facile du doigt et l'exploration de l'arrière-cavité des fosses nasales. Peut-être ces variétés ont-elles de l'influence sur le timbre de la voix; elles en ont certainement sur le résultat que peut donner à ce point de vue la staphylorrhaphie, surtout lorsque cette opération est pratiquée pour une division congénitale du voile, lequel est alors presque toujours atrophié.

Un autre détail qui intéresse vivement le chirurgien pour toutes les explorations pharyngiennes, c'est le rapport précis de la voûte et du voile du palais avec la base du crâne et la paroi antérieure de la colonne cervicale. Ce rapport et le parti qu'on en doit tirer seront plus utilement signalés à propos du pharynx; l'examen attentif de nos coupes antéro-postérieures en donnera d'ailleurs au lecteur une idée plus exacte que toutes les descriptions possibles.

Superposition des plans.

Les couches dont se compose le voile du palais sont nombreuses. Pour les bien voir, il est utile de pratiquer une coupe transversale comprenant toute l'épaisseur de la région. J'ai pratiqué celle qui est représentée figure 103 immédiatement en arrière de l'orifice postérieur des fosses nasales, au niveau du crochet de l'aile interne de l'apophyse ptérygoïde (C), sur lequel se réfléchit le muscle péristaphylin externe (B).

En procédant de haut en bas, de la face supérieure vers la face inférieure, les

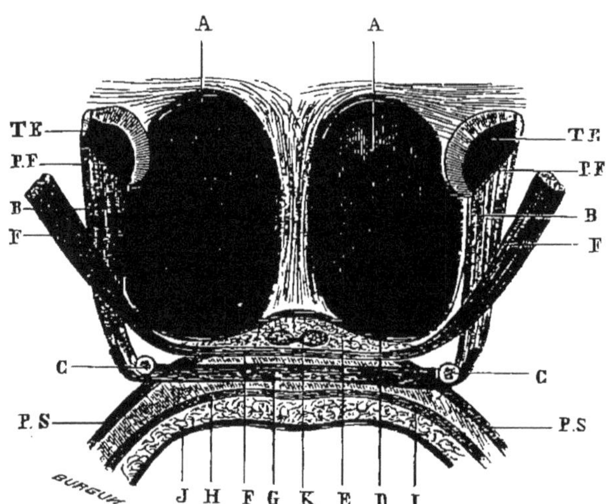

Fig. 103. — *Coupe transversale et verticale du voile du palais* (1/2 schématique).

A, A, orifices postérieurs des fosses nasales.
B, B, muscles péristaphylins externes.
C, C, crochet de l'aile interne de l'apophyse ptérygoïde.
D, muqueuse.
E, couche glandulaire.
F, muscle péristaphylin interne et pharyngo-staphylin.
G, aponévrose palatine.
H, glosso-staphylin.
I, couche glandulaire.
J, muqueuse.
K, muscle palato-staphylin.
P, F, portion fibreuse de la trompe d'Eustache.
P. S, muscle pharyngo-staphylin.
T, E. trompe d'Eustache.

plans qui se superposent pour former le voile du palais sont les suivants :

1° Plan muqueux superieur (D) ;

2° Premier plan glandulaire (E) ;

3° Premier plan musculaire (K) (palato-staphylin) ;

4° Deuxième plan musculaire (F) (péristaphylin interne et pharyngo-staphylin);

5° Plan fibreux (G) (péristaphylin externe) ;

6° Troisième plan musculaire (H) (glosso-staphylin) ;

7° Deuxième plan glandulaire (I) ;

8° Plan muqueux inférieur (J).

Tous les éléments qui entrent dans la composition du voile du palais sont donc compris entre deux plans muqueux qui, écartés l'un de l'autre au niveau de son bord adhérent, se réunissent l'un à l'autre au niveau du bord libre, où il n'y a plus d'interposé entre eux qu'un peu de tissu conjonctif.

Je n'ai que peu de chose à dire sur chacun de ces plans en particulier, la description des organes qui les constituent appartenant à l'anatomie descriptive.

Chacune des *muqueuses* qui recouvrent les deux faces du voile participe aux caractères anatomiques et aux aptitudes pathologiques de la muqueuse correspondante des cavités buccale et nasale.

Les *deux couches glandulaires* diffèrent d'épaisseur : la couche inférieure contient un bien plus grand nombre de glandes que la couche supérieure. Ce sont ces glandes qui donnent naissance aux tumeurs adénoïdes du voile du palais, bien étudiées par Michon et Nélaton. Ces adénomes sont remarquables en ce qu'ils sont toujours énucléables. Ils proéminent dans la bouche et peuvent atteindre le volume d'une orange, au point d'amener une gêne considérable de la respiration. Une simple incision pratiquée à leur surface sur la muqueuse suffit pour en pratiquer l'extraction.

Les *trois couches musculaires*, que l'on peut diviser en supérieure, moyenne et inférieure, sont loin de présenter la même épaisseur, ainsi que le démontre la figure 103. Tout en attirant le voile en haut (péristaphylin interne) ou en bas (pharyngo et glosso-staphylin), les muscles exercent sur lui une certaine traction latérale, les fibres d'un côté se confondant sur la ligne médiane avec celles du côté opposé : il en résulte qu'après la division médiane du voile les deux moitiés s'écartent. Le même phénomène se produit dans la division congénitale du voile, à ce point qu'on serait tenté dans certains cas de croire à son absence.

Cette tendance à l'écartement des deux moitiés du voile est quelquefois assez forte pour déterminer des tiraillements sur les sutures et faire échec à la réunion : c'est ce qui détermina Dieffenbach à pratiquer de chaque côté une incision libératrice parallèle à la suture, longue de 1 centimètre environ et comprenant toute l'épaisseur du voile.

COUCHE FIBREUSE.

La *couche fibreuse* du voile du palais mérite de fixer l'attention. Je l'ai reproduite sur la figure 104 en EE avec ses dimensions et sa forme normale. Elle occupe toute la largeur du voile, mais elle est loin d'en occuper toute la longueur. J'ai déjà fait remarquer que cette membrane fibreuse, appelée encore aponévrose du voile du palais, est la source d'une illusion pour le chirurgien quand il pratique le toucher de la voûte palatine avec un instrument et même avec les doigts. C'est qu'en effet elle fait suite à la voûte palatine et constitue un plan si bien tendu, si résistant, que la sensation fournie par la voûte osseuse se continue jusqu'au bord postérieur de cette lame, bord tranchant très facile à sentir avec le doigt.

Dans les mouvements d'élévation et d'abaissement qu'exécute le voile du palais, cette partie fibreuse reste absolument immobile ; c'est elle qui a reçu le nom de portion horizontale, par opposition à la partie placée en arrière : celle-ci, obliquement dirigée en bas, est seule susceptible de mobilisation.

La lame fibreuse occupe environ le tiers antérieur de la longueur totale du voile. On l'a quelquefois décrite comme étant l'épanouissement du tendon du muscle péristaphylin externe, mais cela n'est pas exact : elle constitue un plan indépendant de ce muscle. En avant, elle s'insère sur le bord postérieur de la voûte osseuse du palais ; sur les côtés, aux crochets de l'aile interne de l'apophyse ptérygoïde. La vérité est que le tendon du péristaphylin externe vient y prendre insertion et qu'elle constitue pour ce muscle le véritable point d'insertion fixe.

Aussi est-ce une erreur de dire que le muscle péristaphylin externe a pour principale fonction de tendre le voile du palais, et l'expérience propre à le démontrer est facile à faire. Le corps charnu du muscle étant découvert, exercez une traction de bas en haut, et vous verrez que c'est à peine si le voile du palais éprouvera un mouvement de tension. Le voile est naturellement tendu par la lame fibreuse palatine, et une nouvelle preuve qu'elle suffit à produire ce résultat, c'est que le voile est tendu sur le cadavre aussi bien que sur le vivant. Sans nier que le péristaphylin externe puisse agir sur le voile du palais, je pense avec de Trœltsch que ce n'est là qu'une action très secondaire ; ce muscle a pour fonction principale, en prenant son point fixe en bas sur l'aponévrose palatine, d'exercer une traction sur la portion fibreuse de la trompe d'Eustache, à laquelle il s'insère en haut, et d'ouvrir ce conduit à chaque mouvement de déglutition.

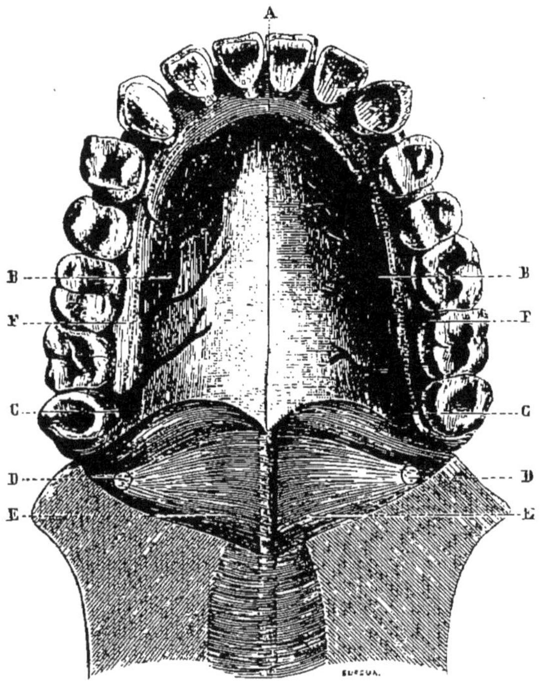

Fig. 104. — *Aponévrose palatine.*

A, trou palatin antérieur.
B, B, artères palatines postérieures.
C, C, trou palatin postérieur.
D, D, coupe du crochet de l'aile interne et de l'apophyse ptérygoïde.
E, E, aponévrose palatine.
F, F, ligne suivant laquelle il convient de pratiquer les incisions latérales dans l'opération de l'uranoplastie.

Les vaisseaux du voile du palais n'offrent qu'un intérêt médiocre. Je ferai remarquer qu'il en existe si peu sur la ligne médiane, que la division du voile peut être faite en ce point, presque à blanc, avec le bistouri. Les artères proviennent : de la palatine supérieure, branche de la maxillaire interne ; de la palatine inférieure, branche de la faciale, et de la pharyngienne inférieure, branche de la carotide externe. Les veines se rendent vers la fosse zygomatique ou bien dans la jugulaire interne.

Les lymphatiques aboutissent aux ganglions qui siègent à l'angle de la mâchoire.

Quant aux nerfs, ils proviennent des nerfs palatins et du glosso-pharygien. Le péristaphylin externe reçoit son filet de la branche motrice du trijumeau.

Que le voile du palais soit divisé à la naissance, qu'il ait été fendu par le chirurgien dans le but de porter des instruments dans l'arrière-cavité des fosses nasales, que des ulcérations syphilitiques ou scrofuleuses en aient détruit une partie, on peut y remédier par une opération qui porte le nom de *staphylorrhaphie* et qui fut exécutée pour la première fois avec succès par Roux en 1819. Il est juste de dire que Le Morinier d'abord, Jourdain, de Graefe, avaient déjà fait des tentatives avant Roux, mais c'est à ce chirurgien que l'on doit d'avoir vulgarisé la staphylorrhaphie.

DU PLANCHER DE LA BOUCHE.

Que doit-on désigner sous le nom de *plancher de la bouche?* Les auteurs ne sont pas d'accord à cet égard, et il y a ici, ce me semble, plus qu'une question de mots : Blandin, par exemple, considère le plancher de la bouche comme faisant partie de la région sus-hyoïdienne et décrit ces deux régions sous le nom de glosso-sus-hyoïdiennes.

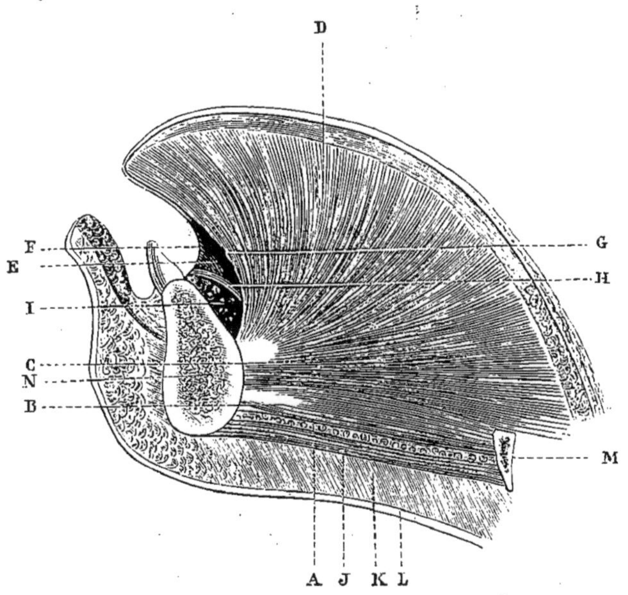

Fig. 105. — *Région du plancher de la bouche vue sur une coupe médiane antéro-postérieure* (enfant).

A, muscle mylo-hyoïdien.
B, muscle génio-hyoïdien.
C, muscle génio-glosse.
D, langue.
E, cavité sublinguale.
F, muqueuse buccale.
G, bord antérieur du génio-glosse.
H, canal de Warthon.
I, glande sublinguale.
J, couche celluleuse.
K, tissu cellulo-graisseux sous-cutané.
L, peau.
M, coupe de l'os hyoïde.
N, coupe de l'os maxillaire inférieur.

Il résulte de là une certaine confusion qu'il serait bon de faire disparaître. N'est-il pas évident, en effet, que la langue, que la glande sublinguale, ne sont pas situées dans le cou, tandis que la glande sous-maxillaire en fait bien réellement partie? La difficulté provient de ce qu'un certain nombre d'organes sont communs à l'une et à l'autre région, mais n'est-ce pas ce que nous voyons à peu près partout? Quelle sera donc la limite entre ces deux régions, le plancher de la bouche et la région sus-hyoïdienne? Elle me paraît parfaitement établie par le muscle mylo-hyoïdien, véritable sangle contractile qui ferme en bas la cavité buccale. Cette manière de voir repose sur la considération pathologique suivante : toutes les fois qu'une tumeur se développe dans les organes situés au-dessus du muscle mylo-hyoïdien, elle se porte vers la cavité buccale, et c'est par la bouche que le chirurgien en pratique l'exploration et l'extirpation, s'il y a lieu. Lorsque la tumeur a pour point de départ, au contraire, les organes situés au-dessous de ce muscle, elle fait saillie dans la région sus-hyoïdienne, et c'est de ce côté qu'il convient de l'attaquer. Ce n'est donc pas, ainsi que je le disais, une simple question de mots.

Le plancher de la bouche est par conséquent une région limitée en haut par la cavité buccale et en bas par le muscle mylo-hyoïdien. Tout ce qui est au-dessus de ce muscle appartient à la bouche, c'est-à-dire à la face ; tout ce qui est au-dessous se rattache au cou et dépend du tronc.

Le plancher de la bouche est en grande partie occupé par la langue. Entre la face inférieure de la langue devenue libre, et la face postérieure de la mâchoire inférieure, existe un petit espace occupé presque exclusivement par la glande sublinguale.

Le plancher de la bouche se subdivise donc naturellement en deux portions : 1° la *portion linguale ;* 2° la *portion sublinguale.*

1. Portion linguale.

La *portion linguale* du plancher de la bouche comprend la langue, ainsi que les vaisseaux et nerfs qui s'y rendent. Je n'ai pas à envisager ici la langue comme organe du goût, ni comme organe de phonation, ce qui est du ressort de la physiologie : aussi ne ferai-je que mentionner la muqueuse linguale, dont l'histoire est si complètement faite dans les traités d'anatomie descriptive. Je signalerai seulement quelques points d'anatomie qui se rattachent directement à la chirurgie.

La langue est une masse charnue composée de fibres musculaires intrinsèques au milieu desquelles viennent se terminer des muscles dits extrinsèques en y formant un lacis inextricable. Il existe dans l'intervalle des fibres musculaires très peu de tissu conjonctif et une très petite quantité de graisse : aussi les inflammations phlegmoneuses de la langue sont-elles rares. Cependant elles existent, et la *glossite* peut devenir assez intense pour provoquer des phénomènes asphyxiques qu'il faut combattre à l'aide de larges débridements. La glossite peut être le résultat d'applications de substances septiques à la surface de la langue.

C'est à la texture serrée de la langue et aussi à l'épaisseur de la muqueuse qui en recouvre la face dorsale qu'est due la physionomie toute particulière que prennent les abcès de la région. Ils forment une tumeur très limitée, saillante et *dure*, que le chirurgien prendra toujours, s'il n'est prévenu, pour une tumeur solide.

J'en dirai autant des corps étrangers de la langue, qui déterminent une induration capable d'en imposer pour un cancer.

Les plaies de la langue sont très rares. Il faut employer la suture, si les lèvres sont très écartées ou s'il existe un lambeau. Les hémorrhagies de la langue sont souvent fort difficiles à arrêter, et la ligature de l'artère linguale correspondante sera parfois indispensable.

J'ai à peine besoin de rappeler ici que la langue est l'un des sièges de prédilection de l'épithélioma : chose remarquable, on ne paraît pas y avoir rencontré jusqu'à présent le carcinome.

On peut trouver dans la langue des lipomes, des fibromes, des kystes, des tumeurs érectiles, etc., etc., comme dans toutes les autres parties du corps.

La langue est susceptible d'une hypertrophie générale, d'une sorte d'éléphantiasis auquel on a donné le nom de *macro-glossie*. Il faut combattre cette affection par des excisions partielles.

On y rencontre des ulcérations de nature très variée : syphilitiques, scrofuleuses, tuberculeuses; d'autres sont produites par le contact de débris dentaires. Dans l'épaisseur de la langue, le doigt constate parfois la présence de tumeurs multiples et dures qui ne sont autre chose que des gommes.

Je mentionnerai encore les plaques muqueuses, les fissures, etc., et aussi une lésion de la langue bien étudiée récemment par le docteur Debove sous le nom de *psoriasis buccal*, qui peut être le point de départ d'une affection beaucoup plus grave, l'épithélioma.

La langue est solidement fixée à la place qu'elle occupe. Ses points d'attache sont : l'os hyoïde, l'apophyse styloïde et surtout le corps de la mâchoire inférieure. Ajoutons-y la muqueuse linguale, qui sert de moyen d'union en se réfléchissant sur les arcades alvéolaires.

La muqueuse peut être portée directement de la langue sur le maxillaire inférieur et constituer ainsi une variété d'*ankylo-glosse*. Il existe alors autour de la langue une sorte de canal dont la paroi supérieure est formée par la muqueuse buccale. M. Trélat a observé un cas de ce genre : au niveau du frein, il y avait un petit orifice; il suffit, pour guérir le malade et libérer la langue, d'inciser avec des ciseaux ce repli muqueux.

Très rarement on a observé une véritable ankylo-glosse, c'est-à-dire la soudure complète de la langue avec le plancher de la bouche. M. Duplouy, de Rochefort, a signalé un de ces faits à la Société de chirurgie (séance du 30 mai 1883). Peut-être s'agissait-il plutôt dans ce cas d'une absence de la langue. Avant de pratiquer une opération quelconque pour libérer la langue, il faut, comme pour le bec-de-lièvre compliqué, attendre que l'enfant soit suffisamment développé, c'est-à-dire au moins une année.

Lorsque le chirurgien pratique la résection de la partie moyenne du corps de la mâchoire inférieure, il coupe nécessairement l'insertion des muscles génioglosses : n'étant plus alors retenue en avant, obéissant à son propre poids, la langue tombe en arrière, abaisse l'épiglotte sur la glotte et détermine l'asphyxie; le renversement de la langue peut aller jusqu'à l'oblitération complète du pharynx.

En conséquence, on devra préalablement fixer la langue avec une pince appropriée ou mieux à l'aide d'un fil passé dans la pointe. Il y a toutefois à l'emploi de cette manœuvre un inconvénient qui n'a peut-être pas encore été signalé et qui exige certaines précautions. Le voici :

A l'état normal, la base de la langue surplombe l'orifice supérieur du larynx, qui se trouve ainsi caché ; et nous savons que c'est là l'un des obstacles au passage des aliments dans les voies respiratoires. Or, lorsqu'on porte fortement la langue en avant, qu'on la sort de la bouche, cette disposition n'existe plus, et les liquides qui suivent le plancher de la bouche peuvent tomber directement dans le larynx; le sang qui coule en abondance pendant ces sortes d'opérations s'engouffre alors dans la trachée, dans les bronches, et détermine une asphyxie immédiate, comme Demarquay en a rapporté un exemple. Par la traction de la langue hors de la bouche on évite l'asphyxie par obstruction de la glotte, mais on favorise l'introduction du sang dans les voies aériennes, ce qui ne vaut guère mieux.

En conséquence, après avoir fixé la langue par sa pointe, il faut soigneusement recommander à l'aide de la maintenir à sa place sans la laisser tomber en arrière, et aussi sans la tirer trop en avant.

Une fois l'opération terminée, tout danger n'a pas disparu, et il existe des observations où l'asphyxie est survenue subitement quelques heures après. Une bonne précaution à prendre est d'incliner la tête du malade sur le côté pour éviter l'effet de la pesanteur, et surtout de fixer la langue en passant dans son épaisseur l'un des fils qui servent à suturer la lèvre inférieure.

Lorsqu'un malade soumis à l'influence du chloroforme est dans la résolution absolue, la langue obéit aux lois de la pesanteur absolument comme après la section des génio-glosses, et cela d'autant plus que la tête est plus portée en arrière; c'est là le mécanisme ordinaire de la mort par le chloroforme, lorsqu'elle est le résultat de l'asphyxie, ce qui est la règle. Aussi faut-il avoir toujours une pince à sa disposition pour attirer la langue en avant et ne pas maintenir la tête du malade trop renversée en arrière, ce qui facilite la chute de la langue et le contact de sa base avec la colonne vertébrale.

2. Portion sublinguale.

Pour bien voir la *région sublinguale*, il faut porter la pointe de la langue en haut, vers le palais : on aperçoit alors un espace quadrilatère limité en arrière par la face inférieure de la langue, en avant par l'arcade dentaire, et se terminant en pointe sur les côtés au niveau de la première grosse molaire environ.

Il est remarquable que cette région si bien circonscrite, si simple en apparence, qui ne renferme qu'un nombre très limité d'organes faciles à voir, ait tenu et tienne encore aujourd'hui en échec anatomistes et pathologistes. Peu de parties du corps ont donné lieu à autant de discussions que ce petit coin de la bouche. Je m'efforcerai d'en présenter une description claire et complète, d'expliquer les phénomènes pathologiques dont elle est le siège, avec l'espoir, sinon de lever tous les doutes, au moins de les diminuer.

Conformation extérieure.

Lorsque la pointe de la langue est portée en haut et touche la voûte palatine, on aperçoit sur la ligne médiane un repli (D, fig. 106) de la muqueuse qui de la face inférieure de la langue se porte à la face postérieure du corps de la mâchoire et sépare cette région en deux moitiés latérales parfaitement symétriques : c'est le frein de la langue. Il s'étend parfois jusque vers la pointe de cet organe et peut alors en gêner un peu les mouvements : aussi est-on dans l'habitude de faire la section de ce repli muqueux quand il est trop saillant, opération que l'on pratique avec le gros bout de la sonde cannelée et des ciseaux, sans qu'il doive s'écouler une goutte de sang.

De chaque côté du frein se voient les veines ranines, qui font un léger relief à la surface de la muqueuse et donnent lieu à une coloration noirâtre.

En approchant de l'arcade dentaire, on trouve de chaque côté une saillie de forme elliptique obliquement dirigée en arrière et en dehors; cette saillie occupe la plus grande partie de la région et n'est autre que la glande sublinguale (BB). Sur cette saillie, à la surface de la muqueuse, se voit une crête ondulée au sommet de laquelle apparaissent à l'œil nu de petits orifices auxquels aboutissent les conduits excréteurs de la glande sublinguale (CC).

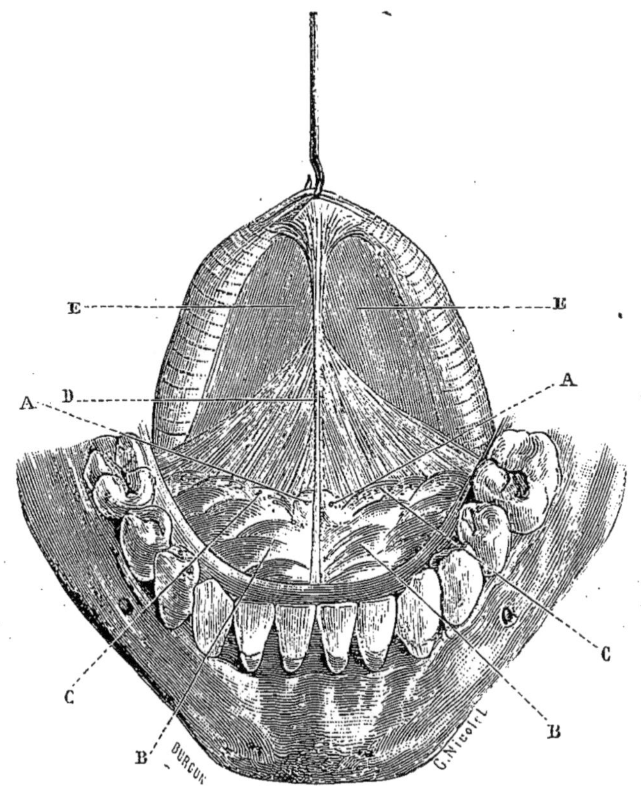

Fig. 106. — *Région sublinguale.*

A, A, orifices des canaux de Warthon.
B, B, glandes sublinguales.
C, C, orifices des conduits excréteurs des glandes sublinguales.
D, frein de la langue.
E, E, face inférieure de la langue.

Deux orifices A,A, occupent la partie la plus interne de la crête et sont séparés l'un de l'autre seulement par le frein. Beaucoup plus développés que les précédents, ils représentent les embouchures des canaux excréteurs de la glande sous-maxillaire ou canaux de Warthon.

Superposition des plans.

Au-dessous de la muqueuse on trouve la glande sublinguale.

J'ai démontré en 1858 que la glande sublinguale est constituée par une agglomération de glandes en grappe indépendantes les unes des autres, munies chacune d'un conduit excréteur s'ouvrant au sommet de la crête signalée précédemment et variant en nombre de 18 à 30.

Je crus à cette époque et je crois encore aujourd'hui devoir faire jouer un rôle important à ces glandes dans la production de la *grenouillette*, mais je fus alors trop exclusif, ainsi que je le dirai dans un instant.

Au-dessous de la glande sublinguale se trouve, accolé à sa face profonde et la parcourant dans toute son étendue, le canal de Warthon (C, fig. 107), accompagné de la veine linguale et du nerf lingual. A cette même face répondent le plexus nerveux sublingual et le ganglion sublingual.

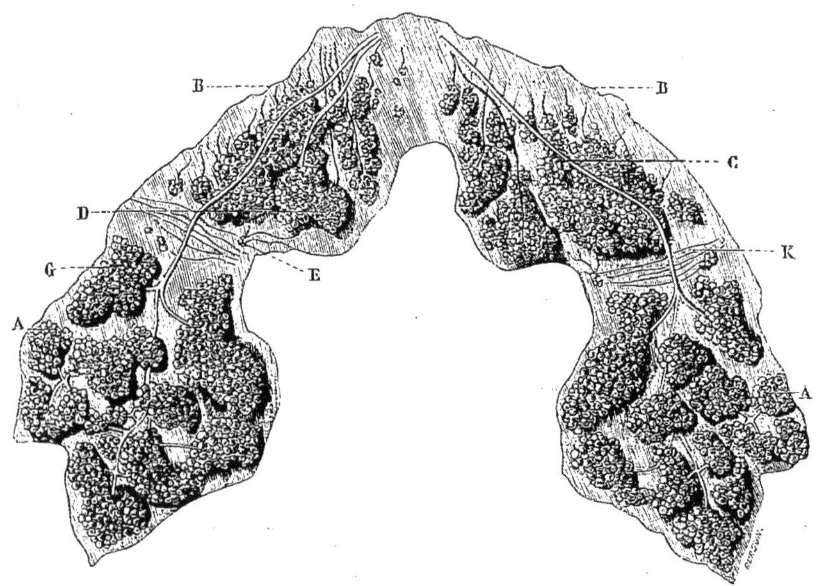

Fig. 107. — *Glandes sous-maxillaires et sublinguales vues par leur face interne* (enfant). *Elles ont été préalablement comprimées et étalées entre deux plaques de verre après macération dans l'acide tartrique.*

A, A, glandes sous-maxillaires.
B, B, glandes sublinguales avec leurs conduits excréteurs.
C, canal de Warthon.
D, glande dite de Bartholin.
E, ganglion nerveux sublingual.
G, lobule de la glande sous-maxillaire.
K, fibres du nerf lingual séparant les deux glandes. Ces fibres ont été dissociées par la préparation.

Le *canal de Warthon* est donc situé dans le plancher de la bouche, tandis que la glande sous-maxillaire qui lui donne naissance occupe la région sus-hyoïdienne : aussi un calcul développé dans ce canal fera-t-il saillie dans la bouche sous la muqueuse et devra être extrait par cette voie, tandis qu'un calcul développé dans la glande manifestera sa présence au-dessous de la mâchoire et tendra à s'éliminer par la peau. Le canal de Warthon s'engage, en effet, au-dessus du muscle mylo-hyoïdien, aussitôt qu'il est sorti de la glande.

J'ai dit qu'il était accolé à la face profonde de la glande sublinguale : il faut ajouter qu'il est plus rapproché du bord supérieur de cette glande, ainsi que le démontrent les figures 107 et 108.

Les parois de ce canal sont minces et aplaties de façon à lui donner complètement l'aspect d'une veine sur le cadavre. Il est rectiligne, sauf à sa partie terminale, où je l'ai trouvé recourbé en forme de crochet, détail qui peut avoir une certaine importance pour le cathétérisme. Le canal de Warthon représenté figure 108 appartenait à un homme adulte de taille ordinaire; sa longueur est de 5 centimètres environ et sa largeur d'à peu près 3 millimètres.

Bien que très régulier, le calibre n'est pas absolument uniforme; il était un peu renflé sur ce sujet après avoir reçu un affluent provenant d'une glande accessoire, ce qui n'est pas constant. Le point le plus étroit est l'orifice buccal, qui mesure à peine 1 millimètre de diamètre; cet orifice est très contractile.

Il résulte de ces dimensions que le cathétérisme du canal de Warthon est possible, facile même, à l'aide d'une soie de sanglier ou d'un stylet fin.

J'ai été fort surpris de la résistance que présentent à la distension les parois du canal de Warthon, malgré leur extrême minceur. Après en avoir lié l'extrémité buccale, j'ai introduit une canule à l'autre bout et j'ai poussé de l'air dans sa cavité; le canal supporte, sans se rompre, une pression que je n'ai pas calculée, mais qui est considérable, car plusieurs fois j'ai eu peine à en vaincre la résistance. Non seulement le canal ne se rompt pas, mais il ne

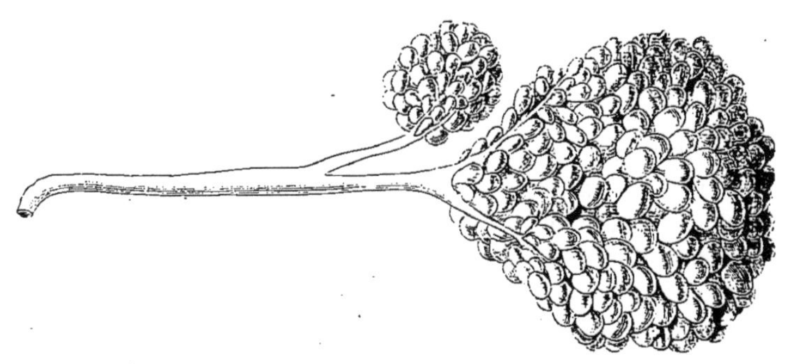

Fig. 108. — *Glande sous-maxillaire avec son conduit excréteur. — Grandeur naturelle* (adulte). *Le canal de Warthon a été préalablement insufflé.*

se laisse pas distendre au delà de son calibre normal; *il est absolument inextensible* et dépourvu d'élasticité, circonstance qui me paraît jouer un rôle très important dans l'histoire de la grenouillette aiguë.

Le canal de Warthon, les vaisseaux et nerfs qui l'accompagnent, sont plongés au sein d'un tissu cellulaire lâche, lamelleux.

Parmi les organes qui accompagnent le canal de Warthon, je signalerai plus spécialement le nerf lingual, à cause des névralgies dont il peut être atteint et des opérations qui en sont la conséquence.

Ce nerf est situé à 5 millimètres du point de réflexion de la muqueuse buccale sur le côté de la langue. Une incision pratiquée dans le sillon linguo-gingival, et plus rapprochée de la gencive que du bord de la langue, lui sera parallèle; il est tout à fait superficiel : l'incision destinée à le découvrir ne doit intéresser que la muqueuse et une faible couche de tissu cellulaire. On peut alors le saisir. le disséquer avec des ciseaux et le poursuivre jusqu'au niveau du bord antérieur du ptérygoïdien interne. C'est à M. Michel, de Nancy, que revient le mérite d'avoir pour la première fois pratiqué cette opération sur le vivant.

Au-dessous nous trouvons le génio-glosse (C, fig. 105), dont les fibres divergent de ce point sous forme d'éventail pour se porter les unes vers la pointe, les autres vers le milieu et la base de la langue.

Au-dessous du génio-glosse se rencontre le muscle génio-hyoïdien (B, fig. 105), qui se confond en quelque sorte avec le précédent.

Plus profondément encore se voit le muscle mylo-hyoïdien (A, fig. 105), que j'ai pris comme limite de la région.

En procédant de haut en bas, le plancher de la bouche se compose donc des couches suivantes :

1° La muqueuse avec son frein et les orifices des conduits excréteurs des glandes sublinguales et sous-maxillaires;

2° Les veines et artères ranines et la glande sublinguale;

3° Le canal de Warthon, le nerf lingual, le plexus sublingual, la veine linguale;

4° Une couche de tissu conjonctif (bourse muqueuse sublinguale);

5° Les muscles génio-glosses;

6° Les muscles génio-hyoïdiens;

7° Le muscle mylo-hyoïdien, qui sert de limite au plancher de la bouche et à la région sus-hyoïdienne.

DE LA BOURSE MUQUEUSE SUBLINGUALE.

Que le lecteur veuille bien jeter un coup d'œil sur la figure 109, qui représente une coupe médiane antéro-postérieure du maxillaire inférieur et du plancher de la bouche sur un sujet adulte.

La muqueuse linguale, partie de la pointe de la langue, tapisse la portion libre de la face inférieure de cet organe et va ensuite s'attacher à la face postérieure de la mâchoire pour se continuer avec la muqueuse gingivale. Cette insertion a lieu tout près du bord supérieur de la mâchoire, à quelques millimètres de l'incisive.

Le génio-glosse, au contraire, s'attache à la face postérieure de la mâchoire beaucoup plus près de son bord inférieur. Entre ces deux plans, l'un superficiel ou muqueux, l'autre profond ou musculaire, existe donc un espace considérable qui, sur ce sujet, ne mesure pas moins de 16 à 17 millimètres en bas. C'est dans cet espace et à la partie inférieure que se trouvent situés la glande sublinguale (F) et les canaux qui y sont accolés. C'est même la présence de la glande qui fait que la muqueuse abandonne le muscle génio-glosse pour passer au-dessus d'elle.

Or cet espace est tapissé dans toute son étendue par une membrane recouverte d'une couche épithéliale, et elle mérite à tous égards le titre de bourse muqueuse sublinguale. On l'a souvent désignée sous le nom de bourse de Fleischmann, et avec raison, car voici ce que dit cet anatomiste : « Si de l'un ou de l'autre côté du frein on détache la muqueuse de la langue, on trouve, auprès de ce frein et couchée sur le muscle génio-glosse, derrière le conduit de Warthon et ceux de Rivinus, une petite bourse muqueuse ovalaire divisée en locules par des cloisons celulleuses, bourse sublinguale, dont l'existence semble importante à connaître pour la connaissance de la ranule. »

L'existence de cette bourse muqueuse sublinguale est incontestable; tous ceux qui voudront prendre la peine de pratiquer une coupe médiane antéro-postérieure la trouveront toujours sans la moindre difficulté sur la tranche de cette coupe; je pense que c'est pour n'avoir pas appliqué à sa recherche ce mode de préparation que tous les auteurs en ont, jusqu'à présent, contesté la présence.

La bourse muqueuse sublinguale est donc le résultat de l'écartement de la

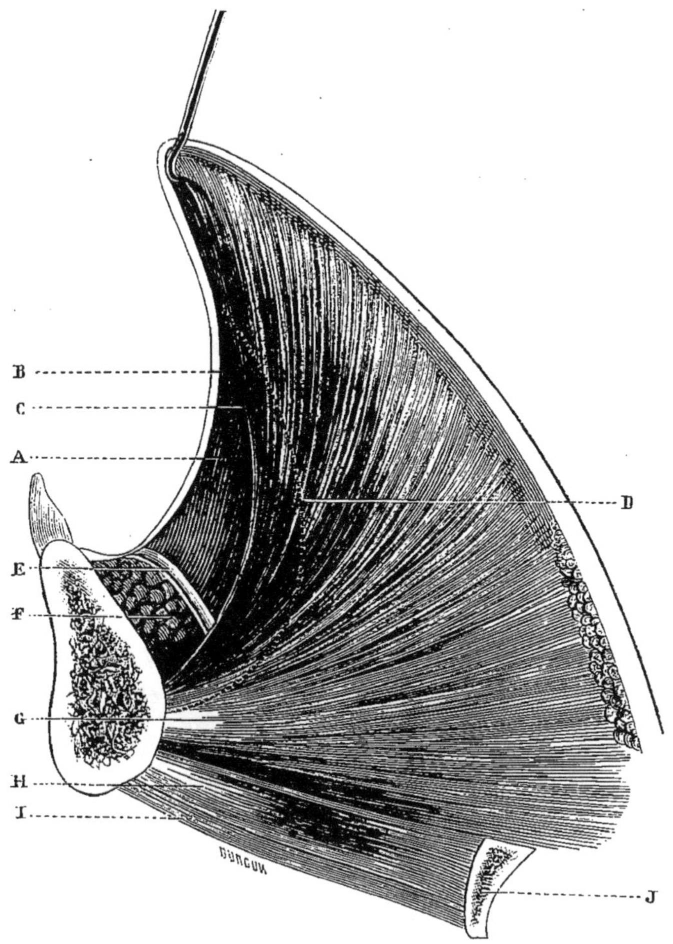

Fig. 109. — *Bourse muqueuse sublinguale dite de Fleischmann, vue sur une coupe antéro-postérieure du plancher de la bouche.*

A, cavité de la bourse muqueuse sublinguale.
B, sa paroi antérieure ou muqueuse.
C, paroi postérieure ou musculaire.
D, ligne pointillée indiquant la profondeur de la bourse.
E, canal de Warthon.
F, glande sublinguale.
G, muscle génio-glosse.

muqueuse linguale et du muscle génio-glosse, par suite de l'interposition entre ces deux plans de la glande sublinguale.

Cette bourse aplatie a la forme d'un triangle. Il n'en existe qu'une seule, divisée sur la ligne médiane, sous forme de bissac, par le frein de la langue. Elle présente à considérer deux faces : l'une, accolée à la muqueuse du plancher de la bouche; l'autre, tapissant la face antérieure du génio-glosse. La base correspond au corps de la mâchoire, le sommet au point où cesse le frein de la langue. Elle s'étend sur les côtés jusqu'à la première ou à la deuxième grosse molaire, ainsi que le montre la figure 110, qui représente la bourse muqueuse vue de face. Les dimensions varient suivant celles du sujet lui-même : sur les figures que j'ai représentées, la hauteur est de 45 millimètres; la profondeur mesurée en D (fig. 109) est de 17 millimètres. C'est également aussi à peu près la largeur de la base du triangle isocèle que forment les deux parois de la bourse sur une coupe antéro-postérieure.

La glande sublinguale et le canal de Warthon ne sont pas compris dans la

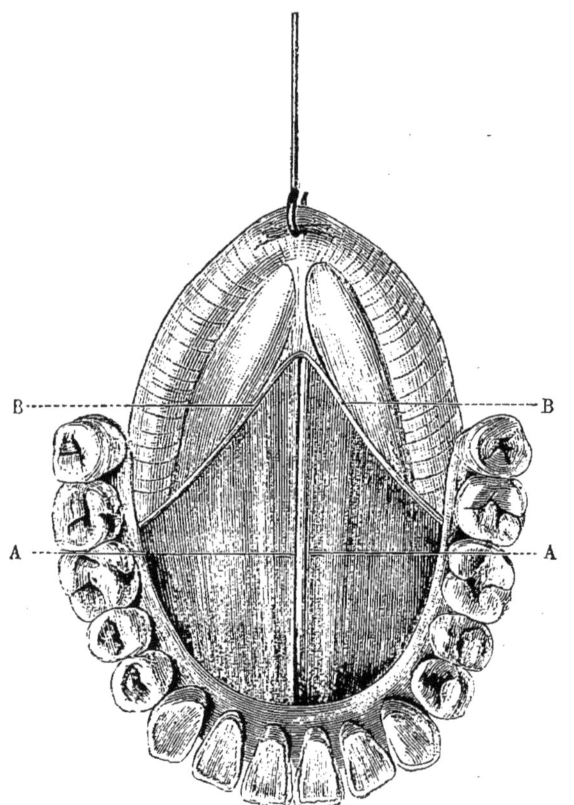

Fig. 110. — *Bourse muqueuse sublinguale vue de face après qu'on en a enlevé préalablement la paroi antérieure ou muqueuse.*

A, A, interstices des deux muscles génio-glosses. — B, B, bords de la muqueuse.

cavité de la bourse muqueuse, pas plus que les ligaments croisés du genou, par exemple, ne sont compris dans la cavité de la synoviale articulaire. La séreuse tapisse leur face postérieure et les maintient accolés à la face profonde de la muqueuse, de sorte que le trajet de la séreuse doit être ainsi décrit : partie en haut de l'origine du frein de la langue, elle tapisse la face profonde de la muqueuse du plancher de la bouche, rencontre la glande sublinguale et le canal de Warthon, dont elle recouvre la face postérieure, s'applique à la face postérieure de la mâchoire jusqu'à l'insertion des génio-glosses, se réfléchit à la face antérieure de ces muscles pour aller rejoindre son point de départ. La cavité de la séreuse est donc située immédiatement en arrière de la glande sublinguale et du canal de Warthon.

La bourse muqueuse sublinguale présente parfois des cloisonnements qui peuvent en diviser la cavité en vacuoles plus ou moins indépendantes, ainsi qu'on l'observe d'ailleurs dans la plupart des cavités analogues, la bourse prérotulienne, par exemple.

La région sublinguale est fréquemment le siège de tumeurs dont la nature est fort variable. La muqueuse qui la recouvre est souvent le point de départ d'un épithélioma qui plus tard envahira la langue et toute l'épaisseur du plancher. Cette grave affection se présente d'abord sous la forme d'une érosion très superficielle qui siège de chaque côté du frein et peut rester assez longtemps stationnaire.

On observe parfois une tumeur produite par la présence, dans le canal de Warthon, d'un calcul salivaire qui arrête l'excrétion de la salive et détermine un gonflement très douloureux de la glande sous-maxillaire et du plancher de la bouche ; l'introduction d'un corps étranger dans l'intérieur du canal produit le même résultat.

On trouve dans le plancher de la bouche des tumeurs sanguines (grenouillettes sanguines de Dolbeau), des lipomes énucléables comme ceux des joues, etc. La région peut être envahie par un œdème simple ou phlegmoneux qui présente une gravité spéciale, à cause du refoulement de la langue en arrière : mais ce qu'on y rencontre principalement, ce sont des kystes.

Il en existe de plusieurs sortes : pendant mon année d'internat chez Denonvilliers, j'observai dans le plancher de la bouche un kyste dermoïde de la consistance du mastic : l'observation a été publiée dans le *Compendium de chirurgie*. J'ai pratiqué en 1883 à l'hôpital Beaujon l'énucléation par la bouche d'un kyste analogue. Il est vraisemblable que, à l'époque du rapprochement des deux bourgeons latéraux qui forment la mâchoire inférieure, une minime portion du feuillet corné du blastoderme avait été pincée et emprisonnée.

On a observé, dans cette région, des kystes hydatiques. J'en ai moi-même traité et guéri un chez une jeune femme. Il avait le volume du poing et m'a paru siéger dans le muscle mylo-hyoïdien, car il faisait également saillie au cou et dans la cavité buccale.

Les kystes qui jouent le plus grand rôle dans la pathologie du plancher de la bouche sont les kystes séreux appelés *grenouillettes*.

Il existe encore beaucoup d'obscurité sur la pathogénie de cette affection. Un grand nombre d'auteurs s'en sont occupés et ont exprimé des opinions diverses (1).

Lorsque j'eus démontré, en 1858, la véritable disposition de la glande sublinguale, j'exprimai l'opinion, qui fut partagée par la plupart des chirurgiens, que cette glande était le siège de la grenouillette, comme les glandes sébacées sont l'origine des kystes sébacés. Cette explication doit être vraie pour certaines grenouillettes à marche lente, qui grossissent peu à peu et n'arrivent que progressivement à un volume capable de gêner les mouvements de la langue, mais là n'est pas la difficulté.

La difficulté existe pour l'interprétation des faits suivants, dont le hasard m'a

(1) Une variété exceptionnelle de grenouillette pourrait se développer dans un conduit partant du trou borgne de la langue et se dirigeant vers la région sus-hyoïdienne (Soc. de Chir., 6 juillet 1881).

fait, en 1873, observer plusieurs exemples coup sur coup. Un homme se couche très bien portant, s'endort et se réveille brusquement au milieu de la nuit avec une tumeur du volume d'un œuf de poule occupant tout le plancher de la bouche, repoussant fortement la langue en haut et en arrière, et déterminant les troubles physiologiques propres à cette maladie. On pratique une ponction, et il s'écoule une quantité considérable de liquide ordinairement visqueux, filant et un peu jaunâtre.

Comment expliquer ce fait? Quel est le siège, le point de départ de cette *grenouillette aiguë?*

A-t-elle pour origine l'une des glandules sublinguales? C'est impossible, car une glandule ne peut ainsi se dilater instantanément et acquérir un volume infiniment supérieur à son volume normal.

La grenouillette aiguë reconnaît-elle pour cause la dilatation du canal de Warthon, en arrière d'un obstacle apporté au cours de la salive? C'est l'opinion généralement acceptée : elle paraît, en effet, rationnelle et en harmonie avec ce que la pathologie nous enseigne dans d'autres régions; cependant elle est loin d'être satisfaisante.

Qu'on veuille bien remarquer qu'il ne s'agit pas ici d'une dilatation graduelle, même en la supposant rapide, mais d'une dilatation instantanée. Ainsi, une de mes malades se chauffait au coin du feu, et put dire la minute à laquelle la tuméfaction était apparue. Or le canal de Warthon est-il susceptible d'acquérir cette dilatation instantanée? C'est dans le but de répondre à cette question que j'ai pratiqué les expériences dont je parlais plus haut sur la dilatabilité de ce canal, et elles démontrent surabondamment que ce n'est pas possible. Le canal de Warthon est indilatable sous une pression brusque ; il peut à la rigueur se rompre, si la pression est très considérable, mais il ne se dilatera jamais, si ce n'est sous l'influence d'une pression graduelle et longtemps prolongée, comme en pourrait déterminer, par exemple, un calcul salivaire. Or, je le demande, si dans une région quelconque du corps nous voyions apparaître subitement une tumeur liquide ; si l'anatomie nous révélait l'existence en ce point d'une large bourse séreuse, hésiterions-nous un seul instant à rapporter à cette bourse le siège de l'épanchement? Non, sans doute : or c'est ce qui a lieu dans le plancher de la bouche. Du moment où le canal de Warthon est absolument indilatable, la grenouillette aiguë ne peut s'expliquer que par la présence d'une cavité préexistante toute prête à recevoir ou à sécréter le liquide, et l'induction seule devrait suffire à faire admettre cette cavité, si l'anatomie ne la démontrait. Car il ne faut pas confondre la grenouillette aiguë avec un œdème, une infiltration du plancher de la bouche : c'est bien réellement une tumeur limitée, circonscrite, enkystée d'emblée, qui s'affaisse, se vide complètement aussitôt qu'on l'ouvre, et dont on peut parcourir la cavité avec le doigt ou avec un instrument.

Il ne saurait donc y avoir pour moi le moindre doute : *la grenouillette aiguë a son siège dans la bourse séreuse sublinguale.*

Le problème n'est cependant pas encore complètement résolu par ce qui précède; il faut élucider les questions suivantes : Existe-t-il des relations entre la grenouillette aiguë et les organes salivaires du plancher de la bouche? Quelles sont ces relations? Le liquide contenu dans le kyste est-il de la salive? ou bien la grenouillette aiguë n'est-elle autre chose qu'une inflammation aiguë de la bourse muqueuse sublinguale?

Je ne suis pas en mesure de répondre à ces diverses questions, car il existe à cet égard des contradictions entre les faits cliniques. C'est ainsi que sur deux de mes malades le canal de Warthon, d'un côté, était oblitéré manifestement. Cette oblitération était-elle la cause première de la maladie? C'est possible, et il faudra alors admettre que le canal s'était rompu en arrière de l'obstacle et que la salive s'était épanchée dans la bourse séreuse, ce que les rapports des deux organes (E, fig. 109) font bien comprendre. Obstacle au cours de la salive, rupture du canal (peut-être préalablement altéré) en arrière de l'obstacle, épanchement brusque de salive dans la bourse muqueuse, qui sécrète à son tour : telle serait la théorie à laquelle je me rattacherais le plus volontiers.

Et cependant nous savons combien les canaux excréteurs déchirés se cicatrisent difficilement ; exemple : le canal de Sténon : il reste le plus souvent des fistules à la suite : or c'est précisément le contraire qu'on observe ici : chacun sait que la principale difficulté du traitement de la grenouillette consiste à maintenir béante l'ouverture pratiquée par le chirurgien. Voilà donc un fait clinique défavorable à l'hypothèse d'une rupture du canal de Warthon.

Oblitération de l'un des conduits excréteurs, fermeture très rapide de l'ouverture faite à la poche en arrière de l'obstacle, sont en effet deux faits cliniques contradictoires.

Malheureusement, l'analyse chimique du liquide n'a pu, jusqu'à présent, éclairer le sujet, car ce liquide est nécessairement mélangé.

La lumière n'est donc pas encore faite complètement sur la pathogénie de la grenouillette aiguë. Un point cependant me paraît absolument acquis au débat, et il n'est pas sans valeur : c'est que l'épanchement de liquide a lieu dans la bourse séreuse sublinguale.

Mais d'où vient ce liquide ? Provient-il d'une déchirure du canal de Warthon, d'une déchirure des conduits de la glande sublinguale, ou bien est-il le résultat d'une hydropisie aiguë de la bourse muqueuse sublinguale, n'ayant avec les organes salivaires d'autres connexions que celle du voisinage? c'est ce qui reste à trouver.

Du vestibule de la bouche.

Lorsque les mâchoires sont rapprochées l'une de l'autre, il existe entre elles, la joue et les lèvres, un espace auquel on donne le nom de *vestibule de la bouche*.

Le vestibule offre deux parois et une circonférence. Les parois sont : la joue et les lèvres en dehors, les rebords alvéolaires supérieurs et inférieurs en dedans.

La circonférence forme deux gouttières, l'une supérieure, l'autre inférieure, qui répondent à la réflexion sur les mâchoires de la muqueuse qui tapisse les lèvres et la joue.

C'est dans la gouttière ou cul-de-sac inférieur que le chirurgien doit porter le bistouri pour pratiquer la section du nerf dentaire inférieur ; on peut également arriver par la gouttière supérieure à sectionner de cette façon le nerf sous-orbitaire, mais plus difficilement que le précédent. On pénètre aisément par ce cul-de-sac dans la fosse canine, et j'ai déjà signalé cette voie comme étant, selon moi, la meilleure pour ouvrir le sinus maxillaire quand les alvéoles sont tous occupés par les dents.

Il est un autre point de pratique relatif au vestibule de la bouche. C'est presque toujours à la circonférence du vestibule, sous la muqueuse, au niveau de son angle de réflexion, que se développent ces abcès dentaires si douloureux qui surviennent fréquemment dans le cours de la carie et provoquent une *fluxion*. Aussi faut-il explorer soigneusement le cul-de-sac avec le doigt pour reconnaître la tumeur que forme l'abcès et donner issue au pus.

Sur la paroi interne ou génienne du vestibule vient s'ouvrir le canal de Sténon dans le point que j'ai précisé plus haut.

En arrière des grosses molaires existe un espace qui fait communiquer le vestibule avec la cavité buccale. On y pourrait faire pénétrer, à l'aide de la sonde œsophagienne, des substances alimentaires ou médicamenteuses dans le cas de constriction des mâchoires.

Un autre détail important est le suivant : l'apophyse coronoïde du maxillaire inférieur est normalement déjetée en dehors de l'arcade dentaire, en sorte que son bord antérieur fait saillie au fond du vestibule de la bouche et est très appréciable au toucher. Ce bord devient beaucoup plus appréciable encore lorsque la mâchoire est luxée, puis l'apophyse est alors portée plus en avant. Il en résulte que par le vestibule on pourra explorer aisément les apophyses coronoïdes, constater si l'une est plus antérieure que l'autre; je considère cette exploration comme très utile quand il s'agit de déterminer si une luxation temporo-maxillaire est uni ou bilatérale, diagnostic qui n'est pas toujours aussi facile qu'on pourrait le croire tout d'abord.

Le procédé classique de réduction des luxations de la mâchoire consiste à porter les pouces aussi loin que possible en arrière dans la bouche sur les arcades dentaires et à pousser fortement en bas et en arrière. On conseille de garnir les doigts pour n'être pas mordu dans cette manœuvre : or la précaution est inutile, car ce n'est pas entre les arcades dentaires elles-mêmes qu'on devra porter les pouces, mais en dehors de ces arcades, dans le vestibule, de façon qu'ils viennent presser directement sur la base de l'apophyse coronoïde. Par ce procédé le chirurgien n'a rien à craindre pour lui-même, et il obtiendra la réduction facilement dans l'immense majorité des cas de luxation récente; j'en ai même réduit ainsi qui avaient résisté à l'application de l'instrument de Stromeyer.

Orifice postérieur de la bouche ou Isthme du gosier.

L'*isthme du gosier* est l'orifice qui fait communiquer la cavité buccale avec le pharynx. Il est circonscrit en haut par le bord postérieur du voile du palais et la luette, en bas par la base de la langue, et de chaque côté par les piliers antérieurs du voile du palais. Cet isthme marque la limite entre les mouvements volontaires et les mouvements réflexes et involontaires. Tant qu'un corps étranger n'a pas franchi ce passage, nous en sommes les maîtres : aussitôt qu'il l'a franchi, le pharynx s'en empare violemment malgré nous et le porte dans le tube digestif.

Tout ce qui est en avant des piliers antérieurs appartient à la bouche, ce qui est en arrière appartient au pharynx, en sorte que l'amygdale fait en réalité partie de cette dernière région et mérite d'être décrite avec elle.

L'isthme du gosier est le siège fréquent de plaques muqueuses, d'ulcérations de toute nature, de gommes qui finissent quelquefois par transformer en tissu cicatriciel rétractile les parties qui le constituent. Il en résulte des rétrécissements souvent considérables de cet orifice, qui devient rigide et inextensible. M. A. Guérin a appelé l'attention des chirurgiens sur cette lésion, qu'il a rapprochée de celle qu'on observe assez souvent, sous l'influence de la même cause, à l'autre extrémité du tube digestif, le rétrécissement syphilitique du rectum.

Les piliers antérieurs du voile du palais, essentiellement constitués par le muscle glosso-staphylin, sont susceptibles, comme tous les autres points de la muqueuse buccale, d'être envahis par l'épithélioma. J'y ai observé une fois sur un jeune homme une tumeur érectile veineuse parfaitement bien limitée.

RÉGION DES MAXILLAIRES.

Au nombre de deux, le supérieur et l'inférieur, les *maxillaires* ont déjà été étudiés en partie dans les chapitres précédents. Il n'est cependant pas inutile d'y revenir, à cause de certaines applications chirurgicales importantes qui n'ont pu trouver place jusqu'ici dans nos descriptions.

Les deux maxillaires sont le siège d'une affection très curieuse, dont la pathogénie n'est pas encore complètement déterminée, et qui porte le nom de *nécrose phosphorée*.

Cette grave maladie frappe les individus qui travaillent à la fabrication des allumettes chimiques. Elle débute insidieusement sous forme de périostite et se termine par une nécrose qui peut envahir toute la mâchoire et s'étendre même aux os voisins.

Ce n'est pas ici le lieu de discuter toutes les questions qui se rattachent à la nécrose phosphorée; je me contenterai de dire que, contrairement à l'opinion des Allemands, nous sommes d'avis en France qu'il ne faut agir qu'après délimitation complète des séquestres, sous peine de pratiquer une opération inutile.

La nécrose d'origine phosphorée est remarquable par la production d'ostéophytes qu'on ne rencontre jamais aussi nombreux dans les nécroses provenant d'une autre origine. Un fait également spécial à la nécrose phosphorée et bien remarquable, c'est la *nécrose de l'ostéophyte lui-même*.

La pièce pathologique que je présente ici est très démonstrative à ce dernier point de vue. Elle provient d'un jeune homme qui succomba dans mon service à Lariboisière et dont j'ai présenté l'observation détaillée à la Société de chirurgie en 1873.

Du maxillaire supérieur.

Le *maxillaire supérieur* présente avec les cavités de la face, l'orbite, les fosses nasales et la cavité buccale, des connexions sur lesquelles j'ai suffisamment insisté déjà. Il est creusé dans son épaisseur d'une vaste cavité, *sinus maxillaire*, dont j'ai signalé plus haut la forme, les rapports et les aptitudes pathologiques, assez pour n'y plus revenir.

Il nous reste à examiner l'os en lui-même au point de vue de ses fractures et surtout de sa résection.

Le maxillaire supérieur, intimement uni avec celui du côté opposé sur la ligne médiane par les apophyses palatines, est solidement enclavé dans l'épaisseur de la face ; on l'a comparé à une enclume sur laquelle viendrait frapper la mâchoire inférieure. Il est de plus protégé par les saillies du nez, de la pommette et de l'arcade zygomatique, en sorte que les chocs ont rarement sur lui une action directe. Il est donc rare d'observer des fractures directes du maxil-

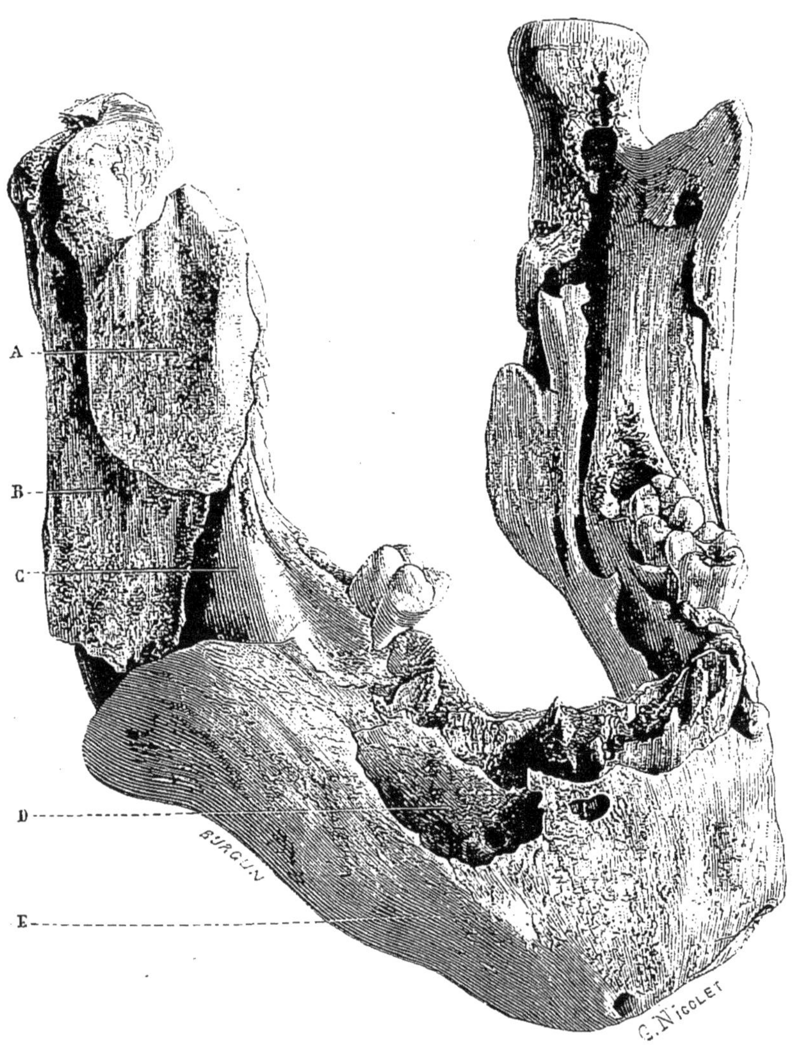

Fig. 111. — *Maxillaire inférieur atteint de nécrose phosphorée.*

A, os nouveau.
B, ostéophyte nécrosé.
C, os ancien nécrosé.
D, ostéophyte nécrosé.
E, os nouveau.

laire supérieur, si ce n'est par projectile de guerre, et d'ailleurs elles n'offrent rien de particulier à considérer.

Il n'en est pas de même des fractures indirectes, dont le mécanisme est difficile à saisir et qui ont fait l'objet d'une étude intéressante de la part de M. le Dr Lehéribel, qui prit pour point de départ de son travail un malade observé dans mon service.

L'arcade alvéolaire supérieure est soutenue par trois colonnes osseuses : 1° les colonnes fronto-nasales sur la ligne médiane ; 2° les colonnes jugale et zygomatique en haut et sur les côtés; ces deux colonnes offrent une résistance dans le sens vertical; 3° en arrière, les apophyses ptérygoïdes, soutenant le maxillaire dans le sens antéro-postérieur.

Les chocs sont transmis presque constamment au maxillaire supérieur par l'intermédiaire de la mâchoire inférieure. La transmission se fait de plusieurs manières : tantôt c'est un coup porté sur le menton qui rapproche violemment les arcades dentaires; le maxillaire inférieur se brise le plus ordinairement dans ce cas, mais il peut se faire qu'il résiste et transmette à la mâchoire supérieure l'impulsion qu'il a reçue. L'observation de M. Lehéribel en était un exemple.

Un second mode de transmission consiste dans un choc violent porté sur la tête, alors que le menton est fixé. Exemple : le cas de J. Cloquet : il s'agit d'un mécanicien de la Gaîté qui, tombant dans une trappe, fut arrêté par le menton, tandis que le couvercle lui retomba pesamment sur la tête.

Un troisième mode de fracture a lieu lorsque, un individu étant précipité d'une certaine hauteur, le menton rencontre un corps résistant.

Un quatrième mode a été indiqué par M. Dubreuil en 1870 : c'est une fracture de la paroi externe du sinus maxillaire, consécutive à un enfoncement de l'os malaire.

Il ne faut pas s'attendre à rencontrer dans ces cas les symptômes des fractures ordinaires, car on a plutôt affaire à une disjonction des sutures, à des diastasis, qu'à une véritable fracture. Aussi est-ce surtout par l'ecchymose et les points douloureux siégeant au niveau des sutures du maxillaire avec les os voisins que le diagnostic est établi.

M. A. Guérin a appelé l'attention sur une certaine mobilité et sur la douleur au niveau de l'aile interne de l'apophyse ptérygoïde.

On doit aussi soigneusement rechercher l'état des nerfs, du sous-orbitaire et des rameaux dentaires antérieurs et postérieurs, dont la lésion apporte un appoint sérieux à l'établissement du diagnostic.

Le maxillaire supérieur présente avec les os voisins des connexions qu'il importe de bien connaître quand on veut pratiquer la résection de cet os. Imaginée par Gensoul, de Lyon, cette résection est définitivement et à juste titre entrée dans le domaine de la chirurgie. Il est remarquable de voir combien cette opération, si grave en apparence, est en réalité bénigne ; malheureusement on la pratique le plus souvent pour des sarcomes ou des cancers qui récidivent rapidement et entraînent la mort des malades.

Le maxillaire supérieur tient aux os voisins par quatre points : en avant et en dedans par la branche montante aux os du nez et à l'unguis; en dehors à l'os malaire; sur la ligne médiane à celui du côté opposé ; en arrière aux apophyses ptérygoïdes.

J'ai énuméré ces points d'attache dans l'ordre où il convient de les détruire.

Les incisions cutanées qui me paraissent préférables pour découvrir le maxillaire supérieur sont : 1° une incision verticale qui, partant du grand angle de l'œil, descend sur les côtés du nez, contourne l'aile du nez jusqu'à la sous-cloison et divise la lèvre supérieure sur la ligne médiane; 2° une incision horizontale parallèle au bord inférieur de l'orbite et divisant la paupière. La branche montante peut être coupée avec les pinces de Liston; l'articulation avec l'os malaire doit toujours être attaquée avec la scie à chaîne ou avec le ciseau. Dans cette opération, où l'une des principales conditions de succès est d'aller vite, on gagnera beaucoup de temps en divisant la voûte palatine avec une longue pince droite de Liston, ce qui est généralement très facile. Quant à l'union avec l'apophyse ptérygoïde, elle cède aux mouvements de bascule que l'on imprime à l'os.

Lorsque la tumeur n'occupe qu'une portion de l'os, le rebord alvéolaire, par exemple, comme dans certains sarcomes à myéloplaxes, l'ablation sera seulement *partielle*, mais je conseille la même incision cutanée en donnant au lambeau de moindres proportions.

La résection de la mâchoire supérieure a été souvent pratiquée comme opération préliminaire pour arriver sur le point d'insertion des polypes naso-pharyngiens. Frappé de ce douloureux sacrifice d'un os qui n'était pas malade, Huguier eut l'idée ingénieuse de substituer une *résection temporaire* à la résection permanente. Les Allemands ont tenté de s'approprier cette idée, mais je renvoie le lecteur que ce point de médecine opératoire pourra intéresser aux bulletins de la Société de chirurgie de l'année 1873.

L'os maxillaire supérieur présente les rapports les plus intimes avec la seconde branche de bifurcation du trijumeau, le nerf maxillaire supérieur. J'ai déjà signalé, chemin faisant, la situation de ce nerf au sommet de la fosse zygomatique, dans le plancher de l'orbite, dans la fosse canine; il ne me paraît cependant pas inutile d'en envisager ici l'ensemble au point de vue chirurgical, à cause des névralgies dont il est si souvent affecté et des opérations ingénieuses qui ont été opposées à ces névralgies.

Né du ganglion de Gasser, le nerf maxillaire supérieur sort du crâne par le trou grand rond, pour pénétrer presque aussitôt dans le canal sous-orbitaire. Il correspond entre ces deux points au sommet de la fente ptérygo-maxillaire, qu'il traverse à la manière d'un pont. Cette fente correspond elle-même à la partie la plus profonde de la fosse zygomatique, en sorte que le nerf maxillaire supérieur serait à la rigueur accessible par cette voie.

C'est au moment où le nerf traverse la fente ptérygo-maxillaire qu'il se trouve en connexion avec le *ganglion sphéno-palatin*. Situé au-dessous du nerf, dont il reçoit sa branche sensitive, ce ganglion fournit les nerfs palatins qui s'engagent dans le canal palatin postérieur en suivant une direction verticale pour se distribuer à la fibro-muqueuse palatine.

Les rameaux collatéraux que fournit le nerf maxillaire supérieur sont les dentaires postérieur et antérieur, quelquefois un rameau dentaire moyen, et le rameau lacrymal.

Les névralgies de la face siègent ordinairement sur le trajet des nerfs dentaires, et ce sont ces nerfs qu'il s'agit de couper. Or ils naissent profondément; les postérieurs se dégagent du nerf au niveau de la fente ptérygo-maxillaire avant son entrée dans le canal sous-orbitaire; l'antérieur et le moyen abandonnent le tronc principal dans la gouttière sous-orbitaire elle-même, 6 millimètres environ en arrière du trou sous-orbitaire.

Il en résulte que la section du nerf sous-orbitaire dans la fosse canine n'aura aucune efficacité contre la névralgie des rameaux dentaires; selon les rameaux qui seront affectés, antérieurs ou postérieurs, la section devra porter sur le tronc du nerf lui-même, soit dans le canal sous-orbitaire, soit beaucoup plus en arrière encore, à sa sortie du trou grand rond, puisque, pour être efficace, la section doit porter en arrière du point d'émergence des filets douloureux.

Le chirurgien pourra donc être obligé de faire la section du nerf maxillaire supérieur dans le canal sous-orbitaire et dans la fente ptérygo-maxillaire.

La première de ces opérations est destinée à combattre la névralgie des rameaux dentaires antérieurs et moyens; la seconde, celle des rameaux dentaires postérieurs.

La section du nerf maxillaire supérieur dans le canal sous-orbitaire pourra être exécutée de la manière suivante :

Au niveau du bord inférieur de l'orbite on pratique une incision courbe parallèle à ce bord. Le périoste doit être compris dans l'incision ; on le décolle de façon à mettre à nu le plancher de l'orbite. Le globe de l'œil est alors protégé par la concavité d'une cuiller, que l'on confie à un aide ; celui-ci relève le globe et éclaire en même temps une grande partie de la paroi inférieure de l'orbite. L'opérateur aperçoit alors le nerf, qui parcourt le canal sous-orbitaire sous la forme d'une ligne grisâtre, oblique d'arrière en avant et de dehors en dedans, plus rapprochée du côté externe que du côté interne du plancher de l'orbite (voir fig. 63). Avec une gouge on défonce la lamelle qui le recouvre, on le soulève sur un crochet, et, le saisissant avec des pinces, on le sectionne le plus loin possible. L'artère sous-orbitaire accompagne le nerf ; si elle était lésée, il serait difficile de la lier, mais on pourrait aisément la tordre. Il n'est pas possible de couper le nerf très loin en arrière par ce procédé, car l'orbite se rétrécit en entonnoir, au fond duquel il est très difficile de manœuvrer même avec des ciseaux.

Comment donc pénétrer plus près de l'origine du maxillaire supérieur? En dehors, on trouve bien la voie de la fosse zygomatique, mais cette fosse est si profonde, remplie de si nombreux vaisseaux, qu'il faudrait être ultra-téméraire pour s'y engager.

On doit à un médecin américain, M. le Dr Carnochan, un procédé ingénieux qu'il a appliqué deux fois sur le vivant. La coupe antéro-postérieure de l'orbite (fig. 62) permettra de comprendre cette opération, qui rend possible la section du nerf maxillaire supérieur au niveau du ganglion sphéno-palatin, en arrière des nerfs dentaires postérieurs.

Au-dessous du plancher de l'orbite existe une vaste cavité creusée dans l'épaisseur du maxillaire supérieur, le sinus maxillaire : or la paroi postérieure de ce sinus limite précisément en avant la fosse ptérygo-maxillaire, en sorte que, à la partie supérieure de cette paroi, on ne se trouve séparé du nerf-maxillaire supérieur et du ganglion que par une mince lamelle osseuse. Voici, basé sur ces données anatomiques, le procédé de Carnochan, tel qu'il a été modifié et régularisé avantageusement par M. Letiévant : incision courbe parallèle au bord le l'orbite; décollement du périoste orbitaire et soulèvement du globe de l'œil à l'aide d'une cuiller comme dans le procédé précédent; incision perpendiculaire à la première dans la fosse canine : on a alors une incision en T. Disséquer les deux lambeaux de la branche inférieure du T et découvrir l'os; une couronne de trépan conduit dans l'intérieur du sinus, dont on défonce la paroi postérieure avec une gouge. L'opérateur saisit alors par l'orbite, entre les mors d'une pince, le nerf maxillaire supérieur dans le canal sous-orbitaire, et tire légèrement dessus. Ensuite, par l'ouverture pratiquée à la paroi postérieure du sinus, il coupe avec des ciseaux, sans crainte de s'égarer, tout ce qu'il rencontre au sommet de la fente ptérygo-maxillaire. Le nerf qui lui vient dans la main rend l'opérateur certain que la section est opérée, et souvent il entraîne en même temps le ganglion de Mœckel, en avant duquel émergent les nerfs dentaires postérieurs.

Du maxillaire inférieur.

Nous connaissons les rapports du *maxillaire inférieur* avec la cavité buccale, avec la portion massétérine de la joue, avec la région parotidienne, etc.

Quant à l'os lui-même, on le divise en *corps* et en *branches*. Je ne ferai que signaler les tumeurs dont peut être affecté le corps du maxillaire inférieur; à part les kystes et les odontomes, qui constituent un groupe spécial lié à l'évolution du follicule dentaire et dont je parlerai plus loin, on y rencontre les mêmes produits pathologiques que dans les autres points du squelette.

La présence du nerf dentaire dans l'intérieur de l'os donne lieu à un symptôme particulier au début du sarcome de la mâchoire inférieure, affection relativement commune dans la jeunesse et d'une gravité telle que la résection du maxillaire en est la conséquence. Le sarcome débute par des douleurs violentes, qui sont en général rattachées à une simple névralgie dentaire; une dent s'ébranle, elle est arrachée, et le produit morbide fait issue à travers l'alvéole en même temps qu'il refoule les parois interne et externe de l'os. Le diagnostic n'est généralement possible qu'à cette période, ce qui d'ailleurs ne présente pas d'inconvénient, car nous ne possédons aucun moyen d'entraver la marche du sarcome.

Le corps du maxillaire est composé de deux lames osseuses de tissu compacte fort résistantes; malgré cela il se fracture souvent sous l'influence d'un choc direct. La fracture peut n'occuper que le bord alvéolaire; elle peut être complète, simple ou multiple, avec ou sans esquilles. Elle peut être indirecte, c'est-à-dire exister dans un point éloigné de celui qui a reçu le choc. On conçoit, en effet, qu'un coup violent porté sur l'une des branches montantes exagère la courbure normale de l'os, tende à en rapprocher les deux branches l'une de l'autre et détermine une fracture sur la ligne médiane ou à son voisinage : mais ce qui est plus difficile à comprendre est une fracture directe de la branche montante au point percuté et en même temps une fracture indirecte sur le corps de la mâchoire du côté opposé, ainsi que j'en ai observé un cas dans mon service.

Il est difficile que le maxillaire inférieur soit fracturé sans que la gencive soit en même temps divisée dans le point correspondant à la fracture : il résulte de cette disposition que presque toutes les fractures sont *compliquées*, c'est-à-dire que leur foyer communique avec l'air extérieur. Cela n'a pas grand inconvénient lorsque la fracture n'a aucune tendance au déplacement, car la consolidation se fait vite alors et sans suppuration, mais il n'en est pas de même, si les fragments glissent, chevauchent l'un sur l'autre : il survient dans ce cas une salivation abondante, le pus se mélange à la salive, pénètre dans l'estomac et empoisonne le malade lorsque ce dernier ne succombe pas à l'infection purulente. Aussi, quand les fragments ne peuvent être maintenus en rapport par nos moyens de contention classiques, je suis d'avis de toujours pratiquer une suture osseuse, car la ligature de deux dents voisines ne suffit pas.

Lorsqu'un kyste, une tumeur fibreuse, ont envahi une grande partie du maxillaire inférieur, et à plus forte raison lorsque cet os est le siège d'une production épithéliale cancéreuse ou sarcomateuse, on en doit pratiquer la résection soit partielle, soit totale. Je n'ai pas à m'occuper ici de ces importantes opérations, qui sont du ressort de la médecine opératoire proprement dite. J'ai d'ailleurs fait ressortir, chemin faisant, les données que fournit l'anatomie par rapport à la section des génio-glosses et à la rétraction de la langue qui peut en être la conséquence. J'ai signalé la manière de contourner l'angle de la mâchoire pour conserver la continuité du périoste, qui relie ce qu'on a pu appeler avec raison les deux masséters. J'ai insisté sur le mode d'insertion à l'apophyse coronoïde du tendon du crotaphyte, dont la section constitue l'un des temps difficiles de la résection de la mâchoire inférieure.

La plupart des auteurs conseillent encore de pratiquer aux téguments une incision courbe partant de la ligne médiane et encadrant le maxillaire inférieur pour remonter jusqu'au devant du tragus. Je ne saurais trop conseiller d'avoir recours au procédé de M. Maisonneuve, qui a, selon moi, rendu presque facile cette grave opération : l'incision extérieure ne doit jamais remonter derrière l'angle de la mâchoire. Quand le corps de l'os a été dénudé et le tendon du temporal coupé, on saisit le maxillaire avec un bon davier et on l'arrache par un mouvement de torsion et de traction combinées. Il n'est donc pas utile d'aller détacher à son insertion le ptérygoïdien externe ni de désarticuler le condyle, manœuvres qui compromettraient fortement les organes contenus dans la loge parotidienne ou tout au moins l'artère maxillaire interne.

De l'articulation temporo-maxillaire.

Le maxillaire inférieur s'articule avec la cavité glénoïde du temporal et forme ainsi l'*articulation temporo-maxillaire*. Cette articulation intéresse aussi vivement le chirurgien que le physiologiste et mérite de nous arrêter un instant, sans que nous devions cependant en présenter une description minutieuse.

L'articulation temporo-maxillaire est une double condylienne. La partie antérieure seule du condyle est articulaire, de même que la cavité glénoïde ne fournit à l'articulation que la partie placée en avant de la scissure de Glaser, c'est-à-dire celle qui répond à la racine transverse de l'apophyse zygomatique. Par suite d'une disposition unique dans l'économie, les deux surfaces articulaires sont convexes : aussi trouve-t-on interposé entre elles un ménisque biconcave. Ce ménisque n'est pas horizontal, ainsi que l'a fait remarquer M. Gosselin, mais obliquement incliné en bas et en avant, de façon à présenter une face à la fois supérieure et antérieure, l'autre postérieure et inférieure.

Ce ménisque accompagne-t-il le condyle dans ses divers mouvements ou reste-t-il fixé à la cavité glénoïde?

Dans les mouvements ordinaires d'abaissement et d'élévation de la mâchoire, le ménisque et le condyle restent en contact, mais, si le condyle quitte la cavité pour se porter dans la fosse zygomatique, s'il se luxe, en un mot, il glisse au-dessous du ménisque et l'abandonne, ainsi que l'a démontré M. Gosselin.

Il n'existe, à vrai dire, qu'un seul ligament, qui est latéral externe. Il se porte obliquement, d'avant en arrière et de haut en bas, du tubercule de l'arcade zygomatique à la surface externe du col du condyle. Dans la luxation temporo-maxilliaire, l'obliquité de ce ligament devient inverse, et il peut échapper à la déchirure, grâce à cette disposition.

On a décrit des ligaments internes sous les noms de phéno-maxillaire et stylo-maxillaire, mais ils sont insignifiants, et le véritable ligament latéral interne est le ligament externe du côté opposé.

Chaque face du ménisque est en rapport avec une synoviale distincte, en sorte qu'il existe en réalité deux articulations contiguës, celle du ménisque avec le condyle et celle du ménisque avec la racine transverse. Ces deux synoviales communiquent entre elles.

Ajoutons qu'il existe une capsule fibreuse mince et fort lâche qui, s'attachant à la circonférence du ménisque, adhère en dehors au ligament latéral externe et reçoit en dedans l'insertion de quelques fibres du ptérygoïdien externe.

En étudiant l'appareil de l'ouïe, j'ai à différentes reprises insisté sur les rapports du conduit auditif externe avec l'articulation temporo-maxillaire. Le condyle n'est séparé de la cavité du conduit que par une mince lame osseuse qui en constitue la paroi antérieure. Aussi avons-nous vu qu'une pression violente exercée sur le menton pouvait déterminer une fracture de cette paroi osseuse et par suite de l'otorrhagie. L'un des meilleurs symptômes de cette lésion est la douleur qu'éprouve le malade dans les mouvements d'élévation et d'abaissement de la mâchoire.

Une otite externe pourrait également se propager à l'articulation temporo-maxillaire, et réciproquement.

Le condyle de la mâchoire est situé immédiatement en avant du tragus, où il forme une saillie appréciable à l'œil, et surtout au toucher. C'est là qu'existe le point douloureux, dans l'arthrite temporo-maxillaire. Cette saillie se déplace pour se porter en avant dans les mouvements de la mâchoire, en sorte qu'à la saillie succède une dépression. Cette dépression constitue un signe de luxation temporo-maxillaire qui peut être fort utile, surtout dans les cas de luxation unilatérale.

La mâchoire inférieure exécute des mouvements d'abaissement et d'élévation, des mouvements de latéralité et un mouvement de propulsion. C'est dans le mouvement forcé d'abaissement que le condyle, abandonnant la surface articulaire, se porte dans la fosse zygomatique, où il reste fixé, ce qui constitue la luxation temporo-maxillaire.

Les mouvements d'abaissement et d'élévation s'exécutent autour d'un axe horizontal qui traverserait la mâchoire inférieure au niveau de l'orifice supérieur du canal dentaire, c'est-à-dire vers la partie moyenne de la branche montante. Le maxillaire bascule autour de cet axe, en sorte que, en même temps que le condyle se porte en avant, l'angle se porte en arrière. La ligne d'action des deux muscles masséter et ptérygoïdien interne, qui sont les principaux agents du mouvement d'élévation, passe en avant de l'axe autour duquel s'exécute le mouvement d'élévation. D'après Longet, l'axe transversal autour duquel se meut la mâchoire inférieure passerait d'une apophyse mastoïde à l'autre, sans que toutefois, dit-il, ce mouvement s'exécute avec une précision mathématique.

Dans l'abaissement de la mâchoire le condyle commence par s'abaisser légèrement, puis il se place immédiatement au-dessous de la racine transverse de l'apophyse zygomatique ; si le mouvement est plus prononcé, il passe en avant de la racine transverse, sans qu'il y ait pour cela luxation, et repose sur une surface plane, articulaire, qu'on retrouve sur le squelette. S'il dépasse cette surface plane préarticulaire, il pénètre dans la fosse zygomatique, et la luxation se produit, c'est-à-dire que le condyle ne peut plus rentrer dans sa cavité.

On a formulé plusieurs théories pour expliquer le mécanisme de cette luxation. Je ne fais aucun doute, quant à moi, que le condyle soit surtout maintenu dans la fosse zygomatique par la contraction des muscles élévateurs. Je viens de dire qu'à l'état normal le maxillaire inférieur balance autour d'un axe horizontal (A M, fig. 112), et que la puissance L M qui le meut est placée en avant de cet axe, en sorte qu'elle a pour but d'élever la partie antérieure de l'os : mais, lorsque le condyle est dans la fosse zygomatique, l'axe du mouvement se déplace, se porte en avant, en A′ M′, tandis que la puissance, c'est-à-dire la ligne d'action des muscles élévateurs, restant sensiblement au même point, se trouve située en arrière de l'axe du mouvement. Il en résulte alors que les muscles élévateurs, par leur contraction, font subir au maxillaire un mouvement absolument inverse du mouvement physiologique, c'est-à-dire qu'ils élèvent la partie postérieure et abaissent la partie antérieure du maxillaire.

La luxation temporo-maxillaire se produit donc lorsque, dans un mouvement forcé d'abaissement, l'axe du mouvement s'est porté en avant de la puissance ; cette luxation ne se produirait jamais, si ce n'est par suite d'un choc direct, si le condyle pivotait seulement sur place, car l'axe du mouvement ne se déplacerait pas : mais nous savons qu'il est loin d'en être ainsi, et que le condyle se porte assez loin en avant.

Nélaton a pensé que l'accrochement de l'apophyse coronoïde à l'os malaire était le principal obstacle à la réduction, mais il ne faut pas oublier que cette apophyse n'est pas libre : elle est engainée de tous côtés par le muscle temporal, qui ne permet guère cet accrochement. N'est-ce pas au contraire une règle générale à laquelle on ne trouve guère d'exception, si ce n'est pour l'astragale et le pouce, que le principal, l'unique obstacle à la réduction de luxations, est la contraction musculaire ? L'usage du chloroforme nous démontre journellement que ce n'est pas une cause mécanique qui est en jeu, et j'avoue qu'il est peu d'articulations mieux disposées que celle-ci pour montrer l'influence de la contraction musculaire dans la production des luxations.

J'ai déjà dit que le meilleur mode de réduction de la luxation temporo-maxillaire consiste à porter les deux pouces en dehors des arcades dentaires, dans le vestibule, jusque sur le bord antérieur et sur la base des apophyses coronoïdes, et à imprimer à l'os un brusque mouvement en bas et en arrière, en bas pour dégager le condyle de la fosse zygomatique, en arrière pour le réintégrer dans sa cavité. Si on pousse la mâchoire directement en arrière, le condyle arc-boute contre la racine transverse de l'apophyse zygomatique, et la réduction est impossible.

L'application immédiate du condyle contre la paroi antérieure du conduit auditif externe explique suffisamment qu'il ne saurait se produire de luxation de la mâchoire en arrière sans que cette paroi soit préalablement défoncée. Bien que très rare, la luxation en arrière a été observée dans ces conditions par M. Baudrimont (de Bordeaux). Il s'agit d'un homme de 69 ans, édenté (1), qui tomba violemment sur le menton. Il en résulta une fracture de la paroi antérieure des deux conduits auditifs et la pénétration de chaque con-

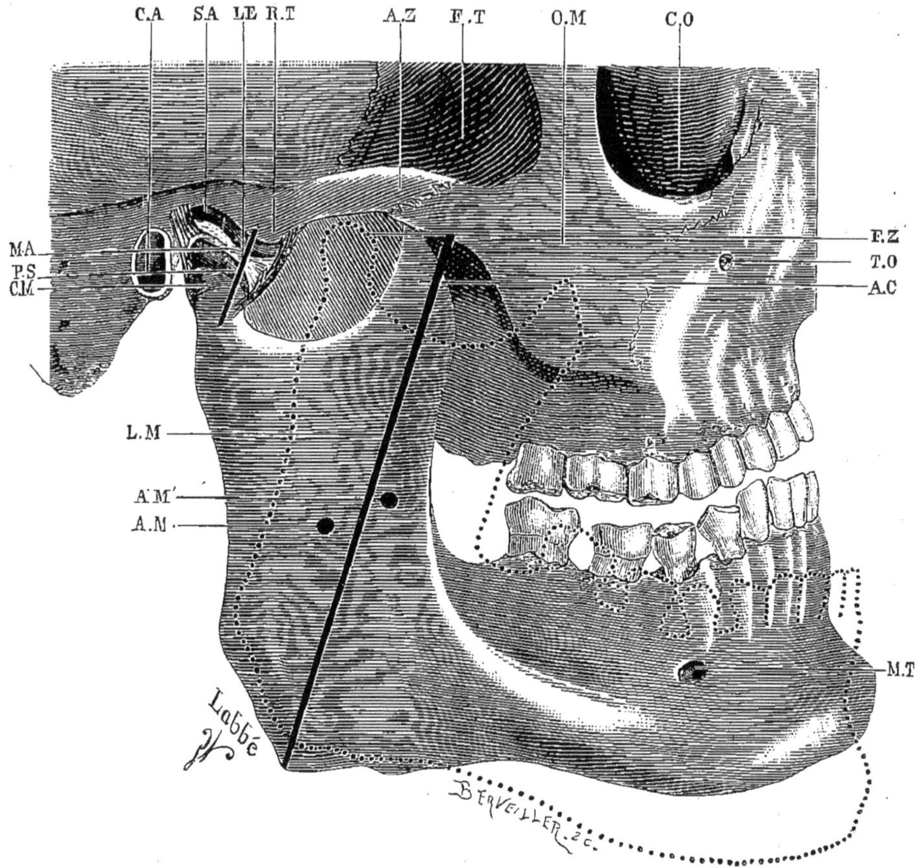

Fig. 112. — *Figure destinée à montrer le rapport de l'axe du mouvement de la mâchoire inférieure avec la ligne d'action des muscles masséter et ptérygoïdien interne lorsque la mâchoire est à l'état de repos et lorsqu'elle est luxée.* — (La ligne pointillée représente la position du maxillaire inférieur dans la luxation.)

A, C, apophyse coronoïde.
A, M, point représentant l'axe du mouvement physiologique de la mâchoire inférieure.
A', M', point représentant l'axe du mouvement de la mâchoire inférieure après la luxation.
A, Z, arcade zygomatique.
C, A, coupe du conduit auditif externe.
C, M, condyle du maxillaire inférieur.
C, O, cavité orbitaire.
F, T, fosse temporale.
F, Z, fosse zygomatique.
L, E, ligne indiquant l'insertion et la direction du ligament latéral externe.
L, M, ligne d'action des muscles masséter et ptérygoïdien interne.
M, A, ménisque articulaire.
O, M, os malaire.
R, T, racine transverse de l'apophyse zygomatique.
S, A, synoviale antérieure de l'articulation.
S, P, synoviale postérieure de l'articulation.
T, M, trou mentonnier.
T, O, trou orbitaire.

dyle, de telle sorte qu'il existait un transport de la mâchoire en arrière. La réduction put être obtenue (Société de chirurgie, juin 1882).

(1) Des expériences cadavériques ont démontré à M. Baudrimont que, lorsque les molaires existent, le frottement qui s'établit entre elles à la suite d'un choc sur le menton paralyse la violence du choc et empêche la fracture de se produire; celle-ci au contraire serait facilement obtenue sur les sujets édentés.

Les mouvements de la mâchoire inférieure peuvent être entravés ou même abolis complètement par la contracture du masséter; on n'a pas alors à intervenir d'une façon spéciale. Il n'en est pas de même lorsqu'à la contracture succède une rétraction, et que le malade éprouve une grande difficulté à ouvrir la bouche et à se nourrir. L'ankylose de l'articulation temporo-maxillaire peut produire ce résultat, mais il est le plus souvent dû à des brides cicatricielles consécutives à une gangrène de la bouche, au *noma*, brides qui fixent solidement entre eux les deux maxillaires.

La section des brides est ordinairement inefficace, et, si les moyens ordinaires d'écartement des mâchoires, le système des coins, n'ont pas réussi, on pourra être contraint d'avoir recours à une opération connue généralement sous le nom d'*opération d'Esmarch*. Elle consiste à sectionner la mâchoire en avant des brides cicatricielles, à en réséquer un fragment, afin de déterminer en ce point la production d'une pseudarthrose.

RÉGION DENTAIRE.

Les *dents*, situées dans l'intérieur des alvéoles, à l'entrée des voies digestives, ont pour but de diviser, de déchirer ou de broyer les substances qui doivent y être introduites. Leur nature rappelle celle des ongles et des poils, sans être cependant absolument identique, car, ainsi que nous le verrons, il entre du tissu osseux dans leur composition.

Conformation extérieure. — Mode d'apparition des dents.

Les dents sont divisées en *incisives*, *canines* et *molaires*.

Il existe deux dentitions : la première, qui commence quelques mois après la naissance ; la seconde, qui débute vers l'âge de sept ans.

La première dentition comprend 20 dents ; la deuxième se compose de 32, en sorte que l'homme doit régulièrement posséder 52 dents dans le cours de son existence.

On a signalé à cet égard de nombreuses anomalies : ainsi, par exemple, une troisième dentition à un âge avancé ; des dents supplémentaires, ou bien une diminution dans le nombre des dents permanentes. Un de mes élèves ne présentait que 14 dents (1).

La dent, développée primitivement aux dépens de la couche épithéliale de la muqueuse buccale, repose, comme les ongles et les poils, sur une papille : bientôt enveloppée de toutes parts, la papille se développe au centre de la dent et prend le nom de bulbe dentaire ; c'est lui qui apporte à la dent ses éléments de nutrition.

(1) Ce jeune homme présente une anomalie singulière dans l'évolution du système dentaire : il n'a possédé en tout que 24 dents. La dentition temporaire se fit normalement. Vers l'âge de 10 ans, les 4 incisives supérieures furent arrachées et remplacées par les dents correspondantes de la deuxième dentition ; quant aux 16 autres dents temporaires, les unes furent arrachées, d'autres tombèrent spontanément, quelques-unes persistent encore aujourd'hui.

L'état actuel est le suivant : à la mâchoire supérieure existent : 4 incisives, 2 canines, 2 petites molaires (à gauche), 1 première grosse molaire (à gauche).

A la mâchoire inférieure existent : 2 incisives latérales, 1 canine (à droite), 2 premières grosses molaires. De ces 14 dents les 4 incisives supérieures seules ont été renouvelées.

Volumineux chez l'enfant, le bulbe diminue chez l'adulte, s'atrophie de plus en plus et finit par disparaître chez le vieillard. La dent n'a plus alors de connexion avec le reste de l'organisme ; elle joue dans l'alvéole le rôle de corps étranger et ne tarde pas à être expulsée. L'alvéole qui la contenait s'atrophie ; la muqueuse nivelle le rebord alvéolaire qui s'affaisse, et la bouche reprend chez le vieillard une partie des caractères qu'elle présentait au début de la vie.

La chute spontanée des dents s'effectue à des âges très différents, et il est des vieillards privilégiés qui possèdent encore toutes leurs dents après 80 ans.

L'enfant possède à chaque mâchoire 4 incisives, 2 canines et 4 molaires.

L'adulte possède à chaque mâchoire 4 incisives, 2 canines et 10 molaires. Ces dernières sont divisées en grosses molaires, au nombre de 6, et en petites molaires, au nombre de 4. Les premières sont encore appelées multicuspidées, et les secondes bicuspidées.

Le mode d'évolution des dents temporaires se fait ainsi qu'il suit :

Elles apparaissent d'abord à la mâchoire inférieure et sortent en général par paires :

1° Les deux incisives médianes, de 6 à 8 mois après la naissance,
2° Les deux incisives latérales, de 7 à 13 —
3° Les deux molaires antérieures, de 12 à 18 —
4° Les deux canines — de 16 à 24 —
5° Les deux molaires postérieures, de 24 à 36 —

Cette évolution présente de nombreuses anomalies, soit comme précocité, soit comme retard. La sortie des dents de la première dentition, ou des *dents de lait*, est souvent accompagnée, chez les enfants, d'accidents en apparence fort graves, tels que convulsions, fièvres, délire, etc., qui pourraient faire croire à une méningite. Ces accidents sont le résultat de la résistance qu'oppose la gencive à l'issue de la dent, et ils disparaissent en général comme par enchantement avec un débridement de la muqueuse.

J'ai vu dernièrement un nouveau-né atteint d'une tumeur rouge saillante siégeant sur le milieu de l'arcade dentaire inférieure. Je crus d'abord à une tumeur érectile, tandis que ce n'était autre chose que la muqueuse gingivale soulevée, distendue, enflammée par l'évolution précoce des deux incisives médianes inférieures.

Aux dents temporaires, aux *dents de lait*, succèdent les dents permanentes, appelées encore dents de 7 ans.

Elles évoluent dans le même ordre que les dents de lait et apparaissent aux âges suivants :

1° Les deux incisives médianes, de 7 à 8 ans;

2° Les deux incisives latérales, de 8 à 9 ans;

3° Les deux molaires antérieures ou premières petites molaires, de 9 à 10 ans ;

4° Les deux canines, de 10 à 11 ans;

5° Les deux molaires postérieures ou deuxièmes petites molaires, de 12 à 13 ans.

On voit par ce tableau que les canines n'apparaissent qu'après les incisives et les petites molaires antérieures; il en résulte, si la mâchoire surtout est un peu étroite, que les incisives et les molaires prennent la place de la canine et que celle-ci apparaît hors rang, en *surdent*, soit en avant, soit en arrière de l'arcade dentaire.

Si l'une des molaires temporaires n'était pas encore tombée, il faudrait l'extraire sans retard, mais, fût-elle permanente, il serait préférable d'en pratiquer l'avulsion, plutôt que d'enlever la canine, afin que celle-ci pût rentrer dans le rang.

Quant aux trois grosses molaires qui s'ajoutent de chaque côté aux dents permanentes, elles apparaissent dans l'ordre suivant :

La première vers l'âge de 5 ans;

La deuxième de 12 à 14 ans;

La troisième de 20 à 30 ans.

Cette dernière, appelée encore *dent de sagesse*, est sujette à de grandes variétés dans son évolution et peut même rester toute la vie emprisonnée dans l'alvéole.

L'éruption de cette dent donne lieu à un certain nombre d'accidents quelquefois assez graves, contre lesquels on doit intervenir, tels que : contracture du masséter, phlegmons, abcès, etc. L'occlusion de la dent de sagesse peut occasionner la formation de kystes situés dans la branche montante de la mâchoire inférieure et même entre les deux lames de l'apophyse coronoïde.

Chaque dent se compose de trois parties : la *couronne*, portion qui fait saillie au dehors de l'alvéole; la *racine*, portion de la dent qui plonge dans l'alvéole. Entre la couronne et la racine existe un point légèrement rétréci, correspondant au rebord gingival : c'est le *collet*.

La couronne des insicives est taillée obliquement en biseau aux dépens de la face postérieure, de façon à présenter un bord libre tranchant.

La couronne des canines est conoïde et pointue.

Celle des molaires est cubique et offre une sorte de plateau horizontal recouvert de tubercules sur lesquels sont broyés les aliments. Les petites molaires présentent deux tubercules (bicuspidées); les grosses molaires en présentent ordinairement quatre, quelquefois seulement trois, rarement cinq (multicuspidées).

La couronne des dents doit présenter normalement une surface lisse et régulière. Toutefois « on observe fréquemment à la surface de la couronne des dents permanentes et plus rarement des dents temporaires une certaine altération de tissu, de nature congénitale, et consistant soit dans les échancrures du bord libre, soit dans des sillons annulaires plus ou moins nombreux et plus ou moins profonds, toujours symétriques aux dents homologues d'une même mâchoire et qu'on est convenu de désigner sous le nom générique d'*érosions* » (Magitot, *Études cliniques sur l'érosion des dents*, 1881).

L'érosion dentaire a donné lieu récemment encore (Société de chirurgie, 1883) à une importante discussion. Parrot, reprenant l'idée émise en 1863 par Hutchinson et dont j'ai parlé plus haut à propos de la kératite interstitielle, a soutenu l'opinion que l'érosion dentaire était un signe constant de syphilis héréditaire. M. Magitot s'est énergiquement élevé contre cette conclusion. Pour lui, et son opinion paraît assez vraisemblable, la cause de l'érosion est l'éclampsie infantile, qui produit constamment une perturbation dans la nutrition du follicule dentaire, si bien que le niveau, le nombre et l'étendue de la lésion de la couronne correspondent à l'époque, à la durée et à l'intensité des crises éclamptiques. Pour Parrot le rachitisme est toujours également une manifestation de la syphilis héréditaire. Nous ne saurions accepter les opinions de Parrot : elles ont, vu leur extrême gravité, besoin d'une évidence telle qu'aucune objection ne leur puisse être adressée, ce qui n'est pas le cas.

La racine des incisives est unique ou aplatie de dehors en dedans.

La racine des canines est également unique ; elle est plus volumineuse, plus longue et plus arrondie que celle des incisives (dent œillère).

La racine des petites molaires est généralement bifide. Souvent la bifidité est incomplète et ne laisse d'autres traces qu'un sillon vertical assez profond.

Les grosses molaires présentent toujours plusieurs racines; leur nombre varie de deux à cinq ; il atteint très rarement ce dernier chiffre. Elles convergent parfois l'une vers l'autre à leur extrémité ; d'autres fois elles divergent, ce qui devient un obstacle à l'avulsion de la dent et entraîne toujours un petit éclat de la mâchoire.

On peut trouver des tumeurs développées au niveau et dans l'intervalle de ces racines. M. Magitot y a rencontré des tumeurs fibreuses, fibro-plastiques, des tumeurs épithéliales, des sarcomes à myéloplaxes.

Mode de fixation des dents.

La dent entre à frottement dans l'alvéole, ce qui constitue déjà pour elle un mode de fixation, mais son principal moyen d'union est le *périoste alvéolo-dentaire*. Le périoste représente un feuillet membraneux, simple, continu au collet de la dent avec le feuillet fibreux qui double la gencive et pénètre dans l'alvéole entre la racine et la paroi alvéolaire. Il tapisse toute la surface de la racine et, arrivé au fond de l'alvéole, se perd sur le faisceau vasculo-nerveux qui pénètre dans la racine sans se réfléchir à la surface de ce faisceau.

Très épais chez l'enfant où il est destiné à sécréter une partie de la racine (le cément), il diminue d'épaisseur chez l'adulte pour devenir imperceptible chez le vieillard.

Les vaisseaux et les nerfs qui se distribuent au périoste alvéolo-dentaire sont extrêmement nombreux et proviennent du faisceau vasculo-nerveux qui se rend à la pulpe dentaire.

C'est aux dépens du périoste que se développent les tumeurs dont je signalais précédemment la présence au niveau des racines des dents.

Le périoste peut être le point de départ d'une inflammation que M. Magitot a décrite avec beaucoup de soin sous le nom de *périostite alvéolo-dentaire*.

C'est une affection à marche lente, persistant pendant des mois et même des années et qui, abandonnée à elle-même, n'a d'autre terme que l'expulsion de la dent sans que celle-ci ait subi la moindre altération.

La maladie débute par une sorte de déviation de la dent malade, qui ne correspond plus au point habituel de l'arcade opposée ; la gencive rougit, se tuméfie, devient fongueuse, végétante, saignante ; l'alvéole fournit du pus mélangé de sang, surtout si le malade exerce sur la dent des mouvements de succion. La dent s'ébranle, elle est peu à peu soulevée de l'alvéole par la présence des bourgeons charnus, et les phénomènes augmentent de plus en plus jusqu'à ce que la chute de la dent s'effectue ou que le malade la fasse enlever. L'alvéole et la gencive se cicatrisent aussitôt.

Ce qui me frappe et me laisse même quelques doutes sur la pathogénie attribuée par M. Magitot à cette singulière affection, c'est l'absence absolue de douleur au début de la maladie ; je comprends difficilement une périostite assez intense pour dévier et ébranler une dent sans provoquer en même temps la moindre douleur.

Structure des dents.

Toutes les dents sont creusées à leur intérieur d'une cavité qui s'étend du sommet de la racine à la couronne et renferme une substance molle, la *pulpe dentaire*. Cette pulpe représente à peu près la forme extérieure de la dent. Très développée chez les enfants, elle s'atrophie avec l'âge pour disparaître dans la vieillesse : d'où la chute spontanée des dents à cette dernière période de la vie.

Trois substances sur lesquelles je n'ai pas à m'étendre ici entrent dans la composition de la dent : l'*émail*, l'*ivoire* et le *cément*.

L'*émail* recouvre la couronne de la dent : c'est une substance d'un blanc bleuâtre, très dure, composée de prismes juxtaposés, implantés perpendiculairement à la surface de l'ivoire qui est sous-jacent.

L'*ivoire* ou *dentine* forme la plus grande partie de l'organe dentaire. Il est d'une couleur blanc jaunâtre et traversé par une quantité infinie de canalicules microscopiques qui se portent de la cavité de la dent vers sa surface, où ils sont recouverts par l'émail et le cément.

Le *cément* est une couche de substance osseuse qui recouvre la racine dans toute sa longueur. Né du collet de la dent, le cément forme en ce point une couche très mince qui augmente en avançant vers le sommet de la racine, où il acquiert sa plus grande épaisseur.

Sous une influence que je ne saurais déterminer, le cément est susceptible d'éprouver, dans un point quelquefois extrêmement limité de la racine, une sorte de nécrose, capable d'engendrer à son tour des abcès et des fistules. C'est ainsi qu'une jeune fille de 24 ans me fut adressée à Lariboisière, en 1873, par le docteur Ruc, pour être traitée d'une fistule siégeant au niveau du collet de l'incisive latérale supérieure droite. La dent paraissait très saine et n'avait jamais occasionné de douleurs. La *fistule datait de cinq années* et avait résisté aux moyens ordinaires de traitement. Pensant que le point de départ pouvait être une maladie de la racine, je fis, séance tenante, l'ablation de la dent, et quelques jours après il n'y avait plus trace de fistule, ce qui est la règle en pareil cas. Le sommet de la racine était noir et nécrosé dans l'étendue d'environ 2 à 3 millimètres.

Je tire de ce fait et de beaucoup d'autres analogues cette conclusion pratique fort importante :

Toutes les fois qu'il existe un trajet fistuleux au voisinage des mâchoires, le chirurgien doit se préoccuper d'abord du système dentaire, qui en est presque toujours le point de départ, alors même qu'on ne trouve pas de lésions sur la partie extra-alvéolaire des dents.

Il est fréquent d'observer des fractures des dents. La solution de continuité peut siéger sur la couronne, au niveau du collet ou sur la racine. C'est dans ce dernier cas, alors que les fragments restent en contact dans l'alvéole, maintenus par le périoste alvéolo-dentaire, qu'on a pu observer de véritables consolidations. Le fait ne doit pas surprendre, puisque la racine est enveloppée par du tissu osseux.

Une dent complètement extraite de l'alvéole peut être réintégrée à sa place et redevenir solide, mais elle ne recouvrera pas sa sensibilité, puisque le filet dentaire a été arraché.

Dans ces derniers temps, M. Magitot a, sous le nom de *greffe par restitution*, pratiqué la réimplantation des dents après en avoir réséqué le sommet atteint de périostite chronique ou de nécrose, comme dans le cas que je rappelais précédemment.

Un fait plus singulier est la transplantation des dents d'un sujet sur un autre sujet. L'opération a été plusieurs fois tentée, et Hunter l'a même signalée comme ayant donné lieu à la propagation de la syphilis.

J'ai eu connaissance d'une transplantation de deux incisives médianes pratiquée il y a quelques années à Paris, dans des conditions assez mystérieuses. Mais on comprend toutes les difficultés d'exécution d'une semblable manœuvre : car il faut trouver des dents parfaitement identiques à celles qu'on enlève, et il y a de grandes chances pour que les dents transplantées déterminent des ostéo-périostites, des gingivites, etc., qu'elles jouent, en un mot, le rôle de corps étranger.

Certains sujets hémophiles présentent parfois à la suite d'une avulsion de dent une hémorrhagie fort difficile à maîtriser. Je rappellerai qu'un excellent moyen d'arriver à ce but est de remplir l'alvéole avec un bouchon de cire ou de liège. L'année dernière cependant ces moyens échouèrent entre mes mains, et je ne pus obtenir une hémostase définitive qu'à l'aide du cautère actuel.

Développement des dents.

Bien que la question du développement des dents rentre plutôt dans le domaine de la physiologie, j'en dois dire quelques mots pour faire comprendre la pathogénie de certaines tumeurs des mâchoires.

Le follicule dentaire, vers le deuxième mois de la vie intra-utérine, est représenté par une paroi membraneuse en forme de sac, dont le fond correspond à la muqueuse gingivale et dont l'autre extrémité, largement ouverte, répond au fond de la gouttière gingivale. Ce sac est divisé en deux compartiments : l'un, inférieur, qui contient le bulbe, appelé encore *organe de l'ivoire ;* l'autre, supérieur, appelé *organe de l'émail*, *germe de l'émail*, *organe adamantin*.

Le follicule est rattaché à la couche profonde de l'épiderme par un prolongement étroit décrit par Waldeyer et appelé *cordon épithélial*, organe destiné à disparaître par résorption. Quelquefois il persiste, et c'est à ses dépens que, d'après M. Magitot, se développent dans certains cas les dents surnuméraires, en nombre quelquefois considérable. M. Verneuil croit également pouvoir expliquer la pathogénie de l'*épithélioma térébrant* des maxillaires par l'hypergenèse des éléments de ce cordon. C'est encore à la prolifération du cordon épithélial que serait due, d'après M. Magitot, la production des kystes multiloculaires des mâchoires, dont la pathogénie a tant préoccupé les chirurgiens.

Quoi qu'il en soit, à cette période ces organes sont mous et ne présentent encore aucune trace d'organisation qui rappelle le tissu dentaire ; ils sont composés d'éléments analogues à ceux des autres organes embryonnaires, et c'est pour cela que Broca a désigné cette période sous le nom de *période embryoplastique*.

Bientôt apparaissent deux nouveaux éléments spéciaux aux dents : les *cellules dentinaires* ou de l'ivoire, et les *cellules de l'émail* : c'est la période *odontoplastique*.

Dans une troisième période se fait entre les cellules un dépôt de matière minérale qui constitue la dentification et le tissu définitif de la dent. Il apparaît une couche d'*ivoire* ou de *dentine* recouverte par une couche d'*émail*. La couronne de la dent se forme seule à ce moment. Il n'y a pas encore trace de racine : c'est la *période coronaire*.

Enfin la *racine* se forme et en même temps la couche de *cément* ou de *tissu osseux* qui la recouvre : c'est la *période radiculaire*.

Les dents sont susceptibles d'éprouver, dans leur évolution pendant ces diverses périodes, des troubles qui donnent lieu à une hypergenèse et à la formation de tumeurs que Broca a appelées *odontomes*. Ces tumeurs ne sauraient, en conséquence, apparaître que pendant la période du développement des dents.

Broca a divisé les odontomes en *embryoplastiques*, *odontoplastiques*, *coronaires* et *radiculaires*, suivant que leur développement coïncide avec l'une ou l'autre de ces périodes.

Leur structure sera donc essentiellement différente suivant la période à laquelle ils se seront développés : c'est ainsi que les premiers seront fibreux ou fibro-plastiques. Ce sont les corps fibreux des mâchoires, bien connus au point de vue clinique depuis Dupuytren.

Les seconds seront également fibreux ou fibro-plastiques, mais le microscope y décèlera la présence de cellules dentinaires ou quelquefois de grains de dentine.

Les troisièmes contiendront le tissu propre de la dent, ils seront durs, *dentifiés*, c'est-à-dire composés d'ivoire et d'émail, mais jamais de cément, ce dernier n'apparaissant qu'à la période radiculaire.

Les quatrièmes ou odontomes cémentaires ou radiculaires, développés à la période de formation de la racine, seront composés principalement de tissu osseux et peut-être de dentine, mais ils ne contiendront jamais d'émail, puisque le cément ne commence à apparaître sur la dent qu'à partir du collet.

La classification précédente est applicable aux *kystes des maxillaires*. Leur développement correspond également aux quatre périodes que nous avons admises dans l'évolution des dents.

M. Magitot, qui s'est occupé spécialement de cette question, a émis l'opinion que *tous* les kystes des mâchoires se rattachent au système dentaire. Or, comme ce système parcourt dans son évolution deux phases : la *phase embryonnaire* ou *folliculaire* et la *phase adulte*, de même les kystes des mâchoires appartiennent, tantôt au follicule, dont le sac devient le centre de la néoformation, tantôt à l'organe entièrement développé et adulte ; et c'est, dans ce dernier cas, le périoste lui-même qui, soulevé par le liquide pathologique, devient le sac kystique. M. Magitot appelle les premiers *kystes folliculaires* (uni ou multiloculaires) et les seconds *kystes périostiques*.

Que l'évolution des kystes des mâchoires soit très souvent liée au système dentaire, je le crois : mais il est difficile d'affirmer qu'il n'existe pas un seul kyste indépendant du système dentaire, car enfin le squelette présente des kystes dans d'autres points de l'économie. Cette opinion a récemment encore été soutenue par M. A. Forget au sein de la Société de chirurgie, contrairement à l'opinion de M. Magitot.

Les kystes des mâchoires, de même que les odontomes, varient dans leur constitution suivant la période à laquelle correspond leur début. Ils renferment dans leur intérieur tantôt du liquide avec des masses fibreuses ou fibro-celluleuses, tantôt une matière plus ou moins épaisse analogue à du miel. J'en ai opéré un qui contenait une matière semblable à de la pomme de terre râpée. On peut trouver dans leurs parois des grains de dentine ou encore une couronne complètement fermée. La dent tout entière peut y être contenue, ainsi que cela arrive, par exemple, dans les kystes ayant pour point de départ la dent de sagesse.

GENCIVES.

La muqueuse qui tapisse la cavité buccale présente des caractères différents suivant les divers points où on la considère : la muqueuse palatine, par exemple, n'a pas la moindre ressemblance avec la muqueuse labiale.

La muqueuse buccale subit vers le bord libre de chaque mâchoire de notables changements dans sa couleur, sa consistance, sa texture et ses usages ; elle prend à ce niveau le nom de *gencive*.

Il existe sur chaque rebord alvéolaire une gencive qui pénètre dans l'interstice des dents, où elle présente même assez fréquemment l'aspect de végétations.

La muqueuse gingivale se confond intimement avec le périoste qui recouvre le maxillaire et constitue une fibro-muqueuse ; elle entoure de toutes parts le collet et s'y fixe d'une manière intime, de façon à constituer pour la dent un puissant moyen d'union.

Quant à la couche profonde ou couche périostique, arrivée au niveau du collet de la dent elle plonge dans l'alvéole et va constituer le périoste alvéolo-dentaire précédemment décrit.

J'ai signalé le décollement qui s'opère entre la gencive et la dent sous l'influence de l'ostéo-périostite alvéolo-dentaire et la sécrétion purulente qui se fait dans l'alvéole. Il existe alors entre la dent et la gencive une rigole circulaire de laquelle la moindre pression fait sourdre du pus mélangé de sang. Il ne faut pas confondre cet état avec le ramollissement des gencives qui survient sous l'influence du scorbut et de l'emploi des mercuriaux.

Lorsque la couronne d'une dent s'est détachée sous l'influence de la carie, la muqueuse recouvre la portion de racine qui reste dans l'avéole, et pour l'extraire il faut décoller la muqueuse, *déchausser la dent.*

Les gencives sont le siège d'un groupe de tumeurs auxquelles on a donné pendant bien longtemps le nom générique d'*épulis*, sans les distinguer autrement. Elles sont loin cependant de présenter la même nature et la même origine. Les unes ne sont autre chose qu'une hypertrophie du tissu gingival, elles sont superficielles, n'envoient aucun prolongement, si ce n'est dans l'interstice des dents, d'une gencive à l'autre, et n'offrent aucune gravité.

D'autres au contraire naissent soit du périoste, soit de l'os, de l'intérieur même des alvéoles, et sont de véritables sarcomes qui récidivent toujours après l'ablation. Les sarcomes à myéloplaxes s'y rencontrent souvent.

Les *artères* des gencives sont nombreuses : la sous-orbitaire et l'alvéolaire en avant, la palatine supérieure et la sphéno-palatine en arrière, fournissent à la mâchoire supérieure ; la dentaire inférieure, la sous-mentale et la linguale, se distribuent aux gencives inférieures.

Malgré cette abondance de vaisseaux artériels, les gencives sont généralement moins colorées que le reste de la muqueuse buccale.

Les *nerfs* proviennent de la cinquième paire et s'y distribuent en petite quantité : aussi les incisions sur les gencives ne sont-elles pas très douloureuses.

Les gencives, ainsi que le collet des dents, peuvent être recouvertes d'une substance terreuse appelée *tartre*. M. Magitot pense que le tartre résulte d'un dépôt par précipitation des phosphates et carbonates terreux tenus en dissolution dans la salive à la faveur de la matière organique avec laquelle ils sont combinés.

Certains états pathologiques déterminent une abondante sécrétion du tartre. Une tumeur formée par le tartre avait le volume d'une noix ; elle siégeait au côté droit et était exactement limitée par la ligne médiane. Or la malade depuis de longues années était en proie de ce côté à une névralgie faciale que rien ne pouvait calmer. Sous l'influence de cette névralgie la sécrétion se produisait malgré tous les soins de propreté.

Chez l'enfant, les gencives recouvrent complètement l'alvéole avant l'éruption des dents. Le tissu en est parfois si résistant que les dents n'arrivent pas à le traverser, et il résulte de cette pression continue de vives douleurs et parfois des accidents sérieux. Le même phénomène peut d'ailleurs se représenter chez l'adulte lors de l'éruption de la dent de sagesse. Je répète qu'on doit toujours être préoccupé de ce fait quand il s'agit d'un enfant, parce qu'un simple débridement de la gencive fait disparaître immédiatement les symptômes les plus alarmants.

Chez le vieillard, après la chute des dents, les gencives recouvrent la gouttière alvéolaire comme au début de la vie ; elles acquièrent une épaisseur et une dureté plus grandes et peuvent permettre encore un certain degré de mastication.

RÉGION DE LA FOSSE ZYGOMATIQUE.

Il existe sur le squelette, entre la face et le crâne, une vaste excavation limitée en dehors par l'arcade zygomatique et à laquelle on donne le nom de fosse zygomatique. Cette fosse est comblée à l'état frais par un grand nombre d'organes dont l'ensemble constitue la *région de la fosse zygomatique*.

Cette région ne présente pas un très grand intérêt par elle-même, en ce sens qu'elle n'est qu'un lieu de passage ; elle n'a pas d'organe qui lui soit propre et n'est que rarement le point de départ d'affections chirurgicales, mais elle constitue une sorte de carrefour où aboutissent toutes les régions du voisinage, ce qui lui donne une certaine importance.

L'arcade zygomatique en dehors, l'aile externe de l'apophyse ptérygoïde en dedans, le sphénoïde en haut et la tubérosité du maxillaire supérieur en avant, forment sur le squelette les limites de la fosse zygomatique.

Vers le fond et à la partie antérieure, dans un point qu'on peut appeler le sommet de la fosse zygomatique, se voient deux fentes qui communiquent largement avec elle : l'une horizontale, la fente sphéno-maxillaire ; l'autre verticale, la fente ptérygo-maxillaire ; ces deux fentes sont continues entre elles.

J'ai longuement insisté, en étudiant le plancher de l'orbite, sur la fente sphéno-maxillaire, à travers laquelle il faut faire passer la scie à chaîne pour séparer l'os malaire du maxillaire supérieur, dans la résection de ce dernier os.

Indépendamment de ces fentes, un certain nombre de trous s'ouvrent dans la fosse zygomatique. Les principaux sont : en avant le trou sphéno-palatin (voir M, fig. 62), qui s'y ouvre indirectement par l'intermédiaire de la fente ptérygo-maxillaire ; le trou sphéno-palatin communique d'autre part avec les fosses nasales. Il joue un rôle très important en pathologie, car c'est par ce trou que s'engagent les polypes naso-pharyngiens pour pénétrer dans la fosse zygomatique, la remplir, proéminer ensuite à la joue et constituer le prolongement génien. Le trou peut alors prendre de grandes dimensions, ainsi qu'on peut le voir sur une pièce que j'ai déposée au musée Dupuytren en 1860. En arrière on voit le trou ovale, qui donne passage au nerf maxillaire inférieur, et le trou sphéno-épineux, par lequel s'engage l'artère méningée moyenne pour pénétrer dans le crâne.

La fosse zygomatique est remplie par une masse abondante de tissu adipeux au sein de laquelle sont plongés les divers organes de la région : la graisse est molle, demi-fluide, participe un peu des caractères que nous avons reconnus à la graisse de l'orbite, avec laquelle elle se continue d'ailleurs au sommet de cette cavité.

Le peleton adipeux de la fosse zygomatique se continue encore avec celui de la fosse temporale (fig. 4); ces deux fosses n'en forment en définitive qu'une seule divisée conventionnellement en deux parties par l'arcade zygomatique. La graisse se continue en outre avec celle de la joue.

Pour découvrir les organes contenus dans la fosse zygomatique, il faut détacher par deux traits de scie l'arcade zygomatique et rabattre avec cette arcade le muscle masséter qui s'y insère. On découvre ainsi l'apophyse coronoïde du maxillaire inférieur avec le tendon du muscle temporal qui s'y attache de la manière que j'ai figurée plus haut. Je ne fais que rappeler l'importance que présente ce mode d'insertion pour l'opération de la résection de la mâchoire inférieure. Vient ensuite le ptérygoïdien externe, qui occupe une grande partie de la région. Fixé d'une part à la face externe de l'apophyse ptérygoïde et à la fosse zygomatique par deux faisceaux distincts, ce muscle va s'attacher à la partie antéro-interne du col du condyle de la mâchoire. A sa face externe apparaissent le nerf massétérin, les nerfs temporaux profonds, antérieur et postérieur, et le nerf buccal.

En dedans du ptérygoïdien externe on touve quatre nerfs : le lingual, le dentaire inférieur, l'auriculo-temporal et le temporal profond moyen.

La région tout entière est traversée de dehors en dedans et presque horizontalement par une artère flexueuse volumineuse, la maxillaire interne, qui, située d'abord immédiatement en arrière du col du condyle, se place entre le ptérygoïdien externe et le muscle temporal ; s'engageant entre les deux faisceaux du ptérygoïdien externe, cette artère devient de plus en plus flexueuse et gagne le sommet de la fosse zygomatique. L'artère maxillaire interne occupe donc successivement plusieurs points de la région. Dans ce trajet elle fournit quatorze branches collatérales ainsi divisées :

Cinq branches ascendantes.
- Tympanique.
- Petite méningée.
- Méningée moyenne.
- Temporale profonde antérieure.
- Temporale profonde postérieure.

Cinq branches descendantes.
- Dentaire inférieure.
- Massétérine.
- Buccale.
- Les ptérygoïdiennes.
- La palatine supérieure.

Deux antérieures.
- Alvéolaire.
- Sous-orbitaire.

Deux postérieures.
- Vidienne.
- Ptérygo-palatine.

Une quinzième branche, la branche sphéno-palatine, pénétrant dans la fosse nasale correspondante par le trou sphéno-palatin, y représente la branche terminale.

Généralement flexueuses, ces artères sont surtout remarquables en ce que, cheminant au milieu du tissu adipeux qui remplit la fosse zygomatique, elles ne contractent aucune adhérence avec ce tissu ni avec les organes voisins ; on peut en quelque sorte les disséquer avec des pinces, en enlevant peu à peu la graisse qui les enveloppe.

Je crois pouvoir expliquer par ces flexuosités des branches artérielles, par le peu d'adhérence des artères aux parties voisines, caractère commun d'ailleurs à la plupart des artères de la face, une circonstance très heureuse qui a dû frapper tous les chirurgiens. L'orsqu'on pratique la résection de l'os maxillaire supérieur, un certain nombre des branches de la maxillaire interne sont coupées ; il survient aussitôt une hémorrhagie extrêmement abondante ; le sang pleut de toutes parts : or il est très rare qu'il soit nécessaire d'avoir recours à un moyen hémostatique quelconque : l'hémostase se fait spontanément et vite. En voici, selon moi, la raison. J'ai insisté, à propos du cuir chevelu, sur la disposition des artères qui y adhèrent si intimement qu'il faut, pour les découvrir, les sculpter avec des ciseaux, et j'ai fait remarquer que cette adhérence apportait un obstacle puissant à l'hémostase spontanée, puisque l'artère ne pouvait ni se rétracter ni diminuer de calibre. La disposition des artères de la face, et en particulier de celles qui occupent la fosse zygomatique, est donc absolument inverse de la précédente : leur surface externe n'adhère pas ; elles ne sont fixées qu'à leur origine et à leur terminaison, en sorte que, si on les coupe, et surtout si on les arrache, les deux bouts se rétractent aussitôt et se resserrent : d'où la cessation de l'hémorrhagie.

L'abondance des vaisseaux rend néanmoins dangereuses les plaies de cette région : c'est ainsi que Marjolin dut, au dire de Blandin, pratiquer la ligature de la carotide primitive pour s'opposer à une hémorrhagie provenant de cette source. L'opération ne réussit pas à arrêter l'hémorrhagie, et je n'en suis pas surpris. Ce n'est pas en effet la carotide primitive qu'eût dû lier Marjolin, le sang pouvait alors revenir par la carotide interne : c'était sur la carotide externe que devait porter le fil. D'où cette conclusion pratique : toute hémorrhagie provenant de la fosse zygomatique, rebelle aux moyens ordinaires d'hémostase, nécessite la ligature de la carotide externe *seule*.

La blessure de l'artère maxillaire interne a été considérée comme un accident presque inévitable de la désarticulation de la mâchoire inférieure, par suite du rapport immédiat de cette artère à son origine avec le col du condyle, mais M. Maisonneuve a écarté ce danger en nous faisant connaître le procédé que j'ai indiqué plus haut.

Le plan le plus profond de la région est représenté par le squelette, sur lequel on trouve les trous ovale et sphéno-épineux.

Immédiatement au-dessous du trou ovale est situé le ganglion otique accolé à la face profonde du nerf maxillaire inférieur, auquel il est annexé. Ce n'est pas ici le lieu de décrire ce ganglion ; je rappellerai seulement que c'est de lui qu'émane le nerf qui anime le muscle interne du marteau, nerf dont la source n'est pas dans le facial, mais bien dans la branche motrice de la cinquième paire. C'est également du ganglion otique que part le filet moteur destiné au muscle péristaphylin externe, dont nous avons vu la relation intime avec la trompe d'Eustache, qu'il est chargé d'ouvrir à chaque mouvement de déglutition.

La fosse zygomatique présente à son sommet la fente ptérygo-maxillaire, par laquelle s'établit la communication avec l'orbite. On y trouve les nerfs qui traversent la fente sphénoïdale. On y rencontre également la veine ophthalmique sortant de l'orbite pour gagner le sinus caverneux. Or quelques-unes des veines de la fosse zygomatique se jettent dans cette veine au niveau de la fente ptérygo-maxillaire et établissent ainsi une communication entre les circulations veineuses extra- et intra-crâniennes, nouvelle source de phlébite pour les sinus de la dure-mère, dont Blandin signale déjà deux cas dans son *Traité d'anatomie topographique*.

L'organe le plus important que nous trouvions au sommet de la fosse zygomatique dans la fente ptérygo-maxillaire, c'est le nerf maxillaire supérieur et ses branches, avec le ganglion sphéno-palatin, ou ganglion de Meckel, qui y est annexé. Ce rapport n'aurait pour nous qu'un intérêt secondaire, si l'on n'avait proposé dans ces dernières années de pratiquer à ce niveau la résection du nerf dans certains cas de névralgie opiniâtre, opération que j'ai décrite précédemment.

En résumé, la fosse zygomatique, remplie par une abondante couche de graisse et par le muscle ptérygoïdien externe, est traversée dans le sens vertical par des branches nerveuses provenant du nerf maxillaire inférieur, et dans le sens horizontal par l'artère maxillaire interne. Cette région tire son véritable intérêt de ses communications avec les régions voisines; ainsi :

En haut, elle se continue avec la fosse ou plutôt avec la loge temporale : c'est pourquoi les abcès sous-aponévrotiques de la tempe viennent saillir dans la fosse zygomatique; de même les tumeurs se propagent très aisément de l'une à l'autre région ;

En bas et en dehors, elle est en rapport avec la cavité buccale et avec la joue : aussi est-il possible d'explorer cette région par la bouche et d'y porter les instruments ;

En avant, la fosse zygomatique communique : 1° avec la cavité de l'orbite par les fentes sphéno-maxillaire et ptérygo-maxillaire : d'où la propagation des tumeurs de l'une à l'autre région par ces voies ; 2° avec la fosse nasale correspondante par le trou sphéno-palatin, à travers lequel s'engagent les prolongements des polypes naso-pharyngiens pour venir ensuite faire saillie à la joue ; 3° avec la cavité crânienne par la fente sphénoïdale ; 4° elle n'est séparée de la cavité du sinus maxillaire que par une coque osseuse fort mince que détruisent facilement les productions pathologiques ou les manœuvres opératoires ;

En arrière, elle est en rapport avec la région parotidienne, dont les abcès y cheminent aisément, et avec l'articulation temporo-maxillaire. C'est dans la fosse zygomatique que va se loger le condyle dans les luxations de la mâchoire inférieure.

DU PHARYNX.

Doit-on rattacher l'étude du *pharynx* à celle de la tête, ou bien convient-il de le décrire comme une région du cou ? Les deux opinions peuvent se soutenir, et la chose a d'ailleurs par elle-même peu d'importance. Cependant c'est avec la cavité buccale et les fosses nasales que le pharynx présente ses principaux rapports, c'est par ces mêmes voies qu'on en pratique l'exploration : aussi m'a-t-il paru plus logique de présenter l'étude du pharynx immédiatement après celle de la bouche et de le rattacher ainsi à la tête plutôt qu'au cou.

Conformation. Dimension du pharynx.

Le *pharynx* est une cavité limitée : en haut, par l'apophyse basilaire ; en arrière, par la face antérieure de la colonne cervicale ; se continuant en bas avec l'œsophage ; communiquant en avant et de haut en bas avec les fosses nasales, la cavité buccale et le larynx.

Étendu de la base du crâne au bord inférieur du cartilage cricoïde, le pharynx représente un large vestibule commun aux voies respiratoires et aux voies digestives.

Les parties qui circonscrivent le pharynx sont incomplètes ; il possède une paroi postérieure et des parois latérales, mais il ne possède pas de paroi antérieure ; celle-ci est remplacée par les trois orifices des cavités que je viens de mentionner. Il en résulte que le pharynx peut être comparé à un cylindre dont on aurait enlevé environ la moitié antérieure, qu'il a la forme d'une gouttière ouverte en avant, dont le fond repose sur la colonne vertébrale.

C'est en effet la forme d'une gouttière que prend le pharynx, si on le considère sur une coupe horizontale (fig. 116), mais, envisagé sur une coupe verticale (fig. 113), il revêt la forme générale d'un entonnoir dont la base est en haut et le

K, paroi du pharynx.
L, trousseau fibreux pharyngien.
M, amygdale.
N, épiglotte.
O, glandes épiglottiques.
P, cartilages aryténoïdes.
Q, canal palatin antérieur.
R, cartilage thyroïde.
S, premier anneau de la trachée.
T, cartilage cricoïde.
U, deuxième anneau de la trachée.
V, arc antérieur de l'atlas.
X, apophyse odontoïde.
Y, os hyoïde.
Z, apophyse basilaire.
a, sinus sphénoïdal.
b, sinus frontal.
c, narines.
d, ventricules du larynx.
e, lèvre supérieure.
f, glande sublinguale.
g, muscle génio-glosse.
h, muscle génio-hyoïdien.
i, muscle mylo-hyoïdien.

sommet en bas. Cette forme en entonnoir n'existe toutefois qu'à partir du voile du palais.

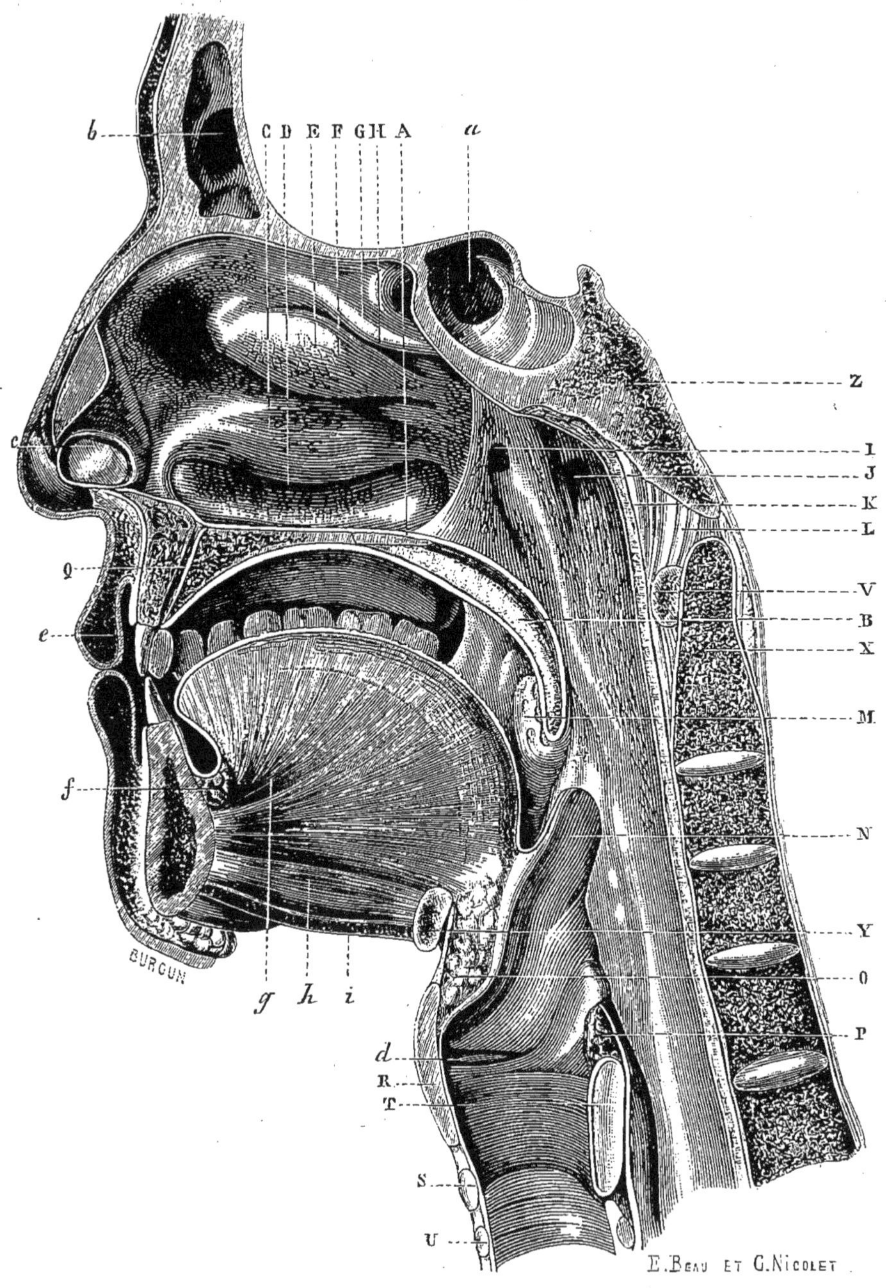

Fig. 113. — *Coupe médiane antéro-postérieure des fosses nasales, de la bouche, du pharynx, du larynx et de la colonne vertébrale.*

A, voûte palatine.
B, voile du palais.
C, cornet inférieur.
D, méat inférieur.
E, cornet moyen.
F, méat moyen.
G, cornet supérieur.
H, méat supérieur.
I, orifice pharyngien de la trompe d'Eustache.
J, fossette de Rosenmüller.

En effet, au niveau de l'isthme du gosier, le pharynx présente une largeur de 2 à 4 centimètres, tandis qu'à sa partie inférieure, là où il se continue avec l'œsophage au niveau du bord inférieur du cartilage cricoïde, il n'offre plus qu'une largeur de 14 millimètres (Dr Mouton).

Cette disposition est importante à connaître. Lorsque certains individus avalent gloutonnement, comme cela arrive si souvent chez les aliénés, l'aliment franchit l'isthme du gosier, s'arrête vers le sommet de l'entonnoir pharyngien, oblitère l'orifice supérieur du larynx et détermine une suffocation immédiate. C'est dans ce même point que s'arrêtent assez souvent les corps étrangers, tels que fragments d'os, pièces de monnaie, cailloux, etc.

Les liquides introduits dans le pharynx passent moins vite dans ce point rétréci et restent par conséquent plus longtemps en contact avec la muqueuse pharyngienne : aussi est-ce l'un des sièges de prédilection des rétrécissements cicatriciels consécutifs à l'ingestion des liquides corrosifs.

Dans l'attitude normale, un plan passant par le bord inférieur du cartilage cricoïde, c'est-à-dire par la limite inférieure du pharynx, répond au corps de la sixième vertèbre cervicale.

La longueur comprise entre les limites extrêmes varie de 11 à 13 centimètres. Ce qu'il importe surtout de connaître, c'est la distance qui sépare l'arcade dentaire de l'orifice inférieur du pharynx ou supérieur de l'œsophage, ce qui est tout un. Cette notion est indispensable pour apprécier le point précis où siègent soit un corps étranger, soit un rétrécissement de l'œsophage, pour savoir si l'instrument a dépassé ou non le pharynx. Or, chose singulière, cette mensuration n'a été donnée jusqu'à présent par aucun auteur classique et n'a été faite que dans ces derniers temps par le M. le Dr Mouton. Aussi trouve-t-on dans certaines observations de rétrécissement de l'œsophage des détails comme celui-ci : « Rétrécissement siégeant au commencement de l'œsophage, à 25 centimètres des arcades dentaires » (Béhier).

La distance qui sépare l'arcade dentaire de l'orifice inférieur du pharynx est de 15 centimètres, et j'engage fortement les fabricants d'instruments de chirurgie à graduer leurs cathéters œsophagiens à partir d'une longueur de 15 centimètres.

Le pharynx se divise naturellement en trois *portions* : une *portion nasale*, une *portion buccale* et une *portion laryngienne*.

Portion nasale du pharynx.

La *portion nasale* du pharynx est généralement décrite sous le nom d'arrière-cavité des fosses nasales, dont elle est en effet la continuation.

Elle est limitée : en haut et en arrière, par l'apophyse basilaire, très obliquement inclinée ; en bas, par le voile du palais ; sur les côtés, par les ailes internes des apophyses ptérygoïdes. Sa hauteur est de 2 à 3 centimètres et sa largeur d'environ 3 centimètres.

Nous connaissons le voile du palais : j'ai signalé la manière dont il se redresse pour intercepter toute communication entre la portion buccale et la portion nasale au moment de la déglutition. J'ai insisté longuement sur la forme, la situation précise du pavillon de la trompe d'Eustache, qui occupe les parois latérales de cette région. J'ai également signalé la fossette de Rosenmüller et l'erreur si fréquente qu'elle fait commettre dans le cathétérisme de la trompe. J'ai enfin montré comment Politzer a ingénieusement utilisé les données physiologiques de la déglutition pour substituer au cathétérisme, non dans tous

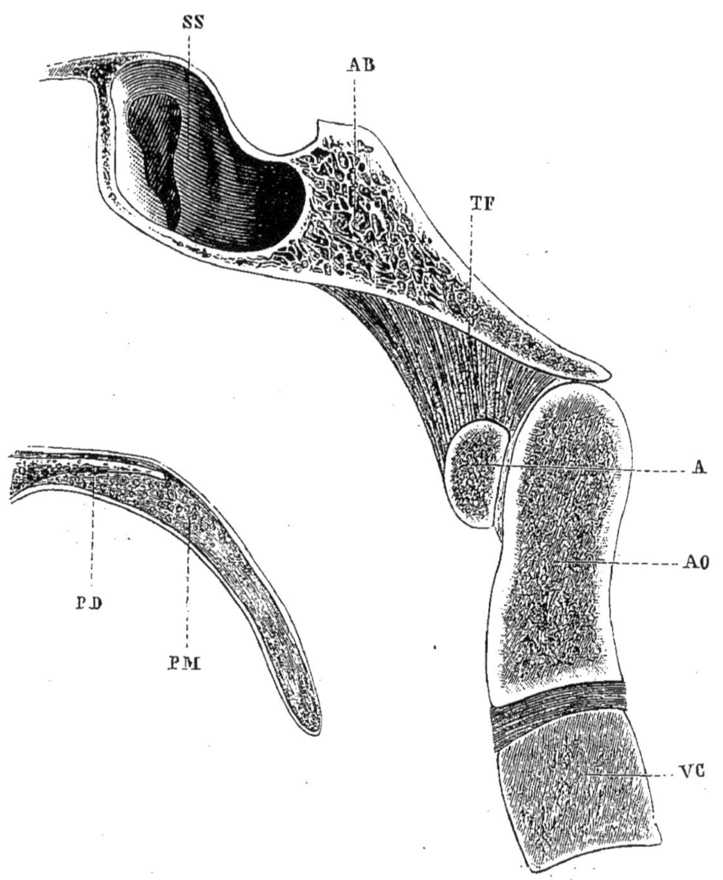

Fig. 114. — *Portion nasale du pharynx vue sur une coupe verticale antéro-postérieure* (grandeur naturelle : adulte).

A, arc antérieur de l'atlas.
AB, apophyse basilaire.
PD, voûte palatine.
PM, voile du palais.
SS, sinus sphénoïdal.
TF, trousseau fibreux.
VC, troisième vertèbre cervicale.

les cas, bien entendu, un mode d'insufflation beaucoup plus facile et moins désagréable pour les malades. Inutile donc de revenir sur tous ces points.

Il n'en est pas de même de la paroi postéro-supérieure, dont l'étude se rattache complètement à celle du pharynx et qui présente pour le chirurgien le plus grand intérêt.

J'ai cru utile, vu son importance, de la représenter isolément, en en conservant aussi exactement que possible les dimensions réelles et les rapports.

Cette paroi est exclusivement formée par la face inférieure de l'apophyse basilaire. Elle est très inclinée en bas et en arrière.

L'axe de l'apophyse forme avec l'horizon un angle obtus ouvert en bas et en avant.

La face inférieure de l'apophyse basilaire est recouverte par un trousseau fibreux (TF) qui offre une épaisseur considérable. Sa forme est triangulaire; le sommet s'engage entre l'apophyse basilaire et l'apophyse odontoïde; la base regarde la cavité pharyngienne. Son épaisseur sur la figure 112 est de 18 millimètres et sa hauteur de 27 millimètres. L'importance de ce tissu fibreux vient de ce qu'il est presque toujours le point de départ des polypes naso-pharyngiens, de ces singulières tumeurs de nature fibreuse qui ont une prédilection si marquée pour le sexe masculin et pour l'adolescence. Le professeur Gosselin, dans sa *Clinique chirurgicale*, a émis cette opinion que les polypes naso-pharyngiens tendraient à disparaître spontanément lorsque le sujet arrive à l'âge de 24 à 25 ans, en sorte que, si le malade touche à cette période de la vie, le chirurgien pourrait se contenter de pratiquer une opération palliative.

On comprend aisément comment, partis de l'apophyse basilaire, les polypes remplissent d'abord la portion nasale du pharynx, envoient ensuite des prolongements dans les fosses nasales et les cavités qui les avoisinent (sinus sphénoïdal, sinus maxillaire), dépriment le voile du palais, apparaissent dans la portion buccale, et descendent même jusque vers la base de la langue dans la portion laryngienne. On comprend également qu'ils usent peu à peu l'apophyse basilaire et envoient un prolongement dans la cavité crânienne. J'ai dit plus haut que, par le trou sphéno-palatin, une partie de la tumeur pouvait gagner la fosse zygomatique et faire saillie à la joue.

L'extirpation des polypes naso-pharyngiens est d'une impérieuse nécessité; abandonnés à eux-mêmes, ils entraînent fatalement la mort par l'entrave apportée aux fonctions et surtout par les hémorrhagies répétées et abondantes qu'ils provoquent. Ce n'est pas ici le lieu de traiter cette importante question de médecine opératoire. Je ferai toutefois remarquer que la voie la plus rationnelle et la plus directe pour arriver sur le point d'implantation des polypes naso-pharyngiens est la voie nasale, puisque l'apophyse basilaire est exactement située sur le prolongement de la cavité des fosses nasales; c'est d'ailleurs la voie préconisée d'abord par Chassaignac et suivie actuellement par M. Ollier.

De plus, en attaquant le polype par la voie nasale, vu l'inclinaison en bas de l'apophyse basilaire, on dominera en quelque sorte l'implantation du polype et l'on pourra raser assez facilement la surface d'insertion en agissant de haut en bas; si l'on attaque au contraire par la voie palatine en suivant la pratique de Nélaton, on arrivera moins directement sur le pédicule et on sera moins bien placé pour raser de haut en bas l'apophyse basilaire; cependant les fosses nasales sont si étroites que, si le polype n'y a pas envoyé de prolongement qui les aient dilatées de façon à rendre la manœuvre opératoire plus facile, je considère pour cette dernière raison la voie palatine comme préférable à la voie nasale.

L'inclinaison en bas et en arrière de l'apophyse basilaire rend également compte d'un fait important : c'est qu'il est impossible de passer convenablement un fil galvano-caustique ou une chaîne d'écraseur autour du pédicule d'un polype naso-pharyngien en suivant la voie buccale : on ne peut, en effet, embrasser ainsi la tumeur que de haut en bas, et le trait de section aura nécessairement une direction oblique, inverse de celle de l'apophyse basilaire; il restera, après l'opération ainsi pratiquée, un gros pédicule qu'il faudra ensuite détruire par la cautérisation : par ce procédé l'opération sera donc toujours partielle.

Pour enlever complètement un polype naso-pharyngien avec l'écraseur, il faudrait pouvoir passer la chaîne au-dessous du pédicule et la faire manœuvrer de bas en haut ; c'est cette indication qu'avait essayé de remplir, il y a une vingtaine d'années, M. Rampola, en passant la chaîne d'un petit écraseur par l'angle interne de l'œil, en suivant la *voie lacrymale*. Je répétai, à cette époque, la manœuvre sur le cadavre, avec M. Rampola, et je ne suis pas surpris que la méthode, tout ingénieuse et rationnelle qu'elle soit, n'ait pas fait fortune.

Portion buccale du pharynx.

La *portion buccale* du pharynx est comprise : entre le voile du palais en haut, la base de la langue et l'épiglotte en bas, la face latérale du pharynx sur les côtés.

C'est la partie la plus large du pharynx ; elle mesure 3 à 4 centimètres de largeur sur 4 à 5 de hauteur.

La portion buccale du pharynx répond à la colonne vertébrale. En portant le doigt au fond de la bouche, on sent le tubercule de l'arc antérieur de l'atlas, qui se trouve situé à peu près exactement sur le prolongement de la voûte du palais. Dans cette exploration, le malade doit regarder directement en avant, sinon les masses latérales de l'atlas viendraient se placer sous le doigt du chirurgien et pourraient en imposer pour une tumeur ou un déplacement osseux.

Par la portion buccale du pharynx on peut également explorer le corps de l'axis et celui de la troisième vertèbre cervicale en portant fortement le doigt en bas, mais il est impossible d'arriver ainsi jusqu'à la limite inférieure du pharynx, puisque celle-ci répond au corps de la sixième vertèbre cervicale.

L'exploration de la colonne vertébrale par la bouche fournira de très précieux renseignements pour le diagnostic des fractures et des luxations des deux ou trois premières vertèbres cervicales.

J'ai dit plus haut que tout ce qui est situé derrière le pilier antérieur du voile du palais appartient au pharynx. En arrière de ce pilier se trouvent les piliers postérieurs. Ces derniers, essentiellement constitués par le muscle pharyngo-staphylin, se rapprochent brusquement l'un de l'autre dans le second temps de la déglutition, à la manière de deux rideaux, et contribuent puissamment à interrompre à ce moment toute communication entre la portion buccale et nasale du pharynx.

Les piliers antérieur et postérieur, réunis en haut à la luette, s'écartent en bas et laissent entre eux une sorte de fossette dans laquelle est logée l'amygdale.

Il est donc tout à fait rationnel de décrire l'amygdale en même temps que la portion buccale du pharynx, dont elle constitue la partie essentielle. C'est avec le pharynx et non pas avec la langue que l'amygdale affecte des rapports importants qu'on ne doit jamais perdre de vue ; c'est à lui qu'elle doit être rattachée.

De l'amygdale.

L'*amygdale*, appartenant au groupe des glandes lymphatiques, est composée de vésicules closes sphéroïdales rangées autour des dépressions ou lacunes dont sa face interne est creusée. Ces vésicules sont analogues à celles qui siègent à la base de la langue.

Situées sur les parties latérales du pharynx dans l'écartement que laissent entre eux les deux piliers du voile du palais, les amygdales ont en général la forme d'une amande dont le grand axe vertical est légèrement incliné en bas et en arrière.

Le volume des amygdales varie beaucoup suivant les sujets ; c'est à peine si leur face interne dépasse les piliers chez quelques-uns, tandis que chez d'autres elles forment dans la cavité du pharynx un relief tel que les deux amygdales arrivent à se rencontrer.

De cette hypertrophie des amygdales résultent un certain nombre d'accidents, surtout chez les sujets en voie de développement, où elle est le plus fréquente. C'est ainsi que la voix est profondément altérée, que, la respiration ne pouvant se faire par les narines, les malades dorment la bouche ouverte et font entendre un ronflement considérable. Aussi les muqueuses buccale et pharyngienne se dessèchent et s'enflamment, d'où la production d'un catarrhe naso-pharyngien qui peut se propager à la trompe d'Eustache et amener la surdité. La respiration se fait mal, il en résultera parfois un arrêt de développement du thorax qui retentit, ainsi que l'a fait remarquer Chassaignac, sur tout le reste de l'organisme.

Ajoutons que les sujets atteints d'hypertrophie des amygdales sont exposés à des angines à répétition, à des abcès. Il ne faut donc pas hésiter un instant à pratiquer l'amygdalotomie toutes les fois que ces glandes sont développées outre mesure.

L'amygdale se prolonge en bas et en arrière, en sorte que son extrémité inférieure est cachée. C'est pour cela qu'il faut abaisser la langue avec le bord de l'amygdalotome, incliner l'anneau en bas et en arrière pour y engager la glande, pour la charger en quelque sorte en passant au-dessous d'elle, et presser ensuite latéralement sur les piliers. Si la glande n'est pas très volumineuse, le chirurgien profite du dégagement qui se produit toujours, par suite de l'effort de vomissement provoqué par la présence de l'instrument dans la gorge, pousse alors la brochette et attire à lui la lame.

Le tissu de l'amygdale est normalement dense et serré : aussi se laisse-t-il très facilement diviser par l'instrument de Fanestock. Mais il n'en est pas de même lorsque la glande vient d'être enflammée : le tissu est alors mou, friable, et n'offre aucune résistance sous l'instrument. Il se déchire, les lambeaux peuvent même tomber sur l'orifice supérieur du larynx et déterminer des phénomènes de suffocation, ce qui m'est arrivé dans un cas où j'eus le bonheur de rattraper avec le doigt des fragments détachés. De là je conclus qu'il ne faut jamais enlever une amygdale lorsque le sujet vient de traverser une période inflammatoire : je considère qu'il convient d'attendre au moins un mois.

Un autre inconvénient très grave peut encore résulter de cette préparation à enlever une amygdale avant que la régression du processus inflammatoire soit complète. Bien que l'amygdale reçoive ses artères de sources multiples, la pha-

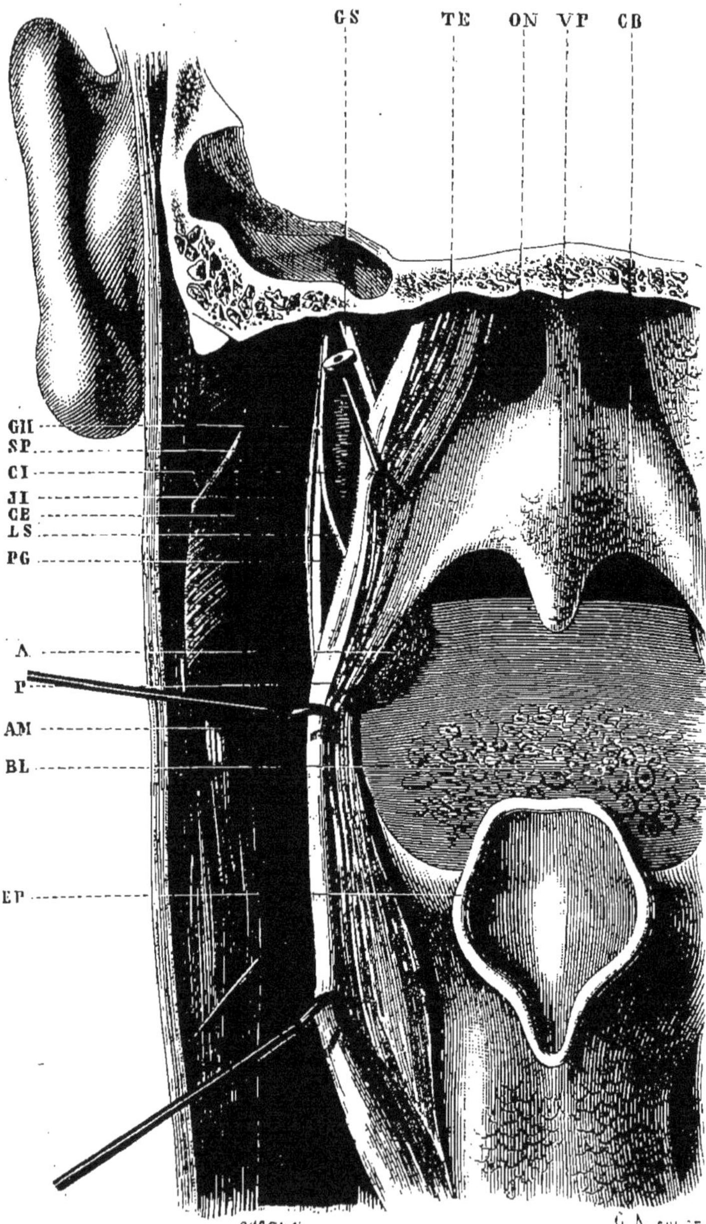

Fig. 115. — *Préparation dite* coupe du pharynx. — *La paroi postérieure du pharynx a été divisée sur la ligne médiane, et les bords ont été écartés pour montrer les rapports de l'amygdale avec le paquet vasculo-nerveux maxillo-pharyngien.*

A, amygdale.
AM, angle de la mâchoire inférieure.
BL, base de la langue.
CB, cavité buccale.
CE, carotide externe.
CI, carotide interne.
EP, épiglotte.
GH, nerf grand hypoglosse.
GS, nerf grand sympathique.
JI, veine jugulaire interne.
LS, nerf laryngé supérieur.
ON, orifice postérieur des fosses nasales.
P, paroi du pharynx rétractée.
PG, nerf pneumogastrique.
SP, nerf spinal.
TE, saillie formée par la trompe d'Eustache.
VP, voile du palais.

ryngienne inférieure, les palatines et la linguale, cette glande est à l'état normal si peu vasculaire, que c'est à peine s'il s'écoule quelques gouttes de sang après l'amygdalotomie, et l'opération peut se faire dans l'immense majorité des cas sans plus d'inconvénient à cet égard que l'avulsion d'une dent. Les choses se passent bien différemment sur une amygdale enflammée : les vaisseaux y sont très développés, et, en opérant à cette période, on fait courir au malade les risques d'une hémorrhagie parfois très grave. Un de mes élèves m'ayant demandé de lui enlever les amygdales, je lui fis observer, pour les raisons précédentes, qu'il était préférable d'attendre quelques semaines. La jeunesse ne doutant de rien, ce jeune homme pratiqua lui-même l'opération avec un amygdalotome : il en résulta une hémorrhagie qui compromit ses jours. M. Verneuil, appelé en toute hâte, se rendit maître de l'hémorrhagie en appliquant une longue pince comprenant entre ses deux branches, l'une intérieure, l'autre extérieure, toute la région tonsillaire.

Un point capital dans l'histoire de l'amygdale, c'est le rapport qu'elle affecte par sa face externe avec les gros vaisseaux et nerfs qui remplissent l'*espace maxillo-pharyngien.*

Pour bien voir cet espace ainsi que les rapports de l'amygdale, il convient de pratiquer la coupe dite *coupe du pharynx ;* de bien disséquer toutes les parties et de fendre ensuite la paroi postérieure du pharynx sur la ligne médiane (voir fig. 115) (1).

Entre la face interne de la mâchoire inférieure doublée du muscle ptérygoïdien interne et la paroi latérale du pharynx existe un espace prismatique et triangulaire dont la base est en arrière et repose sur la colonne vertébrale, dont le sommet est en avant aux attaches des muscles constricteurs. Dans cet espace se trouvent, en procédant de dedans en dehors : la carotide interne, immédiatement appliquée sur la paroi latérale du pharynx ; la veine jugulaire interne, placée en dehors de l'artère ; le pneumogastrique, placé en arrière et entre ces deux vaisseaux. On y rencontre également les nerfs : grand sympathique, grand hypoglosse, glosso-pharyngien et spinal.

L'espace maxillo-pharyngien contient aussi des ganglions lymphatiques. Lorsque ces derniers s'enflamment et suppurent, ils repoussent la carotide en dedans vers la cavité buccale. Donc, si ces abcès, par exception, viennent proéminer dans le pharynx, on peut craindre, en les ouvrant par cette voie, de blesser la carotide interne. Je crois donc utile de diviser les abcès latéraux du pharynx en deux espèces : ceux qui naissent en dedans de la carotide interne aux dépens de l'amygdale et ceux qui ont leur origine en dehors de l'artère.

On peut constater, d'après la figure 115, que l'amygdale A n'est séparée de l'artère carotide interne CI que par l'épaisseur de la paroi pharyngienne, c'est-à-dire par un plan musculeux et un plan fibreux, tous les deux fort minces.

Il est aisé de concevoir d'après cela la crainte légitime que devait jadis éprouver un chirurgien prudent, je ne dis pas à retrancher l'excédent d'une amygdale, mais à énucléer au bistouri cette glande de sa fossette. Voici ce que dit Blandin à ce sujet : « L'extirpation des amygdales doit être considérée comme une opé-

(1) Je prie le lecteur de remarquer sur la figure 115 la direction oblique ascendante de la carotide externe, et de se reporter à ce que j'ai dit en étudiant la région parotidienne relativement au point où cette artère pénètre dans la loge de la glande : il sera très utile de comparer entre elles à ce point de vue les figures 93 et 115.

ration plus que téméraire : aussi, lorsque les ganglions glandiformes ont subi une véritable hypertrophie inflammatoire, doit-on se contenter d'exciser leur partie exubérante, sur le niveau des piliers qui les circonscrivent. » Béclard citait dans ses cours un cas où l'ouverture de la carotide interne fit périr un malade opéré par un chirurgien dépourvu, sans doute, des connaissances anatomiques précédentes.

Grâce à l'instrument de Fanestock, pareil accident n'est plus à redouter. On le voudrait, qu'on ne pourrait pas atteindre la carotide interne, par la raison que la lame agit parallèlement au plan de l'artère, qui fuirait devant elle ; et d'ailleurs l'amygdalotome ne fait que ce que conseillait Blandin, il enlève la partie exubérante de l'amygdale. J.-L. Petit avait imaginé le *pharyngotome* pour pratiquer avec plus de sécurité l'ouverture des abcès de la glande.

Il n'est pas rare de voir l'amygdale affectée de tumeurs épithéliales, cancéreuses ou syphilitiques. Il faut savoir que ces tumeurs, en s'ulcérant, peuvent atteindre la carotide interne et déterminer une mort subite par hémorrhagie, ce que Lasègue m'a dit avoir observé en juillet 1874 sur un malade de son service atteint d'une ulcération syphilitique.

Portion laryngienne du pharynx.

Étendue de l'épiglotte et de la base de la langue au bord inférieur du cartilage cricoïde, cette portion a la forme d'un cylindre complet, formé en avant par la face postérieure du larynx. La portion laryngienne mesure de 5 à 6 centimètres de hauteur. Elle va se rétrécissant de haut en bas pour constituer le sommet de l'entonnoir pharyngien, et ne mesure plus que 14 millimètres de diamètre dans le point où elle se continue avec l'œsophage.

La portion laryngienne ne prête à aucune considération spéciale, si ce n'est que les corps étrangers qui s'y arrêtent peuvent déterminer une asphyxie immédiate, ainsi que je l'ai dit plus haut.

Structure du pharynx.

Les diverses couches dont se compose le pharynx au point de vue topographique sont de la plus grande simplicité. On ne peut s'en rendre bien compte que sur une coupe horizontale.

Elles se présentent successivement dans l'ordre suivant, en procédant de la surface intérieure vers la surface extérieure du pharynx :

1° Une couche muqueuse, M ;
2° Une couche glanduleuse, CG ;
3° Une couche fibreuse appelée aponévrose pharyngienne, AP ;
4° Une couche musculaire, CM ;
5° Une couche fibro-celluleuse, CF.

Au-dessous de ces couches, qui constituent la paroi pharyngienne, se trouvent une couche fort importante de tissu conjonctif lâche et lamelleux (CC), et plus profondément l'aponévrose prévertébrale (AV), les muscles prévertébraux (MP) et le corps de la deuxième vertèbre cervicale, sur lesquels repose le pharynx.

Le pharynx, au point de vue topographique, est donc composé de cinq couches successives séparées de la colonne vertébrale par une couche lamelleuse

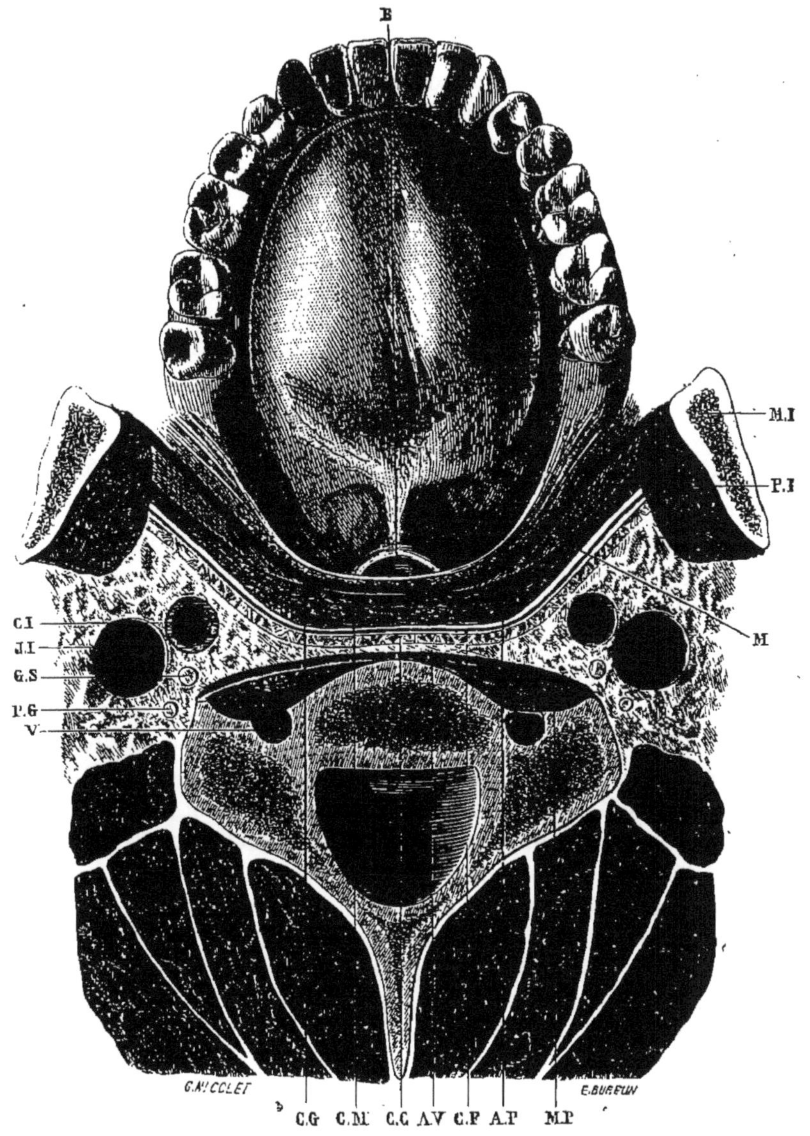

Fig. 116. — *Coupe horizontale du pharynx pratiquée au niveau de la portion buccale* (*les couches qui composent la paroi pharyngienne ont été écartées les unes des autres*).

AP, couche fibreuse ou aponévrotique pharyngienne.
AV, aponévrose prévertébrale.
CC, couche celluleuse rétro-pharyngienne.
CF, couche cellulo-fibreuse recouvrant la face externe des muscles.
CG, couche glanduleuse.
CI, carotide interne.
CM, couche musculaire.
E, épiglotte.
GS, nerf pneumogastrique.
JI, jugulaire interne.
M, muqueuse du pharynx.
MI, os maxillaire inférieur.
MP, muscles prévertébraux.
PG, nerf grand sympathique.
PI, ptérygoïdien interne.
V, artère vertébrale.

très lâche de tissu conjonctif, sorte de grande cavité séreuse dont l'existence s'explique par les mouvements incessants d'abaissement et d'élévation que le pharynx exécute au devant de la colonne vertébrale.

Lorsque cette couche de tissu conjonctif s'enflamme, il en peut résulter la formation d'un abcès auquel on donne le nom d'*abcès rétro-pharyngien*. On comprend tout de suite la gravité des symptômes auxquels donne lieu cette collection purulente, par suite de son voisinage avec les voies respiratoires. Tantôt l'abcès repousse en avant la paroi pharyngienne, qui bombe vers la bouche, ou bien il vient faire saillie sur les parties latérales du cou. Il peut descendre le long de la colonne vertébrale, car ce tissu cellulaire forme au devant des vertèbres une couche continue jusqu'au coccyx. Toutefois cette migration du pus se produit plus ordinairement dans les abcès froids, dans ceux qui sont consécutifs à une tumeur blanche des articulations de la tête avec le cou, *mal sous-occipital*.

J'ai peu de chose à dire en particulier, au point de vue chirurgical, sur chacune des couches qui constituent le pharynx.

La muqueuse présente des caractères différents, suivant qu'on l'examine dans les portions nasale, buccale et laryngienne.

Elle est épaisse et rougeâtre dans la portion nasale. J'ai insisté déjà sur le bourrelet qu'elle forme autour du pavillon de la trompe d'Eustache, par laquelle elle se continue avec la muqueuse de la caisse du tympan.

La muqueuse pharyngienne présente une aptitude remarquable aux ulcérations et aux inflammations chroniques. Rien de plus commun que le catarrhe naso-pharyngien. Il est la cause ordinaire des obstructions de la trompe d'Eustache, et bon nombre d'otites moyennes ne reconnaissent d'autre cause que la propagation du catarrhe naso-pharyngien à la muqueuse de la caisse. M. le docteur de la Bellière a rattaché la production de l'otite des tuberculeux à cette origine, et je partage complètement son opinion. Aussi est-il utile d'instituer chez les phthisiques avec le traitement général un traitement local, afin de rendre plus rare un accident qui, indépendamment de la douleur, affecte profondément le moral des malades.

Le meilleur mode de traitement du catarrhe naso-pharyngien consiste à faire pénétrer des liquides médicamenteux dans la portion nasale du pharynx. Pour cela il suffit de faire passer un courant d'eau par l'une des narines pendant que le malade suspend sa respiration. Le liquide passe au-dessus du voile du palais tendu, et ressort par l'autre narine après avoir complètement nettoyé tout l'appareil olfactif.

La muqueuse de la portion buccale du pharynx est plus mince et moins colorée que celle de la portion précédente. Elle est pâle et plissée dans la portion laryngienne.

La *couche glanduleuse* est d'une épaisseur remarquable. Ce sont les glandes qui donnent à la muqueuse son aspect grenu et chagriné. Leur inflammation produit une variété particulière d'angine, l'angine glanduleuse.

La *couche fibreuse*, insérée en haut à l'occipital et au rocher, constitue la charpente du pharynx, auquel elle donne une certaine résistance. Libre en haut par sa surface externe, où elle apparaît sous la forme d'une surface blanche quadrilatère, elle est bientôt recouverte par les constricteurs du pharynx, qui y prennent insertion. Sa surface interne adhère intimement aux deux couches précédentes, ainsi qu'à la face externe de l'amygdale, à laquelle elle forme une sorte de loge.

La *couche musculaire* constitue la partie fondamentale du pharynx. Elle se compose des trois constricteurs imbriqués l'un sur l'autre, en procédant de l'inférieur, qui est le plus périphérique, au supérieur, qui est le plus interne. Il faut ajouter le stylo-pharyngien, le pharyngien-staphylin, et aussi le petit muscle amygdalo-glosse, qui double l'amygdale. Ce sont ces muscles qui impriment au pharynx les mouvements brusques d'ascension en vertu desquels il se porte à la rencontre du bol alimentaire. Les muscles peuvent être contracturés dans le tétanos aigu et opposer un obstacle insurmontable à tout mouvement de déglutition.

La couche musculaire est recouverte en arrière d'une toile cellulo-fibreuse, beaucoup moins résistante, il est vrai, que la couche fibreuse propre, mais qui n'en constitue pas moins un feuillet facilement isolable, en sorte que les muscles sont compris dans une véritable gaine fibreuse.

Les *artères* du pharynx proviennent principalement de la pharyngienne inférieure, branche de la carotide externe; les palatines fournissent aussi quelques rameaux. Il en est de même des artères thyroïdiennes, qui abandonnent plusieurs filets à la portion laryngienne.

Les *veines* se rendent à la jugulaire interne.

Les *lymphatiques* sont nombreux et aboutissent : les uns aux ganglions sous-maxillaires, les autres aux ganglions rétro-pharyngiens.

Les *nerfs* proviennent du glosso-pharyngien et du rameau pharyngien du pneumogastrique, lequel rameau a pour origine réelle le nerf spinal.

DEUXIÈME SECTION

DU RACHIS

Velpeau et Blandin ont décrit le *rachis* à propos de chacune des parties avec lesquelles il est en connexion et n'ont pas jugé à propos d'en présenter une étude d'ensemble. Cette dernière étude est cependant indispensable. Sans doute, à propos du cou, je décrirai la région de la nuque et le plan osseux qui fait le fond de la région, de même qu'aux lombes je présenterai une description spéciale de la région lombaire : mais il est certains détails d'une haute importance, les courbures, par exemple, qui ne peuvent être signalés qu'en envisageant la colonne vertébrale à un point de vue général. J'en dirai autant du canal rachidien, de la moelle et de ses enveloppes, qu'on ne doit pas étudier par fragments.

Je n'ai pas besoin d'ajouter que je me place dans cette étude au point de vue exclusivement chirurgical.

Le *rachis*, ou *région rachidienne*, se compose de plusieurs parties. La première est une colonne osseuse sur laquelle repose la tête à la manière d'un chapiteau, et qui repose elle-même sur le bassin et les membres inférieurs : c'est la *colonne vertébrale*. Cette colonne est creusée d'un canal, *canal rachidien*, lequel renferme la *moelle épinière* et ses *enveloppes*. J'aurai donc à étudier dans trois chapitres successifs : la colonne vertébrale ; le canal vertébral ; la moelle épinière et ses enveloppes. Un quatrième chapitre contiendra le développement du rachis.

CHAPITRE Ier

De la colonne vertébrale.

La *colonne vertébrale* est formée par l'assemblage d'une série de pièces osseuses, reliées entre elles par des disques fibro-cartilagineux. Les pièces osseuses portent le nom de *vertèbres*. Celles-ci sont divisées en *vraies* et *fausses* vertèbres. Les premières restent toujours indépendantes, si ce n'est chez de rares sujets et dans l'extrême vieillesse ; les secondes se soudent au contraire les unes aux autres de bonne heure et forment deux os, le *sacrum* et le *coccyx*.

La colonne vertébrale est divisée en quatre portions désignées sous les noms de : cervicale, dorsale, lombaire et sacrée : — 7 vertèbres forment la première portion ; — 12, la deuxième ; — 5, la troisième ; — le sacrum et le coccyx forment la quatrième. — Le sacrum résulte lui-même de l'union de 5 vertèbres et le coccyx de 4, ce qui porte à 33 le nombre total des pièces osseuses qui entrent dans la composition de la colonne vertébrale.

Les vertèbres sont unies entre elles de la façon la plus intime : aussi leur disjonction ne se produit-elle que sous l'influence d'une extrême violence, à moins qu'elles ne soient préalablement altérées par la maladie.

Chaque vertèbre se compose d'un *corps* et d'une *masse apophysaire*. Ces deux parties sont reliées entre elles par une portion rétrécie appelée *pédicule*, lequel présente à ses faces supérieure et inférieure une échancrure. En s'unissant avec celles des vertèbres placées au-dessus et au-dessous, ces échancrures forment les *trous de conjugaison* par lesquels sortent les nerfs rachidiens.

Les vertèbres s'unissent par leurs corps et par leurs masses apophysaires.

L'union des corps se fait par amphiarthrose ; il existe deux ligaments périphériques et un ligament interosseux sur lequel je reviendrai dans un instant.

Les masses apophysaires s'unissent : 1° par les apophyses articulaires : cette articulation est une arthrodie, et les surfaces sont maintenues par une capsule fibreuse peu résistante ; 2° par les lames, à l'aide de ligaments appelés *ligaments jaunes élastiques ;* 3° par les apophyses épineuses, à l'aide d'un cordon fibreux étendu de la sixième vertèbre cervicale au sacrum, appelé *ligament sus-épineux ;* 4° par des ligaments interépineux, remplacés au cou par des muscles.

L'articulation des côtes avec la portion dorsale de la colonne vertébrale contribue encore à sa solidité.

Les deux premières vertèbres cervicales, l'atlas et l'axis, présentent des caractères particuliers et des articulations spéciales que j'étudierai avec la région de la nuque, dont elles font réellemeat partie.

Le plus puissant moyen d'union de la colonne vertébrale est le *disque fibro-cartilagineux* interposé entre chaque corps vertébral et le corps adjacent. Je dois, vu son importance au point de vue physiologique et pathologique, entrer dans quelques détails sur la disposition de ce ligament.

Le disque fibro-cartilagineux, ligament intervertébral, a la forme d'une lentille biconvexe. Si on le coupe transversalement, on constate qu'il présente à son intérieur, en un point plus rapproché de la face postérieure, une portion molle, presque liquide, tandis que la périphérie est formée de fibres blanches, brillantes, disposées sous forme d'anneaux concentriques. Les fibres s'insèrent aux faces des vertèbres situées au-dessus et au-dessous, et cette insertion est tellement solide que, dans les écrasements de la colonne vertébrale ou dans les fractures indirectes, le tissu osseux cède en général plutôt que le ligament. Les disques intervertébraux paraissent être soumis à une compression permanente, car, si l'on pratique une coupe antéro-postérieure de la colonne vertébrale, ils font hernie en dehors du plan de section.

Leur hauteur est très variable suivant la région. Elle atteint les plus grandes dimensions à la région lombaire, diminue insensiblement jusque vers le milieu de la région dorsale, puis augmente de nouveau à la région cervicale.

Leur épaisseur n'est pas la même en avant et en arrière. Aux régions cervicale et lombaire, le disque est presque de moitié plus épais en avant, d'où la courbure à convexité antérieure que présentent ces deux régions ; à la région dorsale, la courbure vertébrale ne dépend plus de la différence de hauteur des disques, mais des vertèbres elle-mêmes, dont le corps est plus élevé en arrière qu'en avant.

Les éléments qui les composent sont des fibres de tissu cellulaire, des fibres élastiques et des cellules de cartilage. Les fibres du tissu cellulaire et les fibres élastiques se réunissent en faisceaux, forment des lames fibreuses et des lames élastiques circulaires qui s'emboîtent alternativement du centre à la circonférence.

La colonne vertébrale proprement dite se compose donc essentiellement d'une série de 24 pièces osseuses superposées, séparées les unes des autres par 23 disques fibro-cartilagineux très élastiques qui, tout en fixant solidement entre elles les pièces osseuses, leur permettent néanmoins un certain degré de mobilité. Ces deux éléments, osseux et fibro-cartilagineux, sont loin d'entrer pour la même proportion dans la composition de la colonne vertébrale. Les vertèbres forment environ les quatre cinquièmes de la hauteur totale. Ce rapport paraît du reste varier dans des proportions suffisantes pour qu'il soit impossible, en médecine légale, étant donné le squelette d'un individu, de dire exactement quelle était sa taille.

En avant et en arrière des corps vertébraux courent deux grands ligaments appelés *ligaments vertébraux communs*, ou encore *surtouts ligamenteux*, qui vont : l'antérieur, du corps de l'axis au sacrum ; le postérieur, du trou occipital au canal sacré. Quoique n'étant pas doués d'une très grande résistance, les surtouts vertébraux suffisent, dans certains broiements de la colonne vertébrale, à maintenir les fragments qui s'y trouvent emprisonnés comme des coquilles de noix dans un sac, si bien que sur le cadavre on ne se rend pas tout d'abord compte du degré de la lésion en ouvrant les cavités thoracique ou abdominale.

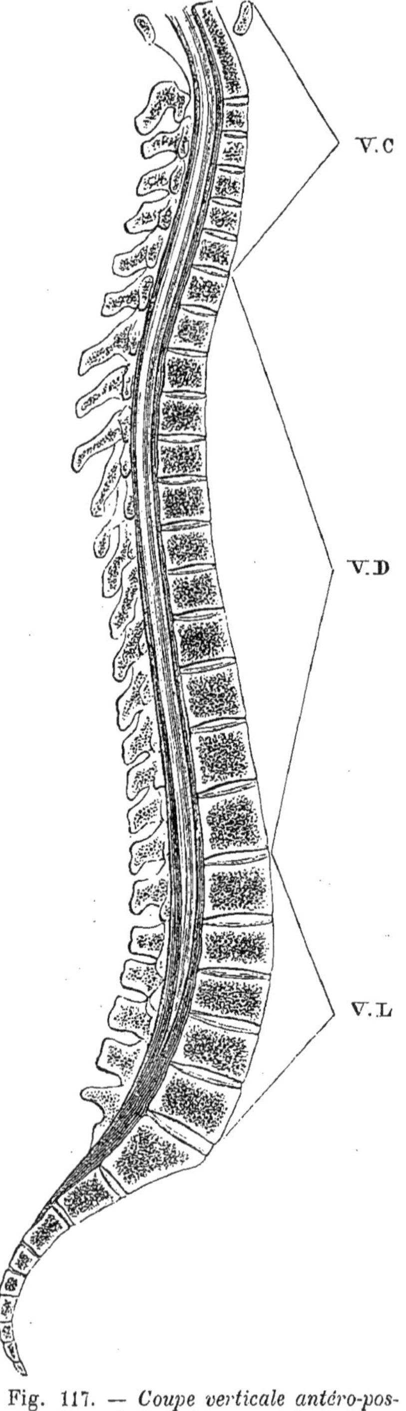

Fig. 117. — *Coupe verticale antéro-postérieure de la colonne vertébrale* ($\frac{1}{3}$ nature : femme).

VC, vertèbres cervicales. — VD, vertèbres dorsales. — VL, vertèbres lombaires.

Ainsi constituée, la colonne vertébrale nous apparaît comme une longue tige flexible, élastique, représentant environ le tiers de la hauteur totale du sujet. Cette hauteur varie peu, en sorte que la différence dans la taille tient surtout à la différence de longueur des membres inférieurs. On compte généralement 15 centimètres pour la région cervicale, 30 pour la région dorsale et 16 pour la région lombaire. Large et aplatie au niveau de l'axis, la colonne vertébrale se rétrécit jusqu'aux premières dorsales : là elle s'arrondit pour devenir presque cylindrique, et s'élargit ensuite de plus en plus jusqu'au sacrum, pour se rétrécir de nouveau et se terminer par la pointe du coccyx.

La colonne vertébrale présente à considérer quatre faces : une antérieure, une postérieure et deux latérales.

Face antérieure. — La face antérieure, creusée de gouttières transversales qui lui donnent un aspect noueux, est profondément située et recouverte par les divers organes du cou, du thorax et de l'abdomen. Elle est cependant accessible à l'exploration chirurgicale en plusieurs endroits : au cou, par exemple (voir figures 113 et 114), il est très facile de toucher du doigt par la bouche les premières vertèbres cervicales. Je rappelle que le tubercule de l'arc antérieur de l'atlas se trouve situé à peu près exactement sur le prolongement de la voûte palatine ; il faut, pour bien explorer cette partie, faire regarder le malade en face, sinon les masses latérales de l'atlas se présentent au doigt et peuvent tromper le chirurgien. Le corps de l'axis est également d'un accès très facile, Celui de la troisième cervicale peut aussi être exploré par la bouche, mais il me paraît difficile d'atteindre le corps de la quatrième, qui est situé au-dessous du niveau de l'épiglotte. Les fractures et les luxations des premières vertèbres cervicales pourront donc être reconnues par le toucher buccal.

Le toucher rectal permettra d'apprécier exactement l'état de la courbure sacrée, la présence de tumeurs développées à ses dépens ou dans son voisinage. On reconnaîtra de cette façon les lésions du coccyx. Une femme qui avait reçu un coup de pied à cet endroit y éprouvait des douleurs assez vives pour la forcer d'entrer dans mon service à Saint-Antoine. Je trouvai une luxation du coccyx en avant et je la réduisis presque en même temps que je fis le diagnostic : la douleur disparut instantanément.

Sur certains sujets maigres, on peut encore, en déprimant les parois abdominales, sentir la face antérieure de la colonne lombaire. C'est de cette façon qu'on arrive à comprimer l'aorte.

On trouve au devant de la colonne vertébrale, en procédant de haut en bas : les muscles prévertébraux, recouverts par l'aponévrose prévertébrale; le pharynx et l'œsophage. La carotide primitive repose sur le tubercule antérieur de l'apophyse transverse de la sixième vertèbre cervicale et peut y être comprimée, ainsi que l'a fait remarquer Chassaignac. Entre le pharynx et la colonne vertébrale existent des ganglions lymphatiques sur lesquels M. Gillette a appelé l'attention dans ces derniers temps et qui seraient le plus souvent, d'après lui, le point de départ des abcès rétro-pharyngiens idiopathiques (voir le chapitre : *Ganglions lymphatiques du cou*). A la région dorsale on trouve : le canal thoracique, qui passe de droite à gauche pour aller s'ouvrir au niveau du confluent des veines jugulaire interne et sous-clavière gauches ; les artères intercostales droites, l'aorte descendante, la grande veine azygos, placée en avant des artères intercostales, qu'elle croise à angle droit; la petite azygos, occupant le côté gauche de la colonne vertébrale, qu'elle abandonne vers le milieu de la région dorsale pour se porter à droite en passant en arrière de l'aorte et se jeter dans la grande azygos; le cordon du grand sympathique.

Dans la cavité abdominale, la colonne vertébrale est recouverte directement par les piliers du diaphragme, qui se continuent avec le surtout ligamenteux antérieur et s'attachent solidement aux corps des vertèbres ainsi qu'aux disques intervertébraux. Le pilier droit, qui est le plus volumineux, descend jusqu'à la troisième vertèbre lombaire; le gauche ne dépasse pas la deuxième. On y trouve : l'aorte abdominale et les artères lombaires, la veine cave inférieure, les insertions du mésentère, les ganglions lymphatiques et l'origine du canal thoracique ou réservoir de Pecquet, situé au devant de la deuxième vertèbre lombaire.

A la région sacrée antérieure, on trouve l'artère sacrée moyenne, les sacrées latérales, le muscle pyramidal, les nerfs sacrés et, médiatement, le rectum.

La face antérieure de la colonne vertébrale est dans toute son étendue recouverte d'une couche de tissu cellulaire lâche et lamelleux qui permet au pus de descendre de la région cervicale à la région sacrée quand il chemine sur la ligne médiane.

Face postérieure. — La face postérieure de la colonne vertébrale présente sur la ligne médiane une crête formée par la série des apophyses épineuses reliées entre elles par les ligaments sus-épineux. De chaque côté de la crête existent deux gouttières limitées par les lames vertébrales et par les apophyses articulaires et transverses.

La crête épineuse présente dans les diverses régions des différences importantes à noter. Je rappellerai d'abord que les apophyses épineuses dorsales sont fortement inclinées en bas et imbriquées l'une sur l'autre. L'apophyse épineuse de l'axis est très saillante et se sent au fond de la gouttière de la nuque; celles des troisième, quatrième et cinquième vertèbres, ne se sentent nullement, tandis que la sixième et surtout la septième vertèbres cervicales font sous la peau une saillie qui a valu à cette dernière le nom de *proéminente*. Il résulte de là que l'exploration des vertèbres cervicales intermédiaires à la deuxième et à la sixième est fort difficile : on ne les sent pas à travers la peau, recouvertes qu'elles sont par le ligament cervical postérieur. J'ai dit plus haut que le doigt arrivait difficilement à la quatrième par la cavité buccale : aussi le diagnostic des fractures ou des luxations des quatrième et cinquième vertèbres cervicales présente-t-il de grandes difficultés; il ne peut guère être établi qu'à l'aide de signes indirects, tels que l'immobilisation absolue du cou, une sorte d'affaissement, de raccourcissement de cette région, et surtout la paralysie due à une lésion de la moelle. La hauteur où monte la paralysie sert également au diagnostic : c'est un point que j'étudierai plus loin.

Les apophyses épineuses sont situées sur une même ligne verticale (je fais abstraction ici de la légère courbure physiologique que décrit l'ensemble de la ligne). S'il en existe d'un peu plus saillantes les unes que les autres, il n'y en a pas en général une seule hors rang. En conséquence, si l'on trouve une ou deux apophyses déviées latéralement, c'est que le corps vertébral tout entier a subi un mouvement de rotation en sens inverse, qu'il est luxé, ou, ce qui est infiniment plus vraisemblable, qu'il existe une fracture, soit du pédicule, soit des lames ou simplement de l'apophyse épineuse elle-même. Généralement, dans ce dernier cas, on peut saisir l'apophyse épineuse avec les doigts, lui imprimer des mouvements, obtenir la mobilité anormale et la crépitation.

Il faut savoir toutefois que certains sujets présentent des apophyses épineuses déviées physiologiquement d'un côté ou de l'autre, et tenir grand compte de ce fait dans le diagnostic. D'ailleurs l'intensité de la douleur dans un point limité et souvent des phénomènes du côté de la moelle laisseront rarement des doutes dans l'esprit du praticien.

On éprouve presque toujours une certaine difficulté à reconnaître exactement sur quelle vertèbre porte la lésion, même dans les régions dorsale et lombaire, où les apophyses sont saillantes. On peut les compter en partant de la septième cervicale, mais le ligament sus-épineux égalise les saillies dans la région dorsale et le doigt ne les distingue pas bien. On peut aussi compter en partant de bas en haut, et je signalerai à cet égard qu'une ligne horizontale passant par les deux crêtes iliaques, qui sont toujours appréciables au toucher, tombe sur l'apophyse épineuse de la quatrième vertèbre lombaire.

La crête épineuse présente des courbures régulières qui sont celles de la colonne vertébrale, mais elle n'offre pas d'angle ni rentrant ni saillant. L'existence de ces saillies partielles de l'épine fournit les renseignements les plus précieux pour le diagnostic. C'est le seul moyen de reconnaître si les corps vertébraux ont diminué de hauteur ou s'ils sont déviés de leur direction normale. L'étendue de ces saillies est nécessairement en rapport avec le degré d'altération des corps vertébraux.

Ou la crête est plus saillante qu'à l'état normal, ou elle est déprimée. Dans le premier cas, elle offre deux formes distinctes : tantôt la *bosse* est pointue, anguleuse, ogivale; d'autres fois elle est arrondie, cintrée. Ces deux formes correspondent à deux affections différentes de la colonne vertébrale : la forme anguleuse prouve que les corps vertébraux se sont affaissés, ont disparu ; elle est caractéristique du *mal de Pott;* la forme arrondie, au contraire, témoigne qu'un certain nombre de vertèbres sont déviées, incurvées, diminuées de hauteur dans le sens de la flexion, mais non détruites ; elle est caractéristique des déviations rachitiques.

Lorsque, dans le mal de Pott, une ou deux vertèbres seulement sont atteintes, la déviation anguleuse est tellement nette qu'il n'y a pas d'erreur possible. Mais, si un certain nombre de vertèbres sont affaissées, la courbe s'étend sur une plus grande hauteur et la distinction établie précédemment est moins évidente ; on trouve cependant généralement vers le centre de la gibbosité une ou deux apophyses épineuses plus proéminentes. D'ailleurs la douleur, l'existence d'abcès par congestion et souvent des troubles du côté de la moelle, suffiront à établir le diagnostic avec une déviation rachitique.

Au début de l'affection, il est souvent difficile de reconnaître l'existence d'un mal de Pott ; cependant, quand un enfant présentera une certaine gêne dans la marche, des douleurs vagues, nocturnes, etc., quand, au lieu de se courber pour ramasser un objet à terre, il commencera par se mettre instinctivement à genoux, afin de ne pas imprimer de mouvement de flexion à sa colonne, craignez un mal de Pott, et, si vous constatez la plus légère saillie de l'une des apophyses épineuses, affirmez qu'il existe.

Quant à reconnaître si la déformation est le résultat d'une ostéite, d'une carie, d'une nécrose, d'une tuberculose, d'une arthrite vertébrale, ou bien si la lésion porte plus spécialement sur les corps vertébraux ou sur les disques fibro-cartilagineux, aucun signe ne nous le permet.

Dans le second cas, si la crête épineuse est déprimée, s'il existe à la suite d'un traumatisme un enfoncement d'une ou de plusieurs apophyses, ou bien le corps d'une vertèbre a glissé sur l'autre et s'est luxé, ou, ce qui est plus probable, les lames sont fracturées et enfoncées vers le canal rachidien. Dans ce dernier cas, la moelle pourra se trouver déchirée ou comprimée, et il en résultera une paralysie dont l'étendue sera en rapport avec la hauteur du point fracturé.

L'enfoncement des lames vertébrales soulève un point de pratique grave et d'une solution difficile. Y a-t-il simplement compression de la moelle ou bien contusion et déchirure? Une dépression au niveau du point fracturé avec paralysie serait de nature à faire croire à une compression et engagerait à relever les lames enfoncées. Mais je considère le diagnostic comme à peu près impossible. J'ai pratiqué jadis à Bicêtre la trépanation du rachis sur la région lombaire dans les conditions que je viens de rappeler; je relevai deux lames enfoncées, mais sans résultat; l'autopsie ne tarda pas à démontrer que la moelle était complètement divisée. Je pense que, dans les fractures de la colonne vertébrale accompagnées de paralysie, le plus sage est de ne pas intervenir par une opération, surtout immédiatement, à moins de circonstances très exceptionnelles.

Les gouttières vertébrales, larges et peu profondes à la région cervicale, sont étroites et excavées à la région dorsale, ainsi qu'à la région lombaire; les gouttières sacrées sont à peine marquées.

Elles sont remplies par les muscles dits des gouttières vertébrales, et principalement par la masse sacro-lombaire, composée elle-même du sacro-lombaire, du long dorsal et du transversaire épineux. Ces muscles, très puissants, sont destinés à maintenir la colonne vertébrale étendue, à s'opposer à sa flexion et à son incurvation latérale. La mobilité de la masse sacro-lombaire est très probablement la cause la plus fréquente de la scoliose.

Les corps étrangers, les projectiles de guerre, peuvent se loger dans les gouttières vertébrales et échapper aux recherches du chirurgien.

Les gouttières sont symétriques à l'état normal; elles cessent de l'être dans la scoliose.

Au fond des gouttières se trouvent les lames vertébrales reliées entre elles par les ligaments jaunes élastiques. Les lames sont écartées l'une de l'autre dans les régions cervicale et lombaire, rapprochées et imbriquées dans la région dorsale. Il résulte de cette disposition une gravité spéciale pour les plaies des deux premières régions. Un instrument piquant pourra, en effet, pénétrer jusque sur la moelle à travers l'écartement des lames, tandis qu'il sera arrêté par elles dans la région dorsale. La pénétration se fera d'autant mieux que le sujet sera dans la flexion, attitude qui augmente l'écartement. Les plaies de la moelle sont d'autant plus graves qu'elles siègent plus haut, et elles atteignent leur maximum de gravité entre l'occipital et l'atlas, où se trouve le *nœud vital*. Dans la flexion, l'écartement est tel qu'un instrument piquant ou tranchant peut pénétrer d'emblée dans le canal rachidien sans intéresser les os. J'ai vu autrefois dans le musée de l'École de médecine de Caen, alors que j'y étais étudiant, le squelette d'un guillotiné sur lequel le couteau n'avait pas laissé de trace.

Les lames se rapprochent beaucoup dans l'extension de la tête en même temps que la saillie de l'occipital protège la région contre les corps vulnérants, et c'est sans doute pour obtenir ce résultat que l'homme craignant un choc sur ce point porte instinctivement la tête dans l'extension et remonte les épaules.

Faces latérales. — Les faces latérales de la colonne vertébrale sont inaccessibles à l'exploration. Elles présentent : les apophyses transverses, les apophyses articulaires, le pédicule des vertèbres et les trous de conjugaison, qui vont grandissant de haut en bas ; la région dorsale présente de plus les facettes articulaires pour l'articulation des côtes. Une fracture partielle de la colonne vertébrale, une tumeur développée au voisinage des trous de conjugaison, pourraient comprimer l'un des troncs nerveux qui les traversent et déterminer une paralysie, mais celle-ci serait partielle et unilatérale.

Les abcès par congestion de la colonne vertébrale ont le plus souvent pour point de départ les faces latérales. M. Bourjot Saint-Hilaire a établi que dans ces cas le pus suivait toujours le trajet des nerfs, ce qui est fréquent, mais pas aussi absolu que l'a avancé cet auteur.

Sur les faces latérales du cou on trouve l'artère vertébrale, qui passe dans le canal ostéo-musculaire de la base des apophyses transverses, et à la région lombaire des insertions du muscle psoas, dont la gaine sert souvent de conducteur aux abcès par congestion.

Direction de la colonne vertébrale. — La colonne vertébrale n'est pas rectiligne. Elle présente des courbures antéro-postérieures et une courbure latérale.

En procédant de haut en bas, les courbures antéro-postérieures sont alternativement convexes et concaves en avant : région cervicale convexe, région dorsale concave, région lombaire convexe, région sacrée concave (fig. 117).

Les courbures physiologiques antéro-postérieures résultent-elles de la constitution même de la colonne vertébrale ou sont-elles acquises ?

La plupart des auteurs admettent que la colonne vertébrale du nouveau-né ne présente aucune courbure. En effet, étendu sur une table, le rachis semble tout à fait rectiligne. Voici comment les courbures se formeraient, d'après Malgaigne. Quand l'enfant commence à se tenir droit, soit assis encore sur le bras de sa nourrice, soit dans la station et la marche, le poids de la tête et des parties supérieures du tronc force la colonne à fléchir ; elle affecte naturellement la courbure antérieure qu'elle présentait dans l'utérus : elle s'infléchit en avant. Mais, comme elle ne saurait beaucoup s'écarter en ce sens de la perpendiculaire sans compromettre l'équilibre, les muscles agissent instinctivement pour la redresser ou l'infléchir en sens contraire, d'où la production des deux courbures de compensation placées au-dessus et au-dessous de la courbure primitive et dirigée en sens inverse, la cervicale et la lombaire.

Les courbures étant, dans le très jeune âge, le résultat du poids de la tête et de la contraction musculaire, s'effacent avec la disparition des causes qui les produisent, c'est-à-dire dans l'attitude horizontale, mais peu à peu surviennent dans le squelette et dans les disques vertébraux des modifications qui les rendent permanentes.

Telle est la théorie des courbures antéro-postérieures du rachis généralement acceptée et qui paraît assez vraisemblable.

Cependant M. Pierre Bouland, ayant étudié à nouveau la question, est arrivé à des conclusions opposées. Pour lui, les courbures antéro-postérieures, les deux supérieures au moins, seraient originelles et tiendraient à l'organisation même de la colonne vertébrale. M. Bouland s'est servi du procédé employé par les frères Weber pour déterminer les courbures chez l'adulte : il a emprisonné des colonnes vertébrales d'enfants de divers âges dans du plâtre et a pratiqué ensuite sur le tout des sections verticales antéro-postérieures.

Les conclusions de M. P. Bouland sont qu'à la naissance le rachis humain présente :

1° Une courbure cervicale à convexité antérieure dont la corde est, en moyenne, de 42^{mm}, et la flèche de 2^{mm},05;

2° Une courbure dorsale à concavité antérieure, formée par les 10 ou 11 premières vertèbres dorsales, ayant une corde de 78^{mm},05 et une flèche de 4^{mm},24;

3° Enfin quelquefois une courbure lombaire à convexité antérieure, qui fait le plus souvent défaut. D'après l'auteur, ces courbures portent exclusivement sur les corps vertébraux, et non sur la masse apophysaire; elles résultent d'une différence de hauteur en avant, et en arrière des noyaux d'ossification.

Il n'est pas douteux que, chez l'adulte, les courbures antéro-postérieures soient le résultat de la différence de hauteur en avant et en arrière, soit des corps vertébraux, soit des disques fibro-cartilagineux. La conclusion des expériences des frères Weber a été qu'aux lombes et au cou elles tiennent à la forme des cartilages, tandis qu'au dos la courbure dépend principalement de la forme en coin des vertèbres. C'est à tort que Hirschfeld avait fait jouer ce rôle aux ligaments jaunes qui relient entre elles les lames vertébrales.

Un fait physiologique intéressant, c'est que la taille diminue sous l'influence de la station debout prolongée. Elle diminuerait de 13 à 14 millimètres, au dire de Malgaigne, et même davantage, d'après Cruveilhier. Des conscrits ont pu être réformés pour insuffisance de taille après avoir fait une longue marche en portant un fardeau sur les épaules. On attribue cette diminution de la taille à l'affaissement des disques intervertébraux et à l'augmentation des courbures antéro-postérieures, dernière hypothèse qui est de beaucoup la plus vraisemblable. J'en trouve une troisième dans le livre de M. Paulet : le tassement du coussinet adipeux plantaire, qui ne me paraît pas devoir jouer un rôle bien considérable.

La courbure dorsale peut être tellement exagérée qu'elle constitue une *gibbosité*. On donne à cette déformation le nom de *cyphose*. J'ai indiqué plus haut le caractère qui différencie la cyphose rachitique de celle qui est due au mal de Pott. J'ajouterai que certains travaux, obligeant à tenir le tronc constamment fléchi, la culture de la vigne, par exemple, amènent à la longue une véritable gibbosité. Il en est de même de la faiblesse, de la débilité musculaire chez certains convalescents. Une contracture des muscles fléchisseurs du tronc, des muscles abdominaux, produirait également une cyphose ; une paralysie des extenseurs amènerait le même résultat. La déviation antéro-postérieure détermine nécessairement la production de courbures de compensation dans les régions situées au-dessus et au-dessous du point dévié.

Il est rare de voir la moelle comprimée à la suite des déviations vertébrales même les plus prononcées. La compression ne se produit d'ailleurs que dans le mal de Pott, et même alors elle est plus souvent le résultat d'abcès ou d'inflammation des membranes : ainsi peut-on comprendre ce phénomène singulier de la disparition d'une paraplégie dans le cours d'un mal vertébral.

Quelle conduite faut-il tenir à l'égard des sujets atteints du mal de Pott? Il ne me paraît pas utile de chercher le redressement dans la grande majorité des cas : on pourrait ainsi retarder la cicatrisation des vertèbres malades, et c'est par ce mécanisme que s'opère la guérison. Depuis quelques années on a appliqué au traitement du mal de Pott le corset de Sayre (1), mais il n'est indiqué, ce me semble, que lorsqu'il existe une paralysie plus ou moins complète, et même alors son utilité n'est-elle pas démontrée pour tous les chirurgiens. Convient-il de maintenir les malades dans le décubitus horizontal ou de permettre la marche? On ne saurait formuler une règle absolue à cet égard, certains malades devant être maintenus au lit, en raison de leur faiblesse et des douleurs qu'ils ressentent. Cependant, si l'on songe que l'état général joue un grand rôle dans le traitement de la carie vertébrale et qu'il est fréquent de voir des enfants pauvres, abandonnés à eux-mêmes, parcourir heureusement toutes les phases du mal, il semble qu'il soit préférable de permettre la marche et l'exercice modéré, en recommandant toutefois l'usage d'un corset orthopédique.

Lorsque la déviation vertébrale se fait en sens inverse de la précédente, c'est-à-dire que les vertèbres, au lieu de produire une gibbositié saillante en arrière, en forment une en avant, on lui donne le nom de *lordose*. Cette déviation se tradiut sur le vivant par une forte dépression dorso-lombaire, une *cambrure*, une *ensellure*, un *ensellement*, dorso-lombaires, tels qu'on en voit, par exemple, sur certains sujets coxalgiques qui corrigent ainsi autant que possible la flexion de la cuisse sur le bassin. Cette déviation, beaucoup plus rare que la précédente, peut être le résultat d'attitudes vicieuses, de professions qui obligent à reporter le centre de gravité en arrière, de tumeurs abdominales, etc.

Indépendamment des courbures antéro-postérieures, la colonne vertébrale présente une courbure latérale. Cette-ci porte sur la région dorsale et présente presque toujours sa convexité à droite et sa concavité à gauche. Elle n'existe pas à la naissance et ne commence à apparaître que vers l'âge de 7 à 8 ans. On accepte généralement aujourd'hui que la courbure latérale est due à la présence de l'aorte sur le côté gauche de la colonne vertébrale. Ce n'est pas mon opinion. Si l'aorte produisait ce résultat, on trouverait sur la partie latérale gauche du corps des vertèbres une empreinte du vaisseau, une gouttière, mais le corps de la vertèbre et surtout la masse apophysaire ne seraient pas repoussés en totalité. Or, tracez sur le vivant une ligne en suivant le sommet des apophyses épineuses depuis la sixième cervicale jusqu'au sacrum, vous verrez qu'il existe une véritable inflexion de la colonne entière.

Pourquoi d'ailleurs l'aorte produirait-elle une gouttière à la région dorsale et n'en produirait-elle pas à la région lombaire sur la face antérieure de la colonne? Pourquoi l'aorte n'exercerait-elle pas son action sur la colonne vertébrale dans le jeune âge, alors qu'elle offre une résistance moindre (Bouvier n'a pas rencontré de courbure latérale avant l'âge de 7 ans)? Pourquoi la courbure ne serait-elle pas constante, ainsi que l'a déjà fait observer Bichat? Enfin, si la courbure était due à la pression de l'aorte, cette pression s'exercerait aussi bien dans la position horizontale que dans la position verticale : comment expliquer alors

(1) Le corset de Sayre consiste en un appareil plâtré qui enveloppe complètement le thorax et l'abdomen du sujet. Il est appliqué pendant que le malade est suspendu par la tête et les épaules de telle sorte que le poids du corps exerce une forte traction sur la colonne vertébrale. On conçoit que cette manœuvre puisse amener le dégagement de la moelle comprimée par le squelette

que le décubitus horizontal fasse disparaître dans la jeunesse l'inflexion latérale?

Ces réflexions, jointes aux faits démontrés à Béclard par l'autopsie, à savoir que la transposition de l'aorte de gauche à droite n'avait pas modifié le sens de la courbure, et que chez un gaucher, l'aorte occupant sa position normale, la colonne était courbée du côté gauche, ces réflexions, dis-je, me portent à croire que la présence de l'aorte n'est pour rien dans la production de l'inflexion latérale. Elle résulte, comme l'a dit Bichat, de l'usage plus habituel que nous faisons du bras droit. Pour maintenir l'équilibre, lorsque le bras droit porte un fardeau, nous inclinons le tronc à gauche : d'où l'inflexion latérale; celle-ci n'existe pas chez les petits enfants, parce qu'ils ne travaillent pas; et, si l'on cherchait bien, on trouverait sans doute des inflexions latérales plus ou moins développées en raison de certaines professions, de même qu'il existe des cyphoses et des lordoses professionnelles.

Quoi qu'il en soit, la colonne vertébrale possède une inflexion physiologique latérale à convexité généralement dirigée à droite. Cette inflexion peut s'exagérer au point de devenir pathologique : on lui donne alors le nom de *scoliose*. On conçoit ainsi pourquoi la scoliose est presque toujours à droite. La courbure latérale, ai-je dit, n'existe pas pendant les premières années de la vie : aussi Bouvier a-t-il constaté que la scoliose, à cette époque, a été aussi fréquente d'un côté que de l'autre, peut-être même plus fréquente à gauche.

La pathogénie de la scoliose est entourée de sérieuses difficultés, et l'accord est loin d'être fait à cet égard.

Le rachitisme, l'ostéomalacie, le mal de Pott lui-même, en affaissant la partie latérale d'une vertèbre, une cicatrice sur les côtés du thorax, sur l'épaule, etc., peuvent amener une déviation latérale du rachis : mais, outre que ces causes sont extrêmement rares, même le rachitisme, qui n'a que peu de prédilection pour la colonne vertébrale, la scoliose est alors *symptomatique*.

La vraie scoliose, la scoliose *idiopathique*, essentielle, se rencontre de préférence sur les jeunes filles, et plus souvent sur celles qui appartiennent à la classe aisée; plus souvent aussi à l'époque de la puberté, vers l'âge de 11 à 14 ans. Elle se développe sans cause apparente, sans douleur, sans trouble aucun dans la santé générale; le seul symptôme est la déviation de la taille, et l'on ne s'en aperçoit la plupart du temps qu'à la saillie de l'une des épaules, alors que déjà la déviation est irrémédiable. Aucun point du squelette ne porte trace de lésion rachitique (les deux affections peuvent à la rigueur coïncider, mais c'est très rare).

La colonne vertébrale, avons-nous vu, est une tige mobile, élastique, flexible, maintenue dans sa position par les ligaments et l'action synergique des muscles. Elle est normalement infléchie du côté droit; à un moment donné cette inflexion augmente et produit la scoliose. Comment expliquer ce phénomène? Plusieurs causes peuvent être invoquées.

1° Les pièces (vertèbres et disques) qui par leur assemblage constituent la colonne présentent un trouble de nutrition tel que leur hauteur diminue du côté gauche : il en résulte un affaissement de ce côté et une saillie exagérée du côté opposé.

2° L'appareil ligamenteux et musculaire destiné à maintenir les pièces réunies entre elles se relâche; la colonne, continuant à supporter le poids de la tête et des membres supérieurs, avec une diminution de résistance, s'affaisse et s'infléchit dans le sens de sa flexion naturelle, c'est-à-dire à droite.

3° Les gouttières vertébrales sont remplies de muscles qui par leur action synergique maintiennent la colonne dans son attitude normale; si les muscles d'un côté se raccourcissent, ils infléchissent nécessairement la tige mobile déjà normalement fléchie, sur laquelle ils s'insèrent. C'est ce qu'on observe de la façon la plus évidente dans le torticolis.

4° Le même résultat se produit, si, au lieu de la rétraction des muscles d'un côté, on en observe la paralysie avec intégrité de ceux du côté opposé; la synergie musculaire n'en est pas moins rompue.

Voilà donc quatre grandes causes qui peuvent expliquer la scoliose; chacune possède des partisans. Sans vouloir entrer dans des discussions qui seraient déplacées ici, je me contenterai de dire que les deux dernières théories, défendues par MM. J. Guérin et Duchenne (de Boulogne), n'ont pas été généralement admises. Restent les deux premières.

Lorsqu'on examine la colonne vertébrale d'un scoliotique, on trouve toujours sur les corps vertébraux, les disques, les trous vertébraux, les lames, les apophyses articulaires et épineuses, des déformations en rapport avec le degré de la déviation : mais la question en litige est celle-ci : Les déformations du squelette sont-elles primitives ou sont-elles consécutives? Elles sont primitives, disent Bouvier et la plupart des orthopédistes; elles sont consécutives, disait Malgaigne. Il me semble impossible de prouver rigoureusement l'une ou l'autre de ces assertions, car, si le squelette est déformé, les appareils musculaire et ligamenteux ont aussi beaucoup perdu de puissance. Cependant, si l'on considère que la scoliose est presque toujours à droite, dans le sens de la courbure physiologique, et qu'au début la déviation latérale disparaît à peu près complètement par le décubitus horizontal, on est plus porté, ce me semble, à penser que la cause initiale tient à une faiblesse de l'appareil ligamenteux et musculaire. Les attitudes vicieuses des jeunes filles, surtout celles qu'elles prennent en travaillant ou en écrivant de la main droite, la tête inclinée sur l'épaule gauche, contribuent certainement au développement de la scoliose en exerçant une pression sur l'un des côtés des disques et des corps vertébraux : mais cette cause n'agit que sur celles qui sont prédisposées par la débilité musculaire. Ces deux hypothèses conduisent d'ailleurs à un même traitement.

Tant que la scoliose ne consiste que dans une inflexion latérale *simple* de la colonne vertébrale, le redressement peut s'opérer, la guérison est possible, mais il ne tarde pas à s'y opérer un autre déplacement contre lequel l'art est impuissant : c'est la *torsion* des corps vertébraux. Plusieurs vertèbres se tordent sur leur axe de façon que la face antérieure du corps se porte du côté de la convexité sans même que l'apophyse épineuse exécute un mouvement égal en sens inverse. La torsion se produit sur le pédicule. Il en résulte que les côtes sont rejetées en dehors et en arrière, que la gouttière vertébrale du côté correspondant est diminuée et que l'omoplate soulevé fait saillie sous la peau. La *bosse*, chez les scoliotiques, n'est donc ni médiane ni formée par les vertèbres, comme chez les rachitiques et les cyphotiques : elle est latérale et formée par les côtes et l'omoplate.

Lorsque les côtes font une saillie appréciable, c'est qu'il y a torsion des vertèbres; tous les appareils orthopédiques du monde, jusqu'à présent du moins, sont impuissants à guérir la torsion : or les parents ne s'aperçoivent généralement de la maladie que par la saillie des côtes; tirez-en la conclusion.

Est-ce à dire qu'il ne faille pas traiter la scoliose? Certes non. Par le traitement on peut arrêter la marche de l'affection, ce qui est déjà beaucoup; de plus, on développe le système musculaire, on améliore la santé générale, et la difformité déjà produite s'en trouve masquée d'autant. La saillie des côtes et de l'omoplate restant stationnaire alors que toutes les autres parties du corps se développent normalement, telle est la raison pour laquelle un plâtre pris un an après le traitement dénote parfois une amélioration notable sur le moule pris avant le traitement : mais, il faut le savoir et le dire, on améliore, mais on ne guérit pas la scoliose accompagnée de torsion des vertèbres. Toutes les pressions exercées sur la gibbosité costale, soit avec des plaques ajustées aux corsets, soit avec des coussins élastiques attachés au lit, n'ont qu'une action bien minime. J'en dirai autant du corset de Sayre.

Protéger la colonne vertébrale contre le poids de la tête et des membres supérieurs, développer le système musculaire, telles sont les deux grandes indications à remplir, quelle que soit celle des deux théories qu'on adopte. La première indication est satisfaite par un repos prolongé dans la position horizontale, en ne laissant pas l'enfant marcher sans corset orthopédique ou sans béquilles; la seconde par de la gymnastique faite tous les jours, gymnastique scientifique agissant sur certains muscles ou sur certains groupes de muscles. L'extension continue dans le décubitus dorsal n'a et ne peut avoir aucune efficacité, c'est un supplice inutile infligé aux enfants.

Ainsi que nous avons vu la courbure dorsale antéro-postérieure primitive déterminer par balancement, par compensation, la courbure en sens inverse des régions cervicale et lombaire, de même dans la scoliose dorsale, pour ramener l'équilibre, il se produit des courbures semblables dans les segments de la colonne situés au-dessus et au-dessous. On devine toutes les variétés qui peuvent se produire par la combinaison de ces trois inflexions latérales avec une torsion plus ou moins prononcée.

Mouvements de la colonne vertébrale. — La colonne vertébrale exécute des mouvements de flexion, d'extension, de latéralité, et des mouvements de torsion.

Au début de la vie, la colonne vertébrale est en quelque sorte malléable. Chacun a vu les mouvements qu'arrivent à exécuter les clowns, non seulement dans le sens de la flexion, qui est le plus étendu, mais encore dans le sens de l'extension. La mobilité de la colonne diminue avec l'âge et elle peut disparaître complètement par la soudure des vertèbres entre elles.

La mobilité est loin d'être la même dans les diverses régions : la portion cervicale est de beaucoup la plus mobile des quatre; on y observe en plus des mouvements spéciaux qui se passent dans les articulations de la tête avec le cou. C'est ainsi qu'entre l'occipital et l'atlas il n'existe qu'un mouvement très limité de flexion de la tête, et entre l'occipital et l'axis un mouvement de rotation. La première de ces articulations nous permet de faire le petit mouvement de tête voulant dire *oui*, et la seconde le signe voulant dire *non*.

Les mouvements de flexion et d'extension de la région cervicale se passent surtout entre la 3e et la 4e; la 4e et la 5e; la 5e et la 6e vertèbres. Aussi, de toutes les luxations des vertèbres cervicales, la plus fréquente est-elle celle qui se produit entre la 5e et la 6e. La disposition des surfaces articulaires, qui sont presque horizontales, favorise du reste les luxations dans cette région.

J'en ai observé en 1868, à l'hôpital Saint-Antoine, un cas survenu dans des conditions exceptionnelles, et que je crois devoir rappeler ici. Un homme de 48 ans, jouant sur l'herbe, fut renversé par un croc-en-jambe. Il se releva et continua à marcher et à courir. *Quatre* heures après il s'affaissa subitement sur lui-même et fut apporté à l'hôpital. Il existait une paralysie remontant jusqu'au 3e espace intercostal. La mort survint le quatrième jour, et l'autopsie démontra l'existence d'une luxation de la 6e vertèbre cervicale sur la 7e; il y avait une attrition complète de la moelle, tous les ligaments étaient rompus, le disque arraché. Mais la lésion sur laquelle j'appelle l'attention est celle-ci : la face supérieure de la 7e vertèbre cervicale était taillée obliquement, de telle sorte que la face postérieure mesurait 15 millimètres de hauteur et la face antérieure 7 millimètres seulement. Elle offrait donc un plan incliné bien favorable au glissement en avant de la 6e vertèbre, ce qui avait eu lieu. Cet homme n'avait jamais eu d'abcès par congestion, ni jamais souffert du cou. Il n'existait aucune trace de carie ni d'arthrite vertébrales. Malgré l'opinion opposée de quelques-uns de mes collègues de la Société de chirurgie qui ont vu dans ce cas un mal de Pott, je serais tenté de croire à une malformation originelle de la 7e vertèbre cervicale.

La région dorsale ne présente pas de mouvements de flexion jusqu'à la 11e vertèbre, les côtes s'y opposent; les 11e et 12e côtes, qui sont flottantes, permettent à ce niveau des mouvements de flexion et d'extension.

A la région lombaire, il existe deux centres de mouvement de flexion : le premier s'étend de la 11e dorsale à la 2e lombaire, le second de la 4e lombaire au sacrum.

Le chirurgien a intérêt à connaître les détails qui précèdent pour comprendre le mécanisme des fractures de la colonne vertébrale. Celles-ci se produisent de deux façons : par cause directe ou par cause indirecte. La fracture par cause directe n'est soumise à aucune règle : une voiture, un wagon, en passant sur le tronc, écrasent les os dans le point touché.

Depuis longtemps déjà, je démontre dans mes cours, sur des colonnes vertébrales fraîches, que la fracture par cause indirecte peut être produite par l'exagération du mouvement de flexion ; en voici un exemple que j'ai recueilli à Bicêtre. Un ouvrier travaillait au fond d'un puits et avait le tronc fléchi; un bloc de pierre se détacha du haut du puits, tomba entre les deux épaules et fractura la colonne vertébrale au niveau de la 12e dorsale. Le mouvement d'extension exagéré peut produire un résultat analogue : un homme tomba d'un troisième étage, le dos portant sur le rebord d'une fenêtre : il se produisit une fracture de la colonne vertébrale. Une chute sur la plante des pieds pourrait à la rigueur produire le même résultat, mais ce doit être infiniment plus rare.

Le mouvement de flexion de la colonne vertébrale ayant pour centre certains points bien déterminés, on conçoit que les fractures indirectes aient un siège de prédilection, et c'est ce qui a lieu en effet. La flexion forcée du cou peut fracturer les 3e, 4e et 5e vertèbres cervicales, mais la direction presque horizontale de leurs surfaces articulaires rend les luxations beaucoup plus fréquentes que les fractures. Celles-ci siègent presque toujours sur les dernières dorsales ou les premières lombaires.

Le mécanisme de la flexion forcée explique bien la pénétration réciproque des corps vertébraux; celle-ci est parfois si prononcée que certaines pièces observées après consolidation démontrent la disparition complète d'une vertèbre.

La direction presque verticale des surfaces articulaires aux lombes et à la région dorsale, leur emboîtement réciproque, rendent compte de la rareté des luxations dans ces régions.

Le mouvement de latéralité n'existe qu'au cou et aux lombes; il est plus développé dans la première région.

Le mouvement de torsion, c'est-à-dire la rotation des vertèbres sur leur axe, est encore plus marqué à la région cervicale que dans les autres régions. Bien que limité par les crochets situés de chaque côté des corps vertébraux, le mouvement forcé de torsion à la région cervicale peut déterminer la production d'une luxation unilatérale ou bilatérale (le plus souvent de la 3e ou 4e vertèbre). Le canal vertébral est si large en cet endroit, que la luxation d'une vertèbre cervicale n'amène pas nécessairement une compression de la moelle. Si elle existait, on devrait tenter la réduction en fixant les épaules et en imprimant à la tête un mouvement de rotation en sens inverse. Il faut toutefois être prévenu que la mort subite peut survenir pendant la tentative.

Le mouvement de torsion est aboli dans les arthrites cervicales, c'est pourquoi le malade, au lieu de tourner la tête pour regarder de côté, fait exécuter au corps un mouvement de totalité.

D'après les frères Weber, le mouvement de torsion serait très prononcé entre les dernières vertèbres dorsales, et nul dans la région lombaire.

CHAPITRE II

Du canal rachidien.

Étendu de la base du crâne au coccyx, le *canal rachidien* occupe toute la longueur de la colonne vertébrale. Il contient la moelle et ses enveloppes, un liquide spécial, de la graisse, du tissu cellulaire et des vaisseaux.

Le canal rachidien est limité en avant par la face postérieure des corps vertébraux recouverte du surtout ligamenteux postérieur à forme festonnée; sur les côtés, il présente le pédicule des vertèbres et les trous de conjugaison par où sortent les nerfs rachidiens; en arrière, il est fermé par les lames vertébrales et les ligaments jaunes élastiques qui réunissent ces lames. L'imbrication des lames vertébrales à la région dorsale, leur écartement à la région lombaire et surtout au cou, expliquent pourquoi le canal est beaucoup mieux protégé dans la première que dans les autres.

La largeur du canal n'est pas la même dans les différentes régions : elle est d'ailleurs en rapport avec le plus ou moins de mobilité de la colonne vertébrale. C'est ainsi qu'elle atteint son maximum à la région cervicale; viennent ensuite la région lombaire, puis la région dorsale. Dans ces trois régions, la *largeur du canal rachidien est toujours plus considérable que le volume de la moelle* (voir fig. 118 et 119), circonstance qui explique pourquoi la moelle est si rarement comprimée dans les déviations du rachis et pourquoi des fractures avec déplacement, enfoncement des fragments, peuvent exister sans déterminer de compression.

La forme du canal rachidien est triangulaire au cou; elle est circulaire au dos et reprend aux lombes la même forme qu'à la région cervicale; ce canal est aplati d'avant en arrière à la région sacrée.

L'espace laissé libre entre le canal vertébral et la moelle est rempli par une masse abondante de graisse molle, diffluente, rougeâtre, qui en occupe surtout la partie antérieure (*périméninge*). C'est dans le même point du canal que l'on rencontre aussi des plexus veineux abondants formés de veines sortant pour la plupart des canaux veineux des corps vertébraux, et communiquant largement avec le système veineux extra-rachidien. On retrouve ici une analogie frappante avec ce que nous avons vu au crâne. J'ajouterai que les plexus veineux des vertèbres paraissent jouer par rapport au liquide céphalo-rachidien du rachis le même rôle que jouent au crâne les sinus de la dure-mère.

La moelle épinière, suspendue dans le canal rachidien, est plus rapprochée de la paroi antérieure que de la paroi postérieure. Il existe entre les lames vertébrales et la moelle un espace suffisant pour que l'on puisse facilement introduire entre elles un sécateur, par exemple, sans toucher la moelle; par la même raison, l'enfoncement d'une lame vertébrale ne déterminera pas nécessairement une compression de la moelle, circonstance qui ajoute aux difficultés du diagnostic entre la compression et la contusion de la moelle, à la suite d'une fracture de la colonne vertébrale, et rend plus hasardeuse encore la trépanation du rachis, dont j'ai parlé plus haut.

CHAPITRE III

De la moelle épinière et de ses enveloppes.

La *moelle épinière* représente une longue tige à peu près cylindrique, renflée par places, contenue dans le canal rachidien qu'elle occupe sans le remplir, depuis l'atlas jusqu'à la deuxième vertèbre lombaire.

Elle est en quelque sorte suspendue dans le canal aux parois duquel elle est fixée solidement par les membranes dont elle est enveloppée. J'ai déjà dit qu'elle n'était pas au centre du canal, mais plus rapprochée de la face antérieure.

La distance qui sépare la moelle épinière des parois osseuses du canal permet de comprendre pourquoi les déviations vertébrales, les affaissements même de plusieurs corps vertébraux, sont si rarement suivis de compression et de paralysie. La moelle peut également être refoulée dans un coin du canal vertébral et échapper à la compression dans les cas de luxation ou de fracture.

Son rapprochement des corps vertébraux explique aussi comment des éclats osseux peuvent la toucher, la contusionner et provoquer une myélite.

A la naissance, le système nerveux présente un développement relatif considérable : aussi la moelle descend-elle à cette époque jusque vers la quatrième vertèbre lombaire. Le squelette se développant ensuite plus rapidement que l'axe nerveux, il en résulte que le rapport de ces deux parties varie jusqu'au développement complet : la moelle atteint alors le corps de la deuxième lombaire.

La moelle épinière, rétrécie à son origine au niveau du *bulbe*, se renfle dans la portion cervicale (renflement brachial). Elle présente ses plus petites dimensions dans la région dorsale, se renfle de nouveau à la fin de cette région (renflement lombaire), et, à partir de la onzième vertèbre dorsale, s'amincit rapidement pour se terminer en pointe.

J'étudierai successivement les enveloppes de la moelle et la moelle elle-même.

1° ENVELOPPES DE LA MOELLE.

Les *enveloppes* qui entourent la moelle sont, comme pour le cerveau, la

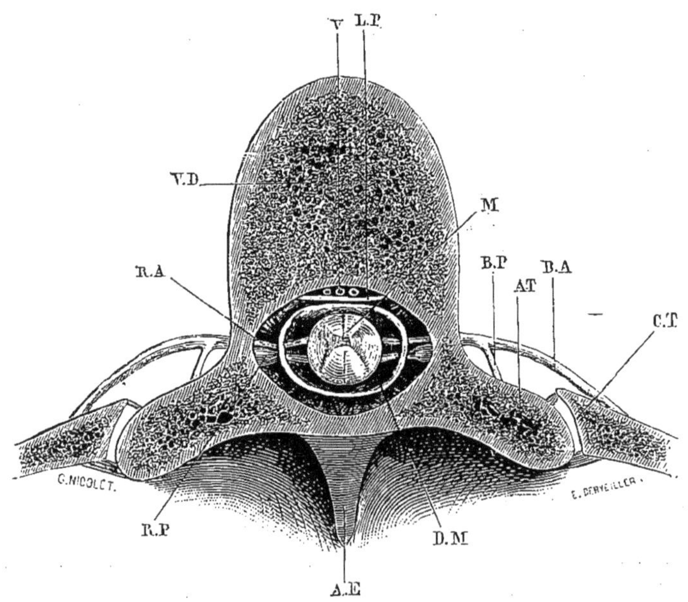

Fig. 118. — *Coupe horizontale de la colonne vertébrale et de la moelle passant par le corps de la 9e dorsale.* (Femme de 23 ans. Grandeur naturelle.)

AE, apophyse épineuse.
AT, apophyse transverse.
BA, branche antérieure des nerfs rachidiens.
BP, branche postérieure des nerfs rachidiens.
CT, articulation costo-transversaire.
DM, dure-mère rachidienne.
LP, ligament vertébral commun postérieur.
M, moelle épinière.
RA, racine antérieure des nerfs rachidiens.
RP, racine postérieure des nerfs rachidiens.
V, veines intra-rachidiennes.
VD, 9e vertèbre dorsale.

dure-mère, l'arachnoïde et la pie-mère. Elles en sont la continuation, mais présentent des caractères très différents.

La *dure-mère rachidienne* commence au niveau du trou occipital, au pourtour duquel elle adhère intimement, et se termine à la base du coccyx en forme de cul-de-sac. Elle constitue un long étui fibreux qui enveloppe et protége la moelle. Loin d'adhérer comme la dure-mère crânienne à la paroi osseuse, elle en est presque complètement indépendante. En arrière, elle est séparée des lames vertébrales par un espace rempli de tissu cellulaire lâche dont les mailles contiennent une graisse molle, presque liquide.

Sur les côtés, elle est traversée par les racines des nerfs rachidiens, et se con-

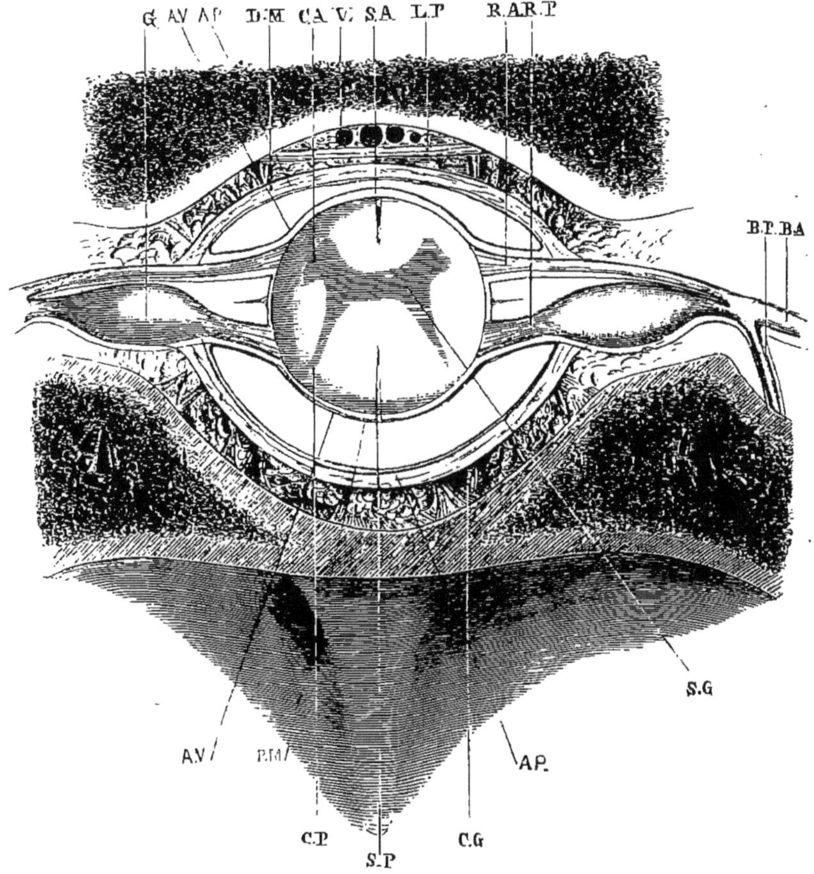

Fig. 119. — *Figure demi-schématique du canal rachidien, de la moelle et de ses enveloppes.* (Cette figure n'est autre que la figure 118 grandie trois fois.)

AP, feuillet pariétal de l'arachnoïde.
AV, feuillet viscéral de l'arachnoïde.
BA, branche antérieure des nerfs rachidiens.
BP, branche postérieure des nerfs rachidiens.
CA, corne antérieure de la substance grise.
CG, tissu cellulo-graisseux siégeant entre la dure-mère et la paroi du canal rachidien.
CP, corne postérieure de la substance grise.
DM, dure-mère.
G, ganglion nerveux situé sur le trajet de la racine postérieure.
LP, ligament vertébral commun postérieur.
PM, pie-mère (bleu).
RA, racine antérieure des nerfs rachidiens.
RP, racine postérieure des nerfs rachidiens.
SA, sillon antérieur de la moelle.
SG, substance grise de la moelle.
SP, sillon postérieur de la moelle.
V, veines intra-rachidiennes.

fond, à ce niveau, avec la pie-mère. On dit généralement que la dure-mère accompagne les branches nerveuses jusqu'aux trous de conjugaison et se continue avec le périoste. Cette disposition n'est pas exacte. La dure-mère se comporte ainsi que je l'ai représenté sur les figures 118 et 119. Il n'existe aucune continuité entre elle et le périoste. La dure-mère forme un long sac percé latéralement de trous pour laisser sortir les racines rachidiennes et se confond avec la pie-mère sans envoyer aucun prolongement. Par sa face interne la dure-mère est rattachée à la moelle à l'aide de nombreux prolongements filamenteux, pour la plupart très lâches, qui naissent de la pie-mère.

Il résulte de cette disposition que la dure-mère divise le canal rachidien en deux espaces, l'un central, l'autre périphérique. L'espace central est occupé par la moelle, la pie-mère, l'arachnoïde et le liquide céphalo-rachidien ; l'espace périphérique contient le tissu cellulaire, la graisse et les plexus veineux rachidiens.

C'est sans doute aux dépens de la dure-mère que se développent les productions tertiaires syphilitiques, de nature probablement gommeuse, qui déterminent des paraplégies plus ou moins complètes, cédant en général à un traitement antisyphilitique énergique.

L'*arachnoïde rachidienne* ne diffère pas de l'arachnoïde crânienne. Comme

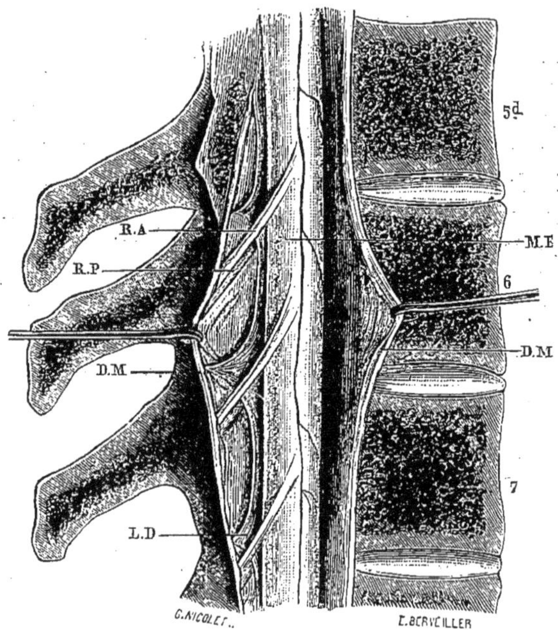

Fig. 120. — *Moelle épinière et ses enveloppes vues de côté.* — (Grandeur naturelle. Femme adulte de petite taille, 5e, 6e et 7e vertèbres dorsales.)

DM, dure-mère.
LD, ligament dentelé.
ME, moelle épinière.
RA, racine antérieure des nerfs rachidiens.
RP, racine postérieure des nerfs rachidiens.

cette dernière, elle présente un feuillet pariétal qui tapisse la face interne de la dure-mère, et un feuillet viscéral qui recouvre la pie-mère ; elle fournit une gaine aux racines des nerfs et se réfléchit au niveau des trous de conjugaison ; de même, elle se réfléchit à la base du coccyx et forme un cul-de-sac qui tapisse celui de la dure-mère.

L'espace sous-arachnoïdien du rachis communique avec celui du crâne et est comme lui destiné à recevoir le liquide sous-arachnoïdien. J'ai suffisamment insisté plus haut sur le rôle de ce liquide pour n'avoir pas à y revenir ici. —

Une plaie pénétrante du rachis pourra s'accompagner d'écoulement au dehors de ce liquide, si l'arachnoïde a été intéressée.

La *pie-mère rachidienne* n'offre aucune ressemblance avec la pie-mère crânienne. Cette dernière, lâchement unie au cerveau, se laisse facilement enlever avec des pinces. La pie-mère rachidienne, au contraire, adhère intimement à la moelle. De sa face interne se détachent des prolongements qui pénètrent dans les sillons jusqu'aux commissures, surtout dans le sillon antérieur. La pie-mère crânienne est mince, fragile, transparente ; l'autre est épaisse, résistante et opaline. La première, presque essentiellement composée de vaisseaux, est une membrane vasculaire ; la seconde, composée en grande partie de tissu conjonctif condensé, possède les apparences et les qualités d'une membrane fibreuse. La pie-mère rachidienne se comporte avec la moelle comme le névrilème avec les nerfs ; c'est pour elle un puissant organe de protection. On s'en rend un compte exact en faisant l'autopsie d'un sujet dont la moelle ramollie est contenue dans son enveloppe comme dans un sac.

Par sa face externe, la pie-mère fournit des prolongements importants. Les uns, nés sur tout son pourtour, sont purement celluleux et la rattachent à la dure-mère, mais sur les côtés elle donne naissance à une série de dentelures qui séparent à leur origine les racines antérieures des racines postérieures des nerfs rachidiens : elles ont la forme d'un triangle dont la base répond à la moelle et le sommet à la dure-mère. Par leur ensemble ces prolongements forment de chaque côté une bandelette festonnée à laquelle on donne le nom de *ligament dentelé*. La pie-mère envoie sur les racines nerveuses un prolongement qui les accompagne après leur sortie par les trous de conjugaison et constitue le névrilème des nerfs. Le dernier prolongement de la pie-mère rachidienne est le *ligament coccygien*. Il se présente sous la forme d'un cordon arrondi qui continue la direction de la moelle, devient de plus en plus grêle à mesure qu'il descend et se trouve comme perdu au milieu des nerfs qui constituent la *queue de cheval*. Il s'attache à la base du coccyx et, malgré son peu de volume, sert efficacement à fixer la moelle.

2° MOELLE ÉPINIÈRE.

La moelle est parcourue dans toute son étendue par plusieurs sillons : deux sont médians, très profonds, l'un antérieur, l'autre postérieur ; quatre sont latéraux, deux de chaque côté, divisés en antérieur et postérieur ; ces derniers répondent à l'émergence des racines antérieures et postérieures des nerfs rachidiens. Le sillon collatéral antérieur étant à peine marqué, la moelle se trouve donc divisée par des sillons médians et collatéraux postérieurs en deux *cordons* distingués sous les noms de cordon *antéro-latéral* et *cordon postérieur*. (La moelle est composée de deux moitiés parfaitement symétriques.)

Tel est l'aspect que présente la moelle à l'œil nu quand on l'a débarrassée de ses enveloppes, mais il nous faut entrer plus avant dans la disposition respective des diverses parties qui la constituent. Pour cela nous allons l'envisager sur une coupe horizontale (1).

(1) Je dois à M. le docteur Ch. Labbé la conception et l'exécution des figures 121 et 122.

On distingue dans la moelle trois substances : A, au centre, une partie grise, *substance grise;* B, une autre substance qui enveloppe la première et qui est blanche, *substance blanche ;* C, de la pie-mère se détachent de fins tractus qui s'insinuent entre les éléments médullaires, c'est la *névroglie*. Les deux premières

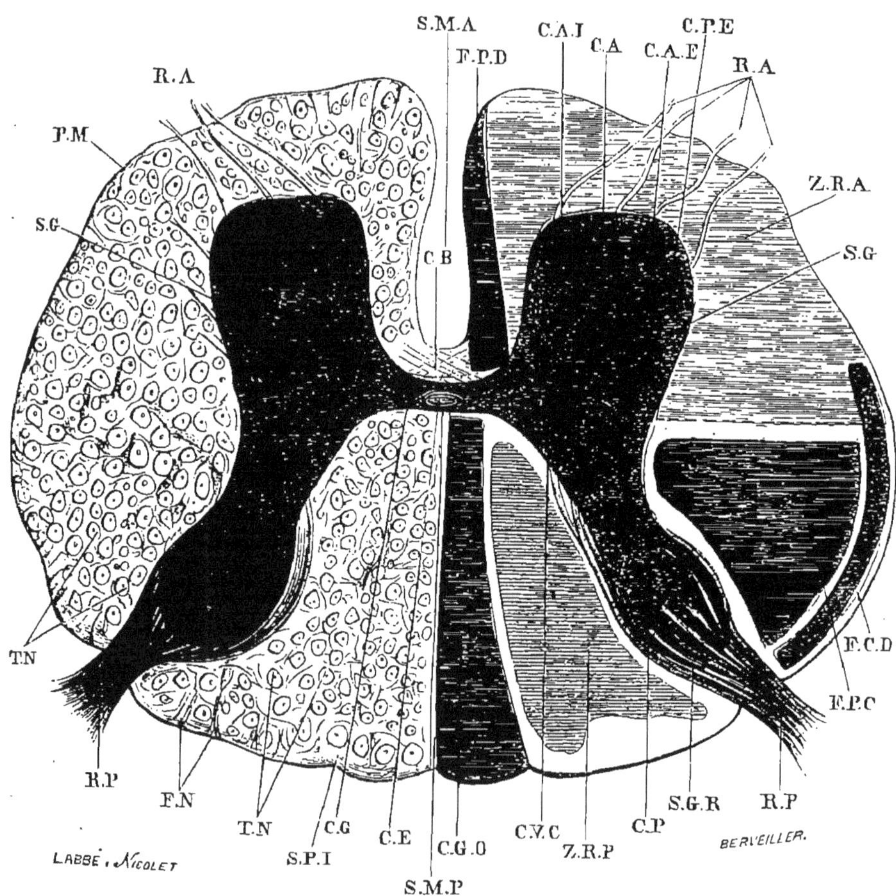

Fig. 121. — *Coupe transversale et horizontale de la moelle passant par la partie moyenne du renflement cervical* (schéma).

CA, corne antérieure.
CAE, cellules antéro-externes.
CAI, cellules antéro-internes.
CPE, cellules postéro-externes.
CB, commissure blanche.
CE, canal central ou de l'épendyme.
CG, commissure grise.
CGO, cordon de Goll.
CP, corne postérieure.
CVC, colonne de Clarke.
FCD, faisceau cérébelleux direct.
FN, fibres névrogliques.
FPC, faisceau pyramidal croisé.
FPD, faisceau pyramidal direct.
PM, pie-mère.
RA, racines antérieures.
RP, racines postérieures.
SG, substance grise.
SGR, substance gélatineuse de Rolando.
SMA, sillon médian antérieur.
SMP, sillon médian postérieur.
SPI, sillon postérieur intermédiaire.
ZRA, zone radiculaire antérieure.
ZRP, zone radiculaire postérieure.

substances sont visibles à l'œil nu ; il faut le secours du microscope pour dévoiler la troisième.

A. — SUBSTANCE GRISE.

La *substance grise* se présente sous la forme d'une H majuscule qui occupe l'axe de la moelle. Les deux grandes branches sont antéro-postérieures; la branche transversale, appelée *commissure grise*, et visible au fond du sillon médian postérieur, est séparée, en avant, du sillon médian antérieur, par une bandelette de substance qui porte le nom de *commissure blanche*. La commissure offre dans son centre la coupe d'un canal, *canal central de la moelle* ou *canal de l'épendyme*.

La forme des deux grandes branches de l'H grise varie suivant les points où on les considère. D'une façon générale, leurs extrémités antérieure et postérieure se déjettent un peu en dehors; elles ont reçu le nom de *cornes*. La corne antérieure renflée est séparée de la pie-mère par une portion de substance blanche assez épaisse; la corne postérieure, plus effilée, s'en rapproche beaucoup plus et semble même l'atteindre quelquefois, bien qu'elle en soit toujours séparée par une mince languette blanche.

Les cellules nerveuses de la substance grise constituent des groupes distincts qu'il convient d'envisager dans les cornes antérieures et dans les cornes postérieures.

La *substance grise* de la moelle se compose essentiellement : d'un substratum formé par des fibres névrogliques très fines, de cellules nerveuses, de tubes nerveux qui établissent des communications entre ces cellules, et de vaisseaux.

Les cellules des cornes antérieures, de beaucoup plus volumineuses, sont désignées sous le nom de *motrices* ou *kinésodiques* (de κίνησις, mouvement, et ὁδὸς, voie), en raison de leurs fonctions. Ce sont de *grandes cellules*, à prolongements multiples et ramifiés, ne présentant qu'un seul prolongement non ramifié, qui vraisemblablement se continue avec une fibre de la racine antérieure : c'est le prolongement de Deiters.

Ces diverses cellules forment dans la corne antérieure trois groupes distincts : l'un, situé à la partie antérieure et interne, prend le nom de *groupe antéro-interne;* l'autre, placé au niveau du point où la corne se recourbe pour devenir externe, s'appelle le *groupe antéro-externe ;* le troisième, que l'on voit en arrière du précédent, est le groupe externe proprement dit ou *postéro-externe*.

On regarde généralement ces cellules kisénodiques comme l'aboutissant des fibres motrices volontaires; elles représentent pour ces fibres une sorte de centre d'arrêt capable d'enrayer fréquemment la marche des dégénérations vers les racines antérieures. Elles constituent de plus pour ces racines, ainsi que le démontrent les expériences de Waller, un véritable centre trophique. Ce sont ces groupes cellulaires qui sont atteints dans la paralysie infantile, la paralysie spinale de l'adulte et l'atrophie musculaire progressive.

Dans la corne postérieure, les cellules nerveuses sont beaucoup plus petites et disséminées sans ordre. Elles sont en rapport avec la sensibilité : aussi les a-t-on appelées sensitives ou *esthésodiques* (de αἴσθησις sensibilité, et ὁδὸς, voie).

Il existe cependant, vers l'union de la corne postérieure avec la commissure grise, un groupe très distinct de cellules qui, par leur superposition, forment une véritable colonne, signalée par L. Clarke. C'est la *colonne vésiculaire de Clarke*, qu'on ne rencontre que dans la région dorsale, entre les deux renflements cervical et lombaire (1); elle est encore désignée sous le nom de *noyau de Stilling*, du nom de l'anatomiste qui l'a indiquée sur une coupe transversale (C. V. C).

La substance grise est un centre pour les *actions réflexes*. Ce pouvoir réflexe de la moelle s'exerce donc alors qu'elle ne communique plus avec l'encéphale, et il s'exerce même beaucoup plus activement dans ces conditions.

Il existe une série de centres isolés. Lorsque ces centres sont lésés, il en résulte des phénomènes propres à chaque centre.

Les *centres médullaires* ont été bien étudiés surtout chez les animaux ; on a signalé les suivants en procédant de bas en haut :

1° Le *centre ano-spinal*, signalé par Masius et qui est placé à la partie inférieure de la région lombaire ;

2° Le *centre vésico-spinal*, de Giannuzzi, situé immédiatement au-dessus du précédent ;

3° Le *centre génito-spinal* ou de Budge, qui existe probablement chez l'homme vers le milieu de la région dorsale ;

4° Le *centre cardiaque* de Cl. Bernard, centre accélérateur des mouvements du cœur, qui se trouve à la partie inférieure de la région cervicale et supérieure de la région dorsale ;

5° Le *centre cilio-spinal*, qui préside à la dilatation de l'iris, et qui aurait son siège entre la sixième vertèbre cervicale et la deuxième dorsale.

B. — SUBSTANCE BLANCHE.

La substance blanche entoure de tous côtés la substance grise et lui forme une sorte d'étui, de *manteau médullaire*. J'ai déjà dit que, grâce aux sillons qui la parcourent, elle est divisée en deux cordons, l'un antéro-latéral, l'autre postérieur.

L'étude du cordon antéro-latéral repose principalement sur les données physiologiques et anatomo-pathologiques : aussi les divisions suivantes sont-elles un peu artificielles.

En procédant d'avant en arrière et de dedans en dehors, on trouve un premier territoire à peu près délimité par une ligne fictive, partant un peu en dedans du point de réunion de la commissure grise avec la corne antérieure et se terminant à l'extrémité du sillon médian antérieur : c'est le *faisceau pyramidal direct*, désigné habituellement par M. Charcot sous le nom de *faisceau de Turck*. Sa forme est celle d'un triangle, à base dirigée en arrière (FPD, rouge).

A la partie la plus reculée du cordon antéro-latéral, dans toute la zone située en arrière d'une ligne transversale (ligne pointillée noire (fig. 121) partant de l'union de la corne antérieure avec la postérieure pour gagner la périphérie, se trouve un autre faisceau triangulaire dont la base regarde en dehors, mais n'atteint pas la pie-mère : c'est le *faisceau pyramidal croisé* (FPC, rouge).

Entre la base de ce faisceau et la pie-mère, touchant en arrière aux racines postérieures, dépassant en avant le faisceau croisé, se présente, dans

(1) Bien que la coupe représentée fig. 121 passe par la région cervicale, nous avons cru devoir y figurer la colonne de Clarke, afin d'en bien indiquer la situation.

les régions cervicale et dorsale, un troisième faisceau, allongé sous forme de bandelette antéro-postérieure. Il porte le nom de *faisceau cérébelleux direct* (FCD, bleu).

Ce qui reste du cordon antéro-latéral, c'est-à-dire la région intermédiaire au faisceau de Turck et aux faisceaux pyramidal croisé et cérébelleux direct, porte le nom de *zone radiculaire antérieure*, traversée qu'elle est par les racines antérieures. On l'appelle aussi *région fondamentale des faisceaux latéraux*.

Il existerait encore, d'après M. Duval, dans le cordon antéro-latéral, une petite région constituée par des fibres sensitives. Elles serait située entre la corne postérieure et le faisceau pyramidal croisé.

La topographie du cordon postérieur est beaucoup plus simple. On ne distingue, en effet, dans ce cordon, que deux régions : l'une interne, l'autre externe. La région interne prend le nom de *cordon de Goll* (CGO, rouge), et sa présence n'a été signalée que dans la région cervicale. Ce cordon est limité en dedans par le sillon médian postérieur, et en dehors par une ligne allant de la commissure grise à un petit sillon que l'on ne trouve également que dans la région cervicale : c'est le *sillon postérieur intermédiaire*.

La région externe, qui dans les portions dorsale et lombaire de la moelle forme à elle seule le cordon postérieur, s'appelle *zone radiculaire postérieure* ou *faisceau de Burdach*.

Ajoutons enfin que la névroglie, au voisinage de la tête de la corne postérieure, prend un aspect spécial : elle devient comme gélatineuse (substance gélatineuse de Rolando) et forme une sorte de gouttière ou de gangue incomplète qui embrasse la tête de cette corne et affecte, sur une coupe horizontale, la forme d'un U ou d'un V.

La substance blanche se compose de la névroglie, de vaisseaux et de tubes qui en sont l'élément essentiel.

Considérons ces derniers successivement dans le cordon antéro-latéral et dans le cordon postérieur.

Des divers faisceaux qui constituent le cordon antéro-latéral, le plus important est le faisceau *pyramidal*, ainsi appelé parce qu'il prend la plus grande part à la formation des pyramides antérieures du bulbe. C'est le faisceau moteur par excellence ; c'est le lien qui réunit la portion motrice des circonvolutions cérébrales à la moelle.

Le faisceau de Turck ou faisceau pyramidal direct est ainsi appelé parce qu'il va gagner par un trajet direct l'hémisphère cérébral du même côté. Ses fibres naissent des cellules motrices antérieures et se superposent dans les divers étages de la moelle ; elles montent ainsi en augmentant le volume du faisceau, et arrivent à la pyramide antérieure du bulbe.

Quant au faisceau pyramidal croisé, ses fibres partent des cellules externes, puis, arrivées au bulbe, au lieu de gagner directement l'hémisphère du même côté, elles s'entre-croisent fibre à fibre avec celles du faisceau croisé de l'autre côté, et vont, les droites se rendre dans l'hémisphère cérébral gauche, les gauches dans l'hémisphère cérébral droit. C'est à cet entre-croisement que l'on donne encore le nom de *décussation des pyramides*.

Ces deux faisceaux continuent leur marche vers le cerveau, traversent d'abord la protubérance, puis le pédoncule cérébral, et arrivent ainsi à la capsule interne. De là ils se portent vers les circonvolutions motrices, appelées encore *rolandiques*, c'est-à-dire la frontale et la pariétale ascendantes et le lobule paracentral, où il se perdent.

Le faisceau cérébelleux direct n'occupe que les régions cervicale et dorsale ; il relie la moelle au cervelet. D'après M. Flechsig, ce faisceau aurait son origine médullaire dans la colonne de Clarke.

Quant à la zone radiculaire antérieure, qui doit ce nom à ce qu'elle est traversée de dedans en dehors par les fibres des racines antérieures, elle est formée, en outre de ces fibres radiculaires, par des fibres commissurales en anse, qui réunissent les cellules motrices des divers étages de la moelle.

Les fibres du cordon supérieur constituent deux groupes : l'un externe, faisceau de Burdach ou zone radiculaire postérieure, l'autre interne, ou cordon de Goll.

Le cordon de Goll est essentiellement composé de grandes fibres commissurales, qui relient des étages très éloignés de la substance grise centrale et qui, en haut, viennent se terminer dans un noyau spécial situé sur le plancher du quatrième ventricule et désigné sous le nom de *noyau du cordon de Goll.*

Tandis que ce cordon n'affecte aucun rapport avec les fibres radiculaires postérieures, le faisceau de Burdach, au contraire, est sillonné par les fibres de ces racines dont quelques-unes pénètrent directement dans la corne postérieure, mais dont un grand nombre suivent, avant de se perdre dans la substance grise, un trajet ascendant, et décrivent ainsi une courbe à convexité externe. Elles prennent donc une part importante dans la constitution du faisceau de Burdach, d'où le nom de *zone radiculaire postérieure* qu'on donne encore à ce faisceau. Ses fibres propres sont, comme dans le cordon de Goll, des fibres commissurales en anses, mais beaucoup plus courtes et s'intriquant dans des directions très différentes.

D'après les recherches de M. Pierret, c'est à la sclérose de ce cordon que sont dus les symptômes principaux de l'ataxie locomotrice progressive.

Il est aisé de comprendre, d'après ce qui précède, que les plaies de la moelle donneront lieu à des symptômes variables suivant que l'organe aura été intéressé partiellement ou en totalité et suivant la hauteur à laquelle siègera la blessure.

Pour compléter les notions topographiques précédentes, il m'a paru utile d'indiquer les relations qu'affectent les pédoncules cérébraux avec la capsule interne (voir fig. 122).

Une coupe horizontale passant au-dessus de la scissure de Sylvius fait voir que la capsule interne est composée de deux segments : l'un antérieur qui se dirige d'avant en arrière, de dehors en dedans ; l'autre postérieur, plus grand, à direction inverse, de dedans en dehors. M. Flechsig donne le nom de *genou de la capsule* au point de rencontre des deux segments.

La capsule interne comprend quatre faisceaux, *bien localisés*, qui sont, en procédant d'arrière en avant : 1° le tiers postérieur du *segment postérieur ;* il répond aux fibres de l'hémianesthésie ; 2° les deux tiers antérieurs de ce segment, qui répondent aux fibres du faisceau pyramidal, chargé de l'innervation des muscles du tronc et des membres ; 3° le genou et 4° le segment antérieur, étudiés tout récemment par M. Brissaud, dans sa thèse inaugurale (1880). Pour cet auteur, le genou de la capsule interne est occupé par un faisceau qu'il appelle, à cause de sa situation, *géniculé*, faisceau moteur que l'on peut regarder comme une dépendance du faisceau pyramidal, mais dont les fibres, au lieu de gagner la moelle, s'arrêtent dans les noyaux du bulbe, « pour donner le mouvement à la face, à la langue (au voile du palais peut-être), en un mot, à toutes les parties de la tête et du visage qui peuvent être actionnées par la volonté. »

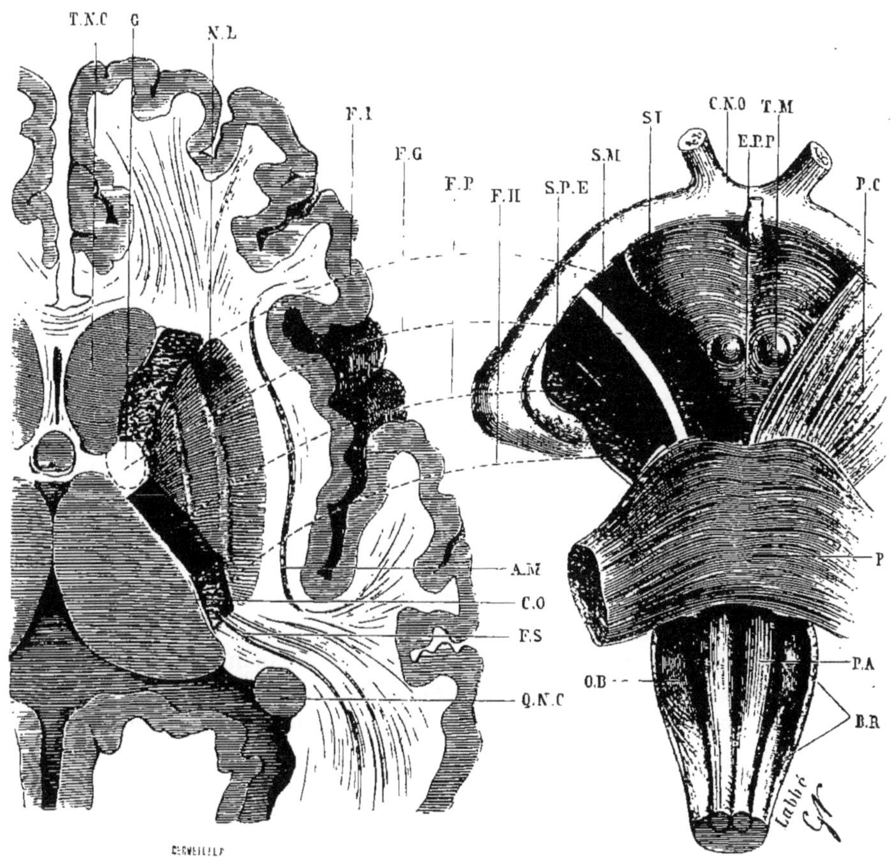

Fig. 122. — *Figure destinée à montrer la disposition de la capsule interne sur une coupe horizontale et les relations que cette capsule affecte avec les diverses parties du pédoncule cérébral.*

AM, avant-mur.
BR, bulbe rachidien.
CNO, chiasma des nerfs optiques.
CO, couche optique.
EPP, espace perforé postérieur.
FG, faisceau géniculé.
FH, faisceau de l'hémianesthésie.
FI, faisceau des troubles intellectuels.
FP, faisceau pyramidal.
FS, fibres sensitives de l'hémianesthésie.
G, genou de la capsule interne.
NL, noyau lenticulaire.
OB, olives bulbaires.
P, protubérance annulaire.
PA, pyramide antérieure.
PC, pédoncule cérébral.
QNC, queue du noyau caudé.
SI, segment interne du pédoncule cérébral.
SM, segment moyen du pédoncule cérébral.
SPE, segment postéro-externe du pédoncule cérébral.
TM, tubercules mamillaires.
TNC, tête du noyau caudé.

Le segment antérieur est rempli par des fibres qui paraissent être dévolues aux fonctions intellectuelles, car leur dégénérescence ne semble coïncider qu'avec des troubles psychiques.

Les quatre faisceaux de la capsule interne correspondent aux trois segments des pédoncules cérébraux, qui sont : le segment postéro-externe, le moyen et l'interne.

Aux fibres de l'hémianesthésie répond le segment postéro-externe, qui ne dégénérerait jamais; au faisceau pyramidal répond le segment moyen. Le faisceau géniculé est représenté par une petite bandelette, intermédiaire aux segments moyen et interne, et ne faisant aucun relief à l'extérieur.

Enfin le faisceau des troubles psychiques occupe le segment interne du pédoncule.

Disons maintenant quelques mots de la *compression* de la moelle.

Au point de vue clinique, il y a lieu de distinguer la *compression brusque* de celle qui s'effectue *lentement*. Dans la compression brusque, la perte de la sensibilité et du mouvement se produit ordinairement tout de suite, comme dans les plaies de la moelle. Dans la compression lente, ce sont tantôt des troubles moteurs, comme crampes, convulsions, parésies; tantôt des troubles sensitifs, tels qu'hyperesthésie, douleur au niveau de la moelle, douleurs fulgurantes, qui ouvrent la marche et précèdent la perte du mouvement et de la sensibilité. Si la compression s'exerce sur la moitié latérale de la moelle, on observe, de même que dans les plaies unilatérales, les symptômes de l'*hémiparalysie spinale*, à savoir, du côté lésé, de la paralysie avec hyperesthésie; de l'autre côté, de l'anesthésie sans paralysie motrice. Il existe de plus une zone anesthésique à la limite des parties saines et des parties hyperesthésiées, du côté, par conséquent, où siège la lésion. Dans quelques cas d'hémisection ou de compression unilatérale, on a noté, au début surtout, non plus seulement les phénomènes précédents, mais une véritable paraplégie, atteignant les deux membres inférieurs, ce qui ferait supposer que le faisceau pyramidal subit un double entre-croisement, d'abord au niveau du bulbe, ce qui est incontestable, puis dans toute l'étendue de la moelle et dans la région dorsale principalement. Quelques-une des fibres de ce faisceau, au lieu de s'arrêter dans les cornes antérieures, passeraient par la commissure antérieure et gagneraient le faisceau antéro-latéral opposé, pour descendre avec lui jusque dans la région lombaire (Charcot).

Anatomiquement, la compression est caractérisée d'abord par de l'anémie, résultat de la gêne mécanique dans la circulation du point comprimé. Si la cause persiste, les parties d'abord anémiées se congestionnent, s'enflamment et finalement aboutissent, soit au ramollissement, soit, et c'est le cas le plus fréquent, à une sorte de sclérose ou myélite interstitielle transverse et fibroïde.

La compression de la moelle étant très souvent le résultat de la présence de *tumeurs rachidiennes*, je rappellerai quelle est la nature habituelle de ces tumeurs.

Elles peuvent naître en *dehors du canal rachidien* ou dans l'*intérieur du canal*: de là une première division.

Les *tumeurs nées en dehors du canal* sont généralement des sarcomes, des kystes hydatiques, des abcès prévertébraux et surtout rétro-pharyngiens, qui pénètrent dans le canal rachidien par les trous de conjugaison. Les anévrysmes de l'aorte et certains kystes hydatiques ne se font jour dans le canal qu'après avoir détruit les vertèbres correspondantes.

Signalons encore les fibromes et les myxomes des racines nerveuses, développés au niveau des trous de conjugaison et venant comprimer la moelle.

Les *tumeurs nées dans le canal* peuvent se former aux dépens de la périméninge (couche cellulo-graisseuse du canal rachidien), aux dépens des méninges ou de la moelle elle-même.

Dans la *périméninge*, on rencontre surtout des tumeurs secondaires, en particulier le carcinome, succédant à un cancer du sein. Le sarcome, les kystes hydatiques et les abcès, peuvent également y apparaître, mais en général secondairement.

Dans les méninges, on peut rencontrer le sarcome, surtout à la face interne de la dure-mère; le psammome, tumeur arénacée, que Lebert considérait comme un produit fibro-plastique, et que MM. Cornil et Ranvier décrivent sous le nom de *sarcome angiolithique*, tumeur caractérisée par la présence de grains calcaires.

On a observé des échinocoques sous l'arachnoïde viscérale. Cornil et Ranvier ont trouvé un petit fibrome développé dans la pie-mère rachidienne.

La pachyméningite interne (épaississement de la dure-mère), qu'elle donne naissance à un hématome, ou qu'elle offre la forme hypertrophique signalée surtout à la région cervicale, peut également devenir un agent de compression.

Dans l'épaisseur de la moelle on a observé : le gliome, sarcome névroglique de MM. Cornil et Ranvier; le tubercule solitaire, coïncidant souvent avec la tuberculisation d'autres organes; la gomme syphilitique, qui est rare; le sarcome et le carcinome, qui ne sont pour ainsi dire jamais primitifs, mais se développent plutôt dans les enveloppes de la moelle que dans la moelle elle-même; enfin, les kystes du canal central, dont Gull a publié un exemple et qui réalisent le type de la compression de dedans en dehors. Je rapprocherai de ce fait un cas de M. Lancereaux, dans lequel il s'agissait d'une tumeur fibreuse du canal de l'épendyme, occupant une partie de la hauteur de ce canal.

La compression peut résulter d'un épanchement sanguin. C'est vraisemblablement ce qui se produit dans certaines entorses cervicales, où l'on observe des symptômes analogues à ceux qui ont été attribués par M. Joffroy à la *pachyméningite cervicale hypertrophique*. Dans cette affection, due à un épaississement de la dure-mère, qui comprime la moelle au niveau du renflement cervical, la paralysie porte d'abord sur les membres supérieurs, puis, la compression augmentant, les membres inférieurs sont à leur tour paralysés, ce qui fait dire à M. Joffroy, confirmant des idées émises par M. Brown-Séquard, qu'il existe, au niveau du renflement cervical, des fibres superficielles qui président aux mouvements des membres supérieurs, et des fibres profondes qui sont en relation avec les membres inférieurs.

Le *mal de Pott* détermine aussi des phénomènes de compression médullaire, mais par un mécanisme spécial qui a été mis en lumière par M. Charcot et son élève Michaud. Le ligament vertébral commun postérieur étant détruit par le travail ulcératif qui a envahi le corps vertébral, le pus arrive en contact avec la dure-mère, l'enflamme et détermine dans ce point une véritable pachyméningite externe. Les fibres profondes de la dure-mère peuvent se prendre à leur tour, et à la pachyméningite externe se joint de la pachyméningite interne. C'est à l'épaississement de la dure-mère, produit par ces phénomènes inflammatoires, qu'est due la compression de la moelle, suivie souvent de paraplégie. Les lésions de la moelle peuvent aller jusqu'à sa destruction presque complète et s'accompagner de dégénération ascendante et descendante. Mais, et c'est là un fait très intéressant, tant qu'il reste une portion de moelle intacte et surtout de substance grise, il pourra se faire, sinon une régénération complète de la moelle, du moins une restauration de ses fonctions. MM. Charcot et Michaud ont cité une observation de ce genre : le malade, d'abord paraplégique, avait recouvré les mouvements au point de pouvoir marcher : à l'autopsie, ils crurent reconnaître des éléments nerveux de nouvelle formation.

La moelle épinière est-elle susceptible de se régénérer? Le fait que je viens de citer tendrait à le faire admettre, mais c'est là un point de physiologie pathologique qui est loin d'être élucidé.

C. — NÉVROGLIE.

On donne le nom de névroglie à la substance unissante des éléments nerveux de la moelle. Elle est essentiellement formée par de fins tractus qui partent de la face interne de la pie-mère, traversent la substance blanche, en se ramifiant dans toutes les directions, jusqu'aux confins de la substance grise. Arrivés là, ils pénètrent dans cette substance sous forme de filaments, plus ténus encore que dans le manteau, filaments qui constituent un réticulum irrégulier dans les mailles duquel sont logées les cellules et les fibres nerveuses de cette substance grise.

La névroglie sert non seulement à isoler en même temps qu'à unir les éléments nerveux de la moelle, elle sert encore de support aux capillaires sanguins de cet organe.

Quant à sa nature, les histologistes ne sont pas d'accord. Pour M. C. Robin, la névroglie est une substance amorphe, spéciale aux centres nerveux. M. Ranvier pense, au contraire, qu'elle est constituée par un tissu conjonctif réticulé, ne différant pas beaucoup du tissu conjonctif ordinaire et présentant comme ce dernier des cellules plates, appliquées sur les faisceaux conjonctifs.

Enfin je rappellerai que la substance gélatineuse de Rolando n'est autre chose que la névroglie modifiée.

DE L'ORIGINE DES NERFS RACHIDIENS.

La moelle épinière donne naissance aux nerfs rachidiens, qui naissent par paires. Il y huit paires cervicales (la première sort au-dessus de l'atlas), douze paires dorsales, cinq paires lombaires et six paires sacrées. Chaque nerf naît par deux racines, l'une antérieure et l'autre postérieure. Cette dernière rencontre sur son trajet un ganglion (ganglion spinal) dans lequel elle se jette, et se réunit ensuite à la racine antérieure pour former un tronc mixte (fig. 119). De ce tronc naissent immédiatement deux branches, l'une antérieure et l'autre postérieure.

Les racines des nerfs rachidiens parcourent dans le canal rachidien un certain trajet avant de sortir par le trou de conjugaison qui leur est destiné : aussi ne faut-il pas confondre leur sortie du canal avec leur origine à la moelle.

Il résulte de cette disposition que la paralysie consécutive à une section de la moelle ne s'élève pas au niveau de la section.

Étant connu le point où s'arrête la paralysie, on peut donc indiquer la partie de la moelle qui a été lésée, à la condition de connaître exactement l'origine des nerfs par rapport aux diverses vertèbres.

Voici le tableau qui a été dressé dans ce but par Jadelot :

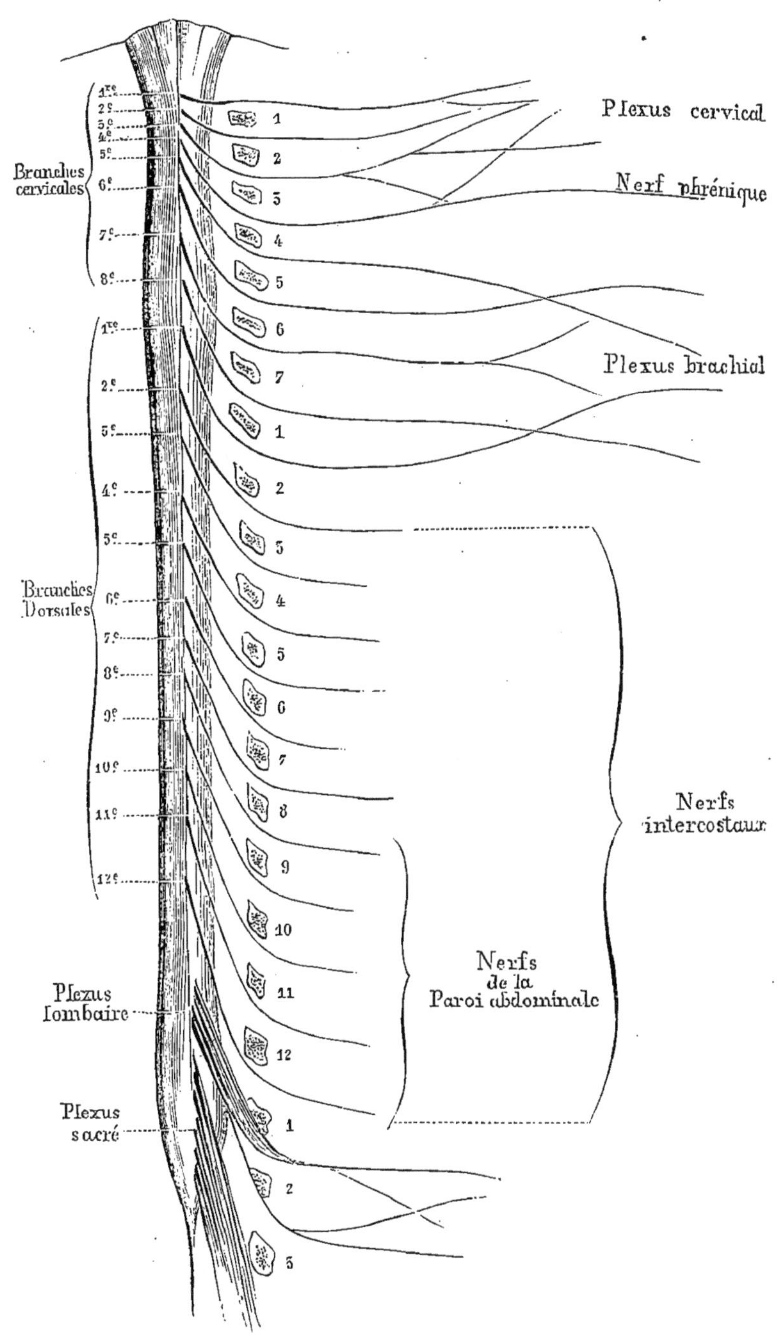

Fig. 123. — *Schéma représentant le rapport qui existe entre les apophyses épineuses et l'origine des nerfs rachidiens.*

PAIRES DE NERFS.	ORIGINES DES NERFS EN RAPPORT AVEC LES ÉPINES DES VERTÈBRES.
1re Paire cervicale,	au niveau du grand trou occipital.
2e	très peu au-dessous de l'occipital.

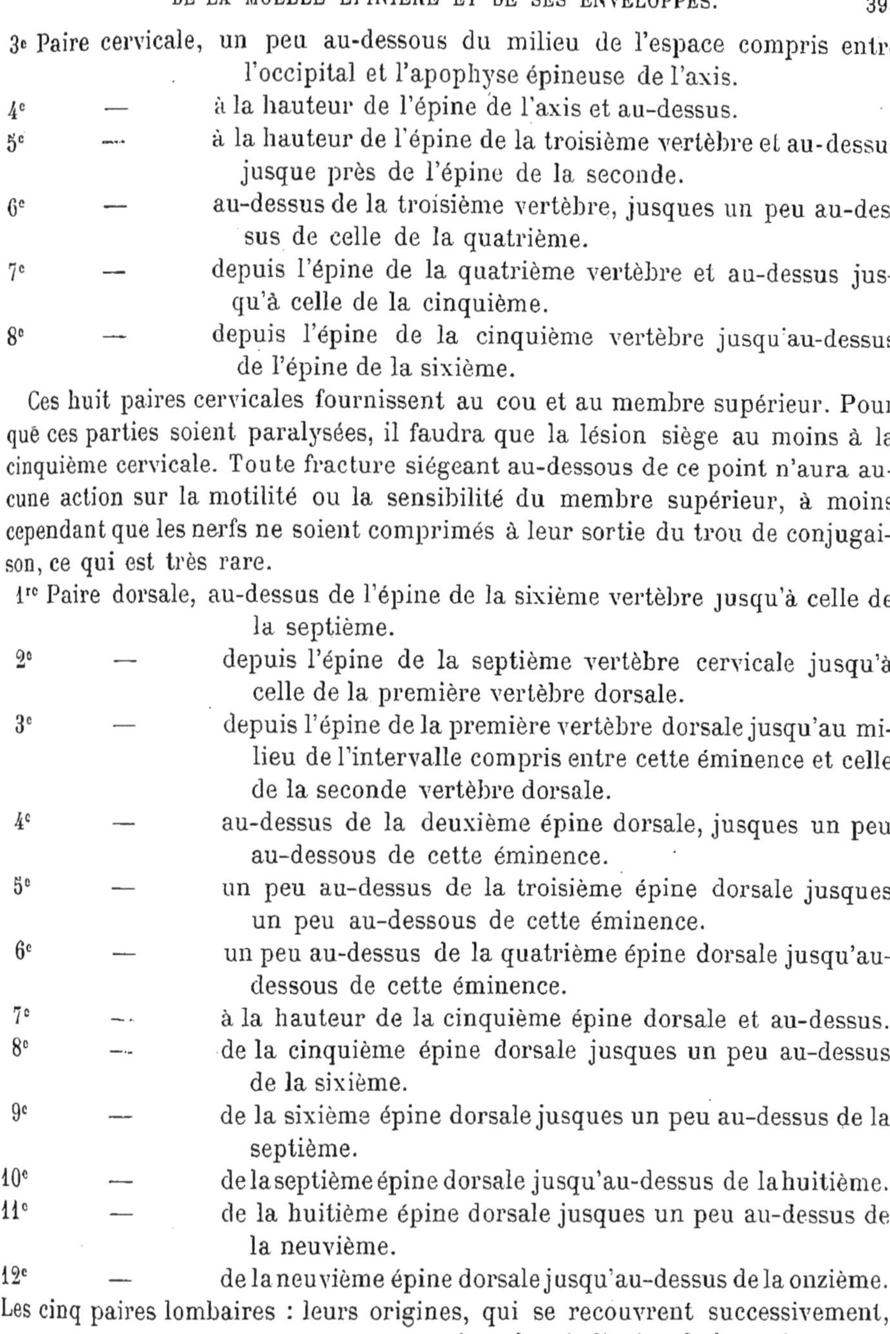

3e Paire cervicale, un peu au-dessous du milieu de l'espace compris entre l'occipital et l'apophyse épineuse de l'axis.

4e — à la hauteur de l'épine de l'axis et au-dessus.

5e — à la hauteur de l'épine de la troisième vertèbre et au-dessus jusque près de l'épine de la seconde.

6e — au-dessus de la troisième vertèbre, jusques un peu au-dessus de celle de la quatrième.

7e — depuis l'épine de la quatrième vertèbre et au-dessus jusqu'à celle de la cinquième.

8e — depuis l'épine de la cinquième vertèbre jusqu'au-dessus de l'épine de la sixième.

Ces huit paires cervicales fournissent au cou et au membre supérieur. Pour que ces parties soient paralysées, il faudra que la lésion siège au moins à la cinquième cervicale. Toute fracture siégeant au-dessous de ce point n'aura aucune action sur la motilité ou la sensibilité du membre supérieur, à moins cependant que les nerfs ne soient comprimés à leur sortie du trou de conjugaison, ce qui est très rare.

1re Paire dorsale, au-dessus de l'épine de la sixième vertèbre jusqu'à celle de la septième.

2e — depuis l'épine de la septième vertèbre cervicale jusqu'à celle de la première vertèbre dorsale.

3e — depuis l'épine de la première vertèbre dorsale jusqu'au milieu de l'intervalle compris entre cette éminence et celle de la seconde vertèbre dorsale.

4e — au-dessus de la deuxième épine dorsale, jusques un peu au-dessous de cette éminence.

5e — un peu au-dessus de la troisième épine dorsale jusques un peu au-dessous de cette éminence.

6e — un peu au-dessus de la quatrième épine dorsale jusqu'au-dessous de cette éminence.

7e — à la hauteur de la cinquième épine dorsale et au-dessus.

8e — de la cinquième épine dorsale jusques un peu au-dessus de la sixième.

9e — de la sixième épine dorsale jusques un peu au-dessus de la septième.

10e — de la septième épine dorsale jusqu'au-dessus de la huitième.

11e — de la huitième épine dorsale jusques un peu au-dessus de la neuvième.

12e — de la neuvième épine dorsale jusqu'au-dessus de la onzième.

Les cinq paires lombaires : leurs origines, qui se recouvrent successivement, sont comprises depuis l'épine de la onzième vertèbre dorsale jusqu'au-dessous de l'épine de la douzième.

Les six paires sacrées : leurs origines, qui se recouvrent aussi successivement, s'étendent de l'épine de la douzième vertèbre dorsale à celle de la première vertèbre lombaire.

Il résulte de ce tableau qu'une fracture au niveau de la douzième vertèbre dorsale paralysera le plexus sacré.

Si la lésion de la moelle porte sur la onzième dorsale, le plexus lombaire et le plexus sacré seront paralysés.

Une fracture siégeant au niveau de la cinquième dorsale déterminera la paralysie des plexus lombaire et sacré, plus celle des parois abdominales, qui reçoivent leurs nerfs des cinq dernières paires dorsales.

Une fracture au niveau de la première dorsale paralysera les parties précédentes, et la paralysie montera jusqu'au troisième espace intercostal.

Une fracture occupant la sixième ou la septième cervicale paralysera les plexus sacré et lombaire, les parois abdominales, tous les espaces intercostaux.

Le nerf phrénique, naissant des troisième et quatrième nerfs cervicaux, a ses origines placées au-dessus de l'axis : aussi la luxation de cette vertèbre sur la troisième n'entraîne-t-elle pas nécessairement la mort. Une luxation de l'atlas sur l'axis entraîne toujours une mort instantanée.

CHAPITRE IV

Développement du rachis.

Nous avons vu plus haut, à propos du développement du crâne, que l'axe encéphalo-rachidien est l'une des premières parties qui apparaissent chez l'embryon. De chaque côté de la gouttière primitive s'élève, sous forme de crête longitudinale, une lame médullaire. Ces deux lames médullaires se recourbent, s'enroulent et se réunissent l'une à l'autre de manière à former un cylindre creux rectiligne. Ce cylindre est l'axe encéphalo-rachidien.

Au-dessous de la gouttière primitive et des lames médullaires se trouve la *corde dorsale* ou *notocorde*, qui représente l'axe de formation de la colonne vertébrale. De chaque côté de cet axe on voit apparaître les lames vertébrales qui convergent, comme les lames médullaires, pour former le tube vertébro-crânien. Il y a donc, à un moment donné, deux cylindres emboîtés l'un dans l'autre : l'extérieur deviendra la colonne vertébrale et le crâne, l'intérieur formera la moelle et le cerveau.

Nous n'avons plus à nous occuper maintenant que de la partie inférieure de ce double cylindre, celle qui deviendra la moelle et la colonne vertébrale.

Après la réunion des lames médullaires, la moelle a donc la forme d'un cylindre creux dont la longueur répond à celle de la colonne vertébrale : elle se compose alors de deux substances, l'une extérieure, qui donnera naissance à tous les éléments nerveux ; l'autre intérieure, formant les parois du canal de l'épendyme. Nous devons connaître l'existence de ce canal pour comprendre certains faits de spina bifida. Il nous faut encore rappeler que la moelle, aussi longue que la colonne vertébrale pendant les premières périodes de la vie fœtale, s'éloigne de plus en plus du coccyx et n'y tient plus que par le filet terminal dans lequel se prolonge le canal de l'épendyme.

Le développement des enveloppes de la moelle est inconnu. On sait seulement que la pie-mère apparaît la première, et qu'elle concourt à la formation du filet terminal ; vient ensuite la dure-mère. Quant à l'arachnoïde, on n'en peut constater l'existence qu'à une période assez avancée de la vie embryonnaire.

Ces deux premières enveloppes sont constituées avant que le canal osseux soit fermé, et même elles entourent complètement la moelle avant la soudure des deux moitiés de la lame cornée au niveau du sillon primitif, ce qui permet de comprendre l'existence de ces spina bifida sans tumeur par l'orifice desquels on voit à nu la moelle recouverte seulement par l'arachnoïde.

La colonne vertébrale a pour centre de formation la notocorde. Les lames vertébrales qui se développent sur les parties latérales ne tardent pas à se réunir par paires et à l'englober dans autant de masses cartilagineuses qu'il y a de vertèbres primitives, et, successivement, de l'extrémité céphalique à l'extrémité caudale. Ce cordon s'étrangle au niveau des corps vertébraux, prend la forme de chapelet, et bientôt se trouve réduit à de simples amas qui occupent le centre des disques intervertébraux. Les corps cartilagineux émettent latéralement les arcs vertébraux, qui se ramifient sur la ligne médiane vers le troisième mois pour la région dorsale, et vers le quatrième seulement pour les régions cervicale, lombaire et sacrée. Les vertèbres coccygiennes, à l'exception de la première, n'émettent pas d'arcs latéraux.

Le corps de la première vertèbre s'unit à celui de la seconde sous forme d'apophyse odontoïde. Les arcs de l'atlas sont une production indépendante.

L'ossification commence, dès le troisième mois, par trois points principaux, un pour le corps, deux pour les arcs. A des époques variables on voit apparaître des points complémentaires, au nombre de cinq, un pour le sommet de l'apophyse épineuse, deux pour les apophyses tranverses et deux pour les corps vertébraux. Ces derniers répondent aux faces supérieure et inférieure des corps des vertèbres, et semblent jouer à leur égard le même rôle que les épiphyses des os longs à l'égard des diaphyses. Pour ce qui concerne chaque vertèbre en particulier nous renvoyons aux traités d'anatomie descriptive.

Ajoutons que la colonne vertébrale n'arrive à son développement complet qu'entre la vingt-cinquième et la trentième année, par la soudure complète de la première vertèbre sacrée avec les vertèbres sous-jacentes, et que les courbures font défaut dans les premières périodes de la vie embryonnaire.

Ce développement peut être entravé comme celui du crâne, et il en résulte des monstruosités ou des malformations analogues.

Parmi les monstruosités, citons l'absence de la moelle épinière, qui coïncide toujours avec l'encéphalie. Dans ce cas, le canal rachidien est largement ouvert dans toute sa longueur, et l'on a même « vu la fissure atteindre, dans une portion plus ou moins grande du rachis, non seulement les apophyses épineuses, mais aussi les corps eux-mêmes des vertèbres. Celles-ci étaient en effet divisées en deux moitiés complètement isolées l'une de l'autre, et il existait, dans une étendue plus ou moins considérable, deux demi-rachis entre lesquels se trouvait même logée une partie de l'œsophage. » (Isid. Geoffroy-Saint-Hilaire.)

Mais, à côté de ces faits tératologiques, on observe des malformations compatibles avec la vie et qui résultent d'un arrêt partiel de développement. Ce sont les différentes variétés du *spina bifida.*

Le spina bifida consiste dans une fissure portant sur une ou plusieurs vertèbres. Très rarement on a rencontré la division à la partie antérieure sur les corps vertébraux. Ordinairement la fissure occupe les lames vertébrales. On l'observe le plus souvent à la partie supérieure ou à la partie inférieure de la colonne dorsale, puis, par ordre de fréquence, à la région cervicale, et enfin à la partie moyenne de la région dorsale.

Il peut être unique ou multiple.

Dans certains cas rares, l'intérieur du canal reste à découvert, la dure-mère et l'arachnoïde sont à nu.

Mais le plus ordinairement il existe une tumeur qui semble formée par la hernie des parties contenues dans le canal rachidien à travers l'orifice osseux En effet, la membrane intérieure de cette tumeur se continue toujours avec la dure-mère, et peut en être considérée comme une expansion. Elle est recouverte par la peau plus ou moins modifiée, dont elle peut être séparée par une ou plusieurs couches de tissu fibreux et cellulaire, mais avec laquelle elle se confond souvent d'une manière intime. A l'intérieur on trouve un liquide transparent qui tantôt est épanché entre la moelle et ses enveloppes (hydrorachis externe), tantôt et le plus souvent siège dans le canal de l'épendyme dilaté (hydrorachis interne). Dans ce dernier cas, la moelle, plus ou moins dissociée, s'accole à la paroi interne du sac. Dans le premier cas, la moelle et les nerfs rachidiens peuvent pénétrer dans la tumeur et y contracter des adhérences, mais aussi ils peuvent rester étrangers à la tumeur, qui est alors une méningocèle pure. Il serait important de pouvoir reconnaître à l'avance la présence des éléments nerveux à l'intérieur du sac ; malheureusement il n'existe pas de signe certain ; on devra cependant tenir compte des dépressions qui peuvent, s'observer à la surface de la tumeur, des dimensions de l'orifice de communication et des troubles fonctionnels existants ou faciles à provoquer.

Il faudra tenir compte également, à un point de vue pratique, du mode d'implantation de la tumeur, qui peut être sessile ou pédiculée. Les tumeurs pédiculées, qui sont surtout fréquentes à la région cervicale, peuvent s'isoler du canal rachidien par oblitération de l'orifice de communication. Ainsi transformées en kystes, elles deviennent d'un traitement facile. Mais, tant que la communication persiste, l'intervention est dangereuse, aussi faut-il être fort réservé dans le choix des moyens à employer lorsqu'on se croit autorisé à intervenir.

Faut-il rattacher au spina bifida les dépressions cutanées congénitales plus ou moins profondes que l'on rencontre assez fréquemment sur la ligne médiane de la région sacro-coccygienne?

Il est assez vraisemblable que la pathogénie de ces deux vices de conformation est identique. Dans tous les cas, ces infudibulums, signalés spécialement dans ces derniers temps par MM. Terrillon, Féré, Lannelongue, Després, Heurtaux, peuvent donner naissance à des kystes dermoïdes ou bien s'enflammer et produire de véritables fistules qui nécessitent l'intervention du chirurgien (Société de chirurgie, 15 mars 1882). Ces fistules n'intéressent jamais le squelette et se différencient suffisamment par leur siège de la fistule à l'anus.

TROISIÈME SECTION

DU COU

Le *cou* est la portion du tronc intermédiaire à la tête et à la poitrine.

Ses *limites supérieures* sont les suivantes : en avant, le bord inférieur de la mâchoire inférieure ; sur les côtés, une ligne partant de l'angle de la mâchoire pour gagner le sommet de l'apophyse mastoïde ; en arrière, la ligne courbe occipitale supérieure.

Les *limites inférieures* du cou, très nettement accusées en avant et sur les côtés par la fourchette du sternum et les clavicules, sont beaucoup plus vagues en arrière ; l'apophyse épineuse de la septième vertèbre cervicale sert à les déterminer.

Arrondi chez les enfants et les femmes, il est anguleux chez l'homme, grâce aux saillies que forment les muscles et les cartilages : aussi les points de repère pour les opérations et en particulier pour la trachéotomie sont-ils plus faciles à trouver chez ce dernier. Le cou devient surtout très anguleux chez les sujets amaigris.

La longueur et le volume (1) du cou sont variables suivant les sujets et généralement en rapport avec la taille. Certains cous sont remarquablement longs et grêles et indiqueraient, dit-on, une prédisposition à la phthisie pulmonaire ; d'autres, courts et volumineux, manifesteraient la tendance aux congestions et aux hémorrhagies cérébrales.

Le cou n'a que peu d'organes qui lui soient propres : c'est plutôt un lieu de passage pour les organes qui se rendent à la poitrine et à la tête. Il n'en forme pas moins une grande région naturelle dont il est à peine besoin de signaler

(1) « Les Anciens pensaient que le cou grossissait chez la femme immédiatement après les premières approches de l'homme, et cette idée s'est conservée dans le peuple jusqu'à nos jours. Ainsi quelques matrones mesurent encore la circonférence du cou d'une jeune mariée le jour et le lendemain des noces ; d'autres vont plus loin et prétendent pouvoir reconnaître la virginité par le procédé suivant : la circonférence du cou prise avec un fil à sa partie moyenne, on double la longueur de ce fil, on en fait tenir entre les dents incisives les deux extrémités et l'on embrasse le sommet de la tête avec l'anse qui en résulte. Si le fil passe librement par-dessus le vertex, mauvais signe ; si, au contraire, l'anse se trouve trop étroite, on conclut en faveur de la virginité. Les physiologistes ont dédaigné ces traditions populaires ; je dois dire cependant que, sans leur accorder une grande valeur, elles ne sont pas sans quelque fondement. Ainsi, à moins de goître ou d'une difformité quelconque, j'ai toujours vu l'anse de fil trop étroite chez des jeunes filles de 15 à 20 ans dont les mœurs ne pouvaient être soupçonnées ; chez les femmes mariées depuis plusieurs années le cou est certainement plus large, et il m'a paru qu'il s'élargissait surtout par l'effet de la grossesse et de l'accouchement. C'est un sujet de recherches qui ne serait pas sans intérêt » (MALGAIGNE).

l'importance. Les vaisseaux et nerfs volumineux qui le sillonnent de toutes parts et les opérations qu'on y pratique si souvent rendent l'anatomie du cou particulièrement intéressante et utile pour le chirurgien.

Le cou présente deux portions distinctes : l'une antéro-latérale et l'autre postérieure. Cette dernière porte encore le nom de *nuque*. Le bord antérieur du muscle trapèze leur sert de limite. Après avoir étudié successivement ces deux portions et consacré un chapitre spécial aux aponévroses et aux ganglions lymphatiques, je terminerai par l'histoire du développement du cou.

Portion antéro-latérale du cou.

La portion antéro-latérale du cou comprend quatre régions : A. la *région sus-hyoïdienne ;* B. la *région sous-hyoïdienne ;* C. la *région carotidienne ;* D. la *région du creux sus-claviculaire.*

A. — RÉGION SUS-HYOIDIENNE.

La région sus-hyoïdienne a pour limites : en haut, le bord inférieur de la mâchoire inférieure ; en bas, le corps et les grandes cornes de l'os hyoïde ; en dehors, le ventre postérieur du muscle digastrique et une ligne oblique étendue de l'angle de la mâchoire au bord antérieur du muscle sterno-cléido-mastoïdien. A cette dernière ligne correspond la bandelette fibreuse qui sépare nettement la région sus-hyoïdienne de la région parotidienne.

J'ai donné plus haut (page 314) les raisons pour lesquelles la région sus-hyoïdienne ne devait pas être, suivant moi, confondue avec le plancher de la bouche sous le nom de *région glosso-sus-hyoïdienne*, ainsi que l'a fait Blandin et qu'on le fait généralement ; la limite naturelle entre ces deux régions est le muscle mylo-hyoïdien. Je rappelle le fait suivant à l'appui de cette opinion : une tumeur développée au-dessous du muscle mylo-hyoïdien se dirige vers la peau ; elle fait au contraire saillie sous la muqueuse buccale lorsqu'elle siège au-dessus du muscle. Ces deux régions se complètent sans doute l'une l'autre, mais elles doivent être décrites séparément.

M. C. Périer a présenté à la Société de chirurgie un exemple confirmatif de cette manière de voir. Son malade portait deux kystes indépendants, ainsi que le démontra la ponction, l'un situé au-dessous du mylo-hyoïdien, l'autre au-dessus ; le premier faisait saillie sous la peau, le second sous la muqueuse. Une injection iodée pratiquée dans le kyste sous-hyoïdien amena par action indirecte la guérison du kyste buccal.

La région sus-hyoïdienne présente une *direction* différente suivant que la tête est dans l'attitude normale, dans la flexion ou dans l'extension. Dans le premier cas, sa direction est sensiblement horizontale ; elle est oblique de bas en haut dans le second, et, dans le troisième, oblique en sens inverse, c'est-à-dire de haut en bas. Aussi, pour l'explorer, pour y pratiquer des opérations, faut-il renverser fortement la tête en arrière.

Dans l'attitude normale, la région sus-hyoïdienne se trouve en quelque sorte protégée et masquée par la saillie de la mâchoire inférieure, ce qui rend compte de la rareté des plaies qu'on y observe ; pour produire ces plaies, l'instrument devrait être tenu verticalement et pénétrerait alors dans la cavité buccale. On a utilisé en médecine opératoire ce rapport avec la bouche pour y introduire, par la région sus-hyoïdienne, des instruments, tels qu'une chaîne d'écraseur, par exemple, dans le but d'extirper un cancer de la langue. Si la tête était dans l'extension et que le corps vulnérant agît horizontalement, ce dernier pourrait pénétrer dans le pharynx et intéresser l'épiglotte.

La région sus-hyoïdienne présente normalement une surface légèrement courbe dont la concavité regarde en bas ; cette surface peut au contraire être convexe dans le même sens. La forme de la région est d'ailleurs variable suivant les sujets, surtout suivant le degré d'embonpoint ; on y observe parfois des plis cutanés chargés de graisse qu'on désigne vulgairement sous le nom de double ou triple menton.

Lorsque les téguments ont été enlevés et les muscles disséqués (voir fig. 124 et 125), on constate que la région sus-hyoïdienne est limitée en arrière par les ventres postérieurs des muscles digastriques. Ces muscles circonscrivent assez exactement de chaque côté la loge de la glande sous-maxillaire. Leurs ventres antérieurs laissent entre eux, sur la ligne médiane, un espace triangulaire à base inférieure (fig. 126) au fond duquel on aperçoit les fibres entre-croisées des muscles mylo-hyoïdiens. Il me paraît donc utile de subdiviser la région sus-hyoïdienne en trois parties, deux latérales et une médiane. Je décrirai successivement une *région sus-hyoïdienne latérale* et une *région sus-hyoïdienne médiane*.

Région sus-hyoïdienne latérale.

Cette région est exactement circonscrite par la courbe que décrit le muscle digastrique.

Superposition des plans. — Les diverses couches qui constituent la partie latérale de la région sus-hyoïdienne sont superposées de la manière suivante (voir fig. 124 et 125) :

1° La peau (PE) ;
2° Le muscle peaucier (P) avec les deux couches celluleuses qui l'enveloppent ;
3° L'aponévrose cervicale superficielle (AP) ;
4° La glande sous-maxillaire entourée des ganglions lymphatiques (GS et GL) ;
5° Les muscles digastriques et stylo-hyoïdien (VP, VA et SH) ;
6° Le muscle mylo-hyoïdien (MM) ;
7° Le muscle hyo-glosse (MH).

Entre ces diverses couches se rencontrent des vaisseaux importants, des nerfs et du tissu cellulaire.

Les trois premières couches nous offrent un intérêt médiocre au point de vue chirurgical.

La *peau* est assez épaisse et recouverte chez l'homme par la barbe : aussi est-elle très riche en follicules sébacés : d'où la fréquence des kystes sébacés et des abcès furonculeux qu'on observe en ce point.

Au-dessous de la peau se trouve le *peaucier,* muscle plus ou moins développé suivant les sujets, et dont les fibres parallèles entre elles sont obliquement dirigées en bas et en dehors. Le peaucier est séparé de la peau, ou, pour parler plus exactement, est rattaché à la face profonde de la peau par une couche de tissu cellulaire très serré, en sorte que le tégument, participant à ses mouvements, se fronce et se ride sous l'influence de ses contractions. C'est de cette façon que les lèvres d'une plaie se replient parfois en dedans.

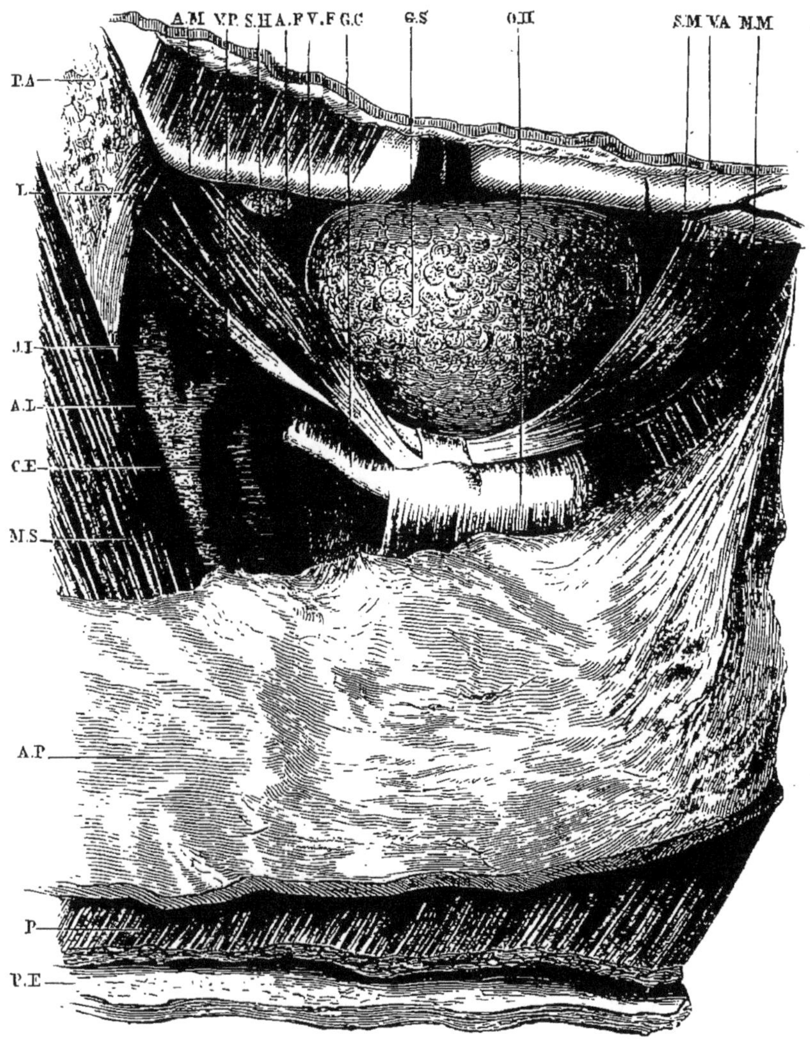

Fig. 124. — *Région sus-hyoïdienne latérale.*

AF, artère faciale.
AL, artère linguale.
AM, angle de la mâchoire inférieure.
AP, aponévrose cervicale superficielle.
CE, artère carotide externe.
GC, grande corne de l'os hyoïde.
GS, glande sous-maxillaire.
JI, veine jugulaire interne.
L, aponévrose séparant la région sus-hyoïdienne et la région parotidienne.
MM, muscle mylo-hyoïdien.
MS, muscle sterno-cléido-mastoïdien.
OH, os hyoïde.
P, muscle peaucier.
PA, glande parotide.
PE, peau.
SH, muscle sous-hyoïdien.
SM, artère sous-mentale.
VA, ventre antérieur du muscle digastrique.
VF, veine faciale.
VP, ventre postérieur du muscle digastrique.

A la face profonde du muscle, au contraire, on rencontre une couche celluleuse lâche, plus ou moins chargée de graisse, qui permet des glissements faciles sur le feuillet aponévrotique sous-jacent. Grâce à cette disposition, il est permis d'emprunter à la région sus-hyoïdienne un lambeau cutané comprenant les couches précédentes pour réparer des pertes de substance, parfois même la perte totale de la lèvre inférieure, après l'ablation d'un épithélioma, par exemple. On est surpris de la facilité avec laquelle les téguments de la région sus-hyoïdienne glissent et se laissent attirer en haut. Ce procédé de restauration de la lèvre inférieure ne donne toutefois que des résultats définitifs médiocres, à cause de l'adhérence du lambeau à la mâchoire, de son aplatissement, qui sont dus à l'absence de bordure et de doublure muqueuses : aussi est-il préférable, ainsi que je l'ai déjà fait remarquer plus haut, de prendre, quand on le peut, le lambeau où existe une muqueuse, c'est-à-dire à la joue.

La couche celluleuse lâche qui siège au-dessous du peaucier communique avec celle des régions voisines : aussi les inflammations s'y propagent aisément et ne peuvent rester limitées à la région sus-hyoïdienne. Il en est de même des collections purulentes, qui fusent et s'étendent parfois au loin dans les autres régions.

On trouve dans cette couche sous-cutanée, surtout à la partie supérieure de la région, une certaine quantité de tissu adipeux qui peut être le point de départ de lipomes. C'est sans doute aux dépens de cette couche que se développent ces bourrelets cellulo-adipeux qui entourent comme d'une immense collerette le cou de certains sujets, ainsi que la plupart des chirurgiens de Paris ont pu en voir il y a quelques années un curieux exemple dans les hôpitaux.

La *couche aponévrotique* présente des variétés individuelles nombreuses, ce qui d'ailleurs est loin d'être spécial à cette région. Elle est parfois réduite à une simple toile celluleuse, surtout en avant. En arrière, elle est toujours plus résistante et se fixe sur la bandelette fibreuse (LF, fig. 125) qui sépare d'une façon efficace la région sus-hyoïdienne de la région parotidienne.

Fixée en arrière à cette bandelette fibreuse et par conséquent à la gaine du muscle sterno-cléido-mastoïdien, l'aponévrose s'attache, en haut, au bord inférieur de la mâchoire ; en bas, au corps et aux grandes cornes de l'os hyoïde ; en avant, elle s'amincit pour se continuer sur la ligne médiane avec celle du côté opposé. Là ne se borne pas sa description. En même temps que le feuillet superficiel passe à la face externe de la glande sous-maxillaire, un feuillet profond s'en détache et tapisse la face interne de la glande ; les deux feuillets superficiel et profond vont se réunir l'un à l'autre en haut et en bas, au niveau de la mâchoire et de l'os hyoïde. De cette disposition résulte, pour la glande sous-maxillaire et les ganglions lymphatiques qui l'entourent, la formation d'une véritable loge fibreuse qui enkyste ces organes et les sépare complètement de la parotide. Je reviendrai d'ailleurs plus loin sur cette disposition, dont le lecteur se rendra mieux compte d'après la coupe verticale antéro-postérieure de la région (fig. 151).

Glande sous-maxillaire et ganglions lymphatiques (1).

La *glande sous-maxillaire* est une glande salivaire appartenant au groupe des glandes en grappe. Elle occupe une grande partie de la région sus-hyoïdienne

(1) La glande sous-maxillaire me paraît devoir former le quatrième plan de la région, parce qu'elle recouvre et déborde le plus souvent en bas le muscle digastrique et que, dans la ligature de l'artère linguale, on rencontre la glande sous-maxillaire avant le muscle.

et se trouve, dans l'attitude normale de la tête, cachée en partie par le corps de la mâchoire inférieure, à laquelle elle répond directement et qui en conserve d'ailleurs l'empreinte.

En examinant les figures 124 et 125, le lecteur se fera, je pense, une idée très nette des rapports assez complexes de la glande sous-maxillaire.

Quoique recouverte par les trois couches précédentes, dont la troisième lui forme une loge complète, elle est en réalité très superficielle : aussi la découvre-t-on facilement à l'aide d'une incision courbe à concavité supérieure pratiquée au niveau de la grande corne de l'os hyoïde. De même, la glande enflammée, hypertrophiée ou dégénérée, fait rapidement une saillie très appréciable à la région sus-hyoïdienne.

Encadrée en quelque sorte par les ventres antérieur et postérieur du muscle digastrique qu'elle déborde presque toujours en bas, elle repose profondément sur les muscles mylo-hyoïdien et hyo-glosse.

Elle est appliquée directement sur le tronc des artère et veine faciales, qui longent son bord supérieur, sur l'artère sous-mentale, la veine linguale et le nerf grand hypoglosse. Elle répond indirectement à l'artère linguale, dont la sépare le muscle hyo-glosse. Toutefois ce muscle est tellement mince qu'il protège faiblement l'artère dans une opération chirurgicale. Il faut le soulever délicatement avec une pince et l'inciser en dédolant pour découvrir l'artère linguale.

Par son extrémité postérieure, la glande répond à la carotide externe et à la veine jugulaire interne; elle en est séparée par une distance assez faible pour qu'on ait à se préoccuper de ce dangereux voisinage au cours d'une opération sur la région.

Les rapports de la glande sous-maxillaire avec de nombreux vaisseaux montrent toute la gravité de son extirpation ou de celle des tumeurs qui l'environnent : des hémorrhagies mortelles en ont été plusieurs fois la conséquence. L'opération est toutefois possible, facile même relativement à l'extirpation totale de la glande parotide que j'ai déclarée impossible. Il existe, en effet, une différence radicale entre ces deux glandes au point de vue de leurs connexions avec les vaisseaux et les tissus fibreux. Toutes deux, il est vrai, sont situées dans une loge aponévrotique, mais, tandis que la parotide adhère aux parois (à la paroi externe surtout) de cette loge qui envoie dans son épaisseur de nombreux prolongements, la sous-maxillaire en est indépendante : aussi, grâce à la laxité extrême du tissu cellulaire qui l'entoure de toutes parts, cette dernière est-elle énucléable. La glande sous-maxillaire reçoit de la faciale des branches nombreuses et volumineuses, mais moindres cependant que celles fournies à la parotide par la carotide externe. De plus, et surtout, la glande sous-maxillaire n'est pas traversée comme la parotide par une artère et un nerf importants dont le sacrifice est fatal dans une extirpation sérieuse et complète de la parotide. Je rappellerai enfin la profondeur et l'étroitesse de la loge parotidienne, qui rendent les manœuvres opératoires difficiles ; je rappellerai également les rapports presque immédiats de la parotide avec la carotide et la jugulaire internes au fond de l'excavation.

Malgré le voisinage des vaisseaux, on peut donc sans témérité tenter l'extirpation de la glande sous-maxillaire dégénérée. M. Verneuil l'a enlevée plusieurs fois et a régularisé d'une manière heureuse l'opération, l'a rendue beaucoup moins grave en procédant par énucléation de haut en bas, doucement, lentement, en liant à mesure les vaisseaux qu'il rencontrait. On redoublera de prudence en arrivant à l'extrémité postérieure de la tumeur où se trouvent les gros troncs carotidiens. On pourra, en suivant l'exemple de M. Verneuil, pédiculiser la tumeur en ce point et lier en masse. L'une des difficultés de l'opération consiste dans la profondeur à laquelle il faut pénétrer, en sorte que, si des artères volumineuses donnent au fond de la plaie, il est impossible ou du moins très difficile de les lier. Je recommande particulièrement la torsion exécutée par mon procédé, qui plusieurs fois m'a rendu dans des cas analogues un véritable service.

Le canal excréteur de la glande sous-maxillaire, canal de Warthon, se dégage de l'extrémité antérieure de la glande pour pénétrer, immédiatement au-dessus du muscle mylo-hyoïdien, dans le plancher de la bouche. Un prolongement de la glande accompagne le canal. J'ai suffisamment insisté sur le canal de Warthon (page 320) pour n'avoir pas à y revenir ici.

Dans la loge fibreuse occupée par la glande sous-maxillaire se trouve, sur le trajet du nerf lingual, le ganglion nerveux sous-maxillaire, qu'il me suffit de mentionner.

Les ganglions lymphatiques jouent dans la région sus-hyoïdienne un rôle prépondérant. En nombre variable, ces ganglions sont situés dans la loge fibreuse de la glande, et en contact immédiat avec le tissu glandulaire. Lorsqu'ils sont tuméfiés, ils recouvrent la glande et font à la région sus-hyoïdienne une saillie parfois si bien circonscrite qu'on pourrait la croire formée par la glande elle-même. Velpeau ne prétendait-il pas qu'on n'extirpait jamais la glande, mais seulement les ganglions qui l'entourent ?

Si la tumeur est récente et d'origine inflammatoire, on ne pourrait guère avoir affaire qu'à une adénite ou bien à la distension des culs-de-sac glandulaires par rétention de la salive. Or la douleur est extrêmement vive dans ce dernier cas, la tumeur est nettement circonscrite, et on peut constater surtout qu'il ne sort pas de salive par le canal excréteur correspondant. Quant à l'inflammation primitive de la glande sous-maxillaire, elle est excessivement rare. On l'observe néanmoins dans certains cas ; la glande peut suppurer et le pus se faire jour par le canal de Warthon.

Un gonflement *subit*, limité à la loge sous-maxillaire, présentant un volume considérable *d'emblée*, accompagné d'une très vive douleur, ne pourra guère être développé qu'aux dépens de la glande : on devra immédiatement rechercher si la salive s'écoule par le canal de Warthon, et l'on pratiquera le cathétérisme de ce canal. Dans un cas analogue que j'observai avec le docteur Millet en 1873, la glande sous-maxillaire s'était tuméfiée subitement au milieu du repas, et la douleur était si vive qu'elle provoquait une véritable angoisse. Tous les accidents disparurent presque immédiatement par le cathétérisme du canal de Warthon que je pratiquai avec un stylet fin. Je ne pus déterminer si cette rétention brusque de la salive avait été produite par l'introduction d'un corps étranger dans le canal excréteur, par un bouchon de mucus ou par un simple spasme du conduit. La malade n'avait jamais rendu de calcul salivaire.

La glande sous-maxillaire est plus que les autres glandes salivaires exposée à la production des calculs. S'ils sont d'un petit volume, ils pénètrent dans le canal de Warthon, deviennent sous-muqueux et sont éliminés après avoir provoqué de très vives douleurs, dues sans doute à la résistance extrême qu'oppose le canal à la distension. Quand ils ont acquis un volume considérable, celui d'une noisette, par exemple, ils restent confinés dans la glande, font saillie à la région sus-hyoïdienne, se perçoivent à travers la peau sous la forme de noyaux durs et doivent être enlevés par cette région, s'ils déterminent des accidents.

Lorsque la région sus-hyoïdienne tout entière est occupée par une tumeur diffuse, dure, de nature évidemment maligne, est-il possible de faire la part de ce qui appartient à la glande sous-maxillaire et aux ganglions lymphatiques? Si l'induration est secondaire et a succédé à un épithélioma développé sur la cir-

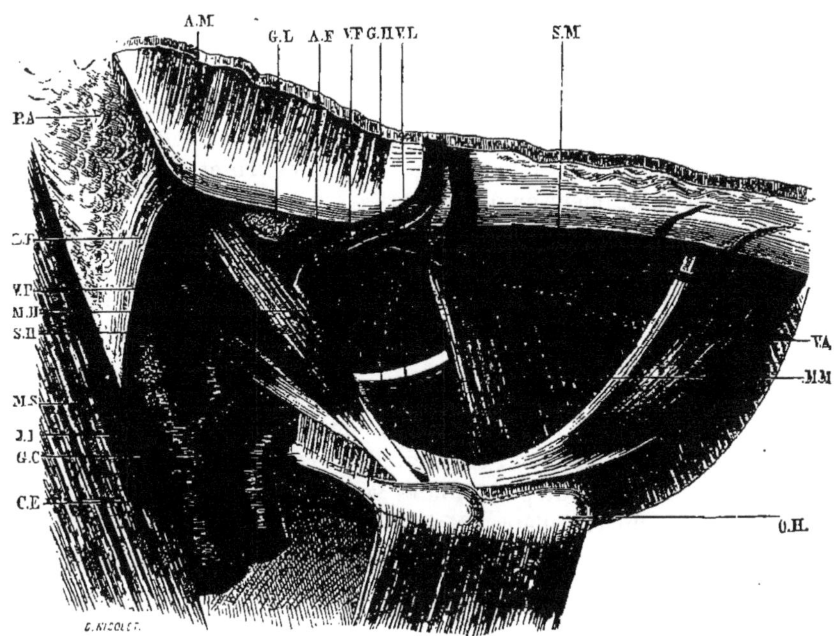

Fig. 125. — *Région sus-hyoïdienne latérale, la glande sous-maxillaire ayant été enlevée.*

AF, artère faciale.
AM, angle de la mâchoire.
CE, artère carotide externe.
GC, grande corne de l'os hyoïde.
GH, nerf grand hypoglosse.
GL, ganglion lymphatique.
JI, veine jugulaire interne.
LF, apouévrose séparant l'une de l'autre la région parotidienne et la région sus-hyoïdienne.
MH, muscle hyo-glosse.
MM, muscle mylo-hyoïdien.
MS, muscle sterno-cléido-mastoïdien.
OH, os hyoïde.
PA, parotide.
SH, muscle stylo-hyoïdien.
SM, artère sous-mentale.
VA, ventre antérieur du muscle digastrique.
VF, veine faciale.
VL, veine linguale.
VP, ventre postérieur du muscle digastrique.

conscription lymphatique des ganglions, nul doute que ces derniers soient seuls en cause; mais, lorsque la tumeur s'est développée primitivement dans la région, le diagnostic devient à peu près impossible.

Comme toutes les glandes en grappe, la sous-maxillaire est susceptible de subir la dégénérescence cancéreuse et sarcomateuse. On l'observe toutefois très rarement. Il en est de même des adénomes et des chondromes de la glande, signalés çà et là par les auteurs.

Les ganglions sous-maxillaires reçoivent les vaisseaux lymphatiques provenant de la peau du front, du nez, des lèvres; ceux qui naissent de la joue et des gencives inférieures. En conséquence, une tumeur épithéliale développée dans ces diverses régions pourra s'accompagner de l'engorgement des ganglions C'est un des premiers phénomènes auxquels donne lieu l'érysipèle de la face.

Une affection fréquente, assez grave, intimement liée à l'inflammation des ganglions lymphatiques sous-maxillaires, est le phlegmon sus-hyoïdien et l'abcès qui en est la conséquence. Voici la pathogénie la plus ordinaire de ce phlegmon : carie dentaire à la mâchoire inférieure, ostéo-périostite alvéolo-dentaire, adénite consécutive. Souvent les phénomènes se bornent là et le ganglion ne suppure pas, mais je rappelle que la glande sous-maxillaire et les ganglions sont enveloppés de tous côtés par une atmosphère celluleuse fort lâche ; l'inflammation se propage quelquefois du ganglion à ce tissu et produit un adéno-phelgmon sous-aponévrotique, bien circonscrit à la région, qu'il ne dépasse ordinairement pas. La profondeur à laquelle est situé le foyer inflammatoire explique pourquoi la fluctuation n'y devient manifeste que tardivement : aussi ne faut-il pas attendre, pour ouvrir et débrider, que la présence du pus soit absolument évidente.

Il ne faut pas confondre l'adéno-phlegmon sous-hyoïdien avec le phlegmon sous-périostique du maxillaire inférieur consécutif soit à une carie dentaire, soit à l'évolution de la dent de sagesse. Ce dernier détermine la dénudation de l'os, parfois sa nécrose, et peut alors donner naissance à une fistule de longue durée.

Lorsqu'on ouvre, même à l'aide d'une incision profonde, les abcès sous-aponévrotiques de la région sus-hyoïdienne, on n'a pas trop à se préoccuper des vaisseaux de la région : ceux-ci, étant recouverts par le feuillet interne de la loge fibreuse, ne sont pas refoulés vers la peau, mais vers la cavité buccale, où ils ne risquent pas d'être atteints.

5° *Plan musculaire.* — Après avoir enlevé la glande sous-maxillaire, le tissu cellulaire, les ganglions qui l'entourent et le feuillet aponévrotique profond, on trouve un plan disposé ainsi que le montre la figure 125.

Ce plan est constitué par des muscles sur lesquels reposent les vaisseaux et les nerfs de la région. Les muscles sont, en procédant de l'extérieur à l'intérieur : le stylo-hyoïdien, le digastrique, le mylo-hyoïdien et l'hyo-glosse. Il est inutile de présenter ici une description détaillée de ces muscles ; que le lecteur veuille bien seulement remarquer la direction différente des fibres du mylo-hyoïdien et de l'hyo-glosse, détail utile à connaître pour la ligature de l'artère linguale. Je signalerai également le bord postérieur du muscle mylo-hyoïdien (MM), dont le relief très appréciable forme le bord antérieur du petit triangle hypoglosso-hyoïdien et constitue un point de repère important dans cette même ligature.

Vaisseaux et nerfs de la région sus-hyoïdienne latérale.

Les vaisseaux sont : l'artère et la veine faciales, l'artère et la veine linguales, avec leurs branches collatérales.

Les artères naissent parfois d'un tronc commun; de même, les veines vont aboutir à la jugulaire interne par un tronc unique. Ce sont ces vaisseaux qui, dans l'extirpation des tumeurs de la région sus-hyoïdienne, constituent le pédicule sur lequel M. Verneuil jette une ligature pour prévenir toute hémorrhagie.

L'artère faciale, passant au-dessus du ventre postérieur du digastrique et du muscle stylo-hyoïdien, pénètre dans la région sus-hyoïdienne, où elle correspond à l'extrémité postérieure de la glande sous-maxillaire ; de là elle se porte en haut, puis devient horizontale au niveau de la face supérieure et interne de la glande, sur laquelle elle se creuse une gouttière, et abandonne en ce point un grand nombre de branches collatérales qui pénètrent de suite dans le parenchyme glandulaire. Après avoir fourni une branche souvent volumineuse, la *sous-mentale*, l'artère faciale se redresse sur le bord de la mâchoire au devant du masséter et suit le trajet indiqué plus haut (page 291).

Quant à la veine faciale, elle accompagne l'artère, la croise, et reste sur un plan plus superficiel.

La disposition de l'artère et de la veine linguales intéresse plus vivement le chirurgien. Remarquons d'abord que ces deux vaisseaux, tout en suivant une voie parallèle, ne sont pas contigus dans la région sus-hyoïdienne, mais séparés l'un de l'autre par le muscle hyo-glosse. La veine, située sur un plan plus superficiel que l'artère, répond à la face externe du muscle ; elle est de plus côtoyée par un nerf volumineux, le grand hypoglosse. Indépendamment de cette veine qui est superficielle, il en existe souvent de profondes qui accompagnent l'artère. Ces dernières sont en nombre variable : on en trouve une, deux ; quelquefois même un véritable plexus entoure l'artère.

Le bord supérieur du muscle mylo-hyoïdien en avant, le ventre postérieur du digastrique en arrière et le nerf grand hypoglosse en haut, délimitent un petit triangle dont l'aire est occupée par le muscle hyo-glosse. La base du triangle est en haut et correspond au nerf hypoglosse, le sommet est en bas et correspond à l'os hyoïde. Il peut donc être désigné sous le nom de *triangle hypoglosso-hyoïdien*. L'artère linguale le traverse d'arrière en avant, et c'est là qu'il convient de la découvrir pour en faire la ligature. M. Farabeuf conseille de lier l'artère sur un point plus rapproché de son origine à la carotide externe avant qu'elle s'engage au-dessus de l'hyo-glosse, afin de se trouver en arrière de la dorsale de la langue.

Les détails anatomiques qui précèdent permettent de se rendre exactement compte du meilleur procédé opératoire à mettre en usage ; il peut se résumer ainsi : pratiquer une incision courbe à concavité supérieure au niveau de la grande corne de l'os hyoïde, de façon à encadrer le bord inférieur de la glande sous-maxillaire ; relever la glande ; chercher le tendon du muscle digastrique et le bord postérieur du mnscle mylo-hyoïdien ; découvrir le nerf grand hypoglosse ; soulever doucement avec une pince le muscle hyo-glosse ; inciser ce muscle en dédolant, ou bien en écarter seulement les fibres, comme le conseille M. Després. On trouve alors l'artère linguale, dont la direction est sensiblement parallèle à celle du nerf grand hypoglosse ; quelquefois, cependant, elle est située un peu au-dessus.

L'artère linguale fournit une branche collatérale importante, la *sublinguale*. Celle-ci peut naître dans le triangle hypoglosso-hyoïdien, et l'on court risque alors de la prendre pour le tronc principal.

Outre le grand hypoglosse sur lequel je viens d'insister, la région sus-hyoïdienne contient le nerf lingual, auquel est annexé le ganglion sous-maxillaire. Situés tous deux à la face externe du muscle hyo-glosse, le grand hypoglosse et le lingual forment en ce point un plexus anastomotique. Je mentionnerai encore le rameau mylo-hyoïdien du nerf dentaire inférieur, qui traverse obliquement la région pour se rendre au muscle mylo-hyoïdien et au ventre antérieur du digastrique, et enfin, tout à fait en haut et en arrière, le nerf glosso-pharyngien.

Région sus-hyoïdienne médiane.

Les deux muscles digastriques, insérés sur les côtés de la symphyse du menton dans la *fossette digastrique*, ne tardent pas à s'écarter l'un de l'autre pour

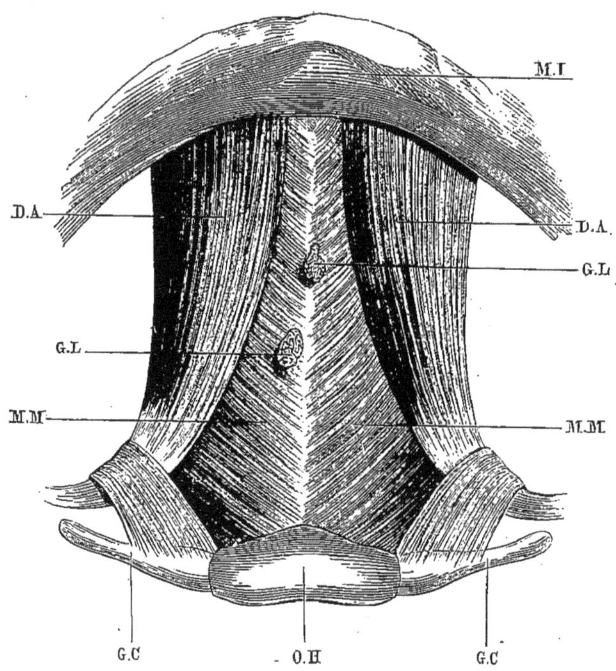

Fig. 126. — *Région sus-hyoïdienne médiane.*

DA, ventre antérieur du muscle digastrique.
GC, grande corne de l'os hyoïde.
GL, ganglions lymphatiques.
MI, maxillaire inférieur fortement relevé.
MM, muscle mylo-hyoïdien.
OH, corps de l'os hyoïde.

se porter en bas et en dehors et s'engager chacun sous l'arcade fibreuse qui le rattache à l'os hyoïde.

Les fibres du muscle peaucier ayant une direction analogue à celle du ventre antérieur des digastriques, les deux muscles s'écartent également l'un de l'autre, en sorte que dans cette région ils ne doublent pas la peau.

On y rencontre successivement : la peau, le tissu cellulaire sous-cutané, l'aponévrose cervicale composée de deux feuillets superposés, et le muscle mylo-hyoïdien. Au-dessus de ce muscle se trouvent les muscles génio-hyoïdiens et les génio-glosses.

A part l'absence du muscle peaucier, la peau et la couche cellulo-graisseuse sous-cutanée ont des caractères identiques à ceux qu'elles offrent à la partie latérale.

Au-dessus de l'aponévrose se rencontrent les ganglions lymphatiques sus-hyoïdiens médians, qui reçoivent les vaisseaux lymphatiques provenant de la partie moyenne de la lèvre inférieure et du menton. Je n'en ai souvent rencontré qu'un seul, quelquefois deux. Ils s'engorgent comme les ganglions latéraux à la suite de l'épithélioma de la lèvre inférieure, et leur extirpation offre de bien moindres difficultés ; comme eux aussi ils peuvent s'enflammer secondairement et être le point de départ d'un adéno-phlegmon sus-hyoïdien médian, dont les caractères cliniques diffèrent peu de ceux du phlegmon sus-hyoïdien latéral.

Les deux muscles mylo-hyoïdiens entre-croisent leurs fibres sur la ligne médiane. Il existe en ce point un raphé cellulo-graisseux de couleur gris-jaunâtre qui correspond exactement à l'interligne celluleux qui sépare les deux génio-hyoïdiens et génio-glosses sous-jacents. Il est utile de rechercher ce raphé lorsqu'on pratique la section de la mâchoire inférieure sur la ligne médiane comme temps préliminaire de l'extirpation d'une tumeur du plancher de la bouche. Sans cette précaution, on intéressera les attaches de l'un de ces muscles.

B. — RÉGION SOUS-HYOIDIENNE

La région sous-hyoïdienne est circonscrite : en haut, par l'os hyoïde ; en bas, par la fourchette du sternum ; sur les côtés, par le bord antérieur des muscles sterno-cléido-mastoïdiens droit et gauche.

Impaire et symétrique, la région sous-hyoïdienne présente de nombreuses variétés de forme et de dimension, suivant les âges, les sexes et les sujets.

Chez les enfants et les femmes, elle est uniformément arrondie, presque privée de saillies : aussi les points de repère pour la trachéotomie y sont-ils souvent difficiles à déterminer : chez l'homme, au contraire, surtout chez les sujets maigres, les cartilages du larynx font à travers la peau un relief très appréciable à la vue et au toucher.

Il existe deux méplats sur les côtés de la ligne médiane, et au-dessus du sternum une dépression variable suivant les sujets, mais constante, appelée *creux sus-sternal.* C'est un endroit périlleux que le chirurgien doit soigneusement éviter dans la trachéotomie, à cause des vaisseaux qui l'avoisinent. De plus, la trachée, quasi-sous-cutanée à son origine au cricoïde, est profondément située à ce niveau (voir fig. 152), d'où le précepte capital d'inciser le plus haut possible dans cette opération.

On trouve successivement dans la région sous-hyoïdienne, en procédant de haut en bas : l'*os hyoïde ;* le *cartilage thyroïde*, rattaché à l'os hyoïde par la *membrane thyro-hyoïdienne ;* le *cartilage cricoïde*, anneau très étroit, surtout en avant, que relie au cartilage thyroïde la *membrane crico-thyroïdienne ;* la *trachée-artère*, qui, naissant de l'anneau cricoïdien, se dirige en bas jusqu'à la fourchette du sternum pour pénétrer dans le thorax.

Ces diverses parties, solidement rattachées l'une à l'autre, constituent le *conduit laryngo-trachéal.* Il y faut ajouter le *corps thyroïde*, à cause de l'adhérence intime que présente la partie moyenne ou *isthme* de ce corps avec les premiers anneaux de la trachée. L'*œsophage* se trouve situé en arrière de la trachée, qu'il déborde un peu à gauche.

Le larynx, la trachée-artère, le corps thyroïde, la portion laryngienne du pharynx et l'œsophage, constituent donc les parties fondamentales de la région sous-hyoïdienne.

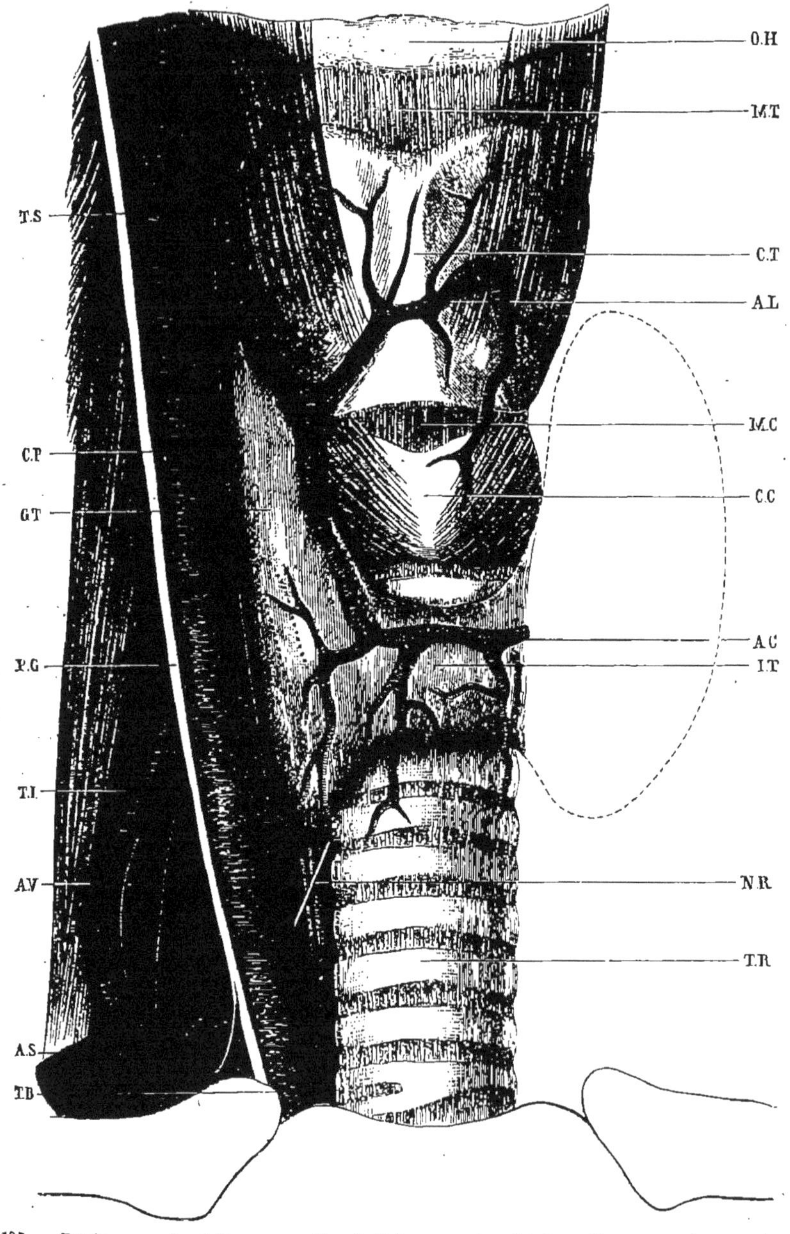

Fig. 127. — *Région sous-hyoïdienne. — Conduit laryngo-trachéal. — Ses rapports avec le paquet vasculo-nerveux du cou.* — (Homme adulte vigoureux; grandeur naturelle.)

AC, artère crico-thyroïdienne.
AL, artère laryngée.
AS, artère sous-clavière.
AV, artère vertébrale.
CC, cartilage cricoïde.
CP, artère carotide primitive.
CT, cartilage thyroïde.
GT, glande thyroïde.
IT, isthme du corps thyroïde.
MC, membrane crico-thyroïdienne.
MT, membrane thyro-hyoïdienne.
NR, nerf récurrent.
OH, os hyoïde.
PG, nerf pneumogastrique.
TB, tronc brachio-céphalique.
TI, artère thyroïdienne inférieure.
TR, trachée-artère.
TS, artère thyroïdienne supérieure

J'étudierai d'abord les couches situées au devant du conduit laryngo-trachéal, ce conduit lui-même, et ensuite l'œsophage.

Couches situées au devant du conduit laryngo-trachéal. — Ces couches sont au nombre de quatre : la peau, une couche musculaire superficielle, une couche aponévrotique et une couche musculaire sous-aponévrotique.

Elles présentent une grande différence suivant qu'on les considère sur la ligne médiane ou sur les parties latérales (voir fig. 150).

Sur la ligne médiane le peaucier n'existe pas ; de plus, les aponévroses cervicales superficielle et moyenne se réunissent en un feuillet unique. Les deux muscles sterno-hyoïdiens et thyro-hyoïdiens sont eux-mêmes séparés l'un de l'autre par un insterstice celluleux, en sorte qu'en réalité il n'existe sur la ligne médiane, au devant de l'appareil laryngo-trachéal, que deux couches : la peau et l'aponévrose cervicale. Il faut ajouter cependant que cette disposition n'existe plus au bas de la région, où les deux feuillets aponévrotiques superficiel et moyen sont séparés l'un de l'autre par l'épaisseur de la fourchette sternale (voir fig. 152). Entre la peau et l'aponévrose, de même qu'au-dessous de celle-ci, existe une couche de tissu conjonctif. La couche sous-cutanée est dense et serrée ; la couche sous-aponévrotique est beaucoup plus lâche, et d'autant plus épaisse qu'on se rapproche davantage de la partie inférieure de la région. Dans cette seconde couche se trouvent les vaisseaux, sur lesquels j'insisterai plus loin. L'abondance variable du tissu conjonctif et le nombre plus ou moins considérable des vaisseaux qu'il renferme sont les deux causes principales qui rendent la trachéotomie facile ou difficile.

Sur les parties latérales on rencontre la peau, quelques fibres du peaucier, l'aponévrose cervicale superficielle et les muscles sous-hyoïdiens, qui sont : le sterno-hyoïdien, le sterno-thyroïdien, le thyro-hyoïdien et l'extrémité supérieure de l'omoplato-hyoïdien. Le premier de ces muscles occupe seul toute la hauteur de la région ; comme le sterno-thyroïdien qui lui est sous-jacent, il est compris dans un dédoublement du feuillet moyen de l'aponévrose cervicale (voir fig. 152).

J'ai dit que la région sous-hyoïdienne était limitée latéralement par le bord antérieur des muscles sterno-mastoïdiens ; ce n'est pas absolument exact, comme le démontre la figure 150. Le sterno-mastoïdien empiète en effet sur la région et recouvre une partie des muscles sous-hyoïdiens. Il est séparé de ces derniers par un interstice celluleux dans lequel il faut pénétrer pour pratiquer convenablement la ligature de la carotide primitive à la partie moyenne du cou.

Conduit laryngo-trachéal.

On rencontre successivement, en procédant de haut en bas : l'os hyoïde, l'espace thyro-hyoïdien, le cartilage thyroïde, l'espace crico-thyroïdien, le cartilage cricoïde, la trachée-artère avec le corps thyroïde, qui lui est en quelque sorte annexé.

Je n'ai rien à dire de l'os hyoïde, si ce n'est qu'il peut se fracturer dans quelques cas très rares. Le phénomène physiologique généralement noté est une gêne de la déglutition. Sur un malade il survint une nécrose, et le séquestre fut éliminé par la bouche (M. Gosselin).

Espace thyro-hyoïdien.

Très variable en hauteur suivant que la tête est fléchie ou portée dans l'extension, l'espace thyro-hyoïdien présente comme organe essentiel une membrane fibreuse qui le ferme complètement et qu'on appelle *membrane thyro-hyoïdienne.*

La membrane thyro-hyoïdienne, très résistante (TH, fig. 128), présente une hauteur d'environ 3 à 4 centimètres. Elle s'insère : en bas, au bord supérieur

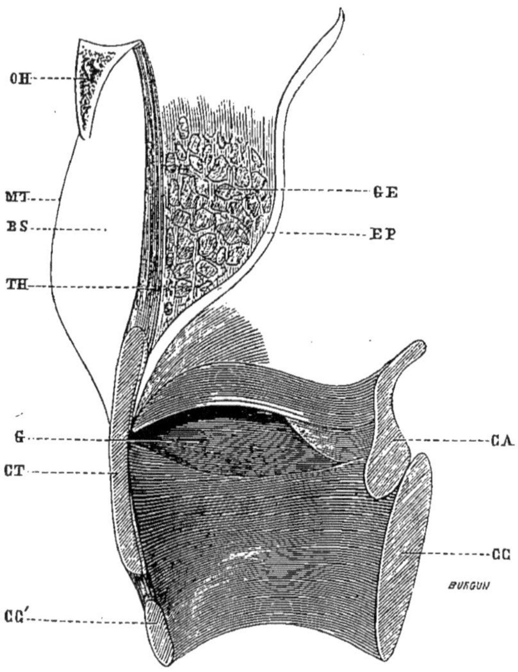

Fig. 128. — *Membrane thyro-hyoïdienne et cavité séreuse thyro-hyoïdienne vues sur une coupe verticale antéro-postérieure.* (Grandeur naturelle ; adulte.)

BS, cavité de la bourse séreuse thyro-hyoïdienne.
CA, cartilage aryténoïde.
CC, face postérieure du cartilage cricoïde.
CC', face antérieure du cartilage cricoïde.
CT, cartilage thyroïde.
EP, épiglotte.
G, glotte.
GE, glandes sous-épiglottiques mélangées à la graisse.
MT, muscle thyro-hyoïdien.
OH, os hyoïde.
TH, membrane thyro-hyoïdienne.

du cartilage thyroïde, qu'elle engaine ; en haut, *au bord postérieur de la base* de l'os hyoïde ; sur les côtés, aux grandes cornes de l'os hyoïde et à celles du cartilage thyroïde. Que le lecteur remarque bien l'insertion à l'os hyoïde, car elle fournit en grande partie l'explication des phénomènes pathologiques curieux que présente cette région.

A l'état physiologique, le larynx éprouve des mouvements incessants d'élévation et d'abaissement. Il en résulte la formation, entre l'os hyoïde et le cartilage thyroïde, d'une large cavité séreuse (BS) limitée en avant par le muscle thyro-hyoïdien, l'aponévrose cervicale et la peau ; en arrière, par la membrane thyro-hyoïdienne. On l'appelle encore bourse séreuse de Boyer. Elle est susceptible de s'enflammer, de se remplir de liquide, et de donner naissance à une variété de kyste du cou. Toutes les fois qu'il existe une tumeur lisse, arrondie, rénitente, indolente, solidaire des mouvements du larynx et siégeant dans l'espace thyro-hyoïdien, il est à peu près certain qu'il s'agit d'un hygroma de la bourse de Boyer.

Une des particularités intéressantes de son histoire, c'est que, lorsqu'elle a suppuré et qu'elle s'est ouverte à l'extérieur, il reste à la suite une fistule dont la guérison s'obtient avec la plus grande difficulté. Cela est dû au prolongement de la membrane en arrière de l'os hyoïde; les mouvements continuels de déglutition déterminent en ce point un glissement des deux surfaces l'une contre l'autre et s'opposent à leur adhérence. Pour obtenir la guérison, il faut extirper toute la bourse, en ayant soin d'enlever intégralement le cul-de-sac supérieur, sans quoi la récidive est fatale.

La membrane thyro-hyoïdienne est traversée sur ses parties latérales par l'artère et le nerf laryngés supérieurs.

En arrière de cette membrane se trouve un espace (GE) rempli par du tissu cellulo-graisseux et des glandes. Nélaton pensait que les kystes thyro-hyoïdiens avaient pour point de départ ces glandes épiglottiques, opinion peu vraisemblable, car ils feraient alors saillie dans le pharynx et non sous la peau.

Le peloton cellulo-adipeux placé entre l'épiglotte et la membrane est susceptible de s'enflammer à la suite de la laryngite œdémateuse, ainsi que l'ont démontré Vidal et M. Sestier. Il existe de la douleur au-dessous de l'os hyoïde, et l'on a pu, dans quelques cas, reconnaître la fluctuation en pressant sur le foyer avec un doigt porté dans la bouche et l'autre sur le cou. Aussitôt l'abcès reconnu, il faudrait se hâter de l'ouvrir, soit par la bouche avec l'ongle, ainsi qu'on l'a conseillé, soit par le cou en traversant la membrane thyro-hyoïdienne.

Plus profondément en rencontre l'épiglotte et ensuite le pharynx.

Une plaie pénétrante de l'espace thyro-hyoïdien aboutira donc au pharynx et comprendra successivement : les couches superficielles : peau, aponévrose, muscles; la bourse muqueuse de Boyer, la membrane thyro-hyoïdienne, le peloton cellulo-adipeux, les glandes épiglottiques et l'épiglotte. La plaie siégeant au-dessus des cordes vocales, la voix ne sera pas altérée.

En général, ces plaies sont assez graves. Un fragment d'épiglotte détaché pourrait tomber sur la glotte et déterminer une asphyxie immédiate; le sang arrivant dans les bronches en grande abondance produirait le même résultat.

On peut pénétrer à travers l'espace thyro-hyoïdien pour extirper des tumeurs sus-glottiques inopérables par les voies naturelles. Vidal (de Cassis) et Malgaigne ont donné à cette opération le nom de *laryngotomie sous-hyoïdienne*. Par ce procédé, Follin enleva avec succès une dizaine de polypes implantés sur la muqueuse qui recouvre la face antérieure et la base des cartilages aryténoïdes. L'expression de *laryngotomie indirecte*, sous laquelle le Dr Planchon a désigné cette opération dans son excellent travail sur la laryngotomie, me paraît très exacte, car on n'ouvre pas le larynx proprement dit.

Ainsi qu'il résulte des expérimentations cadavériques faites par les Drs Krishaber et Planchon, la voie sus-thyroïdienne ne donne accès que sur les tumeurs siégeant à la partie postérieure du larynx et au-dessus des cordes vocales supérieures.

Cartilage thyroïde.

Le plus volumineux des cartilages du larynx, le *cartilage thyroïde* occupe la partie supérieure et antérieure de cet organe. Il est composé de deux lames quadrilatères qui s'unissent entre elles de façon à former en avant un angle saillant désigné sous le nom de *pomme d'Adam*. Cet angle est facilement perçu avec les doigts, surtout chez l'homme, et constitue le point de repère le plus précieux pour toutes les opérations que l'on pratique sur le larynx. Sur la ligne médiane, le cartilage n'est recouvert que par la peau et l'aponévrose ; sur les côtés, il est de plus entouré par les couches musculaires signalées plus haut.

Béclard a décrit au devant de la saillie du thyroïde une bourse séreuse appelée antéthyroïdienne, qui peut, comme la séreuse thyro-hyoïdienne, être le point de départ d'un kyste du cou.

La hauteur du cartilage thyroïde sur la ligne médiane varie en général de 2 à 3 centimètres.

L'orifice supérieur du larynx, c'est-à-dire l'espace circonscrit latéralement par les replis aryténo-épiglottiques, correspond au bord supérieur de ce cartilage : aussi faut-il se rapprocher le plus possible de ce bord quand on veut agir sur la cavité laryngienne à travers l'espace thyro-hyoïdien.

La *glotte*, espace compris entre les deux cordes vocales inférieures, correspond à l'union du tiers supérieur environ avec les deux tiers inférieurs du cartilage thyroïde. Les *cordes vocales* se fixent en avant dans l'angle rentrant que forment les deux lames du cartilage thyroïde; elles sont à peu près contiguës l'une à l'autre à ce niveau. Entre les cordes vocales supérieure et inférieure existe le *ventricule* du larynx ; il remonte en haut, de sorte que sa cavité répond environ au tiers supérieur du cartilage thyroïde.

De ces divers rapports découlent les conséquences pratiques suivantes : lorsqu'une tumeur occupera l'une des cordes vocales, l'espace ventriculaire et à plus forte raison la portion sous-glottique du larynx, si elle ne peut être enlevée par les voies naturelles à l'aide des procédés modernes que l'on doit à la laryngoscopie, la seule opération rationnelle sera la thyroïdotomie, jadis proposée par Desault.

Je n'ai pas à décrire ici le larynx en particulier, ce qui est du ressort de l'anatomie descriptive, mais seulement ses rapports avec les autres organes de la région sous-hyoïdienne. L'étude du larynx intéresse surtout le physiologiste, et les diverses maladies dont il est atteint sont pour la plupart du domaine de la pathologie interne. Je ferai toutefois exception pour une affection dont la connaissance est toute moderne et due exclusivement à l'usage du laryngoscope : je veux parler des *polypes* du larynx.

Ces derniers ont été divisés en *fibreux*, *papillaires*, *glandulaires* et *muqueux*.

Le fibrome du larynx peut être sessile ou pédiculé. Il s'implante le plus ordinairement sur les cordes vocales.

Le polype papillaire, ou *papillome* du larynx, est le plus fréquent ; il est constitué par l'assemblage d'une série de petites saillies qui lui donnent la forme d'un chou-fleur ou d'une mûre.

Il s'insère d'habitude sur une assez large surface et occupe de préférence la partie antérieure des cordes vocales inférieures.

Le polype glandulaire ou *adénome* est, comme le fibrome, sessile ou pédiculé : il siége le plus ordinairement sur la base de l'épiglotte et les ligaments aryténo-épiglottiques.

Le polype muqueux ou *myxome* est le plus rare des quatre.

L'aphonie, la toux et les troubles respiratoires pouvant aller jusqu'à l'asphyxie, sont les phénomènes physiologiques que détermine la présence d'un polype du larynx. On peut reconnaître parfois leur présence avec le doigt, surtout chez les enfants, et s'ils occupent les replis aryténo-épiglottiques ou la base de l'épiglotte.

Il n'est pas très rare de constater l'expulsion de débris de polype dans une quinte de toux, et c'était même le seul signe certain de cette maladie avant l'emploi du laryngoscope. Aujourd'hui l'examen laryngoscopique ne laisse pas de doute sur l'existence et souvent même sur la nature du polype.

Quant à la thérapeutique de ces polypes, quant à savoir dans quels cas l'extirpation doit être tentée par les voies naturelles, dans quels cas il convient de pratiquer la thyroïdotomie, je renvoie sur ce sujet aux traités spéciaux de médecine opératoire.

Les corps étrangers du larynx, quelles qu'en soient la nature et la provenance, nécessitent en général la thyroïdotomie.

La section du cartilage thyroïde devra être pratiquée sur la ligne médiane, de façon à ménager l'insertion de chacune des cordes vocales ; la voix ne sera pas sensiblement altérée du fait de l'opération, si l'on suit rigoureusement ce précepte.

L'ossification du cartilage thyroïde n'est pas une contre-indication absolue à la thyroïdotomie; elle la rend seulement plus laborieuse et nécessite l'emploi de forts ciseaux ou d'une scie très fine.

L'ossification des cartilages du larynx commence, en général, de 40 à 50 ans ; elle peut toutefois être précoce, ainsi que M. Segond en a rapporté de nombreux exemples. Cette ossification est la cause prédisposante d'un accident rare, bien étudié par le Dr Cavasse dans sa thèse inaugurale en 1859, et depuis par M. Hénocque en 1868 : la fracture du larynx ; cependant la fracture peut se produire chez les sujets dont les cartilages ne sont pas ossifiés.

Le cartilage thyroïde, et cela était facile à prévoir en raison de sa forme et de sa situation, est plus exposé aux fractures que les autres cartilages du larynx.

Il semblerait que la fracture dût toujours être médiane et siéger à la rencontre des deux lames latérales : c'est en effet ce qui a lieu sur les cartilages complètement ossifiés. Mais, en expérimentant sur de jeunes sujets, Cavasse observa avec surprise que la fracture occupait presque constamment les côtés de la ligne médiane. M. le Dr Rambaud a expliqué le fait en démontrant l'existence normale d'un cartilage médian intermédiaire aux deux lames latérales. Ce cartilage a la forme d'un losange dont les angles latéraux sont très obtus, tandis que les angles supérieur et inférieur, situés sur la ligne médiane, sont très aigus; M. Rambaud l'a comparé à une aiguille de boussole.

De cette disposition anatomique intéressante Cavasse tira la conclusion logique que la fracture du thyroïde a pour siège la suture qui unit le cartilage médian aux lames latérales, tant que les sutures n'ont pas disparu par suite du travail d'ossification.

Espace crico-thyroïdien.

On désigne ainsi l'espace qui sépare le cartilage thyroïde du cricoïde. Presque linéaire sur les côtés, cet espace, variable suivant les sujets, est un peu plus grand sur la ligne médiane, où il mesure en hauteur 5 à 6 millimètres. Une membrane fibreuse analogue à la membrane circo-thyroïdienne occupe cet espace; il est également recouvert sur les côtés par le crico-thyroïdien, muscle dont l'action a fourni matière à tant de discussions. Dans ce point on trouve constamment une artère, la crico-thyroïdienne; cependant la figure 123 montre que sur le sujet qui a servi au dessin elle eût été évitée dans une ponction sur la ligne médiane. On y trouve souvent un ou deux ganglions lymphatiques.

Les couches au niveau de cet espace sont : la peau, l'aponévrose, les muscles sous-hyoïdiens et la membrane crico-thyroïdienne. Il est donc très facile de pénétrer dans le larynx par cette voie. C'est celle qu'avait suivie d'abord Vicq-d'Azyr et que conseillait Blandin. « On pourrait, à la rigueur, dit cet auteur, faire la ponction de la membrane crico-thyroïdienne avec un trois-quart ; je pense même qu'avec des précautions convenables ce serait là le meilleur mode opératoire. » Krishaber a repris pour son compte cette méthode qui n'avait été qu'indiquée et l'a substituée complètement à la trachéotomie proprement dite. Il a modifié dans ce but la canule ordinaire et a remplacé le bout rond par un bout en bec de flûte, ce qui lui permet de toujours pénétrer facilement dans l'espace, malgré son étroitesse, la canule refoulant en bas le cricoïde. La canule entre donc à frottement, ce qui est peut-être un inconvénient dans le cas où elle devrait rester en permanence.

Une autre méthode consiste à ponctionner d'abord la membrane crico-thyroïdienne pour pratiquer ensuite la *crico-trachéotomie*, ainsi que le fait actuellement avec succès M. de Saint-Germain.

Les plaies du larynx pratiquées à ce niveau répondent à la portion sous-glottique : aussi la phonation est-elle abolie.

Cartilage cricoïde.

Le *cartilage cricoïde* présente une forme annulaire; on l'a comparé avec raison à une bague dont le chaton serait tourné en arrière. Il mesure de 6 à 10 millimètres de hauteur en avant et de 20 à 25 millimètres en arrière.

La cricotomie est-elle dangereuse, comme le pensait Trousseau? Doit-on absolument rejeter l'opération de Boyer, c'est-à-dire la section du cricoïde et des premiers anneaux de la trachée après incision préalable de la membrane crico-thyroïdienne? Oui, chez l'adulte, car on peut tomber sur un cricoïde ossifié; et, ne le fût-il pas, la section du cricoïde serait d'un faible secours, à cause de la difficulté d'écarter les deux lèvres de la plaie. Mais chez l'enfant, où le cartilage est flexible et tendre, il n'y a aucun inconvénient à employer cette méthode, ainsi que je l'ai dit plus haut.

Quant à l'argument tiré du mémoire de M. Hénocque, à savoir que, sur 52 cas de fractures du larynx, 19, où il y avait fracture du cricoïde, ont été suivis de mort, il ne prouve rien relativement à la gravité de la section isolée du cricoïde; il prouve seulement que la fracture de ce cartilage ne se produit que sous l'influence d'un traumatisme intense.

Trachée-artère.

La *trachée-artère* fait immédiatement suite au cartilage cricoïde et se termine à l'origine des bronches. Elle commence à la sixième vertèbre cervicale et finit à la quatrième dorsale. La trachée a la forme d'un cylindre dont on aurait enlevé le cinquième postérieur environ.

Sa direction est verticale, mais il ne faut pas oublier que, dans ce plan vertical, elle se dirige obliquement d'avant en arrière et de haut en bas, en sorte qu'elle est d'autant plus superficielle, et partant plus accessible, qu'on se rapproche davantage de son origine (voir fig. 152).

La trachée est composée d'anneaux cartilagineux incomplets dont les deux extrémités dirigées en arrière sont reliées entre elles par des fibres musculaires lisses. Les anneaux sont unis les uns aux autres par une membrane fibreuse qui forme comme la charpente de la trachée. Cette membrane, très résistante, est composée de fibres de tissu conjonctif et d'un grand nombre de fibres élastiques. Cette disposition permet de comprendre le développement bizarre de tumeurs gazeuses siégeant sur les côtés de la trachée et communiquant avec sa cavité; véritables hernies de la membrane fibreuse produites en général sous l'influence de violents efforts d'extirpation.

Grâce à sa structure, la trachée est douée d'une remarquable élasticité qui lui permet de se prêter à tous les mouvements du cou.

Lorsque la trachée a été divisée en travers, les deux bouts s'écartent l'un de l'autre en raison de cette élasticité; si la section est complète, le bout inférieur est attiré vers la cavité thoracique, et il faut passer un fil au-dessous de l'un des anneaux cartilagineux pour le ramener en haut et le fixer au bout supérieur. Si la plaie de la trachée est incomplète, la position fléchie de la tête et du cou suffira en général pour amener le rapprochement. Il ne faut, dans tous les cas, jamais suturer la peau, ce qui amènerait nécessairement de l'emphysème.

Ce dernier accident se produira surtout dans le cas de plaie étroite de la trachée et des téguments qui la recouvrent. Il faudrait alors agrandir la plaie cutanée.

Lorsque les deux bouts de la trachée n'ont pas été rapprochés l'un de l'autre au moment de l'accident, ou qu'ils s'écartent malgré cette précaution, ils se cicatrisent isolément, diminuent de calibre et tendent à s'oblitérer. Cette tendance est surtout marquée pour le bout supérieur, qui ne fonctionne plus. Ce dernier peut arriver rapidement jusqu'à l'oblitération complète. Il en résulte la production d'une fistule trachéale et la perte définitive de la voix. Dans un cas de ce genre, Dolbeau put, à l'aide de manœuvres ingénieuses et compliquées, obtenir le rétablissement normal de la respiration et de la voix (thèse du Dr Planchon, 1869).

Une autre espèce de fistule trachéale est celle qui est consécutive à la trachéotomie, lorsque la canule est restée trop longtemps en place : dans ce cas, qui est fort rare, la muqueuse trachéale et la peau sont réunies l'une à l'autre par une membrane cicatricielle. La guérison n'est obtenue qu'à l'aide d'une opération autoplastique, ainsi que Velpeau l'a fait le premier.

Le calibre de la trachée peut diminuer sous l'influence de causes organiques. Je signalerai surtout les rétrécissements d'origine syphilitique.

Les mouvements de la trachée sont facilités par l'atmosphère celluleuse, constamment dépourvue de graisse, qui l'enveloppe de toutes parts ; on pourrait presque dire qu'elle glisse dans une membrane séreuse : aussi peut-elle se mouvoir dans le sens vertical et dans le sens latéral. Grâce à cette mobilité, elle échappe aisément à la compression exercée par une tumeur développée sur ses côtés. Mais par contre il en résulte pour l'opérateur une réelle difficulté à fixer l'organe dans la trachéotomie. On y arrive toutefois à l'aide des doigts, et je n'ai pour mon compte jamais eu recours aux nombreux instruments plus ou moins ingénieux qui ont été imaginés à cet effet.

M. Sappey donne à la trachée une longueur moyenne de 13 centimètres chez l'homme et de 11 chez la femme ; d'après le même auteur, le nombre des cerceaux cartilagineux chez l'homme varie de 12 à 16. Mais la véritable limite chirurgicale de la trachée est la fourchette du sternum, et ce sont les dimensions de cet organe dans la région sous-hyoïdienne qu'il est surtout intéressant de connaître. Un certain nombre de mensurations pratiquées dans ce but sur l'homme et la femme adultes et sur les enfants m'ont donné les résultats suivants :

Distance de l'os hyoïde et du cartilage cricoïde à la fourchette du sternum, *chez l'adulte.*

Age.	Taille.	DISTANCE de l'os hyoïde au sternum	DISTANCE du cricoïde au sternum.
	m. c.	cent.	cent.
FEMMES			
21	1 57	11	7
39	1 50	10 1/2	6 1/2
18	1 48	11 1/2	7
36	1 55	9	6 1/2
39	1 54	10	7
30	1 47	11 1/2	7
47	1 52	10	6
38	1 54	9 1/2	6
27	1 57	10 1/2	5
67	1 50	12	7 1/2
17	1 84	12	7
21	1 50	10 1/2	5 1/2
HOMMES			
44	1 61	11 1/2	7 1/2
40	1 69	12 1/2	5 1/2
43	1 70	13	7
36	1 78	14	8 1/2
41	1 55	13	7
64	1 75	11 1/2	4 1/2
33	1 60	12 1/2	7
39	1 63	12	6
15 1/2	1 75	13	7 1/2
32	1 67	11	5 1/2
33	1 68	10 1/2	5 1/2
17	1 55	13	7 1/2

Distance de l'os hyoïde, du bord supérieur du cartilage thyroïde et du cartilage cricoïde à la fourchette du sternum, *chez l'enfant.*

Age.	DISTANCE de l'os hyoïde à la fourchette du sternum.	DISTANCE du cartilage thyroïde à la fourchette du sternum.	DISTANCE du cricoïde à la fourchette du sternum.
	cent.	cent.	cent.
FILLES			
3 1/2	7	6 1/2	4 1/2
4	7	6	4 1/2
4	6	5 1/2	4 1/2
5	6	5	4
5	6 1/2	5 1/2	4
6	9	8	5 1/2
6	7 1/2	6 3/4	5
6	8	7 1/2	5
6 1/2	8	7	5 1/2
7	7 1/2	6 1/2	5
7	8	7 1/4	5
7	6 1/4	6	4
8 1/2	8 1/2	7 1/2	6
8 1/2	7	6	4 1/2
9	9	8	5 1/2
9	8 1/2	7 1/2	5
9 1/2	9	8 1/2	6 1/2
9 1/2	9 1/2	8 1/2	6 1/2
10 1/2	10 1/2	8 1/4	6 1/2
GARÇONS			
2 1/2	5	4 1/2	3 1/2
2 1/2	6	5	3 1/2
3	7	6 1/2	4
4	4	3 1/2	2 3/4
4	6 1/2	5	3 1/2
4 1/2	6	5	4
5	8 1/2	7 1/2	5 1/2
6	7	5	4
7	8 1/2	8	6 1/4
7 1/2	6	5 1/2	4 1/2
8	7 1/2	6 1/2	5
10	8 1/2	8	6 1/2

Ces mensurations témoignent des nombreuses variétés qui existent suivant les sujets, même chez les enfants d'âge égal : une courte distance entre le cricoïde et la fourchette du sternum augmente singulièrement les difficultés de la trachéotomie et autorise à pratiquer la crico-trachéotomie.

Les diamètres de la trachée aux différents âges ne manquent pas non plus d'intérêt au point de vue de la trachéotomie; ils ont été étudiés avec soin par M. André dans sa thèse en 1857.

J'ai dans le même but représenté un certain nombre de trachées que le Dr Pasturaud, alors interne à Sainte-Eugénie, voulut bien m'apporter à Clamart. Sur

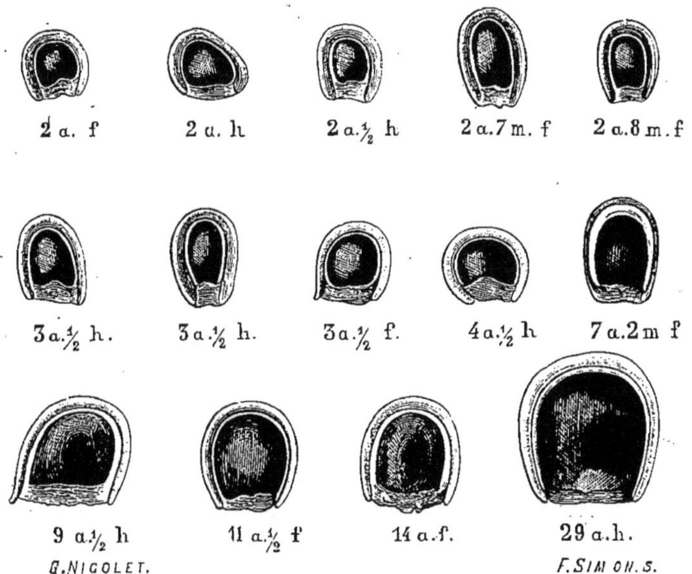

Fig. 129. — *Coupes horizontales de la trachée-artère pratiquées aux divers âges de la vie; la coupe porte sur le 2me anneau.*

toutes ces trachées, la coupe porte au niveau du deuxième anneau, c'est-à-dire dans le point où l'on fait pénétrer la canule après la trachéotomie.

Il est remarquable de voir combien la forme et les dimensions du tube trachéal sont variables non seulement suivant l'âge, mais sur les sujets du même âge.

Rapports de la trachée-artère dans sa portion cervicale.

Enveloppée de toutes parts d'une atmosphère celluleuse lâche, la trachée est en rapport en avant avec la peau, le tissu cellulaire sous-cutané, le feuillet aponévrotique superficiel et le feuillet moyen comprenant dans son dédoublement les muscles sterno-hyoïdien et sterno-thyroïdien. Ces deux feuillets aponévrotiques, que nous avons vus s'unir ensemble sur la ligne médiane à la partie supérieure du conduit laryngo-trachéal, s'écartent l'un de l'autre de plus en plus à mesure qu'on s'approche de la fourchette du sternum, où ils sont séparés par toute l'épaisseur de cet os (fig. 152). Au-dessus du feuillet aponévrotique moyen on rencontre dans la fossette sus-sternale une couche épaisse de tissu cellulaire renfermant quelques pelotons de graisse. On y trouve aussi souvent plusieurs ganglions lymphatiques qui peuvent être le point de départ de tumeurs gênantes pour l'opérateur et d'un diagnostic parfois difficile.

En avant, la trachée est en rapport avec l'isthme du corps thyroïde, qui recouvre les premiers anneaux ; avec les plexus veineux sous-thyroïdiens et avec des artères plus ou moins volumineuses. Mais la présence des vaisseaux au devant de la trachée est d'une importance telle dans l'opération de la trachéotomie, à laquelle doivent surtout, en définitive, être rapportées les notions anatomiques de la région sous-hyoïdienne, que je leur consacrerai un paragraphe spécial. Je dois seulement faire remarquer que le gros tronc veineux brachio-céphalique gauche, qui normalement ne dépasse pas la fourchette du sternum au moment où il croise la trachée-artère, peut, dans certains cas, la déborder et s'élever dans la région sous-hyoïdienne. La difficulté de la circulation veineuse et l'extension de la tête sont les deux conditions qui favorisent ce changement de rapports : or elles se rencontrent précisément lorsque l'on pratique la trachéotomie : aussi l'incision doit-elle être éloignée le plus possible de cet endroit périlleux.

En arrière, la trachée répond par sa partie aplatie et membraneuse à l'œsophage, qui la déborde à gauche. Il en résulte que des corps étrangers de l'œsophage peuvent déterminer des troubles profonds dans la respiration. Elle lui adhère à l'aide d'un tissu cellulaire lâche qui permet le glissement. La trachée, dont il est toujours facile de sentir les anneaux, constitue le point de repère le plus précieux dans l'œsophagotomie externe.

Sur les côtés la trachée est enveloppée à sa partie supérieure par les lobes du corps thyroïde. Elle affecte des rapports intimes avec les nerfs récurrents, qui sont situés : le droit au niveau du bord droit de l'œsophage en arrière de la trachée, le gauche en avant de l'œsophage, sur lequel il repose. Le faisceau vasculo-nerveux formé par la carotide primitive, la veine jugulaire interne et le nerf pneumogastrique, de même que la vertébrale et la thyroïdienne inférieure, sont suffisamment éloignés de la trachée pour ne pas inquiéter l'opérateur pendant la trachéotomie ou l'œsophagotomie externe ; cependant la mobilité latérale de la trachée est telle que le bistouri pourrait être entraîné de côté, si on ne prenait soin d'immobiliser l'organe sur la ligne médiane et de le ponctionner par sa partie antérieure.

Chez le fœtus, et pendant les deux premières années de la vie, la face antérieure de la trachée est immédiatement en rapport avec l'extrémité supérieure du thymus, qui déborde la fourchette sternale de 1 centimètre environ. Le thymus est un organe essentiellement transitoire qui ne présente aucun intérêt chirurgical.

Membrane muqueuse laryngo-trachéale. — Cette membrane présente des caractères à peu près identiques dans toute son étendue. D'une couleur blanc rosé, elle est mince, lisse, très adhérente au plan sous-jacent. Il faut en excepter toutefois la face antérieure de l'épiglotte et les replis aryténo-épiglottiques, où la muqueuse est doublée d'une couche assez abondante de tissu cellulaire qui peut, en s'infiltrant, donner naissance à l'*œdème de la glotte.*

La muqueuse laryngo-trachéale est recouverte d'un épithélium vibratile, sauf au niveau des cordes vocales, où il est pavimenteux. Au-dessous d'elle siègent un nombre considérable de glandes, abondantes surtout au niveau de l'orifice supérieur du larynx et qui sont sans doute le point de départ des polypes qu'il n'est pas très rare d'observer dans la région et dont on peut pratiquer aujourd'hui l'extraction par les voies naturelles, grâce à la laryngoscopie.

Peut-être aussi sont-elles l'origine de ces sortes de petits condylomes développés sur les bords de la plaie trachéale après la trachéotomie, analogues à celui qui a été présenté en 1873 à la Société de chirurgie par Krishaher, et qui détermina la mort de l'enfant.

M. Coyne a récemment signalé l'existence de follicules lymphatiques dans la muqueuse laryngée. Ils peuvent être le point de départ d'ulcérations.

Les ulcérations de la muqueuse laryngo-trachéale se produisent généralement sous l'influence de trois causes : la phthisie, la syphilis et la morve, cette dernière fort rare, bien entendu. Chacun sait que les ulcérations laryngées peuvent occasionner un œdème de la glotte et nécessiter la trachéotomie, mais ce que l'on sait moins, c'est qu'il en peut résulter un rétrécissement de la trachée. M. le Dr Charnal appela, le premier, l'attention des chirurgiens sur ce sujet, en 1859, à propos d'un malade opéré à la Maison de santé par Demarquay. Voici ce qui se passe alors : ulcération de la muqueuse trachéale, envahissement progressif, et finalement destruction des cerceaux cartilagineux sous-jacents ; affaissement de la trachée et production d'un tissu de cicatrice qui, en se rétractant, détermine peu à peu un rétrécissement. Surviennent alors des accès de suffocation ressemblant beaucoup, par la facilité plus grande des expirations, à ceux que détermine l'œdème de la glotte, et la trachéotomie devient nécessaire. Or, au grand désappointement de l'opérateur, ces accidents continuent, puisque l'obstacle siège au-dessous de l'ouverture trachéale.

La muqueuse de la trachée et ses glandes reçoivent de l'artère thyroïdienne inférieure des vaisseaux qui acquièrent chez l'adulte un certain développement. Ce fait ne mériterait pas d'être noté, s'il n'avait de l'importance au point de vue chirurgical. Le seul accident qui rende grave l'opération de la trachéotomie est l'hémorrhagie. Celle-ci peut se produire pendant l'incision des premières couches, et, si elle provient d'une artère, on doit s'en rendre maître avant de continuer. Mais il est en somme très rare, à moins de rencontrer une des anomalies artérielles figurées plus loin, que la perte du sang soit inquiétante par elle-même ; l'accident redoutable de la trachéotomie est l'introduction du sang dans la trachée, ce qui peut amener une asphyxie immédiate par obstruction des bronches. De là le conseil de procéder lentement à la découverte de la trachée et de n'inciser ce conduit qu'après l'hémostase complète. Ce conseil est très rationnel sans doute : mais que faire contre l'hémorrhagie produite par l'incision de la muqueuse trachéale elle-même? Il tombe toujours du sang dans la trachée, que l'opération soit pratiquée vite ou lentement, et la preuve en est fournie par l'accès violent de toux qu'éprouve le malade aussitôt que la trachée est ouverte (1). Aussi, l'idéal pour la trachéotomie serait de faire cette opération à blanc, et nous n'avons pour cela qu'un

(1) La preuve que la quinte violente de toux qui suit immédiatement l'ouverture de la trachée est le résultat de la chute du sang dans ce conduit m'a été fournie par une observation que j'ai relatée à la Société de chirurgie en 1874. Sur un vieillard atteint de cancer du larynx je fis la trachéotomie à l'aide du galvano-cautère. Il ne s'écoula *pas une goutte* de sang. Après l'ouverture de la trachée, aucune toux ne se produisit, et les assistants, n'entendant pas le bruit caractéristique, ne croyaient pas l'opération achevée. — Le seul signe physique fut la sortie d'un peu de fumée par le nez.

moyen, le galvano-cautère ou le thermocautère. Bien que cet important sujet soit encore aujourd'hui à l'étude, je pense dès à présent que chez l'adulte, où la trachéotomie est beaucoup plus grave que chez l'enfant, à cause de l'hémorrhagie, on devra opérer avec le cautère quand on le pourra.

La muqueuse laryngo-trachéale est douée d'une très grande sensibilité, surtout au niveau de l'orifice supérieur du larynx. On en peut juger par la toux convulsive violente que provoque l'introduction du moindre corps étranger dans la glotte. Et cependant il ne faut pas croire qu'il en soit toujours ainsi : un corps étranger peut franchir rapidement le larynx, descendre dans la trachée et se fixer dans une bronche, sans que le malade en ait en quelque sorte conscience. Bourdillat rapporte dans son excellent travail (*Gaz. médic.*, 1858) qu'un homme de 45 ans, en mangeant une cerise, sentit un léger picotement au niveau du larynx, et ce fut tout. A partir du lendemain, toux quinteuse et opiniâtre. Il maigrit et fut considéré comme phthisique. Trois mois après, dans une quinte d'une extrême violence, il rendit le noyau de cerise par la bouche et guérit. Le développement des symptômes de la phthisie consécutivement à la présence d'un corps étranger dans une bronche a été également signalé par M. Bertholle (1).

Les corps étrangers des voies aériennes doivent être extraits directement lorsque cela est possible, ce qui est fort rare. On devra recourir le plus souvent à la trachéotomie ou à la laryngotomie.

Sur les 300 observations de corps étrangers des voies aériennes réunies par Bourdillat, la trachéotomie et la laryngotomie ont été pratiquées 131 fois, et 92 fois la guérison s'en est suivie. Sur 80 trachéotomies où le mode de sortie ou d'état a été noté, le corps étranger a été chassé spontanément par la plaie 28 fois, savoir : 14 fois immédiatement après l'opération, 10 fois dans les 24 heures et 4 fois dans un temps plus éloigné.

Il a été extrait 17 fois avec des pinces, savoir : 14 fois de suite et 3 fois plus tard.

Il est passé dans la bouche 17 fois, savoir : 8 fois pendant l'opération même et 9 fois consécutivement.

Il est resté 18 fois dans les voies aériennes et toujours la mort a eu lieu.

Corps thyroïde (voir fig. 127, 130 et 150).

Le *corps thyroïde* appartient au groupe des glandes vasculaires sanguines. Il répond en avant aux premiers anneaux de la trachée, et sur les côtés aux parties latérales de cet organe et du larynx. Il affecte avec le conduit laryngo-trachéal les connexions les plus intimes, fait corps avec lui, et participe à tous ses mouvements. Il en résulte ce fait clinique important : toutes les fois qu'une tumeur de la région sous-hyoïdienne s'élève et s'abaisse avec le larynx pendant les mouvements de déglutition, elle a presque toujours pour point de départ le corps thyroïde; elle pourrait cependant s'être développée aux dépens de l'un des ganglions lymphatiques qui siègent ordinairement au niveau de cette glande.

Peu d'organes offrent autant de variétés dans leur volume que celui-ci : il est

(1) Bertholle, *Des corps étrangers dans les voies aériennes*, 1865.

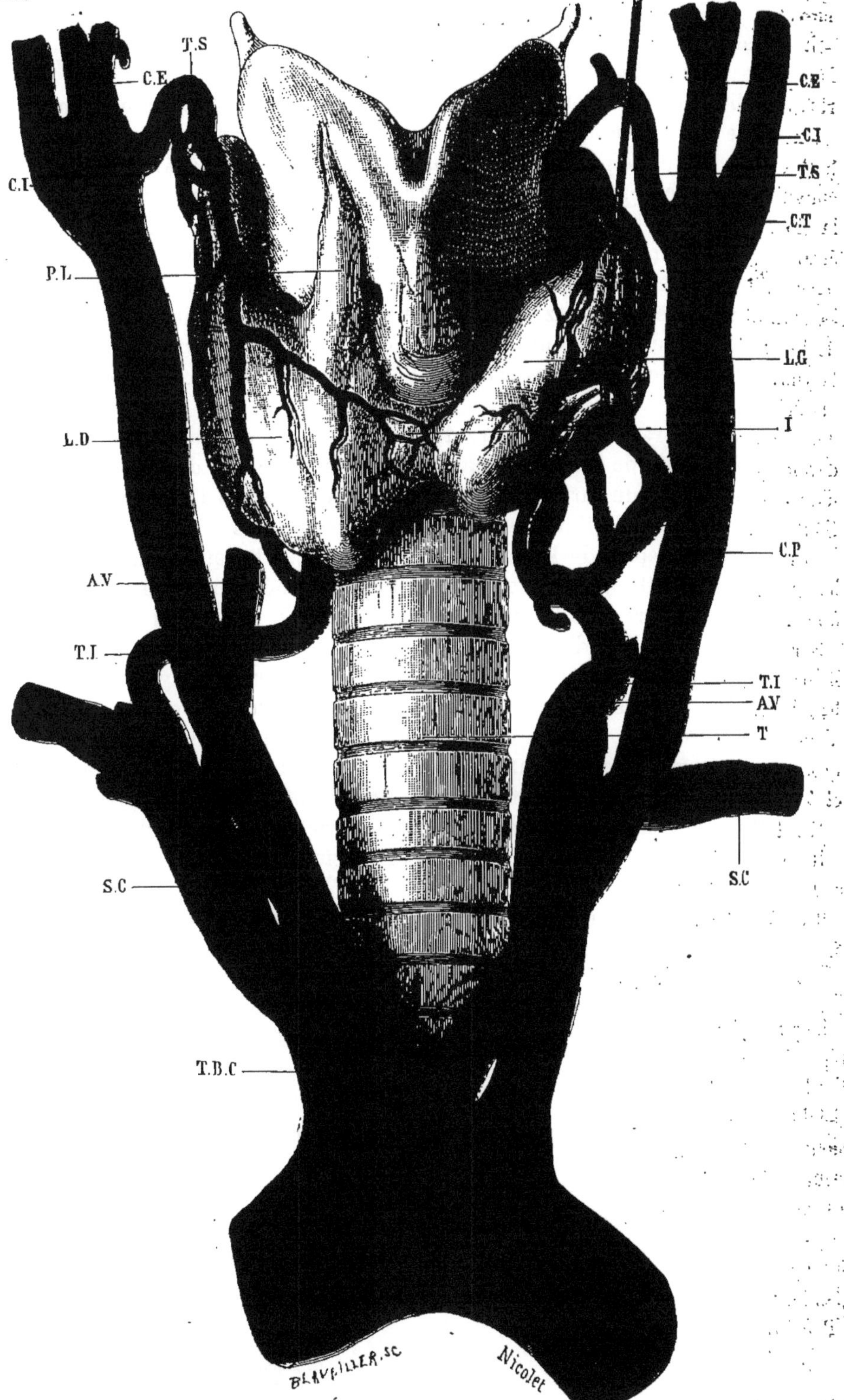

Fig. 130. — *Artères du corps thyroïde. Les artères carotides primitives ont été un peu rejetées en dehors.* (Homme adulte; grandeur naturelle.)

en général plus gros chez la femme que chez l'homme, et l'on sait que dans certains pays le goître est en quelque sorte endémique.

Deux lobes latéraux allongés dans le sens vertical, couchés parallèlement sur les côtés de la trachée et du larynx, reliés entre eux par leur face interne à l'aide d'une languette plus ou moins large portant le nom d'*isthme*, telle est la configuration du corps thyroïde. L'isthme passe en avant de la trachée et présente de très grandes variétés suivant les sujets. Il mesure en hauteur de 7 à 8 millimètres sur la figure 130, tandis que sur la figure 127 il n'en mesure pas moins de 18 et occupe les deuxième, troisième et quatrième anneaux de la trachée; plus volumineux encore chez d'autres sujets, il peut atteindre la fourchette du sternum. Il est heureusement beaucoup moins développé chez l'enfant que chez l'adulte, circonstance favorable à l'opération de la trachéotomie sur le premier.

Il n'est pas très rare de voir naître du bord supérieur de l'isthme un prolongement glandulaire de forme pyramidale, appelé pyramide de Lalouette, qui remonte au devant du larynx et atteint dans certains cas l'os hyoïde. Cette pyramide, située sur la ligne médiane ou très près d'elle (voir fig. 130), peut être le point de départ de kystes. L'isthme du corps thyroïde peut aussi leur donner naissance. Or, j'ai déjà signalé les kystes formés aux dépens des membranes séreuses thyro-hyoïdienne et préthyroïdienne. Les kystes du cou médians (car ils doivent être divisés en médians et latéraux) de la région sous-hyoïdienne, ceux qui sont en connexion intime avec le canal laryngo-trachéal, peuvent donc avoir les origines suivantes : la séreuse thyro-hyoïdienne, la séreuse préthyroïdienne, la pyramide de Lalouette, l'isthme du corps thyroïde. Les ganglions lymphatiques dont j'ai signalé la présence au devant de la membrane crico-thyroïdienne constituent une cinquième origine. Une sixième espèce peut prendre naissance dans les lobules détachés de la glande, sortes de corps thyroïdes supplémentaires signalés par plusieurs auteurs et en particulier par Béraud.

Le corps thyroïde est recouvert par les mêmes couches que la trachée-artère, c'est-à-dire par la peau, la couche cellulo-graisseuse sous-cutanée, le feuillet superficiel de l'aponévrose cervicale et son feuillet moyen, ce dernier comprenant dans un dédoublement les muscles sterno-hyoïdien et sterno-thyroïdien. En arrière (voir la figure 150), il répond à l'aponévrose cervicale profonde ou prévertébrale. Sur les côtés il est en partie recouvert par les muscles sterno-mastoïdiens, qui le compriment, et touche à la gaine des gros vaisseaux et nerfs du cou; la carotide primitive affecte avec lui un rapport immédiat et détermine parfois une dépression sur les côtés et en arrière de chaque lobe. Les lobes latéraux, surtout le lobe gauche, arrivent au contact de l'œsophage; entre ces deux organes se trouvent les nerfs récurrents.

Le corps thyroïde est composé d'une enveloppe cellulo-fibreuse qui le sépare des parties voisines et lui forme une sorte de capsule; de la face interne de cette

AV, artère vertébrale.
CE, artère carotide externe
CI, artère carotide interne.
CP, artère carotide primitive.
CT, cartilage thyroïde.
I, isthme du corps thyroïde.
LD, lobe droit du corps thyroïde.
LG, lobe gauche du corps thyroïde.
PL, pyramide de Lalouette.
SC, artère sous-clavière.
T, trachée-artère.
TBC, tronc brachio-céphalique.
TI, artère thyro-hyoïdienne inférieure.
TS, artère thyro-hyoïdienne supérieure.

enveloppe naissent un grand nombre de prolongements qui emprisonnent des lobes et des lobules. Parfois les lobes sont complètement distincts et presque isolés ou du moins facilement isolables; le plus ordinairement ils forment un tout homogène. Dans les lobules existent des follicules clos contenant un liquide de nature albumineuse.

Le corps thyroïde est l'un des organes les plus vasculaires de l'économie. Il reçoit quatre grosses artères, deux de chaque côté, distinguées en *supérieure* et *inférieure*. La première naît de la carotide externe et est descendante; la deuxième naît de la sous-clavière et est ascendante. La thyroïdienne supérieure fournit au larynx et au corps thyroïde. La distribution de ces branches est très variable. Les deux artères laryngées, l'inférieure surtout, appelée encore rameau crico-thyroïdien, peuvent se trouver au devant du bistouri dans la laryngotomie. Il faut absolument se rendre maître du sang avant de passer outre, sans quoi le malade sera exposé à l'asphyxie par introduction du sang dans les bronches.

La thyroïdienne supérieure descend sur la face antérieure et interne du lobe correspondant, et s'anastomose par inosculation sur la ligne médiane avec celle du côté opposé au niveau du bord supérieur de l'isthme.

La thyroïdienne inférieure naît de la sous-clavière sur un plan antérieur à celui de la vertébrale et un peu en dehors; elle se porte de bas en haut, passe en arrière de la carotide primitive et en avant de la vertébrale. A un moment donné, les trois artères sont superposées, ce qui permet de résoudre ce problème chirurgical : Quel est le point du corps où l'on peut traverser à la fois trois grosses artères avec une aiguille? Les plaies du cou présentent donc à ce niveau une gravité particulière. Arrivée à la hauteur du premier anneau de la trachée, la thyroïdienne inférieure se porte horizontalement en dedans, puis en bas, et de nouveau en haut, de façon à former deux courbures dirigées en sens inverse. Elle pénètre le lobe correspondant par la partie inférieure postérieure et externe. Les quatre artères sont en définitive situées aux quatre angles latéraux du corps thyroïde et lui forment comme quatre pédicules vasculaires (fig. 130) qu'il faut rechercher avec le plus grand soin lorsqu'on pratique l'extirpation de ce corps. Elles présentent un volume très variable et en quelque sorte compensateur, c'est-à-dire que, si la supérieure est plus petite, l'inférieure est plus grosse et réciproquement, soit du même côté, soit d'un côté à l'autre.

Les veines du corps thyroïde sont également très nombreuses et accompagnent en général les artères. Un plexus très riche (voir fig. 144) est situé au niveau de l'isthme. Quoique volumineuses, ces veines n'apportent que peu d'obstacle à l'extirpation du corps thyroïde, car elles s'affaissent rapidement après leur section. Les vaisseaux lymphatiques se rendent aux ganglions cervicaux.

Les nerfs proviennent du grand sympathique et pénètrent dans le corps thyroïde en accompagnant les artères.

Le corps thyroïde est donc au total composé de tissu conjonctif, de vésicules closes et de vaisseaux. Lorsque ces trois parties s'hypertrophient à la fois, en conservant à peu près leurs proportions respectives, cela constitue le goitre simple.

Lorsque les vésicules s'agrandissent et donnent naissance à de véritables kystes occupant l'épaisseur du parenchyme, c'est le goitre kystique. D'autres fois l'élément vasculaire prédomine, et l'on perçoit alors dans la tumeur des battements et un bruit de souffle : c'est le goitre vasculaire ou anévrysmatique.

Une vésicule peut s'agrandir et produire un kyste du corps thyroïde sans que le reste de l'organe soit hypertrophié. Ces kystes renferment souvent un liquide noirâtre : ce sont de véritables hématocèles. Parfois cependant les kystes sont exclusivement séreux et transparents. Ils peuvent se rapprocher de la fourchette du sternum et pénétrer dans le thorax en même temps que leur attache au corps thyroïde se rétrécit, s'allonge et se pédiculise. Il en résulte un véritable sac à collet étroit, appendu à l'un des lobes. Or ce sac, reposant sur la carotide primitive, peut être agité de battements, et l'on conçoit aisément qu'il y ait un instant de doute dans le diagnostic, d'autant plus qu'il est impossible de sentir le pédicule à travers les téguments. J'ai déposé au musée de Clamart un bel exemple de ces kystes pédiculés du corps thyroïde.

Maunoir, de Genève, avait pensé que les kystes du cou, qu'il appelait hydrocèles du cou, avaient le plus ordinairement leur siège en dehors du corps thyroïde. Sans contester qu'il en soit parfois ainsi, je me rattache plus volontiers à l'idée opposée, exprimée par Houel dans sa thèse d'agrégation. Pour affirmer qu'un kyste de la région sous-hyoïdienne n'a pas pris son origine dans le corps thyroïde, il faut avoir disséqué la pièce. Sur un malade, le kyste occupait le creux sus-claviculaire, envoyait un prolongement considérable dans le médiastin, était transparent et séparé du corps thyroïde par un espace de plusieurs centimètres. Je n'avais pas même songé au corps thyroïde pendant la vie du malade : l'autopsie me démontra que c'était bien là son point de départ et que le kyste y était appendu par un long pédicule.

Les rapports du corps thyroïde permettent de comprendre, sans qu'il soit besoin d'y insister, les phénomènes produits par la compression exercée sur les parties voisines dans le cas d'hypertrophie ou de dégénérescence : il en résulte parfois une véritable suffocation, surtout lorsqu'un prolongement s'insinue dans le médiastin entre les deux plans osseux formés par le sternum et la colonne vertébrale, de façon à comprimer la trachée. La section des deux sterno-mastoïdiens, la destruction avec le caustique, ou bien le dégagement à l'aide d'un crochet, moyens conseillés surtout par Bonnet, de Lyon, ne produisent en général que des résultats temporaires peu satisfaisants.

L'inflammation et la suppuration du corps thyroïde, de même que sa dégénérescence sarcomateuse et cancéreuse, s'observent assez rarement.

Encore plus rare est la tumeur gazeuse du corps thyroïde ou *goitre aérien.* Elle se produit sous l'influence d'efforts violents, comme ceux de l'accouchement, par exemple, qui déterminent la rupture de la trachée au niveau de l'isthme du corps thyroïde et l'épanchement consécutif de l'air atmosphérique dans cette glande.

J'ai dit plus haut que les kystes du corps thyroïde contenaient souvent un liquide brunâtre ressemblant à du café noir. Lorsqu'on ponctionne ces tumeurs, elles se vident d'abord de leur contenu, mais c'est ensuite du sang pur qui s'écoule par la canule et qui s'écoulerait indéfiniment, si on n'enlevait cette dernière. Aussitôt la canule enlevée, la poche se remplit immédiatement et se distend de nouveau plus qu'avant la ponction. Le traitement de ces kystes est très difficile : autant la ponction et l'injection iodée, le drainage, l'incision même, conviennent aux kystes séreux, autant ces méthodes sont inefficaces ou dangereuses pour les kystes sanguins. Pourtant Boinet a publié des cas de guérison par l'injection iodée : mais s'agissait-il bien de la variété dont je viens de rappeler le principal caractère? MM. Berger et Onimus ont publié à la Société de chirurgie (avril 1881) un beau cas de guérison d'un de ces kystes traité par l'électrolyse. Ils expliquent la cure par la production de caillots qui ont subi peu à peu un mouvement de régression. Quoi qu'il en soit, il faut être très sobre d'intervention dans les kystes sanguins du corps thyroïde.

Une autre opération tentée depuis assez longtemps déjà, mais qui n'avait pas conquis droit de domicile, est entrée définitivement dans la pratique : c'est l'extirpation totale du corps thyroïde ou *thyroïdectomie*.

Cette grave opération est pratiquée assez couramment par Billroth, même pour des goitres qui n'amènent pas de troubles fonctionnels. Je l'ai pratiquée moi-même en 1880 sur une jeune femme de vingt-sept ans atteinte de goitre exophthalmique. Cette malade, outre les troubles visuels, présentait des palpitations violentes et une dyspnée extrême revenant par accès. Ces symptômes disparurent comme par enchantement après l'extirpation, ce qui m'a porté à me rattacher à la théorie mécanique de la compression du faisceau vasculo-nerveux du cou pour expliquer cette variété si curieuse de goitre (1).

Je n'ai pas à décrire ici le manuel opératoire de la thyroïdectomie. Je dirai seulement que le principal danger vient de l'hémorrhagie ; qu'il faut aller soigneusement à le recherche des quatre pédicules vasculaires et procéder à l'ablation lentement par une véritable énucléation. Ce sera également la meilleure manière d'éviter la section des nerfs récurrents, ce qui n'est pas toujours chose facile, le nerf étant quelquefois comme fusionné avec le lobe correspondant. Cette opération, que j'avais repoussée formellement dans les deux premières éditions de cet ouvrage, me paraît aujourd'hui devoir être pratiquée et conseillée dans les cas où il y a une véritable indication.

Vaisseaux et nerfs de la région sous-hyoïdienne.

Les *artères* de la région sous-hyoïdienne proviennent des deux thyroïdiennes, que j'ai décrites à propos du corps thyroïde, mais il existe un certain nombre d'anomalies dont l'importance est grande en médecine opératoire. Il m'a semblé utile de reproduire les principales d'après Tiedemann.

INDICATION DES LETTRES ET DES CHIFFRES (2).

a. — Trachée-artère et corps thyroïde.
b. — Division des bronches.

(1) Une seconde opération pratiquée le 21 mai 1881 sur un homme de 33 ans présentant une exophthalmie énorme me confirme de plus en plus dans cette manière de voir. Quelques heures après l'opération, le malade accusait spontanément la disparition des accidents très graves qu'il éprouvait. Me basant sur ces faits, je pense que la variété *goitre exophthalmique* dépend non de la nature ni du volume de la tumeur du cou, mais du rapport que celle-ci affecte avec les vaisseaux et nerfs de la région. Je pense aussi que la tumeur est la cause initiale et unique de la production de ce goitre.

(2) Pour faciliter la comparaison, les signes ont la même valeur dans toutes les figures.

1. — Crosse de l'aorte.
2. — Aorte ascendante.
3. — Tronc brachio-céphalique droit.
4. — Tronc brachio-céphalique gauche.
5. — Artère sous-clavière droite.
6. — Artère carotide droite.
7. — Artère sous-clavière gauche.
8. — Artère carotide primitive gauche.
9. — Artère vertébrale droite.
10. — Artère vertébrale gauche.
11. — Artère thyroïdienne.
12. — Artère pulmonaire.

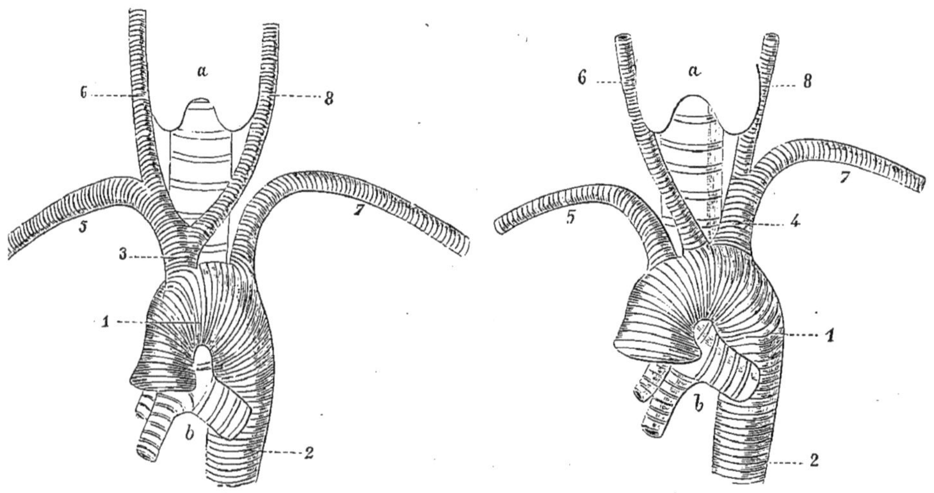

Fig. 131. — Artère carotide primitive gauche, née du tronc brachio-céphalique droit.

Fig. 132. — Tronc brachio-céphalique gauche, coïncidant avec une carotide et une sous-clavière droites nées séparément d'une crosse de l'aorte normale, ce qui forme une transposition de leur origine ordinaire.

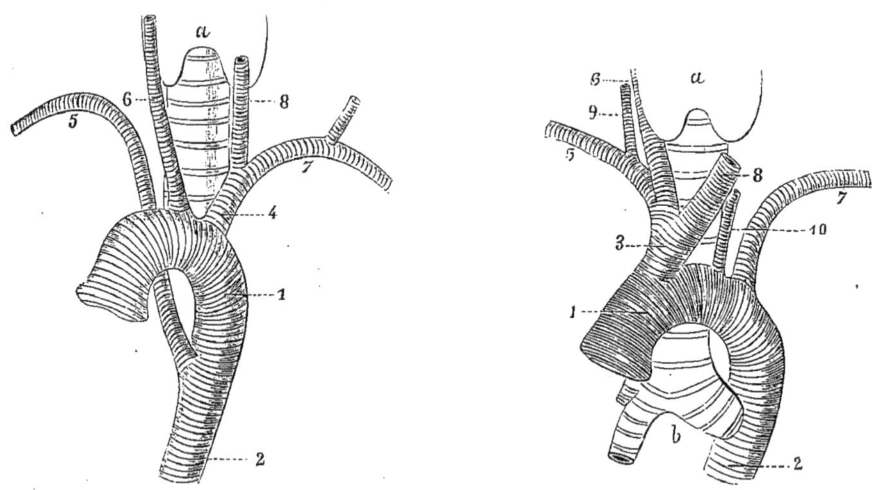

Fig. 133. — Crosse de l'aorte normale; tronc brachio-céphalique gauche et carotide droite nés de la crosse de l'aorte. Artère sous-clavière droite, née de l'aorte thoracique.

Fig. 134. — Artère carotide primitive gauche, née du tronc normal brachio-céphalique droit. Artère vertébrale gauche, née de la crosse de l'aorte.

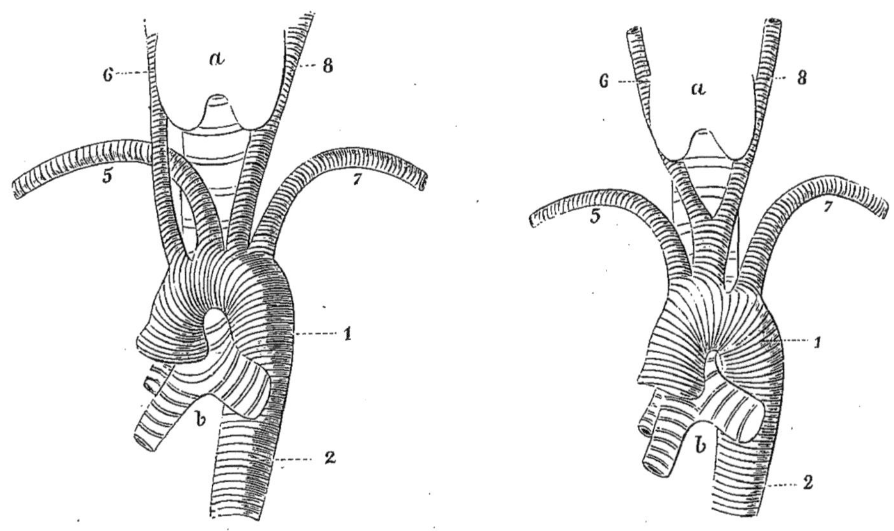

Fig. 135. — Les quatre gros vaisseaux, carotides et sous-clavières, nés séparément et avec symétrie de la crosse de l'aorte.

Fig. 136. — Tronc commun des deux carotides, né de la crosse de l'aorte entre les deux sous-clavières.

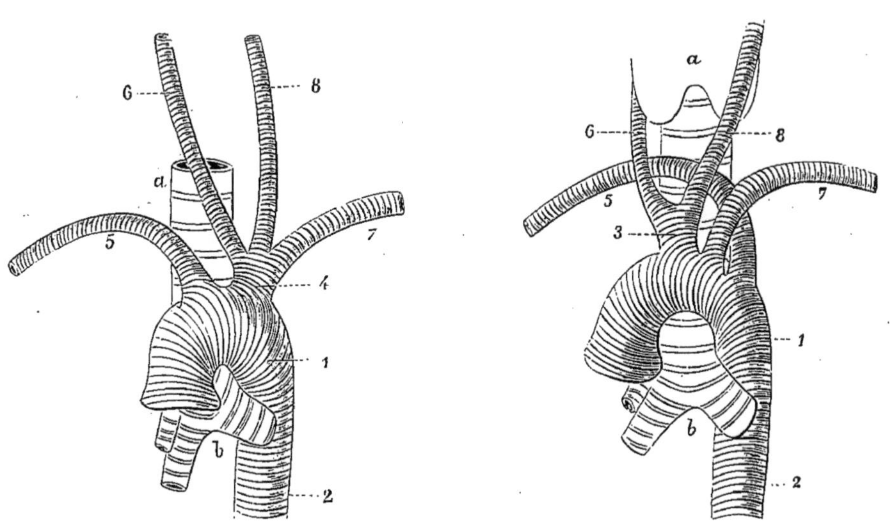

Fig. 137. — Artère carotide gauche, née d'un tronc brachio-céphalique du même côté.

Fig. 138. — Tronc commun carotidien, suivi de la sous-clavière gauche et de la sous-clavière droite devenue récurrente.

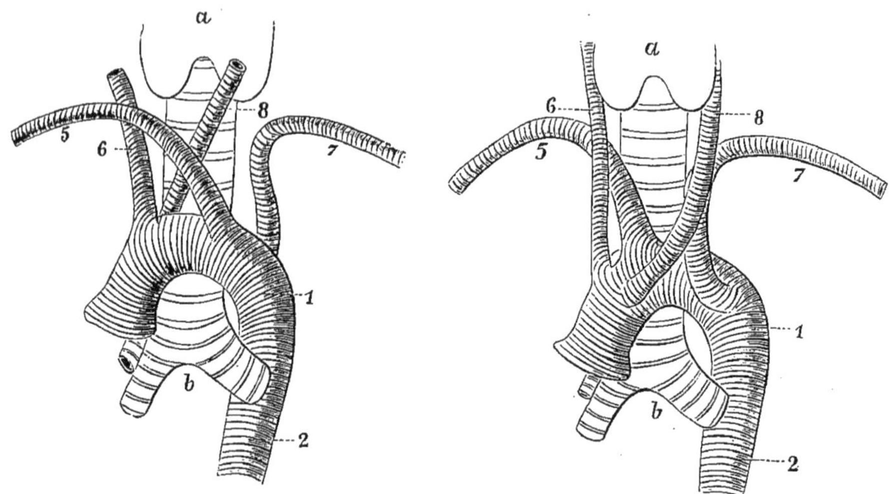

Fig. 139. — Origine isolée des quatre gros vaisseaux, carotide et sous-clavière droite en avant, carotide et sous-clavière gauche en arrière.

Fig. 140. — Origine isolée des quatre gros vaisseaux, sous-clavière droite en arrière les deux carotides et la sous-clavière gauche en avant.

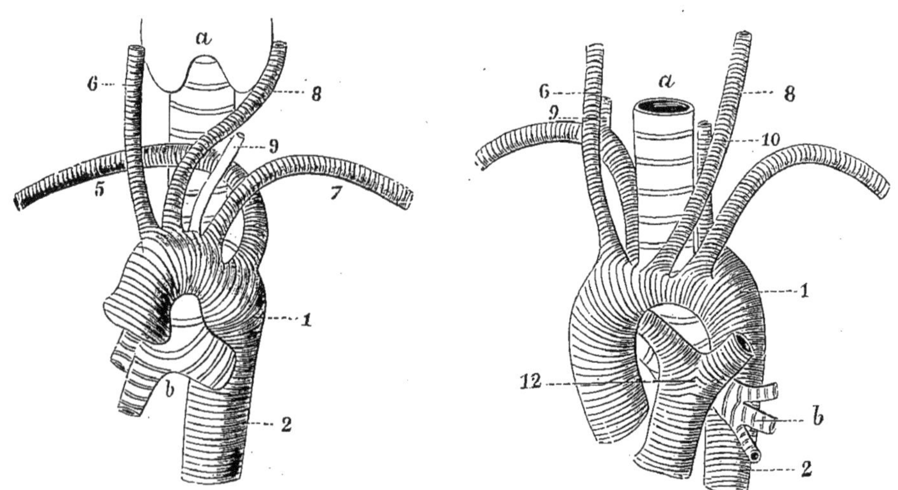

Fig. 141. — Origine isolée des quatre gros vaisseaux et de l'artère vertébrale gauche ; les deux carotides, l'artère vertébrale, la sous-clavière gauche, puis la droite devenue récurrente postérieure.

Fig. 142. — Disposition singulière de la crosse de l'aorte, perforée à son sommet d'un anneau que traverse la trachée-artère. Les quatre gros vaisseaux naissent isolément : la carotide et la sous-clavière droite du demi-arc aortique postérieur ; la carotide et la sous-clavière gauche du demi-arc aortique antérieur. Le chiffre 12 indique l'artère pulmonaire unie à l'aorte par le canal artériel.

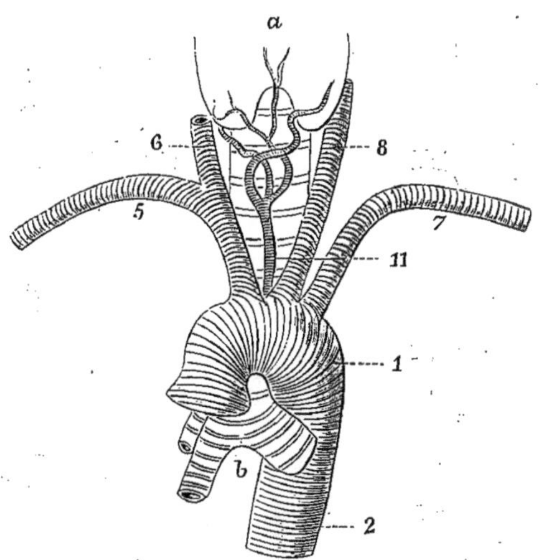

Fig. 143. — Tronc thyroïdien inférieur unique, né de la crosse de l'aorte, entre le tronc brachio-céphalique et la carotide gauche.

Si les artères jouent un rôle considérable dans la région sous-hyoïdienne, les veines y sont également très importantes.

Il existe au devant de la trachée un plexus veineux plus ou moins développé suivant les sujets, mais toujours très riche, surtout chez l'adulte. C'est de là que vient la plus grande partie du sang pendant la trachéotomie, car, si on peut à la rigueur éviter les artères, il est impossible de ne pas intéresser le plexus veineux.

On peut reconnaître dans le plexus deux ordres de veines : les unes, superficielles, aboutissent à la veine jugulaire antérieure *superficielle ;* les autres, profondes, donnent naissance à la veine jugulaire *profonde.*

La jugulaire antérieure superficielle, située en avant des muscles sous-hyoïdiens, sur la ligne médiane, va se jeter dans la veine sous-clavière droite, quelquefois par un tronc commun avec la jugulaire externe ; la jugulaire antérieure profonde (tronc commun des veines thyroïdiennes des auteurs) se rend dans le tronc veineux brachio-céphalique gauche. Nul doute que ces veines jugulaires antérieures, ainsi que les branches qui leur donnent naissance, soient sujettes à de nombreuses anomalies, mais il n'en existe pas moins toujours au devant de la trachée un lacis veineux très abondant, développé surtout chez l'adulte, d'où la gravité particulière de la trachéotomie à cette époque de la vie.

Vaisseaux lymphatiques. — Les vaisseaux lymphatiques qui naissent du conduit laryngo-trachéal partent de la membrane muqueuse et sont extrêmement nombreux. Ils aboutissent aux ganglions placés sur les côtés du larynx et de la trachée, en dedans du muscle sterno-cléido-mastoïdien.

Nerfs. — Les nerfs de la région sous-hyoïdienne sont superficiels et profonds. Les superficiels se rendent : les uns à la peau, et sont fournis par la branche cervicale transverse du plexus cervical superficiel ; les autres aux muscles sous-hyoïdiens, et se détachent de la convexité de l'anse de l'hypoglosse.

Les nerfs profonds sont les nerfs laryngés, distingués en supérieur et inférieur. J'ai signalé plus haut les rapports de ces nerfs.

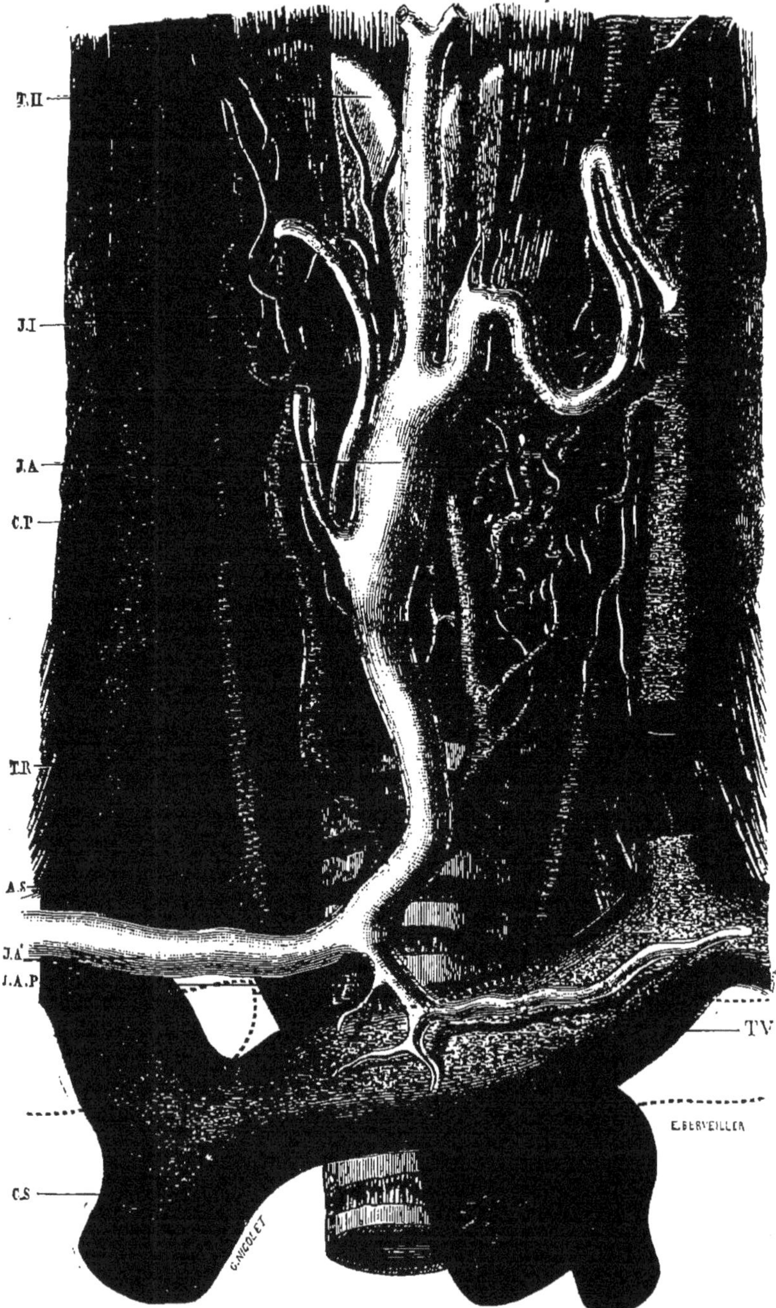

Fig. 144. — *Plexus veineux sous-hyoïdien.* — J'ai pris ce dessin sur une pièce sèche déposée dans le musée de Clamart.

AS, artère sous-clavière.
CP, artère carotide primitive.
CS, veine cave supérieure.
JA, veine jugulaire antérieure superficielle.
JA', veine jugulaire antérieure superficielle dans sa portion horizontale.
JAP, veine jugulaire antérieure profonde.
JI, veine jugulaire interne.
TH, cartilage thyroïde.
TR, trachée-artère.
TV, tronc veineux brachio-céphalique gauche.

Les lignes ponctuées figurent les clavicules et la fourchette sternale.

Œsophage.

Étendu du pharynx à l'estomac, l'œsophage occupe successivement le cou, la poitrine et la partie la plus élevée de l'abdomen. Il serait donc logique, dans un traité d'anatomie topographique, de décrire chacune de ces parties en même temps que la région où elle se trouve située. Mais il y a ici dans cette manière de faire un réel inconvénient : certaines notions générales sur l'œsophage, telles que sa longueur, sa direction, son calibre, ne peuvent être scindées. D'ailleurs la portion réellement chirurgicale de l'œsophage est la portion cervicale, et, comme cette portion occupe la région sous-hyoïdienne, il m'a semblé rationnel de placer l'étude du canal tout entier à la suite de celle de la trachée et du corps thyroïde, de le considérer lui-même comme une sorte de région.

L'œsophage est un conduit musculo-membraneux aplati qui fait suite au pharynx et se termine à l'estomac, au niveau du cardia.

Il commence au niveau du bord inférieur du cartilage cricoïde, et dans l'attitude normale de la tête cette origine répond au corps de la sixième vertèbre cervicale. J'ai déjà dit, en étudiant le pharynx, que cette origine était séparée de l'arcade dentaire supérieure par une longueur de 15 centimètres. C'est donc sans y avoir réfléchi que quelques auteurs se sont demandé si on pouvait atteindre avec le doigt la limite supérieure de l'œsophage.

La fin de l'œsophage correspond à la onzième vertèbre dorsale.

Longueur. — Pour avoir la longueur de la portion cervicale, il faut la mesurer du bord inférieur du cartilage cricoïde à la fourchette du sternum ou à un plan horizontal passant par la fourchette, plan correspondant lui-même en général à la deuxième vertèbre dorsale. Cette longueur est très variable suivant les sujets, et je renvoie le lecteur aux mensurations que j'ai données en étudiant la trachée-artère, les portions cervicale de la trachée et de l'œsophage ayant nécessairement la même longueur. Chez l'homme adulte, la distance entre le cartilage cricoïde et la fourchette du sternum a varié de 4/2 à 8 1/2 centimètres, et la taille de ces deux sujets ne différait que de 3 millimètres.

La longueur totale de l'œsophage est d'environ 25 centimètres. En ajoutant les 15 centimètres qui séparent son origine de l'arcade dentaire supérieure, on voit qu'un cathéter œsophagien devra présenter une longueur d'environ 50 centimètres.

Direction. — Situé à son origine sur la ligne médiane, l'œsophage traverse le diaphragme à gauche de la ligne médiane. Sa direction générale est donc oblique de haut en bas et de droite à gauche, mais au point de vue du cathétérisme on peut ne pas se préoccuper de cette légère obliquité et considérer le conduit comme vertical.

L'œsophage, devant traverser la partie gauche du diaphragme, se porte tout de suite dans cette direction, c'est-à-dire à gauche, mais, arrivé au niveau de la troisième vertèbre dorsale, il rencontre la crosse de l'aorte, qui l'oblige à dévier un peu de sa route, à se porter légèrement à droite, puis il reprend sa direction à gauche. Il résulte de là que l'œsophage présente deux inflexions latérales dont on peut prendre une idée très nette sur la figure 145, l'une supérieure, en B, à concavité dirigée à droite; l'autre inférieure, en C, beaucoup plus longue, à concavité dirigée à gauche.

En pénétrant dans le thorax, l'œsophage se porte très légèrement en arrière, mais il ne s'applique pas aux vertèbres, comme l'ont dit à tort quelques auteurs, en sorte que, loin de suivre la courbure de la colonne dorsale, il est presque rectiligne.

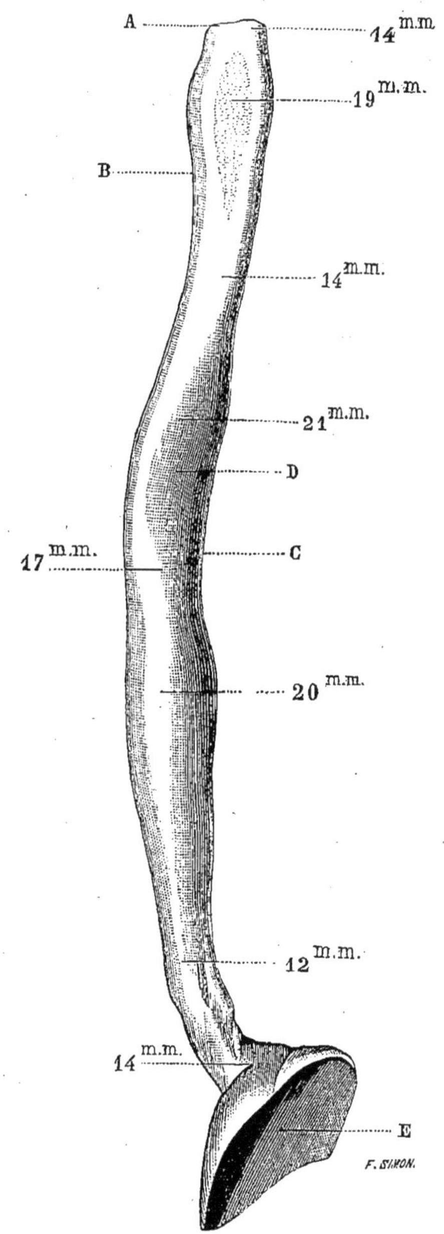

Fig. 145. — *Œsophage dessiné d'après un moule en plâtre obtenu par le Dr Mouton. — Réduction de moitié.* — (Les chiffres indiquent le diamètre transversal.)

A, origine de l'œsophage.
B, première courbure latérale.
C, deuxième courbure latérale.
D, empreinte laissée par le passage de la bronche gauche.
E, estomac.

Les inflexions latérales et antéro-postérieures sont assez légères pour n'opposer aucun obstacle au cathétérisme de l'œsophage sain, mais, dans les cas de rétrécissement organique avec ramollissement des parois, elles peuvent favoriser les fausses routes, d'ailleurs assez fréquentes.

Calibre. — Le calibre de l'œsophage est un des points les plus importants de l'étude de ce conduit. D'après mes conseils, il fut étudié avec le plus grand soin en 1874 par le Dr Mouton, dont les conclusions m'ont paru exactes. Il importait beaucoup, pour la pratique du cathétérisme œsophagien, de résoudre les deux questions suivantes : Quel est le calibre normal, physiologique, de l'œsophage ? Quelles dimensions peut-il acquérir par la distension ?

Pour répondre à la première, M. Mouton moula l'œsophage en coulant du plâtre par l'estomac, tous les organes du thorax et du cou étant en place; procédé infiniment préférable à celui qui consiste à mesurer l'œsophage après l'avoir préalablement isolé des parties voisines. Il obtint, après un certain nombre d'essais infructueux, le moule que je reproduis, figure 145, réduit de moitié; les chiffres représentent des mesures prises sur le diamètre transversal à l'aide d'un compas d'épaisseur.

On voit qu'il existe trois points rétrécis : l'un à l'origine de l'œsophage, le second à 7 centimètres environ au-dessous de cette origine, dans le point où le conduit se dévie à droite, le troisième à sa terminaison. Dans ces trois points M. Mouton a trouvé 14 millimètres. Il faut toutefois remarquer que le rétrécissement inférieur ne dépend pas des tuniques œsophagiennes elles-mêmes, mais de la compression exercée par les fibres musculaires du diaphragme à travers lesquelles passe le conduit comme dans un véritable canal, si bien que, celles-ci enlevées, le rétrécissement disparaît.

En raison de l'étroitesse de l'œsophage à son origine, les corps étrangers s'y arrêtent fréquemment et séjournent en réalité dans le pharynx.

Ils s'arrêtent également un peu au-dessous de la fourchette du sternum, au niveau de la première inflexion latérale, dans le point où l'œsophage quitte la ligne médiane pour se porter à droite. Cette déviation, avons-nous vu, est due à ce que la crosse de l'aorte abandonne le sternum pour se porter à gauche et en arrière au niveau de la quatrième dorsale. Il en résulte que l'aorte est en rapport à cet endroit avec un point de l'œsophage déjà rétréci normalement. Or un anévrysme de cette portion du vaisseau pourra diminuer encore le calibre œsophagien, produire de la dysphagie et faire croire à un rétrécissement *vrai* de l'œsophage. On devra toujours avoir présents à l'esprit des cas d'hémorrhagie foudroyante succédant à un cathétérisme pratiqué dans ces conditions.

Les corps étrangers arrêtés en ce point pourront aussi à la longue ulcérer les parois de l'œsophage et consécutivement l'aorte elle-même.

Quant au rétrécissement inférieur ou cardiaque, il ne paraît pas s'opposer au passage des corps étrangers qui pénètrent généralement dans l'estomac quand ils ont franchi les deux premiers.

C'est au niveau de ces trois points rétrécis du tube œsophagien qu'on observe le plus ordinairement les rétrécissements de cet organe, surtout ceux qui sont cicatriciels, parce que, sans doute, les liquides corrosifs introduits dans l'œsophage y séjournent un peu plus longtemps.

Je n'ai pas à faire ici l'histoire si intéressante des corps étrangers de l'œsophage, je dirai seulement qu'il faut, autant que possible, les extraire par les voies naturelles soit avec la pince de Hunter, celle de Mathieu, le panier de de Graefe ou l'instrument de Weiss (faisceaux de soie disposés en forme de parasol); si on n'y peut réussir, on tentera de les repousser dans l'estomac avec une tige en baleine garnie d'une éponge. M. le Dr Gauthier, de Genève, a récemment eu l'idée ingénieuse d'employer un pessaire Gariel qu'il a introduit sur un mandrin dans l'œsophage. Par plusieurs insufflations successives il a distendu le canal œsophagien et dégagé un débris d'os qui est tombé dans l'estomac. La dernière ressource serait l'œsophagotomie externe.

Il faut savoir que le malade peut conserver pendant un certain temps l'impression produite par le corps étranger alors que celui-ci n'est plus dans l'œsophage. Par contre, un corps étranger plat, à arêtes vives, tel qu'une portion d'os, par exemple, peut s'accrocher dans les parois œsophagiennes, s'y placer de champ, s'y dissimuler, produire de graves accidents, tout en permettant la déglutition et sans que le cathétérisme lui-même en dénote la présence. On pourrait recourir dans ces cas à l'explorateur doué d'une sensibilité exquise imaginé par M. Colin.

Quelles dimensions peut acquérir l'œsophage par une distension brusque (1)?

(1) Je dis distension brusque parce que nous savons combien l'œsophage est susceptible de se distendre à la longue. Il se forme quelquefois au-dessus d'un rétrécissement une véritable poche capable de contenir assez d'aliments pour abuser le malade et lui faire espérer qu'ils ont pénétré dans l'estomac.

Le conduit ne se distend pas uniformément, ainsi que les mensurations précédentes le faisaient déjà prévoir. Les deux points rétrécis supérieurs atteignent 18 et 19 millimètres, la partie inférieure mesure 25 millimètres, et la partie moyenne de l'œsophage, qui est la plus extensible, arrive jusqu'à 35 millimètres de diamètre.

De ces données anatomiques il résulte: 1° Dans un œsophage normal, on devra toujours pouvoir introduire une olive de 14 millimètres de diamètre au minimum: si on n'y réussit pas, c'est qu'il existe un rétrécissement. 2° Lorsque, par la dilatation, on aura atteint le calibre de 18 millimètres, on s'arrêtera. Les olives doivent donc être construites d'après ces indications. Est-ce à dire que l'œsophage ne puisse laisser passer des corps mesurant plus de 18 millimètres de diamètre? Non sans doute, car les mensurations qui précèdent ont été prises sur un œsophage distendu suivant toute sa circonférence. Cela est donc vrai seulement pour les corps arrondis, se moulant sur l'œsophage. Il n'en sera pas de même d'un corps aplati qui dilatera le canal suivant un seul de ses diamètres, et principalement suivant le diamètre transversal. L'œsophage, en effet, limité en avant par le cricoïde et la trachée, en arrière par la colonne vertébrale, résiste dans le sens du diamètre antéro-postérieur, tandis qu'il n'existe pas d'obstacles à sa distension latérale. C'est sur cette disposition anatomique exacte que M. le Dr Chassagny s'est basé pour proposer en 1875 à la Société de chirurgie de remplacer les boules olivaires par des boules aplaties.

Le cathétérisme de l'œsophage ne trouve guère d'indication que chez l'adulte. On peut cependant être appelé à le pratiquer chez des nouveau-nés, lorsqu'il existe une malformation de l'œsophage, par exemple; dans ce but M. le Dr Mouton en a recherché les dimensions, et il a trouvé que la distance qui sépare le cardia du bord gingival supérieur est de 17 centimètres chez le nouveau-né. Il évalue à 4 millimètres le calibre de l'œsophage dans ses parties les plus étroites.

L'histoire du cathétérisme et des rétrécissements de l'œsophage ne peut se comprendre, si l'on n'a préalablement une idée exacte des rapports de ce conduit. Ceux-ci diffèrent au cou, au thorax et à l'abdomen.

Rapports du cou. — En avant, l'œsophage est en rapport avec la portion membraneuse de la trachée-artère; il en est séparé par une couche de tissu cellulaire lâche, qui facilite les glissements entre ces deux organes. Un phlegmon profond du cou, détruisant ce tissu, pourrait anéantir la mobilité de l'œsophage et devenir une cause de dysphagie. Par la saillie qu'elle fait en avant, la trachée protège efficacement l'œsophage contre les blessures. Il est rare, en effet, que ce dernier soit atteint dans les plaies transversales du cou produites dans une intention de suicide. Si cela arrivait, on tenterait de pratiquer la suture comme on le fait après l'œsophagotomie externe.

De ce rapport immédiat de la trachée et de l'œsophage il résulte encore que le point de repère par excellence pour arriver sur l'œsophage est la trachée, car le doigt peut toujours la sentir dans une plaie du cou. C'est pourquoi Nélaton avait conseillé de faire pour l'œsophagotomie la même incision cutanée que pour la trachéotomie, idée qui me paraît rationnelle et pratique.

Si l'on préfère l'incision latérale, celle qui est pratiquée pour la ligature de la carotide primitive, il ne faut pas oublier que la première étape de l'œsophagotomie doit quand même être la trachée, qui, surtout au début de l'opération, sert plus au chirurgien que la sonde conductrice de Vacca Berlinghieri. La sonde pourra être de grande utilité lorsque les couches superficielles auront été incisées et écartées.

Je ne saurais, dans un traité d'anatomie, faire l'histoire de l'œsophagotomie externe, appliquée soit à la cure des rétrécissements, à l'extraction des corps étrangers, ou à l'alimentation des malades atteints d'une oblitération de l'œsophage. Je renvoie à cet égard le lecteur à l'excellent travail de M. Terrier, publié en 1870, dans lequel l'auteur a étudié avec grand soin l'historique, les indications et le manuel opératoire de l'œsophagotomie externe.

La contiguité des deux conduits respiratoire et digestif explique l'influence des corps étrangers de la trachée sur l'œsophage et réciproquement. Le diagnostic a été si difficile dans certains cas, que la trachéotomie a été faite alors qu'il s'agissait de corps étrangers de l'œsophage.

En arrière, l'œsophage répond directement à la colonne vertébrale recouverte des muscles prévertébraux et de l'aponévrose prévertébrale. Il en est séparé par une couche assez abondante de tissu cellulaire qui se continue avec la couche rétro-pharyngienne dont j'ai parlé plus haut : aussi les abcès rétro-pharyngiens peuvent-ils descendre, fuser le long de l'œsophage et produire de la dysphagie.

Sur les côtés, l'œsophage répond médiatement à la gaine des gros vaisseaux du cou ; il en est plus rapproché à gauche qu'à droite. Il est en rapport, surtout à gauche, avec les lobes latéraux du corps thyroïde. Le récurrent droit répond au bord droit de l'œsophage, tandis que le gauche repose sur sa face antérieure. Signalons encore sur les côtés l'artère thyroïdienne inférieure, principalement celle du côté gauche, au moment où elle pénètre dans le corps thyroïde.

Rapports dans le thorax. — Situé dans le médiastin postérieur, l'œsophage répond en avant à la bifurcation des bronches, et principalement à la bronche gauche, qui laisse son empreinte sur la face antérieure du conduit. Ce rapport est important. L'œsophage, atteint d'un rétrécissement organique à ce niveau, fait bientôt corps avec la bronche gauche et peut communiquer spontanément avec elle ; il arrive aussi que le chirurgien peut, sans le moindre effort et sans en être averti par le malade, pénétrer dans la bronche gauche avec le cathéter.

Il n'est pas rare de voir les corps étrangers des voies aériennes arrêtés dans la bronche gauche donner naissance à de la dysphagie.

Au-dessous des bronches, l'œsophage est en rapport en avant avec le péricarde ; en arrière il répond au canal thoracique, à la grande veine azygos, aux artères intercostales droites, à du tissu cellulaire lâche et à des ganglions lymphatiques qui le séparent de la colonne vertébrale. Comme je l'ai déjà dit plus haut, l'œsophage ne suit nullement la courbure du rachis.

Sur les côtés il répond : à droite, au feuillet droit du médiastin ; à gauche, à la crosse de l'aorte et aux branches qui en naissent : la carotide primitive et la sous-clavière gauche. J'ai montré plus haut les conséquences de ce rapport. L'aorte, d'abord placée à gauche de l'œsophage, passe bientôt en arrière pour gagner l'orifice aortique du diaphragme ; cet orifice est placé en arrière et un peu à droite de celui de l'œsophage. Ces deux conduits se croisent donc en figurant un X à branches très allongées, l'œsophage en avant, l'aorte en arrière.

Bien que la portion thoracique de l'œsophage soit la plus large, les corps étrangers peuvent néanmoins s'y arrêter. On verra avec intérêt la préparation déposée au musée Dupuytren par Denonvilliers : un homme qui ne possédait plus qu'une pièce de 5 francs en argent l'avala. La pièce resta dans la portion thoracique de l'œsophage et détermina une ulcération de l'aorte.

L'œsophage est d'abord côtoyé par les deux nerfs pneumogastriques qui se placent ensuite, le gauche en avant et le droit en arrière.

Dans l'abdomen, l'œsophage repose sur les piliers du diaphragme et répond en avant au bord postérieur du foie. Il n'est pas rare d'observer des cancers de l'extrémité inférieure de l'œsophage, et, chose bonne à noter, les malades rapportent souvent à l'extrémité opposée la gêne qu'ils éprouvent dans la déglutition.

L'œsophage se compose d'une tunique *musculeuse*, d'une tunique celluleuse et d'une muqueuse.

La tunique *musculeuse*, très épaisse, peut par sa contracture donner naissance à un rétrécissement *spasmodique*. L'élément spasmodique s'ajoute d'ailleurs souvent à un rétrécissement vrai et s'oppose au passage des bougies. Il peut ainsi tromper sur le siège du rétrécissement.

Lorsque la muqueuse qui tapisse la face interne de l'œsophage a été détruite dans une partie de son étendue par la déglutition d'une substance corrosive, il en résulte la production d'un tissu de cicatrice qui peut à la longue amener un *rétrécissement cicatriciel*. Cette affection est remarquable par la lenteur de son développement. Un malade que j'ai opéré avait avalé dix ans auparavant de l'acide sulfurique. Comme on l'observe pour l'urèthre, il est très rare d'arriver par la dilatation simple à guérir les rétrécissements cicatriciels de l'œsophage. Quand les tentatives ont été infructueuses, il ne faut pas hésiter à pratiquer l'œsophagotomie interne, à laquelle j'ai dû un très beau succès à l'hôpital Saint-Louis en 1872.

L'œsophage est formé dans sa partie supérieure aux dépens du feuillet externe et dans sa partie inférieure aux dépens du feuillet interne du blastoderme. Ces deux parties vont à la rencontre l'une de l'autre. Elles peuvent ne pas arriver au contact et être séparées par un cordon fibreux plein. Il existe alors une imperforation de l'œsophage. Quelquefois l'un des bouts s'ouvre dans la trachée. En 1873, M. Perier en a présenté un exemple à la Société de chirurgie ; le bout inférieur s'ouvrait dans la trachée. En 1875, M. Polaillon a observé un cas semblable. M. Tarnier a présenté le fait remarquable et plus difficile à comprendre d'un œsophage communiquant avec la trachée par une fissure longue de 2 centimètres et demi. Tous ces cas sont, bien entendu, au-dessus des ressources de l'art.

C. — RÉGION CAROTIDIENNE.

Je désigne sous le nom de *région carotidienne* la partie du cou parcourue par l'artère carotide primitive et ses deux branches de bifurcation, les carotides interne et externe. Elle commence en bas, à l'articulation sterno-claviculaire, et se termine en haut, au niveau d'une ligne horizontale reliant l'angle de la mâchoire inférieure au bord intérieur du muscle sterno-cléido-mastoïdien. Elle présente comme largeur celle du muscle sterno-cléido-mastoïdien lui-même.

Les couches superficielles qui recouvrent la région carotidienne sont les mêmes qu'à la région sus-hyoïdienne et donnent lieu aux mêmes considérations. Il existe seulement cette différence que sous le muscle peaucier on trouve, avec la branche cervicale transverse du plexus cervical superficiel, la branche auriculaire et surtout la veine jugulaire externe, sur laquelle je reviendrai en étudiant le creux sus-claviculaire; cette veine a d'ailleurs perdu presque tout intérêt depuis qu'il n'est plus question d'en pratiquer l'ouverture pour la saignée.

Au-dessous de l'aponévrose cervicale superficielle on rencontre le muscle sterno-cléido-mastoïdien, le feuillet moyen de l'aponévrose cervicale renfermant le muscle omoplato-hyoïdien; plus profondément, le faisceau vasculo-nerveux du cou formé par la carotide primitive, la veine jugulaire interne et le nerf pneumogastrique; plus profondément encore, le nerf grand sympathique, et enfin le feuillet profond de l'aponévrose cervicale ou aponévrose prévertébrale, qui sépare du rachis les vaisseaux carotidiens.

Muscle sterno-cléido-mastoïdien.

Aplati et quadrilatère, le *sterno-cléido-mastoïdien* est simple en haut, où il s'attache à l'apophyse mastoïde et au tiers externe de la ligne courbe occipitale supérieure, et bifide en bas. Des deux faisceaux inférieurs, l'un est interne ou sternal; il est arrondi et terminé par un tendon qui s'insère sur les côtés de la fourchette du sternum; l'autre, externe ou claviculaire, est aplati et s'attache au tiers interne du bord postérieur de la clavicule. Ces deux faisceaux se croisent en X, de façon que celui qui est interne en bas devient postérieur en haut, tandis que l'externe devient antérieur. Le faisceau claviculaire est recouvert par le faisceau sternal.

Ces deux faisceaux s'écartent l'un de l'autre en bas et circonscrivent un espace triangulaire rempli de tissu cellulaire et de graisse, à travers lequel M. Sédillot a proposé d'aller lier la carotide primitive à la partie inférieure du cou.

Le muscle sterno-cléido-mastoïdien est traversé à sa partie supérieure par le nerf spinal (1). Il est enveloppé d'une gaine fibreuse que lui fournit l'apo-

(1) Je crois devoir donner quelques détails anatomiques plus complets sur le nerf spinal en rapportant une résection du nerf que je pratiquai à l'hôpital Beaujon en 1882 pour un torticolis. Je n'ai d'ailleurs qu'à reproduire une partie de la communication que le fis à ce sujet à l'Académie de médecine dans la séance du 31 janvier 1882.

Le nerf spinal sort du crâne en même temps que le glosso-pharyngien et le pneumogastrique, et ne tarde pas à se diviser en deux branches : une branche interne qui va se réunir au pneumogastrique, se confondant avec lui au point que l'on ne peut en faire la séparation, anatomiquement du moins, et une branche externe qui est exclusivement musculaire. C'était cette branche qu'il fallait aller chercher. D'abord située profondément dans la région parotidienne, elle ne tarde pas à se montrer au-dessous de la glande, au niveau de l'angle de la mâchoire, passe derrière le muscle mastoïdien, le pénètre par sa partie moyenne à égale distance de son bord antérieur et de son bord postérieur, puis, continuant son trajet, traverse le triangle sus-claviculaire pour aller s'épuiser dans le trapèze. Le point que je choisis pour faire la résection, dans l'intention d'aller couper le nerf aussi haut que possible, était justement la partie où il se dégage de la loge parotidienne.

Comment pratiquer l'opération? On pouvait aller chercher le nerf par le bord antérieur du

névrose cervicale superficielle (voir fig. 150). Résistante à la partie moyenne du muscle, la gaine se résout en bas en une sorte de toile celluleuse qui n'oppose qu'un faible obstacle à l'envahissement du pus. Cependant elle peut s'épaissir assez pour circonscrire de toutes parts un foyer purulent développé dans son intérieur.

Le muscle sterno-cléido-mastoïdien a pour fonction principale d'incliner la tête de son côté ; en raison de l'obliquité de sa direction, il porte en même temps le menton du côté opposé. Il fléchit ou étend la tête suivant que celle-ci est déjà préalablement fléchie ou étendue. Or ce muscle est l'un de ceux qui se rétractent le plus fréquemment. Il donne alors à la tête une attitude spéciale désignée du nom de *torticolis*, consistant dans l'inclinaison de la tête du côté rétracté, une légère flexion et la rotation du côté opposé.

On observe la même attitude dans la simple contracture du muscle, qu'elle soit le résultat du rhumatisme ou d'une myosite.

Les deux faisceaux du muscle agissent sur la tête d'une façon différente : le faisceau claviculaire incline directement la tête de son côté, tandis que le faisceau sternal imprime le mouvement de rotation du côté opposé. Or, c'est surtout ce mouvement de rotation qui caractérise le torticolis : aussi le faisceau sternal est-il presque toujours seul rétracté, et c'est sur lui seul que doit alors porter la section. Dans quelques cas cependant on a dû sectionner les deux faisceaux et même le faisceau claviculaire seul.

Le faisceau sternal fait sous la peau une saillie très appréciable, surtout lorsqu'il est rétracté et qu'on tend à redresser la tête : il est alors en quelque sorte détaché des parties sous-jacentes. Il n'est recouvert que par les téguments ; en arrière, il est séparé des gros vaisseaux du cou par les muscles sous-hyoïdiens et par le feuillet moyen de l'aponévrose cervicale; le seul organe dont on doive se préoccuper est la veine jugulaire antérieure superficielle (voir fig. 144), qui longe le sternum et la clavicule pour aller se jeter dans la sous-clavière. Aussi faut-il, pour l'éviter sûrement, sectionner le tendon à 2 centimètres environ au-dessus de son attache. Quant à introduire d'abord le ténotome en arrière du tendon pour le ramener vers la peau, ou bien à le glisser d'abord sous la peau pour couper le tendon d'avant en arrière, cela n'a pas d'importance, on peut employer indifféremment les deux méthodes; la première paraît donner plus de

sterno-mastoïdien, mais c'était se condamner à agir dans une région bien épineuse, où il était difficile de manœuvrer sans danger, en raison des ganglions, vaisseaux et nerfs qui s'y trouvent. Couper le muscle en son milieu était aussi un procédé, mais qui exigeait une mutilation inutile : aussi est-ce le bord postérieur que je choisis de préférence. C'est là, suivant moi, la meilleure voie à suivre.

Je fixai les points de repère de la manière suivante : une ligne horizontale fut tirée de l'angle de la mâchoire ; elle marquait d'une façon assez exacte le point où le nerf sort de la loge parotidienne. Une autre ligne horizontale, tirée du bord supérieur du cartilage thyroïde, indiquait d'une manière non moins exacte le point où le nerf pénétrait dans le muscle.

L'incision fut faite le long du bord postérieur du muscle sterno-mastoïdien ; elle avait 6 centimètres et était comprise entre les deux lignes horizontales dont je viens de parler. La peau et le peaucier ayant été incisés, je découvris les fibres du bord postérieur du sterno-mastoïdien.

Il importe de découvrir le muscle avec beaucoup de soin et de voir les fibres musculaires ; c'est là un premier point de ralliement, et un point très précieux, car, si on ne découvre pas le muscle, on est exposé à en soulever la gaine dans le temps suivant, et l'on chercherait vainement le nerf au-dessous de celle-ci. Le bord du muscle mis à nu comme il vient d'être dit a été soulevé avec un écarteur, et le nerf s'est trouvé distendu sous forme d'une corde très facilement appréciable. J'en fis la section sur un point très élevé, afin d'être certain d'atteindre la branche du trapèze qui se détache quelquefois très haut.

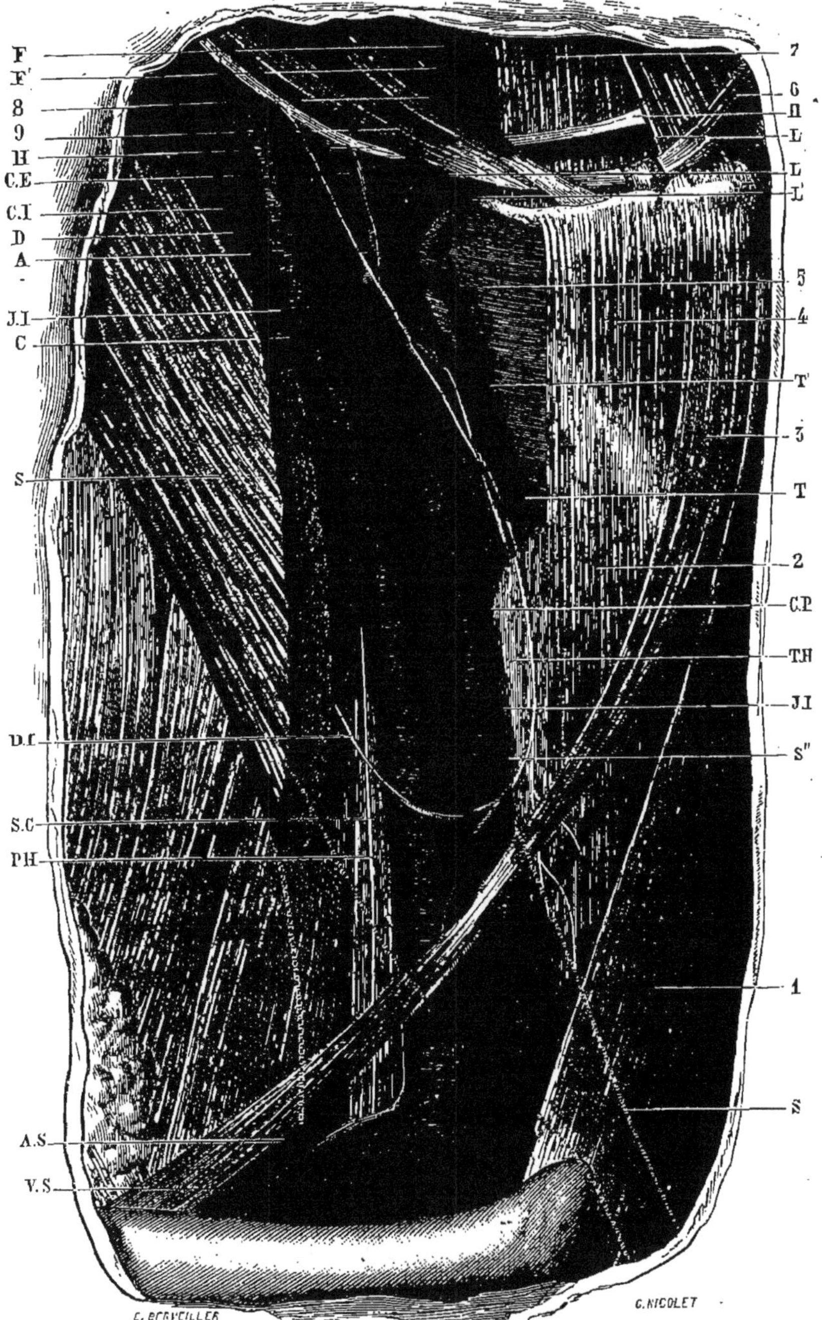

Fig. 146. — *Région carotidienne. — Côté droit ; adulte ; grandeur naturelle.* — (La tête est dans l'extension, la face regardant du côté gauche.)

A, tronc commun des veines faciale et linguale.
AS, artère sous-clavière.
C, tronc veineux anastomotique.
CE, artère carotide externe.
CI, artère carotide interne.
CP, artère carotide primitive.
D, branche descendante de l'hypoglosse.
DI, branche descendante interne.
F, artère faciale.
F', veine faciale.
H, nerf hypoglosse.
JI, veine jugulaire interne.
L, veine linguale.
L', artère linguale.

sécurité, eu égard aux vaisseaux ; je préfère cependant la seconde, qui permet de mieux apprécier les tissus que l'on divise. On ponctionnera indistinctement la peau au côté interne ou au côté externe du tendon.

Le muscle sterno-cléido-mastoïdien est un siège de prédilection pour les tumeurs gommeuses. On y observe également des tumeurs congénitales, non syphilitiques. M. Arnott, chirurgien de l'hôpital Saint-Thomas de Londres, en a recueilli 8 observations sur des enfants dont le plus âgé avait dix mois ; ces tumeurs ont disparu spontanément. Par une curieuse coïncidence, M. Perier a observé trois cas analogues à l'hôpital Sainte-Eugénie dans l'espace de quelques jours.

Au-dessous du muscle sterno-mastoïdien, mais non dans sa gaine, existe une traînée de ganglions lymphatiques qui jouent un rôle fort important dans la pathologie du cou. Je ne fais que les signaler, me réservant d'y revenir au chapitre : *Ganglions lymphatiques du cou.*

On trouve encore le feuillet moyen de l'aponévrose cervicale et le petit muscle omoplato-hyoïdien. Velpeau se servit de ce muscle comme base de subdivision de la région sous-hyoïdienne en deux espaces triangulaires, l'un supérieur, *omo-hyoïdien*, l'autre inférieur, *omo-trachéal*, mais je ne vois pas que la médecine opératoire ou la pathologie aient à retirer grand profit de cette division.

Faisceau vasculo-nerveux du cou.

Le *faisceau vasculo-nerveux* du cou comprend l'artère carotide primitive et ses deux branches de bifurcation, la veine jugulaire interne et le nerf pneumogastrique.

Carotide primitive. — Née à droite du tronc brachio-céphalique et à gauche de la crosse de l'aorte, la carotide primitive occupe au cou l'espace compris entre l'articulation sterno-claviculaire et le bord supérieur du cartilage thyroïde, où elle se bifurque en carotide externe et carotide interne. Elle ne fournit dans ce trajet aucune branche collatérale. Le muscle sterno-cléido-mastoïdien doit être considéré comme le satellite de cette artère. Or l'artère se dirige à peu près verticalement, tandis que le muscle présente une direction oblique en haut et en arrière. Il croise donc obliquement l'artère de façon à la recouvrir complètement en bas (ligne pointillée, fig. 146) ; à la partie moyenne du cou l'artère n'est plus en rapport qu'avec le bord antérieur du muscle, et elle s'en éloigne complètement au niveau de sa bifurcation. Ces rapports sont ceux que présente l'artère lorsque la tête est placée dans l'extension, la face regardant du côté opposé, c'est-à-dire dans l'attitude choisie pour pratiquer la ligature des carotides pour ouvrir des abcès ou faire l'ablation de tumeurs dans la région carotidienne, et c'est en définitive à ce moment-là que le chirurgien a besoin de connaître les rapports.

PH, nerf phrénique.
SSS', muscle sterno-cléido-mastoïdien et ligne pointillée figurant la direction de ce muscle.
SC, muscle scalène antérieur.
T, artère thyroïdienne supérieure.
T', veine thyroïdienne supérieure.
TH, corps thyroïde.
VS, veine sous-clavière.
1, muscle sterno-hyoïdien.
2, muscle sterno-thyroïdien.
3, muscle omoplato-hyoïdien.
4, muscle thyro-hyoïdien.
5, constricteurs du pharynx.
6, ventre antérieur du muscle digastrique.
7, muscle hyo-glosse.
8, muscle stylo-hyoïdien.
9, ventre postérieur du digastrique.

On doit considérer à la région carotidienne, au point de vue chirurgical, trois portions essentiellement distinctes : l'une inférieure, l'autre moyenne, la troisième supérieure. Les deux premières correspondent à la carotide primitive, la troisième à ses deux branches de bifurcation et surtout à la carotide externe. Cette division est nécessitée par la différence des procédés opératoires qui permettent de découvrir les artères dans l'un ou l'autre de ces points.

Portion inférieure. — Dans cette portion la carotide primitive droite diffère un peu de la gauche, cette dernière naissant directement de la crosse de l'aorte. La carotide gauche est plus longue et plus profonde que la droite ; située à son origine dans la cavité thoracique, elle répond en dehors à la plèvre et au poumon gauches.

La carotide primitive est successivement recouverte par les téguments, le muscle sterno-cléido-mastoïdien, la veine jugulaire antérieure, le feuillet moyen de l'aponévrose cervicale, comprenant dans un dédoublement les muscles sterno-hyoïdien et sterno-thyroïdien, et par le tronc veineux brachio-céphalique, qui croise l'artère presque à angle droit.

La carotide répond à l'articulation sterno-claviculaire et à l'intervalle triangulaire qui sépare les deux chefs du muscle sterno-cléido-mastoïdien. C'est pour cela que M. Sédillot a proposé de découvrir l'artère en pratiquant une incision verticale entre ces deux chefs. Mais une seule incision verticale ne donne pas assez de jour, c'est pourquoi je préfère le procédé suivant : incision verticale parallèle au bord antérieur du sterno-cléido-mastoïdien ; seconde incision horizontale partant de l'extrémité inférieure de la première, se portant en dehors parallèlement à la clavicule ; section du faisceau sternal du sterno-cléido-mastoïdien et des muscles sous-hyoïdiens un peu au-dessus de la clavicule, de façon à éviter la veine jugulaire antérieure. Ce procédé a l'avantage de pouvoir s'appliquer à la fois à la ligature du tronc artériel brachio-céphalique, de la carotide primitive et de l'artère sous-clavière à leur origine.

Les gros troncs veineux dont la blessure constitue l'un des principaux dangers de ces trois ligatures sont la veine sous-clavière, la veine jugulaire interne et les deux troncs veineux brachio-céphaliques qui recouvrent les artères. Il convient de saisir ces vaisseaux dans un crochet mousse et de les attirer en bas et en dehors. Le nerf pneumogastrique droit, situé en arrière de la carotide et de la jugulaire interne, passe en avant de l'artère sous-clavière droite (fig. 127), sur laquelle il repose, et fournit à ce niveau le nerf récurrent.

Dans le cas d'anévrysme du tronc brachio-céphalique, de la sous-clavière ou de la carotide primitive à leur origine, la ligature par la méthode d'Anel, c'est-à-dire entre le cœur et la tumeur, est matériellement très difficile, et de plus expose presque fatalement le malade à une hémorrhagie secondaire lors de la chute de la ligature, à cause du voisinage d'énormes collatérales. On appliquerait avec plus d'avantage à ces anévrysmes la méthode de Brasdor, c'est-à-dire la ligature entre la tumeur et les capillaires, ce qui a d'ailleurs été tenté avec succès un certain nombre de fois.

Partie moyenne. — Cette portion correspond à la partie moyenne du cou et à la partie supérieure de la carotide primitive. C'est le lieu d'élection pour la ligature de cette artère. Peu de points du corps ont une aussi grande importance.

Entre le sterno-cléido-mastoïdien, qui est en dehors, et le canal laryngo-trachéal, qui est en dedans, existe sur les parties latérales du cou une sorte de dépression ou gouttière qui apparaît bien, surtout chez les sujets maigres. Au fond de cette gouttière, que l'on pourrait appeler gouttière carotidienne, se trouve la carotide, qui, devenue plus superficielle, n'est plus recouverte à ce niveau que par les téguments, le bord antérieur du sterno-cléido-mastoïdien et le feuillet moyen de l'aponévrose cervicale. En écartant les deux lèvres de cette gouttière, on mettra donc à découvert le paquet vasculo-nerveux du cou. Il faut pour cela pratiquer une incision parallèle au bord antérieur du muscle, et rechercher soigneusement l'interstice qui le sépare des muscles sous-hyoïdiens ; en suivant cet interstice on arrive sur les vaisseaux.

Mais quelle lèvre de la gouttière convient-il d'écarter? Faut-il les écarter toutes les deux ? faut-il écarter seulement le sterno-mastoïdien, comme le conseillent la plupart des auteurs, ou bien seulement le canal laryngo-trachéal ? C'est cette dernière manœuvre qu'il faut exécuter, à mon avis ; voici pourquoi : un des accidents les plus redoutables de la ligature de la carotide primitive est la blessure de la veine jugulaire interne : or cette veine, qui sur le cadavre paraît située seulement en dehors de l'artère, est en réalité, lorsqu'elle est pleine de sang, située en dehors et en avant. Elle recouvre l'artère presque complètement, si bien que, lorsqu'on reporte en arrière le sterno-mastoïdien, c'est la veine qui se présente sous le bistouri. Si, au contraire, laissant le muscle en place, on reporte en avant le canal laryngo-trachéal, on aperçoit l'artère sans que la veine soit même découverte.

A leur face externe la veine jugulaire interne et la carotide primitive sont croisées par le muscle omoplato-hyoïdien, dont il n'y a pas lieu de se préoccuper. On y trouve encore une anse nerveuse formée par la branche descendante de l'hypoglosse et la branche descendante interne du plexus cervical. Quelquefois cette anse siège entre la veine et l'artère.

Il n'est pas rare de rencontrer des ganglions lymphatiques appliqués immédiatement sur la carotide primitive, et leur présence complique notablement la ligature du vaisseau. Dans un cas je dénudai un ganglion, croyant avoir affaire à la carotide ; la surface lisse, la couleur gris rosé du ganglion et surtout les battements énergiques que lui imprimait l'artère, m'en imposèrent un instant.

En arrière la carotide est croisée par la vertébrale et la thyroïdienne inférieure. Elle repose sur les tubercules antérieurs des apophyses transverses des vertèbres cervicales, où l'on pourrait essayer de la comprimer en cas de plaie. Je signalerai spécialement le tubercule de la sixième vertèbre, plus volumineux que les autres, appelé par Chassaignac tubercule carotidien, à cause du point de repère précieux qu'il fournit lorsque les rapports des parties molles ont été altérés.

Le nerf pneumogastrique est situé en arrière des deux vaisseaux, dans l'écartement qu'ils laissent entre eux. Il est dans la même gaine et presque accolé à l'artère, en sorte qu'on pourrait le comprendre dans la ligature, si l'on ne dénudait pas avec soin le vaisseau.

Quant au nerf grand sympathique, il est plus profondément situé et complètement séparé du faisceau vasculo-nerveux par un feuillet aponévrotique spécial qui est une dépendance de l'aponévrose profonde ou prévertébrale : il ne court donc pas risque d'être compris dans la ligature, pour peu qu'on y fasse attention.

J'ai à peine besoin de faire remarquer l'extrême gravité que présentent les blessures de ces vaisseaux. Le diagnostic de l'artère lésée est souvent fort embarrassant. Dans le cas de plaie transversale du cou par instrument piquant, un coup d'épée, par exemple, on peut même hésiter sérieusement à reconnaître le côté blessé.

Est-ce la carotide primitive, la vertébrale ou la thyroïdienne inférieure, qui est intéressée lorsque la plaie siège dans le point où nous avons vu ces trois vaisseaux s'entre-croiser et se superposer? y en a-t-il un seul ou plusieurs ouverts? questions le plus souvent insolubles. Aussi, dans les hémorrhagies artérielle du cou, n'est-on jamais certain de se rendre maître du sang par la ligature de la carotide primitive au-dessous de la blessure, puisque, dans l'hypothèse d'une plaie de la vertébrale ou de la thyroïdienne inférieure, le sang vient de la sous-clavière; et d'ailleurs l'hémorrhagie se reproduirait par le bout supérieur. Aussi faut-il lier les deux bouts dans la plaie, à quelque profondeur qu'il faille pénétrer.

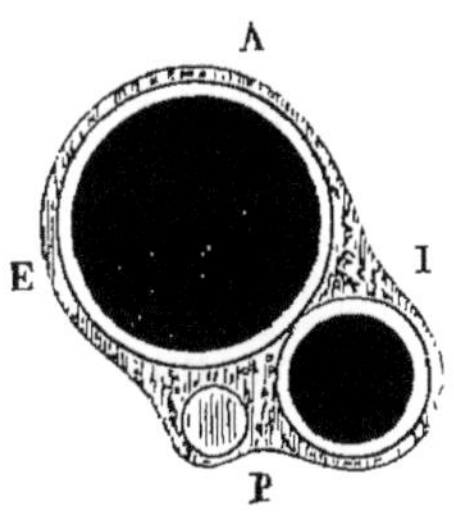

Fig. 147. — *Coupe horizontale de la gaine vasculo-nerveuse du cou montrant les rapports réciproques de la veine jugulaire interne, de la carotide primitive et du nerf pneumogastrique.* — (Côté droit; adulte; grandeur naturelle.)

A, antérieur.
E, externe.
I, interne.
P, postérieur.

Au moment de sa bifurcation, la carotide primitive présente une légère dilatation qui paraît être le siège le plus commun des anévrysmes de cette artère. Il est aisé de comprendre l'influence qu'exercent ces anévrysmes sur les organes du voisinage, sur la trachée, l'œsophage, les nerfs laryngés, sur le pneumogastrique et le grand sympathique. J'ai dit plus haut que la méthode de Brasdor convenait seule aux anévrysmes de la partie inférieure. On doit employer ici la méthode d'Anel, lier entre le cœur et la tumeur en se tenant le plus loin possible de l'origine des sous-clavières. Il semblerait que l'absence de toute collatérale sur le trajet de la carotide primitive dût favoriser la formation d'un bon caillot et mettre à l'abri de l'hémorrhagie secondaire. Il n'en est rien : cet accident a été souvent observé à la suite de la ligature de la carotide primitive. J'ai déjà signalé, page 73, la fréquence des accidents cérébraux, qui augmente encore singulièrement la gravité de cette opération.

La contiguïté de la carotide primitive et de la veine jugulaire interne explique la production de l'anévrysme artérioso-veineux dont M. Le Fort a rapporté huit cas dans son article Carotide du *Dictionnaire encyclopédique*. M. Verneuil en a publié un exemple ramarquable en 1870. Ordinairement cette lésion est le résultat d'une plaie par instrument piquant. A la longue il se produit souvent une varice anévrysmale, c'est-à-dire une simple communication des deux vaisseaux sans tumeur adjacente ou intermédiaire.

Les plaies de la veine jugulaire interne sont plus graves encore que celles de la carotide primitive.

M. le Dr Dussutour a publié un très bon travail sur ce sujet en 1873. Utilisant les travaux français et étrangers, et en particulier celui de W. Gross, de Philadelphie, il est arrivé à conclure qu'une plaie de la veine jugulaire interne, abandonnée à elle-même, est fatalement mortelle, par hémorrhagie, thrombose, phlébite, infection purulente ou introduction de l'air. Le seul traitement rationnel de ces plaies est la ligature des deux bouts. M. Dussutour considère comme désastreuse la ligature latérale de la veine.

Les abcès profonds du cou, principalement ceux qui se développent à la suite de la scarlatine, ont déterminé plusieurs fois l'ulcération de la jugulaire interne, et toujours les malades sont morts. Quant à la simple dénudation de la veine, même sur une assez grande étendue, à la suite de l'extirpation d'une tumeur du cou, elle peut déterminer la production d'une thrombose, mais en général elle n'est pas suivie d'accidents.

Grâce aux nombreuses et larges anastomoses qui relient entre elles toutes les veines de la tête, grâce aux voies de dérivation constituées par les veines jugulaires externe et antérieure, la ligature de la jugulaire interne n'apporte que très peu d'obstacle à la circulation en retour du sang et, contrairement à la ligature de la carotide primitive, n'occasionne aucun accident du côté de l'encéphale.

Portion supérieure. — Arrivée au niveau du bord supérieur du cartilage thyroïde, quelquefois un peu plus haut ou un peu plus bas, la carotide primitive se divise en deux branches : la carotide externe et la carotide interne.

Le muscle sterno-cléido-mastoïdien, se portant obliquement en arrière, tandis que les vaisseaux se dirigent à peu près verticalement, s'écarte de plus en plus de ces derniers et ne peut être considéré comme muscle satellite de la carotide externe.

Les couches dont se compose la région sont : la peau, le peaucier, une couche cellulo-adipeuse, les feuillets aponévrotiques superficiel et moyen presque confondus à ce niveau, une couche de tissu conjonctif contenant des ganglions lymphatiques, et ensuite les vaisseaux. Certains auteurs pensent que la ligature de l'artère carotide externe, vu le petit nombre de couches qui la recouvrent, est une opération facile, opinion que je suis loin de partager. Malgaigne traite de cette ligature en quelques lignes, disant qu'il suffira de découvrir la carotide primitive à sa bifurcation. Je pense, au contraire, que les règles de la médecine opératoire sont absolument différentes dans l'un et l'autre cas.

Me plaçant au point de vue pratique, ainsi que je l'ai fait pour la carotide primitive, je grouperai les données anatomiques que fournit cette région autour de l'artère carotide externe dans le but d'arriver à la ligature du vaisseau. J'ai montré suffisamment l'importance de cette ligature pour justifier les détails suivants.

Après avoir divisé la peau et le peaucier, on rencontre une couche cellulo-adipeuse plus ou moins épaisse.

Au-dessous de l'aponévrose existe une quantité assez abondante de tissu conjonctif, en sorte que, si les deux carotides sont superficielles par rapport au nombre de plans qui les recouvrent, elles n'en sont pas moins profondément situées. Au milieu de ce tissu conjonctif existent toujours, en nombre variable, des ganglions lymphatiques reposant sur les vaisseaux et qui sont un sérieux obstacle à la ligature : il faut les écarter ou les enlever.

Après les ganglions, un autre écueil se présente : ce sont les veines. A la partie moyenne du cou, la jugulaire interne, comme la carotide primitive, forme un tronc unique que l'on peut aisément éviter et même ne pas découvrir en suivant le procédé que j'ai indiqué, mais il n'en est pas de même ici. Les artères carotides interne et externe sont généralement croisées dans le point qui nous occupe par le gros tronc veineux thyro-linguo-facial (fig. 146) que l'on rencontre fatalement sous le bistouri et qui les recouvre quelquefois complètement. Si l'on ne peut suffisamment écarter cette veine, il faudra l'isoler, placer au-dessous un double fil et la sectionner entre deux ligatures.

Ainsi donc, les carotides interne et externe sont recouvertes par les organes suivants : la peau, le peaucier, une couche de tissu cellulo-adipeux variable suivant les sujets, les feuillets aponévrotiques superficiel et moyen, des ganglions lymphatiques pouvant former un véritable paquet, et une grosse veine qui ramène dans la jugulaire interne le sang d'une partie de la face et du cou. Elles sont de plus croisées obliquement de haut en bas et d'arrière en avant, toujours à leur face externe, par les muscles stylo-hyoïdien et digastrique, et par le nerf grand hypoglosse, rapport dont je montrerai dans un instant toute l'importance.

Voici maintenant les rapports respectifs de deux carotides. A leur origine, les deux vaisseaux placés côte à côte montent à peu près parallèlement, la carotide externe placée en avant, l'interne en arrière. C'est dans ce point qu'on les découvre. Après un trajet de 1 centimètre 1/2 à 2 centimètres, elles s'entre-croisent, l'externe se porte en arrière et l'interne en avant, celle-ci se plaçant en dedans de la première.

De cette disposition résulte pour la ligature une nouvelle difficulté ajoutée à celles que j'ai déjà signalées. Comment reconnaître au fond de la plaie la carotide externe de l'interne ? Nous savons que celle qui est en dedans de l'autre est l'externe, mais cette donnée sert peu sur le vivant, parce qu'on ne découvre pas à la fois les deux vaisseaux au fond de la plaie. L'un des deux vaisseaux est dégagé : quel est-il ? La carotide interne ne fournit aucune branche collatérale, tandis que l'externe donne d'abord à ce niveau la thyroïdienne supérieure, et un peu plus haut la linguale et la faciale. C'est là un excellent point de repère. On peut affirmer que l'artère dont se détache une branche collatérale est la carotide externe. Mais on ne trouve pas aussi facilement qu'on pourrait le croire les collatérales au fond d'une plaie étroite et profonde, si le hasard de l'incision ne vous y a pas fait arriver d'emblée. Il faut pour cela se livrer à une véritable dissection du vaisseau, et ce n'est pas sans danger pour la nutrition des parois artérielles. J'ajoute que le tissu conjonctif qui entoure les artères carotides externe et interne à leur origine est plus dense et plus serré que celui de la partie moyenne du cou, ce qui rend encore la dénudation des vaisseaux plus difficile. M. F. Guyon nous a donné un troisième point de repère qui est excellent. Le nerf grand hypoglosse, ai-je dit, croise obliquement les vaisseaux : or la carotide externe, se trouvant sur un plan plus superficiel que l'interne, est immédiatement en contact avec ce nerf : d'où le précepte : Cherchez au fond de la plaie le nerf grand hypoglosse, et sans plus d'exploration liez le vaisseau sur lequel il repose. Ce précepte est très bon, mais à la condition de trouver le nerf grand hypoglosse, que l'on a parfois quelque difficulté à découvrir même sur le cadavre. J'en conclus que, si l'on rencontre, chemin faisant, l'un des trois points de repère : situation du vaisseau, naissance d'une collatérale ou bien le grand hypoglosse, il faut s'en contenter sans rechercher les deux autres. Un quatrième point de repère consiste à comprimer le vaisseau découvert et à rechercher si les battements de l'artère temporale sont interrompus. Un cinquième a été recemment signalé par M. Farabeuf : c'est la grande corne de l'os hyoïde, qui se trouve au contact de la carotide externe.

La ligature de la carotide externe, ai-je dit, est une opération difficile, et ce qui précède le prouve déjà, mais en voici, à mon sens, la raison principale.

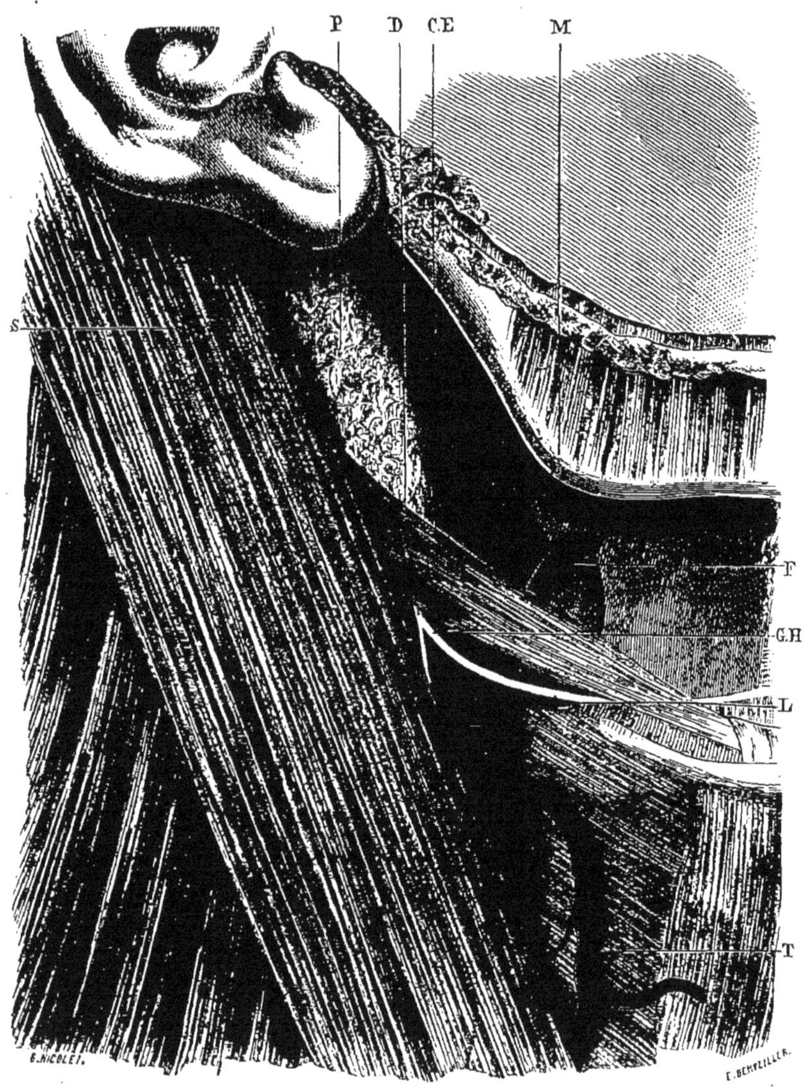

Fig. 148. — *Direction et rapports de l'artère carotide externe. — Côté droit ; grandeur naturelle ; adulte très vigoureux.* — (La tête est dans l'attitude qu'on lui donne pour pratiquer la ligature du vaisseau ; extension et rotation du côté opposé.)

CE, artère carotide externe.
D, muscle digastrique.
F, artère faciale.
GH, nerf grand hypoglosse.
L, artère linguale.
M, angle de la mâchoire inférieure.
P, glande parotide dont une partie a été enlevée.
S, muscle sterno-cléido-mastoïdien.
T, artère thyroïdienne supérieure.
S, artère sous-clavière.

L'incision cutanée présente en général dans les ligatures d'artère une grande importance : aussi cherchons-nous à la préciser le mieux possible : des saillies musculaires, des interstices, des saillies osseuses, nous permettent de la tracer ;

chemin faisant, nous rencontrons souvent des jalons qui nous prouvent que nous ne nous égarons pas. Il existe parfois des muscles satellites tels que le couturier, le biceps, le coraco-brachial, etc. Or, s'il existe des points de repère profonds pour la ligature de la carotide externe, les points de repère superficiels font défaut, car c'est bien à tort que l'on considérerait comme tel le muscle sterno-mastoïdien. J'ai cherché dans la figure ci-jointe à montrer la situation précise de l'artère carotide externe par rapport à l'angle de la mâchoire et au muscle sterno-mastoïdien. On voit que le muscle s'écarte de l'artère.

Selon M. Richet, le sterno-mastoïdien recouvrirait les artères carotides jusqu'à la partie supérieure du cou; oui, cela est vrai dans l'attitude normale de la tête, alors que l'angle de la mâchoire touche presque le bord antérieur du muscle, mais c'est une erreur lorsque la tête est dans l'extension et tournée du côté opposé, quand elle est dans la situation où la met le chirurgien pour pratiquer les opérations sur la région, et c'est en définitive dans cette attitude-là que les rapports sont importants à connaître. Sans doute une incision parallèle au bord antérieur du sterno-mastoïdien permettra d'arriver sur les vaisseaux, mais difficilement et avec beaucoup de chances d'erreur, ainsi que je l'ai vu tant de fois dans les répétitions de médecine opératoire.

D'après ce qui précède et en considérant la figure 148, je pense avec M. Guyon, que la meilleure ligne d'incision cutanée pour la ligature de la carotide externe est une ligne légèrement oblique, partant en haut de l'angle de la mâchoire, pour aboutir en bas au bord antérieur du sterno-cléido-mastoïdien, à peu près au niveau du bord supérieur du cartilage thyroïde. En poursuivant cette incision couche par couche, sans dévier ni en avant ni en arrière, en faisant écarter également les bords de la plaie, on arrive nécessairement tout droit sur l'artère, on y arrive d'autant plus sûrement que la direction de l'incision croise légèrement celle du vaisseau.

En étudiant la région parotidienne, j'ai déjà discuté l'importance de la ligature de la carotide externe. Je répète ici que dans toute hémorrhagie d'une des branches collatérales ou terminales de la carotide externe, si on ne peut lier les deux bouts dans la plaie, c'est la carotide externe et non pas la carotide primitive qu'il faudra lier, non seulement parce que la ligature de la seconde est infiniment plus grave que celle de la première, ainsi que l'a démontré M. Le Fort, mais parce qu'on aura beaucoup plus de chances d'arrêter l'hémorrhagie.

La ligature de la carotide primitive, en effet, n'empêchera pas le sang de revenir dans la carotide externe du même côté par la carotide interne. C'est d'ailleurs la conduite que M. Maisonneuve, l'un des premiers promoteurs de cette ligature, avait conseillée dans son mémoire de 1855.

Dans un bon travail publié en 1873 M. le Dr J. Robert a recueilli tous les faits de ligature de carotide externe publiés jusqu'ici, et ses conclusions ont été également très favorables à cette opération. La statistique lui a donné 12 1/2 pour 100 de mortalité, tandis que la statistique a fourni pour la carotide primitive 35 et 38 pour 100.

D. — RÉGION SUS-CLAVICULAIRE.

Située à la partie latérale et inférieure du cou, la *région sous-claviculaire* correspond à la partie moyenne du corps de la clavicule. Elle est déprimée : d'où le nom de *creux sus-claviculaire* qui sert souvent aussi à la désigner.

Le creux sus-claviculaire est très variable suivant les sujets. Extrêmement prononcé chez les personnes maigres, il existe à peine chez celles qui sont chargées d'embonpoint. Il diminue, disparaît ou peut être remplacé par une saillie dans certaines fractures de la clavicule. C'est à peine si ce creux existe chez les enfants.

J'ai déjà dit plusieurs fois que dans une région tous les organes sont loin de présenter la même importance. Le mode de description le plus utile me paraît être celui qui permet de grouper les détails de la région autour de l'organe principal, de celui dont on a surtout à se préoccuper dans les opérations. C'est ainsi que, dans la région sus-claviculaire, l'artère et la veine sous-clavières tiennent le premier rang. Qu'il y ait une plaie de la région, qu'il s'agisse d'ouvrir un abcès, d'extirper une tumeur, de pratiquer une ligature, on ne sera guère préoccupé que de ces deux vaisseaux.

La délimination de la région sus-claviculaire est assez difficile en dedans. On voit, en effet, sur la figure 149, que l'artère sous-clavière pendant une bonne partie de son trajet est située en arrière du muscle sterno-cléido-mastoïdien et par conséquent dans la région précédente, mais, en définitive, nos divisions, le plus souvent arbitraires, sont destinées à faciliter l'étude des maladies et la pratique des opérations. Aussi, de même qu'à la région carotidienne j'ai rattaché les artères carotides, je rattacherai l'artère sous-clavière tout entière à la région sus-claviculaire.

Cette région présente une forme triangulaire. Le triangle, dont la base est en bas, est limité : en avant, par le bord antérieur du sterno-cléido-mastoïdien ; en arrière, par le bord antérieur du trapèze ; en bas, par la partie moyenne du corps de la clavicule.

L'aire de ce triangle est occupée par les couches communes suivantes : la peau, une couche celluleuse sous-cutanée peu abondante ; le peaucier, une seconde couche celluleuse plus ou moins chargée de graisse ; le feuillet superficiel de l'aponévrose cervicale, une troisième couche celluleuse fort lâche ; le feuillet moyen de l'aponévrose cervicale, et une quatrième couche de tissu conjonctif renfermant des ganglions lymphatiques. Ces diverses couches offrent à peu de chose près les mêmes caractères que dans les régions précédentes. Je signalerai seulement les branches sus-claviculaire et sus-acromiale du plexus cervical, situées au-dessous du peaucier.

L'aponévrose superficielle est jetée comme un pont du sterno-cléido-mastoïdien au trapèze ; en bas, elle passe au devant de la clavicule, sans y adhérer, pour se continuer avec l'aponévrose qui recouvre le grand pectoral et le deltoïde. La couche celluleuse située au-dessous d'elle est peu serrée : c'est dans ses mailles que se développent sans doute les kystes du creux sus-claviculaire analogues à celui que je présentai à la Société de chirurgie en 1867. Ces kystes sont mous, fuient sous le doigt, paraissent réductibles, et, n'était la transparence, seraient facilement confondus avec une dilatation veineuse ou un lipome.

Le feuillet aponévrotique moyen ou sterno-claviculaire, que l'on rencontre ensuite, recouvre comme le précédent tous les organes de la région. Il contient

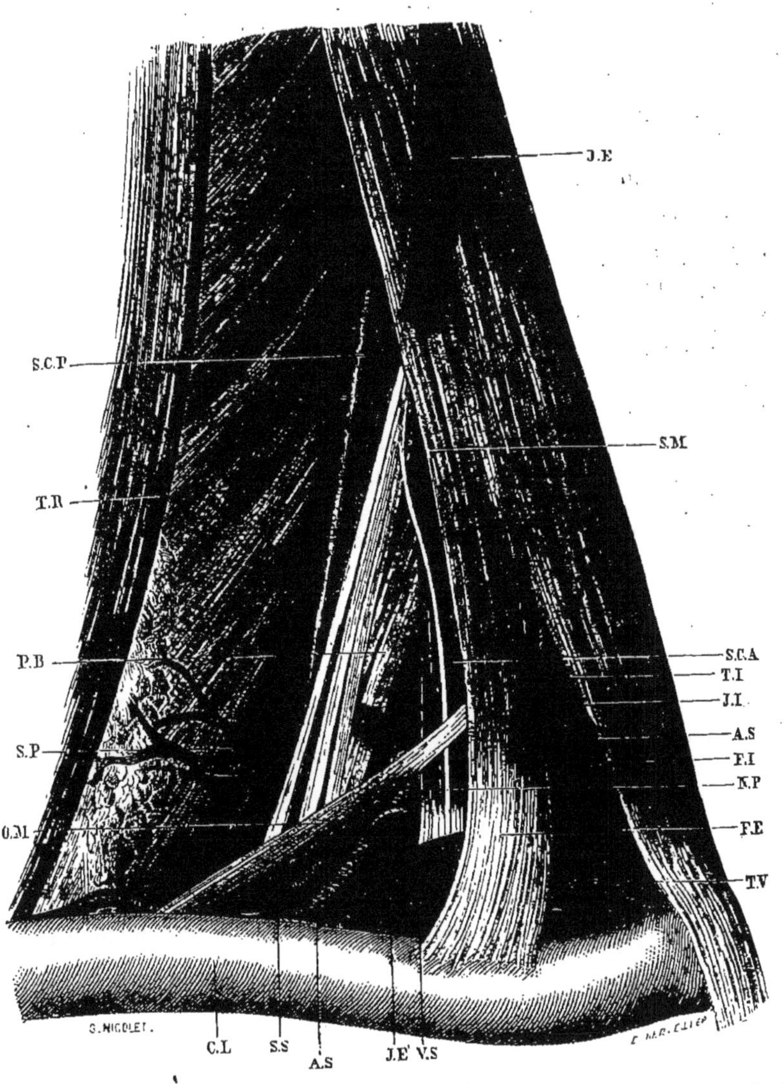

Fig. 149. — *Région sus-claviculaire. — Côté droit; grandeur naturelle; adulte.* — (La clavicule a été abaissée autant que possible.)

AS, artère sous-clavière.
CL, clavicule.
FE, faisceau externe du muscle sterno-cléido-mastoïdien.
FI, faisceau interne du muscle sterno-cléido-mastoïdien.
JE, JE', veine jugulaire externe, dont une partie a été retranchée pour ne pas masquer les organes sous-jacents.
JI, veine jugulaire interne.
NP, nerf phrénique.
OM, muscle omoplato-hyoïdien.
PB, plexus brachial.
SCA, muscle scalène antérieur.
SCP, muscle scalène postérieur.
SM, bord postérieur du muscle sterno-cléido-mastoïdien.
SP, artère scapulaire postérieure.
SS, artère scapulaire supérieure.
TI, artère thyroïdienne inférieure.
TR, bord antérieur du muscle trapèze.
TV, tronc veineux brachio-céphalique droit.
VS, veine sous-clavière.

dans un dédoublement le petit muscle omoplato-hyoïdien et va se fixer solidement au bord postérieur de la clavicule. Ce feuillet est fort important par suite de ses connexions avec la veine sous-clavière. J'y reviendrai plus loin en détail en étudiant les aponévroses du cou.

Au-dessous de ce second feuillet aponévrotique existe une quatrième couche lamelleuse abondante renfermant un nombre variable de ganglions lymphatiques. C'est là que cheminent les branches collatérales de la sous-clavière et que se trouve la veine jugulaire externe.

Après avoir successivement divisé ou enlevé ces diverses couches, on arrive sur les organes essentiels de la région. Ils offrent la disposition représentée en grandeur naturelle sur la figure 149. Les gros vaisseaux situés à la partie inférieure et interne se trouvent compris à ce niveau dans un second triangle beaucoup plus petit que celui qui circonscrit les limites extérieures. Ce triangle profond, appelé omo-claviculaire, a, comme le triangle superficiel, sa base dirigée en bas. Cette base commune aux deux triangles est la clavicule : les deux autres bords sont : en avant, le scalène antérieur; en arrière, l'omoplato-hyoïdien. Il existe donc dans la région sus-claviculaire deux triangles à base commune, l'un superficiel, l'autre profond, à travers lesquels il faut successivement cheminer pour découvrir l'artère sous-clavière.

Au-dessous du feuillet moyen de l'aponévrose cervicale et du muscle omoplato-hyoïdien les organes sont, en procédant de dehors en dedans, superposés dans l'ordre suivant :

1° L'artère scapulaire supérieure, la scapulaire postérieure et la veine jugulaire externe, sur le même plan vertical;

2° La veine sous-clavière;

3° Le nerf phrénique;

4° Le muscle scalène antérieur;

5° L'artère sous-clavière, et sur le même plan vertical les branches d'origine du plexus brachial;

6° Le muscle scalène postérieur;

7° Les apophyses transverses des vertèbres cervicales, l'artère vertébrale et l'artère cervicale profonde.

Signalons les particularités que présente, au point de vue chirurgical, chacun de ces organes.

L'*artère scapulaire supérieure* (SS, fig. 149), née de la partie antérieure et supérieure de la sous-clavière, en dehors des scalènes, se termine dans la fosse sous-épineuse. Elle se dirige en bas et en dehors, recouvre pendant un certain trajet le tronc d'origine et gagne le bord postérieur de la clavicule. Comprise à ce niveau dans un dédoublement du feuillet moyen de l'aponévrose, et fixée à la clavicule, elle se dirige en dehors parallèlement à cet os et traverse ainsi toute la base du triangle sus-claviculaire. Or, c'est précisément en ce point que porte l'incision cutanée dans la ligature de l'artère sous-clavière, et l'on est ainsi exposé à rencontrer ce vaisseau. Pour l'éviter, la peau doit être divisée à un travers de doigt au-dessus de la clavicule. Cette artère court également risque d'être intéressée dans les résections de cet os. On pourrait craindre qu'elle ne fût quelquefois blessée par des fragments anguleux à la suite d'une fracture, mais on n'observe pas cet accident.

La *scapulaire postérieure* (SP) traverse souvent les cordons du plexus brachial, ainsi qu'on le voit sur la figure 149. Elle ne présente d'ailleurs aucun intérêt chirurgical.

Il n'en est pas de même de la *veine jugulaire externe*. Nous avons vu cette veine (p. 267, fig. 93) sortir de la loge parotidienne où elle est profondément située. Elle se place ensuite à la face externe du muscle sterno-cléido-mastoïdien, croise obliquement ce muscle d'avant en arrière et pénètre dans la région sus-claviculaire qu'elle traverse dans toute sa hauteur pour aller se jeter dans la veine sous-clavière. La veine jugulaire externe reçoit quelquefois le tronc de la veine jugulaire antérieure. Elle reçoit également les veines scapulaires supérieure et postérieure, qui suivent un trajet identique à celui des artères. Cette veine recouvre donc l'artère sous-clavière et constitue l'un des obstacles les plus sérieux à la ligature de ce vaisseau, surtout lorsqu'elle est très volumineuse : on devra l'écarter en bas et en dedans. La jugulaire externe présente au voisinage de son embouchure les mêmes propriétés que les autres grosses veines de la racine du cou, c'est-à-dire que ses parois restent béantes à la coupe : aussi, indépendamment du sang qu'elle fournit, de la gêne que ce sang apporte à la recherche de l'artère, une plaie de la jugulaire externe expose-t-elle à l'introduction de l'air.

La *veine sous-clavière* (VS, fig. 149) présente des rapports différents au niveau et en dehors des scalènes. Au niveau des scalènes elle est située entre le faisceau claviculaire du sterno-cléido-mastoïdien, qui est en avant, et le scalène antérieur, qui est en arrière. Ce dernier muscle la sépare de l'artère sous-clavière ; en dehors des scalènes, elle est contiguë à l'artère et située à sa partie antérieure et interne.

La blessure de la veine sous-clavière expose aux dangers que j'ai signalés à propos de la jugulaire interne : elle exige la même intervention chirurgicale, c'est-à-dire la ligature des deux bouts dans la plaie. La section du faisceau claviculaire du muscle sterno-mastoïdien serait sans doute nécessaire pour arriver à ce résultat. La contiguïté de l'artère et de la veine sous-clavières explique la production, en ce point, d'anévrysmes artérioso-veineux. Dans la veine sous-clavière gauche s'ouvre le canal thoracique.

Le *nerf phrénique* (NP, fig. 149), né de la 3e et de la 4e paire cervicale, descend presque verticalement et se place en avant du muscle scalène antérieur, qui le sépare de l'artère. Il accompagne ce muscle jusqu'à la partie inférieure de la région et passe en arrière de la veine sous-clavière. Le nerf phrénique doit être ménagé avec soin dans la ligature entre les scalènes.

Le *muscle scalène antérieur* joue un rôle fort important dans la région qui nous occupe. J'ai déjà dit qu'il formait le bord antérieur du triangle omo-claviculaire, dans lequel le chirurgien doit circonscrire ses explorations après l'incision des premières couches. Inséré en haut aux tubercules antérieurs des apophyses transverses des 4e, 5e et 6e vertèbres cervicales, il s'attache en bas par un tendon arrondi à la face supérieure de la première côte sur un tubercule appelé tubercule de Lisfranc. Immédiatement en dehors de ce tubercule existe sur la première côte une gouttière dans laquelle est logée l'artère sous-clavière. Le tubercule de Lisfranc constitue donc un point de repère excellent dans la ligature de l'artère. Quelquefois cependant cette saillie osseuse est si peu prononcée qu'on a peine à la sentir avec le doigt. Il faut alors chercher dans l'angle interne de la plaie le relief formé par le muscle scalène antérieur ; on sentira la corde arrondie qu'il forme, surtout en inclinant la tête du sujet du côté opposé. Suivant alors avec le doigt la face antérieure de ce muscle, on descendra vers la première côte, et l'on appréciera nettement le tubercule, si peu développé qu'il soit. L'artère sous-clavière, reposant directement sur la gouttière osseuse de la première côte, peut être très efficacement comprimée en ce point avec un doigt.

L'*artère sous-clavière* naît, comme la carotide primitive, du tronc brachio-céphalique à droite, de la crosse de l'aorte à gauche. Elle est plus profonde, plus longue et plus recourbée à gauche qu'à droite. Cette artère est sujette à de nombreuses anomalies dont le lecteur peut se rendre compte sur les figures 131 et suivantes.

L'artère sous-clavière droite se porte d'abord obliquement en haut et en dehors, tandis qu'à gauche elle se dirige verticalement en haut; elle gagne les scalènes, pénètre entre ces muscles, devient à peu près horizontale, puis descend obliquement vers la partie moyenne de la clavicule, où elle change de nom pour prendre celui d'artère axillaire. Elle décrit donc une courbure à concavité regardant en bas.

On a distingué à la sous-clavière trois portions : en dedans des scalènes, entre les scalènes et en dehors des scalènes. Cette division est bonne, car l'artère présente des rapports différents dans ces trois points.

En dedans des scalènes la sous-clavière correspond à l'articulation sterno-claviculaire et affecte des rapports à peu près identiques à ceux de la carotide primitive. Elle est recouverte à son origine par les mêmes couches : le faisceau sternal du sterno-cléido-mastoïdien, le feuillet moyen de l'aponévrose cervicale, les muscles sterno-hyoïdien et thyroïdien, le tronc veineux brachio-céphalique.

Le nerf pneumogastrique droit repose directement sur la face antérieure du vaisseau et courrait risque d'être intéressé dans la ligature pratiquée en ce point; il fournit à ce niveau le nerf récurrent droit, qui, contournant l'artère, va se placer à sa face postérieure et l'embrasse dans une anse dont la concavité regarde en haut.

Le nerf pneumogastrique gauche n'affecte pas les mêmes rapports avec la sous-clavière correspondante : au lieu de croiser perpendiculairement ce vaisseau comme à droite, il lui est parallèle, et passe en avant de la crosse de l'aorte, qui se trouve ainsi embrassée par l'anse du nerf récurrent gauche.

En arrière de l'artère sous-clavière se trouvent le nerf grand sympathique et l'apophyse transverse de la septième vertèbre cervicale.

Le procédé opératoire que j'ai indiqué pour la ligature de la carotide primitive en bas conviendrait donc pour la sous-clavière en dedans des scalènes, mais cette ligature est susceptible du même reproche, à savoir, l'impossibilité presque absolue d'obtenir un caillot solide, à cause du voisinage de la carotide et du tronc brachio-céphalique.

Une cause de même nature ajoute encore à la gravité de la ligature de la sous-clavière : c'est l'existence de ses nombreuses collatérales. Celles-ci naissent de l'artère dans un espace très limité, le plus souvent entre les scalènes. Elles sont au nombre de sept :

Deux supérieures : la thyroïdienne inférieure et la vertébrale ;

Deux inférieures : la mammaire interne et l'intercostale supérieure ;

Trois externes : la scapulaire supérieure, la scapulaire postérieure ou cervicale transverse et la cervicale profonde.

Ces collatérales sont pour la plupart très volumineuses. Or une règle formelle de médecine opératoire est de laisser entre la ligature et la naissance d'une collatérale un espace suffisant pour la formation d'un caillot, sous peine d'hémorrhagie secondaire. Cette précaution ne saurait être prise ni en dedans des scalènes ni entre les scalènes : la ligature dans ces deux points est donc très périlleuse et expose presque fatalement à une hémorrhagie lors de la chute du fil.

On est appelé à agir sur les gros vaisseaux de la racine du cou dans deux circonstances principales : dans le cas d'anévrysme ou dans le cas de plaie. Dans le premier cas, dans un anévrysme de l'artère sous-clavière entre les scalènes, par exemple, la méthode d'Anel (ligature entre le cœur et la tumeur) est, d'après ce qui précède, condamnée d'avance; la méthode de Brasdor (ligature entre le sac et les capillaires) est seule applicable, et encore a-t-elle été bien rarement suivie de succès.

En cas de plaie, le chirurgien n'a souvent pas le temps d'intervenir, mais, s'il intervient, il n'a pas le choix de la méthode : il faut lier les deux bouts dans la plaie. Or, si la plaie siège en dedans des scalènes ou entre ces deux muscles, une hémorrhagie secondaire est fatale à la chute du fil.

La ligature ne peut donc rien ou à peu près dans ces cas désespérés, et je serais d'avis de tenter le torsion. J'ai plusieurs fois vu, à la suite de torsions de fémorale chez l'homme, une grosse collatérale naître à quelques millimètres au-dessus du point tordu, rester perméable et n'apporter aucun obstacle à l'hémostase. Je pense que la torsion des artères est un moyen hémostatique supérieur à la ligature, surtout au point de vue de l'hémorrhagie secondaire, et, m'autorisant des nombreux cas de torsion qui me sont personnels, je puis émettre la proposition suivante : En toute circonstance la torsion est un moyen hémostatique au moins égal à la ligature; elle lui est même préférable lorsque la plaie siège au voisinage d'une ou plusieurs collatérales qu'on ne pourra lier en même temps que le tronc principal (et c'est le cas pour la sous-clavière dans ses deux portions internes), car elle met à l'abri de l'hémorrhagie secondaire (1).

(1) L'hémorrhagie secondaire à la suite des ligatures d'artères tient à plusieurs causes dont la principale est l'absence de caillot au moment de la chute du fil. — Or je prétends que la torsion éloigne absolument cette cause. En effet, le malade sera-t-il jamais plus exposé à une hémorrhagie qu'il ne l'est à l'instant même où l'on vient de pratiquer la torsion? Certes non : — à ce moment-là, le sang se précipite contre le bout de l'artère (surtout si l'on a employé la bande d'Esmarch ; il n'y a pas d'autre agent protecteur que les tuniques artérielles tordues. Or, s'il ne survient pas d'hémorrhagie pendant les instants qui suivent la torsion, comment pourrait-il en survenir plus tard, puisque le bout de l'artère se trouve après l'opération précisément dans la condition la plus défavorable à l'hémostase, celle où se produisent les hémorrhagies secondaires à la chute du fil, c'est-à-dire privé de caillot ? Chaque minute qui s'écoule assure encore l'hémostase, puisque la fibrine ne tarde pas à se déposer sur les bouts déchirés et anguleux de la tunique moyenne, et, ne s'en déposât-il point, que le vaisseau n'en serait pas moins complètement oblitéré.

Pour être définitive à la suite de la torsion, l'hémostase n'a donc pas nécessairement besoin d'un caillot : aussi est-elle supérieure à la ligature pour les artères qui, comme la sous-clavière, présentent des conditions anatomiques telles qu'un caillot ne peut se former dans leur intérieur. L'hémorrhagie secondaire ne pourrait se produire que d'une seule façon : si les tuniques tordues se détordaient. La théorie pouvait déjà faire prévoir que, si le bout d'une grosse artère tordue a résisté pendant un quart d'heure au choc de l'ondée sanguine, alors qu'il bat à découvert à l'extrémité du moignon, il n'y a pas de raison pour qu'il ne résiste mieux encore après le pansement, lorsque l'artère sera rétractée dans sa gaine et comprimée par les muscles voisins ; mais les faits valent mieux que la théorie. Les nombreuses torsions que j'ai pratiquées depuis plusieurs années me permettent d'affirmer que les artères tordues par mon procédé ne se détordent pas.

Si l'on se décidait à découvrir la sous-clavière entre les scalènes, il faudrait couper le vaisseau claviculaire du sterno-mastoïdien, écarter le nerf phrénique et diviser le muscle scalène antérieur, mais le véritable lieu d'élection pour la ligature de l'artère est la portion située en dehors des scalènes. Entre ces muscles et la clavicule elle ne fournit en général aucune branche collatérale.

D'après les détails anatomiques qui précèdent, nous pouvons formuler ainsi les règles de médecine opératoire applicables à la ligature en dehors des scalènes (1) : Inciser horizontalement, à un centimètre au-dessus de la clavicule, parallèlement à cet os, du bord postérieur du sterno-mastoïdien au bord antérieur du trapèze ; diviser les couches communes l'une après l'autre ; rechercher le muscle omoplato-hyoïdien ; reporter ce muscle en haut et en dehors ; circonscrire les recherches au-dessous et en dedans de ce muscle et non au-dessus, comme le conseille Blandin ; porter la veine jugulaire externe en dedans ; plonger le doigt indicateur dans l'angle interne de la plaie, sur la première côte, pour rechercher le tubercule de Lisfranc ; suivre au besoin de haut en bas avec le doigt le relief formé par le scalène antérieur ; charger l'artère de bas en haut et d'avant en arrière pour éviter de blesser la veine sous-clavière avec l'extrémité de l'aiguille de Deschamps, et aussi pour ne point s'exposer à atteindre le prolongement pleural du creux sus-claviculaire.

Sur le même plan vertical que l'artère sous-clavière se trouvent les cordons d'origine du *plexus brachial*, formé par des branches antérieures des quatre dernières paires cervicales et de la première dorsale. Ils sont situés immédiatement au-dessus de l'artère, en sorte que, si l'on ne se rapproche pas complètement de la première côte, on peut saisir et lier un de ces nerfs au lieu du vaisseau.

L'artère sous-clavière ainsi que le plexus brachial sont appliqués directement sur le *scalène postérieur*. Ce muscle s'attache en bas aux deux premières côtes et en haut aux tubercules postérieurs des apophyses transverses des six dernières vertèbres cervicales. Il n'offre aucun intérêt chirurgical.

Le dernier plan de la région sus-claviculaire est formé par les apophyses cervicales, sur lesquelles reposent l'*artère vertébrale* et la *cervicale profonde*.

J'ai déjà signalé les rapports de l'artère vertébrale avec la thyroïdienne inférieure et la carotide primitive. Née de la partie supérieure et postérieure de la sous-clavière, en dedans des scalènes, l'artère vertébrale monte verticalement pour gagner le trou creusé à la base de l'apophyse transverse de la sixième vertèbre cervicale et arrive bientôt dans la région postérieure du cou, où nous la retrouverons (fig. 154).

Je n'ai pas à revenir ici sur le rôle important que joue l'artère vertébrale dans la circulation de l'encéphale, auquel elle est destinée. Je dirai seulement qu'on y a signalé des embolies consécutives le plus souvent à une maladie du cœur. M. Proust en a observé un cas remarquable, en 1870, sur une femme âgée de 68 ans. Il y avait obstruction de la vertébrale gauche (2).

(1) Bien que ce livre ne soit pas destiné à l'étude de la médecine opératoire, j'ai cru cependant utile de donner très sommairement les règles qui permettent de découvrir les principales artères. — Ce n'est pas pour faire double emploi, c'est parce que la médecine opératoire et les ligatures d'artères en particulier sont la véritable synthèse de l'anatomie, c'est parce que le meilleur moyen de retenir les rapports des organes et d'en apprécier toute l'importance est de connaître les conséquences pratiques qui en découlent.

(2) Le côté gauche a été plus souvent noté que le côté droit. — Cela tiendrait, d'après le Dr Huret, à ce que la vertébrale gauche, qui est un peu plus volumineuse que la droite, naît de

L'artère vertébrale peut être blessée dans la région sus-claviculaire, même dans le canal ostéo-musculaire que lui fournissent les apophyses transverses, ainsi que M. Maisonneuve en a publié un curieux exemple. Le diagnostic sera toujours impossible.

La profondeur de ce vaisseau étant connue, on conçoit sans peine la gravité de ses blessures et la difficulté de se rendre maître de l'hémorrhagie.

L'artère *cervicale profonde* naît de la sous-clavière au même niveau que la vertébrale, se dirige en haut et en arrière et gagne immédiatement les muscles de la partie postérieure du cou, où elle s'épuise (voy. fig. 154).

E. — APONÉVROSES DU COU.

L'*aponévrose cervicale*, a écrit Malgaigne, est une sorte de Protée anatomique se montrant sous une forme nouvelle à chacun de ceux qui ont essayé de la décrire. Cette appréciation est parfaitement exacte et s'explique par les nombreuses variétés qu'on observe chez les différents sujets. Tantôt résistants et véritablement fibreux, les feuillets aponévrotiques sont parfois réduits à de simples toiles celluleuses.

De plus, tous les organes étant enveloppés de gaines qui les séparent des organes voisins, ces gaines se trouvent très multipliées au cou : de là naît une certaine confusion dans les descriptions ; chaque auteur groupe les feuillets, les rattache entre eux, les comprend à sa façon : aussi toute description des aponévroses du cou est-elle quelque peu schématique. Est-ce à dire pour cela qu'il ne faille pas les étudier avec soin ? Non certes, car, sans vouloir faire jouer aux aponévroses le rôle d'arbitre suprême dans la marche du pus, elles n'en ont pas moins une influence réelle sur le trajet que suit ce liquide : c'est ainsi, par exemple, que le pus fusera ou ne fusera pas dans la cavité thoracique, suivant qu'il siégera en dedans ou en dehors de tel ou tel feuillet aponévrotique.

L'étude des aponévroses du cou ne doit pas être, selon moi, purement anatomique ; les aponévroses ne sont en définitive utiles à connaître qu'autant qu'elles éclairent la pathologie, et c'est à celle-ci qu'il faut accorder le contrôle des descriptions. En un mot, dans ce sujet difficile, le chirurgien prime l'anatomiste. J'essayerai donc de présenter une description des aponévroses du cou qui soit en harmonie avec ce que nous enseigne la pathologie.

La première description des aponévroses du cou a été publiée en 1811 par Allan Burns. Cet auteur tira de ses recherches des applications importantes au point de vue physiologique et pathologique. Les aponévroses de la portion sous-hyoïdienne, tendues en avant de la trachée, étaient surtout destinées, selon lui, à empêcher la pression atmosphérique d'affaisser ce canal pendant l'inspiration. Cette opinion fut acceptée par Béclard, par Blandin, etc. Mais Malgaigne fit remarquer, non sans raison, qu'à la suite des nombreuses opérations pratiquées à la racine du cou, dans le but de découvrir les gros troncs artériels, la respiration n'avait jamais été gênée, bien qu'on eût divisé complètement l'aponévrose : « O Cartésiens du XIXe siècle ! s'écriait-il à ce propos, jusqu'à

la portion verticale de la sous-clavière qu'elle semble prolonger, tandis que la vertébrale droite, se détachant du sommet de la courbe que décrit l'artère, reçoit moins directement l'ondée sanguine.

quand perdrez-vous votre temps à expliquer ce qu'il serait avant tout besoin de vérifier? »

P. Bérard fit jouer aux aponévroses cervicales un autre rôle par rapport aux

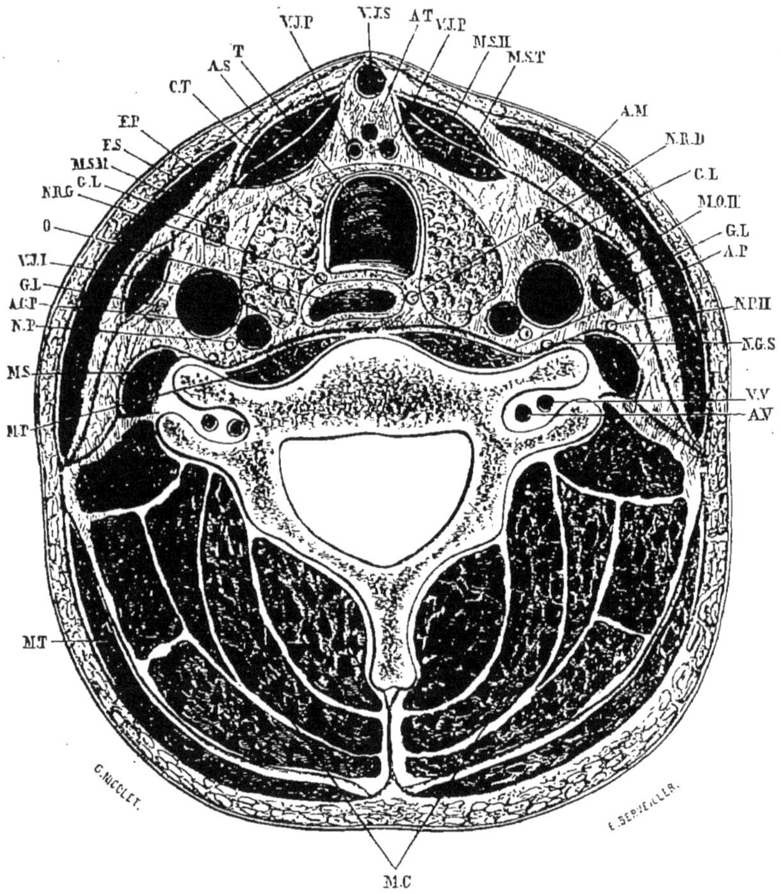

Fig. 150. — *Coupe horizontale du cou pratiquée au niveau du corps de la sixième vertèbre cervicale* (segment inférieur de la coupe).

ACP, artère carotide primitive.
AM, aponévrose cervicale moyenne.
AP, aponévrose cervicale profonde ou prévertébrale.
AS, aponévrose cervicale superficielle.
AT, artère thyroïdienne.
AV, artère vertébrale.
CT, corps thyroïde.
FP, feuillet postérieur de l'aponévrose cervicale superficielle, passant en arrière du muscle sterno-cléido-mastoïdien.
FS, feuillet superficiel de la même aponévrose recouvrant la face externe du muscle sterno-cléido-mastoïdien.
GL, ganglion lymphatique.
MC, muscles de la région postérieure du cou.
MOH, muscle omoplato-hyoïdien.
MP, muscles prévertébraux.
MS, muscle scalène antérieur.
MSH, muscle sterno-hyoïdien.
MSM, muscle sterno-cléido-mastoïdien.
MST, muscle sterno-thyroïdien.
MT, muscle trapèze.
NGS, nerf grand sympathique.
NP, nerf pneumogastrique.
NPH, nerf phrénique.
NRD, nerf récurrent droit.
NRG, nerf récurrent gauche.
O, œsophage.
T, trachée-artère.
VJI, veine jugulaire interne.
VJP, veine jugulaire antérieure profonde.
VJS, veine jugulaire antérieure superficielle.
VV, veine vertébrale.

grosses veines du cou qu'elles étaient destinées à maintenir béantes pendant l'inspiration. Je reviendrai plus loin sur ce point important.

Disposition générale de l'aponévrose cervicale.

On ne peut se rendre un compte exact des divers feuillets qui constituent l'aponévrose cervicale que sur une coupe horizontale du cou, analogue à celle que je représente figure 150.

On constate ainsi que le cou est enveloppé circulairement par une lame aponévrotique superficielle sous-cutanée. Sur les parties latérales, un feuillet se détache de la face profonde de cette lame et va se fixer au sommet des apophyses transverses, de façon à diviser le cou en deux grandes loges, l'une antérieure, l'autre postérieure. Un second prolongement très résistant s'attache au sommet des apophyses épineuses, de manière à subdiviser la loge postérieure en deux loges latérales.

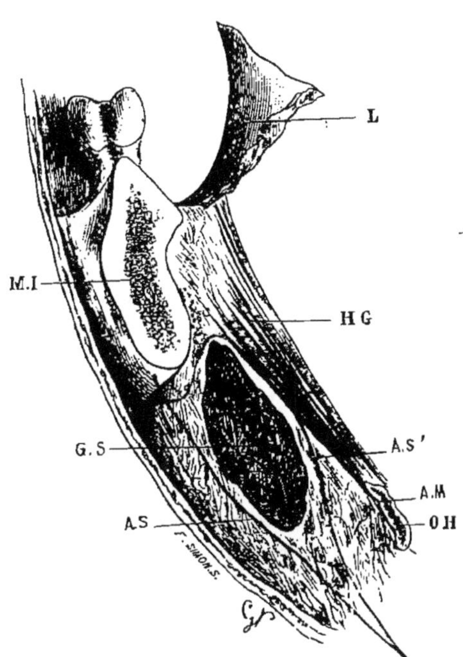

Fig. 151. — *Coupe verticale de la mâchoire inférieure et de la mâchoire sus-hyoïdienne pratiquée au niveau de la glande sous-maxillaire.*

AM, aponévrose cervicale moyenne.
AS, aponévrose cervicale superficielle.
AS', feuillet de dédoublement de l'aponévrose cervicale superficielle passant en dedans de la glande sous-maxillaire.
GS, glande sous-maxillaire.
HG, muscle hyo-glosse.
L, portion de langue.
MI, coupe de la mâchoire.
OH, os hyoïde.

La loge postérieure ne contient guère que des muscles, et j'y reviendrai en étudiant la région de la nuque.

La loge antérieure nous offre à étudier trois feuillets superposés : l'un *superficiel* ou *sous-cutané*, le second *moyen* ou *sterno-claviculaire*, le troisième *profond* ou *prévertébral.*

La disposition de l'aponévrose est différente dans les régions sus et sous-hyoïdiennes.

Disposition de l'aponévrose cervicale dans la région sus-hyoïdienne.

La région sus-hyoïdienne, répondant en haut à la cavité buccale, ne nous offre pas de feuillet profond ; on y rencontre seulement des feuillets superficiel et moyen, dont la disposition est d'ailleurs fort simple.

Parti de l'angle de la mâchoire, où il se confond avec la lame aponévrotique qui sépare la région parotidienne de la région sus-hyoïdienne, continu également à la gaine du muscle sterno-cléido-mastoïdien, le feuillet superficiel, placé au-dessous du paucier, recouvre la glande sous-maxillaire, le muscle digastrique, descend vers l'os hyoïde et gagne la région sous-hyoïdienne. Il passe au devant de l'os hyoïde sans y adhérer, en sorte que les phlegmons superficiels de la région sus-hyoïdienne se propagent aisément à la région sous-hyoïdienne, et réciproquement.

Le feuillet superficiel présente, par rapport à la glande sous-maxillaire, une disposition dont peut donner idée une coupe verticale pratiquée au niveau de la glande. Il se dédouble de façou à lui former une enveloppe complète.

Le feuillet moyen part de l'os hyoïde, où il est solidement fixé, recouvre le mylo-hyoïdien et va s'attacher sur la mâchoire inférieure à la ligne mylo-hyoïdienne. Plus en dehors, il recouvre l'hyo-glosse, fournit une gaine au digastrique, au stylo-hyoïdien, au stylo-glosse, et se fixe ensuite avec ces muscles à l'apophyse styloïde. Arrivé sur les limites de la région, il se confond avec le feuillet qui ferme en bas la loge parotidienne.

Sur la ligne médiane, les deux feuillets superficiel et moyen se confondent en un seul, et, comme le muscle peaucier fait défaut à ce niveau, ils sont sous-cutanés et recouvrent la partie des muscles mylo-hyoïdiens située entre les ventres antérieurs des digastriques.

Disposition de l'aponévrose cervicale dans la région sous-hyoïdienne.

L'aponévrose cervicale ne présente d'importance réelle que dans la région fous-hyoïdienne. Il est difficile de se rendre un compte exact de sa disposition, si on ne la considère sur deux coupes du cou, l'une horizontale et l'autre verticale. Je décrirai d'abord les trois feuillets de l'aponévrose tels qu'ils se présentent sur une coupe horizontale du cou (fig. 150).

Feuillet superficiel ou *sous-cutané.* — Sur la ligne médiane, le feuillet superficiel est, comme dans la région sus-hyoïdienne, confondu avec le feuillet moyen dans l'espace qui sépare les muscles sous-hyoïdiens droits et gauches. On a encore désigné ce point du nom de *ligne blanche cervicale.* En arrière de cette ligne blanche se trouve la veine jugulaire antérieure. De la ligne médiane le seuillet superficiel se porte en dehors, recouvre une partie des muscles sous-hyoïdiens, dont il est séparé par une couche de tissu cellulaire lamelleux, et gagne le bord antérieur du muscle sterno-cléido-mastoïdien, qu'il tient appliqué sur la partie externe des muscles précédents. Le sterno-mastoïdien recouvre donc une partie de ces muscles, et je rappelle que c'est dans l'interstice qui les sépare qu'il vient de pénétrer pour découvrir la carotide primitive.

Arrivé au bord antérieur du sterno-mastoïdien, le feuillet superficiel se bifurque en deux lames : l'une, externe, recouvre la face externe du muscle ; l'autre, interne, recouvre sa face interne. Parvenues au bord postérieur, ces deux lames se reconstituent en un feuillet unique. Le muscle sterno-mastoïdien se trouve ainsi compris dans une gaine complète. Vers les attaches inférieures du muscle la gaine est moins résistante, en sorte que le pus peut la franchir aisément et venir faire saillie sous la peu au devant du sternum et de la clavicule.

Velpeau insistait beaucoup dans ses cliniques sur le phlegmon de la gaine du sterno-cléido-mastoïdien ; ce phlegmon affecte la forme d'un fuseau descendant le long du cou suivant la direction du muscle. Il est incontestable que des abces se forment dans la gaine de ce muscle : mais l'inflammation s'y développe-t-elle primitivement, ou atteint-elle d'abord les ganglions situés à la face profonde du muscle ? je ne saurais le dire d'une façnn formelle. Je suis cependant porté à croire, d'après certains faits cliniques, que l'inflammation du muscle est parfois primitive.

Quant au phlegmon décrit par Dupuytren sous le nom de *phlegmon large du cou*, il est possible qu'il débute par la gaine du muscle ou par les ganglions lymphatiques qui l'entourent, mais à coup sûr il ne reste pas limité à la gaine. Il peut s'étendre de l'oreille à la clavicule et de la nuque au larynx ; la tête et la poitrine sont souvent envahies par la tuméfaction. Bien que les phénomènes généraux soient très intenses, Dupuytren a remarqué que ce phlegmon s'accompagnait rarement de dyspnée, ce qui permet de croire qu'il siège entre le feuillet superficiel et le feuillet moyen de l'aponévrose. De plus, on n'a pas noté que le pus ait de la tendance à gagner l'aisselle ou le médiastin.

Du bord postérieur du sterno-mastoïdien le feuillet superficiel gagne le bord antérieur du trapèze et recouvre dans ce trajet, ainsi que nous l'avons vu plus haut, le triangle sus-claviculaire. Il se comporte ensuite à l'égard du trapèze comme avec le sterno-mastoïdien, c'est-à-dire qu'il l'engaine et va ensuite se fixer aux apophyses épineuses après s'être réuni à celui du côté opposé.

Feuillet moyen ou *sterno-claviculaire*. — Parti de la ligne médiane, où il s'unit au feuillet superficiel, le feuillet moyen rencontre tout de suite les deux muscles sterno-hyoïdien et sterno-thyroïdien, et fournit à chacun une gaine complète. Continuant son trajet en dehors. il rencontre le muscle omoplato-hyoïdien qu'il engaine à son tour, puis va se continuer avec l'aponévrose du trapèze. Très développé à la partie inférieure du cou, ce feuillet existe à peine à la partie supérieure.

Feuillet profond ou *prévertébral*. — Placé immédiatement au devant de la colonne vertébrale, ce feuillet se porte d'une apophyse transverse à l'autre et recouvre les muscles prévertébraux. Sur les parties latérales, au niveau du tubercule antérieur des apophyses transverses, il fournit une gaine au muscle scalène antérieur.

Considérés sur une coupe verticale et antéro-postérieure du cou, les trois feuillets de l'aponévrose cervicale diffèrent suivant que la coupe porte sur le sternum ou sur la clavicule.

Aponévrose cervicale envisagée sur une coupe verticale pratiquée au niveau du sternum (fig. 152).

Le feuillet superficiel (FS) passe au devant de l'os hyoïde et se termine sur la face antérieure du sternum.

Le feuillet moyen (FM) présente une disposition beaucoup plus compliquée. Parti du corps de l'os hyoïde et du cartilage thyroïde où il s'insère, il engaine latéralement les muscles sterno-hyoïdien et sterno-thyroïdien et descend avec eux jusqu'à leurs attaches sternales. Il se compose donc de deux lames aponévrotiques : l'une, antérieure, placée en avant du sterno-hyoïdien ; l'autre, postérieure, placée en arrière du sterno-thyroïdien. La lame antérieure s'attache solidement au bord postérieur de la fourchette sternale, en sorte qu'entre cette lame et le feuillet superficiel il existe un espace triangulaire dont la base est inférieure et représentée par l'épaisseur du sternum.

La lame postérieure se dédouble pour envelopper complètement le tronc veineux brachio-céphalique gauche et va ensuite se continuer avec le péricarde.

En arrière du tronc veineux se trouve le tronc artériel brachio-céphalique.

Le feuillet profond passe au devant du corps des vertèbres et ne présente rien qui doive être signalé.

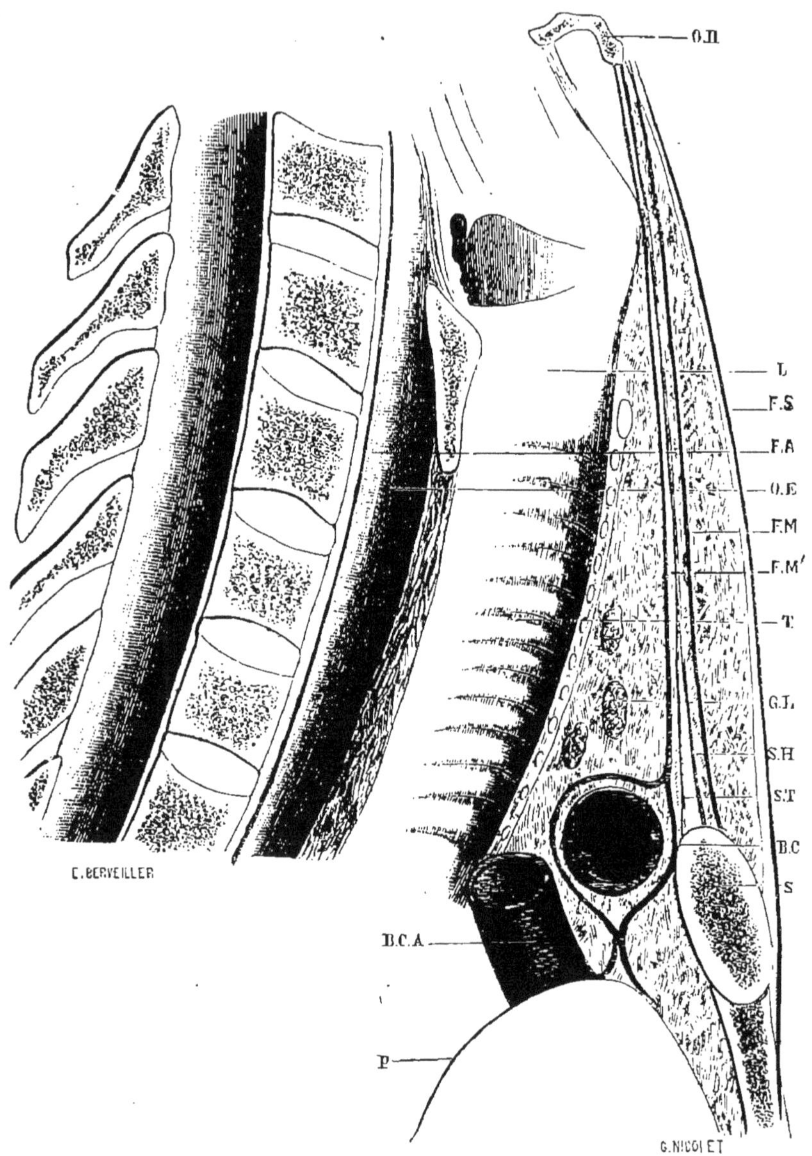

Fig. 152. — *Coupe verticale antéro-postérieure de la région sous-hyoïdienne pratiquée sur la ligne médiane* (grandeur naturelle ; adulte).

BC, tronc veineux brachio-céphalique gauche.
BCA, tronc artériel brachio-céphalique.
FM, feuillet moyen de l'aponévrose cervicale.
FM′ dédoublement du feuillet moyen passant derrière le muscle sterno-thyroïdien, contenant le tronc veineux brachio-céphalique, et se fixant sur le péricarde.
FS, feuillet superficiel de l'aponévrose cervicale.
GL, ganglions lymphatiques.
L, larynx.
FA, feuillet profond ou prévertébral de l'aponévrose cervicale.
OE, œsophage.
OH, os hyoïde.
P, péricarde.
S, sternum.
SH, muscle sterno-hyoïdien.
ST, muscle sterno-thyroïdien.
T, trachée-artère.

Aponévrose cervicale envisagée sur une coupe verticale pratiquée au niveau de la clavicule (fig. 153).

Le feuillet superficiel présente la même disposition que sur la coupe précédente, c'est-à-dire passe au devant de la clavicule en y adhérant faiblement.

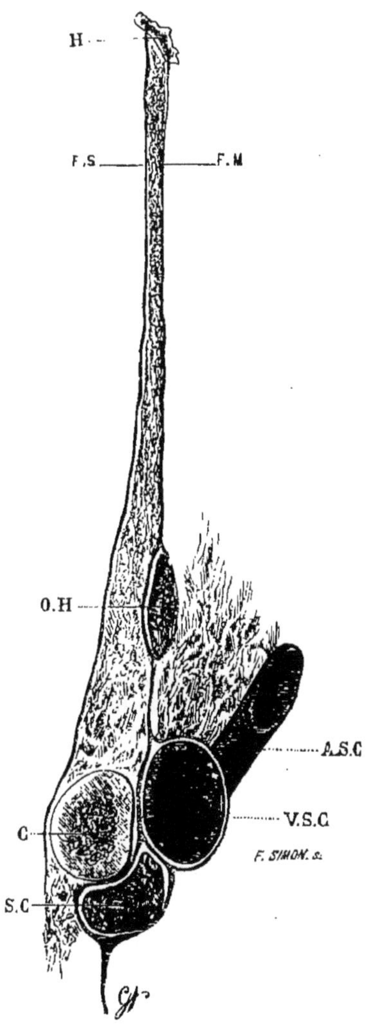

Fig. 153. — *Coupe verticale de la région sous-hyoïdienne perpendiculaire au grand axe de la clavicule et passant à la partie moyenne de cet os* (grandeur naturelle ; adulte).

ASC, artère sous-clavière.
C, clavicule.
FM, feuillet moyen de l'aponévrose cervicale.
FS, feuillet superficiel de l'aponévrose cervicale.
H, grande corne de l'os hyoïde.
OH, muscle omoplato-hyoïdien.
SC, muscle sous-clavier.
VSC, veine sous-clavière.

Le feuillet moyen rencontre le muscle omoplato-hyoïdien et lui fournit une gaine, puis descend jusqu'à la clavicule et se fixe au bord postérieur de cet os en s'implantant solidement sur l'aponévrose du muscle sous-clavier. On peut considérer comme le prolongement du feuillet moyen l'aponévrose qui part de la clavicule pour se porter dans l'aisselle, et que Gerdy appela ligament suspenseur de l'aisselle. De plus, en arrière de la clavicule, le feuillet moyen fournit une enveloppe fibreuse à la veine sous-clavière : les parois de cette veine adhèrent donc de toutes parts à un plan fibreux fixé lui-même au squelette, aussi ne s'affaissent-elles pas.

Le feuillet postérieur recouvre l'artère sous-clavière, les nerfs du plexus brachial et les apophyses transverses.

Le feuillet moyen de l'aponévrose cervicale constitue en définitive une lame d'aspect très différent dans les régions sus et sous-hyoïdiennes. Simplement fibreuse et peu développée dans la première, elle est fibro-musculaire et très résistante dans la seconde, où elle mérite d'attirer toute l'attention du chirurgien et du physiologiste. Fixé en haut à l'os hyoïde et au cartilage thyroïde, ce feuillet s'attache en bas aux bords postérieurs de la fourchette du sternum et de la clavicule : d'où le nom de *sterno-claviculaire* que je lui donne. C'est une lame solidement tendue au devant de la trachée et contenant dans son épaisseur les gros troncs veineux de la base du cou. J'ai déjà dit que, pour A. Burns, Béclard, Blandin, cette aponévrose était destinée à neutraliser l'effet de la pression atmosphérique sur la trachée pendant l'inspiration. M. Richet pense que, si des accidents asphyxiques surviennent après la destruction de cette aponévrose, qu'il appelle *omo-claviculaire*, cela tient non pas à l'affaissement de la trachée, mais à ce que les parois veineuses maintenues par elle béantes à l'état physiologique se rapprochent et suspendent la circulation.

Je ne sache pas que des faits soient venus confirmer cette hypothèse, et je partage sur ce point l'opinion de Malgaigne, déjà exprimée plus haut. D'après M. Richet, le petit muscle omoplato-hyoïdien serait chargé de cette haute fonction de maintenir le feuillet moyen de l'aponévrose cervicale dans un état permanent de tension, d'assurer ainsi la circulation de la tête et du cou. Sans vouloir absolument contester à ce muscle l'usage que lui attribue M. Richet, je serais disposé à attacher une bien plus grande efficacité à cet égard au mode d'insertion de ce feuillet aponévrotique. Il semble d'ailleurs que la section sur le vivant du muscle omoplato-hyoïdien soit peu grave, car je lis dans la *Thèse sur l'œsophagotomie externe* de M. Terrier, page 99 : « D'après Bégin, sa section (du muscle omoplato-hyoïdien) n'a pas de grands inconvénients, malgré le rôle important que lui fait jouer le professeur Richet dans la tension de l'aponévrose cervicale moyenne. »

P. Bérard a démontré toute l'importance physiologique de cette disposition des veines du cou dans la respiration ; leur adhérence aux parois fibreuses les empêche de s'affaisser au moment de l'inspiration et facilite singulièrement le cours du sang veineux, mais, d'un autre côté, elle prédispose à un accident opératoire d'une haute gravité : l'introduction de l'air dans le sang (1).

Les trois feuillets de l'aponévrose cervicale circonscrivent quatre espaces dont la connaissance va nous servir de base pour une classification anatomique des abcès du cou.

(1) L'introduction de l'air atmosphérique dans les veines, observée pour la première fois par Beauchêne en 1818 et par Dupuytren en 1822, préoccupe à bon droit les chirurgiens quand ils pratiquent une opération au voisinage de la racine du cou. — Cet accident est heureusement très rare.

Je rappellerai sommairement que des nombreuses expériences entreprises par moi sur ce sujet en 1868 à Clamart il résulte que l'air atmosphérique agit d'une façon toute mécanique et non comme un agent toxique. La théorie de son action repose tout entière sur cette loi de physique : l'air mélangé à un liquide ne traverse pas les capillaires. Introduit dans les veines, l'air arrive dans le ventricule droit, pénètre dans l'artère pulmonaire et s'arrête aux capillaires du poumon qu'il bouche, d'où la mort presque immédiate lorsque la quantité d'air introduite est assez considérable.

Introduit dans les artères, ce que personne, que je sache, n'avait fait avant moi, l'air projeté du côté des capillaires s'y arrête ; si la pression est suffisamment forte et l'organe peu résistant, les capillaires se brisent et il survient un épanchement de sang. Ce phénomène se produit, que l'injection soit faite par le bout central ou par le bout périphérique de l'artère, car l'air injecté par le bout périphérique revient dans le bout central par des amastomoses situées au-dessus du bout injecté, sans qu'une seule bulle traverse les capillaires et passe dans la veine. Pour vérifier cette assertion, faites l'expérience suivante : mettez sous l'eau une cuisse de chien amputée à sa racine ; injectez de l'air par l'artère fémorale, vous verrez les bulles d'air sortir d'artérioles situées sur la coupe ; pas une seule ne sortira par la veine. — C'est de cette façon que j'ai pu, après bien des hypothèses et des recherches, expliquer le fait si étonnant d'une paraplégie complète survenue subitement chez un chien dans l'artère fémorale duquel je venais d'injecter de l'air. Je trouvai le renflement lombaire de la moelle réduit en bouillie noirâtre.

Si l'air atmosphérique injecté dans la fémorale agit surtout sur la moelle, il agit sur l'encéphale lorsqu'on l'injecte par la carotide primitive : l'action dans ce cas est d'une énergie extraordinaire ; quelques centimètres cubes d'air suffisent à tuer un chien de forte taille. L'animal ne meurt pas subitement ; il présente les mêmes phénomènes qu'un homme atteint de fracture de la base du crâne avec épanchement. Dans une opération sur le cou, on ne voit pas bien le mécanisme suivant lequel l'air pénétrerait dans les artères ; il n'est pas toutefois inutile de savoir que, s'il survenait, cet accident serait plus grave encore peut-être que la pénétration de l'air dans les veines. Injecté dans les veines, l'air agit sur le système cardio-pulmonaire ; injecté dans les artères, il agit spécialement sur le système nerveux.

Le *premier espace* est compris entre la peau et le feuillet superficiel. Il renferme le muscle peaucier, une couche cellulo-graisseuse plus ou moins abondante, et les branches du plexus cervical superficiel. Il est le siège du phlegmon superficiel ou sous-cutané du cou. Ce phlegmon suppure le plus souvent et présente une grande tendance à l'extension, puisque l'espace est commun à toute la région cervicale. C'est sans nul doute à cette catégorie d'abcès, assez rares d'ailleurs, qu'il faut rattacher le cas curieux, rapporté par Lamotte, d'un jeune malade atteint d'un abcès qui occupait toute l'étendue du cou, à l'exception de la nuque. « La gorge était gonflée de manière qu'elle était à l'uni du menton. » Une seule incision suffit à guérir le malade en quelques jours.

Le *deuxième espace* est circonscrit par le feuillet superficiel en dehors et le feuillet moyen en dedans. Très étroit en haut, où les deux aponévroses se touchent, le second espace offre en bas une profondeur égale à l'épaisseur du sternum et de la clavicule. Il est rempli par une masse considérable de tissu cellulaire lâche, lamelleux, contenant dans ses mailles une graisse de couleur rougeâtre et quelques ganglions lymphatiques. C'est dans le deuxième espace que se développent la plupart des abcès du cou. L'inflammation phlegmoneuse débute le plus souvent par les ganglions placés au voisinage de l'angle de la mâchoire sous le muscle sterno-cléido-mastoïdien et se propage plus ou moins loin. Elle reste ordinairement limitée à la région latérale du cou, mais descend quelquefois jusqu'à la clavicule. Lorsque le phlegmon, très étendu, occupe le deuxième espace tout entier, il constitue ce que Dupuytren appelait le *phlegmon large* : le foyer est bridé en arrière par le feuillet moyen, qui heureusement résiste le plus souvent : d'où l'absence de la dyspnée signalée par Dupuytren. J'ai pu, dans un cas de phlegmon large, après avoir fait une incision, sentir avec mon doigt le feuillet moyen fortement tendu. L'abcès ne rencontre en avant que l'aponévrose superficielle, qui offre peu de résistance : aussi a-t-il une tendance à s'ouvrir spontanément à la peau.

Jetez un coup d'œil sur la figure 150, et vous comprendrez aisément comment l'abcès du deuxième espace, lorsqu'il est limité aux parties latérales du cou, peut venir faire saillie soit en avant, soit en arrière du muscle sterno-cléido-mastoïdien, soit dans les deux points à la fois.

Le *troisième espace* est le plus large de tous : limité en avant et sur les côtés par le feuillet moyen ou sterno-claviculaire, il l'est en arrière par le feuillet prévertébral.

Cet espace renferme tous les organes essentiels du cou, les veines jugulaires antérieures superficielle et profonde, le canal laryngo-trachéal, le paquet vasculo-nerveux du cou, l'œsophage, l'origine du plexus brachial, l'artère sous-clavière, etc., contenus dans des gaines celluleuses secondaires qui ne changent en rien la topographie générale de cet espace. Il contient, outre les organes précédents, une certaine quantité de tissu cellulaire lâche qui ressemble à une séreuse, ce qu'expliquent les mouvements incessants du canal laryngo-trachéal et de l'œsophage.

Selon qu'on examine cet espace sur la figure 152 ou sur la figure 153, on voit qu'il communique directement en bas avec la cavité thoracique ou avec l'aisselle. En conséquence, les abcès du cou, primitivement développés dans le troisième espace ou qui y pénétreront à la suite de l'ulcération du feuillet sterno-claviculaire ou du feuillet prévertébral, qui lui servent de limites, ces abcès, dis-je, fuseront vers les médiastins ou vers le creux de l'aisselle, ce qui leur donne une gravité particulière. On conçoit aussi qu'une tumeur développée dans cet espace, surtout dans la portion sus-sternale, où l'aponévrose moyenne est plus résistante et fortement tendue, ne puisse que très difficilement évoluer du côté de la peau et détermine des phénomènes de compression sur les organes qui y sont contenus. C'est une conséquence qu'Allan Burns avait déjà tirée de sa découverte. Un prolongement du corps thyroïde produirait un résultat identique.

Le *quatrième espace* est extrêmement resserré, puisque le feuillet prévertébral est appliqué sur la colonne vertébrale. Le nerf grand sympathique s'y trouve compris dans un dédoublement du feuillet prévertébral, et par conséquent dans une gaine différente de celle des gros vaisseaux du cou. On y trouve encore les muscles prévertébraux, le scalène antérieur, le nerf phrénique, l'artère et la veine vertébrales dans le canal des apophyses transverses, et du tissu cellulaire. C'est dans cet espace que siègent les abcès par congestion provenant de la colonne vertébrale.

En résumé, faisant abstraction de la division ordinaire des abcès en chauds et froids, applicable au cou comme partout ailleurs ; faisant également abstraction des variétés que j'ai mentonnées dans le cours de la description : abcès sus-hyoïdien, abcès de la gaine du sterno-mastoïdien, abcès thyro-hyoïdien, etc., on peut, au point de vue anatomique, diviser les abcès du cou en quatre grandes classes correspondant aux quatre espaces que circonscrivent les plans aponévrotiques. Au point de vue pratique, on peut toutefois les réduire à deux, suivant que le pus siège en dehors du feuillet sterno-claviculaire, ou en dedans de ce feuillet. Cette dernière division est capitale, car dans le premier cas le pus a tendance à se porter à l'extérieur, tandis que dans le second il fuse dans le médiastin ou dans le creux de l'aisselle.

Face postérieure du cou ou région de la nuque.

La protubérance occipitale externe et la ligne courbe occipitale supérieure en haut, l'apophyse épineuse de la septième vertèbre cervicale en bas et le bord antérieur du muscle trapèze sur les côtés, constituent les limites de la *nuque*.

Très courte lorsque la tête est dans l'extension, cette région s'agrandit considérablement par la flexion de la tête. Concave dans le sens vertical et convexe transversalement, elle présente à sa partie supérieure, sur la ligne médiane, une dépression appelée *fossette de la nuque*. Cette fossette correspond au trou occipital.

Les apophyses épineuses des vertèbres cervicales sont pour la plupart masquées par la saillie des muscles, et l'on ne sent guère que celles des sixième et septième : aussi l'exploration de la nuque ne donne-t-elle que peu de renseignements sur le déplacement des quatre ou cinq premières.

Les couches dont se compose la région en procédant d'arrière en avant sont les suivantes :

1° La peau ; 2° une couche cellulo-graisseuse ; 3° l'aponévrose d'enveloppe du cou ; 4° une première couche musculaire superficielle formée par le muscle trapèze et la partie supérieure du muscle sterno-cléido-mastoïdien ; 5° une deuxième couche musculaire formée de haut en bas par une très petite portion du muscle grand complexus, une partie du splénius, par l'angulaire de l'omo-

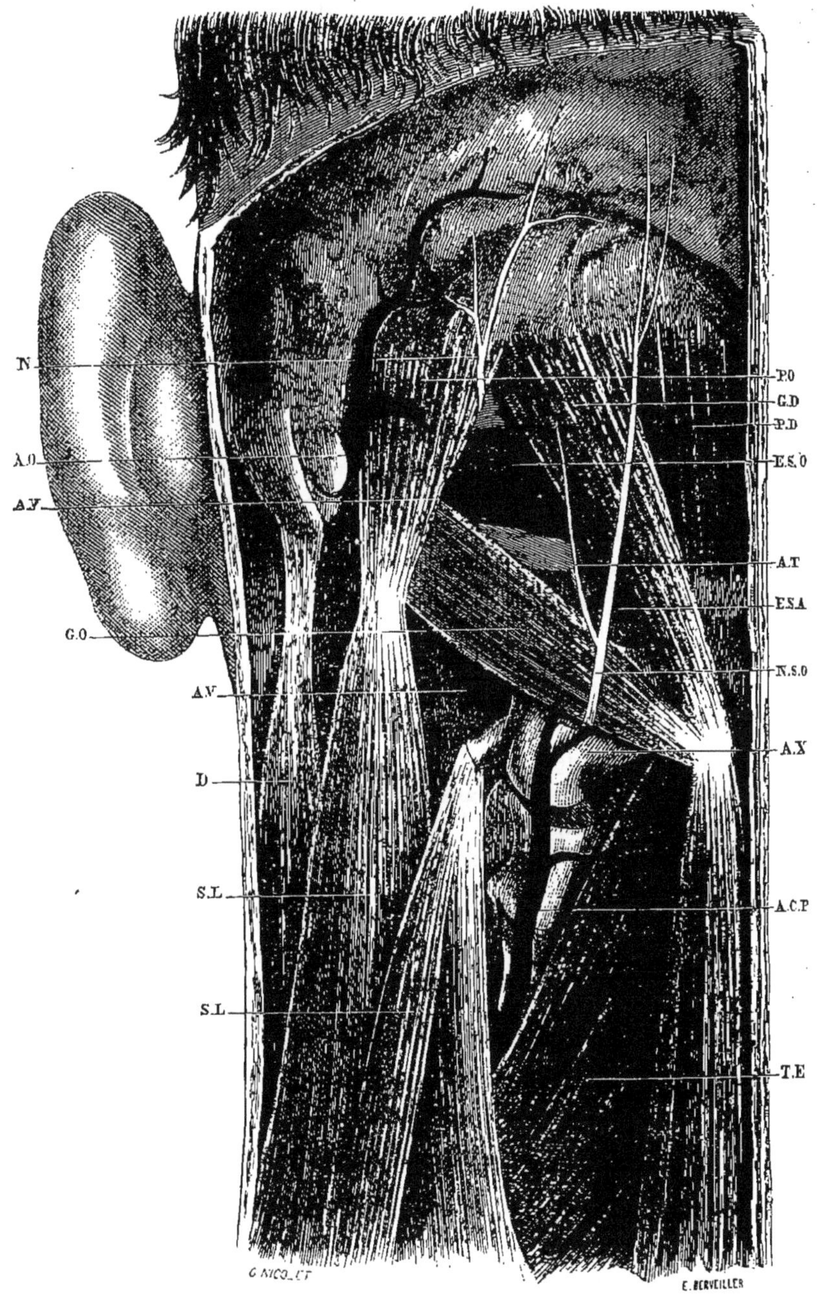

Fig. 154. — *Région profonde de la nuque (la tête est dans une forte flexion).* (Grandeur naturelle ; adulte.)

ACP, artère cervicale profonde.
AO, artère occipitale.
AT, atlas.
AV, artère vertébrale.
AX, axis.
D, ventre postérieur du muscle digastrique.
ESA, espace compris entre l'atlas et l'axis.
ESO, espace compris entre l'occipital et l'atlas.
GD, muscle grand droit postérieur.
GO, muscle grand oblique.
N, branche postérieure de la 1re paire cervicale.
NSO, branche postérieure de la 2e paire cervicale ou grand nerf sous-occipital.
PD, muscle petit droit postérieur.
PO, muscle petit oblique.
SL, muscle sacro-lombaire.
TE, muscle transversaire épineux.

plate, la partie du bord supérieur du petit dentelé supérieur et postérieur qui déborde en haut le rhomboïde, et le muscle rhomboïde lui-même ; 6° la partie inférieure du splénius et les faisceaux de renforcement les plus élevés du muscle sacro-lombaire; 7° le grand et le petit complexus ; 8° un dernier plan musculaire profond formé en bas par les faisceaux les plus élevés du muscle transversaire épineux, en haut par les deux muscles droits et les deux obliques postérieurs ; 9° le squelette formé par la colonne cervicale.

La peau de la nuque, très épaisse, adhère intimement à la couche graisseuse ainsi qu'au plan aponévrotique sous-jacent. Elle présente sous ce rapport les caractères que nous avons assignés à la peau du cuir chevelu, c'est-à-dire que les trois couches semblent n'en faire qu'une seule, mais elle en diffère essentiellement en ce que, loin de glisser facilement sur les parties profondes à l'aide d'une couche lamelleuse très lâche, elle est si intimement unie à la gaine du trapèze qu'on ne l'en isole qu'avec peine. Très prononcée en haut, cette disposition diminue de plus en plus en approchant de la partie inférieure.

Recouverte en haut par les cheveux, la peau de la nuque renferme une quantité considérable de glandes sébacées qui sont fréquemment le point de départ d'abcès furonculeux. La nuque est le siège de prédilection de l'anthrax : celui-ci ne s'arrête souvent, quoi qu'on fasse, qu'après avoir envahi successivement tous les points de la région : c'est pourquoi j'ai pris comme règle de conduite de ne jamais faire les grandes incisions classiques lorsque l'anthrax est peu douloureux. L'incision débride les tissus, soulage beaucoup les malades, mais n'arrête pas la marche de la maladie. C'est à l'adhérence extrême de la peau que sont dues les violentes douleurs qui accompagnent ordinairement cette affection.

On rencontre dans la couche graisseuse sous-cutanée les branches terminales du grand nerf sous-occipital, et l'on a attribué à la lésion de ce nerf les cas de tétanos produits par un séton. La région de la nuque est en effet le lieu d'élection pour l'application de cet exutoire jadis si employé et si profondément oublié de nos jours. La pratique du séton était basée sur une prétendue sympathie entre la nuque et l'appareil de la vision, en sorte que tous les malheureux amaurotiques étaient indistinctement condamnés à ce supplice. Grâce à l'ophthalmoscope, il nous est permis aujourd'hui de voir clair dans la grande classe des amauroses et de distinguer les cas rares où le séton est indiqué.

L'aponévrose cervicale, renflée sur la ligne médiane, s'attache solidement à la protubérance occipitale externe et au sommet des dernières apophyses épineuses cervicales ; elle constitue le ligament cervical postérieur, rudimentaire chez l'homme, très développé chez les quadrupèdes.

Les muscles de la nuque, enveloppés dans des gaines spéciales, ont pour fonction principale de maintenir la tête étendue sur la colonne vertébrale. Longet démontra en 1845 que la section de ces muscles déterminait des troubles graves dans la station et la locomotion des animaux, troubles que Magendie avait attribués à la soustraction du liquide céphalo-rachidien. D'après Longet, ils étaient le résultat de la distension de la moelle allongée par la chute de la tête en bas et en avant.

En serait-il de même chez l'homme? La tête de l'homme est disposée de façon à se maintenir en équilibre sur la colonne vertébrale sans le secours des muscles de la nuque, et les articulations de la tête avec le cou sont suffisantes pour produire ce résultat. J'en trouve la confirmation dans le fait suivant : un cordonnier s'était littéralement coupé en travers avec son tranchet tous les muscles de la nuque jusqu'au trou occipital. En inclinant la tête en avant, on apercevait nettement le bulbe dans la hauteur de l'espace occipito-atloïdien. Or ce malade ne présentait aucun des phénomènes décrits par Longet. Il succomba brusquement quelques heures après son entrée à l'hôpital. Les muscles du triangle sous-occipital étaient divisés; l'artère vertébrale, découverte au fond de la plaie, avait été respectée.

Les muscles de la nuque et principalement le trapèze et le complexus sont susceptibles de se rétracter et de déterminer un torticolis étudié en 1878 par M. Delore (de Lyon) sous le nom de *torticolis postérieur*. D'après cet auteur, il serait même beaucoup plus fréquent que le torticolis dû à la rétraction du muscle sterno-cléido-mastoïdien. La déviation est d'ailleurs la même dans les deux cas, c'est-à-dire que la tête est inclinée du côté malade et la face tournée du côté opposée. La colonne cervicale est concave du côté rétracté; elle est convexe du côté opposé, d'où l'existence d'une saillie considérable des muscles et des apophyses transverses. Dans le cas de rétraction du splénius, la tête serait inclinée et tournée du même côté, mais il ne semble pas qu'on ait jusqu'à présent observé la rétraction isolée de ce muscle.

La ténotomie, qui réussit généralement bien dans la rétraction du sterno-mastoïdien, n'offre que peu de ressource dans le torticolis postérieur et n'est même presque jamais applicable. Le meilleur traitement, et c'est celui que préconise M. Delore, consiste à endormir le malade et à opérer des manœuvres de redressement. On applique immédiatement un appareil inamovible pour fixer la position conquise. Les divers colliers orthopédiques remplissent moins bien l'indication et sont plus difficilement supportés. M. Delore se sert d'un appareil silicaté; je préfère la tarlatane plâtrée telle que nous l'employons pour les fractures de jambe. J'ai obtenu par cette méthode un très beau succès en 1877 sur une petite fille chez laquelle je dus recourir trois fois à l'anesthésie.

L'existence d'une arthrite vertébrale (cause fréquente du torticolis postérieur) ne doit pas être un obstacle au redressement.

Les plaies de la nuque, même celles qui intéressent les muscles, donnent peu de sang et ne sont en général graves que si elles atteignent une grande profondeur. Larrey cite dans sa clinique le fait curieux d'un chasseur à cheval atteint en Égypte d'un coup de sabre qui divisa les parties molles de la région, y compris les muscles, depuis la protubérance occipitale jusqu'à la sixième vertèbre cervicale, dont l'apophyse épineuse fut rompue. Larrey releva et sutura ce vaste lambeau, après avoir établi une contre-ouverture à sa base. Deux mois après, le chasseur rentrait au régiment, mais privé de ses facultés génératrices.

Le grand complexus est séparé de la couche sous-jacente par du tissu cellulaire non serré comme dans les autres points de la région.

Le muscle enlevé, on rencontre la partie la plus importante de la nuque, celle que j'ai représentée figure 154. On pourrait la décrire à part sous le nom de *région sous-occipitale*. On y trouve tout d'abord un triangle dont les bords sont formés par les grand et petit obliques et par le grand droit postérieur. En dedans du grand droit et sur un plan plus profond se trouve le petit droit postérieur.

Du bord inférieur du petit oblique se dégage la branche postérieure de la première paire cervicale; au-dessous du grand oblique et plus près de la ligne médiane apparaît la branche beaucoup plus volumineuse de la deuxième paire cervicale, appelée encore grand nerf sous-occipital.

Nous y rencontrons trois artères, dont une surtout très importante, la vertébrale. Les deux autres sont l'occipitale (AO) et la terminaison de la cervicale profonde (ACP). Une quatrième artère, la cervicale transverse, fait encore partie de la région de la nuque, mais se distribue à la partie inférieure.

L'artère vertébrale, sortie du canal que lui fournit l'apophyse transverse de l'axis, se porte en avant de l'apophyse transverse de l'atlas qu'elle embrasse dans sa concavité; elle devient horizontale, s'infléchit légèrement, s'applique dans une gouttière que lui offre l'arc postérieur de l'atlas, disparaît sous le muscle grand droit postérieur pour redevenir ascendante et pénètre dans la cavité crânienne.

Quoique très profondément située, l'artère vertébrale est susceptible d'être blessée dans son passage à travers le triangle sous-occipital; Denonvilliers en rappelle cinq exemples.

Les veines de la nuque suivent en général le trajet des artères et ne présentent rien de particulier à noter, si ce n'est qu'elles communiquent par des anastomoses avec les sinus latéraux. De cette communication résulte, pour les anthrax de la nuque, une gravité spéciale : la phlébite des sinus, accident toujours mortel, peut en être la conséquence.

Au-dessous du triangle sous-occipital nous trouvons le squelette de la région.

A partir de l'axis, les lames vertébrales s'imbriquent l'une sur l'autre de façon à fermer le canal rachidien, mais il est loin d'en être de même entre l'occipital, l'atlas et l'axis. Il existe entre ces trois pièces osseuses deux espaces (ESO et ESA, fig. 154) à travers lesquels on aperçoit les enveloppes de la moelle. Ces espaces sont d'autant plus larges que la tête est plus fléchie. A l'espace compris entre l'occipital et l'atlas correspond le bulbe et même la partie la plus importante du bulbe, celle que Flourens appela nœud vital. La moelle épinière et le bulbe rachidien sont donc très mal protégés par le squelette de la région sous-occipitale; il en résulte pour les plaies profondes de la nuque une extrême gravité : un instrument piquant très étroit, introduit par la fossette sous-occipitale, pénétrerait aisément à travers l'espace occipito-atloïdien jusqu'au bulbe et déterminerait une mort immédiate sans désordres extérieurs appréciables. Le médecin légiste ne doit pas oublier ce détail.

Je dois m'arrêter un instant sur l'union de la tête avec la colonne vertébrale, qui se fait au moyen des articulations occipito-atloïdienne, occipito-axoïdienne et altoïdo-axoïdienne.

Articulation occipito-atloïdienne. — Deux condyles à surface convexe du côté de l'occipital et deux cavités articulaires concaves du côté de l'atlas constituent les surfaces articulaires qui s'unissent par arthrodie. Il existe quatre ligaments : l'un antérieur, ligament occipito-atloïdien antérieur, s'attache en haut à l'apophyse basilaire et en bas au tubercule de l'arc antérieur de l'atlas; il est placé immédiatement en arrière des muscles grands droits antérieurs; l'autre postérieur, ligament occipito-atloïdien postérieur, beaucoup moins résistant que le précédent, s'étend de l'arc postérieur de l'atlas au pourtour du trou occipital.

Les deux ligaments latéraux externe et interne s'attachent d'une part à l'occipital immédiatement en dehors des surfaces articulaires, et d'autre part sur les côtés des apophyses articulaires supérieures de l'atlas.

Cette articulation est douée d'un mouvement de flexion et d'extension, elle n'en possède pas d'autres; les mouvements de rotation se passent entre l'atlas et l'axis, et les mouvements de flexion latérale dans les autres vertèbres cervicales.

Articulation occipito-axoïdienne. — Il n'est pas, à proprement parler, d'articulation entre l'occipital et l'axis, puisque nulle part les surfaces osseuses ne sont en contact, mais ces os sont néanmoins très solidement unis entre eux. Cette union se fait par trois ligaments, un médian et deux latéraux. Le ligament médian, occipito-axoïdien, part en haut du pourtour du trou occipital et se confond avec le grand surtout ligamenteux postérieur par ses fibres les plus superficielles. Ses fibres moyennes s'attachent au corps de l'axis en dehors de l'apophyse odontoïde; les fibres profondes s'insèrent sur le bord supérieur du ligament transverse, que j'indiquerai tout à l'heure, pour constituer le ligament *cruciforme*.

Les ligaments latéraux, *odontoïdiens latéraux*, au nombre de deux, sont constitués par un faisceau fibreux court, épais et très résistant. Ils s'insèrent en haut, de chaque côté du trou occipital, dans une dépression située en dedans des condyles, se dirigent ensuite un peu obliquement en bas vers la ligne médiane, et se fixent sur le sommet de l'apophyse odontoïde.

Articulation atloïdo-axoïdienne. — L'axis est uni à l'atlas par son corps, par son apophyse épineuse et par ses apophyses articulaires, à l'aide de ligaments qui ne présentent rien de spécial à noter. Il n'en est pas de même de l'articulation odonto-atloïdienne.

Je rappelle (voir les figures 113 et 114) que de la face supérieure de l'axis se détache une grosse apophyse dirigée verticalement, l'apophyse odontoïde, dont le sommet déborde l'atlas en haut et va jusqu'à la rencontre de l'apophyse basilaire.

La face antérieure de l'apophyse odontoïde s'articule avec la face postérieure de l'arc antérieur de l'atlas. Un ligament *transverse,* très puissant, s'étend d'une masse latérale de l'atlas à l'autre, de façon à diviser le trou que limitent les arcs de l'atlas en deux parties, l'une antérieure, beaucoup plus petite, l'autre postérieure, plus grande. L'antérieure est destinée à recevoir l'apophyse odontoïde, la postérieure contient la moelle et ses enveloppes, ou plutôt le bulbe rachidien. L'apophyse odontoïde est donc enserrée au niveau de son collet par l'anneau ostéo-fibreux que forment la facette articulaire de l'atlas et le ligament transverse. C'est le type de l'articulation pivotante. Il existe pour cette articulation deux synoviales : l'une entre l'atlas et l'apophyse odontoïde, l'autre entre cette même apophyse et la face concave du ligament transverse.

Le bulbe rachidien n'est donc séparé de l'apophyse odontoïde que par le ligament transverse. Qu'une cause quelconque vienne à déchirer ou à détruire ce ligament, l'apophyse pourra comprimer le bulbe et produire une mort instantanée. Cet accident survient dans deux conditions : à la suite d'un traumatisme, ou comme conséquence d'une lésion pathologique.

Une luxation de l'atlas sur l'axis en avant ne saurait se produire sans déterminer la compression du bulbe, à moins que, circonstance favorable, l'apophyse odontoïde n'ait été fracturée à sa base. Cette luxation traumatique est fort rare, grâce à la puissance des moyens d'union et aussi à ce que les mouvements exagérés de flexion et de torsion qui produisent ces luxations se passent entre les troisième, quatrième et cinquième cervicales : aussi est-ce à ce niveau, ainsi que je l'ai fait remarquer en étudiant le rachis, qu'on observe le plus ordinairement la luxation des vertèbres cervicales. On avait pensé que dans la pendaison l'atlas se luxait sur l'axis, ce qui déterminait la mort, mais il n'en est rien : la mort survient par asphyxie comme dans la strangulation simple.

La luxation pathologique présente un plus vif intérêt, car on peut essayer de la prévenir.

Les articulations de la tête avec le cou sont susceptibles, comme toutes les autres, d'être affectées de tumeur blanche. On désigne cette affection sous le nom de *mal sous-occipital*. Elle produit une série de symptômes, et en particulier une raideur du cou telle que le malade se meut tout d'une pièce et immobilise instinctivement sa tête avec les deux mains quand il veut exécuter un mouvement de rotation. Les cartilages se décortiquent, se détruisent peu à peu, des abcès se produisent, les ligaments se ramollissent, se laissent distendre, finissent par disparaître, etc., bref, l'apophyse odontoïde cesse d'être fixée; la tête se porte peu à peu en avant, l'atlas se luxe sur l'axis, et le malade meurt subitement en exécutant le plus léger mouvement. Je me rappelle un jeune homme atteint du mal sous-occipital, qui, voulant descendre de son lit, commença par s'asseoir sur le bord pour opérer la descente en deux temps : il mourut instantanément en mettant le pied à terre. Malgaigne signale des cas de luxation pathologique dans lesquels, le déplacement s'étant fait lentement, la moelle a pu se garer sur l'un des côtés du canal, très large en ce point, et éviter la compression.

La conséquence pratique à tirer de ces faits est qu'il faut immobiliser absolument la tête et le cou des sujets atteints de tumeur blanche cervicale. J'emploie à cet effet une sorte de minerve que je construis avec de la tarlatane plâtrée, comme pour les fractures de jambe.

Des ganglions lymphatiques du cou.

Le cou ne présente pas seulement des vaisseaux et des ganglions lymphatiques qui lui soient propres, comme les autres parties du corps, c'est encore un centre pour les vaisseaux lymphatiques des parties voisines : au cou, en effet, aboutissent les deux grands canaux collecteurs du chyle et de la lymphe, le *canal thoracique* et la *grande veine lymphatique*. Ces canaux occupent la partie la plus interne de la région sus-claviculaire; le canal thoracique déverse son contenu dans la veine sous-clavière gauche, à son confluent avec la jugulaire interne, tandis que la grande veine lymphatique se rend dans la veine sous-clavière droite.

La présence de ces canaux complique encore les blessures déjà si graves de la région sus-claviculaire.

Les ganglions lymphatiques du cou peuvent être divisés en postérieurs et antéro-latéraux.

Les ganglions postérieurs (voy. p. 16, fig. 3) occupent la partie la plus élevée de la région de la nuque et sont encore appelés ganglions sous-occipitaux. Au nombre de deux ou trois situés de chaque côté de la fossette de la nuque, ces ganglions reçoivent le groupe occipital des vaisseaux lymphatiques du cuir chevelu. Sans présenter rien de spécifique, l'engorgement de ces ganglions

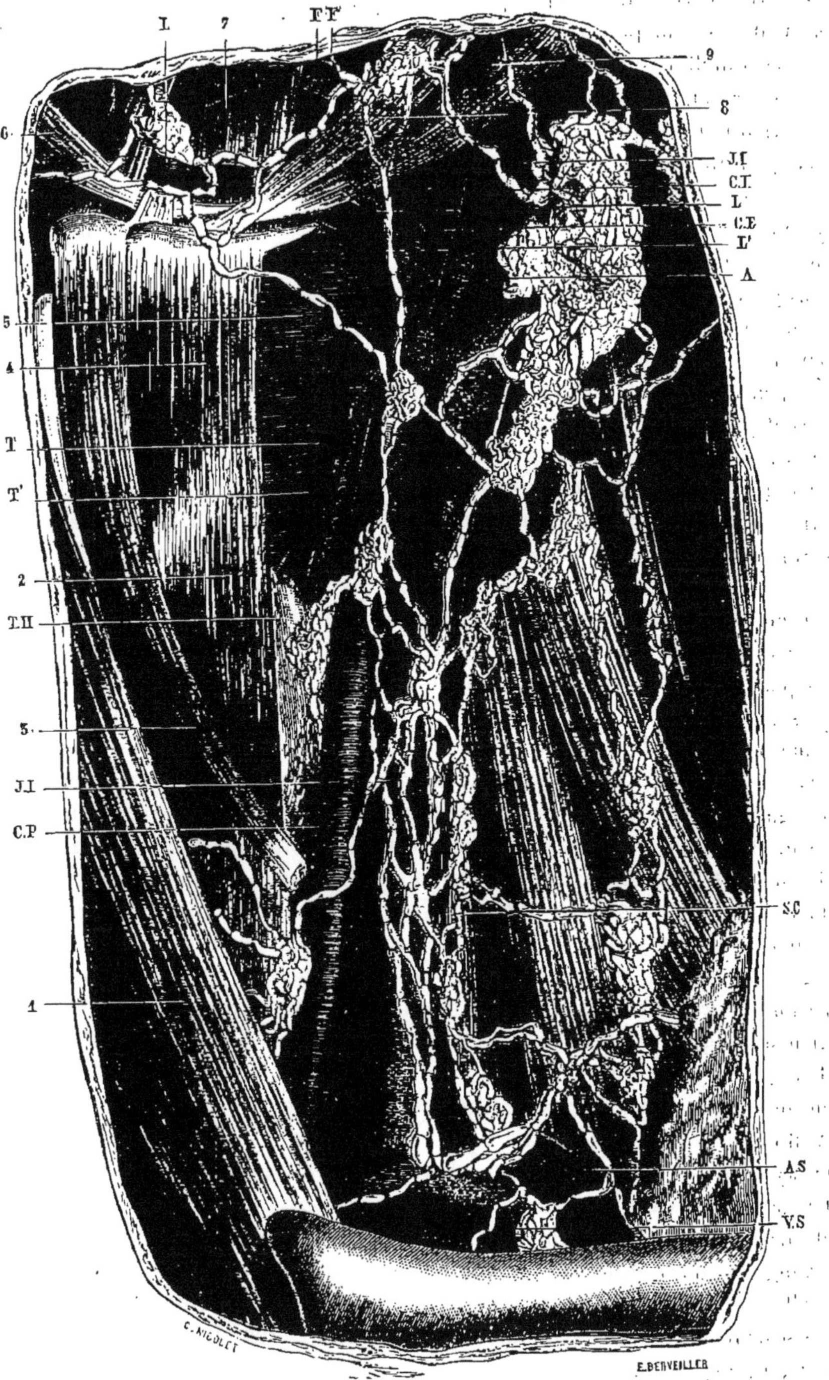

Fig. 155. — *Vaisseaux et ganglions lymphatiques du cou (côté gauche)*. (Grandeur naturelle; adulte.)

A, grosse veine anastomotique.
AS, artère sous clavière.
CE, carotide externe.
CI, carotide interne.
CP, artère carotide primitive.
F, artère faciale.
F', veine faciale.
JI, veine jugulaire interne.
L, veine linguale.
L', artère linguale.

s'observe souvent dans la syphilis, ce qui tient aux éruptions secondaires si fréquentes sur la peau du crâne. Il est extrêmement rare, au contraire, de les voir se tuméfier sous l'influence de la scrofule, ce qui établit une différence très remarquable entre l'aptitude pathologique des ganglions postérieurs et antérieurs du cou.

Les ganglions de la portion antéro-latérale se subdivisent comme cette portion elle-même en ganglions sus-hyoïdiens latéraux et médians, en ganglions sous-hyoïdiens, carotidiens, sus-claviculaires et rétro-pharyngiens. Ces derniers ont été bien étudiés par Gillette. Sur les enfants Gillette en a constamment trouvé deux, situés au devant de l'axis, sur les côtés de la ligne médiane. Chez l'adulte, où les ganglions lymphatiques sont moins développés, il n'en existe souvent qu'un seul, désigné sous le nom de préaxoïdien par M. Sappey. Gillette pense et je pense avec lui que les abcès rétro-pharyngiens ont le plus souvent pour point de départ l'inflammation de ces ganglions.

Les vaisseaux lymphatiques provenant de la cavité buccale, des lèvres et de la langue, du pharynx, de l'œsophage, du larynx, de la trachée et du corps thyroïde, aboutissent aux ganglions sus et sous-hyoïdiens et carotidiens. D'après M. Sappey, il n'est pas rare de voir ceux mêmes qui naissent du tiers inférieur de l'œsophage suivre un long trajet pour aboutir aux ganglions qui entourent le tronc veineux brachio-céphalique gauche : l'engorgement de ces ganglions pourrait donc éclairer le diagnostic dans certains cas obscurs de cancer de l'œsophage.

Les ganglions du creux sus-claviculaire communiquent directement avec la chaîne de l'aisselle, qui reçoit elle-même les vaisseaux lymphatiques de la mamelle : aussi n'est-il pas rare de trouver, au-dessus de la clavicule, un engorgement ganglionnaire dans les cancers du sein, ce qu'il faut rechercher soigneusement, car il constitue une contre-indication formelle à l'opération.

De même, l'épithélioma des lèvres, de la langue, etc., s'accompagne presque toujours, à une période plus ou moins avancée, de l'engorgement des ganglions sus-hyoïdiens. Il n'est pas toujours facile de constater au début une induration ganglionnaire sous-maxillaire ; le meilleur mode d'exploration consiste à appliquer un doigt sur le plancher de la bouche, tandis que l'autre main explore la région sus-hyoïdienne.

J'ai déjà fait observer que la plupart des phlegmons et abcès du cou ont pour point de départ une adénite.

A. Richard a cru trouver, dans les ganglions lymphatiques, l'origine de certains kystes congénitaux du cou.

Les ganglions de la région carotidienne, échelonnés tout le long des vaisseaux, sont surtout en contact avec la veine jugulaire interne. Un abcès développé dans ces ganglions pourra donc ulcérer la veine et déterminer une hémorrhagie mortelle, accident que j'ai déjà signalé comme plus spécialement propre aux abcès scarlatineux.

L'engorgement des ganglions carotidiens est susceptible, par la compression

SC, muscle scalène antérieur.
T, artère thyroïdienne supérieure.
T' veine thyroïdienne supérieure
1, muscle sterno-hyoïdien.
2, muscle sterno-thyroïdien.
3, muscle omoplato-hyoïdien.
4, muscle thyro-hyoïdien.
5, constricteur moyen du pharynx.
6, ventre antérieur du muscle digastrique.
7, muscle hyo-glosse.
8, muscle stylo-hyoïdien.
9, ventre postérieur du muscle digastrique.

qu'il exerce sur la jugulaire interne, de déterminer la formation dans ce vaisseau d'une thrombose qui peut s'étendre aux sinus de la dure-mère, accident dont j'ai signalé toute la gravité (p. 51). La simple compression de la jugulaire, sans production de thrombose, paraîtrait même, d'après certains faits signalés par M. Grenet, suffisante pour déterminer la production de concrétions sanguines dans les sinus longitudinal supérieur, latéral et occipital, uniquement par le ralentissement de la circulation.

Un détail de la plus haute importance, au point de vue opératoire, c'est que tous les ganglions lymphatiques du cou sont *sous-aponévrotiques*. Il ne faut donc jamais considérer comme insignifiante l'extirpation d'une tumeur ganglionnaire. Sans vouloir trancher ici la question discutée et discutable de l'opportunité de ces extirpations, je dirai qu'il est des cas, à mon avis, où l'opération est indiquée, quand, par exemple, la tumeur est limitée et a résisté obstinément aux traitements ordinaires : mais le chirugien doit savoir qu'il peut être entraîné, au cours de son opération, beaucoup plus loin qu'il ne le pensait; à un ganglion en succède un autre, et l'on arrive ainsi sur la gaine vasculo-nerveuse du cou. Cela est encore bien plus vrai quand on opère pour une dégénérescence cancéreuse des ganglions, car ceux-ci forment une masse adhérente aux vaisseaux, et en particulier à la veine jugulaire interne, qui court grand risque d'être intéressée. Je pense qu'il vaut mieux alors s'abstenir d'opérer.

Les ganglions situés au-dessus du sternum sont bridés en avant par le feuillet moyen fortement tendu de l'aponévrose cervicale et peuvent, en s'hypertrophiant, comprimer la trachée, ce qu'on observe quelquefois dans l'adénite.

Les ganglions lymphatiques en général et ceux du cou en particulier sont susceptibles de s'hypertrophier tantôt isolément, tantôt en masse, et de subir un certain nombre de dégénérescences; ils constituent des lymphomes, lymphadénomes, lympho-sarcomes, lympho-carcinomes. Ces graves affections se rattachent à la pathologie générale du système lymphatique, dont tous les détails sont bien loin de nous être connus.

Développement de la face et du cou.

Dans les premières phases de la vie embryonnaire, les feuillets du blastoderme accolés affectent au-dessous du capuchon céphalique la forme de quatre lamelles latérales dont les extrémités convergent vers la ligne médiane. Ce sont les arcs branchiaux ou viscéraux, séparés par les fentes branchiales ou viscérales. Nous avons déjà indiqué le mode de développement de l'appareil lacrymal (p. 235) et des lèvres (p. 300); il nous reste à dire que le premier arc viscéral forme le maxillaire inférieur, et que, par les bourgeons latéraux qu'il envoie à la rencontre du bourgeon frontal, ce premier arc peut être considéré comme produisant à lui seul toutes les parties de la face, la bouche, le nez, les mâchoires, le palais.

Nous avons vu (p. 149) que l'oreille moyenne et l'oreille externe n'étaient qu'une transformation de la première fente branchiale ou pharyngienne. Au-dessous de cette fente se trouve le deuxième arc branchial, qui fournit l'étrier et son muscle et concourt à la formation du cou par le développement, à ses dépens, de l'apophyse styloïde, du ligament styloïdien et de la petite corne de l'os hyoïde. Le troisième arc branchial forme le corps et les grandes cornes de l'os hyoïde. Le quatrième donne naissance au larynx et à la plupart des parties molles du cou. C'est au point de convergence des deuxième et troisième arcs branchiaux que l'on voit apparaître la langue et l'épiglotte.

Mais, à un point de vue pratique, ce qu'il nous importe surtout de signaler, c'est l'existence des deux dernières fentes branchiales qui séparent les arcs dont nous venons de parler, et qui dans les premières phases de la vie embryonnaire laissent communiquer l'entonnoir pharyngien avec l'extérieur.

Normalement, ces fentes s'oblitèrent de très bonne heure et ne donnent naissance à aucun organe, mais l'oblitération peut être incomplète, d'où la possibilité de *fistules congénitales du cou.*

Les fistules congénitales du cou, dont l'histoire a été résumée par M. Sarrazin, puis par M. Duplay, sont pharyngiennes ou trachéales. Les premières peuvent être complètes, borgnes-externes ou borgnes-internes. L'orifice externe peut être situé latéralement, en un point quelconque entre l'articulation sterno-claviculaire et l'angle de la mâchoire.

L'orifice interne est toujours dans le pharynx. Il est rare d'observer l'oblitération spontanée de ces fistules. Comme leur traitement peut être dangereux, et que le plus souvent les inconvénients qu'elles occasionnent sont presque nuls, beaucoup de chirurgiens, dont je partage l'opinion, repoussent toute intervention.

Quant aux fistules dites trachéales, on en connaît quatre exemples : toutes les quatre étaient médianes et borgnes-externes; en réalité, la nature en est inconnue.

QUATRIÈME SECTION

DU MEMBRE SUPÉRIEUR

Le *membre supérieur* est composé de quatre segments : l'*épaule*, le *bras*, l'*avant-bras* et la *main*. Entre le bras et l'avant-bras se trouve une région intermédiaire, le *coude*, de même qu'entre l'avant-bras et la main existe le *poignet*. Le membre thoracique sera donc étudié dans six chapitres successifs.

Rattaché solidement au tronc par sa racine et libre dans le reste de son étendue, le membre supérieur est l'organe de la préhension et du toucher. Les deux membres supérieurs agissent encore à la manière de deux balanciers et servent dans certaines circonstances à maintenir l'équilibre. Malgaigne a raconté l'histoire d'un coureur amputé de l'avant-bras gauche par Dupuytren et qui, voulant reprendre son métier, était obligé de faire des efforts continuels pour ne pas tomber du côté droit.

Le membre supérieur étant en communication directe avec le cou par ses vaisseaux et ses nerfs, il m'a semblé plus logique de l'étudier immédiatement après cette partie que d'en renvoyer la description après celle du bassin, ainsi que le font les auteurs.

CHAPITRE Ier

De l'épaule.

La définition de l'*épaule* n'est pas chose facile. Dans la pratique, il ne me semble pas y avoir de doute sur le sens qu'on doit donner à ce mot : l'épaule est constituée par le point de rencontre des trois os qui concourent à former l'articulation scapulo-humérale : l'omoplate, l'humérus et la clavicule; c'est la région qui a pour centre, pour organe principal, cette articulation. Nous nous comprenons très bien en chirurgie lorsque nous parlons d'une affection de l'épaule; cette expression éveille toujours l'idée d'une lésion articulaire ou péri-articulaire; un abcès de l'aisselle n'est pas un abcès de l'épaule, une tumeur développée dans le creux sous-claviculaire n'est pas une tumeur de l'épaule; et cependant, étant donné que l'épaule n'est que le point de jonction du membre supérieur avec le thorax, l'aisselle et le creux sous-claviculaire en font théoriquement partie. De là vient la difficulté.

Pour le chirurgien, l'épaule, c'est l'articulation scapulo-humérale avec les parties molles qui l'entourent immédiatement; pour l'anatomiste, l'épaule est beaucoup plus vaste, c'est toute la racine du membre thoracique. — C'est donc sous ce dernier point de vue que je dois l'envisager.

L'épaule comprend cinq régions :

A. La région claviculaire ;

B. Le creux sous-claviculaire ;

C. La région scapulaire (fosse sus-épineuse, sous-épineuse, sous-scapulaire) ;

D. La région scapulo-humérale;

E. Le creux de l'aisselle ou région axillaire.

A. — RÉGION CLAVICULAIRE.

La *région claviculaire* se divise en une partie médiane et deux parties latérales correspondant au corps et aux deux extrémités de la clavicule.

La partie médiane de la région comprend les couches suivantes : la peau, les fibres inférieures du peaucier, un feuillet aponévrotique, prolongation du feuillet superficiel de l'aponévrose cervicale, le périoste, l'os, le muscle sous-clavier, la veine et l'artère axillaires, le plexus brachial et la paroi thoracique.

Les couches superficielles sont très minces et permettent d'explorer la clavicule, soit avec l'œil, soit avec les doigts. Elles n'offrent rien de spécial à noter; je ferai seulement remarquer qu'au-dessous du peaucier se trouvent les filets de la branche sus-claviculaire du plexus cervical, lesquels, reposant directement sur un plan osseux, peuvent être facilement contusionnés. Je ne serais pas éloigné de croire que les douleurs extrêmement vives qui persistent, rarement, il est vrai, à la suite d'une fracture de la clavicule, mais dont j'ai vu un exemple frappant, sont dues à l'emprisonnement, dans le cal, d'un de ces filets nerveux.

Le périoste est épais et se laisse très facilement décoller de l'os, surtout chez les enfants. Ce caractère du périoste dans l'enfance n'est pas spécial à la clavicule, mais il offre en ce point un intérêt particulier. Il résulte en effet de l'épaisseur du périoste et de sa faible adhérence à l'os que celui-ci peut être rompu sans que le périoste soit déchiré : d'où l'absence fréquente de déplacement des fragments chez les enfants, ce qui peut induire en erreur : méconnaissant une fracture, on permettra les mouvements du bras, et il en pourra résulter une pseudarthrose.

Le périoste se continue à la face inférieure de la clavicule avec l'enveloppe fibreuse du muscle sous-clavier; grâce à cette disposition, la résection de l'os est relativement facile et exempte de dangers, malgré le voisinage des gros troncs vasculaires et nerveux, qui se trouvent protégés par toute l'épaisseur du sous-clavier. Cela est vrai, surtout s'il s'agit d'une nécrose ou d'une carie occupant même la totalité de l'os : mais, s'il s'agit d'un ostéo-sarcome volumineux, la résection présente alors des dangers réels, à cause de l'adhérence possible des troncs vasculo-nerveux à sa face profonde. Pour les éviter, le meilleur procédé de résection consistera à décoller soigneusement le périoste à la partie moyenne de la clavicule, à passer au-dessous d'elle une scie à chaîne et, après l'avoir divisée en deux moitiés, à les enlever séparément.

Par sa situation superficielle, la clavicule est un des os les plus exposés aux fractures par cause directe; remarquez de plus que la clavicule, jetée du thorax à l'épaule comme une sorte de pont suspendu, porte à faux vers sa partie moyenne. Malgré cela, les fractures par cause indirecte s'y observent le plus souvent, ce qui est dû, quoi qu'en dise Malgaigne, à la direction de l'os.

La clavicule présente en effet deux courbures en sens inverse qui l'ont fait comparer justement à un *S* italique allongé ; l'une est interne, à convexité antérieure ; l'autre est externe, à convexité postérieure. Quelle est la cause ordinaire des fractures de la clavicule? c'est une chute sur le moignon de l'épaule : or, dans cette chute, la clavicule se trouve serrée entre le sol et le sternum, auquel elle est solidement attachée; ses courbures normales tendent à s'exagérer, et la fracture se produit au niveau de l'une d'elles, presque toujours à la courbure interne. La solution de continuité siège ordinairement à l'union du tiers

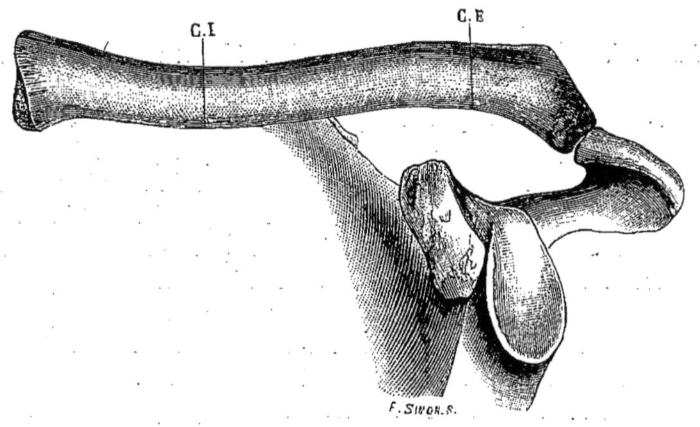

Fig. 156. — *Squelette de la région claviculaire.*

CE, courbure externe. — CI, courbure interne.

externe avec les deux tiers internes, lieu d'élection des fractures de la clavicule par cause indirecte. La clavicule peut céder en deux points à la fois, et l'on observe alors une fracture double avec fragment intermédiaire.

Ce mécanisme me paraît expliquer l'obliquité des fragments et les chevauchements énormes qui en résultent. Le déplacement étant beaucoup moindre à la suite des fractures directes, ne convient-il pas de chercher dans la cause de la fracture, plus peut-être que dans le mode de traitement employé, la raison de ces différences si grandes dans le résultat obtenu? Chacun sait l'extrême difficulté, je dirai même l'impossibilité, de maintenir réduites certaines fractures de la clavicule, tandis qu'avec le même appareil et dans les mains du même chirurgien d'autres guérissent sans difformité appréciable. Le mécanisme de la fracture doit donc, à mon avis, tenir une grande place pour l'appréciation du genre d'appareil qui a été employé.

Dans une chute sur le moignon de l'épaule, c'est la courbure interne qui s'exagère le plus souvent, et, comme cette courbure est allongée, on conçoit que l'os puisse céder en différents points, suivant l'inclinaison de l'épaule au moment du choc. Il cède parfois tout près de l'extrémité interne, et la fracture pourrait alors être confondue avec une luxation sterno-claviculaire. Mais la brisure peut se produire au niveau de la courbure externe, qui est anguleuse et d'un rayon beaucoup plus court que celui de la courbure interne : elle se fait alors toujours au même endroit. Je ne saurais m'expliquer autrement ces fractures indirectes de l'extrémité externe de la clavicule, qui siègent entre l'apophyse coracoïde et l'acromion et ne présentent en général d'autres symptômes qu'une douleur vive à la pression dans un point très limité.

La clavicule donne insertion par ses bords : en avant, au grand pectoral en dedans et au deltoïde en dehors; en arrière, au sterno-cléido-mastoïdien en dedans et au trapèze en dehors. On a attribué à ces muscles une certaine action sur le déplacement des fragments, surtout au sterno-mastoïdien, qui porterait en haut et en arrière le fragment interne sur lequel il s'attache. Sans contester absolument cette action musculaire, je pense que la direction du choc joue un bien plus grand rôle dans le déplacement, car, si les muscles ont de l'influence sur le déplacement secondaire des fragments, ils n'en possèdent aucune sur le déplacement primitif.

La longueur moyenne de la clavicule est de 16 centimètres. Arrondie et presque cylindrique dans sa moitié interne, elle est aplatie dans sa moitié externe.

Au-dessous de la clavicule nous rencontrons le muscle sous-clavier, logé dans une gouttière que présente la face inférieure de l'os. Ce muscle, qui a la forme d'un fuseau, s'attache par son extrémité interne au cartilage de la première côte, et en dehors à la clavicule. Il en résulte que dans une fracture du corps de la clavicule il contribue à porter le fragment externe en bas et en dedans. Il protège les vaisseaux et les nerfs axillaires contre l'action des fragments.

J'ai montré, en étudiant les aponévroses du cou (*fig.* 153), les connexions intimes qui rattachent le muscle sous-clavier au feuillet moyen de l'aponévrose cervicale et à la veine sous-clavière.

Au-dessous du muscle se rencontrent la veine et l'artère axillaires, le plexus brachial, qui affectent entre eux des rapports importants que je signalerai en étudiant le creux sous-claviculaire. A la suite d'une fracture, ces organes peuvent subir une compression telle que la résection du col devient nécessaire, ainsi que l'a fait M. Delens avec un succès complet (Société de chirurgie, séance du 8 juin 1881). Le bras, qui était complètement paralysé, recouvra l'intégrité de ses fonctions.

Des deux extrémités de la clavicule, l'une, interne, la tête, correspond à l'articulation sterno-claviculaire; l'autre, externe, comprend la partie située entre l'apophyse caracoïde et l'articulation acromio-claviculaire.

Nous trouvons au devant de l'*extrémité interne* de la clavicule les mêmes couches que sur la partie moyenne; de plus, cette extrémité est croisée superficiellement par le faisceau sternal du muscle sterno-mastoïdien, et profondément elle donne attache au muscle sterno-cléido-hyoïdien.

L'*articulation sterno-claviculaire* appartient à la classe des articulations mobiles ou diarthroses; elle représente un double emboîtement réciproque et possède deux membranes synoviales : les surfaces articulaires, en effet, ne s'unissent pas directement, mais avec les faces correspondantes d'un fibro-cartilage interarticulaire. Fixé en haut à la clavicule et en bas au sternum, ce fibro-cartilage, bien étudié par M. Gosselin, sert de moyen d'union, mais son principal but est d'amortir le choc entre les deux surfaces. Il apporte un sérieux obstacle au déplacement en haut de l'extrémité interne.

La clavicule ne s'articule pas seulement avec le sternum, mais encore avec le cartilage de la première côte.

Trois ligaments, l'un antérieur, l'autre postérieur et le troisième interclaviculaire, unissent la clavicule au sternum. Un quatrième ligament, extrêmement épais, appelé costo-claviculaire, l'attache solidement à la première côte.

Malgré ces divers moyens d'union, la clavicule se luxe assez fréquemment sur le sternum. L'extrémité interne se porte tantôt en avant, tantôt en arrière : elle peut se porter directement en haut. C'est ordinairement une pression violente exercée sur le moignon de l'épaule, soit d'arrière en avant, soit d'avant en arrière, qui fait basculer l'extrémité interne de la clavicule dans un sens opposé. Une cause adjuvante puissante de luxation en avant est une pression exercée sur l'autre moitié du thorax en sens inverse de celle qui est exercée sur le moignon de l'épaule. Dans la luxation en arrière, une action directe sur la clavicule

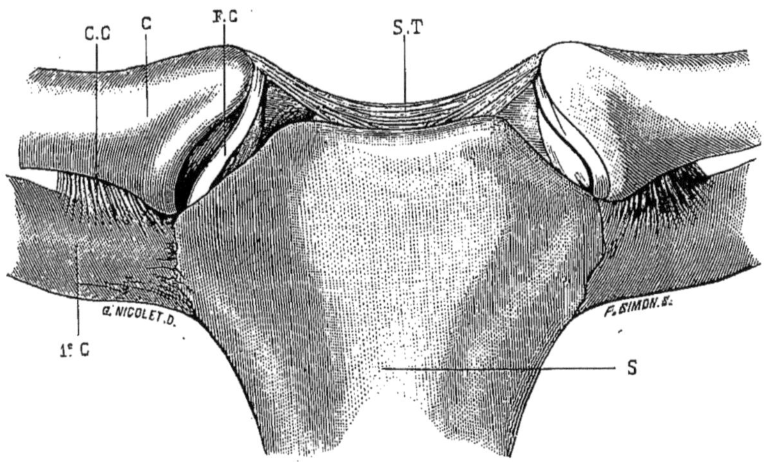

Fig. 157. — *Articulation sterno-claviculaire.* — Les surfaces articulaires ont été légèremen écartées l'une de l'autre pour laisser voir le fibro-cartilage interarticulaire.

C, clavicule.
CC, ligament costo-claviculaire.
1re C, première côte.
FC, fibro-cartilage interarticulaire.
S, sternum.
ST, ligament interclaviculaire.

paraît jouer le rôle prépondérant. On a remarqué que, dans cette variété, la tête de la clavicule était souvent en même temps portée en bas, presque cachée derrière la fourchette sternale : il est probable qu'au moment du choc l'épaule avait été portée en même temps en avant et en haut. La présence de la clavicule derrière le sternum détermine parfois des symptômes spéciaux. On a signalé une gêne notable de la respiration pouvant aller jusqu'à la suffocation, ainsi que de la difficulté dans la déglutition. J.-L. Petit observa des troubles graves résultant de la compression des vaisseaux, et A. Cooper a vu un cas où l'artère sous-clavière fut comprimée au point de supprimer le pouls radial.

Très faciles à réduire en général, surtout dans les déplacements en haut, où la tête de la clavicule se laisse déprimer comme une touche de piano, ces luxations sont très difficiles à maintenir réduites.

La luxation de l'extrémité interne de la clavicule est parfois spontanée; un cas remarquable en a été publié par M. H. Cazin dans les *Bulletins de la Société de chirurgie* en 1873 : le sujet était atteint du mal de Pott avec atrophie de la moitié du thorax du même côté. On conçoit aisément le mécanisme.

L'*extrémité externe* de la région claviculaire est recouverte des mêmes couches superficielles que les autres points de la région, on y rencontre les filets de la branche sus-acromiale du plexus cervical. J'ai déjà parlé des fractures qu'on y observe, il me suffira d'ajouter quelques mots relativement à l'*articulation acromio-articulaire* et à ses luxations.

Cette articulation est une arthrodie, douée par conséquent de très peu de mouvements; l'interligne articulaire est, suivant la remarque judicieuse de M. Grout, situé exactement sur le trajet d'une ligne verticale passant par la partie moyenne de la face antérieure du bras, notion très utile à connaître en clinique pour l'exploration du moignon de l'épaule. Deux fragments unissent entre elles les surfaces articulaires : l'un, supérieur, très résistant, l'autre, inférieur, à peine marqué. Bien que les luxations de l'extrémité externe ne soient pas rares, elles seraient encore beaucoup plus communes, s'il n'existait d'autres moyens d'union pour la clavicule : celle-ci est en effet solidement fixée à la face supérieure de l'apophyse coracoïde par deux ligaments très résistants, distingués en antérieur ou *trapézoïde* et postérieur ou *conoïde*. Malgré cela on conçoit qu'un choc violent portant directement sur la clavicule d'avant en arrière ou d'arrière en avant en déchire les ligaments et produise une luxation : celle-ci ne peut être complète qu'à la condition que cette déchirure s'opère. Le moignon de l'épaule, n'étant plus maintenu écarté par la clavicule, tend à se rapprocher de la ligne médiane, et la luxation est presque toujours *sus-acromiale*. L'extrémité de l'os est plus ou moins portée en avant ou en arrière suivant le sens dans lequel s'est produit le choc; elle est parfois tellement déjetée en arrière qu'elle pénètre dans les fibres du trapèze. La clavicule s'abaisse avec la plus grande facilité sous la pression du doigt, mais elle se relève tout de suite, en sorte qu'il est très difficile de la maintenir réduite. Au-dessous de la clavicule ainsi relevée et formant relief sous les téguments existe une dépression dans laquelle peut plonger le doigt : aussi n'est-il pas étonnant qu'à première vue cette lésion en ait parfois imposé pour une luxation de l'épaule, mais il suffit d'être prévenu pour éviter l'erreur : la facilité de la réduction et la reproduction immédiate du déplacement servent, parmi beaucoup d'autres signes, à établir le diagnostic. C'est tout au plus si sous ce rapport on pourrait confondre la luxation sus-acromiale avec une fracture du col de l'omoplate.

Une violence exercée sur l'extrémité externe de la clavicule dans le sens vertical peut encore déterminer une luxation qui sera alors *sous-acromiale*, mais les cas en sont tellement rares, qu'on les compte depuis que J.-L. Petit a signalé le premier.

Que dire de la luxation *sous-coracoïdienne* de la clavicule? Sans doute, tout est possible, dans les grands traumatismes on rencontre les déplacements les plus invraisemblables ; cependant je voudrais voir celui-là pour y croire, car je ne conçois pas que la clavicule aille se loger sous l'apophyse coracoïde sans que les trois muscles qui s'y insèrent, coraco-brachial, courte portion du biceps et petit pectoral, aient été déchirés. A la rigueur, cela se pourrait rencontrer dans les arrachements ou les broiements de l'épaule, mais la luxation n'est plus alors qu'un épiphénomène.

La clavicule a pour fonction de maintenir l'épaule écartée du thorax, à la manière d'un arc-boutant qui rattache ces deux parties l'une à l'autre. C'est pourquoi, la clavicule étant fracturée, l'épaule se rapproche du tronc; de plus, la clavicule s'oppose à la chute de l'épaule : d'où l'abaissement de celle-ci et sa projection en avant après la fracture. Moignon de l'épaule rapproché du tronc, abaissé et porté en avant, telles sont en effet les conséquences d'une fracture de la clavicule.

Malgaigne a dit avec raison que la clavicule sert à fixer la cavité glénoïde presque directement en dehors, en sorte que l'humérus se porte librement en dehors et assez librement en arrière. « Otez la clavicule, dit-il, la cavité glénoïde regardera en avant; les mouvements en dehors et en arrière deviendront impossibles : le chien, par exemple, nage en battant l'eau en avant; il ne saurait décrire l'arc de cercle que parcourt en dehors la main de l'homme. Il ne saurait ouvrir largement les bras, ni les étendre en croix, ni les élever en arrière et en dehors, ni porter les pattes derrière le cou, ni les croiser derrière le dos : ce sont là des mouvements que permet la clavicule. »

Ces divers mouvements sont peut-être moins complets lorsque la clavicule est consolidée vicieusement ou qu'une pseudarthrose a succédé à la fracture, mais ils se font. J'ai soigneusement examiné à ce point de vue un jeune homme atteint de pseudarthrose de la clavicule droite datant de l'enfance. Il exerce le métier pénible de garçon de café à Paris et possède l'usage absolument complet de son membre. Il n'éprouve de gêne qu'en portant un lourd fardeau sur l'épaule, ce dont rendent aisément compte les rapports de la face inférieure de la clavicule.

L'articulation sterno-claviculaire représente, ainsi que l'a fait remarquer Bichat, un centre mobile autour duquel s'exécutent les mouvements de circumduction de l'épaule, mouvements qui cesseraient d'exister en cas d'ankylose. Je ne sais si cette dernière affection a jamais été observée, mais on conçoit qu'elle puisse exister, et je pense que l'établissement d'une pseudarthrose de la clavicule rendrait à l'épaule l'amplitude de ses mouvements. Peut-être aussi une pseudarthrose de la clavicule serait-elle utile aux malades atteints d'une ankylose scapulo-humérale, en donnant plus de liberté aux mouvements de l'omoplate, qui ne serait ainsi rattachée au thorax que par les muscles. Ce sont là, bien entendu, de simples hypothèses, dont cependant la pratique, à un moment donné, pourrait peut-être tirer parti.

La clavicule est l'os dont le point d'ossification apparaît le premier; c'est par contre l'un des derniers à posséder son ossification complète. L'extrémité interne en effet se développe par un point d'ossification indépendant de celui du corps et elle ne se soude au reste de l'os que vers l'âge de vingt ans. Je signale ce fait, car nous savons que le travail physiologique qui s'accomplit autour des épiphyses est assez souvent la source de phénomènes pathologiques graves.

B. — DU CREUX SOUS-CLAVICULAIRE.

Au-dessous de la clavicule existe une dépression qui fait pendant à celle qui est placée au-dessus; on la désigne sous le nom de *creux sous-claviculaire*. Cette

PB', cordon superficiel du plexus brachial.
PP, muscle petit pectoral.
PV, prolongement de cette aponévrose sur la veine axillaire.
S, espace correspondant au sommet du triangle sous-laviculaire.
V, veine collatérale croisant l'artère axillaire et se rendant dans la veine axillaire.
VA, veine axillaire.
VC, veine céphalique.

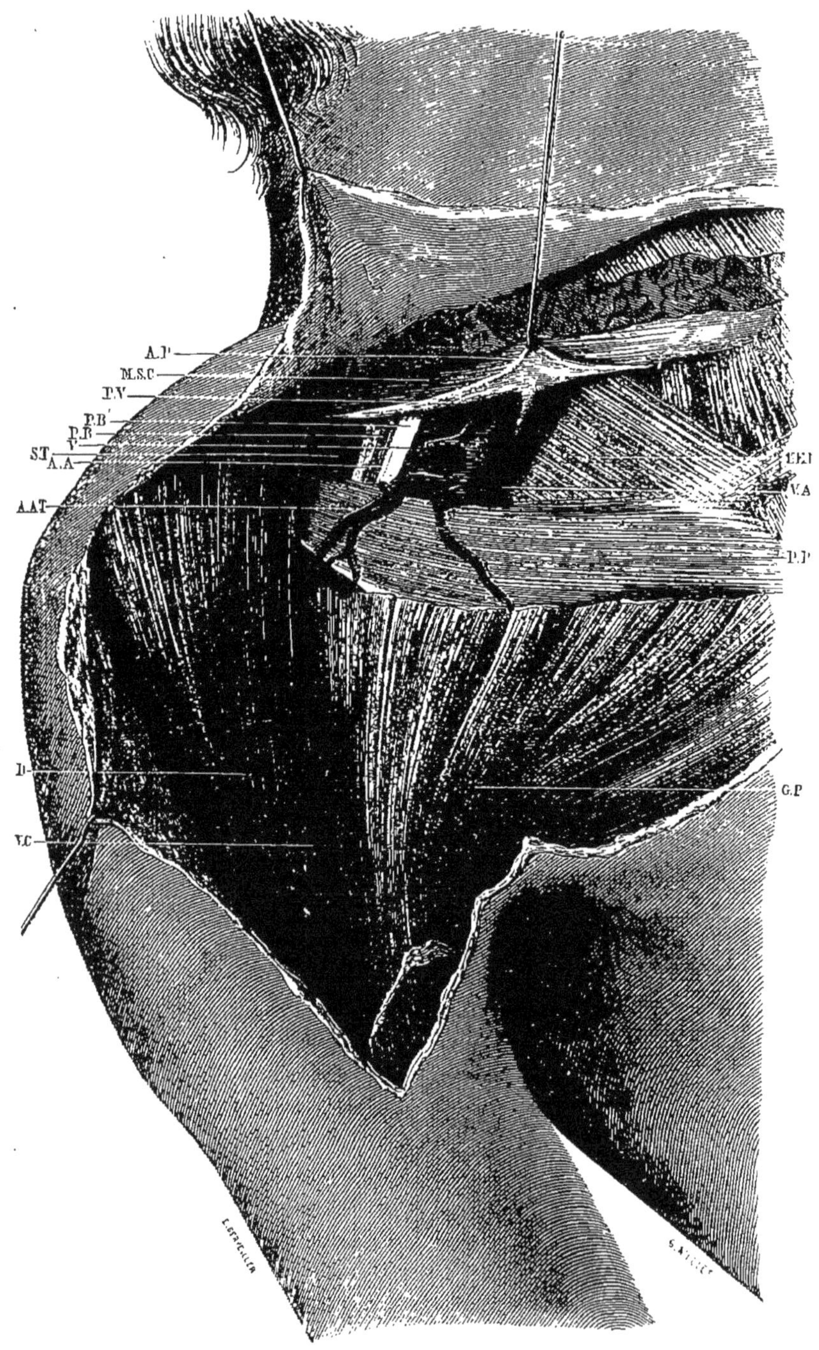

Fig. 158. — *Région du creux sous-claviculaire.* — La tête et le membre supérieur du sujet sont dans l'attitude où on les met pour pratiquer les opérations sur cette région. — Côté droit.

AA, artère axillaire.
AP, aponévrose du muscle sous-clavier, origine de l'aponévrose clavi-pectorale.
AAT, artère acromio-thoracique.
D, muscle deltoïde.
1er EI, premier espace intercostal correspondant à la base du triangle sous-claviculaire.
GP, muscle grand pectoral.
MSC, muscle sous-clavier.
PB, cordons profonds du plexus brachial.

région renferme l'artère et la veine axillaires, et c'est à ce niveau que se fait l'opération ainsi formulée : *ligature de l'artère axillaire au-dessous de la clavicule.*

Très variable suivant les sujets et les âges, le creux sous-claviculaire peut être complètement effacé, dans les cas de luxation sous-coracoïdienne de l'épaule, de fracture de la clavicule; il peut être remplacé par une saillie, comme dans la luxation intra-coracoïdienne, dans un phlegmon de la paroi pectorale, etc. Si une femme atteinte d'un cancer du sein présente un effacement du creux sous-claviculaire, c'est que très probablement les ganglions lymphatiques sont envahis.

Après avoir enlevé les couches superficielles : peau, couche cellulo-graisseuse sous-cutanée et aponévrose superficielle, on trouve une première couche musculaire représentée par le muscle grand pectoral, puis une couche celluleuse; viennent ensuite une aponévrose profonde, une deuxième couche musculaire constituée par le petit pectoral, le paquet vasculo-nerveux plongeant dans une atmosphère cellulo-graisseuse lâche renfermant des ganglions lymphatiques, et enfin la paroi costale.

Je n'ai rien à dire des couches superficielles ni du muscle grand pectoral, sur lesquels j'aurai l'occasion de revenir en décrivant la paroi antérieure du creux de l'aisselle. La véritable région sous-claviculaire apparaît lorsque le muscle grand pectoral a été enlevé; elle offre l'aspect que j'ai représenté figure 158. Sa forme est triangulaire; le sommet du triangle (ST) est dirigé en dehors et répond à l'apophyse coracoïde, recouverte elle-même par les fibres les plus antérieures du muscle deltoïde; la base (1er EI) répond à la paroi cosale au niveau du premier espace intercostal.

La clavicule et le muscle sous-clavier en forment le bord supérieur, et le petit pectoral le bord inférieur : d'où le nom de *triangle clavi-pectoral* qui sert encore à le désigner. L'aire de ce triangle est recouverte par une lame fibreuse (AP) qui part de l'aponévrose d'enveloppe du muscle sous-clavier, dont elle n'est que la continuation. Très solide à ce niveau, l'aponévrose *clavi-pectorale* se dédouble bientôt, de façon à envelopper complètement le petit pectoral. Elle est traversée d'avant en arrière par la veine céphalique (VC), qui, abandonnant l'interstice du grand pectoral et du deltoïde, se porte en arrière et en dedans pour se jeter dans la veine axillaire. Des branches de l'artère acromio-thoracique la traversent d'arrière en avant pour se rendre aux muscles. Nous nous occuperons de nouveau de cette aponévrose en étudiant le creux de l'aisselle.

Au-dessous de l'aponévrose on trouve le paquet vasculo-nerveux. Ainsi que nous avons vu la jugulaire interne recouvrir une portion de la carotide primitive, de même la veine axillaire recouvre une partie de l'artère axillaire, qu'elle dépasse notablement en volume. Cette veine est située en dedans et un peu en avant de l'artère. Vient ensuite l'artère axillaire, située en dehors et un peu en arrière de la veine; enfin, plus en dehors, les nerfs du plexus brachial. Un des cordons nerveux de ce plexus (PB), celui qui touche l'artère, est situé exactement sur le même plan que ce vaisseau : d'où l'erreur commise dans cette région plus que dans aucune autre, consistant à prendre un nerf pour l'artère. Les autres cordons (PB) occupent un plan plus profond. Remarque importante : veine, artère et nerfs, sont en contact *immédiat*, ce qui n'a lieu ni au-dessus ni au-dessous de cette région.

La clavicule et la première côte, qui vont bientôt s'articuler ensemble, sont très rapprochées l'une de l'autre à la base du triangle et forment entre elles un angle très aigu. La veine axillaire occupe cet angle et repose directement sur la paroi costale. On conçoit comment une tumeur développée à la face inférieure de la clavicule pourrait gêner ou interrompre même la circulation dans les vaisseaux axillaires. Une forte pression exercée sur la clavicule produirait un résultat analogue, principalement sur la veine.

Le rapport du paquet vasculo-nerveux sous-claviculaire avec la paroi costale rend bien compte des phénomènes que produit parfois la tête de l'humérus déplacée en comprimant les vaisseaux et les nerfs contre cette paroi.

La figure 158 montre en PV l'adhérence de la veine axillaire avec l'aponévrose clavi-pectorale et fournit la raison du non-affaissement des parois veineuses lorsqu'on les divise. On voit, en même temps que la veine céphalique, une autre veine collatérale se diriger transversalement et croiser la face externe de l'artère, ce qui eût amené une difficulté de plus dans la ligature du vaisseau sur ce sujet.

De l'artère axillaire naît dans le triangle clavi-pectoral, immédiatement au-dessus du petit pectoral, une branche importante, l'acromio-thoracique. Cette artère se présente sous le bistouri de l'opérateur avant le tronc principal et doit être ménagée autant que possible, résultat que l'on obtient en se rapprochant de la clavicule.

Le paquet vasculo-nerveux est entouré de toutes parts par une abondante quantité de tissu cellulaire lamelleux, lâche, qui se continue avec celui du creux sus-claviculaire et du creux de l'aisselle, d'où la propagation facile des fusées purulentes dans ces diverses régions, d'où aussi les infiltrations sanguines dans le cas de plaie. On y trouve également de nombreux ganglions lymphatiques qui peuvent s'enflammer à la suite de la piqûre d'un doigt, par exemple, et être le point de départ d'un phlegmon grave. Je reviendrai, à propos de l'aisselle, sur ces phlegmons. Les ganglions s'engorgent fréquemment dans les cancers du sein et, par la compression qu'ils déterminent, sont cause de violentes douleurs sur le trajet des nerfs et de l'œdème du membre supérieur.

Est-il besoin de faire remarquer combien sont graves les plaies profondes du creux sous-claviculaire? L'anévrysme artériel, l'anévrysme artérioso-veineux, peuvent s'y développer, et je n'ai rien à ajouter ici à ce que j'ai déjà dit à propos des gros vaisseaux du cou.

Si l'on veut bien remarquer que depuis la sortie de l'artère sous-clavière d'entre les scalènes jusqu'à la naissance de la branche acromio-thoracique il ne naît aucune collatérale, on comprendra que la ligature de l'axillaire immédiatement au-dessous de la clavicule soit une bonne ligature au point de vue de la production du caillot; il faudra lier le plus près possible de l'os.

Voici sommairement les règles qui doivent présider à cette opération :

Pratiquer une incision horizontale au-dessous de la clavicule. L'incision ne doit pas être absolument parallèle au bord antérieur de cet os, mais partir du sommet de l'apophyse coracoïde, afin de découvrir plus facilement le bord supérieur du petit pectoral, qui constitue un point de repère précieux. Diviser successivement : la peau, la couche cellulo-graisseuse sous-cutanée, l'aponévrose superficielle, le muscle grand pectoral. On reconnaît que le muscle est divisé complètement quand on trouve une couche celluleuse. Diviser l'aponévrose clavi-pectorale en redoublant d'attention et rechercher le petit pectoral; respecter la veine céphalique, qui peut servir de guide pour conduire sur la veine axillaire; à l'aide de la pince et de la sonde cannelée, chercher les vaisseaux, en commençant par la veine; écarter celle-ci en dedans et dénuder l'artère, qui est *immédiatement* en dehors et un peu en arrière; on chargera le vaisseau de dedans en dehors pour éviter la blessure de la veine.

C. — RÉGION SCAPULAIRE.

La *région scapulaire* a pour partie fondamentale l'omoplate et comprend les trois fosses que l'on décrit à cet os : les fosses sus-épineuse, sous-épineuse et sous-scapulaire.

Les organes que l'on rencontre dans chacune de ces fosses sont les suivants, en procédant de la peau vers le squelette :

Fosse sus-épineuse : 1° la peau; 2° une couche cellulo-graisseuse sous-cutanée assez dense; 3° le muscle trapèze; 4° un peloton graisseux très gros qui remplit tout l'espace laissé libre par le muscle, plus volumineux par conséquent en avant qu'en arrière; 5° l'aponévrose sus-épineuse, qui bride le muscle et lui forme une sorte de gaine ostéo-fibreuse; 6° le muscle sus-épineux ; 7° le squelette.

Fosse sous-épineuse : 1° la peau; 2° la couche cellulo-graisseuse sous-cutanée; 3° une couche musculaire formée par le bord postérieur du deltoïde en avant, une très petite portion du trapèze en arrière, le grand dorsal en bas; 4° l'aponévrose sous-épineuse; 5° les muscles sous-épineux, grand rond et petit rond; 6° le squelette.

La *fosse sous-scapulaire* est remplie par le muscle de ce nom recouvert lui-même par l'aponévrose sous-scapulaire. Entre l'aponévrose et le musle existe une grande quantité de tissu cellulaire lâche, comme infiltré, qui offre d'ailleurs des caractères identiques à celui de l'aisselle.

Les *artères* de la région scapulaire sont nombreuses. Elles sont remarquables en ce qu'elles forment une sorte de cercle artériel anastomotique entre l'artère sous-clavière et l'artère axillaire, ce qui permet le rétablissement de la circulation dans le membre supérieur après la ligature de la sous-clavière en dehors des scalènes ou celle de l'axillaire sous la clavicule.

Ces artères sont : les scapulaires *supérieure*, *postérieure* et *inférieure*. Nous avons déjà signalé l'origine des deux premières à l'artère sous-clavière et leurs rapports dans le creux sus-claviculaire.

La scapulaire supérieure pénètre dans la fosse sus-épineuse au niveau de l'échancrure coracoïdienne, convertie en trou par un ligament, et passe au-dessus de ce ligament, tandis que le nerf sus-épineux passe en dessous; elle contourne ensuite le bord antérieur de l'épine de l'omoplate et se termine dans la fosse sous-épineuse, où elle s'anastomose largement avec la scapulaire inférieure, branche de l'axillaire.

La scapulaire postérieure gagne l'angle supérieur et postérieur de l'omoplate, descend tout le long du bord spinal et s'anastomose dans la fosse sous-épineuse avec la scapulaire supérieure et la scapulaire inférieure.

La scapulaire inférieure naît de l'artère axillaire, au niveau du bord inférieur du tendon du muscle sous-scapulaire, descend le long de ce bord après s'être distribuée dans les muscles de la région, et s'anastomose avec les deux autres scapulaires.

Les *veines* suivent le trajet des vertèbres.

Les *vaisseaux lymphatiques* se rendent dans les ganglions du cou et de l'aisselle.

Quant aux *nerfs*, ils proviennent du plexus brachial : ce sont le nerf sus-épineux et les branches sous-scapulaires.

La région scapulaire offre si peu d'intérêt chirurgical, que j'ai dû me contenter d'une simple énumération des organes qu'on y rencontre. Je signalerai spécialement les aponévroses, qui convertissent les fosses en véritables loges ostéo-fibreuses, en sorte que les collections purulentes y sont bien limitées; des fibromes peuvent naître de ces tissus fibreux, et l'angle inférieur de l'omoplate paraît être privilégié à cet égard.

Les fibres musculaires s'insèrent non pas seulement à un point de l'omoplate, mais à toute la surface de cet os, aux crêtes qu'on y trouve : aussi les fractures du corps de l'omoplate ne s'accompagnent-elles pas de déplacement; les fragments sont maintenus par les fibres musculaires qui les doublent en dedans et en dehors. Il résulte aussi de cette différence des muscles que les éclats d'os produits par une plaie d'arme à feu ont moins de tendance à se nécroser et peuvent être abandonnés à eux-mêmes. Cependant, lorsque les plaies suppurent trop abondamment, il ne faut pas hésiter à pratiquer la résection de l'os, soit totale, soit partielle, ainsi que l'a fait trois fois avec grand succès le Dr Chipault, d'Orléans, pendant la dernière guerre. La résection de l'omoplate a été également pratiquée plusieurs fois pour des lésions organiques. M. Rigaud en a publié une très belle observation. J'ai fait moi-même cette résection à l'hôpital Beaujon en 1879 sur une jeune femme dont l'omoplate était criblée d'hydatides. Chose remarquable, l'affection hydatique avait succédé à une sorte de contusion de la région, et c'est ce premier fait qui m'a servi à établir la proposition suivante : Presque tous les kystes hydatiques, même ceux du foie, reconnaissent une contusion antérieure comme *cause déterminante*.

Une première incision parallèle à l'épine de l'omoplate et une seconde parallèle au bord spinal conviendraient pour dénuder l'os en procédant d'arrière en avant.

Les mouvements de l'omoplate sur le thorax peuvent déterminer à ce niveau la production de bourses séreuses accidentelles susceptibles de s'enflammer et de donner naissance aux symptômes propres à ces sortes d'affections. M. le Dr Terrillon a signalé l'existence de bruits de frottement dus à cette cause.

D. — RÉGION SCAPULO-HUMÉRALE.

La *région scapulo-humérale*, décrite encore sous le nom de *moignon de l'épaule*, est représentée extérieurement par la partie supérieure du muscle deltoïde, qui en marque les limites dans tous les sens; certains auteurs l'appellent pour cette raison région deltoïdienne. Elle a comme centre et comme organe principal l'articulation scapulo-humérale.

Les éléments qui entrent dans la composition de cette région sont peu nombreux. Nous y rencontrons, en procédant de dehors en dedans : 1° la peau, la couche cellulo-graisseuse sous-cutanée et l'aponévrose d'enveloppe du muscle deltoïde; 2° le muscle deltoïde; 3° une couche de tissu cellulaire lâche, lamel-

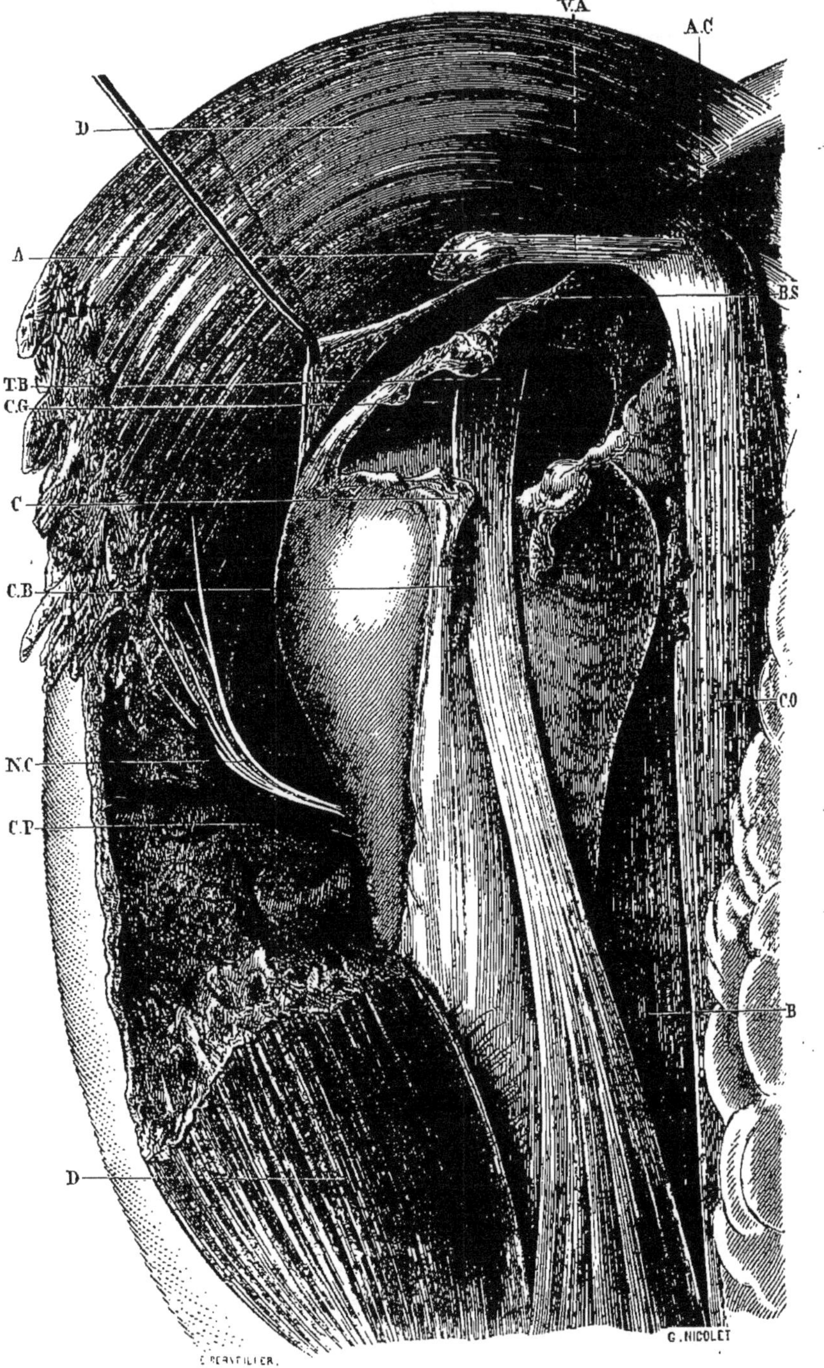

Fig. 159. — *Région scapulo-humérale droite.* — Adulte. — Grandeur naturelle. — Le bras est pendant le long du tronc, dans la position intermédiaire à la pronation et à la supination. — L'humérus est légèrement abaissé.

A, acromion.
AC, apophyse coracoïde.
B, courte portion du biceps.
BS, bourse séreuse sous-deltoïdienne dont la paroi est relevée avec une érigne.
C, capsule articulaire divisée à son insertion au col anatomique.

leux, et une bourse séreuse spéciale; 4° les tendons du biceps (longue et courte portion) et le muscle coraco-brachial; 5° la capsule articulaire; 6° la tête humérale et la cavité glénoïde.

En réalité, au point de vue opératoire, l'articulation scapulo-humérale n'est recouverte que par les téguments et le muscle deltoïde : aussi est-elle très facilement accessible.

Le moignon de l'épaule est régulièrement arrondi, ce qui est dû au relief que fait la tête de l'humérus en dehors : aussi, lorsque la tête de l'humérus a abandonné la cavité glénoïde, qu'elle s'est portée en dedans, le muscle deltoïde, qui n'est plus soulevé, s'affaisse, descend en ligne droite de l'extrémité de l'acromion sur laquelle la peau semble se réfléchir comme un vêtement qui serait placé sur une épaulette. Le moignon de l'épaule est aplati, anguleux, et l'acromion fait une saillie appréciable au toucher. Si on porte le doigt sur ce méplat, il s'y enfonce en déprimant le muscle et peut aller toucher la cavité glénoïde, si le sujet est maigre et peu musclé. La dépression sous-acromiale est rendue plus sensible encore en portant le bras dans l'abduction. Je signalerai également l'espèce d'encoche ou de brisure qu'on remarque en même temps à la face externe du bras au niveau de l'insertion deltoïdienne. Ce sont là d'excellents signes de luxation de l'épaule en avant.

La conformation du moignon de l'épaule est très variable suivant les sujets. Il en est chez lesquels la tête humérale fait saillie, surtout en avant, en sorte que la dépression normale qui siège en arrière au-dessous de l'acromion est très exagérée et pourrait parfois faire croire à une luxation de l'épaule. Chez d'autres, le moignon est un peu aplati, comme fuyant, ce qui peut également embarrasser le diagnostic dans certains cas de contusion de l'épaule.

Je n'ai rien à signaler à propos des couches superficielles du moignon de l'épaule, si ce n'est que dans le tissu cellulaire sous-cutané, au niveau de la face supérieure de l'acromion, existe parfois une bourse séreuse, la bourse *sus-acromiale,* développée surtout chez les sujets qui portent des fardeaux sur l'épaule.

Les filets terminaux des branches sus-acromiale et sus-claviculaire du plexus cervical rampent dans la couche sous-cutanée et vont se rendre à la peau. La partie postérieure de la peau de l'épaule reçoit en outre une branche, dite *rameau cutané* de l'épaule, provenant du nerf circonflexe. On observe assez souvent à la suite de luxations de l'épaule une paralysie du deltoïde que l'on a attribuée à une contusion ou à une distension de ce nerf. M. T. Anger a eu l'idée ingénieuse de vérifier au moment de l'accident l'état de sensibilité du territoire cutané de ce rameau au point de vue du pronostic.

Le muscle deltoïde enveloppe de toutes parts l'articulation scapulo-humérale. Il se fixe en haut : à la lèvre inférieure de l'épine de l'omoplate, au bord externe de l'acromion et au tiers externe du bord antérieur de la clavicule. En bas, il s'attache par trois tendons aux deux branches et à la pointe du V deltoïdien. Ce muscle est fasciculé ; entre ses faisceaux existe une certaine quantité de tissu cellulo-adipeux qui peut donner naissance à un lipome. Ces lipomes *intra-deltoïdiens* sont fort difficiles à distinguer d'un kyste.

CB, coulisse bicipitale.
CG, cavité glénoïde.
CO, muscle coraco-brachial.
CP, artère circonflexe postérieure.
DD, muscle deltoïde.
NC, nerf circonflexe.
TB, tendon de la longue portion du biceps.
VA, voûte acromio-coracoïdienne.

Le deltoïde est le muscle *abducteur* du bras ; il est seul à remplir cette fonction : aussi sa paralysie entraîne-t-elle la perte complète de l'abduction. On ne sait pas encore bien au juste la cause de cet accident, qui se présente à la suite des luxations ou des contusions de l'épaule. Tient-il à une distension, une déchirure, une contusion du nerf circonflexe, ou simplement à une contusion du muscle lui-même ou à une immobilisation prolongée ? cela est difficile à dire.

Dans tous les cas, la paralysie du deltoïde constitue un accident d'autant plus sérieux qu'il peut persister toujours. Il y aurait donc grand intérêt à la prévoir au moment même de la luxation : c'est pour cela que la remarque de M. T. Anger est intéressante.

A la suite de chutes sur le moignon de l'épaule survient quelquefois une névralgie du nerf circonflexe qui peut être confondue avec une périarthrite, et dont l'existence se révèle par le trajet de la douleur et la présence de points douloureux. Ces faits peu connus méritent d'attirer l'attention du clinicien, car un vésicatoire volant appliqué sur le parcours du nerf peut produire une amélioration rapide.

Le deltoïde est tapissé à sa face interne par une lame aponévrotique qui lui constitue, avec l'aponévrose superficielle, une gaine complète. Plus profondément existe une couche de tissu cellulaire très lâche qui facilite les mouvements de la tête humérale. On y trouve toujours une ou plusieurs bourses séreuses. L'une d'elles, constante (BS, *fig.* 159), appelée *sous-deltoïdienne*, est suffisamment développée à l'état normal pour contenir une trentaine de grammes de liquide. Cette cavité peut être le siège de collections séreuses ou purulentes que l'on rattacherait à l'articulation scapulo-humérale, si l'on n'était prévenu. L'examen attentif du jeu des surfaces articulaires permet d'éviter l'erreur. Une seconde bourse séreuse, qui ne m'a pas paru constante, siège au-dessus de l'apophyse coracoïde ; elle est beaucoup moins développée que la précédente.

Au-dessous de la couche celluleuse sous-deltoïdienne se présentent : le tendon de la longue portion du biceps avant sa pénétration dans la gouttière bicipitale ; les tendons de la courte portion, du coraco-brachial et du petit pectoral, qui s'attachent à l'apophyse coracoïde.

Vient ensuite la *capsule articulaire*. Fixée d'une part au pourtour de la cavité glénoïde et sur le col anatomique de l'humérus d'autre part, la capsule est remarquable par sa laxité, bien différente en cela de la capsule coxo-fémorale ; de plus, elle est peu résistante et n'oppose qu'un faible obstacle à la luxation de la tête de l'humérus. Elle est renforcée ou plutôt remplacée, au niveau des tubérosités interne et externe de la tête humérale, par les tendons des muscles sous-scapulaire, sus-épineux, sous-épineux et petit rond, qui font corps avec elle. Un faisceau fibreux parti de l'apophyse coracoïde la fortifie encore en avant. En avant et en bas, elle descend jusque sur le col chirurgical et se confond avec le périoste, en sorte que l'on peut pratiquer aisément la résection sous-capsulo-périostée par le procédé de M. Ollier. Cette capsule est incomplète. Elle est constamment perforée au niveau du tendon du sous-scapulaire. On trouve là une véritable boutonnière à travers laquelle s'engage un prolongement de la synoviale articulaire. Ce cul-de-sac synovial peut se distendre dans l'hydarthrose scapulo-humérale et faire saillie à la partie antérieure et interne du moignon de l'épaule, lieu d'élection pour la recherche de la fluctuation dans cette maladie.

Je rappellerai que l'ouverture de la capsule constitue l'un des temps difficiles de la désarticulation scapulo-humérale, parce que l'on engage généralement la pointe du couteau au-dessous de la voûte acromio-coracoïdienne pour aller diviser la capsule à son insertion glénoïdienne. La lame du couteau doit être appliquée verticalement sur la saillie de la tête humérale, de façon à ouvrir la capsule vers sa partie moyenne.

La capsule ouverte, on rencontre le tendon de la longue portion du biceps, situé dans l'intérieur de l'articulation. La synoviale envoie un prolongement qui accompagne ce tendon dans la coulisse bicipitale jusqu'à quelques centimètres au-dessous du point où il traverse la capsule.

Il résulte de ce qui précède que dans la région scapulo-humérale existent, indépendamment de la synoviale articulaire, cinq cavités séreuses : l'une sous-cutanée, la bourse sus-acromiale ; quatre sous-musculaires, dont deux indépendantes : la sous-deltoïdienne et la coracoïdienne ; deux émanant de la séreuse articulaire : la sous-scapulaire et la bicipitale. On ne saurait trop se rappeler en chirurgie l'existence de ces membranes séreuses, sources fréquentes de maladies et d'erreurs de diagnostic.

Le tendon de la longue portion du biceps, jouant le rôle de ligament actif, apporte un certain obstacle à la résection de la tête humérale, et l'un des premiers temps de l'opération consiste à le dégager de sa coulisse et à l'écarter avec un crochet mousse.

Que devient ce tendon lorsque la tête humérale se déplace ? sort-il de sa coulisse ou bien accompagne-t-il l'os déplacé ? Ce détail ne me paraît pas avoir occupé les chirurgiens, et il a cependant son intérêt. Que le tendon reste en place dans les luxations incomplètes et sous-coracoïdiennes, c'est possible et même probable, mais il est difficile d'admettre qu'il en soit ainsi dans les luxations intra-coracoïdiennes et sous-claviculaires : dans ces circonstances, ou il se déchire, ou il se luxe. Lorsqu'il se luxe, on conçoit que la tête humérale puisse être saisie entre les deux chefs du biceps qui forment boutonnière autour de son col et font obstacle à la réduction. J'ai observé en 1874 à l'hôpital Lariboisière, dans ces conditions, une malade dont le tendon du biceps avait quitté sa coulisse ; on le voyait et on le sentait rentrer et sortir. Les mouvements de flexion de l'avant-bras sur le bras occasionnaient une douleur assez vive pour entraver les fonctions du membre.

Je renvoie aux traités d'anatomie descriptive pour l'étude détaillée des surfaces articulaires scapulo-humérales. Je dirai seulement que l'extrémité supérieure de l'humérus est divisée par le col anatomique en deux portions, l'une articulaire, ou tête de l'humérus, l'autre non articulaire, qui comprend les deux tubérosités et le col chirurgical. Cette division anatomique est adoptée avec raison pour les fractures de cette extrémité.

La cavité glénoïde présente une forme ovalaire à grand diamètre vertical, la grosse extrémité regardant en bas. Cette cavité est si peu profonde que certains auteurs ont rangé l'articulation dans le genre *arthrodie*, opinion qui n'a pas prévalu. Le bourrelet glénoïdien en augmente, il est vrai, la profondeur, qui est toutefois bien loin d'être proportionnée au volume de la tête humérale. Cette dernière disposition, jointe à la laxité de la capsule, facilite singulièrement les mouvements du bras, mais, comme conséquence, prédispose aux luxations : aussi la luxation scapulo-humérale est-elle plus fréquente à elle seule que toutes les autres réunies. La cavité glénoïde repose sur une partie rétrécie de l'omoplate qui porte le nom de col. La fracture du col de l'omoplate s'accompagne toujours d'un grand déplacement : l'articulation tout entière s'abaisse avec le fragment qui la supporte, l'acromion fait saillie sous la peau et le moignon s'aplatit. On pourrait donc croire tout d'abord à une luxation de l'épaule, mais ce sont là les seuls symptômes communs à ces deux affections qu'un examen même superficiel fera facilement distinguer l'une de l'autre.

Bien que le rebord de la cavité glénoïde soit mince et comme tranchant, il n'en existe pas moins des luxations incomplètes dans lesquelles l'humérus est en quelque sorte à cheval sur ce rebord. On comprend difficilement *à priori* une surface sphérique restant en équilibre sur une crête de chaque côté de laquelle sont deux plans inclinés ; sur le squelette, ce serait impossible, mais le fait existe et trouve son explication dans l'état de la capsule, qui, incomplètement déchirée, forme une boutonnière bridant la tête. Il est bien facile de le démontrer sur le cadavre, ainsi que je l'ai fait nombre de fois, en particulier pour la tête du fémur, où les conditions sont identiques.

Au-dessous de la cavité glénoïde se trouve une surface osseuse assez large, à laquelle fait suite le bord axillaire de l'omoplate. Si par la pensée on prolonge ce bord en haut, il coupe la cavité glénoïde en deux parties situées l'une en avant, l'autre en arrière. La tête de l'humérus, en se déplaçant, ne peut se porter que directement au-dessus ou au-dessous de la cavité glénoïde, ou bien en avant ou en arrière de cette cavité. Or, la luxation en haut étant impossible à cause de la voûte acromio-coracoïdienne, il existe donc trois grandes espèces de luxations de l'épaule : la *luxation en avant*, la *luxation en arrière* et la *luxation en bas*.

La luxation en avant est infiniment plus fréquente que les deux autres ; on n'observe guère que celle-là dans la pratique.

Suivant que la tête humérale est située sous l'apophyse coracoïde ou en dedans d'elle, on l'appelle *sous-coracoïdienne* ou *intra-coracoïdienne*. Dans ce dernier cas, la tête peut être poussée jusqu'au-dessous de la clavicule, de façon à remplir complètement le creux sous-claviculaire. On l'appelle alors luxation *sous-claviculaire*.

Si la tête se porte en arrière, elle reste ordinairement sous l'acromion, la luxation est *sous-acromiale*. Malgaigne en a réuni 34 cas. Si la tête est portée plus loin, elle arrive dans la fosse sous-épineuse, la luxation est *sous-épineuse ;* c'est la plus rare de toutes. Aux quelques cas de cette variété qui existent dans la science je peux en ajouter un que j'observai à l'hôpital Saint-Antoine en 1867, C'était un jeune homme de 24 ans qui, ayant eu le bras droit pris dans un engrenage, fut entraîné plusieurs fois autour d'un volant. Il en résulta un arrachement à peu près complet du bras à la partie moyenne et une luxation sous-épineuse. Le sujet était maigre, et je pus, avec MM. les Drs du Castel et Thaon, alors mes internes, en acquérir une certitude absolue. Le bras avait été tordu plusieurs fois sur lui-même jusqu'à arrachement. J'ai produit sur le cadavre des luxations sous-épineuses par le même mécanisme. Depuis cette époque j'ai observé à Lariboisière un malade qui produisait à volonté sur lui-même la luxation sous-acromiale.

La tête humérale se porte en bas lorsqu'elle se luxe dans un mouvement forcé et brusque d'élévation de l'épaule, et elle se place sur le bord axillaire de l'omoplate immédiatement au-dessous de la cavité glénoïde. Goyrand appela cette luxation *sous-glénoïdenne*. Elle est rare. J'en ai observé un cas à la Clinique sur une jeune fille; le déplacement s'était produit pendant qu'elle soulevait vivement son bras en jouant à la raquette. Un malade que je vis à l'hôpital Saint-Louis en 1872 avait une luxation sous-glénoïdienne. Je me proposais de faire mouler l'épaule pour conserver l'attitude si remarquable du bras (énorme abduction), lorsque, sous l'influence sans doute des explorations, la luxation se transforma en luxation en avant.

La synoviale articulaire n'offre rien de spécial à noter, à part ses prolongements dont j'ai déjà parlé. Elle est susceptible d'éprouver les mêmes lésions que les autres séreuses articulaires; il est toutefois remarquable qu'elle soit l'une des moins fréquemment atteintes : la synovite fongueuse y est rare; l'hydarthrose scapulo-humérale y est également très rare. La présence du liquide détermine une saillie du moignon de l'épaule appréciable surtout à la partie antérieure, dans l'interstice qui sépare le deltoïde du grand pectoral. La tête de l'humérus abandonne la cavité glénoïde et tombe légèrement. On observe ce même abaissement de l'humérus dans la paralysie du deltoïde et dans celle des muscles qui s'attachent aux tubérosités humérales. En repoussant le coude en haut à l'aide d'un mouvement brusque on sent parfois le choc de la tête contre la cavité, choc analogue à celui de la rotule sur les condyles du fémur dans l'hydarthrose du genou.

Si les arthrites de l'épaule sont relativement rares, il n'en est pas de même des raideurs articulaires qui suivent une immobilisation prolongée du bras. Je ne saurais trop prévenir de ce fait les praticiens. C'est ainsi, par exemple, qu'il est fréquent de voir, surtout chez les personnes déjà âgées, une impuissance presque absolue du bras succéder à une fracture de l'extrémité inférieure du radius et persister assez longtemps pour que la cause première cesse d'être invoquée. On pense à un rhumatisme, à une arthrite sèche, etc., tandis que la cause unique est l'immobilisation trop prolongée du membre. En conséquence, on fera exécuter à l'articulation scapulo-humérale de petits mouvements toutes les fois qu'ils ne seront pas absolument contraires au traitement.

L'articulation scapulo-humérale présente avec les saillies osseuses voisines des rapports utiles à connaître. Blandin avait déjà fait remarquer que l'épicondyle et l'acromion sont situés sur une même ligne. Mais, détail plus important à connaître, cette ligne aboutit en haut à la grosse tubérosité humérale. Il résulte de ce dernier rapport qu'une ligne partant de l'épicondyle et menée parallèlement à l'axe du bras arrive à cette tubérosité. On peut donc de cette façon déterminer la position du trochin sur le vivant dans une luxation de l'épaule, et par suite celle de la tête de l'humérus. J'ai l'habitude à l'hôpital, à l'aide de cette donnée suffisamment exacte, de dessiner à l'encre sur la peau la tête de l'humérus dans ses nouveaux rapports, ce qui rend les symptômes encore plus appréciables.

L'articulation est surmontée par une voûte ostéo-fibreuse, la *voûte-acromio-coracoïdienne*, qui limite absolument le mouvement d'ascension de la tête de l'humérus et s'oppose, ainsi que je l'ai déjà dit, aux luxations en haut.

Pour bien découvrir l'articulation, qu'il s'agisse de pratiquer une résection ou une désarticulation scapulo-humérale, il faut plonger le couteau sur le milieu de la voûte et diviser du même coup les téguments, le deltoïde et le ligament qui unit l'acromion à l'apophyse coracoïde. L'incision partant du bord externe de l'acromion, proposée par Larrey pour la désarticulation de l'épaule, a le grand inconvénient de ne pas découvrir la surface articulaire et de rendre l'opération plus difficile. Donc c'est l'incision antérieure qu'il faut pratiquer toutes les fois qu'on veut ouvrir la capsule.

Recouverte et protégée par le deltoïde, l'apophyse coracoïde est très rarement atteinte de fracture; il est difficile de la sentir sous le doigt pour déterminer si une luxation est sous-coracoïdienne ou intra-coracoïdienne. D'ailleurs cette détermination n'a pas une grande importance pratique. Je rappellerai que cette apophyse est située sur le prolongement du creux axillaire.

En arrière de l'humérus se trouve un nerf qui tient une place importante dans la pathologie de l'épaule : le *nerf circonflexe*. Né du plexus brachial par un tronc commun avec le nerf radial, le circonflexe descend, contourne le bord inférieur du muscle sous-scapulaire, croise à angle droit le bord supérieur du muscle grand rond, et se place entre l'humérus et la longue portion du muscle triceps. Il contourne la face postérieure du col chirurgical, en compagnie de l'artère circonflexe postérieure (NC, fig. 159), arrive au niveau du bord postérieur du deltoïde, s'engage dans ce muscle par sa face profonde et s'y épuise. C'est au moment de pénétrer dans le deltoïde qu'il fournit le rameau cutané de l'épaule dont j'ai déjà parlé.

Le muscle deltoïde est le seul muscle abducteur du bras, et le nerf circonflexe est seul à lui fournir l'innervation. Toutes les fois que le circonflexe sera détruit, le deltoïde sera paralysé et le mouvement d'abduction perdu. Il y a donc un intérêt de premier ordre, dans la résection de la tête de l'humérus, à conserver le tronc et le plus grand nombre possible des branches du circonflexe.

Le nerf pénétrant le muscle d'arrière en avant, l'incision doit se rapprocher le plus possible de la partie antérieure. De plus, le circonflexe suit un trajet horizontal qui correspond environ à la partie moyenne de la hauteur du muscle et fournit des rameaux, les uns ascendants, les autres descendants. Une incision horizontale, pratiquée à la partie supérieure du deltoïde, ménagerait donc, autant que faire se peut, les filets nerveux. C'est l'ingénieuse idée qu'eut Nélaton en proposant son procédé. Mais ce procédé est passible du reproche que je faisais il y a un instant à l'incision de Larrey : il faut attaquer la capsule par-dessous l'acromion, et l'opération est difficile. J'en ai vu la preuve entre les mains de Nélaton lui-même.

Qu'on imagine toutes les combinaisons possibles d'incision autour de l'épaule, et on aura l'idée des nombreux procédés qui ont été proposés ou suivis pour découvrir la tête de l'humérus. Mais celui qui répond le mieux à toutes les indications, soit pour la facilité de l'exécution, soit pour la conservation du circonflexe, et aussi pour la substitution, séance tenante, d'une amputation à une résection, consiste en une incision verticale antérieure passant par le milieu de la voûte acromio-coracoïdienne.

Les artères de l'épaule sont les deux circonflexes, l'une antérieure, beaucoup plus petite, l'autre postérieure, plus volumineuse; elles passent, la première en avant, la seconde en arrière du col de l'humérus, et n'offrent aucun intérêt chirurgical. Des veines accompagnent les artères. Les lymphatiques se rendent aux ganglions de l'aisselle.

La réponse à la question suivante me paraît être un utile résumé de tout ce qui précède sur la région scapulo-humérale :

Étant donné un traumatisme de l'épaule, quelle lésion pourra se produire et dans quel ordre convient-il de procéder à l'examen ?

1° Rechercher si la tête de l'humérus est à sa place; c'est là le point capital.

2° Y a-t-il une fracture ? La fracture peut siéger sur le col chirurgical de l'humérus, sur le col anatomique, sur l'extrémité externe de la clavicule, sur l'acromion, sur l'apophyse coracoïde et sur le col de l'omoplate. On passera en revue ces diverses parties.

3° En l'absence des lésions précédentes, on aura affaire à une contusion ou à une entorse.

S'il s'agit de lésions inflammatoires, le siège est-il dans le muscle deltoïde, dans les bourses séreuses sous-deltoïdiennes, dans l'articulation ou dans le nerf circonflexe ? Telles sont les questions qu'il faudra résoudre.

E. — DU CREUX DE L'AISSELLE OU RÉGION AXILLAIRE.

L'*aisselle* est une cavité située entre le thorax et la racine du membre supérieur, se présentant sous la forme d'une pyramide quadrangulaire : elle est donc limitée par quatre parois, une base et un sommet.

Les parois sont : *antérieure* ou *pectorale; interne* ou *thoracique; externe* ou *scapulo-humérale; postérieure* ou *scapulaire*. La *base* répond à la peau et le *sommet* à l'apophyse coracoïde.

J'étudierai d'abord les parois qui limitent la pyramide, et ensuite les organes contenus dans son intérieur.

Paroi antérieure ou pectorale de l'aisselle.

Cette paroi est essentiellement constituée par les muscles grand et petit pectoral. Les couches qui la composent sont celles que j'ai déjà énumérées en étudiant la région du creux sous-claviculaire : la peau, la couche cellulo-graisseuse sous-cutanée, une aponévrose superficielle, le muscle grand pectoral, une couche de tissu cellulaire lamelleux, une aponévrose profonde dans laquelle est compris le petit pectoral, une seconde couche de tissu cellulaire lamelleux et les espaces intercostaux.

Entre ces diverses couches rampent des vaisseaux et nerfs d'importance très secondaire.

La paroi antérieure de l'aisselle est aplatie, sauf dans le cas de phlegmon ou de luxation de l'humérus dans l'aisselle; la paroi fait alors en avant une légère saillie et *paraît* allongée, sans l'être réellement.

Sur la limite externe de la région existe entre le muscle deltoïde et le grand pectoral un interstice cellulo-graisseux dans lequel est située la veine céphalique (VC, *fig.* 158), qui ne tarde pas à s'enfoncer dans le creux sous-claviculaire pour aller se jeter dans la veine axillaire. Lisfranc conseillait de pénétrer par cet interstice pour découvrir l'artère axillaire sous la clavicule. Il suffit de jeter un coup d'œil sur la figure 158 pour voir que l'artère est située en dedans de cet interstice et qu'il sera bien difficile d'agir à une grande profondeur, à travers une boutonnière musculaire, sans faire des débridements latéraux. L'incision horizontale, parallèle à la clavicule, dont j'ai parlé plus haut, est préférée avec raison.

Si l'on se rappelle la distribution du nerf circonflexe dans le deltoïde, on comprendra qu'une incision pratiquée dans cet interstice permettra d'arriver sur la tête humérale en ménageant complètement ce nerf. C'est le chemin que M. Ollier conseille de suivre dans la résection scapulo-humérale : mais, outre la blessure probable de la veine céphalique, qui présenterait d'ailleurs peu de gravité, on arrive ainsi sur l'articulation moins directement qu'avec une incision partant du milieu de la voûte acromio-coracoïdienne, et une très petite quantité de fibres deltoïdiennes restent, en définitive, en avant de cette dernière incision.

C'est dans cet interstice que les rares collections liquides développées dans l'articulation scapulo-humérale, ainsi que certains abcès de l'aisselle, viennent faire saillie ; c'est en ce point qu'il faut rechercher la fluctuation. On fera l'ouverture des abcès en pratiquant une incision verticale parallèle à l'interstice.

La disposition la plus importante de la paroi antérieure du creux axillaire est relative aux aponévroses. Elles sont au nombre de deux, l'une superficielle, l'autre profonde. La superficielle passe au devant du grand pectoral; la profonde est celle que nous avons déjà étudiée à propos du creux sous-claviculaire sous le nom de *clavi-pectorale*. Le schéma représenté figure 153 montre le mode d'origine de cette aponévrose à la clavicule : c'est le prolongement du feuillet moyen de l'aponévrose cervicale qui se reconstitue après avoir fourni une gaine à la veine sous-clavière et au muscle sous-clavier. Partie de la clavicule et de l'apophyse coracoïde, où elle est extrêmement résistante (AP, *fig.* 158), l'aponévrose clavi-pectorale recouvre les vaisseaux du creux sous-claviculaire, comprend le petit pectoral dans un dédoublement, et descend ensuite au-dessous du grand pectoral jusqu'à la base de l'aisselle, où elle adhère à la face profonde de la peau. Gerdy l'avait appelée pour cette raison *ligament suspenseur de l'aisselle*, lui attribuant la propriété d'attirer la peau de l'aisselle en haut et de l'y maintenir. Mais ce feuillet aponévrotique s'amincit de plus en plus à mesure qu'il descend et joue peu en réalité le rôle que lui attribuait Gerdy.

L'influence de cette aponévrose sur la marche des abcès de la paroi antérieure de l'aisselle est considérable et n'a peut-être pas été suffisamment indiquée par les auteurs. En avant et en arrière du petit pectoral se trouve, ai-je dit, une couche de tissu cellulaire très lâche, bien disposée pour le développement du phlegmon et des abcès. Il existe donc à ce niveau (sans compter l'abcès sous-cutané) deux sortes d'abcès profonds : l'un situé derrière le grand pectoral, l'autre derrière le petit pectoral. La différence de siège imprime à ces abcès un caractère tel, que le premier guérit presque toujours, tandis que le second entraîne souvent la mort. Je suis loin de prétendre que le pus respecte constamment la barrière que lui oppose l'aponévrose clavi-pectorale, mais il la respecte le plus ordinairement, et voici ce qui se passe. Dans le premier cas, le pus placé en arrière du grand pectoral s'étale à la face profonde de ce muscle, le soulève et vient faire saillie au niveau de son bord inférieur, ou bien dans le sillon de séparation du deltoïde et du grand pectoral; l'abcès ouvert, le foyer se recolle généralement assez vite et la guérison s'opère.

Dans le second cas, au contraire, lorsque le foyer est développé en arrière du petit pectoral, en arrière de l'aponévrose clavi-pectorale, le pus, bridé par l'aponévrose, n'a pas tendance à se porter en avant; il entoure les gros vaisseaux et les nerfs du creux sous-claviculaire, se porte vers le cou par-dessous la clavicule et envahit le creux sus-claviculaire. De plus, le pus, se trouvant en contact immédiat avec les espaces intercostaux, décolle une grande partie de la paroi thoracique ; survient souvent une pleurésie purulente développée soit par voisinage, soit à la suite d'une perforation, et finalement se forment un foyer pleural et un foyer extra-thoracique communiquant le plus souvent l'un avec

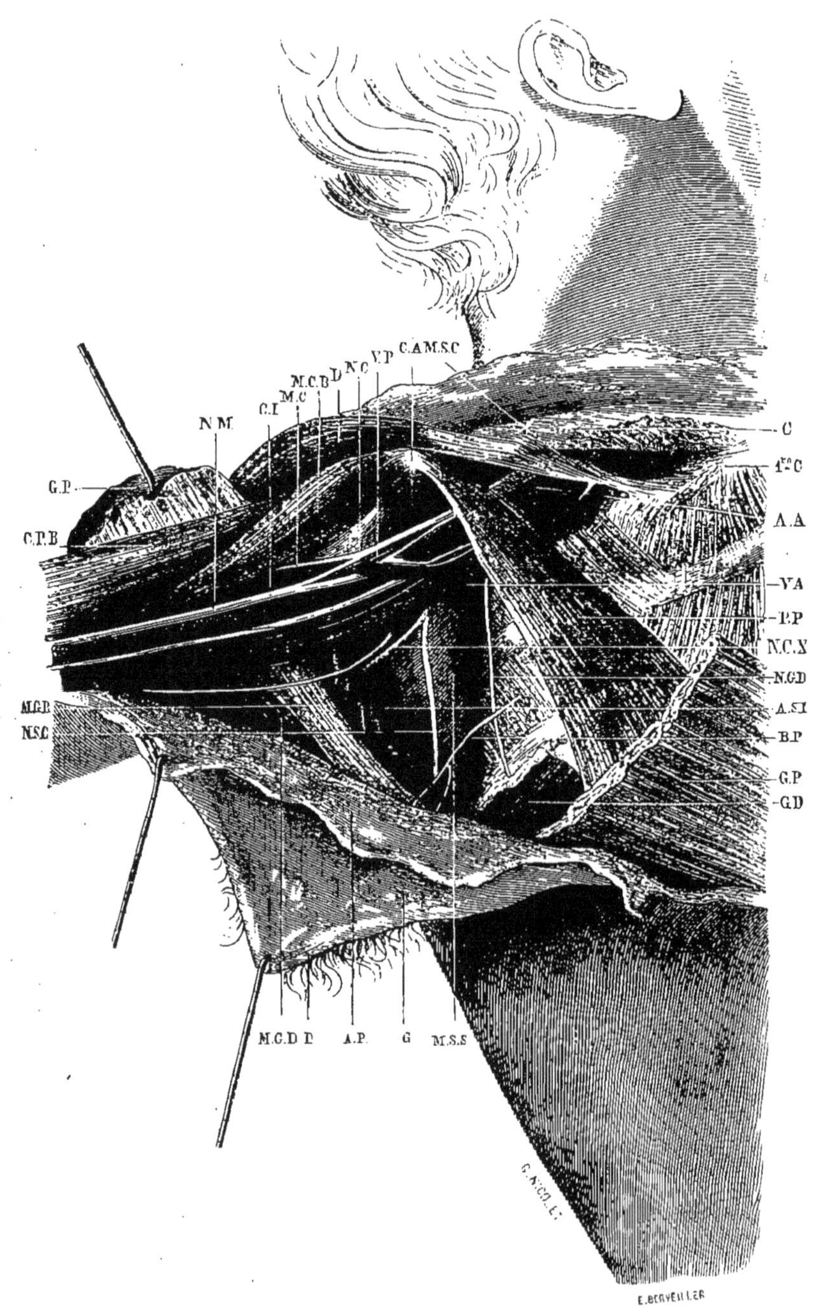

Fig. 160. — *Région axillaire droite.* — Le bras est en abduction, attitude qu'il doit avoir lorsqu'on pratique des opérations dans l'aisselle.

AA, artère axillaire.
AP, aponévrose axillaire.
ASI, artère scapulaire inférieure.
NSC, nerf sous-scapulaire.

l'autre. On conçoit aisément pourquoi ces abcès sont presque toujours mortels, surtout si de larges ouvertures n'ont pas été pratiquées de bonne heure.

Paroi interne ou thoracique du creux de l'aisselle.

La partie supérieure et latérale du thorax forme la *paroi interne* du creux de l'aisselle dans l'étendue des trois ou quatre premiers espaces intercostaux. Je n'ai pas à m'occuper ici de la composition de cette paroi au point de vue intrinsèque, mais seulement de ses rapports avec la région axillaire.

La paroi interne de l'aisselle, légèrement convexe, recouverte seulement par le muscle grand dentelé, est d'une exploration très facile sur le vivant.

Le grand dentelé est un muscle large, aplati, qui s'insère d'une part à toute l'étendue du bord spinal de l'omoplate et d'autre part à la face externe des huit ou neuf premières côtes. Il ferme donc hermétiquement la cavité de l'aisselle en arrière. Ce muscle constitue un puissant moyen d'union entre le thorax et l'épaule ; il maintient par sa contraction le bord spinal de l'omoplate appliqué sur les côtes, si bien qu'à moins d'observer des sujets maigres ce bord ne fait aucune saillie appréciable sous la peau. Au contraire, lorsque le muscle est paralysé, l'omoplate s'écarte du thorax. De plus, le grand dentelé fait exécuter à la partie antérieure de l'os, autour de l'angle postéro-supérieur comme centre, un mouvement de rotation en vertu duquel le moignon de l'épaule se porte en dehors et en haut : mais je répète que l'action principale du grand dentelé est de maintenir le scapulum fixé sur le thorax, pour que cet os fournisse un point d'appui solide aux nombreux muscles qui s'y insèrent. Dans des cas exceptionnels, si l'épaule est préalablement élevée et fixée, le grand dentelé devient inspirateur. Les asthmatiques utilisent instinctivement cette puissance inspiratrice au moment de la crise en élevant et en immobilisant leurs membres supérieurs, convertissant ainsi le point ordinairement fixe du muscle en point mobile.

La paroi interne de l'aisselle est parcourue de haut en bas par le nerf du grand dentelé (NGD, fig. 160 [nerf respiratoire de C. Bell]) et par l'artère thoracique longue ou mammaire externe, branche de l'axillaire. Cette artère est souvent intéressée dans l'extirpation des ganglions de l'aisselle. De la paroi interne on voit sortir les rameaux perforants des nerfs intercostaux (AP, fig. 160).

Les ganglions lymphatiques qui occupent la base de l'aisselle sont tous situés sur la paroi interne et appliqués sur le muscle grand dentelé. Faute de connaître ce détail, on fait souvent des examens incomplets de l'aisselle chez les sujets atteints de cancer du sein. Pour rechercher les ganglions, la pulpe des doigts doit être tournée vers le thorax et non vers l'épaule. Le siège des ganglions sur la paroi interne de l'aisselle, dans un point relativement éloigné du

C, clavicule.
1re C, première côte.
CA, creux de l'aisselle.
CI, nerf cutané interne accolé au nerf cubital.
CPB, courte portion du muscle biceps.
D, muscle deltoïde.
GD, muscle grand dentelé.
GP, muscle grand pectoral.
MC, nerf musculo-cutané.
MCB, muscle coraco-brachial.
MGD, muscle grand dorsal.
MGR, muscle grand rond.
MSC, muscle sous-clavier.
MSS, muscle sous-scapulaire.
NC, nerf cubital.
NCX, nerf circonflexe.
NM, nerf médian.
BP, branche nerveuse perforante.
P, peau.
PP, muscle petit pectoral.
VA, veine axillaire.
VP, veine profonde du bras croisant l'artère axillaire.

paquet vasculo-nerveux, surtout lorsque le bras est dans l'abduction, permet d'en faire l'extirpation sans crainte sérieuse de blesser les vaisseaux.

Paroi externe ou scapulo-humérale du creux de l'aisselle.

La plus étroite des quatre, cette paroi est exclusivement formée par l'articulation scapulo-humérale. On y rencontre la courte portion du biceps, le coraco-brachial et le tendon du sous-scapulaire. C'est contre elle qu'est appliqué le paquet vasculo-nerveux.

Je l'ai suffisamment décrite à propos de la région scapulo-humérale pour n'avoir pas besoin d'y revenir.

Paroi postérieure ou scapulaire du creux de l'aisselle.

La *paroi postérieure* de l'aisselle est formée par la fosse sous-scapulaire, doublée du muscle du même nom et de l'aponévrose qui le recouvre; plus bas, elle est complétée par les muscles grand dorsal et grand rond. Je n'ai rien à ajouter à ce que j'en ai dit à propos de la région scapulaire; cette paroi est parcourue par les artères et nerfs sous-scapulaires.

Base du creux de l'aisselle.

La *base* de la pyramide axillaire regarde en bas et présente la forme d'un quadrilatère. Circonscrite par les bords inférieurs des muscles grand pectoral en avant et grand dorsal en arrière, lesquels forment un relief facile à apprécier, surtout lorsque le bras est écarté du tronc, elle se continue sans ligne de démarcation : en dedans avec la paroi thoracique, en dehors avec la face interne du bras. L'espace que limitent ces diverses parties est recouvert par les téguments qui passent d'un bord à l'autre, tout en se laissant fortement déprimer vers le centre. J'ai déjà dit que l'aponévrose clavi-pectorale, en s'insérant d'un côté à la face profonde de la peau de l'aisselle et de l'autre à la clavicule, était pour Gerdy l'agent de cette dépression.

Les parties qui ferment en bas le creux de l'aisselle, peau, couche cellulo-graisseuse sous-cutanée et aponévrose, présentent à signaler quelques points particuliers.

La peau est fine et recouverte chez l'adulte par des poils nombreux qu'il faut raser soigneusement quand on pratique une opération dans l'aisselle ou lorsqu'il y existe des abcès. Aux follicules pileux sont annexées des glandes sébacées. On observe de plus sous la peau un grand nombre de glandes sudoripares volumineuses qui ont la propriété de sécréter une sueur très odorante, assez active pour déterminer de l'*intertrigo*, altérer la couleur et même le tissu des vêtements.

C'est dans les follicules sébacés et les glandes sudoripares qu'il faut chercher l'origine des abcès furonculeux de l'aisselle, qui font saillie à la peau. Ils sont souvent multiples et indépendants les uns des autres. Ces abcès n'ont aucune tendance à se porter vers la cavité de l'aisselle et ne doivent être ouverts que s'ils sont très douloureux.

L'aponévrose qui ferme le creux de l'aisselle se continue : en avant avec celle du grand pectoral, en arrière avec celles du grand dorsal et du sous-scapulaire; en dedans elle se porte sur le grand dentelé, en dehors sur le muscle coraco-brachial et la courte portion du biceps. Elle est suffisamment résistante pour que les abcès sous-cutanés ne pénètrent pas dans la cavité de l'aisselle: d'où la division logique de ces abcès en sus et sous-aponévrotiques.

Sommet de l'aisselle.

Le *sommet* de la pyramide que présente l'aisselle, dirigé en haut, est tronqué et correspond à l'apophyse coracoïde, c'est-à-dire à la région du creux sous-claviculaire. C'est par le sommet de l'aisselle que pénètrent les vaisseaux et les nerfs, et c'est aussi le chemin que suivent les collections purulentes venant du cou. Je l'ai suffisamment étudié à propos de la région du creux sous-claviculaire.

Organes contenus dans le creux de l'aisselle.

Je signalerai d'abord une quantité considérable de tissu cellulaire qui, dans cette région comme dans beaucoup d'autres: l'orbite, le creux ischio-rectal, etc., joue, par rapport aux organes qui y sont contenus, un rôle de remplissage. Ce tissu cellulaire, très abondant surtout dans la fosse sous-scapulaire, est lâche, humide, peu chargé de graisse. Il se laisse facilement envahir et détruire par la suppuration, et, comme il se reproduit très difficilement et qu'il est impossible d'immobiliser absolument les parois de l'aisselle, il en résulte parfois la production de trajets fistuleux très rebelles.

Il suffit de se rappeler que le creux de l'aisselle a pour limite: en dedans le thorax, en arrière et en dehors l'omoplate et l'articulation scapulo-humérale; qu'il communique largement en haut avec le tissu cellulaire profond du cou, pour comprendre comment des abcès chauds ou froids de l'aisselle peuvent avoir leur point de départ dans la lésion de ces diverses parties, et comment aussi des inflammations primitivement développées dans l'aisselle retentissent sur elles.

Le tissu cellulaire de l'aisselle se prête merveilleusement aux infiltrations sanguines qui prennent un si énorme volume à la suite de la rupture de l'artère axillaire ou de quelques-unes de ses collatérales. L'emphysème et même une hernie du poumon trouvent aussi à s'y développer facilement dans le cas de plaie pénétrante de poitrine.

Les organes que renferme le creux de l'aisselle sont: les vaisseaux axillaires, les nerfs du plexus brachial et des ganglions lymphatiques.

Je dirai ce que chacun de ces organes présente d'important au point de vue chirurgical et j'indiquerai ensuite leur ordre de superposition, leurs rapports respectifs.

Artère axillaire. — L'artère axillaire commence au-dessous de la clavicule et se termine au niveau du bord inférieur du tendon du grand pectoral. Elle repose sur la paroi externe du creux de l'aisselle et répond à l'union du tiers antérieur avec les deux tiers postérieurs de sa base; elle est en contact avec la capsule articulaire, dont la séparent seulement quelques fibres du muscle coraco-brachial, et l'on conçoit aisément la compression que peut exercer sur ce vaisseau la tête de l'humérus déplacée du côté de l'aisselle. C'est à ce rapport intime de l'artère avec l'articulation qu'il faut sans doute attribuer la fréquence relative des déchirures de l'axillaire à la suite de la réduction des luxations de l'épaule, mêmes récentes. Dans sa thèse d'agrégation M. le Dr Marchand a rassemblé 26 cas de déchirure de cette artère à la suite de manœuvres de réduction. L'artère axillaire a été fréquemment blessée par coups d'épée, coups de couteau, coups de corne, etc. La meilleure conduite à tenir dans ces cas est, comme toujours, la ligature des deux bouts dans la plaie; cependant la disposition de cette région, et surtout l'abondance du tissu cellulaire lâche qui permet une infiltration énorme, pourraient rendre à peu près impossible la ligature dans la plaie. C'est pourquoi, dans son article VAISSEAUX AXILLAIRES du *Dictionnaire encyclopédique*, M. Le Fort formule la note suivante : « S'il faut, pour découvrir la plaie artérielle, pratiquer de larges débridements à travers la paroi antérieure de l'aisselle, il faut s'abstenir, recourir à la ligature de l'axillaire sous la clavicule, ou, ce qui est de beaucoup préférable, lier la sous-clavière. » On n'aura, selon moi, recours à la ligature par la méthode d'Anel, que si la recherche des deux bouts dans la plaie est applicable, ce qui, en définitive, est tout à fait exceptionnel.

A la suite de la réduction d'une luxation de l'épaule, il peut se produire subitement un épanchement sanguin considérable dans l'aisselle, sans néanmoins que le pouls radial cesse de battre : ou bien l'artère aura été déchirée incomplètement, comme dans le cas de Calender (thèse de M. Marchand, p. 42); ou bien la déchirure, au lieu de porter sur le tronc principal, aura porté sur les branches collatérales. Je rappellerai que celles-ci, déjà signalées chemin faisant à propos de la région où elles se rencontrent, sont : l'acromio-thoracique, la thoracique longue ou mammaire externe, la scapulaire inférieure et les deux circonflexes antérieure et postérieure. Les épanchements auxquels donne lieu leur rupture peuvent guérir spontanément.

On observe sur le trajet de l'artère axillaire des anévrysmes diffus ou circonscrits. Si l'on est forcé d'agir, il faut suivre la méthode d'Anel, lier entre la tumeur et le cœur. D'après les résultats que la statistique a donnés à M. Le Fort, le meilleur traitement de l'anévrysme axillaire est la ligature de la sous-clavière en dehors des scalènes, et encore n'a-t-on sauvé que les deux tiers des opérés. Le plus important est de se rapprocher autant que possible de la clavicule.

Veine axillaire. — Plus superficielle que l'artère, la veine axillaire est également plus volumineuse et la recouvre en partie. Elle est l'aboutissant des veines superficielles et profondes du membre supérieur, moins la veine céphalique, qui va jusqu'au-dessous de la clavicule. Ordinairement simple, elle est quelquefois double. Elle reçoit souvent dans le creux de l'aisselle une des veines profondes du bras (VP, fig. 160) qui croise la face antérieure de l'artère et peut apporter un obstacle à la ligature. La veine axillaire ne présente pas dans l'aisselle l'adhérence avec les tissus fibreux que j'ai signalée à propos du même vaisseau dans le creux sous-claviculaire : l'introduction de l'air est donc moins à craindre à ce niveau. Chose remarquable, les plaies de la veine axillaire ont été signalées beaucoup moins souvent que celles de l'artère. La déchirure à la suite de la réduction des luxations de l'épaule n'a été observée qu'un très petit nombre de fois; cela tient sans doute à ce que la veine n'est pas en contact aussi immédiat que l'artère avec la capsule, qu'elle n'y contracte pas d'adhérence après l'accident, et que ses parois sont moins susceptibles de dégénérer.

Lorsque la veine axillaire est blessée et que la compression est inefficace, il faut lier les deux bouts. J'eus occasion de recourir à ce moyen en 1866 avec le Dr Coffin pour un homme qui avait reçu dans l'aisselle un éclat de siphon d'eau de Seltz. Le malade mourut d'infection purulente, terminaison observée dans presque tous les cas analogues.

M. Le Fort n'a rencontré dans la science que quatre exemples d'anévrysme artérioso-veineux de l'aisselle.

Plexus brachial. — Parvenus dans l'aisselle, les cordons du plexus brachial, qui dans le creux sous-claviculaire étaient tous situés en dehors de l'artère, s'éparpillent autour des vaisseaux. C'est ainsi que le nerf musculo-cutané se porte en avant pour pénétrer dans le muscle coraco-brachial; que le nerf médian, né de deux racines qui croisent la partie antérieure de l'artère, longe ce vaisseau en se plaçant à son côté externe; que les nerfs cubital et cutané interne viennent se placer à son côté interne. Quant aux troncs des nerfs radial et circonflexe, ils restent situés sur un plan beaucoup plus profond et en dehors des vaisseaux.

Je signalerai encore les branches nerveuses perforantes (BP) qui traversent le creux de l'aisselle de dedans en dehors et se distribuent à la peau. Quelques auteurs ont pensé que ces nerfs étaient les agents de propagation des phlegmasies de l'aisselle à la poitrine, ce qui est possible.

Les nerfs de l'aisselle ont été respectés dans les cas de déchirure de l'artère produite pendant la réduction d'une luxation de l'épaule. Malgré la fréquence des phénomènes paralytiques observés à la suite des luxations de l'épaule et des tentatives de réduction, on n'a jamais constaté la rupture des cordons nerveux. On ne signale guère que l'observation de Flaubert, où l'on trouva à l'autopsie l'arrachement des quatre dernières paires cervicales au niveau de leur implantation à la moelle.

Si, dans une plaie de l'aisselle, l'artère axillaire et les nerfs du plexus brachial étaient déchirés, la seule ressource serait la désarticulation de l'épaule.

Ganglions lymphatiques. — La cavité de l'aisselle renferme un grand nombre de ganglions lymphatiques. Ils sont sous-aponévrotiques ; on n'en trouve jamais dans le tissu cellulaire sous-cutané. Tous les auteurs avancent que les ganglions lymphatiques suivent le trajet des vaisseaux axillaires et les accompagnent jusque dans la région sus-claviculaire; cela n'est pas tout à fait exact. Les vaisseaux sanguins sont en rapport surtout avec la paroi externe, et les ganglions lymphatiques surtout avec la paroi interne du creux de l'aisselle, principalement ceux qui reçoivent les vaisseaux de la mamelle, et c'est en définitive ceux-là que le chirurgien a le plus souvent intérêt à explorer. Si on les recherche dans le centre de la cavité axillaire ou sur sa paroi externe, on court grand risque de ne pas les rencontrer; si, au contraire, introduisant profondément les doigts dans l'aisselle, la pulpe appliquée sur la paroi thoracique, on explore soigneusement cette paroi, les ganglions ne pourront échapper à l'exploration. Souvent il en est d'accolés à la face profonde du grand pectoral au voisinage de son bord inférieur. A mesure que la pyramide axillaire se resserre, les organes se rapprochent les uns des autres, et ils se touchent vers le sommet : aussi l'ablation des tumeurs ganglionnaires dans le creux sous-claviculaire présente-t-elle les plus grands dangers. Lorsque les ganglions les plus élevés sont envahis dans un cancer du sein et que néanmoins on se décide à pratiquer l'opération, on les extirpera par la base de l'aisselle en les énucléant avec les doigts.

Les ganglions lymphatiques de l'aisselle reçoivent les vaisseaux du membre supérieur et ceux de la portion sus-ombilicale du tronc du côté correspondant.

Ce que j'ai dit plus haut des ganglions lymphatiques du cou est applicable à ceux qui nous occupent. On observe dans l'aisselle des adénites aiguës à la suite des plaies des doigts. Elles ne sont pas rares après les piqûres anatomiques. Il peut en résulter un phlegmon péri-adénique et un abcès qui fait généralement saillie au niveau du bord inférieur du grand pectoral. On y observe des hypertrophies ganglionnaires qui acquièrent parfois un volume énorme. Il y a dans ces cas une cause d'illusion pour le praticien qui se décide à opérer : il semble que les tumeurs soient tellement superficielles, qu'une simple incision de la peau va les mettre à nu, tandis qu'elles paraissent fuir sous le bistouri et sont au contraire moins appréciables au toucher après l'incision de la peau. C'est qu'elles siègent en réalité sous l'aponévrose, et que, pour les découvrir, il faut diviser les trois couches qui forment la base de l'aisselle.

Les ganglions de l'aisselle sont susceptibles de subir les mêmes dégénérescences que ceux du cou. Le carcinome peut les envahir d'emblée, etc. Dans son article du *Dictionnaire encyclopédique*, Dolbeau a signalé un enchondrome de l'aisselle né de l'apophyse coracoïde.

Ordre de superposition des organes contenus dans le creux de l'aisselle. — En procédant de dedans en dehors, c'est-à-dire de la peau vers les couches profondes, le bras étant dans l'attitude où je le représente figure 160 et qui est celle qu'on lui donne pour pratiquer les opérations dans la région, on trouve successivement les organes suivants : 1° la peau ; 2° la couche cellulo-graisseuse sous-cutanée ; 3° l'aponévrose ; 4° la veine axillaire ; 5° les nerfs cutané interne et cubital ; 6° l'artère axillaire ; 7° le nerf médian ; 8° le muscle coraco-brachial ; 9° la tête humérale recouverte de la capsule articulaire.

Il résulte de ces rapports que le premier organe important qui se rencontre sous le bistouri, quand on va à la recherche de l'artère, est la veine axillaire : d'où cette règle ancienne de ligature : diviser les téguments à l'union du tiers antérieur avec les deux tiers postérieurs du creux de l'aisselle, chercher la veine axillaire, compter deux nerfs, on trouve ensuite l'artère.

La ligature de l'axillaire en suivant cette voie est difficile et périlleuse. Malgaigne a eu le mérite de faire observer que le vrai satellite de l'artère axillaire dans le creux de l'aisselle est le muscle coraco-brachial ; cette remarque a rendu la ligature de l'artère presque facile. En effet, l'incision étant pratiquée au lieu indiqué, et mieux encore sous la saillie que forme sous le rebord du grand pectoral le muscle coraco-brachial, ne se préoccuper que de ce muscle, au début de l'opération, et en mettre à découvert la face interne. Le bistouri passe ainsi au devant du paquet vasculo-nerveux sans l'intéresser, sans le dissocier. Le muscle étant bien mis à nu, abaisser avec un crochet mousse la lèvre postérieure de la plaie en y comprenant la veine axillaire, le nerf cutané interne et le cubital. L'artère accompagnée du nerf médian se présente alors le plus souvent d'elle-même.

Malgaigne a signalé une anomalie, que j'ai également rencontrée, susceptible de jeter quelque trouble dans l'esprit de l'opérateur non prévenu : c'est un faisceau musculaire sous-aponévrotique qui croise obliquement les vaisseaux en se portant du muscle grand dorsal au grand pectoral, faisceau qui pourrait en imposer pour le muscle coraco-brachial.

CHAPITRE II

Du bras.

On entend en chirurgie sous le nom de *bras* la portion du membre supérieur comprise entre l'épaule et le coude. Le bras est loin d'offrir pour le chirurgien la longueur qu'on lui attribue dans le langage ordinaire. Il commence, en dedans, là où finit l'aisselle, c'est-à-dire à la limite inférieure de l'artère axillaire, au niveau du tendon du grand pectoral; il commence, en dehors, là où finit la région deltoïdienne ou scapulo-humérale. On dit bien, il est vrai, dans le langage habituel, qu'un malade atteint d'une fracture du col chirurgical de l'humérus a le *bras* cassé, parce que l'on réserve en général le nom d'épaule à l'articulation scapulo-humérale elle-même, et que cela ne présente en réalité aucun inconvénient : mais ce qui est possible dans le langage ne l'est plus dans un traité didactique où des divisions nettes doivent être posées.

Le bras commence donc au niveau d'une ligne fictive horizontale qui passerait par le bord inférieur du tendon du grand pectoral, et se termine à deux ou trois travers de doigt au-dessus du pli du coude. Au-dessous de la limite supérieure se trouve l'empreinte deltoïdienne, en sorte que le V deltoïdien et les trois tendons d'insertion du muscle deltoïde sont situés dans le bras. Mais ce muscle fait en réalité partie de l'épaule. Il en est de même du coraco-brachial, qui, bien qu'inséré sur la surface interne de l'humérus, au-dessous de la coulisse bicipitale, affecte néanmoins les connexions les plus importantes avec les organes de l'aisselle et mérite d'être rattaché à cette région.

Le bras est loin par conséquent de correspondre à toute la longueur de l'humérus, qui n'y est représenté que par ce qu'on décrit en ostéologie sous le nom de corps de l'humérus. L'extrémité supérieure de cet os appartient à l'épaule et l'extrémité inférieure au coude.

Ainsi défini, le bras est peut-être la partie du corps la plus simple à décrire et à comprendre. Il n'y a pas lieu de le décomposer en plusieurs régions; on lui distingue seulement quatre faces : antérieure, postérieure, interne et externe.

Très régulièrement arrondi chez les femmes et chez les enfants, à cause de la graisse qui recouvre et masque les saillies musculaires, le bras est anguleux chez les sujets maigres et vigoureux. Les muscles font un relief appréciable à la vue et au toucher, surtout lorsqu'ils se contractent. Le muscle biceps en particulier se détache nettement à la face antérieure et interne du bras, d'où résulte la production d'une gouttière interne, quelquefois très prononcée, appelée gouttière bicipitale. C'est au fond de cette gouttière qu'est située l'artère humérale.

séparée en ce point de l'humérus (fig. 161) par une mince couche musculaire appartenant au brachial antérieur.

Une autre gouttière, moins profonde que la précédente, longe la face externe du bras, et répond à l'intervalle qui sépare le brachial antérieur du muscle triceps. Arrivée au niveau de l'insertion deltoïdienne, la gouttière externe se bifurque pour suivre les bords antérieur et postérieur du deltoïde. Cette bifurcation était choisie pour l'application du cautère, à l'époque où cet exutoire était

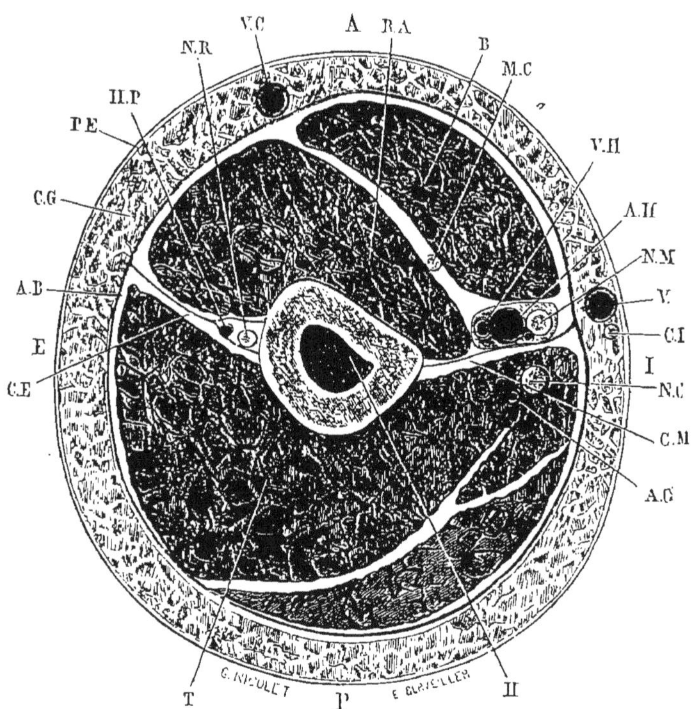

Fig. 161. — *Coupe horizontale du bras pratiquée à sa partie moyenne.* — Bras droit. — Femme adulte. — Grandeur naturelle. — Segment supérieur de la coupe.

A, face antérieure du bras.
AB, aponévrose brachiale.
AC, artère du nerf cubital.
AH, artère humérale.
B, muscle biceps.
BA, muscle brachial antérieur.
CE, cloison intermusculaire externe.
CG, couche graisseuse sous-cutanée.
CI. nerf cutané interne.
CM, cloison intermusculaire interne.
E, face externe du bras.
H, humérus.
HP, artère humérale profonde.
I, face interne du bras.
MC, nerf musculo-cutané.
NC, nerf cubital.
NM, nerf médian.
NR, nerf radial.
P, face postérieure du bras.
PE, peau.
T, muscle triceps.
VB, veine basilique.
VC, veine céphalique.
VH, veine humérale.

en honneur : il n'existe en effet en ce point que l'entre-croisement sur le V deltoïdien des attaches du deltoïde et du brachial antérieur; il n'y a pas de muscles dont l'action eût pu être entravée par la présence d'une plaie permanente.

Pour se rendre un compte exact de la topographie du bras il faut l'étudier sur une coupe horizontale, perpendiculaire à l'axe, telle que le représente la figure 161. J'ai fait cette coupe à la partie moyenne, dans le point où l'on pratique en général l'amputation et la ligature de l'artère, c'est-à-dire dans celui où les rapports réciproques des organes sont le plus utiles à connaître. Plus haut, la coupe rencontrerait le deltoïde et le coraco-brachial, et plus bas le long supinateur et les radiaux externes, ce qu'il me suffit de signaler.

Les couches communes enveloppantes du bras sont : la peau, le tissu cellulo-graisseux sous-cutané et l'aponévrose brachiale.

Épaisse à la face externe du bras, la *peau* est fine et sensible à la face interne. Elle est sujette aux érosions qui résultent d'un appareil mal appliqué ou trop longtemps maintenu. La peau du bras est très mobile, c'est celle de la face interne que Tagliacozzi employait pour pratiquer la rhinoplostie par la méthode italienne. Elle est également très apte à servir aux greffes dermiques. Il faut savoir que les lambeaux ainsi détachés de la face interne du bras se rétractent beaucoup.

La *couche cellulo-graisseuse sous-cutanée,* très abondante chez les femmes et les enfants, est régulièrement répartie sur la circonférence du membre. Elle glisse facilement et sur la face profonde de la peau et à la surface de l'aponévrose : aussi n'est-il pas nécessaire de la disséquer dans l'amputation du bras; la simple traction par les mains d'un aide suffit pour la rétracter. J'ajouterai que, l'aponévrose étant elle-même très mobile sur les couches sous-jacentes, il est inutile de disséquer et de relever une manchette. Un aide rétracte, à mesure que le chirurgien divise, les trois couches enveloppantes, et les muscles peuvent être coupés au niveau de la lèvre supérieure, qui se trouve ainsi suffisamment relevée. Il résulte de la laxité de la couche cellulo-graisseuse que les infiltrations de toute nature s'y font très facilement.

On trouve dans la couche sous-cutanée la veine céphalique (VC, fig. 161) et la veine basilique (VB); cette dernière est accompagnée par le nerf brachial cutané interne (CI), qui traverse l'aponévrose sur un point plus élevé que le musculo-cutané. Celui-ci est encore profond dans le point où porte la coupe.

L'*aponévrose brachiale* enveloppe tout le bras à la manière d'un manchon un peu plus épais en arrière qu'en avant. Je viens de dire que par ses deux faces l'aponévrose est peu adhérente : c'est ce qui permet les grands décollements à la suite des contusions, des morsures de cheval, par exemple, si fréquentes dans cette région.

De la surface interne de l'aponévrose brachiale, sur les parties latérales du bras, au niveau des deux gouttières interne et externe, se détachent deux expansions aponévrotiques qui vont se fixer sur l'os.

L'interne (CM, fig. 161) s'engage entre le biceps et le brachial antérieur d'une part, le triceps de l'autre, et va se fixer au bord interne de l'humérus : c'est l'aponévrose *intermusculaire interne;* l'externe (CE, fig. 161) s'engage entre le brachial antérieur et le triceps, et s'attache au bord externe ou à la face externe de l'humérus : c'est l'aponévrose *intermusculaire externe.*

Le bras se trouve ainsi divisé en *deux loges* très nettement séparées : l'une *antérieure,* l'autre *postérieure*. J'étudierai successivement le contenu de ces deux loges.

Il est évident que les organes présentent quelques différences de rapports assez légères et assez peu importantes en chirurgie pour que je sois autorisé à prendre comme type de description la partie moyenne du bras représentée sur la figure 161. Je signalerai du reste les principales différences chemin faisant.

Loge antérieure du bras.

Cette loge comprend : les muscles biceps et brachial antérieur, l'artère et les deux veines humérales, le nerf médian et le nerf musculo-cutané. C'est une erreur grave, on en verra plus loin la raison, erreur que je constate dans la plupart des traités d'anatomie chirurgicale, de mettre le nerf cubital dans la loge antérieure.

Le muscle *biceps* occupe la partie antérieure et interne du bras : il s'attache en haut par ses deux chefs à l'omoplate, et en bas au radius, en sorte qu'il est absolument indépendant de l'humérus. Il appartient à la catégorie des muscles que j'appelle *muscles libres*, par opposition à ceux qui adhèrent à l'os et qui méritent le nom de *muscles adhérents*. De plus, le biceps est séparé de l'aponévrose d'enveloppe et du muscle brachial antérieur, qui lui est sous-jacent, par une couche de tissu cellulaire très lâche. Aussi, lorsqu'il est divisé en travers, comme dans l'amputation circulaire du bras, par exemple, les deux bouts s'écartent-ils fortement l'un de l'autre, tandis que les muscles adhérents à l'os restent au niveau de la section cutanée : d'où la nécessité impérieuse de couper les muscles en deux temps dans l'amputation du bras.

Le muscle biceps se déchire parfois en totalité ou en partie pendant une contraction violente, et le symptôme pathognomonique est une dépression profonde due à l'écartement des deux bouts. C'est à cette tendance à l'écartement qu'est également due la conicité du moignon, si fréquente à la suite de l'amputation circulaire. La flexion prolongée de l'avant-bras détermine rapidement une rétraction de ce muscle, que l'on sent sous la forme d'une corde dure et tendue. Elle cède d'ailleurs assez vite à l'usage des mouvements. Je reviendrai à propos du coude sur l'expansion aponévrotique et sur l'attache du biceps au radius.

Le muscle *brachial antérieur* repose immédiatement sur l'humérus, dont il entoure la moitié antérieure et auquel il adhère intimement. Les deux muscles brachial antérieur et biceps sont séparés l'un de l'autre par une couche de tissu cellulo-graisseux, lâche, lamelleux, au milieu de laquelle chemine le nerf musculo-cutané (MC, fig. 161), après avoir traversé le muscle coraco-brachial et avant de devenir sous-cutané.

Entre le bord externe du muscle brachial antérieur et le long supinateur existe une gouttière au fond de laquelle se trouve le nerf radial. A la face externe du bras, le brachial antérieur est superficiel dans une grande partie de son étendue. Je parlerai, à propos du coude, de l'insertion inférieure de ce muscle.

Le paquet vasculo-nerveux du bras (fig. 161) comprend l'artère humérale, les deux veines humérales et le nerf médian, qui sont situés dans la même gaine.

Il répond à la face interne du bras et repose immédiatement sur l'aponévrose intermusculaire interne. Il résulte de ce rapport que, lorsqu'il est nécessaire de pratiquer au bras de larges et profondes incisions, soit pour une pseudarthrose, soit pour enlever des séquestres, des corps étrangers, des esquilles, etc., le lieu d'élection pour ces incisions est la face externe du membre. Il faut pénétrer non pas entre le biceps et le brachial antérieur, comme disent certains auteurs, mais par la gouttière externe, entre le brachial antérieur et le triceps.

On doit toutefois se préoccuper du nerf radial et de l'humérale profonde, qui, reposant directement sur l'os, se trouvent au fond de la plaie.

Le paquet vasculo-nerveux n'est séparé de l'humérus que par le bord interne du brachial antérieur, bord très mince, qui n'empêche pas de prendre un point d'appui sur l'os pour établir une énergique compression. C'est, en effet, le lieu d'élection pour la compression de l'artère humérale, qu'on se serve des doigts, ou d'un garrot, ou d'une bande élastique ; mais il est impossible, si ce n'est avec les doigts, d'agir sur l'artère sans agir en même temps sur le nerf médian : d'où la douleur vive qu'éprouve le malade.

Artère humérale. — Située à la face interne du bras sur le trajet d'une ligne qui réunirait le tiers antérieur du creux de l'aisselle à la partie moyenne du pli du coude, l'artère humérale occupe la gouttière bicipitale. Elle affecte un rapport immédiat avec le bord interne du biceps, qui la recouvre en partie chez les sujets fortement musclés : aussi le muscle biceps est-il à l'humérale ce qu'est le coraco-brachial à l'axillaire, c'est-à-dire son satellite, et sert-il de guide infaillible pour la découvrir.

Je dois faire ici une remarque importante. La gouttière bicipitale et par conséquent l'artère humérale occupent, ai-je dit, la face interne du bras, mais cela n'est vrai que lorsqu'on met le membre supérieur en supination. Si on le porte en pronation, la gouttière bicipitale devient tout à fait postérieure : qu'on incise alors sur la partie du bras qui, dans cette attitude, est interne, l'incision se trouve à plusieurs centimètres en avant de l'artère. En conséquence, il convient de toujours mettre le bras en supination quand on veut faire la ligature de l'humérale, et il faut se garder de lui imprimer le moindre mouvement en sens contraire quand l'opération est commencée.

En portant le doigt dans la gouttière bicipitale, on sent : les battements de l'artère, la corde formée par le nerf médian et la saillie du bord interne du biceps. Ce sont là les trois points de repère très précis qui servent à lier l'artère humérale à la partie moyenne du bras. Le dernier est le meilleur des trois : aussi faut-il commencer par mettre à nu le bord interne du biceps, comme si c'était le but de l'opération. La gaine de l'artère étant immédiatement accolée à celle du biceps et placée en arrière d'elle, on n'a plus qu'à l'ouvrir pour trouver le vaisseau.

L'artère humérale est de toutes les grosses artères la plus sujette aux anomalies. La plus fréquente est la bifurcation prématurée du vaisseau, qui, au lieu de s'effectuer au pli du coude, se fait dans l'aisselle. Dans ce cas, l'une des branches est superficielle, quelquefois même, au dire de Meckel, immédiatement sous-cutanée, tandis que l'autre suit le trajet ordinaire de l'artère. Quand on rencontre cette anomalie sur le cadavre, on est frappé du petit volume du tronc de l'humérale, on est hésitant, mais on le reconnaît au voisinage des deux veines collatérales. On voit aussi, mais beaucoup plus rarement, le tronc de l'artère humérale se bifurquer dans l'aisselle et se recomposer à la partie inférieur du bras. L'humérale fournit des collatérales que je signalerai en étudiant le point du bras où elles se trouvent.

Deux veines humérales accompagnent l'artère, la côtoient et s'anastomosent entre elles d'un côté à l'autre du vaisseau. Ce rapport explique la possibilité de l'anévrysme artérioso-veineux, fréquent surtout au pli du coude.

Le *nerf médian* (MM, fig. 162) accompagne l'artère humérale et occupe la

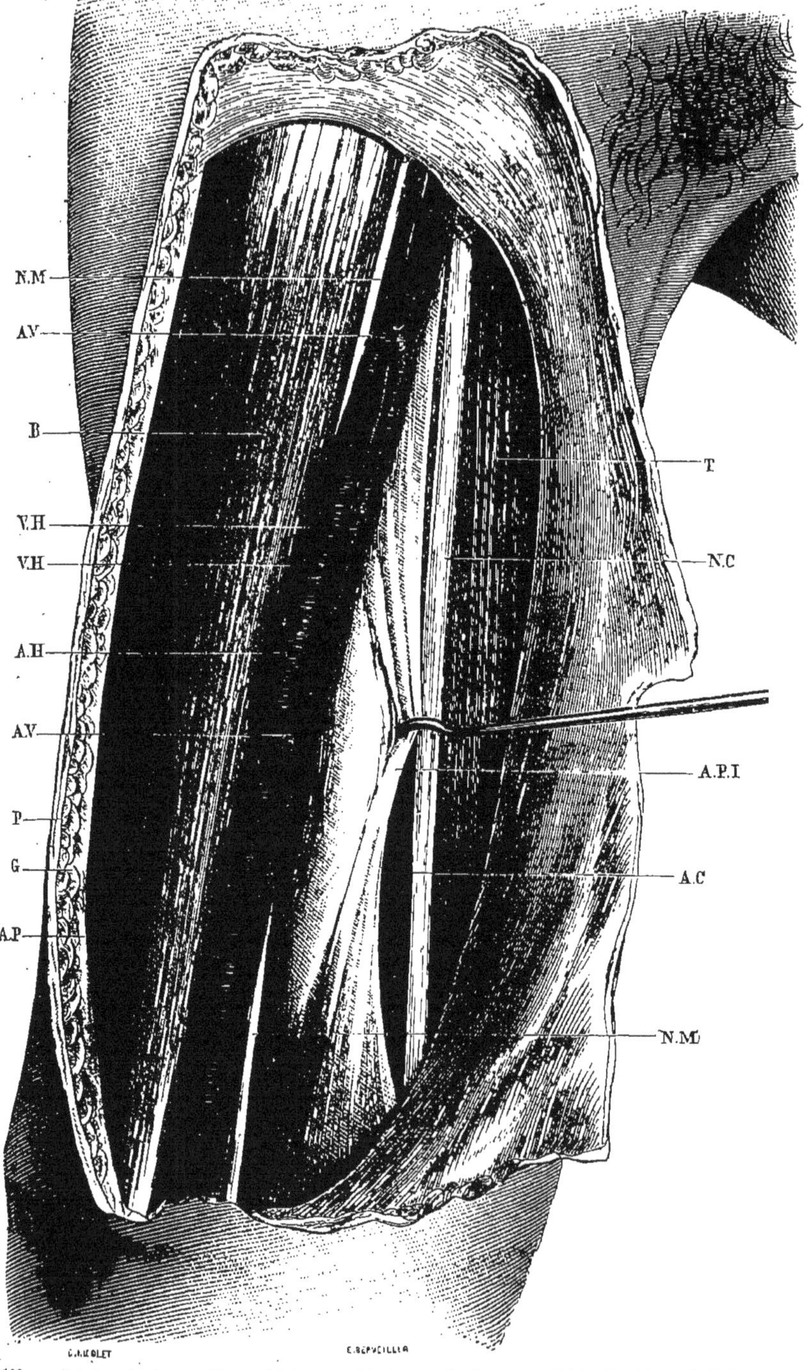

Fig. 162. — *Région de la partie antérieure et interne du bras.* — Côté droit. — Adulte. — Grandeur naturelle.

AC, artère du nerf cubital.
AH, artère humérale.
AP, aponévrose d'enveloppe.
API, aponévrose intermusculaire interne.
AV, anastomoses des deux veines humérales.
B, muscle biceps.
G, couche graisseuse sous-cutanée.
NC, nerf cubital.
NM, nerf médian.
P, peau.
T, muscle triceps.
VH, veines humérales.

même gaine. Dans la région précédente, nous l'avons vu naître par deux racines et se placer ensuite en dehors de l'artère axillaire. Il descend parallèlement à l'artère, la croise au milieu du bras, et se place ensuite en dedans d'elle, en sorte que ces deux organes représentent la forme d'un X à branches très rapprochées l'une de l'autre.

Au niveau de l'entre-croisement, le nerf médian est ordinairement le plus superficiel; quelquefois cependant il est plus profond que l'artère.

Ce nerf est remarquable en ce qu'il ne fournit aucune branche au bras, si ce n'est une branche anastomotique au musculo-cutané.

Loge postérieure du bras.

La *loge postérieure du bras* est occupée par un seul muscle, le triceps, dont les trois portions se réunissent en un tendon commun qui s'insère à l'olécrâne; j'y reviendrai en détail à propos du coude.

Outre le muscle triceps, la loge postérieure renferme le nerf cubital, le nerf radial, l'artère du nerf cubital et l'artère collatérale externe ou humérale profonde.

Le *nerf cubital*, dont nous avons vu précédemment l'origine et la situation (NC, fig. 160), abandonne bientôt l'artère axillaire et gagne la loge postérieure, qu'il occupe jusqu'au coude.

Dans le point où j'étudie la topographie du bras (et je rappelle que c'est là le lieu d'élection pour les grandes opérations), le nerf cubital occupe l'épaisseur du triceps en arrière de l'aponévrose intermusculaire interne, mais tout près de cette cloison fibreuse. Il est accompagné d'une artère quelquefois assez volumineuse, l'artère du nerf cubital, branche de l'humérale; cette artère est elle-même côtoyée par deux veines (AC, fig. 162).

Que le lecteur veuille bien jeter un coup d'œil sur les figures 161 et 162, il verra qu'en définitive le nerf médian et le nerf cubital, d'un volume sensiblement égal (sur la figure 162 le nerf médian est en partie recouvert par l'artère), sont très rapprochés l'un de l'autre, séparés seulement par la cloison interne et quelques fibres du triceps; que tous deux sont accompagnés d'une artère escortée elle-même de deux veines. Supposez qu'en pratiquant la ligature de l'humérale l'incision porte en arrière de la cloison, on ne tarde pas à rencontrer le nerf cubital, qu'on prend aisément pour le médian, et, si l'artère voisine a quelque volume, on n'hésite pas à la lier pour l'humérale. C'est du reste la seule difficulté que présente la ligature de l'artère humérale, et l'erreur est bien souvent commise dans les répétitions de médecine opératoire. Le moyen de l'éviter sûrement est de suivre à la lettre le précepte que je donnais plus haut, à savoir, de pratiquer l'incision cutanée sur le bord interne du biceps, et de mettre ce muscle à nu, afin d'être bien certain de ne pas ouvrir la loge du triceps. La confusion possible dans la plaie entre le nerf cubital et le nerf médian explique pourquoi, à l'encontre de la plupart des auteurs, je n'accorde à ce dernier qu'une importance secondaire comme point de repère.

Le *nerf radial* se dégage de la partie postérieure et externe du plexus brachial par un tronc qui lui est commun avec le nerf circonflexe. Il se porte presque aussitôt en bas, en arrière et en dehors, s'engage entre le vaste interne et la longue portion du triceps, suit la gouttière de torsion de l'humérus, contourne cet os et abandonne la loge du triceps, pour se placer dans la loge antérieure, où il apparaît entre le muscle long supinateur et le brachial antérieur. Le nerf radial occupe donc successivement au bras les loges postérieure et antérieure. A la partie moyenne du bras il affecte le rapport précis qui est représenté figure 161. La coupe est pratiquée juste au point où le radial change de loge. Ainsi que l'humérale profonde qui l'accompagne dans tout son trajet, il est à ce niveau compris dans un dédoublement de la cloison intermusculaire externe.

Le détail qu'il importe surtout de remarquer relativement au nerf radial est son rapport *immédiat* avec l'humérus, dont aucune fibre musculaire ne le sépare. Il en résulte que dans les fractures du corps de l'os le cal peut comprimer le nerf radial et même l'emprisonner. Deux faits de ce genre avaient été observés par MM. Ollier et Trélat. J'en ai observé un troisième à l'hôpital Beaujon en 1878. Un homme âgé de 50 ans avait été atteint d'une fracture compliquée occupant la partie moyenne du bras sans lésion d'aucune branche nerveuse. Lorsqu'on retira l'appareil, il existait une paralysie complète des extenseurs, la main était absolument inerte. Pensant que le nerf radial était emprisonné dans le cal, je me proposai de le dégager quatre mois environ après l'accident. Une incision pratiquée à une certaine distance au-dessous de la fracture entre le brachial antérieur et le long supinateur me permit de découvrir aisément le tronc du radial, qui à ce niveau était sain ; le poursuivant de bas en haut, je ne tardai pas à le voir pénétrer dans une coulisse ostéo-fibreuse qu'il me suffit d'inciser pour obtenir le désenclavement complet. Le nerf était, sur une hauteur d'environ 3 centimètres, très aminci, moniliforme et rougeâtre. Je détruisis ensuite avec la gouge et le maillet les bords osseux de la gouttière pour éviter que le nerf s'y engageât de nouveau. Les mouvements reparurent peu à peu, et trois mois après l'opération j'ai pu présenter à la Société de chirurgie le malade *complètement* guéri.

Le rapport immédiat du nerf radial avec le corps de l'humérus explique aussi pourquoi la paralysie traumatique de ce nerf est de toutes la plus fréquente. Un coup de bâton, par exemple, peut la déterminer. J'ai vu un jeune garçon atteint d'une paralysie complète du radial à la suite d'une morsure de cheval. M. Panas a signalé comme cause de paralysie du nerf radial la pression exercée pendant le sommeil par la tête reposant sur le bras porté en extrême abduction et en supination.

L'*humérus* occupe à peu près le centre de la circonférence représentée par une coupe horizontale du membre. Il est enveloppé d'une couche périostique qui chez les enfants présente une épaisseur et une résistance relativement grandes : aussi peut-on observer à cet âge de la vie des fractures intra-périostales sans déplacement. Mais dire avec certains auteurs que le même phénomène peut se produire chez l'adulte est inexact. Je ne sache pas qu'on ait jamais observé chez l'adulte une fracture du corps de l'humérus, directe ou indirecte, avec intégrité telle du périoste que le seul signe de fracture soit la mobilité anormale. Je ne parle pas, bien entendu, des fractures spontanées, qui se produisent par contraction musculaire sur un os préalablement altéré.

On a voulu faire jouer aux muscles du bras un rôle important dans la détermination du déplacement des fragments, mais je répète ici ce que j'ai dit à propos de la clavicule : le déplacement est le résultat du choc, de la forme du corps vulnérant et de la direction de la fracture ; les muscles ne sauraient avoir aucune action sur le déplacement *primitif.* Le seul phénomène qu'ils soient aptes à produire est le chevauchement, qui est déjà, du reste, un déplacement consécutif.

La fracture du corps de l'humérus est une de celles qui donnent le plus souvent lieu aux pseudarthroses. La raison en est sans doute dans la disposition des couches musculaires autour de l'os. Si la fracture est oblique, les fragments chevauchent et peuvent pénétrer l'un en avant dans l'épaisseur du brachial antérieur, l'autre en arrière dans le triceps. Ils se trouvent ainsi séparés par une épaisseur plus ou moins grande de fibres musculaires qui s'opposent à la coaptation exacte et à la soudure des deux bouts. J'ai pu vérifier ce fait sur un malade atteint de pseudarthrose de l'humérus et que j'ai opéré avec un succès complet en 1877 à l'hôpital Lariboisière par l'avivement des deux fragments et la suture métallique. Les deux fragments étaient séparés et tenus très écartés l'un de l'autre par une épaisse bride musculaire que je dus diviser pour obtenir la coaptation.

Les *vaisseaux lymphatiques* du bras, divisés en superficiels et profonds, se rendent dans les ganglions de l'aisselle. Ils forment des traînées que l'angioleucite rend souvent appréciables à la face interne du bras sur le trajet de la veine basilique. M. Sigmund, de Vienne, a voulu attacher à l'engorgement des ganglions du bras dans la syphilis une signification égale à celle que M. Ricord a donnée à l'engorgement des ganglions sous-occipitaux. C'est vers la cinquième ou la sixième semaine après l'infection qu'ils commenceraient à s'indurer, et ils pourraient former une chaîne continue de l'épitrochlée à l'aisselle. Je n'ai jamais vu de faits semblables. Plusieurs fois j'ai constaté l'existence de petits noyaux isolés et échelonnés à la face interne du bras sur le trajet de vaisseaux lymphatiques, mais il n'a pas été douteux pour moi que ces noyaux siégeaient dans la cavité même des vaisseaux enflammés et n'étaient pas des ganglions. Il est néanmoins incontestable qu'un chancre de la main s'accompagne toujours de l'engorgement du ganglion épitrochléen, ce qui n'arrive que très exceptionnellement dans le cas de plaie simple.

CHAPITRE III

Du coude.

On donne le nom de *coude, région du coude, pli du coude, région du pli du coude,* à l'ensemble des parties molles qui entourent l'articulation huméro-cubito-radiale, à cette articulation elle-même, ainsi qu'à l'articulation radio-cubitale supérieure. Le langage anatomique diffère donc ici du langage habituel, puisqu'on entend en général, sous le nom de coude, la partie postérieure seule de la région ; une plaie du coude signifie ordinairement une plaie siégeant au niveau de l'olécrâne.

Les limites de la région du coude sont artificielles ; elles s'étendent à deux travers de doigt environ au-dessus et au-dessous du pli cutané résultant de la flexion de l'avant-bras sur le bras.

La région du coude est aplatie, de telle sorte que son plus grand diamètre est transversal. On y observe un certain nombre de saillies, les unes musculaires, les autres osseuses. Les saillies musculaires siègent en avant et sont au nombre de trois, l'une médiane, les deux autres latérales. Les saillies latérales, constituées par les muscles épitrochléens en dedans et épicondyliens en dehors, se dirigent du haut en bas et convergent vers l'axe du membre de façon à circonscrire une sorte de V dont la pointe est dirigée en bas. Entre les deux branches du V existe, surtout chez les sujets maigres, une dépression très profonde dans laquelle s'enfonce le tendon du muscle biceps, qui forme ainsi la saillie médiane. Le biceps ne remplissant pas complètement l'écartement des deux branches du V, il en résulte une dépression située de chaque côté du tendon. Gerdy a comparé assez exactement les saillies musculaires du pli du coude à un fer de lance, à pointe dirigée en bas et dont la hampe serait représentée par le tendon du biceps.

Les saillies osseuses sont formées de chaque côté par l'épicondyle et par l'épitrochlée, en arrière par l'olécrâne. Ces trois éminences affectent entre elles des rapports dont je ferai mieux ressortir toute l'importance en étudiant l'articulation.

De chaque côté de l'olécrâne, sur la face postérieure du coude, existent deux gouttières dont l'interne, un peu étroite, est surtout remarquable par la présence du nerf cubital. Ces dépressions disparaissent et sont même remplacées par des saillies dans les synovites fongueuses, dans l'hydarthrose de l'articulation du coude. C'est en ce point qu'il faut aller chercher la fluctuation. Si par hasard on désirait faire une ponction, on choisirait la gouttière externe.

On distingue au coude une région antérieure et une région postérieure que la plupart des auteurs décrivent séparément. Je trouve préférable d'étudier les diverses couches que présente le coude en procédant de la face antérieure vers la face postérieure.

On y trouve successivement :

1° La peau.

2° Une couche cellulo-graisseuse sous-cutanée antérieure.

3° Un plan vasculo-nerveux sous-cutané.

4° Un premier plan aponévrotique.

5° Un plan vasculo-nerveux sous-aponévrotique.

6° Un premier plan musculaire.

7° Un plan osseux.

8° Un deuxième plan musculaire.

9° Un deuxième plan aponévrotique.

10° Une couche celluleuse sous-cutanée postérieure.

11° La peau.

1° *Peau.* — La peau qui recouvre la face antérieure du coude est fort mince et permet de voir par transparence les veines placées en dessous. Elle s'excorie facilement lorsqu'on y applique des lacs ou des bandes fortement serrés. On l'a vue se déchirer sous l'influence de tractions énergiques ou de pressions exercées de l'intérieur à l'extérieur par les surfaces osseuses luxées ou fracturées. Elle présente un pli transversal lorsque l'avant-bras est fléchi sur le bras, mais ce qu'on n'a peut-être pas fait assez remarquer, c'est que ce pli s'efface complètement dans l'extension du bras et ne saurait par conséquent servir de point de repère · il est donc très loin de ressembler sous ce rapport aux plis du poignet et moins encore à ceux de la paume de la main, qui sont permanents. Aussi, quand on veut pratiquer la ligature de l'humérale au pli du coude, si l'on n'a pas la précaution de marquer d'avance la situation précise de ce pli, le bras étant fléchi, on n'a plus de point de repère lorsque le bras est étendu, et l'on fait en général l'incision plus haut qu'il ne convient.

Le pli cutané, loin de correspondre à l'interligne articulaire, est situé de 2 à 4 centimètres au-dessus; il correspond environ à la saillie de l'épitrochlée. Malgaigne a voulu tirer de la position de ce pli par rapport aux surfaces articulaires des conséquences pour le diagnostic différentiel entre la fracture et la luxation du coude, suivant que le pli est placé au-dessous ou au-dessus de la saillie de l'extrémité inférieure de l'humérus, mais ce que je viens de dire me paraît en atténuer beaucoup l'importance.

2° *Couche cellulo-graisseuse sous-cutanée antérieure.* — Cette couche est extrêmement variable suivant les sujets. Abondante en général chez les enfants et les femmes, elle acquiert quelquefois chez ces dernières une épaisseur telle qu'elle masque tous les reliefs extérieurs de la région. Insignifiant dans la plupart des autres régions, ce détail prend ici une certaine importance à cause de la saignée. Une couche épaisse de graisse rend parfois cette opération réellement difficile. On ne voit pas trace de veines à l'extérieur, malgré la compression circulaire exercée sur le bras; sans des notions anatomiques précises sur leur direction, on serait dans l'impossibilité de les ouvrir. Avec l'habitude, on peut les reconnaître par le toucher; la veine remplie de sang laisse percevoir sous le doigt un cordon mou et fluctuant qui affecte la direction connue de l'une des veines superficielles. Sur les sujets gras, il n'est pas rare de voir un peloton adipeux s'interposer entre les lèvres de la plaie et s'opposer à la sortie du sang. Il peut arriver aussi que le parallélisme entre la plaie de la veine et celle de la peau se détruise, circonstance favorable à la production d'un thrombus.

3° *Plan vasculo-nerveux superficiel* (fig. 163). — Dans l'épaisseur de la couche cellulo-adipeuse sous-cutanée cheminent les *veines* et les *nerfs superficiels* du coude.

Les *veines* ont une importance toute particulière, eu égard à la saignée du bras. Elles présentent une disposition que j'ai reproduite sur la figure 163 dans sa plus grande simplicité : c'est la disposition type, autour de laquelle on peut grouper toutes les variétés, qui sont du reste fort nombreuses.

Trois veines montent de l'avant-bras vers le coude : deux latérales, les veines radiale et cubitale; la troisième est la veine médiane. Cette dernière, arrivée au pli du coude, se divise en deux branches : l'une interne (MB), la *médiane basilique*, l'autre externe (MC), la *médiane céphalique*. La médiane basilique se dirige aussitôt en haut et en dedans pour aller s'unir à la veine cubitale et former le tronc de la *veine basilique*, qui se rend lui-même dans l'axillaire au niveau du creux de l'aisselle. La médiane céphalique se porte également en haut, mais en dehors, et s'abouche avec la veine radiale pour former la *veine céphalique*, que nous avons suivie précédemment dans l'interstice du grand pectoral et du deltoïde jusque dans la région du creux sous-claviculaire. Au point de bifurcation, la veine médiane reçoit une branche anastomotique venant des veines profondes. Il en résulte qu'une compression circulaire exercée sur le bras facilite la sortie du sang par la piqûre d'une veine superficielle : mais, si la compression est telle que la circulation artérielle soit interrompue, le sang ne coule pas, puisqu'il n'arrive plus à l'avant-bras.

Il suffit de jeter un coup d'œil sur la figure 163 pour saisir tout de suite le rapport de la veine médiane basilique avec l'artère humérale. Ces deux vaisseaux, dirigés presque parallèlement, ne sont séparés l'un de l'autre que par l'expansion aponévrotique du biceps (EA) : d'où l'extrême danger de blesser l'artère dans la saignée de cette veine. Si la région du pli du coude est le siège par excellence de l'anévrysme artérioso-veineux, cela tient à cette disposition anatomique : aussi cette affection est-elle beaucoup plus rare depuis que la saignée du bras est elle-même pratiquée plus rarement.

Les personnes ignorantes, entre les mains desquelles arrive le plus souvent cet accident, sont d'autant plus portées à piquer la médiane basilique qu'elle est généralement plus volumineuse et partant plus accessible que la médiane céphalique. Malgaigne raconte dans son *Traité d'anatomie chirurgicale* qu'il eut un jour le malheur de blesser l'artère humérale dans une saignée, et, pour éviter pareil accident, il conseille l'emploi d'une lancette à un seul tranchant. Il est des cas où la veine médiane basilique, tout en étant voisine de l'artère, s'en écarte cependant suffisamment pour qu'on puisse l'ouvrir sans crainte. Mais, si pour une raison quelconque on était forcé de saigner sur cette veine, si les battements de l'humérale indiquaient que les deux vaisseaux sont complètement superposés, et si l'on ne pouvait reporter la veine soit en dedans, soit en dehors, de façon à l'éloigner de l'artère, dans ce cas la conduite véritablement chirurgicale consisterait à dénuder la veine au bistouri par une incision parallèle à sa direction et à la piquer ensuite à ciel ouvert. Règle générale, il ne faut jamais saigner sur la médiane basilique d'après la méthode ordinaire.

La veine médiane basilique présente un volume très variable suivant les sujets; de plus, ses parois sont parfois tellement épaisses que, se rapprochant en cela de la veine poplitée, elle ressemble presque à une artère; sur certains sujets gras, à expansion bicipitale mince, ce peut même être une cause d'erreur dans la ligature de l'artère humérale au pli du coude ; j'ai souvent vu chez l'opérateur novice une certaine hésitation à ce sujet, et non sans raison. Indépendamment des rapports que je signalerai plus loin, il suffit de se rappeler que la veine médiane basilique est isolée, tandis que l'artère est flanquée de deux veines.

La veine médiane céphalique se porte en haut et en dehors, croise le tendon du biceps et repose ensuite sur le muscle brachial antérieur. On ne fait courir aucun risque au malade en piquant cette veine : c'est donc elle qui doit être choisie pour la saignée du bras. On pourrait encore ouvrir les veines radiale ou cubitale, mais elles fournissent difficilement la quantité de sang nécessaire, la piqûre étant faite au-dessous de l'anastomose avec les veines profondes.

La disposition des veines que je viens de décrire a été comparée assez exactement à une M majuscule ; il faudrait toutefois se garder de croire qu'elle est constante; rien n'est au contraire plus variable ; quelquefois la médiane manque, ainsi que la céphalique; d'autres fois c'est la médiane basilique qui fait défaut, etc., etc. Cela, du reste, n'a que peu d'importance, puisqu'on ne doit,

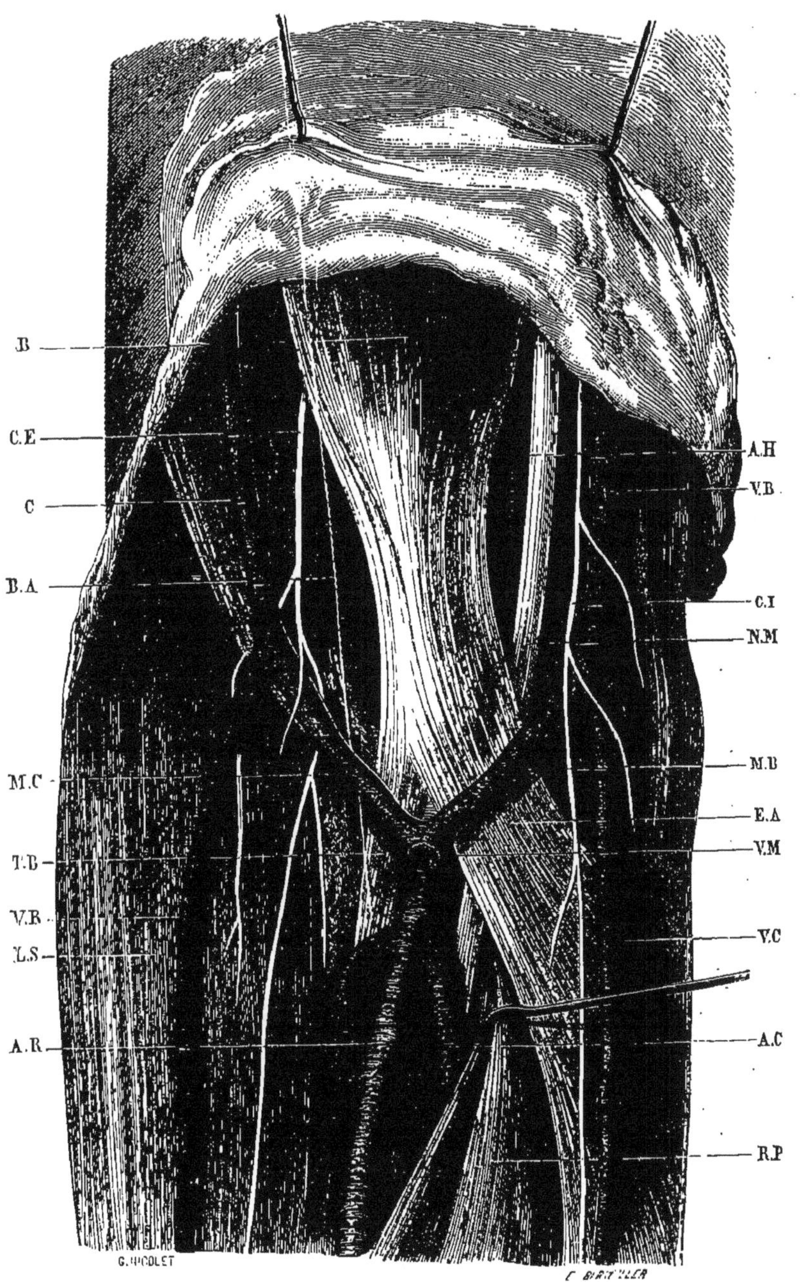

Fig. 163. — *Région du pli du coude.* — Bras droit. — Adulte vigoureux. — Grandeur naturelle.

AC, artère cubitale.
AH, artère humérale.
AR, artère radiale.
B, muscle biceps.
BA, muscle brachial antérieur.
C, veine céphalique.
CE, nerf cutané externe ou musculo-cutané.
CI, nerf cutané interne.
EA, expansion aponévrotique du biceps.
LS, muscle long supinateur.
MB, veine médiane basilique.
MC, veine médiane céphalique.
NM, nerf médian.
RP, muscle rond pronateur.
TB, tendon du muscle biceps.
VB, veine basilique.
VC, veine cubitale.
VM, coupe de la veine médiane.
VR, veine radiale.

en principe, ouvrir une veine qu'après s'être assuré qu'elle n'est pas sur l'artère.

Les *nerfs superficiels* sont l'un externe, le musculo-cutané ; l'autre interne, le cutané interne. Le premier, ainsi que nous l'avons vu dans le chapitre précédent, chemine au bras entre le brachial antérieur et le biceps ; il se dégage du bord externe de ce dernier muscle à 5 ou 6 centimètres au-dessus du pli du coude et traverse l'aponévrose brachiale pour devenir sous-cutané. Il se divise ensuite en un certain nombre de filets qui se rendent à la peau de l'avant-bras en passant presque tous en arrière de la veine médiane céphalique.

Le cutané interne, qui a traversé l'aponévrose sur un point plus élevé que le précédent, se divise en filets passant au contraire pour la plupart en avant de la veine médiane basilique. Il en résulte que les nerfs courront plus de chance d'être lésés dans une saignée de cette dernière veine que de l'autre : nouvelle raison pour toujours préférer la saignée de la médiane céphalique. Ce n'est pas que la blessure de l'un des filets nerveux du coude présente par elle-même une grande importance, mais elle laisse parfois à sa suite des névralgies traumatiques d'une intensité extrême et très tenaces, surtout lorsque le nerf n'a été que piqué. Il faudrait alors compléter la section.

4° *Premier plan aponévrotique.* — Au-dessous de la couche cellulo-graisseuse sous-cutanée et des organes qu'elle renferme on rencontre l'aponévrose. Le manchon fibreux qui enveloppe le bras s'amincit considérablement au voisinage du coude et se trouve réduit à une simple toile celluleuse sur les saillies musculaires latérales, mais il est renforcé sur la ligne médiane par une lame fibreuse fort importante qui porte le nom d'*expansion aponévrotique du biceps* (EA, fig. 163). Partie du bord externe du tendon du muscle biceps, cette aponévrose se dirige obliquement en bas et en dedans, recouvre d'abord le tendon lui-même, puis l'artère humérale, le nerf médian, et s'épanouit sur les muscles épitrochléens en se continuant avec l'aponévrose antibrachiale.

J'ai déjà dit que l'expansion du biceps séparait la veine médiane basilique de l'artère humérale : or cette expansion présente de grandes variétés d'épaisseur. Dense et résistante chez les sujets vigoureux, elle peut être tellement mince qu'il y faut regarder avec attention pour la distinguer du tissu cellulaire ordinaire. C'est pour cela que je conseille, par exception, de la diviser sur la sonde cannelée dans la ligature de l'artère humérale au pli du coude. Je dis par exception, car c'est, à mon avis, une pratique déplorable, celle qui consiste à diviser sur une sonde cannelée tous les plans fibreux qui recouvrent un vaisseau : la sonde cannelée doit servir à dénuder les artères, mais non à les découvrir. L'usage de cet instrument donne à l'opérateur une fausse sécurité : n'est-il pas plus prudent de diviser couche par couche avec un bistouri, qui n'entame, en définitive, à la fois qu'un dixième de millimètre, si l'on veut, plutôt que de couper aveuglément tout ce qui a été chargé au hasard sur la sonde? Ce n'est donc pas pour ménager plus sûrement l'artère que, dans mes cours de médecine opératoire, je conseille de diviser l'expansion du biceps sur une sonde cannelée : c'est pour en faire un temps spécial de l'opération, pour donner à cette section une plus grande importance, et établir l'un des jalons les plus utiles de la ligature de l'humérale. Si, en effet, sur un sujet où cette expansion est à peine marquée, on la divise sans le savoir, et c'est fréquent, il y a de fortes chances pour qu'on ne trouve plus l'artère qu'avec de grandes difficultés.

On considérait jadis comme un accident sérieux la piqûre de l'expansion du biceps dans la saignée; je ne pense pas que cette opinion soit fondée, à moins toutefois que la pointe de la lancette ne reste dans la plaie.

5° *Plan vasculo-nerveux sous-aponévrotique* (fig. 163). — Le second plan vasculo-nerveux comprend : l'artère humérale, ses veines satellites et le nerf médian. J'y ajouterai le tendon du muscle biceps, qui se trouve compris dans un même plan. Ces organes sont entourés d'une atmosphère cellulo-graisseuse plus ou moins abondante.

L'*artère humérale* présente une direction oblique de haut en bas et de dedans en dehors. Du bord interne du muscle biceps elle se porte vers le pli du coude, dont elle occupe la partie moyenne, et se divise ensuite en radiale et cubitale, en sorte que ces deux dernières artères à leur origine font encore partie de la région qui nous occupe. La meilleure incision pour découvrir l'artère humérale au pli du coude est donc la suivante : marquer le pli du coude pendant la flexion du bras, inciser la peau obliquement de haut en bas et de dedans en dehors, de telle sorte que le milieu de l'incision corresponde à la partie moyenne du pli du coude.

Recouverte par l'expansion du biceps, l'artère humérale repose sur le muscle brachial antérieur; elle est en rapport en dehors avec le tendon du biceps et en dedans avec le nerf médian.

Deux veines satellites accompagnent l'artère. Placées de chaque côté, elles lui adhèrent intimement par les nombreuses branches qu'elles échangent entre elles en avant et en arrière du vaisseau, circonstance qui rend plus difficile la dénudation de l'artère.

Il résulte du rapport de l'artère humérale avec la médiane basilique et avec les veines humérales qu'une plaie peut intéresser à la fois l'artère, la veine superficielle, une veine profonde, et donner naissance à une variété singulière d'anévrysme artérioso-veineux. Un fait semblable a été observé; il porte dans la science le nom de *cas de Park*.

L'artère humérale a été blessée un grand nombre de fois, surtout à la suite de la saignée. La compression directe et la flexion de l'avant-bras sur le bras ont pu quelquefois suffire à la guérison, mais il ne faut pas compter sur cet heureux résultat. Le plus ordinairement il survient un anévrysme diffus primitif ou bien un anévryeme artérioso-veineux qui nécessitent l'intervention chirurgicale.

La ligature des deux bouts, après ouverture du sac, c'est-à-dire la méthode ancienne, est la seule qui mettra le malade à l'abri d'une hémorrhagie secondaire, surtout dans l'anévrysme artérioso-veineux. Un malade atteint d'un anévrysme diffus primitif du pli du coude à la suite d'une saignée malheureuse faite par une religieuse présentait une énorme tuméfaction du bras. Je fis la ligature de l'axillaire et ouvris ensuite cette immense poche qui était sur le point de se rompre. Il ne s'écoula pas de sang, et tout allait bien, lorsque le septième jour survint une hémorrhagie qui m'obligea à lier les deux bouts dans le sac, non sans quelque difficulté. Je présentai peu de temps après à la Société de chirurgie le malade complètement guéri. Dans un cas semblable, la vraie conduite à tenir est donc d'ouvrir largement le sac d'emblée et de lier les deux bouts.

Lorsque le bras est depuis longtemps fléchi à angle droit et qu'on tente de le redresser brusquement, l'artère humérale peut se déchirer. Elle y est d'autant plus exposée que, normalement, l'extension forcée de l'avant-bras détermine un aplatissement du vaisseau et l'interruption ou, ce qui est plus exact, une notable diminution du cours du sang. Je ne vois du reste aucune indication qui autorise le chirurgien à tenter légitimement cette extension brusque.

Une flexion forcée de l'avant-bras sur le bras détermine plus sûrement que l'extension l'interruption du cours du sang, phénomène qui a été utilisé pour la cure de l'anévrysme artérioso-veineux du pli du coude.

Le *nerf médian* est situé en dedans de l'artère; nous venons de voir que l'artère quitte la face interne du bras pour se porter vers la ligne médiane; quant au nerf, il suit un trajet rectiligne et gagne le muscle rond pronateur, entre les deux faisceaux d'insertion duquel il s'engage. Il en résulte qu'au pli du coude le rapport entre le nerf et l'artère n'est plus aussi immédiat qu'au bras : aussi, tandis qu'on découvre nécessairement le nerf médian en liant l'artère à la partie moyenne du bras, on ne l'aperçoit souvent pas en liant le même vaisseau au pli du coude. Ce nerf n'en constitue pas moins un point de repère extrêmement précieux, et je pus en apprécier toute l'importance dans le cas auquel je faisais allusion plus haut.

Le *tendon du muscle biceps* est situé sur un même plan que l'artère humérale et le nerf médian. Il se présente, comme ce dernier, sous la forme d un cordon arrondi, mais plus volumineux, de couleur blanche, mais brillant et nacré, tandis que le médian est d'un blanc mat. Le tendon, situé immédiatement en dehors de l'artère, forme avec l'expansion aponévrotique une sorte de gouttière dans laquelle est logé le vaisseau. Il ne tarde pas à abandonner l'artère humérale et s'enfonce profondément vers la pointe du V que forment les saillies musculaires interne et externe. Il s'enroule sur l'extrémité supérieure du radius pour aller s'attacher à la tubérosité bicipitale de cet os et à la partie la plus postérieure de cette tubérosité. Il résulte de cette insertion que non seulement le biceps est un fléchisseur de l'avant-bras sur le bras, mais aussi un supinateur puissant, qu'il ramène, en se contractant, les deux os de l'avant-bras au parallélisme. Il y a donc un grand intérêt, dans la résection du coude, à ne pas sacrifier ce tendon, ce qui d'ailleurs ne présente aucune difficulté. Entre le tendon et la partie antérieure de la tubérosité bicipitale, qui est encroûtée de cartilage, existe une bourse séreuse qui peut être le point de départ d'un kyste du pli du coude.

L'artère humérale est, en définitive, située entre deux cordons blancs qu'on peut reconnaître facilement au fond d'une plaie, même très anfractueuse; si le tendon se présente, il faut reporter ses recherches en dedans; si c'est le nerf médian, les reporter en dehors et sur le même plan dans les deux cas.

Les organes essentiels de la région étant situés en avant de l'articulation, la voie antérieure est interdite pour la résection du coude. De plus, les os profondément situés en avant sont recouverts par des muscles, tandis qu'en arrière et sur les côtés les saillies osseuses sont sous-cutanées et très facilement accessibles. C'est donc dans ces derniers sens qu'on devra attaquer l'articulation. Indépendamment de l'artère humérale et de ses deux branches terminales, le coude présente encore un cercle artériel formé par l'anastomose des quatre récurrentes avec les collatérales externe et interne de l'humérale. L'une d'elles, la récurrente radiale antérieure, née de la radiale, s'anastomose au niveau de l'épicondyle avec la terminaison de l'humérale profonde. La récurrente radiale postérieure, fournie par le tronc de l'interosseuse, et le plus souvent par l'interosseuse postérieure, s'anastomose au même point avec les deux précédentes. Les récurrentes cubitales antérieure et postérieure naissent directement de la cubitale, souvent par un tronc commun, et s'anastomosent au niveau de l'épitrochlée avec la collatérale interne, branche de l'humérale. Il existe donc autour du coude un cercle artériel complet largement ouvert, qui permet de lier, sans crainte de gangrène, l'artère humérale, et qui joue dans les plaies de la paume de la main un rôle important sur lequel je reviendrai plus loin.

6° *Premier plan musculaire.* — L'artère humérale et ses veines collatérales, le nerf médian et le tendon du biceps, reposent sur le muscle brachial antérieur, qui leur est immédiatement sous-jacent et dont ils sont seulement séparés par une couche de tissu cellulaire lâche. Au muscle brachial antérieur j'ajoute les deux saillies musculaires latérales, qui jouent d'ailleurs un rôle insignifiant dans la pathologie du coude. Je rattache aussi le nerf radial à cette même couche, parce qu'il se trouve compris entre le brachial antérieur et les muscles épicondyliens.

Le *muscle brachial antérieur* (fig. 166) est étalé au devant de l'extrémité inférieure de l'humérus, qu'il recouvre complètement. Il passe en avant des surfaces articulaires et ses fibres se condensent sur un tendon qui va s'insérer à la base de l'apophyse coronoïde du cubitus. Il est important de remarquer la manière dont se fait cette insertion, et la figure 166 a pour but de le montrer. Le tendon s'insère sur une face osseuse rugueuse, qui mesure environ 15 millimètres de hauteur. Or, dans la résection du coude, la conservation de ce tendon est indispensable, puisque le brachial antérieur est, avec le biceps, le seul agent du mouvement de flexion de l'avant-bras sur le bras, et encore est-il plus spécialement fléchisseur. On pourra donc, si la lésion descend bas sur l'apophyse coronoïde, détacher une portion du tendon sans le séparer complètement. Dans tous les cas, on aura soigneusement recours à la méthode de M. Ollier : on décollera le tendon en en conservant la continuité avec le périoste du cubitus, en sorte que le muscle puisse recouvrer une grande partie de ses propriétés, résultat que rendrait impossible la section du tendon : dans ce dernier cas le muscle se rétracterait vers le bras et abandonnerait définitivement son insertion cubitale.

Je me bornerai à énumérer les muscles qui forment les saillies musculaires latérales.

La saillie externe ou épicondylienne comprend quatre muscles : le long supinateur, le premier radial externe, le second radial externe et le court supinateur.

La saillie interne ou épitrochléenne comprend les muscles rond pronateur, grand palmaire, petit palmaire, cubital antérieur, fléchisseur superficiel, fléchisseur profond des doigts.

Au fond de l'espace que limitent la saillie épicondylienne et le bord externe du brachial antérieur se trouve le *nerf radial*, qui repose sur la face antérieure de l'humérus après avoir quitté la gouttière de torsion et traversé d'arrière en avant l'aponévrose intermusculaire externe.

Le nerf radial est d'abord situé dans le sillon de séparation du long supinateur et du brachial antérieur, puis entre ce dernier muscle et le premier radial externe. Arrivé au niveau de l'épicondyle, il se divise en deux branches, l'une antérieure ou cutanée qui accompagne l'artère radiale, l'autre postérieure ou musculaire qui traverse le muscle court supinateur et se rend aux extenseurs de la main et des doigts.

Il faut faire en sorte de ne pas couper le nerf radial dans la résection du coude quand on emploie l'incision externe; celle-ci suit à peu près le trajet

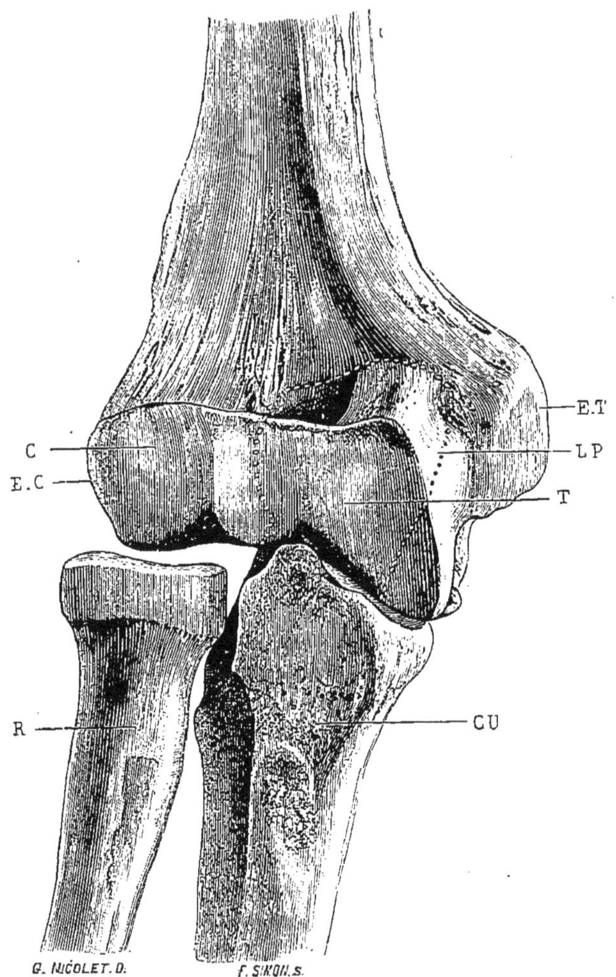

Fig. 164. — *Os du coude et interligne articulaire vus de face.* — Adulte. Grandeur naturelle.

C, condyle de l'humérus.
CU, cubitus.
EC, épicondyle.
ET, épitrochlée.
LP, ligne pointillée figurant la situation de l'olécrâne derrière l'humérus.
R, radius.
T, trochlée humérale.

que je viens d'attribuer au nerf, mais elle passe en dehors des muscles épicondyliens, tandis que le nerf est en dedans, ce qui permet d'éviter facilement ce dernier.

7° *Plan osseux* ou *articulation du coude.* — Le plan osseux comprend l'extrémité des trois os qui concourent à former l'articulation du coude. J'y rattache le nerf cubital, dont les connexions avec le squelette de la région sont si intimes qu'on ne peut l'en séparer dans une description topographique.

Sans décrire isolément chacun des os qui concourent à former le coude, je m'attacherai à faire connaître leurs rapports réciproques, ainsi que les importantes déductions chirurgicales qui en résultent.

On rencontre sur l'extrémité inférieure de l'humérus, en procédant de dehors en dedans : l'épicondyle, le condyle, la trochée, l'épitrochlée; du côté des os de l'avant-bras : la cupule du radius et la cavité sigmoïde du cubitus, cette dernière formée par deux crochets : l'un antérieur, l'apophyse coronoïde; l'autre postérieur, l'olécrâne.

Je ne saurais trop engager le lecteur à se rendre un compte exact de la disposition respective des surfaces articulaires du coude et des saillies osseuses qui les circonscrivent.

Deux saillies osseuses limitent de chaque côté la région du coude : l'une externe, l'*épicondyle;* l'autre interne, l'*épitrochlée*. Cette dernière fait sous la peau une saillie beaucoup plus accusée que la première. Cela tient d'abord à ce que l'épitrochlée déborde en dedans le bord de la diaphyse humérale plus que ne le fait en dehors l'épicondyle, et aussi à ce que le bord interne de l'humérus forme une sorte d'angle rentrant avec la saillie de l'épitrochlée; en dehors, au contraire, le bord externe se continue insensiblement avec l'épicondyle, suivant une ligne régulièrement courbe. Aussi les lacs appliqués sur le coude pour réduire une luxation de l'épaule ont-ils de la tendance à glisser en dehors et sont arrêtés au contraire par la saillie de l'épitrochlée. Par la même raison, la peau reposant immédiatement sur l'épitrochlée court risque d'être excoriée. Lorsque le bras repose trop longtemps par sa face interne sur un plan résistant, à la suite d'une amputation de l'avant-bras, par exemple, on observe assez souvent la production d'une eschare au niveau de l'épitrochlée : aussi faut-il mettre à ce niveau un coussin troué.

L'épicondyle et l'épitrochlée sont situés sur une même ligne horizontale, mais cette ligne est loin de représenter l'interligne articulaire; elle est située notablement au-dessus. C'est pourquoi, si dans la désarticulation du coude par la méthode à lambeau antérieur on traverse les parties molles d'une tubérosité à l'autre, les surfaces articulaires se trouvent nécessairement découvertes sur les côtés dans une certaine étendue.

Au lieu d'être horizontal, l'interligne articulaire est oblique de haut en bas et de dehors en dedans; il en résulte que les deux extrémités de l'interligne ne sont pas situées à égale distance de l'épicondyle et de l'épitrochlée, que l'interligne est plus rapproché de la première de ces saillies que de la seconde.

En dehors, la partie la plus saillante de l'épicondyle est éloignée du rebord de la cupule radiale d'environ 2 centimètres, la distance entre la partie la plus saillante de l'épitrochlée et le bord inférieur de la joue interne de la poulie humérale est d'environ 3 centimètres. L'inclinaison de l'interligne articulaire est donc de 1 centimètre.

Il résulte de ces rapports que dans l'amputation du coude à lambeau antérieur par transfixion, si l'on opère sur le bras droit, on ponctionnera à 3 centimètres au-dessous de l'épitrochlée et on fera suivre au couteau un trajet oblique, de façon que la pointe sorte à 2 centimètres au-dessous de l'épicondyle, et réciproquement, si on opère sur le bras gauche. Je dois faire remarquer que l'obliquité de l'interligne ne porte pas sur l'articulation radio-humérale, qui est horizontale, mais seulement sur l'articulation huméro-cubitale.

Le diamètre transversal de l'extrémité inférieure de l'humérus chez l'adulte est en moyenne de 6 centimètres. Mais l'interligne articulaire n'a pas une égale largeur. Il mesure environ les deux tiers de cet espace, c'est-à-dire 4 centimètres seulement, dont 2 pour la surface condylienne et 2 pour la surface trochléenne. Or le rebord de la cupule radiale se trouve à peu près situé sur la même ligne verticale que l'épicondyle : par conséquent entre la trochlée et l'épitrochlée existe un espace de 2 centimètres environ qui n'est pas articulaire, et Malgaigne a fait observer avec raison que le cubitus pourrait se luxer en dedans et occuper cet espace sans que le diamètre transversal du coude fût augmenté, mais il existerait alors un déplacement latéral de l'olécrâne, dont je vais parler dans un instant.

De l'obliquité de l'interligne articulaire en bas et en dedans il résulte que l'axe de l'avant-bras ne se continue pas exactement avec celui du bras. Ces deux segments du membre se rencontrent sous un angle, très faible, il est vrai, ouvert en dehors : aussi les tractions exercées sur le bras à l'aide de lacs fixés au poignet n'agissent-elles pas directement suivant l'axe de l'humérus, et mieux vaut-il appliquer les lacs extensifs sur le coude. C'est grâce à cette obliquité que dans la flexion normale de l'avant-bras sur le bras le premier croise le second de façon que la main se porte vers la cavité buccale. Ce n'est qu'à l'aide d'une forte supination, due à la contraction énergique du muscle biceps, que l'avant-bras peut se fléchir directement contre le bras.

Comment reconnaître l'interligne articulaire de façon à pouvoir y pénétrer d'emblée avec la lame du couteau ?

J'ai déjà fait remarquer que le pli articulaire ne saurait être ici d'aucune utilité, car il disparaît dans l'extension. L'interligne articulaire étant, ainsi que nous venons de le voir, beaucoup plus rapproché de la peau en dehors qu'en dedans, c'est par le côté externe ou radial qu'il conviendra de le rechercher. Le premier point de repère est la saillie formée par l'épicondyle. Cette saillie occupe le côté externe de l'articulation, mais, grâce aux muscles épicondyliens qui font relief en dehors et en avant, elle paraît être, surtout chez les sujets très musclés, reportée un peu en arrière. A 2 centimètres environ au-dessous du point le plus saillant de l'épicondyle et sur une même ligne verticale, on sent le rebord lisse, arrondi, de la cupule du radius. Immédiatement au-dessus de cette cupule existe une dépression très facile à sentir avec la pulpe du doigt : or cette dépression cerrespond exactement à l'interligne articulaire. Si, le doigt reposant sur ce point, on imprime à l'avant-bras des mouvements de pronation et de supination, on sent la tête du radius rouler sur son axe.

Je ne saurais trop recommander de se familiariser avec cette exploration : c'est à coup sûr le meilleur mode d'orientation dans l'examen du coude, qu'il s'agisse de faire une désarticulation, une résection, ou bien de distinguer une luxation d'une fracture.

Toutes les fois donc qu'il se présentera un malade atteint d'une lésion du coude, il faut commencer par déterminer la situation précise de la tête du radius et par conséquent l'interligne articulaire. On acquiert ainsi la certitude que le radius est ou n'est pas luxé. Si, au lieu d'une saillie arrondie, le doigt rencontre à 2 centimètres au-dessous de l'épicondyle une dépression profonde, c'est que le radius n'est pas à sa place, et on n'aura plus qu'à rechercher s'il est en avant ou en arrière de l'humérus ; c'est de la même façon et en imprimant à l'avant-bras des mouvements de pronation et de supination qu'on reconnaîtrait, par la crépitation, l'existence d'une fracture de l'extrémité supérieure du radius.

Dans la désarticulation du coude, le couteau devra pénétrer ou sortir exactement au-dessus de la tête du radius.

Indépendamment des deux saillies osseuses latérales, il en existe entre elles une troisième, située sur la face postérieure du coude : c'est l'olécrâne. La position de l'olécrâne varie suivant que le coude est étendu ou fléchi. Lorsque le membre est dans l'extension, comme sur la figure 164, la partie la plus saillante de l'olécrâne, la *pointe* du coude, est située sur la même ligne trans-

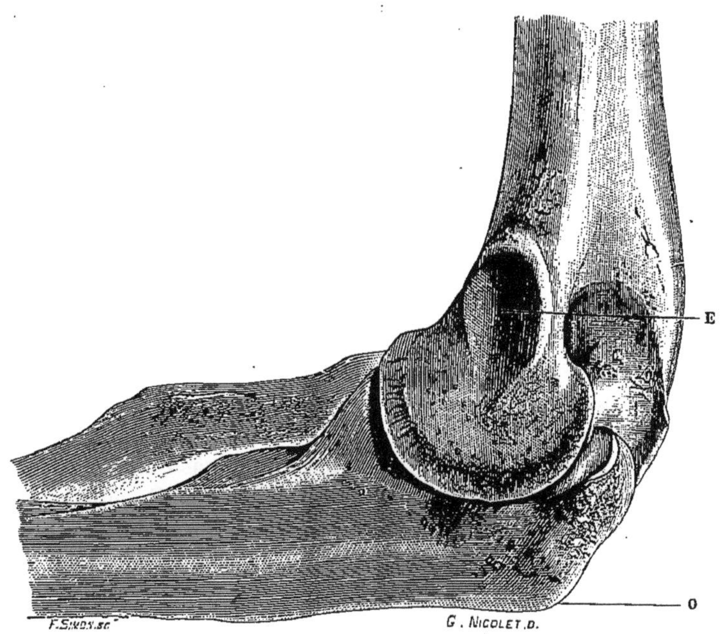

Fig. 165. — *Os du coude vus de profil.* — Cette figure est destinée à montrer les rapports de l'olécrâne dans la flexion de l'avant-bras sur le bras.

E, épitrochlée. — O, olécrâne.

versale que les deux tubérosités interne et externe : mais dans la flexion, comme sur la figure 165, l'olécrâne s'abaisse ; dans la demi-flexion, il se trouve situé à 3 centimètres au-dessous de la ligne et à 5 centimètres lorsque la flexion est complète. Conséquemment, dans une luxation du coude en arrière, l'olécrâne dépassera la ligne qui réunit les deux tubérosités, si le membre est dans l'extension, et, si le membre est demi-fléchi, la partie culminante de l'olécrâne arrivera au niveau de la ligne. Le degré d'ascension de l'olécrâne varie, du reste, bien entendu, suivant que la luxation est complète ou incomplète.

Lorsque l'avant-bras est fortement fléchi, le sommet de l'olécrâne abandonne la cavité olécrânienne de l'humérus et vient au contact avec la trochlée. Si dans cette attitude une force quelconque agit d'arrière en avant sur le cubitus ou d'avant en arrière sur l'humérus, les os de l'avant-bras peuvent se luxer en avant de l'humérus sans fracture de l'olécrane, accident d'ailleurs infiniment plus rare que la luxation en arrière, qui est la luxation classique du coude.

A l'état normal, dans l'extension du bras, non seulement la pointe de l'olécrâne se trouve sur le trajet d'une ligne transversale qui réunirait les tubérosités humérales interne et externe, elle est de plus située dans un même plan vertical, c'est-à-dire qu'elle ne les dépasse pas en arrière. Dans la luxation en arrière, au contraire, l'apophyse coronoïde étant venue se mettre à la place de l'olécrâne, celui-ci fait sous les téguments une forte saillie qui déborde de beaucoup celles de l'épicondyle et de l'épitrochlée, d'où l'augmentation du diamètre antéro-postérieur du coude. Plus l'olécrâne est remonté, moins la saillie est considérable ; cette saillie augmente dans la flexion de l'avant-bras et disparaît presque dans l'extension, phénomène qu'il est aisé de comprendre.

L'olécrâne siège, avons-nous dit, entre les deux tubérosités humérales, mais il ne correspond pas exactement à la partie moyenne de l'espace qui les sépare, ainsi que l'ont écrit la plupart des auteurs ; la pointe de l'olécrâne est plus rapprochée de l'épitrochlée d'environ 12 à 15 millimètres. Cela est surtout très appréciable chez les enfants et les sujets peu musclés : aussi la gouttière interne, celle qui loge le nerf cubital, est-elle moins large que la gouttière externe.

Dans la luxation *directe* en arrière, la distance qui sépare l'olécrâne des tubérosités ne varie pas, mais il n'en est pas de même dans les luxations latérales en dedans ou en dehors. On comprend aisément l'importance du rapport anatomique précédent pour le diagnostic de ces luxations.

Si j'ai insisté avec quelques détails sur le rapport des saillies osseuses du coude entre elles et avec l'interligne articulaire, ce n'est pas que la luxation complète des deux os de l'avant-bras en arrière, qui est la plus commune, soit généralement difficile à reconnaître, mais il n'en est pas de même des luxations incomplètes et surtout des luxations partielles, dont le diagnostic est souvent assez difficile pour qu'on ait besoin de faire appel à toutes ses notions anatomiques, et encore est-on sujet à erreur. Étant donné un traumatisme du coude, on procédera au diagnostic par élimination en commençant par la luxation ; c'est elle qui doit surtout préoccuper le praticien, car avec le repos du membre et le temps les autres affections peuvent guérir même sans sa participation. La tête du radius a-t-elle conservé ses rapports avec l'épicondyle ? la saillie de l'olécrâne est-elle dans le même plan horizontal et le même plan vertical que les tubérosités humérales ? telles sont les deux questions capitales qu'il faudra résoudre d'abord, en utilisant les données anatomiques précédentes.

L'extrémité inférieure de l'humérus présente au-dessus de la trochlée un amincissement extrême. Là existent deux dépressions : l'une antérieure, destinée à loger l'apophyse coronoïde dans la flexion ; l'autre postérieure, qui reçoit le bec de l'olécrâne dans l'extension de l'avant-bras. On se fera une bonne idée de l'épaisseur de l'humérus à ce niveau d'après la coupe représentée figure 166. On conçoit aisément d'après cela que les fractures de l'extrémité inférieure de l'humérus se produisent fréquemment dans une chute sur le coude. Ces fractures sont le plus souvent articulaires, c'est-à-dire que du trait transversal partent des traits verticaux qui divisent le fragment inférieur en plusieurs fragments. A part quelques variétés que j'aurai l'occasion de signaler plus loin, on ne saurait guère préciser le genre exact de fracture, et l'on se borne en général à dire : fracture du coude.

L'articulation du coude appartient à la classe des diarthroses, genre ginglyme angulaire ou trochlée. L'emboîtement des surfaces articulaires est tellement exact qu'il ne se passe dans la jointure que des mouvements de flexion et d'extension; il n'y a pas de mouvements latéraux. Lorsque ces derniers existent, c'est que les ligaments ont été distendus ou déchirés : ainsi, par exemple, les mouvements latéraux se rencontrent dans la luxation complète des deux os de l'avant-bras et constituent un bon signe; ils se rencontrent également à une certaine période de la tumeur blanche du coude et indiquent un état avancé de la maladie. Pour constater l'existence de ces mouvements anormaux, il faut immobiliser complètement l'articulation de l'épaule en saisissant le bras d'une main au-dessus du coude et en imprimant de l'autre à l'avant-bras des mouvements de totalité.

C'est sans doute à l'emboîtement parfait des surfaces articulaires que sont dues la raideur et l'ankylose qui surviennent si rapidement dans le coude à la suite d'une contusion, d'une entorse, ou même d'une immobilisation prolongée sans lésion : aussi ne faut-il pas le laisser trop longtemps emprisonné dans un appareil sans lui imprimer des mouvements. Quelle que soit la lésion du membre supérieur qui nécessite l'immobilisation du coude, on devra toujours, dans la crainte d'une ankylose, mettre l'avant-bras à angle droit sur le bras, et mieux encore à angle aigu.

Si le coude est ankylosé à angle droit à la suite d'une tumeur blanche, je suis d'avis de ne rien tenter pour ramener des mouvements plus étendus, de consolider au contraire l'articulation dans cette nouvelle position. Si l'ankylose est survenue à la suite d'une arthrite, d'une contusion, d'une fracture, on fera exécuter à l'articulation des mouvements faibles et répétés. Il ne faut pas redresser le coude de force, brusquement, dans une même séance : on pourrait déchirer l'artère humérale, et le bénéfice obtenu n'est pas en rapport avec le risque qu'on fait courir au malade.

Il n'en est pas de même, si le coude est ankylosé à angle obtus, et à plus forte raison si l'ankylose est rectiligne. Quelle que soit alors la cause qui ait déterminé l'ankylose, il faut agir pour le ramener au moins à angle droit, si l'on ne peut ramener la totalité des mouvements. La flexion brusque sous le chloroforme est, à mon avis, autorisée dans ce cas, même quand il en devrait résulter une fracture de l'olécrâne. Si l'ankylose était osseuse et infrangible, on ferait une résection du coude, car une ankylose à angle obtus frappe presque absolument d'inutilité le membre supérieur.

Les *ligaments* qui unissent les os du coude sont faibles et n'opposent que peu de résistance à la pression des surfaces articulaires : aussi les luxations du coude sont-elles de toutes les plus fréquentes après celles de l'épaule. Il existe un ligament antérieur, un postérieur et deux latéraux. Je renvoie aux traités d'anatomie descriptive pour leur description, me contentant de les énumérer. On a pensé que le faisceau olécrânien du ligament latéral interne, dont M. Sappey a fait un ligament spécial sous le nom de postéro-interne, pouvait, dans certains cas, s'opposer à l'ascension de l'olécrâne fracturé à sa base.

La *synoviale* ne présente rien de spécial à signaler. Par son cul-de-sac supérieur, qui est très lâche, elle donne attache à quelques fibres du muscle triceps qui l'attirent en haut au-dessus du bec de l'olécrâne. Au-dessous de la synoviale et au niveau des cavités coronoïde et olécrânienne existent deux pelotons adipeux dont le postérieur est beaucoup plus volumineux que l'antérieur (PA, fig. 166).

Non seulement le radius s'articule par sa cupule avec le condyle huméral, il s'unit encore avec le cubitus, ce qui constitue l'*articulation radio-cubitale supérieure*.

Cette articulation, dite *pivotante*, a pour principal moyen d'union le *ligament annulaire*, dont je n'ai pas à présenter ici la description. Sous l'influence d'une pression directe ou dans un mouvement forcé de pronation et de supination, ce ligament peut se distendre ou se déchirer de façon à permettre le déplacement de la tête du radius, qui se porte en arrière de l'humérus, ou en avant, ce qui est de beaucoup le plus fréquent; la tête du radius arc-boutée sur la face antérieure de l'humérus oppose un obstacle invincible au mouvement de flexion de l'avant-bras. Une cause de luxation du radius assez curieuse est la fracture du corps du cubitus. Le chevauchement des fragments détermine un raccourcissement de l'avant-bras qui oblige le radius à remonter sur l'humérus. On conçoit que la réduction de la luxation, ou plutôt le maintien de la réduction, déjà très difficile à l'ordinaire, devienne dans ces cas à peu près impossible. Une fracture du corps du radius pourrait également, si le chevauchement était considérable, déterminer à la longue une luxation isolée du cubitus.

L'extrémité inférieure de l'humérus se développe par quatre points d'ossification destinés au condyle, à la trochlée, à la tubérosité externe et à la tubérosité interne.

Le condyle et la trochlée se soudent ensemble vers l'âge de 15 à 16 ans; l'épicondyle se soude vers la même époque, et l'épitrochlée se soude la dernière entre 16 et 17 ans. C'est au même moment que l'épiphyse tout entière se soude au corps de l'os.

Il résulte de là que chez les jeunes sujets, jusqu'à l'époque de la soudure, les fractures du coude ne sont le plus souvent que des décollements épiphysaires. Le décollement peut porter sur toute l'épiphyse ou seulement sur l'une des parties. C'est ainsi qu'on observe assez souvent un décollement isolé de l'épitrochlée à la suite d'une chute sur le coude. Le diagnostic est assez facile, car, indépendamment de la douleur dans un point limité, on peut saisir l'os entre les doigts, lui imprimer des mouvements et produire de la crépitation. Ce décollement épitrochléen ne modifie pas sensiblement la forme de la région. L'ossification de l'extrémité supérieure du cubitus ne procède pas de la même manière. Le point osseux primitif développé dans la diaphyse s'étend en haut de façon à former toute l'apophyse coronoïde et les deux tiers inférieurs de l'olécrâne. Deux points osseux complémentaires se développent à la partie postérieure et supérieure de cette dernière apophyse, l'un au niveau de l'insertion qu'elle fournit au triceps, l'autre sur son sommet. Ils se soudent au corps de l'os vers l'âge de 15 à 16 ans. Il est rare d'observer l'arrachement de l'épiphyse olécrânienne. Malgaigne fait d'ailleurs remarquer que ce n'est pas l'épiphyse proprement dite qui s'arrache, puisqu'on observe le plus ordinairement une petite couche de tissu osseux adhérente au cartilage épiphysaire.

La synoviale de l'articulation du coude se réfléchit sur le col du radius au niveau du bord inférieur du ligament annulaire. Si une fracture intéresse la portion intra-articulaire du radius, cette portion, isolée de toutes parts, peut se comporter comme un corps étranger et être éliminée.

Le *nerf cubital* offre des connexions si intimes avec l'articulation du coude, que sa blessure est un des principaux accidents pouvant survenir au cours d'une résection. Il occupe la gouttière interne du coude, c'est-à-dire celle qui est limitée par le bord interne de l'olécrâne en dehors et l'épitrochlée en dedans. Il s'engage à ce niveau entre les deux tendons d'insertion du muscle cubital antérieur et repose immédiatement sur le ligament latéral interne de l'articulation : aussi, dans certaines luxations du coude avec vastes délabrements, en a-t-on parfois constaté l'arrachement.

Le procédé de résection du coude qui met le plus sûrement à l'abri de la lésion du nerf cubital est celui de Nélaton. Il consiste à attaquer l'articulation

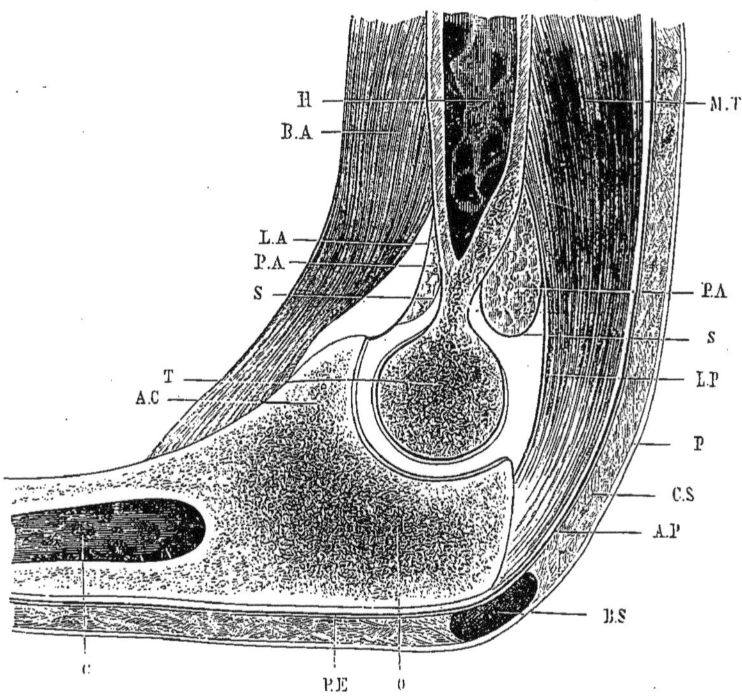

Fig. 166. — *Coupe verticale antéro-postérieure du coude passant par la partie moyenne de l'olécrâne et de la trochlée.* — Adulte. — Côté droit. — Segment radial de la coupe.

AC, apophyse coronoïde.
AP, aponévrose du bras.
BA, muscle brachial antérieur.
BS, bourse séreuse olécrânienne.
C, canal médullaire du cubitus.
CS, couche sous-cutanée.
H, humérus.
LA, ligament antérieur de l'articulation.
LP, ligament postérieur de l'articulation.
MT, muscle triceps.
O, olécrâne.
P, peau.
PA, pannicule adipeux sous-synovial.
PE, périoste du cubitus.
SS, synoviale articulaire.
T, trochlée humérale.

par son côté externe ; à découvrir d'abord l'articulation radio-humérale à l'aide d'une incision verticale combinée avec une incision horizontale et à enlever dès le début l'extrémité supérieure du radius. Cette large plaie permet alors de luxer en dehors le cubitus, manœuvre qui a pour effet de dégager le nerf cubital de sa gouttière, de telle sorte qu'on n'aperçoit même pas ce nerf durant l'opération.

8° *Deuxième plan musculaire.* — En arrière du plan osseux est un deuxième plan musculaire constitué par le triceps. Ce muscle, qui occupe à lui seul la loge postérieure du bras, s'insère par un tendon très épais sur la face postérieure et supérieure de l'olécrâne (MT, *fig.* 162). Cette insertion se fait sur une surface osseuse haute d'un centimètre et demi environ et éloignée de 5 à 6 millimètres du bec de l'olécrâne. Les fibres tendineuses se continuent en ce point avec le périoste (PE) du cubitus. Le triceps est l'extenseur de l'avant-bras sur le bras.

L'articulation du coude est donc mise en mouvement par trois muscles : le biceps et le brachial antérieur produisent la flexion; le triceps, l'extension. Il y a, dans une résection du coude, un intérêt majeur à conserver les agents du mouvement, et j'ai dit plus haut comment il fallait se comporter avec les muscles de la flexion. Je répète qu'il est très facile de ménager les insertions du biceps et du brachial antérieur, mais il n'en est pas de même de celles du triceps. Jusqu'à M. Ollier on considérait comme fatal le sacrifice de ce muscle, et il était convenu qu'un réséqué du coude perdait les mouvements actifs d'extension, que ceux-ci se produisaient seulement par la chute passive du bras. Cela étant admis, on ne tentait même pas la conservation du tendon du triceps, on le coupait dès le début de l'opération pour faciliter la manœuvre.

Je considère donc comme très importante la modification que M. Ollier a apportée dans ce temps opératoire. A l'aide d'une incision suivant une ligne brisée qu'il pratique sur les parties latérales externe et postérieure du coude, il détache soigneusement le tendon du triceps de son insertion olécrânienne et conserve la continuité des fibres tendineuses avec le périoste du cubitus. Il en résulte qu'après la guérison l'action du muscle est conservée et que les malades jouissent d'un mouvement actif d'extension.

On doit tenir un grand compte de l'action du triceps dans la production des fractures de l'olécrâne. Une chute sur la pointe du coude produit assez souvent une fracture de cette apophyse : mais cette fracture a-t-elle lieu par cause directe, ou bien est-elle le résultat d'une violente contraction du muscle qui arracherait la portion d'os sur laquelle il s'implante?

Il est toujours très difficile de répondre rigoureusement à cette question. Si l'on en jugeait par analogie avec ce qui se passe à la rotule, on penserait que la cause indirecte est de beaucoup la plus commune; cependant il est vraisemblable que la fracture se produit souvent par cause directe, en raison du peu d'écartement habituel des fragments. Lorsque cet écartement existe, il n'est pas dû à l'élévation du fragment supérieur, mais à la flexion du membre qui entraîne en bas le cubitus, et la preuve, c'est que l'écartement disparaît aussitôt par l'extension de l'avant-bras sur le bras.

Dans cette deuxième couche musculaire je dois signaler avec le triceps la présence du muscle anconé, qui paraît en être la continuation.

9° *Deuxième plan aponévrotique.* — Le muscle triceps est recouvert par une aponévrose plus résistante que celle qui recouvre en avant les saillies musculaires. Elle est la continuation de l'aponévrose humérale et se continue en bas avec celle de l'avant-bras.

10° *Couche celluleuse sous-cutanée postérieure.* — Entre la peau et le tendon du triceps existe une couche celluleuse remarquable par le peu de graisse qu'elle contient et l'existence dans son épaisseur d'une bourse séreuse constante appelée *bourse olécrânienne* (BS, fig. 167). Cette bourse peut être le point de départ d'un hygroma aigu ou chronique. Sa présence au niveau du coude donne aux contusions et aux plaies contuses de cette région un caractère particulier. En effet la bourse s'enflamme, l'inflammation se propage aisément au tissu cellulaire du voisinage et produit un phlegmon du coude et de la face postérieure du bras. C'est pour cela que les plaies, même superficielles, de cette région, méritent une attention spéciale.

11° La *peau* de la face postérieure du coude n'offre rien de particulier à noter, si ce n'est qu'elle est plus épaisse et moins sensible que celle de la face antérieure.

CHAPITRE IV

De l'avant-bras.

L'*avant-bras* est la portion du membre supérieur comprise entre le coude et le poignet : il s'étend donc en bas environ à deux travers de doigt au-dessus des apophyses styloïdes du radius et du cubitus.

L'avant-bras, si justement nommé le *manche de la main*, comprend dans sa structure un grand nombre de muscles dont les fibres se condensent sur des tendons au voisinage du poignet.

Il présente la forme d'une cône dont la base est en haut : de là une certaine difficulté pour relever la manchette dans l'amputation circulaire. Il est aplati, à grand diamètre transversal, ce qui facilite au contraire l'amputation à deux lambeaux, antérieur et postérieur.

On distingue à l'avant-bras une face antérieure et une face postérieure.

Les couches communes qui le recouvrent sont : la peau, la couche graisseuse sous-cutanée et l'aponévrose d'enveloppe.

Fine et glabre à la face antérieure, la peau est plus épaisse et couverte de poils à la face postérieure. Elle est moins mobile que sur le bras, aussi ne peut-on se contenter de la faire rétracter par un aide pour obtenir une manchette, il est nécessaire de la disséquer et de la relever.

Très variable suivant les sujets, la couche cellulo-graisseuse est parfois assez épaisse pour donner à l'avant-bras une forme arrondie. C'est dans cette couche que cheminent les veines radiale, cubitale et médiane, pour gagner le pli du coude. On y retrouve également les branches terminales des nerfs cutané interne et musculo-cutané. Je signalerai spécialement les filets du radial et du cubital qui traversent l'aponévrose pour venir s'anastomoser avec les deux nerfs précédents, ce qui peut avoir une certaine influence sur le retour de la sensibilité dans le cas de section nerveuse pratiquée au-dessus du point anastomosé.

L'*aponévrose d'enveloppe* est résistante. Assez adhérente à la couche cellulo-graisseuse par sa surface externe, elle l'est encore davantage par sa surface interne aux muscles sous-jacents, qui prennent insertion sur elle et sont, à cause de cela, d'une dissection difficile, circonstance qui me paraît plaider en faveur de la méthode à lambeaux contre la méthode circulaire.

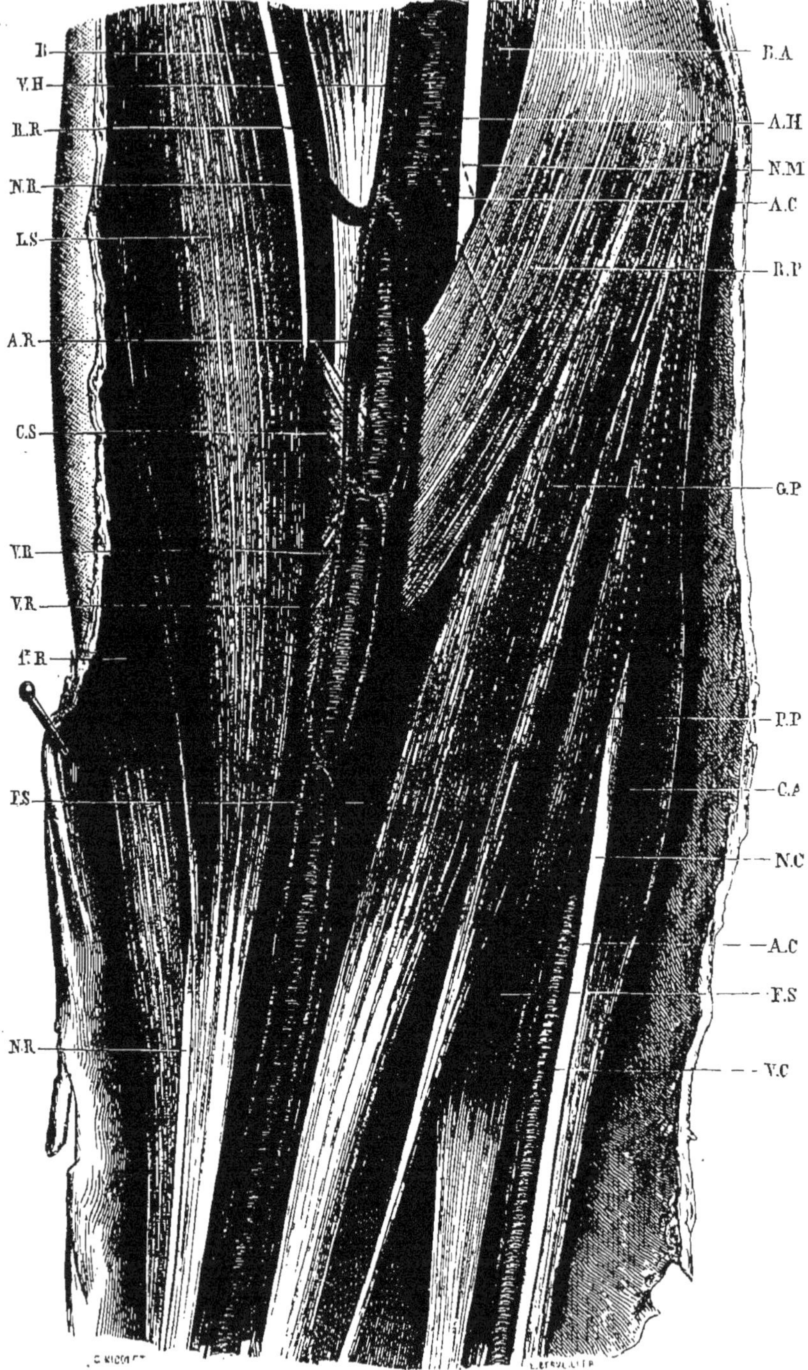

Fig. 167. — *Région de l'avant-bras droit.* — Adulte vigoureux. — Grandeur naturelle ; l'artère radiale est un peu plus volumineuse qu'à l'état normal.

AC, artère cubitale.
AH, artère humérale.
AR, artère radiale.
B, muscle biceps.

De l'aponévrose d'enveloppe se détachent des cloisons aponévrotiques qui vont s'insérer sur les faces latérales du radius et du cubitus, et, comme ces deux os sont unis par le ligament interosseux, il en résulte la formation de deux loges, l'une antéro-externe, l'autre postérieure. J'étudierai le contenu de ces loges et ensuite le squelette de l'avant-bras.

Loge antéro-externe de l'avant-bras.

La loge antéro-externe (fig. 167) est de beaucoup la plus importante; elle contient en effet les vaisseaux et nerfs qui se distribuent à la main.

Dans la loge externe se trouvent les muscles long supinateur, premier radial externe, second radial externe et court supinateur. Ces muscles sont superposés dans l'ordre où je les ai énumérés, de sorte que le long supinateur est sous-cutané et le court supinateur en contact immédiat avec le squelette. Le long supinateur est des quatre muscles celui qui nous intéresse le plus, parce qu'il est en rapport presque immédiat avec l'artère radiale et peut être considéré comme le muscle satellite de ce vaisseau. J'ai déjà parlé de sa portion brachiale, de ses rapports avec le muscle brachial antérieur, avec le nerf radial et l'aponévrose intermusculaire externe.

A l'avant-bras ce muscle descend verticalement le long du bord externe de l'avant-bras et fait sur la face antérieure un relief en rapport avec le développement musculaire du sujet; le corps charnu du muscle ne tarde pas à rencontrer le rond pronateur, et c'est précisément le point de jonction de ces deux muscles partis l'un de l'épitrochlée, l'autre de l'épicondyle, qui forme la pointe du V du pli du coude; le rond pronateur passe ensuite au-dessous du long supinateur, et ce dernier, continuant son trajet vertical pour aller s'attacher à l'apophyse styloïde du radius, descend parallèlement au tendon du grand palmaire, qui est placé en dedans de lui.

Dans la loge antérieure il existe trois plans musculaires superposés : un superficiel, un moyen, un profond. Dans le premier plan se trouvent l'artère radiale et le nerf radial; entre la couche moyenne et la couche profonde se rencontrent l'artère cubitale et le nerf médian; au-dessous du plan profond sont l'artère interosseuse et le nerf interosseux (fig. 168), en sorte qu'il existe à l'avant-bras trois plans de muscles auxquels correspondent trois plans de vaisseaux et de nerfs.

Plan musculaire superficiel (fig. 167). — Il est composé de quatre muscles : le rond pronateur, le grand palmaire, le petit palmaire et le cubital antérieur. Ces muscles forment un faisceau qui s'insère à l'épitrochlée et à la face profonde de l'aponévrose antibrachiale, ce qui en rend la dissection assez difficile. Le faisceau ne tarde pas à se dissocier : le rond pronateur se porte en dehors, en cou-

BA, muscle brachial antérieur.
CA, muscle cubital antérieur.
CS, muscle court supinateur.
FS, muscle fléchisseur superficiel.
GP, muscle grand palmaire.
PP, muscle petit palmaire.
LS, muscle long supinateur.
NC, nerf cubital.
NM, nerf médian.
NR, nerf radial.
1er R, muscle premier radial externe.
RP, muscle rond pronateur.
RR, artère récurrente radiale antérieure.
VC, veine cubitale (la veine interne est masquée par le nerf cubital).
VH, veine humérale (une seule veine a été laissée pour la clarté de la figure).
VR, veine radiale.

pant obliquement la face antérieure de l'avant-bras, et va se fixer à la face externe de la partie moyenne du radius; le grand palmaire descend obliquement de dedans en dehors et, passant sous le ligament annulaire du carpe, s'attache à la partie antérieure et supérieure du deuxième métacarpien ; le petit palmaire suit, quand il existe, le même trajet, mais s'arrête au ligament annulaire, sur lequel il s'insère. Quant au cubital antérieur, il descend verticalement le long du bord interne de l'avant-bras et s'attache au pisiforme, qu'il enveloppe. Séparés les uns des autres dans la moitié inférieure de l'avant-bras, ces quatre tendons laissent entre eux un intervalle dans lequel on aperçoit les faisceaux du plan musculaire sous-jacent, le fléchisseur superficiel des doigts.

Le rond pronateur et le long supinateur sont situés dans une gaine aponévrotique différente, chacun de ces muscles possédant une gaine propre. Il existe entre eux une dépression, une sorte de gouttière que le doigt peut apprécier. Le sillon de séparation ou l'interstice de ces deux muscles est marqué par une ligne jaune plus ou moins prononcée, et l'on trouve entre eux une couche de tissu cellulaire lâche avec un peu de graisse.

Il existe donc à la face antérieure et externe de l'avant-bras une gouttière formée en dehors par le muscle long supinateur, en dedans par le muscle rond pronateur en haut, et le tendon du grand palmaire en bas : c'est cette gouttière que suivent l'artère radiale et la branche antérieure ou cutanée du nerf radial.

L'*artère radiale* naît au pli du coude et semble par sa direction continuer le trajet de l'humérale. D'abord oblique en bas et en dehors entre le long supinateur et le rond pronateur, elle gagne la partie externe de l'avant-bras, devient ensuite verticale entre le tendon du long supinateur et le tendon du grand palmaire, et arrive au poignet, où nous la retrouverons plus loin. L'artère radiale est donc située sur le trajet d'une ligne allant de la partie moyenne du pli du coude à l'apophyse styloïde du radius. Une incision pratiquée sur le trajet de cette ligne la mettra sûrement à découvert, et c'est en effet la ligne d'incision cutanée pour la ligature de l'artère radiale. On peut être appelé, en cas de plaie, à faire cette ligature sur tous les points de l'avant-bras, mais dans les exercices de médecine opératoire on ne la pratique qu'en haut dans la portion charnue, ou en bas dans la portion tendineuse, c'est-à-dire au poignet.

L'artère radiale à sa partie supérieure est superficielle ; elle n'est recouverte que par la peau, la couche graisseuse sous-cutanée et un seul plan aponévrotique, mais l'interstice musculaire dans lequel elle repose peut être très profond lorsqu'on opère sur un sujet fortement musclé. Il existe dans la ligature de la radiale à ce niveau une cause d'erreur que je crois avoir signalée le premier. On donne le conseil d'inciser les couches superficielles et d'écarter en dehors le muscle long supinateur pour mettre l'artère à découvert : or on est exposé à échouer, si l'on suit exactement cette règle, c'est-à-dire si l'on pénètre dans la gaine du long supinateur. L'artère radiale est bien en effet dans l'interstice des deux muscles, mais elle est dans la gaine du rond pronateur et non pas dans celle du long supinateur. Il est vrai que, si le sujet est très peu musclé, on aperçoit l'artère par transparence à travers la gaine de ce dernier muscle, mais, si la gaine fibreuse est épaisse, on ne voit pas trace du vaisseau, et l'on arrive jusque dans l'épaisseur des couches profondes sans trouver l'artère. Il n'est pas d'opérateur qui n'ait dû constater le fait. Or le moyen certain d'éviter cette erreur est d'ouvrir non pas la gaine du long supinateur, mais celle du rond pronateur.

L'artère radiale est côtoyée par une ou deux veines satellites.

Quant au nerf radial, nous l'avons vu, au pli du coude, descendre entre le bord externe du brachial antérieur et la saillie des muscles épicondyliens jusqu'au niveau de l'épicondyle, où il se divise en deux branches, l'une antérieure ou cutanée, l'autre postérieure ou musculaire. La branche antérieure accompagne l'artère radiale ; elle est située en dehors d'elle, mais dans une gaine différente, dans la gaine du long supinateur. On ne doit pas apercevoir le nerf radial quand on lie l'artère, et, si on le rencontre, c'est qu'on est dans une fausse voie : il faut se reporter plus en dedans.

Plan musculaire moyen. — Ce plan est constitué par un seul muscle, le fléchisseur superficiel des doigts. Large et aplati, ce muscle s'insère à l'épitrochlée, sur le côté de l'apophyse coronoïde du cubitus et au bord antérieur du radius, c'est-à-dire qu'il s'étend d'un bord à l'autre de l'avant-bras. Il donne bientôt naissance à quatre tendons que nous retrouverons dans les régions suivantes.

Plan musculaire profond. — Deux muscles le composent : le fléchisseur profond des doigts et le long fléchisseur du pouce. Ces deux muscles comblent l'espace interosseux ; c'est entre eux que cheminent l'artère interosseuse antérieure et le nerf interosseux.

Entre le plan musculaire moyen et le profond sont situés l'artère cubitale, le nerf cubital et le nerf médian.

L'*artère cubitale* naît ordinairement de l'artère humérale au pli du coude. Un peu plus volumineuse que la radiale, la cubitale se détache obliquement de son tronc d'origine, où elle est croisée par le nerf médian, qui passe en avant. Elle plonge aussitôt dans l'espace angulaire qui sépare les deux saillies musculaires latérales du pli du coude et se porte en bas et en dedans. Elle passe au-dessous des muscles épitrochléens : rond pronateur, grand palmaire, petit palmaire, fléchisseur superficiel, et repose sur le brachial antérieur, puis sur le fléchisseur profond des doigts. Arrivée dans la portion tendineuse de l'avant-bras, elle devient superficielle, se place entre le tendon du cubital antérieur, qui est en dedans, et le faisceau le plus interne du fléchisseur superficiel, qui est en dehors, gagne enfin la gouttière du pisiforme, où nous la trouverons plus loin.

L'artère cubitale à l'avant-bras s'étend donc de la partie moyenne du pli du coude au pisiforme, mais on voit qu'une ligne droite ralliant ces deux points ne représenterait pas exactement le trajet de l'artère, car celle-ci décrit une courbe dont la concavité regarde en dehors.

Elle présente deux portions bien distinctes : l'une sous-musculaire, l'autre sous-aponévrotique. La portion sous-musculaire de l'artère se dirige très obliquement en bas et en dedans, dans le tiers supérieur de l'avant-bras, l'artère devient ensuite verticale jusqu'à sa terminaison (voir fig. 167).

Il ressort de là que, pour lier l'artère cubitale dans son tiers supérieur, il faudrait couper tous les muscles épitrochléens qui la recouvrent, car il n'y a pas d'interstice musculaire qui puisse y conduire : c'est une opération qui n'a jamais chance d'être pratiquée sur le vivant et qu'il est inutile de répéter sur le cadavre. On ne doit donc lier l'artère cubitale que dans le tiers moyen et le tiers inférieur de l'avant-bras. Si une raison quelconque difficile à prévoir obligeait à lier la cubitale au niveau de son origine, il serait préférable de faire une incision analogue à celle qui sert à découvrir l'humérale au pli du coude.

On ne doit pas employer cette formule : « ligature de l'artère cubitale à sa partie supérieure, » mais bien : « ligature de l'artère cubitale à l'union du tiers moyen avec le tiers supérieur de l'avant-bras. » L'incision qu'il convient de pratiquer à la peau doit comprendre partie égale du tiers supérieur et du tiers moyen de l'avant-bras, de façon à lier le vaisseau au milieu de la plaie.

La portion verticale de l'artère cubitale prolongée en haut irait aboutir à l'épitrochlée, ce qui a conduit les chirurgiens à donner comme ligne d'incision cutanée pour la ligature de la cubitale une ligne allant de l'épitrochlée à la face externe du pisiforme.

Ce n'est pas que cette ligne conduise directement sur le vaisseau encore en ce point très rapproché de l'axe du membre, mais elle correspond exactement à l'interstice séparant le muscle cubital antérieur, qui est en arrière, du fléchisseur superficiel, qui est en avant. Une fois cet interstice découvert et incisé, il faut se garder d'aller directement d'avant en arrière entre le cubital antérieur et les fléchisseurs, ce qui conduirait à la face postérieure de l'avant-bras : il faut, au contraire, cheminer horizontalement en soulevant le muscle fléchisseur superficiel, puisque l'artère repose sur le fléchisseur profond.

Il peut se faire que l'artère cubitale ne soit pas dans le point que je viens d'indiquer : c'est qu'alors l'artère humérale s'est bifurquée prématurément : au lieu de passer en arrière des muscles épitrochléens, la cubitale passe en avant, elle est sous-aponévrotique, et on la trouverait en pratiquant une incision parallèle à la direction réelle du vaisseau.

Le *nerf cubital* occupe au coude la gouttière interne limitée par l'olécrâne et l'épitrochlée. Descendant verticalement entre le fléchisseur superficiel et le fléchisseur profond, il rencontre bientôt l'artère cubitale, se place à son côté interne et ne l'abandonne plus jusqu'à la paume de la main. Le nerf et l'artère n'affectent donc de rapport entre eux qu'à partir du tiers moyen de l'avant-bras; dans le tiers supérieur, ils sont séparés par un intervalle de forme triangulaire à base supérieure.

Quand on pratique la ligature de l'artère cubitale au tiers moyen, le nerf cubital se présente donc d'abord à l'opérateur; à l'inverse du nerf radial, il constitue, après l'interligne musculaire, le point de repère le plus important de cette ligature. Quand on ne trouve pas la cubitale au côté externe du nerf, on peut affirmer qu'il existe une anomalie. Il faudrait cependant se garder de prendre le nerf médian pour le nerf cubital, ce qui peut arriver quand, ne suivant pas les règles précédentes, on passe à travers le muscle fléchisseur superficiel au lieu de passer au-dessous.

En résumant les rapports respectifs des artères radiale et cubitale avec les nerfs du même nom, on voit que les deux nerfs sont situés excentriquement par rapport à l'axe du membre. Les rapports du nerf cubital avec l'artère sont plus immédiats que ceux de l'artère radiale et du nerf radial entre eux, puisque ces derniers ne sont pas situés dans la même gaine.

Le *nerf médian* occupe au pli du coude le côté interne de l'artère humérale, dont il est séparé par quelques millimètres. Il croise ensuite la cubitale à son origine en passant en avant, puis, s'engageant entre les deux faisceaux d'insertion du muscle rond pronateur, va se placer sur la ligne médiane de l'avant-bras, entre le fléchisseur superficiel et le fléchisseur profond. Comme les artères, il devient superficiel dans la portion tendineuse de l'avant-bras, et se mêle aux tendons fléchisseurs, dont il a presque la forme et le volume, mais non la couleur brillante et nacrée. Il est situé plus bas, entre le tendon du grand palmaire en dehors et le faisceau externe du fléchisseur superficiel en dedans. Les rapports respectifs des artères, des nerfs et des tendons, à la partie inférieure de l'avant-bras, sont d'une haute importance, mais je répète que tous ces rapports trouveront mieux leur place à propos du poignet.

Le nerf médian est accompagné dans les trois quarts inférieurs de l'avant-bras par une artère souvent petite, parfois assez volumineuse, fournie par l'artère interosseuse antérieure et appelée artère du nerf médian.

Le nerf médian innerve tous les muscles de la loge antérieure de l'avant-bras, sauf le muscle cubital antérieur et les deux faisceaux internes du muscle fléchisseur profond, qui reçoivent leur innervation du nerf cubital. Il fournit de plus le rameau interosseux et le rameau palmaire cutané.

Les muscles de la loge externe, supinateurs et radiaux, sont animés par le nerf radial.

Entre le plan musculaire profond et le ligament interosseux se trouvent l'*artère interosseuse antérieure* et le *nerf interosseux*. De la face postérieure de l'artère cubitale, au niveau de la tubérosité bicipitale du radius, naît le tronc commun des artères interosseuses; il se divise presque aussitôt en deux branches qui s'enfoncent profondément dans la région. L'une, antérieure, reste en avant du ligament interosseux ; l'autre, postérieure, se place en arrière.

L'artère interosseuse antérieure, accolée au ligament interosseux, descend entre le musle long fléchisseur du pouce et le fléchisseur profond des doigts, fournit l'artère du nerf médian, s'engage en arrière du muscle carré pronateur, et se porte à la face dorsale du poignet, où elle s'anastomose avec la dorsale du carpe fournie par la radiale.

Présentant quelquefois un volume égal à celui de la radiale, l'interosseuse antérieure doit toujours être tordue ou liée dans une amputation de l'avant-bras.

En résumé, dans la région antéro-externe de l'avant-bras nous trouvons quatre espaces compris : le premier entre la peau et la première couche musculaire; le second entre la première et la deuxième couche musculaire; le troisième entre la deuxième couche musculaire et la troisième; le quatrième entre la troisième couche musculaire et le ligament interosseux. Chacun de ces espaces contient un groupe de vaisseaux et de nerfs; premier espace : nerfs cutané interne et musculo-cutané, branches perforantes des nerfs radial et cubital, veines superficielles de l'avant-bras et quelquefois l'artère cubitale lorsqu'elle procède d'une bifurcation prématurée de l'humérale; deuxième espace : nerf radial, artère radiale et veines radiales profondes; troisième espace : nerf médian, nerf cubital, artère et veines cubitales; quatrième espace : artère interosseuse antérieure, nerf interosseux.

Les vaisseaux et les nerfs cheminent au milieu d'une couche plus ou moins abondante de tissu cellulo-graisseux, et c'est dans ces espaces que s'infiltre le sang dans les contusions et les fractures de l'avant-bras, que s'infiltre le pus dans les abcès sous-aponévrotiques, qui dénudent si rapidement les os et peuvent entraîner la mort par infection purulente.

Loge postérieure de l'avant-bras.

Plus petite que la loge antéro-externe, la *loge antibrachiale postérieure* (fig. 168) est presque exclusivement occupée par des muscles. Ils y forment deux couches : l'une superficielle, l'autre profonde.

La couche musculaire superficielle comprend quatre muscles : l'extenseur commun des doigts, l'extenseur propre du petit doigt, le cubital postérieur et

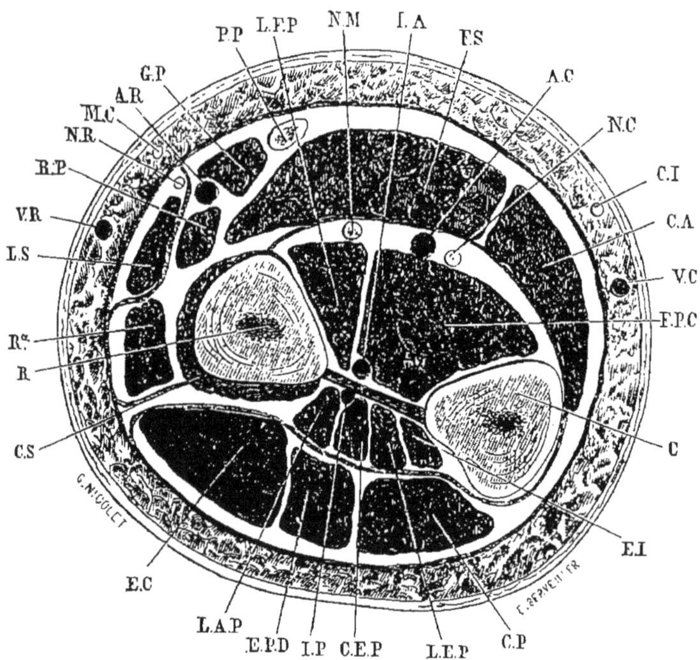

Fig. 168. — *Coupe horizontale de l'avant-bras droit, pratiquée à l'union du tiers supérieur avec les deux tiers inférieurs.* Segment supérieur de la coupe.

AC, artère cubitale.
AR, artère radiale.
C, cubitus.
CA, muscle cubital antérieur.
CEP, muscle court extenseur du pouce.
CI, nerf cutané interne.
CP, muscle cubital postérieur.
CS, muscle court supinateur.
EI, muscle extenseur propre de l'index.
FPC, muscle fléchisseur profond commun des doigts.
EPD, muscle extenseur propre du petit doigt.
FS, muscle fléchisseur superficiel des doigts.
GP, muscle grand palmaire.
IA, artère interosseuse antérieure.
IP, artère interosseuse postérieure.
LAP, muscle long abducteur du pouce.
LEP, muscle long extenseur du pouce.
LS, muscle long supinateur.
MC, nerf musculo-cutané.
NC, nerf cubital.
NM, nerf médian.
NR, nerf radial.
PP, muscle petit palmaire.
R, radius.
R², muscles radiaux externes.
RP, muscle rond pronateur.
VC, veine cubitale.
VR, veine radiale.

l'anconé. Ces muscles prennent insertion sur la face profonde de l'aponévrose, qui leur fournit en outre des cloisons spéciales fort résistantes.

La couche musculaire profonde comprend également quatre muscles : le long abducteur du pouce, le long extenseur du pouce, le court extenseur du pouce et l'extenseur propre de l'index. Je reviendrai, à propos du poignet, sur quelques-uns de ces muscles qui présentent une disposition et une aptitude pathologique curieuses à signaler.

On ne trouve dans cette région qu'une seule artère, l'interosseuse postérieure, qui fournit la récurrente radiale postérieure.

Tous ces muscles reçoivent leur innervation de la branche postérieure du nerf radial. Née du tronc commun au niveau de la tête du radius, cette branche traverse le court supinateur, contourne le radius comme la sciatique poplitée externe contourne le péroné, et se place entre les deux couches musculaires, au milieu desquelles elle s'épuise.

Ne tenant compte en ce moment que du mode de distribution des nerfs aux muscles de l'avant-bras, nous voyons que le nerf radial tient sous sa dépendance le mouvement d'extension de la main et des doigts et le mouvement de supination; le nerf médian, le mouvement de pronation et une grande partie du mouvement de flexion de la main et des doigts; le nerf cubital, une faible partie du mouvement de flexion, notions que l'on doit toujours avoir présentes à l'esprit dans le cas de paralysie partielle.

Squelette de l'avant-bras.

Le *squelette de l'avant-bras* est composé de deux os, le radius et le cubitus, se regardant par un bord tranchant sur lequel s'insère un ligament interosseux qui les unit et en même temps sépare la région antérieure de la postérieure. Perforé en haut et en bas pour laisser passer des vaisseaux, ce ligament donne insertion par ses deux faces aux couches musculaires profondes, et peut, jusqu'à un certain point, apporter obstacle au chevauchement des fragments dans les fractures de l'avant-bras.

Les deux os présentent leur grosse extrémité tournée en sens inverse : celle du cubitus est en haut et celle du radius en bas. Le cubitus est à peu près rectiligne; le radius est au contraire incurvé de façon que sa convexité regarde en dehors. Il en résulte que les deux os, rapprochés et unis ensemble en haut et en bas, s'écartent seulement dans la partie intermédiaire, et qu'il n'existe pas d'espace interosseux aux deux extrémités de l'avant-bras.

Recouverts par de nombreux muscles en avant et en arrière, les os de l'avant-bras sont presque sous-cutanés par leurs faces latérales. On les explore très facilement de ce côté, surtout le cubitus, que l'on peut suivre facilement à travers la peau depuis l'apophyse styloïde jusqu'à l'olécrâne. Malgaigne repousse l'amputation à lambeaux dans la crainte que les os, n'étant plus dans cette méthode recouverts par la peau sur les côtés, se nécrosent : mais il est toujours facile de les scier assez haut pour qu'ils soient recouverts par la peau et les muscles. La meilleure méthode d'amputation de l'avant-bras consiste, selon moi, à tailler deux lambeaux semi-elliptiques en avant et en arrière, ne comprenant d'abord que la peau, à les disséquer dans la hauteur de 2 centimètres environ, à diviser ensuite les muscles dans le même sens que la peau, de manière à former des lambeaux cutanés-musculaires qui recouvrent très bien les os et donnent un bon moignon. Si, pour une cause quelconque, on voulait extirper une portion ou même la totalité des os de l'avant-bras, c'est sur les côtés qu'il faudrait pratiquer l'incision cutanée.

La situation superficielle du cubitus explique la fréquence des fractures directes de cet os dans une chute sur l'avant-bras, d'autant plus que dans la chute c'est toujours le bord interne qui porte. Cette fracture est souvent méconnue, de même que la fracture isolée du corps du radius, parce que l'os sain, formant attelle, s'oppose au déplacement des fragments. Quand à la suite d'une chute un malade accuse une très vive douleur sur un point du trajet des os de l'avant-bras, il faut toujours songer à la possibilité d'une fracture et rechercher la crépitation, qui n'est pas en général difficile à percevoir. J'ai déjà dit, à propos du coude, qu'une fracture du cubitus pouvait déterminer une luxation du radius sur l'humérus; c'est analogue à ce qu'on observe quelquefois sur l'articulation péronéo-tibiale supérieure à la suite d'une fracture du tibia.

Les os de l'avant-bras sont recouverts dans leur partie supérieure, en avant et en arrière, par d'épaisses couches musculaires. En bas ils ne sont séparés de la peau que par les tendons, les vaisseaux et les nerfs. De cette disposition anatomique découle une conséquence pratique des plus importantes. Un appareil de fracture appliqué sur l'avant-bras, surtout chez les enfants, peut comprimer les artères radiale et cubitale sur le plan osseux qui les supporte directement et amener une gangrène complète de la main. Les exemples de pareils désastres ne sont pas très rares. Un appareil de fracture de l'avant-bras *ne doit jamais causer de douleur*. Pour peu que le malade se plaigne, on doit lever l'appareil. Il faut être aussi prévenu de ceci : un appareil a été appliqué dans la journée, et vous revoyez votre malade le lendemain matin; on vous dit qu'il a beaucoup souffert durant quelques heures de la nuit, mais tout est calme maintenant, il ne souffre plus : gardez-vous de vous en tenir à ce récit, enlevez tout de suite l'appareil, et vous trouverez à coup sûr un point déjà sphacélé.

Les deux os de l'avant-bras présentent une légère concavité qui regarde en avant. Cette forme prédispose aux fractures indirectes des deux os par l'exagération de flexion. C'est ainsi que se produisent les fractures de l'avant-bras chez les enfants. Elles présentent ceci de très remarquable à cet âge de la vie qu'elles sont souvent incomplètes; le seul symptôme est une incurvation du membre. Les os se comportent comme un morceau de bois vert qui, fortement ployé, cède du côté de la convexité et résiste du côté de la concavité. On ne peut souvent redresser la tige qu'au prix d'une solution de continuité complète, et c'est ce qui arrive également chez les enfants; en réduisant, on perçoit souvent un petit bruit sec qui annonce que la fracture vient d'être complétée.

Lorsque les deux os de l'avant-bras sont parallèles entre eux, le membre est dit en *supination*; lorsqu'ils s'entre-croisent, il est dit en *pronation*. Dans la supination, la paume de la main regarde directement en avant; dans la pronation, elle regarde directement en arrière. La main prend toutes les positions intermédiaires à ces deux attitudes extrêmes. La conservation de ces mouvements si indispensables à l'usage régulier du membre supérieur est l'une des grandes préoccupations du chirurgien dans le traitement des fractures de l'avant-bras.

Le mécanisme de ces mouvements si ingénieux est d'une extrême simplicité. Le cubitus reste complètement fixe (1) : c'est le radius qui se meut. Pendant que

(1) O. Lecomte n'admet pas cette fixité du cubitus, et, dans un mémoire très étudié (*Archives de médecine*, 1874), développe, entre autres propositions, la suivante : « La rotation de l'avant-bras et de la main s'exécute par le mouvement simultané, harmonique, similaire, des deux os de l'avant-bras, le cubitus et le radius. »

l'extrémité supérieure de cet os pivote sur le condyle huméral sans subir aucun déplacement, son extrémité inférieure, à laquelle est attachée la main, décrit un demi-arc de cercle autour de la tête du cubitus comme axe. Le corps des deux os s'entre-croise alors à angle aigu, et, quand la pronation est complète, ils se touchent, c'est-à-dire que l'espace interosseux a disparu : l'espace interosseux acquiert donc sa plus grande largeur dans la supination et disparaît complètement dans la pronation. En conséquence, la condition anatomique indispensable à la production de ces deux mouvements est l'intégrité de l'espace interosseux. De là les discussions sans fin sur la meilleure manière de conserver l'espace interosseux dans le traitement des fractures complètes des deux os de l'avant-bras, sur l'attitude qu'il convient de donner au membre durant la consolidation.

La question est cependant facile à résoudre d'après ce que je viens de dire. La pronation serait une position funeste, puisque les quatre extrémités fracturées, se trouvant alors au contact, pourraient être englobées dans un cal unique qui anéantirait à tout jamais les mouvements. La supination, au contraire, maintient les fragments écartés et permet une consolidation isolée de chaque os : théoriquement, la supination est donc l'attitude qu'il faut donner à l'avant-bras pendant la formation du cal, et c'est celle que Malgaigne conseille énergiquement. Mais il suffit de maintenir soi-même son avant-bras dans la supination complète pour constater que cette attitude devient rapidement intolérable. D'ailleurs, l'expérience a démontré que la supination *complète* n'était pas nécessaire pour obtenir une consolidation avec intégrité des mouvements. Il faut dans les fractures des deux os de l'avant-bras donner au membre une attitude intermédiaire à la pronation et à la supination. Une précaution indispensable est d'immobiliser complètement l'articulation radio-carpienne ; il n'est pas utile d'immobiliser le coude.

CHAPITRE V

Du poignet.

Le *poignet* est la partie du membre supérieur intermédiaire à l'avant-bras et à la main. Au point de vue anatomique pur, le poignet n'est autre chose que l'articulation radio-carpienne. Beaucoup plus étendu, si on l'envisage chirurgicalement, il comprend la partie inférieure de l'avant-bras et le carpe. Les limites étant une chose artificielle, j'accepte volontiers celles que donne Blandin, à savoir : deux travers de doigt au-dessus et au-dessous de l'interligne articulaire radio-carpien. Le poignet se termine en bas à ce qu'on appelle le *talon de la main*, c'est-à-dire au relief que forment les éminences thénar et hypothénar.

Le poignet est aplati d'avant en arrière. Les diamètres varient suivant les sujets ; M. Alliot, au dire de Malgaigne, qui aurait vérifié le fait plusieurs fois, a signalé que l'augmentation physiologique des diamètres du poignet accusait une intelligence faible et obtuse.

Les lésions pathologiques en modifient notablement la forme : c'est ainsi qu'il devient presque arrondi dans la fracture de l'extrémité inférieure du radius. L'augmentation du diamètre antéro-postérieur du poignet constitue un excellent signe de fracture.

Comme les auteurs, je diviserai le poignet en régions antérieure et postérieure ; je crois devoir y ajouter une région externe, confondue généralement avec la région postérieure. J'étudierai ensuite le squelette, qui présente ici une importance exceptionnelle.

Région antérieure du poignet.

La peau, fine et glabre, présente trois ou quatre plis dirigés transversalement qui n'affectent qu'un rapport indirect avec l'articulation du poignet et sont de peu de secours pour les opérations. Le chirurgien possède deux guides autrement infaillibles, les apophyses styloïdes du radius et du cubitus, qui ne peuvent pas le tromper. Cependant le pli inférieur, qui est le plus prononcé, peut être utilisé comme point de repère dans l'exploration de la face dorsale, ainsi que je le montrerai en parlant du squelette.

Les éminences thénar et hypothénar forment une saillie qui sépare nettement la main du poignet; il existe au-dessus une légère dépression qui forme une courbe régulière. Il n'en est plus de même dans la fracture de l'extrémité inférieure du radius. Au niveau du talon de la main on remarque alors, au lieu de cette courbe régulière, une dépression anguleuse, plus ou moins nettement accusée suivant le degré de déplacement des fragments, mais constante. Je considère cette dépression anguleuse, située immédiatement au-dessus du talon de la main, comme le symptôme physique le plus important de la fracture de l'extrémité inférieure du radius. Il en est de même de la douleur siégeant dans un point fixe à un centimètre et demi environ au-dessus de l'apophyse styloïde du radius. Ces deux symptômes (et on les rencontre quelquefois seuls quand il n'y a que peu de déplacement des fragments) sont, à mon avis, suffisants pour qu'on puisse affirmer l'existence d'une fracture.

On trouve au-dessous de la peau une très faible quantité de tissu cellulaire et très peu de graisse; de plus, la peau adhère par sa face profonde à l'aponévrose d'enveloppe, laquelle présente elle-même des connexions avec les tendons. La peau adhère surtout au niveau du pisiforme, sorte d'os sésamoïde développé sur le trajet du muscle cubital antérieur. Il en résulte que la dissection des téguments de la région antérieure du poignet constitue l'une des difficultés de l'amputation à lambeau antérieur.

Beaucoup moins résistante en avant qu'en arrière, où elle forme un véritable ligament, l'aponévrose suffit néanmoins à brider les nombreux tendons qui sont placés au-dessous d'elle et à s'opposer à leurs déplacements. Elle se continue en haut avec l'aponévrose antibrachiale et en bas avec le bord supérieur du ligament annulaire antérieur du carpe, ligament dont je rattache l'étude à celle de la main, puisqu'il est situé au-dessous du pli inférieur qui sert de limite au poignet.

Entre l'aponévrose et la peau on rencontre des réseaux veineux plus ou moins abondants, la terminaison des nerfs cutané interne et musculo-cutané et les vaisseaux lymphatiques superficiels.

Au-dessous de l'aponévrose se trouvent un grand nombre d'organes situés, comme à la partie supérieure de l'avant-bras, sur des plans différents. Mais au

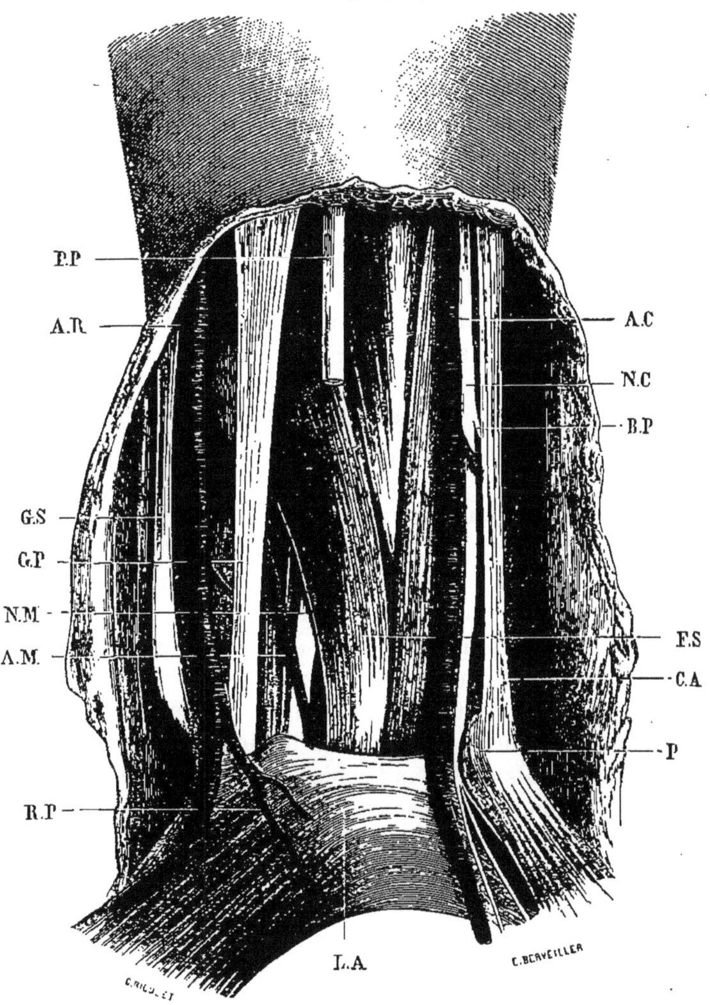

Fig. 169. — *Région du poignet.* — *Face antérieure.* — Adulte. — Grandeur naturelle. — Côté droit.

AC, artère cubitale.
AM, artère du nerf médian.
AR, artère radiale.
BP, branche postérieure du nerf cubital.
CA, muscle cubital antérieur.
FS, muscle fléchisseur superficiel.
GP, tendon du muscle grand palmaire.
GS, tendon du muscle long supinateur.
LA, ligament annulaire antérieur du carpe.
NC, nerf cubital.
NM, nerf médian.
P, pisiforme.
PP, tendon du petit palmaire coupé.
RP, artère radio-palmaire.

poignet les plans sont si rapprochés les uns des autres, qu'ils sont en quelque sorte confondus.

Voici leur ordre de superposition :

1er plan : artère et veines radiales, tendons des muscles long supinateur, grand palmaire, petit palmaire et cubital antérieur ;

2e plan : tendons du fléchisseur superficiel des doigts ;

3e plan : nerf médian et son artère satellite, artère et veines cubitales, nerf cubital;

4e plan : fléchisseur profond des doigts, fléchisseur propre du pouce;

5e plan : carré pronateur;

6e plan : squelette radio-carpien.

Il importe dans la pratique, pour la recherche des artères, des nerfs, etc., de connaître les rapports des nombreux organes qui passent au devant du poignet, surtout dans leur ordre de juxtaposition. C'est à ce dernier point de vue que je les étudierai. L'ordre de juxtaposition, en procédant de dehors en dedans, est le suivant :

1er Le tendon du muscle long supinateur;

2e L'artère et les veines radiales;

3e Le tendon du muscle grand palmaire;

4e Le tendon du petit palmaire;

5e Le nerf médian;

6e Les tendons des fléchisseurs superficiel et profond superposés;

7e L'artère et les veines cubitales;

8e Le nerf cubital;

9e Le tendon du muscle cubital antérieur.

Tous ces organes reposent sur le muscle carré pronateur, qui repose lui-même sur le squelette. Entre le muscle et les os se trouve la terminaison de l'interosseuse antérieure et du nerf interosseux.

Les tendons des muscles long supinateur et grand palmaire, saillants sous la peau, surtout pendant leur contraction, forment les bords d'une gouttière contenant l'artère et les veines radiales. On sent la dépression et par conséquent l'artère radiale d'autant mieux que les deux tendons sont dans le relâchement : aussi explore-t-on le pouls radial en fléchissant la main sur l'avant-bras.

Le *nerf radial* n'accompagne pas l'artère radiale, et certains auteurs le considèrent très à tort comme un point de repère pour la ligature de l'artère. J'ai dit dans le chapitre précédent qu'il est situé dans la gaine du long supinateur, tandis que l'artère occupe la gaine du rond pronateur. Le nerf descend en accompagnant le tendon du supinateur, tandis que l'artère occupe la gouttière radiale, puis, à une distance variable au-dessus de l'articulation radio-carpienne, il s'engage au-dessous du tendon de son muscle satellite, gagne la face externe et postérieure du poignet, le dos de la main, pour s'y distribuer : dans la ligature de l'artère radiale à sa partie inférieure, on ne trouve jamais le nerf radial à côté du vaisseau. Cela explique pourquoi dans les plaies de la radiale, assez fréquentes à ce niveau, il est très rare d'observer une paralysie de la branche cutanée du radial.

L'*artère radiale* est donc située à la face antérieure du poignet dans la gouttière limitée par les tendons des muscles long supinateur et grand palmaire, sur le trajet d'une ligne qui réunirait le milieu du pli du coude à l'apophyse styloïde du radius. Très superficielle en ce point, elle n'est recouverte que par la peau, le tissu cellulaire sous-cutané et *un seul* feuillet aponévrotique. Il est facile de la découvrir. Le même motif fait qu'elle est blessée plus souvent que toutes les autres artères. Les éclats de verre surtout l'atteignent fréquemment.

On peut alors tenter d'abord la compression, qui s'exerce d'autant plus facilement que l'artère repose sur un plan osseux, mais le traitement rationnel et presque toujours le seul efficace est la torsion ou la ligature des deux bouts dans la plaie. Il n'est pas rare d'observer à la suite de la ligature, vers le quatrième ou le cinquième jour, une hémorrhagie secondaire provenant du bout inférieur par absence de caillot ; la torsion du vaisseau mettrait absolument à l'abri de ce danger.

L'artère radiale est parfois sinueuse et dilatée, dans le cas d'angiomes de la main, par exemple. C'est en touchant cette artère que l'on reconnaît en général la dégénérescence athéromateuse. La radiale peut être atteinte d'anévrysmes traumatiques faux consécutifs à la suite de piqûres, d'un coup d'épée, par exemple, qui n'a fait qu'entamer le vaisseau. La plaie artérielle se cicatrise, puis le tissu de cicatrice se laisse distendre peu à peu par l'ondée sanguine et finit par constituer une véritable poche appendue au vaisseau. En 1861, dans le service de Nélaton, où j'étais interne, A. Richard enleva une tumeur de l'avant-bras droit ayant tous les caractères d'un fibrome. La tumeur s'énucléa très facilement, mais on dut lier un vaisseau assez volumineux au-dessus et au-dessous de la tumeur ; on pansa la plaie à plat, et le malade guérit rapidement. Or l'examen démontra que c'était une poche remplie de caillots fibrineux stratifiés : il s'agissait d'un anévrysme de la radiale qui, n'étant plus en communication avec la cavité du vaisseau, avait cessé de battre. Le malade avait reçu un coup d'épée dans un duel dix ans auparavant.

Verticalement dirigée depuis son origine jusqu'à l'apophyse styloïde du radius, la radiale change alors de direction et contourne le sommet de cette apophyse pour gagner la face externe du poignet, où elle affecte des rapports nouveaux que j'étudierai avec cette région. Au moment où elle change de direction, elle fournit une collatérale fort importante, la *radio-palmaire*. Généralement petite, cette artère peut atteindre un volume considérable et fournir à la suite de sa blessure une hémorrhagie sérieuse. Elle passe en avant du ligament annulaire antérieur du carpe et va s'anastomoser dans la paume de la main avec une branche de l'artère cubitale pour former l'arcade palmaire superficielle.

Je disais tout à l'heure que le bout périphérique de la radiale était souvent le siège d'une hémorrhagie secondaire à la suite des plaies de ce vaisseau. Ce phénomène, il est vrai, répond à une loi générale de pathologie; cependant, dans le cas particulier, le voisinage de la radio-palmaire contribue certainement à le produire : aussi faut-il toujours songer à ce vaisseau dans les plaies de la radiale et le comprendre dans la ligature, s'il naît tout près du bout inférieur. La radio-palmaire, adhérente aux fibres les plus superficielles du ligament annulaire, est difficile à isoler au fond d'une plaie, mais on la saisira aisément en même temps que la peau avec une pince à artères, d'après la méthode que M. Verneuil a appelée *forcipressure*. On laissera la pince en place quelques heures.

En dedans du grand palmaire, entre ce muscle et le faisceau externe du fléchisseur superficiel, se trouve le *nerf médian*. Primitivement situé à l'avant-bras, entre les deux muscles fléchisseurs communs des doigts, ce nerf s'en dégage vers le tiers inférieur et se confond avec les tendons, dont il est même assez difficile de le distinguer. Il n'est pas tout à fait médian, mais un peu plus rapproché du bord externe du poignet. Le tendon du grand palmaire constitue un point de repère important pour trouver ce nerf, pour en rechercher les deux bouts dans une plaie de l'avant-bras; il faut se rappeler qu'il est sur un plan postérieur à celui du fléchisseur superficiel. J'ai observé à Lariboisière une plaie curieuse du nerf médian : ayant été saisi dans un crochet au niveau du poignet, il fut arraché de la main avec toutes ses branches collatérales.

Je ne fais que mentionner ici le fléchisseur propre du pouce, les fléchisseurs superficiel et profond des doigts. Ces tendons, remarquables surtout par les gaines synoviales dont ils sont entourés, seront étudiés à la paume de la main.

Le muscle cubital antérieur est le plus interne de la région ; les fibres musculaires accompagnent le tendon jusqu'à son insertion au pisiforme. Entre ce muscle et le faisceau le plus interne des fléchisseurs existe une dépression, une gouttière analogue à celle que j'ai signalée entre le grand palmaire et le long supinateur : c'est la gouttière cubitale, au fond de laquelle se trouvent l'artère, les veines et le nerf cubitaux.

Nous avons vu l'*artère cubitale* s'engager au niveau du pli du coude au-dessous des muscles épitrochléens entre les deux fléchisseurs communs. Ces deux muscles sont séparés l'un de l'autre par une aponévrose en arrière de laquelle se place l'artère : aussi, bien que les tendons se rapprochent et se confondent en quelque sorte au niveau du poignet, les deux plans fibreux n'en existent pas moins de la façon la plus manifeste au niveau de l'artère cubitale. Celle-ci est donc recouverte au poignet par la peau, la couche sous-cutanée, l'aponévrose d'enveloppe et une seconde aponévrose qui relie le tendon du cubital antérieur à la couche des fléchisseurs. Ce qui différencie donc essentiellement l'une de l'autre la radiale et la cubitale au poignet, c'est que la première n'est recouverte que par un plan aponévrotique, tandis que deux plans recouvrent la seconde. Bien que superficielle, la cubitale est donc sentie moins aisément que la radiale, et la ligature en est plus difficile.

Si l'artère radiale prend une voie détournée pour gagner la paume de la main, il n'en est pas de même de la cubitale ; celle-ci, continuant son trajet vertical, se place en avant du ligament annulaire antérieur du carpe dans un dédoublement que lui offre ce ligament. Elle est logée en ce point dans une gouttière creusée sur la face externe du pisiforme, qui constitue le point de repère le plus important pour découvrir l'artère. De là elle gagne la paume de la main et par sa branche terminale superficielle s'anastomose avec la radio-palmaire superficielle.

A partir du moment où le *nerf cubital* a rejoint l'artère au niveau du tiers supérieur de l'avant-bras, il ne l'abandonne plus. Il occupe constamment son côté interne et, à l'inverse du nerf radial, constitue un point de repère précieux pour la recherche du vaisseau. A 4 ou 5 centimètres au-dessus de l'articulation, le nerf cubital se bifurque en branche antérieure qui accompagne l'artère, et en branche postérieure destinée au dos de la main et à celui des doigts.

Je ne ferai que mentionner les vaisseaux et nerfs interosseux, dont j'ai déjà parlé précédemment.

Indépendamment des larges anastomoses des deux artères de l'avant-bras dans la paume de la main, il en existe d'autres au pourtour du poignet. Les artérioles venues de chacun des vaisseaux forment une sorte de bracelet dans lequel vient se terminer l'interosseuse antérieure.

Quant au muscle carré pronateur, je n'ai qu'à en signaler la présence en arrière des organes de la région. Pouteau a dit, mais à tort, que le carré pronateur pouvait avoir quelque influence sur le déplacement des fragments dans les fractures de l'avant-bras et dans celles de l'extrémité inférieure du radius.

En résumé, deux artères principales et deux nerfs siègent à la face antérieure du poignet (le nerf radial occupe la région externe). L'artère radiale, l'artère cubitale et le nerf cubital occupent les gouttières latérales; le nerf médian occupe sensiblement la ligne médiane. Lors donc qu'il s'agira d'ouvrir un abcès profond de cette région, un de ces abcès quelquefois situés en arrière des tendons, il sera bon de se rappeler les détails anatomiques précédents : le nerf médian étant un peu plus rapproché du côté radial, on choisira de préférence le côté cubital et l'on pratiquera une incision verticale. On évitera dans les abcès et phlegmons du poignet les incisions tout à fait latérales ou médianes.

Région postérieure du poignet.

La *région postérieure du poignet* offre un intérêt chirurgical beaucoup moindre que l'antérieure. Elle est normalement de niveau avec la face postérieure de l'avant-bras et la face dorsale de la main, mais la ligne de niveau peut être détruite par un déplacement osseux ; une luxation du carpe tout entier ou de l'un de ses os produirait ce résultat; il est dû dans l'immense majorité des cas à une fracture de l'extrémité inférieure du radius. Le fragment inférieur forme une saillie au-dessus et au-dessous de laquelle existe un méplat : d'où le nom de déplacement en *dos de fourchette* donné par Velpeau. Pour que cette déformation soit très appréciable, il faut un déplacement considérable des fragments, et dans beaucoup de fractures de l'extrémité inférieure du radius on ne le constate pas : c'est, en somme, un signe moins bon que la dépression anguleuse de la face antérieure siégeant au niveau du talon de la main, puisque ce signe n'existe que dans les cas types, alors que le diagnostic ne fait doute pour personne.

Posez la main à plat en pronation, et vous constaterez que les axes de l'avant-bras, du poignet et de la main, sont situés sur une même ligne verticale. Le poignet étant déjeté en dehors dans la fracture de l'extrémité inférieure du radius, son axe se trouve déjeté dans le même sens, et la ligne devient brisée. Velpeau a comparé cette ligne à un Z, mais sans aucune espèce de raison. Elle se compose de deux lignes verticales reliées par une troisième légèrement oblique.

La face dorsale du poignet présente des plis qui se produisent dans l'extension forcée de la main et disparaissent dans la flexion. Ils n'offrent aucun intérêt.

La faible couche de parties molles qui recouvre les os rend ceux-ci beaucoup plus accessibles en arrière qu'en avant. On y remarque surtout la saillie formée par la tête et l'apophyse styloïde du cubitus. Cette apophyse devient encore plus saillante lorsque la main est portée en dehors à la suite d'une fracture du radius.

La peau de la face postérieure du poignet est plus épaisse que celle de la face antérieure, et couverte de poils. Elle est de plus très mobile et se rétracte avec la plus grande facilité sous le couteau. Elle n'est tapissée à sa face profonde que par une mince couche de tissu adipeux, dans laquelle cheminent des branches nerveuses du musculo-cutané, du cutané interne, du radial et du cubital, et des vaisseaux lymphatiques.

L'aponévrose d'enveloppe présente une importance toute spéciale. Elle est extrêmement forte sur toute son étendue, et renforcée encore un peu au-dessus des surfaces articulaires radio-cubitales. En ce point elle prend le nom spécial de ligament annulaire postérieur du carpe ; il faut savoir toutefois que ce ligament n'est pas indépendant, mais qu'on le taille artificiellement aux dépens de l'aponévrose. Celle-ci se continue en haut avec l'aponévrose antibrachiale et en bas avec celle qui recouvre le métacarpe. Sur les côtés, elle se fixe en dehors à la face externe du radius ; en dedans, au pisiforme et au pyramidal.

Cette aponévrose joue un rôle important : elle bride les tendons des exten-

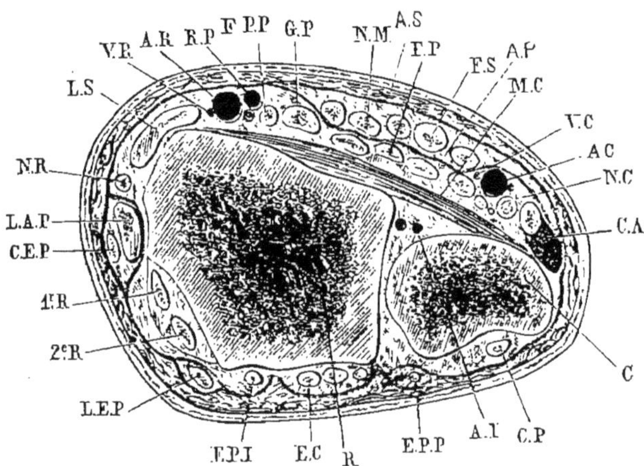

Fig. 170. — *Coupe verticale du poignet pratiquée à un centimètre et demi au-dessus des surfaces articulaires.* — Segment supérieur de la coupe. — Main droite. Grandeur naturelle.

AC, artère cubitale.
AI, artère interosseuse.
AP, aponévrose profonde.
AR, artère radiale.
AS, aponévrose superficielle.
C, cubitus.
CA, muscle cubital antérieur.
CEP, tendon du court extenseur du pouce.
CP, tendon du muscle cubital postérieur.
EC, tendon de l'extenseur commun des doigts.
EPI, tendon de l'extenseur propre de l'index.
FPP, extenseur propre du petit doigt.
EPP, fléchisseur propre du pouce.
FS, tendon fléchisseur superficiel.
FP, tendon fléchisseur profond.
LAP, tendon du long abducteur du pouce.
LEP, tendon du long extenseur du pouce.
LS. muscle long supinateur.
MC, muscle carré pronateur.
NC, nerf cubital.
NM, nerf médian.
NR, nerf radial.
R, radius.
1er R, tendon du premier radial externe.
2me R, tendon du deuxième radial externe.
VC, veine cubitale.
VR, veine radiale.

seurs, les tient appliqués sur les os et s'oppose à leur luxation, qui, sans cette disposition, serait très fréquente. C'est ce même but que cherchent à remplir la plupart des ouvriers qui ne travaillent pas sans avoir le poignet entouré d'une corde.

L'aponévrose immobilise d'autant mieux les tendons à leur place que de sa face profonde naissent des cloisons fibreuses très résistantes qui s'attachent aux bords des gouttières creusées sur l'extrémité inférieure du radius et du cubitus. Il en résulte la formation de véritables canaux ostéo-fibreux que traversent les tendons, canaux si résistants qu'on n'en a jamais, je pense, constaté la déchirure sous l'influence de la contraction musculaire.

Sur la face postérieure proprement dite il existe trois canaux ostéo-fibreux : le premier, en procédant de dehors en dedans, et le plus large de tous, est destiné à l'extenseur propre de l'index et à l'extenseur commun des doigts; le deuxième, exclusivement fibreux, creusé dans l'épaisseur même de l'aponévrose, est traversé par le tendon extenseur propre du petit doigt; le troisième, occupant le cubitus, loge le tendon du cubital postérieur.

Chaque coulisse ostéo-fibreuse est tapissée par une membrane synoviale longue de 4 à 5 centimètres. Bien que susceptibles de s'enflammer, de se remplir de liquide comme toutes les autres séreuses, celles qui tapissent les coulisses que je viens de signaler sont très exceptionnellement atteintes, tandis que d'autres, celle du pouce en particulier, sont fréquemment affectées.

Il résulte du passage des tendons extenseurs dans les canaux ostéo-fibreux tapissés par des membranes séreuses une grande liberté de jeu, mais lorsque le tendon est coupé, la conséquence inévitable est la rétraction de son bout central vers l'avant-bras. Lorsque la division a eu lieu au voisinage du poignet, c'est-à-dire dans un point où le tendon est libre de toute adhérence, on est certain de ne pas retrouver le bout central dans la plaie, surtout s'il s'agit des tendons de l'index et du petit doigt : ces derniers possèdent en effet des coulisses spéciales tout à fait indépendantes de celles des autres tendons extenseurs. Pour le retrouver, il faudrait prolonger l'incision très haut, avec de sérieux inconvénients et sans certitude de succès. Dans un cas de ce genre, sur un homme qui avait eu un mois auparavant les tendons extenseurs du petit doigt et de l'annulaire de la main droite arrachés par un crochet d'emballeur, ne trouvant pas les bouts centraux, je pris le parti d'anastomoser les deux bouts périphériques avec le tendon du médius. J'ai présenté le malade guéri à la Société de chirurgie en 1874.

Région externe du poignet.

On considère, en général, au poignet deux bords, l'un interne, l'autre externe. Que l'on n'admette pas une face interne, soit ; il n'y a, d'ailleurs, rien de particulier à signaler au niveau du cubitus, qui fait directement saillie sous la peau : mais examinez la figure 170, et vous verrez qu'il existe bien réellement en dehors, non un bord, mais une face.

Indépendamment des couches superficielles communes, qui offrent les mêmes caractères que celles de la face dorsale, on trouve sur la face externe du poignet : les tendons du long abducteur et du court extenseur du pouce, les tendons des radiaux, le tendon du long extenseur du pouce, l'artère radiale dans le point que l'on a appelé la *tabatière anatomique*, et le nerf radial. Ajoutons-y la veine céphalique du pouce.

Les *tendons* destinés au pouce sont disposés de la manière suivante : le long abducteur et le court extenseur font partie de la couche antibrachiale postérieure et profonde et s'insèrent à l'avant-bras dans l'espace interosseux. Ils se dirigent en bas, en avant et en dehors, passent en arrière de l'apophyse styloïde du radius, croisent les deux muscles radiaux qu'ils recouvrent, et traversent une coulisse fibreuse tantôt commune, tantôt spéciale à chacun, coulisse essentielle-

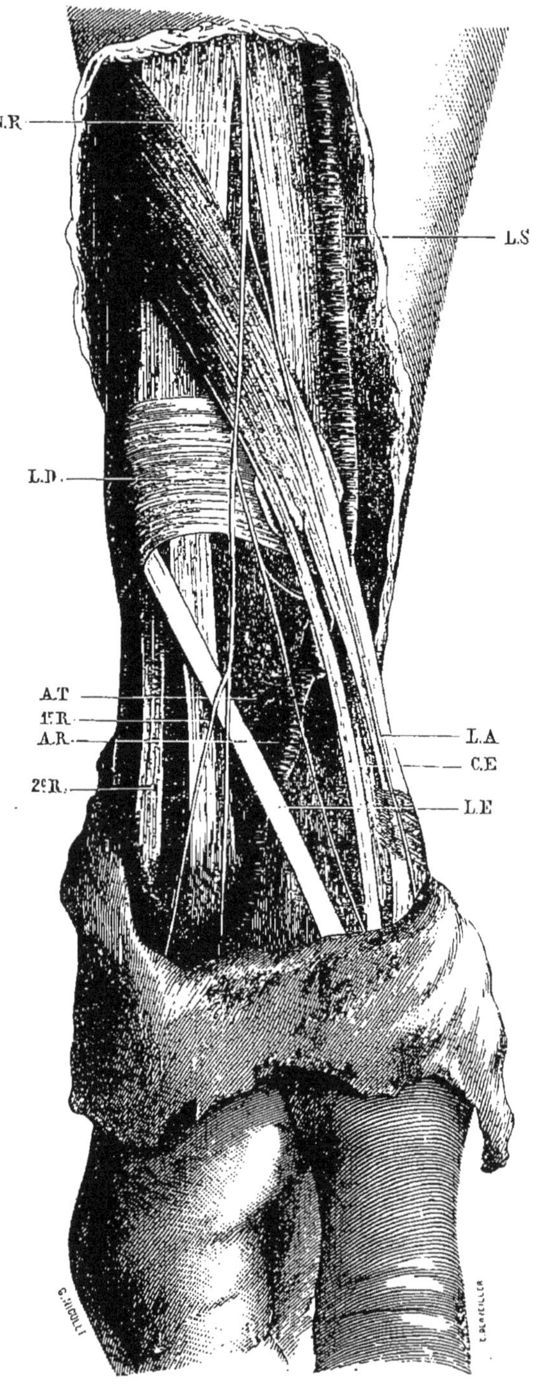

Fig. 171. — *Région du poignet.* — *Face externe.* — Adulte. — Grandeur naturelle. — Côté droit.

AR, artère radiale à son passage dans la tabatière anatomique.
AT, artère transverse du carpe.
CE, muscle court extenseur du pouce.
LA, muscle long abducteur.
LD, ligament annulaire dorsal du carpe.
LE, muscle long extenseur du pouce.
LS, muscle long supinateur.
NR, nerf radial.
1er R, tendon du muscle premier radial externe.
2e R, tendon du muscle deuxième radial externe.

ment formée par un dédoublement du ligament annulaire postérieur du carpe. Ils viennent ensuite s'insérer en bas : le long abducteur à l'extrémité supérieure du premier métacarpien, le court extenseur à l'extrémité supérieure de la première phalange du pouce. Le long extenseur fait partie de la même couche musculaire antibrachiale ; il descend verticalement jusqu'à la coulisse que lui offre le ligament annulaire, et se trouve d'abord situé en dedans des radiaux ; il se dirige alors en bas et en dehors, croise ces derniers muscles, qu'il recouvre, et se fixe à l'extrémité supérieure de la deuxième phalange du pouce.

Les coulisses destinées à loger les tendons du pouce, et en particulier celles du long abducteur et du court extenseur, celles des radiaux, sont fréquemment le siège d'une inflammation désignée sous le nom de *ténosité crépitante* ou d'*aï*. Elle se traduit par un gonflement siégeant sur le trajet de ces tendons et un bruit spécial lorsque le malade remue le pouce. Il existe une douleur assez vive qui s'oppose à tout mouvement. Cette affection résulte de la fatigue et cède après quelques jours de repos ; un vésicatoire volant hâte la guérison.

Entre le tendon du long extenseur en dedans et les tendons réunis du long abducteur et du court extenseur du pouce en dehors existe une dépression, plus ou moins prononcée suivant les sujets, à laquelle on a donné le nom de *tabatière anatomique ;* le fond de cette dépression correspond au scaphoïde.

L'*artère radiale*, après avoir abandonné la face antérieure de l'avant-bras, contourne l'apophyse styloïde du radius en passant au-dessous d'elle, s'engage au-dessous des tendons qui limitent en dehors la tabatière anatomique, traverse obliquement ce creux de haut en bas et d'avant en arrière, passe sous le tendon du long extenseur et plonge ensuite dans le premier espace intermétacarpien pour aller dans la paume de la main former l'arcade palmaire profonde.

Il est beaucoup plus difficile de découvrir la radiale en ce point que dans la région précédente. Les auteurs disent : on divisera la peau et l'aponévrose et l'on trouvera l'artère : c'est très simple, mais inexact. L'artère n'est pas ainsi mise à nu au fond de la dépression qu'elle traverse ; elle est recouverte par un second plan aponévrotique qui la tient profondément appliquée sur le carpe. Pour la découvrir, il faut pratiquer au milieu de la dépression une incision verticale parallèle à la direction des tendons, et diviser successivement la peau, la couche sous-cutanée et l'aponévrose superficielle. On écarte les tendons qu'on relâche en portant le pouce dans l'extension, et il reste encore à diviser le feuillet aponévrotique profond qui recouvre l'artère. La radiale fournit en ce point la dorsale du pouce, la dorsale du carpe, qui contribue à former le bracelet vasculaire dont j'ai parlé plus haut, la dorsale du métacarpe et le tronc commun des collatérales du pouce et de l'index.

La branche cutanée du *nerf radial* fait essentiellement partie de la région externe du poignet. Ce nerf abandonne la région antérieure à 5 ou 6 centimètres au-dessus de l'articulation, passe en arrière du long supinateur, croise le long abducteur et le court extenseur du pouce et se divise en branches collatérales qui sont sous-cutanées et très éloignées par conséquent de l'artère. Ces branches sont verticales : aussi dans la ligature doit-on diviser la peau verticalement, afin de les éviter. Cette région est encore croisée par la céphalique du pouce, dont les origines forment un lacis sous-cutané assez serré et qui constitue plus haut la veine radiale profonde.

Squelette du poignet.

Le *squelette du poignet* comprend le radius, le cubitus et les os du carpe. L'union de ces différents os forme les trois articulations : radio-cubitale, radio-carpienne et médio-carpienne.

L'extrémité inférieure du radius est beaucoup plus large que le corps de l'os; son grand axe est transversal, le bord antérieur est recourbé en avant de façon que la face antérieure de l'os prolongée directement en bas laisserait en avant d'elle un tiers au moins de la surface articulaire.

Cette extrémité est presque exclusivement composée de tissu spongieux et n'offre qu'une très faible résistance aux tractions ou aux pressions. Le corps de l'os est au contraire composé de tissu compact : aussi observe-t-on très souvent la pénétration du corps de l'os dans l'épiphyse et l'éclatement de cette dernière. J'indiquerai plus loin le mécanisme de cette lésion.

L'épiphyse de l'extrémité inférieure du radius ne se soude au corps de l'os que vers l'âge de vingt ans, en sorte que jusqu'à l'époque de la soudure, au lieu d'une fracture de cette extrémité, on peut n'observer qu'un décollement épiphysaire, ce qui d'ailleurs n'en diffère pas notablement; ces deux affections diffèrent d'autant moins que la portion de la diaphyse sur laquelle s'insère le cartilage épiphysaire serait toujours arrachée, au dire de Malgaigne.

L'extrémité inférieure du cubitus est constituée par une petite tête qui ne joue qu'un rôle accessoire dans la région ; elle descend moins bas que le radius.

L'épiphyse qui forme la tête du cubitus se soude au corps de l'os vers la même époque que celle du radius.

Les deux os présentent chacun un prolongement appelé apophyse styloïde. Ces apophyses font sur les côtés une saillie variable, mais toujours appréciable, et constituent le point de repère essentiel pour toutes les opérations que l'on pratique sur le poignet.

Les apophyses styloïdes ne sont pas au même niveau : celle du radius descend plus bas que celle du cubitus. Or, dans la fracture de l'extrémité inférieure du radius, il y a généralement pénétration des fragments, et par conséquent diminution de longueur de l'os : la main tout entière, qui suit le radius, est donc portée en dehors, et l'apophyse styloïde du radius remontée. Suivant que la pénétration est plus ou moins profonde, l'ascension est plus ou moins grande ; tantôt l'apophyse arrive au niveau, tantôt au-dessus de celle du radius. Laugier, à qui l'on doit la connaissance de ce fait, y attachait une importance telle qu'il ne recherchait pas d'autre symptôme pour établir son diagnostic. Je suis loin d'en vouloir diminuer la valeur théorique; cependant je le trouve difficile à constater nettement sur le malade, non pas dans les cas types où le diagnostic saute aux yeux, mais dans les cas douteux ; je n'en ai jamais, quant à moi, retiré de grands avantages dans la pratique.

Les os du carpe forment deux rangées : la première comprend le scaphoïde, le semi-lunaire, le pyramidal et le pisiforme; la deuxième est formée du trapèze, du trapézoïde, du grand os et de l'os crochu. Je n'ai pas à les décrire en particulier. Je me bornerai à étudier le mode d'articulation de ces diverses pièces osseuses entre elles.

Articulation radio-cubitale inférieure. — Tandis qu'au niveau du coude la tête du radius tourne sur une cavité que lui offre le cubitus, ici c'est la tête du cubitus qui est reçue dans une cavité glénoïde que lui offre la face interne de l'extrémité inférieure du radius. Les deux os sont unis par deux ligaments périphériques très faibles et par un ligament interosseux très résistant, appelé *triangulaire*. Ce ligament, dont le nom indique la forme, s'insère par sa base au bord interne de l'extrémité inférieure du radius et par son sommet à la face externe de l'apophyse styloïde du cubitus dans une dépression qui lui est

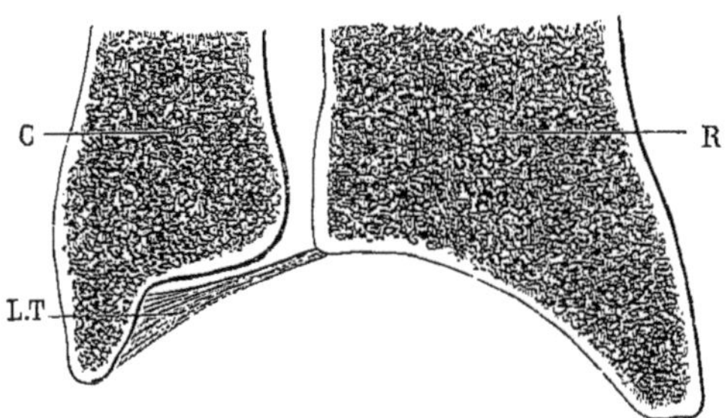

Fig. 172. — *Coupe verticale et transversale du radius et du cubitus à leur partie inférieure, destinée à montrer la disposition du ligament triangulaire.*

C, cubitus. — LT, ligament triangulaire. — R, radius.

destinée. La coupe représentée figure 172, grandeur naturelle, donne une idée exacte de son épaisseur. Celle-ci est plus grande en dedans qu'en dehors.

Ce ligament présente parfois au voisinage de sa base (fig. 173) une sorte d'incisure à travers laquelle les deux synoviales peuvent communiquer.

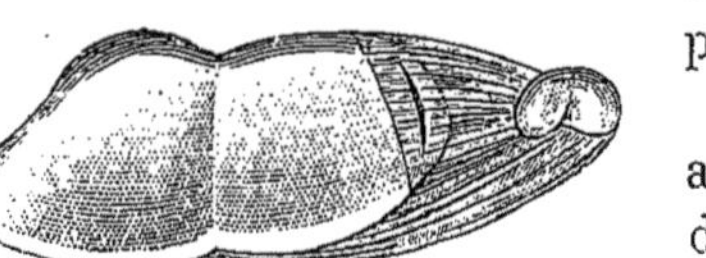

Fig. 173. — *Surface articulaire du radius. Ligament triangu'aire.*

Le ligament triangulaire sert à unir le radius au cubitus, mais il contribue aussi à niveler les deux surfaces articulaires. C'est le ligament, et non le cubitus, qui est en rapport avec le carpe.

Un accident assez fréquent signalé pour la première fois par Goyrand et encore peu connu est la luxation de la tête du cubitus sur le ligament triangulaire. En voici le mécanisme :

Je rappelle que dans les mouvements de pronation et de supination le radius tourne autour du cubitus, qui reste fixe. Supposons un mouvement de pronation (voyez la figure 172 où les deux os sont figurés en supination) : le radius en tournant autour du cubitus entraîne avec lui le ligament triangulaire LT, et, si la pronation est trop forte, on conçoit que le ligament vienne se placer en avant de la tête du cubitus sans se déchirer : il forme ainsi au devant de l'os une véritable bride qui s'oppose au mouvement de supination, c'est-à-dire au retour du radius à sa place. Cet accident paraît se produire exclusivement chez les enfants, quand on les soulève brusquement par les bras pour leur faire sauter un ruisseau, par exemple. Ils se présentent avec la main dans une pronation forcée, sans qu'il soit possible de la ramener en supination ; le moindre mouvement étant douloureux, l'enfant tient son bras immobile. Le traitement consiste à fixer l'avant-bras de la main gauche pendant que de la droite on imprime un mouvement brusque de supination ; un petit craquement très appréciable se fait entendre aussitôt, et la luxation est réduite. On a cru longtemps qu'il s'agissait dans ce cas d'une luxation de l'extrémité supérieure du radius.

Chez certains sujets, l'articulation radio-cubitale est tellement lâche que le cubitus saisi entre deux doigts est mobile comme une touche de piano. A plus forte raison cette mobilité s'observe-t-elle dans les arthrites, les tumeurs blanches du poignet, dans les hydarthroses.

Articulation radio-carpienne. — L'articulation radio-carpienne appartient à la classe des diarthroses, genre condylienne. La cavité de réception est formée par le radius et le ligament triangulaire. Son grand axe est transversal et mesure de 4 à 5 centimètres ; le petit axe est antéro-postérieur et mesure de 1 et demi à 2 centimètres. Une crête mousse antéro-postérieure (fig. 173) divise la facette radiale en deux cavités secondaires, l'une externe pour le scaphoïde, l'autre pour le semi-lunaire.

Le condyle est formé par la première rangée des os du carpe, moins le pisiforme. Le scaphoïde et le semi-lunaire s'unissent avec les facettes externe et interne du radius ; le pyramidal s'articule avec la face inférieure du cartilage triangulaire.

Le condyle se moule exactement sur la concavité de la surface radiale. J'ai dit plus haut que les apophyses styloïdes étaient le meilleur point de repère pour désarticuler le poignet : il ne faut cependant pas oublier que le sommet de la courbe articulaire est situé à un centimètre environ au-dessus d'une ligne horizontale qui réunirait le sommet de ces apophyses ; c'est faute de se rappeler ce détail que beaucoup de débutants pénètrent dans l'articulation médio-carpienne.

Les ligaments qui unissent les surfaces articulaires et que je me contente de mentionner sont au nombre de six : deux latéraux, interne et externe ; deux antérieurs, deux postérieurs. Ils sont loin d'offrir la même résistance. Les ligaments postérieurs sont les plus faibles, puis vient le ligament latéral interne, puis l'externe, et enfin les ligaments antérieurs doués d'une puissance remarquable. Ces derniers jouent, selon moi, un grand rôle dans la pathologie de la région. On les divise en externe et interne ; le premier est le plus superficiel. Tous deux s'insèrent d'une part à la face antérieure du carpe et d'autre part à tout le rebord antérieur de la surface articulaire radiale, y compris le cartilage triangulaire.

J'admets avec O. Lecomte que la fracture classique de l'extrémité inférieure du radius a constamment pour cause un arrachement produit par les ligaments. C'est une loi de pathologie que le tissu spongieux des os est beaucoup moins résistant que les ligaments ; ces derniers fortement distendus arrachent presque toujours la portion d'os sur laquelle ils s'insèrent. Exista-t-il jamais de meilleures conditions pour l'arrachement : un os presque exclusivement spongieux, offrant une large surface d'insertion, et des trousseaux fibreux d'une extrême puissance ? L'expérimentation cadavérique démontre d'ailleurs le fait de la façon la plus nette. Mettez la main d'un sujet sur le bord d'une table, saisissez-la en intercalant vos doigts dans les siens ; fixez l'avant-bras du sujet sur la table et portez brusquement sa main dans l'extension : vous entendrez le craquement caractéristique, et la dissection vous montrera une fracture occupant le point classique. En analysant le phénomène de plus près, vous verrez que dans le mouvement d'extension le condyle carpien fait d'abord effort contre les ligaments antérieurs; ceux-ci bombent fortement et sont extrêmement distendus; nul doute que sans leur extrême résistance il se produisît très fréquemment une luxation radio-carpienne, mais ils résistent à peu près toujours : on sait combien est rare l'entorse du poignet. Si l'effort continue, comme il faut que quelque chose cède, c'est la portion d'os sur laquelle s'insèrent les ligaments qui est arrachée. Or l'insertion carpienne se fait sur plusieurs os, spongieux eux-mêmes, mais qui offrent une plus grande solidité que le radius : aussi est-ce toujours ce dernier qui se brise. On trouve cependant quelquefois un arrachement partiel d'un des os du carpe. Comment d'ailleurs expliquer par les autres mécanismes qui ont été invoqués la constance du siège de la fracture, sa direction transversale, l'écartement des deux fragments en avant, leur pénétration en arrière, pénétration en rapport avec le degré d'extension et pouvant aller jusqu'à faire éclater le fragment inférieur? Comment expliquer autrement l'arrachement simultané de l'apophyse styloïde du cubitus? *La fracture indirecte de l'extrémité inférieure du radius se produit toujours et ne peut se produire que par le mécanisme de l'arrachement.* Cette proposition a pour moi le caractère de l'évidence.

Une importante question de pratique se rattachant au traitement des fractures de l'extrémité inférieure du radius a été souvent agitée et n'est pas encore résolue. Combien de temps faut-il laisser le membre immobilisé? Velpeau, auquel une grande expérience avait montré les graves inconvénients d'une immobilisation prolongée, avait renoncé à toute espèce d'appareil. Il évitait ainsi les raideurs articulaires des doigts, de la main, du coude et de l'épaule, qui, surtout chez les personnes âgées, durent parfois si longtemps après la fracture, qu'on ne pense plus à cette dernière cause et que l'on met en avant le rhumatisme. Il vaudrait mieux, en effet, pour le malade, être abandonné à lui-même qu'immobilisé pendant cinq et six semaines. Sans aller aussi loin que Velpeau, je pense qu'il ne faut pas laisser l'appareil plus de quinze à vingt jours, et encore pendant ce temps doit-on imprimer de légers mouvements à toutes les articulations, sauf à la radio-carpienne.

Articulation médio-carpienne. — L'articulation médio-carpienne résulte de l'union des deux rangées du carpe entre elles.

Voyons d'abord rapidement comment s'unissent entre eux les os de chaque rangée.

La plupart des articulations représentent des amphiarthroses : on trouve en effet des ligaments périphériques, l'un dorsal, l'autre palmaire, et un ligament interosseux; quelques-unes cependant constituent des arthrodies. Pour la première rangée, il existe un ligament interosseux très superficiel entre le scaphoïde et le semi-lunaire, et un second entre le semi-lunaire et le pyramidal. Par contre, ce dernier os correspond au pisiforme par une surface plane revêtue d'une synoviale, sans ligament interossseux : d'où une mobilité plus grande. Ces trois os de la première rangée peuvent être de la sorte envisagés comme un seul os qui présenterait une face supérieure convexe pour s'articuler avec le radius, et une face inférieure concave pour s'unir à la seconde rangée.

Celle-ci est composée de quatre os qui sont unis comme les précédents par des ligaments périphériques et des ligaments interosseux. Ces derniers sont notablement plus résistants et plus profonds que ceux qui unissent entre eux les os de la première rangée. Il en existe deux : l'un entre le trapézoïde et le grand os, le deuxième entre le grand os et l'os crochu. On peut également considérer cette rangée comme composée d'un seul os dont les faces supérieure et inférieure très irrégulières s'unissent, la première avec la rangée antibrachiale, la deuxième avec le métacarpe (voir fig. 175).

L'articulation médio-carpienne comprend deux parties, l'une externe, l'autre interne. L'externe résulte de l'union de la face inférieure du scaphoïde avec les faces supérieures du trapèze et du trapézoïde; les surfaces articulaires sont planes et divisées à peu près transversalement, c'est une arthrodie. L'interne est une condylienne et même une énarthrose pour certains auteurs : elle est en effet caractérisée par la réception d'une tête dans une cavité; la tête est formée par le grand os et l'os crochu, la cavité par le scaphoïde, le semi-lunaire et le pyramidal.

L'articulation médio-carpienne est maintenue par des ligaments latéraux, antérieurs et postérieurs, qui se portent d'un os à l'autre. Ces ligaments n'offrent rien à signaler, si ce n'est que les antérieurs sont beaucoup plus résistants que les postérieurs.

Quant à l'articulation carpo-métacarpienne, elle fait partie du squelette de la main; je dirai seulement qu'à part l'articulation du premier métacarpien avec le trapèze, elle est absolument immobile, en sorte que les os du carpe présentent bien réellement une rangée antibrachiale et une rangée métacarpienne. La main commence en réalité avec la deuxième rangée, et la séparation physiologique entre l'avant-bras et la main est l'articulation médio-carpienne.

Le poignet jouit de mouvements de flexion, d'extension, et de mouvements latéraux. Il est très intéressant de connaître la participation que prend à ces mouvements chacune des deux articulations radio-carpienne et médio-carpienne.

Dans le mouvement de flexion, les ligaments postérieurs sont distendus, et nous avons vu qu'ils sont infiniment moins résistants que les antérieurs. Le carpe est donc moins bien protégé contre la flexion forcée de la main que contre l'extension forcée, mais la flexion forcée est très rare, elle ne survient guère que dans les chutes sur la face dorsale de la main : or, toutes les fois que l'homme tombe, il porte instinctivement la paume en avant, et c'est la face palmaire qui reçoit le choc.

Ce qu'il importe de savoir, c'est que le mouvement de flexion de la main se passe surtout dans l'articulation médio-carpienne. Lorsque ce mouvement est forcé, la tête du grand os (ce dont on peut se rendre aisément compte sur soi-même) vient faire une forte saillie en arrière. L'action des ligaments postérieurs ne s'exerce donc pas sur l'extrémité inférieure du radius dans le mouvement de flexion; de plus, ces ligaments sont si peu résistants qu'ils arracheraient difficilement l'épiphyse radiale. J'en conclus que la fracture indirecte de l'extrémité inférieure du radius ne peut pas se produire dans un mouvement de flexion de la main, pour deux raisons : la première et la principale est que, le mouvement ne se passant pas dans l'articulation radio-carpienne, le radius n'a pas d'efforts à supporter; la seconde est que les ligaments dorsaux sont trop faibles pour arracher la portion d'os sur laquelle ils s'implantent.

De ce qui précède découle naturellement cette conséquence : la chute sur la face dorsale de la main expose aux luxations du carpe plus qu'aux fractures, et la luxation portera presque toujours sur l'articulation médio-carpienne. Si l'on observe rarement ces luxations, c'est, je le répète, que le mouvement forcé de flexion se produit lui-même très rarement.

Une luxation du carpe produite dans ces circonstances se fait *en arrière*, et l'on en saisit aisément le mécanisme : mais il n'en est pas de même de la luxation médio-carpienne *en avant*, analogue à celle que M. Desprès a présentée en 1875 à la Société de chirurgie, ou de la luxation *en avant* du métacarpe sur la seconde rangée, que j'ai présentée dans la même séance. Je suis certain que mon malade, marchant à reculons, les mains derrière le dos, était tombé d'un premier étage dans une cour pavée, et que la main était en flexion au moment de la chute. M. Desprès n'a pu avoir ce renseignement pour son malade, mais je suis convaincu que la main était également en flexion. Ainsi qu'un choc direct appliqué sur la tête de l'humérus produit souvent la luxation de l'épaule et chasse l'os du côté opposé, de même une pression directe exercée sur un point quelconque du carpe, au moment où les os font une saillie sous la peau, la main étant dans la flexion, peut chasser les os en avant : tel est le mécanisme probable.

Le mouvement d'extension de la main sur l'avant-bras a pour centre l'articulation radio carpienne. Dans ce mouvement, le carpe et le métacarpe ne forment qu'une pièce qui se meut sur la surface radiale ; dans l'extension forcée, le condyle carpien, abandonnant la surface articulaire, exerce une énergique pression sur les ligaments antérieurs et les déchirerait souvent, ainsi que je l'ai déjà dit, sans leur extrême résistance : c'est donc le radius d'une part et la première rangée du carpe d'autre part qui, dans le mouvement d'extension de la main, sont exposés aux tractions ligamenteuses ; le radius, dont la résistance est moindre, cède toujours.

En résumé, le mouvement de flexion de la main sur l'avant-bras se passe dans l'articulation médio-carpienne et, s'il est exagéré, tend à produire une luxation de la seconde rangée du carpe sur la première.

Le mouvement d'extension de la main sur l'avant-bras a pour centre l'articulation radio-carpienne et, s'il est exagéré, tend à produire la fracture de l'extrémité inférieure du radius par arrachement.

Les mouvements latéraux et le mouvement de circumduction se passent dans les deux articulations et ne présentent rien de spécial à signaler.

Je ne serai pas, je pense, démenti par des praticiens, en disant que l'exploration du poignet est en clinique chose assez difficile, qu'il s'agisse de faire une amputation partielle, d'explorer l'une des articulations ou de constater un traumatisme, une luxation, par exemple. Les apophyses styloïdes servent à trouver l'articulation radio-carpienne, mais on manque de point de repère pour reconnaître les articulations carpo-métacarpienne et médio-carpienne. Il m'a semblé utile de donner le suivant, qui est très précis.

Recherchez le pli inférieur du poignet, celui qui en avant répond au talon de la main ; ce pli existe constamment et est très prononcé. Réunissez-en les deux extrémités sur la face dorsale de la main (ligne pointillée, fig. 174), la ligne passe exactement sur le col du grand os. Mettez le doigt sur cette ligne : vis-à-vis du trajet du troisième métacarpien vous sentirez une dépression qui correspond à ce col, et au-dessus une saillie contre laquelle butera votre doigt. La saillie appartient au scaphoïde et au semi-lunaire.

Pendant que votre doigt occupe la dépression, fléchissez la main, et vous sentirez le creux se combler : c'est la tête du grand os qui sort de sa cavité de réception.

Étant donné les apophyses styloïdes en haut et la situation précise du grand os, on peut explorer complètement le carpe et le dessiner en quelque sorte sur la main du malade à travers la peau, exercice que je ne saurais trop recommander. L'articulation radio-carpienne correspond à 1 centimètre environ au-dessus de la ligne transversale dont je viens de parler (LP, fig. 174), et l'articulation carpo-métacarpienne est située à environ 15 millimètres au-dessous.

L'articulation carpo-métacarpienne du pouce, généralement assez facile à

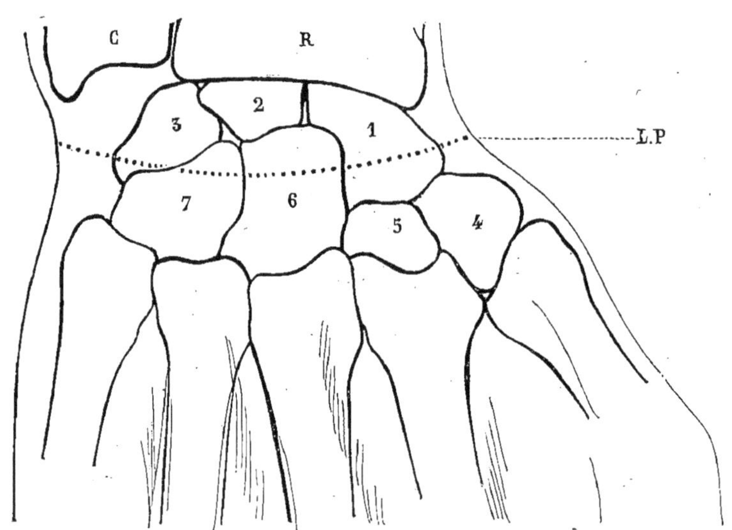

Fig. 174. — *Squelette du carpe vu par sa face dorsale.*

C, cubitus.
LP, ligne pointillée passant par le col du grand os et représentant la prolongation, sur la face dorsale du carpe, du pli cutané inférieur du poignet.
R, radius.
1, scaphoïde.
2, semi-lunaire.
3, pyramidal.
4, trapèze.
5, trapézoïde.
6, grand os.
7, os crochu.

sentir sous la peau, est située sensiblement sur la même ligne transversale que les autres articulations carpo-métacarpiennes, point de repère qui peut également faciliter l'exploration.

Synoviales du poignet.

On peut dire que le poignet est par excellence la région des séreuses : les coulisses tendineuses et les tendons, les nombreuses surfaces articulaires du carpe, en sont tous tapissés. Aussi n'est-il pas étonnant que le poignet soit le siège de prédilection des kystes synoviaux, vulgairement appelés *ganglions*, qui ont pour point de départ l'une des séreuses articulaires et sur lesquels M. Gosselin a appelé l'attention. Cette origine doit rendre prudent à l'endroit du traitement de ces ganglions. Habituellement on les écrase avec les doigts; quelquefois la paroi résiste aux plus fortes pressions : on peut alors pratiquer à la poche une déchirure sous-cutanée avec une aiguille très fine, mais c'est la seule intervention active que je conseille.

J'ai déjà signalé les synoviales tendineuses qui environnent de toutes parts les articulations du poignet ; la grande synoviale des fléchisseurs sera décrite avec la main ; il me reste seulement à parler des séreuses articulaires.

Un coup d'œil jeté sur la figure 175 fera mieux comprendre que toutes les

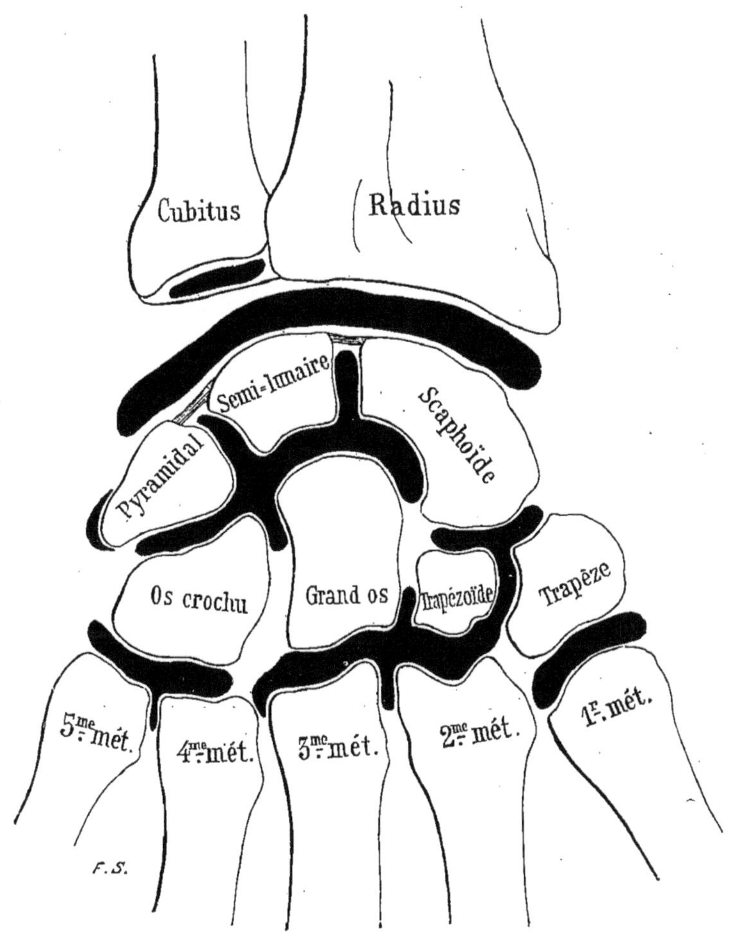

Fig. 175. — *Synoviales du carpe et du métacarpe. — Les synoviales sont figurées en noir. — Les espaces laissés libres entre les os du carpe sont occupés par des ligaments interosseux.* — (J'ai indiqué cependant les ligaments superficiels qui unissent le scaphoïde au semi-lunaire, et le semi-lunaire au pyramidal.)

descriptions la disposition complexe des séreuses articulaires du carpe. Je me contenterai de les énumérer en procédant de haut en bas :

1° Une synoviale radio-cubitale inférieure.

2° La grande synoviale radio-carpienne. J'ai dit que le cartilage triangulaire présentait parfois au voisinage de sa base une incisure par laquelle les deux séreuses communiquent entre elles.

3° Les séreuses médio-carpiennes. Il existe deux membranes indépendantes, l'une interne et l'autre externe.

L'interne, tapissant le grand os et l'os crochu d'une part, le scaphoïde, le semi-lunaire et le pyramidal d'autre part, envoie deux prolongements supérieurs, l'un entre le scaphoïde et le semi-lunaire, et l'autre entre le semi-lunaire et le pyramidal. Un petit prolongement inférieur s'engage entre le grand os et l'os crochu.

L'externe est spéciale à l'articulation du scaphoïde avec le trapèze et le trapézoïde, mais elle envoie en bas un prolongement d'une grande étendue qui passe entre le trapèze et le trapézoïde, puis entre les deuxième et troisième métacarpiens d'une part, le trapézoïde et le grand os d'autre part, et va jusque dans l'intervalle qui sépare le quatrième métacarpien du troisième. Cette séreuse envoie en outre un prolongement entre le trapézoïde et le grand os, et un autre entre le deuxième et le troisième métacarpien. Elle fournit donc la séreuse métacarpienne moyenne.

4° La séreuse métacarpienne externe, spéciale à l'articulation trapézo-métacarpienne.

5° La séreuse métacarpienne interne, entre l'os crochu et les quatrième et cinquième métacarpiens; elle envoie un prolongement entre ces deux métacarpiens.

6° La séreuse du pisiforme.

Il existe donc au poignet sept cavités séreuses articulaires indépendantes et qui peuvent être affectées isolément, mais on conçoit qu'une tumeur blanche de l'articulation radio-carpienne datant de longtemps envahisse presque fatalement toutes ces articulations, et ce n'est pas une des moindres objections à faire à la résection du poignet. Au premier abord on pourrait croire, vu la multiplicité des organes qui entourent de tous côtés les surfaces articulaires et dont quelques-uns y adhèrent, que cette opération présente d'insurmontables difficultés et qu'il faut sacrifier des organes indispensables; il n'en est rien : on arrive aisément par des incisions latérales à isoler complètement les os. La contre-indication opératoire ne vient pas de là, mais bien de l'étendue du squelette qu'il faut enlever pour avoir des chances de guérir, ce qui permet rarement de conserver un membre utile. Sans rejeter absolument la résection du poignet, je dirai qu'elle est incomparablement moins bonne que celles de l'épaule et du coude, et mon sentiment personnel est qu'il faut la réserver presque exclusivement pour les lésions traumatiques, contre lesquelles la résection doit toujours en général être préférée à l'amputation, quand cela est possible.

CHAPITRE VI

De la main.

La *main* commence au niveau du pli inférieur du poignet. J'ai montré qu'une ligne transversale réunissant les deux extrémités de ce pli sur le dos de la main passe sur le col du grand os et correspond à peu près à l'interligne médio-carpien ; d'autre part, la seconde rangée du carpe présente une union si intime avec les métacarpiens (sauf avec le premier), que ces deux parties constituent en réalité une même pièce qui se meut sur la première rangée du carpe, en sorte que la main se compose en réalité de la deuxième rangée du carpe, des cinq métacarpiens et des doigts.

Au point de vue chirurgical, la main comprend deux portions, une *portion métacarpienne* et une *portion digitale.*

Portion métacarpienne de la main.

Elle présente à considérer : une face antérieure, face palmaire, paume de la main; une face postérieure, face dorsale, dos de la main. J'étudierai successivement les deux faces et ensuite le squelette de la portion métacarpienne.

A. — FACE PALMAIRE OU PAUME DE LA MAIN.

La *paume de la main* présente à son centre une dépression appelée *creux de la main;* ce creux est circonscrit par des saillies qui sont situées, l'une en haut et en dehors : c'est l'*éminence thénar;* l'autre en haut et en dedans : c'est l'*éminence hypothénar*. Ces deux éminences, presque accolées en haut, où elles forment le *talon de la main*, divergent pour se porter l'une vers le bord externe ou radial, l'autre vers le bord interne ou cubital. Le creux de la main est limité en bas par trois petites bosses correspondant chacune aux trois espaces interdigitaux, ne contenant que de la graisse, tandis que les deux éminences renferment des organes qui nécessitent de subdiviser la paume de la main en une partie médiane et deux parties latérales.

La paume de la main présente à considérer des plis très nombreux sur la disposition desquels sont basés tous les romans des chiromanciens. J'en signalerai seulement trois qui, par leur assemblage, représentent assez bien une M majuscule. Le supérieur correspond au mouvement d'opposition du pouce et limite l'insertion du muscle abducteur; le deuxième, à l'articulation métacarpo-phalangienne de l'indicateur; le troisième, à l'articulation métacarpo-phalangienne des trois autres doigts.

La paume de la main empiétant sur la racine des doigts (voir fig. 176), les articulations métacarpo-phalangiennes sont situées notablement au-dessus des interstices digitaux. Sans répondre exactement à l'interligne articulaire, les deux plis inférieurs peuvent néanmoins servir de point de repère dans la désarticulation des doigts correspondants.

Les plis palmaires permettent surtout de s'orienter dans les opérations sur la paume de la main. On éprouve toujours la légitime crainte de blesser les arcades palmaires : or l'arcade superficielle correspond à l'intervalle qui sépare le pli supérieur du second. Tirez une ligne transversale allant de la commissure du pouce au bord cubital de la main, cette ligne correspond au sommet de l'arcade artérielle. Donc, quand on doit pratiquer une incision dans

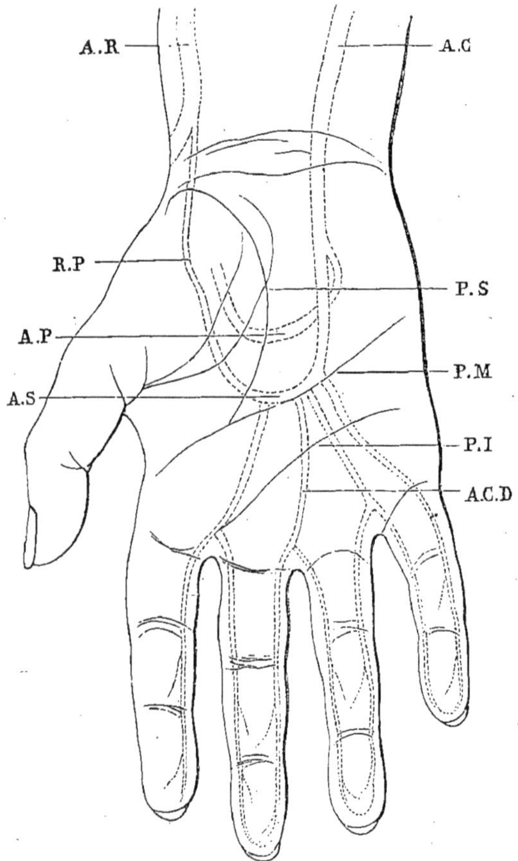

Fig. 176. — *Rapports des arcades artérielles avec les plis de la paume de la main.*

AC, artère cubitale.
ACD, artère collatérale des doigts.
AP, arcade artérielle profonde.
AR, artère radiale.
AS, arcade artérielle superficielle.
PI, pli cutané inférieur.
PM, pli cutané moyen.
PS, pli cutané supérieur.
RP, artère radio-palmaire.

la paume de la main, il faut commencer par chercher cette ligne, et enfoncer le bistouri au-dessus ou au-dessous d'elle. L'incision devra toujours être dirigée verticalement, c'est-à-dire dans le sens des branches collatérales vasculaires et nerveuses et dans le sens des tendons. Quant à l'arcade palmaire profonde (AP, fig. 176), elle est située au-dessus de la précédente, mais située si profondément (fig. 177) qu'elle ne court aucun risque d'être atteinte par le chirurgien.

Les trois parties dont se compose la paume de la main présentent chacune des différences notables, même dans leurs couches superficielles, et méritent en conséquence une description spéciale. J'étudierai successivement : 1° l'éminence thénar ; 2° l'éminence hypothénar; 3° le creux de la main.

1° ÉMINENCE THÉNAR.

L'*éminence thénar* est une saillie occupant la partie supérieure et externe de la paume de la main.

Elle est composée des couches suivantes :

1° La peau. Fine et beaucoup moins adhérente que celle du creux de la main, elle a pu dans un cas fournir un lambeau pour refaire une aile du nez.

2° Une couche de tissu cellulo-adipeux. Cette couche est peu abondante ; au

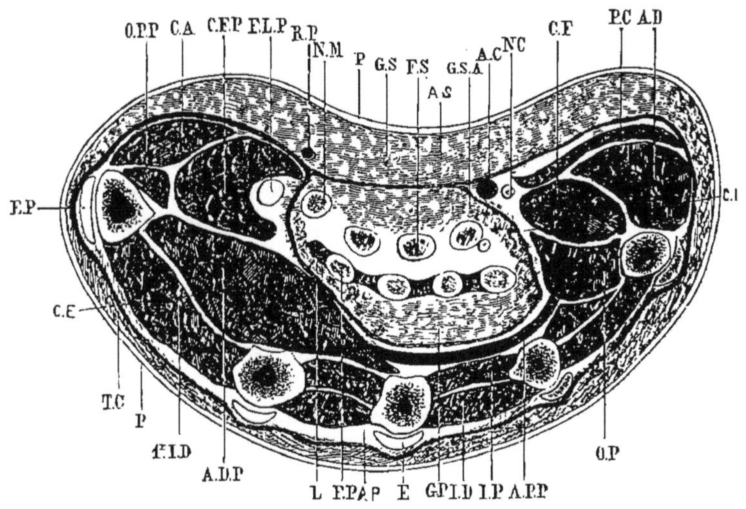

Fig. 177. — *Coupe horizontale de la main, passant par le milieu des éminences thénar et hypothénar.* — Adulte. — Grandeur naturelle. — Main droite. — Segment supérieur de la coupe.

AC, artère cubitale.
AD, muscle adducteur du petit doigt.
ADP, muscle adducteur du pouce.
AP, aponévrose palmaire profonde.
APP, arcade palmaire profonde.
AS, aponévrose palmaire superficielle.
CA, muscle court adducteur du pouce.
CE, cloison aponévrotique externe.
CI, cloison aponévrotique interne.
CF, muscle court fléchisseur du petit doigt.
CFP, muscle court fléchisseur du pouce.
E, tendon de l'extenseur des doigts.
EP, tendon de l'extenseur du pouce.
FLP, tendon du muscle long fléchisseur du pouce.
FP, tendon du fléchisseur profond commun des doigts.
FS, tendon du fléchisseur superficiel commun des doigts.
GP, couche graisseuse profonde.
GS, couche graisseuse sous-cutanée.
GSA, couche graisseuse sous-aponévrotique.
1r ID, muscle premier interosseux dorsal.
ID, muscle interosseux dorsal.
IP, muscle interosseux palmaire.
L, muscle lombrical.
NC, nerf cubital.
NM, nerf médian.
OP, muscle opposant du petit doigt.
OPP, muscle opposant du pouce.
P, peau.
PC, muscle palmaire cutané.
RP, artère radio-palmaire.
TC, tissu cellulaire sous-cutané.

milieu d'elle cheminent des veines, quelques filets nerveux et l'artère radio-palmaire quand elle est superficielle, ce qui est la règle.

3° Une aponévrose. C'est plutôt une toile celluleuse très mince qui émane des bords de l'aponévrose palmaire. Indépendamment de ce feuillet superficiel transversalement étendu, il existe une cloison antéro-postérieure (fig. 177) qui sépare l'éminence thénar du creux de la main et en forme une région distincte.

Cette cloison se porte de champ d'avant en arrière, recouvre le muscle adducteur du pouce pour aller se fixer au devant du troisième métacarpien, sur l'aponévrose interosseuse ou palmaire profonde. L'existence de la loge fibreuse qui isole ainsi l'éminence thénar est encore mieux démontrée peut-être par la pathologie que par l'anatomie : on observe souvent des abcès de cette région, et, si mince que soit la cloison aponévrotique, elle suffit dans la plupart des cas à limiter l'inflammation et à empêcher le pus de fuser dans la région moyenne, ce qui rend ces abcès peu graves. Toutefois, la crainte qu'un semblable accident n'arrive doit engager à surveiller de près la fluctuation pour donner issue au pus le plus tôt possible.

4° Une couche musculaire. Cette couche comprend quatre muscles, tous destinés au pouce ; ce sont : le court abducteur, le court fléchisseur, l'opposant et l'adducteur. Le court fléchisseur ou trapézo-phalangien est composé de deux faisceaux entre lesquels passe le tendon du long fléchisseur du pouce. L'adducteur est le plus large des quatre et s'étend jusqu'à la partie moyenne de la main au niveau du troisième métacarpien, sur lequel il s'attache. Le court fléchisseur et l'adducteur s'insèrent en bas à la première phalange du pouce par l'intermédiaire des os sésamoïdes et méritent le nom de muscles sésamoïdiens. L'adducteur est traversé par l'artère radiale au moment où elle passe de la face dorsale de la main à la face palmaire pour former l'arcade palmaire profonde. En arrière de l'adducteur du pouce, entre ce muscle et les interosseux, existe une couche de tissu cellulaire lâche dans laquelle cheminent les artères collatérales du pouce et de l'index. Le fond de la région est formé par les trois premiers métacarpiens et les interosseux qui les unissent.

La cloison aponévrotique est traversée par la première branche collatérale du médian, qui fournit les nerfs des muscles de la région thénar.

2° ÉMINENCE HYPOTHÉNAR.

L'*éminence hypothénar* occupe la partie supérieure et interne de la paume de la main.

Ses couches superficielles diffèrent en quelques points de celles de l'éminence thénar. On trouve successivement :

1° La peau. Épaisse et souvent indurée au niveau du talon de la main, qui supporte les pressions, elle est très adhérente par sa face profonde.

2° Une couche graisseuse. Cette couche est très épaisse, très adhérente au plan aponévrotique et au muscle palmaire cutané, qui sont sous-jacents.

3° L'aponévrose. Elle se comporte exactement comme celle de l'éminence opposée : elle est formée d'un feuillet superficiel, prolongement de l'aponévrose palmaire, et d'une cloison antéro-postérieure qui en part également et se continue avec l'aponévrose palmaire profonde au niveau du quatrième métacarpien (fig. 177). L'éminence hypothénar se trouve ainsi séparée du creux de la main, et ce que j'ai dit précédemment des abcès de l'éminence thénar lui est applicable.

L'aponévrose et la couche graisseuse sont tellement adhérentes qu'on ne peut guère les isoler ; j'en dirai autant du muscle palmaire cutané, muscle peaucier à fibres transversales, confondu au milieu des deux couches précédentes, si bien que ces trois couches n'en font en réalité qu'une seule.

4° La couche musculaire est composée de trois muscles destinés au petit doigt : l'adducteur, le court fléchisseur et l'opposant.

L'artère et le nerf cubitaux, d'abord situés dans la loge de l'éminence hypothénar, ne tardent pas à la quitter pour gagner le creux de la main, non sans avoir préalablement alimenté la région.

L'éminence hypothénar repose sur les quatrième et cinquième métacarpiens et sur les muscles interosseux.

3° RÉGION DU CREUX DE LA MAIN.

Située entre les deux éminences thénar et hypothénar, la *région du creux de la main* commence en haut par une partie très rétrécie, s'élargit de plus en plus et occupe en bas toute la largeur de la paume de la main ; elle présente une forme triangulaire à base inférieure.

Les parties très nombreuses qui entrent dans sa composition présentent une haute importance. Ce sont, en procédant d'avant en arrière et par ordre de superposition :

1° La peau ;

2° La couche graisseuse sous-cutanée ;

3° L'aponévrose palmaire superficielle et le ligament annulaire antérieur du carpe ;

4° L'arcade palmaire superficielle et les branches qui en partent ;

5° Les nerfs collatéraux palmaires (artères et nerfs siègent dans une seconde couche graisseuse) ;

6° Les tendons fléchisseurs superficiels ;

7° Les tendons fléchisseurs profonds avec les muscles lombricaux ;

8° Une couche cellulo-graisseuse profonde ;

9° L'aponévrose palmaire profonde ou aponévrose interosseuse ;

10° L'arcade palmaire profonde et la branche palmaire profonde du nerf cubital ;

11° Les muscles interosseux.

1° *Peau.* — C'est principalement sur la peau du creux de la main que siègent les plis dont j'ai parlé précédemment. Cette peau est très épaisse et tellement adhérente par sa face profonde, que la dissection en est très difficile, dans l'amputation du poignet à lambeau antérieur, par exemple : aussi n'y observe-t-on jamais de décollements ni d'œdème. Elle est plus épaisse au niveau du talon de la main et de la tête des métacarpiens ; elle ne contient ni poils ni glandes sébacées et n'est pas exposée aux furoncles que l'on observe si souvent sur la face dorsale : par contre elle présente très souvent des durillons dont le siège varie suivant la profession du sujet. Entre la couche épidermique très épaissie et la surface externe du derme se développe parfois une bourse muqueuse, dont l'inflammation est le point de départ de presque tous les abcès superficiels de la paume de la main, appelés vulgairement et avec raison *durillons forcés.* Au début l'inflammation est limitée à la bourse séreuse, elle est sous-épidermique, ainsi que l'abcès qui en résulte, et, si l'on intervenait à cette période par une incision, souvent le mal s'arrêterait là. Mais la douleur est peu intense, et la couche épidermique est si épaisse qu'elle oppose une barrière au pus ; l'inflammation se propage au derme, et à l'abcès sous-épidermique succède bientôt un abcès sous-dermique. La communication entre les deux foyers se fait généralement par un pertuis étroit qui justifie le nom d'abcès en *bouton de chemise* donné à cette variété.

Il résulte de la marche de ces abcès qu'il faut inciser un durillon toutes les fois que surviennent des traces d'inflammation, et ne pas compter sur la fluctuation que l'épaisseur des couches épidermiques empêche de percevoir. Quand le pus est sous la peau, il est séparé de l'arcade palmaire par l'aponévrose, en sorte qu'on n'a pas à se préoccuper des vaisseaux ni des gaines tendineuses : il faut donc pratiquer une large incision, afin de débrider en même temps qu'on donne issue au pus. Des données anatomiques ultérieures nous fourniront les éléments pour établir le diagnostic entre l'abcès sous-cutané et l'abcès sous-aponévrotique ; l'incision doit d'ailleurs être toujours verticale, et, en cas de doute, on éviterait la ligne que j'ai indiquée plus haut comme représentant la direction de l'arcade palmaire superficielle.

2° *Couche graisseuse sous-cutanée.* — Cette couche est épaisse ; la graisse est cloisonnée et les cloisons, de nature fibreuse, se fixent d'une part à la peau et de l'autre à l'aponévrose. Il en résulte une disposition analogue à celle que j'ai signalée à la voûte du crâne et que je signalerai plus tard à la plante du pied ; l'isolement de ces trois couches est difficile et artificiel, elles n'en forment en réalité qu'une.

Bien que la couche graisseuse sous-cutanée se continue sur les côtés avec celle qui recouvre les éminences thénar et hypothénar, il est très rare, grâce aux nombreux cloisonnements fibreux qui la sillonnent, de voir l'inflammation se propager de l'une à l'autre. La continuité des trois couches superficielles atteint son maximum au niveau du talon de la main : aussi les abcès sous-cutanés ne se propagent-ils, je n'ose dire jamais, mais presque jamais, au poignet. Il en est tout autrement en général à la suite des abcès sous-aponévrotiques, ainsi que nous le feront comprendre les dispositions anatomiques.

La couche graisseuse sous-cutanée est traversée par des vaisseaux et nerfs de très petit volume, dont n'a pas à se préoccuper le chirurgien.

3° *Aponévrose palmaire superficielle et ligament annulaire antérieur du carpe.* — Les os du carpe s'unissent entre eux de façon à former une gouttière ouverte en avant. Les deux bords de la gouttière sont reliés entre eux par un trousseau fibreux extrêmement résistant, appelé *ligament annulaire antérieur du carpe*. Ce ligament est quadrilatère, présente une hauteur de 3 à 4 centimètres et s'attache : en dedans, au pisiforme et à l'os crochu ; en dehors, au trapèze, au scaphoïde et au radius ; il donne insertion par son bord supérieur à l'aponévrose antibrachiale, et se continue par quelques-unes des fibres de son bord inférieur avec l'aponévrose palmaire, qui passe au devant de lui ; par sa face antérieure il fournit en dehors des attaches au court abducteur, à l'opposant et au court fléchisseur du pouce ; en dedans au palmaire cutané, au court fléchisseur et à l'opposant du petit doigt. Grâce à ce ligament, la gouttière carpienne est convertie en un véritable canal ostéo-fibreux dans lequel passent les tendons fléchisseurs des doigts, sauf le long fléchisseur du pouce et le nerf médian. Ce canal carpien fait donc largement communiquer le creux de la main avec l'avant-bras, d'où résultent des conséquences pathologiques du plus haut intérêt.

L'*aponévrose palmaire superficielle* (fig. 178) est triangulaire ; la base est inférieure ; le sommet correspond à l'étroit espace qui sépare les deux éminences

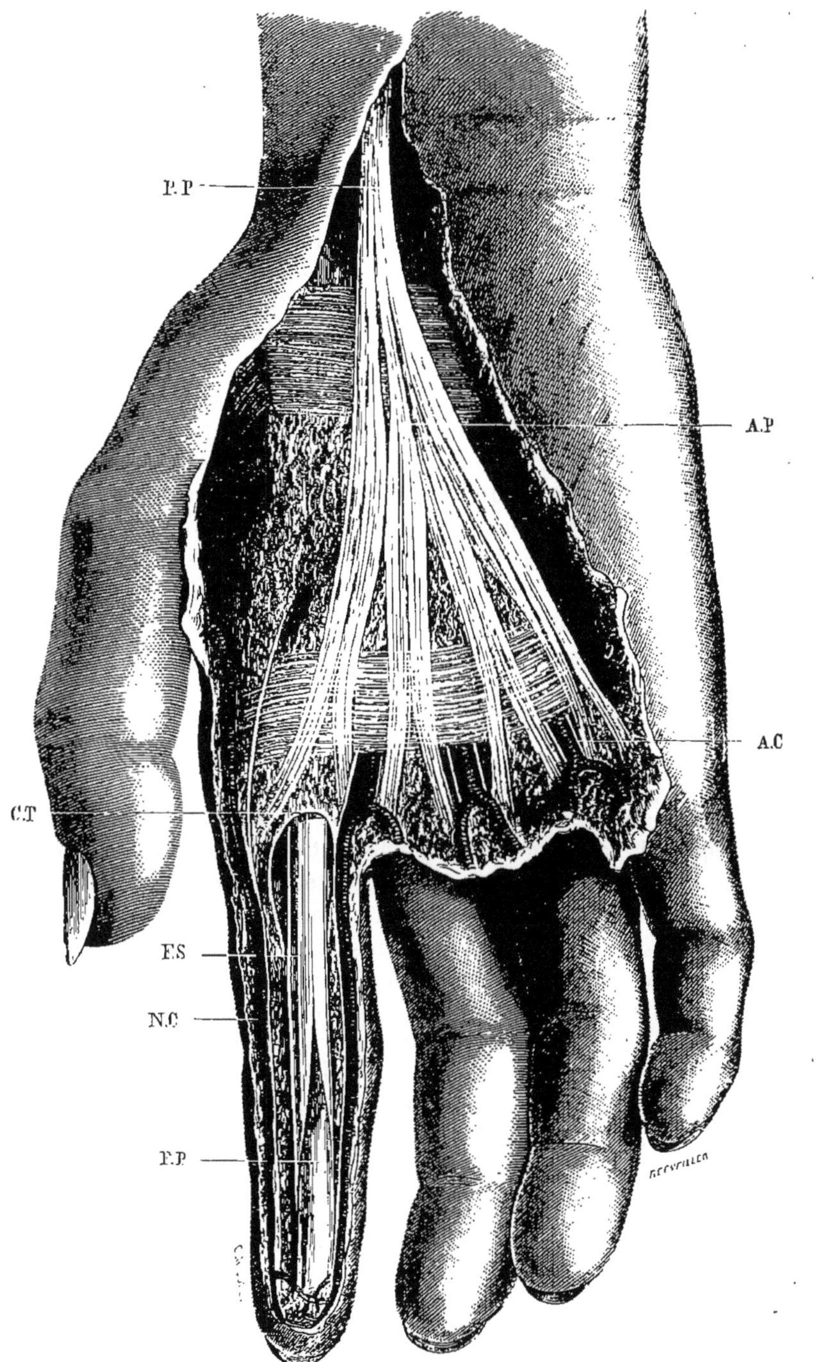

Fig. 178. — *Couches superficielles de la paume de la main.* — Femme adulte. — Grandeur naturelle.

AC, artère collatérale.
AP, aponévrose palmaire superficielle.
CT, coulisse fibreuse des tendons fléchisseurs.
FP, tendon du fléchisseur profond.
FS, tendon du fléchisseur superficiel.
NC, nerf collatéral des doigts.
PP, tendon du muscle petit palmaire.

thénar et hypothénar vers la racine de la main. Elle fait suite en ce point au tendon du muscle petit palmaire, dont elle paraît n'être qu'un épanouissement; quand ce muscle n'existe pas, elle se continue avec l'aponévrose antibrachiale. Elle descend ensuite au devant des tendons fléchisseurs en forme d'éventail. L'aponévrose est assez épaisse et sans solution de continuité dans sa moitié supérieure, mais les fibres longitudinales dont elle se compose exclusivement jusque-là s'écartent ensuite de façon à former quatre faisceaux qui sont reliés entre eux par des fibres horizontales, d'où la production d'une sorte de grillage. Que le lecteur considère sa propre main, il verra qu'il existe au-dessus des espaces interdigitaux quatre dépressions circonscrivant trois saillies : les dépressions sont dues aux quatre languettes aponévrotiques, et les trois saillies au tissu adipeux qui fait hernie entre ces faisceaux.

Il n'est pas rare d'observer des durillons au niveau de ces houppes graisseuses, et il peut en résulter la production d'une variété intéressante d'abcès qui diffère sous plusieurs rapports de ceux que j'ai déjà signalés à la paume de la main. Et d'abord il n'existe ici qu'une seule couche de graisse, puisque l'aponévrose fait défaut : il n'y a donc pas lieu d'établir de distinction entre l'abcès sous-cutané et l'abcès sous-aponévrotique ; de plus, le tissu cellulo-graisseux sous-cutané communique très librement avec celui qui occupe les espaces interdigitaux et le dos de la main, beaucoup plus librement qu'avec celui qui occupe le centre de la main, circonstance heureuse qui s'oppose à la propagation du pus vers la région des gaines. Les phénomènes se succèdent ainsi : un durillon s'enflamme; l'inflammation se propage rapidement au dos de la main ; cette partie devient rouge, chaude, douloureuse, elle est tuméfiée ; à la face palmaire, au contraire, en raison de l'épaisseur de la peau, il n'y a pas de rougeur et à peine de gonflement. Le praticien non prévenu fait généralement une erreur de diagnostic quant au siège de l'affection : il songe à un phlegmon simple du dos de la main, sans voir que ce phlegmon est la conséquence d'un abcès de la paume ; il attend que la suppuration se manifeste à la face dorsale pour ouvrir, ou bien laisse l'abcès s'ouvrir de lui-même ; on observe alors un décollement de la peau du dos de la main et de l'espace interdigital correspondant ; bien heureux quand l'articulation métacarpo-phalangienne n'est pas atteinte. Tout cela est évité par une bonne incision faite à temps au niveau du durillon ; c'est chose remarquable de voir combien tous les accidents locaux et généraux disparaissent alors rapidement. Je répète qu'il ne faut jamais attendre la fluctuation ; on sera d'ailleurs renseigné par l'intensité, le caractère de la douleur, et surtout par son point maximum à la pression, qui siègera toujours au niveau du durillon.

Les fibres transversales qui relient entre eux les faisceaux verticaux de l'aponévrose s'attachent au bord externe de la tête du deuxième métacarpien et au bord interne de la tête du cinquième.

Quant aux quatre bandelettes verticales, elles se subdivisent elles-mêmes pour se porter de chaque côté de la première phalange des quatre derniers doigts.

Des bords latéraux de l'aponévrose palmaire superficielle se détache un feuillet mince, qui recouvre les éminences thénar et hypothénar et va ensuite se continuer sur la face dorsale de la main avec l'aponévrose dorsale. De chacun de ces mêmes bords part une cloison antéro-postérieure (CE et CI, fig. 177), qui sépare complètement le creux de la main des éminences latérales, en sorte que la face palmaire est réellement divisée en trois loges correspondant aux trois divisions que j'ai admises pour ma description.

Il existe une maladie bizarre de la main, sur laquelle Dupuytren surtout appela l'attention sous le nom de *rétraction de l'aponévrose palmaire*. Elle est caractérisée par la production dans la paume de la main de brides saillantes et dures, qui fléchissent peu à peu les doigts et affectent une prédilection marquée pour le doigt annulaire. On a beaucoup étudié ce sujet depuis Dupuytren, et les

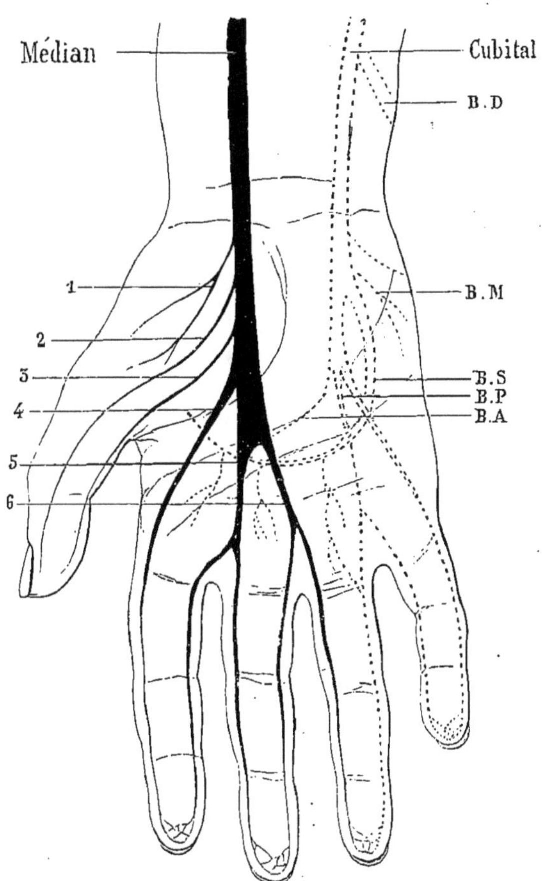

Fig. 179. — *Schéma représentant la distribution des nerfs médian et cubital à la face palmaire de la main et des doigts.*

BA, branche anastomotique entre le cubital et le médian.
BD, branche dorsale musculaire du nerf cubital.
BM, branche musculaire du nerf cubital.
BP, branche profonde du nerf cubital.
BS, branche superficielle du nerf cubital.
1, 2, 3, 4, 5, 6, branches collatérales du nerf médian.

recherches ont conduit à ce résultat que l'aponévrose n'est pas l'agent unique de la rétraction : les cloisons fibreuses sous-cutanées, le derme lui-même, y participent, en sorte que la section sous-cutanée et même à ciel ouvert de ces brides ne produit le plus souvent aucun résultat. J'ai eu pour mon compte à traiter dans les hôpitaux plusieurs malades atteints de cette affection, et je n'ai jamais rien obtenu des sections sous-cutanées. Et d'ailleurs, comme cette affection se développe manifestement sous l'influence d'une prédisposition individuelle, il serait nécessaire de constater si la guérison s'est maintenue.

4° *Arcade palmaire superficielle* (fig. 181). — L'arcade palmaire superficielle résulte de l'anastomose par inosculation de la radio-palmaire, branche de la radiale, avec la terminaison de la branche superficielle de l'artère cubitale. Cette arcade décrit une courbure à concavité supérieure, et ne fournit de branches que par sa convexité. Désignées sous le nom de collatérales et au nombre de quatre ou cinq, ces artères sont destinées aux doigts.

J'ai déjà signalé la situation précise de l'arcade palmaire superficielle et la ligne fictive qui sert à la découvrir ou à l'éviter sur le vivant. La présence de cette arcade donne une importance toute particulière aux plaies de la main, question sur laquelle il me semble plus opportun de revenir après que j'aurai fait connaître l'arcade palmaire profonde.

5° *Nerfs collatéraux palmaires* (fig. 179). — Situés sous l'aponévrose, en arrière de l'arcade palmaire et en avant des tendons fléchisseurs, les nerfs collatéraux palmaires proviennent du médian et du cubital.

La figure 179 donne une idée exacte de leur distribution respective, qui ressort d'ailleurs de l'anatomie descriptive.

Je signalerai seulement l'anastomose des deux nerfs dans la paume de la main. M. Verchère a indiqué récemment qu'une anastomose semblable existait quelquefois à la partie supérieure de l'avant-bras.

Les artères et les nerfs collatéraux sont situés au milieu d'une couche de tissu cellulo-graisseux moins épaisse que celle qui est sous la peau, mais qui peut néanmoins être le point de départ d'un phlegmon sous-aponévrotique.

6° et 7° *Tendons fléchisseurs superficiels et profonds*, *gaines synoviales* (fig. 180). — Les tendons fléchisseurs forment deux couches superposées, les superficiels en avant, les profonds en arrière. Ils sont au nombre de quatre pour chaque couche; le tronc du nerf médian est situé à leur partie externe dans le canal carpien. Aux tendons du fléchisseur profond sont annexés les quatre muscles lombricaux, qui se fixent en haut sur les tendons, ainsi que le montre la figure 177. Ces muscles contournent les doigts et s'attachent en bas au tendon de l'extenseur, en se confondant avec le bord du muscle interosseux correspondant. Ces muscles, de même que les interosseux, fléchissent la première phalange et étendent les deux autres. Les deux internes reçoivent leurs nerfs du cubital et les deux externes du médian.

Les tendons sont enveloppés d'une membrane séreuse qui porte le nom de gaine des fléchisseurs, et c'est à ce titre surtout qu'ils méritent de fixer notre attention, car cette gaine est fréquemment le siège ou le point de départ de graves affections.

Sans entrer dans une question historique hors de propos dans un livre de cette nature et qu'il faudrait d'ailleurs presque renouveler avec chaque organe, je dirai seulement que la description proposée par M. Gosselin est celle qui répond à la grande majorité des cas.

Il existe pour les tendons fléchisseurs deux gaines, l'une qui part du pouce, et l'autre du petit doigt; la première s'appelle encore *gaine radiale*, et la seconde *gaine cubitale*.

La gaine externe accompagne le tendon du long fléchisseur du pouce, remonte avec ce tendon dans la région du poignet, à deux travers de doigt environ au-dessus du ligament annulaire antérieur du carpe, et se termine en cul-de-sac.

La gaine interne commence à l'insertion du tendon fléchisseur du petit doigt sur la phalangette, gagne la paume de la main et s'élargit en se portant obliquement en haut et en dehors, de façon à laisser privées de gaine une petite partie du tendon de l'annulaire, une plus grande partie du tendon du médius et une plus grande encore de celui de l'index. La figure 180 montre combien la grande gaine cubitale est rapprochée de la gaine spéciale du doigt annulaire, ce qui explique pourquoi ces deux gaines communiquent quelquefois entre elles, comme l'a observé M. Sappey.

La gaine cubitale se dirige en haut, arrive sous le ligament annulaire antérieur du carpe, où elle se rétrécit, enveloppe tous les tendons et s'accole à la

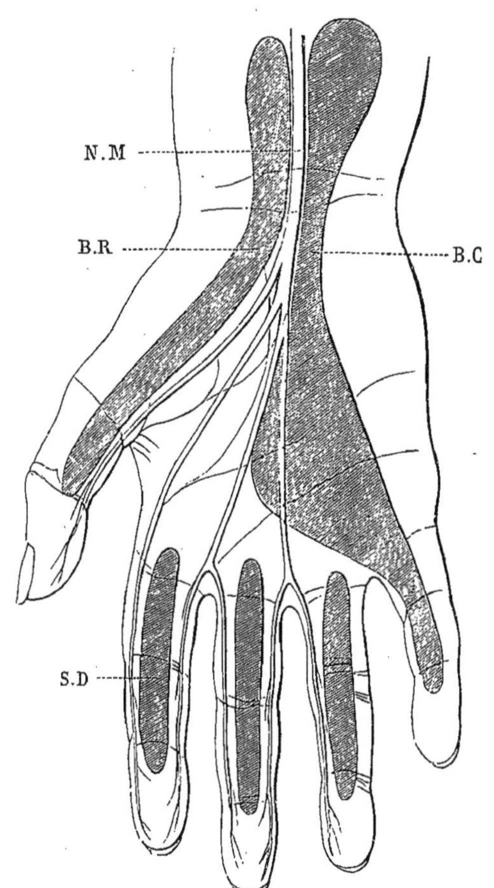

Fig. 180. — *Schéma représentant les synoviales des fléchisseurs au niveau du poignet, de la main et des doigts.*

BC, bourse séreuse interne ou cubitale.
BR, bourse séreuse externe ou radiale.
NM, nerf médian.
SD, synoviale du doigt indicateur.

gaine externe; elle franchit le ligament annulaire, se dilate de nouveau, remonte vers le poignet et se termine en cul-de-sac un peu au-dessus de la gaine externe. Elle affecte donc la forme d'un sablier. Les deux gaines ne sont séparées l'une de l'autre que par le nerf médian.

En résumé, le pouce est muni d'une gaine propre; celle du petit doigt est commune à tous les fléchisseurs; les trois autres doigts en possèdent une spéciale qui ne dépasse pas l'articulation métacarpo-phalangienne : telle est la disposition que l'on peut appeler type.

J'ai déjà dit, à propos des aponévroses du cou, que les phénomènes pathologiques doivent tenir le premier rang dans l'interprétation de certaines dispositions anatomiques obscures et d'une démonstration rigoureuse difficile. C'est ici le lieu de répéter ce précepte et d'en faire de nouveau l'application.

La pathologie démontre, en effet, que les inflammations profondes du pouce et du petit doigt sont plus graves que celles des autres doigts. Il en est de même des amputations. Une amputation du petit doigt peut être suivie d'un phlegmon profond de l'avant-bras qui mette les jours du malade en danger.

Les deux séreuses communiquent-elles ensemble au niveau du poignet, dans le point où elles sont contiguës? Normalement, non. La pathologie nous indique cependant que cette communication peut exister. Il n'est pas d'année où chacun de nous n'observe le fait suivant : un panaris profond envahit le pouce, je suppose; l'inflammation remonte, gagne la partie inférieure de l'avant-bras et envahit ensuite le petit doigt, les trois autres restant absolument intacts. Dans ce cas, ou bien une communication normale existait, ou bien il s'en est fait une pathologique, ce que je serais plus porté à croire. D'ailleurs pour le praticien le résultat est le même.

Les gaines synoviales du poignet sont très minces, et l'on conçoit que le pus les perfore aisément. Parfois, en effet, on voit l'inflammation rester limitée au poignet pendant un certain temps, puis envahir rapidement l'avant-bras, soit que le cul-de-sac synovial ait été défoncé, soit que le processus inflammatoire ait gagné de proche en proche.

L'existence de la gaine cubitale, telle que je l'ai décrite, est encore démontrée par une affection qui n'est pas très rare, l'hydropisie décrite sous le nom de *kystes du poignet*. La séreuse étant connue, on devine les symptômes de ces kystes : tumeur au poignet, tumeur dans la paume de la main. En pressant sur l'une d'elles on fait refluer le liquide dans l'autre, preuve qu'elles communiquent; la tumeur entière affecte la forme d'un bissac ou d'un sablier dont la partie étranglée correspond au ligament annulaire. Ce n'est, on le voit, que l'exagération de la forme normale de la gaine cubitale.

Rarement le liquide reflue jusqu'au petit doigt, et Malgaigne, d'après ce fait, met en doute la communication de la gaine cubitale avec ce doigt. Je rappellerai que la coulisse ostéo-fibreuse dans laquelle glisse le tendon est bien suffisante pour brider le liquide et s'opposer à toute saillie. Mais l'anatomie démontre d'une manière évidente la continuité des deux séreuses, et j'ai eu dans mon service un jeune garçon chez lequel plusieurs bosselures existaient sur le trajet du tendon fléchisseur du petit doigt en même temps qu'une hydropisie de la bourse cubitale.

Ces kystes sont remarquables par la présence dans leur intérieur de concrétions fibrineuses prises d'abord pour des hydatides : d'où le nom impropre de kystes hydatiques du poignet. Elles ressemblent à des grains d'orge ou de riz à demi cuits et sont quelquefois formées d'une lamelle enroulée sur elle-même. En passant d'une poche dans l'autre, ces concrétions frottent contre les parois rétrécies du canal carpien et déterminent un bruit spécial que Dupuytren avait appelé bruit de chaînon, je ne sais trop pourquoi, car il n'y a dans ce bruit rien de métallique.

On a rencontré des bacilles dans ces concrétions, et il est vraisemblable qu'elles sont d'origine tuberculeuse.

L'hydropisie de la bourse cubitale détermine une gêne considérable dans les mouvements de la main : aussi les malades sollicitent-ils vivement la guérison. Mais celle-ci présente une difficulté extrême et ne s'obtient souvent qu'au prix des plus grands dangers, car les divers résolutifs et la compression échouent le plus souvent. La ponction simple et la ponction iodée sont elles-mêmes d'une pratique difficile, à cause de la présence des grains hordéiformes. L'incision directe, fort redoutée jadis, a donné dans ces derniers temps des résultats favorables, grâce à l'emploi du pansement de Lister.

La synoviale des fléchisseurs peut être atteinte d'inflammation chronique avec fongosités, et l'amputation de l'avant-bras devient le plus souvent indispensable.

8° *Couche cellulo-graisseuse profonde* (fig. 177). — Au-dessous des tendons existe une couche celluleuse très lâche contenant quelques lobules de graisse. Elle est abondante surtout à la partie supérieure de la région. J'ai signalé l'existence d'une couche semblable en avant des tendons : il en résulte que dans le creux de la main les tendons fléchisseurs sont enveloppés non seulement de leur séreuse, mais encore d'une couche cellulo-graisseuse. Que cette couche vienne à suppurer, les tendons baigneront dans le pus.

9° *Aponévrose palmaire profonde* (fig. 177). — Au devant des métacarpiens et des muscles interosseux est étalée une membrane cellulo-fibreuse qui mérite à peine le nom d'aponévrose, tant elle est mince. Elle recouvre l'arcade palmaire profonde et la branche profonde du nerf cubital. Elle tapisse une partie de la face antérieure de l'abducteur du pouce, qui n'est en somme qu'un large muscle interosseux, et reçoit sur ses parties latérales les cloisons antéro-postérieures qui séparent le creux de la main des éminences thénar et hypothénar. Cette aponévrose est trop peu résistante pour s'opposer à la propagation de l'inflammation du canal carpo-métacarpien au dos de la main.

Le lecteur est maintenant en mesure, je pense, de comprendre les abcès de la paume de la main. Faisant abstraction de l'abcès sous-épidermique et de la variété qui se développe au niveau des houppes graisseuses, on voit qu'il en existe deux grandes espèces : l'*abcès sus-aponévrotique* et l'*abcès sous-aponévrotique*. Il y a entre ces deux espèces une différence telle, que le premier guérit en quelques semaines sans laisser de traces, tandis que le second compromet la vie, entraîne parfois l'amputation de l'avant-bras, et, quand il guérit, laisse souvent à la suite une impuissance plus ou moins grande de la main.

Il suffit de jeter un coup d'œil sur la figure 177 pour comprendre la raison de cette différence profonde : l'inflammation se propage rapidement à l'avant-bras par le canal carpien en suivant les traînées de tissu conjonctif que j'y ai signalées ; le pus envahit les gaines, décolle les muscles, détruit les tendons, et il faut se hâter de pratiquer deux larges incisions, l'une dans la paume de la main, l'autre à l'avant-bras, réunies par un tube à drainage qui passe en arrière du ligament annulaire antérieur du carpe.

On trouve dans la disposition anatomique de la région les éléments du diagnostic différentiel. Voici les principaux : si le phlegmon est sus-aponévrotique, le dos de la main sera intact ; le malade éprouvera des douleurs vives sans doute, mais localisées à la paume, ne se répandant pas dans toute la main ; les doigts pourront être mis en mouvement, et cela sans augmentation de douleur.

Si le phlegmon est sous-aponévrotique, l'inflammation, rencontrant moins de résistance en arrière qu'en avant, puisque l'aponévrose profonde n'est guère qu'une toile celluleuse, tandis que l'aponévrose palmaire superficielle est très résistante, l'inflammation, dis-je, se propagera à travers les espaces interosseux et gagnera le dos de la main. La main présentera un diamètre antéro-postérieur énorme et des abcès ne tarderont pas à apparaître à la face dorsale. Les nerfs comprimés détermineront des douleurs extrêmement intenses sur tout leur trajet, et la main tout entière sera frappée d'immobilité. Le tissu cellulo-graisseux sous-cutané de la paume de la main communique très difficilement avec celui du poignet; celui qui remplit le canal carpien forme au contraire une couche continue avec la couche profonde de l'avant-bras. Donc, dans l'abcès sous-cutané de la paume de la main, le poignet sera intact, tandis qu'il sera tuméfié, empâté, douloureux, dans l'abcès sous-aponévrotique. Inutile de dire que dans ce dernier cas les symptômes généraux seront infiniment plus développés.

10° *Arcade palmaire profonde et branche palmaire profonde du nerf cubital.* — L'arcade palmaire profonde résulte de l'union du tronc de la radiale avec une collatérale de la cubitale, de même que nous avons vu l'arcade palmaire superficielle formée de l'union du tronc de la cubitale avec une branche de la radiale.

L'arcade profonde est plus étroite et en général moins volumineuse que la superficielle, mais il faut savoir que rien n'est variable comme la disposition des artères de la main. Elle ne correspond pas, ainsi que la superficielle, à la ligne fictive partant de la commissure du pouce, mais est située environ à 1 centimètre au-dessus de cette ligne. Reposant immédiatement sur les muscles et les espaces interosseux, recouverte par toutes les parties que j'ai énumérées précédemment, l'arcade palmaire profonde est beaucoup plus rapprochée de la face dorsale que de la face palmaire de la main, et doit être plus facilement atteinte par les instruments vulnérants introduits du côté de la face dorsale. Elle fournit des branches ascendantes très fines qui se distribuent aux articulations du carpe; des branches descendantes destinées aux espaces interosseux et qui s'anastomosent au niveau de la racine des doigts avec les collatérales superficielles; des branches perforantes traversant l'espace interosseux à sa partie supérieure pour s'anastomoser avec les artères collatérales dorsales fournies par la radiale. Ces artères passent à travers des anneaux fibreux, disposition qu'on retrouve chaque fois qu'une artère traverse un muscle.

Résumant ce qui concerne la circulation artérielle de la main, nous voyons que les vaisseaux y sont distribués avec profusion. Leur caractère particulier est de s'anastomoser largement entre eux. C'est ainsi que des anastomoses par inosculation s'établissent par les deux arcades superficielle et profonde, entre la radiale et la cubitale, de façon à former deux cercles artériels superposés. De plus, les deux vaisseaux s'anastomosent au pourtour du poignet par l'intermédiaire du bracelet artériel dont j'ai parlé plus haut, ce qui forme un troisième cercle anastomotique. L'artère interosseuse, née de la partie supérieure de l'avant-bras, communique avec ce troisième cercle, qui lui-même communique avec les deux autres. Ces quelques mots suffisent à faire comprendre la gravité des plaies artérielles de la main et la difficulté de se rendre maître de l'hémorrhagie.

Que faire dans une hémorrhagie de la paume de la main? C'est une des questions les plus délicates et quelquefois les plus embarrassantes de la chirurgie. J'ai dit déjà plusieurs fois que le précepte qui domine toute la thérapeutique des plaies artérielles est de pratiquer dans la plaie la ligature des deux bouts du vaisseau divisé. Ce précepte doit-il être appliqué rigoureusement aux hémorrhagies de la paume de la main? Je pense que non. On peut observer à la paume de la main une plaie de la radio-palmaire, de la cubitale, de l'arcade palmaire superficielle, de l'arcade palmaire profonde, ou de l'une des branches collatérales nées des arcades. Le siège de la blessure donne souvent des notions précises sur l'artère blessée; mais comment savoir, à la suite d'une piqûre, d'un coup d'épée, je suppose, d'un coup de couteau, que la blessure porte sur l'arcade palmaire superficielle ou sur l'arcade palmaire profonde? Cela me paraît impossible. Or l'expérience démontre que bon nombre de plaies artérielles de la main ont guéri sans l'intervention de la ligature. Ne vaut-il pas mieux courir les chances de cette guérison que d'aller de prime abord pratiquer dans la paume de la main des débridements qui pourront nécessiter la dissection des tendons, l'ouverture des gaines, etc., etc., avant d'arriver jusque sur l'arcade palmaire profonde, si c'est elle qui est blessée?

S'il s'agit d'une plaie béante, si l'hémorrhagie provient d'une artère divisée au fond d'une plaie largement ouverte, il faut sans aucun doute écarter les tissus et rechercher le vaisseau au prix même de quelques débridements, car la ligature ou la torsion sont les seules méthodes qui mettent à l'abri de l'hémorrhagie secondaire; j'ajoute que la recherche du vaisseau sera beaucoup plus difficile et plus dangereuse dans une plaie en suppuration que dans une plaie récente. Malgré cela, si la plaie est étroite, sinueuse, si le diagnostic de l'artère laisse des doutes dans l'esprit, s'il faut faire de larges débridements pour trouver le vaisseau, je ne conseille pas de recourir d'emblée à la ligature. La compression, en définitive, ne présente aucun danger et elle peut réussir, ainsi que j'en ai encore eu la preuve il y a quelques années sur des jeunes gens, dont un élève en médecine. Je suis d'avis d'établir une compression directe sur la plaie et une compression indirecte de l'avant-bras. Cette dernière ne doit pas être circulaire, car on pourrait provoquer de la gangrène; elle ne devra porter que sur la radiale et la cubitale, de façon à laisser perméables l'interosseuse et l'artère du nerf médian.

Je suppose que la compression ait échoué ou qu'on se décide à procéder d'emblée à une ligature : où portera cette ligature? Sur les deux artères de l'avant-bras (voir fig. 181)? mais l'interosseuse fournira du sang; sur l'humérale au pli du bras? mais le cercle artériel du coude établi entre l'humérale et les récurrentes ramènera le sang; au milieu du bras? mais l'humérale profonde naît au-dessus et communique avec les récurrentes radiales et avec la collatérale interne. On arrive ainsi jusqu'à l'axillaire, et encore ne serait-on pas à l'abri d'une hémorrhagie secondaire, puisqu'en somme la ligature elle-même ne peut réussir qu'à la condition du rétablissement de la circulation collatérale.

En résumé, dans une plaie artérielle de la main, si la plaie est étroite et le diagnostic obscur, on peut commencer par faire une compression directe sur la plaie et une compression indirecte à distance sur le trajet des artères radiale et cubitale. Si la compression échoue, on liera les deux bouts dans la plaie. La pratique est difficile sans doute, si la plaie est en suppuration et surtout si l'hémorrhagie vient de l'arcade profonde, mais c'est la seule conduite à tenir pour sauver la vie du blessé. On pourrait encore essayer de placer une pince à forcipressure, qui serait laissée en place pendant vingt-quatre ou quarante-huit heures.

Nous avons vu le nerf cubital se diviser en deux branches au niveau de la gouttière du pisiforme. L'une de ces branches accompagne le tronc de l'artère cubitale et reste sous-aponévrotique ; c'est elle qui fournit une partie des nerfs collatéraux palmaires ; l'autre branche s'enfonce profondément sous le court fléchisseur du petit doigt, décrit au devant des métacarpiens et en arrière de l'aponévrose une courbe à concavité supérieure à peu près analogue à celle de l'arcade palmaire profonde, dont elle partage les rapports, et se termine dans l'adducteur du pouce. Elle fournit en outre des filets aux muscles de l'éminence hypothénar, aux deux lombricaux internes et à tous les muscles interosseux.

11° *Muscles interosseux* (voir *fig.* 177). — Je n'ai pas à m'occuper ici des muscles interosseux au point de vue descriptif. Je me contenterai de dire qu'ils remplissent complètement les espaces laissés libres entre les os du métacarpe et sont disposés par paire dans chaque espace, sauf dans le premier, où il n'y en a qu'un (à moins que l'on ne considère l'adducteur du pouce comme un interosseux). Abstraction faite de ce dernier muscle, il existe quatre interosseux dorsaux et trois interosseux palmaires.

Cruveilhier a fait remarquer très judicieusement que, considérés par rapport

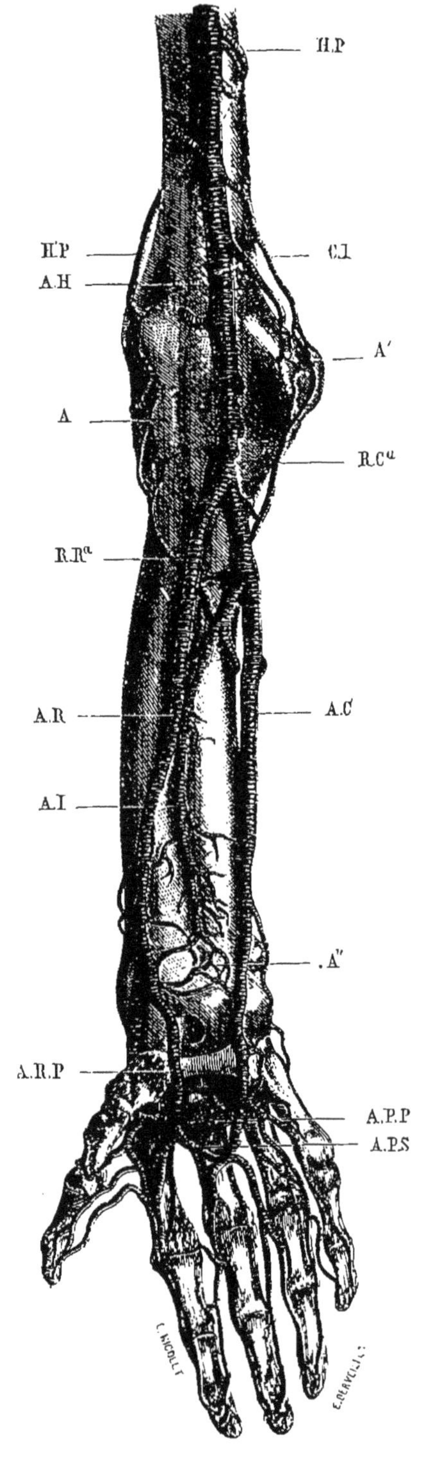

Fig. 181. — *Système artériel du membre supérieur envisagé au point de vue de ses anastomoses.*

A, anastomoses artérielles sur le bord externe du coude.
A', anastomoses artérielles sur le bord interne du coude.
A'', anastomoses artérielles à la partie inférieure de l'avant-bras.
AC, artère cubitale.
AH, artère humérale.
AI, artère interosseuse antérieure.
APP, arcade palmaire profonde.
APS, arcade palmaire superficielle.
AR, artère radiale.
ARP, artère radio-palmaire.
CI, artère collatérale interne.
HP, artère humérale profonde ayant traversé la gouttière de torsion de l'humérus.
RC^a, artère récurrente cubitale antérieure.
RR^a, artère récurrente radiale antérieure.

à l'axe du médius, les interosseux palmaires sont adducteurs et les dorsaux abducteurs. Indépendamment de ces mouvements, les muscles interosseux ont pour action, comme les lombricaux, de fléchir la première phalange et d'étendre les deux autres, ce qu'ont bien démontré les recherches électro-physiologiques de Duchenne (de Boulogne). Il en résulte que dans la paralysie du nerf cubital, qui anime les muscles interosseux, les deux dernières phalanges sont fléchies, tandis que la première est étendue : d'où l'aspect typique d'une griffe que prend la main au bout d'un certain temps.

B. — FACE POSTÉRIEURE OU DORSALE.

Autant la face palmaire de la main présente de complication, autant la face dorsale est simple. Elle se compose des couches suivantes : la peau, une couche

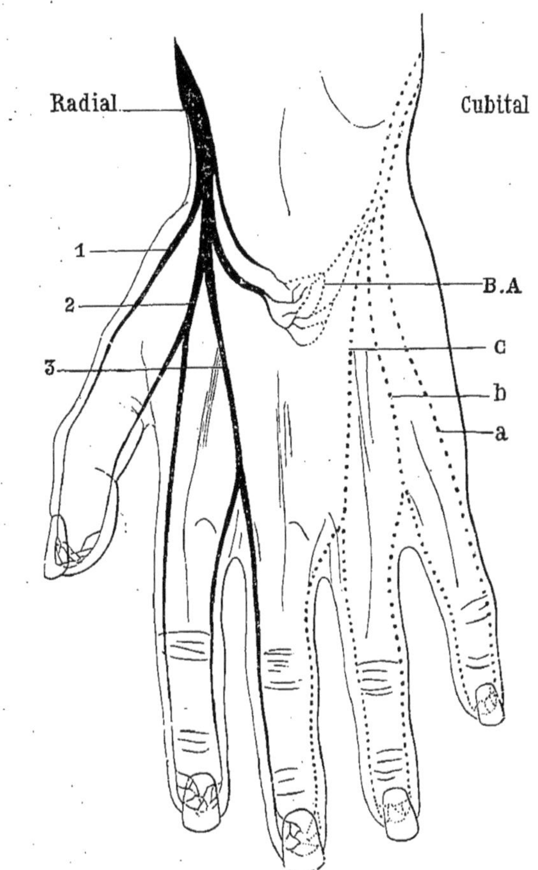

Fig. 182. — Schéma représentant la distribution des nerfs radial et cubital à la face dorsale de la main et des doigts.

BA, branche anastomotique.
1, 2, 3, branches collatérales du nerf radial.
abc, branches collatérales du nerf cubital.
G, couche graisseuse sous-cutanée.

celluleuse sous-cutanée, une couche aponévrotique et la couche des tendons extenseurs.

La peau est fine, renferme des poils et des glandes sébacées : d'où la fréquence des furoncles dans cette région. Elle est extrêmement mobile.

La couche celluleuse sous-cutanée offre des caractères absolument opposés à ceux de la face palmaire : elle est très lâche et presque dépourvue de graisse. Sa laxité explique pourquoi elle devient si facilement œdémateuse, tandis qu'on n'observe jamais d'œdème à la paume de la main.

Dans la couche celluleuse rampent une grande quantité de veines, de vaisseaux lymphatiques et de nerfs. Ces derniers proviennent des branches dorsales du radial et du cubital et affectent la disposition représentée sur la figure 182. Ils envoient sur la face dorsale de la main quelques branches anastomotiques. D'après les descriptions classiques, le radial fournit les collatéraux dorsaux du pouce, de l'index et de la moitié externe du médius, et le cubital ceux du petit doigt, de l'annulaire et de la moitié externe du médius. Telle ne serait pas toutefois leur disposition d'après les recherches de M. Gustave Richelot. Suivant cet auteur les collatéraux dorsaux de l'index, du médius et de la moitié externe de l'annulaire, proviennent du nerf médian et sont une émanation des collatéraux palmaires de ce nerf. Le radial fournit les collatéraux dorsaux du pouce, et le cubital les collatéraux dorsaux du petit doigt et de la moitié interne de l'annulaire. Les autres branches que ces deux nerfs envoient sur la face dorsale de la main, au lieu de se porter, comme on le voit sur la figure 182, jusqu'à l'extrémité de la troisième phalange où ils s'anastomosent en formant un réseau sous-unguéal, ces branches, dis-je, destinées à l'index, au médius et à la moitié externe de l'annulaire, ne dépasseraient pas les limites de la première phalange.

J'ai déjà signalé les branches artérielles fournies par la radiale à la face dorsale et leurs anastomoses avec l'arcade palmaire profonde à travers les espaces interosseux.

La couche aponévrotique et la couche des tendons n'en forment en réalité qu'une seule. Les tendons extenseurs sont réunis entre eux par l'aponévrose et maintenus directement appliqués sur la face dorsale des métacarpiens ; ils sont aplatis.

Indépendamment des tendons des deux radiaux externes, on trouve sur le dos de la main les quatre tendons de l'extenseur commun et les tendons de l'extenseur propre de l'index et du petit doigt. Les tendons sont reliés entre eux par des expansions fibreuses plus ou moins larges qui s'opposent à leur écartement, mais ne remplacent en aucune façon un tendon qui est divisé. Dans ce dernier cas il faut pratiquer la suture des deux bouts, ou, si le bout supérieur est rétracté, tenter, ainsi que je l'ai fait avec succès, l'anastomose du bout périphérique avec le tendon voisin.

C. — SQUELETTE DE LA PORTION MÉTACARPIENNE.

Le squelette de la portion métacarpienne de la main est formé par les cinq métacarpiens distingués en premier, deuxième, etc., en partant du pouce.

Le métacarpe forme une voûte dont la concavité regarde en avant. La partie la plus saillante de cette voûte correspond au troisième métacarpien, et c'est en effet celui-là qui se brise le plus souvent sous l'influence d'un choc. Les métacarpiens étant unis entre eux de façon à se servir mutuellement d'attelles, on comprend qu'il n'y ait pas de déplacement dans la fracture de ces os.

Les métacarpiens s'articulent en haut avec la deuxième rangée du carpe, et en bas avec la première phalange.

L'interligne articulaire des cinq métacarpiens (fig. 174) est situé sur une même ligne sensiblement transversale; l'extrémité postérieure du cinquième fait sur le bord cubital de la main une saillie en général appréciable à la vue et au toucher qui sert de point de repère pour la désarticulation partielle et au besoin totale du métacarpe. L'extrémité postérieure du premier fait également une saillie appréciable; en réunissant ces deux points par une ligne transversale offrant une très légère courbure à concavité supérieure, on obtient la direction de l'interligne articulaire.

J'ai dit, en étudiant le carpe, qu'une ligne transversale réunissant sur le dos de la main les deux extrémités du pli inférieur du poignet passe à un centimètre environ au-dessus de l'interligne carpo-métacarpien.

On doit distinguer les articulations des quatre derniers métacarpiens de celle du premier : les premières sont presque immobiles, celle du cinquième jouit au contraire d'une grande mobilité.

Le premier métacarpien s'articule avec le trapèze par diarthrose, genre emboîtement réciproque. Les surfaces sont maintenues unies par une simple capsule fibreuse et possèdent une synoviale qui leur est propre. L'articulation est très lâche, aussi la luxation du premier métacarpien sur le trapèze n'est pas très rare. Le métacarpien fait alors une saillie sur la face externe du poignet et peut être remis en place par la moindre pression, mais la grande difficulté consiste à l'y maintenir. Nous verrons plus loin que l'extrémité phalangienne du premier métacarpien peut aussi se luxer (luxation du pouce) et que la réduction en est parfois très difficile, sinon impossible. Il est remarquable que le premier métacarpien présente à ses extrémités deux types de luxations exceptionnelles, l'une qu'on a grand'peine à réduire, et l'autre à maintenir réduite.

Ces articulations des quatre derniers métacarpiens avec la deuxième rangée du carpe sont des anthrodies. Des ligaments dorsaux, des ligaments palmaires et des ligaments interosseux maintiennent les surfaces articulaires. L'un des ligaments interosseux est situé entre le trapèze et le deuxième métacarpien, l'autre entre le troisième et le quatrième; ce dernier dépend de celui qui réunit le grand os et l'os crochu. Il résulte de cette disposition que l'interligne carpo-métacarpien ne constitue pas en réalité une seule articulation, mais en forme trois : l'une, externe, pour le premier métacarpien; l'autre, moyenne, pour le second et le troisième; une troisième, interne, pour le quatrième et le cinquième. Il existe ici une grande analogie avec ce que nous trouverons plus tard à l'articulation tarso-métatarsienne. Cette disposition explique comment on observe dans certains cas une inflammation limitée à une partie de l'articulation.

On peut amputer dans la contiguïté l'un des métacarpiens ou tous les quatre à la fois. Je dois dire toutefois que la désarticulation carpo-métacarpienne complète est plutôt une opération d'amphithéâtre, et encore est-elle avec raison tombée en désuétude. En effet, s'il s'agit d'une tumeur blanche, l'opération sera inutile, puisque les os du carpe eux-mêmes seront malades, et qu'il faudra amputer plus haut; s'il s'agit d'un écrasement de la main, l'amputation dans la continuité du métacarpe sera préférable à la désarticulation carpo-métacarpienne, qui ouvrirait en même temps l'articulation médio-carpienne. Les désarticulations partielles portent le plus ordinairement sur le premier et sur le cinquième métacarpien, bien qu'on puisse enlever également les autres isolément. Tantôt on extirpe en même temps le doigt correspondant, d'autres fois on fait une véritable résection : mais la résection du premier métacarpien est la seule bonne, car elle permet de conserver le pouce. Pour les autres il est préférable d'enlever à la fois le doigt et le métacarpien.

L'extirpation du premier métacarpien est une très bonne opération, mais à la

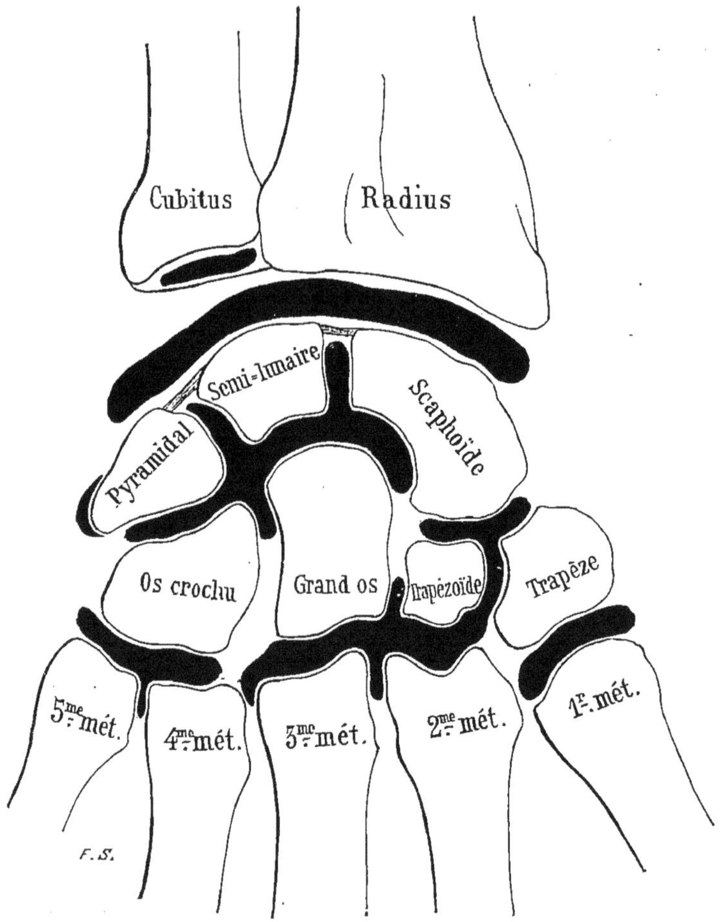

Fig. 183. — *Synoviales du carpe et du métacarpe. — Les synoviales sont figurées en noir. — Les espaces laissés libres entre les os du carpe sont occupés par des ligaments interosseux.* — (J'ai indiqué cependant les ligaments qui unissent le scaphoïde au semi-lunaire et le semi-lunaire au pyramidal.)

condition de conserver les extenseurs du pouce et les muscles de l'éminence thénar. On y réussit du reste facilement en faisant l'incision sur le bord externe du métacarpien et en rasant l'os de près.

Les quatre derniers métacarpiens ne s'articulent pas seulement avec la deuxième rangée du carpe : ils s'articulent encore entre eux par amphiarthrose, c'est-à-dire que les surfaces sont à la fois continues et contiguës. Il existe des ligaments interosseux et des ligaments périphériques : ces derniers sont antérieur et postérieur, dirigés transversalement et appelés ligaments métacarpiens transverses.

L'articulation carpo-métacarpienne est tellement serrée (sauf celle du pouce), que l'on en conçoit difficilement la luxation. Cependant, ainsi que je l'ai dit dans le chapitre précédent, j'ai observé en 1875 à Lariboisière, sur un jeune conscrit, une luxation incomplète en avant des quatre derniers métacarpiens à la suite d'une chute sur le dos de la main. La réduction s'obtint très facilement.

Portion phalangienne de la main ou région digitale.

La *portion phalangienne* de la main se compose des doigts. Ceux-ci, au nombre de cinq, sont désignés, en procédant de dehors en dedans, sous les noms de pouce, indicateur ou index, médius, annulaire et auriculaire ou petit doigt. — Ils présentent des différences de volume et de longueur que chacun peut vérifier sur soi-même sans autre description.

Il existe de nombreuses anomalies eu égard au nombre des doigts.

Tantôt, et c'est le cas le plus fréquent, le nombre en est augmenté : c'est la *polydactylie*. Le doigt surnuméraire peut être ajouté *régulièrement* à la série des autres doigts et posséder un squelette, alors il n'y faut pas toucher. Si, au contraire, le doigt surnuméraire, bien que muni d'un squelette, présente une implantation vicieuse, une direction différente de celle des autres doigts, on l'amputera; à plus forte raison, si c'est un rudiment de doigt sans squelette, appendu par un pédicule étroit : on en fera l'excision ou mieux la ligature avec un fil. On observe parfois un pouce supplémentaire ou un pouce bifide. Sédillot a conseillé d'amputer alors dans la continuité de l'os plutôt que de désarticuler, la synoviale communiquant parfois avec celle d'une articulation voisine. L'amputation dans la continuité présente toutefois cet inconvénient, qu'on a parfois observé une sorte de récidive, un développement nouveau du doigt enlevé. M. Chrétien, de Nancy, a vu un cas semblable et il en fournit l'explication suivante. Les phalanges se développent par deux points d'ossification : un pour l'extrémité supérieure, un autre pour l'extrémité inférieure. Or, si on opère de très bonne heure et dans la continuité, on laisse à peu près forcément le point d'ossification supérieur; le cartilage de conjugaison qui est attenant à ce point d'ossification se développe ultérieurement et donne lieu à une récidive. Il paraît donc préférable de désarticuler les doigts surnuméraires ou du moins d'enlever le cartilage de conjugaison (Soc. de chirurgie, août 1882).

Le nombre des doigts peut au contraire avoir diminué : c'est l'*ectrodactylie*.

Le volume est également sujet à des anomalies. Un doigt beaucoup plus développé que les autres constitue la *mégalodactylie* : il semble alors qu'un doigt de géant se soit interposé entre des doigts ordinaires. Les doigts peuvent être atrophiés, réduits seulement aux parties molles.

Les doigts sont séparés par des espaces et réunis par des commissures; ces espaces sont quelquefois comblés par une membrane analogue à celle qu'on observe sur la patte des palmipèdes : c'est la *syndactylie*. La syndactylie peut se produire après la naissance, à la suite d'une brûlure; la cure de cet accident est fort difficile, d'où la grande quantité de procédés opératoires proposés pour y parvenir.

Les doigts peuvent être plus courts ou plus longs qu'à l'état normal, suivant qu'il manque des phalanges ou qu'il en existe de supplémentaires. Ils peuvent être coudés, soit latéralement, soit dans le sens antéro-postérieur (je ne parle pas ici de rétraction tendineuse). On construit, pour remédier à cette difformité, des doigtiers qui exercent une pression continue sur la convexité de la courbure, mais sans grande chance de succès, car il existe une malformation de l'os.

Les doigts présentent une extrémité supérieure ou racine et une extrémité inférieure; celle-ci offre en avant une surface convexe arrondie, la *pulpe des doigts*, et en arrière la *surface onguéale*.

Les doigts se composent de segments désignés sous le nom de phalanges : le pouce n'en possède que deux, les autres doigts en possèdent trois. On les désigne, en allant de haut en bas, sous les noms de phalange, phalangine et phalangette, ou encore première, deuxième et troisième phalanges.

La première phalange présente une longueur réelle plus grande que sa longueur apparente, puisque l'articulation métacarpo-phalangienne se trouve de 12 à 15 millimètres (c'est à tort que Malgaigne dit de 20 à 25 millimètres) environ au-dessus de la commissure du pli digito-palmaire qui y correspond.

Aplatis d'avant en arrière au niveau de la phalangette, les doigts sont quadrilatères au niveau de la deuxième et surtout de la première phalange. On peut donc leur considérer une face antérieure, une face postérieure et deux faces latérales. Ils présentent tous une disposition identique, sauf le pouce, dont les caractères propres seront signalés chemin faisant. — J'étudierai d'abord chacune des faces et ensuite le squelette des doigts.

FACE ANTÉRIEURE DES DOIGTS.

La *face antérieure* des doigts présente trois saillies correspondant à chaque segment, et trois dépressions ou plis très accusés qui séparent ces saillies. Le

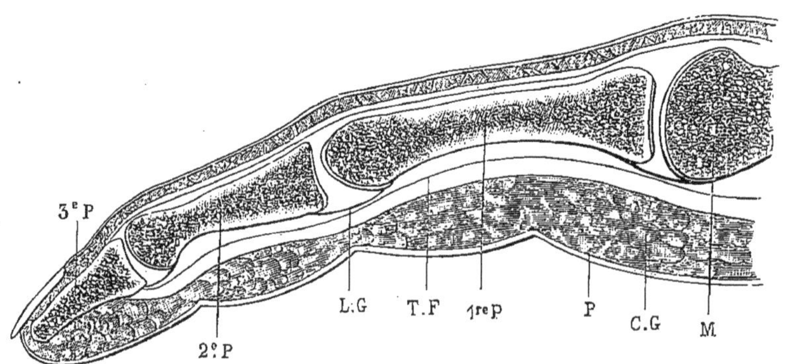

Fig. 184. — *Coupe verticale antéro-postérieure de l'indicateur de la main droite.*

CG, couche graisseuse sous-cutanée.
LG, ligament glénoïdien.
M, premier métacarpien.
P, peau.
1re P, première phalange.
2e P, deuxième phalange.
3e P, troisième phalange.
TF, tendon fléchisseur.

rapport de ces plis avec les articulations fournit un point de repère précieux pour la désarticulation des phalanges : le pli inférieur siège à 3 millimètres au-dessus de l'articulation de la troisième avec la deuxième phalange ; le pli moyen correspond exactement à l'interligne articulaire de la deuxième avec la première phalange. Quant au troisième, j'ai dit qu'il est situé de 12 à 15 millimètres au-dessous de l'articulation métacarpo-phalangienne.

Le pouce, bien que ne possédant que deux phalanges, présente néanmoins trois plis sur sa face antérieure. Le pli inférieur offre la même situation que celui des autres doigts. Le pli supérieur correspond assez exactement à l'articulation métacarpo-phalangienne, le pli moyen n'a de rapport avec aucune jointure.

Pour n'avoir plus à revenir sur ce sujet, je dirai que les plis ne constituent pas le seul point de repère pour la désarticulation des phalanges. Si l'on fléchit la phalange, il se forme à la face dorsale un angle saillant : or, la saillie étant toujours formée par la tête de l'os qui est au-dessus, c'est au-dessous de cet angle qu'il faut porter le bistouri pour pénétrer d'emblée dans la jointure. Ceci est important à noter, surtout pour la désarticulation de la seconde phalange. J'ai dit que l'interligne articulaire était situé au niveau du pli. Réunissez par une incision pratiquée sur la face dorsale les deux extrémités de ce pli, vous pénétrerez d'emblée dans l'articulation, mais à la condition de passer au-dessous de la saillie formée par la tête de la première phalange. On manque bien souvent la désarticulation, faute de se rappeler ce petit détail : l'incision porte au-dessus de la jointure, et, le bistouri pénétrant dans une dépression qui correspond au col de la première phalange, c'est une nouvelle cause d'erreur. J'ajouterai que les articulations sont assez lâches pour permettre un certain écartement des surfaces articulaires quand on exerce une traction sur le doigt, ce qui peut aider encore à trouver l'interligne, surtout celui de l'articulation métacarpo-phalangienne.

Les couches que l'on rencontre à la surface antérieure des doigts sont : 1° la peau ; 2° une couche graisseuse sous-cutanée ; 3° une gaine fibreuse ; 4° les tendons fléchisseurs ; 5° le périoste et l'os.

1° *Peau.* — La peau présente les mêmes caractères que celle de la paume de la main. Dense et recouverte d'un épiderme très épais, elle est très vasculaire, douée, au niveau de la pulpe, d'une sensibilité spéciale, grâce à l'innombrable quantité de papilles qui s'y rencontrent et à la présence de corpuscules spéciaux, les corpuscules du tact. Elle ne contient ni glandes sébacées ni follicules pileux, mais un grand nombre de glandes sudoripares. La peau est comme tendue au devant des phalanges, grâce à l'adhérence intime de sa face profonde avec la couche sous-jacente. Le réseau lymphatique qui en part est très abondant.

2° *Couche graisseuse sous-cutanée.* — La couche graisseuse sous-cutanée est épaisse et serrée. Elle est disposée pour supporter les pressions, c'est-à-dire qu'elle est cloisonnée. Les cloisons se fixent d'une part à la face profonde de la peau, d'autre part à la gaine fibreuse sous-jacente. Dans cette couche cheminent les vaisseaux et nerfs des doigts avant de se rendre à la peau. C'est elle qui dans l'immense majorité des cas est le point de départ du panaris, affection dont Dolbeau place l'origine dans le réseau lymphatique.

La couche graisseuse peut être aussi l'origine d'un lipome : or la tumeur bridée par la peau est lisse, résistante et élastique ; de plus, l'examen des doigts ou d'une tumeur des doigts à la lumière donne de la transparence : aussi est-il presque impossible d'établir le diagnostic entre ces lipomes et un kyste. La couche graisseuse antérieure se continue directement avec celle de la face dorsale, mais les nombreux cloisonnements qui la traversent s'opposent le plus souvent à la propagation des inflammations de l'une à l'autre.

3° *Gaine fibreuse.* — On ne peut se faire une idée exacte de la gaine fibreuse des doigts que sur une coupe horizontale (fig. 185). On voit alors que sur les deux bords de la phalange, dont la face antérieure est creusée en gouttière, s'attache une lame fibreuse résistante qui décrit un demi-cercle et forme avec le squelette un véritable canal ostéo-fibreux. Ce canal ressemble à un tunnel que traversent les tendons fléchisseurs. Il commence au niveau de l'articulation métacarpo-phalangienne, où il se continue avec le ligament métacarpien transverse antérieur, et se termine à l'extrémité supérieure de la troisième phalange, au niveau de l'attache du tendon fléchisseur profond. Il résulte de là que la troisième phalange ne possède pas de gaine, circonstance dont je montrerai tout à l'heure l'importance. La gaine fibreuse des doigts présente la particularité suivante, fort importante à noter. Sa résistance n'est pas la même dans tous les points : au devant du corps des première et deuxième phalanges, la gaine est

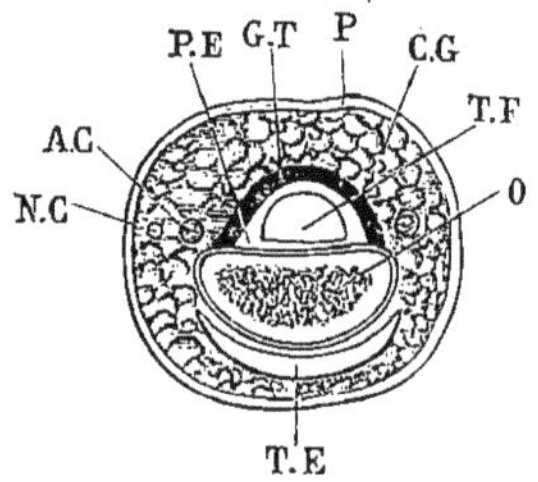

Fig. 185. — *Coupe horizontale du doigt passant par le milieu de la première phalange.*

AC, artère collatérale des doigts.
CG, couche graisseuse sous-cutanée.
GT, gaine tendineuse.
NC, nerf collatéral des doigts.
O, coupe de la phalange.
P, peau.
PE, périoste de la phalange.
TE, tendon extenseur.
TF, tendon fléchisseur.

composée de fibres transversales solides, formant une trame serrée ; au niveau des jointures, au contraire, elle est composée de faisceaux obliques entre-croisés circonscrivant des espaces à travers lesquels on aperçoit la séreuse des tendons. Par ces espaces pénètrent des vaisseaux destinés aux tendons, en même temps que s'y engagent de petits pelotons adipeux.

La couche cellulo-graisseuse sous-cutanée communique donc librement avec l'intérieur de la gaine ostéo-fibreuse des tendons, de telle sorte que l'inflammation peut se propager de l'une à l'autre, circonstance qui me paraît jeter une certaine lumière sur la marche du panaris.

La peau, la couche graisseuse et la gaine fibreuse sur la première et la seconde phalange ; la peau, la couche graisseuse et la couche périostique sur la phalangette, sont si adhérentes entre elles, qu'elles ne forment en réalité qu'une seule couche : d'où le peu de gonflement provoqué par les inflammations qui s'y développent, et aussi les douleurs si intenses qu'elles déterminent.

Le phlegmon des doigts, appelé encore *panaris*, doit aux dispositions anatomiques précédentes de revêtir des caractères particuliers. Il peut prendre naissance dans la couche sous-cutanée et dans l'intérieur même de la gaine ostéo-fibreuse : d'où la division classique en *panaris sous-cutané* et *panaris de la gaine* (l'expression de panaris sous-aponévrotique n'a pas de sens, puisqu'il n'y a pas d'aponévrose au doigt); le panaris de la gaine atteint nécessairement le tendon; celui-ci s'exfolie, et il survient souvent une nécrose de la phalange nécessitant l'amputation du doigt. L'existence du panaris de la gaine n'est pas douteuse, et j'ai dit dans le chapitre précédent que certains panaris du pouce ou du petit doigt pouvaient se propager jusqu'à l'avant-bras et passer d'un de ces doigts à l'autre en suivant le trajet des gaines synoviales radiale et cubitale. Mais il est souvent très difficile de savoir si le panaris de la gaine est primitif ou consécutif, s'il n'est que l'extension à la gaine, par les voies que j'ai signalées plus haut, d'un panaris sous-cutané, ou bien s'il se développe d'emblée dans la gaine, pour se propager ensuite au tissu cellulo-graisseux. La question me semble difficile à résoudre; cependant le panaris ressemble si peu, au début, à ce que nous savons de l'inflammation des synoviales tendineuses en général, que je serais disposé à admettre que le panaris primitivement développé dans la gaine est excessivement rare. Dolbeau et avec lui M. Sappey professent que le panaris débute toujours par l'inflammation des vaisseaux lymphatiques dont les téguments des doigts sont si abondamment pourvus.

Dans tous les cas, cette maladie emprunte sa gravité particulière à ce que la gaine peut être envahie, les tendons détruits et le doigt perdu : aussi faut-il s'opposer de tout son pouvoir à cet accident, et le meilleur moyen d'y parvenir est de donner issue au pus en pratiquant une large et profonde incision. Je partage à cet égard l'avis de Boyer : il ne faut pas attendre la fluctuation. L'incision a pour but non seulement d'arrêter la marche de l'affection et de s'opposer à l'envahissement de la gaine, mais de produire encore un débridement qui fait disparaître ou tout au moins diminue les intolérables douleurs du panaris, douleurs dues à la résistance des couches dont j'ai parlé et à la compression des nombreux nerfs collatéraux. Malheureusement le panaris a le triste privilège d'être traité par toutes personnes étrangères à la chirurgie, en sorte que les malades nous arrivent souvent à une période où il n'y a plus que des cataplasmes à appliquer ou une amputation à faire.

Si l'incision doit être précoce dans le panaris des première et deuxième phalanges, elle doit l'être plus encore peut-être dans le panaris de la troisième. Là en effet il n'existe qu'une seule espèce de panaris, le sous-cutané, puisqu'il n'y a pas de gaine. La graisse, ai-je dit, adhère intimement au périoste et fait corps avec lui. Au bout de quelques jours le pus décolle le périoste, et la nécrose de la phalangette est inévitable. C'est pourquoi le panaris de la troisième phalange abandonné à lui-même dure longtemps, car la guérison ne survient qu'après l'élimination de tout ou partie de la phalangette. En empêchant le décollement du périoste, une incision profonde faite en temps opportun, c'est-à-dire dès le début, éloignera cet accident.

4° *Tendons fléchisseurs.* — Les deux tendons fléchisseurs superficiel et profond s'engagent ensemble dans le canal ostéo-fibreux, qu'ils parcourent dans toute son étendue, mais dont ils sont loin d'occuper toute la cavité. Ils ne restent pas superposés dans ce canal ainsi qu'ils l'étaient depuis leur origine: au niveau de l'articulation métacarpo-phalangienne le fléchisseur superficiel se creuse en une gouttière dont la concavité est postérieure et reçoit le tendon profond; le tendon superficiel se divise bientôt en deux languettes qui s'écartent à angle aigu, de façon à constituer un orifice que traverse le tendon profond. Il forme alors une seconde gouttière à concavité antérieure qu'occupe encore le tendon profond, et les deux languettes vont se fixer aux bords latéraux de la deuxième phalange; le tendon profond, après avoir traversé le tendon superficiel, va s'attacher à l'extrémité supérieure de la troisième phalange.

Dans une discussion brûlante qui eut lieu à l'Académie de médecine, en 1842, sur la section des tendons fléchisseurs, on agita la question de savoir s'il était possible de couper isolément chacun des tendons. Le tendon fléchisseur profond occupe seul toute la hauteur de la deuxième phalange : donc pour lui pas de doute. Au niveau de l'articulation métacarpo-phalangienne, les deux tendons sont superposés et la solution du problème est plus difficile, mais c'est en définitive une question de mesure, il n'y a pas impossibilité matérielle. Quand les tendons sont rétractés et font saillie sous la peau, la section isolée du superficiel est beaucoup plus facile.

Une synoviale tapisse toute la longueur du canal ostéo-fibreux des doigts et se réfléchit à la surface du tendon. J'ai dit plus haut que le petit doigt recevait un prolongement de la grande synoviale des fléchisseurs. Les tendons glissent donc avec une très grande liberté dans un canal toujours humide, et l'on a pensé avec raison que leur section devait être suivie d'une rétraction telle du bout supérieur que la soudure des deux bouts deviendrait impossible. Cet inconvénient est réel; toutefois il est pallié par la disposition anatomique suivante : les tendons ne sont pas absolument libres dans leur gaine; des parois de celle-ci se détachent des prolongements cellulo-fibreux qui les fixent et s'opposent jusqu'à un certain point à leur rétraction.

Lorsque la main est frappée d'impuissance par suite de la rétraction des fléchisseurs, lorsque les moyens de traitement ordinaires ont été mis en usage et que le chloroforme a été inutilement employé, je suis d'avis de pratiquer la section des tendons fléchisseurs. On ne fera cette section ni au poignet ni à la paume de la main (les rapports signalés plus haut en donnent suffisamment la raison) : on commencera par couper le fléchisseur profond au devant de la deuxième phalange; si cela ne suffit pas à redresser les doigts, on coupera le fléchisseur superficiel au devant de la tête du métacarpien.

Une condition indispensable au succès de la ténotomie des fléchisseurs est que les surfaces articulaires ne soient pas déformées, ce qui arrive lorsque la rétraction s'est produite dans l'enfance et date de longtemps. Plusieurs fois j'ai eu l'occasion de disséquer sur le cadavre des rétractions partielles, et j'ai le plus souvent rencontré les surfaces articulaires tellement modifiées, que l'extension était impossible, même après avoir enlevé toutes les parties molles.

Lorsque les tendons fléchisseurs ont été détruits, il en résulte une extension permanente des doigts; il survient une flexion permanente, si la destruction a porté sur les extenseurs. Il n'est pas rare d'observer ces accidents à la suite du panaris, de la section des doigts par scies circulaires, etc. Cet état pathologique soulève une question de pratique délicate : faut-il tenter la conservation des doigts alors que les tendons sont divisés ou détruits, de telle sorte qu'il y a certitude d'obtenir un doigt immobile? Si le malade n'exerce pas de profession manuelle, il est préférable de conserver le doigt, mais, s'il s'agit d'un ouvrier, mieux vaut une absence de doigt qu'un doigt inutile, et surtout qu'un doigt nuisible. Quel chirurgien n'a pas été vivement sollicité d'amputer des doigts qui avaient été conservés à grand'peine? Un doigt immobile dans l'extension bute par son extrémité contre les corps que l'on veut saisir; immobile dans la flexion, il s'oppose à la préhension dans la paume de la main; la flexion peut même être telle que l'ongle s'implante dans la peau et en détermine l'ulcération. Je fais exception pour la troisième phalange, dont on doit toujours tenter la conservation, et surtout pour le pouce, qui, bien qu'immobile, rend encore de grands services.

Le précepte d'amputer un doigt destiné à devenir plus tard immobile paraît en contradiction avec celui-ci : dans les plaies contuses de la main et des doigts, il ne faut jamais amputer primitivement; on doit enlever avec des ciseaux les débris flottants, mais ne pas *régulariser* des doigts écrasés, sous prétexte d'avoir une plaie nette. Abandonnez ce soin à la nature et contentez-vous de mettre la main sous un courant d'eau froide, sous la glace ou sous l'ouate. Vous ne savez pas exactement ce qui sera éliminé, et un centimètre de plus ou de moins dans un doigt peut rendre des services inappréciables. En y réfléchissant, le lecteur comprendra que ces deux préceptes sont contradictoires seulement en apparence.

Les gaines synoviales des doigts sont susceptibles de s'enflammer primitivement; on y peut observer une hydropisie analogue à celle que j'ai signalée dans la grande gaine cubitale, mais ces accidents sont très rares.

5° *Périoste*. — La face antérieure des phalanges est recouverte par le périoste (PE, fig. 185), qui fait suite à celui de la face dorsale. Sur les bords des phalanges, la gaine fibreuse (GT) se continue avec lui.

On a pensé que le panaris pouvait débuter par le périoste dans la variété dite *panaris sous-périostique*, mais cette division n'a pas de raison d'être. Sans doute, au doigt comme ailleurs, on observe des ostéites et des ostéo-périostites, mais ces affections n'ont rien de commun avec le panaris. Le périoste est, il est vrai, décollé, détruit, et l'os est nécrosé dans certains panaris, mais ces lésions sont consécutives. Je répète qu'il n'y a que deux grandes variétés de panaris (laissant de côté le panaris sous-épidermique ou *tourniole*) : le panaris sous-cutané et le panaris de la gaine ; encore ce dernier n'est-il peut-être jamais primitif.

Face postérieure des doigts.

La disposition de la *face postérieure* des doigts est plus simple encore que celle de la face antérieure. On y trouve : 1° la peau; 2° le tissu cellulaire sous-cutané; 3° le tendon extenseur des doigts; 4° le périoste et l'os.

La peau est plus fine et plus mobile que celle de la face palmaire; elle renferme des poils et des glandes sébacées.

Le tissu cellulaire sous-cutané forme une couche lâche, très mince et presque dépourvue de graisse; il renferme les artères, les veines et les nerfs collatéraux dorsaux.

Le tendon extenseur, aplati, très large, forme une sorte de lame aponévrotique résultant de l'union du tendon proprement dit, des tendons des muscles interosseux et lombricaux.

Les articulations sont donc très superficielles du côté de la face dorsale des doigts : aussi est-ce par là qu'il convient de les ouvrir. Pour un motif opposé, c'est à la face palmaire qu'il convient de prendre le lambeau dans les amputations.

La face dorsale des doigts peut, comme la face palmaire, être le point de départ d'un panaris. Ce dernier est toujours sous-cutané, puisqu'il n'y a pas de gaine spéciale pour l'extenseur. Plus rare qu'à la face palmaire, ce panaris n'est souvent qu'un abcès furonculeux.

L'extrémité des doigts du côté de la face dorsale est recouverte par l'*ongle*. L'ongle est une production épidermique d'aspect corné, transparente, contenue dans un repli du derme. On se rendra un compte exact des rapports de l'ongle avec le derme en les étudiant sur une coupe antéro-postérieure du doigt.

Arrivé à une certaine distance de l'extrémité du doigt, le derme se réfléchit de bas en haut, puis de haut en bas, de façon à former une gouttière concave ouverte en bas, une sorte de rigole à forme parabolique. La gouttière se prolonge sur les côtés et diminue de profondeur à mesure qu'on se rapproche de l'extrémité du doigt. Dans cette gouttière est logée la *racine* de l'ongle, et l'on donne le nom de *matrice* à la gouttière elle-même.

La couche épidermique du doigt se continue avec l'ongle, et la connexion est

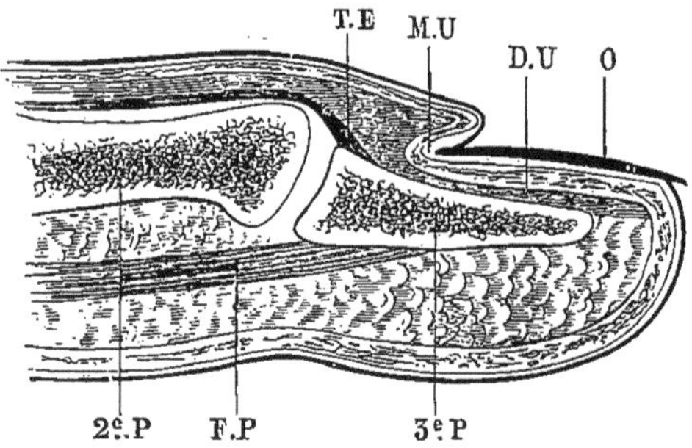

Fig. 186. — *Coupe verticale antéro-postérieure de la phalange onguéale.*

DU, derme sous-unguéal.
FP, tendon du fléchisseur profond.
MU, matrice de l'ongle.
O, ongle.
2e P, deuxième phalange.
3e P, troisième phalange.
TE, tendon extenseur.

si intime entre ces deux parties, que sur un doigt macéré l'ongle s'arrache toujours en même temps que l'épiderme. Ainsi que le montre la figure 186, l'épiderme se continue avec l'ongle au niveau de sa racine et de son extrémité libre. La portion du derme qui recouvre la face externe de la racine se déchire parfois en petits fragments et constitue ce qu'on appelle vulgairement les *envies*.

On a souvent l'occasion d'extirper des corps étrangers, des échardes, des épines, introduits sous l'ongle ; des tentatives antérieures ont souvent brisé la portion du corps étranger sur laquelle on pouvait avoir prise. Le corps étranger s'aperçoit ordinairement par transparence; le moyen d'extraction qui est le meilleur, car il réussit toujours et ne cause pas de douleur, consiste à gratter et à user l'ongle avec un bistouri convexe sur le trajet du corps étranger, jusqu'à ce que celui-ci soit découvert. On agirait de la même façon pour évacuer le sang épanché entre l'ongle et le derme sous-onguéal, s'il en résultait une douleur vive, ou pour donner issue à du pus.

Le pourtour de l'ongle s'enflamme parfois, ce qui donne naissance à un abcès sous-épidermique, en général peu douloureux, appelé *tourniole*, *mal blanc*. Le mot de tourniole vient de ce que l'inflammation ne s'arrête en général qu'après avoir fait le tour de l'ongle. La figure 186 permet de comprendre le siège de l'affection entre la racine de l'ongle et la matrice; elle explique aussi pourquoi la chute de l'ongle en est souvent la conséquence.

On désigne sous le nom d'*onyxis* l'inflammation du derme qui forme la gouttière onguéale, et il n'est pas très rare, moins souvent cependant à la main qu'au pied, de voir la syphilis secondaire engendrer cette maladie. Lorsque l'onyxis résiste à un traitement convenable, il faut enlever l'ongle et cautériser la matrice.

L'ongle est sécrété par la gouttière dans laquelle est enchâssée sa racine, et non par toute la surface dermique sur laquelle il repose. On trouve la preuve de ce fait dans l'opération de l'ongle incarné : si l'on enlève toute la matrice, en conservant le derme sous-onguéal, l'ongle ne repousse pas; laisse-t-on dans la plaie une parcelle du cul-de-sac dermique, l'ongle repousse en ce point.

Une autre preuve est fournie par une observation très ingénieuse de Beau, observation qu'il ne faudrait pas laisser perdre. Chez un convalescent on constate toujours sur l'ongle une dépression transversale correspondant au point qui était en voie de formation au moment de la maladie; l'ongle est notablement moins épais en ce point; peu à peu, cette partie déprimée est chassée de haut en bas par les couches nouvelles et disparaît. La médecine légale pourrait dans certains cas tirer parti de ce fait curieux.

Les ongles sont parfois atteints d'une maladie caractérisée par un épaississement énorme, par la superposition d'écailles blanches, nacrées. Je ne sais à quelle cause attribuer ce vice de développement. Je conseille comme traitement de diminuer l'épaisseur des couches par le grattage, ayant obtenu une guérison par ce moyen. D'autres fois, l'ongle devient cassant, friable, sans qu'on sache pourquoi.

La forme de l'ongle et de la phalange qui le supporte est sujette à de nombreuses variétés. A la suite d'intéressantes recherches, M. le Dr Esbach a pu ajouter au type déjà connu de l'ongle tuberculeux les types de l'ongle rachitique et de l'ongle arthritique.

Faces latérales des doigts.

Les *faces latérales* des doigts n'existent que sur la deuxième et surtout sur la première phalange.

On y trouve : 1° la peau; 2° la couche graisseuse sous-cutanée; 3° les tendons des muscles interosseux et des lombricaux.

C'est dans la couche sous-cutanée que se rencontrent les artères collatérales des doigts ainsi que les nerfs collatéraux.

Les artères collatérales n'ont pas de veines satellites. Elles naissent en général de la radiale pour le pouce et de l'arcade palmaire superficielle pour les autres doigts. Le plus souvent au nombre de quatre, elles se bifurquent au niveau de la commissure digitale pour fournir une branche aux doigts correspondants. Elles passent sous les arcades que leur fournit l'aponévrose palmaire et se placent en avant de la phalange sur les côtés de la gaine des fléchisseurs (fig. 178). Les collatérales fournissent des branches antérieures et postérieures. Quelques-unes pénètrent dans la gaine des tendons et se distribuent dans l'épaisseur de ces derniers par l'intermédiaire des franges qui les rattachent aux parois.

Arrivées à la pulpe, les deux collatérales s'anastomosent et forment une arcade à concavité supérieure de laquelle part une grande quantité de petites branches. La pulpe des doigts est le point, sinon le plus vasculaire, du moins l'un des plus vasculaires du corps, d'où la possibilité de réappliquer avec succès un bout de doigt complètement séparé, ce qu'il n'y a jamais d'inconvénient à tenter.

Les nerfs collatéraux des doigts sont au nombre de quatre pour chaque doigt, deux palmaires et deux dorsaux. Nous en avons vu plus haut la provenance.

Ils s'anastomosent non seulement d'un côté à l'autre, mais encore d'une face à l'autre : le médian avec le cubital et le radial, et ces deux derniers entre eux. Lors donc que l'on explore le degré de sensibilité des doigts sur le trajet de l'un des trois nerfs précédents, la main doit reposer bien à plat, les doigts immobiles, pour qu'ils ne soient pas ébranlés avec l'épingle exploratrice, car l'un des nerfs pourrait répondre pour l'autre.

Des faits récents (voir *Chirurgie clinique*, t. Ier, p. 620) ont démontré que la suture primitive des deux bouts d'un nerf coupé pouvait être suivie du rétablissement presque immédiat de la sensibilité. Il en est de même de la suture secondaire des nerfs divisés depuis plusieurs mois et même depuis plusieurs années.

SQUELETTE DES DOIGTS.

Le *squelette* des doigts se compose des trois phalanges et de leurs articulations, soit avec le métacarpe, soit entre elles.

J'ai peu de chose à dire des os. Ils appartiennent à la classe des os longs et peuvent être atteints de fracture, d'ostéite, de carie, de nécrose, etc. Chez les enfants scrofuleux on observe plus souvent la tuméfaction énorme d'une phalange, ce qu'on a appelé *spina ventosa*. Il ne faut pas se hâter d'instrumenter, car la guérison survient ordinairement avec le temps et un traitement approprié. L'enchondrome affecte une certaine prédilection pour les métacarpiens et les phalanges ; il est remarquable par sa marche lente et son respect constant du cartilage d'encroûtement.

On ne pratique pas en général la résection d'une phalange, car on ne peut appeler de ce nom l'ablation d'un séquestre ou d'une esquille. L'amputation du doigt serait préférable à la résection pour les raisons que j'ai données plus haut. J'en excepte toutefois le pouce, dont il faut toujours tenter la conservation par tous les moyens possibles.

L'amputation des phalanges dans la continuité est une très bonne opération, et je considère l'amputation de la première phalange comme bien préférable à la désarticulation du doigt, ne dût-on laisser dans le moignon que 1 à 2 centimètres d'os : ce moignon, si petit qu'il soit, peut encore servir à la préhension des objets.

Les articulations des doigts méritent de nous arrêter un peu plus longtemps.

Les articulations métacarpo-phalangiennes doivent être divisées en celle du pouce et celles des quatre autres doigts. Ce sont des articulations énarthrodiales, caractérisées par la réception d'une tête dans une cavité. La cavité est beaucoup plus petite que la tête qu'elle doit contenir (voir fig. 184) : aussi existe-t-il un ligament antérieur, ligament glénoïdien, destiné à agrandir la cavité de réception tout en servant de moyen d'union. Creusé en gouttière en avant pour recevoir les tendons fléchisseurs, ce ligament se fixe en arrière au col du métacarpien, mais d'une manière lâche, tandis qu'il s'unit intimement à la première phalange, circonstance que je vais rappeler dans un instant. Le ligament glénoïdien est extrêmement résistant, il présente un aspect nacré et se confond avec la gaine des fléchisseurs. On rencontre parfois un os sésamoïde dans le ligament glénoïdien de l'index et du médius, il en existe constamment deux dans celui du pouce. Ajoutons au ligament glénoïdien deux ligaments latéraux, également résistants; le tendon de l'extenseur tient lieu du ligament postérieur. La synoviale est très lâche, surtout du côté de l'extension.

Des dispositions précédentes il résulte que la désarticulation des doigts est une opération très facile, puisque, une fois le tendon extenseur coupé, l'articulation se trouve largement ouverte. Sur le cadavre, la méthode en raquette est la meilleure; sur le vivant, on prend son lambeau où on le trouve, mais le précepte dominant pour cette opération, comme pour toutes celles d'ailleurs qui se pratiquent sur la main, c'est d'éviter de placer la cicatrice sur la face antérieure ; la préhension pourrait être gênée dans le cas de cicatrice douloureuse. Pour le pouce, il faut éviter de mettre la cicatrice non seulement en avant, mais encore en bas, à l'extrémité du moignon, résultat produit par la méthode en raquette : la cicatrice doit être reportée sur la face postérieure ou dorsale du pouce; c'est pour cela que la méthode elliptique ou à lambeau antérieur, ce qui revient à peu près au même, doit être préférée pour le pouce.

L'articulation métacarpo-phalangienne du pouce mérite de nous arrêter un instant, à cause de la luxation dont elle est assez fréquemment le siège. La luxation se produit dans un mouvement de renversement du pouce en arrière; la première phalange se porte sur le dos du métacarpien et la tête de celui-ci fait saillie en avant. La luxation est alors dite en arrière. Dans le mouvement d'extension de la phalange, le ligament glénoïdien se trouve distendu; il est quelquefois assez lâche pour permettre une sorte de subluxation de la phalange; si la distension est portée trop loin, il se déchire. Quelle est celle des deux insertions du ligament qui cède? l'insertion phalangienne ou l'insertion métacarpienne? M. Michel, de Nancy, a cru trouver dans le mode de déchirure du ligament glénoïdien la raison de la réductibilité ou l'irréductibilité de certaines luxations du pouce. Si le ligament cède à son insertion phalangienne, la phalange, en se portant sur le dos du métacarpien, ne peut l'entraîner avec elle, puisqu'il reste attaché au métacarpien : le ligament ne saurait donc alors s'interposer entre les surfaces articulaires. Si, au contraire, le ligament cède à son insertion métacarpienne, il est entraîné par la phalange et peut devenir un obstacle à la réduction.

Cette explication est fort ingénieuse, mais ne paraît pas en accord avec les faits : sur cent expériences cadavériques, M. le Dr Farabeuf n'a pas constaté *une seule fois* la déchirure du ligament glénoïdien à son insertion phalangienne. Il en résulte, ainsi que l'a fait remarquer M. le Dr Gillette dans son excellent travail sur les os sésamoïdes, que le ligament glénoïdien et les osselets qu'il renferme forment un appareil phalangien. Très lâchement uni au métacarpien, cet appareil est si intimement fixé à la phalange qu'il ne l'abandonne jamais.

On doit à M. Farabeuf une remarque intéressante sur le mode d'articulation des os sésamoïdes avec la phalange. Les osselets peuvent s'abaisser dans le sens de la flexion du doigt, mais le ligament qui les unit à la phalange est si court et si résistant qu'il ne leur permet pas de se porter dans le sens de l'extension : jamais leur face postérieure ou cartilagineuse ne peut se porter au contact de la phalange. M. Farabeuf compare l'osselet à un battant de table qu'on peut rabattre et qu'on ne peut redresser au-dessus du niveau de la table.

C'est à cette disposition anatomique qu'est due, suivant cet auteur, l'irréductibilité de certaines luxations du pouce. Il n'est pas douteux, ainsi que Pailloux l'a signalé, que l'interposition du ligament glénoïdien soit la cause de l'irréductibilité, mais l'interposition simple ne suffirait pas à l'expliquer. Pour M. Farabeuf l'irréductibilité n'existe qu'autant que les os sésamoïdes, et principalement l'os sésamoïde externe, ont été retournés par une tentative de réduction qui a consisté à rabattre le pouce de façon à le ramener dans l'axe du métacarpien. L'os sésamoïde, se trouvant alors lui-même solidement maintenu en place par deux muscles sésamoïdiens (court fléchisseur et adducteur) et par les ligaments latéraux, repose par sa face antérieure sur le bord dorsal de la tête du métacarpien, de telle sorte qu'on ne peut, même par les tractions les plus vigoureuses, écarter suffisamment les surfaces articulaires pour remettre en place l'os sésamoïde. La réduction nécessite alors des sections tendineuses et ligamenteuses sous-cutanées que le chirurgien me paraît autorisé à pratiquer, surtout si la luxation est récente.

Il faut donc bien se garder, dans une luxation du pouce, de commencer par rabattre la phalange et par tirer dans l'axe du doigt, car c'est de cette façon qu'on retourne l'os sésamoïde et que la luxation est rendue irréductible. Il convient, ainsi que l'ont conseillé MM. Sédillot, Roeser, et plus récemment M. Farabeuf, de maintenir ou de ramener le doigt dans l'extension forcée sur le métacarpien, la phalange étant perpendiculaire à cet os ; de se servir de la première phalange du pouce comme d'un levier pour repousser le ligament glénoïdien avec les sésamoïdes. On fait ainsi glisser la surface articulaire de la phalange sur le dos du métacarpien jusqu'à ce que l'osselet ait dépassé la tête de cet os, et c'est alors seulement que l'on fléchit.

Les articulations des phalanges entre elles sont des trochlées. Un ligament antérieur analogue au ligament glénoïdien, mais moins résistant, et deux ligaments latéraux, constituent les moyens d'union. Elles peuvent se luxer, et, comme au pouce, on a rencontré des luxations phalangiennes irréductibles. Dupuytren a signalé comme cause d'irréductibilité l'interposition du tendon fléchisseur entre les surfaces luxées.

La main est l'organe de la préhension et du toucher. En la ramenant à sa plus simple expression, elle peut être comparée à une pince à deux branches, dont l'une, simple, est représentée par le pouce, et dont l'autre, multiple, est représentée par les quatre doigts. Le pouce amputé, la pince n'existe plus, la main se trouve réduite à une sorte de crochet : c'est pour cette raison qu'on doit être si sobre d'amputations du pouce, et qu'il convient toujours de rapprocher les deux segments d'un pouce coupé, quand même ils ne seraient unis que par un lambeau de tégument. De même, dans les écrasements de la main, lorsque le pouce est intact, il faut conserver tout ce qu'on peut, ne serait-ce qu'un bout de doigt. Une femme avait eu le poignet presque complètement broyé dans un engrenage ; les trois derniers doigts étaient arrachés, l'index lui-même dépouillé de peau à sa face interne, mais le pouce était intact : je conservai l'index avec son métacarpien et le pouce. J'avoue que le résultat immédiat n'était pas beau, il fallut des greffes pour entourer l'index, mais au total la malade a conservé une pince assez utile pour lui permettre de conduire de nouveau la machine qui l'avait blessée.

Dans le mouvement régulier de la main, le pouce s'oppose à tous les autres doigts, et ceux-ci vont également à la rencontre du pouce. Toutefois une pince à deux branches peut fonctionner, l'une de ses branches étant fixe et l'autre mobile. C'est d'après cette donnée que M. de Beaufort a fait construire sa main artificielle qui, à mon avis, représente un progrès réel en prothèse : elle est infiniment plus simple que les autres, et c'est une main *utile*.

Vaisseaux lymphatiques du membre supérieur.

Les *vaisseaux lymphatiques* du membre supérieur se divisent en superficiels et profonds. J'emprunte à M. Sappey la plupart des détails qui vont suivre.

Les vaisseaux lymphatiques superficiels naissent en grande partie des téguments des doigts et de la paume de la main. Le réseau lymphatique des doigts recouvre complètement leur face palmaire et leurs faces latérales, mais incomplètement leur face dorsale.

De ce réseau naissent des troncules, puis des troncs qui, au nombre de quatre à six pour chaque doigt, se portent verticalement en haut en suivant le trajet de l'artère collatérale. Parvenus aux espaces interdigitaux, ils gagnent la face dorsale du métacarpe, puis la face postérieure de l'avant-bras. Ils se partagent alors en deux groupes qui accompagnent, l'un les veines radiales, l'autre les veines cubitales. « Un troisième faisceau, ou faisceau antérieur, prend naissance dans les téguments de la paume de la main par un réseau d'une extrême richesse. De la partie centrale du même réseau part un tronc volumineux qui se dirige en dehors, et de la partie périphérique un grand nombre de troncules que je diviserai en inférieurs, internes, externes et supérieurs. Le tronc lymphatique central naît par plusieurs grosses racines qui traversent les téguments de la paume de la main, ainsi que l'aponévrose palmaire moyenne, et qui convergent ensuite de dedans en dehors, en cheminant entre l'aponévrose et les tendons fléchisseurs des doigts. Parvenues au-dessous de l'abducteur du pouce, ces racines se réunissent, constituent alors un gros tronc qui contourne le bord externe de la main et qui monte sur la face dorsale du premier espace interosseux, où il s'anastomose avec les lymphatiques du pouce et de l'index, en poursuivant son trajet ascendant. Les troncules inférieurs, au nombre de trois ou quatre, descendent dans les espaces interdigitaux, puis se réfléchissent pour monter sur la face dorsale du métacarpe, où ils s'unissent aux lymphatiques des doigts. Les troncules internes, au nombre de huit ou dix, se portent en haut et en arrière, contournent le bord cubital de la main, puis se jettent dans les troncs les plus rapprochés du plexus de la face dorsale. Les troncules externes montent obliquement sur l'éminence thénar, pour se terminer dans les lymphatiques du pouce. Des troncules supérieurs, au nombre de trois ou quatre, montent verticalement sur la face antérieure de l'avant-bras en accompagnant la veine médiane.

« En passant de la main sur l'avant-bras, les vaisseaux lymphatiques forment donc, comme les veines, trois groupes principaux : un groupe antérieur ou médian, un groupe interne et un groupe externe. »

Au bras, les vaisseaux lymphatiques superficiels forment deux groupes qui accompagnent les veines basilique et céphalique.

Le groupe interne passe en avant de l'épitrochlée et rencontre, à 2 ou 3 centimètres au-dessus de ce point, le ganglion épitrochléen, dont je me suis déjà occupé. Des vaisseaux ne tardent pas à traverser l'aponévrose pour aboutir aux ganglions de l'aisselle, et dans ce trajet communiquent avec les vaisseaux profonds.

Le groupe externe accompagne la veine céphalique et aboutit aux ganglions du creux sous-claviculaire. Mascagni et M. Sappey ont trouvé l'un de ces vaisseaux passant au devant de la clavicule et se rendant à un ganglion du creux sus-claviculaire.

M. Aubry a rencontré trois ganglions lymphatiques dans le sillon de séparation des muscles deltoïde et grand pectoral, disposition qui est loin d'être constante.

Les vaisseaux lymphatiques profonds suivent le trajet des artères. On les divise en radiaux, cubitaux, interosseux antérieurs, interosseux postérieurs et brachiaux.

Il en existe en général deux pour chaque artère. « Les troncs satellites de l'artère radiale émanent des parties profondes de la paume de la main. Ils suivent d'abord un trajet différent : l'un accompagne l'arcade palmaire profonde, contourne la tête du premier métacarpien pour se porter sur le côté externe du carpe, et arrive à l'avant-bras où il se place sur le côté externe de la radiale ; l'autre, dont l'origine est moins profonde, suit, d'après le dessin que nous en a laissé Mascagni, le trajet de l'artère radio-palmaire, et gagne aussi l'avant-bras, où il se place sur le côté interne de la radiale. Tous deux montent ensuite jusqu'au pli du coude en s'anastomosant. Dans leur trajet antibrachial, ils traversent un ou deux petits ganglions dont l'existence n'est pas constante. »

Les vaisseaux cubitaux naissent des points correspondants à la distribution de l'artère cubitale à la main, et suivent à l'avant-bras le trajet de cette artère.

Il en est de même des troncs qui accompagnent les artères interosseuses.

Les troncs précédents s'unissent au pli du coude pour constituer les troncs brachiaux. Ces derniers montent accolés à l'artère humérale, rencontrent sur leur trajet trois ou quatre ganglions, s'anastomosent, chemin faisant, avec un tronc provenant du groupe superficiel interne, et aboutissent aux ganglions axillaires.

Dans plusieurs publications et dans son enseignement, Dolbeau s'efforça de démontrer que les diverses inflammations en général et celles du membre supérieur en particulier (panaris, phlegmon de l'avant-bras, etc.) ont pour point de départ le système lymphatique.

Les arguments développés à l'appui de cette théorie par Dolbeau et ses élèves (Thèse de M. Chevalet) lui donnent une grande vraisemblance, mais il ne faut cependant pas la généraliser, car on observe assurément des faits qui lui sont contraires.

Développement du membre supérieur.

C'est à la fin de la troisième semaine qu'apparaissent les premiers rudiments des membres supérieurs : ils consistent alors en de simples épaississements du feuillet cutané du blastoderme, qui ne tarde pas à faire, au-dessus de la surface du tronc, une saillie qui se dirige surtout d'arrière en avant et revêt presque tout de suite l'apparence d'une palette, d'où le nom de *saillie patelliforme*, placée sur les côtés de la partie inférieure du capuchon céphalique. Le plan des palettes étant antéro-postérieur, Ch. Martins en a conclu que la position intermédiaire entre la pronation et la supination est la position anormale du membre supérieur.

Au début, il n'y a pas traces de segmentation du membre, et la palette paraît représenter exclusivement la portion métacarpienne de la main. En effet, vers la cinquième ou sixième semaine, cette palette s'éloigne du tronc et lui est rattachée par une courte portion cylindrique; en même temps on voit se développer sur son bord libre un léger bourrelet, dit bourrelet digital, qui ne tarde pas à se diviser en autant de segments qu'il doit y avoir de doigts. La portion cylindrique qui rattache la main au tronc représente surtout le carpe et l'avant-bras. C'est à la fin du deuxième mois qu'on voit un sillon de séparation représentant le coude délimiter un très court segment qui, se développant, deviendra le bras. Mais déjà les doigts se sont allongés outre mesure; la main est d'abord palmée, puis elle présente deux sillons de séparation, l'un entre le pouce et l'index, l'autre entre le médius et l'annulaire ; peu à peu l'index se sépare du médius et l'annulaire de l'auriculaire. C'est dans le cours et près de la fin du troisième mois que toutes les parties constituantes du membre supérieur revêtent leurs caractères extérieurs distinctifs.

Ces quelques notions sur le développement, empruntées au remarquable article de M. Campana (*Dict. encycl. des sc. méd.*, 2e série, t. VI, p. 474 et suiv.), permettent de comprendre le plus grand nombre des anamolies des membres supérieurs.

Ainsi, le membre peut faire complètement défaut, *ectromélie ;* il peut être limité à la portion palmaire, *phocomélie;* enfin la portion qui unit la main au tronc est incomplètement développée, *hémimélie*. Quant aux doigts, j'ai déjà signalé plus haut l'*ectrodactylie*, la *syndactylie*, la *polydactylie*, la *mégalodactylie;* le nombre des phalanges peut être au-dessous du nombre normal : c'est la *brachydactylie*.

Ajoutons à cette liste la *main bifurquée*, dans laquelle un des sillons de séparation des doigts se prolonge entre les métacarpiens jusqu'au carpe, et enfin la *main-bote*, dans laquelle la main présente une attitude vicieuse par rapport à l'avant-bras.

CINQUIÈME SECTION

DE LA POITRINE

La POITRINE est une cavité intermédiaire au cou et à l'abdomen, destinée à loger le cœur et les poumons.

Elle est circonscrite : en avant par le sternum, en arrière par la colonne vertébrale et latéralement par les côtes. Une cloison musculo-aponévrotique, le *diaphragme*, sépare en bas la poitrine de l'*abdomen;* en haut elle communique directement avec le cou.

Il s'en faut que la cavité circonscrite par ces diverses parties (cavité thoracique) ait une dimension égale à celle du thorax vu sur le squelette. En effet, le diaphragme présente une voussure qui remonte jusque vers la cinquième côte en avant, de telle sorte qu'une partie des viscères de l'abdomen (le foie, l'estomac, la rate, le côlon transverse, le pancréas, le duodenum) sont cachés sous le thorax. L'abdomen et la poitrine s'emboîtent en quelque sorte réciproquement, de façon qu'un instrument qui traverse le thorax à sa partie inférieure pénètre à la fois dans la poitrine et dans l'abdomen.

Pour se faire une idée exacte de la conformation de la poitrine, il faut en détacher les épaules : elle affecte alors la forme d'un tronc de cône dont la base est inférieure.

Mais, si l'on mesure la circonférence de la poitrine sur le vivant à l'état de santé, on observe un résultat inverse, c'est-à-dire que la largeur prise sous les aisselles est plus grande que celle prise au niveau de l'appendice xiphoïde. On doit à Hirtz une curieuse observation : chez les phthisiques ce dernier rapport devient inverse : la circonférence inférieure l'emporte sur la supérieure, et d'autant plus que la maladie est plus avancée.

Les mensurations multipliées faites par Woillez ont prouvé que les deux moitiés de la poitrine étaient très rarement symétriques. Sur 133 individus le côté droit était plus développé chez 97, le côté gauche chez 7; 29 présentaient un développement égal de chaque côté. L'usage plus fréquent du membre supérieur droit expliquerait ces résultats.

Indépendamment des déformations qui surviennent sous l'influence du rachitisme, du mal de Pott, de la scoliose, etc., il en existe de physiologiques; on observe parfois des saillies qui pourraient en imposer pour des ostéites ou des exostoses.

La poitrine, chez l'adulte bien conformé, est légèrement aplatie d'avant en arrière. Le diamètre transverse l'emporte sur l'antéro-postérieur. Elle est à peu près cylindrique chez l'enfant.

La hauteur du thorax est essentiellement variable suivant les individus. Elle s'accroît en général proportionnellement à la taille (1). Ce n'est cependant pas une règle constante : ainsi, un sujet dont la taille mesurait $1^m,72$ possédait un sternum de 24 centimètres, tandis qu'un autre, haut de $1^m,74$, n'avait que 21 centimètres de sternum.

Les dimensions extérieures du thorax varient donc avec chaque sujet. Par suite de l'insertion oblique du diaphragme, et surtout de l'obliquité en bas et en avant de l'orifice supérieur du thorax, la colonne dorsale, c'est-à-dire la paroi postérieure du thorax, est plus longue que la paroi antérieure ; le rapport entre ces deux parties est environ comme 3 est à 2 (voir fig. 190). — Le diamètre antéro-postérieur est le plus étroit, surtout sur la ligne médiane, dans le point qui correspond à la saillie des corps vertébraux. Trop d'étroitesse dans ce diamètre gêne les mouvements du cœur.

La poitrine nous présente à étudier la paroi thoracique et la cavité qu'elle circonscrit. A l'étude de la cavité se rattachent celle du diaphragme, qui en forme la base, et celle de l'orifice supérieur, qui en constitue le sommet.

Paroi thoracique.

La *paroi thoracique* est formée : en avant par le sternum, latéralement par les côtes, en arrière par la colonne vertébrale. J'ai suffisamment étudié cette dernière pour n'avoir pas à y revenir ici. Au devant du thorax se trouvent les mamelles. La paroi thoracique comprend donc trois régions : la *région sternale*, la *région costale*, la *région mammaire*.

A. — RÉGION STERNALE.

La *région sternale* est formée par le sternum, les articulations chondro-sternales et les parties molles qui les entourent. Elle forme une partie de la face antérieure du thorax.

Plus longue que large, plus épaisse en haut qu'en bas, obliquement dirigée en bas et en avant, la région sternale présente une forme très variable. Ordinai-

(1) Voici quelques mensurations que j'ai faites chez l'adulte :

Hauteur du sternum mesurée de la fourchette de l'os au sommet de l'appendice xiphoïde.

HOMMES		FEMMES	
Taille.	Hauteur du sternum.	Taille.	Hauteur du sternum.
1.57	19	1.43	16.5
1.63	20	1.45	16
1.64	22	1.46	17.5
1.66	23	1.48	15
1.69	23	1.49	19
1.72	24	1.50	15
1.72	23	1.52	16.5
1.74	21	1.53	17
1.75	22	1.54	18
1.76	24	1.56	19
1.76	24	1.59	19
1.81	25	1.66	17.5

rement déprimée sur la ligne médiane dans le sens vertical, elle présente aussi des dépressions et des crêtes transversales; ces dernières correspondent à l'union des diverses pièces du sternum, surtout de la première avec la seconde. Cette région est parfois saillante en avant; chez les sujets à poitrine étroite, le sternum rappelle celui des oiseaux.

Les couches qui composent la région sternale sont les suivantes : 1° la peau; 2° une couche celluleuse sous-cutanée; 3° une couche aponévrotique; 4° le sternum.

La *peau*, fortement déprimée sur la ligne médiane chez les sujets vigoureux, est recouverte de nombreux poils chez l'homme. Elle est épaisse et peu mobile sur la ligne médiane, surtout en bas.

D'après M. Richet, la peau de la région sternale « présente ce phénomène remarquable signalé par Weber, qu'elle est à peine sensible sur la ligne médiane. » Il est facile de contrôler l'assertion de l'auteur allemand et de constater que la plupart des sujets sentent *au moins* aussi bien sur la ligne médiane du sternum que sur les parties latérales.

La peau de la région sternale est remarquable par une aptitude particulière au développement de la kéloïde: une simple cicatrice d'acné suffit à la production de cette tumeur. Je rappellerai qu'à moins d'indications particulières les kéloïdes ne doivent pas être enlevées, car elles repoussent en général plus volumineuses qu'auparavant.

La *couche celluleuse sous-cutanée*, très serrée et peu abondante sur la ligne médiane, est plus lâche sur les côtés et presque complètement dépourvue de graisse.

La *couche aponévrotique* est constituée par l'entre-croisement des fibres d'insertion des muscles grand pectoral, sterno-cléido-mastoïdien (faisceau sternal) et grand droit de l'abdomen. Ces fibres forment une sorte de feutrage au devant du sternum et se continuent avec le périoste.

Les téguments qui recouvrent le sternum sont un siège de prédilection pour les tumeurs gommeuses.

Le *sternum* est un os impair, médian, symétrique, que l'on a comparé à une épée et qui a été divisé en manche, corps et pointe, ou encore en trois parties: supérieure, moyenne et inférieure. Cette dernière est encore appelée *appendice xiphoïde*. Le bord supérieur du sternum présente une dépression (profonde surtout lorsque la clavicule est en place) appelée *fourchette du sternum;* sur les côtés de la fourchette sont les surfaces articulaires de l'articulation sterno-claviculaire. La hauteur du sternum est très variable suivant les sujets et m'a paru en général en rapport avec la taille, ainsi que le montre le tableau qui précède : aussi est-il plus court chez la femme que chez l'homme ; chez l'adulte, le plus court que j'aie trouvé mesurait 15 centimètres, et l'on en rencontre rarement d'aussi courts; le plus long mesurait 25 centimètres.

Les bords latéraux du sternum présentent sept cavités articulaires destinées à recevoir les cartilages des sept côtes *vraies* ou *sternales*. Elles s'unissent par arthrodie et sont solidement maintenues par le périchondre, qui se continue directement avec le périoste du sternum. L'union des surfaces articulaires n'est cependant pas si intime qu'on ne puisse y observer des luxations.

La partie supérieure du sternum forme généralement une voussure très appréciable, tandis qu'en bas existe une dépression appelée *fossette sus-xiphoï-*

dienne. A la partie inférieure du corps existe parfois sur la ligne médiane un trou que Riolan considérait à tort comme plus fréquent chez l'homme que chez la femme et qui peut dans certains cas recevoir l'extrémité du petit doigt. Cet orifice établit parfois une communication entre un abcès du médiastin et l'extérieur; réciproquement un abcès sous-cutané peut envahir par cette voie la couche celluleuse lâche située en arrière du sternum. L'appendice xiphoïde est parfois bifurqué; son extrémité peut être recourbée en avant vers la peau et en arrière vers la cavité abdominale; on a attribué, sans raison, certains troubles gastriques à cette dernière disposition.

Le sternum est presque exclusivement composé de tissu spongieux renfermant une quantité considérable de vaisseaux. C'est à cette disposition que cet os doit d'être souvent le siège de carie.

Ajoutons que, comme il est très superficiel, les pressions longtemps répétées y exercent une influence plus directe qu'ailleurs : c'est ainsi, par exemple, qu'il se déprime chez les cordonniers. J'ai vu une périostite et consécutivement un abcès développés sur un sujet d'apparence vigoureuse qui, chargé de couper le pain dans un restaurant fréquenté de Paris, prenait son point d'appui sur le sternum et comprimait sans cesse le même point de l'os.

La consistance du sternum est faible : aussi peut-on facilement enlever avec une simple gouge les parties cariées. Le peu de résistance qu'il présente en explique la fracture à la suite de chute sur le devant de la poitrine et même à la suite d'un coup de poing, ainsi que j'en ai observé un cas à Bicêtre sur un aliéné frappé brutalement par un infirmier. Le sternum peut aussi se fracturer par cause indirecte dans un mouvement forcé de flexion ou d'extension du tronc.

Le développement du sternum est fort remarquable. La première pièce se développe en général par un seul point d'ossification qui occupe la ligne médiane et descend de haut en bas.

Le corps se développe par des points d'ossification variant de quatre à neuf et correspondant aux espaces intercostaux. Les noyaux se développent latéralement, marchent à la rencontre les uns des autres et se soudent entre eux de façon à constituer quatre pièces distinctes. Ces pièces se soudent entre elles de vingt à trente ans.

L'appendice xiphoïde se développe par un point osseux médian et situé à la base; il reste toutefois très longtemps cartilagineux; le point osseux peut même n'apparaître que vers l'âge de vingt ans. L'ossification est complète vers quarante ans et l'appendice se soude au corps de l'os vers quarante-cinq ans. Mais à cette époque de la vie la première pièce du sternum n'est pas encore soudée avec le corps de l'os; elle peut même rester toujours indépendante: aussi M. Maisonneuve a-t-il fait observer avec raison que certaines fractures du sternum n'étaient que des luxations de la première pièce sur le corps de l'os. La première reste en place, tandis que la seconde passe en avant, entraînant les côtés avec elle.

Tous les auteurs ont signalé les cas de bifidité congénitale du sternum, dont le mode de développement de cet os ne rend pas suffisamment compte.

Par sa face postérieure, le sternum, sur les côtés du corps et de l'appendice xiphoïde, donne attache au muscle triangulaire; cette face est de plus en rapport avec une couche très lâche de tissu cellulo-graisseux, avec le péricarde et avec la réflexion des plèvres: aussi a-t-on proposé de trépaner le sternum pour ouvrir les abcès médiastinaux et même pour faire la paracentèse du péricarde. Je reviendrai sur le sujet en étudiant les médiastins.

B. — RÉGION COSTALE.

Lisse et régulière chez les sujets gras, la *région costale* présente le relief des côtes chez les sujets maigres. On y aperçoit le creux sous-claviculaire, les digitations des muscles grand dentelé et grand oblique. La peau qui la recouvre n'offre rien de spécial, si ce n'est qu'elle est le siège de prédilection du *zona*.

Douze côtes constituent la charpente de la région costale. Sept d'entre elles s'articulent directement avec le sternum : ce sont les *vraies côtes;* les cinq autres sont les *fausses côtes*. Les deux dernières, libres par leur extrémité antérieure, sont dites *flottantes*.

Les côtes sont séparées l'une de l'autre par des espaces remplis eux-mêmes de parties molles : ce sont les *espaces intercostaux*. Elles forment la plus grande partie de la paroi thoracique.

Les limites de la région costale sont : en avant, les bords du sternum ; en arrière, le bord externe de la masse sacro-lombaire ; en haut, la première côte, et, en bas, la douzième.

Indépendamment des côtes et des espaces intercostaux qui en forment la partie intrinsèque, la région costale est recouverte par les muscles nombreux dont la plupart ont été signalés déjà à propos du membre supérieur. En avant je rapellerai les grand et petit pectoraux, qui forment la paroi antérieure du creux de l'aisselle ; sur les côtés, le grand dentelé, qui en constitue la paroi interne, et le grand dorsal, qui ferme le creux en arrière. Les muscles de la paroi abdominale ainsi que le diaphragme s'y insèrent en bas ; nous avons déjà noté les scalènes sur les côtés ; en arrière se trouvent les muscles trapèze, rhomboïde, petits dentelés supérieur et inférieur.

J'étudierai d'abord les côtes, et ensuite les espaces intercostaux.

Des côtes.

Fixées en arrière à la colonne vertébrale et en avant au sternum, les *côtes* forment autant d'arcs dont la concavité est dirigée vers la ligne médiane. Elles s'unissent au sternum par l'intermédiaire de cartilages, qui sont comme les côtes au nombre de douze. La présence de ces cartilages donne au thorax une grande élasticité, ce dont on se rend compte en exerçant une forte pression sur la face antérieure du sternum, le cadavre reposant sur le dos.

Cependant, si la pression est exagérée et dépasse les limites de l'élasticité, les côtes, ne pouvant plus revenir sur elles-mêmes, se fracturent dans un point intermédiaire à ceux où s'est exercée la pression : la fracture alors est indirecte, c'est comme un cerceau dont on rapproche les deux extrémités, et qui se brise en général dans le point qui correspond au sommet de la courbe. On conçoit que les fragments aient tendance à faire saillie du côté de la peau, et la théorie avait fait dire à J.-L. Petit qu'il en était toujours ainsi, mais ce n'est pas exact : les fragments ne subissent pas en général de déplacement appréciable sous la peau, ainsi que l'a fait observer Malgaigne.

Lorsqu'une fracture se produit par le mécanisme précédent, c'est-à-dire par cause indirecte, à la suite d'une forte pression qui augmente la courbure normale des côtes, l'agent qui comprime la cage thoracique offre généralement une large surface, c'est une roue de voiture, par exemple. On comprend dès lors pourquoi il est si rare d'observer une seule côte fracturée : le plus souvent on en trouve plusieurs, et il faut s'attendre dans les autopsies à en trouver plus qu'on n'en avait soupçonné et reconnu pendant la vie. Les côtes sont en effet tolidaires les unes des autres ; rattachées entre elles par les muscles intercostaux, elles forment en quelque sorte une paroi continue : la première côte, protégée par la clavicule, les deux dernières, qui sont flottantes et fuient sous la pression, se fracturent très rarement.

Lorsqu'on rapproche les deux extrémités d'un arc de cercle de façon à le briser, la brisure se fait en général au centre de courbure : aussi avait-on dit que les fractures des côtes occupaient leur partie moyenne. Malgaigne a constaté que le siège était plus rapproché de l'extrémité antérieure. Du reste, il n'y a rien de fixe à cet égard : on trouve des fractures sur tous les points de la côte; on en rencontre souvent au niveau de l'angle, et il m'a semblé dans plusieurs cas que ces dernières avaient plus de tendance au déplacement que celles qui siègent en avant : assez souvent, en effet, l'un des fragments fait saillie dans la cavité de la plèvre, et ce sont les fractures au niveau de l'angle des côtes qui m'ont paru produire le plus souvent les déchirures de la plèvre et du poumon. Je rappellerai la disposition des articulations costo-transversaires, si propre à faciliter les fractures indirectes par exagération de courbure; la côte s'arcboute contre l'apophyse transverse de la vertèbre correspondante, qui lui offre un solide point d'appui, de telle sorte qu'elle ne peut en aucun cas se déplacer en arrière : aussi n'observe-t-on pas de luxation de l'extrémité postérieure des côtes. Il n'est pas rare d'observer des fractures de côte incomplètes. Grâce à leur peu de résistance et à leur courbure, les côtes cèdent aisément à une pression directe : un coup de pied, un coup de timon de voiture, une chute sur l'angle d'un meuble, etc. La courbure de la côte tend alors à se redresser, et la théorie avait fait admettre que les fragments se portaient dans ce cas vers la cavité des plèvres et avaient de la tendance à blesser le poumon. Les faits n'ont pas répondu à la théorie. Les fractures directes non plus que les fractures indirectes ne s'accompagnent d'un déplacement notable; en général, les fragments ne s'abandonnent pas et restent engrenés l'un avec l'autre. Il en résulte que les symptômes ordinaires des fractures font souvent défaut. La mobilité et la crépitation ne sont constantes que dans les fracas du thorax, lorsque la paroi thoracique, brisée presque tout entière, s'affaisse sous la main et craque bruyamment à chaque mouvement forcé d'expiration. Quelquefois la fracture isolée d'une côte peut se révéler par une légère crépitation au moment de la toux, mais le meilleur symptôme est la douleur dans un point fixe et la gêne de la respiration.

Les cartilages des côtes peuvent aussi se fracturer, mais plus rarement. La réunion chez les sujets jeunes se fait à l'aide d'un tissu cartilagineux. Chez les sujets âgés, les deux fragments sont reliés par une bride fibreuse, ou même restent libres au centre d'une virole osseuse.

Les côtes sont des os plats, composés d'un lame mince de tissu compact et de tissu spongieux. Elles sont fréquemment atteintes de carie, et les abcès siègent en général au niveau du point carié. Le pus peut néanmoins fuser au loin sous les muscles larges qui s'insèrent au thorax.

On est rarement obligé de pratiquer une résection de côtes. Cependant, si la suppuration était très abondante et avait résisté aux moyens ordinaires de traitement, si le pus menaçait de décoller la plèvre et de former un abcès intrathoracique, si surtout il existait un séquestre, on serait autorisé à tenter une résection. L'opération ne présente d'ailleurs pas de grandes difficultés : une incision aux téguments permet d'arriver sur la face externe de la côte, on en

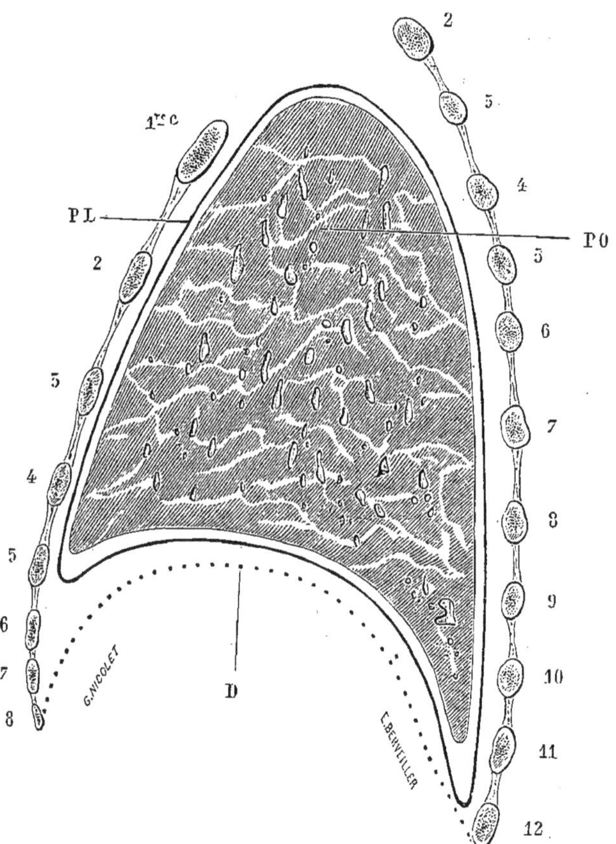

Fig. 187. — *Coupe verticale antéro-postérieure du thorax passant au niveau du mamelon.* — (Les chiffres indiquent l'ordre de superposition des côtes.)

D, ligne pointillée représentant la direction du diaphragme. | PL, plèvre. PO, poumon.

contourne ensuite rigoureusement les bords en décollant le périoste et la plèvre, puis on passe en arrière une sonde de Blandin et on résèque avec une scie à chaîne ou une petite scie à main.

Dans les empyèmes, la rétraction de la paroi costale, dans certains cas, est telle que, les bords des côtes se touchant, le pus ne trouve pas un libre écoulement à travers les espaces intercostaux. On serait encore autorisé alors à retrancher une portion de côte pour pouvoir donner issue au pus.

Une autre conséquence résulte du rapprochement complet des côtes, c'est qu'il détermine la limite extrême du retrait que peut subir la paroi thoracique vers la cavité. Or, lorsqu'il existe un foyer purulent dans la plèvre et une fistule pleurale, la guérison ne peut s'obtenir que par la coaptation du poumon à la paroi. Le poumon étant souvent rétracté vers la colonne vertébrale et fixé en ce point par des adhérences, la coaptation devient impossible et partant aussi la guérison. C'est pour les cas de ce genre que M. le Dr Létiévant (de Lyon) d'abord et Estlander ensuite ont proposé une nouvelle opération qui consiste à réséquer un certain nombre de côtes, en regard du foyer pleural, de façon à permettre l'affaissement de la paroi. Il est préférable de réséquer plutôt en hauteur qu'en largeur. Le lieu d'élection est la face latérale du thorax, dans le point où l'on ne rencontre que le grand dentelé et le grand oblique de l'abdomen. On doit s'éloigner des cartilages costaux, afin d'éviter la blessure du péricarde, si l'on opère à gauche, et aussi les insertions du diaphragme, ce qui pourrait entraîner la blessure du péritoine. Cette opération a été pratiquée tout récemment en France par MM. Bouilly, Berger, Monod, et a fourni des résultats importants. On ne doit toutefois y recourir que lorsqu'il est bien démontré que la guérison est impossible par les moyens ordinaires.

La *direction* des côtes est oblique de haut en bas et d'arrière en avant, en sorte que leur extrémité postérieure est notablement plus élevée que l'antérieure. Il est souvent intéressant de connaître le rapport existant entre les côtes dans un plan horizontal. J'ai construit à cet effet la figure 187, qui représente une coupe verticale antéro-postérieure du thorax passant au niveau du mamelon.

Elle montre les rapports suivants :

A la 1re	côte en avant	correspond	en arrière	la 4e.
A la 2e	—	—	—	la 6e.
A la 3e	—	—	—	la 7e.
A la 4e	—	—	—	la 8e.
A la 5e	—	—	—	la 9e.
A la 6e	—	—	—	la 10e.
A la 7e	—	—	—	la 11e.

Par conséquent, une section horizontale du thorax passant en avant par la troisième côte, je suppose, aboutira en arrière à la septième, après avoir rencontré successivement la quatrième, la cinquième et la sixième. La figure 192, représentant une coupe horizontale du thorax, en fournit encore la preuve.

Nous comptons généralement les côtes, en procédant de haut en bas, sous les noms de première, deuxième, etc., et chacun sait qu'il est parfois malaisé de reconnaître exactement la côte fracturée, surtout si elle est recouverte par une certaine épaisseur de parties molles. On ne saurait avoir trop de points de repère pour s'orienter dans cette recherche ; en voici un : l'angle inférieur de l'omoplate est en général facile à trouver, surtout en faisant porter les coudes du malade en arrière. Or, si, les bras étant appliqués le long du corps, on fait passer une ligne horizontale autour du thorax vis-à-vis de cet angle, la ligne correspond en avant au sternum entre l'insertion de la quatrième et de la cinquième côte, et à la cinquième côte au niveau du mamelon. Or, d'après la figure 187, on voit qu'à la cinquième côte en avant répond la neuvième en arrière : par conséquent, une fracture siégeant sur le trajet d'une ligne horizontale passant par la pointe de l'omoplate occupera la cinquième, la sixième, la septième, la huitième ou la neuvième côte, suivant qu'elle sera plus ou moins rapprochée du sternum ou de la colonne vertébrale.

D'ailleurs, la détermination exacte de la côte fracturée n'a pas assez d'importance pour exiger une précision plus grande.

Espaces intercostaux.

Les côtes sont séparées les unes des autres par des espaces dits *espaces intercostaux*, qui sont remplis par des muscles, du tissu cellulaire, des vaisseaux et des nerfs. Ces espaces n'ont pas tous la même largeur ; le troisième est le plus large; viennent ensuite le second et le premier; les quatre derniers sont les plus étroits.

Chaque espace intercostal ne présente pas la même largeur dans toute son étendue : il est plus large en arrière qu'en avant. L'espace manque absolument en avant entre les huitième, neuvième et dixième côtes, dont les cartilages s'unissent entre eux. Les espaces s'agrandissent pendant l'inspiration ; dans l'expiration, ils diminuent à ce point que les côtes peuvent s'imbriquer l'une sur l'autre et apporter ainsi un obstacle à la pénétration d'un corps étranger. Le même phénomène se produit lors de l'inclinaison latérale du tronc, circonstance favorable dans les cas de blessure du thorax. De ce rapprochement des côtes, ainsi que de la convexité de la surface externe, il résulte ce fait intéressant qu'un projectile, une balle, par exemple, peut frapper une côte sans pénétrer dans la poitrine. L'angle d'incidence du projectile avec la côte peut être tel que la balle suive la surface externe de l'os et aille se loger en arrière dans les parties molles du voisinage des gouttières vertébrales, alors que la situation de l'orifice d'entrée pourrait faire croire à une plaie pénétrante de poitrine.

Chaque espace intercostal a pour squelette les bords correspondants des côtes situées au-dessus et au-dessous. Le bord inférieur des côtes est plus ou moins tranchant et surmonté d'une gouttière qui présente deux lèvres, l'une supérieure ou interne, l'autre inférieure ou externe.

Le bord supérieur est mousse et arrondi.

En procédant de dehors en dedans, l'espace intercostal présente les parties suivantes : la peau, une couche graisseuse sous-cutanée, une couche aponévrotique et une couche musculaire. Ces couches, en quelque sorte extrinsèques par rapport à l'espace intercostal, présentent des caractères variables suivant la portion du thorax que l'on examine. J'ai déjà énuméré plus haut les muscles qui recouvrent les espaces intercostaux.

Au-dessous des muscles grand et petit pectoral, grand dentelé, grand droit de l'abdomen et grand dorsal, existe une couche de tissu cellulaire lâche qui les sépare des muscles intercostaux.

Viennent ensuite ces derniers au nombre de deux pour chaque espace et que l'on divise en *externe* et *interne*.

Les muscles intercostaux occupent tout l'espace intercostal, depuis la colonne vertébrale jusqu'au sternum ; toutefois les intercostaux externes n'arrivent que jusqu'aux cartilages costaux, tandis que les internes ne commencent en arrière qu'au niveau de l'angle des côtes. Ils sont recouverts par un mince feuillet aponévrotique et une légère couche de tissu cellulaire.

Ils s'insèrent en haut : l'externe, à la lèvre externe ou inférieure de la gouttière costale; l'interne, à la lèvre interne ou supérieure de cette même gouttière; en bas: l'externe, à la lèvre externe du bord supérieur de la côte; l'interne, à la face interne de cette même côte. Les fibres d'insertion sont alternativement charnues et aponévrotiques. Toutes sont obliquement dirigées de haut en bas: celles de l'externe d'arrière en avant, celles de l'interne d'avant en arrière.

Entre chaque couche de muscles existe une couche de tissu cellulaire lâche qui permet de les distinguer très aisément l'une de l'autre.

En dedans des muscles intercostaux existe également une couche abondante

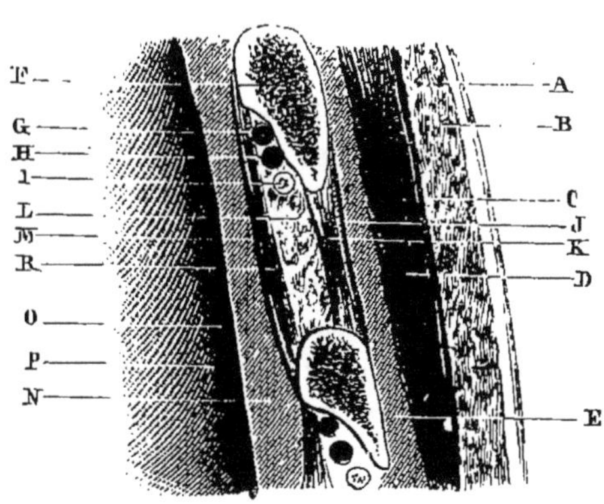

Fig. 188. — *Coupe verticale du sixième espace intercostal droit, pratiquée à l'union du tiers postérieur avec les deux tiers antérieurs de cet espace.* — Segment sternal de la coupe. — Adulte.

A, peau.
B, couche celluleuse sous-cutanée.
C, aponévrose superficielle.
D, muscle grand dentelé.
E, face externe de la septième côte.
F, coupe de la sixième côte.
G, veine intercostale.
H, artère intercostale.
I, nerf intercostal.
J, feuillet aponévrotique recouvrant les muscles intercostaux externes.
K, muscle intercostal externe.
L, espace compris entre les deux muscles intercostaux.
M, feuillet aponévrotique recouvrant les muscles intercostaux internes.
N, tissu cellulaire sous-pleural.
O, plèvre.
P, poumon.
R, muscle intercostal interne.

de tissu cellulaire, dit *sous-pleural;* on rencontre ensuite la *plèvre*, que nous retrouverons en étudiant la cavité de la poitrine.

Entre les muscles intercostaux cheminent les *vaisseaux* et les *nerfs intercostaux*.

Les *artères intercostales* proviennent de trois sources différentes : de l'aorte, de l'intercostale supérieure, branche de la sous-clavière, et de la mammaire interne, née du même tronc. Les premières sont encore dites *postérieures*, les secondes *supérieures* et les troisièmes *antérieures*.

Les artères *intercostales postérieures* ou aortiques, au nombre de huit ou neuf, naissent de la partie postérieure de l'aorte; celles de droite passent au devant du corps des vertèbres, en arrière de l'œsophage, du canal thoracique et de la grande veine azygos, pour se rendre à l'espace intercostal correspondant. A droite comme à gauche, elles passent en arrière de la plèvre pariétale et des ganglions nerveux thoraciques. Elles s'infléchissent ensuite de bas en haut pour gagner l'espace intercostal et se divisent en deux branches : l'une antérieure, l'autre postérieure. La première, qui seule doit nous occuper ici, chemine d'abord entre la plèvre pariétale et le muscle intercostal externe ; elle s'engage ensuite entre les deux muscles intercostaux et se place dans la gouttière costale, qu'elle suit jusqu'au tiers antérieur de l'espace intercostal. Arrivée là, elle abandonne la gouttière pour occuper la partie moyenne de l'espace et s'anastomoser avec l'intercostale antérieure fournie par la mammaire interne. Dans cette dernière partie de son trajet elle est réduite à un si petit volume que sa blessure est peu redoutable.

Les artères intercostales fournissent des perforantes qui peuvent acquérir parfois un volume considérable, surtout chez la femme à l'époque de la lactation.

L'artère intercostale est donc protégée dans presque tout son trajet par la côte, et l'on ne conçoit pas bien comment elle pourrait être blessée en ce point : il faudrait pour cela que l'instrument pénétrât obliquement, de façon à raser la face interne des côtes. Il n'en est pas de même en arrière, où l'artère traverse obliquement l'espace de bas en haut. Aussi ne doit-on jamais pratiquer la thoracentèse, et à plus forte raison l'opération de l'empyème, en arrière. On évitera à coup sûr l'hémorrhagie en choisissant la partie moyenne de l'espace intercostal.

Il convient donc, pour l'empyème, de procéder de la façon suivante : déterminer d'abord l'espace intercostal, ce qui présente parfois une certaine difficulté, car la couche sous-cutanée, souvent épaissie, infiltrée, masque la saillie des côtes; inciser couche par couche cet espace dans une étendue de 5 centimètres environ (quand on a ouvert d'autre espace intercostal que celui d'un cadavre, on est surpris de la profondeur à laquelle il faut pénétrer sur le vivant pour rencontrer les côtes) ; introduire l'indicateur gauche dans la plaie pour sentir le bord des côtes; appliquer le doigt sur le bord supérieur de la côte qui est au-dessous, ponctionner et inciser la plèvre, en rasant ce bord.

Un autre accident possible dans la thoracentèse est la blessure du diaphragme, que l'on pourrait intéresser en pénétrant à travers les deux derniers espaces intercostaux. Il n'y a rien à craindre à cet égard en s'engageant entre la huitième et la neuvième côte, par exemple. Il n'est pas d'ailleurs nécessaire d'opérer sur le point le plus déclive de l'épanchement, précaution rendue inutile par la position horizontale du sujet et surtout par l'emploi des méthodes d'aspiration aujourd'hui en faveur.

Les plaies de l'artère intercostale ont beaucoup préoccupé les chirurgiens, et sans trop de raison, car elles sont d'une rareté extrême par suite de la protection que l'artère trouve dans la gouttière de la côte. Il est même remarquable que ce vaisseau ne soit à peu près jamais lésé dans les fractures de côtes, dans ces fracas du thorax où l'on trouve des fragments multiples, isolés et parfois déplacés vers la cavité.

Un coup d'épée porté dans le tiers antérieur ou tout à fait en arrière de l'espace intercostal pourrait atteindre l'artère, qui dans ces points occupe le milieu de l'espace et n'est pas protégée par la côte. J'ai déjà dit qu'en avant elle était réduite à un si mince volume que sa blessure n'entraînait pas de gravité. Il n'en serait pas de même en arrière, où elle pourrait fournir une hémorrhagie abondante; mais survient alors une nouvelle difficulté. Comment faire le diagnostic?

Lorsque le sang tombe dans la plèvre, et c'est la règle, comment distinguer s'il provient d'une blessure de l'intercostale ou de celle d'un vaisseau du poumon? Cela me paraît impossible : c'est pourquoi le chirurgien ne doit intervenir activement que s'il s'agit d'une plaie large, produite par un coup de sabre, par exemple, ou par un coup de couteau. On peut espérer se rendre compte de la source du sang en déblayant la plaie des caillots qui l'encombrent et en l'agrandissant au besoin. L'artère aperçue au fond de la plaie sera liée, ou plutôt tordue, la torsion étant infiniment plus facile que la ligature dans les plaies profondes, ou encore saisie avec une pince laissée à demeure. En cas d'insuccès par ces méthodes, on aurait recours au mode de compression conseillé par Dupuytren : un sac en toile ou en baudruche introduit vide dans la cavité thoracique, et rempli ensuite de charpie, est alors attiré en dehors de façon à comprimer l'artère contre la face interne de la côte.

Les artères *intercostales supérieures* proviennent de l'intercostale supérieure, branche de la sous-clavière. Destinées aux deux premiers espaces intercostaux, elles fournissent parfois au troisième, très rarement au quatrième. Ces artères se comportent absolument comme les précédentes.

Les artères *intercostales antérieures* sont fournies par l'artère *mammaire interne.* Le tronc de cette dernière artère est si rapproché du sternum qu'il fait en quelque sorte partie de la région sternale. La mammaire interne naît de la face inférieure de la sous-clavière, sur un point diamétralement opposé à l'origine de la thyroïdienne inférieure. Elle répond au nerf phrénique, qui se place en dedans d'elle, passe en arrière du tronc veineux brachio-céphalique et pénètre dans la poitrine. Elle descend verticalement en suivant le bord du sternum, dont elle est séparée par un travers de doigt environ; elle est placée entre les cartilages costaux et les muscles intercostaux internes en avant, le triangulaire du sternum et la plèvre en arrière. Arrivée au niveau de l'appendice xiphoïde, elle se distribue à la paroi abdominale antérieure et s'anostomose avec l'épigastrique. Par son bord externe, la mammaire interne fournit les intercostales antérieures, qui s'anastomosent par inosculation avec les intercostales aortiques.

Pour découvrir l'artère mammaire interne, il faut pratiquer d'une côte à l'autre une incision verticale située à un travers de doigt en dehors du bord du sternum et parallèle à ce bord ; on arrive facilement sur le vaisseau.

Les artères intercostales sont toutes accompagnées de deux veines. Les veines intercostales postérieures droites se rendent dans la grande azygos. Celles du côté gauche se rendent : les supérieures dans la grande azygos, les inférieures, au nombre de cinq à six, dans la petite azygos qu'elles constituent.

Les veines intercostales supérieures se rendent : à droite, dans la grande azygos, quelquefois dans le tronc veineux brachio-céphalique droit et la veine cave supérieure ; à gauche, dans la grande azygos, quelquefois dans le tronc veineux brachio-céphalique gauche.

Les veines intercostales antérieures aboutissent aux veines mammaires internes, qui elles-mêmes se rendent dans la veine sous-clavière.

Les *nerfs intercostaux* se divisent, comme les artères, au niveau du trou de conjugaison, en branche antérieure ou costale et branche postérieure ou rachidienne (voy. fig. 119). La branche antérieure accompagne l'artère intercostale et se place au-dessous d'elle.

Ces nerfs, si fréquemment atteints de névralgie, sont remarquables par les rameaux perforants qu'ils fournissent. Ils sont divisés en perforants *latéraux* et perforants *antérieurs*.

Les rameaux perforants latéraux naissent vers la partie moyenne de l'espace intercostal, au niveau des digitations du grand dentelé et du grand oblique, et se distribuent à la peau du thorax. Les deuxième et troisième nerfs intercostaux fournissent les rameaux perforants latéraux, qui, traversant le creux de l'aisselle (*fig.* 160), s'anastomosent avec l'accessoire du nerf cutané interne et se distribuent à la peau de la face interne du bras.

Les branches perforantes antérieures, beaucoup plus petites que les précédentes, ne sont autre chose que la partie terminale des nerfs et se distribuent aux téguments de la paroi antérieure du thorax et de l'abdomen.

C. — RÉGION MAMMAIRE.

On désigne sous le nom de *région mammaire* la région occupée chez l'homme par le mamelon et chez la femme par la mamelle.

Elle ne présente chez l'homme aucun intérêt. Je dirai seulement que chez les petits garçons on trouve parfois à la naissance une glande assez développée, et qu'à l'époque de la puberté il survient souvent des phénomènes congestifs accompagnés d'une certaine douleur et même d'abcès.

Le mamelon, chez l'homme, peut aussi être atteint de cancer. M. Horteloup a rassemblé dans sa thèse d'agrégation les maladies dont est susceptible le sein de l'homme.

La région mammaire présente chez la femme des différences individuelles de forme, de volume, de consistance, sur lesquelles je n'ai pas besoin d'insister. Ces différences sont surtout en rapport avec l'âge et l'état physiologique des sujets. Toutefois le volume peut devenir tel qu'il cesse d'être physiologique : on observe alors une *hypertrophie* de la mamelle (thèse de Labarraque). On peut même être obligé d'intervenir lorsque la glande devient énorme, comme sur une jeune fille opérée à la Charité par Manec, il y a quelques années. Mais il faut bien différencier les cas où l'hypertrophie est due à l'augmentation du tissu glandulaire de ceux où elle résulte de l'accumulation de la graisse sous la peau.

Pour prendre une idée exacte de la région mammaire, il convient de l'étudier sur une coupe verticale antéro-postérieure analogue à celle que représente la figure 189. Le fond de la région est constitué par la paroi costale, doublée à ce niveau du grand pectoral, sur lequel repose directement la glande. Elle jouit sur ce muscle d'une grande mobilité.

Il n'est pas rare toutefois d'observer une adhérence intime entre ces deux organes lorsque la mamelle est atteinte de cancer. Pour s'en assurer, il faut contracter le grand pectoral, résultat que l'on obtient en engageant la malade à appliquer fortement sa main sur un objet quelconque. Si alors on essaye d'imprimer des mouvements à la glande, on constate qu'elle est devenue fixe comme le muscle lui-même. L'adhérence peut dépasser les limites du grand pectoral et s'étendre jusqu'aux côtes et aux espaces intercostaux, ce qui constitue une contre-indication absolue à toute espèce d'intervention chirurgicale.

La région mammaire présente, en procédant de dehors en dedans, les couches suivantes : la peau, une couche graisseuse sous-cutanée, la glande mammaire, une couche graisseuse sous-mammaire, une couche celluleuse, l'aponévrose du grand pectoral, le grand pectoral, les côtes et les espaces intercostaux.

1° *Peau.* — La peau diffère suivant qu'on l'examine à la périphérie ou au centre de la région. A la périphérie, elle n'offre aucun caractère spécial ; son épaisseur, sa consistance, sa couleur, sa mobilité, sont les mêmes que partout ailleurs. Au centre, elle revêt un aspect tout particulier, et cette partie a reçu le nom d'*auréole*. L'auréole est une sorte de tache arrondie, circulaire, au milieu de laquelle s'élève le *mamelon* comme une grosse papille.

Rosée chez les femmes qui n'ont pas eu d'enfants, l'auréole est brune chez les autres et acquiert ce caractère surtout pendant la grossesse. La peau de l'auréole renferme des follicules pileux et un grand nombre de glandes sébacées et sudoripares qui s'hypertrophient et forment des saillies très apparentes pendant la grossesse et surtout durant la lactation. La peau du mamelon renferme aussi des glandes sébacées et une série de grosses papilles. Elle est fréquemment, surtout chez les nourrices, le siège d'excoriations, de fentes, de gerçures, de croûtes eczémateuses. On y observe des ulcérations syphilitiques, des chancres indurés qui ont pu être communiqués par le nourrisson.

M. Sappey a décrit au niveau de l'auréole un muscle composé de fibres lisses qu'il appelle *muscle sous-auréolaire*, destiné à favoriser l'excrétion du lait et l'érection du mamelon.

Le caractère différentiel le plus important, au point de vue chirurgical, entre la peau de l'auréole et celle qui recouvre la périphérie de la mamelle, est le suivant : cette dernière est libre par sa face profonde et très mobile, tandis que la peau de l'auréole est très adhérente et immobile. Ajoutons que la peau de l'auréole est infiniment plus mince que l'autre, et enfin qu'on ne trouve jamais de graisse à sa face profonde, tandis que le tissu adipeux est très abondant sur toute la périphérie de la mamelle : aussi conçoit-on que les abcès revêtent des caractères particuliers suivant qu'ils occupent l'un ou l'autre de ces points, et doit-on diviser les abcès *sous-cutanés* de la mamelle en *auréolaires* et *extra-auréolaires*.

Les abcès extra-auréolaires ne diffèrent pas des abcès sous-cutanés ordinaires; ils sont susceptibles de gagner les parties voisines et de prendre de grandes dimensions; les abcès auréolaires, au contraire, sont circonscrits, n'ont aucune tendance à s'étendre, font rapidement saillie sous la peau et ne tardent pas à s'ouvrir spontanément, grâce à la minceur du tégument : aussi n'est-il pas utile d'ouvrir ces derniers, tandis qu'il est avantageux, dans le premier cas, de donner issue au pus.

La peau qui recouvre le mamelon est très fréquemment atteinte de gerçures chez les femmes qui allaitent, et je pense avec Nélaton et M. Sappey, en me basant sur de très nombreux faits cliniques, qu'il faut rattacher à ces gerçures l'origine de presque tous les abcès du sein. Je reviendrai sur ce point intéressant à propos des vaisseaux lymphatiques.

La peau de la région mammaire est parfois le siège de petites tumeurs dures, de volume variable, disséminées au pourtour de la glande et coexistant avec une tumeur du sein. Elles entraînent le pronostic le plus grave : c'est de la *graine* de cancer qui doit faire exclure toute idée d'intervention active.

Il est d'autant plus important de rechercher l'existence de ces productions cutanées qu'elles peuvent s'être dérobées à l'attention de la malade, grâce à

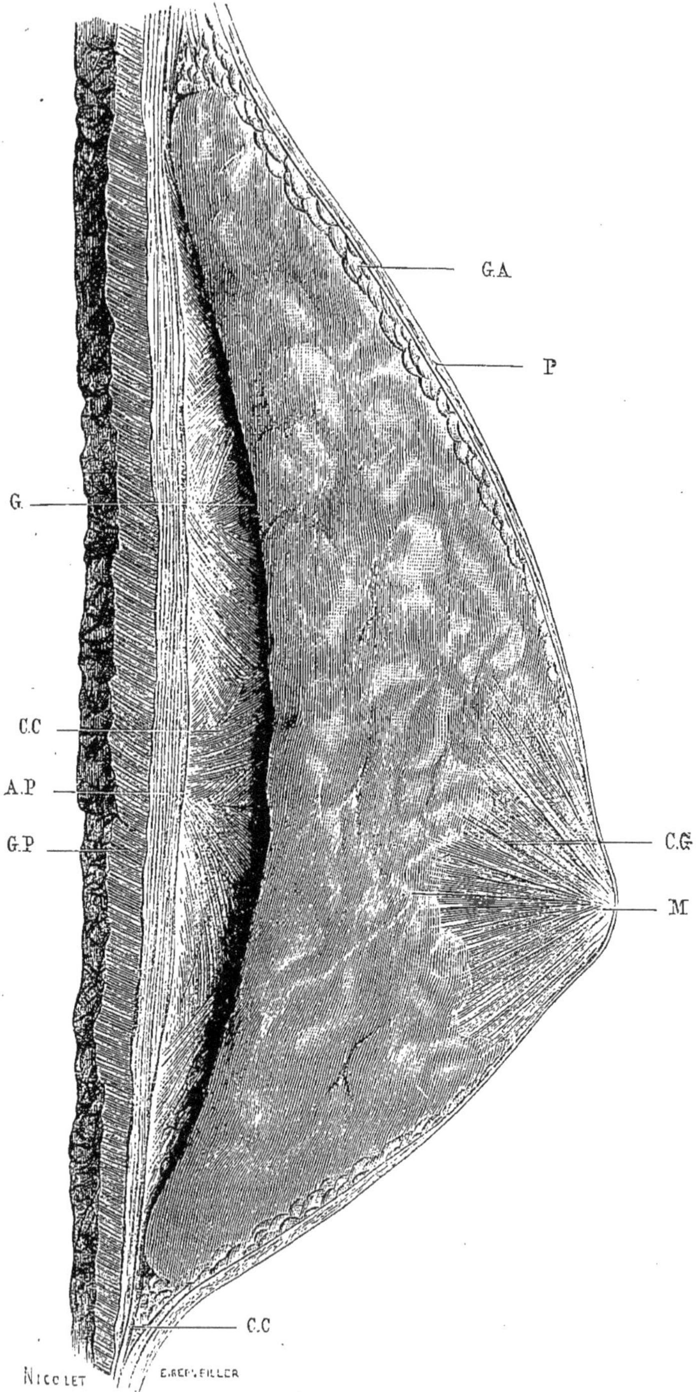

Fig. 189. — *Coupe verticale antéro-postérieure de la mamelle droite.* — Femme de 23 ans, morte en couches. — Segment interne de la coupe.

AP, aponévrose du grand pectoral.
CC, couche celluleuse sous-mammaire.
CG, conduits galactophores.
G, couche graisseuse postérieure siégeant au-dessous de la mamelle.
GA, couche graisseuse antérieure ou sous-cutanée.
GP, muscle grand pectoral.
M, mamelon.
P, peau.

leur petit volume, et que la tumeur de la mamelle, étant parfois à une période peu avancée, n'a pas encore retenti sur les ganglions lymphatiques de l'aisselle.

La peau de la région mammaire peut être le point de départ de *tumeurs épithéliales* sans que la glande soit elle-même atteinte. Cette affection, dont j'ai observé un exemple, est toutefois assez rare pour que Velpeau ne l'ait pas signalée dans son *Traité des maladies du sein*.

Mobile à l'état normal sur la glande, la peau ne tarde pas à cesser de l'être dans certaines tumeurs malignes du sein. Le premier degré de cette adhérence de la peau donne lieu à un aspect particulier encore peu connu, sur lequel Nélaton insistait beaucoup. Si l'on saisit le sein entre les doigts de façon à froncer la peau, celle-ci ne fait pas de plis comme à l'état normal, elle présente une multitude de petites dépressions qui lui donnent l'apparence d'une peau d'orange, suivant la comparaison heureuse faite par Mauduit, alors élève de Nélaton. Généralement, l'adhérence de la peau est partielle, et n'oppose pas d'obstacle sérieux à l'opération ; quelquefois elle s'étend à toute la région mammaire, la dépasse même pour gagner le thorax et produit ces cancers dits *en cuirasse* qui finissent par supprimer la respiration.

2° *Couche graisseuse sous-cutanée.* — La couche cellulo-graisseuse sous-cutanée du thorax, arrivée à la circonférence de la mamelle, se dédouble (fig. 189). Une partie, la plus épaisse, passe en avant ; l'autre passe en arrière, de telle sorte que la glande, située entre les deux couches, occupe une position analogue à celle des glandes sudoripares (CG, fig. 189). Très variable suivant les sujets, la couche graisseuse sous-cutanée donne à la région mammaire l'aspect uni, la consistance molle et élastique, qui lui sont propres. Ces caractères disparaissent lorsque la glande, recouverte par une couche mince de tissu adipeux, fait elle-même saillie sous la peau.

La couche graisseuse envoie dans l'intérieur de la glande des prolongements entre chaque lobe ; elle peut constituer à elle seule presque toute la masse : c'est ce qui explique pourquoi certaines femmes aux belles apparences ne peuvent nourrir leurs enfants, tandis que d'autres avec des seins bien moins développés sont bonnes nourrices. Abondante sur les confins de la région, où elle se continue avec la graisse des parties voisines, la couche adipeuse diminue d'épaisseur à mesure que l'on approche de l'auréole, où elle fait absolument défaut.

Les lipomes de la région mammaire sont rares. Cependant on en peut observer de superficiels et d'interstitiels. Il s'en développe même dans la couche cellulo-graisseuse sous-mammaire. Ces derniers repoussent la glande en avant et sont d'un diagnostic difficile ; ils font saillie sur les côtés de la mamelle et peuvent être extirpés tout en conservant celle-ci.

3° *Glande mammaire.* — La glande mammaire est une glande en grappe, intimement liée aux fonctions génératrices. Elle augmente à l'époque de la puberté, acquiert son plus grand volume pendant la gestation et l'allaitement, ne fonctionne qu'à cette époque et s'atrophie peu à peu, de façon à être réduite dans la vieillesse à une sorte de masse fibreuse. M. Sappey a constaté que les conduits excréteurs s'oblitéraient de la circonférence au centre et finissaient par disparaître presque entièrement. Elle occupe en général l'espace compris entre la troisième et la septième côte ; cependant elle varie légèrement de siège suivant les sujets.

Sa forme est celle d'une pyramide dont la base répond au grand pectoral et le sommet au mamelon. Sa consistance est ferme sans être dure, et n'est pas absolument identique dans tous les points. Lorsque l'on sent au toucher un noyau manifestement dur, c'est le résultat d'une lésion pathologique. Il faut se tenir en garde, à cet égard, contre une sensation trompeuse qui ferait croire à une tumeur de la mamelle, alors qu'il n'existe que des lobules de consistance différente, mais non altérés; en explorant la glande dans différents sens, en la touchant à plat, d'après le conseil de Velpeau, la prétendue tumeur disparaîtra.

Velpeau a signalé l'existence de petites nodosités occupant surtout la circonférence de la mamelle, siégeant dans le tissu cellulo-graisseux sous-cutané, et indépendantes de la glande. Elles provoquent parfois de très violentes douleurs et me paraissent se rapprocher de ce qu'on a décrit sous le nom de tubercule sous-cutané douloureux. Il n'y a aucun inconvénient à les extirper.

En explorant la mamelle, il faut encore se mettre en garde contre la sensation que ferait éprouver une saillie anormale des côtes sous-jacentes.

Des corps étrangers, le plus souvent des aiguilles, peuvent pénétrer dans la mamelle et provoquer un noyau circonscrit d'inflammation chronique qui en imposera aisément pour une tumeur organique.

Lorsque la consistance de la mamelle est manifestement altérée, lorsqu'il existe une tumeur de la glande, c'est presque toujours un adénome, un sarcome ou un carcinome. Il est à peine besoin de dire que la région qui nous occupe est un siège de prédilection pour ces diverses productions morbides, dont je n'ai pas à faire ici l'histoire.

On y observe souvent la combinaison de plusieurs tissus morbides, des adéno-sarcomes, par exemple. Les sarcomes du sein sont assez fréquemment creusés de cavités ou kystes (cysto-sarcomes), qui expliquent la rapidité extrême de développement de certaines de ces tumeurs, dont le poids peut atteindre plusieurs kilogrammes en quelques mois. Ces énormes tumeurs du sein sont généralement mobiles sur le grand pectoral, et par conséquent d'une ablation facile. La meilleure méthode à employer consiste à cerner la tumeur par deux incisions, en calculant d'avance la quantité de peau nécessaire pour recouvrir la vaste plaie qui résulte de l'opération, et en commençant par l'incision inférieure, puis à faire *basculer* la tumeur de haut en bas; l'opération est très rapide et généralement couronnée de succès.

Les cysto-sarcomes ne s'accompagnent que tardivement de l'engorgement des ganglions de l'aisselle, circonstance d'autant plus favorable pour l'opération. D'après MM. L. Labbé et Coyne, cet engorgement n'aurait même jamais lieu dans le sarcome, grâce à l'existence d'une capsule fibreuse d'enveloppe qui protège les parties voisines contre l'envahissement.

Ce n'est pas ici le lieu de discuter la question si difficile des indications et contre-indications de l'ablation des tumeurs du sein. La règle la plus générale que l'on puisse, à mon avis, formuler à cet égard, est celle-ci : l'ablation d'une tumeur du sein est indiquée lorsqu'on peut enlever toutes les parties malades (peau, glande et ganglions). De ce que la récidive est probable, ce n'est pas une raison pour refuser à une malade le bénéfice de l'opération, car cette récidive peut se faire attendre plusieurs années, surtout si l'opération a été complète.

Il est cependant certains cancers, dits *atrophiques*, qui, survenant chez des personnes très âgées, persistent pendant un certain nombre d'années sans augmenter de volume et sans occasionner de gêne appréciable. Je suis d'avis de n'y pas toucher.

J'en dirai autant d'une variété de cancer à marche rapide qui envahit à la fois tous les éléments de la région et qui mérite le nom de *cancer diffus*. La récidive survient souvent avant même que la plaie soit cicatrisée, et j'estime qu'une opération pratiquée dans ces conditions est beaucoup plus nuisible qu'utile à la malade.

Le parenchyme glandulaire est parfois le point de départ d'une inflammation qui se termine par un abcès dont la gravité est plus grande que celle de l'abcès sous-cutané. Le pus suit les cloisons cellulo-graisseuses qui séparent les différents lobes de la mamelle et vient ensuite former sous la peau un second foyer. Il existe donc alors un foyer intra-glandulaire et un foyer sous-cutané, réunis l'un à l'autre par un trajet étroit plus ou moins sinueux : d'où le nom d'*abcès en bouton de chemise*, donné par Velpeau à cette variété. On conçoit aisément pourquoi dans ces cas la guérison ne s'obtient pas avec l'incision du foyer externe seul, et comment s'établissent les fistules du sein.

La glande mammaire est composée d'un certain nombre de lobes indépendants dont les lobules aboutissent à un *conduit galactophore*. Ces conduits, au nombre de dix à quinze, se dirigent tous vers le mamelon pour s'ouvrir à son sommet entre les papilles et les glandes sébacées dont j'ai signalé plus haut la présence. Avant de pénétrer dans le mamelon, chaque conduit se dilate en manière de fuseau et forme une véritable ampoule large de 5 à 6 millimètres. L'ensemble de ces ampoules constitue pour le lait un véritable réservoir.

Les conduits galactophores, comme les lobes dont ils émanent, sont indépendants les uns des autres.

Ces conduits, aussi bien que les granulations dont ils proviennent, sont susceptibles, dans certains cas très rares, de se laisser distendre par le lait et de donner naissance à un kyste laiteux appelé *galactocèle*. Ils peuvent être remplis d'une matière ressemblant à du beurre (kystes butyreux). Des kystes de toute nature peuvent d'ailleurs se développer dans la mamelle ; on y observe également des abcès froids idiopathiques.

Le mamelon est essentiellement formé par les conduits galactophores, qui, arrivés à sa base, se rétrécissent et cheminent parallèlement jusqu'à son sommet, où ils s'ouvrent par des orifices beaucoup plus étroits que les canaux eux-mêmes.

Dans son épaisseur existent un grand nombre de faisceaux musculaires lisses, dont quelquelques-uns sont parallèles et d'autres perpendiculaires à son axe.

Les artères et les veines sont d'un très petit volume, en sorte que le mamelon n'est pas en réalité un organe érectile : il s'allonge et se raccourcit sous l'influence de la contraction musculaire.

Au lieu d'être saillant à la surface de la région, le mamelon peut être déprimé, au point de constituer un obstacle absolu à l'allaitement. Cette dépression peut être pathologique et constitue la *rétraction du mamelon*. On l'observe dans certains cancers du sein, principalement dans ceux dits *atrophiques*, où l'élément morbide envahit et étouffe l'élément sain. Cette déformation, qui apparaît quelquefois dès le début de la maladie, me paraît être due au retrait des conduits galactophores, consécutif à celui des lobes et lobules dont ils proviennent.

Normalement, hors l'état de grossesse ou d'allaitement, aucun liquide ne s'écoule par le mamelon, mais il n'est pas très rare d'observer un écoulement séreux, plus ou moins noirâtre, dans le cas de tumeur du sein ; A. Richard avait même espéré trouver dans ce fait un caractère certain de bénignité, ce que l'expérience n'a pas confirmé.

4° *Couche cellulo-graisseuse sous-mammaire.* — La glande, ai-je dit, est comprise dans un dédoublement de la couche cellulo-graisseuse sous-cutanée : aussi retrouve-t-on en arrière d'elle quelques lobules graisseux appliqués à sa face profonde, mais en très petite quantité. J'ai déjà dit qu'ils peuvent être le point de depart d'un lipome.

La couche celluleuse sépare la glande du muscle grand pectoral. Très abondante, cette couche se porte en haut jusqu'à la clavicule, ce qui lui a fait donner par Giraldès le nom peu justifié de *ligament suspenseur de la mamelle.* Par sa laxité, elle facilite singulièrement l'ablation de la glande affectée de cancer, à moins que celle-ci n'adhère au grand pectoral ; cette dernière circonstance est défavorable sans doute, mais ne constitue cependant pas une contre-indication opératoire.

La laxité de cette couche celluleuse est telle, que certains auteurs, Chassaignac, par exemple, l'ont comparée à une membrane séreuse. Il n'y a pas en réalité de surface séreuse, et je ne sache pas qu'on ait signalé de kystes développés dans cet espace, mais il n'en est pas de même des abcès.

Bien moins fréquents que les abcès sous-cutanés et parenchymateux dont j'ai déjà parlé, les *abcès rétro-mammaires* ne sont pas cependant absolument rares. Ils se développent également sous l'influence de l'état puerpéral, soulèvent en masse la mamelle, qui se trouve projetée en avant, et viennent faire saillie à la circonférence de la glande dans un point déclive. Ces abcès, dont la pathogénie est assez obscure, résultent sans doute de l'inflammation des lobules glandulaires les plus profonds et, partant, contigus à la couche celluleuse.

Vaisseaux et nerfs de la région mammaire.

Les *artères* de la région mammaire proviennent de trois sources : la thoracique longue ou mammaire externe, branche de l'axillaire ; la mammaire interne, branche de la sous-clavière ; les artères intercostales. Peu volumineuses à l'état normal, ces artères acquièrent un calibre considérable à l'époque de la lactation. J'ai déjà dit que des rameaux perforants provenant des intercostales pouvaient arriver à acquérir le volume de la radiale.

Il en est de même des *veines*, qui suivent un trajet analogue à celui des artères.

Les *vaisseaux lymphatiques de la mamelle* jouent un rôle très important dans la pathologie de la région. Ils ont été bien étudiés par M. Sappey.

Ils sont de deux ordres : les uns naissent de la glande mammaire, les autres de la peau qui la recouvre.

Les lymphatiques glandulaires tirent leur origine des lobules de la mamelle. Ils forment autour de ceux-ci un petit réseau qui les enveloppe et qu'on injecte très facilement au mercure. Chacun de ces réseaux sus-lobulaires communique par de nombreuses anastomoses avec tous ceux qui l'entourent. Ainsi unis les uns aux autres, ils constituent une trame inextricable d'une prodigieuse richesse.

MM. L. Labbé et Coyne ont décrit à cet égard une disposition spéciale dans leur *Traité des tumeurs bénignes du sein.* D'après ces auteurs, il existe autour des acini et de leurs conduits excréteurs deux couches concentriques de tissu conjonctif : l'une interne, privée de lymphatiques ; l'autre externe, de laquelle naît le réseau. L'épithélioma intra-canaliculaire, en se développant, repousserait d'abord la couche interne en la condensant de manière à s'en former une membrane d'enveloppe. Plus tard, les cellules épithéliales, rompant cette capsule, envahiraient alors seulement les lymphatiques de la glande et les ganglions axillaires : d'où le précepte d'enlever ces tumeurs le plus tôt possible.

D'après Mascagni, les troncs qui émergent des réseaux situés, au nombre de sept ou huit, à la face postérieure de la glande, se rendent de ce point aux ganglions axillaires. Suivant M. Sappey, cette description est inexacte. Tous les troncs, sans exception, se portent de la face postérieure vers la face antérieure de la glande; ils convergent vers l'auréole, recueillant dans leur trajet les nombreux troncules qu'ils rencontrent.

Arrivés sous l'auréole, ils forment un plexus *sous-auréolaire.* De ce plexus naissent deux troncs volumineux, l'un en dedans du mamelon, l'autre en dehors. Tous deux se rendent dans les ganglions de l'aisselle. Deux autres troncs, moins gros, naissent de la partie supérieure et inférieure de la glande, et se rendent aux ganglions axillaires, après s'être préalablement unis aux deux précédents.

Dans le cancer du sein, ces vaisseaux se présentent souvent sous la forme de cordons durs et volumineux qui aboutissent à des ganglions indurés occupant la paroi interne de l'aisselle.

Les lymphatiques qui naissent de la peau du mamelon et de celle de l'auréole forment à leur origine un réseau d'une extrême délicatesse, à mailles très serrées et superposées, recouvrant toute la partie centrale de l'enveloppe cutanée du sein, et d'autant plus développé qu'on se rapproche du mamelon. Les troncules qui naissent de ce réseau se jettent dans le plexus sous-auréolaire.

M. Sappey fait jouer aux lymphatiques un rôle prépondérant dans la production des abcès du sein, et je partage absolument son opinion. Sans doute des abcès parenchymateux se développent chez des femmes qui, pour un motif quelconque, sont obligées de suspendre l'allaitement sans qu'il existe aucune lésion du mamelon, mais dans la grande majorité des cas les malades ont été d'abord atteintes de gerçures. Elles continuent néanmoins à allaiter, et souvent alors les gerçures s'enflamment et sont le point de départ d'une angioleucite qui donne lieu à la formation d'abcès siégeant plus ou moins profondément dans la glande. Les divers lobes sont successivement envahis, ce qui explique la multiplicité et la succession désespérante de ces abcès. De même nous voyons journellement les écorchures de la main ou du pied produire des abcès sur le trajet des lymphatiques qui en partent. Cependant je dois faire remarquer que, dans ce dernier cas, ce sont presque toujours les ganglions de la racine du membre qui suppurent, tandis qu'il est extrêmement rare que l'inflammation dépasse la mamelle dans les angioleucites mammaires.

De l'indépendance des divers lobes entre eux il résulte que, malgré l'existence d'un abcès, une nourrice peut continuer à donner le sein malade sans danger pour l'enfant. Il est toutefois préférable, lorsque cela est possible, de suspendre l'allaitement de ce côté.

Les *nerfs* de la région mammaire proviennent des intercostaux et de quelques filets du plexus brachial.

Cavité thoracique.

La *cavité thoracique* est limitée par le sternum en avant, la colonne vertébrale en arrière, les côtes latéralement, et par le diaphragme en bas; elle est divisée en deux parties par une cloison médiane, verticale, antéro-postérieure, étendue du sternum à la colonne vertébrale. Ces deux parties ne communiquent pas entre elles et sont occupées par les *poumons*. Chacune d'elles est tapissée à son intérieur par une membrane séreuse, la *plèvre*, qui forme une sorte de sac enveloppant le poumon. Les plèvres droite et gauche se portent de la colonne vertébrale au sternum et forment précisément la cloison médiane, mais, loin de s'adosser l'une à l'autre, les plèvres laissent entre elles un espace appelé *médiastin* occupé principalement par le *cœur*.

La cavité thoracique présente donc trois régions distinctes : les deux régions *pleuro-pulmonaires* et la *région médiastine*. Avant d'en aborder l'étude, il est indispensable de faire connaître le *diaphragme*, qui affecte avec elles les rapports les plus intimes.

A. — DIAPHRAGME.

Situé à l'union du tiers supérieur avec les deux tiers inférieurs du tronc, le *diaphragme* forme une cloison musculo-aponévrotique qui sépare complètement la poitrine de l'abdomen et constitue la base de la cavité thoracique. Par les mouvements dont il est doué, ce muscle joue dans la respiration un rôle essentiel en agrandissant et en diminuant tour à tour la cavité thoracique.

Envisagé comme région, le diaphragme est constitué par trois couches : deux séreuses et une fibro-musculaire ; il est recouvert en effet sur ses deux faces, en haut par la plèvre et le péricarde, en bas par le péritoine. En certains points la couche musculaire est parfois incomplète, et l'on trouve alors les deux séreuses immédiatement adossées.

Le diaphragme a la forme d'une voûte dont la convexité regarde en haut. Cette voûte n'est pas régulière, elle remonte un peu plus haut à droite qu'à gauche et présente sur la ligne médiane une sorte de plateau en rapport avec le péricarde.

Envisagé sur une coupe verticale antéro-postérieure (voir fig. 190), le muscle présente une portion verticale (PVD) constituée par les piliers appliqués sur la colonne vertébrale, et une portion horizontale (PHD) qui occupe tout l'espace compris entre les vertèbres et le sternum. On l'a comparé à un parasol : la comparaison est juste, si l'on ajoute que le manche est fixé non pas au centre, mais sur un point de la circonférence du muscle.

Le diaphragme s'insère à l'intérieur de la cage thoracique à tout le pourtour de sa base. De là les fibres charnues vont se fixer sur un plan fibreux appelé *centre phrénique*, ce qui a fait comparer avec raison le diaphragme à un muscle digastrique : mais un point essentiel, c'est que ce centre phrénique, étant lui-même solidement attaché au péricarde, constitue pour les fibres musculaires un second point d'insertion fixe, notion sans laquelle on ne saurait comprendre l'action assez complexe du diaphragme.

Les insertions de ce muscle sont les suivantes : en avant, à la base de l'appendice xiphoïde, par deux faisceaux charnus. Ces deux faisceaux laissent entre eux un espace plus ou moins large, à travers lequel le tissu conjonctif du médiastin communique avec le tissu conjonctif sous-péritonéal : d'où la propagation des inflammations du thorax à l'abdomen et le passage du pus d'une région dans l'autre.

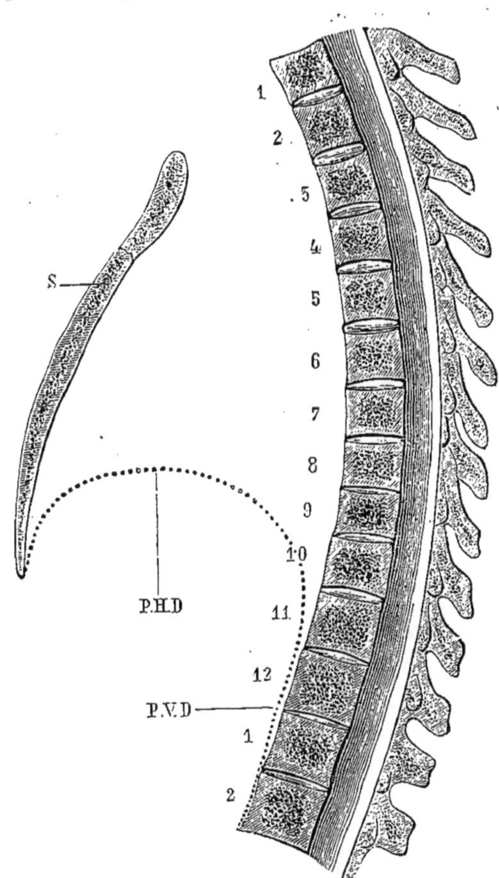

Fig. 190. — *Coupe verticale antéro-postérieure faite sur la ligne médiane du thorax.*

PHD, portion horizontale du diaphragme.
PVD, portion verticale du diaphragme.
S, sternum.
1 à 12, vertèbres dorsales.
1, 2, les deux premières vertèbres lombaires.

Sur les côtés : à la face postérieure et au bord supérieur du cartilage et de la portion osseuse des six dernières côtes par des digitations qui s'entre-croisent avec celles du muscle transverse de l'abdomen.

En arrière : l'insertion diffère sur la ligne médiane et sur les côtés. Sur la ligne médiane, elle se fait à l'aide de deux faisceaux charnus qui portent le nom de *piliers du diaphragme*, l'un droit, l'autre gauche. Le pilier droit, plus volumineux que le gauche, descend aussi plus bas; il s'attache aux trois premières vertèbres lombaires et aux disques correspondants, en se confondant avec le surtout ligamenteux antérieur. Le pilier gauche s'attache aux deux premières vertèbres seulement. En se portant en haut, ces deux piliers s'entre-croisent en 8 de chiffre de façon à former deux orifices : l'un postérieur, fibreux, destiné au passage de l'aorte, de la grande veine azygos et du canal thoracique; l'autre antérieur, complètement charnu, livrant passage à l'œsophage.

Sur les côtés, dans l'espace qui sépare la colonne vertébrale du sommet de la douzième côte, les fibres charnues s'attachent sur deux arcades fibreuses; la plus interne s'étend du corps de la deuxième vertèbre lombaire à la base de l'apophyse transverse de la première et livre passage au muscle psoas; la deuxième, plus étendue, appelée encore *ligament cintré*, s'attache à la base des apophyses transverses des deux premières vertèbres lombaires, pour se porter au sommet et au bord inférieur de la douzième côte. Nous verrons plus loin, en étudiant l'abdomen, que cette dernière arcade n'est autre que l'insertion du feuillet interne de l'aponévrose du muscle transverse de l'abdomen, feuillet qui recouvre le carré des lombes.

De ces diverses insertions les fibres charnues vont toutes s'insérer en rayonnant sur le pourtour du centre aponévrotique. Ce dernier a été comparé à une feuille de trèfle dont la foliole droite serait la plus grande. Entre cette foliole et la foliole moyenne existe un orifice fibreux, assez régulièrement quadrilatère, qui donne passage à la veine cave inférieure.

Le diaphragme, muscle inspirateur par excellence, agrandit par ses contractions les trois diamètres de la poitrine. Il est animé par le nerf phrénique, qui lui-même naît de la moelle au niveau de la deuxième vertèbre cervicale.

Le diaphragme est susceptible de se rompre sous l'influence d'un violent effort, ou à la suite d'une forte pression exercée sur la poitrine, ou à la suite d'une chute d'un lieu élevé. La rupture se fait ordinairement à gauche, et les viscères abdominaux, l'estomac, le côlon, l'épiploon, etc., pénètrent dans la poitrine : grâce à son élasticité, le poumon ne passe jamais dans la cavité abdominale à la suite des ruptures du diaphragme. D'après Malgaigne, si la rupture se fait durant un effort, le muscle étant en contraction, c'est le centre aponévrotique qui cède ; ce sont au contraire les fibres charnues, si la rupture a lieu pendant le relâchement.

Il existe des hernies congénitales des viscères abdominaux à travers le diaphragme, hernies résultant d'un arrêt de développement du muscle, sujet bien traité par M. Duguet.

Il résulte de la voussure du diaphragme que le centre phrénique se trouve situé sur un plan de beaucoup supérieur à celui qui passerait par la base du thorax. Les fibres charnues se portent donc de bas en haut en convergeant vers le centre. L'intervalle triangulaire à base supérieure qui sépare la paroi costale de la face externe ou supérieure du diaphragme, signalé surtout par J. Cloquet, a reçu le nom de *sinus costo-diaphragmatique*. Il est tapissé dans toute son étendue par la plèvre et n'est qu'en partie occupé par le poumon, détails d'un haut intérêt sur lesquels je vais revenir plus loin.

Ce cul-de-sac part de la base de l'appendice xiphoïde et suit, à partir de ce point, comme les attaches costales du diaphragme, un trajet oblique en bas et en arrière jusqu'à la douzième côte ; c'est lui qui forme la limite réelle de la cavité thoracique. Il déborde légèrement en bas la douzième côte.

Les plaies du diaphragme présentent une extrême gravité. Elles ne peuvent d'ailleurs être séparées des plaies pénétrantes de la poitrine ou de l'abdomen, avec lesquelles elles coïncident nécessairement. On leur a attribué à tort la production du rire sardonique. Blandin rapportait à l'inflammation du diaphragme la douleur de l'épaule droite qui existe dans l'hépatite, douleur sympathique dont nous ne connaissons pas la véritable explication.

Il n'est pas rare de voir un abcès du foie ou bien un kyste hydatique ulcérer le diaphragme et s'ouvrir soit dans la plèvre, soit dans les bronches.

B. — RÉGIONS PLEURO-PULMONAIRES.

Les *régions pleuro-pulmonaires* occupent les parties latérales de la cavité thoracique et en comprennent environ les quatre cinquièmes. Elles sont constituées de chaque côté par la plèvre et le poumon.

De la plèvre.

La *plèvre* est une membrane séreuse qui tapisse la face interne de la paroi thoracique (plèvre pariétale) et la surface externe du poumon (plèvre viscérale). Les feuillets pariétal et viscéral sont continus l'un à l'autre et ne forment qu'une seule et même membrane fermée de toutes parts à la manière d'un sac. L'intérieur de ce sac constitue la cavité de la plèvre. Il existe une plèvre droite et une plèvre gauche, qui ne communiquent jamais entre elles et sont séparées sur la ligne médiane par un espace considérable appelé *médiastin*, espace occupé surtout par le cœur. Étudions d'abord la plèvre pariétale.

Pour se rendre un compte exact de sa disposition, il faut la considérer sur une coupe verticale transversale, sur une coupe verticale antéro-postérieure, et sur une coupe horizontale du thorax telle que la représentent les figures 187, 190, 191 et 192.

Envisagée sur une coupe horizontale pratiquée au niveau du pédicule du poumon, c'est-à-dire au niveau de la cinquième vertèbre dorsale (*fig.* 192), voici comment la plèvre se comporte. Supposons-la partir du sternum : elle tapisse une partie de la face postérieure de cet os, se porte en dehors, recouvre la face interne de la paroi costale et arrive jusque dans les gouttières vertébrales. Elle change alors de direction, recouvre les faces latérales des vertèbres dorsales, et se porte d'arrière en avant jusqu'à la rencontre du pédicule du poumon. Arrêtée dans sa marche par ce pédicule, elle se réfléchit à sa surface, et là commence le feuillet viscéral. Ce feuillet tapisse la face postérieure du pédicule, la portion de la face interne du poumon située en arrière, le bord postérieur, qui ressemble plutôt à une face, la face externe, le bord antérieur, la portion de la face interne du poumon placée en avant du pédicule, et la face antérieure de ce pédicule. Elle se réfléchit alors d'arrière en avant, recouvre la face externe du péricarde et regagne le sternum, d'où nous l'avons supposée partir.

Au-dessus et au-dessous du pédicule du poumon, la plèvre costale se continue directement avec la plèvre médiastine, car le poumon ne présente normalement d'autre attache que celle de son pédicule.

Envisagée sur une coupe verticale et transversale du thorax (fig. 191) (1), nous voyons la plèvre costale descendre sur la face interne des côtes jusqu'à une certaine distance des attaches du diaphragme, puis se réfléchir de bas en haut sur ce muscle, de façon à le recouvrir et à constituer la plèvre diaphragmatique.

Le point de réflexion de la plèvre costale sur le diaphragme porte le nom de *cul-de-sac inférieur de la plèvre*, et correspond à ce que j'ai déjà signalé sous le nom de sinus costo-diaphragmatique.

Le poumon ne descend pas jusqu'au cul-de-sac pleural inférieur, en sorte que les deux plèvres costale et diaphragmatique sont en contact immédiat l'une avec l'autre dans une certaine hauteur. Dans quelle hauteur ? elle varie suivant que le poumon est à l'état d'inspiration ou d'expiration. Pendant l'inspiration,

(1) Cette figure n'est pas en réalité une coupe, mais elle en peut tenir lieu au point de vue de la démonstration.

en même temps que le diaphragme s'abaisse, le poumon descend et vient remplir une grande partie du sinus costo-diaphragmatique, sans cependant jamais le remplir complètement ; pendant l'expiration, le poumon remonte en même temps que la voussure du diaphragme s'élève, le sinus devient libre et les deux plèvres frottent l'une contre l'autre. J. Cloquet et avec lui Malgaigne avaient estimé de 13 à 16 centimètres la hauteur maximum à laquelle le poumon s'élève au-dessus du cul-de-sac inférieur de la plèvre pendant l'expiration. Suivant M. Sappey, elle ne dépasserait pas 7 centimètres.

Quoi qu'il en soit, on comprend, d'après cette disposition, comment un instrument pénétrant dans la poitrine peut intéresser le diaphragme sans toucher le poumon; comment une plaie pénétrante de poitrine peut s'accompagner de la blessure du foie, par exemple, sans que le poumon soit intéressé. On a même signalé plusieurs fois, à la suite d'une plaie pénétrante de poitrine, des hernies de l'épiploon, qui auraient pu en imposer aisément pour des hernies du poumon ; l'épiploon sorti par la plaie du diaphragme s'engage dans un espace intercostal, à travers le sinus costo-diaphragmatique.

Poursuivons le trajet de la plèvre. Celle-ci abandonne donc la paroi costale pour se réfléchir sur la face supérieure du diaphragme, mais elle est loin de recouvrir la surface entière de ce muscle. La partie centrale, celle qui correspond au centre phrénique, adhère intimement au péricarde et est dépourvue de séreuse. Arrivée au niveau du péricarde, la plèvre se réfléchit de bas en haut sur le sac fibreux du cœur et le recouvre de façon à former la plèvre péricardique ou médiastine. Elle fournit un prolongement qui enveloppe le pédicule du poumon et ensuite tapisse les gros vaisseaux qui partent du cœur jusqu'au sommet de la cavité thoracique ; elle se continue en ce point avec la plèvre costale pour former le *cul-de-sac supérieur de la plèvre*. Ce cul-de-sac est remarquable en ce qu'il déborde en haut la première côte dans une étendue variable que l'on peut évaluer à un travers de doigt en moyenne. Il répond à la première côte en avant et à l'artère sous-clavière en dehors, en sorte qu'à tous les dangers inhérents à la ligature de ce vaisseau il faut encore joindre celui d'ouvrir la poitrine dans le cours de l'opération.

La plèvre pariétale peut donc se subdiviser en trois portions : *portion costale*, *portion diaphragmatique* et *portion médiastine*. Chacune de ces portions présente des caractères qu'il importe de signaler.

La *plèvre costale* est remarquable par son épaisseur et sa faible adhérence aux parties sous-jacentes. Elle est en rapport, d'avant en arrière, avec le sternum, le muscle triangulaire du sternum, les vaisseaux mammaires internes, les cartilages costaux, les muscles intercostaux internes et les côtes. Plus en arrière, au niveau des gouttières vertébrales, elle recouvre les vaisseaux et nerfs intercostaux au moment où ils traversent l'espace intercostal pour gagner le bord inférieur de la côte qui est au-dessus. Sur les côtés de la colonne dorsale, la plèvre répond aux artères intercostales, au grand sympathique, et va former ensuite la plèvre médiastine.

La plèvre costale s'enflamme très souvent : elle s'épaissit sous cette influence et oppose, en général, une grande résistance aux collections purulentes, que celles-ci viennent du dedans ou du dehors.

Au-dessous de la plèvre costale existe une couche lâche et abondante de tissu cellulo-graisseux ; la graisse sous-pleurale se présente sous l'aspect de bandes, de flocons ou d'îlots jaunâtres. Entre la plèvre et les muscles intercostaux internes existe une mince couche aponévrotique.

Le tissu cellulaire sous-pleural est également susceptible de s'enflammer et peut devenir le siège d'abcès qu'il importe de différencier d'un empyème (accumulation de pus dans la cavité pleurale) ; cette inflammation est rarement pri-

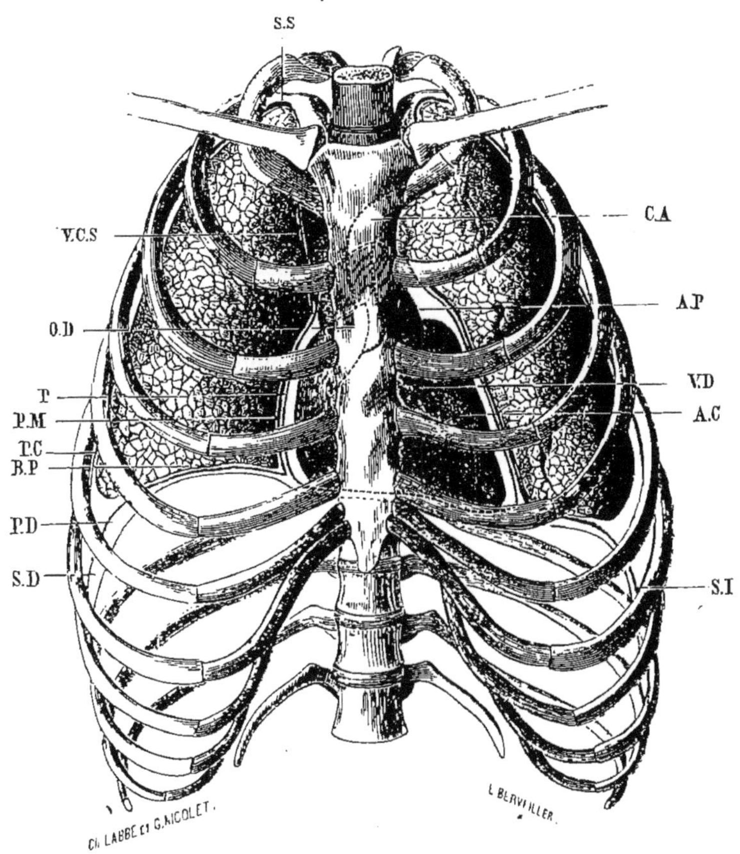

Fig. 191. — *Rapports réciproques des organes contenus dans la cavité thoracique. — Leurs rapports avec les côtes et avec le diaphragme.*

AC, artère coronaire antérieure.
AP, artère pulmonaire (bleu).
BP, base du poumon.
CA, crosse de l'aorte (pointillé rouge).
D, diaphragme (ligne bleue); la partie pointillée représente le centre phrénique.
OD, oreillette droite délimitée derrière le sternum par un pointillé noir.
P, péricarde (ligne noire); la portion pointillée représente la partie du péricarde adhérente au diaphragme.
PC, plèvre costale (rouge).
PD, plèvre diaphragmatique (rouge).
PM, plèvre médiastine (rouge).
SD, sinus costo-diaphragmatique.
SI, cul-de-sac inférieur de la plèvre.
SS, cul-de-sac supérieur de la plèvre et sommet du poumon.
VCS, veine cave supérieure (bleu).
VD, ventricule droit.

mitive. Elle peut procéder de dedans en dehors; le plus souvent alors elle s'est propagée par voisinage à la suite d'une pleurésie aiguë, et a donné naissance à un *abcès péri-pleurétique;* très rarement ces abcès proviennent d'une perforation spontanée de la plèvre déjà remplie de pus. Par contre, les abcès de la paroi thoracique, surtout les abcès sous-musculaires et principalement ceux qui siègent au-dessous du petit pectoral (voir p. 494), peuvent se propager de dehors en dedans, gagner le tissu cellulaire sous-pleural, déterminer une pleurésie qui est généralement purulente d'emblée et même se vider dans la plèvre. Il est probable que les nombreux vaisseaux et nerfs perforants qui se portent de la couche sous-pleurale aux muscles et à la peau du thorax, en traversant les muscles intercostaux, sont la voie de transmission du processus inflammatoire.

La *plèvre diaphragmatique* est plus mince que la plèvre costale et aussi beaucoup plus adhérente au diaphragme que celle-ci ne l'est aux côtes. L'inflammation de cette portion de la plèvre constitue la pleurésie diaphragmatique.

La *plèvre médiastine* offre des caractères qui la rapprochent de la plèvre costale : elle est assez épaisse, doublée d'un tissu cellulaire lâche et abondant, sauf cependant au niveau du péricarde, sur lequel elle maintient le nerf phrénique accolé.

La *plèvre viscérale* recouvre toute la surface extérieure des poumons. Elle pénètre dans les scissures de l'organe de façon à lui constituer des lobes indépendants. Les feuillets qui tapissent les parois d'une scissure peuvent adhérer l'un à l'autre à la périphérie et circonscrire ainsi un foyer purulent interlobaire que l'on prendrait facilement pour un abcès du poumon.

La plèvre pulmonaire est extrêmement mince, transparente et très adhérente au tissu pulmonaire. Elle est susceptible de subir de profondes modifications dans sa couleur, son épaisseur, sa texture, etc., sous l'influence du processus inflammatoire. Il n'est pas rare de la voir affectée de cancer, surtout de cancer secondaire.

Quant aux lésions traumatiques de la plèvre, elles sont si rarement isolées et si intimement liées à celles du poumon, que je les signalerai à propos de ce dernier organe.

Du poumon.

Le *poumon* est un organe mou, spongieux, composé de cellules dont la cavité est remplie par l'air atmosphérique. Les parois de ces cellules contiennent des vaisseaux capillaires à travers lesquels se fait un échange gazeux : exhalation d'acide carbonique et d'azote, absorption d'oxygène. Le poumon est l'organe de l'hématose, c'est dans son intérieur que se fait la transformation du sang noir en sang rouge.

Les poumons occupent les quatre cinquièmes environ de la cavité thoracique. Situés de chaque côté du médiastin, ils sont au nombre de deux, mais, grâce à la bifurcation de la trachée, on peut les considérer comme un seul organe bifide.

Ils se moulent exactement sur la cavité qui les renferme, et sont partout en contact avec la paroi thoracique. Il n'existe jamais normalement ni liquide ni gaz entre leur surface externe et la paroi. Ils éprouvent incessamment un mouvement de glissement de bas en haut et de haut en bas ; les deux feuillets de la plèvre sont donc toujours en contact immédiat, en sorte que la cavité des plèvres est virtuelle. Les plèvres pariétale et viscérale sont physiologiquement indépendantes, mais on y trouve si souvent des adhérences sur le cadavre qu'on avait un instant considéré cet état comme normal.

La couleur des poumons varie avec l'âge : elle est rouge-brun chez le fœtus, blanc rosé chez l'enfant, grisâtre chez l'adulte, avec des plaques noires qui augmentent dans la vieillesse.

Le poids spécifique du poumon est moindre que celui de tous les autres organes ; il est moindre que celui de l'eau : c'est pourquoi le poumon surnage toujours quand il est sain, ce qui tient à ce qu'il est infiltré d'air. Aussi ces caractères ne se rencontrent-ils point sur le poumon d'un sujet qui n'a pas respiré : le poumon, dans ce dernier cas, tombe au fond de l'eau.

Quant au poids absolu, il varie également suivant l'âge et suivant l'état de santé. Le poids d'un poumon qui a respiré est plus considérable que celui d'un poumon qui n'a pas respiré. Les poumons malades peuvent acquérir un poids huit à dix fois plus considérable que le poids normal, lequel varie entre 1,100 et 1,300 grammes chez l'homme, entre 900 et 1,000 grammes chez la femme.

On considère à chaque poumon une face externe, une face interne, un bord postérieur, un bord antérieur, une base et un sommet.

La *face externe* ou costale est convexe ; elle répond aux côtes et aux espaces intercostaux. C'est elle qui est presque toujours blessée dans les fractures de côtes ou les plaies pénétrantes de poitrine. Elle est parcourue obliquement de haut en bas et d'arrière en avant par une grande scissure, simple à gauche, bifide à droite, qui divise profondément le poumon droit en trois, et le poumon gauche en deux lobes.

La *face interne* ou médiastine est concave, surtout du côté gauche ; c'est sur cette face qu'on observe le *pédicule*, la *racine*, le *hile* du poumon. Ce pédicule est essentiellement constitué par les bronches, qui en forment la charpente, par l'artère pulmonaire et les veines pulmonaires. On y trouve encore des vaisseaux lymphatiques et des nerfs. Les bronches occupent le centre du pédicule ; l'artère pulmonaire est placée en haut et en avant, les veines pulmonaires en bas et en avant. Ces organes sont entourés d'une couche de tissu cellulaire abondante et de ganglions lymphatiques qui prennent avec l'âge la couleur noirâtre du poumon. Ils sont reliés entre eux par la plèvre, qui enveloppe de toutes parts le pédicule en se portant du médiastin sur le poumon. Un repli triangulaire de la plèvre se détache de la face inférieure du pédicule pour aller se fixer au diaphragme : on l'appelle *ligament du poumon*.

Le diamètre vertical du pédicule mesure environ 3 centimètres et le diamètre antéro-postérieur en mesure 2. Également distant du sommet et de la base, le pédicule correspond à l'union du tiers postérieur avec les deux tiers antérieurs de la face interne. La partie de cette face placée en arrière du pédicule répond au médiastin postérieur ; l'autre partie, située en avant, répond au médiastin antérieur. Il résulte de l'obliquité du cœur vers le côté gauche que la face interne du poumon gauche est beaucoup plus concave que celle du poumon droit, et qu'on a fort justement appelé cette face le *lit du cœur*. Aussi le poumon gauche recouvre-t-il en grande partie le péricarde, en sorte que dans les plaies du cœur il est fréquent de voir atteinte en même temps la partie antérieure du poumon gauche, ce qui peut donner lieu à un emphysème du médiastin.

Il existe donc entre le péricarde et la face interne du poumon gauche une cavité virtuelle d'assez grande dimension. A la suite de plaies pénétrantes de poitrine, il peut se produire un épanchement de sang et d'air dans cette cavité, ce qui, je crois, n'avait pas été signalé avant la seconde édition de cet ouvrage.

Incessamment battus par les mouvements du cœur, le sang et l'air donnent naissance à un bruit spécial, analogue à celui qui résulte de l'hémo-pneumopéricarde. Ce sont donc là deux affections généralement confondues jusqu'ici et qu'il importe de distinguer l'une de l'autre, car l'épanchement de sang et d'air dans le péricarde expose à beaucoup plus de dangers que le même épanchement en dehors de cette cavité. Le siège de la blessure, la matière précordiale, le bruit spécial de gargouillement provoqué par les battements de cœur, sont des symptômes communs, mais, si l'épanchement siège dans le péricarde, les bruits du cœur sont voilés, lointains, tandis qu'ils n'ont subi aucune modification dans le cas contraire.

Lorsque l'épanchement occupe la cavité *pneumo-péricardique*, le bruit de gargouillement est susceptible de grandes modifications, suivant que le sujet est couché ou assis. Si l'épanchement est en voie de diminution, le bruit n'apparait plus que dans l'attitude assise, phénomènes que l'on n'observe pas dans l'épanchement péricardique. Je me contente d'ailleurs en ce moment d'appeler l'attention des cliniciens sur cet intéressant sujet, qui a fait l'objet d'une étude spéciale de la part de M. Reynier.

Les blessures de la face interne du poumon sont infiniment plus graves que celles de la face externe, à cause de la présence des gros vaisseaux.

Le *bord antérieur* est mince, sinueux et comme déchiqueté ; il descend jusqu'au niveau de la cinquième côte. Celui de gauche recouvre une grande partie du péricarde. Écartés l'un de l'autre en haut, les bords antérieurs de chaque poumon se rapprochent et arrivent même à un contact médiat au niveau du troisième espace intercostal, puis s'écartent de nouveau. Le contact s'effectue, non sur la ligne médiane du sternum, mais, ainsi que l'a fait remarquer M. le Dr Barety, de Nice, un peu à gauche de cette ligne. C'est ce que démontre la figure 192, laquelle, je dois le faire observer, existait dans la première édition de ce livre.

Le *bord postérieur* est arrondi et si large qu'il ressemble plutôt à une face. Il occupe la gouttière costo-vertébrale, qu'il remplit complètement. Beaucoup plus long que l'antérieur, il descend en arrière jusqu'à la onzième côte. Ce bord est souvent intéressé dans les fractures des côtes. Il s'engoue fréquemment, et c'est sur lui que porte principalement l'exploration du poumon.

La *base* du poumon répond au diaphragme, sur la voussure duquel elle se moule. Il en résulte qu'elle est très obliquement coupée d'avant en arrière et de haut en bas ; qu'elle est concave et regarde en bas, en avant et en dedans. Le pourtour de la base du poumon est formé d'une sorte de languette qui pénètre à chaque inspiration dans le sinus costo-diaphragmatique.

La base du poumon droit n'est séparée du foie que par l'épaisseur du diaphragme : aussi comprend-on l'ouverture d'un kyste hydatique ou d'un abcès du foie dans la plèvre et dans les bronches.

Le *sommet* du poumon est arrondi. Comme dans le cul-de-sac supérieur de la plèvre qu'il remplit, il déborde en général la première côte d'environ un travers de doigt. Cruveilhier l'a vu déborder de 5 centimètres. On y remarque souvent deux dépressions : l'une en avant, formée par la première côte ; l'autre en dehors, formée par l'artère sous-clavière.

Les poumons sont doués d'une puissante élasticité, propriété inhérente à leur tissu. Insufflez un poumon, vous le verrez se distendre et revenir immédiatement sur lui-même dès que l'insufflation aura cessé. Cette expérience vous rendra exactement compte de leur grande résistance à l'insufflation. Il est très difficile de rompre les cellules pulmonaires en soufflant de toute la force de ses propres poumons, car le tissu du poumon, quoique mou, est fort tenace : aussi n'a-t-on pas à craindre de produire l'emphysème lorsqu'on pratique l'insufflation en cas d'asphyxie; cet accident est d'autant moins à craindre que, sur le poumon en place, une partie de la force est employée à dilater la paroi thoracique.

L'élasticité du poumon joue un rôle considérable dans la physiologie et la pathologie de cet organe.

Le poumon distendu par l'air qu'amènent dans ses alvéoles les puissances inspiratrices tend aussitôt à revenir sur lui-même, en raison de cette élasticité, et attire à lui la paroi thoracique et le diaphragme. C'est à cette sorte d'attraction de la cavité thoracique exercée par le poumon sur la portion osseuse des côtes, moins élastique que la portion cartilagineuse, que J. Cloquet attribue la déformation en carène du thorax chez les rachitiques. C'est grâce à cette élasticité que, dans une rupture ou une plaie du diaphragme, les viscères abdominaux pénètrent toujours dans la poitrine, sans que jamais le poumon s'engage dans l'abdomen. C'est encore le poumon qui maintient la voussure du diaphragme, et la preuve en est facile à fournir sur le cadavre, car ce muscle s'affaisse aussitôt que la poitrine est ouverte.

Mais quelle est la cause qui, sur le cadavre aussi bien que sur le vivant, empêche le poumon d'abandonner la paroi thoracique? Quelle est la force qui contre-balance son élasticité et ne lui permet de s'exercer normalement que dans des limites telles qu'elle ne soit jamais épuisée?

M. Richet a formulé sur ce sujet une longue théorie dans son *Traité d'anatomie médico-chirurgicale;* la voici résumée par l'auteur : « C'est en premier lieu l'élasticité des côtes et des cartilages, qui jouent le rôle d'agents passifs, et en second lieu les puissances musculaires, qui tendent, en écartant les parois thoraciques, à faire le vide dans la cavité pleurale, vide que vient combler le poumon pressé par l'atmosphère pesant sur tous les culs-de-sac bronchiques. Ainsi, d'une part, à la périphérie du poumon, tendance à la formation d'un vide, en vertu duquel cet organe est appelé vers les parois thoraciques; d'autre part, attraction vers sa racine par le tissu rétractile qui lui est propre : telles sont les deux forces qui luttent sans cesse entre elles et dont l'équilibre est indispensable au jeu régulier des fonctions respiratoires. »

Sur le cadavre, lorsque la paroi thoracique est intacte ou que les cellules pulmonaires ne sont pas largement ouvertes, la pression atmosphérique, ne s'exerçant par la trachée et les bronches que sur la face interne des vésicules pulmonaires, fait équilibre à l'élasticité du poumon. Mais ouvrez la poitrine, l'équilibre est détruit, l'élasticité propre du poumon entre en jeu, et cet organe se rétracte aussitôt vers la colonne vertébrale, à son point d'attache.

On avait dit d'abord que le poumon s'affaissait sous l'influence de la compression qu'exerçait à sa surface externe l'air atmosphérique, mais P. Bérard a fait remarquer qu'après l'ouverture de la poitrine la pression atmosphérique agissant sur les deux faces des alvéoles pulmonaires se fait équilibre à elle-même, de telle sorte que le retrait des poumons a pour cause unique leur élasticité.

Quelle que soit d'ailleurs l'explication, le fait est qu'aussitôt la poitrine ouverte, sur le vivant comme sur le cadavre, le poumon, à moins qu'il ne soit emphysémateux, se rétracte brusquement le long de la colonne vertébrale. Dès lors la cavité pleurale, qui était virtuelle, devient réelle; elle se remplit d'air, il y a *pneumo-thorax*. Si le feuillet pariétal de la plèvre a été seul intéressé, l'air extérieur s'engouffre dans la poitrine à la suite de la rétraction pulmonaire : mais ce phénomène se produit très rarement, parce qu'il est exceptionnel qu'une plaie de poitrine n'intéresse pas à la fois les deux feuillets de la plèvre, et par conséquent le poumon : aussi l'air qui constitue le pneumo-thorax vient-il à peu près toujours d'une lésion de cet organe.

La lésion peut être le résultat d'une plaie de poitrine, d'une fracture de côte, ou survient spontanément, ainsi qu'on l'observe chez les phthisiques, par exemple : c'est pourquoi le pneumo-thorax doit être divisé en *traumatique* et en *spontané*.

La déchirure du poumon par un fragment de côte se produit assez fréquemment. On donne aux fractures de côtes qui s'accompagnent de cet accident le nom de fractures *compliquées*. Que se passe-t-il alors?

L'ouverture des alvéoles pulmonaires livre passage à l'air atmosphérique et au sang. Le sang peut tomber dans les bronches et être expectoré : en effet, l'un des meilleurs symptômes des fractures compliquées de côtes est le crachement de sang, mais il n'est pas pathognomonique, car une forte contusion du poumon sans fracture produirait ce résultat. Le sang tombe encore dans la cavité de la plèvre; c'est là un phénomène à peu près constant. De plus, la plèvre sécrète immédiatement un liquide séreux qui se mélange au sang, en sorte qu'il existe, on peut dire toujours, dans le cul-de-sac inférieur de la plèvre, une quantité plus ou moins grande de liquide séro-sanguinolent (hydro-hémo-thorax) à la suite d'une fracture compliquée de côtes.

Quant à l'air, il peut suivre trois voies : se répandre dans le tissu cellulaire du poumon lui-même et produire l'emphysème interlobulaire; s'accumuler dans la cavité de la plèvre et donner naissance au pneumo-thorax ; sortir à travers la plaie de la paroi et constituer un emphysème sous-cutané. Ce sont les deux derniers accidents, le pneumo-thorax et l'emphysème sous-cutané, qu'on observe le plus souvent. La pathogénie en a été fort discutée.

Dans le but de l'éclairer, beaucoup d'expériences ont été faites sur les animaux; j'en ai fait moi-même en 1860 un certain nombre à l'École pratique en collaboration avec Dolbeau (voir la Thèse d'agrégation de Dolbeau sur l'emphysème traumatique), mais je crois devoir dire seulement en quelques mots ce que nous enseigne à cet égard la clinique.

Si le poumon n'a été qu'éraflé, il peut ne pas s'échapper d'air ou s'en échapper si peu que ce ne soit pas appréciable : mais on peut dire que, d'une façon générale, la blessure du poumon s'accompagne toujours de la sortie de l'air contenu dans les alvéoles pulmonaires. Or l'appareil pleuro-pulmonaire se présente dans deux conditions : tantôt il existe des adhérences entre les feuillets pariétal et viscéral de la plèvre, en sorte qu'il n'existe plus de cavité pleurale ; tantôt il n'y a pas d'adhérences. Il est bien évident que la production du pneumo-thorax est impossible dans le premier cas, puisqu'il n'y a pas de cavité pour recevoir l'air : ce fluide s'infiltre alors dans la plaie de la paroi thoracique et produit un emphysème sous-cutané. Ajoutons que, par suite des adhérences des deux feuillets de la plèvre entre eux, le mouvement de locomotion du poumon dans le sens vertical étant supprimé, les deux plaies pariétale et viscérale restent toujours parallèles, circonstance qui favorise puissamment la sortie de l'air. C'est dans ce cas que l'on observe des emphysèmes sous-cutanés énormes occupant presque tout le corps, qui deviennent graves par eux-mêmes et nécessitent une intervention spéciale (si l'infiltration de l'air était favorisée par l'étroitesse de la plaie extérieure, on devrait l'agrandir).

S'il n'existe aucune adhérence entre les deux feuillets de la plèvre, le poumon se rétracte, l'air remplit aussitôt la cavité pleurale et produit un pneumo-thorax. Mais l'emphysème sous-cutané peut-il apparaître dans ces conditions? Là est le point en litige. M. Richet ne le pense pas. Par suite des mouvements de locomotion du poumon, le parallélisme entre les plaies pariétale et viscérale étant détruit immédiatement après la production de la plaie pulmonaire, l'air remplit la plèvre, mais ne peut s'engager dans le tissu cellulaire sous-cutané; en sorte que, pour cet auteur, il y aurait antagonisme entre le pneumo-thorax et l'emphysème sous-cutané : si ce dernier phénomène existe, le second manque, et réciproquement. Certes, si la cavité pleurale est supprimée, il n'y a évidemment pas de pneumo-thorax, et l'emphysème sous-cutané ne s'en développe que mieux, ainsi que je viens de le dire. Mais la vérité est que l'existence d'un pneumo-thorax n'exclut nullement l'apparition d'un emphysème sous-cutané; ce dernier accident peut se rencontrer sur un sujet dont la plèvre est libre d'adhérences, et j'ai le souvenir bien précis d'avoir montré en 1860 à M. Richet lui-même, à l'hôpital Saint-Louis, une autopsie qui confirmait cette assertion. Depuis cette époque j'ai toujours examiné à ce point de vue les malades atteints de fractures de côtes avec plaie du poumon, et bien souvent j'ai constaté avec la dernière évidence l'existence simultanée d'un pneumo-thorax et d'un emphysème sous-cutané.

D'ailleurs on ne voit vraiment pas pourquoi l'air qui remplit la cavité de la plèvre ne passerait pas dans le tissu cellulaire de la paroi, tant que la plaie de cette dernière et celle du poumon ne sont pas cicatrisées. C'est aussi l'opinion de Malgaigne, qui, dans son *Anat. chirurgicale*, t. II, 2e édition, p. 214, a très sévèrement apprécié la théorie proposée par M. Richet.

En résumé, une fracture de côtes compliquée s'accompagne ordinairement des symptômes physiques suivants : crachement de sang, épanchement séro-sanguinolent dans la plèvre, pneumo-thorax et emphysème sous-cutané.

A la rigueur, dans une plaie de la paroi thoracique limitée aux parties molles, l'air pourrait s'engager dans le tissu cellulaire sous-cutané, à la suite d'un mouvement du bras, par exemple, et en imposer au premier abord pour une plaie pénétrante de poitrine, mais l'erreur ne saurait être de longue durée.

L'emphysème sous-cutané peut apparaître instantanément à la suite d'une plaie du poumon : c'est ainsi que, dans un duel à l'épée auquel j'assistais, je fis arrêter la lutte malgré l'acharnement des combattants, et même des témoins, me basant sur l'apparition subite d'un emphysème.

Les plaies du poumon se cicatrisent en général très vite, et l'air ne tarde pas à se résorber. Il est même remarquable de voir combien les grands traumatismes du thorax : fractures multiples des côtes, déchirure du poumon avec épanchement séro-sanguinolent dans la plèvre, pneumo-thorax, emphysème sous-cutané, etc., guérissent en général facilement. Il est également très remarquable que l'air atmosphérique infiltré dans le foyer de la fracture n'amène jamais les accidents qu'il produit dans le foyer des autres fractures; on n'observe ni suppuration ni infection purulente à la suite des fractures compliquées de côtes.

Tyndall a pensé que l'air atmosphérique se filtrait en passant à travers le poumon et se dépouillait ainsi du *je ne sais quoi* qui produit les terribles accidents propres aux fractures exposées. Cette théorie du filtrage de l'air par le poumon a précédé l'idée ingénieuse de M. A. Guérin du filtrage de l'air par le coton, idée dont l'application fournit à la clinique de précieux résultats.

Il suit de ce qui précède que les plaies superficielles du poumon produites par des fragments de côtes ne présentent pas une grande gravité. Il en est de même des plaies par arme blanche; une plaie du poumon peut sans doute déterminer la production d'une pneumonie traumatique et la mort, mais elle est surtout grave par l'hémorrhagie, quand des vaisseaux de quelque importance ont été atteints : or ceux-ci ne siègent guère qu'à la face interne, au niveau du pédicule.

Dans ce dernier cas, le sang s'épanche soit dans le parenchyme pulmonaire, soit dans le médiastin ou dans la cavité de la plèvre (*hémo-thorax*), et la mort en est rapidement la conséquence.

On a proposé d'ouvrir tout de suite largement la cavité thoracique pour évacuer le sang, mais cette pratique n'offre véritablement aucun avantage et ne me paraît même pas rationnelle : en effet, outre qu'on réussirait très difficilement à évacuer le sang, le poumon ne reviendrait pas à son volume primitif après l'évacuation, puisque l'entrée seule de l'air suffit à en produire l'affaissement, et d'ailleurs on courrait risque d'augmenter l'hémorrhagie, puisque la compression déterminée par le foyer sanguin peut à la rigueur contribuer à l'oblitération du vaisseau. La thérapeutique active est donc alors frappée d'impuissance.

Dans les plaies du poumon intéressant un gros vaisseau, les malades meurent par hémorrhagie et par syncope plus encore que par asphyxie : aussi ne saurait-on trop repousser l'ancienne pratique des saignées, qui ne pouvait que hâter la mort des malades.

Ce qui précède s'applique surtout à l'hémo-thorax succédant *immédiatement* à une plaie de poitrine (j'ai dit plus haut ce qu'il conviendrait de faire dans le cas de plaie de l'artère intercostale) : mais, si l'hydro-hémo-pneumo-thorax qui accompagne toute plaie du poumon, quand il n'y a pas d'adhérences pleurales, bien entendu, au lieu de résorber, ce qui est la règle, augmente dans les jours suivants, au point de menacer la vie du malade, on doit se comporter alors comme dans le cas d'épanchement pleurétique aigu, c'est-à-dire pratiquer la thoracentèse avec l'un de nos appareils aspirateurs : le liquide, qui est séro-sanguinolent, sera très facilement aspiré. Mais je répète que ces terminaisons sont exceptionnelles, et l'on peut dire en général des plaies pénétrantes de poitrine qu'elles sont au-dessus des ressources de l'art, ou qu'elles guérissent par les seules forces de la nature.

Quant aux projectiles de guerre, balles, éclats d'obus, etc., on ne peut songer à les aller chercher au hasard dans la poitrine quand rien n'en indique le siège, et surtout quand l'orifice par lequel ils ont pénétré est petit et resserré. Si, au contraire, il existait déjà une large ouverture, il faudrait explorer la plaie avec les doigts, rechercher les projectiles, les corps étrangers, tels que morceaux de bourre ou de vêtements. On éviterait d'y appliquer à nu de la charpie, car quelques brins pourraient pénétrer dans la cavité pleurale lors d'un mouvement d'inspiration.

Lorsque la poitrine a été largement ouverte et que le poumon n'a pas été blessé (ce qui est extrêmement rare, mais peut néanmoins se produire, surtout si la plaie siège vers la base du thorax au niveau du sinus costo-diaphragmatique), dans ce cas, au lieu de s'affaisser du côté de la colonne vertébrale, le poumon peut, sous l'influence d'une expiration brusque, s'engager dans la plaie et

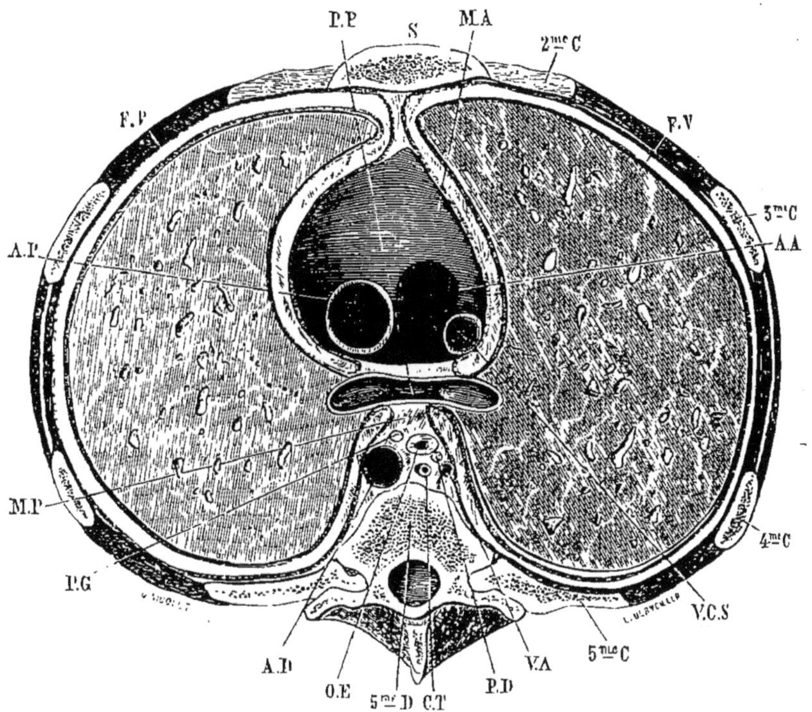

Fig. 192. — *Coupe horizontale de la poitrine pratiquée au niveau du pédicule des poumons, sur un enfant congelé âgé de deux ans, grandeur naturelle.* — Segment inférieur de la coupe.

AA, aorte ascendante.
AD, aorte descendante.
AP, artère pulmonaire.
2e C, deuxième côte.
3e C, troisième côte.
4e C, quatrième côte.
5e C, cinquième côte.
CT, canal thoracique.
5e D, cinquième vertèbre dorsale.
FP, feuillet pariétal de la plèvre.
FV, feuillet viscéral de la plèvre.
MA, médiastin antérieur.
MP, médiastin postérieur.
Œ, œsophage.
PD, nerf pneumogastrique droit.
PG, nerf pneumogastrique gauche.
PP, pédicule des poumons.
S, sternum.
VA, grande veine azygos.
VCS, veine cave supérieure.

faire hernie à l'extérieur : on le réduira, s'il n'est pas altéré; dans le cas contraire, on devra le laisser dans la plaie.

Une portion du poumon peut être herniée et former tumeur sous la peau, lorsqu'un point de la paroi thoracique a été détruit. On voit l'organe rentrer pendant l'inspiration et sortir brusquement pendant l'expiration.

C. — RÉGION MÉDIASTINE.

La *région médiastine* ou le *médiastin* est la portion de la cavité thoracique comprise entre les deux plèvres dites médiastines. Supposez un double feuillet étendu de la face postérieure du sternum à la colonne vertébrale d'une part, de la fourchette sternale au diaphragme d'autre part, vous obtiendrez ainsi une cloison verticale antéro-postérieure divisant la cavité thoracique en deux parties latérales. C'est à la partie médiane occupée par la cloison, ou mieux à l'espace compris entre les deux feuillets qui la constituent, que l'on donne le nom de *médiastin*.

Le médiastin est donc un espace correspondant à la partie moyenne de la cavité thoracique, dont il occupe la cinquième partie, limité : en avant par le sternum, en arrière par la colonne vertébrale, sur les côtés par les plèvres médiastines, en bas par le diaphragme, et communiquant directement en haut avec la région du cou.

Nous avons vu la plèvre, partie du sternum, être arrêtée dans son trajet par le pédicule du poumon, sur lequel elle se réfléchit pour recouvrir la surface de l'organe. Il résulte donc de la présence du pédicule que le médiastin est divisé en deux parties : l'une antérieure, placée entre le sternum et la face antérieure du pédicule ; l'autre postérieure, placée entre la face postérieure du pédicule et la colonne vertébrale. On donne à la première le nom de *médiastin antérieur*, et à la seconde celui de *médiastin postérieur*. Cette division n'a de véritable raison d'être qu'au niveau de la racine du poumon, puisque au-dessus et au-dessous il n'existe entre le sternum et la colonne vertébrale aucune séparation qui la motive.

Cependant cette division est si classique que, les réserves précédentes étant faites, je ne vois aucune raison pour ne pas l'adopter. Supposons par la pensée un plan vertical continuant en haut et en bas les bords respectifs du hile du poumon : le médiastin postérieur est en arrière de ce plan, et le médiastin antérieur en avant.

Médiastin antérieur.

Le *médiastin antérieur* est beaucoup plus grand que le postérieur. Il occupe un peu plus des deux tiers de l'espace qui sépare le sternum de la colonne vertébrale ; la figure 192, que j'ai prise sur un sujet congelé, donne une bonne idée de leurs dimensions réciproques.

Sa direction n'est pas absolument verticale : grâce à l'obliquité du cœur, il se dirige en bas et à gauche, de façon à empiéter sur la région pleuro-pulmonaire gauche et à diminuer d'autant la cavité de ce côté.

Rétréci au niveau du hile du poumon, le médiastin antérieur présente un évasement supérieur et un inférieur, qui en ont fait comparer la forme à celle d'un X ou mieux d'un sablier.

Je signalerai successivement et par plans les organes qu'il renferme. Ce sont, en procédant d'avant en arrière :

1° Une couche de tissu cellulaire, le thymus, le tronc veineux brachio-céphalique gauche ;

2° La portion antérieure du péricarde, les vaisseaux et nerfs diaphragmatiques ;

3° La face antérieure du cœur, l'artère pulmonaire, l'aorte, le tronc artériel brachio-céphalique, et, un peu plus profondément, les artères carotide primitive et sous-clavière gauches, la veine cave supérieure ;

4° La face postérieure du cœur, les oreillettes, la veine cave inférieure, les veines pulmonaires ;

5° La portion postérieure du péricarde.

PREMIER PLAN. — *Couche de tissu cellulaire, thymus. Tronc veineux brachio-céphalique gauche.* — Immédiatement en arrière du sternum existe une couche de tissu cellulaire graisseux lâche et abondante, comprise entre l'insertion au sternum des deux plèvres médiastines droite et gauche. Les plèvres s'insèrent très près l'une de l'autre, au point d'arriver presque au contact. Il en résulte qu'à l'état normal, lorsque le péricarde n'a pas été distendu par du liquide, on ne saurait pénétrer dans sa cavité sans ouvrir la plèvre, à moins de perforer le sternum sur la ligne médiane. Mais l'espace s'agrandit notablement dans l'hydro-péricarde ou dans les abcès rétro-sternaux. Cette couche est plus abondante dans l'évasement supérieur du médiastin que dans l'inférieur. En effet, chez le fœtus l'évasement supérieur est à peu près exclusivement occupé par le thymus, organe transitoire, qui s'atrophie à partir de la naissance et ne tarde pas à être remplacé par du tissu cellulaire.

La couche celluleuse communique en bas, entre les deux faisceaux d'insertion du diaphragme à la base de l'appendice xiphoïde, avec celle qui double le péritoine ; en sorte que, à la rigueur, des abcès du médiastin antérieur peuvent fuser vers la face profonde de la paroi abdominale et faire saillie à l'épigastre, ce qui est d'ailleurs fort rare. Une communication plus importance est celle qui se fait, vers le haut de la région, entre cette couche celluleuse et celle qui, située au cou en arrière du feuillet moyen ou sterno-claviculaire de l'aponévrose cervicale, entoure de toutes parts la trachée. C'est par cette voie que des abcès du cou peuvent fuser dans le médiastin et occasionner les plus graves désordres.

Le tronc veineux brachio-céphalique gauche, situé dans un dédoublement du feuillet sterno-claviculaire (voir fig. 152), se trouve compris dans cette couche celluleuse, immédiatement en arrière de la fourchette sternale et en avant du tronc artériel brachio-céphalique, qu'il croise presque à angle droit.

DEUXIÈME PLAN. — *Portion antérieure du péricarde. Vaisseaux et nerfs diaphragmatiques.* — Le péricarde a la forme d'un cône dont la base est en bas ; il s'étend, dans le sens vertical, du centre phrénique du diaphragme, et par conséquent du cartilage de la cinquième côte environ, à la partie inférieure de la première pièce du sternum (ligne pointillée noire, fig. 191) ; il déborde le sternum à gauche et à droite, beaucoup plus à gauche qu'à droite : à gauche, dans l'étendue de 7 à 8 centimètres ; à droite, de 1 à 2 centimètres seulement. C'est donc toujours du côté gauche qu'on devra ponctionner le péricarde. Toutefois il ne faut pas oublier que la face antérieure du péricarde n'est pas en rapport immédiat avec la paroi thoracique, si ce n'est sur la ligne médiane ; elle est recouverte par les plèvres et les poumons et surtout par le poumon gauche ; de sorte que, à l'état normal, il est impossible de ponctionner le péricarde à travers les espaces intercostaux sans blesser le poumon : aussi les plaies pénétrantes du péricarde et du cœur s'accompagnent-elles presque fatalement d'une plaie du poumon.

Le péricarde, sac fibro-séreux résistant, ne saurait se distendre brusquement (et c'est même la cause principale de la mort après une plaie du cœur, cet organe étant comprimé par le sang qui s'épanche dans la cavité péricardique), mais il est susceptible d'atteindre, dans certains cas d'hydro-pérocarde, un développement considérable : il refoule les poumons sur les côtés, abaisse le diaphragme et arrive au contact avec la paroi thoracique. Le champ ouvert au chirurgien pour la ponction est donc beaucoup plus étendu qu'à l'état normal. D'ailleurs on doit ponctionner dans un point absolument mat et dans celui où les battements du cœur ont disparu ou sont le plus lointains. Il faut éviter de ponctionner à un travers de doigt du sternum, car on pourrait blesser l'artère mammaire interne. On a signalé un certain nombre de points propres à la ponction, mais celui qui me paraît le plus convenable est le *quatrième espace intercostal, à 3 centimètres du bord gauche du sternum.*

Sur les côtés du péricarde se trouvent le nerf et l'artère diaphragmatiques, qui y sont maintenus accolés par la plèvre.

TROISIÈME PLAN. — *Face antérieure du cœur. Auricule droite, auricule gauche, artère pulmonaire, aorte. Tronc brachio-céphalique artériel.* Un peu plus profondément, *artères carotide primitive et sous-clavière gauches. Veine cave supérieure.* — La *face antérieure du cœur* est presque exclusivement formée par le ventricule droit. On y trouve le sillon antérieur : très rapproché du bord gauche, ce sillon loge l'artère coronaire antérieure et correspond au bord antérieur de la cloison des ventricules.

Ce qui est à droite du sillon appartient au ventricule droit, ce qui est à gauche au ventricule gauche. Nous y pouvons rattacher les deux bords : le droit, mince et couché presque horizontalement sur le diaphragme ; le gauche, très épais et à peu près vertical.

La face antérieure du cœur affecte avec la paroi thoracique des rapports presque identiques à ceux du péricarde, sauf qu'elle remonte moins haut. Dans le sens vertical, elle s'étend du bord supérieur de la troisième côte au bord inférieur de la cinquième. Dans le sens transversal, elle déborde le sternum à gauche de 7 à 8 centimètres et à droite de 1 à 2 centimètres. La pointe bat derrière la cinquième côte gauche.

Les parois ventriculaires, ainsi que la cloison qui sépare chaque ventricule, sont tellement épaisses que les corps étrangers peuvent les traverser sans pénétrer dans les cavités, et conséquemment sans provoquer d'accidents immédiatement mortels. Le cœur paraît même présenter une certaine tolérance pour les corps étrangers (1).

(1) J'ai observé à Bicêtre l'un des faits les plus curieux en ce genre. Un aliéné s'était introduit dans la région du cœur une tige de fer mesurant 16 centimètres de longueur. Quand j'arrivai auprès de lui, le corps étranger avait disparu, mais on le sentait avec les doigts soulever vigoureusement la peau à chaque contraction du cœur. A part les battements un peu précipités, il n'existait aucun trouble dans la circulation. Pendant que le morceau de fer faisait bouchon et s'opposait à l'hémorrhagie, je n'osai pas de prime abord faire d'incision pour le retirer ; le lendemain on le sentait à peine, et bientôt on ne le sentit plus ; le malade se rétablit complètement, si bien qu'il fit une nouvelle tentative de suicide. Il succomba l'année suivante. La tige de fer avait traversé le bord antérieur du poumon gauche, la paroi postérieure des ventricules, en pénétrant par le bord gauche, et s'était engagée dans le poumon droit (la pièce est au musée de Clamart).

J'ai présenté à la Société de chirurgie un cœur qui renfermait une balle siégeant dans la paroi postérieure du ventricule gauche. Rien n'avait fait soupçonner l'existence de ce corps étranger pendant les dix-huit jours que vécut le malade. La cicatrisation était complète.

Les *auricules droite* et *gauche* sont situées sur le même plan que la face antérieure du cœur. L'auricule droite embrasse l'aorte et l'auricule gauche l'artère pulmonaire.

L'*artère pulmonaire* (AP, fig. 191) correspond à son origine à l'articulation chondro-sternale de la troisième côte gauche, et se prolonge à peu près jusqu'à celle de la seconde, où elle se bifurque.

En arrière d'elle naît l'aorte. Ces deux gros vaisseaux, situés d'abord sur un même plan antéro-postérieur, se croisent en X; l'aorte, redevenue superficielle, remonte derrière le sternum et change de direction au niveau du bord inférieur du cartilage de la première côte gauche (CA, fig. 191), pour former la crosse. Abandonnant alors le sternum, elle quitte le médiastin antérieur pour se porter horizontalement d'avant en arrière et gagner la face latérale gauche de la quatrième vertèbre dorsale, où elle prend le nom d'aorte descendante. Elle fournit les artères bronchiques droite et gauche.

Il suffit de considérer les rapports de l'aorte ascendante avec la face postérieure du sternum pour comprendre l'usure et la perforation de cet os dans les cas d'anévrysme.

De la crosse de l'aorte naissent : à droite, le tronc brachio-céphalique; à gauche, la carotide primitive et la sous-clavière gauches. Ces artères occupent la partie la plus élevée du médiastin antérieur; elles sont recouvertes et croisées par le tronc veineux brachio-céphalique gauche.

La *veine cave supérieure* descend d'abord parallèlement au tronc brachio-céphalique artériel et côtoie ensuite la portion ascendante de l'aorte; elle est située à leur droite. La veine cave supérieure commence au niveau du cartilage de la première côte droite et aboutit à la partie moyenne du deuxième espace intercostal du même côté (VCS, fig. 191). Elle est parallèle au bord droit du sternum. Une portion de la veine déborde ce bord, l'autre partie est recouverte par l'os. Un instrument, introduit dans le premier espace intercostal droit et rasant le sternum, traverserait la veine cave supérieure.

Quatrième plan. — *Face postérieure du cœur. Oreillettes. Veine cave inférieure. Veines pulmonaires.* — La face postérieure du cœur présente à considérer les portions ventriculaire et auriculaire, situées sur un même plan. La portion ventriculaire, qu'un sillon vertical divise en deux parties à peu près égales, repose sur le diaphragme et médiatement sur la face supérieure du foie, qui en conserve l'empreinte.

L'*oreillette droite* répond à l'articulation chondro-sternale de la troisième côte droite (OD, fig. 191); l'*oreillette gauche* à l'articulation correspondante du côté gauche. Les parois des oreillettes sont très minces; il est à peu près impossible qu'un instrument quelconque les atteigne sans pénétrer dans la cavité : aussi la blessure en est-elle encore plus grave que celle des ventricules.

La *veine cave inférieure* répond au quatrième espace intercostal droit. Les *veines pulmonaires,* qui occupent la racine des poumons, correspondent, comme cette racine elle-même, au deuxième espace intercostal en avant.

Cinquième plan. — *Portion postérieure du péricarde.* — Très rapprochée de la colonne vertébrale, cette portion peut être considérée comme la limite antérieure du médiastin postérieur.

Médiastin postérieur.

Limité en avant par la trachée et les bronches dans son tiers supérieur, et par le péricarde dans ses deux tiers inférieurs, limité en arrière par la colonne vertébrale, dont il suit la direction, le *médiastin postérieur* présente une direction verticale. Il renferme les organes suivants : l'œsophage et les deux nerfs pneumogastriques, qui lui sont accolés, l'aorte thoracique descendante, les artères et veines intercostales, la grande veine azygos, le canal thoracique, des ganglions lymphatiques, une abondante quantité de tissu cellulo-graisseux et les nerfs splanchniques.

On voit par cette énumération combien d'organes importants siègent dans ce petit espace, et il est aisé de comprendre la gravité des plaies qui peuvent l'atteindre. Grâce à la profondeur où il est situé, à la protection que lui offrent le sternum et la colonne vertébrale, elles sont heureusement fort rares.

L'œsophage occupe la ligne médiane ; j'en ai déjà indiqué la direction et les rapports précis qu'il affecte avec l'aorte et les nerfs pneumogastriques.

L'aorte descendante repose d'abord sur le côté gauche de la colonne vertébrale, puis sur la ligne médiane. Elle fournit les artères intercostales, œsophagiennes et médiastines postérieures. Lorsqu'un anévrysme occupe la position ascendante de la crosse de l'aorte, la tumeur repousse le sternum en avant, remonte vers le cou, comprime la trachée, la bronche gauche, le nerf récurrent gauche, etc. S'il siège sur la portion thoracique, les symptômes sont très obscurs et le diagnostic fort difficile. Le cœur, repoussé en avant, présente, indépendamment de ses propres battements, ceux que lui imprime l'anévrysme : aussi croit-on généralement alors à une maladie du cœur. La colonne vertébrale est usée peu à peu, et Blandin cite le cas d'un anévrysme de l'aorte thoracique qui, après avoir détruit les vertèbres et la partie postérieure des côtes, vint faire saillie à la région dorsale. La poche peut alors s'ouvrir dans le canal rachidien et déterminer une compression de la moelle.

La grande veine azygos, placée sur le côté droit de la colonne vertébrale, s'ouvre dans la veine cave supérieure après avoir décrit une courbure en forme de crosse, analogue à celle de l'aorte.

Le canal thoracique, appliqué d'abord sur le côté droit de la colonne vertébrale, entre l'aorte et la veine azygos, gagne ensuite la ligne médiane, se dirige à gauche, passe entre l'œsophage et la colonne vertébrale pour aboutir au confluent des veines jugulaires interne et sous-clavière gauches.

Des ganglions lymphatiques très nombreux entourent l'œsophage et l'origine des bronches. Ils sont susceptibles de subir toutes les dégénérescences dont j'ai parlé à propos des ganglions lymphatiques du cou : ainsi les voit-on, dans l'adénie, par exemple, provoquer des phénomènes de dyspnée. Les ganglions sont le point de départ de presque tous les abcès qui se développent spontanément dans le médiastin postérieur. Il est à peine besoin d'insister sur la gravité de ces abcès, qui s'accompagnent de dysphagie en comprimant l'œsophage, et de dyspnée plus ou moins intense en refoulant les poumons et les bronches. Ils peuvent s'ouvrir dans l'un de ces organes.

Une couche lâche et abondante de tissu cellulo-graisseux occupe le médiastin postérieur et environne les organes précédents. Elle communique en haut avec le tissu cellulaire profond du cou et en bas avec celui de l'abdomen, mais il existe cette différence importante avec la couche sous-sternale du médiastin antérieur, que la communication se fait en bas, par l'orifice du diaphragme destiné à l'aorte. C'est cette voie que suivent certains abcès par congestion provenant d'une lésion de la colonne vertébrale, abcès qui peuvent ainsi fuser du cou dans le médiastin postérieur, puis dans l'abdomen, et venir faire saillie dans les fosses ischio-rectales en suivant toujours la colonne vertébrale.

Cette couche communique encore sur les côtés avec le tissu cellulo-graisseux sous-pleural qui occupe les espaces intercostaux : aussi les abcès par congestion, nés des parties latérales de la colonne vertébrale, viennent-ils faire saillie à la paroi thoracique en suivant cette voie.

Des abcès chauds rétro-pharyngiens ou rétro-œsophagiens peuvent également aboutir au médiastin postérieur.

Cette distinction très nette entre les deux couches de tissu cellulaire du médiastin, ainsi qu'entre les deux grandes variétés d'abcès qui s'y développent, est une des raisons qui m'ont engagé à maintenir, contrairement à l'opinion de Blandin et de quelques auteurs modernes, la division du médiastin en antérieur et postérieur, et non en portion cardiaque et sus-cardiaque.

Les nerfs splanchniques cheminent dans le tissu cellulaire du médiastin postérieur, ainsi que les artères et veines intercostales.

Les abcès, les anévrysmes, les tumeurs ganglionnaires avec toutes leurs dégénérescences (sarcome, tubercule, cancer), les cancers de l'œsophage, ceux de la colonne vertébrale, etc., sont les principales tumeurs que l'on observe dans le médiastin postérieur. La profondeur où elles siègent en rend toujours le diagnostic difficile ; elles ne se révèlent guère que par les troubles de la déglutition et de la respiration que détermine la compression de l'œsophage et de l'arbre aérien.

D. — SOMMET DE LA POITRINE.

Le *sommet de la poitrine* correspond à la base du cou. Aucun diaphragme, aucun plan fibreux ne sépare entre elles ces deux régions; le tissu cellulaire est continu de l'une à l'autre.

L'orifice de communication entre le cou et la poitrine est elliptique, à grand diamètre transversal. Le contour en est limité : en avant par la fourchette du sternum, en arrière par la première vertèbre dorsale, latéralement par la première côte. Le plan de cet orifice est oblique en bas et en avant. L'obliquité est d'ailleurs variable suivant les sujets; une perpendiculaire abaissée de la fourchette du sternum sur la colonne vertébrale répond en général à la deuxième vertèbre dorsale, quelquefois à la troisième et même encore un peu plus bas.

Les organes que l'on y rencontre ont déjà été étudiés à propos de la région sous-hyoïdienne. Je rappellerai que sur une coupe horizontale pratiquée à ce niveau on trouverait d'avant en arrière :

1° Sur la ligne médiane :

La peau ; la couche cellulo-graisseuse sous-cutanée ; le feuillet superficiel de l'aponévrose cervicale ; les muscles sterno-mastoïdien, sterno-hyoïdien et sterno-thyroïdien ; le feuillet moyen de l'aponévrose cervicale ; la portion horizontale de la veine jugulaire antérieure ; le tronc veineux brachio-céphalique gauche ;

une couche abondante de tissu cellulo-graisseux renfermant des ganglions lymphatiques; la trachée-artère; l'œsophage et l'aponévrose prévertébrale.

2° Sur les côtés:

Le prolongement des plèvres et du poumon, qui déborde la première côte d'un travers de doigt environ et quelquefois davantage ; les artères carotides et sous-clavières droites et gauches, les veines sous-clavières, les nerfs pneumogastrique et phrénique.

Au sommet de la poitrine, les deux nerfs pneumogastriques présentent des rapports différents : le droit est compris entre l'artère sous-clavière et le tronc veineux brachio-céphalique droits ; le gauche se trouve entre l'artère carotide primitive et l'artère sous-clavière gauches, qui lui sont parallèles.

Au même niveau, le nerf phrénique, situé en avant et en dehors du pneumogastrique, passe entre l'artère et la veine sous-clavière.

SIXIÈME SECTION

DE L'ABDOMEN

L'*abdomen* ou *ventre* est une vaste cavité destinée à loger la plus grande partie des organes digestifs et une portion des organes urinaires.

Fermé en haut par le diaphragme, qui constitue une voûte à concavité inférieure, l'abdomen est limité en bas par un autre plan musculaire, le muscle releveur de l'anus, disposé également en forme de diaphragme dont la concavité regarde en haut. En avant et sur les côtés, l'abdomen est fermé par un plan musculo-aponévrotique ; en arrière, par la colonne vertébrale. Logiquement, la cavité abdominale répond donc à tout l'espace compris entre le diaphragme et le plancher du bassin. Cependant l'usage a prévalu d'établir une ligne de séparation entre l'abdomen proprement dit et le bassin, et cette ligne n'est autre que la limite supérieure du bassin lui-même, c'est-à-dire le détroit supérieur.

Il résulte de cette division que l'abdomen est une cavité limitée en haut par le diaphragme, et en bas par un plan qui passerait au niveau du détroit supérieur du bassin.

Considéré extérieurement, l'abdomen paraît commencer au niveau du rebord inférieur du thorax, mais nous avons déjà vu que, par suite de la voussure du diaphragme, la cavité abdominale pénètre la cavité thoracique par son centre, tandis que cette dernière empiète latéralement sur l'abdomen de façon à former le sinus costo-diaphragmatique : il en résulte qu'une partie considérable des viscères abdominaux est protégée par la paroi thoracique.

L'abdomen présente des variétés infinies de forme, suivant les âges, les sexes et les individus ; il me paraît inutile d'y insister.

Je considérerai à l'abdomen deux parties : un contenant et un contenu, c'est-à-dire une paroi et une cavité.

PREMIÈRE PARTIE

PAROI ABDOMINALE

La *paroi abdominale* (je laisse de côté la paroi supérieure ou diaphragmatique, qui a été étudiée avec la poitrine) comprend une portion antéro-latérale musculo-fibreuse, molle et contractile, et une portion postérieure en partie osseuse.

La portion antéro-latérale présente sur la ligne médiane l'*orifice ombilical*, qui mérite une description spéciale ; sur les côtés et en bas, elle est traversée obliquement par un canal qui joue en chirurgie un rôle considérable, le *canal inguinal*.

Bien que le *canal crural* occupe la partie supérieure et interne de la cuisse, comme il n'offre en définitive d'intérêt que par sa communication avec la cavité abdominale, je crois devoir suivre l'exemple de Malgaigne et décrire ce canal avec l'abdomen à la suite du canal inguinal. De même que cet auteur, j'étudierai plus tard dans un chapitre spécial, sous le nom de *région de l'aine*, la partie interne et antérieure de la cuisse située immédiatement au-dessous de l'arcade crurale. Ces divisions sont nécessairement un peu arbitraires, mais elles me paraissent devoir être conservées à cause de leur netteté.

La portion postérieure comprend la *fosse iliaque interne* et la *région lombaire*.

La fosse iliaque interne pourrait à la rigueur être décrite avec la cavité abdominale, mais ses connexions anatomiques avec la paroi sont telles qu'il m'a semblé préférable de rapprocher l'étude de ces deux parties.

CHAPITRE Ier

Paroi antéro-latérale de l'abdomen.

A. — RÉGION ANTÉRO-LATÉRALE DE LA PAROI ABDOMINALE.

Les limites de la *région antéro-latérale* de la paroi abdominale sont : en haut, le rebord inférieur du thorax ; en bas, le pubis et l'arcade crurale. En arrière, la plupart des auteurs assignent comme limite le bord externe de la masse sacro-lombaire, mais il est préférable — et l'on verra pourquoi en étudiant la région lombaire — de prendre à cet effet le bord postérieur du muscle grand oblique de l'abdomen.

La paroi affecte la forme d'un losange dont les angles supérieur et inférieur correspondent à l'appendice xiphoïde et au pubis, les angles latéraux s'enfonçant entre le rebord des côtes et la crête iliaque.

Tantôt aplatie et même excavée, d'autres fois convexe et proéminente, la paroi antéro-latérale de l'abdomen présente une épaisseur extrêmement variable suivant les sujets et les âges, ce qui tient principalement à la plus ou moins grande quantité de graisse interposée entre ses diverses couches. Sa minceur est parfois telle, que les tumeurs abdominales paraissent siéger sous la peau ; la main en apprécie aisément les contours et l'œil en distingue la forme. La paroi peut au contraire être assez épaisse pour apporter un sérieux obstacle à l'exploration de la cavité abdominale, masquer les tumeurs qu'elle contient, ou bien faire croire à leur présence alors qu'il n'en existe pas.

Les couches qui composent la paroi sont assez nombreuses et présentent une disposition différente suivant qu'on les examine sur les côtés ou en avant. Sur les côtés on rencontre, en procédant de dehors en dedans :

1° La peau ;
2° Le fascia superficialis;
3° Une toile celluleuse recouvrant le grand oblique;
4° Le muscle grand oblique et son aponévrose;
5° Le muscle petit oblique ;
6° Le muscle transverse ;
7° Le fascia transversalis ;
8° Le péritoine.

Entre ces divers plans sont interposées des couches de tissu cellulo-adipeux dont j'indiquerai les caractères chemin faisant.

1° *Peau.* — La peau de l'abdomen ne présente pas de caractère spécial, si ce n'est que nulle part elle n'est soumise à une aussi grande distension. La grossesse, l'ascite, les tumeurs intra-abdominales, peuvent la distendre outre mesure; elle perd son élasticité et présente souvent, à la suite, des cicatrices blanchâtres appelées vergetures, dont l'existence est en général un signe indélébile d'une grossesse antérieure. Cependant, lorsque des sujets doués d'embonpoint ont subi un notable amaigrissement, la peau du ventre peut offrir la même apparence : elle est en effet doublée d'une couche de graisse dont l'épaisseur présente de grandes variétés.

2° *Fascia superficialis.* — Dans la plupart des régions, il est presque indifférent de diviser le tissu cellulaire sous-cutané en plusieurs lamelles, mais il est indispensable de le faire à la paroi abdominale. Ici, en effet, ce tissu affecte la forme de fascias décomposables en deux couches, l'une superficielle, l'autre profonde. La couche superficielle ou feuillet superficiel du fascia superficialis (FS, fig. 193) se continue sans aucune ligne de démarcation au devant de l'arcade crurale avec celle qui double la peau de la cuisse : la couche profonde ou feuillet profond du fascia superficialis (FP, fig. 173) adhère, au contraire, solidement à l'arcade crurale.

De ces dispositions résultent des conséquences cliniques intéressantes : un épanchement soit de liquide, soit de gaz, situé entre le feuillet superficiel et le feuillet profond, descendra vers la cuisse; le même épanchement situé en arrière du feuillet profond FP dans l'espace EP sera arrêté au niveau de l'arcade crurale, et ne pourra descendre qu'après avoir perforé le feuillet profond. L'emphysème provenant d'une fracture compliquée de côtes envahit parfois la paroi

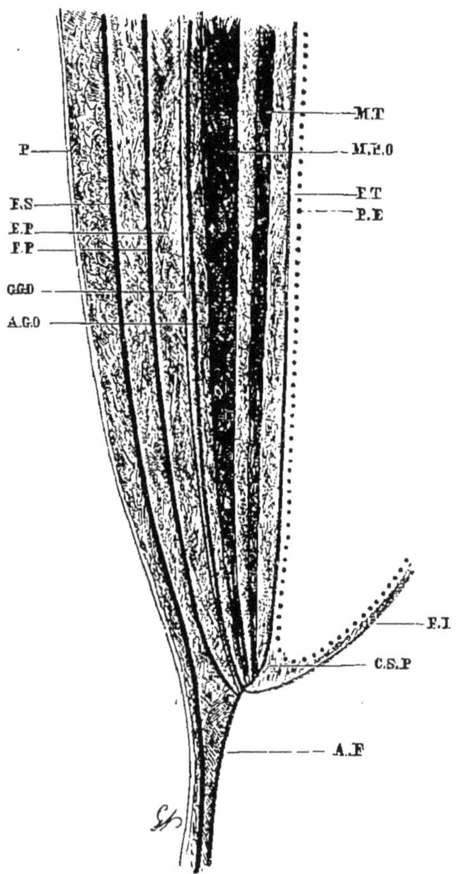

Fig. 193. — *Coupe verticale antéro-postérieure de la paroi abdominale portant sur la moitié externe de l'arcade crurale* (schéma).

AF, aponévrose fémorale (rouge).
AGO, aponévrose du muscle grand oblique (rouge).
CSP, tissu cellulaire sous-péritonéal.
EP, espace situé au-dessous du feuillet profond du fascia superficialis.
FI, fascia iliaca (rouge).
FP, feuillet profond du fascia superficialis (bleu).
FS, feuillet superficiel du fascia superficialis (bleu).
FT, fascia transversalis (rouge).
GGO, gaine celluleuse du muscle grand oblique (bleu).
MPO, muscle petit oblique.
MT, muscle transverse.
P, peau.
PE, péritoine (ligne pointillée).

abdominale et généralement reste limité au pli de l'aine, par suite de cette disposition anatomique.

Il est une variété curieuse de lipome dont on ne peut se rendre compte sans connaître ce qui précède.

Lorsqu'une tumeur de ce genre se développe entre le feuillet profond du fascia superficialis et l'aponévrose du muscle grand oblique dans l'espace EP (*fig.* 193), elle reste toujours nettement limitée en bas par l'arcade crurale, qu'elle ne dépasse pas. Le lipome peut s'étendre en haut ou latéralement, mais pas en bas. Il est parfois situé immédiatement au devant du canal inguinal, et l'on comprend qu'on puisse un instant songer à l'existence d'une hernie inguinale.

Un homme de trente ans, souffrant de vives coliques, me fut envoyé à Lariboisière pour y être traité d'une hernie inguinale étranglée. Il portait un bandage depuis une vingtaine d'années. Or il n'avait pas trace de hernie, mais bien un lipome de la paroi abdominale dans le point que je viens d'indiquer. Il existe un moyen simple de s'assurer du diagnostic et de le rendre évident. Cherchez avec l'indicateur l'orifice externe du canal inguinal par la méthode ordinaire, c'est-à-dire en refoulant le scrotum de bas en haut; introduisez la pulpe du doigt dans l'anneau : vous sentirez que celui-ci est complètement libre, et avec l'autre main vous imprimerez des mouvements à la tumeur et constaterez parfaitement que celle-ci ne siège pas dans le canal inguinal, mais bien sur un plan superficiel.

Les deux fascias sont faciles à distinguer sur certains sujets, surtout ceux qui sont maigres. C'est dans leur intervalle que se dépose presque exclusivement la graisse qui commence à envahir la paroi abdominale vers l'âge de quarante ans.

Dans la couche sous-cutanée chemine une artère petite, mais constante, l'*artère sous-cutanée abdominale*, qui se dirige obliquement vers l'ombilic. Ce vaisseau prend naissance, immédiatement au-dessous de l'arcade crurale, du tronc de la fémorale, quelquefois de la honteuse externe, et ne mérite pas de préoccuper l'opérateur.

3° *Toile celluleuse recouvrant le grand oblique.* — En arrière du fascia superficialis on rencontre encore une toile celluleuse mince (GGO), immédiatement appliquée sur le grand oblique, dont elle constitue la gaine. Il n'existe jamais de graisse dans cette gaine. Nous verrons plus loin cette toile celluleuse passer au devant de l'orifice externe du canal inguinal et constituer une enveloppe au cordon spermatique.

4° *Muscle grand oblique et son aponévrose.* — Le muscle grand oblique de l'abdomen présente à considérer une portion charnue et une portion aponévrotique. Cette dernière est celle dont la connaissance importe le plus au chirurgien, parce qu'elle correspond à la partie de la paroi sur laquelle portent le plus souvent les opérations. De plus, c'est elle qui forme l'orifice externe du canal inguinal; elle contribue à la constitution de l'arcade crurale et joue le rôle principal dans la formation du canal inguinal. La description de ces diverses parties trouvera naturellement sa place à propos des régions auxquelles elles appartiennent.

Inséré à la face externe et au bord inférieur des sept ou huit dernières côtes par des digitations qui s'entre-croisent avec celles du grand dentelé, et aux deux tiers antérieurs de la lèvre externe de la crête iliaque, le muscle grand oblique se dirige en bas et en avant. Son aponévrose est composée de fibres offrant la même direction que les fibres musculaires, et qui sont divisées en faisceaux reliés entre eux par des fibres arciformes.

L'aponévrose du grand oblique est fort résistante; elle est brillante et nacrée, en sorte qu'il est très facile de la reconnaître au fond d'une plaie sur le vivant; c'est même le point de repère le plus important durant l'opération, qu'il s'agisse de pratiquer l'entérotomie ou la ligature des iliaques; on peut inciser hardiment les couches sous-cutanées, qui présentent parfois une très grande épaisseur sur les sujets gras ; le premier point de ralliement doit être l'aponévrose du grand oblique. Les fascias qui la recouvrent n'offrent pas la même couleur, ils sont d'un blanc mat. Du moment que l'aponévrose du grand oblique est découverte et incisée, il faut redoubler d'attention et ne diviser le reste de la paroi qu'à très petits coups de bistouri.

5° et 6° Je n'ai qu'à mentionner ici les muscles petit oblique et transverse, qui forment la cinquième et la sixième couche. Remarquons seulement que la direction des fibres diffère pour chacun des trois muscles de l'abdomen, ce qui augmente la résistance de la paroi.

7° La septième couche est formée par le *fascia transversalis*. Décrit pour la première fois par A. Cooper, le fascia transversalis est une membrane fibreuse qui n'existe que dans la portion sous-ombilicale de la paroi abdominale et qui, comme le fascia iliaca, ne présente de résistance qu'au voisinage de l'arcade crurale et à deux ou trois travers de doigt au-dessus. Immédiatement en rapport avec la face postérieure du muscle transverse, il se fixe en dedans au bord externe du tendon du muscle droit de l'abdomen ; en haut et en arrière il se perd insensiblement dans le tissu cellulaire sous-péritonéal. Ce qu'il importe de préciser, ce sont les insertions inférieures décrites d'une façon si diverse et souvent si obscure dans les auteurs. Elles diffèrent dans la moitié externe et dans la moitié interne de l'arcade crurale.

Dans la moitié externe le fascia transversalis s'implante solidement (fig. 206 et 207) sur le fascia iliaca, qu'il rencontre à angle presque droit ; pas de doute à cet égard : mais où s'attache le fascia transversalis dans la moitié interne, lorsque l'aponévrose du grand oblique et le fascia iliaca se sont abandonnés, c'est-à-dire au niveau de l'anneau crural ? Surviennent ici les divergences. La vérité est que le fascia transversalis s'attache à l'arcade crurale (fig. 208) de façon à former avec l'aponévrose du grand oblique une gouttière ouverte en haut, dans laquelle est couché le cordon spermatique, et qui constitue le trajet inguinal. Le fascia transversalis s'arrête-t-il définitivement à l'arcade crurale, ou bien descend-il ensuite pour se fixer sur la crête pectinéale au ligament de Cooper ? pénètre-t-il dans l'anneau crural pour se confondre avec la gaine des vaisseaux ? ou bien forme-t-il le *septum crurale* que J. Cloquet a décrit comme une lame fibreuse indépendante ? Avec un bon bistouri et de la patience, on peut démontrer ces diverses dispositions et d'autres encore, mais elles n'ont, en vérité, aucune espèce d'importance. Je tiens seulement à faire observer que l'adhérence du fascia transversalis à l'arcade crurale n'est pas telle qu'on ne puisse le décoller avec les doigts au lieu de se servir du bistouri, ce que je conseille toujours de faire dans la ligature de l'artère iliaque externe.

Au niveau de la fossette inguinale externe (fig. 197) le fascia transversalis laisse passer les éléments du cordon spermatique, mais, au lieu de présenter un trou, comme celui qui est destiné à la saphène interne, par exemple, dans l'aponévrose fémorale, il se laisse déprimer en doigt de gant et accompagne le cordon, auquel il fournit une gaine commune à cet organe et au testicule. De l'inflexion brusque du canal déférent au niveau de cet orifice résulte la formation d'un repli saillant ayant la forme d'un croissant que J. Cloquet a justement proposé d'appeler *bord falciforme* du fascia transversalis. Nous reviendrons d'ailleurs en détail sur ce point en étudiant le canal inguinal.

8° La huitième et dernière couche comprend le péritoine, dont je m'occuperai à propos de la cavité abdominale.

Les divers plans qui composent la paroi de l'abdomen sont séparés l'un de l'autre par une couche plus ou moins abondante de tissu cellulaire. C'est ainsi qu'on en trouve entre l'aponévrose du grand oblique et le muscle petit oblique, entre celui-ci et le muscle transverse. La plus importante est celle qui sépare le péritoine du fascia transversalis, la couche sous-péritonéale. Elle se condense vers la partie inférieure de la paroi et prend alors l'aspect d'une membrane que H. Cooper appela *fascia propria*. Elle renferme souvent des pelotons adipeux qui jouent un rôle important dans la production de la hernie inguinale de l'adulte. Ces pelotons peuvent s'engager à travers les anneaux et entraîner avec eux le péritoine. Dans la couche sous-péritonéale se trouve l'artère épigastrique dans la première partie de son trajet. On y trouve encore le groupe des veines vésicales antérieures, qui sont parfois variqueuses et se rencontrent toujours sous le bistouri du chirurgien dans la taille hypogastrique. Ces veines constituent même un point de repère au cours de cette opération, car elles reposent directement sur la face antérieure de la vessie.

Le tissu cellulaire qui sépare les couches abdominales l'une de l'autre en facilite la dissection et la division méthodiques; grâce à lui, on reconnaît assez facilement au cours d'une opération le chemin parcouru, mais, par contre, il forme des espaces tout prêts à se laisser envahir par les liquides et les gaz : de là l'extension rapide que prend le phlegmon de la paroi abdominale, l'envahissement de la paroi par l'urine et les immenses décollements qui en résultent; de là aussi le développement du phlegmon stercoral dans certains cas d'anus contre nature et la production de la hernie inguino-interstitielle. La laxité de la couche sous-péritonéale explique encore pourquoi on a dans certains cas décollé le péritoine avec les doigts dans une grande étendue, croyant être arrivé sur l'enveloppe d'un kyste de l'ovaire ; pourquoi on a pu refouler l'intestin sous le péritoine, croyant l'avoir réduit dans la cavité.

Cette couche peut aussi être le point de départ des lipômes, ce qui permet de diviser ces tumeurs en deux grandes classes dans la région qui nous occupe : *lipomes sous-cutanés, lipomes sous-péritonéaux*. Le diagnostic des lipomes sous-péritonéaux est, le plus souvent, très obscur : à plus forte raison en est-il de même des phlegmons décrits par M. Bernutz dans ces dernières années. Les phlegmons sous-péritonéaux peuvent reconnaître pour point de départ une très petite perforation intestinale produite par un corps étranger. Ils marchent alors très lentement, formant une masse dure, profonde, qui peut en imposer au début pour un cancer de l'épiploon adhérent à la paroi abdominale. Peu à peu ils se rapprochent de la peau, se ramollissent au centre, s'ouvrent à l'extérieur, donnent issue au corps étranger et se cicatrisent ensuite. Dans un cas de ce genre rapporté par M. Gosselin dans sa *Clinique*, le corps étranger était un fragment d'os long de 1 centimètre et demi et large de 3 millimètres.

Lorsqu'il n'existe pas de perforation intestinale, ces phlegmons sous-péritonéaux sont en général sous la dépendance d'un état maladif antérieur de l'intestin.

La paroi abdominale peut donc être le siège de tumeurs de nature très variable. Je signalerai encore les gommes et les fibromes. Ces derniers occupent parfois la partie la plus profonde et sont situés immédiatement en dehors du péritoine. On conçoit toute la gravité de leur extirpation, puisque le péritoine peut être intéressé ou s'enflammer par simple propagation de voisinage.

Je répète qu'il est souvent très difficile de distinguer les tumeurs développées dans la paroi de celles qui siègent dans la cavité abdominale elle-même ; de reconnaître si une collection liquide enkystée siège dans l'épaisseur de la paroi ou dans la cavité. En général, les tumeurs de la paroi font à l'extérieur une saillie mieux limitée, mieux localisée, mieux appréciable au toucher que celles de la cavité, mais le meilleur signe est celui-ci : les tumeurs de la cavité abdominale suivent le mouvement des viscères, c'est-à-dire qu'elles s'abaissent dans les grandes inspirations et remontent dans les expirations, ce qui n'existe pas pour les tumeurs de la paroi. Cependant, quand il s'est produit des adhérences à la paroi ou que celle-ci est très épaisse, la difficulté devient à peu près insurmontable.

Les muscles de la paroi latérale de l'abdomen sont de puissants expirateurs qui maintiennent soumis à une pression continuelle les viscères contenus dans la cavité abdominale. Il en résulte que dans une plaie pénétrante, pour peu que celle-ci ait une certaine étendue, les viscères s'y engagent aussitôt et font hernie à l'extérieur ; si la hernie est formée par l'épiploon, on peut laisser ce dernier dans la plaie sans tenter de le réduire. Je dois dire toutefois que nombre de chirurgiens conseillent actuellement de le lier, de l'exciser, de le réduire et de suturer la plaie. Lorsqu'il s'agit d'intestin, on réduira le plus vite possible en débridant au besoin la plaie avec un bistouri boutonné, et on suturera la paroi.

Par suite de sa dépressibilité, la paroi abdominale échappe en général aux contusions violentes, qui occasionnent parfois des désordres viscéraux graves sur lesquels j'aurai l'occasion de revenir en étudiant la cavité. Ce qu'il importe de retenir, c'est qu'à la suite d'une contusion l'état de la paroi ne traduit nullement à l'extérieur l'état des viscères, et qu'avec une paroi intacte peut exister une blessure intérieure mortelle (1).

Les couches qui constituent la *portion médiane* de la paroi abdominale sont beaucoup moins nombreuses que celles que nous venons d'étudier ; par contre, les aponévroses d'insertion des muscles y présentent une disposition assez compliquée. La peau, une couche cellulo-graisseuse sous-cutanée, une aponévrose résistante (feuillet antérieur de la gaine du grand droit de l'abdomen), le muscle grand droit et tout à fait en bas le petit muscle pyramidal placé en avant du grand droit, une deuxième aponévrose (feuillet postérieur de la gaine du grand droit), le tissu cellulaire sous-péritonéal et le péritoine, telles sont les couches que l'on observe sur les côtés de la ligne médiane.

La ligne médiane, qui porte le nom de *ligne blanche*, est plus simple encore, car la peau et le péritoine ne sont plus séparés l'un de l'autre que par les couches cellulo-graisseuses qui les doublent, et par une lame fibreuse dont la continuité est même interrompue par places. C'est sur elle que porte l'incision dans l'ovariotomie et dans la taille hypogastrique.

La peau est déprimée au-dessous de l'appendice xiphoïde dans le point dési-

(1) Un homme succomba dans mon service peu de temps après avoir reçu un coup de tampon de chemin de fer sur l'abdomen. Le mésentère était légèrement déchiré et la cavité abdominale remplie de sang. Quant à la paroi, que je disséquai soigneusement couche par couche, elle ne présentait pas la plus légère trace de contusion. Les cas du même genre ne sont d'ailleurs pas très rares.

gné sous le nom de *scrobicule du cœur, creux épigastrique;* il en est de même au niveau de l'ombilic, où elle présente la cicatrise ombilicale. Garnie de poils à la partie inférieure, au voisinage du mont de Vénus, elle présente souvent chez les femmes enceintes ou qui ont eu des enfants une accumulation de pigment qui forme une ligne brune médiane, verticale. On trouve cependant quelquefois cette ligne chez les nullipares.

La couche sous-cutanée n'offre rien de spécial à noter. Elle adhère sur la ligne médiane à la face profonde de la peau et à l'aponévrose sous-jacente; cette adhérence ne suffit pas cependant pour s'opposer absolument au passage des inflammations et des collections purulentes d'un côté à l'autre. Elle se charge de graisse en même temps que celle de la portion latérale, et ne contient que très peu de vaisseaux sur la ligne médiane, en sorte que l'on peut la diviser complètement en ce point presque à blanc.

Le muscle grand droit de l'abdomen est enveloppé d'une gaine fibreuse solide sur laquelle je vais revenir dans un instant. Quant au muscle lui-même, il est allongé, aplati d'avant en arrière, beaucoup plus large en haut qu'en bas, et verticalement étendu du thorax au pubis. Ses fibres sont interrompues par des intersections fibreuses qui adhèrent fortement à la face profonde du feuillet antérieur de la gaine du muscle, et nullement au feuillet postérieur. En général au nombre de trois, deux au-dessus de l'ombilic et une au-dessous, ces intersections ont pour but de relier entre eux les faisceaux musculaires et d'en empêcher l'écartement, surtout pendant la grossesse.

Les deux muscles droits laissent entre eux sur la ligne médiane un intervalle qui est la ligne blanche : ce n'est pas une simple ligne correspondant à l'intersection des aponévroses, ainsi que semblerait l'indiquer son nom, c'est tout l'espace compris entre les bords internes de chaque muscle droit (voir *fig.* 194 et 195). Très étroit en bas, où les bords du muscle sont presque en contact, l'espace s'agrandit de bas en haut et peut atteindre à ce niveau jusqu'à 2 et 3 centimètres. Il varie suivant les sujets, mais prend surtout un développement considérable sous l'influence de la grossesse. La ligne blanche est parfois tellement large qu'elle donne lieu à une sorte d'éventration. Pour s'en rendre compte il suffit, le sujet étant couché, de lui dire de se mettre sur son séant et de faire obstacle à ce mouvement; chaque muscle droit forme alors une corde rigide, et l'on sent distinctement l'écartement de leurs bords internes. De chaque côté de la ligne blanche et tout à fait en bas se trouvent les deux petits muscles pyramidaux dont la disposition et même l'existence sont loin d'être constantes.

Les pelotons adipeux qui doublent le péritoine à sa face externe s'engagent parfois à travers les petits orifices losangiques de la ligne blanche et produisent un *lipome de la ligne blanche;* cette tumeur peut donner naissance aux phénomènes de l'étranglement herniaire et faire croire à une entérocèle : le diagnostic est parfois extrêmement difficile à établir. Cependant, comme les hernies de la ligne blanche (en dehors de la zone ombilicale) sont presque toujours des lipomes; comme, d'autre part, ces lipomes ont leur pédicule immédiatement en contact avec le péritoine, il ne faudrait opérer que sous la pression d'accidents très graves.

Aponévroses de la paroi antéro-latérale de l'abdomen.

Pour se rendre compte de la disposition générale des aponévroses de l'abdomen, il faut l'étudier sur des coupes horizontales de la paroi analogues à celles que j'ai représentées très fidèlement (*fig.* 194 et 195). Cette disposition diffère suivant qu'on la considère au-dessus ou au-dessous de l'ombilic.

Au-dessus de l'ombilic (*fig.* 194). — Les aponévroses de l'abdomen s'entre-croisent d'un côté à l'autre sur la ligne médiane et forment une lame fibreuse qui constitue la ligne blanche ; supposons-les partant de ce point. Au niveau du bord interne de chaque muscle droit antérieur cette lame se divise en deux

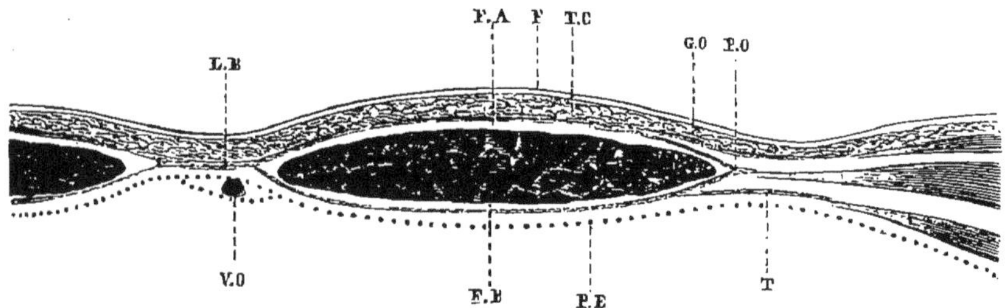

Fig. 194. — *Coupe horizontale de la paroi abdominale antérieure à 2 centimètres au-dessus de l'ombilic.*

FA, feuillet antérieur de la gaine du muscle grand droit (rouge).
FB, feuillet postérieur de la gaine du muscle grand droit (rouge).
GO, aponévrose du muscle grand oblique (rouge).
LB, ligne blanche (rouge).
P, peau.
PE, péritoine (ligne pointillée).
PO, aponévrose du muscle petit oblique (rouge).
T, aponévrose du muscle transverse.
TC, tissu cellulaire sous-cutané.
VO, veine ombilicale.

feuillets, l'un antérieur, l'autre postérieur ; le premier passe en avant, et le second en arrière du muscle : c'est ainsi qu'ils lui forment une gaine complète très résistante appelée gaine du grand droit de l'abdomen. Le feuillet antérieur adhère solidement au muscle au niveau de ses intersections fibreuses ; le postérieur ne lui adhère nullement. Suivons chacun d'eux.

L'antérieur, après avoir recouvert les deux tiers du muscle, se dédouble en deux feuillets : l'un, superficiel (GO), arrivé à 3 ou 4 centimètres du bord externe du muscle droit, donne insertion aux fibres charnues du muscle grand oblique et constitue l'aponévrose de ce muscle ; l'autre, profond, se porte en arrière du précédent et va presque aussitôt s'unir avec un autre feuillet dont nous allons voir l'origine.

Le feuillet postérieur de la gaine du grand droit (FB) recouvre toute la face postérieure du muscle ; arrivé à son bord externe, il se comporte comme l'antérieur, se dédouble et donne naissance à deux feuillets : l'un, superficiel, très court, s'unit presque aussitôt au feuillet profond du dédoublement antérieur, et ces deux feuillets réunis constituent une forte aponévrose qui, après un trajet de quelques millimètres seulement, donne insertion aux fibres du muscle petit oblique : c'est l'aponévrose de ce muscle ; l'autre, profond, continue à se porter en dehors et, à 2 centimètres environ du bord externe du muscle, donne attache aux fibres du muscle transverse, dont il forme l'aponévrose.

Les fibres aponévrotiques s'entre-croisent d'un côté à l'autre sur la ligne médiane, de telle sorte que celles qui sont en avant du muscle à droite se trouvent en arrière du côté gauche.

J'ai étudié l'aponévrose abdominale en parlant de la ligne médiane, mais il suffit de jeter un coup d'œil sur les figures 194 et 195 pour voir qu'il serait facile de prendre chaque muscle en particulier et de dire comment se comporte son aponévrose en procédant de dehors en dedans.

Au-dessous de l'ombilic (*fig.* 195). — Ce qui rend la disposition des aponévroses abdominales assez compliquée, c'est que la description qui précède n'est applicable qu'à la portion sus-ombilicale. A partir de l'ombilic, en effet, le feuillet postérieur de la gaine du grand droit s'amincit et se résout bientôt en une couche de tissu cellulaire. Ce muscle n'est cependant pas pour cela privé de gaine, mais celle-ci est formée en arrière par une aponévrose indépendante qui s'épaissit de haut en bas, le *fascia transversalis*.

Ce fascia ne donnant pas attache aux muscles, comment se comportent ces derniers au-dessous de l'ombilic ?

La figure 195 en donne une idée exacte. Le feuillet antérieur de la gaine du grand droit se divise comme au-dessus de l'ombilic en deux lames. La lame superficielle, beaucoup plus large qu'au-dessus de l'ombilic, donne insertion aux fibres du grand oblique et forme l'aponévrose de ce muscle ; la lame profonde sert d'attache commune aux muscles petit oblique et transverse. Ce dernier muscle et le droit antérieur sont donc recouverts à leur face profonde par le fascia transversalis, en arrière duquel on trouve le tissu cellulaire sous-péritonéal et le péritoine.

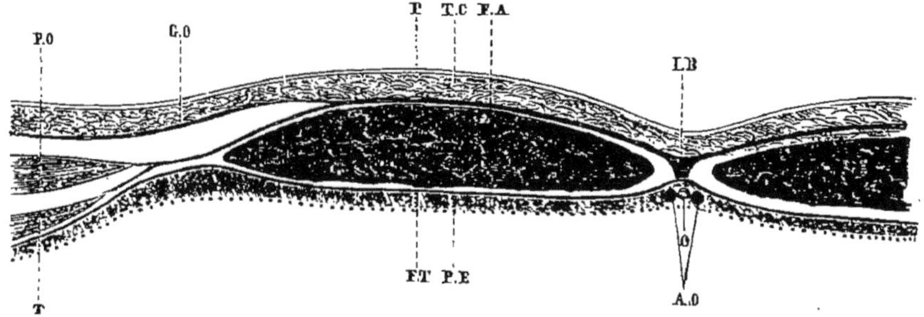

Fig. 195. — *Coupe horizontale de la paroi abdominale antérieure, pratiquée dans la région sous-ombilicale, à 8 centimètres au-dessus du pubis.*

AO, cordon résultant de l'oblitération des artères ombilicales.
FA, feuillet antérieur de la gaine du grand droit (rouge).
FT, fascia transversalis.
GO, aponévrose du muscle grand oblique (rouge).
LB, ligne blanche.
O, ouraque.
P, peau.
PE, péritoine (pointillé noir).
PO, muscle petit oblique.
T, muscle transverse.
TC, tissu cellulaire sous-cutané.

Les *artères* de la paroi abdominale antérieure proviennent de sources multiples : la mammaire interne en haut ; l'épigastrique et la sous-cutanée abdominale en bas; les dernières intercostales, les lombaires et la circonflexe iliaque en dehors. Il faut noter l'anastomose de l'épigastrique et de la mammaire interne, qui contribue à rétablir la circulation dans le membre inférieur après la ligature des iliaques et de l'aorte. La direction et les rapports de l'artère épigastrique seront plus utilement signalés en étudiant le canal inguinal. Cette artère peut être intéressée dans une plaie de la paroi abdominale, et, vu son rapprochement du péritoine, le sang a plus de tendance à s'épancher dans la cavité abdominale qu'au dehors, en sorte que le diagnostic de la blessure artérielle est fort difficile.

Les *veines profondes* suivent exactement le trajet des artères. Il n'en est pas de même des *veines superficielles :* très nombreuses, elles s'anastomosent avec celles du thorax et subissent une dilatation considérable quand il existe un obstacle à la circulation de la veine cave inférieure.

Les *vaisseaux lymphatiques* se divisent également en superficiels et profonds. Les vaisseaux profonds, suivant le trajet des artères et des veines, vont aboutir aux ganglions iliaques ou lombaires. Parmi les vaisseaux superficiels, ceux qui naissent au-dessus de l'ombilic se rendent aux ganglions de l'aisselle ; ceux qui naissent au-dessous se rendent aux ganglions de l'aine.

Les *nerfs* proviennent des cinq dernières paires intercostales (voir *fig.* 123), et les deux branches abdomino-génitales du plexus lombaire.

D'abord situés profondément, ces nerfs cheminent d'arrière en avant entre le transverse et le petit oblique, puis entre celui-ci et l'aponévrose du grand oblique. Arrivés au bord externe du muscle grand droit, ils fournissent un rameau *perforant* qui se porte d'arrière en avant pour se distribuer à la peau, et un rameau qui, pénétrant dans la gaine du grand droit, anime ce muscle et aboutit finalement aux téguments de la ligne médiane.

Il existe un vice de conformation de la paroi abdominale consistant en l'absence d'une portion de la région antéro-latérale. On observe en même temps l'absence de la paroi antérieure de la vessie, et la perte de substance est comblée par la paroi postérieure de cet organe ; il en résulte que l'urine est constamment déversée à l'extérieur. C'est l'*exstrophie de la vessie.*

J'ai étudié, en 1858, le mode de continuité de la paroi vésicale avec la paroi de l'abdomen, et j'ai constaté que les fibres musculaires de la vessie viennent s'attacher sur les aponévroses de l'abdomen, tandis que la muqueuse se continue avec la peau.

On a tenté, avec raison, des opérations autoplastiques pour remédier à cette grave infirmité, mais elles n'ont fourni jusqu'à présent que des résultats bien incomplets.

B. — DE L'OMBILIC.

Dans les premiers temps de la vie intra-utérine, la paroi abdominale, largement ouverte en avant, livre passage à la plus grande partie des viscères abdominaux ; peu à peu l'orifice se resserre, les viscères rentrent dans l'abdomen, et vers le troisième mois de la vie intra-utérine il ne reste plus qu'un orifice livrant passage à la veine ombilicale et aux deux artères ombilicales. Lorsque, par suite d'un arrêt de développement, les viscères ne rentrent pas dans la cavité abdominale, ils forment au moment de la naissance une tumeur recouverte par la membrane amniotique et constituent la *hernie ombilicale congénitale.* Il faut bien la distinguer de la *hernie des nouveau-nés*, cette dernière étant en effet constituée par la sortie d'organes rentrés dans le ventre en temps normal.

Comment l'anneau ombilical, qui s'était resserré dans la cavité utérine, se dilate-t-il de nouveau après la naissance de façon à donner passage à l'intestin? Il est difficile d'en trouver la raison, d'autant plus qu'un travail en sens inverse ne tarde pas, en général, à s'opérer : les hernies ombilicales des petits enfants ont, en effet, une tendance à la guérison spontanée. C'est pourquoi le meilleur traitement de cette hernie consiste dans la contention avec une simple bande de diachylon. Je considère comme inutiles et même nuisibles les divers bandages munis de pelotes qui, s'engageant dans l'anneau, ne peuvent que retarder la guérison en s'opposant au retrait graduel de l'orifice.

Il est possible qu'au moment de la naissance une portion très minime d'intestin se trouve encore dans le cordon sans être appréciable à l'extérieur. Un anus contre nature a parfois été la conséquence de cette disposition, lorsque la ligature du cordon a été faite trop près de la paroi abdominale : aussi vaut-il mieux laisser toujours quelques centimètres de cordon attenant à l'abdomen, ce qui n'a d'ailleurs aucune importance pour sa chute définitive : quelques jours après la naissance, en effet, le cordon se flétrit, se ratatine, noircit et se détache toujours au même point, quel que soit l'endroit où ait porté le fil.

Pour expliquer la chute du cordon, M. Richet a invoqué l'existence d'un sphincter ombilical qui entrerait en action aussitôt après la naissance et déterminerait par constriction la gangrène du cordon. Voici comment l'auteur explique ce phénomène : « Ces fibres élastiques, ou, pour parler plus clairement, contractiles, qui circonscrivent l'ouverture ombilicale, constituent un véritable sphincter ombilical se resserrant insensiblement sur les vaisseaux dès qu'ils ne sont plus traversés par le courant sanguin, et par suite de cette striction s'opère progressivement leur section comme par le fait d'une ligature. »

La vérité est que la séparation s'opère par suite de l'absence de vaisseaux dans le cordon ; celui-ci se flétrit et se détache dans le point où s'arrêtent les vaisseaux.

Dans les cas d'exomphales congénitales liées à un arrêt de développement de la paroi abdominale, les viscères herniés sont en partie recouverts par l'amnios : or cette membrane subit après la naissance le même sort que le cordon ombilical, c'est-à-dire que, ne recevant plus de vaisseaux, elle se gangrène, se dessèche et tombe en laissant à nu les viscères. Une membrane granuleuse se développe rapidement en partant des bords de la peau, recouvre les viscères et, dans les cas favorables, l'enfant peut vivre, mais en conservant une hernie souvent très considérable, car on observe ordinairement dans ces exomphales le foie, l'estomac, la rate, etc.

De la chute du cordon résulte une cicatrice, *cicatrice ombilicale*, *ombilic*, laquelle comprend la peau, les vaisseaux ombilicaux et le péritoine.

L'ouverture par laquelle s'engageaient les vaisseaux pendant la vie intra-utérine, c'est-à-dire l'anneau ombilical ; la cicatrice ombilicale consécutive à la chute du cordon ; la portion des parois abdominales immédiatement attenante à l'anneau ; les cordons résultant de l'oblitération des vaisseaux ombilicaux ; l'ouraque et le péritoine, telles sont les parties qui composent la *région de l'ombilic*.

L'ouraque, débris de la vésicule allantoïde, est un cordon plein qui dans l'immense majorité des cas ne communique plus avec la vessie : cette communication peut néanmoins persister et être l'origine d'une fistule urinaire ombilicale. Le mode d'oblitération de l'ouraque et des vaisseaux ombilicaux a été étudié par Ch. Robin. Aussitôt après la naissance, les deux tuniques internes des vaisseaux se rétractent et bientôt la lumière du vaisseau s'oblitère. La tunique externe, au contraire, s'hypertrophie et se transforme en une sorte de filament ligamenteux adhérent à la cicatrice ombilicale.

Chez le nouveau-né, l'ombilic répond au-dessous du milieu du corps, et remonte peu à peu à mesure que les membres inférieurs se développent ; chez l'adulte il est situé notablement au-dessus de la partie moyenne du corps (1).

La région de l'ombilic présente une face cutanée et une face péritonéale. La première est remarquable par la présence de la cicatrice ombilicale ; la seconde par l'existence de quatre cordons qui en partent. L'un de ces cordons se porte en haut, en arrière et à droite, c'est la veine ombilicale ; les trois autres se dirigent en bas : l'un médian et vertical, l'ouraque ; les deux autres latéraux et obliques, les artères ombilicales.

Étudions successivement et d'avant en arrière les diverses parties dont se compose la région, à savoir :

1° La peau ;

(1) Il existe à cet égard des variétés individuelles très nombreuses, et qui sont en rapport avec la différence de longueur des membres inférieurs. Toutefois l'ombilic est situé sensiblement au-dessus du milieu du corps chez l'adulte ; la moyenne de la taille chez 13 sujets étant de 1m,67, dont la moitié est de 83 cent. 1/2, la distance moyenne de l'ombilic au sommet de la tête a été de 64 centimètres, c'est-à-dire que l'ombilic siégeait à 20 centimètres au-dessus du milieu du corps. — Voici les chiffres pour chaque sujet :

	Taille des sujets.		Distance du sommet de la tête à l'ombilic.
	1m,69		0,65 cent.
	1m,59		0,61
	1m,71		0,66
	1m,74		0,67
	1m,56		0,61
	1m,67		0,65
	1m,76		0,68 1/2
	1m,68		0,62
	1m,69		0,62 1/2
	1m,63		0,65
	1m,57		0,62
	1m,67		0,67
	1m,65		0,66 1/2
Moyenne	1m,67	Moyenne	0,64

La situation précise de l'ombilic par rapport à la paroi abdominale présente également des variétés individuelles. On peut dire cependant d'une manière générale qu'il siège à peu près à égale distance du sommet de l'appendice xiphoïde et du bord supérieur de la symphyse pubienne. — Voici quelques mensurations :

Distance du sommet de l'appendice xiphoïde au bord supérieur de la symphyse pubienne.	Distance du sommet de l'appendice xiphoïde à l'ombilic.
29 cent.	14 cent.
30	15
27	14
29	14 1/2
27	12
23	11
24	11 1/2
33	16
26 1/2	14
39	18

2° L'anneau ombilical, son pourtour fibreux, ses rapports avec les vaisseaux ombilicaux ;

3° Le péritoine.

Le schéma représenté figure 196 en donne une idée suffisamment exacte.

1° *Peau.* — La cicatrice ombilicale est ordinairement déprimée. La peau est mince et fine à ce niveau. Le fascia superficialis et la couche graisseuse sous-cutanée s'arrêtent au pourtour de l'orifice et forment un bourrelet circulaire autour de la cicatrice. Ce bourrelet est parfois si prononcé, surtout chez les sujets gras, qu'il masque la dépression ombilicale, laquelle se trouve située au fond d'une sorte d'entonnoir. La matière sébacée mélangée à des débris d'épiderme peut, en s'y accumulant, produire de véritables corps étrangers qui déterminent une inflammation érythémateuse et phlegmoneuse de la région.

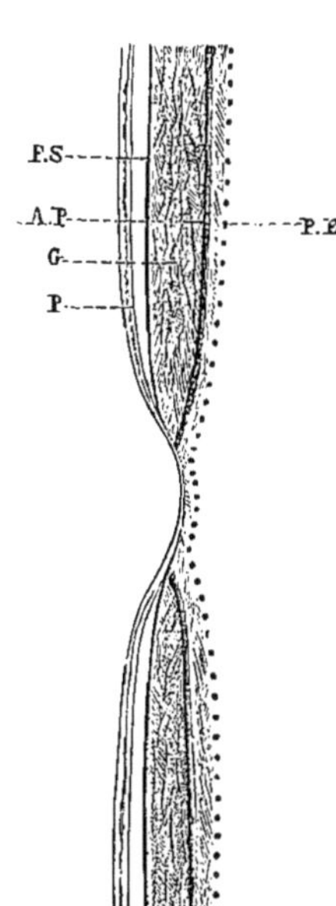

Fig. 196. — *Schéma représentant la région ombilicale sur une coupe verticale médiane antéro-postérieure.*

AP, aponévrose formant la ligne blanche (rouge).
FS, fascia superficialis.
G, tissu cellulo-graisseux sous-cutané.
P, peau.
PE, péritoine (ligne pointillée).

Chez certains individus dont la paroi abdominale est chargée de tissu adipeux la graisse s'engage peu à peu dans l'anneau, l'entr'ouvre, l'agrandit, distend la peau et prédispose singulièrement à l'entérocèle. La hernie peut rester graisseuse pendant longtemps, toujours même, ainsi que cela avait lieu sur la femme dont je représente l'ombilic figure 197, mais l'intestin peut à un moment donné s'y engager, et nul doute que ce soit là le mode de production ordinaire des hernies ombilicales de l'adulte.

D'après M. Richet, l'anneau ombilical serait doublé à sa face profonde par un second anneau fibreux, rudiment du sphincter ombilical décrit par cet auteur, mais je n'ai pu le rencontrer dans mes dissections.

2° *Anneau ombilical.* — L'anneau ombilical est formé aux dépens de l'aponévrose, qui constitue la ligne blanche. Il se resserre tellement après la naissance que c'est à peine si l'on en sent les contours. On le perçoit cependant encore chez les petits enfants en déprimant la peau, et il devient très apparent et comme tranchant chez les sujets affectés de hernie ombilicale.

La peau en avant, et le péritoine en arrière, adhèrent intimement au pourtour de cet anneau, de telle sorte qu'à son centre ces deux membranes se trouvent au contact : aussi cette portion de la paroi abdominale est-elle d'une extrême minceur, ce dont on se rend bien compte, par exemple, dans l'ascite, lorsque le liquide distend la cicatrice et la repousse en avant. On conçoit que l'ombilic puisse se rompre spontanément à la suite de la péritonite purulente, ainsi que MM. Féréol, Baizeau, etc., etc., en ont rapporté des exemples. On y observe encore des fistules urinaires, des fistules hépatiques (de Lignerolles), etc.

La forme de l'anneau ombilical a été comparée par Blandin à celle que présente la gueule d'un four, la partie cintrée étant en haut et la partie droite en bas.

Quels sont les rapports des vaisseaux ombilicaux avec l'anneau ombilical? — Dans les premiers temps qui suivent la naissance, les vaisseaux correspondent à peu près au centre de l'anneau, de telle sorte que, lorsqu'une hernie se produit à cette époque de la vie (hernie des enfants), l'intestin pénètre au centre de la

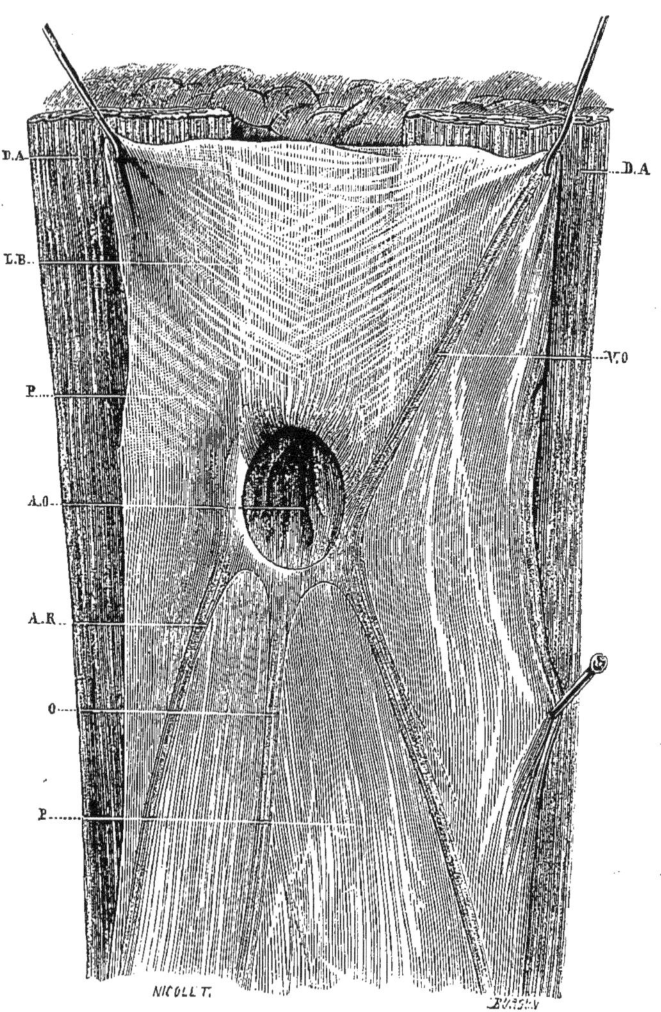

Fig. 197. — *Région ombilicale vue par la face interne sur une femme atteinte de hernie ombilicale graisseuse.*

AO, anneau ombilical.
AR, cordon de l'artère ombilicale.
DA, muscle droit antérieur.
LB, ligne blanche.
O, ouraque.
P, péritoine.
VO, cordon de la veine ombilicale.

cicatrice et se trouve recouvert des vaisseaux ombilicaux, qui lui impriment en divergeant une forme trilobée, si la hernie est volumineuse.

Plus tard, les artères ombilicales et l'ouraque, exerçant sur la cicatrice une action plus forte que celle de la veine ombilicale, l'attirent en bas, en sorte que finalement les vaisseaux ombilicaux, ou plutôt les cordons qui résultent de leur oblitération, ne correspondent plus au centre de l'anneau ombilical, mais bien à son bord inférieur (voir fig. 197); le bord supérieur, au contraire, se trouve libre d'adhérences. Il en résulte que la hernie ombilicale de l'adulte ne sort plus par le centre de la cicatrice, entre les trois vaisseaux ombilicaux, comme chez l'enfant, mais au-dessus de la veine ombilicale et par la partie supérieure de l'anneau. On avait cru à cause de cela que les viscères s'engageaient par des orifices situés au voisinage de l'ombilic, mais il n'en est rien, c'est toujours bien l'anneau ombilical qui leur donne passage. Sans doute l'intestin ou l'épiploon peuvent s'engager par les orifices de la ligne blanche, de même que les pelotons de graisse, mais ce n'est plus alors une véritable hernie ombilicale.

3° *Péritoine.* — Le péritoine tapisse la face postérieure de la cicatrice ombilicale et adhère intimement au pourtour de l'anneau, surtout à la partie inférieure. Un peu plus haut la veine ombilicale, en se portant en arrière et en haut, attire avec elle le péritoine, qui lui forme une sorte de ligament appelé *faux de la veine ombilicale* et l'empêche d'adhérer à la paroi. Il est ordinairement séparé de la partie supérieure de l'anneau par une couche celluleuse assez lâche au sein de laquelle existent quelques pelotons adipeux qui occupent l'espace laissé libre entre la veine ombilicale et le rebord supérieur de l'anneau.

Il n'est pas douteux qu'il existe toujours un sac péritonéal dans les hernies ombilicales; seulement il faut se rappeler qu'au centre de la cicatrice le péritoine et la peau adhèrent le plus souvent si intimement l'un à l'autre qu'il serait impossible de les séparer : aussi, dans l'opération de la hernie ombilicale étranglée, lorsque le bistouri porte sur ce point, c'est-à-dire sur le centre de la tumeur, on ne peut isoler le sac, et l'on arrive d'emblée sur l'intestin : c'est ce qui a fait dire que la hernie ombilicale n'avait pas de sac, assertion inexacte. La vérité est que le sac de cette hernie diffère de ceux des hernies inguinale et crurale en ce que sur certains points il se confond avec la face profonde de la peau, en ce qu'il n'est pas partout isolable. La kélotomie externe, méthode qui consiste à réduire la hernie sans ouvrir le sac, est donc ici une application bien difficile, sinon impossible, à moins de ne faire porter l'incision qu'au voisinage de l'anneau ombilical, dans un point où le péritoine ne soit pas adhérent à la peau. L'étranglement s'observe d'ailleurs moins souvent dans la hernie ombilicale que dans les autres hernies; il s'y développe plutôt des péritonites herniaires. C'est pour cette raison que, dans les cas d'étranglement, l'indication d'opérer se présente pour les hernies ombilicales beaucoup plus rarement que pour les hernies inguinale et crurale. Il ne faut pas faire d'incision sur toute la hauteur de la poche, mais seulement à sa partie supérieure, en évitant de sectionner la peau dans le point où elle adhère au péritoine herniaire. Pour arriver plus sûrement encore à ce but, M. C. Perier fait son incision extérieure parallèlement à la ligne blanche, mais en dehors de la tumeur et à gauche. Dans tous les cas, on débridera l'anneau en haut et un peu à gauche.

Après l'opération il sera bon de suturer les bords de l'anneau ombilical lui-même, en adossant le péritoine comme on le fait dans l'ovariotomie. C'est à cette précaution sans doute que j'ai dû un très beau succès à l'hôpital Beaujon, car on a beaucoup plus de chances d'éviter ainsi la chute du pus dans la cavité péritonéale.

Avant de faire la kélotomie, on doit tenter le taxis dans les mêmes conditions que pour les autres hernies, car, s'il est vrai que dans les hernies volumineuses et anciennes une partie du contenu du sac soit irréductible, les accidents peuvent être le résultat, non de l'inflammation de ces parties, mais de l'engagement d'une nouvelle anse d'intestin, ainsi que j'en ai observé un exemple remarquable sur un confrère dont la hernie s'étrangla subitement dans mon cabinet.

Le péritoine, avons-nous dit, est écarté de la paroi abdominale par la veine

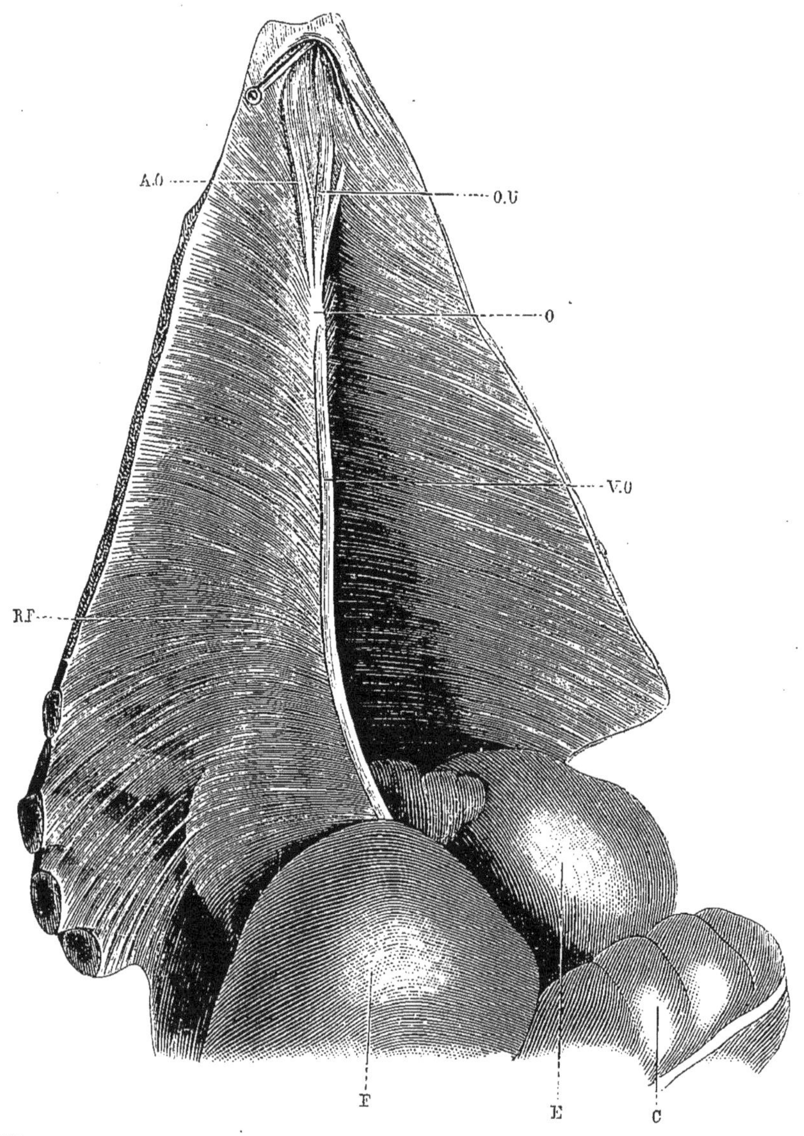

Fig. 198. — *Ombilic vu par sa face interne. Faux de la veine ombilicale* (la paroi abdominale a été détachée en bas et maintenue relevée).

AO, cordon de l'artère ombilicale.
C, côlon.
E, estomac.
F, foie.
O, ombilic.
OU, ouraque.
RF, ligament falciforme de la veine ombilicale.
VO, veine ombilicale.

ombilicale. Il est parfois doublé, au niveau de l'anneau, d'une couche fibreuse allant du bord interne de la gaine de l'un des muscles droits à l'autre. M. Richet a proposé d'appeler cette couche *fascia ombilicalis*, par analogie avec le fascia transversalis; mais, ainsi que le fait du reste remarquer l'auteur lui-même, ce fascia est bien loin d'être constant; j'ajoute que sa présence est même de beaucoup l'exception. D'après les recherches de M. Gauderon, il manquerait 8 fois sur 10. Poussant plus loin les analogies, M. Richet a tenté d'établir un parallèle entre le canal ombilical et le canal inguinal; entraîné par son sujet, il a rapproché la pathogénie des hernies de l'une et l'autre région et admis des hernies ombilicales directes et indirectes. L'idée est ingénieuse, mais il est aisé de s'assurer que le canal ombilical est par trop virtuel pour qu'on admette l'opinion de l'auteur. On peut sans doute arriver à faire un trajet en décollant le péritoine au niveau de la veine ombilicale, mais c'est un trajet artificiel que n'a jamais suivi une hernie ombilicale, car il n'y a pas d'orifice supérieur. Comment l'intestin s'engagerait-il dans un canal qui ne présente ni trajet ni orifice? Il ne saurait donc y avoir de hernies ombilicales obliques.

Les hernies ombilicales se produisant spécialement chez les sujets gras, il est probable que les pelotons adipeux sous-péritonéaux occupant la partie supérieure de l'anneau distendent ce dernier en se développant, et que l'intestin s'y engage directement à leur suite.

C. — RÉGION DU CANAL INGUINAL.

Je désigne sous le nom de *région du canal inguinal* cette portion de la paroi antéro-latérale de l'abdomen limitée : en bas par l'arcade crurale, en haut par une ligne fictive dirigée horizontalement de l'épine iliaque antéro-supérieure à la ligne blanche.

Au devant de la région du canal inguinal la peau n'offre rien de spécial à noter. Des poils, qu'il convient d'enlever soigneusement quand on opère une hernie inguinale, la recouvrent en bas et en dedans. Elle est fréquemment soulevée dans les efforts d'expiration, car la paroi tout entière est plus faible à ce niveau que dans les autres points, d'où les saillies que l'on observe chez certains sujets au moment de la toux. C'est à ce niveau qu'aboutissent les abcès de la fosse iliaque, développés dans le tissu cellulaire sous-péritonéal. C'est aussi en ce point que l'on pratique l'incision pour aller à la recherche de l'artère iliaque externe et de l'épigastrique.

Avant de décrire le canal inguinal proprement dit, il est nécessaire d'insister sur la disposition du péritoine à son niveau, où l'on observe trois *fossettes* ou dépressions qui jouent un rôle considérable dans l'histoire de la hernie inguinale.

Fossettes inguinales.

Les fossettes, au nombre de trois, se distinguent en *externe*, *moyenne* et *interne*. Elles sont situées sur une ligne sensiblement horizontale; cependant la fossette moyenne siège légèrement au-dessous des deux autres. Les fossettes sont loin d'être également manifestes chez tous les sujets, ce qui tient à la différence de relief que font sur la paroi abdominale l'artère épigastrique et le cordon des artères ombilicales.

La paroi abdominale, vue par sa face postérieure dans le point où je l'étudie, présente plusieurs cordons qui soulèvent le péritoine; ce sont de dehors en dedans : l'artère épigastrique, le cordon résultant de l'oblitération de l'artère ombilicale, puis l'ouraque sur la ligne médiane. Très rapprochés au niveau de

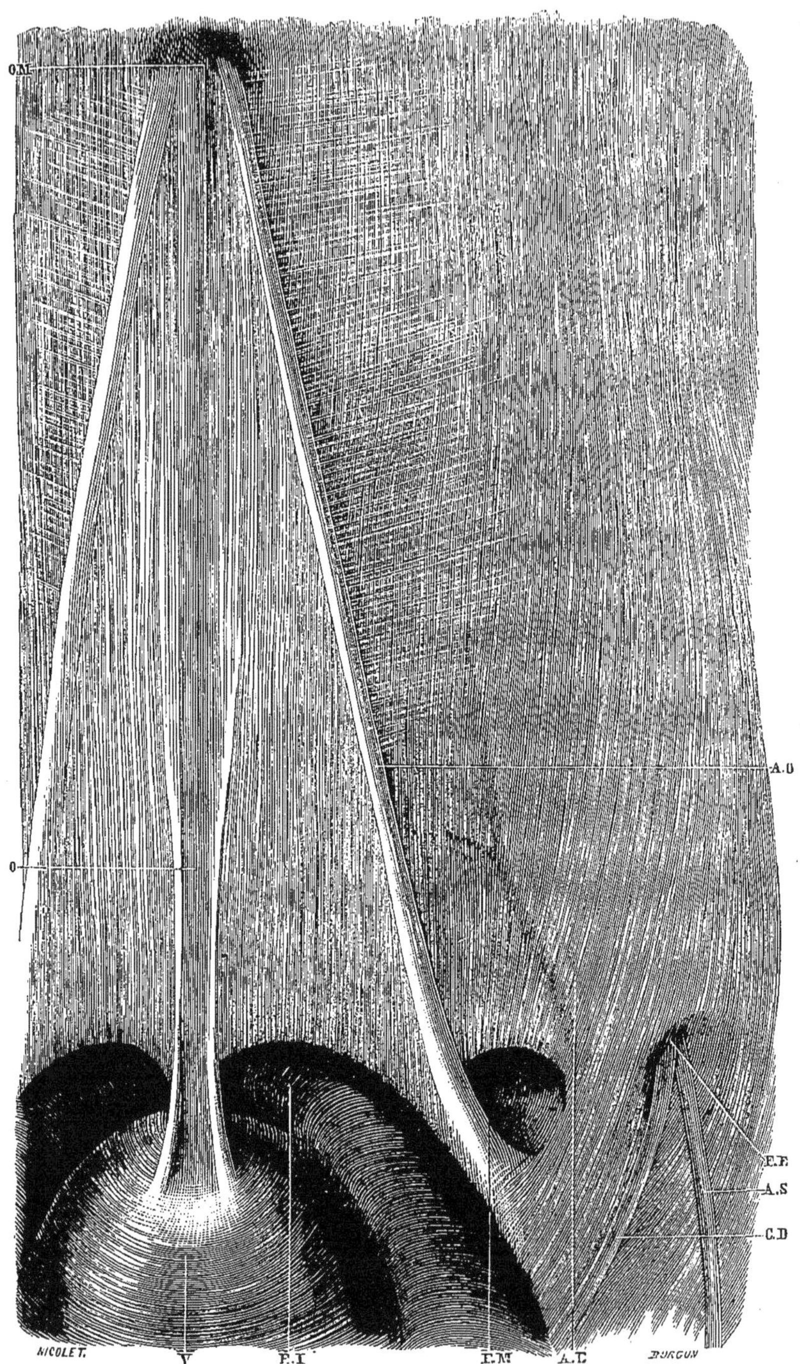

Fig. 199. — *Fossettes inguinales* (homme adulte, grandeur naturelle).

AO, cordon de l'artère ombilicale.
AE, artère épigastrique.
AS, artère spermatique.
CD, canal déférent.
FE, fossette inguinale externe.
FI, fossette inguinale interne.
FM, fossette inguinale moyenne.
O, ouraque.
OM, ombilic.
V, vessie.

l'ombilic, ces cordons divergent en bas et délimitent les fossettes inguinales : la fossette externe est située en dehors de l'artère épigastrique ; la fossette moyenne siège entre cette artère et le cordon de l'artère ombilicale, la fossette interne entre ce même cordon et l'ouraque, ou, ce qui revient au même, le sommet de la vessie. Cette dernière fossette ne peut donc être visible que si la vessie n'est pas distendue.

La fossette interne, répondant à l'espace qui sépare la symphyse de l'épine du pubis, a été encore désignée pour cette raison sous le nom de fossette *sus-pubienne*.

La fossette externe diffère des deux autres en ce qu'on y aperçoit par transparence au-dessous du péritoine et soulevant légèrement cette membrane les éléments du cordon spermatique et en particulier le canal déférent et l'artère spermatique. Ces organes occupent la partie inférieure et interne de la fossette, en sorte qu'il est aisé de comprendre *à priori* que, si une anse d'intestin s'engage par cet orifice, le cordon spermatique sera nécessairement situé au-dessous et en dedans de la hernie. En cas d'étranglement, on ne devra donc jamais dans cette variété de hernie débrider ni en bas ni en dedans, sous peine d'intéresser le cordon spermatique. Une autre raison sur laquelle je reviendrai plus loin, la présence de l'artère épigastrique en dedans du collet du sac, s'oppose encore au débridement en dedans.

La paroi abdominale offrant au niveau des fossettes sa plus faible résistance, c'est en ce point que les viscères faisant effort s'engagent souvent pour former hernie à l'extérieur.

Lorsqu'un viscère (et c'est presque toujours l'intestin grêle) sort de la cavité abdominale par l'une des trois fossettes précédentes, on donne à cette lésion le nom de *hernie inguinale*. Il existe donc trois grandes variétés de hernie inguinale, désignées, comme les fossettes elles-mêmes par lesquelles elles s'engagent, sous les noms suivants : *hernie inguinale externe*, *hernie inguinale moyenne, hernie inguinale interne* ou *sus-pubienne*. En raison du trajet que suit ultérieurement l'intestin pour se porter sous la peau, après avoir franchi l'enceinte péritonéale, on a ajouté à ces dénominations les noms : *oblique externe, directe, oblique interne,* ce dont va nous rendre compte l'étude du canal inguinal.

Un coup d'œil jeté sur la figure 199 fera comprendre les rapports les plus importants du collet herniaire dans les trois variétés de la hernie inguinale. Dans la hernie inguinale externe, le collet répond en dedans et en bas au cordon spermatique et à l'artère épigastrique : il ne faut donc jamais dans cette espèce de hernie débrider en dedans ni en bas. Dans la hernie moyenne, l'artère épigastrique répond à la partie externe du collet du sac : il ne faut donc jamais débrider en dehors. La hernie interne ou sus-pubienne constitue une espèce extrêmement rare. De plus, il est difficile, sinon impossible, de la distinguer de la hernie directe ou moyenne, en sorte qu'en réalité, dans la pratique, on peut n'admettre que deux grandes espèces de hernie inguinale, l'externe et l'interne, la première siégeant en dehors et la seconde en dedans de l'artère épigastrique.

Le collet du sac herniaire est donc en rapport *sur ses côtés*, dans chaque variété de hernie inguinale, avec des organes qu'il est indispensable de ménager. Ce serait facile, si le diagnostic était exactement fait, mais ce diagnostic, possible au début d'une hernie, devient bientôt impossible. En effet, les deux orifices du canal inguinal ne tardent pas à se rapprocher l'un de l'autre, le canal s'efface et les orifices finissent par se confondre, si bien que dans toute hernie ancienne les viscères paraissent sortir directement de la cavité abdominale. Lorsqu'une hernie est facilement réductible, lorsque l'anneau très large permet l'introduction du doigt, on peut à la rigueur sentir les battements de l'artère épigastrique, mais cette exploration n'est plus possible quand la hernie est étranglée, et c'est alors seulement qu'elle pourrait fournir de précieuses indications. J'en dirai autant du siège du cordon spermatique comme élément de diagnostic. Étant situé en dedans du collet du sac dans la hernie externe, il se trouve en dehors dans la hernie interne : mais, s'il s'agit d'une hernie ancienne, les parties constituantes du cordon sont souvent éparpillées et difficiles à reconnaître quand la hernie est réductible; à plus forte raison cette recherche devient-elle à peu près impossible quand la hernie est étranglée.

La hernie interne descend dans le scrotum moins facilement que l'externe, et reste ainsi plus longtemps que l'autre à l'état de bubonocèle. A cette période le diagnostic peut être établi, si la hernie est récente, la tumeur ayant son grand axe oblique en bas et en dedans dans la hernie externe, tandis que ce même axe est vertical dans la hernie interne, en même temps que cette dernière est plus rapprochée de la ligne médiane : mais, je le répète, quand les deux anneaux se sont confondus en un seul, tout diagnostic différentiel devient impossible. Il n'existe donc aucun signe, dans une hernie inguinale ancienne, qui puisse faire distinguer sûrement si l'intestin s'est primitivement engagé par la fossette externe ou par les fossettes internes, et l'on ne sait jamais, lorsqu'une semblable hernie s'étrangle, à quel côté du sac correspond l'artère épigastrique.

Les dispositions anatomiques nous permettent toutefois de sortir d'embarras. On peut en effet constater que, si les fossettes inguinales présentent en bas et sur les côtés des rapports importants, il n'en est pas de même en haut; elles sont simplement limitées dans ce sens par les diverses couches amincies de la paroi abdominale, en sorte que dans les trois espèces de hernie inguinale le débridement peut sans danger être pratiqué en haut, ainsi que l'ont fait d'ailleurs Scarpa, Dupuytren, Boyer, etc.

Il résulte donc : 1° de la situation de l'artère épigastrique et du cordon spermatique sur l'un des côtés du sac dans la hernie inguinale (en dedans, si la hernie est externe ; en dehors, si elle est interne); 2° de l'impossibilité où l'on se trouve, dans la majorité des cas, d'établir le diagnostic différentiel entre les deux espèces de hernie inguinale; 3° de l'absence d'organes importants à la partie supérieure du collet du sac dans ces deux espèces, il résulte, dis-je, de ces trois données, que *dans la hernie inguinale étranglée le débridement doit porter directement en haut.*

J'indiquerai plus loin comment il convient d'opérer ce débridement.

Les fossettes inguinales correspondent aux deux orifices d'un canal qui traverse obliquement la région, le canal inguinal, dont l'histoire est intimement liée à celle des fossettes.

Canal inguinal.

Envisagée au point de vue de la superposition des couches qui la constituent, de la peau vers le péritoine, la région du canal inguinal présente une disposition analogue à celle que j'ai signalée précédemment : il est donc inutile d'y revenir. Ce qui la distingue, c'est que ces couches sont obliquement traversées par le cordon spermatique chez l'homme et le ligament rond de l'utérus chez la femme. Il en résulte l'existence d'un trajet, d'une sorte de canal virtuel, auquel on a donné le nom de canal inguinal. Il semblerait rationnel d'étudier avec le canal inguinal les organes qu'il renferme, mais il me paraît plus utile de ne pas scinder l'importante étude du cordon spermatique, et de le décrire plus tard avec les organes génitaux comme une région spéciale. Le canal inguinal présente une importance de premier ordre, car c'est toujours par ses orifices, et le plus ordinairement en suivant son trajet, que les viscères sortent de la cavité abdominale pour constituer la hernie inguinale.

Le canal inguinal, situé immédiatement au-dessus de l'arcade crurale, est obliquement dirigé de haut en bas, de dehors en dedans et d'arrière en avant. Beaucoup plus large, mais un peu moins long chez l'homme que chez la femme, il présente des variétés individuelles nombreuses qui favorisent plus ou moins la formation des hernies. Ces variétés se rapportent principalement à l'orifice inférieur du canal, dont la description a tant préoccupé les anatomistes de notre époque. J'ajoute que cette portion de la paroi abdominale présente d'ailleurs des variétés infinies dans le nombre, la force et même la disposition des plans fibreux qui entrent dans sa composition (on peut s'en assurer en comparant les figures 200 et 202) : d'où la diversité des descriptions, d'où l'obscurité même de certaines d'entre elles.

Il est toutefois possible de présenter une étude de cette région qui réponde à la grande majorité des cas, qui soit en harmonie avec ce que nous enseigne la clinique, et nous permette de comprendre le mode de production des hernies inguinales, ainsi que le traitement qu'il convient de leur appliquer.

Le canal inguinal offre à considérer deux orifices et un trajet : l'un des orifices est superficiel, cutané; l'autre est profond, péritonéal. L'orifice cutané est le plus souvent désigné sous le nom d'orifice externe, d'anneau externe, mauvaise expression, puisqu'il est en définitive plus rapproché que l'autre de la ligne médiane du corps. Les expressions *supérieur* et *inférieur* sont plus exactes. J'étudierai donc successivement l'orifice inférieur ou cutané, l'orifice supérieur ou péritonéal et le trajet du canal inguinal.

1° *Orifice inférieur ou cutané* (fig. 200). — Cet orifice présente une forme elliptique à grand diamètre obliquement dirigé en bas et en dedans. Sa hauteur est en moyenne de 2 à 2 centimètres 1/2; sa largeur est moitié moindre.

Il est essentiellement constitué par deux faisceaux de fibres provenant de l'aponévrose du grand oblique de l'abdomen. D'abord contigus, ces faisceaux s'écartent l'un de l'autre, de façon à donner naissance à deux piliers qui vont se fixer solidement au pubis. Les deux piliers, en s'écartant, laissent entre eux un intervalle triangulaire dont le sommet est externe et supérieur; cet intervalle est transformé en un orifice elliptique par l'adjonction de fibres dont la disposition varie à l'infini, mais qui ont toujours pour but de relier entre eux les deux piliers, d'en empêcher l'écartement, de fermer en haut l'orifice, de constituer, en un mot, l'anneau inguinal.

Ces dernières fibres ont reçu des noms différents suivant l'aspect sous lequel elles se sont présentées aux anatomistes. Winslow les appelait *fibres collatérales*. A. Cooper signale des *fibres transverses*, puis des *bandes additionnelles*, toutes croisant à angle droit la direction des fibres des piliers. En Angleterre on les appelle encore *fascia intercolumnaris*. Pour J. Cloquet ce sont des fibres à *direction transversale*. Thompson les avait désignées sous le nom de *fascia pectinéo-oblique*, de *fascia pectineo-linea alba*, et Velpeau les appelait plus simplement *fibres en sautoir*. L'expression de *fibres arciformes*, généralement employée aujourd'hui, me paraît mieux leur convenir (fig. 202).

Thompson, guidé par ses recherches anatomiques, pensa que l'étranglement dans la hernie inguinale externe était dû à l'action de ces fibres en sautoir; il songea dès lors à les distendre en introduisant le pouce entre ces fibres et le collet du sac, à modifier ainsi la forme de l'anneau en le rendant circulaire et à permettre la réduction de l'intestin sans opérer le débridement.

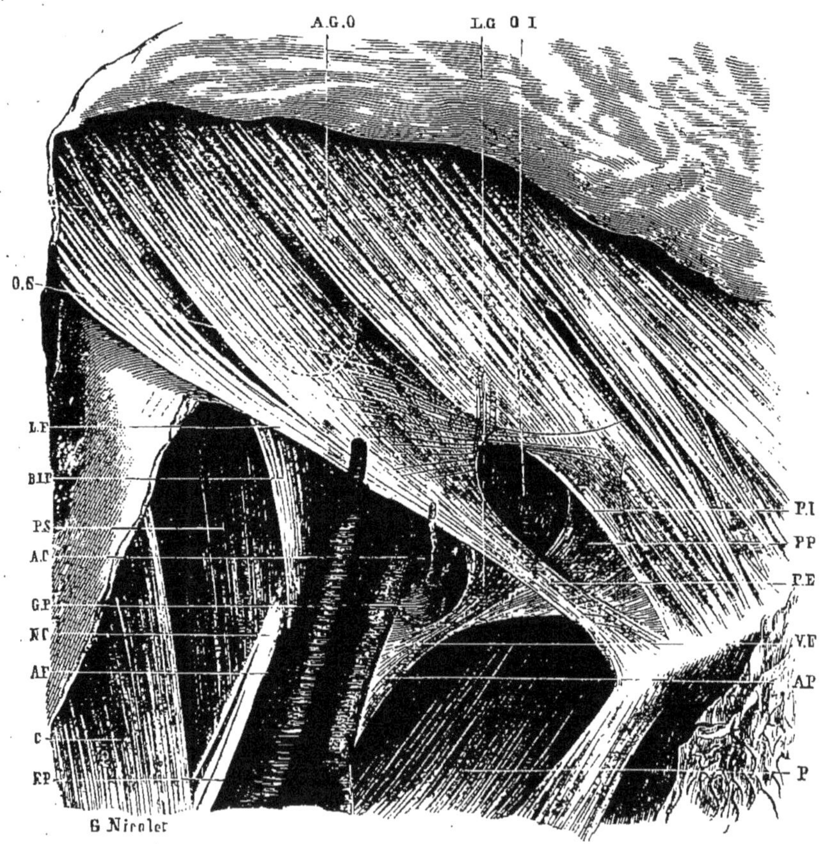

Fig. 200. — *Orifice inférieur du canal inguinal; anneau crural.*

AC, anneau crural.
AF, artère fémorale.
AGO, aponévrose du muscle grand oblique.
AP, aponévrose pectinéale.
BIP, bandelette ilio-pectinée ou fascia iliaca.
C, muscle couturier.
EP, artère fémorale profonde.
GP, ganglion lymphatique profond occupant l'anneau crural.
LF, ligament de Fallope.
LG, ligament de Gimbernat.
NC, nerf crural.
OI, orifice inférieur du canal inguinal.
OS, orifice supérieur du canal inguinal (ou pointillé).
P, muscle pectiné.
PE, pilier externe de l'anneau.
PI, pilier interne de l'anneau.
PP, pilier postérieur ou ligament de Colles.
PS, muscle psoas et iliaque.
VF, veine fémorale.

Cette manœuvre, un peu modifiée, fut quelques années plus tard employée de nouveau avec succès par M. Seutin, mais elle me semble difficilement applicable et ne convient qu'à un nombre de cas restreint, à ceux dans lesquels l'étranglement se fait par l'anneau et non par le collet du sac. Il n'y a d'ailleurs aucun inconvénient à la tenter, de même que dans la kélotomie on peut chercher à débrider l'anneau avant d'ouvrir le sac.

Quoi qu'il en soit, ces fibres sont parfois très résistantes ; elles peuvent être par contre si minces que les piliers s'écartent très haut, ainsi que l'a fait remarquer J. Cloquet. On conçoit combien une semblable disposition prédispose à la production des hernies et favorise l'espèce d'éventration que j'ai signalée plus haut. Il est d'ailleurs très facile de se rendre compte de la résistance des fibres arciformes sur le vivant en refoulant en doigt de gant les téguments du scrotum vers le canal et en introduisant la pulpe de l'indicateur dans l'anneau. On se rend ainsi facilement compte, beaucoup mieux même que sur le cadavre, des nombreuses variétés individuelles que présente cet orifice quant à ses dimensions et à la résistance de son contour.

Les piliers qui circonscrivent l'orifice cutané du canal inguinal sont au nombre de trois : les deux que j'ai signalés déjà, distingués en *inférieur* et *supérieur*, et un troisième situé sur un plan profond, désigné par Colles sous le nom de *ligament inguinal triangulaire*, plus généralement connu sous le nom de *pilier postérieur* ou ligament de Colles.

Le *pilier externe*, légèrement concave en haut, s'attache solidement à l'épine du pubis et envoie quelques fibres au devant de la symphyse. Le pilier interne, plus large, se porte au devant de la symphyse et s'y attache en entre-croisant ses fibres avec celles du pilier correspondant du côté opposé.

Il résulte de cette insertion des piliers que la partie inférieure de l'anneau répond à la portion du pubis comprise entre l'épine et la symphyse ; mais, cette partie étant en réalité comblée par le pilier postérieur, on peut dire que l'orifice inguinal inférieur ne commence guère en bas qu'à l'épine pubienne pour se prolonger de 2 et demi à 3 centimètres en dehors.

Le *pilier postérieur* ou *ligament de Colles* (PP, fig. 200) est situé sur un plan plus profond que les deux précédents et s'aperçoit dans l'écartement qu'ils laissent entre eux ; les fibres aponévrotiques qui le constituent proviennent de l'aponévrose du grand oblique du côté opposé et peuvent être suivies jusqu'à la ligne blanche. Elles ont une direction oblique en bas et en dehors, c'est-à-dire perpendiculaire à celle des fibres qui forment les deux autres piliers, et se fixent en bas sur le corps et l'épine du pubis; une partie des fibres passe en arrière du pilier externe pour se continuer avec l'aponévrose du muscle pectiné et aussi avec le ligament de Gimbernat. Le ligament de Colles est triangulaire et présente un bord libre concave en dehors du côté de l'orifice inguinal. D'après cette description et en examinant la figure 200, on peut constater qu'il existe une ressemblance assez grande comme forme entre le ligament de Colles et le ligament de Gimbernat. Il semble que le premier soit à l'anneau inguinal ce que le second est à l'anneau crural. Il n'est donc pas étonnant qu'on ait tenté de leur faire jouer un rôle analogue, en considérant le bord externe tranchant du ligament de Colles comme l'agent essentiel d'étranglement dans la hernie inguinale directe, au même titre que le bord externe tranchant du ligament de Gimbernat produit l'étranglement dans la hernie crurale.

Mais l'analogie n'est qu'apparente, et l'on se ferait une idée inexacte du ligament de Colles en s'en rapportant exclusivement au dessin sans l'examiner sur le vivant. Loin de former une bride solidement tendue entre deux plans fibreux qui lui donnent insertion, ainsi que cela a lieu pour le ligament de Gimbernat, le ligament de Colles, appliqué sur le pubis, n'est nullement tendu et a besoin d'être soulevé pour qu'on le voie aussi nettement que je l'ai représenté.

Sans vouloir prétendre que ce ligament ne contribue jamais à produire l'étranglement de la hernie inguinale directe, je pense qu'il doit y prendre une bien faible part.

De la circonférence de l'orifice externe se détache une toile celluleuse mince, prolongement de la gaine du muscle grand oblique. Recouvrant le cordon, elle l'accompagne jusque dans le scrotum et forme une des enveloppes de la hernie inguinale. Cette membrane n'empêche pas que sur le vivant on puisse sentir avec le doigt le contour de l'anneau.

La portion la plus interne de cet orifice, celle qui est comblée par le ligament de Colles, correspond à la fossette interne ou sus-pubienne ; la portion la plus externe, c'est-à-dire l'orifice proprement dit, correspond à la fossette moyenne. Il en résulte que, si une anse d'intestin s'engage par la fossette interne, elle ne pourra parvenir à l'orifice externe, qui est l'aboutissant des trois espèces de hernie inguinale, qu'après avoir suivi un trajet oblique en bas et en dehors. C'est pour ce motif que Velpeau a désigné cette hernie sous le nom d'*inguinale oblique interne*. Elle est fort rare. Si le diagnostic en est à la rigueur possible au début, grâce à la direction de la tumeur, cela devient bientôt impossible, en sorte qu'au point de vue pratique on peut faire abstraction de cette espèce et la confondre avec la hernie directe.

Lorsqu'un viscère s'échappe par la fossette moyenne, il suit, pour arriver à l'orifice cutané, un trajet direct d'arrière en avant, d'où le nom de *hernie directe* donné à cette espèce. Si l'on considère que la paroi abdominale présente au niveau de la fossette moyenne sa plus faible résistance, puisqu'elle est privée en ce point de ses éléments les plus solides (aponévrose du grand oblique, muscles petit oblique et transverse), on sera porté à croire que c'est le lieu d'élection des hernies inguinales. Il n'en est rien : malgré la rectitude et la brièveté du trajet à parcourir, bien que l'intestin n'ait à repousser au devant de lui que le péritoine, le fascia propria et le fascia transversalis constituant ensemble une couche fort mince, la hernie directe est infiniment plus rare que la hernie indirecte.

Pour se rendre compte de ce fait en apparence contradictoire, il faut remarquer que la plupart des hernies inguinales externes datent de l'enfance ou de la jeunesse, alors que persistait une portion du canal vagino-péritonéal ; lorsqu'une hernie inguinale apparaît à un âge avancé de la vie, elle est presque toujours directe ou interne.

L'anneau externe présente des modifications physiologiques importantes. Sans admettre avec Thompson que la contraction des muscles grands obliques de l'abdomen puisse déterminer un *étranglement spasmodique* de l'intestin, ce qui n'a jamais, que je sache, été constaté, il n'est pas moins certain que la contraction de ces muscles tend les piliers de l'anneau externe, les rapproche l'un de l'autre et resserre ainsi la boutonnière qu'ils circonscrivent. Le relâchement de ces muscles donne au contraire à l'anneau sa plus grande largeur. Toute position qui nécessite la contraction des muscles abdominaux resserre l'anneau. Les mouvements du membre inférieur qui ferment le mieux l'anneau sont l'extension et l'abduction. C'est donc dans cette attitude qu'il convient de placer les malades après l'opération de la hernie étranglée.

Les mouvements qui ouvrent le mieux l'anneau sont la flexion et l'abduction de la cuisse, ainsi que l'a fait remarquer Malgaigne : aussi, lorsqu'on pratique le taxis, le membre inférieur doit-il être mis en flexion et abduction. C'est encore la position qu'il faut donner au malade pour s'assurer qu'un bandage maintient bien une hernie. Si dans l'attitude accroupie plusieurs efforts de toux ne font pas sortir l'intestin, c'est que le bandage remplit son but.

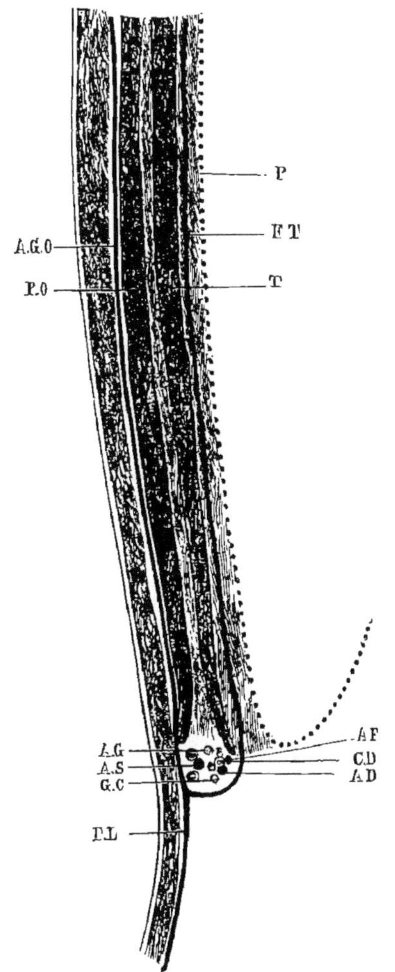

Fig. 201. — *Coupe verticale antéro-postérieure de la paroi abdominale passant par le milieu du canal inguinal.*

AD, artère déférentielle.
AF, artère funiculaire.
AG, branche du nerf abdomino-génital.
AGO, aponévrose du muscle grand oblique (rouge).
AS, artère spermatique.
CD, canal déférent.
FL, aponévrose fascia lata.
FT, fascia transversalis.
GC, branche du nerf génito-crural.
P, péritoine (en pointillé).
PO, muscle petit oblique.
T, muscle transverse.

2° *Orifice supérieur* ou *péritonéal.* — L'orifice supérieur du canal inguinal diffère absolument du précédent. Il a la forme d'une fente limitée à sa partie interne par un rebord nettement détaché (voyez la figure 199). Ce rebord offre une concavité qui regarde en dehors et ressemble à un croissant dont les cornes dirigées en haut et en bas se perdent insensiblement sur la paroi. La forme de cet orifice est déterminée par la pression du canal déférent qui se réfléchit à ce niveau pour se porter en bas et en dedans. Son grand diamètre est vertical et mesure environ 12 à 15 millimètres. Son contour est limité par le fascia transversalis, qui a été repoussé comme un doigt de gant lors de la migration du testicule. Il n'est recouvert que par le péritoine. Cette membrane présente en ce point une dépression, variable suivant les sujets.

Il n'est pas rare de voir à la naissance cette dépression convertie en un véritable canal, lorsque le prolongement péritonéal qui accompagne le testicule à l'époque de sa migration ne s'est pas oblitéré ; cette oblitération peut manquer totalement ou n'avoir porté que sur une certaine partie du conduit péritonéo-vaginal. Dans les deux cas, l'intestin s'y engage souvent : aussi toutes les hernies inguinales du premier âge sont-elles externes et reconnaissent-elles pour cause une persistance partielle ou totale du conduit séreux ; les hernies de l'adulte remontent en général à cette époque, ainsi que je le faisais remarquer il y a un instant. Si l'oblitération ne s'est faite en aucun point, l'intestin est en contact immédiat avec le testicule, et c'est à cette variété de hernie que l'on réserve le nom de *congénitale*, bien que la hernie soit également congénitale lorsqu'elle succède à une oblitération partielle. Comme la hernie ombilicale, la hernie inguinale des enfants tend à la guérison spontanée; il n'en est pas moins urgent d'aider au travail naturel par l'emploi d'un bandage construit et appliqué de façon à n'être point constamment souillé par l'urine.

L'*orifice péritonéal* du canal inguinal correspond environ à la partie moyenne de l'arcade crurale; le centre de cet orifice est situé à 15 millimètres environ au-dessus de l'arcade; la figure 202 représente exactement ces rapports, ainsi que la longueur du trajet inguinal.

Cet orifice correspond à la fossette inguinale externe: les viscères qui s'y engagent suivent donc, pour arriver à l'orifice cutané, un trajet oblique en bas et en dedans: d'où le nom de *hernie inguinale oblique externe* ou *indirecte* donné à cette espèce. La hernie parcourt ainsi, avant d'arriver à son développement complet, un certain nombre d'étapes sur lesquelles je vais revenir à propos du trajet inguinal.

3° *Trajet inguinal.* — Le trajet du canal inguinal est obliquement dirigé en dedans, en bas et en avant. Il présente une longueur d'environ 3 centimètres. Il est beaucoup moins large, mais un peu plus long chez la femme que chez l'homme. On lui reconnaît en général quatre parois, qui sont: antérieure, postérieure, inférieure et supérieure. Cette division est bonne, à la condition toutefois de faire observer qu'il n'y a pas normalement de véritable canal, et que la description qu'en donnent les auteurs s'applique plutôt à l'état pathologique qu'à l'état sain.

On se fera un idée très nette du trajet inguinal sur une coupe verticale antéro-postérieure. Ainsi que le montre la figure 201, l'aponévrose du grand oblique et le fascia transversalis s'unissent l'un à l'autre au niveau de l'arcade crurale de façon à constituer une gouttière fibreuse fermée en bas, dans laquelle sont contenus les muscles petit oblique et transverse avec les couches celluleuses lâches qui les séparent et le cordon spermatique. Ce sont les parois de cette gouttière qui délimitent celles du canal inguinal, parois qui nous sont déjà connues en détail. En effet, la paroi antérieure est formée par l'aponévrose du grand oblique; la paroi postérieure par le fascia transversalis, et la paroi inférieure par la réunion de ces deux aponévroses.

Quant à la paroi supérieure, on la dit formée par les bords inférieurs des muscles petit oblique et transverse, mais elle n'a pas d'existence propre, car les fibres les plus inférieures de ces muscles sont éparpillées autour du cordon et descendent au-dessous de lui.

Je ferai également observer que le cordon spermatique n'est pas couché dans la gouttière que forment par leur union l'aponévrose du grand oblique et le fascia transversalis: il ne repose donc pas sur la paroi inférieure du canal, mais en est séparé par une distance qui augmente à mesure qu'on se rapproche de l'orifice supérieur du canal et que l'on peut évaluer à 1 centimètre environ. Il ne faut pas oublier ce détail dans les opérations destinées à ouvrir les abcès de la fosse iliaque ou à découvrir l'artère iliaque externe.

Le rapport le plus important du canal inguinal est celui qu'il affecte avec l'artère épigastrique. Née de l'artère iliaque externe, immédiatement au-dessus de l'arcade crurale, quelquefois au-dessous, plus rarement beaucoup au-dessus, cette artère se porte d'abord en bas et en dedans, puis se relève de façon à décrire une courbure à concavité supérieure qui embrasse le canal déférent, dont la courbure est en sens inverse. Dans ce trajet l'artère contourne la partie infé-

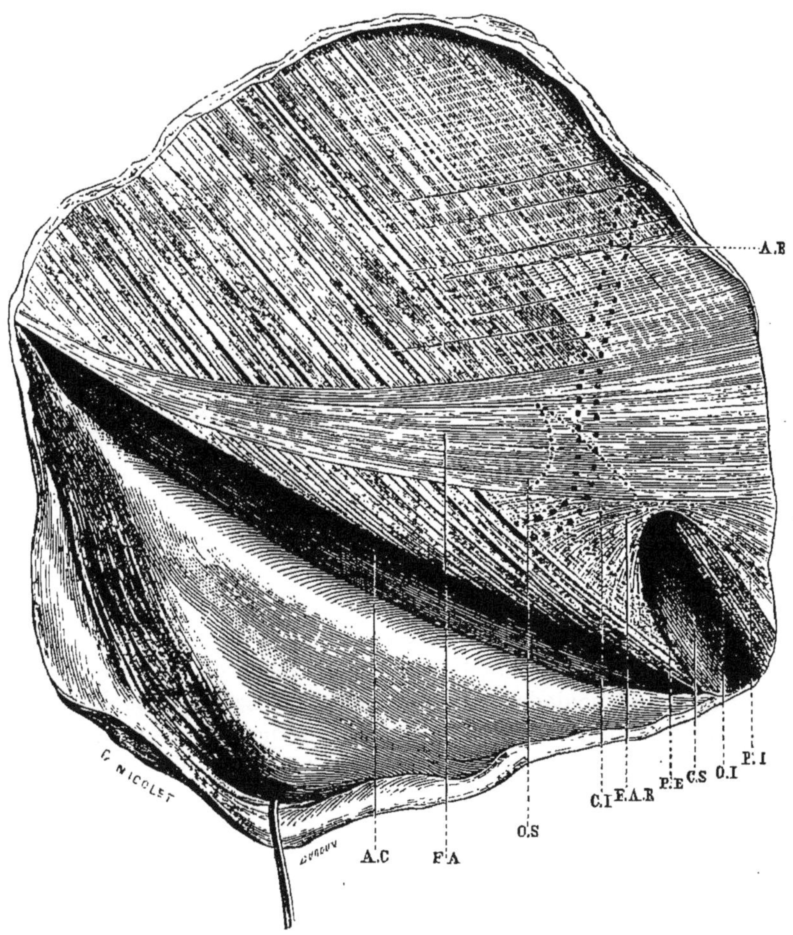

Fig. 202. — *Aponévrose du muscle grand oblique de l'abdomen. Orifice inférieur du canal inguinal.*

AC, arcade crurale.
AE, artère épigastrique (pointillé rouge).
CI, canal inguinal dont le trajet est figuré en pointillé noir.
CS, cordon spermatique.
FAR, fibres aponévrotiques arciformes limitant en dehors l'orifice inférieur du canal inguinal.
FA, faisceau de fibres dites collatérales (Winslow), transverses ou bandes additionnelles (A. Cooper), à direction transversale (Cloquet), en sautoir (Velpeau), arciformes (Cruveilhier).
OI, orifice inférieur du canal inguinal.
OS, orifice supérieur du canal inguinal.
PE, pilier externe de l'anneau.
PI, pilier interne de l'anneau.

rieure de l'orifice supérieur ou péritonéal, en sorte que le débridement opéré en bas dans la hernie inguinale externe n'atteindrait pas seulement le cordon spermatique, mais encore l'artère épigastrique. Cette artère remonte ensuite obliquement en haut et en dedans, dans la direction de l'ombilic, et se trouve ainsi placée entre les deux orifices du canal inguinal. Il est donc facile de se représenter les rapports du collet du sac herniaire avec l'artère épigastrique dans les deux grandes espèces de hernie inguinale.

Malheureusement, ainsi que je l'ai déjà dit, le diagnostic entre ces deux espèces est presque toujours impossible : aussi convient-il, dans la hernie inguinale étranglée, de débrider directement en haut; et même alors il faut savoir que, si de la sorte on se met le plus possible à l'abri du danger, on court encore les risques de blesser l'artère épigastrique, surtout s'il s'agit d'une hernie directe : dans ce cas, en effet, par suite de sa courbure normale, l'artère décrit autour de la hernie une demi-circonférence et se rapproche beaucoup de la partie supérieure du collet du sac. Aussi faut-il débrider suivant une ligne exactement verticale, parallèle à la ligne blanche. De plus, il convient de ne pas débrider largement, mais dans l'étendue de quelques millimètres seulement, et, une fois l'incision faite, d'agrandir l'orifice en pressant avec l'extrémité du doigt qui a servi de conducteur au bistouri ou bien avec l'extrémité d'une sonde cannelée. A moins de disposition anormale impossible à prévoir, je considère cette méthode comme devant mettre absolument à l'abri de la blessure de l'épigastrique.

Le canal inguinal présente des dimensions en rapport avec le cordon spermatique et, comme ce dernier, offre un calibre sensiblement égal dans toutes ses parties. Chez certains sujets l'orifice supérieur est plus large qu'à l'état normal, la fossette externe est plus profonde, le canal représente alors un infundibulum à base supérieure. Cette disposition prédispose à la hernie inguinale, ou plutôt c'est le premier degré de la hernie, ce que Malgaigne a appelé *une pointe de hernie*. Cependant cet état peut rester permanent, puisque, sur 755 hernies examinées par ce chirurgien chez les vieillards de Bicêtre, les pointes de hernies entrent pour le chiffre de 160.

Plus souvent encore le second degré se produit, c'est-à-dire que l'intestin s'engage dans le canal inguinal et en occupe toute l'étendue sans toutefois franchir l'orifice cutané : 331 malades étaient dans ce cas. Cette hernie dite *interstitielle* est susceptible, comme la précédente, de guérir radicalement : aussi faut-il engager vivement les malades à porter un bandage, bien qu'ils n'éprouvent qu'une gêne très médiocre.

Lorsque les viscères herniés franchissent l'anneau cutané et font saillie à la partie interne de l'aine, c'est le *bubonocèle;* Malgaigne en trouva 178. Enfin la dernière étape de la hernie inguinale oblique externe est la descente dans le scrotum le long du cordon. On lui donne le nom d'*oschéocèle*. Sur les 755 hernieux, Malgaigne en trouva 86 seulement. D'après cet auteur, tant que les parois abdominales ne sont point affaiblies par l'âge (il donne comme limite 36 ans), on peut obtenir la cure radicale de ces hernies à l'aide d'un bon bandage.

J'ai, pour la première fois, signalé en 1871 une variété de hernie inguinale d'une importance extrême, dont l'anatomie topographique rend si bien compte qu'il me paraît utile d'y insister ici. Il s'agit de la hernie interstitielle.

C'est à la seconde phase, caractérisée par le trajet des viscères à travers le canal inguinal, que les auteurs classiques donnent aujourd'hui le nom de *hernie inguinale-interstitielle*. Ce nom a été proposé par Goyrand, d'Aix, et c'est le meilleur, puisque, sans préjuger de la nature de la hernie, il ne fait qu'en préciser rigoureusement le siège anatomique. L'expression d'*intra-pariétale*, employée par Dance, est moins bonne, car, ainsi que nous le verrons plus loin, la hernie n'est pas en contact seulement avec les parois du canal inguinal. Cette variété est si bien considérée comme correspondant à une période d'évolution de la hernie inguinale, que dans son article HERNIE du *Dictionnaire* en 30 volumes Velpeau l'appelle *hernie inguinale incomplète*. Astley Cooper la décrit sous le nom de *hernie inguinale petite*, expression défectueuse par excellence, puisque la véritable hernie interstitielle est au contraire le plus souvent très volumineuse. M. Gosselin ne fait que signaler la hernie interstitielle dans un chapitre intitulé : VARIÉTÉS RARES.

M. Goyrand, d'Aix, envoya sur ce sujet à l'Académie de médecine, en 1834, un mémoire basé sur cinq observations. Il proposa un nom nouveau : *hernie inguino-interstitielle*, et s'efforça de donner à cette variété une autonomie dont elle n'avait pas joui jusqu'alors.

Cependant, pour M. Goyrand lui-même, c'est toujours une hernie inguinale oblique externe arrêtée dans sa marche, c'est une phase de la hernie complète : si l'étranglement ne fût pas survenu, les viscères auraient sans doute franchi l'orifice externe et pénétré dans le scrotum. M. Goyrand publie dans ce mémoire cinq observations, dont trois seulement sont réellement inguino-interstitielles.

La vérité est qu'il existe une hernie inguinale interstitielle, aussi rare qu'elle est grave, liée à des conditions anatomiques spéciales, véritable hernie inguinale, puisqu'elle ne peut franchir l'anneau externe, et interstitielle, puisque, si une force quelconque l'oblige à se développer, elle ne trouve pour cela devant elle que l'interstice des couches de la paroi abdominale. Cette variété ne correspond point à une phase de la hernie inguinale classique ; par son développement, elle peut devenir ventrale, jamais scrotale. L'étiologie, le diagnostic, le pronostic et le traitement, méritent une description spéciale ; les conditions anatomiques qui en déterminent la production ont droit surtout à l'attention du chirurgien.

Que l'étranglement se produise à chacune des phases d'évolution de la hernie, et arrête par conséquent brusquement l'intestin dans sa marche, on le conçoit aisément : mais pourquoi certaines hernies restent-elles limitées obstinément à la région inguinale, sans jamais franchir l'anneau? pourquoi pénètrent-elles, dans certains cas, à travers les couches de la paroi abdominale qu'elles décollent les unes des autres, plutôt que de remplir le scrotum? C'est que l'anneau du grand oblique n'existe pas, ou bien qu'il est si étroit que sa résistance à l'impulsion des viscères abdominaux l'emporte sur l'adhésion des couches de la paroi abdominale entre elles. En pareil cas, la hernie ne peut se développer qu'à l'intérieur du canal. Or les parois de ce canal sont aponévrotiques et partant résistantes en avant, en arrière et en bas. En haut, au contraire, la paroi, plutôt virtuelle que réelle, présente une couche abondante de tissu cellulaire très lâche : c'est donc dans cette paroi que va s'engager l'intestin.

La condition anatomique nécessaire pour la production de la hernie inguino-interstitielle vraie, c'est-à-dire permanente, est l'absence ou l'étroitesse extrême de l'anneau du grand oblique de l'abdomen.

Dans quelle circonstance observe-t-on l'absence ou l'étroitesse extrême de l'orifice inférieur du canal inguinal? C'est lorsque le testicule, n'opérant pas sa migration habituelle, reste dans le trajet inguinal sans franchir l'anneau ou bien lorsqu'il reste inclus dans la cavité abdominale (1). Le premier de ces deux

(1) A l'autopsie d'un sujet affecté d'ectopie testiculaire inguinale gauche, et mort à la suite d'une hernie inguino-interstitielle, je trouvai l'orifice inférieur du canal inguinal réduit à un pertuis ne livrant passage qu'à un mince filet nerveux.

genres d'ectopie testiculaire prédispose infiniment plus à la hernie inguino-interstitielle que le second, puisque l'orifice supérieur du canal inguinal est ouvert dans le premier cas et fermé dans le second.

L'ectopie testiculaire dans le trajet inguinal est donc intimement liée à la hernie interstitielle; les faits viennent s'ajouter à la théorie pour démontrer cette proposition.

Le testicule entraîne dans sa migration le péritoine, qui deviendra plus tard la tunique vaginale, et presque toujours, dès les premiers temps de la vie extra-utérine, la communication entre ces deux cavités cesse d'exister. Lorsque le testicule s'arrête dans le canal inguinal, la continuité persiste au contraire ordinairement entre la vaginale et le péritoine, en sorte que l'intestin trouve là un sac tout préparé et peut s'y engager dès la naissance; il en résulte que la hernie inguino-interstitielle est généralement congénitale.

Cette variété de hernie n'est pas spéciale seulement par son étiologie, elle diffère encore de la hernie inguinale ordinaire par ses symptômes et son traitement. Elle siège dans l'épaisseur de la paroi abdominale, immédiatement au-dessus de l'arcade crurale, qui la limite rigoureusement en bas; le bord externe du muscle droit en forme la limite interne, limite infranchissable par suite de la disposition aponévrotique; en haut et en arrière ses limites sont indéterminées. Dans un cas que j'ai publié, le sac remontait jusqu'au niveau de l'ombilic en haut, et à 8 centimètres en arrière de l'épine iliaque antéro-supérieure en dehors. Le testicule gauche atrophié faisait partie de la paroi antérieure du sac. L'intestin hernié ne mesurait pas moins de 38 centimètres chez mon malade. La laxité des couches entre lesquelles chemine l'intestin rend compte de ce fait.

La *forme* est toute spéciale. Loin d'être globuleuse, arrondie, la hernie est aplatie et forme un relief fort variable à la surface de la paroi abdominale. Dans les cas observés jusqu'à présent, les viscères siégeaient derrière l'aponévrose du grand oblique, mais on conçoit qu'ils puissent s'engager dans la couche celluleuse très lâche qui sépare le muscle transverse du *fascia transversalis*, et la tumeur, à peine appréciable à l'extérieur, serait alors d'un diagnostic bien difficile.

Le relief de la tumeur est peu considérable en général, à cause de cet aplatissement; il peut varier néanmoins notablement suivant l'épaisseur de la paroi abdominale. Qu'il existe sous la peau une couche épaisse de graisse, la hernie sera en partie dissimulée; par contre, la maigreur du sujet rendra la hernie beaucoup plus accessible à l'œil et au toucher.

Les caractères précédents, tirés du siège, de la forme et du volume, nous paraissent différencier suffisamment la hernie inguino-interstitielle de la hernie inguinale ordinaire.

Dans deux cas que j'ai observés, la marche présenta un caractère bien remarquable. Lorsqu'une hernie est étranglée, son volume reste le même pendant la période d'étranglement, c'est-à-dire qu'une nouvelle portion d'intestin ne continue pas à s'engager dans le sac, à la suite de celle qui est étranglée. La hernie, à part le liquide dont peut se remplir le sac, atteint tout de suite son volume définitif. Dans ces deux cas, le volume s'accrut insensiblement après le début des accidents; il était facile de voir dans l'interstice des parois abdominales la progression des anses intestinales chassées par la sortie d'anses nouvelles. L'étranglement n'avait donc point pour causes les agents ordinaires, anneau ou collet du sac : il ne pouvait être dû qu'au mécanisme indiqué par

O'Berne, ou, ce qui me paraît plus vraisemblable, à la compression des anses intestinales par les muscles de l'abdomen. Je suis disposé à accepter que dans la hernie inguino-interstitielle les choses se passent de la façon suivante : la hernie, limitée pendant de longues années à la région inguinale, se réduit aisément et ne donne lieu à aucun accident. Sous l'influence d'une contraction brusque et violente des muscles de l'abdomen, les viscères, refoulés de toute part et ne trouvant de libre que l'interstice des muscles, s'y engagent avec force. Qu'en résulte-t-il ? c'est qu'une anse d'intestin se trouve serrée entre deux plans résistants et contractiles : en avant, une forte aponévrose tendue par la contraction du grand oblique ; en arrière, le petit oblique et le transverse. L'anse est fatalement aplatie et la circulation intestinale interrompue.

Comment s'expliquer que, malgré cette compression suffisante pour étrangler l'intestin, celui-ci continue à s'y engager sous de nouveaux efforts ? L'anatomie fournit une réponse facile à l'objection. L'intestin est resserré par les plans qui sont placés en avant et en arrière de lui, mais, en haut, la lame du tissu celluleux qui sépare les deux couches ne lui offre qu'un très faible obstacle : il suffit d'introduire, sur le cadavre, le doigt au-dessus de l'aponévrose du grand oblique, pour se rendre compte de ce fait.

Il n'est pas dans ma pensée de prétendre que la hernie inguino-interstitielle ne s'étrangle jamais par l'anneau ou par le collet du sac, mais j'affirme qu'il peut n'en pas être ainsi, et je ne vois guère d'objections à faire au mode d'étranglement dont je viens de parler.

La hernie inguino-interstitielle étranglée présente une excessive gravité. La réduction par le taxis est très difficile et la kélotomie n'a que peu de chances de réussir. La cause principale réside dans le volume de la hernie, dans l'étendue de l'incision qu'il convient de pratiquer et dans le large décollement de la paroi abdominale.

Doit-on compter beaucoup sur le taxis pour obtenir la réduction ? je ne le pense pas. En effet, lorsqu'une hernie est formée par plusieurs anses d'intestin (ce qui me paraît être la règle dans l'espèce), deux conditions sont nécessaires pour réduire : exercer la pression dans la direction de l'orifice qui a livré passage à l'intestin, agir sur la portion qui s'est engagée la dernière, et de proche en proche sur les autres parties. Faute de remplir ces deux conditions, on n'obtient comme résultat que d'aplatir les anses l'une contre l'autre. Ajoutons que, dans la circonstance présente, il existe une difficulté que le taxis ne nous paraît pas pouvoir surmonter : c'est l'interposition d'une paroi très épaisse entre le sac et les mains de l'opérateur, ce qui rend la pression beaucoup trop médiate. Pour réduire une hernie interstitielle, l'intestin doit être refoulé obliquement de haut en bas, et la pression exercée sur la paroi abdominale. Mais n'est-il pas évident qu'une pareille pression, au lieu de dégager l'intestin, ne fera qu'appliquer davantage l'une contre l'autre les deux parois antéro-postérieures qui limitent le sac, et augmenter ainsi la constriction ? Lorsque la masse intestinale est mise à nu, le chirurgien éprouve encore une certaine difficulté à la faire rentrer dans la cavité abdominale. Il faut donc compter bien peu sur le taxis pour réduire une hernie inguino-interstitielle vraie, et recourir promptement à la kélotomie.

Cette opération diffère de celle que l'on pratique pour la hernie inguinale ordinaire. Le sac est en effet recouvert par la peau, les deux lames du fascia superficialis, l'aponévrose du grand oblique et souvent quelques fibres du muscle petit oblique. Il faudra donc diviser ces couches méthodiquement, l'une après l'autre, pour arriver sur l'intestin. Une incision proportionnée au volume de la hernie sera faite à la peau; l'incision sera parallèle au ligament de Fallope et située à 2 centimètres au-dessus. La première partie de cette opération ressemble assez exactement à celle qui a pour but la ligature de l'artère iliaque externe. Après avoir ouvert le sac dans une étendue égale à l'incision des téguments, le chirurgien dégagera les anses intestinales de la loge qu'elles occupent dans l'épaisseur de la paroi et les ramènera en bas; recherchant ensuite la cause de l'étranglement, il portera son doigt vers l'orifice supérieur du canal, et, s'il le trouve trop étroit pour permettre la réduction, il en fera le débridement comme à l'ordinaire.

Les chirurgiens qui se sont trouvés en présence de hernies inguino-interstitielles étranglées, tout en n'en connaissant pas la pathogénie, ont dû procéder à l'opération de la manière que je viens d'indiquer. Aussi Malgaigne a-t-il absolument tort quand il dit : « Sanson raconte sans sourciller qu'il a été contraint six fois d'*inciser le côté antérieur du canal inguinal et de la paroi antérieure de l'abdomen jusqu'au niveau de la crête iliaque;* et Dupuytren, ajoute-t-il, avait déjà fourni des faits analogues. J'en trouve en effet deux, recueillis à l'Hôtel-Dieu, dans une thèse de Claudius Dance, sur la hernie intra-pariétale ; et M. Goyrand, marchant dans la même voie, en a publié deux autres... Et pourquoi de tels dégâts? »

Si Malgaigne se fût trouvé en présence d'une hernie inguino-interstitielle vraie, il n'aurait pu agir autrement que ses devanciers.

De ce qui précède je crois pouvoir tirer les conclusions suivantes :

1. On doit réserver le nom de *hernie inguino-interstitielle* à celle qui, *ne pouvant jamais devenir scrotale,* élit son domicile dans le canal inguinal, et consécutivement dans l'interstice de la paroi abdominale ;

2. La condition anatomique indispensable à l'existence de cette hernie est l'absence ou l'étroitesse extrême de l'orifice inférieur du canal inguinal ;

3. Cette disposition de l'orifice est intimement liée à l'ectopie testiculaire. L'ectopie inguinale favorise par excellence la production de la hernie inguino-interstitielle, qui est alors congénitale ;

4. L'étranglement de cette variété de hernie est surtout le résultat de la compression exercée sur l'intestin par les deux plans contractiles qui le limitent en avant et en arrière ;

5. Le taxis est plutôt nuisible qu'utile dans la hernie inguino-interstitielle étranglée.

D. — DU CANAL CRURAL.

Le *canal crural* commence en haut au niveau de l'arcade crurale et se termine à deux travers de doigt environ au-dessous de cette arcade. Il n'occupe qu'une partie très limitée de la face antérieure et interne de la cuisse et correspond en ce point à une dépression marquée surtout chez les sujets maigres, la gouttière crurale. Dans l'étude du canal crural nous aurons à considérer successivement l'orifice supérieur ou *anneau crural,* et le *canal crural* proprement dit.

Anneau crural.

Pour comprendre facilement l'*anneau crural* il convient de se faire d'abord une idée exacte du *pli de l'aine*, c'est-à-dire de la ligne d'intersection qui sépare l'abdomen de la cuisse.

L'étude du pli de l'aine et du canal crural, assez compliquée par elle-même, a été rendue plus difficile encore dans ces dernières années par une foule de descriptions consistant pour la plupart à substituer des noms à d'autres noms, ce qui n'a pas précisément porté la clarté dans cette importante question. Tout en tenant compte des travaux récents sur ce sujet, je comprendrai le canal crural comme l'ont compris A. Cooper, Jules Cloquet, Velpeau, Blandin, etc.; la description que nous ont transmise ces auteurs est simple, exacte et surtout, ce qui est notre but principal, permet de bien comprendre la hernie crurale.

Le bord antérieur de l'os iliaque présente une vaste échancrure dont les limites sont : l'épine iliaque antéro-supérieure en dehors, et l'épine pubienne en dedans. On trouve successivement sur ce bord, en procédant de dehors en dedans : 1° l'épine iliaque antérieure et supérieure; 2° une échancrure peu profonde ; 3° l'épine iliaque antérieure et inférieure; 4° une large gouttière où passent les muscles psoas et iliaque ; 5° l'éminence ilio-pectinée ; 6° la face supérieure de la branche horizontale du pubis; elle est concave transversalement, inclinée en bas et en avant et limitée en arrière par une crête, fort saillante sur le squelette, la crête pectinéale ; 7° l'épine du pubis. En dedans de l'épine pubienne existe une surface légèrement déprimée correspondant à l'orifice inférieur du canal inguinal et sur lequel glissent le cordon spermatique ou le ligament rond.

Une bandelette fibreuse s'étend d'une épine à l'autre et forme une *arcade* qui convertit cette vaste échancrure en un trou de forme triangulaire. Cette arcade est désignée sous les noms d'*arcade crurale, ligament de Fallope, ligament de Poupart.*

Contrairement à ses devanciers, et en particulier à Blandin, M. Richet a décrit le ligament de Fallope comme un ligament à part, composé de fibres spéciales, indépendantes de l'aponévrose du muscle grand oblique. C'est une erreur, ainsi que l'a de nouveau démontré dans ces derniers temps M. Nicaise. Le ligament de Fallope est *exclusivement* composé par le bord inférieur de l'aponévrose du muscle grand oblique. Toutes les fibres qui se fixent à l'épine pubienne font suite aux fibres musculaires; aucune ne se rend directement d'une épine à l'autre. Il naît quelquefois (voir fig. 202) un faisceau fibreux de l'épine iliaque antéro-supérieure, mais il va former les fibres de renforcement ou arciformes dont j'ai parlé précédemment.

L'arcade crurale se fixe en dedans sur le pubis à l'aide des deux piliers décrits plus haut. De la partie interne de l'arcade crurale ou plutôt du pilier externe de l'anneau inguinal (voir fig. 200), se détachent quelques fibres à direction curviligne qui viennent se fixer sur la crête pectinéale; elles comblent ainsi l'angle aigu formé par la rencontre du rebord osseux avec l'arcade crurale et constituent en grande partie le *ligament de Gimbernat.*

Dans l'espace qui s'étend de l'épine iliaque antéro-supérieure à la gouttière des muscles psoas et iliaque, l'arcade crurale et le *fascia iliaca* s'unissent intimement l'un à l'autre et ferment hermétiquement la cavité abdominale en ce point. Le *fascia iliaca* accompagnant les muscles psoas et iliaque en dehors du

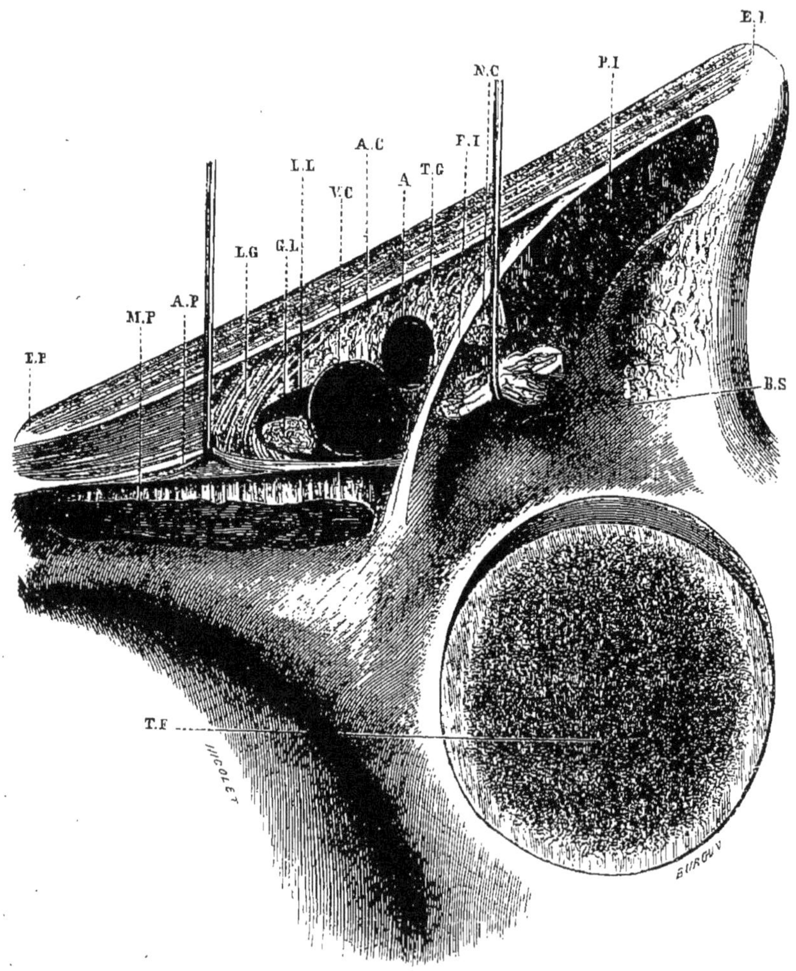

Fig. 203. — *Coupe transversale antéro-postérieure passant exactement par le pli de l'aine.* — Côté gauche. — Segment supérieur de la coupe. — Homme adulte de petite taille. — Grandeur naturelle.

A, coupe de l'artère fémorale.
AC, arcade crurale.
AP, aponévrose du muscle pectiné soulevée avec un crochet.
BS, bourse séreuse siégeant sous le tendon des muscles psoas et iliaque réunis; le tendon est soulevé avec un crochet.
EI, épine iliaque antéro-supérieure.
EP, épine pubienne.
FI, fascia iliaca.
GL, ganglion lymphatique occupant l'anneau crural.
LG, ligament de Gimbernat.
LL, loge lymphatique ou partie de l'anneau crural réservée au passage des vaisseaux lymphatiques.
MP, muscle pectiné.
NC, nerf crural.
PI, muscle psoas-iliaque.
TF, tête du fémur.
TG, tissu cellulo-graisseux occupant l'anneau crural.
VC, veine crurale.

bassin jusqu'à leur insertion au petit trochanter (voir fig. 208), il en résulte que l'arcade crurale et le *fascia iliaca* se séparent l'un de l'autre. Or le *fascia iliaca*, en sortant du bassin, se fixe solidement à l'éminence ilio-pectinée, en sorte que, si l'on examine les choses sur une coupe antéro-postérieure parallèle au pli de l'aine analogue à celle qui est très fidèlement représentée fig. 203, on voit les dispositions suivantes : l'arcade crurale, arrivée à 4 centimètres environ en dedans de l'épine iliaque antéro-postérieure, paraît se bifurquer ou plutôt donner naissance par son bord postérieur à une bandelette fibreuse qui va se fixer sur l'éminence ilio-pectinée. Thompson l'a appelée *bandelette ilio-pectinéale*, soit, mais il en a fait une bandelette spéciale appliquée contre le *fascia iliaca*, ce qui n'est pas exact. La bandelette ilio-pectinée n'est autre que le *fascia iliaca* lui-même, c'est-à-dire l'enveloppe fibreuse des muscles qui occupe la vaste gouttière signalée sur le bord antérieur de l'os iliaque, en sorte qu'il n'est pas possible que l'intestin s'interpose entre cette bandelette et le *fascia iliaca*, qui sont une seule et même chose.

Quoi qu'il en soit, nous voyons que l'angle externe de notre espace triangulaire, si large sur le squelette, se trouve comblé par la présence des muscles psoas et iliaque recouverts de leur gaine. Dans cette gaine est renfermé le nerf crural.

En dedans la branche horizontale du pubis est recouverte par le muscle pectiné et son aponévrose, sur laquelle viennent se fixer les fibres réfléchies de l'arcade crurale constituant le ligament de Gimbernat. En outre, la crête pectinéale, si tranchante sur le squelette, est recouverte par une sorte de bourrelet fibreux épais, qui donne attache à l'aponévrose du muscle pectiné (pour bien voir ce bourrelet il est bon de pratiquer une coupe verticale antéro-postérieure sur la crête pectinéale), et connu sous le nom de *ligament sus-pubien d'A. Cooper*, sur lequel M. Verpillat a proposé de débrider dans la hernie crurale.

La gouttière formée par le bord antérieur de l'os iliaque et convertie en trou par l'arcade crurale est donc en partie comblée par les muscles psoas et iliaque en dehors, le ligament de Gimbernat en dedans, le muscle pectiné et le ligament de Cooper en arrière.

Faisant abstraction pour le moment du ligament de Gimbernat, nous voyons que l'arcade crurale en avant, le muscle psoas et iliaque en arrière et en dehors, le muscle pectiné en arrière et en dedans, forment les trois bords d'un triangle très nettement limité. C'est à ce triangle que l'on donne le nom d'*anneau crural*, d'*orifice supérieur du canal crural*. Je ne vois aucune espèce d'avantage à substituer à ces expressions, fort nettes et faciles à comprendre, le nom bizarre proposé par Thompson d'*entonnoir fémorali-vasculaire*. Appelons tout simplement cet espace anneau crural comme nos devanciers et décrivons-le.

L'anneau crural a la forme d'un triangle dont la base est en avant et le sommet en arrière. Il est plus large chez la femme que chez l'homme, et, si nous rappelons que, par contre, le canal inguinal est moins large chez cette dernière, on comprend pourquoi les hernies crurales sont beaucoup plus fréquentes chez la femme que chez l'homme et les hernies inguinales plus fréquentes chez l'homme.

L'anneau crural mesure en moyenne dans sa plus grande largeur, c'est-à-dire à sa base, de 4 à 5 centimètres. Cette largeur est de 47 millimètres sur la figure 203.

Il présente à considérer trois bords et trois angles : les bords nous sont déjà connus : l'un est antérieur, formé par l'arcade crurale ; l'autre postérieur et externe, formé par le muscle psoas-iliaque revêtu de son aponévrose ; le troisième, postérieur et interne, formé par le pectiné et l'aponévrose pectinéale. Des trois angles, l'un, externe, est aigu, rempli par un tissu cellulaire et de la graisse ; l'autre, postérieur, répond à la surface pectinéale et est occupé par la veine fémorale ; le troisième, qui est le plus important des trois, est comblé par un ligament qui rétrécit notablement l'anneau, le ligament de Gimbernat.

Le *ligament de Gimbernat* occupe donc l'angle interne de l'anneau crural, c'est-à dire l'angle formé par la réunion du pubis avec l'arcade crurale. Sa forme est triangulaire. Il présente à considérer deux faces et trois bords. Ce ligament, presque horizontal, est légèrement oblique de haut en bas et d'avant en arrière, d'où il suit que l'une des faces regarde en avant et en bas et l'autre en arrière et en haut. Des trois bords, l'un, antérieur, se continue avec l'arcade crurale, le postérieur se fixe à l'aponévrose du muscle pectiné, l'externe est libre et le plus important. Concave, tranchant, le bord externe forme en réalité la limite interne de l'anneau crural. Le ligament de Gimbernat présente un développement très variable suivant les sujets, mais il est constant ; tantôt ferme et tranchant, il peut n'être formé que de quelques fibres qui se laissent déprimer facilement avec le doigt. Scarpa ne le considérait que comme du tissu cellulaire. Il peut même être incomplet, et présenter des trous à travers lesquels on a vu s'engager des hernies. L'examen des figures 200, 203, 204, 205, en montrera suffisamment les connexions avec l'arcade crurale, le pilier externe de l'anneau inguinal, le ligament de Colles et l'aponévrose pectinéale.

Nous connaissons la forme et les limites de l'anneau crural, étudions-en maintenant le contenu et les rapports.

L'anneau crural contient dans son intérieur : l'artère fémorale, la veine fémorale, des ganglions lymphatiques et une quantité plus ou moins abondante de tissu cellulo-adipeux. L'artère, la veine et les ganglions, sont disposés dans l'ordre que j'indique, en procédant de dehors en dedans (fig. 203). Thompson, dont les dissections artificielles n'ont pas peu contribué à obscurcir cette région, décrivit deux cloisons antéro-postérieures partant de l'arcade crurale et se portant en arrière, l'une entre l'artère et la veine, l'autre entre la veine et les lymphatiques, de façon à former trois loges distinctes pour chacun de ces organes : une loge artérielle, une loge veineuse, une loge lymphatique. Cette description est fantaisiste, et j'affirme que les choses se présentent comme je les ai figurées (fig. 203). Les vaisseaux, comme partout ailleurs, sont entourés d'une gaine celluleuse qui sépare la veine des ganglions lymphatiques placés à son côté interne, et voilà tout.

La veine est située en dedans et un peu en arrière de l'artère.

Entre la veine fémorale et le bord externe concave du ligament de Gimbernat existe un espace qui est comblé généralement par un ganglion lymphatique et par de la graisse, espace dont on a également compliqué la description comme à plaisir. C'est à lui que M. Richet réserve exclusivement le nom d'*embouchure de l'infundibulum* ou de l'entonnoir crural, expression tout au plus bonne pour servir de terme de comparaison. M. Richet refuse en effet un orifice inférieur au canal crural : or un entonnoir est nécessairement ouvert à ses deux bouts. Lorsque l'intestin presse sur l'anneau crural, c'est en général le point le moins résistant qui cède : aussi la hernie crurale sort-elle, dans l'immense majorité des cas, par cette portion de l'anneau crural que Thompson appelait loge lymphatique. Les exceptions à cette règle sont tellement rares qu'on peut, en vérité, n'en pas tenir compte dans la pratique. La hernie crurale a donc son collet en rapport: en avant avec l'arcade crurale; en arrière avec le ligament de Cooper et le muscle pectiné; en dedans avec le bord tranchant du ligament de Gimbernat; en dehors avec la veine fémorale. J'insiste sur ce fait que la paroi veineuse est immédiatement contiguë à la paroi du sac. Ce dernier rapport résume ce qu'il y a de plus important à connaître au point de vue pratique dans la région qui nous occupe. Il ressort également des rapports précédents que le collet de la hernie est en contact en dedans avec un arc fibreux bien disposé pour produire l'étranglement, et je ne mets pas en doute pour mon compte que le plus souvent cet accident soit déterminé par le ligament de Gimbernat, lorsqu'il ne reconnaît pas pour cause le collet du sac.

Rapport de l'anneau crural. — L'anneau crural est fermé, ou, si l'on veut, recouvert par plusieurs couches qui sont, d'arrière en avant: 1° le péritoine; 2° une couche cellulo-graisseuse sous-péritonale ; 3° une lamelle fibreuse provenant de la condensation de la partie la plus extérieure de ce tissu sous-péritonéal, le fascia propria d'A. Cooper; 4° une seconde lamelle fibreuse, tout à fait spéciale à la région, découverte par Cloquet et décrite par cet auteur sous le nom de *septum crurale*.

Regardez les figures 203 et 204, voyez la portion de l'anneau crural située en dedans de la veine et occupée par un ganglion lymphatique : le septum crural ferme cet espace; c'est un plan fibro-celluleux indépendant qui lui sert en quelque sorte de couvercle; il se fixe en dedans sur le ligament de Gimbernat et en dehors sur la paroi interne de la veine, avec laquelle il se confond.

Le *septum crurale* est traversé par les lymphatiques, qui se portent de la cuisse dans la fosse iliaque.

Il résulte de cette disposition que, lorsque l'intestin s'engage par l'anneau crural, il repousse devant lui les quatre couches que je viens d'indiquer: on doit donc théoriquement les rencontrer dans la kélotomie. Je dis théoriquement, car en réalité ces couches sont le plus souvent condensées, distendues ou éraillées, en sorte qu'on ne saurait les distinguer, et le sac est parfois presque sous-cutané. Des notions précises sur le nombre des couches qu'il faut traverser avant d'arriver sur l'intestin sont donc possibles à acquérir avec les données de l'anatomie normale, car d'une part ces couches varient individuellement, et, d'autre part, elles sont profondément modifiées par l'état pathologique. Ce qu'il importe par-dessus tout de ne point oublier dans l'opération de la hernie crurale étranglée, ce sont les rapports du collet du sac avec l'anneau.

Le *septum crurale* est ordinairement repoussé en même temps que le péritoine et fait partie des enveloppes de la hernie, mais il présente parfois des éraillures à travers lesquelles le sac s'engage, en sorte qu'il pourrait à la rigueur devenir un agent d'étranglement.

En avant, l'anneau crural est en rapport avec l'arcade crurale, qui en forme le bord antérieur. Cette arcade constitue la paroi inférieure du canal inguinal que traversent le cordon spermatique chez l'homme et le ligament rond chez la femme. L'anneau crural ou, ce qui selon moi revient au même, le collet du sac, est donc en rapport en avant dans la hernie crurale (en haut, lorsque le malade est couché) avec le cordon spermatique ou le ligament rond : aussi a-t-on conseillé de ne pas débrider en haut, dans la crainte de blesser ces organes, crainte beaucoup moins sérieuse toutefois chez la femme que chez l'homme.

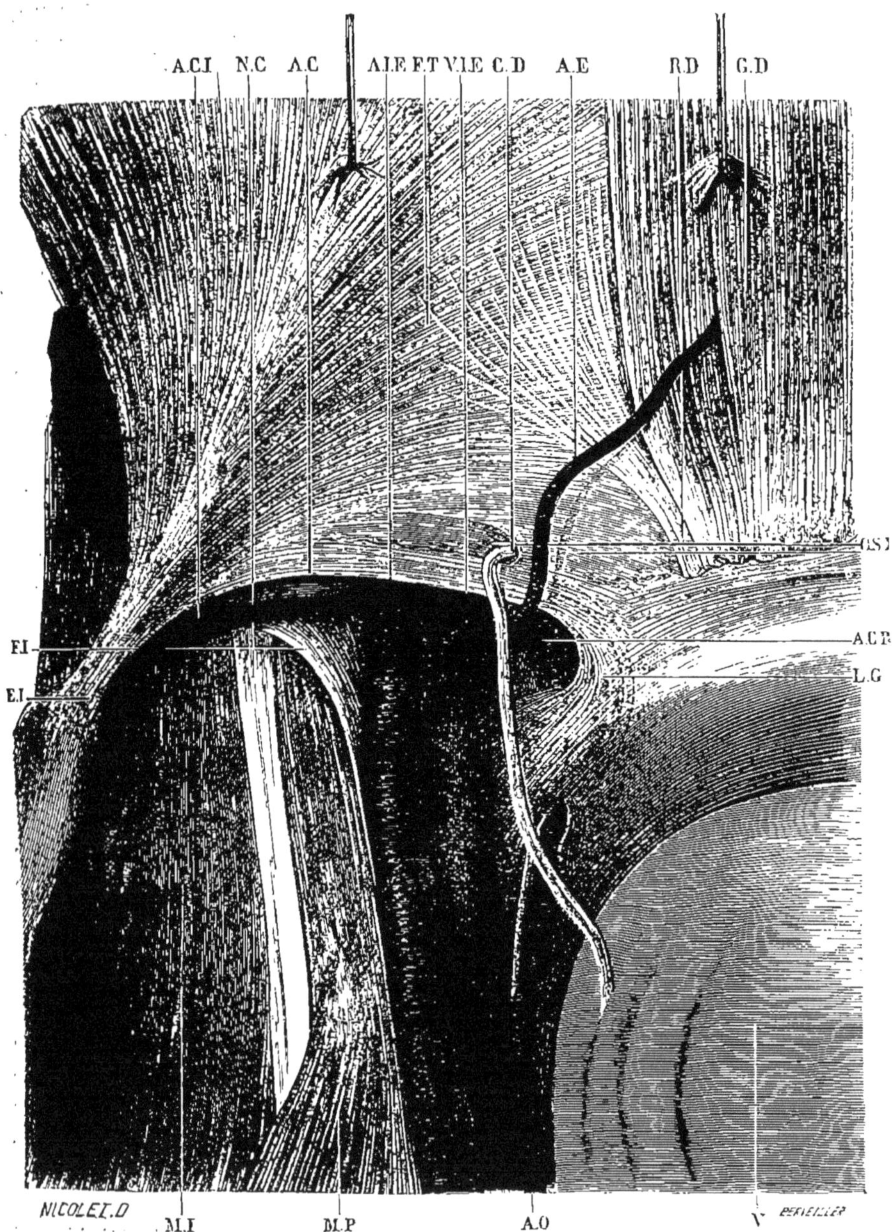

Fig. 204. — *Anneau crural vu du côté de la cavité abdominale.* — Homme adulte. — Grandeur naturelle. — Côté gauche. (La ligne pointillée rouge représente une des anomalies de l'artère obturatrice.)

AC, arcade crurale.
ACI, artère circonflexe iliaque.
ACR, anneau crural.
AE, artère épigastrique.
AIE, artère iliaque externe.
AO, artère obturatrice.
CD, canal déférent.
EI, épine iliaque antéro-supérieure.
FI, fascia iliaca.
FT, fascia transversalis.
GD, muscle grand droit de l'abdomen.
LG, ligament de Gimbernat.
MI, muscle iliaque.
MP, muscle psoas.
NC, nerf crural.
OSI, orifice supérieur du canal inguinal.
RD, repli de Douglas.
V, vessie.
VIE, veine iliaque externe.

A. Cooper avait même proposé d'ouvrir préalablement le canal inguinal et d'attirer en haut le cordon spermatique pour débrider par-dessous. Mais, si l'on considère qu'il n'est pas en général nécessaire de faire un débridement étendu pour réduire une hernie; qu'une fois un léger débridement opéré on peut agrandir l'orifice avec le doigt, le cordon spermatique est suffisamment éloigné de l'anneau crural pour que l'on puisse sans aucune crainte débrider directement en haut dans l'étendue de 5 ou 6 millimètres au moins. On le peut d'autant mieux que le cordon enveloppé d'une couche celluleuse lâche glisse au devant de l'instrument, ainsi que l'a fait remarquer Velpeau. Pour éviter la blessure du cordon, Dupuytren débridait en haut et en dehors parallèlement à la direction du cordon, mais il courait le risque d'atteindre l'épigastrique.

Les rapports de l'anneau crural nous démontrent donc qu'il est possible de débrider en avant sur l'arcade crurale, en dedans sur le ligament de Gimbernat, en arrière sur le ligament de Cooper, tandis qu'il ne faut jamais débrider directement en dehors. Certaines anomalies artérielles doivent cependant faire modifier les règles du débridement, ce qui nous amène à parler des rapports de l'anneau crural avec les artères voisines.

Ces rapports existent avec l'artère épigastrique et surtout avec l'obturatrice, cette dernière étant à la hernie crurale ce que la première est à la hernie inguinale.

L'artère épigastrique, située en dehors de l'anneau, en est généralement distante de 12 à 15 millimètres, en sorte qu'elle ne court pas risque d'être blessée; d'ailleurs la présence de la veine fémorale empêche que l'on débride de son côté.

L'artère obturatrice naît à l'état normal de l'artère hypogastrique et ne présente aucun rapport direct avec l'anneau crural, mais elle offre des variétés d'origine qui modifient profondément ses rapports. Elle peut venir directement de l'iliaque externe, plonge alors dans le bassin, se porte vers le trou obturateur et n'affecte aucun rapport direct avec l'anneau. Son anomalie la plus importante consiste à naître de l'épigastrique. Tantôt le tronc commun à ces deux vaisseaux est très court, et l'obturatrice s'enfonce dans le bassin comme lorsqu'elle naît directement de l'iliaque externe ; lorsque le tronc commun est plus long, l'artère obturatrice passe au-dessus et en dedans de l'anneau crural et repose sur le ligament de Gimbernat près de son bord externe (cette anomalie est représentée par la ligne ponctuée rouge de la figure 204). Dans ce dernier cas l'obturatrice se trouve donc répondre à la partie supérieure et interne du collet du sac. Cette dernière anomalie est heureusement assez rare : cependant, comme il est impossible de la prévoir, le débridement doit être combiné de façon à l'éviter autant que possible.

Il résulte de tout ce qui précède que le lieu d'élection pour le débridement de la hernie crurale étranglée est situé en dedans, mais non directement en dedans; on inclinera le tranchant du bistouri un peu en bas vers l'attache du ligament de Gimbernat à la crête pectinéale. On évite de cette façon la veine fémorale, l'artère épigastrique, le cordon spermatique et aussi l'artère obturatrice atteinte d'anomalie. Si pour une raison quelconque on ne pouvait débrider en dedans et en bas, on débriderait directement en haut, surtout chez la femme, dont le canal inguinal ne contient que le ligament rond.

Du canal crural.

Supposez trois plans fibreux prolongeant en bas jusqu'à l'embouchure de la veine saphène interne les trois bords qui circonscrivent l'anneau, vous obtiendrez ainsi la formation d'un canal prismatique et triangulaire auquel on donne le nom de *canal crural.*

J. Cloquet a présenté de ce canal une description qui, pour n'être pas tout à fait récente, n'en est pas moins excellente, et c'est elle que je me propose de suivre. Je fais seulement des réserves sur l'existence de l'orifice inférieur admis évidemment par l'auteur pour établir une analogie entre le canal crural et le canal inguinal.

La veine saphène interne, sous-cutanée dans presque tout son trajet, arrivée à une distance du pli de l'aine qui varie de 6 à 8 millimètres à 3 ou 4 centimètres suivant les sujets, traverse l'aponévrose d'enveloppe de la cuisse (fascia lata) pour se jeter dans la veine fémorale. Il existe donc, pour laisser passer la saphène à travers l'aponévrose fémorale (voyez OS, fig. 205), un trou dont la forme est olivaire. C'est ce trou que J. Cloquet, et avec lui la plupart des auteurs, désignent sous le nom d'orifice *inférieur* ou *cutané* du canal crural. Mais en ce point les parois de la saphène adhèrent intimement à l'aponévrose, et c'est cette adhérence même qui dans la hernie crurale empêche l'intestin de descendre à la cuisse et le force à se replier en haut vers l'arcade crurale. L'expression d'orifice inférieur du canal serait à la rigueur justifiée, si la hernie crurale s'y engageait quelquefois pour devenir sous-cutanée, mais il n'en est rien.

Le canal crural fait suite à l'anneau crural; il est beaucoup plus évasé en haut qu'en bas (fig. 205) et présente la forme générale d'une pyramide triangulaire tronquée dont la petite extrémité tournée en bas se continue au-dessous de l'embouchure de la saphène avec la gaine fibreuse commune aux vaisseaux fémoraux. Sa direction n'est pas rectiligne : il décrit une légère courbure dont la concavité regarde en avant et embrasse l'arcade crurale, nouvelle raison pour que les hernies crurales anciennes se portent au devant de l'arcade de Fallope au point de jeter parfois quelque obscurité dans le diagnostic différentiel entre la hernie inguinale et la hernie crurale.

La canal est triangulaire et présente à considérer trois faces; ces faces ou parois sont la prolongation des bords qui circonscrivent l'anneau crural; elles sont donc : antérieure, interne et externe.

La paroi antérieure (relevée sur la figure 205) est formée par l'aponévrose d'enveloppe de la cuisse. Elle s'attache en haut à l'arcade crurale, ou, ce qui est plus exact, se continue au niveau du pli de l'aine avec l'aponévrose du grand oblique pour contribuer à la formation de l'arcade crurale. Cette aponévrose est recouverte par les ganglions lymphatiques superficiels, qu'elle sépare des ganglions profonds situés dans l'anneau crural. Elle est donc traversée par un nombre variable de vaisseaux lymphatiques qui réunissent ces ganglions les uns aux autres. Hesselbach a donné le nom de *fascia cribriformis* à cette paroi antérieure du canal crural et plus spécialement à la partie de la paroi qui correspond à la loge lymphatique. On l'appelle cribriformis parce qu'elle est criblée de trous, mais je répète ce que je disais tout à l'heure à propos de

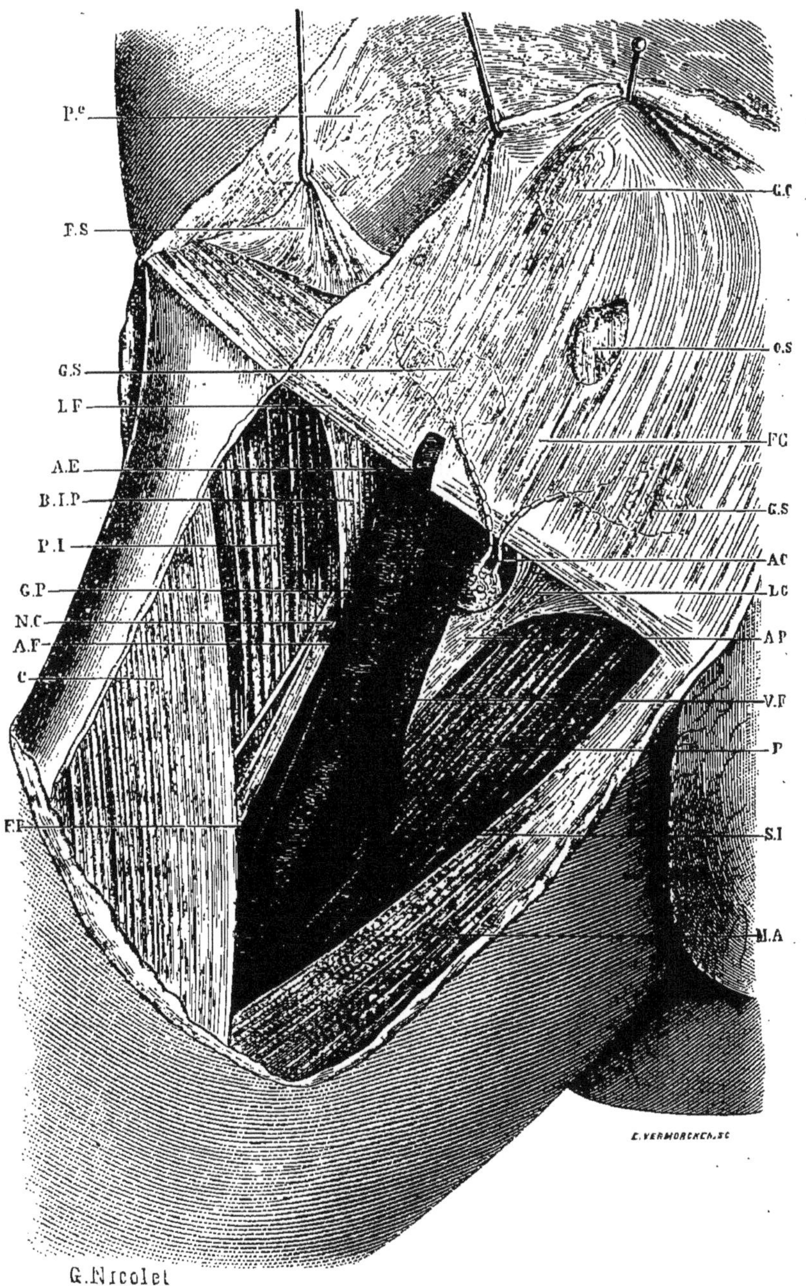

Fig. 205. — *Région du pli de l'aine et du triangle de Scarpa.* — Côté droit; adulte 1/2 nature. — La cuisse est dans l'abduction et dans une légère rotation en dehors.

AC, anneau crural.
AE, artère épigastrique coupée et attirée à l'extérieur. (Elle naît ici un peu plus bas que d'habitude.)
AF, artère fémorale.
AP, aponévrose du muscle pectiné.
BIP, bandelette ilio-pectinée.
C, muscle couturier.
FC, fascia cribriformis qui a été détaché en bas et renversé sur la paroi abdominale.
FP, artère fémorale profonde.
FS, fascia superficialis.
GC, ganglion lymphatique crural.
GP, ganglion lymphatique profond.
GS, ganglion lymphatique inguinal superficiel.

la saphène, les vaisseaux adhèrent au pourtour de ces trous qui, par conséquent, ne sont pas libres.

La paroi externe est formée par la gaine du psoas iliaque ou *fascia iliaca*, et la paroi interne par l'aponévrose du muscle pectiné.

Comment ces trois plans fibreux se comportent-ils l'un par rapport à l'autre ? Sur les limites de la région circonscrite par le couturier en dehors et le muscle moyen adducteur en dedans (triangle de Scarpa, fig. 205), l'aponévrose d'enveloppe de la cuisse se continue avec celles des muscles psoas-iliaque et pectiné : c'est pour cela que l'on décrit encore la première sous le nom de feuillet *superficiel du fascia lata*, et les secondes sous le nom de *feuillet profond du fascia lata*, en sorte que, si on l'envisage de cette façon, on peut dire que le canal crural est compris dans un dédoublement de l'aponévrose fémorale. Peu importe d'ailleurs, à la condition de rappeler que ce sont les mêmes objets qui portent des noms différents. On peut encore comprendre le canal crural de la manière suivante : les muscles psoas-iliaque et pectiné, doublés de leur aponévrose, sont inclinés l'un vers l'autre de façon à former une gouttière ; celle-ci est évasée en haut, étroite en bas par suite du rapprochement des deux muscles à leur insertion fémorale. La gouttière, occupée en partie par les vaisseaux fémoraux, est convertie en canal par l'aponévrose d'enveloppe de la cuisse; celle-ci passe comme un pont au devant des vaisseaux et va se fixer aux aponévroses qui recouvrent les muscles, c'est-à-dire aux bords de la gouttière.

Les frères Burns d'abord et Hey ensuite ont signalé l'existence d'un repli aponévrotique dépendant de l'aponévrose du pectiné, se continuant en haut avec le ligament de Gimbernat en passant en bas sous l'angle d'union de la veine saphène interne et de la fémorale; ce repli tranchant, concave, à concavité dirigée en haut, rattache le feuillet superficiel du *fascia lata* à l'aponévrose du pectiné. Les frères Burns l'ont appelé avec raison *repli falciforme ;* on l'appelle encore *ligament de Hey*. Ces auteurs lui ont attribué une grande importance dans l'étranglement de la hernie crurale, rôle qui ne me paraît pas invraisemblable.

Étudions maintenant sommairement la marche de la hernie crurale.

Le péritoine, qui recouvre l'anneau crural, est doublé d'une couche plus ou moins abondante de graisse dont quelques lobules peuvent s'hypertrophier. Ces lobules s'engagent dans l'anneau et attirent le péritoine avec eux. Ainsi se trouve formée la *fossette crurale*, qui constitue un commencement de hernie crurale et n'existe pas normalement. L'épiploon le plus souvent seul au début, ou bien l'intestin et l'épiploon, ou l'intestin seul, ce qui est plus rare, s'engagent peu à peu dans cet anneau, repoussent les quatre couches qui lui servent de couvercle (péritoine, couche cellulo-graisseuse sous-péritonéale, fascia propria, septum crural) et arrivent dans l'intérieur du canal, dont ils distendent les parois. La hernie fait alors relief à la partie supérieure et interne de la cuisse, sous forme d'une tumeur généralement petite, arrondie et marronnée. A cette période, Malgaigne l'appelle *hernie crurale interstitielle*, expression trompeuse

LF, ligament de Fallope ou arcade crurale.
LG, ligament de Gimbernat.
MA, muscle moyen adducteur.
NC, nerf crural.
OS, orifice du fascia cribriformis destiné au passage de la veine saphène interne.
P, muscle pectiné.
Pe, peau.
PI, muscle psoas et iliaque.
SI, veine saphène interne.
VF, veine fémorale.

en ce que cette hernie ne ressemble en rien à ce que j'ai décrit plus haut sous le nom de hernie inguino-interstitielle.

Malgaigne, comme auparavant Velpeau, s'est laissé entraîner par la pensée séduisante, mais illusoire, d'établir une analogie entre la hernie crurale et la hernie inguinale, ce qui eût été très favorable pour l'étude. J'ai signalé plus haut la tentative infructueuse que M. Richet a faite dans le même sens pour la hernie ombilicale. C'est qu'en effet les trois grandes variétés de hernies, inguinale, crurale et ombilicale, diffèrent entre elles non seulement par le siège et les rapports, mais encore par l'étiologie, la marche, les symptômes et le traitement.

Arrêtée en bas au niveau de l'embouchure de la saphène interne, si la hernie continue à augmenter de volume, elle se recourbe légèrement de bas en haut, s'étale en travers et remonte jusqu'au niveau de l'arcade crurale qu'elle peut même recouvrir, en sorte que cette ligne de démarcation si nette entre les hernies inguinale et crurale tend à s'effacer, au grand détriment du diagnostic différentiel. A cette période l'intestin, coiffé des quatre couches énumérées précédemment, se trouve de plus recouvert par la paroi antérieure du canal ou *fascia cribriformis*, par le *fascia superficialis*, les ganglions lymphatiques superficiels, la couche sous-cutanée et la peau.

Que devient ensuite l'intestin? On a pensé, depuis les travaux d'Hesselbach et de Demeaux sur la hernie crurale, qu'il s'engageait par l'un des orifices du *fascia cribriformis* et arrivait sous la peau, la hernie étant alors *complète*. Chose plus grave, M. Demeaux a conclu de cette disposition que l'étranglement n'était jamais produit au niveau de l'anneau crural, mais bien au niveau de l'un des orifices du *fascia cribriformis*.

Je ne veux pas contester absolument l'étranglement par le *fascia cribriformis*, bien qu'il me paraisse difficile à accepter, mais j'appelle de nouveau toute l'attention des chirurgiens sur ce point, qui offre une haute importance pratique.

Je répète que les trous du *fascia cribriformis* sont comblés par les vaisseaux qui les traversent. La pression exercée par les viscères distend peu à peu les membranes, les amincit, les accole l'une à l'autre, mais ne les perfore pas.

Si cette théorie, tout invraisemblable qu'elle soit, n'avait pas de conséquences pratiques, je ne m'en occuperais pas, mais elle est extrêmement dangereuse, et c'est à ce titre qu'il faut, à mon avis, la répudier complètement. M. Demeaux, voulant donner une consécration à sa théorie, a formulé ce précepte que dans la hernie crurale on pouvait débrider dans tous les sens, excepté en bas, afin d'éviter de blessser la saphène, précepte que je trouve reproduit sans commentaires dans la plupart des traités d'anatomie topographique. Or c'est l'un des plus mauvais qui aient jamais été formulés en chirurgie, et je ne doute pas que, s'il a le temps de pénétrer, de s'implanter dans la pratique, il cause la mort de bien des malades, car il expose à la blessure de la veine fémorale. Quand bien même la théorie soutenue par M. Demeaux serait vraie, son précepte n'en serait pas moins détestable, et voici pourquoi : lorsqu'on opère une hernie crurale étranglée, dit M. Demeaux, si on est obligé de débrider très profondément, ce n'est pas une preuve que l'étranglement siège à l'anneau, c'est que dans ces cas le *fascia cribriformis* et l'anneau ne sont séparés que par quelques millimètres et se confondent. Mais alors, si les deux orifices se confondent, leurs rapports deviennent identiques, et il faut agir comme si l'étranglement avait lieu au niveau de l'anneau.

En résumé, la hernie crurale classique, celle que l'on observe dans l'immense majorité des cas, se fait par la partie interne de l'anneau crural, en dedans des vaisseaux. Le collet du sac est en rapport : avec l'arcade crurale et le cordon spermatique en avant, la crête pectinéale recouverte du ligament de Cooper en arrière, le ligament de Gimbernat en dedans, la *veine fémorale en dehors*. La blessure de cette veine constitue un danger redoutable et toujours imminent dans le débridement de la hernie crurale, car le vaisseau n'est séparé des viscères que par l'épaisseur du sac.

Que l'étranglement soit produit par le collet du sac ou par la constriction d'une bride fibreuse périphérique ; qu'il résulte de la perforation du *septum crurale* (Cloquet) ; d'un orifice anormal à travers le ligament de Gimbernat (Laugier) ; que ce soit le bord tranchant du ligament de Gimbernat (Gimbernat, Scarpa et la plupart des chirurgiens), ou le repli falciforme, ligament de Hey (frères Burns, Hey), ou bien le *fascia cribriformis* (Hesselbach, Demeaux, Richet, Béraud, Malgaigne) : dans tous ces cas, quelle que soit la théorie, *il ne faut jamais débrider directement en dehors, sous peine d'ouvrir la veine fémorale ; le lieu d'élection pour le débridement de la hernie crurale est en dedans et en bas.*

Cette pratique a été d'ailleurs adoptée et longuement discutée par W. Lawrence dans son *Traité des hernies.*

La hernie crurale peut suivre un trajet différent de celui que je viens de signaler. C'est ainsi qu'elle passe derrière les vaisseaux cruraux, en avant de ces vaisseaux et même en dehors, dit-on ; c'est pour cela que Velpeau avait tenté de diviser les hernies crurales comme les inguinales en oblique externe, directe et oblique interne, division absolument inutile. Sabatier aurait trouvé l'intestin dans la gaine du muscle psoas et iliaque. Cloquet l'a rencontré dans la gaine du muscle pectiné. Toutes ces variétés, assurément curieuses, sont si rares, qu'on est autorisé à n'en pas tenir compte dans la pratique.

CHAPITRE II

Paroi postérieure de l'abdomen.

A. — RÉGION DE LA FOSSE ILIAQUE INTERNE.

La *fosse iliaque interne* se trouve très naturellement limitée par la portion du squelette qui porte ce nom. La crête de l'os iliaque en haut et en dehors, le bord antérieur de cet os en bas et en avant ou bien l'arcade qui sous-tend ce bord, le détroit supérieur du bassin et la symphyse sacro-iliaque en dedans, en constituent les limites.

Très légèrement excavée, la fosse iliaque est en grande partie remplie par le cæcum à droite et par l'S iliaque du côlon à gauche : on pourrait donc à la rigueur étudier cette région à propos de la cavité abdominale, ainsi que l'a fait Malgaigne : toutefois ses connexions avec les divers plans qui constituent la paroi de l'abdomen sont telles qu'il m'a semblé plus utile de rapprocher ces deux parties.

Recouverte par la paroi abdominale antéro-latérale, la fosse iliaque n'est accessible qu'à travers cette région : aussi l'exploration en est-elle assez difficile, surtout sur les sujets chargés d'embonpoint : il faut, pour y réussir, mettre la paroi dans le relâchement par la flexion de la cuisse sur le bassin et déprimer les parties molles avec la pulpe des doigts appliqués immédiatement au-dessus de l'arcade crurale.

Très peu développée chez les enfants, la fosse iliaque prend un accroissement marqué à l'époque de la puberté, surtout en hauteur chez les garçons et en largeur chez les filles.

Les organes que l'on rencontre dans la fosse iliaque sont peu nombreux et se présentent d'avant en arrière dans l'ordre suivant :

1° Le péritoine avec les intestins, qu'il enveloppe (cæcum à droite, S iliaque à gauche) : c'est la couche péritonéo-intestinale;

2° La couche cellulo-adipeuse sous-péritonéale. Sont compris dans cette couche : un chapelet de ganglions lymphatiques, l'artère et la veine iliaques externes, les artères spermatiques chez l'homme, utéro-ovariennes chez la femme, l'uretère;

3° Le *fascia iliaca;*

4° Une deuxième couche cellulo-adipeuse. Dans cette couche sont compris : les nerfs fémoro-cutané et génito-crural, l'artère circonflexe iliaque et l'artère ilio-lombaire;

5° Les muscles psoas et iliaque et le nerf crural;

6° Le plan osseux.

Avant de passer à l'étude de chaque couche en particulier, il me paraît utile de décrire la loge ostéo-fibreuse de la fosse iliaque, ce que Velpeau appelait le *canal iliaque.*

Ce qui domine dans l'anatomie topographique de la fosse iliaque, c'est la disposition du *fascia iliaca.* Cette aponévrose donne à la région un caractère spécial, elle imprime aux collections liquides une marche particulière et à peu près constante. C'est donc par cette aponévrose qu'il convient de commencer l'étude de la fosse iliaque pour prendre d'abord une idée générale de cette importante région.

Le *fascia iliaca* est un feuillet aponévrotique qui s'attache de tous côtés aux limites que j'ai assignées à la fosse iliaque, de façon à convertir cette fosse en une véritable loge ostéo-fibreuse, réservée au muscle psoas et iliaque.

Pour en faciliter l'étude, j'ai pratiqué plusieurs coupes de la fosse iliaque dans le sens vertical et dans le sens horizontal : il est impossible, en effet, de se faire une idée exacte et complète de cette aponévrose en ne l'envisageant que sur une fosse iliaque vue de face.

La figure 206, qui représente une coupe horizontale et transversale de la fosse iliaque, permet de comprendre la disposition respective des divers plans de la région, et aussi l'existence de la loge ostéo-fibreuse qui renferme les muscles psoas-iliaque et le nerf crural. Cette figure montre la manière dont le *fascia iliaca* se comporte en avant et en dehors au niveau de la crête iliaque, en arrière et en dedans au niveau du détroit supérieur du bassin.

En avant et en dehors, le fascia se fixe très solidement à la crête iliaque et se

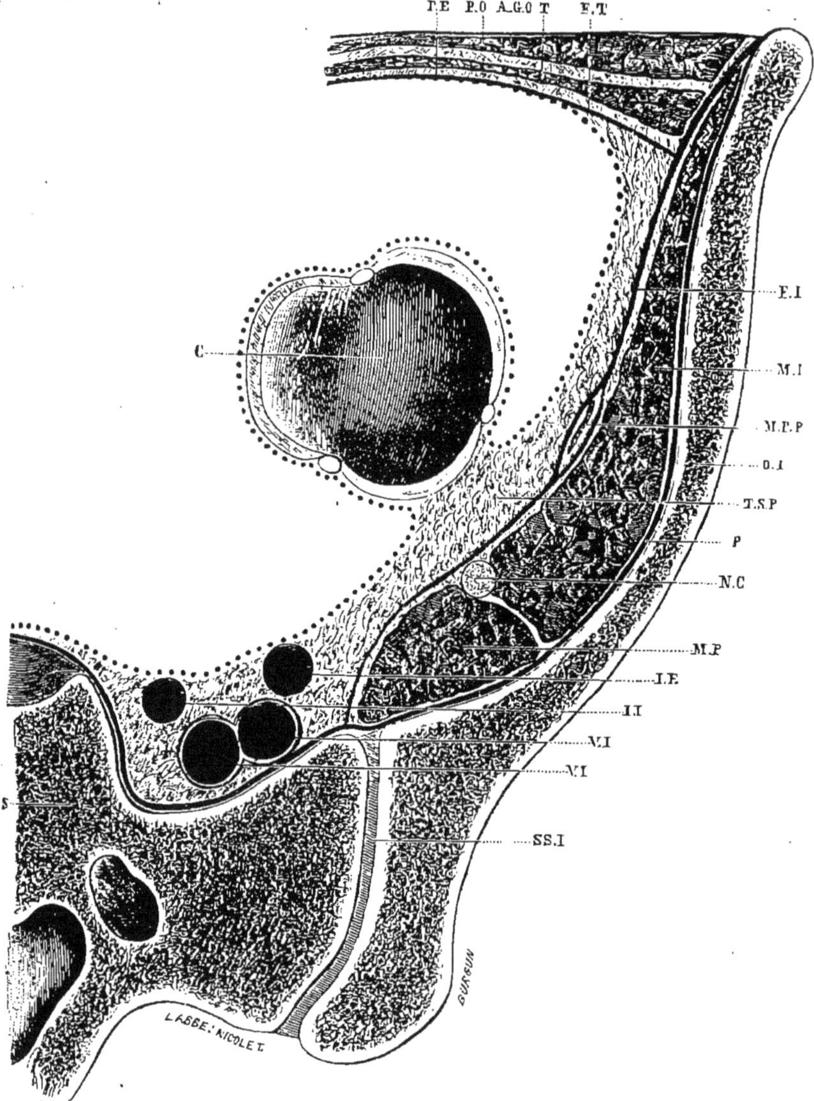

Fig. 206. — *Coupe transversale et horizontale de la fosse iliaque interne passant par l'épine iliaque antéro-supérieure et par l'angle sacro-vertébral.* — Côté droit. — Segment inférieur de la coupe. — Homme adulte.

AGO, aponévrose du muscle grand oblique de l'abdomen (rouge).
C, cæcum.
FI, fascia iliaca (rouge).
FT, fascia transversalis (rouge).
IE, artère iliaque externe.
II, artère iliaque interne.
MI, muscle iliaque.
MP, muscle grand psoas.
MPP, muscle petit psoas.
NC, nerf crural.
OI, os iliaque.
P, périoste de l'os iliaque.
PE, péritoine (en pointillé noir).
PO, muscle petit oblique de l'abdomen.
S, sacrum.
SSI, symphyse sacro-iliaque.
T, muscle transverse de l'abdomen.
TSP, tissu cellulaire sous-péritonéal.
VI, veines iliaques.

continue en ce point avec l'aponévrose du grand oblique. En arrière de l'aponévrose du grand oblique, il donne insertion aux muscles petit oblique et transverse ; plus en arrière encore, il se continue avec le *fascia transversalis*, qui s'y attache presque à angle droit. Telle est la manière dont la cavité abdominale se trouve fermée au niveau de la crête iliaque.

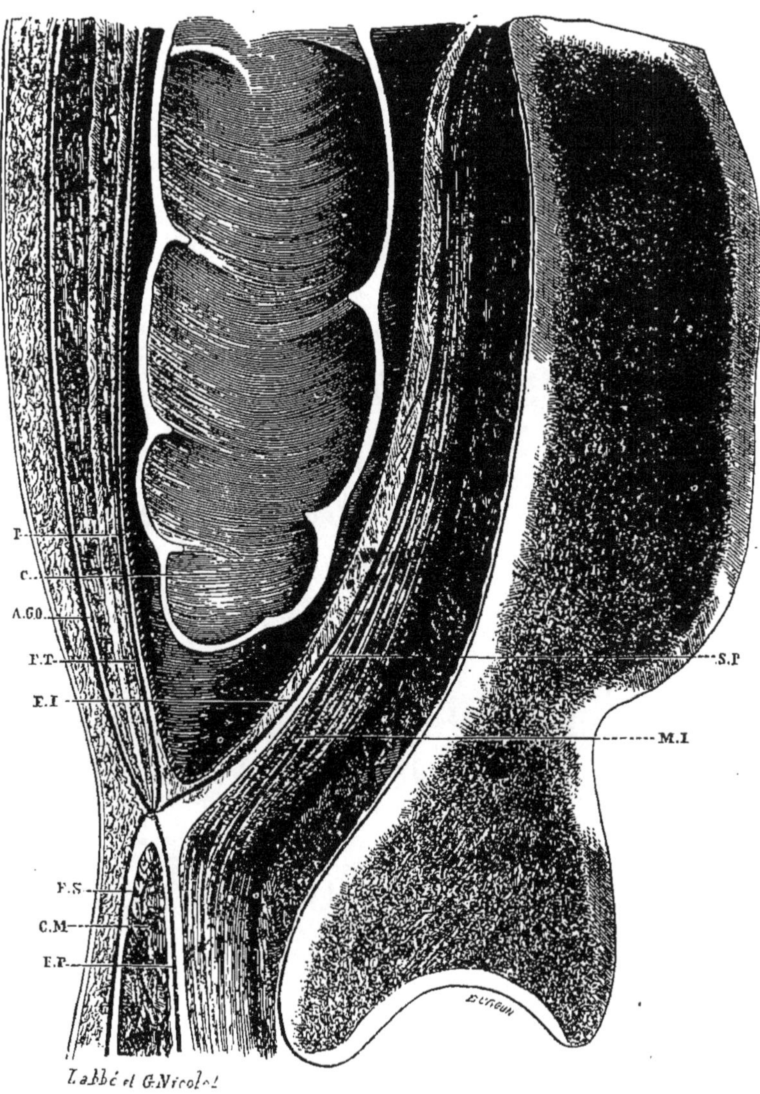

Fig. 207. — *Coupe verticale antéro-postérieure de la fosse iliaque interne pratiquée immédiatement en dedans de l'épine iliaque antérieure et inférieure.* (Adulte.)

AGO, aponévrose du muscle grand oblique (rouge).
C, cæcum.
CM, muscle couturier.
FI, fascia iliaca (rouge).
FP, feuillet profond du fascia lata (rouge).
FS, feuillet superficiel du fascia lata (rouge).
FT, fascia transversalis (rouge).
MI, muscle iliaque.
P, péritoine (pointillé noir).
SP, tissu cellulaire sous-péritonéal.

En arrière et en dedans, le *fascia iliaca* se fixe au détroit supérieur du bassin ; dans le point où porte la coupe représentée figure 206, l'insertion a lieu au niveau de la symphyse sacro-iliaque.

De cette disposition résulte la formation d'une loge ostéo-fibreuse, plus étroite en avant, beaucoup plus profonde en arrière, dont la paroi interne est formée

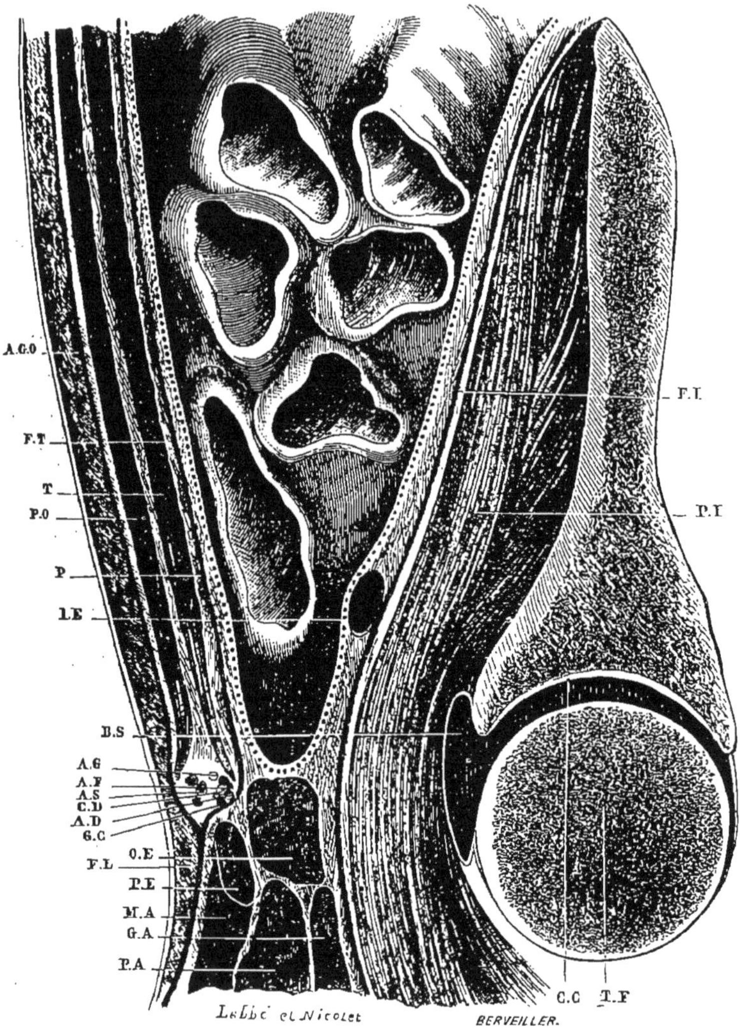

Fig. 208. — *Coupe verticale antéro-postérieure de la fosse iliaque interne passant par la partie moyenne du canal inguinal.*

AD, artère déférentielle.
AF, artère funiculaire.
AG, branche du nerf abdomino-génital.
AGO, aponévrose du muscle grand oblique.
AS, artère spermatique.
BS, bourse séreuse située au-dessous du psoas.
CC, cavité cotyloïde.
CD, canal déférent.
FL, fascia lata (rouge).
FI, fascia iliaca (rouge).
FT, fascia transversalis (rouge).
GA, muscle grand adducteur.
GC, branche du nerf génito-crural.
IE, artère iliaque externe.
MA, muscle moyen adducteur.
OE, muscle obturateur externe.
P, péritoine (pointillé noir).
PA, petit adducteur.
PE, muscle pectiné.
PI, muscle psoas et iliaque.
PO, muscle petit oblique.
T, muscle transverse.
TF, tête du fémur.

par le *fascia iliaca* renforcé par le tendon du petit psoas, et la paroi externe par l'os iliaque.

Comment se comporte le *fascia iliaca* en haut et en bas?

En haut, il s'attache à la lèvre interne de la crête iliaque, sur le ligament ilio-lombaire, et se continue avec l'aponévrose qui recouvre le muscle carré des lombes (feuillet antérieur de l'aponévrose du transverse, fig. 210). Une gaine celluleuse très fine accompagne et recouvre le psoas jusqu'à ses insertions supérieures.

La disposition que présente le *fascia iliaca* en bas, au niveau de l'arcade crurale, est beaucoup plus compliquée. Elle varie suivant que l'on considère la moitié interne ou la moitié externe de cette arcade. Pour rendre sensible cette double disposition j'ai pratiqué les deux coupes verticales représentées sur les figures 207 et 208, passant, la première par l'épine iliaque antéro-inférieure, la seconde par l'anneau crural.

Voici ce que nous montre la figure 207 :

Par suite de l'amincissement des bords inférieurs des muscles petit oblique et transverse, l'aponévrose du grand oblique et le *fascia transversalis*, qui étaient très écartés l'un de l'autre au niveau de la crête iliaque, se rapprochent et se touchent au voisinage de l'arcade crurale : c'est dans l'angle de réunion de ces deux feuillets, et non plus sur le *fascia iliaca*, que s'insèrent les deux muscles. Quant au *fascia iliaca*, après avoir recouvert le muscle iliaque, il l'abandonne, se porte en avant et vient se fixer très solidement au point de rencontre de l'aponévrose du grand oblique et du *fascia transversalis*, c'est-à-dire à l'arcade crurale. Ainsi se trouve hermétiquement fermée la cavité abdominale à la partie externe de l'arcade crurale.

De cette même arcade on voit se détacher en bas le *fascia lata*, c'est-à-dire l'aponévrose d'enveloppe de la cuisse, en sorte que l'arcade crurale n'est pas une bandelette isolée, indépendante, comme on s'est plu à le dire, mais résulte de l'entre-croisement en ce point de l'aponévrose du grand oblique, du *fascia transversalis*, du *fascia iliaca* et du *fascia lata*, ainsi que je l'ai déjà fait observer plus haut.

Sur la coupe pratiquée au niveau de l'éminence ilio-pectinée (fig. 208) on voit que le *fascia iliaca* ne s'attache plus à l'arcade crurale : il recouvre le tendon des muscles psoas et iliaque réunis et l'accompagne jusqu'au petit trochanter, où il se fixe. La loge ostéo-fibreuse du muscle iliaque envoie donc un diverticulum extra-pelvien à la partie supérieure et interne de la cuisse, fait d'où découlent d'importantes déductions pathologiques qui seront signalées plus loin.

Maintenant que la disposition générale de la fosse iliaque nous est connue, revenons en détail sur chacun des plans qui entrent dans sa constitution.

1° *Couche péritonéo-intestinale.* — Le péritoine tapisse toute la fosse iliaque interne. Remarquable en ce point par sa résistance et son extrême laxité, il se comporte différemment à droite et à gauche. A droite le péritoine n'entoure pas ordinairement le cæcum dans toute sa circonférence, il ne lui forme pas de mésocæcum (fig. 206) ; l'intestin est au contraire appliqué contre la fosse iliaque, de telle sorte que la tunique musculeuse est en contact immédiat avec le tissu cellulaire sous-séreux. C'est à cette disposition qu'est due la propagation de la typhlite à la couche sous-jacente, et réciproquement l'ouverture dans le cæcum des abcès développés sous le péritoine.

Le cæcum est donc moins résistant dans le quart postérieur de sa circonférence, puisqu'il présente une enveloppe de moins : aussi est-ce en ce point qu'on observe le plus souvent les perforations de cet intestin, qu'elles se produisent de dehors en dedans ou de dedans en dehors. L'appendice iléo-cæcal peut être aussi le siège d'une perforation, à la suite de l'introduction d'un corps étranger, par exemple.

Le cæcum sert fréquemment, chez les personnes qui sont constipées, de réservoir aux matières fécales, au point de former tumeur ; celle-ci est dure, bosselée, immobile, indolente, s'il n'y a pas d'inflammation de voisinage, mais elle devient bientôt très douloureuse, spontanément et à la pression, lorsque l'atmosphère celluleuse péricæcale s'enflamme. Il n'est même pas rare d'observer alors les symptômes d'une véritable occlusion intestinale, qui peuvent faire croire à l'existence d'une hernie ou à un étranglement interne (1). Ces tumeurs fécales du cæcum ont été la cause de nombreuses méprises ; bien des fois j'ai vu traiter de semblables tumeurs par les vésicatoires, la teinture d'iode, l'iodure de potassium, etc. : aussi, *toutes les fois qu'on observe chez un malade une tumeur de la fosse iliaque droite, il faut penser d'abord à l'accumulation des matières dans le cæcum.*

L'interrogatoire du malade mettra sur la voie du diagnostic, car il apprendra que les selles sont très rares, ou qu'à un moment donné elles ont été très rares; que les matières rendues sont des boules dures, sèches, arrondies, bosselées, noirâtres comme des truffes, et font du bruit en tombant dans le vase. Le malade peut être atteint de diarrhée, bien que ces scybales remplissent encore le cæcum : le diagnostic devient alors plus difficile. Il l'est également davantage lorsque la tumeur stercorale a provoqué un phlegmon de voisinage. Toutefois, si le phlegmon siège à droite et sur un homme, il est bon de donner plusieurs purgatifs successifs.

Le cæcum reçoit la fin de l'intestin grêle : aussi l'incision pratiquée au niveau de la fosse iliaque droite donne-t-elle de grandes chances de découvrir une portion d'intestin très éloignée de l'estomac. C'est une des principales raisons qui ont conduit Nélaton à choisir la fosse iliaque droite pour pratiquer l'entérotomie, opération sur laquelle je reviendrai en étudiant la cavité abdominale.

A gauche le péritoine enveloppe l'S iliaque de toutes parts et lui forme un mésocôlon : aussi jouit-elle d'une certaine mobilité. L'S iliaque est même très mobile chez les enfants, ainsi que l'a fait remraquer Huguier, au point de se déplacer et d'occuper la fosse iliaque droite, circonstance qui apporte un obstacle sérieux à l'établissement d'un anus artificiel par la méthode de Littre.

2° *Couche cellulo-adipeuse sous-péritonéale.* — En arrière du péritoine existe une couche celluleuse extrêmement abondante (voir fig. 205). Cette couche

(1) Le premier jour de l'année 1868, le hasard me fit appeler au séminaire de Saint-Sulpice pour examiner un jeune prêtre qui venait d'être pris, me dit-on, d'une hernie étranglée. Il devait quitter l'établissement le jour même, et c'est en faisant ses préparatifs de départ, en soulevant une malle, qu'il avait été pris d'une douleur subite et violente dans l'aine droite; survinrent en même temps des vomissements. Les médecins de l'établissement constatèrent l'existence dans l'aine droite d'une tumeur douloureuse au toucher, se prolongeant dans la fosse iliaque, et demandèrent un chirurgien pour réduire ou opérer cette hernie. Or tous les accidents s'évanouirent en vingt-quatre heures en même temps que la tumeur, à l'aide de purgatifs qui expulsèrent de nombreuses boules fécales noires. Ce jeune homme avait éprouvé une constipation opiniâtre; de plus, il était monorchide et présentait une ectopie testiculaire inguinale droite dont il ne s'était pas aperçu jusque-là, ce qui avait contribué à faire porter le diagnostic hernie.

est très lâche, lamelleuse, et contient seulement quelques pelotons adipeux. Elle se continue sans ligne de démarcation avec le tissu cellulaire sous-péritonéal du bassin, et en particulier chez la femme avec celui des ligaments larges. Il en résulte que les inflammations qui se développent si fréquemment dans ces ligaments à la suite de l'accouchement se propagent avec la plus grande facilité au tissu cellulaire de la fosse iliaque. C'est l'inflammation de ce tissu qui constitue le *phlegmon de la fosse iliaque*. On peut se rendre très bien compte, sur nos coupes horizontale ou verticale de la fosse iliaque, du point où siège primitivement le foyer; le cæcum et le péritoine en forment la paroi antérieure, et le *fascia iliaca* la paroi postérieure. Il ne faut pas être trop anatomiste en chirurgie, et toujours subordonner la marche des phlegmasies à la disposition des plans fibreux : on éprouverait de fréquents mécomptes, mais dans la région qui nous occupe les connexions qui existent entre le *fascia iliaca* et le *fascia transversalis* sont si intimes et si puissantes, qu'elles impriment le plus souvent une marche spéciale au pus développé dans les diverses couches de la fosse iliaque. Ce point me paraît être de la plus haute importance, et c'est principalement pour en fournir la démonstration que j'ai pratiqué les coupes précédentes.

Examinez la figure 207, elle est destinée à montrer la manière dont le *fascia iliaca* s'unit au *fascia transversalis* au niveau de l'arcade crurale : le péritoine (figuré en pointillé noir) descend au devant du *fascia iliaca* et, arrivé à l'arcade crurale, où il n'adhère nullement, se réfléchit de bas en haut pour tapisser la face postérieure du *fascia transversalis*. Le tissu cellulaire sous-péritonéal de la fosse iliaque se continue directement avec le tissu cellulaire sous-péritonéal de la paroi abdominale : il n'est donc pas étonnant que l'inflammation se propage de l'un à l'autre. C'est en effet la marche classique du phlegmon de la fosse iliaque; le pus peut rester circonscrit dans cette fosse, envahir le tissu cellulaire pelvien, ou remonter vers les lombes, mais, s'il descend, ce qui est le plus fréquent, il gagne la paroi abdominale antérieure et ne tarde pas à former un foyer que l'on sent au-dessus de l'arcade crurale. C'est en ce point que l'on aperçoit la fluctuation et qu'il faut donner issue au pus.

Le pus, en se développant au-dessous du péritoine, repousse nécessairement cette membrane en haut, la décolle du *fascia iliaca* et du *fascia transversalis*, ainsi que le démontre le schéma ci-joint (fig. 209). Il se forme ainsi dans la fosse iliaque un vaste foyer sous-péritonéal dont les parois sont limitées : en avant par le *fascia transversalis*, en arrière par le *fascia iliaca*, et en bas par l'arcade crurale. Pour ouvrir cet abcès, il faut donc pratiquer au-dessus de l'arcade, dans le point où l'on sent la fluctuation, et en dehors de l'artère épigastrique, une incision horizontale, et traverser successivement avec le bistouri la peau et les fascias sous-cutanés, l'aponévrose du grand oblique, le petit oblique, le transverse et le *fascia transversalis ;* on arrive alors dans le foyer sans avoir à se préoccuper du péritoine, *qu'il est impossible* de blesser. Il est utile d'ouvrir ces abcès aussitôt que l'on perçoit la fluctuation, pour empêcher le pus de fuser au loin et d'ulcérer le péritoine, accident qu'a signalé Grisolle dans son mémoire.

Ce même auteur a fait remarquer que le phlegmon de la fosse iliaque est plus fréquent chez l'homme que chez la femme, même en faisant entrer en ligne de compte les phlegmons d'origine puerpérale, assertion qui ne me paraît pas reposer sur un assez grand nombre de faits. Il se montre plus souvent à droite chez l'homme et à gauche chez la femme.

Le phlegmon de la fosse iliaque se termine en général par suppuration. Il peut cependant se terminer par induration : on trouve alors dans la fosse iliaque et dans l'épaisseur de la paroi abdominale une masse plus ou moins

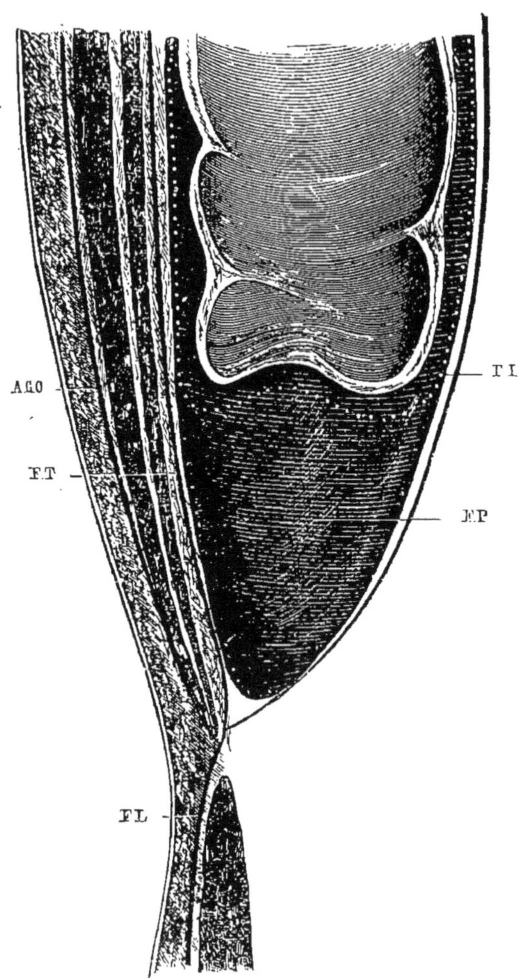

Fig. 209. — *Schéma représentant la disposition du foyer à la suite d'un abcès de la fosse iliaque interne faisant saillie à la partie abdominale.*

AGO, aponévrose du muscle grand oblique (rouge).
FI, fascia iliaca (rouge).
FL, fascia lata (rouge).
FP, foyer purulent ayant soulevé le péritoine.
FT, fascia transversalis (rouge).

volumineuse, quelquefois énorme, pouvant remonter jusqu'à l'ombilic, et remarquable par une dureté extrême; cette induration reste très longtemps stationnaire, mais la résolution marche vite en général quand une fois elle a commencé. Plusieurs fois j'ai pratiqué couche par couche jusqu'au centre de la tumeur une vaste incision qui a été suivie de bons résultats.

Le phlegmon de la fosse iliaque, surtout lorsqu'il n'est qu'une extension

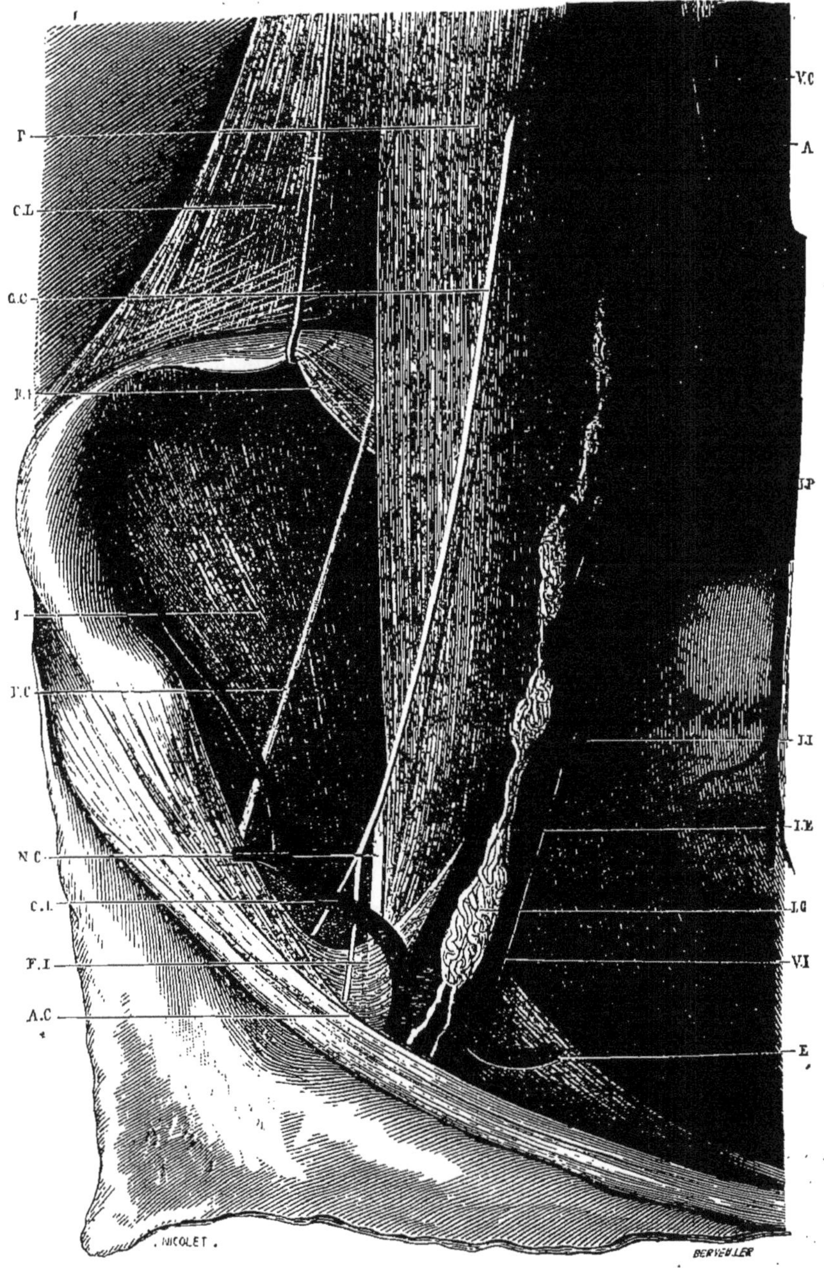

Fig. 210.— *Fosse iliaque interne droite vue de face.* — Homme adulte ; $^1/_3$ nature.

A, aorte.
AC, arcade crurale.
CI, artère circonflexe iliaque.
CL, muscle carré des lombes.
E, artère épigastrique.
FC, nerf fémoro-cutané.
FI, fascia iliaca.
GC, nerf génito-crural.
I, muscle iliaque.
IE, artère iliaque externe.
II, artère iliaque interne.
IP, artère iliaque primitive.
LG, ganglion lymphatique.
NC, nerf crural.
P, muscle psoas.
VC, veine cave inférieure.
VI, veine iliaque externe.

d'un phlegmon des ligaments larges, peut encore suivre, mais beaucoup plus rarement, une autre voie que la précédente. Les vaisseaux iliaques externes (artère et veine) forment la limite interne de la fosse iliaque et siègent (voir fig. 206) dans le tissu cellulaire sous-péritonéal. Il est donc possible que le pus, au lieu de contourner l'arcade crurale, fuse le long de la gaine de ces vaisseaux, franchisse le bassin par l'anneau crural et vienne faire saillie à la face antéro-interne de la racine de la cuisse. J'ai dernièrement ouvert dans mon service un vaste foyer de ce genre, d'origine puerpérale, développé du côté gauche, et j'ai pu m'assurer, en introduisant le doigt dans l'anneau crural, que tel était bien le trajet du pus.

La couche celluleuse sous-péritonéale de la fosse iliaque contient dans son épaisseur : l'artère iliaque externe avec ses deux branches collatérales, l'épigastrique et la circonflexe iliaque; la veine iliaque externe; une chaîne de ganglions lymphatiques qui recouvre ces vaisseaux; l'artère ilio-lombaire; l'artère spermatique chez l'homme, utéro-ovarienne chez la femme, et l'uretère.

L'artère iliaque externe s'étend de l'iliaque primitive, c'est-à-dire de la symphyse sacro-iliaque, à l'arcade crurale; elle longe le détroit supérieur du bassin et se dirige obliquement en bas, en dehors et en avant, suivant une ligne qui réunirait l'ombilic à la partie moyenne de l'arcade crurale.

Immédiatement au-dessus de cette arcade elle donne naissance à deux artères volumineuses, l'épigastrique en dedans, la circonflexe iliaque en dehors, et ne fournit plus aucune branche importante jusqu'à son origine. Cette artère est donc très favorablement disposée pour la ligature, puisque dans la plus grande partie de son trajet il n'existe pas de collatérales, de façon qu'il y a place pour la formation d'un caillot suffisamment long. La statistique démontre en effet que l'hémorrhagie secondaire a été moins souvent observée après la ligature de l'iliaque externe qu'après celle de la fémorale à la racine de la cuisse; la gangrène n'étant pas plus à redouter dans un cas que dans l'autre, il en résulte qu'il vaut mieux lier l'iliaque externe que la fémorale à la base du triangle de Scarpa.

L'artère iliaque externe repose sur le psoas, principalement sur le bord interne de ce muscle, dont elle est séparée par le *fascia iliaca;* la saillie que forme le psoas le long du détroit supérieur du bassin peut servir de point de repère dans la ligature, car on le sent aisément avec le doigt introduit dans la plaie.

Deux ordres d'incisions peuvent conduire sur le vaisseau : l'une parallèle à sa direction et l'autre perpendiculaire. La première, conseillée par Malgaigne, conviendrait surtout dans les cas où l'on pourrait craindre d'avoir à remonter plus haut que l'iliaque externe, car elle donne plus de jour, mais elle expose davantage à la blessure du péritoine. L'incision perpendiculaire à la direction du vaisseau, c'est-à-dire parallèle à l'arcade crurale, est avec raison la plus employée. La coupe représentée sur la figure 208 porte précisément sur l'artère iliaque externe et permet de se rendre compte des couches qu'il convient de traverser pour la mettre à découvert.

L'incision, pratiquée immédiatement au-dessus de l'arcade crurale, doit commencer au niveau de l'épine iliaque antéro-supérieure et dépasser d'un centimètre environ la partie moyenne de l'arcade crurale. On divisera successivement les couches de la paroi abdominale en redoublant d'attention après la section des muscles petit oblique et transverse.

Au niveau de l'artère iliaque externe, le *fascia iliaca* accompagne le tendon du muscle psoas et n'adhère pas au *fascia transversalis :* cette dernière membrane s'attache en ce point à l'arcade crurale, mais ses insertions sont moins fortes qu'à la partie externe, en sorte qu'il est possible de les décoller avec le doigt. C'est pourquoi je donne le conseil, dans la ligature de l'iliaque externe, de ne pas diviser le fascia transversalis avec le bistouri, mais de porter les deux indicateurs dans la plaie, de les recourber en bas en pressant sur son angle interne, de façon à décoller le fascia transversalis, à le refouler en haut en même temps que le péritoine et le cordon spermatique, ce que l'on arrive à faire aisément.

Bogros conseillait de rechercher d'abord l'artère épigastrique, ce qui me paraît inutile.

La *veine iliaque externe*, située en arrière de l'artère, lui est immédiatement accolée, d'où la nécessité de dénuder avec soin le vaisseau. La veine droite croise légèrement l'artère de bas en haut et de dedans en dehors; la veine gauche reste située en dedans de l'artère et se dirige obliquement de bas en haut et de gauche à droite vers la veine cave inférieure.

Immédiatement au devant des vaisseaux sanguins se trouve la chaîne des ganglions lymphatiques iliaques externes (fig. 210). Les vaisseaux efférents des ganglions inguino-cruraux, les vaisseaux lymphatiques épigastriques et circonflexes iliaques, aboutissent à ces ganglions.

Les ganglions iliaques externes sont susceptibles d'éprouver les altérations organiques que j'ai déjà plusieurs fois signalées à l'occasion d'autres régions, et peuvent être envahis primitivement ou secondairement ; la compression de la veine iliaque et l'œdème consécutif du membre correspondant sont ordinairement la conséquence des lymphadénomes iliaques.

Je ne fais que mentionner ici l'artère spermatique chez l'homme et utéro-ovarienne chez la femme, dont j'aurai à m'occuper à propos du testicule et de l'ovaire. L'uretère croise obliquement le psoas, passe en arrière des vaisseaux, et doit être soigneusement ménagé dans la ligature de l'iliaque externe.

La circulation artérielle de la fosse iliaque est entretenue par deux artères principales : la circonflexe iliaque, qui vient de l'iliaque externe, et l'ilio-lombaire (par sa branche horizontale seulement), provenant de l'iliaque interne. Ces deux artères fournissent de nombreux vaisseaux au muscle et à l'os iliaques. Elles s'anastomosent largement entre elles, ainsi qu'avec la dernière lombaire, et forment une voie collatérale importante dans le cas de ligature de l'iliaque externe.

3° *Fascia iliaca.* — J'ai déjà signalé la partie la plus importante et la plus difficile à comprendre du fascia iliaca, c'est-à-dire la manière dont il se comporte avec les plans fibreux du voisinage. Examiné isolément, le fascia iliaca se présente sous la forme d'une membrane fibro-celluleuse formant une gaine complète aux muscles psoas et iliaque; ce que Velpeau appelait *canal ilioque* n'a d'autres limites que ces muscles eux-mêmes.

Le fascia iliaca ne commence à prendre une réelle consistance qu'à partir du milieu de la fosse iliaque; plus haut il est réduit à une toile celluleuse extrêmement mince. Cependant, lorsque les muscles psoas et iliaque ou bien le tissu cellulaire qui les enveloppe s'enflamment, cette mince toile s'épaissit et suffit ordinairement à confiner le pus dans la gaine.

Vers le milieu de la fosse iliaque, le fascia iliaca s'épaissit brusquement et devient très résistant, au point de brider solidement le tendon des muscles dans la gouttière que leur fournit le bord antérieur de l'os iliaque; il est composé de fibres horizontales reliées entre elles par le tendon du muscle petit psoas, qui se dirige verticalement et contribue ainsi à la solidité du fascia iliaca.

Arrivé à la racine de la cuisse, le fascia iliaca accompagne le tendon du psoas jusqu'au petit trochanter. Il envoie dans ce trajet, en arrière des vaisseaux fémoraux, un prolongement qui se continue avec l'aponévrose du muscle pectiné; la figure 205 démontre très bien ce détail.

4° *Deuxième couche celluleuse.* — En arrière du fascia iliaca, dans la loge ostéo-fibreuse occupée par les muscles psoas et iliaque, se trouve une couche cellulo-graisseuse beaucoup moins épaisse que la couche sous-péritonéale. Elle est très mince et exclusivement celluleuse sur le psoas, un peu plus épaisse et parsemée d'îlots graisseux sur le muscle iliaque. Cette couche se continue à la cuisse jusqu'aux insertions au petit trochanter. On rencontre dans son épaisseur les branches fémoro-cutanée et génito-crurale du plexus lombaire, qui occupent au bas de la région un dédoublement du fascia iliaca.

Cette deuxième couche cellulo-adipeuse, de même que la couche sous-péritonéale, est susceptible de s'enflammer, mais le pus suit un trajet différent: il passe sous l'arcade crurale, en dehors des vaisseaux fémoraux, et aboutit à la partie interne et supérieure de la cuisse, au niveau du petit trochanter.

5° *Muscles psoas et iliaque.* — Ces muscles remplissent la loge ostéo-fibreuse formée par l'adhérence du fascia iliaca au squelette. Confondus en bas, ils sont distincts en haut, le psoas remontant jusqu'à la douzième vertèbre dorsale, tandis que les limites supérieures du muscle iliaque sont celles de la fosse de ce nom. Entre ces deux muscles, avant qu'ils se confondent, on trouve le nerf crural (fig. 210).

Le muscle psoas est fusiforme ; il s'attache aux disques intervertébraux des vertèbres lombaires, à des arcades fibreuses qui, s'étendant d'un disque à l'autre, convertissent en canaux les gouttières latérales du corps des vertèbres, et à la base des apophyses transverses. Au-dessous des arcades passent les artères lombaires et des filets nerveux anastomotiques entre la moelle et le grand sympathique.

Le psoas longe le détroit supérieur du bassin, passe dans la gouttière limitée par l'épine iliaque antéro-inférieure en dehors et l'éminence ilio-pectinée en dedans, se réfléchit à ce niveau (c'est cette réflexion qui exige la présence en ce point d'une forte aponévrose destinée à empêcher le muscle de sortir de sa gouttière) en bas, en dedans et en arrière, passe en avant de la capsule coxo-fémorale, sur laquelle il glisse à l'aide d'une large bourse séreuse, et s'attache au petit trochanter.

Le muscle iliaque s'insère à la lèvre interne de la crête et à toute la surface de la fosse iliaque interne; c'est un muscle rayonné dont les fibres se condensent en bas et en dedans pour se fixer sur le tendon du psoas et se confondre avec lui.

Le psoas renferme dans son épaisseur le plexus lombaire et l'origine des branches qui en naissent. Il faut en quelque sorte sculpter le muscle pour découvrir les nerfs. Les fibres présentent une finesse et une délicatesse spéciales; chez le bœuf, le psoas constitue le *filet.* C'est sans doute à cette texture qu'il doit de s'enflammer plus souvent que les autres muscles. On désigne cette inflammation sous le nom de *psoïtis.*

Les sujets atteints de psoïtis prennent une attitude particulière, caractéristique. Le membre inférieur est dans la flexion, l'abduction et la rotation en dehors; tout mouvement qui a pour but de corriger cette aptitude est extrêmement douloureux. La psoïtis se termine en général par suppuration, et l'on trouve alors la gaine des muscles remplie d'une sorte de bouillie gris noirâtre résultant de la fonte des fibres musculaires; au milieu cheminent les nerfs dénudés et isolés.

Les inflammations de la fosse iliaque occupent donc deux sièges bien distincts: le tissu cellulaire sous-péritonéal, et la gaine des muscles psoas et iliaque. Dans le premier cas, c'est le phlegmon de la fosse iliaque proprement dit; dans le second, c'est la psoïtis. La pathogénie, les symptômes, la marche et le pronostic de ces deux affections, sont différents, et je dois dire qu'un examen attentif du malade permet le plus souvent d'établir le diagnostic, surtout si on observe le début de l'affection.

Je pense avec Malgaigne que le pus ne respecte pas toujours les barrières aponévrotiques, même dans la région qui nous occupe; cependant il faut reconnaître que le fascia iliaca forme le plus souvent une limite très nette entre les deux grandes variétés d'abcès de la fosse iliaque interne.

Les abcès froids démontrent encore cette vérité mieux peut-être que les abcès chauds. Nous verrons plus loin, en étudiant les lombes, que les abcès froids provenant de la lésion des vertèbres (et ils sont très fréquents) se divisent en antérieurs et postérieurs, suivant qu'ils naissent en avant ou en arrière du feuillet moyen de l'aponévrose du transverse (voir fig. 211). Il résulte de la situation et des insertions du muscle psoas sur les côtés de la colonne vertébrale que les abcès provenant d'une lésion des apophyses transverses, des parties latérales du corps des vertèbres ou des disques intermédiaires, occupent nécessairement l'épaisseur de ce muscle. Le pus descend peu à peu dans sa gaine, remplit la fosse iliaque interne, passe au-dessous de l'arcade crurale et vient former un foyer au niveau du petit trochanter. L'abcès présente alors la forme d'un sablier, et il est facile de faire refluer le pus de la cuisse dans l'abdomen, à travers la partie rétrécie qui correspond à l'arcade crurale.

Bien que le traitement des abcès par congestion d'après la méthode de Lister paraisse avoir donné de bons résultats, je pense encore qu'il ne faut les ouvrir que si la peau est sur le point de s'ulcérer, ou bien si l'abcès gêne considérablement par son volume, ce qui est rare.

6° *Plan osseux.* — Le squelette de la fosse iliaque interne est mince au centre, si mince qu'il est parfois transparent, et épais à la circonférence, surtout au niveau de la crête. L'os peut être fracturé par les projectiles de guerre; la recherche et l'extraction des esquilles ou des projectiles ne peut se faire que par la région fessière. Si l'os iliaque est affecté de carie vers son centre, il est possible qu'il se perfore et qu'un abcès vienne faire saillie à la fesse. On a parfois imité la nature: c'est ainsi que, au rapport de Blandin, Percy pratiqua plusieurs fois la térébration de l'os coxal pour donner issue au pus accumulé dans la fosse iliaque.

La crête iliaque se développe indépendamment du corps de l'os et reste cartilagineuse jusqu'à l'âge de quinze à seize ans. A cette époque des points d'ossification apparaissent disséminés sur la longueur de cette épiphyse dite marginale, et ce n'est qu'à l'âge de vingt à vingt-quatre ans qu'elle se soude au corps de l'os.

Or il n'est pas rare d'observer chez les jeunes sujets, à la suite d'une chute ou d'une pression sur le bassin, un décollement de cette épiphyse, accident qui n'est d'ailleurs pas grave. Il n'est pas rare non plus de rencontrer des fractures isolées de la crête iliaque complètement ossifiée ; on peut saisir le fragment entre les doigts et lui imprimer des mouvements.

L'épiphyse marginale de l'os iliaque peut être, moins fréquemment que celles des membres, il est vrai, le point de départ d'une ostéo-périostite qui s'accompagne, selon l'habitude, des accidents généraux les plus graves, et se termine par un abcès et la nécrose de l'os.

Disposition générale des aponévroses au niveau de l'arcade crurale.

L'étude successive de la paroi abdominale antérieure, du canal inguinal, du canal crural et de la fosse iliaque interne, nous a fait connaître l'aponévrose du muscle grand oblique, le fascia transversalis, le fascia lata, le fascia iliaca. Présentons maintenant un résumé synthétique des rapports de ces divers plans fibreux entre eux.

Et d'abord je rappelle que l'arcade crurale n'existe pas en tant que ligament indépendant : il n'y a pas de fibres étendues directement de l'épine iliaque antéro-supérieure à l'épine du pubis. Si l'on pratique sur l'arcade crurale une coupe verticale antéro-postérieure, sans aucune autre préparation, on voit nettement que cette arcade est un centre, une intersection où aboutissent cinq plans fibreux en dehors et trois en dedans (fig. 207 et 208).

En dehors, c'est-à-dire dans la moitié externe de l'arcade crurale, des cinq plans qui la constituent trois sont descendants, deux sont ascendants.

Les premiers peuvent être divisés en superficiel, moyen et profond. Le plus superficiel est l'aponévrose du grand oblique, le moyen le fascia transversalis et le troisième le fascia iliaca. Ces trois plans circonscrivent deux espaces : l'un antérieur, plus étroit, qui contient les muscles petit oblique et transverse ; l'autre postérieur, beaucoup plus grand, qui constitue la fosse iliaque interne ; celle-ci est tapissée de tous côtés par le péritoine et contient le cæcum à droite, l'S iliaque du côlon à gauche et des circonvolutions de l'intestin grêle.

Les deux plans ascendants appartiennent à l'aponévrose fémorale ou *fascia lata*, qui présente un feuillet superficiel et un feuillet profond.

En dedans, c'est-à-dire dans la moitié interne de l'arcade, celle-ci n'est plus composée que de la réunion de trois plans qui, par leur rencontre, ferment très incomplètement la cavité abdominale : aussi observe-t-on souvent en ce point des hernies ; c'est également cette voie que suivent les collections liquides pour passer de l'abdomen à la cuisse.

Deux plans sont descendants, ce sont : l'aponévrose du grand oblique en avant et le fascia transversalis en arrière ; en s'unissant ils forment une gouttière, le canal inguinal, qui donne passage au cordon spermatique chez l'homme et au ligament rond chez la femme. Le plan ascendant est le fascia lata réduit en ce point à son feuillet superficiel ; le feuillet profond est représenté par le fascia iliaca et l'aponévrose pectinéale, qui se trouvent écartés de l'arcade crurale par toute la profondeur de l'anneau crural.

B. — RÉGION LOMBAIRE.

La région lombaire correspond sur le squelette aux cinq vertèbres des lombes.

Plusieurs auteurs classiques ne présentent pas de cette région une description isolée, mais l'étudient comme une subdivision de la colonne vertébrale ou en même temps que la cavité abdominale. Il m'a paru nécessaire de faire un chapitre particulier de la région lombaire, parce que ses limites sont faciles à déterminer et aussi à cause des lésions spéciales qu'on y observe et des opérations qui s'y pratiquent.

Intermédiaire aux régions dorsale, sacrée et fessière, la région lombaire présente la délimination suivante : en haut, le bord inférieur de la douzième côte ; en bas, la moitié postérieure de la crête iliaque. Ces deux limites sont naturelles et parfaitement nettes. Il n'en est pas de même de la limite externe. Pour Blandin, elle est formée par le bord externe du muscle sacro-spinal, et cependant cet auteur signale à propos de cette région : la hernie lombaire, la néphrotomie, l'entérotomie, etc., qui n'ont aucun rapport avec la masse sacro-lombaire. Il faut donc reporter cette limite plus en dehors qu'on ne le fait d'habitude, et j'ai cru devoir considérer comme telle le bord postérieur du muscle grand oblique de l'abdomen.

Les deux régions, droite et gauche, réunies sur la ligne médiane, peuvent être envisagées comme une région unique, impaire, médiane, symétrique (avec cette réserve que le rein droit descend un peu plus bas que le gauche), étendue de la douzième côte à la crête iliaque dans le sens vertical, du bord postérieur du grand oblique d'un côté à celui du côté opposé dans le sens horizontal et de la peau au péritoine dans le sens antéro-postérieur. Elle affecte la forme d'un vaste quadrilatère plus étendu dans le sens horizontal que verticalement.

Convexe de dehors en dedans, la région lombaire est concave de haut en bas. La concavité des lombes varie suivant les sujets et se trouve en général plus prononcée chez la femme que chez l'homme. L'attitude la modifie et les professions l'exagèrent parfois singulièrement, celles, par exemple, qui exigent de reporter en arrière le centre de gravité.

La concavité des lombes peut être pathologique : elle prend alors le nom de *cambrure*, d'*ensellure* lombaire, et constitue l'un des meilleurs signes de la coxalgie. La cambrure est en rapport avec le degré plus ou moins prononcé de flexion de la cuisse sur le bassin ; c'est par son effacement et sa reproduction successifs que l'on juge du degré de flexion. Les malades, en effet, corrigent instinctivement la flexion du membre inférieur en cambrant leur région lombaire, c'est-à-dire en fléchissant les vertèbres des lombes sur le bassin, et c'est pour ne pas tenir compte de ce fait que beaucoup de praticiens, voyant dans le lit deux membres parallèles, ne s'opposent pas à la flexion de la cuisse qui atteint souvent l'angle droit avec l'abdomen, et laissent guérir les malades avec une difformité extrême souvent irrémédiable. On peut ramener le membre dans l'extension et donner au bassin sa forme primitive, si la coxalgie est récente, mais, lorsqu'elle date de plusieurs années, les déformations du squelette rendent en général le résultat fort incomplet, malgré l'emploi des plus vigoureuses manœuvres.

La région lombaire peut présenter une courbure latérale qui est en général une courbure de compensation liée à la scoliose dorsale.

Sur la ligne médiane, la région lombaire présente une gouttière étroite au fond de laquelle on sent le sommet des apophyses épineuses des vertèbres. J'ai déjà dit qu'une ligne horizontale menée par la crête iliaque correspond environ à l'apophyse épineuse de la quatrième vertèbre lombaire. Une saillie plus prononcée de l'une de ces apophyses doit toujours éveiller l'idée d'un mal de Pott.

Sur les côtés de la ligne médiane existent deux saillies arrondies formées par les muscles de la masse sacro-lombaire ; en dehors de ces saillies est un méplat correspondant au bord externe du muscle carré des lombes.

La région lombaire se compose des couches suivantes :

1° La peau ;

2° La couche cellulo-graisseuse sous-cutanée ;

3° L'aponévrose lombaire, à laquelle viennent s'unir : les aponévroses du grand dorsal et du grand fessier; celles du petit dentelé inférieur, du petit oblique, et le feuillet superficiel de l'aponévrose du muscle transverse ;

4° La masse sacro-lombaire ;

5° Les apophyses transverses, les muscles intertransversaires et le feuillet moyen de l'aponévrose du transverse ;

6° Le muscle carré des lombes et le ligament ilio-lombaire ;

7° Le feuillet antérieur de l'aponévrose du transverse ;

8° Une couche viscérale composée du rein avec son atmosphère cellulo-graisseuse et du côlon ;

9° Le péritoine.

Avant d'étudier en particulier chacune de ces couches, il est indispensable de bien connaître les attaches postérieures du muscle transverse, car ce sont les aponévroses de ce muscle qui forment en quelque sorte la charpente de la région lombaire.

Aponévroses postérieures du muscle transverse de l'abdomen.

On peut se rendre un compte fidèle de la disposition assez complexe de ces aponévroses sur une coupe horizontale des lombes, analogue à celle que je représente figure 211.

Le muscle transverse, arrivé à 7 ou 8 centimètres environ du sommet des apophyses transverses, s'insère sur une aponévrose qui, au niveau du bord externe du muscle carré des lombes, se divise en deux feuillets : l'un, antérieur, mince, passe en avant du muscle carré et va s'attacher sur le corps vertébral au niveau de la base de l'apophyse transverse ; l'autre, postérieur, beaucoup plus fort, continue le trajet de l'aponévrose dans la longueur d'environ 3 centimètres, puis, arrivé au niveau du bord externe de la masse sacro-lombaire, se subdivise à son tour en deux feuillets fort résistants qui vont s'attacher : l'antérieur au sommet de l'apophyse transverse, le postérieur au sommet de l'apophyse épineuse.

Telle est la disposition exacte de l'aponévrose du muscle transverse en arrière, et on voit qu'elle diffère légèrement de la description généralement admise : toutefois, pour plus de simplicité, il est permis de dire : l'aponévrose du muscle transverse, parvenue au niveau du bord externe du carré des lombés, se divise en trois feuillets, l'un antérieur, l'autre moyen, et le troisième posté-

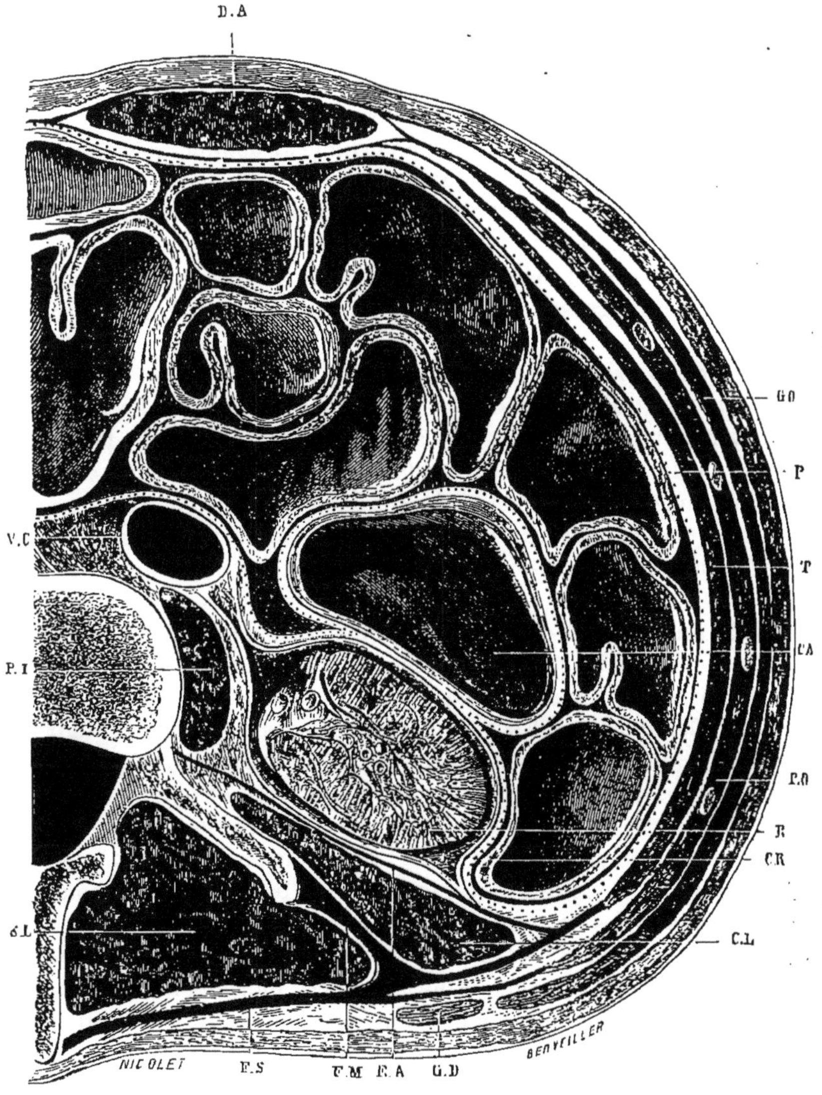

Fig. 211. — *Coupe horizontale de l'abdomen passant par le corps de la deuxième vertèbre lombaire.* — Côté droit. — Segment inférieur de la coupe. — Homme adulte ; 1/2 nature.

CA, côlon ascendant.
CL, muscle carré lombaire.
CR, capsule cellulo-adipeuse périrénale.
DA, muscle droit antérieur de l'abdomen.
FA, feuillet antérieur de l'aponévrose du transverse (rouge).
FM, feuillet moyen de l'aponévrose du transverse (rouge).
FS, feuillet superficiel ou postérieur de l'aponévrose du transverse (rouge).
GD, muscle grand dorsal.
GO, muscle grand oblique de l'abdomen.
P, péritoine (pointillé noir).
PI, muscle psoas-iliaque.
PO, muscle petit oblique.
R, rein.
SL, masse sacro-lombaire.
T, muscle transverse de l'abdomen.
VC, veine cave inférieure.

rieur. Ces trois feuillets se fixent : le premier au corps, le deuxième à l'apophyse transverse, le troisième à l'apophyse épineuse des vertèbres, et constituent deux loges ostéo-fibreuses ; l'une de ces loges est antérieure, très étroite, aplatie dans le sens antéro-postérieur et destinée au muscle carré des lombes ; l'autre est postérieure, beaucoup plus grande, plus solidement close et remplie par la masse sacro-lombaire.

Étudions maintenant successivement les divers plans de la région.

1° *Peau.* — La peau de la région lombaire, remarquable par son épaisseur et son peu de mobilité, paraît être moins sensible que celle de la région antérieure de l'abdomen. Elle adhère sur la ligne médiane au sommet des apophyses épineuses, d'où la gouttière déjà signalée. Les plaies de la région lombaire sont rares ; le voisinage du rein et du côlon ainsi que le peu d'épaisseur des parois abdominales en dehors de la masse sacro-lombaire les rend exceptionnellement dangereuses. Il en est de même des contusions, qui peuvent atteindre les viscères sans laisser de traces appréciables et provoquer les accidents consécutifs les plus graves.

2° *Couche cellulo-graisseuse sous-cutanée.* — Cette couche est épaisse, dense, et peu chargée de graisse, surtout près de la ligne médiane. Elle se décompose en deux plans, l'un superficiel, très adhérent à la face profonde de la peau, renfermant de la graisse ; l'autre profond, uni à l'aponévrose sous-jacente, et de forme lamelleuse. Plusieurs de ces lamelles, extrêmement résistantes, se détachent de l'aponévrose au niveau du méplat correspondant au bord externe de la masse sacro-lombaire, et vont se continuer avec l'aponévrose fessière.

La couche sous-cutanée de la région lombaire est l'un des sièges de prédilection de l'épanchement traumatique de sérosité sur lequel insista Morel-Lavallée. Les conditions anatomiques nécessaires à la production de cette lésion se rencontrent en effet en ce point, à savoir : une peau résistante pouvant glisser, par l'intermédiaire d'un tissu lamelleux, snr un plan aponévrotique sous-jacent fortement tendu : qu'une pression énergique soit exercée obliquement à la surface des téguments, la peau se décolle sans se déchirer, et il en résulte une cavité sous-cutanée plus ou moins vaste. Celle-ci ne tarde pas à se remplir, mais incomplètement, d'un liquide séro-sanguinolent, d'où le tremblotement caractéristique de ces sortes de poches.

3° *Aponévrose lombaire.* — L'aponévrose lombaire est la plus résistante de toutes celles du corps humain. La forme en est bien déterminée : c'est celle d'une ellipse, ou mieux d'un losange dont le diamètre vertical, qui est le plus grand, s'étend de la douzième vertèbre dorsale à la troisième pièce du sacrum ; le diamètre horizontal va de l'épine iliaque postérieure et supérieure d'un côté à celle du côté opposé. Des quatre bords de ce losange, les deux supérieurs, obliques en bas et en dehors, sont les plus longs ; ils donnent insertion aux fibres du grand dorsal ; les deux bords inférieurs, obliques en bas et en dedans, donnent insertion aux fibres du muscle grand fessier. L'aponévrose lombaire reçoit de plus par ses bords l'aponévrose du petit dentelé inférieur, celle du muscle petit oblique de l'abdomen, et le feuillet le plus superficiel de l'aponévrose du transverse, qui se confond intimement avec elle (voir fig. 211).

Bien que très vaste, l'aponévrose lombaire n'occupe pas toute la région ; elle n'arrive pas jusqu'au niveau du bord postérieur du muscle grand oblique de l'abdomen, qui en forme la limite externe.

Entre l'aponévrose et le bord du muscle, la paroi abdominale, très affaiblie,

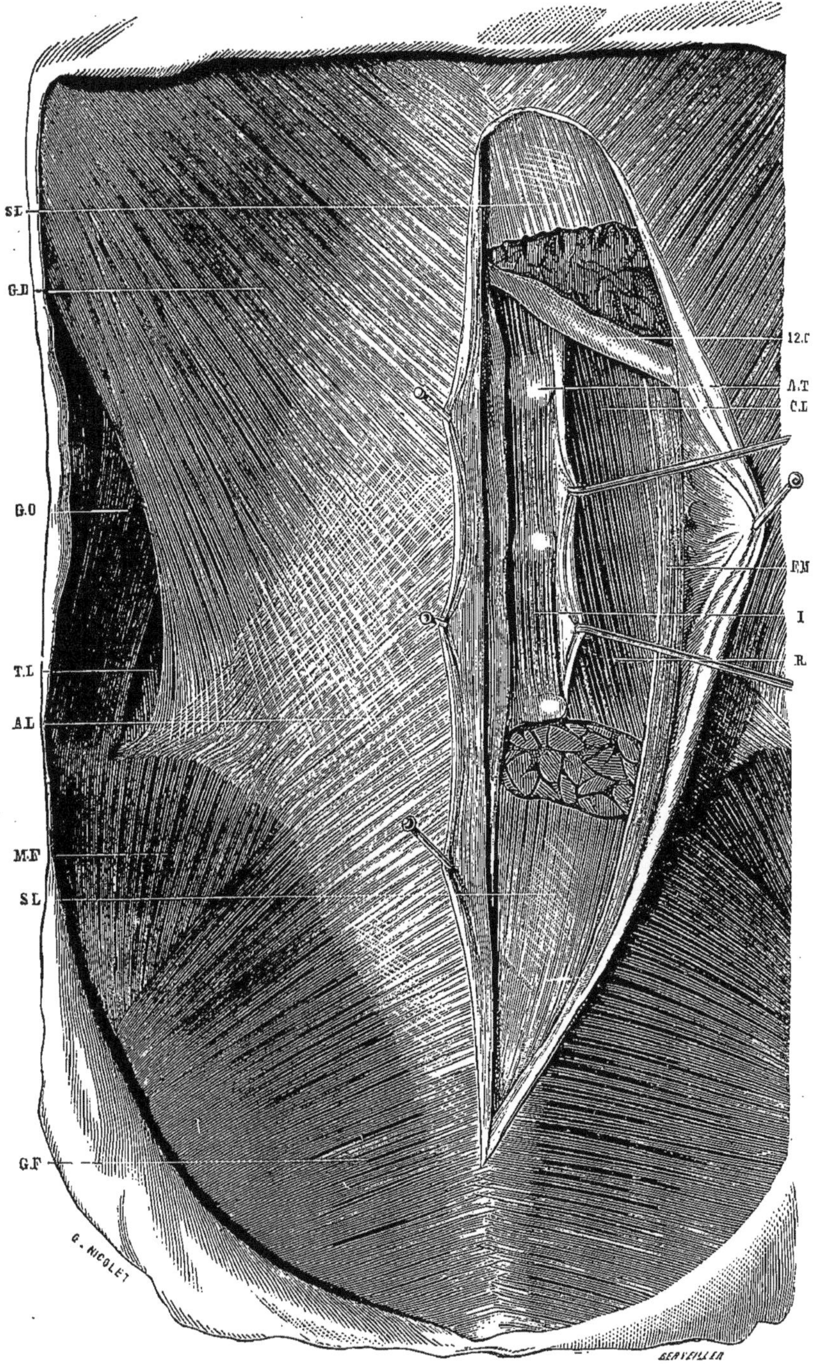

Fig. 212. — *Région lombaire.* — Homme adulte de petite taille; 1/3 nature.

AL, aponévrose lombaire.
AT, apophyse transverse d'une vertèbre lombaire.
CL, muscle carré lombaire.
FM, feuillet moyen de l'aponévrose du transverse.
GD, muscle grand dorsal.
GF, muscle grand fessier.
GO, muscle grand oblique de l'abdomen.
I, muscle intertransversaire.
MF, muscle moyen fessier.
R, ligne pointillée indiquant le point où se trouve l'extrémité inférieure du rein droit.
SL, muscle sacro-lombaire, dont une partie a été enlevée pour faire voir les plans profonds de la région.
TL, triangle de J.-L. Petit.
12me C, douzième côte.

ne se compose plus que de la peau, des muscles petit oblique et transverse, et du péritoine.

Cette portion latérale de la région, bien différente de la partie médiane, est remarquable par l'existence d'un petit espace triangulaire appelé *triangle de J.-L. Petit.*

Examinez la figure 212, et vous verrez que les deux bords correspondants du grand dorsal et du grand oblique ne se touchent pas ; de plus, le bord du grand dorsal est oblique en haut et en dehors, tandis que le bord du grand oblique est vertical. Écartés l'un de l'autre en bas, ces deux muscles se rencontrent et se croisent à mi-chemin environ entre la crête iliaque et la dernière côte.

Ils interceptent entre eux un espace triangulaire, allongé dans le sens vertical. Les limites de ce triangle sont : en dehors, le bord postérieur du grand oblique ; en dedans, le bord externe du grand dorsal ; en bas, la crête iliaque. La base du triangle est en bas. L'aire de cet espace mesure une étendue très variable suivant les sujets (il en est chez lesquels, les deux bords des muscles se touchant, il n'y a pas de triangle) ; il est occupé par les fibres les plus postérieures du muscle petit oblique, qui se trouve ainsi directement en rapport avec le tissu cellulaire sous-cutané et la peau.

Le triangle de J.-L. Petit correspond donc à une portion très faible de la paroi abdominale postérieure, et l'on conçoit que celle-ci cède dans certaines circonstances pour produire soit des éventrations, soit des hernies. Cette dernière lésion porte le nom de *hernie lombaire.*

Très rare, la hernie lombaire a surtout été étudiée dans ces derniers temps par M. H. Larrey, qui en a réuni vingt-cinq observations. Il lui donne le nom de costo-iliaque, et Huguier celui de sus-iliaque, expressions qui ont le mérite d'en bien indiquer le siège. Cette hernie peut acquérir le volume des deux poings, et se réduit, en général, facilement. Il n'existe dans la science qu'un seul cas d'étranglement observé en 1738 sur une femme enceinte. Ravaton opéra la malade qui, après de graves accidents, guérit et accoucha heureusement.

4° *Masse sacro-lombaire.* — Si l'on pratique une incision verticale sur l'aponévrose lombaire, et qu'on écarte les deux bords comme sur la figure 212, on met à découvert la masse commune des muscles spinaux. Cette masse donne naissance aux trois muscles : sacro-lombaire, long dorsal et transversaire épineux. Elle prend origine dans la région sacrée, occupe toute l'étendue de la gouttière vertébrale, et la déborde même chez les sujets vigoureux.

La masse commune est emprisonnée dans la loge ostéo-fibreuse délimitée plus haut. Elle prend insertion sur les surfaces osseuses qui la circonscrivent, et aussi sur la face profonde d'une aponévrose brillante, nacrée, très résistante, confondue en bas avec l'aponévrose lombaire, et se terminant à la région dorsale.

Dans les points où l'aponévrose lombaire et l'aponévrose de la masse commune n'adhèrent pas ensemble, elles sont séparées par une couche de tissu cellulaire très lâche.

Il importe de faire observer que le bord externe de la masse sacro-lombaire est très nettement limité par les feuillets aponévrotiques qui la brident, et que par suite ce bord est facilement appréciable au toucher. Il constitue le point de repère le plus important pour toutes les opérations qui se pratiquent sur la région : colotomie, néphrectomie, ouvertures des abcès périnéphrétiques, etc.

La région lombaire est le siège fréquent de douleurs qui constituent le lombago. Je préfère désigner cette affection sous le nom de *lombalgie*, qui ne préjuge rien sur la cause qui la détermine.

La lombalgie reconnaît un assez grand nombre de causes qui permettent de la distinguer en *traumatique*, *rhumatismale*, *idiopathique*, *symptomatique* et *sympathique*.

La lombalgie traumatique, encore vulgairement appelée *tour de reins*, consiste dans une douleur subite succédant à un violent effort, et reconnaissant sans doute pour cause une déchirure musculaire ou aponévrotique. La lombalgie rhumatismale se définit d'elle-même : c'est un rhumatisme de la masse sacro-lombaire, le lombago proprement dit ; il présente, comme le rhumatisme musculaire en général, la forme aiguë et la forme chronique. La lombalgie idiopathique ou essentielle n'est autre qu'une névralgie que Valleix a décrite sous le nom de névralgie lombo-abdominale, et qui siège sur le trajet des branches abdomino-génitales supérieure et inférieure : aussi trouve-t-on des *points douloureux* sur le trajet de ces branches.

La lombalgie symptomatique reconnaît un grand nombre de causes : ainsi les affections de la colonne vertébrale : ostéite, carie, nécrose, arthrite ; les maladies de la moelle et de ses enveloppes ; les affections rénales et périrénales inflammatoires ou organiques, etc. Il faut savoir que certains rétrécissements de l'urèthre, même peu prononcés, donnent lieu à des douleurs lombaires très tenaces qui ne cèdent qu'au passage des bougies. La lombalgie est un des symptômes constants de la colique néphrétique, etc.

Enfin on peut donner le nom de lombalgie sympathique à ces douleurs lombaires que l'on observe au début des fièvres graves, de la variole, par exemple.

5° *Apophyses transverses, muscles intertransversaires, feuillet moyen de l'aponévrose du transverse.* — Ce plan forme la paroi antérieure de la loge de la masse commune. Je ferai remarquer (fig. 211) la solidité du feuillet aponévrotique qui s'attache au sommet de l'apophyse transverse. Ce feuillet sert à délimiter très exactement les abcès froids de la région lombaire. Ceux-ci doivent être divisés en antérieurs et postérieurs, suivant qu'ils se portent vers la cavité abdominale du côté du péritoine, ou qu'ils se dirigent vers la peau. Or, tout abcès qui a pris naissance en avant de ce feuillet, c'est-à-dire au niveau des corps vertébraux, se dirige vers la cavité abdominale ; ceux qui naissent en arrière, à la suite d'une carie des lames vertébrales ou des apophyses épineuses, viennent faire saillie à la peau.

6° *Muscle carré des lombes et ligament ilio-lombaire.* — Attaché en haut à la douzième côte et en bas à la crête iliaque, le carré des lombes est un véritable muscle intertransversaire. Quadrilatère, aplati, très mince, il n'offre qu'une faible résistance à la pression des liquides ou des viscères ; en grande partie recouvert par la masse sacro-lombaire, il la déborde en dehors dans l'étendue de son tiers externe environ. Le ligament ilio-lombaire, qui s'attache à l'apophyse transverse de la cinquième lombaire d'une part, et au tiers postérieur de la crête iliaque d'autre part, fournit au carré des lombes ses insertions inférieures.

7° *Feuillet antérieur de l'aponévrose du transverse.* — Ce feuillet est si peu développé qu'il représente plutôt une toile celluleuse, surtout lorsqu'on le compare aux deux feuillets précédents. C'est entre ce feuillet et le muscle carré des lombes que cheminent les deux nerfs abdomino-génitaux, branches collatérales du plexus lombaire.

8° *Couche viscérale.* — Le muscle carré des lombes étant enlevé, ainsi que la faible aponévrose qui le revêt en avant, on aperçoit un vaste espace limité en haut par la douzième côte, et en bas par la crête iliaque. Cet espace est entièrement rempli par le rein et par le côlon; le rein en occupe environ le tiers supérieur, et le côlon les deux tiers inférieurs. La partie du rein débordant la douzième côte en bas represente environ la moitié de la hauteur de cet organe; il descend un peu plus bas à droite qu'à gauche, à cause de la présence du foie.

Dans le point où porte la coupe (fig. 211), on voit que le rein et le côlon sont immédiatement en contact sans interposition du péritoine, le côlon en avant, le rein en arrière; de plus, on trouve le muscle psoas en dedans, couché le long de la colonne vertébrale. Il importe de remarquer que le rein est enveloppé de tous côtés par une capsule celluleuse qui l'isole du péritoine et dans laquelle s'accumule parfois une quantité énorme de graisse : c'est l'atmosphère cellulo-graisseuse du rein.

J'ai signalé plus haut la hernie lombaire comme spéciale à la région qui nous occupe; il est une seconde affection fort grave qui emprunte également à la région ses principaux caractères : je veux parler du phlegmon et de l'abcès périnéphrétiques.

L'abcès périnéphrétique est le plus souvent consécutif à un phlegmon du tissu cellulo adipeux périrénal. Il peut succéder à une inflammation des calices, du bassinet ou de la substance rénale elle-même, à la suite des calculs ou de violences extérieures. Quelle que soit la cause de l'abcès, le pus est d'abord situé en avant du carré des lombes; il distend, puis traverse l'aponévrose antérieure de ce muscle, le muscle lui-même à sa partie externe, et vient faire saillie au niveau du bord externe de la masse sacro-lombaire dans le point où j'ai signalé l'existence de la hernie lombaire.

Le foyer purulent, qui revêt souvent l'aspect d'un bissac, se trouve donc limité : en avant, par les faces postérieures du rein et du côlon lombaire; en haut, par la douzième côte; en bas, par la crête iliaque; en dedans, par les corps vertébraux; en dehors il peut s'étendre plus ou moins loin dans l'épaisseur de la paroi abdominale.

Le pus ne respecte cependant pas toujours les limites précédentes : il peut se porter dans l'abdomen en ulcérant le péritoine, se faire jour dans le côlon, gagner la fosse iliaque, ou bien passer sous les côtes, traverser même le diaphragme et donner lieu à une vomique, mais jamais il n'occupe la loge de la masse sacro-lombaire. C'est donc à la partie externe de cette masse que le foyer vient ordinairement faire saillie, et c'est en ce point qu'il convient de pratiquer l'incision. Celle-ci sera faite verticalement, couche par couche, lentement; si, arrivé profondément, on ne trouve pas le foyer, il sera préférable de substituer le doigt ou bien une sonde cannelée au bistouri, afin de ne pas s'exposer à blesser le rein ou le côlon.

A l'aide d'une incision analogue à la précédente on peut arriver aisément sur le rein, enlever des calculs et même pratiquer la *néphrectomie*. On peut se contenter d'inciser le rein, ce qui constitue la *néphrotomie*.

Depuis une dixaine d'années, les opérations sur le rein ont pris une grande extension et sont devenues en quelque sorte classiques. Il ne faut pas toutefois se dissimuler que l'ablation du rein constitue une grave opération et par le traumatisme qu'elle nécessite et par la suppression d'un organe qui peut être indispensable à la vie, lorsque celui de l'autre côté ne fonctionne pas régulièrement. Aussi toutes les fois que la simple incision paraîtra suffisante dans les cas de calcul, de pyélo-néphrite suppurée, par exemple, est-ce à la néphrotomie extra-péritonéale qu'il faut donner la préférence. L'ablation totale du rein ou néphrectomie sera réservée autant que possible au rein flottant douloureux, aux tumeurs solides de cet organe, et dans ce cas ce n'est plus la voie lombaire qu'il faudra suivre, si la tumeur est volumineuse, mais la voie transpéritonéale.

9° *Péritoine*. — Le péritoine forme la limite profonde de la région lombaire, mais il en est très écarté par suite de la présence du rein et du côlon, qui le soulèvent. Cet intestin en effet n'est pas ordinairement recouvert du péritoine dans toute sa circonférence ; une partie de sa face postérieure en est dépourvue, en sorte qu'en ce point le côlon repose directement sur le carré des lombes. C'est surtout pour ce motif que Callisen proposa de substituer la *côlotomie lombaire* à la *côlotomie iliaque* de Littre. S'il s'agit d'un nouveau-né atteint d'imperforation du rectum, et si la formation d'un anus artificiel par la voie périnéale d'après la méthode d'Amussat n'est pas possible, l'opération de Littre me paraît préférable à celle de Callisen, parce qu'elle est plus facile, expose moins à la perte de sang, et que d'autre part la seconde est loin de mettre toujours à l'abri de la lésion du péritoine. Mais chez l'adulte il n'est pas douteux que l'opération de Callisen doive toujours être préférée à celle de Littre ; elle est plus difficile, il est vrai, mais moins dangereuse, en raison de l'intégrité du péritoine. De plus, la situation de l'anus artificiel dans la région lombaire gêne moins le malade que lorsqu'il siège dans la fosse iliaque. La côlotomie lombaire gauche a été pratiquée plusieurs fois dans ces dernières années comme traitement palliatif du cancer du rectum, à condition qu'il remonte très haut, car, si la limite en est accessible, la rectotomie verticale linéaire me semble meilleure.

La côlotomie n'est certainement alors qu'un triste expédient, mais il n'en est plus de même lorsque le rectum est affecté de rétrécissement cicatriciel indilatable et inopérable par la voie ordinaire. La côlotomie lombaire gauche devient alors une excellente opération, la seule qui puisse sauver la vie du malade. Je l'ai pratiquée avec succès dans ces conditions en 1879 à l'hôpital Beaujon sur un jeune garçon atteint jadis de rectite et qui avait subi de nombreuses opérations dans les hôpitaux de la marine. Le succès s'est maintenu jusqu'en 1884.

Pour découvrir le côlon à droite ou à gauche, il faut pratiquer une incision verticale le long du bord externe de la masse sacro-lombaire et dans la moitié inférieure seulement de la région, puisque plus haut on tomberait sur le rein ; diviser successivement : la peau, la couche graisseuse sous-cutanée, le grand dorsal, le petit oblique, l'aponévrose du transverse, qui est unique en ce point, le carré des lombes et son aponévrose. On recherchera alors les fibres musculaires de l'intestin, tout en se rappelant qu'il existe parfois un mésocôlon, et qu'alors cet organe est enveloppé de tous côtés par le péritoine, ce qui rend fatale la blessure de cette membrane ; la bandelette longitudinale serait un excellent point de repère, mais il n'y én a pas en arrière.

Si l'incision longitudinale conseillée par Callisen ne donnait pas suffisamment de jour au fond de la plaie, on y ajouterait une incision horizontale en prenant soin de se rapprocher de la crête iliaque.

Il faut bien éviter, au cours de l'opération, de pénétrer dans la loge des muscles spinaux. Je rappellerai en outre qu'il est très facile de confondre les fibres musculaires du carré des lombes avec celles de l'intestin.

Vaisseaux et nerfs de la région lombaire.

Les *artères lombaires* naissent à l'angle droit de la partie postérieure de l'aorte en arrière des piliers du diaphragme. En général, au nombre de quatre de chaque côté, chacune d'elles se dirige horizontalement en arrière dans la gouttière des corps vertébraux et gagne la base des apophyses transverses, où elle se divise en deux branches : l'une antérieure, pariéto-abdominale ; l'autre postérieure, dorso-spinale. La première est destinée aux parois abdominales et s'anastomose avec l'épigastrique et l'ilio-lombaire ; la seconde se distribue à la moelle et à ses enveloppes, ainsi qu'à la masse des muscles spinaux.

L'anastomose des artères lombaires avec l'ilio-lombaire peut jouer un rôle considérable dans l'établissement de la circulation à la suite de la ligature de l'aorte. Sur un chien à qui j'avais pratiqué cette ligature et qui survécut, le sang avait exclusivement suivi cette voie collatérale.

Les *veines lombaires* suivent un trajet identique à celui des artères et aboutissent à la veine cave inférieure.

Les *vaisseaux lymphatiques* sont superficiels et profonds ; les premiers se rendent aux ganglions de l'aine et les seconds aux ganglions lombaires.

Les *nerfs* proviennent du plexus lombaire et sont au nombre de deux. Ce sont : 1° la grande branche abdomino-génitale, qui naît du premier nerf lombaire, se dirige en dehors et en bas, traverse le psoas, marche en arrière du rein au devant du carré des lombes, et, arrivée au bord externe de ce muscle, s'engage entre le petit oblique et le transverse.

2° La petite branche abdomino-génitale naît également du premier nerf lombaire, suit le même trajet que la précédente a travers les couches de la région et occupe une place identique.

DEUXIÈME PARTIE

CAVITÉ ABDOMINALE

La *cavité abdominale* contient la majeure partie des organes digestifs et une partie de l'appareil urinaire. Elle diffère des cavités crânienne et thoracique en ce que les viscères qu'elle contient ne sont pas disposés d'une façon symétrique. Sa forme est celle d'un ovale à grosse extrémité tournée en haut. Ainsi que l'a fait remarquer Blandin, son grand axe est légèrement incliné de haut en bas, d'arrière en avant, et un peu de gauche à droite. Il est représenté par une ligne tirée du centre du diaphragme à l'épine pubienne du côté droit : l'obliquité de cette ligne dépend de la direction particulière de la région diaphragmatique et de la courbure de la portion dorsale du rachis. Le grand axe de la cavité pelvienne étant au contraire oblique de haut en bas et d'avant en arrière, c'est-à-dire en sens inverse de celui de l'abdomen, il en résulte que dans la position ordinaire du corps les viscères contenus dans le bassin sont en partie soustraits à l'influence des parois abdominales. La flexion du tronc tend à rendre parallèles les axes des deux cavités : aussi, lorsqu'on éprouve une certaine difficulté dans l'émission de l'urine ou des fèces, fléchit-on instinctivement la colonne vertébrale de façon que l'action des parois abdominales s'exerce directement sur les viscères contenus dans le bassin.

De la direction oblique en bas et à droite de la cavité abdominale il résulte que la pression des parois abdominales s'exerce plus spécialement en ce sens et que c'est à droite que les viscères font le plus d'effort : aussi les hernies sont-elles plus fréquentes à droite qu'à gauche. Blandin pensait aussi que dans les épanchements sanguins de la cavité abdominale le sang a pour cette même raison plus de tendance à se porter vers la fosse iliaque droite.

On divise habituellement la cavité abdominale en neuf régions, trois médianes et six latérales. Les régions médianes sont, en procédant de haut en bas : l'*épigastre*, le *mésogastre*, dont l'ombilic ne forme qu'une petite partie, et l'*hypogastre;* les régions latérales, au nombre de trois de chaque côté, portent les noms d'*hypochondre*, de *flanc*, de *fosse iliaque;* on les distingue en *droites* et *gauches*.

Deux lignes verticales parallèles, coupées par deux lignes horizontales, servent à la délimitation de ces diverses régions. Certains auteurs font passer les lignes verticales par les épines du pubis, mais sans y réfléchir à coup sûr, car ils réduisent ainsi les régions médianes à une sorte de bande étroite. D'autres, sans plus de raison, choisissent les épines iliaques antérieures et supérieures.

Les meilleures lignes pour servir à déterminer les rapports des viscères avec la paroi abdominale sont les suivantes : la ligne horizontale supérieure (*aa'*, fig. 214) passe par les cartilages des neuvièmes côtes de chaque côté. En suivant avec le doigt de bas en haut le rebord des fausses côtes, on rencontre une dépression qu'a signalée M. C. Labbé ; le cartilage de la neuvième côte est situé immédiatement au-dessus de cette dépression. Cette ligne indique la situation de la grande courbure de l'estomac, qui, sur le cadavre, ne remonte jamais au-dessus d'elle ; la ligne *aa'* correspond en arrière à la douzième côte.

La ligne horizontale inférieure *bb'* passe par les épines iliaques antérieures et supérieures. Quant aux lignes verticales *cc'*, *dd'*, elles partent en bas de l'éminence ilio-pectinée ou du milieu de l'arcade crurale et se prolongent directement en haut. Que l'on fasse succéder par la pensée aux lignes précédentes autant de plans antéro-postérieurs, et la cavité abdominale se trouvera divisée en neuf régions qui portent les mêmes noms que les divisions conventionnelles de la paroi.

Toutefois il est impossible de suivre cet ordre dans la description des viscères abdominaux, car un grand nombre d'entre eux occupent à la fois plusieurs régions. J'étudierai donc successivement : le *péritoine*, l'*appareil digestif*, l'*appareil biliaire*, la *rate*, le *pancréas*, le *rein*, et ensuite les *vaisseaux* et les *nerfs*.

Il est bien entendu que le lecteur n'a pas entre les mains un traité de splanchnologie et qu'il doit s'attendre à ne trouver dans ce livre que les détails qui se rattachent directement à la chirurgie. Après avoir étudié en particulier chaque appareil, je présenterai les rapports réciproques des organes dans chaque région.

CHAPITRE Ier

Du péritoine.

Le *péritoine* est une vaste membrane séreuse, la plus étendue et aussi la plus importante du corps humain. Le péritoine présente une susceptibilité extrême ; bien que les nombreuses opérations pratiquées sur cette membrane dans ces dernières années aient démontré qu'il ne fallait pas s'effrayer outre mesure de ses blessures, il n'en reste pas moins constant que certains contacts, tels que celui de l'urine, des matières fécales et même du sang, déterminent souvent des accidents foudroyants que l'on a peine à comprendre.

Le péritoine offre à cet égard des différences bien remarquables chez les animaux : les plus graves traumatismes de la cavité abdominale sont absolument sans gravité chez la vache, tandis que le péritoine du cheval est très susceptible. L'espèce humaine offre-t-elle de ces différences ? C'est possible.

Comme toutes les séreuses, le péritoine présente un *feuillet pariétal* en rapport avec la paroi abdominale et un *feuillet viscéral* qui recouvre les viscères. Entre les deux feuillets se trouve la *cavité péritonéale*. Cette cavité à l'état normal est virtuelle, c'est-à-dire que les deux feuillets sont au contact ; elle n'apparaît que lorsqu'un liquide ou des gaz s'y épanchent. Elle diffère essentiellement des autres séreuses en ce qu'elle n'est pas close chez la femme ; l'extrémité externe de la trompe de Fallope communique en effet avec le péritoine, exemple unique d'une séreuse se continuant avec une muqueuse. Un certain nombre de faits pathologiques importants que nous retrouverons plus tard résultent de cette communication.

A. — PÉRITOINE PARIÉTAL.

Le *feuillet pariétal du péritoine* tapisse la face postérieure de la paroi abdominale.

Lorsque dans une plaie de l'abdomen ce feuillet a été divisé, on dit que la plaie est *pénétrante*. Il est souvent fort difficile en clinique de se prononcer à cet égard : si la plaie est étroite, si l'on n'a pas de renseignements précis sur la profondeur à laquelle a pénétré l'instrument, sur la direction qu'il a suivie, cela est même impossible. J'ajoute qu'il faut bien se garder de s'assurer du diagnostic en portant un stylet dans la plaie : on pourrait ainsi rendre pénétrante une plaie qui ne l'était pas. Toutefois dans le doute il est bon d'instituer le traitement comme si la plaie avait pénétré : condamner le malade au repos absolu, à la diète, lui donner de l'opium et, à la première menace de péritonite, faire une large application de sangsues et couvrir le ventre d'une vessie remplie de glace.

Lorsque la plaie de la paroi abdominale est large, le diagnostic s'impose de lui-même, parce que l'épiploon avec ou sans intestin s'y engage aussitôt et fait hernie à l'extérieur. On doit toujours soulever l'épiploon pour s'assurer de la présence de l'intestin : si ce dernier est sorti, il convient de le repousser dans le ventre le plus tôt possible, en débridant la plaie au besoin. Si l'épiploon est seul engagé, il ne faut pas, à mon avis, le réduire. On a plus de chances, en le réduisant, de déterminer une péritonite ; en outre, l'épiploon fait l'office de bouchon et contribue à la fermeture plus rapide de la plaie. On se comportera ensuite comme dans le cas de plaie pénétrante simple sans issue de viscères. S'il y avait à l'extérieur une masse considérable d'épiploon, je suis encore d'avis qu'il ne faut pas l'exciser immédiatement. Au bout de quelques jours, alors que la plaie sera cicatrisée, que ses bords adhéreront à l'épiploon, on en pratiquera sans danger l'excision. J'ai plusieurs fois employé dans ces cas avec avantage l'écraseur de Chassaignac. Il ne faut cependant pas trop se hâter d'agir, car des masses considérables d'épiploon peuvent diminuer peu à peu de volume et disparaître spontanément, non que l'épiploon rentre dans la cavité abdominale, ainsi qu'on l'a dit, mais parce que la suppuration le détruit insensiblement.

La profondeur à laquelle a pénétré l'instrument vulnérant dans la cavité abdominale n'implique pas nécessairement que l'intestin ait été atteint, car, ainsi que l'a fait observer Dupuytren, il peut avoir glissé entre deux anses intestinales.

Le péritoine est loin d'offrir les mêmes dispositions dans tous les points de la paroi. Très mince au niveau de l'ombilic et dans le voisinage de la ligne blanche, il est dans ces mêmes endroits très adhérent par sa face profonde; on a pu croire pour ces deux raisons que la hernie ombilicale n'avait pas de sac, ce qui est une erreur, comme nous l'avons vu plus haut ; la peau et le péritoine sont si minces, tellement unis entre eux, surtout au centre de la hernie, qu'on les divise du même coup de bistouri et qu'il faut prendre garde d'intéresser en même temps les viscères.

Le péritoine pariétal est épais dans la région lombaire et les fosses iliaques ;

il y affecte une couleur blanchâtre, opaline; de plus, il est dans ces régions doublé à sa face profonde d'une couche très lâche de tissu cellulaire graisseux, ce qui le rend très mobile. J'ai déjà dit que vers la partie inférieure de la paroi abdominale le tissu cellulaire sous-péritonéal revêtait un aspect membraneux qui lui avait valu le nom de *fascia propria*. J'ai insisté plus haut sur l'inflammation phlegmoneuse de ce tissu dans la fosse iliaque.

Le péritoine pariétal est donc très mobile sur certains points de la paroi, il se déplace et glisse facilement. Il est sollicité à se déplacer de deux manières, soit par une pression exercée sur sa face interne, comme ferait le doigt, par exemple, soit par une traction produite à sa face externe. Tel est le double mécanisme suivant lequel se produisent les hernies de l'adulte. La pression est déterminée par les viscères, la traction est exercée par les pelotons adipeux, qui s'engagent peu à peu dans les anneaux, les distendent et prédisposent ainsi à la hernie ; on conçoit que ces deux causes se réunissent en général pour la produire.

Sous l'influence de la pression et de la traction combinées, le péritoine glisse, se déplace, s'engage par l'un des anneaux ou plus rarement par une éraillure anormale de la paroi et constitue une poche que remplissent les viscères. Cette poche formée par le déplacement d'abord, et plus tard par la distension du péritoine pariétal, constitue le *sac* de la hernie. Au début, le sac est plus large au niveau de sa communication avec l'abdomen que vers son fond, mais à mesure que la hernie grossit la forme du sac change : le fond s'élargit, l'orifice de communication se rétrécit, devient bientôt beaucoup plus étroit que le fond et prend le nom de *collet*.

Au niveau du collet du sac herniaire le péritoine et le tissu cellulaire qui le double s'épaississent à la longue. Il en résulte que le collet se rétrécit de plus en plus et peut même finir par s'oblitérer, si l'on s'est opposé au passage des viscères pendant un temps suffisant. Il présente, quand il s'est rétréci, l'aspect d'un anneau fibreux, blanchâtre, plus ou moins épais; on y peut observer encore des cicatrices radiées résultant du froncement du péritoine au pourtour de l'anneau, cicatrices que J. Cloquet, à qui l'on doit ces connaissances, a appelées *stigmates*.

Le collet du sac peut donc s'oblitérer par suite d'un rétrécissement successif. M. Demaux attribuait ce résultat à la force de rétraction du collet. Sans contester ce mode de guérison des hernies, Malgaigne pense qu'elle peut également être obtenue par des adhérences spontanées produites sous l'influence de la pression d'un bon bandage. Suivant lui, il faut pour cela un temps assez long qui varie de 3 à 4 mois chez l'enfant, jusqu'à 18 et 20 mois chez l'adulte ; il faut que pendant ce temps la hernie n'entre jamais dans le sac et que le bandage soit porté jour et nuit ; il faut en outre que la pression du bandage s'exerce sur une certaine étendue. Cette dernière condition est indispensable, et c'est parce qu'elle ne peut être remplie, dit Malgaigne, dans les hernies directes ou dans celles assez anciennes pour que les deux orifices du canal inguinal se soient confondus, que la guérison ne s'obtient pas. La hernie crurale ne peut non plus arriver à guérir par ce mécanisme pour la même raison.

L'étranglement dans les hernies se fait-il par le collet du sac ou par le pourtour de l'anneau ? Grosse question, puisque sa solution entraîne une différence profonde dans le mode de débridement : si l'étranglement est produit par le collet du sac, il faut ouvrir ce dernier, c'est-à-dire ouvrir la cavité péritonéale; si c'est l'anneau qui étrangle, il n'est pas nécessaire d'ouvrir le péritoine; on fait la *kélotomie externe*, opération infiniment moins grave que la *kélotomie interne*. Il n'est pas douteux que les deux modes d'étranglement existent : l'expérience clinique le démontre surabondamment. Un grand nombre de réductions ont été opérées après simple débridement de l'anneau, ce qui prouve que le collet du sac n'étranglait pas; d'autre part, nombre de fois, à la suite d'un taxis forcé, la réduction ayant été opérée en masse, l'étranglement a persisté dans le ventre, preuve que l'étranglement était bien produit par le collet du sac.

Peut-on reconnaître, avant d'opérer, si l'étranglement est produit par l'anneau ou par le collet?

Il en est malheureusement de cette question comme de tout ce qui touche aux hernies en général. Les cas sont si variés, les lésions que l'on rencontre sont si souvent imprévues et impossibles à prévoir, qu'il semble que l'expérience, loin d'éclairer le chirurgien, en arrive plutôt à jeter du doute dans son esprit. Cependant, lorsque la hernie est ancienne et volumineuse, lorsque le collet du sac a subi les modifications que j'ai signalées plus haut, il est probable que c'est lui qui étrangle : mais, à cette période de la hernie, collet du sac et anneau sont souvent adhérents l'un à l'autre et ne font qu'un. Si au contraire la hernie est petite et récente, il est probable que l'étranglement se fait par l'anneau, mais il est impossible de résoudre absolument la question avant l'opération, et même en opérant est-il souvent très difficile de s'en rendre compte.

Les principales objections que l'on peut faire à la kélotomie externe sont les suivantes :

1° Elle ne réussit pas, si l'étranglement a lieu par le collet; on s'expose alors, en n'ouvrant pas le sac, à repousser dans le ventre la partie étranglée et l'agent d'étranglement.

2° En réduisant sans ouvrir le sac, on ne peut se rendre compte de l'état de l'intestin et l'on court le risque de réduire une partie gangrenée. Cette objection est la plus importante et a retenu jusqu'à ce jour la plupart des chirurgiens français.

3° L'étranglement se fait quelquefois dans l'intérieur du sac lui-même, à travers l'épiploon ou par une bride épiploïque : il est donc alors indispensable d'ouvrir le sac pour lever l'étranglement.

4° Dans les vieilles hernies, le collet du sac et l'anneau adhèrent parfois si intimement l'un à l'autre, qu'ils sont confondus.

Il en résulte que la kélotomie externe ne réussira généralement pas dans les anciennes hernies, et qu'elle convient principalement aux petites hernies, aux étranglements que l'on peut appeler aigus. Dans ce dernier cas même la kélotomie externe devra être repoussée lorsque les phénomènes locaux et généraux seront de nature à faire craindre la gangrène de l'intestin.

Je ne me dissimule pas combien ces préceptes sont vagues, et c'est pour cette raison que la kélotomie externe, née en France, est pratiquée à l'étranger beaucoup plus que chez nous, où elle a tant de peine à s'acclimater.

En Allemagne, Key, Luke et surtout Schuh, ont publié des statistiques très favorables à la *nouvelle méthode*, dont voici une description très complète :

« Lorsqu'on a découvert le sac herniaire et qu'on l'a dégarni jusqu'à l'anneau des graisses et des membranes qui le couvrent, on prend une sonde plate courbée par son bout et cannelée dans son milieu; on l'insinue entre l'anneau et le sac; on passe la pointe du bistouri dans sa cannelure pour couper ce qui se trouve dans l'anneau engagé sur le bout de cette sonde, et, si l'on croit n'en avoir pas assez coupé pour débrider suffisamment l'anneau, on continue de pousser cette sonde plate sous l'anneau et de couper tout ce qui se trouve sur la sonde : par ce moyen, le sac reste en entier et, l'anneau devenu moins serré, les parties renfermées dans la hernie sont moins à la gêne, et l'on peut les faire rentrer en les poussant avec douceur. Il y a plus de trente ans que j'ai mis cette méthode en pratique pour la première fois, et elle m'a réussi. »

Or, cette description si limpide de la *nouvelle méthode* des Allemands, je la copie dans J.-L. Petit.

B. — PÉRITOINE VISCÉRAL.

Le *péritoine viscéral* affecte une disposition extrêmement compliquée (je laisse ici de côté la portion qui nous intéresse le plus, à savoir, celle qui est en rapport avec la vessie, le vagin et le rectum, me réservant d'y revenir longuement en étudiant ces organes).

Tantôt le péritoine passe simplement au devant des organes sans leur former d'enveloppe : ainsi le rein, la deuxième et la troisième portion du duodénum, le pancréas, de façon à constituer un espace rétro-péritonéal qu'occupent ces viscères. De cette disposition il résulte que les tumeurs développées dans cet espace sont situées derrière le paquet intestinal. En conséquence, si la percussion révèle la présence d'une anse d'intestin en avant d'une tumeur, il est très probable que celle-ci sera développée aux dépens de l'un de ces trois organes et en particulier aux dépens du rein. D'autres fois le péritoine enveloppe les viscères incomplètement : c'est ce que l'on voit pour le cæcum, une portion du rectum, pour les côlons ascendant et descendant. Ces derniers organes sont donc, dans une certaine partie de leur circonférence, en contact direct avec le tissu cellulaire sous-péritonéal : aussi peut-on pénétrer dans leur cavité, ainsi qu'on le fait dans le côlon descendant, par exemple, en suivant la méthode de Callisen, pour établir un anus artificiel sans ouvrir le péritoine.

Le plus ordinairement le péritoine fournit aux viscères une enveloppe complète; les deux feuillets de cette gaine se réunissent et forment un repli qui fixe l'intestin à la paroi postérieure de l'abdomen : ainsi sont formés le *mesocôlon*, le *mésorectum*, le *mésentère*, etc.

Le mésocôlon et le mésorectum, le mésocæcum, quand il existe, sont extrêmement courts et permettent à peine le déplacement des viscères qu'ils entourent : aussi ne trouve-t-on qu'exceptionnellement ces derniers dans les hernies.

Le mésentère, au contraire, se présente sous l'aspect d'une lame épaisse, quadrilatère, fixée par un de ses bords à la colonne vertébrale et contenant dans l'autre l'intestin grêle tout entier, moins le duodénum. Supposez une bande longue de plusieurs mètres et large de 12 à 16 centimètres, dont vous avez froncé l'un des bords de façon à le réduire à la longueur de 10 à 15 centimètres environ, et vous aurez une idée du mésentère. L'intestin est compris dans le bord non froncé et décrit par conséquent de nombreuses circonvolutions.

Le mésentère présente une hauteur qui permet à l'intestin grêle une grande mobilité; celui-ci flotte dans la cavité abdominale, se porte à droite ou à gauche et se laisse facilement déplacer par toutes les tumeurs qui se développent dans le ventre. De cette mobilité il résulte que l'intestin grêle forme presque toujours le contenu des hernies. Cependant Malgaigne a fait cette remarque intéressante qu'à l'état normal le mésentère n'est jamais assez long pour permettre à l'intestin de franchir d'emblée le canal inguinal ou le canal crural, nouvelle preuve, dit-il, que les hernies ne sauraient arriver que par degrés à leur entier développement.

Le mésentère présente une direction oblique de haut en bas et de gauche à droite; il s'étend du corps de la deuxième vertèbre lombaire à la symphyse sacro-iliaque droite et forme une cloison antéro-postérieure qui divise la cavité abdominale en deux parties, l'une droite, l'autre gauche. Il suit de là que, lorsqu'un épanchement se produit à droite du mésentère, le sang se dirige vers la fosse iliaque droite et non vers la gauche. Le sang épanché à gauche du mésentère descend dans le petit bassin : c'est ainsi qu'on s'explique pourquoi les épanchements de sang sont plus fréquents dans la fosse iliaque droite que dans la fosse iliaque gauche.

Cette question des épanchements sanguins de l'abdomen avait beaucoup occupé les chirurgiens de la deuxième moitié du dix-huitième siècle. à l'occasion du mémoire de Petit le fils, qui prétendait que le sang s'épanchait difficilement dans la cavité à cause de la résistance des parois abdominales et des viscères, qui fait en quelque sorte office de compresseur sur l'orifice du vaisseau. Cette opinion, attaquée surtout par Garengeot, n'est pas juste et ne se discute plus.

Le mésentère forme un repli très épais. Dans son épaisseur et à sa racine se trouvent l'aorte et la veine cave inférieure, puis les artères et les veines mésentériques, des vaisseaux et ganglions lymphatiques nombreux, des nerfs et du tissu cellulaire. Il contient également des fibres musculaires lisses. Si dans l'anus contre nature les deux bouts de l'intestin rentrent peu à peu dans la cavité abdominale, ce phénomène est en grande partie dû à la contraction de ces fibres musculaires.

Il est un mode de réduction des hernies étranglées qui consiste à donner au malade une attitude telle que la tête soit très inclinée et les pieds élevés. Cette méthode peut réussir alors que des efforts considérables de taxis ont échoué. Le poids de la masse intestinale joue un rôle important sans doute dans la production du résultat, mais on a aussi invoqué avec raison les tractions exercées par le mésentère. Ces mêmes tractions ne sont sans doute pas étrangères à la réduction spontanée de certaines hernies présentant un étranglement peu serré.

La profondeur à laquelle siège le mésentère le protège en général contre les contusions de l'abdomen; cependant il peut être atteint isolément; j'ai observé à Lariboisière un jeune homme qui, serré entre deux tampons de wagon, présenta une déchirure du mésentère : cet organe était complètement détaché de la colonne vertébrale.

Le mésentère est susceptible de contenir un certain nombre de tumeurs dont l'histoire n'est pas même ébauchée. On ne connaît ni leur mode de développement, ni leurs symptômes. Cependant, lorsqu'une tumeur occupe la cavité abdominale, qu'elle est mobile, flottante même, qu'on peut la faire alternativement passer à droite et à gauche de la ligne médiane, lorsqu'il existe en avant une ou plusieurs anses d'intestin, il y a de grandes probabilités pour que cette tumeur ait son siège dans le mésentère. Une tumeur du grand épiploon présenterait un certain nombre de ces caractères, mais il n'existe jamais d'anse intestinale en avant d'elle. Quant au rein flottant, sans parler des signes qui lui sont propres, il occupe en général un des côtés de l'abdomen, et ne peut être reporté d'un côté à l'autre de la ligne médiane. J'ai pratiqué en 1880 la gastrotomie sur un homme atteint d'une tumeur du mésentère dont nous n'avions alors soupçonné ni la nature ni le siège avant l'opération : j'ai été assez heureux pour obtenir la guérison. Le fait est si rare et si instructif que je crois bon de le consigner dans cet ouvrage tel que je l'ai fait connaître à l'Académie de médecine (1).

(1) Au nom de M. le docteur Millard, mon collègue à l'hôpital Beaujon, et en mon nom propre, je viens présenter la relation d'un fait qui nous a paru digne de fixer votre attention : il s'agit de l'ablation chez un homme d'un kyste du mésentère pris pour une invagination chronique de l'intestin et traité par la gastrotomie.

Un homme, âgé de trente et un ans, le nommé Alfred Pady, employé, se trouvait, le 25 mai 1880, vers 7 heures du soir, sur le boulevard Bonne-Nouvelle, en parfait état de santé, lorsqu'il ressentit tout à coup dans le ventre une douleur tellement violente qu'il fut dans l'impossibilité absolue d'avancer. Il avait le tronc plié en deux, et c'est dans cette attitude que, après un quart d'heure de repos, il put regagner son domicile. Il se coucha, mais ne put dormir ni se tenir au lit, et, selon son expression, il passa toute la nuit à se rouler par terre. Plusieurs lavements qu'il prit furent sans résultat et, à partir de ce moment, il resta constipé. J'insiste sur ce début subit de la maladie et sur la constipation qui se manifesta aussitôt.

Le 26 mai, il ne put prendre une minute de repos, et les douleurs continuèrent à présenter un degré d'acuité extrême, malgré tous les calmants que lui administra M. le docteur Decori.

Le 27 au matin, il se fit porter à la consultation de l'hôpital Lariboisière, et on lui fit remarquer qu'il avait une tumeur dans le côté droit du ventre, ce dont il ne se doutait nullement. On lui dit qu'il avait un rein flottant. Cet état persista pendant huit jours : alors le caractère des douleurs se modifia. Au lieu d'être permanentes, les douleurs revinrent par crises, durant une heure, en se renouvelant une dizaine de fois dans les vingt-quatre heures. C'était, disait-il, comme du feu qui lui brûlait l'estomac et se répandait dans le ventre. Les crises apparaissaient surtout après l'ingestion des aliments.

Le 11 juin, il se rendit à Beaujon à la consultation de M. Millard et lui dit qu'il avait un rein mobile. M. Millard le reçut dans son service.

On fut alors témoin des crises que je viens de signaler. Aussitôt qu'il survenait un peu de calme, le malade se mettait au lit, mais il ne pouvait jamais dormir plus de deux heures, et encore assis dans son lit, la tête appuyée sur les genoux. La position horizontale, en effet, provoquait immédiatement de la suffocation, et le malheureux en était réduit à se promener le reste de la nuit.

Le malade portait dans le ventre, à droite du nombril, une tumeur offrant environ le volume d'une tête de fœtus. Il affirmait de la manière la plus catégorique qu'il ne l'avait jamais observée avant l'apparition de ses douleurs. Cette tumeur était arrondie, lisse, rénitente, très mobile et non douloureuse à la pression.

M. Millard fut très embarrassé pour formuler un diagnostic. Cependant, après plusieurs jours d'un examen attentif, en présence de l'apparition brusque de la tumeur, de l'invasion subite des accidents, des douleurs stomacales et de la constipation opiniâtre, il conclut à l'existence d'une *invagination chronique de l'intestin*. Le cas n'était pas classique sans doute, mais la plupart des nombreux médecins qui examinèrent le malade, et j'étais du nombre, se rattachèrent à cette manière de voir, faute de mieux. C'était, pensions-nous, un cas analogue à ceux que M. le docteur Raffinesque avait récemment publiés dans son excellente thèse inaugurale.

Le traitement fut donc dirigé en conséquence. Électrisation à l'aide des courants continus, massages du ventre, douches rectales avec l'eau de savon de Marseille, avec l'eau de Seltz, sans parler des lavements simples que le malade prenait très fréquemment et qui amenaient toujours un peu de soulagement. Mais tout fut inutile. Les crises présentaient la même intensité : le malade ne pouvait manger ni pain, ni viande, et, pendant quarante jours, il ne put jamais aller à la selle sans prendre de lavement.

Le 28 juin, M. Millard fit passer le malade dans mon service, afin que je pusse l'examiner de plus près avant d'agir, et, pendant deux ou trois jours, il survint un mieux appréciable : mais les accidents reparurent et le malade, profondément affaibli, réclama instamment une opération, dont il connaissait d'ailleurs toute la gravité

Après avoir bien discuté le pour et le contre avec mon collègue M. Millard, nous pensâmes qu'il y avait lieu d'intervenir chirurgicalement, et la gastrotomie fut décidée pour le samedi 3 juillet.

L'opération fut pratiquée en présence de mes collègues Millard et Féréol ; M. Peyrot, chirurgien du bureau central, voulut bien m'assister. Notre but était, après avoir ouvert l'abdomen, de désinvaginer l'intestin, si cela était possible, sinon, de réséquer la portion invaginée et de suturer les deux bouts.

Plusieurs viscères sont rattachés entre eux par des replis du péritoine que l'on désigne sous le nom d'*épiploons*. Ceux-ci sont groupés autour de l'estomac :

Le ventre ouvert largement, je fus chercher la tumeur et l'attirai au dehors. Nous constatâmes alors qu'au lieu d'une invagination intestinale il s'agissait d'une tumeur du mésentère.

Voici, d'ailleurs, l'observation telle qu'elle a été recueillie par M. Ricard, externe du service :

Le malade est disposé comme pour l'ovariotomie, les membres inférieurs enveloppés de ouate et attachés dans des gouttières fixes aux angles du lit Mariaud. Il a été transporté hors des salles dans un pavillon isolé au fond des jardins de l'hôpital Beaujon.

Anesthésie par le chloroforme. La paroi abdominale est rasée et lavée avec une solution d'acide phénique au vingtième.

M. Tillaux fait une incision sur la ligne médiane au-dessous de l'ombilic, incision de 15 centimètres de longueur environ. Les différentes couches sont incisées successivement sans hémorrhagie notable. Le bord interne du muscle grand droit du côté gauche est mis à nu, puis le feuillet postérieur de sa gaine est divisé. Le péritoine saisi entre les mors d'une pince est incisé au bistouri. M. Tillaux explore la cavité abdominale avec sa main, préalablement phéniquée, et agrandit l'incision en haut, à l'aide de ciseaux droits, sur une étendue de 5 à 6 centimètres environ. L'incision, longue alors de 20 centimètres, permet l'issue d'une tumeur arrondie, lisse, du volume d'une tête de fœtus. Elle est située dans le mésentère, dont elle soulève le feuillet droit, et non adhérente à l'intestin. Elle est lisse, sphéroïdale, rougeâtre, avec quelques arborisations vasculaires à la surface.

Ponction de la tumeur à l'aide d'un petit trocart : il ne sort aucun liquide. A l'issue du trocart, jet de matière liquide, jaunâtre, crémeuse. Les intestins étant protégés par des serviettes chaudes, on agrandit l'ouverture de la tumeur avec le bistouri, et il s'écoule une matière épaisse, crémeuse, en quantité assez considérable pour remplir environ deux verres à pied.

L'intérieur du kyste est lavé avec une solution d'acide phénique au vingtième, puis M. Tillaux le pédiculise au moyen de *sept fils* de catgut, suivant le procédé de la ligature en masse partielle ; la paroi du kyste étant enlevée à l'aide de ciseaux, il reste un pédicule en forme de collerette.

La surface du pédicule est cautérisée avec la solution d'acide phénique au vingtième. Les fils de catgut sont coupés au ras des parties molles, et le pédicule est abandonné dans la cavité abdominale.

Avant de refermer l'abdomen, M. Tillaux éponge la cavité péritonéale pour retirer le sang ou la matière du kyste qui aurait pu s'y trouver.

Une grosse éponge est laissée dans l'abdomen pendant que M. Tillaux pratique les sutures, qui comprennent toute l'épaisseur de la paroi. Ce temps de l'opération est rendu difficile par la rétraction du péritoine.

Pansement de Lister. Le ventre est recouvert en outre d'une épaisse couche de ouate avec compression par un bandage de flanelle.

Dans la journée deux injections de morphine : l'une deux heures après l'opération, l'autre le soir. Le malade ne ressent aucune douleur dans le ventre, ni nausées, ni vomissements. Il a dormi d'un trait de onze heures à trois heures du matin et à plusieurs reprises dans la journée et la nuit, et même a fumé sa pipe dans le courant de la journée.

Vin de Champagne, thé au rhum, bouillon froid.

4 juillet. — Peau moite, facies normal, pouls 120, T. M. 38°, 2, S. 38°,8 ; aucune douleur abdominale, mais un simple picotement à la surface de la peau. Même régime.

5 juillet. — État général moins satisfaisant, un peu de prostration. T. 38°,6, le soir 38°,4 ; pas de douleurs, quelques nausées avec renvois acides. Le malade a uriné seul ce matin. La respiration est accélérée (36 à 40).

Après la visite, vomissement d'un demi-verre de matière glaireuse, tenant en suspension une matière pulvérulente bleuâtre, ressemblant à du tabac à priser. Rien dans l'alimentation du malade n'explique cette coloration des vomissements. Le reste de la journée se passe bien, sans nausées ni vomissements. La respiration est à 20 par minute.

6 juillet. — Pouls petit, 124, T. 38°, resp. 20, de temps en temps *crises douloureuses* dans le côté *gauche* du ventre ; à part cela aucune douleur. Même régime.

Dans la journée, de une à trois heures, vomissements assez abondants, entièrement semblables aux précédents. Le soir, pouls petit, 100, R. 20, T. 38°,2.

La nuit est bonne, sauf quelques cauchemars.

7 juillet. — État général satisfaisant, la physionomie est bonne, les crises ont disparu, sauf quelques douleurs dans la région lombaire.

Le pouls est un peu relevé, 104 ; la peau est moite, la respiration normale, T. 38°.

Régime : lait à prendre par demi-verre dans la journée.

Dans la journée, vomissement de lait non digéré, lait que le malade avait pris en trop grande quantité à la fois.

Insomnie. La température reste à 37°,6.

l'un s'étend de la petite courbure de cet organe à la face inférieure du foie dans le sillon transverse : c'est l'*épiploon gastro-hépatique* ou *petit épiploon;* l'autre va de la grande courbure de l'estomac au côlon transverse : c'est l'*épiploon gastro-côlique* ou *grand épiploon;* un troisième relie la grosse tubérosité de l'estomac à la rate, *épiploon gastro-splénique*. Ajoutons l'*épiploon pancréatico-splénique*.

Le gros intestin présente à sa surface des franges graisseuses désignées sous le nom d'*appendices épiploïques*, qui dans certains cas pourraient faire croire à la présence de l'épiploon dans un sac herniaire.

De ces quatre épiploons un seul intéresse réellement le chirurgien : c'est le grand épiploon.

L'épiploon gastro-côlique ou grand épiploon est un vaste repli du péritoine flottant au devant de la masse intestinale qu'il sépare de la paroi abdominale. Fixé en haut à l'estomac et au côlon transverse, il est libre par son bord inférieur, qui descend chez l'adulte jusqu'au détroit supérieur du bassin.

Le grand épiploon est formé de quatre feuillets adossés deux à deux. Ces feuillets circonscrivent une grande cavité située en arrière de l'estomac, appelée *arrière-cavité des épiploons*, et qui ne communique avec la cavité péritonéale que par un orifice siégeant au niveau de l'épiploon gastro-hépatique, l'*hiatus de Winslow*.

D'après Malgaigne, cet orifice pourrait s'oblitérer et donner naissance à un kyste d'une nature toute spéciale. Je ne sais pas si un fait semblable a jamais été observé.

Le grand épiploon, mince et transparent chez l'enfant, ne recouvre à cet âge qu'une faible partie du paquet intestinal. Il descend peu à peu, se charge de

8 juillet. — Le lait est encore vomi, la température est à 38°, le pouls à 108. Le facies est amaigri.

On défait le pansement, le ventre n'est nullement ballonné. Plusieurs envies infructueuses d'aller à la selle ont fatigué le malade.

Régime : bouillon; lait coupé d'eau de Vichy.

La journée est très bonne, T. 37°,8. Une selle normale le soir.

9 juillet. — Pouls, 104. T. 37°, 6. S. 37°. État général bon.

10 juillet, septième jour de l'opération. — On enlève les points de suture (huit profonds, sept superficiels), la plaie est réunie dans toute son étendue, mais un peu incomplètement au niveau de la peau.

Bandelettes collodionnées. Pansement de Lister sans *protective*. Le ventre est souple.

Régime : lait. Bagnols. T. 37°,6, 38°.

11 juillet. — Le malade demande à manger. T. 37°,4.

15 juillet. — État normal. Le malade est réintégré dans la salle douze jours après l'opération.

19 juillet. — On défait le pansement et on enlève les bandelettes collodionnées, la plaie légèrement bourgeonnante est touchée avec le crayon de nitrate d'argent.

24 juillet. — On assied le malade dans un fauteuil.

1er août. — La plaie est légèrement bourgeonnante. On touche au nitrate d'argent, bandelettes de diachylon; les douleurs ont totalement disparu depuis le jour de l'opération, l'appétit est excellent.

L'examen histologique a prouvé que le kyste avait pour point de départ un ganglion lymphatique, et que le contenu était de la matière grasse.

Ce fait, Messieurs, me paraît remarquable à plusieurs points de vue. Il démontre d'abord l'efficacité de l'intervention chirurgicale dans des cas que l'on considérait, il y a peu d'années encore, comme au-dessus des ressources de l'art. Il permet, en outre, d'ébaucher un chapitre sur la pathologie des tumeurs du mésentère. Il n'est pas douteux, en effet, que les symptômes énoncés précédemment, longuement étudiés par un homme de la compétence de M. Millard, et qui avaient conduit au diagnostic : invagination intestinale chronique, étaient causés par la présence d'une tumeur dans le mésentère. Avec la tumeur, en effet, tous les accidents ont absolument et immédiatement disparu, et le malade, qui a bien voulu venir se soumettre à votre examen, vous dira qu'il n'a jamais joui d'une meilleure santé.

plus en plus de graisse et peut acquérir chez les sujets obèses une épaisseur considérable. Il est susceptible d'être atteint de dégénérescence cancéreuse, tuberculeuse, et contient alors des plaques et des noyaux durs qui font saillie au devant des intestins et sont souvent fort difficiles à diagnostiquer.

La présence du grand épiploon au devant du paquet de l'intestin grêle explique pourquoi, dans les plaies de la paroi antérieure de l'abdomen, ce repli péritonéal sort ordinairement en même temps que l'intestin et le recouvre. C'est pour la même raison qu'on le rencontre très souvent dans la hernie ombilicale des adultes. Celle-ci est donc en général une entéro-épiplocèle, à moins qu'elle ne contienne l'estomac seul.

Le grand épiploon, se détachant de la grande courbure de l'estomac, se trouve situé un peu plus à gauche qu'à droite dans la cavité abdominale : c'est pour cela que l'épiplocèle est plus fréquente à gauche qu'à droite.

L'épiploon joue un rôle considérable dans les hernies. Il est vraisemblable que, dans la hernie crurale en particulier, l'épiploon constitue souvent à lui seul la hernie pendant de longues années, puis, à un moment donné, sous l'influence d'un effort, une quantité, généralement très faible, d'intestin, s'engage dans l'anneau crural, sur les côtés de l'épiploon, et s'étrangle. Il y a quelques années seulement on donnait le conseil d'abandonner l'épiploon dans la plaie, mais la pratique qui consiste à le lier avec un fil de catgut, à le couper et à le réduire dans le ventre, rencontre aujourd'hui un grand nombre de partisans. Cette pratique nouvelle paraît donner, grâce à l'emploi de la méthode antiseptique, des résultats aussi favorables que l'ancienne, et présente en plus l'avantage de permettre la réunion immédiate.

Le grand épiploon forme souvent des brides qui, soit dans la cavité abdominale, soit dans un sac herniaire, peuvent devenir un agent d'étranglement. Le diagnostic en est impossible. Dans une autopsie de hernie étranglée volumineuse, ce n'est que par une dissection attentive que je pus découvrir cette cause d'étranglement, et c'était la seule, car l'anneau et le collet étaient très larges. J'avais temporisé, croyant avoir affaire à une hernie enflammée. La théorie de l'inflammation des hernies, proposée et défendue par Malgaigne, est la cause de bien des erreurs semblables ou analogues. Elle a contribué à jeter plus de doutes encore dans l'esprit du praticien. La hernie est-elle enflammée? est-elle étranglée? faut-il opérer? faut-il attendre? telles sont les questions que l'on pose constamment devant la malade, et souvent, lorsqu'on agit, il est trop tard. C'est que le diagnostic entre une hernie simplement enflammée et une hernie étranglée est impossible dans l'immense majorité des cas ; et, en admettant qu'il y ait lieu d'établir cette distinction au point de vue anatomo-pathologique, on ne peut la maintenir au point de vue clinique, car, en définitive, l'inflammation est une cause d'étranglement : donc il faut suivre les conseils très sages formulés par M. Gosselin, et agir comme dans l'hypothèse d'un étranglement.

On peut résumer les règles posées à cet égard par M. Gosselin dans les formules suivantes :

Lorsque l'intestin est sorti de la cavité abdominale et qu'il existe des phénomènes indiquant la suspension du cours des matières, on doit faire rentrer l'intestin *le plus tôt possible*.

Il faut pour cela, séance tenante : 1° pratiquer le taxis sans chloroforme, en donnant successivement au malade les attitudes qui favorisent le mieux la réduction;

2° Si l'on échoue, employer le taxis avec chloroforme;

3° Si l'on échoue encore, opérer le débridement sans plus attendre.

Ces règles sont malheureusement sujettes à quelques exceptions, sans lesquelles la question pratique des hernies serait bien simplifiée : mais il n'en est pas moins vrai qu'elles tracent une ligne de conduite applicable à la très grande majorité des cas.

Voici l'une des difficultés qui s'offrent en clinique :

Le grand épiploon peut constituer à lui seul la hernie et s'enflammer. Or l'épiplocèle enflammée donne lieu à un ensemble de symptômes qui rappellent l'étranglement intestinal : tumeur irréductible, douleurs abdominales, vomissements, etc. : mais il n'y a pas en général suppression complète des selles ni des gaz, la consistance est un peu différente, etc.; on arrive généralement au diagnostic.

Le péritoine donne encore naissance à certains replis qui portent le nom de ligaments : ainsi les ligaments coronaire, triangulaires du foie, les ligaments larges, etc. Nous aurons occasion plus tard de revenir sur ces derniers.

CHAPITRE II

Appareil digestif

La portion abdominale de l'*appareil digestif* comprend : l'estomac, l'intestin grêle, le gros intestin, moins le rectum.

A. — ESTOMAC.

Intermédiaire à l'œsophage et au duodénum, l'*estomac* est une vaste poche ayant la forme d'une cornemuse, occupant une partie de l'épigastre et de l'hypochondre gauche (voir fig. 214). Il est couché transversalement au devant de la colonne vertébrale, dont le séparent les piliers du diaphragme, le pancréas et la troisième portion du duodénum.

Il présente à considérer une face antérieure, une face postérieure, une extrémité gauche, appelée encore grosse extrémité, grand cul-de-sac; une petite extrémité; une grande courbure convexe dont la convexité regarde en bas; une petite courbure concave dont la concavité regarde en haut; deux orifices, l'un situé à gauche, orifice œsophagien; l'autre à droite, orifice pylorique.

A l'état de vacuité, les deux faces de l'estomac regardent directement en avant et en arrière. Lorsque l'estomac se distend, en même temps qu'il descend dans la cavité abdominale il éprouverait, d'après certains auteurs, une sorte de mouvement de bascule autour d'un axe transversal qui passerait par la petite courbure, de telle sorte que la face antérieure deviendrait en même temps supérieure, la face postérieure devenant inférieure. Pour d'autres auteurs l'estomac subirait une distension uniforme sans changement de direction de ses faces. Un point plus important, c'est que le grand axe de l'estomac n'est pas horizontal, ainsi qu'on a l'habitude de le représenter. Il est oblique de haut en bas et de gauche à droite, de telle sorte que la petite courbure est oblique dans le même sens et quelquefois même tout à fait verticale. Il en résulte que le cardia et le pylore sont loin de se trouver sur une même ligne horizontale et que le pylore est notablement au-dessous du cardia. D'après le professeur Lesgoft, le pylore se trouve situé sur une ligne verticale prolongeant le bord droit du sternum (note de la traduction russe de cet ouvrage par le professeur Tauber, de Varsovie).

Une plaie de l'estomac est plus grave dans l'état de plénitude que dans l'état de vacuité de l'organe. Cependant ce n'est pas l'opinion de Sédillot, qui dit que « les blessures sont moins dangereuses pendant la réplétion du ventricule, dont la paroi s'applique alors contre la paroi abdominale en repoussant en bas le côlon transverse et le grand épiploon. » On est surpris de lire cette phrase,

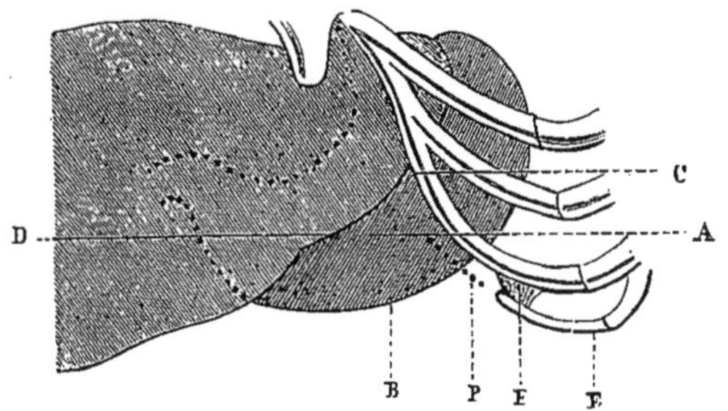

Fig. 213. — *Rapports de la face antérieure de l'estomac avec le foie, les cartilages costaux et la paroi abdominale antérieure.*

A, face antérieure de l'estomac.
B, grande courbure de l'estomac.
C, cartilage de la 9e côte.
D, lobe gauche du foie.
E, cartilage de la 10e côte.
F, ligament reliant les cartilages des 9e et 10e côtes.
P, ligne pointillée indiquant l'incision qu'il convient de pratiquer pour découvrir la face antérieure de l'estomac.

alors que Sédillot vient de dire que la guérison des plaies de l'estomac est exceptionnelle, en raison de l'impossibilité habituelle de prévenir l'épanchement et les péritonites mortelles qui en sont la suite. D'ailleurs, bien qu'une plaie puisse n'intéresser que l'estomac seul, il existera le plus souvent en même temps une lésion d'un autre viscère, car, ainsi que nous allons le voir, l'estomac n'est accessible que par une très petite partie de sa surface. Au dire de Sédillot, Percy et d'autres chirurgiens ont pratiqué la suture de la plaie et réduit l'estomac. Je pense cependant que, pour éviter l'épanchement de matières alimentaires dans le péritoine, il serait préférable de fixer les bords de la plaie stomacale aux bords de la plaie pariétale et d'établir ainsi des adhérences et une fistule dont on obtiendrait plus tard la guérison, à condition toutefois que la plaie de la paroi abdominale soit située dans la région épigastrique ; on ferait, en un mot, ce que l'on pratique pour l'extraction des corps étrangers de l'estomac.

Cet organe est en effet le siège d'une opération que l'on désigne sous le nom de *gastrostomie*, et qui a pour but d'en pratiquer l'ouverture.

L'estomac n'étant accessible que par sa face antérieure, je n'envisagerai que les rapports de cette face.

La face antérieure de l'estomac à l'état de vacuité est en rapport : 1° avec les attaches antérieures du diaphragme ; 2° avec la face antérieure du lobe gauche du foie ; 3° avec la face interne des 5me, 6me, 7me, 8me et 9me côtes gauches ; 4° avec la paroi antérieure de l'abdomen.

D'après Sédillot, l'estomac à l'état de vacuité « se trouve enfoncé au-dessous et en arrière du diaphragme et caché ou recouvert par le lobe gauche du foie, le côlon transverse, qui remonte jusqu'au diaphragme, une portion du grand épiploon et le bord supérieur de la rate. » Il résulte de cette description qu'aucune partie de la face antérieure de l'estomac ne répond directement à la paroi abdominale : aussi, pour ouvrir l'estomac, Sédillot conseille-t-il de diviser transversalement le muscle grand droit à deux travers de doigt des fausses côtes et d'arriver dans la cavité à l'aide d'une incision cruciale. « Le moyen de repère le plus sûr, pour ne pas s'égarer, nous paraît être le lobe gauche du foie. Dès qu'on l'a trouvé, on en suit la surface latérale jusqu'au diaphragme ; on rencontre l'estomac au-dessous de ce muscle et l'on repousse avec facilité le côlon transverse en bas et en arrière. »

Cette description n'est pas exacte, car il existe, même lorsque l'estomac est à l'état de vacuité, une portion faible, il est vrai, de la face antérieure de cet organe, en contact avec la paroi de l'abdomen et directement accessible.

Il importait de déterminer d'une façon très rigoureuse les rapports de cette portion avec la paroi et aussi de fournir des points de repère plus précis que ceux signalés jusqu'alors et qui permissent de la découvrir sûrement. C'est ce qu'a fait M. L. Labbé à l'occasion de l'extraction d'une fourchette que cet habile chirurgien a heureusement pratiquée sur un jeune homme de 19 ans. Il a d'abord constaté que la grande courbure de l'estomac ne remonte jamais sur le cadavre au delà d'une ligne transversale passant de chaque côté par le rebord des fausses côtes, au niveau du cartilage de la neuvième côte. S'il en est ainsi sur le cadavre, à plus forte raison en est-il de même sur le vivant, alors que les plus grandes expirations ne sont jamais aussi complètes que l'expiration cadavérique. Pour reconnaître l'endroit précis où l'on doit faire passer cette ligne, l'un de mes préparateurs, M. C. Labbé, à qui je dois le dessin représenté fig. 213, a fourni un point de repère. Il a d'abord fait connaître que le sommet du cartilage de la dixième côte est rattaché au cartilage de la neuvième par un ligament de 6 à 7 millimètres de hauteur. Il en résulte que ce cartilage de la dixième côte est très mobile, qu'il joue à frottement et que l'on peut assez facilement déterminer sous le doigt la production d'un bruit spécial.

Au-dessus de la saillie de ce cartilage existe une dépression que l'on rencontre en suivant de bas en haut avec le doigt le rebord des fausses côtes. Or le cartilage de la neuvième côte, d'où doit partir la ligne transversale, est situé immédiatement au-dessus de cette dépression, qui devient ainsi un point de repère assuré.

Donc la face antérieure de l'estomac vide n'est accessible directement que dans un espace triangulaire dont la base regarde en bas et correspond à la grande courbure de l'estomac (ou, ce qui revient au même, à la ligne transversale reliant le cartilage des neuvièmes côtes , et dont les bords sont formés : à droite par le lobe gauche du foie et à gauche par le rebord des fausses côtes gauches.

Se basant sur ces données anatomiques précises, M. L. Labbé propose pour la gastrostomie de pratiquer, à 1 centimètre en dedans des fausses côtes gauches et parallèlement à ces dernières, une incision de 4 centimètres dont l'extrémité inférieure aboutisse à une ligne transversale passant par les cartilages des neuvièmes côtes. Il procéda ainsi pour son malade et il arriva directement sur l'estomac. Il le saisit avec une pince à griffes, l'attira à l'extérieur et le fixa solidement par huit points de suture aux bords de l'incision pariétale, avant de l'ouvrir. En suivant les indications de M. Labbé, on traverse successivement les diverses couches de la portion latérale de la paroi abdominale antérieure, sans rencontrer le muscle droit antérieur. J'ai souvent répété sur le cadavre et pratiqué une fois sur le vivant la gastrostomie d'après le procédé de M. Labbé, et j'affirme que le manuel opératoire se trouve ainsi très simplifié.

Les opérations de gastrostomie faites par Sédillot avaient pour but d'obvier à un rétrécissement de l'œsophage et d'établir, ainsi qu'il le dit, une *bouche stomacale*. Il n'a pas jusqu'ici trouvé beaucoup d'imitateurs, et l'on conçoit aisément que les chirurgiens éprouvent une certaine répugnance à ouvrir l'estomac d'un malheureux atteint de cancer de l'œsophage, à moins qu'il ne le réclame instamment: mais l'intervention s'impose, s'il s'agit d'un rétrécissement cicatriciel que l'on ne peut ni dilater ni inciser. Il convient de toujours fixer solidement l'estomac avant de l'ouvrir, car sous l'influence d'une forte expiration ce viscère peut fuir brusquement dans la cavité abdominale, ainsi que cela arriva chez un des malades de Sédillot.

M. Billroth d'abord, et à sa suite un certain nombre d'autres chirurgiens, ont pratiqué dans ces dernières années des résections du pylore pour des affections organiques de cet organe, mais ces opérateurs n'ont trouvé jusqu'ici que peu d'imitateurs, au moins dans notre pays.

B. — INTESTIN GRÊLE.

L'*intestin grêle* est la portion du tube intestinal comprise entre l'estomac et le cæcum. Une valvule est située à chacune de ses extrémités: la valvule pylorique du côté de l'estomac, la valvule iléo-cæcale du côté du cæcum.

La longueur totale de l'intestin grêle est en moyenne de 8 mètres. Elle est d'ailleurs variable suivant les sujets: c'est ainsi que Beau rencontra un intestin grêle long seulement de 2^{m},76, et, chose remarquable dans ce cas, les valvules conniventes existaient dans toute sa longueur. L'intestin grêle est notablement plus large à son origine qu'à sa terminaison.

Il est parfois le siège de diverticules qui ont été très bien étudiés au point de vue anatomique et pathologique par M. Cazin, de Berk-sur-Mer. Presque constamment uniques, ces diverticules siègent toujours sur l'iléon et leur point d'émergence le plus commun est le tiers inférieur de cet intestin. Ils naissent ordinairement du bord libre, parfois des faces latérales, plus rarement du bord mésentérique de l'intestin. Leur longueur ordinaire est de 7 à 8 centimètres; elle peut n'être que de 2 à 3 et aller jusqu'à 18 et 20 centimètres. M. Cazin en rapporte la forme à quatre types: ils sont cylindriques; coniques à grosse extrémité dirigée du côté de l'intestin; coniques avec une disposition inverse; enfin globuleux, mais alors jamais pédiculés. Leur structure est à peu près la même que celle de l'intestin grêle, sauf que le sommet est fort aminci par suite de l'absence des fibres musculaires. Ils sont généralement mobiles dans tous les sens.

Le plus souvent inoffensifs, ces diverticules peuvent être la cause de divers accidents. Ils s'enflamment parfois, contractent des adhérences avec les parties voisines et deviennent ainsi une cause d'étranglement interne. Il peut arriver encore qu'ils forment un nœud autour d'une anse intestinale ; ils peuvent se déplacer, s'engager dans les anneaux de l'abdomen et constituer une *hernie diverticulaire*.

Il existe parfois un diverticule *iléo-ombilical*, qui peut déterminer la production d'une fistule décrite par M. Cazin sous le nom de *fistule entéro-ombilicale diverticulaire*. Je ne puis que mentionner ici ces faits intéressants, dont rend bien compte l'évolution de la vésicule ombilicale, et renvoyer le lecteur au travail remarquable de notre collègue.

On distingue à l'intestin grêle trois portions : le *duodénum*, le *jéjunum* et l'*iléon;* toutefois, ces deux dernières sont le plus souvent réunies sous le nom de *jéjuno-iléon*, car il n'existe entre elles aucune ligne de démarcation.

L'intestin grêle est constitué par quatre tuniques : *séreuse*, *musculeuse*, *celluleuse* et *muqueuse*.

La tunique séreuse, d'une minceur extrême, laisse voir par transparence les fibres musculaires sous-jacentes. La tunique musculeuse se compose de deux plans de fibres lisses : l'un *superficiel*, plus mince, comprend des fibres à direction longitudinale, régulièrement réparties sur toute la circonférence de l'intestin; l'autre *profond*, plus épais, est composé de fibres circulaires. C'est cette couche musculeuse qui produit les mouvements vermiculaires désignés sous le nom de péristaltiques ou antipéristaltiques, suivant qu'ils se font vers le cæcum ou vers l'estomac. La paralysie des fibres musculaires de l'intestin détermine un ensemble d'accidents bien étudiés par M. Henrot sous le nom de *pseudo-étranglement*.

La tunique celluleuse est très lâchement unie à la précédente, tandis qu'elle adhère à la tunique muqueuse et l'accompagne dans ses mouvements. Elle est susceptible de s'épaissir notablement à la suite des inflammations chroniques ou des ulcérations de cette dernière, et joue sous ce rapport un rôle fort important dans la production de certaines lésions du rectum dont je m'occuperai plus tard.

La tunique muqueuse est remarquable par la présence à sa surface interne d'un grand nombre de replis qui ne s'effacent jamais par la distension, et que l'on appelle *valvules conniventes*. Les valvules commencent dans le duodénum, à quelques centimètres du pylore. Elles sont très nombreuses dans cette portion de l'intestin, et jusque vers la moitié environ du jéjuno-iléon ; elles diminuent ensuite peu à peu pour disparaître à peu près complètement au voisinage de la valvule iléo-cæcale.

Je signalerai seulement les villosités dont est couverte la muqueuse et qui s'étendent depuis le pylore jusqu'au bord libre de la valvule iléo-cæcale.

Je ne ferai également que mentionner les glandes qu'on y trouve en si grand nombre. Ce sont : 1° les *glandes tubuleuses* ou *de Lieberkühn*, étendues à toute la longueur de l'intestin grêle et se continuant dans le gros intestin ; 2° les *glandes vésiculeuses* ou *folliculeuses*. Les follicules sont *solitaires* ou *agminés*. Les follicules solitaires sont disséminés sur toute l'étendue de la muqueuse ; les follicules agminés ou *glandes de Peyer*, appelés encore *plaques gaufrées* par Cruveilhier, occupent le bord convexe de l'intestin, c'est-à-dire le bord opposé à l'insertion du mésentère, et se rencontrent principalement vers la fin de l'intestin grêle; 3° les *glandes acineuses* ou *en grappes*, *glandes de Brunner*, qui n'existent que dans le duodénum.

Le *duodénum*, situé profondément au devant de la colonne vertébrale, est complètement immobile, en sorte qu'on ne le rencontre jamais dans les hernies; c'est aussi grâce à cette profondeur qu'il ne peut être blessé isolément.

Sa longueur totale est d'environ 20 centimètres et sa forme rappelle assez bien celle d'un fer à cheval dont la cavité dirigée à gauche embrasse la tête du pancréas. On lui considère trois portions distinguées en première, deuxième et troisième : la première et la troisième sont horizontales, la deuxième est verticale. On peut encore les désigner du nom de l'organe avec lequel chacune est plus spécialement en rapport : ainsi la première, qui est aussi légèrement dirigée en haut, en arrière et à droite, s'appelle portion hépatique; la deuxième, portion rénale, et la troisième, portion pancréatique. La première est comprise dans l'épiploon gastro-hépatique, tandis que le péritoine ne fait que passer au devant des deux autres.

Le jéjuno-iléon constitue à proprement parler l'intestin grêle; fixé à la colonne vertébrale par le mésentère, il forme dans la cavité une masse flottante qui se porte en tous sens et comble les vides qui se produisent : séparé de la paroi abdominale seulement par le grand épiploon, il est spécialement atteint par les coups portés sur l'abdomen. Les *contusions* de l'intestin grêle se produisent dans deux conditions différentes : ou bien le corps du blessé était appuyé contre un objet résistant et n'a pu se dérober, ou bien le blessé a pu fléchir le tronc sous le coup qui l'atteignait et reculer. On conçoit combien l'effet produit est différent dans ces deux conditions, étant donné la même intensité de choc : il faut donc s'enquérir avec soin de cette circonstance.

Lorsque l'intestin a été déchiré, des phénomènes d'une gravité extrême apparaissent aussitôt et le blessé succombe. La contusion de l'intestin peut n'être pas aussi intense et provoquer néanmoins la mort dans les jours qui suivent l'accident, et ce sont ces cas que le praticien doit surtout avoir présents à l'esprit. Voici ce qui se passe : Coup sur l'abdomen, contusion d'un point limité de l'intestin grêle, intégrité complète de la paroi, très peu d'accidents locaux et généraux ; le blessé marche et, par exemple, se rend à pied à l'hôpital ; le quatrième ou le cinquième jour se développent des accidents dont la mort est souvent la conséquence. A l'autopsie on constate une péritonite et quelquefois une perforation de l'intestin grêle. La contusion avait produit une eschare qui s'est détachée.

En conséquence, le pronostic doit être très réservé toutes les fois qu'il s'agit d'une contusion de l'abdomen, surtout lorsque le dos du blessé reposait sur un objet résistant au moment du choc. On doit réserver d'autant plus le pronostic que les lésions les plus variées, les plus imprévues et les plus graves, étrangères même au tube digestif, peuvent être la conséquence de ces contusions. C'est ainsi qu'en 1875, à l'hôpital Lariboisière, je reçus dans mon service un charretier qui, tenant ses deux chevaux par la bride pour les faire reculer, avait été frappé dans la région hypogastrique par le bout du timon de sa voiture alors qu'il était adossé à un poteau. Il y eut peu d'accidents les premiers jours, mais je n'en fis pas moins de fortes réserves sur le pronostic, et bien m'en prit, car je ne tardai pas à voir apparaître la gangrène, qui envahit tout le membre inférieur gauche. L'artère iliaque primitive gauche avait été déchirée (1), et, chose étonnante, ni la paroi abdominale ni surtout l'intestin grêle, placés au devant de l'artère, ne présentaient la plus légère trace de contusion.

Dans toute contusion de l'abdomen, il faut toujours songer à la possibilité d'une eschare de l'intestin et traiter le malade dans cette prévision. S'il se forme une eschare, on peut espérer qu'à la période d'élimination il se produira une péritonite locale qui fera adhérer l'anse malade à une anse voisine, en sorte qu'au moment de la chute de l'eschare il n'y aura plus de communication entre la perforation et la cavité péritonéale. Pour obtenir ce résultat on immobilisera l'intestin le plus possible, en ordonnant une diète sévère et l'opium à haute dose.

J'ai dit plus haut que dans les plaies un peu larges de la paroi abdominale l'épiploon et l'intestin pouvaient être précipités en dehors de la cavité, mais il est possible que du même coup l'intestin soit atteint et qu'il faille y pratiquer d'abord une suture avant de le réduire. Les plaies de l'intestin ont avec raison vivement préoccupé les chirurgiens de notre époque. On doit à Jobert (de Lamballe) d'avoir le premier formulé ce précepte que le seul mode rationnel de suture intestinale était l'adossement l'une à l'autre des surfaces séreuses. On sait avec quelle rapidité les surfaces péritonéales enflammées adhèrent entre elles. Une expérience de Travers que tout le monde a répétée rend bien compte de la rapidité avec laquelle se fait cette adhérence et du rôle immense qu'elle joue dans certains traumatismes de l'intestin. On lie complètement une anse d'intestin grêle sur un chien; on coupe les fils à ras du nœud, on remet l'intestin dans le ventre et on suture la paroi abdominale. Vers le 3me ou le 4me jour les fonctions digestives se rétablissent et le chien guérit.

Voici ce qui se produit : le fil détermine sur le pourtour de l'intestin grêle un sillon profond dans lequel il est caché. Les deux lèvres du sillon formées par le péritoine adhèrent aussitôt l'une à l'autre, ce fil coupe rapidement les tuniques et tombe dans l'inteslin, dont la cavité se trouve ainsi rétablie. Deux ou trois mois après, c'est à peine si l'on trouve à l'intérieur un léger repli de la muqueuse indiquant le siège de l'opération.

Cette belle expérience de Travers nous donne la clef des phénomènes qui se passent chez l'homme dans l'invagination intestinale : lorsqu'il y a élimination du cylindre invaginé, c'est d'une façon analogue que se rétablit la continuité de l'intestin.

Une plaie étroite, une piqûre de l'intestin, ne présente pas en général de gravité : la muqueuse venant immédiatement boucher l'orifice, il n'y a pas écartement des bords. C'est ainsi que l'on peut presque impunément ponctionner l'intestin dans la tympanite et même dans l'étranglement interne. En conséquence, si dans une opération de hernie étranglée on avait le malheur de piquer très légèrement l'intestin, il faudrait néanmoins réduire sans faire de suture.

(1) La lésion de l'artère iliaque primitive était bien remarquable : elle siégeait juste au niveau de sa bifurcation. L'iliaque primitive, l'iliaque interne et l'iliaque externe, étaient transformées en un cordon noirâtre, arrondi, adhérent au tissu cellulaire voisin; les veines étaient intactes. En ouvrant l'iliaque primitive je trouvai une déchirure des tuniques interne et moyenne du vaisseau, qui, recroquevillées en haut et en bas, oblitéraient la lumière du vaisseau, ainsi que cela a lieu à la suite de la torsion. Entre les bouts écartés la tunique interne était très dilatée, et un caillot mou occupait cette dilatation.

A. Cooper fit avec un fil de soie une ligature latérale dans un cas de ce genre et réduisit ensuite. Le malade guérit. On éprouve parfois une certaine difficulté, même après le débridement, à réduire une anse d'intestin très distendue. Il n'y aurait pas d'inconvénient à pratiquer alors une très petite piqûre pour évacuer les gaz.

Si la plaie présentait un écartement de ses bords, sans comprendre toutefois tout le pourtour de l'intestin, on ferait une suture, la suture de Gély, ou mieux celle de Lembert avec des fils de soie ou de catgut; on réduirait ensuite l'intestin en coupant les fils à ras et en les abandonnant dans l'abdomen.

Si l'intestin était complètement coupé en travers, il faudrait, d'après le conseil de Jobert, replier l'un des bouts en dedans et y introduire ensuite l'autre bout, toujours de façon à mettre en contact les surfaces séreuses, condition indispensable au succès. Mais une difficulté qui me paraît devoir être souvent insurmontable se présente dans ce cas : comment distinguer immédiatement le bout supérieur du bout inférieur? et cependant cette reconnaissance présente un intérêt majeur, car *il faut invaginer le bout supérieur dans l'inférieur*, afin que les matières affaissent, en passant, la valvule ainsi formée, au lieu de la redresser. L'invagination en sens inverse, c'est-à-dire du bout inférieur dans le supérieur, rend presque fatalement la guérison impossible. C'est pour éviter cet accident sans doute que la plupart des chirurgiens emploient dans ce cas la suture de Lembert. Celle-ci n'a d'autre inconvénient que de former une sorte de crête circulaire qui diminue un peu le calibre de l'intestin.

Ce qui précède ne s'applique qu'aux plaies accidentelles, car dans une hernie gangrenée je crois qu'il vaut mieux établir un anus contre nature que d'attirer l'intestin au dehors et d'en réséquer la quantité nécessaire pour invaginer ensuite les deux bouts, ainsi que le fit Ramdohr (ce chirurgien faisait l'invagination simple, sans adossement des séreuses). D'ailleurs le plus souvent on ne le pourrait pas, à cause des adhérences qui existent presque toujours dans ces cas entre l'intestin et le pourtour du collet du sac, adhérences qu'il ne faut même jamais chercher à rompre, sous peine de déchirer l'intestin et de déterminer un épanchement de matières stercorales dans le péritoine. Cependant la chirurgie de l'abdomen a fait dans ces derniers temps de si grands progrès, que beaucoup des anciens préceptes sont battus en brèche. C'est ainsi que M. le Dr Julliard de Genève a pratiqué la résection de 18 centimètres d'intestin dans un sac herniaire, a réuni les deux bouts, réduit dans le ventre et guéri sa malade.

M. Kœberlé n'a-t-il pas eu l'audace, d'ailleurs couronnée de succès, de réséquer 2 mètres d'un intestin grêle atteint de rétrécissements multiples? Il n'est pas douteux que cette pratique doit être imitée lorsque dans une gastrotomie on trouve un bout d'intestin gangrené. J'en ai réséqué (janvier 1881) 1 mètre environ dans ces conditions, mais la malade était déjà atteinte de la péritonite qui l'a emportée. Dans tous les cas de résection avec suture des deux bouts de l'intestin, une précaution très importante consiste à fixer l'anse à la plaie de la paroi abdominale pour éviter la chute des matières intestinales dans le péritoine, si une suture vient à manquer.

Les plaies de l'intestin, comme celles de l'estomac, sont beaucoup plus graves lorsqu'il existe des matières dans leur intérieur au moment de l'accident, à cause de l'épanchement qui détermine une péritonite suraiguë. Pour le même motif, il faut, après la suture, condamner le malade à une diète absolue, même des liquides, pendant au moins vingt-quatre heures, et donner de l'opium à haute dose.

Il n'est pas toujours facile de reconnaître si dans une plaie pénétrante de l'abdomen l'intestin a été blessé : lorsque la plaie est assez grande pour laisser sortir les gaz, ceux-ci s'accumulent dans la cavité péritonéale et déterminent un ballonnement considérable du ventre. On reconnaît que l'air ne siège pas dans les intestins à ce que la région du foie est sonore à la percussion.

L'intestin grêle, avons-nous dit, est très mobile et flotte dans la cavité abdominale : aussi, par la même raison, entre-t-il presque toujours dans la composition des hernies. Il est susceptible de s'enrouler sur lui-même, de se nouer, de s'invaginer, de passer à travers les orifices normaux ou anormaux qui l'étranglent, sous des brides, sous des diverticulums, etc., etc. Il en résulte des accidents décrits sous le nom d'*étranglement interne* et qui consistent essentiellement dans des vomissements incessants, du hoquet, la suppression absolue des selles et de l'évacuation des gaz. Les vomissements, d'abord bilieux, deviennent ensuite jaunâtres, fécaloïdes. Les malades sont loin d'ailleurs de se ressembler à cet égard : les uns vomissent dès le début des accidents, et les vomissements sont incessants; d'autres vomissent à d'assez longs intervalles; il en est qui vomissent à peine une fois ou deux en vingt-quatre heures. Les accidents marchent lentement dans ce dernier cas, le facies s'altère beaucoup moins vite, et l'on hésite à intervenir activement, mais la mort n'en arrive pas moins.

La fréquence des vomissem nts ne tient ni au degré d'étranglement ni à une susceptibilité propre à chaque malade, mais bien au siège de l'étranglement lui-même. S'il porte sur un point de l'intestin grêle très rapproché de l'estomac, les vomissements apparaissent tout de suite, ont lieu sans relâche, la nutrition est complètement interrompue, le facies s'altère profondément presque dès le début des accidents ; il existe à peine du ballonnement du ventre, la mort vient vite. Plus l'étranglement s'éloigne de l'estomac, moins les vomissements sont rapprochés, moins les accidents marchent vite, et plus le ballonnement du ventre augmente. Enfin, si l'étranglement porte sur le gros intestin, il y a peu ou point de vomissements; la marche des accidents est très lente, ce qui donne une fausse espérance et empêche souvent d'agir à temps ; le ballonnement du ventre est énorme.

Lorsque les moyens médicaux de traitement ont échoué, quand on a inutilement employé les douches d'air et l'électrisation, lorsqu'il est évident que la mort est certaine et proche, deux ressources suprêmes restent au chirurgien : la *gastrotomie* et l'*entérotomie*.

La gastrotomie consiste à ouvrir largement la cavité abdominale, ainsi qu'on le fait dans l'ovariotomie, à rechercher la cause de l'étranglement et à la supprimer. L'entérotomie a pour but d'ouvrir l'intestin au-dessus du point étranglé, de donner issue aux matières fécales en établissant un anus contre nature, sans se préoccuper de l'agent d'étranglement. La gastrotomie s'attaque à la cause, l'entérotomie vise l'effet ; l'une combat la lésion, l'autre le symptôme ; la gastrotomie cherche la guérison radicale, l'entérotomie n'est qu'un expédient.

Cette dernière opération préconisée par Nélaton consiste à pratiquer à la paroi abdominale, au niveau de la fosse iliaque droite, une incision couche par couche jusqu'au péritoine ; à mettre à découvert une anse d'intestin ; à prendre la première qui se présente sans rechercher à quelle portion elle appartient, sans la décoller de la paroi ni la tirer au dehors ; à la fixer par plusieurs points de suture aux lèvres de la plaie et à ne l'ouvrir qu'après l'avoir solidement attachée, de façon qu'il ne tombe pas de liquide dans la cavité péritonéale.

L'entérotomie devrait être employée de préférence, si l'on avait des raisons de croire à une lésion organique de l'intestin, mais le diagnostic est le plus souvent impossible. Aussi, contrairement à l'opinion que j'ai soutenue dans les éditions précédentes de cet ouvrage, je pense aujourd'hui que la gastrotomie est presque toujours l'opération indiquée dans l'étranglement interne.

La muqueuse de l'intestin grêle glisse facilement, et nous avons vu que c'était surtout grâce à ce mécanisme qu'une petite plaie de l'intestin se trouvait immédiatement close.

Lorsque la plaie de l'intestin est plus grande, dans l'*anus contre nature*, par exemple, la muqueuse peut se renverser au dehors et former un bourrelet rougeâtre qui s'oppose à la guérison spontanée. Celle-ci rencontre cependant son plus grand obstacle dans la saillie que forment les deux parois adossées de l'intestin entre les bouts supérieur et inférieur et qui s'oppose absolument au passage des matières d'un bout dans l'autre. Cette saillie, désignée sous le nom d'*éperon*, disparait souvent d'elle-même, grâce aux contractions de l'intestin grêle et aux tractions exercées par le mésentère : l'anus contre nature guérit alors par les seules forces de la nature, et cette terminaison n'est heureusement pas très rare.

Si l'éperon ne se retire pas vers la cavité abdominale, s'il s'oppose à la formation de l'*infundibulum*, sans lequel la guérison spontanée est impossible, il faut le détruire avec l'entérotome de Dupuytren.

L'ouverture de l'intestin peut se produire par ulcération, consécutivement à un abcès sous-péritonéal de la paroi, plusieurs mois et même plusieurs années après l'ouverture de l'abcès. Il en résulte la formation d'une variété de fistule stercorale que Blin a décrite en 1879 sous le nom de fistule pyo-stercorale. Cette affection diffère essentiellement de l'anus contre nature en ce que, entre l'orifice cutané et l'orifice intestinal, existe un trajet granuleux plus ou moins long fournissant du pus, et qu'il est parfois fort difficile d'oblitérer. Dans un cas de ce genre M. le Dr Julliard de Genève a obtenu (octobre 1880) un beau succès par la suture de l'orifice intestinal préalablement attiré au dehors, avivé et finalement réduit dans la cavité abdominale.

L'intestin grêle étant ouvert, est-il possible de reconnaître à quelle portion l'on a affaire, diagnostic important, puisque la vie est incompatible avec une ouverture située très près de l'estomac ? Si la muqueuse présente un grand nombre de valvules conniventes, on peut présumer que la perforation est rapprochée du duodénum ; si elle n'en présente que très peu, c'est qu'on sera plus près du cæcum. On établit le diagnostic surtout par la nature des matières rendues : si l'ouverture siège près de l'estomac, les matières sortent très vite après avoir été ingérées, elles sont moins élaborées, et l'on peut reconnaître la nature des aliments ; les malades sont tourmentés par une faim insatiable et dépérissent rapidement, malgré des injections de substances alimentaires faites dans le bout inférieur. Cependant on a pu réussir à relever leur santé en recueillant les matières qui sortaient par l'anus contre nature pour les réintroduire ensuite dans le bout inférieur.

Les *artères* de l'intestin grêle sont fournies par l'artère mésentérique supérieure, sauf pour le duodénum, qui reçoit une branche de l'hépatique ; elles pénètrent l'intestin par son bord adhérent. Il en résulte que, lorsqu'une anse complète d'intestin est herniée, elle reçoit encore ses vaisseaux ; si l'anse est incomplète, qu'il n'y ait qu'un pincement, la portion herniée ne recevant plus de vaisseaux, quelques auteurs ont cherché à expliquer ainsi pourquoi la gangrène survient plus vite dans les petites hernies que dans les grosses.

Les *veines* forment la mésaraïque et aboutissent à la veine porte.

Les *vaisseaux lymphatiques* portent ici le nom de chylifères et jouent un rôle physiologique dont je n'ai pas à m'occuper.

Les *nerfs* proviennent du plexus solaire.

C. — GROS INTESTIN.

Le *gros intestin* diffère notablement de l'intestin grêle par sa longueur, qui n'en est que la cinquième partie environ, par ses bosselures, par la disposition de ses fibres musculaires longitudinales, par sa direction, sa fixité, etc.

Il commence dans la fosse iliaque droite par un renflement terminé en cul-de-sac et qui constitue le *cæcum ;* il se dirige ensuite verticalement en haut jusqu'à la vésicule biliaire, se coude en ce point pour se porter transversalement de droite à gauche, arrive au niveau de l'extrémité inférieure de la rate, se coude de nouveau pour se porter verticalement en bas, se rend dans la fosse iliaque gauche, où il se contourne en forme d'S italique ; de là il gagne la ligne médiane et plonge dans le bassin pour constituer le rectum. Le gros intestin décrit donc un cercle presque complet qui entoure de toutes parts la masse flottante de l'intestin grêle ; toutefois les portions ascendante et descendante sont profondément situées et recouvertes par l'intestin grêle.

Le gros intestin est loin d'être aussi mobile que le petit : aussi ne le rencontre-t-on que très rarement dans les hernies.

On lui reconnaît trois portions : le *cæcum*, le *côlon* et le *rectum.* Cette dernière partie sera étudiée avec le bassin.

Le gros intestin est composé des mêmes tuniques que l'intestin grêle, mais elles y affectent quelques dispositions spéciales.

Le péritoine ne lui forme pas une enveloppe aussi complète qu'à l'intestin grêle, ce n'est qu'exceptionnellement qu'il existe un mésocôlon, un méso-cæcum. J'ai déjà signalé ces particularités à propos du péritoine et j'en ai montré les conséquences pratiques.

La *couche musculeuse* présente également deux ordres de fibres : *longitudinales, superficielles* et *transversales profondes*. Les fibres transversales affectent la même disposition que sur l'intestin grêle, mais il n'en est pas de même des premières. Au lieu d'être régulièrement dispersées autour de l'intestin, les fibres longitudinales sont groupées en *trois bandelettes* qui, vues à travers le péritoine, présentent un aspect nacré, comme ligamenteux ; elles partent de l'appendice vermiculaire du cæcum. L'une, antérieure, est la plus large ; elle devient inférieure sur l'arc du côlon et redevient antérieure sur le côlon descendant et sur l'S iliaque, où elle s'épanouit. Les deux autres sont latérales au niveau du cæcum ; elles deviennent supérieures sur le côlon transverse, l'une en avant, l'autre en arrière, pour redevenir latérales sur le côlon descendant. A partir de l'S iliaque, les fibres longitudinales entourent toute la circonférence de l'intestin.

La connaissance de ces bandelettes est utile en ce que, au cours d'une opération, elles permettent d'affirmer que l'on a affaire au petit ou au gros intestin.

La *tunique celluleuse* ne diffère pas de celle de l'intestin grêle.

La *tunique muqueuse* ne présente pas de valvules conniventes; on n'y trouve pas non plus de villosités.

Les glandes y existent en très grand nombre. Elles sont de deux espèces : 1° les glandes en tubes ou de Lieberkühn, répandues en très grande quantité dans tout le gros intestin; 2° les follicules clos, qui sont toujours *isolés* et ne constituent jamais des plaques comme dans l'intestin grêle.

Étudions maintenant ce que chaque portion du gros intestin présente de spécial.

Cæcum. On désigne sous le nom de cæcum la portion du gros intestin située au-dessous de l'embouchure de l'intestin grêle. Une ligne horizontale passant par la partie supérieure de cet orifice sert à le délimiter en haut; il se termine en bas par une extrémité arrondie à laquelle s'attache l'*appendice vermiculaire*.

A l'état de plénitude, le cæcum occupe toute la fosse iliaque droite, mais à l'état de vacuité il est recouvert par les anses de l'intestin grêle, en sorte que celles-ci et non le cæcum se présentent au bistouri dans l'entérotomie pratiquée dans la fosse iliaque droite lorsque l'obstacle siège sur le petit intestin, tandis que le cæcum répond lui-même à la paroi abdominale lorsque l'étranglement occupe le gros intestin.

La direction du cæcum n'est pas tout à fait verticale, mais un peu oblique en bas et à gauche, ce qui explique pourquoi la hernie du cæcum, très rare d'ailleurs, a été quelquefois observée du côté gauche.

Le péritoine maintient le cæcum appliqué contre la fosse iliaque interne et en général ne lui forme pas de mésocæcum. J'ai signalé suffisamment, à propos des abcès de la fosse iliaque, les conséquences qui en résultent, pour n'avoir pas à y revenir ici.

De cette disposition du péritoine ressort encore un fait important : le cæcum peut glisser sous la séreuse, gagner ainsi l'orifice supérieur du canal inguinal et s'y engager sans être précédé par la membrane, c'est-à-dire que dans ce cas la hernie n'a pas de sac, ainsi qu'on l'observe, par exemple, dans la hernie de la face antérieure de la vessie.

Cependant le cæcum hernié peut occuper un sac comme le reste de l'intestin, et il peut même acquérir dans ce cas un volume énorme.

J'en ai observé un cas si curieux qu'il me semble utile de le consigner ici.

Une hernie inguinale droite étranglée avait été réduite en ville. Les accidents d'étranglement persistant malgré la réduction, le malade fut envoyé à l'hôpital Saint-Louis et placé dans le service de Denonvilliers où j'étais interne. Denonvilliers étant absent, M. Richet, chirurgien à cette époque du même hôpital, voulut bien voir le malade dont il a sans doute gardé le souvenir. Il était rationnel de penser que la réduction avait été opérée en masse et que le collet du sac repoussé dans le ventre continuait à étrangler l'intestin. Ce fut l'opinion de M. Richet, et il pratiqua aussitôt une large incision au-dessus de l'arcade crurale pour aller à la recherche de l'étranglement. Malgré les explorations les plus minutieuses, on ne put découvrir la cause des accidents; l'intestin grêle fut attiré au dehors, il était sain; bref, l'opération, bien que très indiquée et très méthodiquement pratiquée, ne donna pas de résultat, et le malade mourut quelques heures après. La hernie ne contenait que le cæcum. Cet intestin était beaucoup plus distendu qu'un estomac ordinaire d'adulte. Il avait été réduit, mais il était tordu, renversé et repoussé dans l'épigastre et l'hypochondre gauche en avant de l'estomac. C'est à cette torsion de l'intestin au niveau du pédicule de la hernie qu'était due la persistance des phénomènes d'étranglement, cas impossible à prévoir et au-dessus des ressources de l'art, ainsi que nous en réservent si souvent les hernies.

L'*appendice cæcal*, *vermiforme*, *vermiculaire*, s'attache à la partie postérieure et interne de l'extrémité inférieure du cæcum. Il y est fixé par un repli du péritoine qui lui forme une sorte de mésentère. Cet appendice est flexueux et présente des différences individuelles nombreuses quant à sa longueur et à sa direction. Il est creusé d'une cavité communiquant avec celle de l'intestin, cavité sans issue dans laquelle s'introduisent quelquefois des corps étrangers qui sont le point de départ des abcès sous-péritonéaux dont j'ai parlé plus haut et même de la péritonite aiguë.

Du côlon. Le côlon se divise en *ascendant*, *transverse*, *descendant*, et en *S iliaque* du côlon.

A propos de la fosse iliaque, de la région lombaire et du péritoine, j'ai suffisamment signalé les particularités qui intéressent la chirurgie pour me dispenser d'y revenir ici.

Les *artères* du gros intestin sont les côliques droites et gauches, qui naissent des artères mésentériques supérieure et inférieure.

Les *veines* suivent le trajet des artères et se rendent à la grande et à la petite mésaraïque.

Les *lymphatiques* aboutissent directement dans de petits ganglions situés au voisinage du bord adhérent de l'intestin.

Les *nerfs* proviennent du plexus solaire et du plexus lombo-aortique.

CHAPITRE III

Des annexes du tube digestif.

A. — APPAREIL BILIAIRE.

L'*appareil biliaire* se compose du foie et des conduits excréteurs de la bile.

Du foie.

Le *foie* est une glande destinée à la sécrétion de la bile et à la production d'une substance désignée par Cl. Bernard sous le nom de *substance glycogène*, qui se transforme en sucre.

La bile est portée dans le duodénum par les conduits biliaires, tandis que le sucre sort du foie par les veines sus-hépatiques, qui le versent incessamment dans la veine cave inférieure.

Au point de vue anatomique et physiologique, le foie jouit donc d'une très grande importance : je ne dois toutefois signaler ici que ce qui intéresse exclusivement la chirurgie, et les applications chirurgicales sont peu nombreuses.

La glande hépatique est non seulement la plus volumineuse de toutes les glandes, mais elle l'emporte encore sur la somme de toutes celles qui entrent dans l'organisme humain. Son poids moyen est de 2 kilogrammes.

Le foie occupe tout l'hypochondre droit, une partie de l'épigastre, et s'avance jusque dans l'hypochondre gauche. Il s'enfonce sous la voussure du diaphragme, auquel il est intimement uni par des replis péritonéaux qui forment les ligaments *coronaire* et *triangulaires*. Le diaphragme sépare seul le foie de la plèvre et du poumon : aussi n'est-il pas très rare de voir des abcès du foie et même des kystes hydatiques du foie s'ouvrir dans la plèvre. Il faut se garder de confondre ces lésions avec certains abcès développés dans l'épaisseur de la paroi abdominale et que Dolbeau m'a dit avoir observés dans cette région probablement à la suite de rupture musculaire. On doit reconnaître toutefois que, si l'abcès occupe la couche sous-péritonéale, le diagnostic est entouré de sérieuses difficultés.

Le foie est recouvert par les sept ou huit dernières côtes droites.

Je rappelle ici la présence du sinus costo-diaphragmatique tapissé par la plèvre et dans lequel s'engage le poumon au moment de l'inspiration. Le foie est en rapport dans une certaine hauteur avec ce sinus: aussi une plaie peut-elle intéresser à la fois la plèvre, le poumon droit, le diaphragme, le péritoine et le foie, surtout lorsqu'elle est obliquement dirigée de haut en bas.

Le foie à l'état normal et dans la position horizontale ne déborde pas le rebord cartilagineux des côtes. Lorsque la matité permet de constater qu'il est descendu au-dessous de ce rebord, c'est qu'il est hypertrophié ou refoulé en bas par un épanchement pleurétique. Il déborde l'appendice xiphoïde sur la ligne médiane et recouvre une partie de la face antérieure de l'estomac.

Glisson a comparé la forme du foie à celle d'un segment d'ovoïde dont la grosse extrémité regarde à droite et la petite extrémité à gauche.

On considère au foie une face supérieure et antérieure, qui est convexe; une face inférieure et postérieure, qui est concave; un bord antérieur et inférieur mince et tranchant; un bord postérieur et supérieur très épais; une extrémité droite, arrondie, volumineuse, et une extrémité gauche mince, terminée en forme de languette.

Un repli du péritoine, ligament *falciforme*, *suspenseur du foie*, divise la face convexe en lobes droit et gauche; le premier est beaucoup plus volumineux que le second.

Je mentionnerai seulement ce que présente la face inférieure du foie. On y trouve d'abord deux sillons profonds : l'un antéro-postérieur, *sillon de la veine ombilicale;* l'autre transversal, qui aboutit au premier sous un angle droit : c'est le *sillon de la veine porte*, le *hile du foie*. En avant du sillon transverse est le *lobe carré, éminence porte antérieure;* en arrière de ce même sillon est le *lobule de Spigel,* éminence porte postérieure, et tout à fait en arrière sur le bord postérieur se trouve le *sillon de la veine cave inférieure*. Plus à droite et près du bord antérieur est la *vésicule biliaire*. Cette face est en contact avec l'angle que forment les côlons ascendant et transverse, avec une portion de la face antérieure de l'estomac et quelques circonvolutions de l'intestin grêle.

Le bord antérieur, dirigé obliquement en haut et à gauche, présente deux échancrures : l'une profonde et angulaire, qui correspond au sillon de la veine ombilicale; l'autre, située sur le lobe droit, superficielle et arrondie, destinée à recevoir le fond de la vésicule biliaire.

Le péritoine forme au foie une enveloppe à peu près complète; il manque seulement au niveau du sillon transverse, de la gouttière de la veine cave inférieure, de la fossette de la vésicule biliaire et du bord postérieur entre les deux replis du ligament coronaire.

La tunique fibreuse ou capsule de Glisson lui forme une enveloppe complète qui se prolonge dans son intérieur.

La *couleur* normale du foie est rouge brun. Il peut être plus ou moins jaune dans les foies gras, cirrhotiques; sa couleur peut être verte, ardoisée.

Le tissu du foie est remarquable par sa friabilité, aussi se déchire-t-il aisément dans les chutes d'un lieu élevé ou bien à la suite de coups portés sur l'abdomen : on voit alors comme de longues fêlures s'irradiant sur sa face convexe. On trouve parfois dans son intérieur des épanchements sanguins sans que sa surface extérieure porte des traces de contusion : le foie a éprouvé alors une forte commotion, ainsi que j'en ai observé un cas dernièrement.

Au dix-huitième siècle, on s'était beaucoup préoccupé de la coïncidence des abcès du foie et des plaies de la tête, et on avait imaginé diverses théories pour l'expliquer. Aujourd'hui, nous acceptons que les abcès du foie observés sur les sujets qui ont succombé à la suite de plaies de la tête sont des abcès métastatiques consécutifs à l'infection purulente. Il ne faudrait cependant pas rejeter absolument cette autre opinion, défendue par Richerand, à savoir, que les abcès du foie peuvent être le résultat d'une contusion centrale de cet organe. Je rappellerai à ce propos que les abcès métastatiques sont en général superficiels, tandis que les autres sont profonds.

Les abcès essentiels du foie gagnent en général la surface de l'organe, déterminent une péritonite partielle, soit entre le foie et le diaphragme, ou le côlon transverse, ou l'estomac, ou la paroi costo-abdominale, et finissent par s'ouvrir dans ces divers points. J'y reviendrai plus loin à propos des tumeurs biliaires.

Le foie est le siège de prédilection des kystes hydatiques. Ceux-ci forment une ou plusieurs bosselures reconnaissables à la vue et au toucher. Elles sont résistantes, élastiques, et donnent parfois lieu à la sensation spéciale du *frémissement hydatique*, ainsi que j'en ai observé pour la première fois un cas bien remarquable à Lariboisière en 1873. Ce phénomène s'observe rarement et se produit lorsque l'hydatide mère contient un nombre plus ou moins grand d'hydatides filles sans interposition de liquide. En percutant le kyste on éprouve alors une sensation très analogue à celle que donne la percussion d'un fauteuil élastique.

Tant que les kystes sont d'un petit volume et indolents, je suis d'avis de n'y pas toucher, car ils peuvent subir une phase régressive, s'atrophier et disparaître spontanément; d'autre part, une ponction capillaire, bien que le plus souvent inoffensive avec l'appareil de M. Dieulafoy, peut néanmoins déterminer la suppuration du kyste et par suite de graves accidents.

Lorsque le kyste est suppuré, il convient de l'ouvrir, et la méthode la plus sûre consiste à appliquer sur la paroi abdominale des couches successives de pâte de Vienne, afin d'établir préalablement des adhérences entre la paroi de l'abdomen et celle du kyste. Mais ces adhérences sont longues à obtenir et surtout le chirurgien ne possède pas de signes qui lui permettent de reconnaître si elles se sont produites. C'est pour obvier à cet inconvénient que j'ai imaginé le procédé suivant. Je divise successivement avec le bistouri toutes les couches de la paroi abdominale jusqu'au tissu sous-péritonéal; j'enfonce alors hardiment dans l'intérieur du kyste une flèche de Canquoin pointue et résistante, et je la laisse en place jusqu'à ce qu'elle tombe d'elle-même avec l'eschare qu'elle a produite. La poche se vide alors spontanément, et l'on peut être absolument certain qu'il existe des adhérences assez solides pour empêcher la chute du liquide dans le péritoine. J'ai employé trois fois ce procédé avec succès. J'ai traité ainsi à Beaujon, en 1878, un énorme kyste suppuré contenant environ une vingtaine de litres de liquide, et la guérison était absolue quatre mois après.

L'avantage de cette méthode sur l'emploi d'un gros trocart est de permettre l'évacuation rapide et complète de toutes les hydatides par la large ouverture qui succède à la chute de l'eschare.

Un autre procédé plus récent, qui diffère en somme assez peu du précédent, consiste à poursuivre l'incision de la paroi abdominale avec le bistouri jusqu'à la paroi du kyste inclusivement, et à vider le kyste dont on fixe les lèvres à la plaie extérieure.

Conduits excréteurs du foie.

La bile sécrétée dans les lobules du foie passe dans les *conduits excréteurs*, qui viennent tous aboutir à un canal commun, le *canal hépatique*. Ce canal, large de 4 à 5 millimètres, émerge du foie au niveau du sillon transverse et se place dans la paroi antérieure de l'hiatus de Winslow. Après un trajet de 2 à 3 centimètres, il s'unit au *canal cystique*. De la réunion de ces deux conduits résulte le *canal cholédoque* qui, après un trajet de 7 à 8 centimètres, va s'ouvrir sur la paroi interne et postérieure de la seconde portion du duodénum. Le canal cystique n'est que la partie terminale d'un renflement situé sur la face inférieure du foie, la vésicule biliaire, de telle sorte que le phénomène de l'excrétion biliaire se passe de la façon suivante : la bile arrive dans le canal hépatique et pénètre directement dans le duodénum par le canal cholédoque au moment de la digestion; en dehors de la digestion, le canal cholédoque s'opposant au passage de la bile, celle-ci reflue par le canal cystique dans la vésicule biliaire, qui forme un véritable réservoir.

Je n'ai pas à m'occuper ici autrement des conduits excréteurs de la bile, mais je dois m'arrêter un instant sur la vésicule biliaire.

De la vésicule biliaire.

La *vésicule biliaire* est une poche membraneuse faisant suite au canal cystique, occupant la face inférieure du foie, à droite du sillon de la veine cave inférieure.

Sa couleur est d'un blanc légèrement bleuâtre. Elle est piriforme et obliquement dirigée en haut, en arrière et à gauche. Sa longueur est de 7 à 8 centimètres, et sa plus grande largeur de 2 à 3. On lui considère un *fond*, un *corps* et un *col*.

Le *fond* répond au bord antérieur du foie, qui présente à ce niveau une échancrure; il le déborde toujours de quelques millimètres et se trouve complètement entouré par le péritoine. Il repose sur le côlon transverse. Ce qu'il importe le plus de fixer, c'est le rapport du fond de la vésicule biliaire avec la paroi abdominale.

Examinez la figure 214, vous verrez que le fond de la vésicule biliaire (VB) correspond à peu près exactement à la ligne *aa*, qui, d'après M. L. Labbé, indique le siège de la grande courbure de l'estomac, et qui relie les cartilages des neuvièmes côtes. Il est donc situé au-dessus de l'échancrure que M. Ch. Labbé a signalée sur le rebord costal au-dessus de la dixième côte.

Le fond de la vésicule biliaire correspond à l'extrémité droite d'une ligne qui se porte entre les cartilages des neuvièmes côtes; il répond au rebord du neuvième cartilage de droite et au bord externe du muscle droit antérieur de l'abdomen du même côté. Il est bien entendu que ces rapports varient lorsque le foie augmente de volume et se déplace.

Le *corps* de la vésicule répond directement à la face inférieure du foie dans la fossette cystique; la face supérieure adhère lâchement au tissu du foie; la face inférieure est recouverte par le péritoine et répond à la seconde portion du duodénum et au côlon transverse.

Le *col* est situé immédiatement au-dessous du sillon transverse et affecte une disposition hélicoïde qui servirait, suivant certains auteurs, à l'ascension de la bile dans la vésicule.

La vésicule biliaire se compose du péritoine, qui en recouvre complètement le fond ainsi que la face inférieure du corps et du col; d'une tunique celluleuse, d'une tunique musculeuse et d'une muqueuse. Celle-ci forme des replis lamellaires circonscrivant des espaces alvéolaires.

Les plaies de la vésicule biliaire sont d'une gravité extrême non seulement parce que le péritoine est interessé, mais parce qu'il en résulte un épanchement de bile dans la cavité abdominale et une péritonite suraiguë. Dans un cas de ce genre, il faudrait comprendre la partie blessée dans une ligature. Herlin et Campaignac, se basant sur le résultat de vivisections, ont même proposé de lier le col de la vésicule et d'extirper celle-ci en totalité, mais je pense que le chirurgien n'aura pas souvent dans sa carrière l'occasion de se préoccuper de cette question.

La vésicule biliaire est très fréquemment le siège de calculs. Ceux-ci peuvent ne produire aucun accident, ainsi que le démontrent les nombreuses autopsies où l'on trouve des calculs biliaires qui n'avaient pas été soupçonnés, mais ils peuvent aussi être l'occasion d'accidents variés. S'ils s'engagent dans les voies biliaires, ils produisent la *colique hépatique*, mais, si leur volume est tel qu'ils ne puissent sortir, ils peuvent être la cause d'une rétention de bile dans la vésicule et produire une *tumeur biliaire*. L'inflammation des voies biliaires sans calculs, leur obstruction, leur rétrécissement, peuvent aussi provoquer ces accumulations de bile. Il en résulte la production d'une tumeur siégeant dans l'hypochondre droit au niveau du rebord des côtes droites, en dehors du muscle droit de l'abdomen. Cette tumeur est fluctuante et présente de sérieuses difficultés de diagnostic. On pourrait la confondre avec un kyste hydatique, mais, outre que la tumeur biliaire est rarement indolente au début comme les kystes hydatiques, ces derniers ne s'accompagnent pas de phénomènes ictériques aussi prononcés. C'est surtout avec les abcès du foie que la tumeur biliaire paraît avoir été le plus souvent confondue, si l'on en juge par le mémoire de J.-L. Petit : *Des tumeurs formées par la bile retenue dans la vésicule du fiel qu'on a souvent prises pour des abcès au foie.*

Dans ce remarquable mémoire, J.-L. Petit rapporte plusieurs observations très curieuses (1) et expose un diagnostic différentiel dont voici le résumé : la douleur est moins vive dans la tumeur biliaire que dans l'abcès du foie; la formation de l'abcès s'accompagne de frissons beaucoup plus intenses; la tumeur formée par l'abcès n'est pas circonscrite, elle est diffuse et accompagnée d'œdème, tandis que la tumeur biliaire est nettement circonscrite et ne présente pas d'œdème à son pourtour; la tumeur biliaire est toujours placée au-dessous des fausses côtes sous le muscle droit, l'abcès n'affecte aucune situation particulière; la fluctuation apparaît tout de suite dans la tumeur biliaire, elle est plus lente à apparaître, est beaucoup moins nette et ne se montre d'abord qu'au centre de la tumeur.

Il serait sans doute préférable d'ouvrir une vésicule biliaire (*cholécystotomie*) seulement quand elle est adhérente à la paroi abdominale; cependant cette opération a été pratiquée nombre de fois et avec succès dans ces dernières années sans adhérences préalables. Lorsque la vésicule biliaire est, par suite de l'oblitération du canal cystique, transformée en un kyste indépendant, on en peut faire l'extirpation (*cholécystectomie*) : mais nous ne sommes pas encore fixés sur la valeur respective de ces deux importantes opérations.

A la suite de l'ouverture d'une tumeur biliaire il peut rester une fistule. S'il y avait des calculs dans la vésicule, on les extrairait par cette voie et on tenterait la guérison de la fistule par les injections irritantes. La vésicule peut se ratatiner, revenir sur elle-même, s'atrophier complètement, sans qu'il en résulte aucun inconvénient pour la digestion.

B. — DE LA RATE.

La *rate* est un organe mou, très vasculaire, situé dans l'hypochondre gauche et rattaché intimement au grand cul-de-sac de l'estomac par l'épiploon gastro-splénique.

Sa longueur mesure en moyenne 12 centimètres, sa largeur 8, et son épaisseur 3. Son poids est d'environ 200 grammes. La rate est d'ailleurs l'organe

(1) J.-L. Petit avait eu connaissance de deux cas de ponction de la vésicule biliaire suivis de mort, et il ajoute : « Quelques mois après, je fus appelé en consultation avec plusieurs médecins et chirurgiens pour décider sur la nature d'une tumeur au foie. Après qu'on nous eut fait le détail de ce qui s'était passé depuis vingt jours que durait la maladie, tous les consultants ne doutèrent point qu'il y eût abcès, et furent d'avis d'en faire l'ouverture : on me chargea d'exécuter cette opération. A peine eus-je coupé la peau que je m'aperçus de l'affaissement et de la diminution de la tumeur, ce qui me rappela l'idée des tumeurs bilieuses dont je viens de parler. Je n'achevai point l'ouverture, au contraire, je rapprochai les bords avec intention de les réunir. Les assistants étonnés me demandèrent pourquoi je n'avais pas ouvert jusqu'au foyer de l'abcès : je leur dis ce que j'avais aperçu et que, si je ne me trompais, le prétendu abcès n'était que la bile retenue dans la vésicule du fiel; que la tumeur n'avait disparu pendant que j'opérais que parce que la bile avait commencé de couler; qu'elle se vidait actuellement, et que le malade la rendrait bientôt par les voies ordinaires.

« En effet, sitôt qu'il fut pansé, il lui prit une envie d'aller à la selle, et il évacua quantité de bile verte : il fut guéri en quatre ou cinq jours, tant de la petite plaie que je lui avais faite que de son prétendu abcès. »

dont le volume est le plus susceptible de varier à l'état physiologique et surtout à l'état pathologique. Elle peut arriver au poids de 15 kilogrammes et plus, remplir presque toute la cavité abdominale.

La rate présente à l'extérieur une couleur gris ardoise, rouge lie de vin à l'intérieur. Elle est surtout remarquable par la friabilité de son tissu ; lorsqu'on le déchire entre les doigts, on perçoit un bruit particulier qui a été comparé au *cri de l'étain*. C'est à cette friabilité que la rate doit d'être souvent rompue dans les fortes contusions de l'abdomen. Il en résulte un épanchement de sang abondant et le plus souvent mortel.

La rate représente un segment d'ellipsoïde coupé suivant sa longueur et à grand diamètre vertical. Elle présente une face externe, une face interne et une circonférence.

La face externe, convexe, lisse et unie, est recouverte par les 9e, 10e et 11e côtes, dont la sépare le diaphragme.

La face interne est concave. A l'union des deux tiers antérieurs avec le tiers postérieur de cette face se trouve une dépression appelée *hile de la rate*. L'épiploon gastro-splénique s'y insère, et les vaisseaux spléniques y pénètrent; lorsque l'estomac est rempli, la rate suit les mouvements de ce viscère et s'accole au grand cul-de-sac dont elle semble faire partie.

La portion de la face interne placée en avant de la scissure correspond à l'estomac; la partie placée en arrière est en rapport avec le rein, la capsule surrénale et la queue du pancréas.

La rate est entourée de tous côtés par le péritoine, sauf au niveau du hile. Elle est recouverte d'une enveloppe propre, membrane fibreuse résistante dans l'épaisseur de laquelle on rencontre souvent des plaques cartilagineuses. Arrivée au hile de la rate, cette enveloppe ne s'y arrête pas, mais accompagne les vaisseaux, se subdivise comme eux et donne à l'intérieur de l'organe un aspect réticulé. C'est dans ces cloisonnements qu'est emprisonnée la substance propre ou *boue splénique* que les Anciens appelaient l'*atrabile*. Les artères présentent sur leurs ramifications terminales de petites vésicules désignées sous le nom de *glomérules de Malpighi*.

On peut faire à la rate des piqûres chez les animaux sans qu'il en résulte d'accidents. On en pratique fréquemment l'extraction sur les chiens dans un but expérimental. Cette opération a même été faite chez l'homme avec succès. La rate est le point de départ de kystes dont le volume atteint celui des kystes de l'ovaire; le diagnostic toujours difficile s'établit d'après leur évolution, qui se produit dans l'hypochondre gauche, de haut en bas et non de bas en haut. On applique à ces kystes le même traitement qu'à ceux de l'ovaire. La rate subit parfois une hypertrophie considérable, surtout dans la leucocythémie, et l'extirpation pratiquée dans ces conditions est à peu près fatalement suivie de mort par hémorrhagie.

C. — DU PANCRÉAS.

Le *pancréas* est de tous les viscères contenus dans la cavité abdominale celui dont le chirurgien doit le moins se préoccuper, à cause de la profondeur à laquelle il est situé : aussi ne ferai-je guère que le mentionner. C'est un organe glanduleux, analogue, comme aspect, aux glandes salivaires, reposant transversalement au devant de la colonne vertébrale, derrière l'estomac. La face antérieure seule est recouverte par le péritoine. Le canal excréteur principal du pancréas, canal de Wirsung, s'ouvre dans le duodénum par un orifice commun avec le canal cholédoque. Il ne saurait être atteint par les corps vulnérants sans que des organes d'une importance plus grande aient été préalablement intéressés.

Les tumeurs développées dans le pancréas ne peuvent qu'être soupçonnées, en raison du siège profond occupé par cette glande.

D. — DES REINS.

Je répéterai ici ce que j'ai déjà dit à propos du foie. Très importants en physiologie et en pathologie interne, les *reins* présentent un intérêt secondaire pour le chirurgien et ne constituent en définitive que le plan le plus profond de la région lombaire déjà longuement décrite. Ce sont surtout leurs rapports qui nous intéressent en raison des opérations dont ils sont le siège. Rappelons ici que les reins, profondément situés sur les côtés de la colonne vertébrale, sont entourés par une atmosphère cellulo-graisseuse très abondante et recouverte seulement par le péritoine, qui ne fait que passer au devant d'eux sans leur fournir d'enveloppe. De cette dernière disposition on conclut que les reins sont en dehors du péritoine, mauvaise expression, puisqu'en définitive les viscères de l'abdomen, plus ou moins enveloppés par le péritoine, sont tous situés en dehors de la cavité péritonéale. Mais la vérité est que le péritoine n'adhère nullement à la surface des reins, et que l'on peut pénétrer jusque dans l'intérieur de ces organes, les extirper même, sans ouvrir la cavité séreuse.

Il résulte de la situation sous-péritonéale des reins un fait clinique important que j'ai déjà signalé en étudiant le mésentère. Lorsqu'un kyste naît de l'ovaire la tumeur se développe de bas en haut, vient s'appliquer contre la paroi de l'abdomen, ainsi que le fait l'utérus en état de gestation, et repousse en haut et sur les côtés le paquet de l'instestin grêle, en sorte que l'un des symptômes pathognomoniques des kystes de l'ovaire est une matité fixe, occupant toute la partie de la paroi abdominale à laquelle correspond le kyste. Les kystes du rein, au contraire, étant situés en arrière du péritoine, repoussent en avant l'intestin grêle et le mésentère, en sorte qu'il faut déchirer les deux feuillets de ce dernier repli pour arriver sur le kyste. Or cette disposition de l'intestin pourra, dans certains cas, fournir un signe diagnostique précieux : lorsqu'une tumeur liquide ou solide de la cavité abdominale présentera une sonorité plus ou moins étendue *en avant*, on aura très probablement affaire à une tumeur du rein.

Les reins peuvent être affectés, surtout chez les très jeunes enfants, de sarcome fasciculé qui prend rapidement un volume considérable. Ils sont également susceptibles, beaucoup moins souvent, il est vrai, que l'ovaire, de devenir kystiques, et ces kystes peuvent même acquérir un volume énorme.

Les reins sont assez solidement fixés par les vaisseaux qui occupent le hile : cependant il n'est pas très rare d'en observer le déplacement, la luxation, principalement chez les sujets atteints d'un amaigrissement rapide. On les désigne alors sous le nom de *reins flottants*. Ils sont remarquables, en effet, en ce que, sous la main qui les presse, ils fuient comme un noyau s'échappe des doigts, en faisant éprouver au malade une douleur assez vive.

Je renvoie le lecteur à la région lombaire pour ce qui concerne les abcès périnéphrétiques et la néphrectomie.

Lorsqu'un rein flottant est si douloureux qu'il nécessite une intervention, on a eu l'idée, au lieu d'en faire l'ablation, de le ramener à sa place normale et de l'y fixer par quelques points de suture. Je ne suis pas en mesure de me prononcer sur la valeur de cette ingénieuse opération.

E. — VAISSEAUX ET NERFS DE LA CAVITÉ ABDOMINALE.

En arrière du péritoine ou plutôt entre les deux feuillets du mésentère, et au devant de la colonne vertébrale, se trouvent l'aorte avec ses branches, la veine cave inférieure, l'origine du canal thoracique et les cordons du grand sympathique.

L'*aorte* abdominale repose sur le corps des vertèbres lombaires, entre les deux piliers du diaphragme. D'abord située un peu à gauche, elle gagne la ligne médiane et se divise en deux grosses branches, les *iliaques primitives*, au niveau du corps de la quatrième lombaire, quelquefois au-dessous, plus rarement au-dessus.

La bifurcation de l'aorte correspond à l'ombilic.

L'aorte abdominale fournit les branches suivantes de haut en bas :

1° Les diaphragmatiques inférieures, qui fournissent les capsulaires supérieures ;

2° Le tronc cœliaque, qui naît entre la douzième dorsale et la première lombaire. Il se porte directement en avant et après un trajet de 12 millimètres se divise en trois branches : la coronaire stomachique, l'hépatique et la splénique, cette dernière beaucoup plus volumineuse que les deux autres ;

3° L'artère mésentérique supérieure naît presque immédiatement au-dessous du tronc cœliaque et délimite la fin du duodénum. Elle fournit des branches à tout l'intestin grêle et à la moitié droite du gros intestin ;

4° Les capsulaires moyennes, artères extrêmement grêles ;

5° Les artères rénales ou *émulgentes*, très volumineuses, naissant à angle droit des parties latérales de l'aorte ;

6° L'artère spermatique, longue et grêle, allant gagner le canal inguinal ;

7° L'artère mésentérique inférieure, née beaucoup au-dessous de la supérieure, à 4 centimètres environ au-dessus de la bifurcation de l'aorte, se distribuant à la moitié gauche du gros intestin ;

8° Les artères lombaires, au nombre de quatre de chaque côté.

Si les parois abdominales sont minces et la cavité peu chargée de graisse, on sent très facilement les battements de l'aorte au devant de la colonne vertébrale et l'on peut y établir une compression efficace dans les cas d'hémorrhagie utérine ou de plaie des artères iliaques. Lorsqu'on pratique la ligature de ces dernières artères il faut toujours se tenir en mesure de comprimer l'aorte.

Quant à cette dernière artère, on l'a liée jusqu'à présent cinq fois chez l'homme, et l'un des opérés a pu vivre une vingtaine de jours. Théoriquement, il serait préférable pour lier l'aorte de pratiquer une incision latérale et de décoller le péritoine, mais il me paraît si difficile d'en éviter l'ouverture que, si j'avais à faire cette opération, j'ouvrirais directement l'abdomen, ainsi qu'on

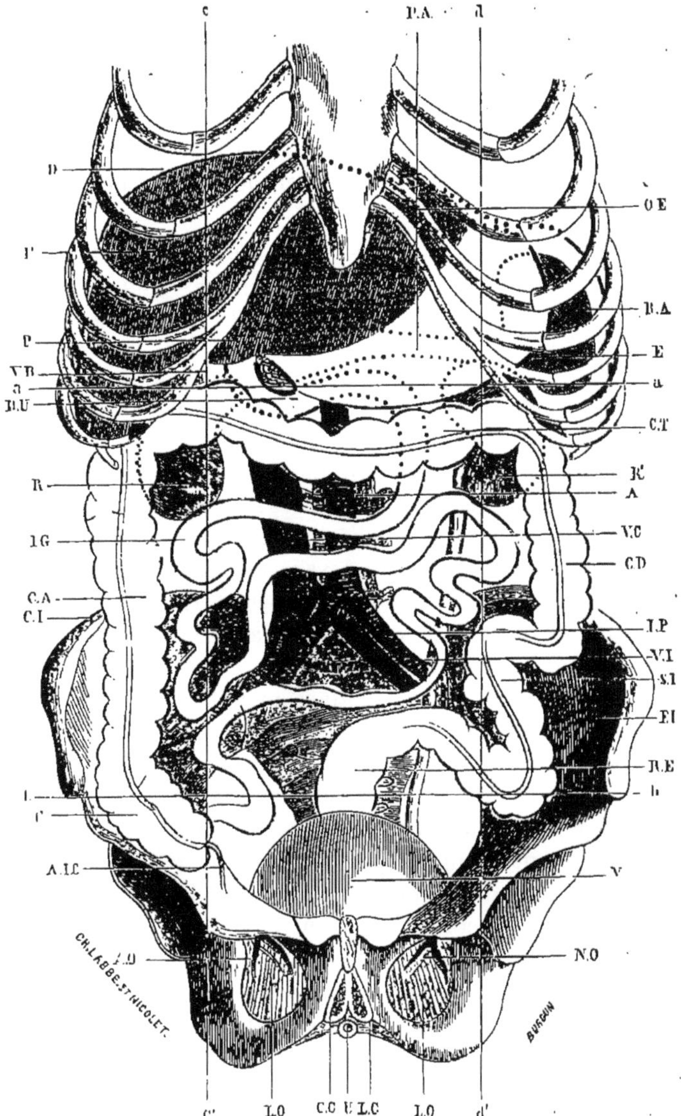

Fig. 214. — *Cavité abdominale divisée par régions; rapports respectifs des organes contenus dans cette cavité.* — Figure $^1/_2$ schématique.

A, aorte abdominale.
AIC, appendice iléo-cæcal.
AO, artère obturatrice.
C, cæcum.
CA, côlon ascendant.
CD, côlon descendant.
CC, corps caverneux.
CI, crête iliaque.
CT, côlon transverse.
D, diaphragme (ligne rouge).
DU, duodénum (pointillé en bleu).
E, grande courbure de l'estomac (la petite courbure est pointillée en bleu).
F, foie.
FI, fosse iliaque interne.
IG, intestin grêle (figuré en bleu; une partie seulement est représentée).
LC, ligament de Carcassonne.
LO, ligament obturateur.
IP, artère iliaque primitive gauche.
NO, nerf obturateur.
OE, terminaison de l'œsophage (ligne pointillée en bleu).
P, pylore ou première portion du duodénum (pointillé en bleu).
PA, pancréas (pointillé en noir, sauf à son extrémité droite où il est représenté).
R, rein droit } la partie supérieure des reins est pointillée en noir.
R', rein gauche }
RA, rate (une partie est pointillée en noir).
RE, rectum.
SI, C. iliaque du côlon.
U, urèthre.
V, vessie.
VB, vésicule biliaire.

le fait pour les kystes de l'ovaire; je déchirerais le feuillet gauche du mésentère et placerais sur le vaisseau un fil de soie ou de catgut.

Les deux artères *iliaques primitives*, nées de l'aorte au niveau de la quatrième lombaire, se portent obliquement en bas et en dehors dans la direction d'une ligne allant de l'ombilic à la partie moyenne de l'arcade crurale et se divisent, au niveau de la symphyse sacro-iliaque, en deux branches : l'iliaque interne et l'iliaque externe.

L'iliaque primitive ne fournit aucune collatérale. La ligature de cette artère, pratiquée pour la première fois par Valentine Mott, a été depuis exécutée plusieurs fois et suivie de guérison. Je répète ici ce que je disais tout à l'heure pour l'aorte : on peut sans doute prendre pour arriver sur cette artère la voie sous-péritonéale, qui est moins dangereuse que la voie directe, mais il y a tant de chances, au cours de l'opération, d'intéresser le péritoine et de voir les intestins en se précipitant dans la plaie compromettre l'opération, que je considère comme plus pratique d'ouvrir directement l'abdomen.

Les iliaques primitives reposent en dehors sur le muscle psoas et sont recouvertes en dedans et en avant par le péritoine.

L'iliaque primitive droite passe au devant de la veine correspondante et recouvre en partie l'origine de la veine cave inférieure; l'iliaque primitive gauche présente sa veine collatérale en dedans et en arrière. Chaque artère est croisée en avant par l'uretère du même côté.

Née de l'union des deux veines iliaques primitives, la *veine cave inférieure* forme un tronc beaucoup plus volumineux que l'aorte. Elle occupe le côté droit de la colonne vertébrale et est située à droite de l'aorte. Ces deux vaisseaux peuvent communiquer ensemble et constituer une varice anévrysmale.

Dans la cavité abdominale existe, indépendamment de la veine cave inférieure, un système veineux spécial, le *système porte*, qui reçoit et conduit au foie toutes les veines du tube digestif et de la rate. Sur les côtés de la veine cave inférieure, et en arrière du vaisseau, se trouvent un grand nombre de ganglions et des vaisseaux lymphatiques, ainsi que l'origine du canal thoracique, qui a lieu vis-à-vis de la deuxième vertèbre lombaire.

Sur les côtés de la colonne vertébrale cheminent les cordons du grand sympathique, d'où naissent divers plexus qui se distribuent aux viscères.

F. — RAPPORTS RESPECTIFS DES ORGANES CONTENUS DANS L'ABDOMEN.

Résumons maintenant les rapports respectifs des organes contenus dans la cavité abdominale en les envisageant dans chaque section, de façon à en déduire également les rapports avec la portion correspondante de la paroi abdominale.

La figure 214 a été faite dans le but de faciliter cette étude difficile et compliquée. Il s'agit de résoudre le problème suivant : Étant donné une lésion de l'abdomen, et étant connu la direction de l'agent vulnérant, quels sont les organes intéressés? Je dois faire remarquer toutefois que les rapports des viscères avec la paroi ne sont pas identiques chez tous les sujets.

VC, veine cave inférieure.
VI, veine iliaque primitive gauche.
Les lignes horizontales et verticales désignées par les lettres aa', bb', cc', dd', servent à diviser la cavité abdominale en 9 compartiments.

Épigastre. — On trouve successivement dans l'épigastre : le lobe gauche du foie, une partie de la face antérieure de l'estomac avec les orifices œsophagien et pylorique, l'épiploon gastro-hépatique, l'hiatus de Winslow. Dans la lèvre antérieure de l'hiatus se trouvent : l'artère hépatique en avant, le canal hépatique, le cystique et l'origine du canal cholédoque au milieu, la veine porte en arrière, les branches du grand sympathique et la fin du nerf pneumogastrique droit. On trouve derrière l'estomac : l'arrière-cavité des épiploons, les deuxième et troisième portions du duodénum, le pancréas, le tronc cœliaque et ses branches, l'artère mésentérique supérieure entourée par les ganglions lymphatiques et le plexus solaire ; enfin la colonne vertébrale, sur laquelle reposent l'aorte et la veine cave inférieure.

Hypochondre droit. — A peu près exclusivement occupé par le lobe droit du foie. On y trouve encore le fond de la vésicule biliaire, une petite portion du côlon transverse, l'extrémité supérieure du rein droit et la capsule surrénale.

Hypochondre gauche. — Presque exclusivement rempli par le grand cul-de-sac de l'estomac et la rate reliés par l'épiploon gastro-splénique. On y trouve parfois une petite portion du lobe gauche du foie. Il renferme en bas : l'extrémité supérieure du rein gauche et la capsule surrénale, une faible partie du côlon descendant, la queue du pancréas.

Zone ombilicale. — On trouve d'avant en arrière : le grand épiploon ; le côlon transverse ; la masse de l'intestin grêle ; le mésentère ; l'aorte et la veine cave inférieure.

Régions lombaires droite et gauche. — Quelques circonvolutions de l'intestin grêle ; côlons : ascendant à droite, descendant à gauche ; le rein et l'uretère ; une couche abondante de tissu cellulo-graisseux.

Hypogastre. — Le grand épiploon, l'intestin grêle, la vessie lorsqu'elle est distendue.

Fosses iliaques droite et gauche. — Cæcum à droite, S iliaque à gauche, recouverts souvent par les circonvolutions de l'intestin grêle.

L'*utérus à l'état gravide* occupe successivement plusieurs des régions de la cavité abdominale :

A la fin du 3e mois de la grossesse, on sent le fond de l'utérus au-dessus du pubis, si la femme est maigre.

A la fin du 4e mois, le fond de l'utérus répond à quatre travers de doigt au-dessus du pubis.

A la fin du 5e, il est situé à un travers de doigt au-dessous de l'ombilic.

A la fin du 6e mois, il est à un centimètre au-dessus de l'ombilic.

A la fin du 7e mois, à trois travers de doigt au-dessus de l'ombilic.

A la fin du 8e mois, à cinq travers de doigt au-dessus de l'ombilic.

Au 9e mois, l'utérus remplit tout l'hypogastre, sauf dans les huit ou dix derniers jours, où le ventre tombe.

CHAPITRE IV

Développement de l'abdomen.

La cavité abdominale est originairement confondue, avec les cavités viscérales antérieures, en une seule grande cavité connue sous le nom de cavité ventrale.

Au début de l'évolution, la vésicule blastodermique se dispose en deux parties : l'une embryonnaire et l'autre extra-embryonnaire, qui sont séparées par un sillon dont le contour est appelé à former ultérieurement l'anneau ombilical.

Si nous ne considérons que la partie embryonnaire proprement dite, nous voyons, par la formation des capuchons et l'inflexion des bords latéraux, se former une cavité qui est la cavité ventrale.

A son pourtour les feuillets, d'abord au nombre de trois, sont bientôt au nombre de quatre, par suite du dédoublement du feuillet moyen ou vasculaire.

L'un de ces feuillets de dédoublement, l'interne, s'accole au feuillet muqueux pour contribuer avec celui-ci à la formation de la paroi intestinale ; l'autre feuillet de dédoublement, l'externe, s'accole au feuillet cutané pour contribuer avec lui à former la paroi abdominale : c'est à l'union de ces deux derniers feuillets qu'on donne le nom de *membrane de Rathke*.

L'espace qui résulte du dédoublement du feuillet moyen ou vasculaire du blastoderme constitue la cavité pleuro-péritonéale, qui, en se cloisonnant ultérieurement, formera les cavités pleurale et péritonéale.

L'intestin consiste d'abord en une gouttière qui communique primitivement avec la vésicule ombilicale, et dont les bords tendent à se rapprocher à mesure que le pédicule de cette vésicule se rétrécit. Enfin, la gouttière se ferme complètement en même temps que la vésicule ombilicale disparaît. Cependant celle-ci laisse quelquefois des traces de son existence sous la forme d'un diverticule intestinal.

Pendant ce temps, les lames ventrales destinées à former les parois de l'abdomen se rapprochent, et les deux feuillets qui les constituaient sous le nom de membrane de Rathke, ou de paroi abdominale primitive, sont peu à peu séparés par l'interposition des éléments nerveux et musculaires qui les pénètrent graduellement de leur bord central vers le bord ombilical, qu'ils finissent par atteindre pour former la paroi abdominale permanente. Si cette couche intermédiaire, formée des éléments nerveux et musculaires, s'arrête dans son développement et n'arrive pas jusqu'à l'anneau ombilical, il en résulte une malformation connue sous le nom d'*exomphale*. C'est une hernie ombilicale dont les parois sont formées par la membrane de Rathke, c'est-à-dire par le péritoine en dedans et le feuillet externe du blastoderme en dehors. A son niveau la paroi abdominale a conservé la composition de la paroi ventrale primitive.

Le développement de l'intestin prête encore à quelques considérations qui sont d'une utilité pratique. L'intestin, dès qu'il a pris la forme d'une gouttière, se termine par un cul-de-sac en avant et en arrière ; le cul-de-sac antérieur, ou *intestin antérieur*, appelé encore *intestin oral*, formera le pharynx, l'œsophage, l'estomac et le duodénum; le cul-de-sac postérieur concourt à former le rectum; la partie moyenne donne naissance à la masse du tube intestinal. Les culs-de-sac antérieur et postérieur peuvent persister; j'ai signalé plus haut la persistance du cul-de-sac antérieur en étudiant l'œsophage, mais, ce qui est infiniment plus rare, la partie moyenne peut s'oblitérer elle-même dans une certaine étendue et donner naissance à des phénomènes d'étranglement interne, ainsi que M. Polaillon en a présenté un exemple en juillet 1876 à la Société de chirurgie. Si l'oblitération siège sur l'intestin grêle, comme c'était le cas, qui est peut-être unique, on conçoit que l'établissement d'un anus contre nature, par la méthode de Littre, ne produise aucun résultat.

L'intestin oral communique bientôt avec la bouche par résorption de la cloison qui sépare ces deux cavités, et demeure rectiligne. La partie moyenne se contourne pour former les circonvolutions; quant à l'intestin postérieur ou *anal* (sur lequel je reviendrai en détail en étudiant le rectum et les organes génito-urinaires), il reçoit le pédicule de la vésicule allantoïde et se continue plus tard avec l'anus par résorption de la couche organique qui l'en sépare primitivement. Quand la résorption ne s'opère pas, il en résulte une imperforation de l'anus ou encore un abouchement anormal du rectum dans une cavité voisine.

Le foie se développe de très bonne heure aux dépens de deux culs-de-sac qui naissent de la paroi intestinale. Quant au pancréas, il naît de l'intestin par un bourgeon épithélial.

SEPTIÈME SECTION

DU BASSIN

Envisagé au point de vue de l'anatomie descriptive, le *bassin* se compose d'une partie supérieure large, évasée, échancrée en avant, que l'on nomme *grand bassin*, et d'une partie inférieure, rétrécie, ayant la forme d'un canal, appelée *petit bassin*. Mais le grand bassin a été décrit avec la cavité abdominale : il répond à la région hypogastrique et aux fosses iliaques. Aussi en anatomie topographique le bassin commence-t-il au niveau du détroit supérieur pour se terminer au détroit inférieur. Sur le squelette le bassin n'a pas de fond; sur le vivant il est fermé en bas par une cloison musculo-membraneuse, qui constitue le plancher du bassin ou *périnée*.

J'étudierai d'abord le squelette du bassin ou ceinture pelvienne et la forme de la cavité que circonscrivent les os iliaques, en me plaçant exclusivement au point de vue chirurgical; je m'occuperai des mouvements du bassin et du mécanisme de ses fractures, ce qu'ont négligé de faire la plupart des auteurs d'anatomie topographique. Passant ensuite à l'étude des organes contenus dans la cavité, je les diviserai en deux grandes classes : les organes génito-urinaires et l'organe de la défécation ou rectum. Les premiers seront étudiés successivement chez l'homme et chez la femme.

Je terminerai par l'étude du plancher du bassin ou périnée, qui sera mieux compris après la description des organes qui le traversent.

PREMIÈRE PARTIE

SQUELETTE DU BASSIN.

CHAPITRE IER

Os et articulations.

Le bassin forme une ceinture osseuse, incomplète en haut, complète en bas, composée de quatre os : les deux os iliaques, le sacrum et le coccyx.

Os iliaque. — L'os iliaque est un os plat qui se compose de deux parties réunies entre elles par une portion rétrécie à laquelle correspond la cavité cotyloïde ; l'une de ces parties, *partie iliaque*, est supérieure, aplatie de dehors en dedans, et constitue les fosses iliaques interne et externe. Elle est extrêmement mince à son centre, qui est parfois transparent, et l'on conçoit qu'un choc la fasse facilement éclater. Le muscle iliaque en dedans, les muscles fessiers en dehors, s'insèrent à toute la surface osseuse, en sorte que les fragments sont maintenus et n'ont pas de tendance au déplacement. J'ai déjà dit qu'on avait trépané cette portion d'os pour donner issue à des abcès enfermés dans la fosse iliaque interne.

L'autre partie, *ischio-pubienne*, est inférieure. Elle forme une sorte d'anneau circonscrivant un large orifice comblé à l'état frais par une membrane fibreuse : c'est le trou obturateur ou sous-pubien. Cette partie est l'une des plus exposées aux fractures, ainsi que je le montrerai plus loin.

Je n'ai pas à présenter ici une description de l'os iliaque ; je désire seulement parler de son développement, qui ne peut trouver place à propos de chaque région en particulier et dont l'étude assez compliquée intéresse vivement le chirurgien.

L'os iliaque se développe par trois points d'ossification primitifs et huit points d'ossification complémentaires.

Des trois points primitifs, l'un est supérieur, l'autre inférieur, et le troisième antérieur. Chacun constitue un os séparé ; ces trois os ont reçu les noms d'*ilium*, d'*ischion* et de *pubis*.

Le premier ou ilium apparaît du cinquantième au soixantième jour de la vie intra-utérine ; le second ou ischion au commencement du quatrième mois, et le troisième ou pubis un peu plus tard. Ils convergent tous les trois vers la cavité cotyloïde et interceptent au fond de cette cavité une portion de cartilage qui a la forme d'un Y dont la grande branche se dirige en bas. Dans ce cartilage apparaissent vers l'âge de treize à quinze ans trois points osseux complémentaires dont l'un, central, a reçu de Serres le nom de *cotyloïdien*. Ces trois points complémentaires se soudent entre eux vers l'âge de quinze à seize ans; c'est à la même époque qu'ils se soudent avec les points primitifs et que la cavité cotyloïde est définitivement constituée.

On conçoit ainsi comment une chute d'un lieu élevé sur les pieds ou sur l'ischion peut déterminer avant l'époque de la soudure une disjonction des trois pièces qui forment primitivement l'os iliaque. Le fond de la cavité cotyloïde est également moins protégé contre l'envahissement des inflammations chroniques articulaires, qui sont si fréquentes dans la jeunesse. Aussi trouve-t-on quelquefois à la suite de la coxalgie la cavité cotyloïde défoncée et des abcès dans l'excavation pelvienne.

Des cinq autres points osseux complémentaires, l'un est destiné à l'épine iliaque antérieure et inférieure; il apparaît de treize à quinze ans, se soude de quinze à seize.

Le deuxième est destiné au bord inférieur de l'os iliaque : c'est l'épiphyse marginale inférieure. Elle apparaît vers l'âge de quinze à seize ans, et n'est complètement soudée au corps de l'os que vers l'âge de vingt à vingt-quatre ans. Elle se soude plus vite chez la femme que chez l'homme.

Le troisième apparaît sur le bord supérieur de l'os : c'est l'épiphyse marginale supérieure. Elle apparaît et se soude aux mêmes époques que la précédente. Cette épiphyse présente elle-même plusieurs noyaux osseux qui marchent à la rencontre les uns des autres. L'un de ces noyaux est destiné à l'épine iliaque antéro-supérieure et l'autre à l'épine iliaque postéro-supérieure. J'ai déjà dit, en étudiant la fosse iliaque, qu'il n'était pas très rare d'observer un décollement complet de cette épiphyse et qu'elle pouvait être le point de départ d'une ostéo-périostite juxta-épiphysaire.

Le quatrième, destiné à l'épine du pubis, apparaît vers dix-huit ans et se soude presque aussitôt.

Le cinquième est réservé à l'angle du pubis. Il apparaît vers l'âge de dix-huit à dix-neuf ans et se soude à vingt-deux ans.

Sacrum. — Os impair, symétrique, occupant la ligne médiane entre la colonne vertébrale en haut, le coccyx en bas, et les os iliaques sur les côtés. Sa direction générale est oblique en bas et en arrière. Il est taillé en forme de double coin dans le sens vertical et dans le sens antéro-postérieur. Le sacrum, presque exclusivement spongieux, est en outre remarquable par la quantité de trous dont il est perforé. Indépendamment du canal sacré qui le parcourt de haut en bas, de la base à son sommet, il présente de chaque côté quatre trous en avant et quatre en arrière, par lesquels sortent les nerfs sacrés. Si cet os est admirablement disposé pour la résistance aux pressions par suite de son enclavement entre les deux os iliaques, sa structure le prédispose singulièrement aux écrasements et aux arrachements, ce dont nous verrons la preuve en étudiant le mécanisme des fractures du bassin.

Le sacrum est primitivement composé de cinq vertèbres; les quatre premières se développent chacune par cinq points d'ossification primitifs et trois points complémentaires; la cinquième se développe par trois points primitifs et deux complémentaires. La soudure des vertèbres entre elles n'est complète que de dix-huit à vingt ans, époque à laquelle le sacrum ne forme plus qu'un seul os.

Indépendamment des points d'ossification précédents, on voit apparaître vers l'âge de dix-sept ou dix-huit ans de chaque côté du sacrum deux apophyses marginales : l'une supérieure, plus large, qui recouvre toute la surface qui sert à l'articulation du sacrum avec l'os iliaque ; l'autre inférieure, plus petite, située sur les côtés des deux dernières vertèbres sacrées. Elles se soudent au corps de l'os de dix-neuf à vingt ans.

Coccyx. — Le coccyx représente chez l'homme l'appendice caudal des animaux. Il est comme le sacrum composé de cinq pièces dont la première est relativement volumineuse et la cinquième réduite à un tubercule très petit.

Les *articulations du bassin* sont au nombre de trois : l'articulation de l'os iliaque avec le sacrum, *symphyse sacro-iliaque ;* l'articulation des deux pubis sur la ligne médiane, *symphyse pubienne ;* l'articulation du sacrum avec le coccyx, *symphyse sacro-coccygienne.*

Articulation sacro-iliaque. — Cette articulation tient, d'après M. Sappey, le milieu entre les amphiarthroses et les diarthroses. Le sacrum s'enfonce entre les deux os iliaques à la manière d'un coin taillé obliquement dans deux sens différents : de haut en bas et de dehors en dedans et aussi d'avant en arrière et de dehors en dedans. Les deux os se correspondent par une surface large désignée sous le nom de *facette auriculaire*, à cause de sa ressemblance avec le pavillon de l'oreille. Les surfaces sont encroûtées de cartilage plus épais du côté du sacrum que du côté de l'os iliaque.

Le principal moyen d'union de la symphyse sacro-iliaque est un *ligament interosseux* très résistant qui s'implante immédiatement en arrière des surfaces articulaires (voir fig. 215). Lorsqu'on sépare violemment le sacrum de l'os iliaque, le ligament emporte le plus souvent la lame osseuse qui lui donne attache.

Indépendamment du ligament interosseux existent des ligaments périphériques puissants. Ils sont divisés en *antérieur* et *postérieur*.

Le ligament antérieur se confond avec le périoste, qui se porte du sacrum à la fosse iliaque interne.

Le ligament postérieur est beaucoup plus résistant. Il se compose de faisceaux obliques entre-croisés et superposés qui se portent de l'os iliaque à la face postérieure du sacrum entre les trous sacrés. Plusieurs de ces faisceaux situés plus bas ont une direction verticale et forment le ligament postérieur *vertical* décrit par Bichat sous le nom de *sacro-épineux.*

On doit également rattacher à cette articulation le ligament *ilio-lombaire*, qui se fixe à l'apophyse transverse de la cinquième vertèbre lombaire en dedans, et au tiers postérieur de la crête iliaque en dehors.

La face profonde des ligaments périphériques est tapissée par une *synoviale* au niveau de l'interligne articulaire.

L'articulation sacro-iliaque peut être le siège d'une inflammation aiguë ou chronique ; parfois elle suppure, les cartilages se détruisent, les os se carient et se nécrosent comme dans les tumeurs blanches ordinaires, et l'affection prend alors le nom de *sacro-coxalgie*, que lui a donné Larrey.

La sacro-coxalgie est caractérisée par une douleur plus ou moins vive siégeant au niveau de l'articulation et s'irradiant le plus souvent dans le bassin ou dans le membre inférieur correspondant, en suivant le trajet du nerf crural ou du sciatique. Cette douleur est exagérée par la pression exercée au voisinage de l'épine iliaque postérieure et supérieure ; elle est également provoquée ou notablement exagérée lorsque, saisissant à pleine main les deux os iliaques, on tend à les rapprocher l'un de l'autre. Les attitudes debout et assise qui déterminent une pression sur l'articulation sont intolérables. Les malades réclament la position horizontale.

A l'opposé de la fémoro-coxalgie, la sacro-coxalgie n'atteint pas les enfants. C'est entre 20 et 35 ans qu'elle est le plus commune, et j'ajoute qu'elle est infiniment plus rare que la coxalgie. La grossesse prend la plus large part à la production de cette affection, mais je pense qu'en dehors de cette influence la cause blennorrhagique devra être souvent invoquée.

Il est fréquent de voir se développer des abcès par congestion. Ceux-ci occupent le plus souvent la face postérieure. Ils sont d'abord profonds et restent longtemps bridés par les plans aponévrotiques puissants qui constituent l'aponévrose lombaire. Ils peuvent à la longue fuser dans la fesse et plus tard former un foyer sous la peau. L'abcès peut également se développer en avant : il siège alors dans la fosse iliaque interne en arrière des muscles iliaques, qui sont soulevés. Ce second foyer est bridé par le fascia iliaca et reste un certain temps limité ; cependant il finit ordinairement par gagner la racine de la cuisse ou la cavité pelvienne en suivant le même trajet que les abcès qui naissent de la colonne vertébrale.

Bien que les foyers antérieur et postérieur, quand ils existent simultanément, proviennent du même point malade et communiquent généralement entre eux, l'articulation est tellement serrée qu'on ne peut réussir à renvoyer le liquide d'une poche dans l'autre.

Symphyse pubienne. — Les corps des pubis sont réunis l'un à l'autre sur la ligne médiane suivant une ligne oblique de haut en bas et d'avant en arrière, de façon à former avec l'horizon un angle d'environ 45° ouvert en avant. Leur articulation constitue une amphiarthrose, et le principal moyen d'union est un fibro-cartilage interosseux que M. Sappey a décrit avec beaucoup de soin. Très résistant et semblable à ceux que l'on trouve entre les corps vertébraux, il est elliptique et présente comme les disques intervertébraux une partie périphérique compacte, serrée, et une partie centrale molle. Plus épais en haut et en bas qu'au milieu, il est moins large en arrière qu'en avant. Sa partie molle est très rapprochée de la face postérieure de la symphyse. Ce ligament se ramollit, se tuméfie et se relâche pendant la grossesse, d'où une certaine mobilité de l'articulation qui coïncide avec le relâchement des autres symphyses et peut persister après l'accouchement. Sa résistance varie du reste suivant les sujets, ainsi que le démontrent journellement les autopsies ; indépendamment du fibro-cartilage, il existe des ligaments périphériques. Ceux-ci, au nombre de quatre, sont : antérieur, postérieur, supérieur et inférieur. Ils adhèrent par leur face profonde au pourtour du ligament interosseux. L'antérieur est exclusivement formé par l'entre-croisement des tendons des muscles qui s'insèrent au pubis. L'inférieur ou sous-pubien se moule sur l'arcade pubienne qu'il contribue à arrondir; le postérieur et le supérieur sont des dépendances du périoste.

Malgaigne accepte, d'après Leroy d'Étiolles, que la hauteur de la symphyse pubienne augmente sensiblement après la ménopause : c'est ainsi qu'à quarante-cinq ans elle mesurerait 38 millimètres, tandis qu'à soixante-dix et quatre-vingts ans elle en mesurerait 45. Ces faits au moins singuliers demanderaient, il me semble, à être vérifiés de nouveau.

Dans les cas de bassins rétrécis, on a songé à pratiquer la symphyséotomie.

afin de donner plus de largeur, mais on ne peut obtenir d'écartement sérieux et efficace du pubis qu'au prix de désordres considérables tant du côté des parties molles que du côté des symphyses sacro-iliaques, et cette opération n'est pas passée dans la pratique.

L'*articulation sacro-coccygienne* est une symphyse. Un ligament interosseux et des ligaments périphériques unissent les deux os. Le coccyx bascule aisément en avant et en arrière et modifie ainsi le diamètre antéro-postérieur du détroit inférieur. Dans les chutes sur le siège ou à la suite de coups, le coccyx est susceptible de se luxer en avant. Il en résulte une douleur parfois extrêmement vive; le diagnostic s'établit aisément à l'aide du toucher rectal. J'en ai observé un cas sur une femme à l'hôpital Saint-Antoine : je constatai le relief que formait le coccyx au devant du sacrum, et je pus réduire facilement en reportant cet os en bas et en arrière. La douleur, qui était très intense, disparut instantanément.

Il existe une affection singulière décrite sous le nom de *coccyodynie*, caractérisée par une violente douleur siégeant au niveau du coccyx, que l'on observe surtout chez la femme et dont se sont particulièrement occupés les accoucheurs. On considère jusqu'à présent cette maladie comme une névralgie dont la guérison est fort difficile à obtenir. Simpson, après avoir vu tous les moyens ordinaires échouer, n'a pas hésité à réséquer le coccyx.

Je ne fais que signaler ici la membrane fibreuse qui obture incomplètement le trou sous-pubien et qui ne mérite vraiment pas le nom de ligament. Le bassin présente encore deux ligaments destinés à convertir en trous les échancrures qui existent à l'état sec au pourtour de la circonférence inférieure du bassin. L'un de ces ligaments, le *grand ligament sacro-sciatique*, s'étend de l'ischion aux parties latérales du sacrum et du coccyx; le *petit ligament sacro-sciatique* part de l'épine sciatique et se confond ensuite avec le précédent.

La *cavité pelvienne* présente à considérer deux orifices ou *détroits :* l'un supérieur, l'autre inférieur, et une partie intermédiaire, l'*excavation*.

Le *détroit supérieur* a été comparé justement à un cœur de carte à jouer dont la pointe dirigée en avant serait échancrée. Cela est vrai sur le squelette, mais sur un bassin frais la présence des parties molles et du psoas en particulier modifie complètement cet aspect : le détroit supérieur affecte alors la forme d'un triangle dont la base est dirigée en avant et le sommet tronqué en arrière.

Le plan du détroit supérieur, fortement incliné en bas et en avant, forme avec l'horizon un angle d'environ 60°. L'axe de cet orifice est représenté par une ligne qui, partant de l'ombilic, irait aboutir à la partie moyenne de la courbure sacrée.

Le *promontoire* ou angle sacro-vertébral en arrière, le bord supérieur de la symphyse pubienne en avant et la crête pectinéale sur les côtés, forment les limites du détroit supérieur.

Bien que la crête pectinéale soit recouverte par un faisceau fibreux épais (ligament de Cooper), elle n'en est pas moins tranchante : aussi, lorsque la tête fœtale presse trop longtemps en ce point, il peut se produire des sections de la vessie et de la face antérieure de la matrice.

Les diamètres du détroit supérieur chez la femme présentent les dimensions suivantes : diamètre antéro-postérieur ou sacro-pubien, 11 centimètres; diamètre oblique, 12 centimètres; diamètre transverse, 13 centimètres.

Le *détroit inférieur* est limité : en arrière, par le coccyx ; en avant, par l'arcade pubienne ; sur les côtés, par les tubérosités de l'ischion et les grands ligaments sacro-sciatiques. Les diamètres de ce détroit mesurent 11 centimètres ; toutefois le diamètre antéro-postérieur peut s'accroître par suite de la mobilité du coccyx.

Le plan du détroit inférieur est oblique dans le même sens que le plan du détroit supérieur, mais l'obliquité est beaucoup moindre. L'axe de ce détroit est représenté par une ligne qui partirait en haut de la première pièce du sacrum. Les axes des deux détroits se croisent et se rencontrent vers la partie moyenne de l'excavation, sous un angle très obtus ouvert en avant.

L'*excavation pelvienne* présente à considérer quatre parois : l'antérieure, formée par le pubis, est la plus courte et mesure 4 à 5 centimètres ; la postérieure, qui est la plus longue, formée par le sacrum et le coccyx, mesure de 12 à 15 centimètres ; les parois latérales, appelées encore plans inclinés du bassin, sont formées par l'ischion ; elles tiennent le milieu, comme longueur, entre les deux faces précédentes, et mesurent de 9 à 10 centimètres.

La forme générale de l'excavation pelvienne est celle d'un cône dont la base est en haut. Son axe est sensiblement le même que celui du détroit supérieur, c'est-à-dire qu'il est fortement oblique en bas et en arrière. Cependant, vu la direction en sens inverse de l'axe du détroit inférieur, l'excavation représente un canal légèrement curviligne, dont la concavité regarde en avant. C'est ce canal que suit la tête du fœtus, et la vulve correspond en général au centre de ce canal. Il est des femmes chez lesquelles la vulve est portée très en avant, en sorte que l'axe du canal tombe en arrière. Les sujets ainsi conformés sont exposés aux déchirures centrales du périnée.

CHAPITRE II

Mode de résistance du bassin. — Mécanisme de ses fractures.

Le bassin représente un anneau osseux complet dont la résistance est loin d'être égale dans tous les points. Le segment antérieur, qui est le plus mince, se compose de la réunion des deux pubis formés eux-mêmes de deux branches peu résistantes, l'une horizontale, l'autre verticale. De plus ces branches circonscrivent entre elles un large orifice ovalaire, le trou sous-pubien, qui diminue encore la solidité du bassin en ce point. En arrière, l'anneau est fermé par le sacrum. Rappelons que ce dernier os, quoique très épais, est composé en grande partie de tissu spongieux, qu'il est creusé de chaque côté de quatre larges trous destinés au passage des nerfs sacrés et traversé à son centre par le canal sacré.

Sur les côtés, le bassin offre sa plus grande résistance : l'os iliaque présente en effet vers la partie moyenne du détroit supérieur une remarquable épaisseur.

Sur les bords de l'anneau pelvien se trouvent des portions osseuses en quelque sorte détachées; ce sont : la tubérosité de l'ischion, le coccyx, l'épine sciatique, le sommet du sacrum et surtout la portion de l'os correspondant à la fosse iliaque. Ces diverses parties peuvent être atteintes isolément sans que la ceinture pelvienne proprement dite soit intéressée, sans que l'anneau qu'il forme soit interrompu. Les chocs portés directement sur une petite surface produisent en général ces résultats : ainsi un coup de pied de cheval peut écorner la crête iliaque, détacher même une grande partie de la fosse. Ce fragment est isolé, on peut le saisir entre les doigts et le faire mouvoir; il est parfois assez

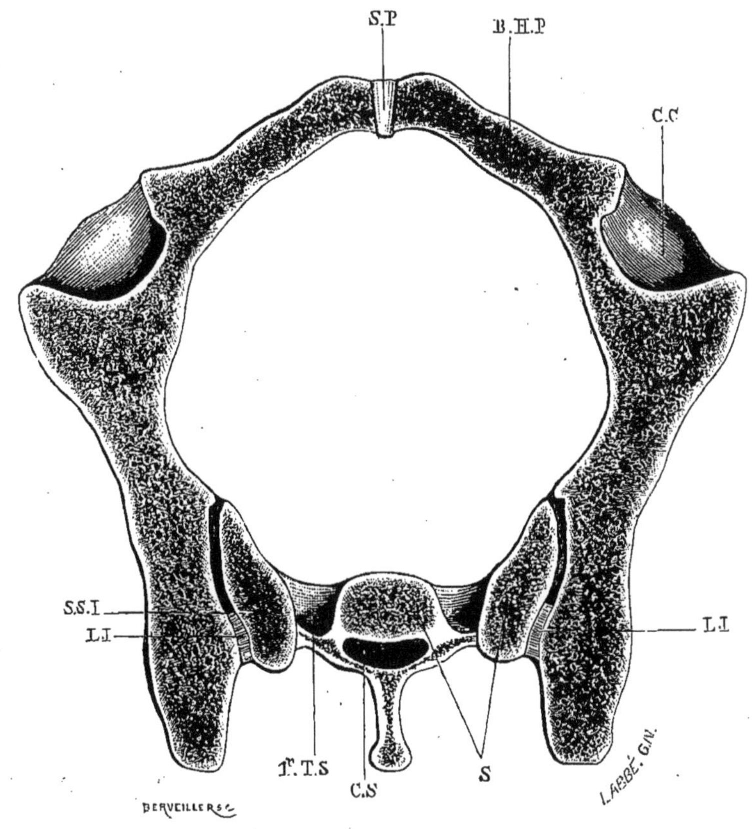

Fig. 215. — *Coupe transversale du bassin parallèle au détroit supérieur et passant par le 1er trou sacré.* — Homme $^1/_2$ nature.

BHP, branche horizontale du pubis.
CC, cavité cotyloïde.
CS, canal sacré.
LI, ligament interosseux.
S, sacrum.
SP, symphyse pubienne.
SSI, symphyse sacro-iliaque.
1er TS, 1er trou sacré.

mobile pour être attiré en haut dans l'épaisseur de la paroi abdominale et y rester fixé définitivement. J'ai déjà dit que l'épiphyse marginale tout entière pouvait être décollée dans des cas analogues ; le coccyx est quelquefois fracturé par un coup de pied, un coup de poing, une chute directe. Il en est de même de l'ischion : cependant la fracture de ce prolongement est beaucoup plus rare que celle des deux précédents, à cause de sa solidité plus grande et aussi de la difficulté que les projectiles éprouvent à l'atteindre; la tubérosité de l'ischion est même si résistante que, dans les chutes d'un lieu élevé, ce n'est pas elle en général qui se fracture, bien qu'ayant directement supporté le choc. La fracture des prolongements de la ceinture pelvienne ne présente donc rien de spécial au point de vue du mécanisme : ce sont des fractures directes, se produisant au point percuté et n'offrant que peu de gravité. Il n'en est pas de même des fractures proprement dites du bassin, de celles qui brisent la ceinture pelvienne et s'accompagnent en général de lésions viscérales graves, souvent mortelles.

La coupe ci-jointe de la ceinture pelvienne m'a paru devoir faciliter l'étude assez difficile du mécanisme de ces fractures.

Les fractures du bassin se produisent dans deux conditions différentes : tantôt et le plus souvent c'est à la suite d'une violente pression exercée à sa surface : ainsi, par exemple, le passage d'une roue de voiture, la pression entre deux tampons de wagon, un éboulement de terre, le choc direct d'une pierre volumineuse, etc. ; tantôt c'est à la suite d'une chute d'un lieu élevé sur les pieds ou sur les ischions. Dans tous les cas l'enceinte pelvienne ne peut être forcée que par un traumatisme puissant, et c'est là ce qui constitue la gravité de l'accident, car, par elles-mêmes, les fractures du bassin, en tant que fractures, ne sont pas plus graves que celles des autres parties du squelette ; leur gravité résulte des lésions viscérales immédiates ou consécutives.

Voyons comment cède le bassin dans le premier cas, c'est-à-dire dans celui d'une pression directe.

La pression s'exerce dans le sens de l'axe antéro-postérieur du bassin ou dans le sens de l'axe transversal : dans le premier cas, elle tend à augmenter la courbure des deux arcs de cercle qui par leur réunion constituent l'anneau pelvien ; dans le second cas, elle tend à en diminuer ou à en redresser la courbure.

La pression suivant l'axe antéro-postérieur s'exerce d'abord sur le pubis ; cet os fléchit et cède d'autant mieux qu'il constitue la partie la plus faible du bassin ; là peut être limité le traumatisme. Les fractures du pubis présentent peu de variété ; presque toutes se ressemblent : la branche horizontale est fracturée ordinairement en dedans de l'éminence ilio-pectinée, immédiatement au devant de l'attache de la capsule coxo-fémorale, sans que celle-ci soit intéressée. Cette même branche peut être également fracturée au voisinage de l'épine pubienne, et de cette double fracture résulte la production d'un fragment intermédiaire souvent pointu, anguleux, qui se porte parfois en arrière et blesse la vessie. En 1874, à l'hôpital Lariboisière, je trouvai un fragment semblable dans la cavité de cet organe. Lenoir a rapporté le cas d'un calcul vésical qui avait pour noyau un fragment osseux chez une femme atteinte antérieurement de fracture du pubis. On observe presque toujours en même temps une fracture de la branche ascendante de l'ischion ou verticale du pubis. Elle peut donner naissance à un fragment intermédiaire qui déchire la portion membraneuse de l'urèthre ou bien détermine seulement la compression du canal : la miction est alors impossible, ainsi que le cathétérisme. En déplaçant le malade, en le changeant de côté, on pourra réussir à déplacer le fragment et à rendre à l'urèthre sa perméabilité. Chez la femme il est quelquefois possible de saisir ce fragment entre les doigts à travers le vagin ; Nélaton retira même par cette voie un fragment qui avait perforé et la vessie et le vagin.

En même temps que la fracture des branches horizontale et verticale, on observe presque toujours une disjonction plus ou moins complète de la symphyse du pubis, en sorte que le corps de cet os se trouve à peu près isolé.

Les lésions précédentes n'existent le plus souvent que d'un côté, mais on peut les rencontrer des deux côtés à la fois; le bassin se trouve alors divisé en deux segments : l'un pubien, l'autre ilio-sacré.

La fracture du pubis, bien étudiée par W. Regnault, guérit toujours, si les voies urinaires sont intactes; elle est presque toujours mortelle lorsque la vessie ou l'urèthre ont été déchirés.

La pression exercée sur le bassin dans le sens du diamètre antéro-postérieur produit donc d'abord une fracture du pubis, et peut ne produire que cela. Mais, si la cause vulnérante continue d'agir, elle s'exerce alors sur le segment postérieur du bassin devenu mobile; l'arc tend à s'ouvrir, l'os iliaque est violemment repoussé en dehors, et il en résulte une distension de la symphyse sacro-iliaque, une déchirure de ses ligaments antérieurs et enfin la luxation, lorsque l'écartement est porté très loin. On observe aussi l'arrachement de la portion du sacrum sur laquelle s'attachent les ligaments, ce qui constitue la fracture par *arrachement* décrite par Voillemier.

Une pression considérable exercée d'avant en arrière sur le bassin produit donc une fracture du pubis accompagnée souvent de diastasis de l'articulation sacro-iliaque avec ou sans fracture du sacrum; cette curieuse lésion a été appelée par Malgaigne : *double fracture verticale du bassin.* Cette double fracture peut même exister à droite et à gauche, de telle sorte que le sacrum en arrière, le pubis en avant, sont complètement séparés des os iliaques, et qu'il existe une quadruple fracture verticale, ainsi que M. Panas en a observé un exemple en 1868.

Supposons maintenant que la pression s'exerce latéralement, dans le sens du diamètre transverse du bassin. Bien que l'application de la force n'ait plus lieu sur le pubis, ce n'en est pas moins cet os qui cède ordinairement le premier, et l'on observe à la région pubienne les mêmes lésions que dans le cas précédent. Si l'effort continue, le fragment iliaque, fortement repoussé en dedans, bascule autour d'un axe qui aurait pour centre la symphyse sacro-iliaque, en sorte que celle-ci se trouve encore distendue comme précédemment, mais en sens inverse. C'est par la partie postérieure en effet qu'elle tend à s'ouvrir, mais, en arrière, les surfaces osseuses sont maintenues au contact par un ligament interosseux doué d'une si grande puissance que c'est la base d'implantation elle-même qui s'arrache; en même temps l'aile du sacrum se laisse écraser et pénétrer par sa partie antérieure. Ce mécanisme a été bien indiqué par Voillemier, qui a donné à ce genre de fracture le nom de *fracture de l'aile du sacrum par écrasement.* Dans une observation publiée par cet auteur la pénétration était de 9 millimètres.

En résumé, quel que soit le point de la circonférence du bassin où porte le choc, il résulte de la disposition anatomique de son squelette que les lésions sont à peu près identiques : il se fait d'abord une fracture du pubis; si l'effort n'est pas épuisé, le fragment iliaque est porté soit en dehors, soit en dedans, suivant le point d'application de la force, et détermine une distension de la symphyse sacro-iliaque. Il se produit alors un diastasis, ou bien les ligaments arrachent la portion d'os sur laquelle ils s'implantent.

Comment se produit la fracture du bassin à la suite d'une chute d'un lieu élevé? La chute peut avoir lieu sur les pieds ou sur les ischions. Comme dans les cas de pression directe sur les diamètres transverse et antéro-postérieur du bassin, la pression dans le sens de son diamètre vertical produit d'abord une fracture des branches horizontale et verticale du pubis, de façon que le bassin présente un fragment pubien et un fragment iliaque. Ce dernier tend à être repoussé en haut par le fémur, et la symphyse sacro-iliaque est distendue de bas en haut, mais les ligaments résistent le plus souvent. Si le choc est suffisamment violent, les ligaments arrachent toute la partie latérale du sacrum sur laquelle ils s'implantent, en sorté que le fragment iliaque remonte en entraînant avec lui une bande verticale du sacrum. Cette fracture ainsi que son mécanisme ont été bien étudiés par Voillemier sous le titre de *fractures verticales du sacrum*. On conçoit que cette lésion ait pu être confondue avec une luxation sacro-iliaque. Le diagnostic entre ces deux affections présente même de si grandes difficultés, qu'il me paraît à peu près impossible de les distinguer l'une de l'autre; du reste, le traitement serait le même : tenter la réduction et mettre le malade dans une gouttière de Bonnet. Une précaution importante consiste à maintenir longtemps les malades dans la position horizontale et à ne pas les laisser marcher sans béquilles, longtemps encore après la guérison apparente. La direction de la symphyse sacro-iliaque étant en effet sensiblement verticale, on conçoit que la pression exercée dans la marche par le poids du corps puisse vaincre la résistance d'un cal nouveau, fasse glisser les surfaces l'une contre l'autre et reproduise finalement le déplacement, ainsi que Malgaigne l'a observé.

Dans la luxation sacro-iliaque en haut avec ou sans fracture verticale du sacrum, le membre inférieur est raccourci, impuissant, quelquefois tourné en dehors, le grand trochanter remonte : on conçoit donc que d'habiles praticiens aient pu confondre cette affection avec la fracture du col du fémur, mais on constatera, entre autres signes, que dans la luxation les rapports du grand trochanter avec l'épine iliaque antéro-supérieure sont normaux et que la longueur réelle du membre est la même que celle du côté opposé.

La disjonction simple des symphyses pelviennes, en dehors de l'état puerpéral, c'est-à-dire la disjonction sans fracture, est très rare. La symphyse sacro-iliaque ne peut se disjoindre sans fracture que dans une seule circonstance, c'est lorsque le sacrum est luxé en avant. En effet, cet os taillé en double coin, et enclavé solidement entre les deux os iliaques, ne peut, sans fracture, être projeté ni en bas ni en arrière, mais il peut être projeté directement en avant, ainsi que Malgaigne en rapporte trois exemples.

La symphyse pubienne peut se luxer à la suite d'un violent écart des membres inférieurs; les exemples en sont très rares. Je rappellerai le cas curieux, cité par Murville, d'un cavalier qui, projeté en l'air par son cheval indocile, retomba lourdement sur le périnée. On pouvait mettre le doigt entre les deux pubis; en même temps, la symphyse sacro-iliaque gauche était le siège d'une violente douleur. Il est impossible, en effet, ainsi que l'ont démontré les expériences de Baudelocque relatives à la symphyséotomie, d'écarter sensiblement les deux pubis sans faire éprouver immédiatement à la symphyse sacro-iliaque un certain degré de distension qui peut aller jusqu'au diastasis complet.

Les trois symphyses peuvent être simultanément luxées sans fracture. Ces faits sont tout à fait exceptionnels; Dolbeau en observa un semblable en 1868. Une lourde voiture était passée sur le bassin d'un homme couché à plat ventre. D'après ce que je viens de dire du mode d'union du sacrum, il me paraît vraisemblable que c'est la seule attitude dans laquelle une pareille lésion puisse se produire.

CHAPITRE III

Mouvements du bassin considérés dans leurs rapports avec la coxalgie.

Les articulations du bassin sont tellement serrées que les pièces osseuses qui les composent ne possèdent à l'état normal aucun mouvement partiel; les symphyses pubienne et sacro-iliaque se commandent de telle façon que l'une ne peut éprouver le plus léger mouvement, si l'autre n'est préalablement disjointe ou du moins très relâchée. Par la même raison, un effort exercé sur l'une d'elles dans un sens quelconque réagit sur l'autre: aussi observe-t-on presque toujours, en même temps qu'une disjonction de la symphyse pubienne ou qu'une fracture du pubis, un diastasis de la symphyse sacro-iliaque.

Si le bassin n'exécute pas de mouvements partiels, il présente des mouvements de totalité. Ces mouvements se produisent soit sur la colonne vertébrale, soit sur les membres inférieurs.

Je ne m'occuperais pas dans un livre comme celui-ci des mouvements du bassin, s'il ne m'avait paru utile de les rapprocher des déformations si complexes que l'on observe dans la coxalgie: aussi est-ce surtout à ce point de vue que je me propose de les envisager.

Le bassin exécute des mouvements autour d'un axe transversal, d'un axe antéro-postérieur et d'un axe vertical.

Les mouvements de *flexion* et d'*extension*, qui sont les plus importants et les plus étendus, se font autour d'un axe transversal passant par les deux cavités cotyloïdes. Lorsque les membres inférieurs sont fixés, c'est le bassin qui se meut sur cet axe; lorsque le tronc est immobile, ce sont les fémurs qui se meuvent sur l'os iliaque. On voit ainsi l'étroite solidarité qui unit les mouvements du bassin et ceux du fémur, et pourquoi dans la coxalgie les mouvements du bassin sont si profondément modifiés.

Les agents du mouvement de flexion sont les muscles qui s'attachent d'une part au fémur, et d'autre part au segment antérieur du bassin, et en particulier le muscle droit antérieur de la cuisse et le psoas iliaque. Ils sont peu puissants, mais il n'en est pas de même des agents de l'extension représentés par la masse des muscles fessiers et par les muscles de la région postérieure de la cuisse. L'une des principales limites à ce mouvement d'extension est la capsule coxo-fémorale, qui présente à cet effet une énorme épaisseur en avant.

Le bassin exécute autour d'un axe antéro-postérieur des mouvements d'*inclinaison latérale*, en vertu desquels une des épines iliaques s'abaisse au-dessous de l'autre.

Autour de l'axe vertical le bassin exécute des mouvements en vertu desquels l'une des épines iliaques se porte en avant de l'autre: c'est un mouvement de *rotation*, de *torsion*. Le bassin peut prendre toutes les attitudes où ces mouvements sont combinés.

Flexion et extension, inclinaison latérale et rotation, tels sont donc les mouvements qu'exécute le bassin. Dans la coxalgie, le bassin reste fixé dans l'attitude que prennent instinctivement les malades, soit pour éviter la douleur, soit pour prendre dans le lit la meilleure position.

Peu de temps après l'apparition des premiers symptômes de la coxalgie (douleur, claudication, effacement du pli de l'aine, etc.), il survient généralement, sous une influence que je n'ai pas à étudier ici, un certain degré de flexion de la cuisse sur le bassin. Nous avons vu que : flexion de la cuisse sur le bassin, flexion du bassin sur la cuisse, ce sont deux mouvements qui se passent autour du même axe transversal. Or à cette période de la coxalgie existe un symptôme constant et d'une grande valeur : c'est l'immobilisation absolue de l'articulation coxo-fémorale. Le fémur et l'os iliaque paraissent soudés l'un à l'autre, ils se meuvent tout d'une pièce ; il y a *transmission des mouvements du membre inférieur au bassin*. Je suppose donc le fémur fléchi sur le bassin, et ces deux parties immobilisées dans cette position : si l'on veut alors redresser la cuisse du côté malade, la mettre dans le parallélisme avec l'autre, l'os iliaque suivra ce mouvement, mais à la condition qu'il se produise en même temps un mouvement d'extension entre le bassin et la colonne lombaire. Il en résulte une attitude à laquelle on donne le nom de *cambrure*, d'*ensellure lombaire*. Plus la flexion de la cuisse sera prononcée, plus profonde sera la cambrure. On mesure le degré de flexion de la cuisse au degré de cambrure, et réciproquement : mais il faut savoir que la cambrure lombaire n'est que l'effet de la flexion de la cuisse sur le bassin ; elle disparaît quand on rend au membre inférieur son degré de flexion pathologique, tandis que la flexion ne disparaît pas par la production de la cambrure lombaire ; elle est seulement masquée.

Ainsi donc, dans la coxalgie, le bassin ne peut plus se mouvoir autour de son axe transversal, il est immobilisé sur la cuisse, il ne forme plus qu'un seul levier avec le fémur, et il n'y a de mobile que son articulation supérieure ou vertébrale : par conséquent, tous les mouvements imprimés au membre inférieur ne se produiront plus entre celui-ci et le bassin, mais entre le bassin et la colonne vertébrale.

La cambrure lombaire dissimule donc complètement la flexion de la cuisse sur le bassin au début de la coxalgie, et, si cette cambrure est légère, on peut ne pas l'apercevoir. C'est ainsi que se produisent et s'aggravent des déviations qu'il eût été facile de faire disparaître au début de la maladie.

Dans les premiers temps de la coxalgie, le bassin ne se dévie en général que suivant l'axe transversal, il est simplement fléchi et incliné en avant ; à cette période, on ramène aisément, à l'aide du chloroforme, la cuisse dans l'extension sur le bassin. Mais celui-ci ne tarde pas à se dévier suivant les deux autres axes antéro-postérieur et vertical.

Le bassin, ai-je dit, se meut normalement autour de son axe antéro-postérieur, de telle façon que l'une des épines iliaques, tout en restant dans le même plan vertical que celle du côté opposé, s'abaisse plus ou moins : c'est le mouvement d'inclinaison latérale. Dans la coxalgie, le bassin s'incline latéralement ; il s'incline ordinairement du côté malade. Cette déviation se produit en général après la flexion, mais elle apparaît néanmoins dans les premiers temps de la coxalgie. Supposons pour un instant que le bassin n'éprouve que ce seul mouvement d'inclinaison latérale, sans flexion ni rotation (ce qui n'existe pas dans la coxalgie), on conçoit qu'il en doive résulter un allongement apparent du membre. On a fait la comparaison suivante : le bassin représente la tige transversale d'une balance à laquelle sont attachés deux plateaux, qui sont les membres inférieurs. Inclinez la tige d'un côté, le plateau correspondant s'abaissera au-dessous de l'autre, et, si vous ne considérez que les plateaux, l'un paraîtra plus long que l'autre, sans qu'il y ait en réalité de différence dans la longueur. Ainsi, dans la coxalgie, le bassin s'inclinant latéralement du côté malade, le membre correspondant paraît plus long que l'autre ; il y a allongement *apparent*, tandis que la mensuration donne un raccourcissement.

Voici la raison de cette contraction. L'inclinaison latérale du bassin équivaut à un mouvement d'abduction du membre inférieur du côté abaissé. Or, faites l'expérience suivante : mettez un sujet sur un plan horizontal, portez une jambe, la droite, je suppose, dans l'abduction, rapprochez ensuite la jambe gauche de la droite, et vous verrez que la jambe droite *paraît* notablement plus longue que la gauche. Mesurez les deux membres, et vous trouverez que celui qui paraît le plus long, c'est-à-dire le droit, est alors le plus court. En effet, le mouvement d'abduction de la cuisse tend à fermer l'angle que forment l'épine iliaque antéro-supérieure, la cavité cotyloïde et le pied, c'est-à-dire à rapprocher l'un de l'autre les deux points extrêmes qui servent à la mensuration. Ainsi donc, c'est au mouvement d'abduction exclusivement qu'est due la différence dans la longueur des deux membres à la mensuration. Ainsi s'explique ce phénomène étrange et bien imprévu d'un membre qui paraît plus long que l'autre à l'œil et qui se trouve plus court à la mensuration, alors qu'en réalité les deux membres ont la même longueur. Je reviendrai plus tard sur ce sujet, et nous verrons l'inexactitude d'une théorie admise jusqu'à notre époque, théorie basée sur cet allongement que l'on croyait réel.

Le bassin exécute un troisième mouvement autour d'un axe vertical, c'est-à-dire que les épines, tout en restant dans le même plan horizontal, se portent l'une en avant de l'autre : c'est le mouvement de rotation, de torsion. On l'exécute en regardant, par exemple, par-dessus son épaule, les pieds restant immobiles. Ce même mouvement se produit lorsqu'on porte le membre inférieur dans l'adduction avec un certain degré de rotation en dedans. Or c'est ordinairement cette attitude que prennent les coxalgiques à la dernière période de la maladie. Lorsque cette affection est mal soignée, c'est-à-dire abandonnée à elle-même, et que les malades guérissent néanmoins, ils sont en général ankylosés dans la flexion, l'adduction et la rotation en dedans. Ainsi donc, dans le cours de la coxalgie, le bassin subit un mouvement de rotation sur son axe vertical, tel que l'une des épines iliaques est fortement portée en avant de l'autre. Au début de l'affection, la cuisse malade étant dans l'abduction et la cuisse saine dans l'adduction, c'est l'épine du côté sain qui est portée en avant. Plus tard, à l'abduction du membre malade succèdent l'adduction et la rotation en dedans : c'est alors l'épine du côté malade qui devient plus proéminente.

La substitution de l'adduction du membre malade à l'abduction produit un autre résultat facile à prévoir : le membre paraissait plus long et était plus court à la mensuration au début de la maladie, alors qu'il était dans l'abduction; par la même raison, à la fin de la maladie, le membre malade étant dans l'adduction paraît notablement plus court que l'autre, alors qu'il est plus long à la mensuration.

En résumé, au début de la coxalgie, le membre malade paraît allongé; à la dernière période, il paraît raccourci, sans qu'il y ait de différence réelle dans la longueur relative des deux côtés. Sans doute il peut survenir des déplacements, des caries, qui produisent un raccourcissement réel, mais je ne m'occupe ici que des modifications apportées dans la conformation du bassin et de la hanche par les diverses attitudes vicieuses.

Les déviations du bassin dans la coxalgie correspondent donc, en définitive, aux divers mouvements physiologiques. Le bassin est fléchi sur la cuisse (c'est la cuisse qui est fléchie sur le bassin, mais le résultat est identique au point de vue de la déformation), il éprouve un mouvement d'inclinaison latérale et un mouvement de rotation ou de torsion. Ces divers mouvements ne peuvent se produire dans le bassin sans qu'il en survienne en sens inverse, dans la colonne vertébrale, afin de rétablir le centre de gravité; à la flexion du bassin correspond l'extension des vertèbres lombaires (cambrure lombaire) ; à son inclinaison latérale répond une inclinaison latérale, en sens inverse, de la colonne vertébrale tout entière (courbure de compensation, scoliose lombaire) ; à la torsion du bassin de droite à gauche, je suppose, correspond une torsion de gauche à droite des vertèbres lombaires.

Au début de la coxalgie, ces déformations ne sont que temporaires, et disparaissent complètement à l'aide d'un traitement convenable : mais, si l'on songe que cette affection est spéciale à l'enfance et à la jeunesse, époques auxquelles les os sont en voie de formation, on conçoit que les déviations se produisent rapidement et deviennent bientôt définitives. Des trois grandes déviations du bassin la flexion est celle qui se corrige le mieux, même à une époque lointaine, parce que l'on agit avec un long bras de levier sur la tête du fémur, et qu'en réalité c'est le fémur qui est fléchi et non pas le bassin. En détruisant des adhérences fibreuses, en rompant au besoin l'ankylose, en brisant même le col du fémur, on peut réussir à ramener le membre malade au parallélisme avec l'autre. Quant à l'inclinaison latérale, et surtout à la rotation du bassin, la chirurgie devient rapidement impuissante à les faire disparaître.

DEUXIÈME PARTIE

ORGANES CONTENUS DANS LA CAVITÉ PELVIENNE

Nous comprenons sous ce titre : les organes génito-urinaires de l'homme; les organes génito-urinaires de la femme; l'organe de la défécation ou rectum.

Organes génito-urinaires de l'homme.

Parmi les *organes génito-urinaires*, les uns sont compris dans la cavité pelvienne, les autres sont situés en dehors de cette cavité. Logiquement, on devrait en scinder l'histoire : il m'a toutefois semblé préférable de les décrire à la suite. En conséquence, j'étudierai successivement en autant de chapitres distincts : 1° La vessie ; 2° la prostate; 3° le canal de l'urèthre; 4° l'urine ; 5° la région scrotale, comprenant : les enveloppes du testicule, le testicule et l'épididyme; 6° le cordon spermatique; 7° les vésicules séminales ; 8° la verge ; 9° le développement des organes génito-urinaires et leurs vices de conformation; 10° le sperme.

CHAPITRE Ier

Vessie.

La *vessie* est le réservoir de l'urine. Ce liquide, incessamment sécrété dans les reins, chemine à travers les uretères et s'accumule peu à peu dans la vessie, dont le corps se laisse distendre. Le liquide fait effort sur toute la surface interne de la poche, et il arrive un moment où la pression exercée sur un point qui correspond au *col de la vessie* détermine le besoin d'uriner. Le col, dont l'action est soumise à l'influence de la volonté, s'entr'ouvre, et l'urine est projetée au dehors, grâce à la contraction des parois vésicales et de la paroi abdominale. Ainsi se passe le phénomène de l'excrétion urinaire à l'état physiologique.

Il existe donc dans la vessie deux parties en quelque sorte antagonistes : le corps et le col, que je crois devoir étudier successivement. Un court chapitre sera ensuite consacré à l'urine.

1° CORPS DE LA VESSIE.

Le corps de la vessie présente à considérer : *A*. sa surface extérieure ; *B*. sa surface extérieure ; *C*. sa structure.

A. — SURFACE EXTÉRIEURE.

La vessie occupe une grande partie de l'excavation pelvienne ; à mesure qu'elle se remplit, elle déborde par en haut le pubis, envahit la région hypogastrique et, dans les cas de rétention d'urine, atteint l'ombilic. Elle peut même remonter au delà, remplir presque toute la cavité abdominale et donner naissance à de grossières erreurs de diagnostic.

Bien qu'assez solidement fixée par ses connexions avec les viscères voisins, la vessie est susceptible d'éprouver des déplacements. On la rencontre quelquefois en même temps que l'intestin dans les hernies inguinales et crurales. Il n'y a en général de herniée que sa face antérieure, aussi ne trouve-t-on pas de sac. J'en observai un exemple, en 1875, à Lariboisière, sur un vieillard atteint de hernie inguinale droite étranglée. Après avoir débridé et réduit, je trouvai en dehors du sac une masse noirâtre, sphacélée, que je reconnus, après une certaine hésitation, pour être la paroi antérieure de la vessie.

On a rencontré la vessie dans les hernies obturatrices, ischiatiques. Elle peut s'abaisser du côté du vagin et constituer la cystocèle vaginale.

La forme de la vessie diffère suivant l'âge : elle est fusiforme chez l'enfant, et ovoïde chez l'adulte ; elle varie surtout suivant que l'organe est vide ou plein.

La vessie vide est affaissée, aplatie, cachée derrière le pubis ; c'est à peine si on l'aperçoit en ouvrant l'excavation pelvienne. La vessie pleine revêt la forme d'un ovoïde dont la petite extrémité est en haut ; la base en est aplatie et doit être envisagée comme une face : aussi considère-t-on à la vessie : une face antérieure, une face postérieure, deux faces latérales, une face inférieure ou base, et un sommet.

Face antérieure. — Les rapports de la face antérieure diffèrent selon que la vessie est vide ou pleine.

Lorsque la vessie est vide, cette face est complètement cachée derrière le pubis. Elle en est séparée par une couche de tissu cellulo-graisseux, lâche, lamelleux : d'où résulte une sorte de cavité virtuelle située entre la face antérieure de la vessie et la face postérieure de la symphyse désignée par Retzius sous le nom de *cavité prépéritonéale*, mais qu'il faudrait plus justement appeler *prévésicale*. Cette cavité s'explique d'ailleurs par les mouvements incessants de l'organe, qui se vide et se remplit constamment. L'urine s'y répand à la suite des plaies accidentelles de la vessie, à la suite de la ponction ou de la taille hypogastrique ; de là le liquide s'infiltre dans le tissu cellulaire sous-péritonéal du bassin et de la cavité abdominale. Des inflammations phlegmoneuses primitives y ont été observées (voir thèse de M. Bouilly, 1880).

L'existence de la cavité prévésicale rend compte d'un accident opératoire qui n'a peut-être pas été suffisamment expliqué. Il est arrivé plusieurs fois qu'après avoir introduit ou plutôt cru introduire le cathéter cannelé dans la vessie, on pratiquait la taille périnéale : il ne sortait pas d'urine, on ne trouvait pas de

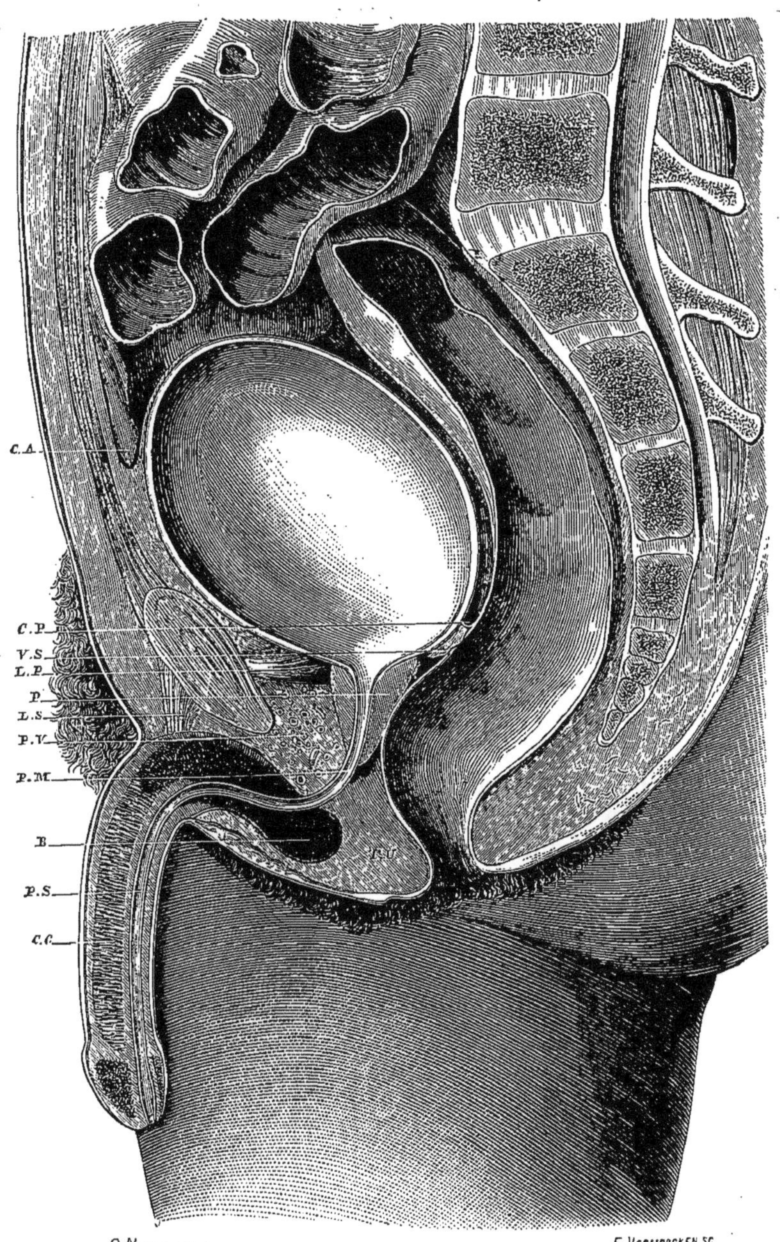

Fig. 216. — *Coupe verticale médiane antéro-postérieure des organes génito-urinaires de l'homme.* Adulte $^1/_2$ nature.

B, bulbe de l'urèthre.
CA, cul-de-sac antérieur du péritoine ou pubio-vésical.
CC, corps caverneux.
CP, cul-de-sac postérieur du péritoine ou vésico-rectal.
LP, ligaments pubio-prostatiques.
LS, ligament suspenseur de la verge.
P, prostate.
PM, portion membraneuse de l'urèthre.
PS, portion spongieuse de l'urèthre.
PV, plexus veineux prostatique.
TC, triangle recto-uréthral.
VS, vésicules séminales.

pierre, et l'on s'apercevait alors que la vessie n'était pas ouverte. L'erreur tient le plus souvent à ce que le cathéter pénètre dans l'espace prévésical, et elle est d'autant plus facile à commettre que les divers temps du cathétérisme ont été en définitive exécutés. Il suffit, après avoir contourné la symphyse, d'abaisser trop vite le pavillon du cathéter en employant une certaine force ; il suffit que la paroi uréthrale offre un peu moins de résistance qu'à l'état normal, pour que le cathéter traverse l'urèthre et passe en avant de la vessie. L'instrument étant alors libre et mobile, on croit qu'il a pénétré dans la cavité de l'organe, tandis qu'il se meut dans la cavité de Retzius.

La position du malade qui subit la taille rend le cathétérisme plus difficile et me paraît faciliter la production de ce grave accident, c'est pourquoi je préfère introduire d'abord le cathéter et fléchir ensuite les cuisses sur le bassin. Rappelons à ce sujet qu'avant de procéder à l'opération il faut avoir de nouveau senti la pierre avec le cathéter.

A mesure qu'elle se distend, la vessie se dégage de l'excavation, arrive au contact avec la paroi abdominale, et sa face antérieure devient alors accessible à l'action chirurgicale.

Comment se comporte le péritoine avec la face antérieure de la vessie ?

Rappelons que l'ouraque se fixe au sommet du réservoir urinaire, et qu'à l'état de vacuité de l'organe le péritoine, se fléchissant sur le cordon, passe directement sur la face postérieure de la vessie, de telle sorte que la face antérieure en est complètement dépourvue. On enseigne généralement que la vessie, en remontant dans l'abdomen, repousse au-dessus d'elle le péritoine et vient se mettre *dans toute sa hauteur* directement en contact par sa face antérieure avec la paroi abdominale sans interposition de la séreuse.

Déjà plusieurs anatomistes, et Malgaigne en particulier, avaient contesté le fait, mais c'est surtout M. Sappey qui a prouvé l'inexactitude de cette description. Il a démontré qu'une partie de la face antérieure de la vessie distendue était recouverte par le péritoine ; il a indiqué également que la vessie se distendait surtout aux dépens de sa face postérieure et qu'elle éprouvait alors un mouvement de bascule ayant pour effet d'en incliner le sommet en avant.

Ces faits sont parfaitement exacts. Ainsi que le montre la figure 216, à mesure que la vessie remonte il se forme un cul-de-sac péritonéal entre sa paroi antérieure et la paroi abdominale : mais je ne puis admettre le mécanisme invoqué par notre savant anatomiste, et moins encore les conséquences qu'il en tire au point de vue opératoire.

M. Sappey dit : « Le péritoine descend sur la face antérieure du viscère en rabattant l'ouraque contre celle-ci, et il descend d'autant plus bas que la dilatation devient plus considérable ; » et plus loin : « Tel est le mécanisme en vertu duquel le péritoine descend entre la paroi abdominale et la vessie. »

Non, le péritoine ne descend pas, car il remonte au contraire. En se portant en haut, la vessie entraîne avec elle la portion de péritoine située immédiatement au-dessus du pubis. A mesure que la vessie se distend, son sommet s'élargit, de façon à fournir presque une face supérieure, et la partie de la vessie placée en avant de l'ouraque se coiffe de cette portion de péritoine détaché de la paroi abdominale ; plus la vessie remonte, plus il y a de péritoine détaché de la paroi abdominale, et plus il y a de vessie recouverte. Quand M. Sappey dit : « Le cul-de-sac descend d'autant plus bas que la dilatation devient plus considérable, » le fait est vrai, mais ce qui est vrai également, c'est que la hauteur de la vessie dépourvue de péritoine est en raison de la profondeur du cul-de-sac, puisque la portion qui forme le cul-de-sac est précisément celle qui a été détachée de la paroi abdominale. En lisant M. Sappey, il semblerait que, plus la vessie est distendue, moins on a d'espace pour pénétrer dans sa cavité, puisque le péritoine descend davantage : or cela n'est pas exact ; je le répète, la portion du péritoine qui recouvre la paroi antérieure de la vessie distendue n'est autre que celle qui tapissait la paroi abdominale avant la distension, et en voici la preuve: mesurez la distance qui sépare le pubis du cul-de-sac péritonéal et celle qui sépare le cnl-de-sac péritonéal du sommet de la vessie, c'est-à-dire de l'insertion de l'ouraque, la distance est la même, et il n'en peut être autrement; la très belle figure 848 représentée par M. Sappey dans son ouvrage fournirait au besoin la démonstration de ce que j'avance. Donc l'espace privé de péritoine est d'autant plus grand que le cul-de-sac est plus profond, c'est-à-dire que la cavité vésicale est plus distendue; le péritoine ne joue pas un rôle actif dans la distension de la vessie, il ne descend pas, son rôle est purement passif, la vessie le refoule en haut et s'en coiffe en partie.

J'insiste sur ce point à cause des conséquences qui en résultent. C'est à tort, d'après M. Sappey, que « les chirurgiens ont proclamé d'une voix presque unanime qu'un calcul peut être facilement extrait par cette région sans léser le péritoine et que celle-ci mérite d'être préférée à la région inférieure, lorsque la ponction devient nécessaire. » En prenant pour base l'anatomie, M. Sappey rejette donc absolument la taille de Franco et la ponction hypogastrique, conclusion que je ne puis admettre. Il est un fait indiscutable, c'est que, lorsque la vessie est distendue, une portion de sa face antérieure répond immédiatement à la paroi abdominale sans interposition du péritoine. Ainsi, sur le sujet qui m'a servi à faire la figure 216, la distance entre le pubis et le cul-de-sac péritonéal était de 3 centimètres et demi. On peut donc, sans danger de blesser le péritoine, pénétrer dans la vessie par-dessus le pubis, à la condition de ne pas prolonger l'incision trop haut.

C'est pour extraire un corps étranger de la vessie, pour donner issue à l'urine ou pour pratiquer le cathétérisme rétrograde, que l'on ouvre la vessie au-dessus du pubis.

La taille hypogastrique imaginée par Franco dans un éclair de génie, tour à tour reprise et abandonnée, jouit aujourd'hui d'une grande faveur. L'emploi du ballon rectal de Petersen, en rendant la vessie plus accessible, le drainage de la vessie pratiqué avec un double tube en caoutchouc par M. Perier, en prévenant l'infiltration d'urine, ont rendu la taille hypogastrique beaucoup moins grave qu'autrefois. Si l'on considère, d'autre part, que le manuel opératoire en est d'une grande simplicité, que l'hémorrhagie est fort peu à craindre, on conçoit que cette méthode soit mise en parallèle avec la taille périnéale, et puisse même lui être supérieure, ce que l'avenir démontrera. Elle convient spécialement dans les cas de pierres grosses et dures.

Voici en quelques mots le procédé opératoire actuellement en usage : la vessie est remplie d'une solution d'eau boriquée tiède que l'on injecte à l'aide d'une sonde en gomme. Le ballon de Petersen est ensuite introduit dans le rectum et rempli de liquide jusqu'à ce que la vessie vienne s'appliquer hermétiquement contre la paroi abdominale et forme une sorte de tumeur.

On pratique alors sur la ligne médiane, immédiatement au-dessus du pubis, une incision d'environ 5 centimètres de hauteur qui passe entre les deux petits muscles pyramidaux. Arrivé dans le tissu cellulaire prévésical, on aperçoit le

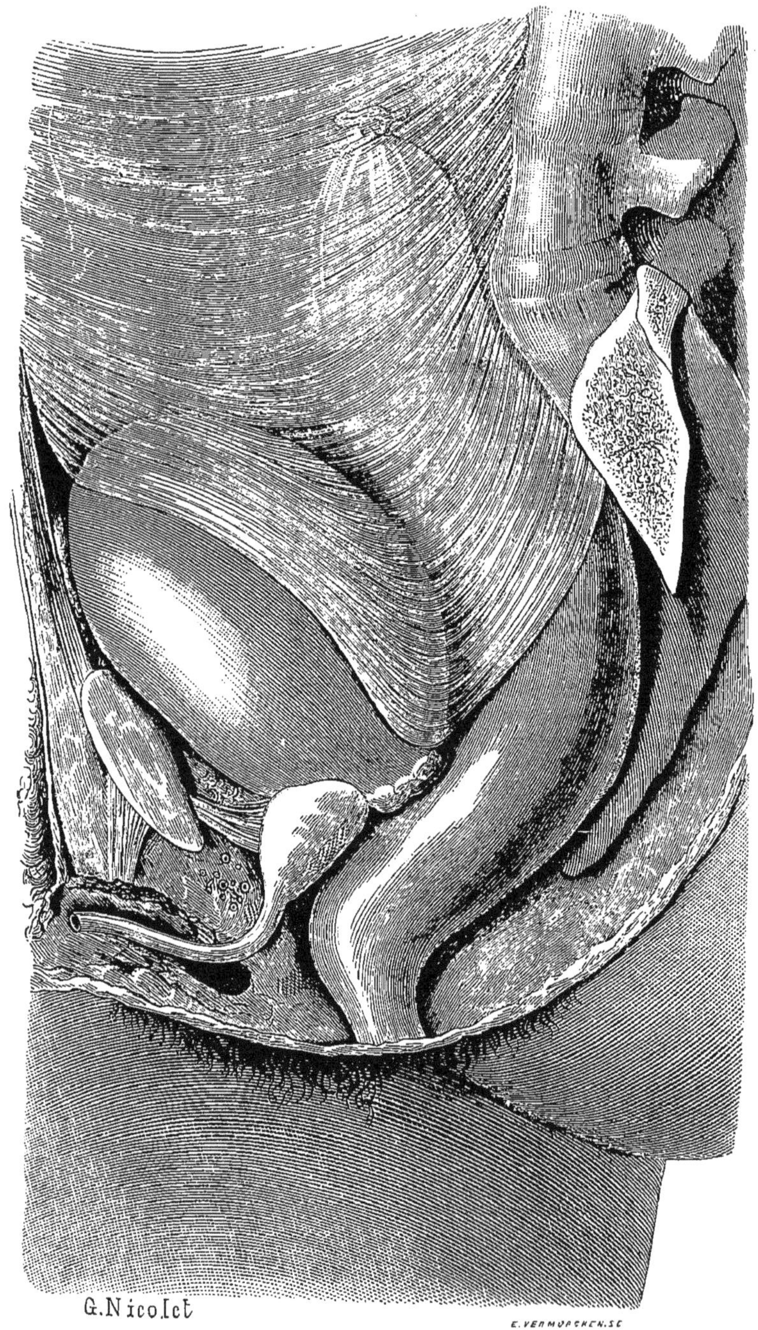

Fig. 217. — *Rapports du péritoine avec les faces latérales de la vessie et du rectum.*

groupe des veines vésicales antérieures, qui constituent un point de repère précis. On divise alors la paroi vésicale avec le bistouri, en ayant soin de relever avec le doigt l'angle supérieur de la plaie, si l'on craignait la blessure du péritoine.

Quant à la ponction, on ne doit la pratiquer que lorsque le cathétérisme est absolument impossible et la rupture de la vessie imminente. M. Dieulafoy a, d'ailleurs, rendu cette opération beaucoup plus simple; avec l'aspirateur de notre distingué collègue on peut presque impunément ponctionner la vessie : mais comme, en définitive, ce n'est là qu'un moyen palliatif, il n'y faut avoir recours qu'à la dernière extrémité, et ne point ponctionner à la moindre difficulté de cathétérisme.

La paroi antérieure de la vessie est la plus exposée aux traumatismes. Les simples piqûres de cet organe sont peu graves, elles se referment immédiatement et ne laissent point passer l'urine. Il n'en est pas de même des plaies plus larges, qui occasionnent souvent la mort. Les Anciens s'étaient cependant exagéré la gravité des lésions vésicales : « *Cui persecta vesica, lethale,* » a dit Hippocrate. Cet aphorisme n'est pas exact, ainsi que Houel l'a démontré.

La gravité varie, d'ailleurs, suivant que la plaie est plus ou moins large, suivant qu'une ou plusieurs parois sont atteintes, suivant que le péritoine ou le rectum ont été en même temps intéressés.

J'ai dit plus haut, en étudiant le bassin en général, que la face antérieure de la vessie pouvait être blessée par des esquilles provenant du pubis fracturé.

Face postérieure. — La face postérieure, convexe, se moule exactement sur la face antérieure, concave, du rectum; elle maintient ce viscère appliqué sur le sacrum. La vessie distendue outre mesure aplatit même le gros intestin et peut causer un obstacle au cours des matières fécales. Cette face est complètement recouverte par le péritoine, ce qui en rend les blessures particulièrement graves.

De la face postérieure de la vessie se détache un repli péritonéal qui n'a jusqu'ici que très faiblement attiré l'attention des anatomistes. Ce repli peut disparaître plus ou moins complètement dans l'ampliation de la vessie, mais il persiste aussi parfois et constitue alors une bride permanente et résistante. Il est tendu horizontalement entre la vessie et le rectum, et ses deux extrémités se continuent avec les parois latérales de l'excavation ; l'une de ses faces est supérieure et l'autre inférieure. Des deux bords, l'antérieur se confond avec la vessie; le postérieur est libre, concave, à concavité regardant vers le rectum, falciforme et tranchant. De même que le ligament large, qui est vertical, divise le bassin de la femme en deux compartiments, l'un antérieur, l'autre postérieur, le repli falciforme, qui est horizontal, divise aussi le bassin de l'homme en deux compartiments, l'un supérieur ou vésical; l'autre inférieur ou rectal. Si j'insiste sur ce repli déjà signalé par Cruveilhier, c'est qu'il peut devenir un agent d'étranglement interne, l'intestin s'engageant au-dessous de lui et se coudant sur son bord tranchant comme sur une arête vive. J'en ai observé un exemple bien manifeste sur un jeune homme auquel je pratiquai la gastrotomie en 1880 à l'hôpital Beaujon.

Faces latérales. — On ne figure généralement les rapports du péritoine avec la vessie que sur des coupes antéro-postérieures, et ce sont, en effet, les plus importants. Il n'est cependant pas inutile de savoir comment se comporte cette membrane avec les faces latérales. Celles-ci sont en partie recouvertes et en partie dépourvues de péritoine. Pour apprécier exactement ces rapports, j'ai préalablement séparé la symphyse pubienne et enlevé la moitié gauche de la ceinture pelvienne. Ayant ensuite bourré modérément le rectum, j'ai obtenu la pièce représentée sur la figure 217. On voit que le péritoine ne recouvre pas tout à fait la moitié supérieure de la face latérale de la vessie. Il forme sur cette face une limite bien tranchée et présente un bord légèrement curviligne, obliquement dirigé en bas et en arrière. C'est par cette face que les uretères pénètrent dans la cavité vésicale. La portion sous-péritonéale de la face latérale est en rapport avec le tissu cellulaire, très lâche, situé au-dessus de l'aponévrose périnéale supérieure. Il est donc possible, à la rigueur, de pénétrer dans la cavité vésicale par ses parties latérales sans ouvrir le péritoine, et cette idée a du reste été réalisée par Foubert et Thomas. Ces chirurgiens pratiquaient une incision parallèle à la branche de l'ischion à quelques millimètres en dedans et divisaient successivement toutes les parties molles jusqu'à la vessie. Mais, si la *taille latérale* (qu'il ne faut pas confondre avec la taille latéralisée de frère Jacques) ménageait le col de la vessie, elle exposait à la blessure des vésicules séminales et des uretères : aussi n'est-ce que pour mémoire que je signale cette tentative opératoire.

Face inférieure ou base. — La face inférieure n'existe pas chez l'enfant, la vessie étant fusiforme à cette époque de la vie (elle n'était pas encore très développée sur les sujets qui m'ont servi pour les figures 216 et 217). Elle apparaît avec l'âge en même temps que la prostate augmente de volume et dans la vieillesse représente manifestement la base de l'organe.

Cette base est en rapport immédiat avec les vésicules séminales qui la recouvrent en partie. Les vésicules, écartées l'une de l'autre en haut (Voy. fig. 224), se rapprochent en bas au point de n'être plus séparées au niveau de la base de la prostate que par les canaux déférents. Elles se dirigent donc très obliquement en bas et en dedans et interceptent entre elles un espace triangulaire au niveau duquel la base de la vessie correspond directement à la paroi antérieure du rectum. Cet espace est dépourvu de péritoine (T, fig. 224) et permet de pénétrer dans la vessie sans crainte d'intéresser la grande séreuse. Il est donc tout naturel que l'idée soit venue de suivre la voie rectale pour extraire des calculs vésicaux, d'autant plus que, cette partie représentant la portion la plus déclive de la vessie, c'est sur elle que repose la pierre dans l'immense majorité des cas. Sanson tenta de mettre à profit ces dispositions anatomiques et imagina la taille *recto-vésicale;* je devrais plutôt dire crut imaginer, car la voie rectale était suivie dès la plus haute antiquité en Égypte, où les calculs sont très fréquents.

Malgré les avantages qu'offre la taille recto-vésicale : facilité d'exécution, absence de vaisseaux importants, extraction facile des calculs, elle a été complètement abandonnée. Le plus grave inconvénient qu'elle présente est la persistance possible d'une fistule vésico-rectale. De plus, elle nécessite la section de la portion sphinctérienne du rectum; elle expose à la blessure des canaux déférents, des vésicules séminales et même du péritoine, si l'on est obligé de pratiquer une grande incision. La séreuse recouvre en effet toute la face postérieure de la vessie et empiète un peu sur sa base lorsque la vessie est vide.

On a recherché soigneusement à quelle distance le cul-de-sac postérieur du péritoine se trouvait de l'anus, détail anatomique dont l'importance se fera surtout sentir en étudiant le rectum. La distance diffère suivant que la vessie est vide ou distendue. Dans le premier cas, le péritoine descend un peu plus bas, et la distance varie, d'après M. Sappey, de 5 à 6 centimètres; dans le second cas, lorsque la vessie est distendue, le péritoine n'est jamais situé à plus de 8 centimètres de l'anus. Sur le sujet qui a servi au dessin représenté figure 216 la distance du cul-de-sac péritonéal à l'anus était de 5 centimètres dans l'état de vacuité, et de 6 centimètres dans l'état de plénitude de la vessie.

En résumé, la face inférieure de la vessie, en partie recouverte par les vésicules séminales, que côtoient en dedans les canaux déférents, présente entre ces organes un espace de forme triangulaire dans lequel les parois rectale et vésicale sont immédiatement en contact, sans autre interposition qu'une couche celluleuse et un feuillet aponévrotique plus ou moins développé (aponévrose prostato-péritonéale de Denonvilliers, fig. 219 et 241). Le sommet de ce triangle regarde en avant et répond à la prostate ; la base, dirigée en arrière, correspond au cul-de-sac du péritoine. A peu près équilatéral, ce triangle offre des dimensions un peu variables suivant les sujets : il mesure environ 4 centimètres de hauteur et également 4 centimètres dans sa plus grande largeur, c'est-à-dire à sa base. C'est dans ce point que l'on plongerait le trocart pour pratiquer une ponction de la vessie.

Sommet. — Le sommet de la vessie n'existe en réalité que lorsque l'organe est distendu. Il est légèrement incliné en avant et complètement recouvert par le péritoine.

Il résulte des rapports qui précèdent qu'à l'état de vacuité la vessie ratatinée derrière le pubis n'est accessible par aucun côté sans lésion du péritoine. Lorsqu'elle est distendue, au contraire, on peut y pénétrer par sa face antérieure (taille hypogastrique), par ses faces latérales (taille de Foubert), par sa face inférieure (taille recto-vésicale), avec la certitude, si l'on opère convenablement, de ne pas intéresser la séreuse.

B. — SURFACE INTÉRIEURE.

La surface intérieure de la vessie se subdivise comme la surface extérieure. Il n'y a de particulier à noter que la face inférieure ou base. En ce point existe un espace triangulaire nettement dessiné, aux angles duquel correspondent trois orifices : en avant l'orifice de l'urèthre, en arrière et de chaque côté l'orifice des uretères. Ces deux derniers sont reliés entre eux par une bande musculaire transversale qui fait relief dans la cavité vésicale. Cet espace triangulaire est le *trigone vésical.* Les uretères traversent obliquement la paroi vésicale dans l'étendue de 3 centimètres environ, de façon que la muqueuse, formant valvule, oblitère le conduit à mesure que la vessie se distend, et le ferme d'autant plus hermétiquement que la vessie est plus distendue : aussi jamais l'urine ne remonte-t-elle de la vessie dans les uretères, quel que soit le degré de distension. Lorsqu'à la suite d'une rétention d'urine prolongée on trouve les uretères dilatés, cela ne tient pas au reflux de l'urine, mais à son séjour prolongé dans les conduits avant qu'elle pénètre dans la vessie.

La portion de la face inférieure de la vessie qui est située en arrière du trigone a reçu le nom de *bas-fond,* et voici pourquoi. J'ai déjà dit que la face inférieure de la vessie apparaissait avec l'âge en même temps que la prostate. Jusqu'à une certaine époque de la vie le trigone et le bas-fond sont sur un même plan horizontal, mais, à mesure que la prostate se développe, le trigone est soulevé, de telle sorte que la partie située en arrière se trouve sur un plan déclive et paraît déprimée : de là lui vient le nom de bas-fond.

Le bas-fond de la vessie est parfois considérable; la prostate forme en avant un bord abrupt qui le limite nettement. C'est dans le bas-fond que se logent les calculs libres. Or, si la dépression est profonde, si la pierre est très rapprochée de la prostate, on conçoit qu'elle puisse échapper aux explorations. Elle y échappera même à coup sûr, si l'on se sert pour l'exploration d'une sonde à courbure ordinaire. Il convient d'employer à cet effet une sonde à très petite courbure, la sonde dite à béquille de Mercier, dont l'extrémité coudée presque à angle droit peut explorer la partie du bas-fond située immédiatement en arrière de la prostate.

Il résulte encore de l'existence du bas-fond qu'à la suite de la taille périnéale, par exemple, on peut éprouver une certaine difficulté à charger un calcul ou un débris de calcul. On n'y réussira même pas avec une tenette droite : aussi faut-il toujours avoir à sa disposition une tenette courbe dont l'extrémité dirigée en bas plongera aisément derrière la prostate. C'est également dans le bas-fond de la vessie que vont se loger la plupart des corps étrangers (1).

Lorsque la vessie présente la disposition que j'étudie en ce moment, le bas-fond n'étant plus au même niveau que le col, il y séjourne toujours une certaine quantité d'urine, surtout si l'organe est un peu paresseux, circonstance qui coïncide d'ailleurs souvent avec une grosse prostate. Que l'on sonde un de ces malades alors qu'il vient d'uriner et qu'il croit avoir vidé sa vessie, on retirera encore une notable quantité de liquide.

Henriet, exposant les idées de son maître M. Guyon (Soc. de chirurgie, 18 mars 1885), a fait remarquer que, lorsque la vessie revient sur elle-même, elle diminue surtout dans son diamètre vertical et très peu dans son diamètre transversal. Il en résulte que dans une vessie vide ou peu remplie les corps étrangers rigides et présentant une certaine longueur sont placés et en quelque sorte fixés en travers : c'est donc dans ce sens et vers leur milieu qu'ils sont saisis par l'instrument : aussi pour les extraire faut-il toujours en pratiquer le redressement. La réplétion de la vessie par du liquide injecté, loin de favoriser l'extraction, y apporte plutôt un obstacle, parce que, le corps étranger flottant alors dans tous les sens, on n'a plus de notion précise sur la partie saisie.

(1) On a observé chez l'homme et chez la femme une variété presque infinie de corps étrangers de la vessie. On peut consulter sur ce sujet l'excellent mémoire publié par M. Dénucé en 1856. Cet auteur a réuni un total de 391 faits dont l'énumération suivante peut donner une idée.

Débris de sondes ou d'instruments lithotriteurs : 15 sondes métalliques ; 9 sondes élastiques ; 7 sondes en gutta-percha ; 28 sondes sans désignation ; 16 bougies ; 3 branches de brise-pierre. Aiguilles, épingles, passe-lacets métalliques ; poinçon, crochet de brodeuse ; aiguilles d'os ou d'ivoire ; cure-oreilles ; sifflets d'ivoire ; fuseau d'ivoire ; manche de poinçon en ivoire ; balles de plomb ; petites clefs ; fragments métalliques ; os ou esquilles d'os ; cailloux et fragments de grès ou de porcelaine ; porte-plumes ; étuis ; tuyaux de pipe ; tube de verre ; baguettes de bois (crayons, fragment d'allumette, baguette de fusil, etc.) ; tiges de plantes (épis de blé, d'orge, de seigle, etc.) ; fruits ou noyaux (pomme d'api, haricots, pois, cerises, etc.) ; cordonnets et charpie ; bougies de cire à brûler, etc. — Notons encore des bouts de corde, des débris de matière fécale, des débris de fœtus, des mèches de cheveux, des larves d'insectes, etc.

Sur ces 391 faits, 258 ont été introduits dans un but inavouable. — Chez la femme on peut le plus souvent extraire les corps étrangers par les voies naturelles en dilatant au besoin l'urèthre. Il faut également tenter l'extraction directe chez l'homme à l'aide des divers instruments construits à cet effet, mais on sera souvent obligé d'avoir recours à la taille.

La surface interne de la vessie présente à l'état normal, si ce n'est au niveau du trigone, où elle est lisse, des plis ou rides qui s'effacent par la distension. Ces plis sont dus au relief que forment les fibres musculaires et acquièrent parfois un volume considérable; les vessies ainsi disposées son dites *à colonnes*. La muqueuse peut se déprimer entre ces colonnes : d'où l'aspect gaufré de la surface interne : ce sont les vessies *à cellules*.

Certaines de ces cellules sont tellement développées qu'elles forment un véritable diverticulum appendu au corps de l'organe et peuvent en imposer pour une vessie double. Je trouvai pendant mon prosectorat, sur un cadavre destiné aux dissections de l'École pratique, une de ces poches communiquant avec le bas-fond par un orifice étroit et contenant dans son intérieur six calculs taillés à facettes comme les calculs biliaires. La science renferme bon nombre de cas bizarres dans lesquels une pierre sentie par un chirurgien n'a pas été trouvée par un autre, ni même retrouvée plus tard par le premier. Il en faut chercher l'explication dans l'existence d'une de ces cellules où va se loger le calcul. Si l'orifice de la poche se resserre et que le calcul grossisse, ce dernier est enchatonné et ne peut plus sortir. On explique de la même façon pourquoi des malades tourmentés par les douleurs de la pierre cessent tout à coup de souffrir. Les douleurs résultant en effet de la présence du corps étranger sur le col de la vessie ou à son voisinage, la pierre s'est déplacée, a gagné le bas-fond ou s'est logée dans une cellule. Réciproquement, des malades ressentent subitement les douleurs caractéristiques de la pierre, et le cathétérisme fait reconnaître un calcul déjà volumineux dont rien jusqu'alors n'avait décelé la présence. J'ai taillé un malade dont tous les accidents dataient du saut d'un fossé fait à la chasse et qui en conséquence était loin de songer à la pierre. On ne peut guère expliquer cette marche insolite que par l'irruption soudaine dans la cavité vésicale d'un calcul jusqu'alors enchatonné.

C. — STRUCTURE DU CORPS DE LA VESSIE.

A part le péritoine, qui forme une tunique incomplète et dont je me suis suffisamment occupé, la vessie est composée de deux membranes, l'une interne, muqueuse, l'autre externe, musculeuse.

Membrane muqueuse. — La muqueuse vésicale est normalement d'un blanc grisâtre. Cette couleur est modifiée par l'état pathologique : dans les inflammations aigües elle est rouge, très vascularisée, mais beaucoup plus souvent l'inflammation est chronique et provient soit de la présence d'un corps étranger (calcul ou objets divers), soit de l'extension d'une inflammation du canal de l'urèthre ou d'une cystite du col, et la couleur en est alors ardoisée. La muqueuse est dans ce cas toujours épaissie et renferme dans ses couches des extravasats sanguins; elle est souvent villeuse, tomenteuse, et saigne au moindre contact; des fongosités peuvent se développer à sa surface, quelques-unes acquièrent parfois un volume considérable et forment un véritable fongus ordinairement implanté sur le bas-fond et bien pédiculé. Il s'y développe parfois de véritables cancers dont le diagnostic présente toujours une certaine obscurité.

La muqueuse vésicale peut être recouverte de fausses membranes diphthéritiques comme on en rencontre dans le croup; les cantharides occasionnent cette sorte de cystite. Quelle qu'en soit la cause, le catarrhe de la muqueuse vésicale détermine presque toujours la fermentation de l'urine et la production de l'ammoniaque aux dépens de l'urée, et il se forme alors des dépôts de phosphate ammoniaco-magnésien qui incrustent rapidement les sondes : aussi ne doit-on pas pour cette raison laisser ces dernières plus de quelques jours à demeure dans la vessie, car elles irritent fortement le canal quand on les retire.

Lorsque la muqueuse vésicale est enflammée, ramollie, ulcérée même par places, et qu'en même temps l'urine est devenue fortement alcaline par décomposition, le liquide altéré pénètre dans le sang par cette voie et produit une véritable intoxication urineuse. Je reviendrai sur ce sujet en étudiant l'urine.

La muqueuse du corps de la vessie est-elle sensible? Cette sensibilité est très obtuse quand la muqueuse est saine; on en acquiert tous les jours la preuve par le cathétérisme : la sonde peut toucher les parois de la vessie sans que les malades en aient conscience. Il en est ainsi du contact de la pierre. De même la lithotritie dans une vessie saine n'occasionne aucune douleur. Dans cette dernière opération il est de toute importance de ne pas saisir la muqueuse dans le brise-pierre, et Nélaton, dans le but d'éviter cet accident, comptant sur la sensation perçue par le malade, conseillait de ne jamais endormir, mais il ne faut pas trop se fier à ce renseignement du malade qui pourrait n'avertir que trop tard. Pour s'assurer que la muqueuse n'est pas pincée, il faut, après avoir saisi et fixé la pierre, mouvoir l'instrument latéralement et d'avant en arrière : s'il est mobile (et la manœuvre est aisée, puisque la vessie doit contenir de l'eau), c'est que le calcul seul est saisi. On peut donc, dans la pratique de la lithotritie, endormir sans inconvénient les malades trop irritables.

Si la muqueuse vésicale *saine* est peu ou point sensible, il n'en est pas de même de la muqueuse *malade*. Elle devient parfois alors d'une sensibilité telle que le moindre contact détermine d'atroces douleurs et une fièvre intense. C'est l'une des contre-indications les plus nettes de la lithotritie. J'ajoute que dans ces mêmes conditions la taille elle-même présente beaucoup moins de chances de succès que lorsque la vessie est saine. Aussi, lorsqu'il s'agit d'établir un parallèle entre la lithotritie et la taille, convient-il de bien tenir compte de ce fait, que la lithotritie est exclusivement réservée aux cas qui sont eux-mêmes très favorables à la taille. On n'a recours à cette dernière opération que pour les cas graves : pierres grosses et dures, vessie et reins malades, etc. C'est pourquoi la taille doit nécessairement donner des résultats bien moins favorables que la lithotritie.

Disons en passant que nous ne sommes pas encore, à mon avis, absolument fixés sur la valeur relative de ces deux opérations. Une taille bien faite, par une bonne méthode, sur un sujet à vessie saine, offre de très grandes chances de succès, et l'on est au moins certain de ne point laisser dans la vessie un fragment de pierre qui servira de noyau à la formation d'un nouveau calcul. C'est à l'avenir de nous apprendre si les récidives ne sont pas beaucoup plus fréquentes à la suite de la lithotritie qu'à la suite de la taille, c'est également à l'avenir de nous démontrer si la méthode de lithotritie rapide en une séance de M. Bigelow, adoptée chez nous par M. Guyon, est préférable à la méthode lente à séances courtes et répétées de Civiale. Je dois dire cependant que la question est bien près d'être jugée en faveur de la lithotritie rapide.

La muqueuse vésicale est parfois incrustée d'éléments calcaires qui donnent, au cathétérisme, une sensation analogue à celle de la pierre : d'où la possibilité d'une erreur. Mais je ferai remarquer qu'en touchant la paroi vésicale incrustée le chirurgien éprouve la *sensation d'un frottement* rugueux, tandis que, lorsqu'il frappe avec l'extrémité de l'instrument sur une pierre libre dans la vessie, l'opérateur et les assistants perçoivent très nettement un *bruit*, même à une certaine distance.

La muqueuse vésicale est recouverte par une couche d'épithélium pavimenteux stratifié. Elle ne présente ni papilles, ni villosités, ni orifices. D'après M. Sappey, elle ne renferme aucune glande. Un autre détail fort remarquable, signalé par ce même auteur, c'est que la muqueuse vésicale ne posséderait pas trace de vaisseaux lymphatiques.

Membrane musculeuse. — La membrane musculeuse est plus épaisse que la membrane muqueuse. Elle est composée de faisceaux blanchâtres qui s'entrecroisent dans tous les sens. Elle peut être divisée en deux couches : l'une superficielle, composée de fibres longitudinales; l'autre profonde, formée de fibres obliques ou circulaires. D'après Thompson, les fibres de la vessie paraissent partir de l'ouraque et se divisent ensuite en six éventails peu réguliers, dont trois à droite et trois à gauche. Mercier divise le système musculaire de la vessie en six plans : pubio-vésical, prostato-vésical antérieur, vésico-prostatiques latéraux, trigono-pariétal, uréthro-vésical et pubio-prostatiques. M. Sappey reconnait trois couches : une superficielle longitudinale; une seconde circulaire; une troisième plexiforme. Je n'ai pas à les décrire ici plus longuement.

La vessie distendue par l'urine revient sur elle-même et se débarrasse de son contenu, grâce à la contraction de ses fibres musculaires. La contractilité de ces fibres, très énergique dans la jeunesse, diminue avec l'âge et disparait même complètement chez un certain nombre de sujets. De là résulte une *paralysie de la vessie*. Cette affection apparait même quelquefois chez de jeunes sujets, d'ailleurs bien portants, et dure plusieurs jours sans qu'il soit possible d'en découvrir la cause. Si l'on ne fait pas d'emblée sur ces sujets l'exploration de l'urèthre et de la vessie avec une sonde de calibre normal, on est fort exposé à commettre une erreur de diagnostic : ils présentent en effet un ensemble de symptômes qui font songer à un rétrécissement de l'urèthre beaucoup plutôt qu'à une paralysie. C'est une des raisons pour lesquelles je considère comme une règle absolue de toujours pratiquer la première exploration de l'urèthre avec la sonde métallique ordinaire. Chez les vieillards, la paralysie de la vessie s'accompagne en général d'une hypertrophie de la prostate, en sorte que deux causes se réunissent ordinairement pour produire la rétention d'urine : augmentation de l'obstacle à la sortie de l'urine et diminution de la puissance expulsive. On reconnait que la vessie est impuissante à ce que l'urine s'écoule par la sonde en bavant. La contraction des muscles de l'abdomen venant souvent en aide à la vessie, il faut, pour établir le diagnostic, mettre la paroi abdominale dans le relâchement. Le meilleur traitement de cette affection consiste dans des injections intra-vésicales d'eau froide associées ou non à l'électrisation. L'injection d'eau froide remplit deux indications : elle réveille la contractilité des fibres musculaires et nettoie la vessie. On évite ainsi la décomposition de l'urine, qui se fait souvent dans la cavité vésicale elle-même au contact du mucus. Le plus souvent la rétention d'urine des vieillards est provoquée par de légers excès de boisson, des excitations vénériennes; elle peut survenir à la suite d'une promenade dans une voiture mal suspendue : toutes causes qui déterminent une congestion de la prostate et qu'il faut éviter soigneusement.

J'ai déjà dit que la vessie peut acquérir des dimensions énormes; d'autre part elle est susceptible de se rompre dans un état de distension modérée. Heureusement, dans la grande majorité des cas, lorsque la vessie est arrivée à ses limites extrêmes de distension, la pression excentrique exercée par le liquide sur tous les points de la paroi interne du réservoir finit par entr'ouvrir mécaniquement le col; une petite quantité d'urine, le trop-plein, s'échappe au dehors, et c'est à ce phénomène qu'on donne le nom de *miction par regorgement.* Tantôt l'urine s'écoule sans cesse, sans que le malade en ait conscience, et les cas sont bien fréquents où l'on a confondu cet état avec l'incontinence; tantôt le malade expulse volontairement une certaine quantité d'urine en utilisant les muscles de la paroi abdominale, surtout dans l'attitude accroupie, qui favorise, ainsi que nous l'avons vu en étudiant l'abdomen, l'expulsion des urines et des matières fécales.

Il n'est pas de chirurgien qui n'ait été appelé à constater de ces erreurs désagréables de diagnostic faites sur des malades atteints de prétendues tumeurs de l'abdomen qui disparaissaient subitement à la suite du cathétérisme. Ce qui trompe, c'est la miction par regorgement.

Mais, si le col de la vessie est hermétiquement clos par une valvule prostatique, un gonflement de la muqueuse, etc., la miction par regorgement ne peut plus avoir lieu et la rupture de la vessie est imminente. Aussi, lorsqu'on ne réussit pas à faire le cathétérisme, doit-on, dans une rétention d'urine, se préoccuper d'abord de savoir si le malade pisse par regorgement; si le trop-plein de la vessie s'écoule, attendez, patientez, employez successivement les divers modes de cathétérisme; s'il n'y a pas regorgement, ponctionnez par l'hypogastre avec un aspirateur. L'expérience suivante, que j'ai souvent répétée, rend bien compte de ce qui se passe dans ces cas. Injectez de l'eau dans la vessie par l'un des uretères : la vessie se distend et ne tarde pas à remplir l'hypogastre comme sur le vivant. On éprouve ensuite une certaine résistance opposée par la paroi; bientôt cette résistance est vaincue, et l'on voit alors l'eau sortir par l'urèthre : c'est la miction par regorgement, phénomène par conséquent d'ordre purement physique et se produisant pendant la vie en dehors de la volonté du malade. L'injection sera continuée aussi longtemps que l'on voudra dans ces conditions sans que la vessie en éprouve aucune atteinte, sans qu'elle change de volume. Au lieu de laisser le canal libre, liez la verge : vous constaterez alors que la vessie, arrivée à son degré extrême de distension, éclatera sous l'influence d'une nouvelle poussée, en faisant entendre un bruit sourd, en même temps que le ventre s'affaissera subitement. J'ai trouvé le plus souvent la vessie déchirée sur ses faces latérales en dehors du péritoine.

Indépendamment de ces ruptures spontanées, il existe des ruptures traumatiques de la vessie : c'est ainsi que M. Gillette a rapporté à la Société de chirurgie le cas d'un charretier ivre dont la vessie distendue éclata sous la pression de la roue de sa voiture. On en saisit aisément le mécanisme.

La couche musculeuse de la vessie est susceptible d'éprouver un épaississement considérable. Elle peut acquérir jusqu'à un centimètre et plus. On rencontre cet état hypertrophique dans les cystites chroniques soit du corps, soit du col; dans les rétrécissements de l'urèthre, dans la cystite calculeuse, dans tous les cas, en un mot, où les contractions de la tunique musculeuse sont très souvent sollicitées par des besoins fréquents d'uriner, ou encore lorsqu'elles ont à vaincre un obstacle siégeant sur le parcours de l'urine. L'hypertrophie des fibres musculaires peut coexister avec une capacité plus grande ou bien une dimension à peu près normale de l'organe, et elle n'entraîne pas alors de grands inconvénients, mais il se produit le plus souvent une sorte d'hypertrophie concentrique telle que la cavité contient à peine quelques grammes d'urine. Cet état fort grave entretient des envies presque constantes d'uriner et est absolument incurable; il s'accompagne toujours de dilatation des uretères et de lésion rénale. L'hypertrophie concentrique de la vessie apporte un obstacle insurmontable à la manœuvre du brise-pierre, et la taille pratiquée dans ces conditions ne donne pas au malade tout le soulagement qu'il serait en droit d'attendre: aussi y a-t-il un grand intérêt à établir préalablement le diagnostic.

2° COL DE LA VESSIE.

Le *col de la vessie* est cette portion resserrée du réservoir urinaire par lequel s'engagent les urines pour être éliminées. Le col mérite une description spéciale, car il diffère du corps aux points de vue anatomique, physiologique et pathologique. En effet, les fibres musculaires qui le composent présentent une disposition à part; il est destiné à s'opposer à la sortie des urines, tandis que le corps de la vessie a pour fonction de les expulser; de plus, le corps est peu sensible, tandis que le col présente une sensibilité vive. Enfin les maladies de ces deux parties se traduisent par des symptômes différents et n'exigent pas le même traitement.

Le col est intermédiaire au corps et au canal qui lui fait suite, c'est-à-dire l'urèthre: aussi est-il assez facile de le délimiter. Doit-on le considérer comme une simple intersection? Non assurément: il présente une certaine étendue. Il forme une région dont le rôle est absolument défini, comme celui des régions anale, buccale, palpébrale: c'est un orifice entouré et formé par un sphincter dont le rôle est actif. La véritable définition anatomique du col est donc celle-ci: le col est cette portion intermédiaire au corps de la vessie et au canal de l'urèthre autour de laquelle se trouve le sphincter vésical. C'est le sphincter qui limite le col; il commence et finit avec lui, c'est-à-dire qu'il empiète de quelques millimètres sur la portion prostatique de l'urèthre. Cette manière de voir est aussi celle de Dolbeau. Me plaçant maintenant au point de vue physiologique, je dirai: le col de la vessie est une portion contractile située entre le réservoir de l'urine et son canal excréteur, portion destinée à s'opposer à l'écoulement incessant du liquide à mesure qu'il est sécrété.

Si le corps de la vessie jouit d'une certaine mobilité, il n'en est pas de même du col, qui reste à peu près fixe, que la vessie soit vide ou pleine. Il semble que le col soit le pivot autour duquel se meut l'organe pendant son ampliation. Amussat avait avancé que le col se portait fortement en arrière lorsque le rectum était vide: je reviendrai sur ce point à propos de l'urèthre.

Quels sont les rapports du col de la vessie avec la symphyse pubienne? Cette question a vivement préoccupé anatomistes et chirurgiens et reçu des solutions bien diverses. Jarjavay avait cru trouver la raison de ces divergences dans les attitudes différentes que l'on donne au sujet pour étudier ces rapports, car, disait-il, ils changent complètement suivant que l'homme est debout ou couché. Sans doute ils varient : ce qui était en haut se trouve en arrière ; il est évident que, si, l'homme étant couché, on mène par le centre du col une ligne horizontale, cette ligne passera au-dessous de la symphyse, tandis que dans l'attitude verticale cette ligne rencontrera la symphyse sur un point de sa hauteur. Mais là n'est pas la question : toutes les parties du bassin éprouvent le même mouvement que le col, les rapports respectifs ne varient pas, quelle que soit la position

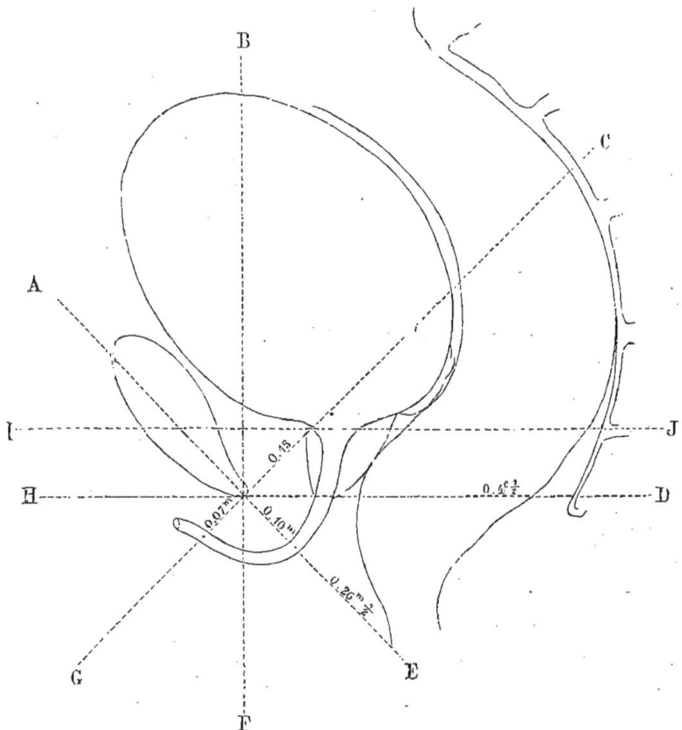

Fig. 218. — *Schéma destiné à montrer les rapports du col de la vessie avec le pubis.*

du sujet, puisque le col est solidement attaché à la symphyse. Ce sont donc les rapports du col avec la symphyse considérée comme point fixe qu'il s'agit de déterminer ; c'est, du reste, le seul détail important pour le cathétérisme.

Après avoir, comme tous mes devanciers, beaucoup étudié ce sujet, je suis arrivé aux résultats suivants. Il faut résoudre deux questions : à quel niveau de la symphyse pubienne correspond le col ? à quelle distance se trouve-t-il en arrière d'elle ?

La première de ces questions est surtout difficile à résoudre, à cause de l'obliquité de la symphyse, et je répète que pour arriver à une solution exacte il fallait grouper tous les rapports autour de cette symphyse comme centre. Or voici, qu'on me passe l'expression, comment j'établis la construction du col (la figure 218 a l'exactitude du dessin de géométrie et, de plus, elle me paraît être un excellent moyen mnémotechnique pour graver dans l'esprit les rapports assez compliqués du col de la vessie. Cette même figure nous servira plus tard pour étudier la direction de l'urèthre, dont le col n'est que l'origine).

Commencez par tracer la ligne horizontale HD; menez la ligne BF, perpendiculaire à la première. Tirez ensuite la ligne oblique AE, de façon qu'elle divise en deux parties égales l'angle droit formé par la rencontre des deux premières. C'est sur le trajet de cette ligne oblique AE qu'il faut construire la symphyse pubienne, de telle sorte que l'extrémité inférieure de la symphyse cerresponde au sommet de l'angle. L'inclinaison de la symphyse varie notablement suivant les sujets, mais on peut accepter que son grand axe, oblique d'avant en arrière et de haut en bas, forme avec l'horizon un angle de 45° ouvert en avant. Menez ensuite la ligne GC, perpendiculaire à la ligne AE et la coupant au niveau du bord inférieur de la symphyse. C'est sur le trajet de cette dernière ligne GC, à 3 centimètres environ en arrière de la symphyse, que se trouve le col de la vessie. Or, menez une nouvelle ligne horizontale IJ, parallèle à HD et passant par le centre du col : cette ligne rencontrera la symphyse à peu près à l'union de son tiers inférieur avec ses deux tiers supérieurs (1).

Le col de la vessie se trouve donc sur le prolongement d'une ligne perpendiculaire à l'axe de la symphyse pubienne et passant par le bord inférieur de cette symphyse. Il est situé à 3 centimètres en arrière de la symphyse et répond à son tiers inférieur.

Les auteurs sont loin d'être arrivés tous aux mêmes conclusions, mais une nouvelle preuve que celles-ci sont exactes, c'est que, tout en tenant compte des variétés individuelles, les bonnes figures publiées sur cette région permettent de retrouver la disposition que je signale, en les soumettant à la construction précédente.

Le col de la vessie est entouré de tous côtés par une glande, la prostate, qui subit, avec l'âge, des variations considérables, et l'on conçoit qu'il survienne de ce chef certaines modifications dans les rapports respectifs de la symphyse et du col. Ce dernier s'élève davantage, se porte plus en arrière : aussi devient-il beaucoup plus difficile à atteindre quand on pratique la taille.

La *forme* du col présente des variétés infinies. Chez l'enfant, il est très régulièrement circulaire, mais, à mesure qu'on avance en âge, de la partie inférieure de son pourtour se détache une saillie formée aux dépens de la prostate, dont elle constitue le lobe médian. On a donné à cette saillie le nom impropre de *luette vésicale*. C'est le lobe d'Everard Home.

Lorsqu'il est peu développé, le lobe médian ne gêne pas la miction, mais il peut arriver qu'il forme un obstacle sérieux, parfois insurmontable.

Mercier a signalé, au niveau du col de la vessie, l'existence de replis muqueux doublés de fibres musculaires, qui peuvent être assez développés pour amener une rétention d'urine. Divers instruments ont été imaginés pour sectionner ces espèces de valvules, mais je pense qu'on réussira le plus souvent à rétablir la fonction, et d'autant plus facilement que les sujets seront plus jeunes, à l'aide d'une sonde à demeure maintenue pendant plusieurs jours, ou mieux avec quelques séances de bougies Béniqué.

(1) Il résulte de l'obliquité de la symphyse que la ligne IJ ne coupe pas les deux faces de la symphyse au même niveau. Elle rencontre la face postérieure à l'union de son tiers inférieur avec ses deux tiers supérieurs, tandis qu'elle répond en avant à l'union du tiers supérieur avec les deux tiers inférieurs de la symphyse.

La présence du lobe moyen, formant valvule au niveau du col, occasionne la *dysurie prostatique* des vieillards. J'ai déjà fait observer plus haut que, si à cette disposition anatomique s'ajoute un certain degré de paralysie de la vessie, il survient une rétention complète d'urine, sous l'influence d'une cause légère : un refroidissement, un excès de boisson.

STRUCTURE DU COL DE LA VESSIE.

Le col de la vessie se compose d'une muqueuse, d'un sphincter, de vaisseaux et de nerfs.

Muqueuse. — Anatomiquement, elle diffère peu de la muqueuse du corps, mais elle en diffère profondément au point de vue pathologique. Très mince et d'un blanc rosé, elle se distingue de la muqueuse du corps par l'existence d'un certain nombre de plis radiés (fig. 222) qui partent du verumontanum et sont désignés, pour cette raison, sous le nom de *freins* du verumontanum. Ces plis sont comparables à ceux qui existent au pourtour de l'anus. De ce rapprochement anatomique entre les deux régions est résulté naturellement un rapprochement pathologique. Entre les plis radiés de l'anus on observe fréquemment des fissures dont quelques-unes donnent naissance à une contracture très douloureuse du sphincter; on s'est demandé depuis longtemps si certaines contractures douloureuses du col vésical ne reconnaîtraient pas la même cause. Malheureusement il est très difficile de le démontrer, mais cette opinion me paraît très vraisemblable et dans tous les cas rend bien compte des phénomènes cliniques.

Du reste, que ce soit une fissure de la muqueuse ou bien une simple inflammation, on observe dans les cas de cystite du col de la vessie un ensemble de symptômes nettement tranchés, et qui diffèrent de ceux provoqués par la cystite du corps. Il en existe trois principaux : envies fréquentes d'uriner, douleur plus ou moins vive à la fin de la miction, besoin d'uriner impérieux dès qu'il se fait sentir. Les envies d'uriner se succèdent parfois si rapidement, que les malades paraissent atteints d'une incontinence, mais c'est une incontinence par excès et non par défaut. J'ai vu une femme, atteinte de cystite du col, obligée de se tenir constamment sur une chaise percée, avec un bassin placé sous elle, comme une gâteuse, tant les mictions étaient rapprochées. Les malades rendent parfois, à la fin de la miction, quelques gouttes de sang, ce qui serait favorable à l'hypothèse d'une fissure occupant l'un des plis radiés.

La cystite du col de la vessie reconnaît souvent pour cause une ancienne blennorrhagie, mais elle peut se développer sous l'influence du froid, surtout du froid humide. Civiale le considérait comme une simple névralgie. Quelle que soit la cause, il faut savoir qu'elle constitue une affection rebelle, parfois désespérante, et pour le malade et pour le chirurgien. Après avoir épuisé en vain toutes les ressources du traitement médical, j'ai souvent obtenu des résultats remarquables et rapides par le passage de bougies Béniqué, de plus en plus volumineuses, de façon à pratiquer une sorte de massage du col. La cautérisation avec le nitrate d'argent réussit également dans certains cas.

Pour pratiquer cette dernière opération, je me sers du porte-caustique de Lallemand, auquel j'ai fait donner une courbure semblable à celle des sondes ordinaires, ce qui en facilite l'introduction. Voici en quelques mots comment je procède : j'introduis l'instrument jusque dans la vessie et lui imprime ensuite des mouvements de rotation : tant que le bec de l'instrument est dans la cavité vésicale, les mouvements s'exécutent librement; aussitôt qu'il arrive dans le col, les mouvements sont limités, et on acquiert ainsi la notion indispensable que le bec de l'instrument répond alors au col. On retire ensuite l'instrument d'une longueur égale à celle de la cuvette et on pousse celle-ci, qui se trouve alors correspondre exactement au col, puis on lui imprime plusieurs mouvements de rotation, de façon à toucher tous les points de la muqueuse.

Le parallèle entre la cystite du col de la vessie et la fissure à l'anus a fait songer à employer pour ces deux affections un traitement identique, la dilatation forcée, qui réussit si admirablement dans la seconde. Mercier a fait construire un instrument dans ce but. J'en ai également imaginé deux qui ont été figurés par mes élèves MM. les Drs Sockeel et Legarrec dans leurs thèses inaugurales. J'ai employé plusieurs fois dans le même but chez la femme la pince à pansement, après avoir préalablement limité les deux anneaux au degré où l'on veut porter l'écartement. Mais les résultats obtenus jusqu'ici ne sont pas suffisants pour qu'on puisse se prononcer sur la valeur de ce traitement.

Dolbeau, qui pratiquait la dilatation du col pour son opération de la lithotritie périnéale, nous a appris qu'elle peut s'opérer circulairement chez l'homme, sans craindre de déchirures, jusqu'à 2 centimètres de diamètre.

Lorsqu'on a épuisé en vain les ressources du traitement médical (frictions, bains de siège, régime, eaux spéciales, etc.), lorsque l'emploi méthodique des bougies Béniqué, la cautérisation, la dilatation forcée, ont échoué, si la cystite du col persiste assez intense pour enlever tout repos au malade, et que celui-ci réclame du soulagement, on pourrait songer à faire une section profonde du col. On a pratiqué dans ce but des incisions par le rectum (Schuh), et la science renferme un certain nombre d'observations de tailles pratiquées sans que la vessie contînt des calculs, à la suite desquelles les douleurs avaient disparu (Guthrie), phénomène dû sans doute à la section complète du col et de son sphincter.

Sphincter de la vessie. —Le sphincter de la vessie est constitué par un anneau musculaire épais, situé immédiatement au-dessous de la muqueuse. D'après M. Sappey, le sphincter embrasse le tiers postérieur de la portion prostatique de l'urèthre; il est large de 10 à 12 millimètres, et son épaisseur en mesure 6 à 7 dans sa moitié postérieure. Il diminue d'épaisseur à mesure qu'on approche du *verumontanum;* par sa couleur et sa consistance il ressemble à la prostate, avec laquelle il paraît se confondre, ce qui a pu en faire méconnaître l'existence.

Le sphincter de la vessie a pour fonction de s'opposer à la sortie incessante de l'urine en fermant complètement l'orifice interne de l'urèthre ; il s'entr'ouvre, d'après M. Sappey, non seulement sous l'influence de la pression exercée par le liquide, mais encore grâce à l'action de la couche profonde des fibres musculaires du corps de la vessie. Quoi qu'il en soit, il existe entre l'action du corps et celle du col un équilibre d'où résulte la miction normale; tant que le muscle vésical ne se contracte pas, le sphincter suffit à s'opposer à la sortie de l'urine, mais, la contraction des fibres de la vessie l'emportant sur la résistance du sphincter, celui-ci s'entr'ouvre pour laisser sortir l'urine et se referme aussitôt que le phénomène est accompli.

Or deux états morbides du sphincter vésical entravent le jeu régulier de la miction : le sphincter peut être contracturé, il peut être relâché.

La contracture du sphincter est d'ordre réflexe et reconnaît pour cause, soit une fissure, soit une inflammation simple, comme on l'observe, par exemple, dans le cours de la blennorrhagie, ou bien une irritation de nature indéterminée. Le muscle résiste alors aux efforts de la vessie, et il en peut résulter une rétention complète d'urine absolument opposée, quant à sa cause, à celle dont j'ai déjà parlé à propos du corps de la vessie, et qui résulte de la paralysie des fibres musculaires.

La contracture du sphincter du col peut déterminer une simple gêne dans la miction; l'orifice étant resserré, il ne s'écoule qu'une petite quantité d'urine à la fois; le jet est mince, déformé, et, en ne s'en rapportant qu'aux symptômes accusés par le malade, on arrive presque nécessairement au diagnostic rétrécissement de l'urèthre, d'autant plus que cette dernière affection s'accompagne souvent d'un certain degré de cystite du col. Cette erreur de diagnostic est fréquente, fort préjudiciable au malade et désagréable pour le praticien, exposé à voir introduire d'emblée dans la vessie une grosse sonde, alors qu'il avait annoncé un rétrécissement de l'urèthre et qu'il éprouvait de la difficulté à introduire de fines bougies. Je répète que le meilleur et souvent le seul moyen d'éviter l'erreur est de toujours procéder à un premier examen du canal avec une sonde de calibre ordinaire. Dans le cas de contracture du sphincter, on peut sans doute être arrêté au niveau du col et pénétrer difficilement ou même ne pas pouvoir pénétrer dans la vessie, mais il ne faut pas avoir une bien grande pratique du cathétérisme pour reconnaître que l'obstacle siège à une certaine distance en arrière de la symphyse pubienne et qu'il ne se trouve pas dans le canal même.

Le sphincter peut au contraire être affaibli, demi-paralysé ; le col reste entr'ouvert et l'urine s'écoule à mesure qu'elle arrive dans la vessie, comme fait un liquide dans un vase qui n'est pas fermé. Ce phénomène constitue l'incontinence d'urine : suivant que le sphincter est complètement ou incomplètement relâché, l'incontinence est complète ou incomplète. Elle peut être diurne ou nocturne; on observe quelquefois cette dernière chez les enfants sans que l'on sache à quelle cause l'attribuer ; et ce n'est guère que le temps qui fait disparaître cette infirmité. Il faut bien se garder de confondre l'incontinence avec la miction par regorgement.

3° VAISSEAUX ET NERFS DE LA VESSIE.

Artères. — Les artères vésicales sont, en général, grêles, et naissent de sources multiples. On les divise en antérieures, postérieures, supérieures et inférieures.

Les antérieures proviennent de la honteuse interne et quelquefois de l'obturatrice.

Les postérieures sont fournies par l'hémorrhoïdale moyenne, et de plus chez la femme par l'utérine et la vaginale.

Les supérieures proviennent de la portion non oblitérée de l'artère ombilicale.

Les inférieures naissent du tronc de l'hypogastrique.

Ces artères fournissent, en général, peu de sang dans les plaies de la vessie. Le col lui-même, quoique richement pourvu, est rarement le siège d'hémorrhagie dans la taille périnéale. Il faut en excepter toutefois le cas où un calcul y a séjourné quelque temps de façon à déterminer un certain degré d'inflammation.

Veines. — Les veines de la vessie sont nombreuses et me paraissent jouer dans la pathologie de l'organe, surtout dans celle du col, un rôle important, ce qui m'engage à insister sur leur description.

Elles ont été bien étudiées par M. Gillette. D'après cet auteur, les veines de la vessie forment trois réseaux : un réseau de la muqueuse, un réseau intermusculaire et un réseau sous-péritonéal.

Le *réseau de la muqueuse du corps* de la vessie est représenté par un certain nombre de départements veineux dont les ramifications convergent vers un tronc principal. Chaque département rappelle vaguement les *vasa vorticosa* de la choroïde.

Au niveau de la muqueuse du *col* existe un riche réseau formant un plexus circulaire qui est très souvent variqueux.

Le *réseau intermusculaire* est constitué par la réunion des troncs principaux du réseau précédent. Leur trajet est irrégulier; on constate cependant le plus souvent un parallélisme entre les veines et les fibres charnues.

Le *réseau sous-péritonéal* est divisé en antérieur, latéral et postérieur. C'est le *plexus pudendalis*. Les veines antérieures se continuent avec les veines dorsales de la verge au niveau du plexus de Santorini, situé au-dessous et en arrière de la symphyse du pubis. Ce sont elles que l'on rencontre au cours de la taille hypogastrique.

Les veines de la vessie et en particulier celles du col sont souvent variqueuses. Les varices du col ont été signalées depuis longtemps, mais on n'a peut-être pas suffisamment insisté sur les accidents qu'elles produisent. Elles forment une maladie spéciale bien déterminée dont le diagnostic n'est pas facile et le traitement moins encore; on pourrait la désigner sous le nom de *cystite variqueuse du col de la vessie*.

La présence de bourrelets variqueux détermine des envies fréquentes d'uriner, et de temps en temps une grande difficulté de la miction qui peut aller jusqu'à la rétention. Le malade éprouve de la pesanteur à l'hypogastre, au périnée, à l'anus, et marche avec difficulté, puis, à un moment donné, il rend par l'urèthre une grande quantité de sang et se trouve soulagé; il urine bien, ne souffre plus, marche facilement, jusqu'au retour d'une nouvelle crise. Toutefois les caillots peuvent s'accumuler dans le canal et s'opposer à la sortie de l'urine. Ils finissent par être projetés au dehors, et le malade ne souffre plus.

J'ai observé la cystite variqueuse du col type sur un jeune homme de vingt ans qui n'avait jamais contracté de blennorrhagie. Il portait une varicocèle, et son père était affecté d'hémorrhoïdes. Ce jeune homme obtint, je n'ose pas dire la guérison, mais une grande amélioration, à l'aide du massage du col avec les bougies Béniqué, des injections froides dans la vessie et le rectum et des bains de siège froids. Il éprouvait un tel soulagement de l'emploi des Béniqué qu'il apprit à les passer lui-même.

Lymphatiques. — D'après M. Sappey, la vessie ne contient pas de vaisseaux lymphatiques, tandis qu'ils seraient très nombreux et faciles à injecter d'après Cruveilhier. Je rappellerai qu'il n'existe non plus à la surface de la vessie aucun orifice conduisant dans des cavités glandulaires. La muqueuse vésicale présente donc sous ce rapport un caractère bien spécial et sans doute en rapport avec ses fonctions. N'est-il pas remarquable, en effet, de la voir en contact incessant avec l'urine sans qu'elle éprouve la moindre altération, tandis que la muqueuse rectale, par exemple, dans les cas de fistule recto-vésicale, s'enflamme, s'excorie, s'ulcère rapidement au contact de l'urine?

Nerfs. — Les nerfs de la vessie proviennent du plexus hypogastrique.

CHAPITRE II

Prostate.

La *prostate* pourrait être décrite en même temps que l'urèthre ; cependant il m'a paru préférable de décrire d'abord isolément cet organe, dont le rôle pathologique est si important. Après avoir ainsi étudié le col de la vessie et la prostate, nous serons en mesure de présenter une description de l'urèthre.

La prostate est une glande en grappe qui enveloppe de toutes parts le col de la vessie et est traversée par le canal de l'urèthre, dont elle forme la première partie. On l'a comparée à une châtaigne quant à sa forme et à son volume. Obliquement dirigée de haut en bas et d'arrière en avant, elle présente sa base en haut.

La base de la prostate est très obliquement coupée en bas et en avant, de telle sorte que sa face antérieure est notablement plus courte que sa face postérieure.

Son volume est une des parties les plus importantes de son histoire. Il est extrêmement variable suivant les âges. A peine apparente chez l'enfant, la prostate augmente chez l'adulte pour acquérir son plus grand développement chez le vieillard. Elle peut alors atteindre le volume d'un gros œuf de poule et même plus.

On reconnait à la prostate une face antérieure, une postérieure, deux faces latérales, une base et un sommet.

La *face antérieure* ou pubienne est la plus courte, et de beaucoup la moins épaisse. Recouverte par les ligaments pubio-prostatiques, d'où partent les fibres musculaires de la vessie, elle est en rapport avec un plexus veineux très riche, le plexus de Santorini.

La *face postérieure* ou rectale repose directement sur la paroi antérieure du rectum, dont elle n'est séparée que par une couche celluleuse assez lâche et un feuillet aponévrotique étendu de la base de la prostate au cul-de-sac du péritoine (aponévrose prostato-péritonéale de Denonvilliers).

De ce rapport résultent des conséquences importantes : on peut s'assurer exactement de l'état de la prostate par le toucher rectal. La meilleure attitude à donner au sujet pour cette exploration est de le placer sur les coudes et sur les genoux. On sent ainsi d'abord l'extrémité antérieure ou sommet, appelé encore *bec* de la prostate ; il est situé à 3 centimètres environ de l'anus. On constate que la face postérieure présente sur la ligne médiane, dans le sens vertical, une dépression qui divise la prostate en deux lobes, l'un droit, l'autre gauche. Cette dépression est échancrée vers la base de la glande, d'où la ressemblance de celle-ci avec un cœur de carte à jouer. De la dépression se détache parfois, entre les deux lobes latéraux, un troisième lobe, appelé lobe moyen, qui se dirige en haut. Le toucher rectal permet d'apprécier ces divers détails. On reconnaît de cette façon si l'un des lobes est plus développé que l'autre; si la consistance de la prostate est normale. A l'état sain, la face postérieure est lisse, régulière; sa consistance est celle du tissu fibreux. Elle peut être au contraire dure, bosselée, inégale, lorsqu'elle contient des tubercules, par exemple. Elle est parfois saillante, mais molle et dépressible, lorsqu'elle renferme un abcès ou que la portion prostatique de l'urèthre a été dilatée en arrière d'un rétrécissement.

La prostate étant traversée par l'urèthre et reposant directement en arrière sur le rectum, on conçoit que les abcès développés dans son épaisseur puissent évoluer vers l'un ou l'autre de ces conduits : lorsqu'ils proéminent du côté du rectum, il faut donner issue au pus aussitôt que la fluctuation est manifeste. Si l'abcès prostatique s'ouvre isolément soit dans l'urèthre, soit dans le rectum, le foyer se cicatrise, en général, assez vite, mais il n'en est pas de même, s'il s'ouvre à la fois dans les deux cavités : il en résulte une fistule uréthro-rectale dont la guérison présente d'extrêmes difficultés. On reconnaît l'existence de cette fistule et on la distingue d'une fistule vésico-rectale à ce que l'urine ne sort par le rectum que durant la miction. La gravité de cette affection réside surtout dans la rectite que développe bientôt le contact de l'urine sur la muqueuse rectale. C'est principalement chez les jeunes gens à la suite de la blennorrhagie que l'on observe cet accident, heureusement rare.

L'ouverture de l'abcès prostatique dans le rectum constitue une terminaison plus favorable que l'ouverture dans l'urèthre. Dans ce dernier cas, en effet, l'urine pénètre souvent dans le foyer, l'agrandit et ultérieurement ulcère la paroi rectale : aussi faut-il toujours mettre une sonde à demeure dans la vessie. Malheureusement, elle ne peut pas toujours être supportée, ainsi que j'en ai vu un exemple sur un jeune homme dont l'abcès avait succédé à des excès de coït.

L'abcès de la prostate peut franchir les limites latérales de la glande et se répandre dans le petit bassin au-dessus du releveur de l'anus. Dans un cas, j'ai vu l'inflammation se propager à la racine de la cuisse en suivant le trajet des vaisseaux et nerfs obturateurs.

La cure de la fistule uréthro-rectale présente d'extrêmes difficultés. Lorsque les cautérisations ont échoué, ce qui est la règle, peut-être pourrait-on, ainsi que l'a conseillé A. Cooper, décoller l'une de l'autre les parois uréthrale et rectale, et les faire ensuite glisser de façon à changer le rapport des deux orifices.

Les *faces latérales*, lisses et arrondies, sont en rapport avec les bords internes des muscles releveurs de l'anus, dont les sépare l'aponévrose latérale de la prostate ou pubio-prostatique (voy. fig. 219). Ces bords sont également en rapport de chaque côté avec un plexus veineux très riche, qu'il importe de ne pas intéresser dans la taille périnéale. Les diverses incisions sont combinées pour obtenir ce résultat, et c'est également le but qu'atteignait Dolbeau par la lithotritie périnéale. Les veines prostatiques renferment souvent des phlébolithes dans leur intérieur.

La *base*, très obliquement coupée en bas et en avant, est en rapport avec le sommet des vésicules séminales et les canaux déférents. Il est possible, par le toucher rectal, d'apprécier le volume et la consistance de ces diverses parties.

Le *sommet*, tronqué, fait suite à la portion membraneuse de l'urèthre. La prostate est amincie en ce point, en sorte que le doigt introduit dans le rectum per-

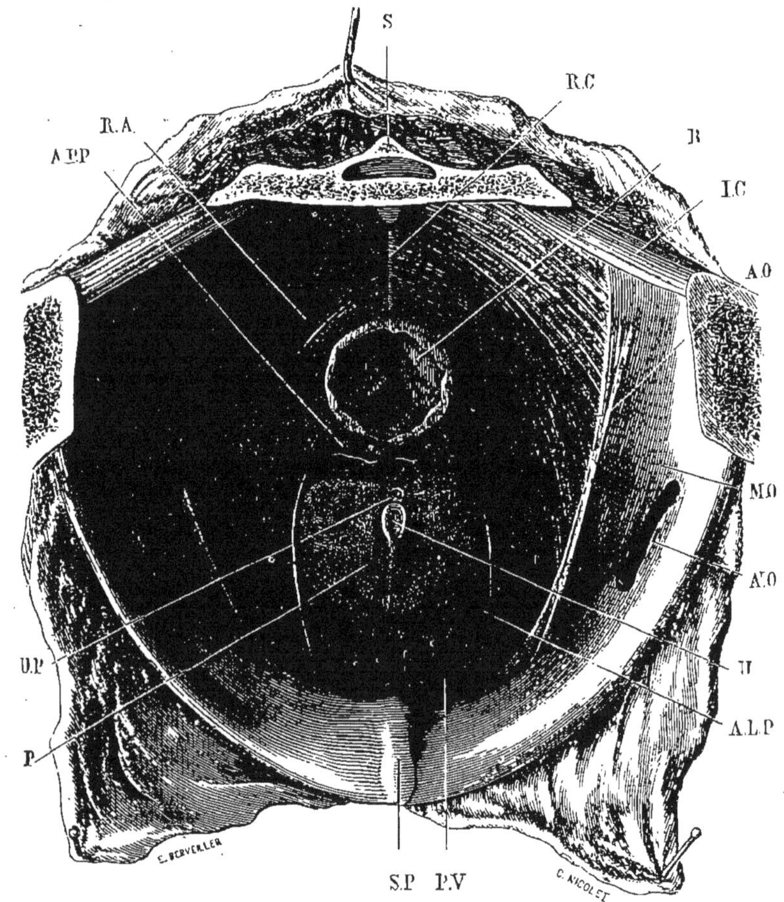

Fig. 219. — *Coupe horizontale du bassin passant par la grande échancrure sciatique et la partie moyenne du scrotum, destinée à montrer les rapports de la prostate.*

AO, aponévrose du muscle obturateur interne.
A'O, artère obturatrice.
ALP, aponévrose latérale de la prostate.
APP, aponévrose prostato-péritonéale.
IC, muscle ischio-coccygien.
MO, muscle obturateur interne.
P, prostate.
PV, plexus veineux prostatique.
R, rectum.
RA, muscle releveur de l'anus.
RC, raphé cellulo-fibreux allant de l'anus au coccyx.
S, sacrum.
SP, symphyse pubienne.
U, urèthre.
UP, utricule prostatique.

çoit les sondes à travers la paroi et peut aisément en repousser l'extrémité en haut et en arrière, manœuvre fort utile, quoi qu'en dise Malgaigne, dans certains cathétérismes difficiles par suite du développement du lobe médian.

La prostate présente des rapports intrinsèques avec les canaux éjaculateurs, qui la traversent obliquement de haut en bas et d'arrière en avant, et avec le canal de l'urèthre, qui la traverse obliquement de haut en bas et d'avant en arrière. J'étudierai plus loin ces organes en particulier. Je ferai toutefois remarquer ici que les canaux éjaculateurs cheminent à travers la paroi postérieure de la prostate et que, si l'incision médiane postérieure dans la taille, conseillée jadis par Maréchal, met à l'abri de la division des plexus veineux prostatiques qui sont situés sur les côtés, elle expose à la section des canaux éjaculateurs, circonstance qui doit faire absolument rejeter ce procédé, au moins chez les jeunes sujets.

L'urèthre est en général beaucoup plus rapproché de la face antérieure de la prostate que de la postérieure. Dans des cas rares, on observe le contraire, l'urèthre occupant en quelque sorte une gouttière de le face postérieure.

Dans les diverses méthodes de taille périnéale, quel que soit le procédé employé, la section porte toujours sur la prostate. Il en résulte que l'on s'est beaucoup préoccupé de l'épaisseur de cette glande, ou plutôt de ses rayons, c'est-à-dire de la distance qui sépare les divers points de sa circonférence du centre du canal de l'urèthre ou du col de la vessie. On se propose par cette étude de déterminer la largeur de l'incision qu'il convient de faire à la prostate sans en dépasser les limites, sans ouvrir les plexus veineux latéraux.

M. Senn avait donné les dimensions suivantes : de 15 à 18 millimètres au rayon médian postérieur; 20 millimètres au rayon transversal et 22 à 25 millimètres au rayon oblique en bas et en dehors. C'est suivant ce dernier rayon que l'on incise la prostate dans la taille latéralisée, et l'on ne peut faire sortir par cette voie que des calculs d'un très petit volume sans dépasser les limites de la glande.

Le diamètre transversal de la prostate étant en moyenne de 4 centimètres, on peut faire une incision de cette largeur sans en dépasser les limites : mais, si l'on défalque l'épaisseur des tenettes et la diminution de largeur résultant de la transformation d'une boutonnière en un orifice circulaire, on comprend qu'on ne puisse faire passer par cette incision une pierre de plus de 3 centimètres de diamètre sans déchirer les angles de l'incision.

Ce que j'ai dit du volume de la prostate aux divers âges de la vie et de ses variations suivant les sujets prouve d'ailleurs que rien n'est plus variable que la longueur de ses rayons. Cependant on peut accepter comme suffisamment exactes les mensurations de M. Senn, d'autant plus qu'il est impossible d'apporter dans ce sujet une précision mathématique.

Le rayon prostatique le plus long est donc l'oblique inférieur, c'est-à-dire celui qui, partant du col, se dirige obliquement en bas et en dehors pour gagner les bords latéraux de la glande. C'est en conséquence suivant ce rayon qu'il convient de pratiquer l'incision de la prostate; résultat produit par le magnifique instrument de Charrière, le lithotome double, dont les lames inclinées de façon à couper la prostate de chaque côté suivant ses plus grands rayons fournissent par leur degré d'écartement calculé à l'avance le maximum d'ouverture possible sans dépasser les limites de la glande.

Jusqu'à Dupuytren, la taille latéralisée de frère Jacques, modifiée par Raw, Cheselden, frère Côme, etc., était exclusivement employée, et l'on faisait à la prostate une incision dans le sens de son diamètre oblique inférieur gauche. Dupuytren pensa qu'il y aurait avantage à pratiquer une incision pareille du côté opposé, de façon à augmenter de moitié la porte de sortie du calcul, et il imagina dans ce but la taille dite *bilatérale*. La conception de Dupuytren était juste, c'est-à-dire qu'avec une incision double on fait à la prostate une ouverture plus grande, sans en dépasser les limites, qu'avec une incision simple ; cela est évident : toutefois il faut reconnaître que même dans ces conditions l'ouverture n'est pas large et qu'un calcul de 4 centimètres de diamètre ne sortira pas sans déchirer les angles de la plaie. Vaut-il mieux déchirer ces angles en pressant avec les tenettes et avec la pierre, ou bien est-il préférable de donner d'emblée à la plaie avec le lithotome la largeur nécessaire? Cette question n'a plus aujourd'hui autant d'importance, surtout depuis les travaux de Dolbeau. De deux choses l'une : ou la pierre est petite (2 à 3 centimètres de diamètre, par exemple) et elle sort par l'ouverture prostatique; ou elle est grosse (4 centimètres de diamètre et au-dessus), et il convient alors de la fragmenter avant de l'extraire. Dolbeau la fragmentait dans tous les cas, car il ne pratiquait aucune incision au col, se contentant de le dilater. *L'incision du col de la vessie dans l'opération de la taille périnéale ne doit jamais dépasser les limites de la prostate.*

Il ne faut pas exercer sur la pierre de trop fortes tractions; on a maintes fois observé dans ces cas le décollement complet du col vésical. Cependant il arrive que les angles de la boutonnière prostatique se déchirent, la glande ne se distendant pas sur le vivant, ainsi que le pensait Deschamps, même dans l'extraction d'un calcul de petit volume. Je considère toutefois cette déchirure comme moins grave que l'incision prolongée en dehors des limites de la prostate; la pierre refoule les veines prostatiques sans les ouvrir, ce qui expose beaucoup moins que l'incision à l'hémorrhagie, à la phlébite et à l'infection purulente.

Une incision bilatérale de la prostate donne évidemment une largeur plus grande qu'une simple incision latérale, mais, du moment où la pierre est assez volumineuse pour dépasser les limites de la glande, il ne faudrait pas croire que la méthode bilatérale doive être employée de préférence à la taille latéralisée dans le but d'obtenir une extraction plus facile, car c'est le contraire qui a lieu; la taille latéralisée permet d'extraire de plus gros calculs; elle ouvre une plus large porte que la taille bilatérale. Cette proposition, qui paraît paradoxale, surprend de prime abord, et néanmoins elle est exacte. En effet, dans la taille latéralisée, l'incision étant parallèle à la branche ischio-pubienne, la pierre a pour sortir tout l'espace qui sépare l'arcade pubienne du coccyx : dans la taille bilatérale, au contraire, l'incision étant transversale et à peu près perpendiculaire aux branches ischio-pubiennes, la pierre ne peut sortir, si elle est plus large que l'arcade pubienne elle-même : elle arc-boute contre les bords osseux, qui offrent une résistance invincible. Mais un reproche sérieux applicable à la taille latéralisée, c'est qu'elle expose davantage à l'hémorrhagie par suite de la lésion de l'artère du bulbe. Je reviendrai d'ailleurs plus loin sur cet important sujet.

Le tissu qui forme la prostate est d'un gris blanchâtre et d'une consistance très ferme. Il est composé en grande partie de fibres musculaires lisses au milieu desquelles se rencontre une grande quantité de glandes en grappes; ces glandes, disséminées tout autour de l'urèthre, s'ouvrent à la surface du canal et sont abondantes surtout sur les côtés du verumontanum. Elles sont remarquables par la formation fréquente dans leur intérieur de concrétions calculeuses généralement petites, souvent saillantes à la surface de l'urèthre, et qu'il n'est pas très rare de rencontrer avec la sonde chez les vieillards. C'est à l'existence de ces calculs que M. Sappey rattache l'hypertrophie de la prostate.

Les *artères* proviennent de l'hémorrhoïdale moyenne et des vésicales.

Les *veines* se rendent dans les plexus situés en avant et sur les côtés de la prostate.

Les *vaisseaux* lymphatiques, extrêmement nombreux, aboutissent aux ganglions pelviens.

Les *nerfs* proviennent du plexus *hypogastrique*.

CHAPITRE III

Urèthre.

L'*urèthre* est un conduit étendu du col de la vessie au méat urinaire. Dans une grande partie de son trajet, l'urèthre sert de canal commun à l'excrétion de l'urine et du sperme, disposition de laquelle découlent un certain nombre d'accidents.

J'étudierai d'abord la *direction*, la *longueur*, le *calibre*, de l'urèthre ; je décrirai ensuite en particulier chacune des portions dont il se compose.

A. — DIRECTION DE L'URÈTHRE.

L'*urèthre* commence au col de la vessie, dont j'ai déterminé plus haut la situation précise. Je rappelle qu'il se trouve à 3 centimètres environ en arrière du pubis, sur le trajet de la perpendiculaire à l'axe de la symphyse. Une ligne horizontale passant par le col couperait la face postérieure de la symphyse à l'union de ses deux tiers supérieurs avec son tiers inférieur.

Parti du col, l'urèthre se dirige en bas et en avant ; il arrive au-dessous de la symphyse pubienne sur le trajet de la ligne AE (fig. 220), qui représente l'axe prolongé de la symphyse. C'est à ce niveau que correspond le point le plus déclive de la courbe qu'il décrit ; il est séparé du bord inférieur de l'arcade pubienne par une distance de 2 centimètres. Il se porte ensuite légèrement en haut et en avant et remonte jusqu'à la rencontre de la ligne GC, perpendiculairement à l'axe de la symphyse. En ce point se trouve l'*angle pénien* ou *prépubien*. Le canal, séparé du pubis par une distance d'environ 15 millimètres, devient libre ensuite et n'a plus d'autre direction que celle qu'on lui imprime.

Le canal de l'urèthre se compose donc d'une portion antérieure *mobile* et d'une portion postérieure *fixe*. Lorsque la portion mobile est pendante (fig. 215), la direction du canal rappelle celle d'une *S* italique : lorsque cette portion est relevée sur l'abdomen, elle représente une courbe à concavité dirigée en haut. Il importe surtout de connaître la direction de la portion fixe de l'urèthre, car c'est d'elle que dépend toute la difficulté du cathétérisme.

La portion fixe de l'urèthre commence au col de la vessie et se termine en avant du pubis dans le point où la verge est fixée par le ligament suspenseur (fig. 216). Un fait très intéressant, c'est que les deux extrémités de cette portion se trouvent situées sur le trajet d'une même ligne, qui n'est autre que la ligne GC, perpendiculaire à l'axe de la symphyse. Si donc nous prenons cette dernière comme point fixe, ce qu'il faut toujours faire pour déterminer les rapports de l'urèthre, nous voyons que le canal, loin de représenter une ligne droite, décrit une courbe qui embrasse dans sa concavité le bord inférieur de la symphyse. Le sommet de cette courbe correspond à l'axe prolongé de la symphyse. La courbure de l'urèthre est donc plus ou moins prononcée, suivant que celui-ci descend plus ou moins bas au-dessous de la symphyse, et j'ai déjà

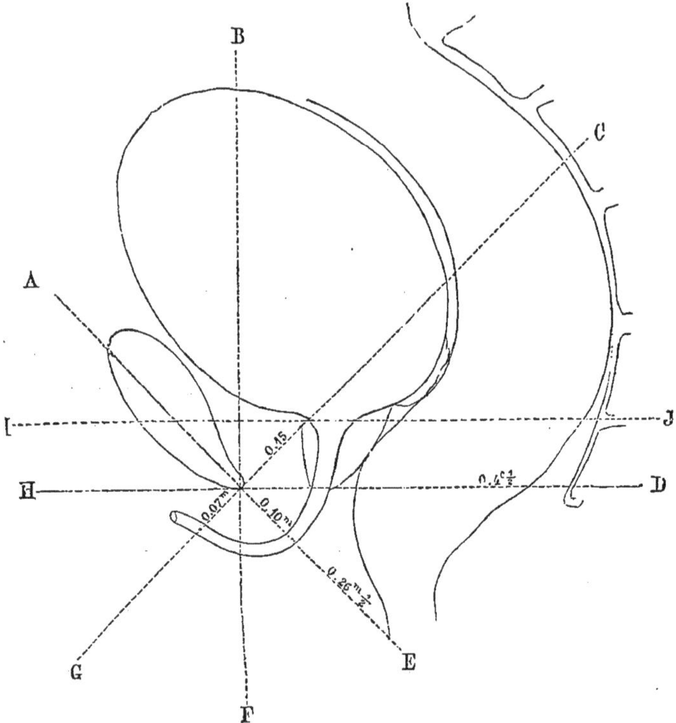

Fig. 220. — *Schéma destiné à montrer la direction de l'urèthre et ses rapports avec la symphyse pubienne.*

dit qu'il en était distant d'environ 2 centimètres, distance un peu variable d'ailleurs suivant les sujets.

Il résulte de cette disposition que, si on relie le col de la vessie et l'angle pénien, c'est-à-dire les deux extrémités de la portion fixe de l'urèthre, par une ligne droite, l'arc sous-tendu par cette corde représente exactement la courbure que l'on doit donner aux sondes de trousses ordinaires.

La courbe décrite par l'urèthre peut sans doute être redressée : cependant il ne faut pas oublier que le canal traverse au périnée une aponévrose résistante, fixée elle-même solidement aux branches ischio-pubiennes (ligament de Carcassonne). On redresse un peu le canal en abaissant la verge, mais il est impossible de le redresser complètement, à moins d'exercer des violences : aussi le cathétérisme rectiligne, jadis proposé par Amussat, quoique possible à la rigueur, n'est pas du tout en harmonie avec la forme du canal.

Suivant ce dernier auteur, la portion fixe de l'urèthre, au lieu de décrire une courbe à concavité antérieure, serait oblique *en bas et en arrière*, lorsque le rectum est vide, de telle sorte qu'en ramenant la verge sur l'abdomen on obtient un canal absolument droit. Amussat s'était trompé. D'abord le rectum n'a que peu d'influence sur la direction de l'urèthre ; ensuite l'expérience démontre que, si l'on peut quelquefois introduire, bien que difficilement, un instrument droit dans la vessie, c'est à la condition d'abaisser fortement le pavillon entre les jambes du malade, en mettant en jeu l'élasticité du ligament suspenseur de la verge.

Le canal de l'urèthre décrit donc une courbure fixe autour de la symphyse pubienne, et l'une des principales difficultés du cathétérisme serait résolue, si l'on pouvait donner aux sondes une courbure exactement semblable à celle du canal. Malheureusement cela est impossible, à cause des modifications individuelles, de celles surtout qu'apporte si fréquemment l'hypertrophie de la prostate. Il est donc indispensable d'avoir des sondes de courbure différente, mais c'est là un point de pratique de la plus haute importance, sur lequel je reviendrai en étudiant la portion prostatique.

Il est très facile de franchir la portion mobile du canal, celle qui s'étend du méat à l'angle pénien ; il n'est pas nécessaire pour cela, ainsi qu'on le conseille généralement, de ramener la verge au parallélisme avec l'abdomen : on peut donner à la sonde, pour ce premier temps, la direction que l'on veut. La manière la plus simple consiste à présenter au canal la sonde tenue entre le pouce et l'index parallèlement au pli de l'aine droite, et à la pousser dans cette direction jusqu'à ce qu'elle soit arrivée au bord inférieur de la symphyse. On fait alors décrire à la sonde un quart de cercle environ, de façon qu'elle se trouve exactement sur la ligne médiane, et l'on abaisse ensuite le pavillon de la sonde entre les cuisses du malade. Dans ce mouvement, en même temps que le pavillon s'abaisse, l'extrémité opposée ou *bec* de la sonde se relève, s'engage dans la portion fixe et la parcourt aisément, si les deux courbures se correspondent à peu près. Ce troisième temps de l'opération est difficile, si difficile qu'on ne saurait trop engager les jeunes gens à le répéter sur le cadavre. Il faut acquérir un tour de main que la pratique donne seule, et il est trop grave, dans l'espèce, de faire son apprentissage sur le vivant.

Indépendamment de la direction incurvée du canal, il est un certain nombre d'autres obstacles au cathétérisme, les uns physiologiques, les autres pathologiques, qui seront signalés chemin faisant. La règle la plus générale que l'on doive formuler est celle-ci : imprimer à la sonde une direction telle qu'elle suive la courbure du canal en quelque sorte par son propre poids ; *diriger la sonde et ne jamais la pousser*. A la moindre résistance il faut s'arrêter, rétrograder et imprimer une direction différente à l'instrument, soit en relevant, soit en abaissant le pavillon.

Jarjavay a remarqué que l'urèthre présentait une légère inflexion latérale. Il serait oblique à gauche, à partir du col jusqu'au bulbe ; oblique à droite, jusqu'à l'angle prépubien, et de nouveau oblique à gauche jusqu'à sa terminaison. Cette inclinaison toutefois n'est pas suffisante pour gêner la manœuvre du cathétérisme.

B. — LONGUEUR DE L'URÈTHRE.

Peu de sujets ont été autant discutés que la *longueur de l'urèthre*, surtout depuis Malgaigne, et il en est peu qui aient donné des résultats aussi discordants : c'est ainsi que pour Boyer la longueur de l'urèthre variait de 27 à 33 centimètres, tandis que pour d'autres auteurs elle oscille entre 12 et 16, plus de moitié de différence. Cela tient aux dispositions individuelles, mais surtout à la manière de mesurer. Il est bien certain que, si l'on procède à la mensuration du canal après l'avoir détaché complètement, on peut en augmenter considérablement la longueur en lui faisant subir des tractions.

La longueur de l'urèthre varie beaucoup suivant les sujets : c'est ainsi que M. Sappey, sur cinquante-quatre mensurations, a obtenu comme limites extrêmes les chiffres de 14 à 24 centimètres. Il a conclu de ses recherches que la longueur moyenne de l'urèthre est de 16 centimètres. Je ferai toutefois remarquer que l'établissement d'une moyenne est peu utile dans l'espèce, car nous ne mesurons avec autant de soin la longueur de l'urèthre que pour donner aux sondes une dimension convenable. Or, si nous prenons une sonde construite sur la moyenne, il est à peu près certain qu'elle sera ou trop longue ou trop courte. Si elle est trop courte, elle ne pénètrera pas dans la vessie; si elle est trop longue, on s'exposera à blesser les parois vésicales, surtout en la laissant à demeure. On ne peut donc pas sonder en se basant sur une moyenne, le cathétérisme étant une opération complètement individuelle; et comme, en définitive, ce qu'il y a de plus désagréable, c'est de sonder avec une sonde trop courte, il faut construire les sondes en vue des urèthres les plus longs. Or, n'est-il pas remarquable que, malgré toutes les critiques souvent acerbes de Malgaigne sur la prétendue longueur de l'urèthre, la pratique n'ait pas modifié les sondes ni les bougies, qui continuent à présenter de 30 à 35 centimètres de longueur? C'est que l'urèthre est en réalité plus long que ne l'ont écrit Malgaigne et après lui M. Richet.

On observe des différences notables suivant qu'on mesure l'urèthre sur le cadavre et sur le vivant, et l'on a dit avec raison que le tissu spongieux s'affaisse sur le cadavre, tandis que sur le vivant, et surtout quand on introduit une sonde, il éprouve une sorte d'éréthisme qui augmente la longueur du canal. C'est ce fait qu'invoque Malgaigne pour combattre les résultats contraires aux siens, et l'on a le droit de s'en étonner. N'est-ce donc pas pour l'urèthre du vivant que nous faisons nos recherches? Or le meilleur moyen de connaître la longueur *réelle* du canal sur le vivant n'est-il pas de le mesurer pendans la vie? C'est ce qu'avait fait Civiale et ce que j'ai fait bien des fois moi-même.

Aussitôt que les yeux de la sonde ont franchi le col de la vessie, l'urine s'écoule au dehors, et il est alors facile, sans exercer aucune traction sur la verge, de mesurer la distance qui sépare le col du méat urinaire. Il existe des variétés très nombreuses. En général, la longueur oscille entre 16 et 20 centimètres. Je n'ai trouvé qu'un seul urèthre de 14 centimètres, et tous les praticiens savent que chez beaucoup de vieillards atteints d'hypertrophie de la prostate il faut introduire des sondes qui mesurent 30 à 35 centimètres presque jusqu'à leur extrémité, avant de pénétrer dans la vessie. Boyer avait donc raison. Qu'eût obtenu Malgaigne dans ces cas avec des sondes longues de 16 centimètres? Et remarquez que c'est surtout sur les sujets déjà âgés et dont la prostate est développée que nous avons à pratiquer le plus souvent le cathétérisme.

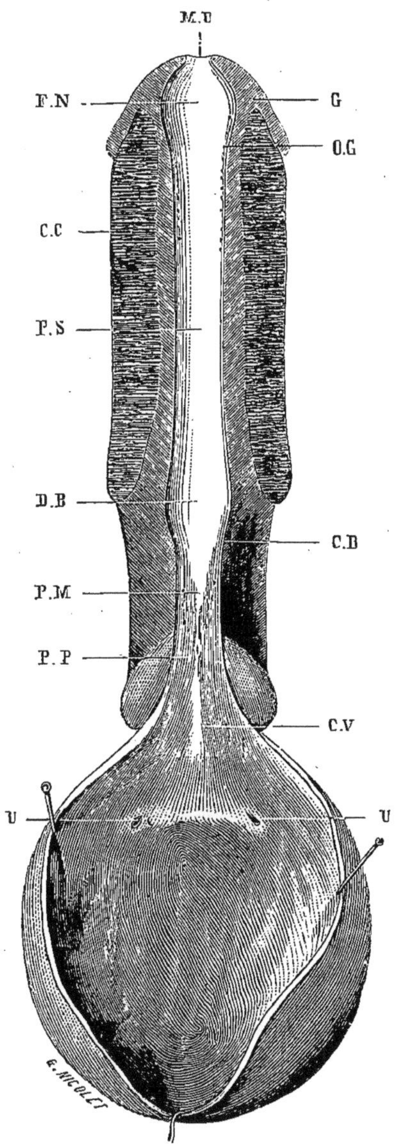

Fig. 221. — *Paroi inférieure de l'urèthre*, $^1/_3$ nature.

CB, collet du bulbe de l'urèthre.
CV, col de la vessie.
DB, dilatation de l'urèthre au niveau du bulbe.
CC, corps caverneux.
FN, fosse naviculaire.
G, gland.
MU, méat urinaire.
OG, orifices glandulaires.
PM, portion membraneuse de l'urèthre.
PP, portion prostatique de l'urèthre.
PS, portion spongieuse de l'urèthre.
U,U, orifices des uretères dans la vessie.

Quelle conséquence à tirer de ce qui précède? C'est que, la longueur de l'urèthre variant dans des proportions considérables suivant les sujets, on ne peut, dans aucun cas, se baser sur une moyenne, et qu'en définitive cette question si discutée n'a qu'un intérêt pratique très médiocre.

Il existe deux points de repère qui permettent de toujours s'orienter dans le canal et de savoir exactement où se trouve le bec de la sonde : c'est le bord inférieur de la symphyse d'une part, et le col de la vessie de l'autre. Les obstacles au cathétérisme siègent à peu près constamment à l'un ou à l'autre de ces points. Or, si la sonde n'a pas franchi la symphyse, si elle occupe la portion libre de l'urèthre, on sent que son bec est libre; elle tourne dans les mains du chirurgien. Entre la symphyse et le col de la vessie la sonde est fixée, le pavillon n'est pas mobile. Aussitôt que le col est franchi, l'urine s'écoule, ou, si par un motif quelconque il ne s'écoule pas d'urine, le bec de la sonde étant libre, le pavillon exécute des mouvements de latéralité. Il y a là des sensations très nettes que donne vite la pratique et qui ne peuvent tromper.

En résumé, la longueur présumée de l'urèthre sert peu à l'exécution du cathétérisme ; cette longueur varie dans de telles proportions suivant les sujets, non seulement pour la totalité du canal, mais pour la longueur respective de deux de ses portions (la portion spongieuse et la portion prostatique), que les mensurations sur le cadavre n'apportent à la pratique que des renseignements dont elle ne tient que très rarement compte. Ils seraient plus utiles pour l'introduction des bougies, mais celles-ci, en général, ne restent pas à demeure, et d'ailleurs il existe toujours un point de repère précis : c'est l'obstacle même qu'il s'agit de franchir.

C. — CALIBRE DE L'URÈTHRE.

Le calibre de l'urèthre est loin d'être régulier dans toute la longueur du canal. Les deux points les plus étroits correspondent à ses deux extrémités, le méat et le col de la vessie, avec cette grande différence toutefois que le col est très dilatable, tandis que le méat ne l'est que peu ou point. La dimension du méat est extrêmement variable suivant les sujets et ne saurait fournir d'indication utile sur le calibre du canal.

Aussitôt après le méat l'urèthre présente une dilatation fusiforme appelée *fosse naviculaire*. Il revêt ensuite une forme cylindrique et fort régulière jusqu'à une nouvelle dilatation (DB, fig. 221). Celle-ci correspond au bulbe de l'urèthre et est appelée *dilatation bulbaire*, *fossette du bulbe*, ou encore *cul-de-sac du bulbe*, parce qu'à ce niveau la muqueuse est parfois déprimée; je reviendrai d'ailleurs sur ce point important en étudiant la portion spongieuse. A cette deuxième dilatation succède un point rétréci (CB) : c'est le *collet du bulbe;* puis vient une nouvelle portion cylindrique et régulière très courte : c'est la *portion membraneuse*, et une troisième dilatation en PP, *dilatation prostatique*, à laquelle succède le col de la vessie, moins large que le reste du canal.

L'urèthre présente donc successivement sur son trajet trois points rétrécis : méat urinaire, collet du bulbe, col vésical, et trois points dilatés : fosse naviculaire, fossette du bulbe, dilatation prostatique.

L'un des grands inconvénients de la lithotritie, c'est le passage dans l'urèthre de graviers souvent anguleux qui s'arrêtent en route, déchirent parfois le canal et provoquent de graves accidents. Or ces graviers s'arrêtent en général au niveau des points rétrécis du canal. Il s'accumulent ordinairement en arrière du collet du bulbe et, s'ils franchissent cet obstacle, arrivent dans la fosse naviculaire en arrière du méat, qui les arrête à son tour. Dans le premier cas, le mieux est de les repousser dans la vessie avec une sonde et de les broyer à nouveau; s'ils sont derrière le méat, il faut en tenter l'extraction avec une curette spéciale ou les fragmenter sur place avec le brise-pierre uréthral. Pour éviter l'engagement des graviers dans le canal, il convient de tenir les malades au lit pendant le traitement ou du moins de ne leur permettre d'uriner que dans la position horizontale; il serait même préférable de pratiquer chaque fois le cathétérisme pour mettre la vessie à l'abri de toute contraction. C'est également dans les points normalement rétrécis du canal, et en particulier au collet du bulbe, que l'on observe presque tous les rétrécissements organiques d'origine inflammatoire.

En dehors de la miction, les parois de l'urèthre sont adossées l'une à l'autre de telle sorte que, sur une coupe transversale de la verge, le canal se présente sous l'aspect d'une fente dont la forme varie suivant le point où porte la coupe, mais est toujours linéaire. Il en résulte qu'on a quelque peine à retrouver le canal. Cette difficulté est réelle à la suite de l'amputation de la verge, surtout quand on s'est servi de l'écraseur de Chassaignac comme moyen de diérèse, les lèvres du canal étant alors fortement accolées. On a même conseillé, pour éviter cet inconvénient, d'introduire préalablement une sonde dans la vessie.

L'urèthre est très extensible ; on peut arriver par la dilatation à lui donner jusqu'à un centimètre et plus de diamètre chez certains sujets. Le docteur Otis, de New-York, s'est beaucoup occupé de cette question dans ces dernières années et, se servant, pour mesurer l'urèthre, d'un instrument spécial, l'*uréthromètre*, il est arrivé aux conclusions suivantes : sur 100 urèthres sains le calibre a varié entre 28 et 40 millimètres de circonférence. Le calibre serait donc beaucoup plus considérable qu'on ne l'a dit jusqu'alors. Il en résulte, d'après Otis, que le rétrécissement de l'urèthre est très relatif, puisqu'il pourra exister sur un sujet dont le canal reçoit aisément le plus gros numéro de la filière Béniqué, mesurant un centimètre de diamètre. Ce sont là des observations qu'il sera nécessaire de contrôler. Je continue à croire, d'après les faits de ma pratique personnelle, qu'un urèthre dans lequel on introduit *facilement* une sonde mesurant 7 à 8 millimètres de diamètre doit être considéré comme un urèthre normal.

Otis pense être arrivé à un autre résultat important : c'est que la dimension de l'urèthre est à celle de la verge à l'état flasque dans un rapport constant et défini. Ce rapport est comme 2,25 : 1, c'est-à-dire que, si la verge mesure 75 millimètres de circonférence, l'urèthre en mesurera au moins 30, résultat qui mérite aussi confirmation.

Les *rétrécissements* de l'urèthre sont fréquents et succèdent presque toujours à une blennorrhagie. D'après Otis, la lithiase et la masturbation pourraient également en produire, mais ces faits doivent être bien rares. Les rétrécissements sont alors *inflammatoires*. Ils peuvent être la conséquence d'une plaie, d'une déchirure, d'une perte de substance du canal : ils sont alors *cicatriciels*. Ces derniers, beaucoup plus difficiles à guérir que les autres, résistent en général à la dilatation et peuvent déterminer une oblitération totale du canal. Le rétrécissement de l'urèthre peut devenir tellement serré qu'il soit *infranchissable*, ce qui ne veut pas dire que le canal soit complètement oblitéré, accident que l'on n'observe jamais dans le rétrécissement d'origine inflammatoire. Il faut faire une exception, ainsi que l'a dit Voillemier dans son *Traité des maladies des voies urinaires*, pour les cas où il existe au périnée des fistules par lesquelles l'urine s'écoule librement. J'ai observé un exemple d'oblitération complète sur un malade auquel Dupuytren avait pratiqué jadis une boutonnière périnéale en arrière d'un rétrécissement.

Les rétrécissements de l'urèthre entraînent à leur suite un grand nombre d'accidents qui sont loin d'être toujours en rapport avec le degré du rétrécissement. Il est remarquable de voir combien de différences existent à cet égard suivant les sujets, ce qui tient surtout à l'altération plus ou moins grande des urines ; tel avec un canal de 2 millimètres seulement de diamètre n'éprouvera que de la gêne dans la miction sans aucun trouble de la santé générale ; tel autre avec un canal de 4 ou 5 millimètres éprouve peu d'embarras dans la miction, mais il est en revanche sous le coup d'accidents généraux : fièvre, malaise, douleurs vagues, quelquefois lombalgie très intense, etc. Il est très utile de songer à ces derniers cas. En effet, les malades dont la miction est à peine entravée, n'appelant pas l'attention de ce côté, sont soumis à des médications aussi variées qu'inefficaces, jusqu'à ce qu'un diagnostic exact soit posé. *Quand un malade est atteint d'un mouvement fébrile développé sans cause appréciable et rebelle aux traitements ordinaires, songez au canal de l'urèthre.* Il est fréquent de voir des accidents sérieux qui déroutaient toutes les recherches depuis des mois et des années céder comme par enchantement à quelques séances de cathétérisme.

Quant au traitement des rétrécissements de l'urèthre, je crois pouvoir le résumer dans les formules suivantes :

Un rétrécissement de l'urèthre, même léger, exposant le malade à des accidents graves, nécessite un traitement.

Il n'existe qu'une seule méthode de traitement des rétrécissements de l'urèthre : la *dilatation.*

On doit *toujours* commencer la dilatation à l'aide de bougies qui agissent plus ou moins vite, mais progressivement ; quand il est bien démontré que la dilatation simple avec les diverses espèces de bougies est impuissante à rendre à elle seule au canal son calibre normal, il faut employer un adjuvant à la dilatation.

Cet adjuvant est l'*uréthrotomie interne*, après laquelle on continuera la dilatation.

La dilatation est aux rétrécissements de l'urèthre ce que la réduction est à la hernie étranglée. Il faut d'abord employer la bougie pour la dilatation, de même que le taxis pour la réduction ; si l'un ou l'autre échouent, il faut débrider, afin de pouvoir dilater l'urèthre ou réduire la hernie après le débridement. Telles sont, à mon avis, les règles qui doivent diriger le praticien dans la très grande majorité des cas.

Jusqu'où faut-il porter la dilatation de l'urèthre ? J'ai dit dans ma thèse d'agrégation, en 1863, qu'un canal de 5 millimètres de diamètre n'est pas justiciable de l'uréthrotomie interne, mais je pense autrement aujourd'hui. Le canal ne doit être déclaré normal et le malade n'est à l'abri des accidents que si l'on obtient 7 à 8 millimètres de diamètre, et encore faut-il que la bougie pénètre *sans effort* : c'est pour cela que je porte la dilatation à 8 millimètres au minimum (n° 48 Béniqué).

Quand une fois l'urèthre a été atteint de rétrécissement, il tend à se rétrécir de nouveau. C'est pour cette raison que la cure *radicale* des rétrécissements de l'urèthre est impossible, et, jusqu'à nouvel ordre, je me sépare encore sur ce point de l'opinion exprimée par Otis, à savoir, qu'une section convenable du rétrécissement en prévient à jamais le retour sans qu'il soit nécessaire de maintenir le canal dilaté. Aussi les malades doivent-ils, sous peine de récidive, se soumettre de temps en temps à un cathétérisme dont les séances seront plus ou moins rapprochées suivant la rapidité de la reproduction. Le minimum que je conseille est deux fois par an.

Lorsque le canal de l'urèthre est rétréci, il se dilate, en vertu d'une loi de pathologie générale, en arrière de l'obstacle : celui-ci siégeant ordinairement à la portion membraneuse, c'est la portion prostatique qui subit cette dilatation. On observe quelquefois alors une véritable poche appréciable par le toucher rectal et que l'on peut vider par la pression du doigt. Si un malade affecté d'un accident semblable est atteint de rétention d'urine, on voit tout de suite la cause d'erreur qui en peut résulter : la sonde arrivée dans cette poche prostatique laisse écouler de l'urine, et l'on peut un instant se croire dans la vessie.

Né du col de la vessie, l'urèthre pénètre immédiatement dans la prostate, qui lui fournit un canal complet, s'en dégage au sommet de cette glande et arrive au-dessous de la symphyse pubienne, recouvert dans ce dernier et court trajet par une simple couche musculeuse. Il traverse ensuite une cloison musculo-membraneuse (ligament de Carcassonne), s'entoure d'une enveloppe spongieuse et se place dans une gouttière que lui fournissent les corps caverneux. De cette disposition résultent pour l'urèthre trois portions distinctes : la portion *prostatique*, la portion *membraneuse* ou *musculeuse* et la portion *spongieuse*. Chacune de ces portions exige une description spéciale.

Portion prostatique.

J'ai déjà étudié la prostate en tant qu'organe spécial. Nous en avons vu la direction, la forme, les rapports, etc. Je l'ai envisagée telle qu'elle se présente sur la figure 217 et n'ai fait que signaler le rapport intime, intrinsèque, qu'elle présente avec l'urèthre. Étudions maintenant le canal qui la parcourt, et pour cela fendons-la verticalement sur le milieu de sa face antéro-supérieure (voir fig. 222). Elle mesure environ 3 centimètres de longueur.

On observe tout d'abord une crête saillante occupant la paroi inférieure et siégeant sur la ligne médiane : c'est le *verumontanum;* effilée en avant, cette crête est arrondie en arrière. Sur son sommet sont situés trois orifices : l'un médian, orifice de l'*utricule prostatique;* les deux autres latéraux, embouchures des *canaux éjaculateurs*.

De chaque côté de la crête se trouvent deux gouttières que suivent les bougies pour pénétrer dans la vessie ; on conçoit cependant qu'une bougie fine puisse s'engager dans l'utricule et produire une déchirure.

La portion prostatique de l'urèthre est oblique de haut en bas et d'arrière en avant. Elle est longue normalement d'environ 3 centimètres, mais cette longueur, très variable avec l'âge, s'accroît en même temps que la prostate augmente de volume.

A l'état normal, la région prostatique est régulièrement inclinée en bas et en avant suivant une pente douce, mais l'apparition du lobe moyen de la prostate amène de profondes modifications dans cette forme. De la face inférieure du col se détache un prolongement sous forme de saillie conique, appelé improprement *luette vésicale*, qui oblitère en partie le col et donne souvent lieu à des rétentions d'urine, ainsi que je l'ai déjà dit. La portion prostatique s'en trouve profondément modifiée : au lieu d'offrir une courbe régulière, elle est coudée presque à angle droit, comme le montre la figure 223 : d'où résulte la grande difficulté du cathétérisme chez certains vieillards. Non seulement le lobe médian s'oppose à la sortie de l'urine, mais il se dresse contre la sonde introduite dans l'urèthre.

Voici ce qui se passe dans ce dernier cas, et j'appelle toute l'attention des praticiens sur ce point difficile. La sonde s'engage aisément dans la portion spongieuse jusqu'à la symphyse ; on ramène le pavillon dans la direction de l'axe du corps et on l'abaisse entre les jambes du malade ; le bec de la sonde franchit la symphyse, glisse dans la portion membraneuse, et le mouvement d'abaissement s'exécute si bien que l'on se croit assuré du succès; la sonde a presque tout entière pénétré dans le canal, et l'on attend la sortie de l'urine : il ne vient rien. On recommence la manœuvre : même résultat. Si l'on emploie alors une certaine violence, ce qui arrive trop souvent, on fait une fausse route, et il s'écoule du sang par le canal. Le lobe moyen forme à l'entrée de l'urèthre une sorte de promontoire dont l'axe est presque perpendiculaire à celui de la région prostatique, de telle sorte que le bec de la sonde vient arc-bouter contre la base de cette saillie.

Il existe des cas relativement heureux (Phillips en a figuré un exemple) où

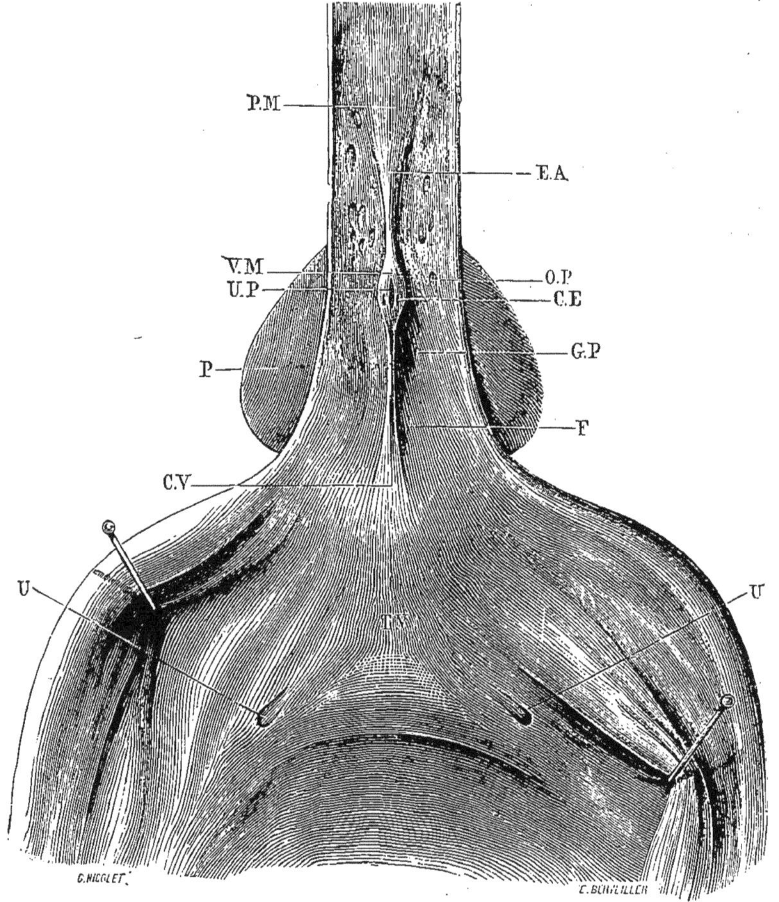

Fig. 222. — *Trigone vésical. — Col de la vessie. — Portion prostatique de l'urèthre.* — Adulte. — Grandeur naturelle.

CE, canaux éjaculateurs.
CV, col de la vessie.
EA, extrémité antérieure du verumontanum.
F, frein du verumontanum.
GP, gouttière occupant les côtés du verumontanum.
OP, orifice d'une glande prostatique.
P, prostate.
PM, portion membraneuse de l'urèthre.
TV, trigone vésical.
U,U, embouchure des uretères dans la vessie.
UP, utricule prostatique.
VM, verumontanum.

la sonde, poussée sans ménagement, a traversé de part en part le lobe médian vers sa base et est arrivée dans la vessie en creusant une sorte de tunnel. Roser a même proposé d'ériger cet accident en méthode de traitement, ce qui me paraît bien hasardeux. La difficulté du cathétérisme est grande sans doute, mais n'est cependant pas insurmontable, et il existe plusieurs moyens de la vaincre.

Pour franchir le col ainsi disposé, il est indispensable de se servir d'une sonde à courbure spéciale : la sonde de trousse ordinaire ne réussit presque jamais, même entre des mains très exercées. La sonde à grande courbure, au contraire, permet d'arriver au but : J.-L. Petit, Velpeau, conseillaient l'emploi des sondes représentant un demi-cercle. On conçoit en effet que, une fois passée en arrière de la symphyse, une pareille sonde puisse basculer de façon que son bec soit dirigé presque verticalement en haut.

Un second moyen, et c'est celui que je préfère, consiste à employer une sonde en gomme élastique armée d'un mandrin qui la rend rigide et surtout permet de lui imprimer la forme nécessaire. On prend donc une sonde en gomme, volumineuse (n°s 20 ou 21 filière Charrière), dans l'intérieur de laquelle on introduit un mandrin. On en recourbe ensuite l'extrémité vésicale à 5 ou 6 centimètres du bec, de manière que cette extrémité forme avec le corps de la sonde un angle d'environ 70 à 75°. La sonde est introduite comme à l'ordinaire, et, une fois qu'elle est arrivée dans la région prostatique, on porte le plus pos-

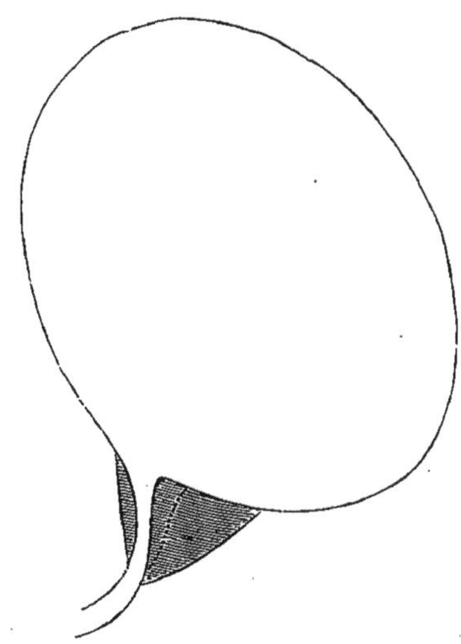

Fig. 223. — *Hypertrophie du lobe médian de la prostate.*

sible en bas le pavillon. Afin de n'être pas arrêté dans ce mouvement d'abaissement par le plan du lit, il est bon d'élever le siège du malade en le plaçant sur le rebord d'un coussin, d'un oreiller roulé, par exemple. J'ai rarement échoué jusqu'à présent par ce procédé, quelle que fût la difficulté du cas. On retire le mandrin et l'on fixe la sonde, si on le juge à propos.

Lorsque, malgré l'emploi d'une sonde à grande courbure, ou celui d'une sonde à courbure brusque, on éprouve un moment d'arrêt, on aide à la faire pénétrer en introduisant l'indicateur gauche dans le rectum et en pressant sur la sonde de bas en haut. Mais le périnée est parfois si profond et la prostate si volumineuse, qu'on n'arrive même pas à sentir la sonde.

Quand on n'a pas une grande habitude du cathétérisme, on est autorisé, en présence d'un cas semblable, à commencer par l'emploi d'un moyen qui peut réussir et qui d'ailleurs n'est jamais dangereux : je veux parler de la sonde en caoutchouc vulcanisé. Celle-ci, étant complètement molle, suit exactement les courbures du canal, se moule sur elles et franchit quelquefois le lobe moyen avec la plus grande facilité, mais souvent aussi le bec arc-boute contre le col, se courbe en bas et s'arrête. Il peut arriver qu'on réussisse une première fois et qu'on ne réussisse plus le lendemain sur le même malade. Dans tous les cas, il faut savoir que la sonde en caoutchouc, tout en étant laissée à demeure et fixée solidement, est susceptible, en raison même de sa flexibilité, d'être chassée de la vessie et de se replier dans le canal alors que tout paraît bien en place.

La portion prostatique de l'urèthre peut être déformée non seulement par la saillie du lobe médian, mais encore par celle des lobes latéraux. On devine, sans qu'il soit besoin d'y insister, la forme que prend le canal suivant que l'hypertrophie porte sur les deux lobes à la fois ou sur l'un d'eux, le droit ou le gauche : le canal est resserré ou dévié latéralement; on le reconnaît à la déviation du pavillon de la sonde, mais il est rare que ce soit un obstacle sérieux au cathétérisme.

Les canaux éjaculateurs s'ouvrent sur la paroi inférieure de la portion prostatique, à l'union du tiers antérieur avec les deux tiers postérieurs de cette portion. Or, celle-ci ayant 3 centimètres de longueur en moyenne, les orifices de ces canaux sont donc situés à 2 centimètres environ en avant du col de la vessie. Chez certains sujets atteints de pertes séminales, on obtient parfois d'excellents résultats par la cautérisation de ces orifices avec le porte-caustique de Lallemand. Voici comment, en m'appuyant sur les données anatomiques précédentes, je conseille de procéder à cette opération : il faut introduire le porte-caustique dans la vessie, le retirer peu à peu, jusqu'à ce que l'extrémité de l'instrument corresponde au col. La cuvette mesurant environ 15 millimètres, il faut retirer le porte-caustique de 3 centimètres dans le canal à partir du col, ce que l'on vérifie sur la graduation du manche. Dégageant ensuite la cuvette, on est certain qu'elle correspond bien exactement aux canaux éjaculateurs.

Portion membraneuse ou musculeuse.

Intermédiaire à la portion prostatique et à la portion spongieuse, la portion membraneuse est la plus courte des trois : elle ne mesure qu'un centimètre et demi. Elle diffère encore de la portion prostatique en ce qu'une fois arrivée à son complet développement elle ne varie pas de longueur avec l'âge. De plus, son étendue paraît être sensiblement la même chez tous les sujets.

Sa forme est celle d'un cylindre très régulier. Nous avons déjà vu qu'elle correspond à la partie la plus déclive de la courbe uréthrale et qu'elle est située à 2 centimètres environ au-dessous de la symphyse pubienne. Elle se termine en avant, sur le prolongement de l'axe vertical de la symphyse, et traverse en ce point un plan fibro-musculaire que nous retrouverons en étudiant le périnée.

Sa face supérieure est en rapport avec le muscle de Wilson et sa face inférieure est en partie recouverte par le bulbe de l'urèthre, dont la sépare le muscle de Guthrie. Dans l'angle formé par la saillie du bulbe et la portion membraneuse se trouvent les glandes de Méry ou de Cooper.

J'ai déjà dit que la portion membraneuse présente en avant une partie rétrécie appelée collet du bulbe et que là est le siège de prédilection de rétrécissements inflammatoires.

La composition exclusivement musculaire de cette portion explique pourquoi elle est plus souvent que les deux autres atteinte de contracture. Celle-ci se produit sous diverses influences : on sent parfois très nettement, durant le cathétérisme, la contraction brusque de cette portion sur la sonde, qui se trouve arrêtée. Il faut attendre, sans pousser, et le plus souvent après quelques instants la contraction cesse, et la sonde pénètre d'elle-même. Le spasme de l'urèthre existe donc ; il peut persister plus ou moins longtemps et faire croire à une atrésie, mais il ne mérite en aucun cas le nom de rétrécissement, cette expression entraînant avec elle l'idée de permanence.

Au périnée, la portion membraneuse répond à l'espace triangulaire qui sépare l'urèthre du rectum : aussi est-ce sur elle que porte toujours l'incision dans la taille périnéale. Nélaton l'atteignait tout près de la prostate ; Depuytren la divisait près du bulbe et souvent intéressait cet organe ; je reviendrai plus loin sur ce sujet. C'est également sur la portion membraneuse que l'on établit la boutonnière périnéale ; c'est elle qui subit ordinairement les déchirures dans les fractures du pubis.

Portion spongieuse.

La partie spongieuse est la plus longue des trois portions de l'urèthre, et c'est sur elle que portent principalement les différences individuelles de longueur du canal à l'état physiologique. Elle mesure en général de 12 à 14 centimètres. La portion spongieuse correspond à ce que j'ai appelé la partie libre de l'urèthre, c'est-à-dire qu'elle est mobile dans tous les sens et qu'il n'y a pas de direction spéciale à lui donner dans le cathétérisme. On doit à cette mobilité de pouvoir exécuter le procédé dit du *tour de maître*. Il consiste à présenter la sonde à l'urèthre de telle sorte que la concavité de l'instrument regarde en bas, au lieu de regarder en haut comme à l'ordinaire. On pousse doucement jusqu'à ce que le bec de la sonde arrive au niveau de la symphyse, puis on fait éprouver à la sonde un mouvement de rotation, soit de droite à gauche, soit de gauche à droite, de façon à ramener la concavité en haut et le pavillon au devant de l'abdomen dans la position qu'il occupe au second temps du cathétérisme ordinaire, et on l'abaisse ensuite.

Ce mode de cathétérisme est difficile et très rarement applicable. Cependant j'engage à l'étudier sur le cadavre, car j'ai vu plusieurs fois des malades chez lesquels il m'a rendu un véritable service. La grande précaution à prendre est d'exécuter le mouvement de rotation *sur place* et de reporter le pavillon de la sonde en haut *sans pousser*, car on s'exposerait à blesser gravement la muqueuse, si le bec de la sonde ne se trouve pas exactement dans l'axe du canal. Bien exécuté, le tour de maître ne présente pas le moindre danger, et il peut être utile.

Aussitôt après sa sortie du ligament de Carcassonne l'urèthre s'engage dans une gaine de tissu spongieux, le *corps spongieux de l'urèthre*, qui commence par un renflement, le *bulbe*, et se termine par un deuxième renflement, le *gland*.

Bulbe de l'urèthre. — Le bulbe de l'urèthre est un renflement spongieux, de volume variable, appendu en quelque sorte à la face inférieure du canal. Lorsqu'on examine l'urèthre par sa face interne, après l'avoir fendu sur sa paroi supérieure, on n'aperçoit rien qui signale la place qu'occupe le bulbe, si ce n'est une légère dilatation. Il faut bien savoir que les mots *cavité du bulbe*, *cul-de-sac du bulbe*, sont des expressions trompeuses, qui s'appliquent à cette dilatation et non pas à une cavité occupant le bulbe lui-même. C'est à tort que l'on dit :

« L'urèthre s'engage dans le bulbe. » Ce dernier est un organe plein, ne présentant aucune cavité en rapport avec l'urèthre, mais à son niveau, surtout en examinant le canal sur une coupe antéro-postérieure, on constate que la paroi inférieure présente une dépression plus ou moins marquée. Je rappelle que le *collet du bulbe* est la partie resserrée de l'urèthre au niveau de laquelle la portion spongieuse se continue avec la portion membraneuse.

La présence du cul-de-sac sur la paroi inférieure de l'urèthre au niveau du bulbe (cul-de-sac du bulbe) constitue un obstacle sérieux au cathétérisme. Remarquons, en outre, qu'il correspond précisément au bord inférieur de la symphyse pubienne, c'est-à-dire au point où il faut imprimer à la sonde un changement de direction. J'ajoute qu'à ce niveau l'urèthre s'engage à travers l'orifice du ligament de Carcassonne et que le bec de la sonde peut buter contre ce ligament.

Les obstacles au cathétérisme sont donc accumulés en cet endroit, et, à moins qu'il n'existe une hypertrophie du lobe moyen de la prostate, on peut considérer l'opération comme terminée lorsque le cul-de-sac du bulbe a été heureusement franchi.

On y pénètre plus aisément lorsqu'on se sert d'une bougie fine plutôt que d'une grosse bougie, et là est la cause d'une erreur de diagnostic que j'ai vu souvent commettre. Un malade atteint de cystite du col, par exemple, éprouve de la gêne dans la miction, et on essaye d'introduire une bougie fine : celle-ci franchit facilement la portion spongieuse, mais s'arrête absolument au niveau du bulbe, à l'entrée de la portion membraneuse, c'est-à-dire dans le lieu d'élection des atrésies de l'urèthre, et l'on diagnostique un rétrécissement. Pour éviter cette erreur grossière, je conseille toujours de procéder à un premier examen de l'urèthre avec un instrument de calibre normal. Il n'est pas impossible, même avec une grosse sonde, de pénétrer dans le cul-de-sac du bulbe, mais une main un peu exercée s'en rend bien compte. Si l'on pressait fortement à ce niveau, on déchirerait le canal; c'est, du reste, l'un des points où l'on observe le plus souvent les fausses routes. Lorsqu'on sent une résistance au niveau du bulbe, il faut s'arrêter tout de suite, dégager la sonde en la retirant de 1 ou 2 centimètres, porter très légèrement le pavillon en bas, de façon à faire basculer le bec de l'instrument et à le rapprocher de la paroi supérieure du canal.

En exécutant ce dernier mouvement, on est exposé à tomber dans un autre écueil. Je viens de dire que, pour éviter le cul-de-sac du bulbe, il faut abandonner la paroi inférieure de l'urèthre pour suivre la paroi supérieure; ce mouvement doit être tel, toutefois, que le bec de la sonde ne vienne pas arc-bouter contre le ligament de Carcassonne, accident qui arrive surtout, si l'on opère un peu trop vite le mouvement d'abaissement du pavillon pour franchir la symphyse, ce que font presque tous les débutants. Un mouvement brusque produirait alors une fausse route, soit en avant du pubis, au niveau du ligament suspenseur de la verge, soit en arrière, dans l'espace cellulo-graisseux antévésical, sur lequel j'ai insisté plus haut. En conséquence, lorsqu'on rencontre une certaine résistance au passage de la sonde dans la région du bulbe, il ne faut jamais exercer de pression, mais imprimer un changement de direction au bec de l'instrument.

Compris dans un dédoublement de l'aponévrose moyenne du périnée, le bulbe de l'urèthre est recouvert par le muscle bulbo-caverneux, qui le bride et le

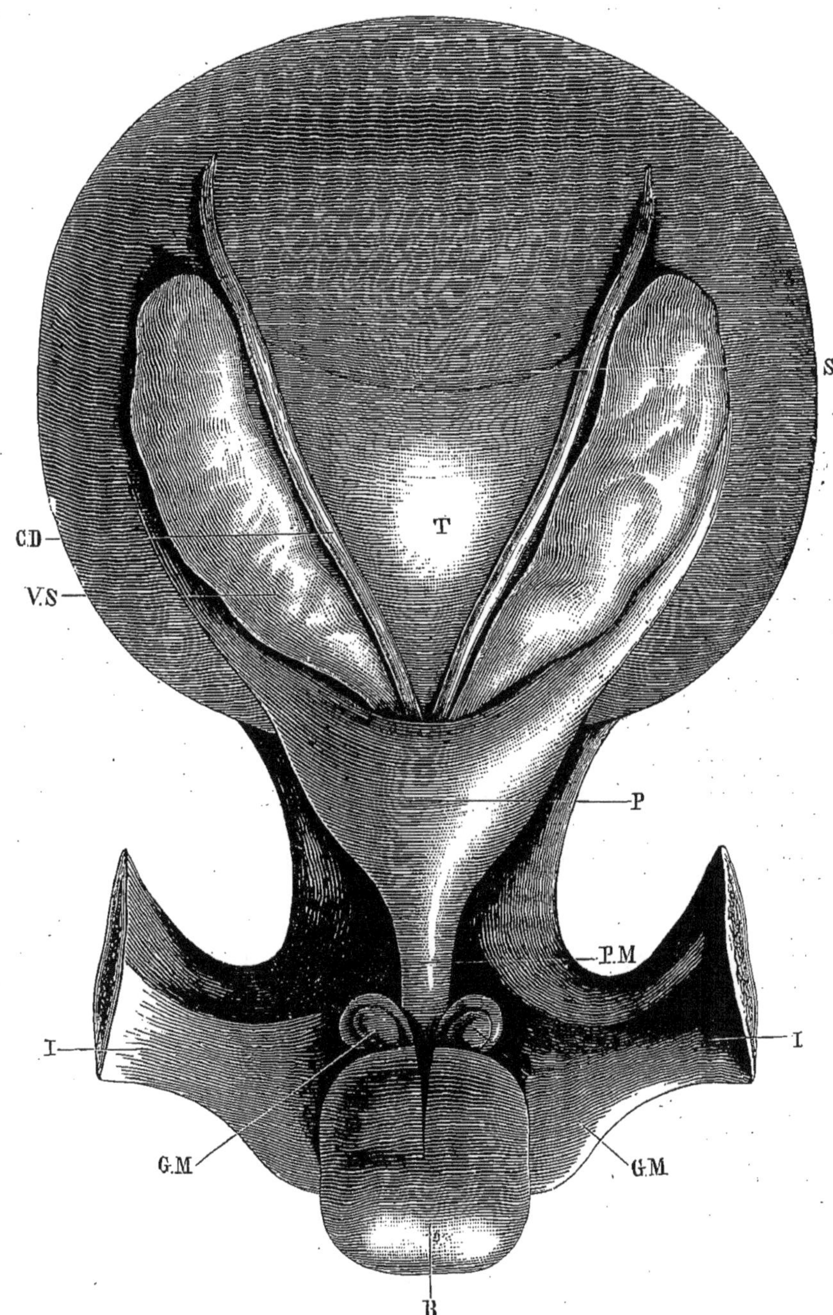

Fig. 224. — *Face inférieure de la vessie.* — Adulte. — Grandeur naturelle. — La vessie est rejetée en avant sur le corps du pubis.

B, bulbe de l'urèthre. — CD, canal déférent.
I, I, branche ascendante de l'ischion.
GM, glande de Méry ou de Cooper.
P, prostate.
PM, portion membraneuse de l'urèthre.
S, ligne indiquant la limite où descend le péritoine sur le bas-fond de la vessie.
T, espace triangulaire dépourvu de péritoine compris entre les deux vésicules séminales.
VS, vésicules séminales.

maintient appliqué sur la face inférieure de la portion membraneuse. Il recouvre en partie la face inférieure de cette portion, dont il est séparé par le muscle transverse profond. Le bulbe est tellement affaissé sur le cadavre qu'on ne peut se faire une idée de son volume qu'après l'avoir injecté; il devient alors presque aussi volumineux que le gland, ainsi que le montre la figure 224.

Cet organe joue un rôle très important dans l'histoire de la taille et de la boutonnière périnéales, et les incisions doivent être combinées de façon à le ménager autant que possible. Il est loin d'ailleurs de présenter le même volume chez tous les sujets. Rudimentaire en quelque sorte chez l'enfant, il augmente chez l'adulte et atteint son maximum de développement chez le vieillard. A cet âge il descend de plus en plus sur le périnée et arrive parfois presque au contact avec l'orifice anal, de façon qu'il recouvre tout l'espace compris entre la racine des bourses et l'anus. L'incision extérieure proposée par Nélaton pour la taille périnéale avait pour but d'éviter la lésion de cet organe, et on l'évite, en effet, en exécutant la taille prérectale, même chez les sujets très avancés en âge. De même qu'on avait reproché à Dupuytren d'avoir ressuscité la taille de Celse, quand il proposa la taille bilatérale (ce qui prouvait que les critiques ne connaissaient pas bien la première), de même on a dit que la taille prérectale de Nélaton était une copie de la taille bilatérale, ce qui n'est pas plus exact. Ces deux tailles diffèrent l'une de l'autre par plusieurs points que je signalerai en étudiant le périnée; toutefois je puis indiquer dès maintenant une très grande différence : dans la taille prérectale, on conserve systématiquement le bulbe, tandis que Dupuytren ne s'en occupait nullement. Dans le grand mémoire in-folio de ce chirurgien j'ai vainement cherché le nom du bulbe de l'urèthre, qui n'est pas même prononcé dans la description du procédé.

Le bulbe présente sur la ligne médiane une dépression qui est l'indice de son développement en deux moitiés symétriques.

Glandes de Méry. — Entre le bulbe de l'urèthre et la face inférieure de la portion membraneuse se trouvent deux glandes, l'une droite, l'autre gauche, situées de chaque côté de la ligne médiane, et intimement liées à la portion spongieuse dans laquelle vont s'ouvrir leurs conduits excréteurs. Ces glandes, connues sous le nom de *glandes de Méry* ou de *Cooper*, ont été très complètement étudiées, aux points de vue anatomique et pathologique, par Gubler.

Pour les découvrir, il faut à petits coups de ciseaux détacher le bulbe de la portion membraneuse, à laquelle il adhère assez intimement. Ces glandes ont une couleur gris blanchâtre se détachant sur la couleur rosée des fibres musculaires du transverse profond qui les entoure. Il en est de même de leur consistance, qui est plus ferme. Leur forme est arrondie et leur volume variable. Je les ai représentés en grandeur normale sur la figure 224. On voit que chacune est entourée d'une capsule fibreuse qui l'isole des parties voisines. Ce sont des glandes en grappe. Leur conduit excréteur, remarquable par sa longueur, qui est de 3 centimètres environ, se dirige en avant et s'ouvre dans la portion spongieuse.

Les glandes de Méry sont donc deux glandes en grappe, présentant en général le volume et la forme d'un petit pois, correspondant au périnée, situées profondément au-dessus du bulbe, sur les côtés de la ligne médiane, et s'ouvrant dans l'urèthre.

Au cours d'une blennorrhagie, l'inflammation peut les envahir en se propageant par leurs conduits excréteurs. Elles forment alors une tumeur dure, profonde, mal délimitée, fort douloureuse et s'accompagnant de troubles de la miction. Ces caractères, joints au siège qu'occupe la tumeur, pourraient la faire confondre avec un abcès urineux dont les symptômes sont en grande partie ceux que je viens de signaler. Dans les deux cas, la tumeur paraît faire corps avec l'urèthre, mais un caractère différentiel très important, c'est que l'abcès urineux occupe la ligne médiane, tandis que la tumeur due à l'inflammation de la glande de Méry est située sur les côtés du raphé, parce qu'en général une seule glande est prise à la fois.

La partie moyenne de la portion spongieuse de l'urèthre, intermédiaire au bulbe et au gland, ne présente rien de spécial à signaler. Elle occupe une gouttière située sur la face inférieure des deux corps caverneux, et fait un relief très accusé pendant l'érection. Cette portion est entourée d'une gaine spongieuse beaucoup plus épaisse en bas, c'est-à-dire du côté des corps caverneux. Lorsque l'on pratique une coupe transversale sur la verge, préalablement injectée (voy. fig. 230), l'urèthre se présente sous la forme d'une fente linéaire.

Gland. — Le gland constitue le renflement antérieur de la portion spongieuse de l'urèthre. Il est digne de remarque que le gland occupe la face supérieure du canal, tandis que le bulbe est un prolongement de sa face inférieure.

La forme du gland a été rapprochée par Cruveilhier de celle d'une cloche. Il peut être comparé à un cône creux recevant dans sa cavité l'extrémité effilée des corps caverneux.

Sa surface extérieure est recouverte d'une muqueuse rouge et humide chez les sujets dont le gland est habituellement recouvert, blanche et sèche chez les autres.

Elle est hérissée d'une innombrable quantité de papilles, disposées circulairement au niveau de la base, et formant sur le reste de la surface des rayons qui se rendent de la base au sommet de l'organe. Ces papilles donnent au gland un sensibilité très vive et d'une nature spéciale, qui s'exagère ou même n'apparaît guère que lorsqu'il est distendu, augmente de plus en plus avec la distension, jusqu'au paroxysme qui amène l'éjaculation. La sensibilité du gland, pour Kobelt, provoque, par action réflexe, la contraction des bulbo-caverneux, ischio-caverneux, en un mot, de tous les muscles attachés à l'appareil génital, et contribue ainsi puissamment à l'érection et à l'excrétion du sperme.

Sur le pourtour de la couronne du gland, au point de continuité de la muqueuse du prépuce avec celle du gland, existent des glandes sébacées, appelées *glandes de Tyson*, qui sécrètent abondamment, surtout chez les sujets dont le gland est recouvert. Toutefois ces glandes manquent souvent sur le gland et ne sont constantes que sur la face interne du prépuce.

La base du gland forme autour des corps caverneux un relief saillant qui a reçu le nom de *couronne du gland*. Cette base est très obliquement coupée de haut en bas et d'avant en arrière, de telle sorte que la face supérieure est beaucoup plus longue que la face inférieure. Celle-ci présente, sur la ligne médiane, un sillon dans lequel vient se fixer un repli muqueux triangulaire, appelé *frein de la verge*, qui relie le prépuce au gland. Ce frein, s'attachant parfois trop près du sommet du gland, s'oppose au retrait du prépuce et se déchire dans les rapports sexuels. Il faut alors en pratiquer la section, ou mieux en exciser une petite portion.

Le sommet du cône, plus rapproché de la face inférieure que de la face dorsale de la verge, présente l'orifice antérieur de l'urèthre ou *méat urinaire*. Celui-ci affecte d'habitude la forme d'une fente verticale linéaire dirigée dans le sens du frein. Rien d'ailleurs n'est variable comme la forme et surtout les dimensions de cet orifice. Il est souvent nécessaire d'en opérer le débridement pour le passage des instruments dilatateurs ou des brise-pierres, ce qui se fait d'un coup de ciseaux sans le moindre inconvénient.

Je reviendrai sur les rapports du gland avec le prépuce et sur les affections de cet organe en étudiant la verge. Quant aux vices de conformation du méat urinaire, je m'en occuperai au chapitre : *Développement des organes génito-urinaires*.

La structure du corps spongieux de l'urèthre diffère peu de celle des corps caverneux, et j'en renvoie également l'étude à celle de la verge.

Parties communes aux trois portions du canal de l'urèthre.

Les parties communes aux trois portions dont se compose l'urèthre sont : la muqueuse, une couche cellulaire sous-muqueuse et une couche musculaire sous-jacente aux deux premières.

Lorsqu'on examine l'urèthre par sa surface interne, on ne trouve plus les différences si tranchées qui en caractérisent la surface externe. Il présente une surface lisse et unie, étendue du méat urinaire au col de la vessie. J'ai étudié plus haut le calibre de l'urèthre variable suivant les régions. Voyons maintenant la muqueuse.

La muqueuse de l'urèthre, continue avec celle du gland en avant, se confond en arrière avec celle de la vessie, et secondairement avec celles des uretères et des bassinets. Elle se prolonge également par les canaux éjaculateurs dans les vésicules séminales et les canaux déférents jusqu'à l'épididyme. Il résulte de cette disposition qu'une inflammation primitivement développée dans l'urèthre peut n'y pas rester limitée et se propager dans les divers organes que je viens d'énumérer.

La muqueuse de l'urèthre est très adhérente aux couches sous-jacentes. Quoique assez résistante, elle se laisse cependant facilement traverser par les bougies pointues, surtout par les bougies en baleine : aussi ne doit-on employer ces dernières qu'exceptionnellement et avec la plus grande précaution, d'autant plus que la muqueuse est moins résistante encore qu'à l'état normal, lorsque leur emploi est indiqué.

Sa couleur varie suivant les régions : elle est en général blanchâtre, mais beaucoup plus blanche au niveau de la protaste. Dans la portion spongieuse elle laisse voir par transparence la coloration violette du tissu spongieux sous-jacent. La muqueuse uréthrale présente sur toute sa longueur des papilles, qui toutefois ne sont abondantes qu'au niveau de la fosse naviculaire; d'où sans doute la douleur assez vive qu'éprouvent en ce point certains malades pendant le cathétérisme.

Elle est surtout remarquable par le grand nombre d'orifices que l'on observe à sa surface. Ces orifices obliquement dirigés vers le gland aboutissent à des glandes ou à de simples culs-de-sac. J'ai déjà signalé celui qu'on observe sur le sommet du *verumontanum* et qui conduit à l'utricule prostatique.

Indépendamment des glandes prostatiques qui s'ouvrent dans les gouttières situées de chaque côté du *verumontanum*, il existe d'autres glandules qui occupent tout le pourtour de la région.

On en rencontre aussi dans la portion membraneuse, où elles sont connues sous le nom de *glandes de Littre*.

La portion spongieuse présente sur toute sa surface interne et particulièrement le long de sa paroi supérieure une multitude de dépressions appelées *lacunes* ou *sinus de Morgagni*, distinguées par cet auteur en grandes ou *foramina* et petites ou *foraminula*. L'une de ces lacunes a été spécialement signalée par M. A. Guérin à la paroi supérieure, immédiatement en arrière de la fosse naviculaire. La muqueuse forme à ce niveau, sur la plupart des sujets, une véritable valvule, et rien n'est plus commun que de voir les bougies, surtout celles d'un petit volume, s'y arrêter. Il faut les retirer vers le méat et leur faire suivre la paroi inférieure du canal. De petits calculs ou des fragments de calculs peuvent se loger dans ces lacunes. J'ai déjà noté plus haut les orifices des conduits excréteurs des glandes de Méry.

Il existe certains états pathologiques du canal dont il n'est guère possible de se rendre compte que par une inflammation localisée dans l'une de ces lacunes. La blennorrhée est très souvent liée à un rétrécissement du canal, mais il existe des malades atteints d'un écoulement chronique qui n'ont pas de rétrécissement, et chez lesquels on arrive même à passer les plus gros numéros de la filière. Ce suintement par lui-même est insignifiant, mais on voit de temps en temps survenir une période aiguë, sous l'influence d'excitations légères et même sans aucune cause appréciable, chez des hommes d'une conduite absolument régulière. Il me paraît vraisemblable que cet état si rebelle à toute espèce de traitement a pour cause une inflammation chronique localisée dans une des lacunes ou l'un des nombreux conduits glandulaires de l'urèthre. On en est réduit, en fin de compte, à conseiller aux malades d'attendre leur guérison de l'effet du temps.

Grâce au grand nombre de fibres élastiques qui entrent dans la constitution du chorion de la muqueuse uréthrale, celle-ci est douée d'une *élasticité* très prononcée : aussi revient-elle facilement sur elle-même lorsqu'on étire la verge et se laisse-t-elle distendre par le passage de l'urine. Mais cette propriété est susceptible de diminuer et même de disparaître dans certains cas.

C'est à la suite de la blennorrhagie qu'on observe le plus ordinairement ce phénomène; sans doute une déchirure, une contusion violente, une perte de substance de la muqueuse, peuvent amener ce résultat, mais c'est infiniment plus rare. Les rétrécissements de l'urèthre reconnaissent en effet pour cause dans l'immense majorité des cas une blennorrhagie antérieure. Un rétrécissement ne devient en général manifeste qu'un certain nombre d'années après l'accident initial; la chaudepisse est une maladie de la jeunesse, et le rétrécissement une affection de l'âge adulte. Il se passe donc un temps considérable entre la cause et l'effet. Or il est bien évident que pendant tout cet intervalle le canal n'était pas sain : mais la maladie marche graduellement, plus ou moins vite suivant les sujets, surtout suivant le régime qu'ils suivent, et dans tous les cas lentement. Il existe donc des degrés nombreux dans un rétrécissement de l'urèthre. Le premier degré consiste dans une diminution de l'élasticité de la muqueuse; la lésion anatomique, alors très légère, consiste en un peu d'épaississement et de congestion ; elle est si légère qu'il en reste peu ou pas de traces à l'autopsie. Il n'en est pas de même des troubles physiologiques. Le malade n'éprouve aucune douleur, mais la miction se fait moins bien, les envies sont parfois un peu plus fréquentes, le jet est moins fort, un peu déformé ; la vessie ne se vide pas d'une fois ; il reste quelques gouttes d'urine qui sortent après coup. Il existe un écoulement, très peu abondant, il est vrai ; l'urine suffit à le chasser pendant le jour, mais il s'accumule la nuit dans le canal et se présente au méat sous la forme d'une goutte, la *goutte militaire*. Quelquefois l'écoulement est un peu plus abondant et mérite le nom de blennorrhée.

Sous l'influence d'un excès de boisson ou d'une excitation vénérienne, la maladie passe à l'état aigu, beaucoup moins aigu cependant que lors de la première atteinte, et le rétrécissement n'en marche que plus vite ensuite. Plusieurs inflammations se succèdent ainsi, et il est bien rare qu'un homme atteint d'un rétrécissement confirmé de l'urèthre n'ait pas à son actif quatre ou cinq blennorrhagies antérieures.

Comment expliquer la blennorrhée dans ces conditions ? Par la loi de pathologie générale suivante : tout canal excréteur rétréci subit en arrière de l'obstacle une dilatation en rapport avec le degré du rétrécissement, et la muqueuse s'enflamme à ce niveau. C'est ce qu'on observe en particulier pour le rectum, dont les rétrécissements offrent de si grandes analogies avec ceux de l'urèthre. La filiation des accidents est la suivante : blennorrhagie aiguë ; localisation de l'inflammation dans un point quelconque du canal (d'après Otis, ce point siège le plus ordinairement dans la portion spongieuse, et non pas au collet du bulbe, ainsi que je le pense avec la plupart des chirurgiens) ; perte de l'élasticité de la muqueuse en ce point, d'où rétrécissement physiologique, fonctionnel ; persistance d'une légère inflammation en arrière du point rétréci ; sécrétion de muco-pus ; nouvelle blennorrhagie à la suite d'une excitation même légère.

Cette discussion, que j'ai rendue aussi concise que possible, n'aurait aucun intérêt, si elle ne conduisait à un traitement rationnel et efficace de la goutte militaire. Celle-ci est entretenue par un rétrécissement du canal : donc toutes les injections ou cautérisations donneront un résultat négatif, puisqu'on ne s'attaque ainsi qu'à l'effet. Il faut détruire la cause et pour cela passer dans le canal des bougies qui lui rendent sa souplesse en le dilatant. Si j'avais besoin de preuves pour étayer cette théorie, je pourrais invoquer le témoignage de bon nombre de jeunes confrères qui, je l'espère, liront ces lignes. C'est à cette lésion qu'Otis donne le nom de *rétrécissement de gros calibre*. Il en pratique toujours l'incision avec son uréthrotome dilatateur, c'est-à-dire qu'il coupe le canal préalablement distendu. Mais je persiste à croire qu'il est infiniment préférable de recourir d'abord à la dilatation avec des bougies volumineuses.

Il est, en effet, bien remarquable de voir la blennorrhée et tout l'ensemble morbide disparaître quelquefois comme par enchantement à la suite du passage de quelques gros numéros de la filière Béniqué, et cela sans l'aide d'aucun autre traitement, sans même que les malades modifient en rien leur régime habituel, ainsi que je le conseille pour être plus certain que la guérison sera durable.

Ainsi donc, sous l'influence d'une suppuration prolongée, peut-être d'un traitement intempestif, tel qu'injections irritantes au début de la maladie, sous l'influence d'une mauvaise hygiène, la muqueuse de l'urèthre s'épaissit en un point et perd son élasticité : il n'y a pas encore de rétrécissement réel, mais un rétrécissement physiologique, c'est-à-dire que le canal ne se laisse plus distendre par l'urine et que ce liquide fait effort contre les parois du canal. Cet état peut persister pendant très longtemps, rester stationnaire ou disparaître spontanément, mais le plus souvent il s'aggrave ; peu à peu le tissu sous-muqueux s'infiltre de lymphe plastique, s'épaissit, s'indure dans une étendue plus ou moins grande, parfois sur une longueur de plusieurs centimètres ; il se forme autour du canal une virole fibreuse qui l'enserre, le comprime et en réduit parfois le calibre à des dimensions telles qu'on y peut passer à peine une très fine bougie. Cependant les parois ne s'accolent jamais l'une à l'autre de façon à oblitérer complètement la lumière du canal, c'est-à-dire qu'il n'y a pas de rétrécissement de l'urèthre *infranchissable*. Ce cas ne s'observe que dans les rétrécissements traumatiques ou cicatriciels, lorsqu'il y a eu perte de substance de la muqueuse et production de tissu inodulaire, ou bien dans les rétrécissements inflammatoires accompagnés de fistules périnéales, ainsi que je l'ai dit plus haut.

A mesure que le rétrécissement augmente, l'urèthre se dilate de plus en plus en arrière de l'obstacle ; la muqueuse est hyperémiée, ramollie, etc. L'inflammation se propage de proche en proche aux parties molles du périnée, puis surviennent des abcès urineux et des fistules urinaires. Il peut se faire que l'urèthre se déchire dans une étendue suffisante pour livrer passage à l'urine avant qu'une barrière ait eu le temps de s'organiser, et qu'il se produise ainsi une infiltration d'urine. Je reviendrai plus loin sur cet important sujet.

La virole qui entoure le canal présente des caractères physiologiques variables ; le tissu qui la compose est plus ou moins élastique et plus ou moins rétractile. S'il est élastique, le passage des bougies suffit à obtenir la dilatation, et c'est dans ces cas que l'on arrive à des résultats si remarquables par l'emploi de la méthode que j'ai appelée *extemporanée progressive*. Cette méthode consiste à rendre au canal son calibre normal dans une même séance en passant successivement un certain nombre de bougies Béniqué (Voy. à ce sujet la thèse de M. le docteur Legarrec). Gosselin dit que le rétrécissement est alors formé d'une couche mince ; il l'appelle *fibroïde*.

Si au contraire la virole est épaisse, le rétrécissement est *fibreux* et comprend non seulement les tissus sous-muqueux (A. Guérin, Mercier), mais encore la muqueuse elle-même (Ducamp, Lallemand, etc.). Dans ce cas, il résiste à la dilatation simple ; on éprouve une grande difficulté à gagner quelques numéros, et souvent après plusieurs jours de traitement on s'aperçoit que l'on perd du terrain ; la seule ressource est alors l'uréthrotomie interne.

La rétractilité du tissu qui forme le rétrécissement est parfois telle que celui-ci ne tarde pas à se produire, même en continuant le passage des bougies ; d'autres fois, et c'est heureusement la règle, il suffit de quelques séances très espacées pour entretenir le calibre du canal : mais il faut savoir qu'un rétrécissement de l'urèthre abandonné à lui-même se reproduira fatalement.

Au-dessous de la muqueuse existe une couche musculaire étendue sur toute la longueur du canal, composée de fibres affectant une direction longitunale. Ces fibres forment un plan continu, intimement adhérent à la face profonde de la muqueuse, de telle sorte qu'on ne peut enlever un lambeau de celle-ci sans les enlever en même temps.

La muqueuse est soulevée par places et forme ainsi des plis à direction longitunidale dont les plus constants siègent en arrière du verumontanum. Ces plis disparaissent avec l'ampliation de l'urèthre, et Roser a pensé que l'adhésion de leurs faces réciproques pouvait être la cause de certains rétrécissements.

CHAPITRE IV

De l'urine (1).

L'*urine* est un liquide excrémentitiel composé d'eau dans une très grande proportion (932 pour 1,000, d'après Lehmann), de plusieurs sels et de substances azotées provenant de la décomposition de nos tissus.

La quantité d'urine excretée dans les vingt-quatre heures varie suivant une foule de conditions, et principalement suivant la température et l'alimentation. On peut dire néanmoins que la moyenne est de 1,200 grammes environ dans les vingt quatre heures. La limite physiologique oscille entre 800 et 1,500 grammes.

L'urine présente normalement une couleur jaunâtre. Sa densité est de 1015 à 1025.

L'urine de l'homme et des animaux carnivores est *acide*.

L'urine des animaux herbivores est *alcaline*. Lorsque l'homme se soumet au régime des herbivores, son urine devient alcaline, et réciproquement l'urine des herbivores devient acide, si on les soumet au régime de la viande ou, ce qui revient au même, si on les prive d'aliments.

L'*urée* constitue la partie essentielle de l'urine; c'est de toutes les matières azotées la plus riche en azote. Il existe environ 28 grammes d'urée pour 1,000 grammes d'urine.

Quelque temps après son émission, l'urine devient alcaline par suite de la transformation de l'urée en *carbonate d'ammoniaque*. Cette transformation peut s'opérer dans la vessie. On l'attribue généralement à la fermentation que le mucus fait subir à l'urine dans les vessies atteintes de catarrhe. M. Musculus, de Strasbourg, a annoncé dernièrement que dans les cas de catarrhe de la vessie il avait retiré de l'urine une matière précipitable par l'alcool, mais soluble dans l'eau, qui transformait l'urée en carbonate d'ammoniaque, comme la diastase transforme l'amidon en dextrine et glycose. M. Pasteur (séance de l'Académie de médecine du 4 juillet 1876) a vérifié l'exactitude de ces résultats, mais, au lieu de faire de ce ferment un dérivé direct du mucus vésical, il le considère comme le produit d'un petit végétal microscopique spécial. Quelle que soit

(1) On ne doit pas s'attendre à trouver dans un traité d'anatomie topographique un long chapitre sur l'urine. Il m'a semblé cependant qu'il était indispensable, vu l'importance des travaux modernes sur ce sujet et le rôle capital que joue l'altération de l'urine dans le pronostic des maladies des voies urinaires, de signaler rapidement les points que le praticien a le plus d'intérêt à connaître.

l'explication, le fait est que la décomposition de l'urine peut s'opérer dans la cavité vésicale elle-même.

On trouve encore comme substance organique dans l'urine l'*acide urique*, qui chez l'homme n'existe pas à l'état libre, mais sous forme d'*urate de soude*. C'est un produit d'oxydation des matières azotées moins avancée que l'urée.

Les sels que l'on rencontre dans l'urine sont les suivants : chlorure de sodium, chlorure de potassium, sulfate de potasse, phosphate de soude, phosphate de magnésie, phosphate de chaux, sulfate de chaux ; il existe des traces de silice, d'oxyde de fer et de manganèse. Les matières salines éliminées en vingt-quatre heures par l'urine sont évaluées à 14 ou 15 grammes.

L'urine peut contenir à l'état pathologique du mucus, de l'épithélium, du pus, du sang, du sperme, dont le microscope décèle la présence.

Elle contient encore assez fréquemment du sucre et de l'albumine.

Les sujets affectés de diabète sucré présentent une disposition spéciale aux suppurations, aux furoncles, aux anthrax, etc., et le pronostic de ces affections offre alors une gravité infiniment plus grande. Il ne faudrait pas croire cependant que tous les malades atteints d'anthrax soient diabétiques ; je suis même disposé à croire que c'est l'exception : depuis vingt ans je n'ai pas soigné d'anthrax sans vérifier scrupuleusement l'état des urines, et je n'ai trouvé que très rarement du sucre.

Quoi qu'il en soit, il est du plus haut intérêt de savoir si un malade est atteint ou non de diabète, et le moyen généralement employé en clinique est le suivant :

On se sert d'une liqueur préparée à l'avance, la liqueur cupro-potassique. On l'introduit avec l'urine à examiner dans un tube de verre, et l'on chauffe à la lampe jusqu'à ébullition. S'il y a du sucre dans l'urine, il se précipite un oxydule de cuivre d'une teinte rouge orangé caractéristique.

Pour reconnaître la présence de l'albumine, il suffit souvent de chauffer à la lampe ; il se produit alors un précipité caractéristique. Mais, lorsqu'il n'existe que peu d'albumine, ce procédé est insuffisant. Le meilleur consiste à mélanger à l'urine une petite quantité d'acide azotique, de façon à rendre la liqueur acide. On chauffe à la lampe : l'acide azotique précipite l'albumine et dissout les autres précipités qui pourraient induire en erreur.

Les sels de l'urine sont susceptibles de s'agglomérer et de former des *calculs*.

On rencontre généralement plusieurs substances salines dans la composition des calculs. Cependant, au point de vue pratique, on les a groupés en trois classes principales : 1° calculs d'acide urique ou d'urate ; 2° calculs d'oxalate de chaux ; 3° calculs de phosphate ammoniaco-magnésien.

Sous quelle influence les calculs se forment-ils dans la vessie ? Il est bien difficile de le dire. On les observe beaucoup plus souvent dans certaines contrées que dans d'autres, ce qui est dû sans doute à la nature des eaux. Le genre de boisson influe beaucoup sur leur développement : c'est ainsi que les calculs vésicaux sont infiniment plus fréquents en Bourgogne qu'en Normandie.

Un gravier descendu du rein, un peu de mucus, de sang, de fibrine, un corps étranger, peuvent constituer le *noyau* du calcul, autour duquel se déposent successivement des couches concentriques dont la composition est rarement la même dans toute l'épaisseur du calcul.

L'aspect d'un calcul scié en deux rappelle celui d'une coupe d'arbre faite en travers.

Le temps que la pierre met à se développer est très variable et en rapport avec la substance qui la constitue. Son accroissement se produit parfois d'une manière très lente. On sait que l'affection calculeuse se rencontre principalement aux deux extrémités de la vie, chez l'enfant et chez le vieillard. Les pierres de l'adulte remontent généralement à l'enfance, et elles ont souvent un caractère particulier, elles sont *mûrales*.

Les calculs mûraux ressemblent au fruit du mûrier, c'est-à-dire qu'ils sont arrondis et couverts de petites bosselures. Ils sont noirâtres, composés surtout d'oxalate de chaux, et souvent tellement durs, que le brise-pierre a peine à les fragmenter. Je crois ce genre de pierre justiciable de la taille plutôt que de la lithotritie.

Les calculs d'acide urique ou d'urate offrent la couleur de la brique foncée. Ils présentent une dureté modérée. Le brise-pierre en a facilement raison, mais les morceaux sont souvent anguleux, pointus, comme les fragments d'un vase brisé. Lorsqu'ils s'engagent dans l'urèthre, ils s'implantent parfois dans la muqueuse par leur pointe et peuvent causer de graves accidents. Il n'est même pas rare que la vessie ne puisse en supporter le contact et que le développement d'une cystite intense oblige à faire la taille après une ou deux séances de lithotritie.

Ces calculs sont généralement très polis. J'en ai cependant observé un dont la surface rappelait celle d'un morceau de papier de verre ; il semblait qu'il eût été saupoudré de verre pilé. Faut-il attribuer à cette disposition les douleurs vraiment exceptionnelles qu'éprouvait le malade?

La matière saline qui forme les pierres précédentes est condensée, mais les molécules peuvent être agrégées entre elles par du mucus, et le calcul est le plus souvent alors composé de phosphate ammoniaco-magnésien. Les pierres phosphatiques ont, en général, une couleur blanche ; elles s'écrasent facilement, et c'est principalement pour elles que la lithotritie constitue une merveilleuse découverte.

ACTION DE L'URINE SUR LES TISSUS (1).

L'urine exerce une action nuisible sur tous nos tissus. Qu'elle soit appliquée à la surface de la peau, des muqueuses, des séreuses, ou introduite dans l'intérieur de nos organes, elle détermine toujours une inflammation qui se développe plus ou moins vite suivant la susceptibilité propre à la partie contaminée. L'érythème de la peau des grandes lèvres et de la cuisse dans les fistules vésico-vaginales, les érosions de la muqueuse rectale dans les fistules vésico ou uréthro-rectales, la péritonite qui suit rapidement le contact de l'urine, en sont une preuve évidente. Cependant l'irritation de la peau et des muqueuses ne se produit qu'à la longue, et l'on peut dire que *l'urine* NORMALE *n'a pas de caractère septique*.

Pour démontrer cette proposition, il suffit de rappeler que l'usage de laver les plaies fraîches avec de l'urine est très répandu dans les campagnes, que les

(1) Ce sujet a été dans ces derniers temps l'objet de travaux importants de la part de MM. Maisonneuve, Reliquet, Muron, Menzel, Méhu, et surtout de Gosselin et A. Robin.

blessés y ont souvent recours en temps de guerre sans que cette pratique entraîne les moindres inconvénients. Lorsqu'à la suite d'un cathétérisme qui a lésé la muqueuse, ou à la suite d'une uréthrotomie interne, il survient, après la première miction, une *fièvre urineuse* qui entraîne rapidement la mort, c'est donc que l'urine a contracté des propriétés nouvelles; c'est donc que ce liquide, simplement irritant à l'état normal, acquiert, dans certaines conditions, des propriétés toxiques telles, que son passage dans le sang détermine la mort et produit l'*intoxication urineuse.*

Nous avons vu plus haut que l'urine, acide à l'état normal, devient bientôt alcaline par fermentation lorsqu'elle est sortie de la vessie, et que cette transformation peut s'opérer dans la vessie elle-même. MM. Simon et Menzel (*Gaz. méd. italienne*, mars et avril 1870), Muron, dans sa thèse inaugurale en 1874, et Gosselin et A. Robin, ont expérimenté l'action de l'urine sur nos tissus, suivant qu'elle est acide ou alcaline.

Pour l'urine acide, M. Menzel est arrivé à la conclusion suivante : « L'urine acide normale ne possède aucune propriété phlogogène ou septique et ne produit pas la gangrène en vertu de sa constitution chimique. » C'est également la conclusion formelle de Gosselin et A. Robin.

La conclusion de Muron est un peu différente : L'urine physiologique est loin d'être innocente. Elle peut être innocente, si elle est transparente, limpide, faiblement acide, et ne renferme qu'une très faible quantité de sels. Elle est nuisible, au contraire, et toujours nuisible, quand elle se trouve riche en sels. Dans ce dernier cas, elle détermine de la suppuration pouvant aller jusqu'à la gangrène. »

Quant à l'action de l'urine devenue alcaline par décomposition, c'est-à-dire contenant du carbonate d'ammoniaque, la conclusion des divers expérimentateurs est la même. Cette urine est très dangereuse et son contact dans les tissus détermine toujours la suppuration et la gangrène.

D'après les expériences de Gosselin et A. Robin, l'action septique de l'urine ammoniacale n'est pas le résultat seulement de la présence du carbonate d'ammoniaque : elle est encore due à l'existence, dans certaines urines, de ferments organisés, bactéries, vibrions, etc.

Il me paraît hors de propos d'insister plus longtemps sur cet important sujet : ce qui précède est suffisant pour qu'on en puisse tirer quelques conclusions d'un haut intérêt pratique.

L'urine se décompose dans la vessie au contact du mucus, du pus et du sang, qui jouent le rôle de ferments : il est donc utile, chez les sujets atteints de catarrhe vésical, de ne pas laisser séjourner trop longtemps l'urine dans la vessie. On devra pratiquer tous les jours des lavages répétés avec de l'eau fraîche, jusqu'à ce que le liquide ressorte clair. M. Reliquet recommande, dans ces cas, les lavages avec de l'eau phéniquée.

On ne pratiquera pas d'opération sur l'urèthre ou sur la vessie avant de s'être assuré si l'urine est acide ou alcaline. Gosselin et A. Robin ont retiré de très bons effets de l'administration préalable à l'intérieur de l'acide benzoïque, lorsque l'urine était alcaline.

Ils formulent ainsi l'administration de l'acide benzoïque :

Acide benzoïque, 1 à 2 grammes; glycérine neutre, 5 à 6 grammes; julep gommeux, 150 grammes. On peut aller jusqu'à 6 grammes par jour. La neutralité et l'acidité des urines se manifestent en moyenne sept à huit jours après l'usage de cette médication.

On devra donc, avant de pratiquer l'uréthrotomie interne, s'assurer que l'urine est physiologique, car, malgré toutes les précautions recommandées avec raison par Gosselin dans sa *Clinique*, il me paraît difficile, sinon impossible, d'empêcher qu'un peu d'urine se trouve en contact avec la plaie uréthrale. L'état de l'urine au moment de l'opération doit entrer pour une grande part dans le succès ou l'insuccès de cette opération.

On soumettra le malade à un régime susceptible de rendre l'urine claire et transparente, afin de diminuer la quantité des sels.

CHAPITRE V

Région scrotale.

On doit désigner sous le nom de *région scrotale* la région circonscrite par les enveloppes du testicule. En anatomie descriptive, on réserve le nom de *scrotum* à la première des enveloppes, c'est-à-dire à la peau, mais, en anatomie topographique, scrotum est synonyme de région scrotale, de *région des bourses*. Quand un malade présente une tumeur de cette région, on le dit atteint d'une tumeur du scrotum. Il s'agit ensuite de savoir si la tumeur siège dans les enveloppes, dans le testicule ou dans l'épididyme.

J'étudierai donc successivement :

A. Les *enveloppes du testicule;* B. le *testicule;* C. l'*épididyme*.

A. — ENVELOPPES DU TESTICULE.

Les enveloppes du testicule sont : la peau, une couche sous-cutanée, le dartos, une couche celluleuse, une tunique musculaire appelée encore crémaster, la tunique fibreuse commune, la tunique vaginale, et enfin une tunique propre au testicule, la tunique albuginée.

1° *Peau.* — La peau du scrotum présente l'aspect d'un sac ou d'une bourse dont la forme varie suivant les âges. Chez l'enfant le sac est plus large en haut qu'en bas, tandis que chez l'adulte il se pédiculise au-dessous de la verge, au niveau de la racine des bourses.

Sur la ligne médiane existe un raphé très accusé, indice de la séparation primitive des deux moitiés du scrotum. Il se continue en haut avec celui de la face inférieure de la verge, et en bas avec celui du périnée.

La peau du scrotum est extrêmement fine et transparente, ce qui permet d'apercevoir les vaisseaux placés à sa face profonde. Elle est très extensible, d'où les grandes dimensions que peut acquérir rapidement le scrotum.

C'est pour le même motif qu'il est possible d'emprunter au scrotum de larges lambeaux, sans craindre de diminuer l'ampleur des bourses. Lorsque la peau s'est gangrenée dans une large étendue, que les deux testicules ont été plus ou moins dénudés, c'est avec une facilité surprenante que se fait la réparation, et l'on ne pourrait plus tard soupçonner les désordres primitifs. Il faut toutefois pour cela que la tunique vaginale n'ait pas été ouverte, car dans le cas contraire la peau, loin de recouvrir le testicule, se rétracte en arrière de lui et l'empêche de plus en plus de regagner sa place.

La peau présente en tous sens un grand nombre de plis dus à la contraction des fibres musculaires sous-jacentes qui adhèrent à sa face profonde; ces plis disparaissent par la distension, et la peau devient alors tout à fait lisse. Elle est recouverte par un petit nombre de poils longs et grêles et renferme dans son épaisseur une grande quantité de glandes sébacées qui font souvent relief à sa surface : aussi n'est-il pas rare d'y observer des kystes sébacés. Elle est fréquemment atteinte d'érythème, d'eczéma, etc. On y trouve des ulcérations spéciales, par exemple, chez les ouvriers qui manient le vert de Schweinfurt. Elle peut être le siège de chancres, de plaques muqueuses. On y observe une variété d'épithélioma, fort rare toutefois, et décrite sous le nom de *cancer des ramoneurs*, comme étant plus spéciale aux personnes de cette profession.

2° *Couche sous-cutanée.* — La couche sous-cutanée n'existe en réalité que vers la racine des bourses. Plus ou moins chargée de graisse suivant les sujets, elle se continue avec la couche sous-cutanée de la paroi abdominale, et se termine en bas environ à la partie moyenne du scrotum.

La peau et la couche sous-cutanée sont fréquemment atteintes d'un œdème qui peut acquérir un volume considérable. L'érysipèle prend parfois dans cette région des caractères d'une gravité extrême, qui lui ont valu le nom d'*érysipèle malin.* Il se termine rapidement par la gangrène. Un sujet vigoureux a succombé dans mon service à la suite d'un phlegmon érysipélateux du scrotum dont le point de départ était une plaque muqueuse de l'anus. L'affection ressemblait à s'y méprendre à une infiltration d'urine.

Ces deux couches peuvent être atteintes d'une affection fort rare dans notre pays, l'*éléphantiasis*, qui consiste en une hypertrophie et un œdème chronique dur. Certaines de ces tumeurs prennent un volume énorme : elles dépassent les genoux et pèsent jusqu'à 50 kilogrammes. On les a souvent opérées avec succès, surtout avant qu'elles eussent atteint de pareilles dimensions.

3° *Dartos.* — La peau des bourses présente une enveloppe commune aux deux testicules, mais il n'en est pas de même du dartos. Celui-ci est divisé sur la ligne médiane par une cloison correspondant au raphé cutané, la *cloison des dartos*, de façon qu'il existe deux sacs dartoïques, l'un droit, l'autre gauche : on démontre nettement l'existence de ces deux cavités par l'insufflation, et certains épanchements sanguins en prouvent également l'indépendance. M. Sappey pense que la cloison est formée aux dépens de la peau, et non de la tunique dartoïque.

Le dartos est composé de filaments rougeâtres, à direction généralement verticale, entre-croisés en tous sens et décomposables en plusieurs couches. A la racine des bourses le dartos est séparé de la peau par la couche graisseuse sous-cutanée, mais vers la partie inférieure du scrotum la peau et le dartos sont immédiatement en contact. Vers le fond du scrotum ces deux tuniques finissent par adhérer intimement l'une à l'autre, si bien qu'elles ne forment plus guère qu'une seule enveloppe et que la dissection de la peau devient fort difficile. Pour M. Sappey, la peau et le dartos ne devraient même pas être considérés comme deux couches distinctes, ce dernier représentant, suivant lui, l'élément musculaire de la peau.

Les limites du dartos sur les confins de la région sont difficiles à préciser, car la membrane se confond peu à peu avec le tissu cellulaire sous-cutané, en perdant les caractères qui lui sont propres.

Le dartos, dont Cruveilhier avait si bien connu les propriétés qu'il en avait fait un tissu spécial, le *tissu dartoïque*, est essentiellement composé de fibres musculaires lisses, reliées entre elles par des fibres de tissu conjonctif et des fibres élastiques. C'est un véritable muscle peaucier qui se contracte sous l'influence du froid et de l'organisme vénérien, qui se relâche par la chaleur, et dont la tonicité diminue avec l'âge : de là les divers aspects sous lesquels se présente le scrotum : tantôt ridé, ratatiné; tantôt lisse et pendant. C'est à la contraction du dartos que sont dus les plis de la peau ; on les voit apparaître à mesure que le dartos se contracte. Cette contraction ressemble à celle des fibres musculaires de la vie organique : elle est lente, vermiculaire, et doit être distinguée de la contraction rapide du crémaster, qui porte brusquement le testicule en haut vers l'anneau, sans exercer la moindre action sur les deux premières enveloppes.

De l'adhérence intime du dartos à la peau il résulte que dans les plaies du scrotum, à la suite de la castration, par exemple, la peau présente une tendance à se recroqueviller, ce qui gêne la cicatrisation : aussi faut-il attirer les bords en dehors à l'aide de bandelettes collodionnées. Cette tendance au renversement de la peau en dedans s'observe surtout dans les plaies verticales du scrotum telles qu'on en pratique, en général, pour extirper le testicule, et c'est pour éviter cet inconvénient que Jobert avait proposé de remplacer l'incision verticale unique par une incision à lambeau ; ce chirurgien taillait, sur la face antérieure du scrotum, un lambeau à base supérieure, le soulevait comme un couvercle, le rabattait ensuite et le suturait par ses bords.

L'un des accidents immédiats les plus communs à la suite de la castration est l'hémorrhagie. Celle-ci provient de deux sources : des artères du cordon, ou des artères tégumentaires. J'indiquerai plus loin la manière de conjurer l'hémorrhagie provenant de la première source. Quant aux artères tégumentaires, voici ce qui se passe : elles sont ouvertes au début de l'opération, mais, la peau et le dartos se rétractant immédiatement, elles ne donnent que peu ou pas de sang; lorsque le testicule est enlevé, on procède au pansement, et on lave la plaie avec de l'eau fraîche : aussi le dartos se rétracte-t-il de plus en plus et comprime-t-il les vaisseaux. Mais, lorsque le malade est reporté dans son lit et que la chaleur revient, le scrotum se relâche et les artérioles, cessant d'être comprimées, peuvent, quoique d'un faible volume, donner lieu à une hémorrhagie abondante.

D. *Couche celluleuse*. — Si le dartos par sa face externe est uni à la peau de façon à former en quelque sorte avec elle une seule et même couche, il n'en est pas de même de sa face interne. Celle-ci est séparée du plan sous-jacent, le crémaster, par une couche celluleuse très lâche. C'est dans les mailles de ce tissu conjonctif que se font les épanchements, les infiltrations de sang si fréquentes à la suite des contusions du scrotum. Grâce à son extrême laxité, il est possible d'énucléer avec les doigts le testicule et le cordon, quand on a divisé les deux premières couches. De même, à la suite d'une plaie du scro-

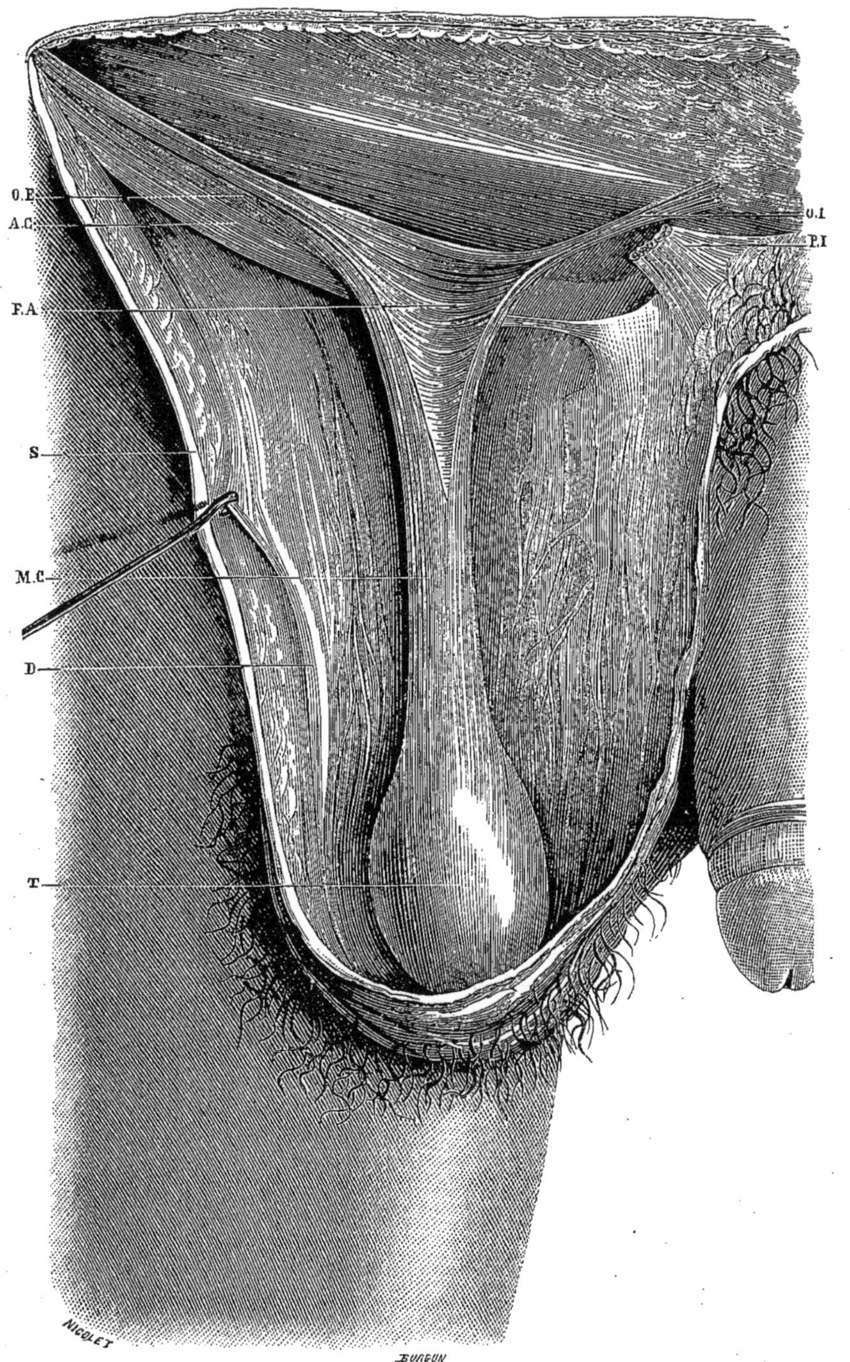

Fig. 225. — *Région scrotale.* — Adulte : $^2/_3$ nature.

AC, arcade crurale.
D, dartos.
FA, fibres arciformes provenant du muscle petit oblique.
MC, muscle crémaster ou tunique érythroïde.
OE, faisceau externe d'origine du crémaster.
OI, faisceau interne d'origine du crémaster.
PI, pilier interne de l'anneau inguinal inférieur ou cutané.
S, peau des bourses.
T, testicule.

tum, on voit le testicule s'échapper et pendre entre les cuisses du malade.

La couche celluleuse du scrotum se continue avec la couche celluleuse de la verge, qui présente les mêmes caractères : aussi les infiltrations se propagent aisément de l'une à l'autre région et peuvent acquérir très vite un développement considérable.

4° *Crémaster*. — Le crémaster, désigné encore sous le nom de *tunique érythroïde*, ne saurait être considéré comme une membrane continue. Il est composé de faisceaux musculaires, variables en nombre et en épaisseur suivant les sujets. Ces faisceaux, rouges et aplatis, sont disséminés sur la tunique sous-jacente, tunique fibreuse commune, et y adhèrent. Ils s'arrêtent en bas au niveau du testicule (fig. 225), sans toutefois le contourner pour former des anses complètes.

On a longtemps enseigné avec J. Cloquet que le crémaster n'était autre que la partie inférieure des muscles petit oblique et transverse entraînés par le testicule lors de sa descente dans le sac dartoïque, mais cette manière de voir est inexacte. Voici d'ailleurs comment est disposé le muscle à sa partie supérieure. Au devant du cordon, dans le canal inguinal, existent des fibres arciformes (FA, fig. 225) qui descendent plus ou moins bas et sont manifestement une dépendance du muscle petit oblique, mais ce n'est pas là le véritable crémaster. Celui-ci provient de deux faisceaux : l'un, externe, plus volumineux (OE), naît de l'arcade crurale, à l'intérieur du canal inguinal, et n'apparaît que lorsqu'on a fendu la paroi antérieure de ce canal ; l'autre, interne, beaucoup plus petit (OI), naît de l'épine du pubis. Ces deux faisceaux sont composés de fibres musculaires qui, d'abord condensées, s'éparpillent ensuite à la surface du cordon. Il est donc plus exact de dire que le crémaster est un muscle spécial, indépendant des petit oblique et transverse, et nous verrons plus loin, au chapitre *Développement*, qu'il n'est autre que le *gubernaculum testis*.

Les fibres du crémaster sont striées, et leur contraction détermine l'ascension brusque du testicule vers l'anneau. On observe ce phénomène en excitant légèrement la peau de la cuisse; il se manifeste dans le coït, dans la contraction des muscles de la paroi abdominale, etc. En voyant avec quelle vigueur se produit ce mouvement succédant à une faible excitation, il me paraît rationnel d'admettre que la variété d'orchite dite *par effort* provient de ce que le testicule a été fortement appliqué et contusionné contre le pubis, à la suite d'une contraction énergique du crémaster.

5° *Tunique fibreuse commune*. — On désigne ainsi une enveloppe commune au cordon et au testicule. Elle adhère intimement par sa face externe au muscle crémaster, qui s'épanouit à sa surface; par sa face interne, elle est en rapport intime, au niveau des testicules, avec le feuillet pariétal de la tunique vaginale.

Elle tapisse la surface interne du canal inguinal et se continue avec le fascia transversalis, dont elle peut être considérée comme un prolongement.

La tunique fibreuse commune (voy. la fig. 227, où elle a été fendue longitudinalement et étalée), quoique mince et transparente et plutôt celluleuse que fibreuse, oppose cependant une résistance considérable au développement des tumeurs du cordon.

6° *Tunique vaginale*. — La tunique vaginale est une membrane séreuse, c'est-à-dire un sac sans ouverture qui joue en chirurgie un rôle beaucoup plus important que les enveloppes précédentes et mérite par conséquent toute notre attention.

Lorsque le testicule est attiré dans le scrotum vers la fin de la vie intra-utérine, il entraîne avec lui le péritoine et s'en entoure : c'est cette enveloppe qui constitue la tunique vaginale (Voy. chapitre *Développement*).

La tunique vaginale présente à considérer un *feuillet pariétal* et un *feuillet viscéral*.

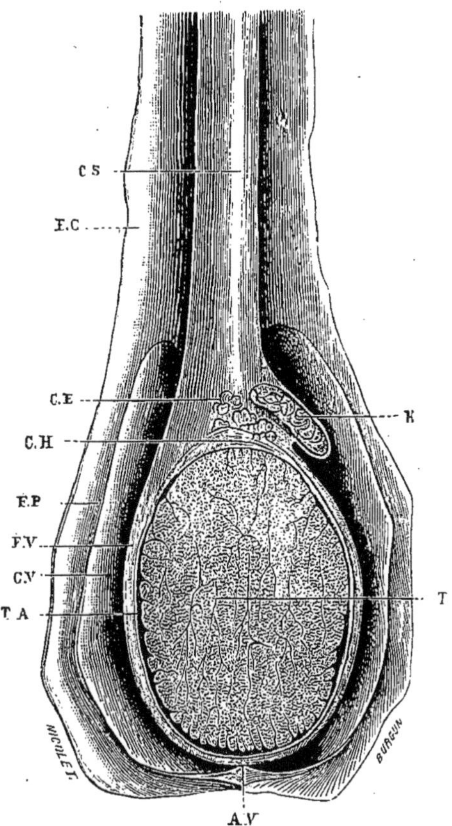

Fig. 226. — *Coupe verticale et transversale du testicule pratiquée suivant son axe antéro-postérieur.*

AV, point où adhèrent entre eux les deux feuillets de la tunique vaginale.
CE, coupe des cônes efférents du testicule.
CH, corps d'Highmore.
CS, cordon spermatique.
CV, cavité de la tunique vaginale.
E, épididyme.
FC, tunique fibreuse commune qui a été étalée.
FP, feuillet pariétal de la tunique vaginale.
FV, feuillet viscéral de la tunique vaginale.
T, testicule.
TA, tunique albuginée.

Le premier tapisse la face interne de la tunique fibreuse commune ; le second recouvre le testicule et l'épididyme. Pour se faire une idée exacte de sa disposition, il convient d'étudier la vaginale sur une coupe transversale du testicule pratiquée suivant son axe antéro-postérieur, ainsi que le représente la figure 226 : on voit alors qu'elle remonte à une certaine distance sur le cordon.

Elle se comporte d'ailleurs différemment en dedans et en dehors. En dedans, elle tapisse la face interne du testicule, remonte à un centimètre environ au-dessus du bord supérieur de cet organe en revêtant le cordon, et se réfléchit sur la fibreuse commune, de façon à former le *cul-de-sac interne*. En dehors, elle tapisse la face externe du testicule et rencontre l'épididyme, qui occupe cette face. En avant et en arrière, c'est-à-dire au niveau de la tête et de la queue de l'épididyme (voy. fig. 227), la tunique vaginale passe directement sur cet organe et le maintient appliqué contre le testicule; au niveau du corps, la séreuse s'insinue entre les deux organes, de façon à les séparer l'un de l'autre et à former en ce point une sorte de *meso-testis* (1). Elle remonte ensuite sur le cordon et par sa réflexion forme le *cul-de-sac externe*, qui siège à 15 millimètres environ au-dessus du bord supérieur du testicule, par conséquent un peu plus haut que l'interne.

Il résulte de cette disposition que le bord supérieur du testicule et la face interne de l'épididyme sont seuls dépourvus de tunique vaginale.

Il est un détail important que ne me paraissent pas avoir signalé les auteurs et dont rendent bien compte les figures 226 et 227. Le testicule et l'épididyme ne sont pas isolés de toutes parts dans la fibro-séreuse qui les entoure, comme l'est, par exemple, le cœur dans le péricarde, ce que l'on pourrait déduire de la plupart des descriptions; dans un point qui correspond à la queue de l'épididyme, les feuillets pariétal et viscéral s'unissent intimement l'un à l'autre, ou, ce qui revient au même, la tunique fibreuse commune et la tunique albuginée adhèrent l'une à l'autre. Le testicule se trouve donc ainsi fixé en bas et en arrière. Il résulte de cette disposition que, lorsqu'un épanchement se produit dans la tunique vaginale, le testicule n'est pas libre et flottant au milieu du liquide, ce qui aurait eu lieu sans cette adhérence : c'est pourquoi, dans l'hydrocèle de la tunique vaginale, le testicule est *toujours* (sauf dans le cas d'inversion de l'épididyme que je signalerai plus loin) situé en arrière : d'où le précepte de pratiquer la ponction en avant. Ce précepte d'ailleurs ne doit être mis absolument en pratique que dans le cas où l'on ne trouve pas de transparence, car, toutes les fois que ce symptôme existe, il faut ponctionner sur un point reconnu transparent au moment même de l'opération. On évitera de cette façon, à coup sûr, de blesser le testicule : l'important, en effet, n'est pas de préciser exactement la place qu'occupe cet organe, chose parfois difficile, mais de *savoir où il n'est pas*.

Dans l'hydrocèle de la tunique vaginale, le testicule est englobé par le liquide, de telle sorte qu'à moins d'un très faible épanchement il est impossible d'isoler cet organe à l'aide du toucher, et c'est là un caractère clinique d'une haute importance. Lorsque sur un malade affecté d'une hydrocèle du scrotum on constate nettement l'indépendance de la glande séminale, c'est que le liquide n'occupe pas la cavité vaginale, mais une partie voisine, le cordon ou la tête de l'épididyme, par exemple.

La tunique vaginale est résistante : aussi ne cède-t-elle pas à la pression excentrique, souvent considérable, développée par le liquide. Cependant, lorsqu'elle est très distendue et qu'un choc brusque est exercé à sa surface exté-

(1) Il existe donc entre le testicule et l'épididyme un cul-de-sac qui est peut-être susceptible de se dilater dans l'hydrocèle au même titre que le reste de la tunique vaginale et qui communique alors par un orifice étroit avec la cavité vaginale. Je fus très surpris un jour de voir que pas une seule goutte du liquide que j'avais injecté après une ponction d'hydrocèle ne ressortit par la canule. Il est probable que le liquide avait pénétré dans ce diverticulum.

rieure, elle peut se rompre; le liquide s'épanche dans la couche celluleuse sous-dartoïque, se résorbe bientôt, et il n'en résulte en général aucun accident. Je ne serais pas éloigné de croire que la ponction pratiquée par M. Monod dans la tunique vaginale pour y introduire quelques grammes d'alcool agit non pas en facilitant la résorption du liquide, comme il l'a pensé, mais en déterminant l'issue de la sérosité dans la couche celluleuse. J'ai vu ainsi disparaître presque instantanément sous mes yeux, à la suite d'une simple piqûre de la tunique vaginale, une hydrocèle qui se transforma en une infiltration du scrotum. L'infiltration disparut et le liquide se reproduisit rapidement dans la séreuse : c'est du reste ce qui se passe d'habitude.

Normalement, les deux feuillets de la tunique vaginale glissent l'un sur l'autre sans interposition de liquide, mais il est fréquent de voir la séreuse s'enflammer en même temps que l'épididyme et se remplir de sérosité. Si le liquide est assez abondant pour comprimer le testicule et provoquer de vives douleurs, on l'évacuera à l'aide d'une ponction avec la lancette. J'ajouterai que l'inflammation dépasse quelquefois les limites de la séreuse, se propage aux autres enveloppes et produit une variété d'*orchite phlegmoneuse* : c'est alors que les mouchetures sont indiquées et déterminent un dégorgement et un soulagement rapides. A la suite d'une vaginalite, qu'elle soit spontanée ou provoquée par une injection irritante, on observe parfois l'adhérence permanente et définitive des deux feuillets de la tunique vaginale. Gosselin a fait observer que cet état s'accompagne d'anémie testiculaire et de la disparition des spermatozoïdes.

La tunique vaginale est, de toutes les cavités séreuses, la plus fréquemment atteinte d'hydropisie ou d'épanchement chronique de sérosité, appelé *hydrocèle*. Au début, souvent pendant de longues années, parfois même toujours, la membrane conserve son épaisseur normale et la tumeur est *transparente*, ce qui en constitue le caractère pathognomonique. Mais, sous des influences mal connues, sans doute à la suite de froissements répétés, elle finit par s'épaissir, par se vasculariser, à ce point que l'hydrocèle peut cesser d'être transparente alors que le liquide n'a pas changé de caractère. Le plus souvent cependant la disparition de la transparence tient aux modifications du contenu, qui est devenu sanguinolent : l'hydrocèle s'est alors transformée en hématocèle ou hydro-hématocèle.

Nous touchons ici au point le plus important de l'histoire clinique de la tunique vaginale. L'hydrocèle n'est donc que la première étape de l'hématocèle, et c'est de là qu'elle tire sa principale, sinon son unique gravité. En effet, l'hydrocèle est, en général, absolument indolente; elle ne gêne que par son volume et son poids : aussi les malades ne se décident-ils à subir l'opération que lorsque la tumeur est considérable. C'est, à mon sens, une erreur. Dès qu'un malade est atteint d'hydrocèle, on doit lui conseiller l'opération, et l'opération curative, non pas, je le répète, tant pour cette affection elle-même que pour en éviter la transformation en hématocèle, car le pronostic se trouve alors singulièrement modifié : autant la première est légère, autant la deuxième est grave.

Lorsque l'hématocèle de la tunique vaginale suit ce mode de développement, c'est-à-dire succède à une hydrocèle, on l'appelle *hématocèle spontanée*, par opposition à l'hématocèle *traumatique* qui succède à un coup, à un froissement violent. Dans ce dernier cas, le sang s'épanche ordinairement en dehors de la tunique vaginale. Il est le plus souvent infiltré; quelquefois cependant il s'enkyste et forme une tumeur *pariétale*, mais cet accident est fort rare. L'hématocèle traumatique se comporte d'ailleurs comme les épanchements sanguins ordinaires, exige le même traitement et n'offre, en général, que peu de gravité.

Il n'en est pas de même de l'hématocèle spontanée. Ce qui caractérise cette dernière affection, c'est l'existence d'une fausse membrane d'épaisseur variable, pouvant acquérir jusqu'à un centimètre et plus, tapissant toute la surface interne de la tunique vaginale. Cette fausse membrane est-elle cause ou effet de la maladie? Résulte-t-elle de la condensation des caillots fibrineux consécutivement à un épanchement sanguin dans la tunique vaginale, ainsi qu'on l'observe, par exemple, dans les poches anévrysmales, ou bien se développe-t-elle primitivement, de telle sorte que ses propres vaisseaux fournissent le sang? La première manière de voir était défendue par Velpeau, et la deuxième par Gosselin. Je suis convaincu que la maladie peut procéder de l'une et de l'autre façon. Une vaginalite chronique est ordinairement le point de départ de l'hématocèle spontanée, et je pense, avec Gosselin, que c'est le cas de beaucoup le plus fréquent : mais l'hématocèle peut aussi être consécutive à un épanchement de sang, ainsi qu'on l'observe à la suite de certaines ponctions d'hydrocèle où le testicule a été blessé.

Quel que soit d'ailleurs le mode de production de la fausse membrane, que celle-ci soit primitive ou consécutive, elle constitue le principal obstacle à la guérison : tant qu'elle n'est pas détruite, le sang s'épanche de nouveau au moindre frottement. Les injections irritantes ne produisent aucun résultat, elles ne la modifient pas. Si elle est très épaisse, les procédés de l'incision, du drainage, du séton, etc., ne réussissent pas davantage et déterminent même assez souvent des accidents mortels : aussi faut-il en venir à la castration. C'est pour éviter cette grave opération que Gosselin a proposé son très ingénieux procédé de la *décortication*. On décolle la fausse membrane avec des pinces, mais elle est si adhérente à la surface du testicule qu'on ne peut la détacher en ce point, et de plus l'opération n'est pas sans danger. Je pense que, si la fausse membrane est assez épaisse pour ne pouvoir être détruite par la suppuration après ouverture de la poche, le mieux est de recourir d'emblée à la castration, d'autant plus que le testicule atrophié n'est plus apte à la sécrétion d'un sperme fécondant.

Il ne faut donc pas négliger de traiter une hydrocèle, même de petit volume, afin d'en éviter la transformation en hématocèle. L'opération ne présente d'ailleurs aucune gravité. La plus grande précaution consiste à éviter l'introduction de la teinture d'iode au sein de la couche celluleuse, car il en résulterait une gangrène du scrotum.

J'ai dit que M. Monod avait essayé, dans ces derniers temps, de rendre l'opération plus simple encore en mélangeant une très petite quantité d'alcool au liquide de l'hydrocèle, dans l'intention de le rendre absorbable. On obtient ainsi des résultats parfois étonnants, dus peut-être à l'infiltration de la sérosité entre les couches du scrotum, mais quelquefois aussi aucune modification ne se produit, et en tout cas ce n'est pas une cure radicale : j'ai toujours vu l'hydrocèle se reproduire, au moins chez l'adulte.

Béraud a signalé à la face externe de la tunique vaginale la présence de fibres musculaires dont un faisceau en particulier empêcherait la poche de se distendre uniformément et donnerait à l'hydrocèle la forme en bissac que l'on observe quelquefois.

La forme de cette tumeur est du reste extrêmement variable, ce qui tient en grande partie à l'oblitération plus ou moins complète du canal vagino-péritonéal après la naissance.

Au lieu de sérosité, la tunique vaginale peut contenir un liquide graisseux, lymphoïde ou laiteux, analogue à celui qu'a signalé M. Debove dans son travail sur les *épanchements chyliformes des cavités séreuses*. Ces cas sont d'ailleurs fort rares, et la pathogénie en est très obscure, ainsi que l'a fait remarquer M. Le Dentu (Soc. de chirurgie, décembre 1881).

Si des doutes ont pu s'élever sur le mode de continuité du crémaster, il n'en est pas de même de celui de la tunique vaginale ; cette membrane est bien manifestement une dépendance du péritoine, puisqu'on retrouve assez souvent cette continuité après la naissance et qu'elle persiste même chez quelques sujets durant toute la vie. Il existe alors un canal *vagino-péritonéal* qui donne le plus souvent passage à une hernie *vaginale*.

Certains auteurs, Velpeau en particulier, désignaient encore cette hernie sous le nom de *congénitale*, expression qui peut induire en erreur, puisqu'elle implique que les enfants sont venus au monde avec une hernie. Or il n'en est rien : sur un total de 23,292 enfants nés ou déposés à la Maternité de 1807 à 1812, Chaussier ne trouva qu'un seul cas de hernie inguinale au moment de la naissance. La hernie vaginale se produit donc dans les jours qui suivent; elle peut même, au dire de Malgaigne, ne survenir qu'à l'âge de vingt ou trente ans, sur des sujets offrant cependant la persistance du canal péritonéo-vaginal.

Le diagnostic de la hernie vaginale chez l'adulte est extrêmement difficile, pour ne pas dire impossible, et au cours d'une opération on n'en peut affirmer l'existence que si l'intestin est en contact immédiat avec le testicule, sans interposition du sac. Néanmoins, dans la hernie vaginale, il s'en faut de beaucoup, suivant Malgaigne, que l'intestin hernié soit toujours en contact avec le testicule; la hernie peut être arrêtée par un cloisonnement dans le cordon au-dessus du testicule, et c'est pour traduire cette disposition que cet auteur créa les deux expressions de *hernie vaginale funiculaire* et de *hernie vaginale testiculaire*. Il déclara même que la hernie vaginale classique ou testiculaire était la plus rare.

Cette manière de voir fut confirmée plus tard par Morel-Lavallée, qui, en disséquant, à l'Hospice des Enfants-Trouvés, une trentaine de hernies dans la tunique vaginale, ne trouva que deux fois l'intestin en rapport immédiat avec le testicule.

A la naisssance, la communication entre le péritoine et la tunique vaginale est le plus souvent interrompue; cependant les hydrocèles des petits enfants peuvent communiquer à cet âge avec le péritoine par un canal étroit : aussi ne faut-il pas employer l'injection iodée, d'autant plus que l'affection a une tendance à disparaître spontanément. J'ai plusieurs fois mis en usage dans ces cas, et avec succès, l'injection d'alcool suivant la méthode de M. Monod.

A la place du canal vagino-péritonéal on trouve plus tard un cordon celluleux plein, étendu de l'orifice supérieur du canal inguinal au cul-de-sac supérieur de la tunique vaginale. Une dépression en doigt de gant du péritoine au niveau de la fossette inguinale externe (fig. 199) témoigne de l'existence primitive de ce canal, et c'est à cette disposition, parfois très prononcée, que sont dues les hernies inguinales de l'adulte, qui pour ce motif sont presque toujours obliques externes.

Le canal vagino-péritonéal peut ne pas être oblitéré dans tout son parcours. Qu'il reste sur le trajet du cordon spermatique un point non oblitéré et que cette petite cavité close se remplisse de sérosité, on aura de cette façon un kyste du cordon; il peut même s'en rencontrer plusieurs superposés en forme de chapelet, ainsi que l'a signalé J. Cloquet, ce qui d'ailleurs est bien en rapport avec la disposition que M. Ramonède a signalée comme normale dans son étude récente sur le canal péritonéo-vaginal. Il est assez fréquent de constater chez les enfants l'existence de ces kystes, qui sont facilement confondus avec le testicule non encore complètement descendu, ou que l'on regarde comme un troisième testicule. Ils sont mobiles, glissent sous les doigts, rentrent et sortent dans le canal inguinal, et paraissent réductibles: aussi les confond-on souvent également avec des hernies. J'ai constaté plusieurs fois les heureux effets de l'injection d'alcool dans ce cas. Une simple ponction avec un fin trocart suffit d'ailleurs, en général, à la guérison.

Au-dessous de la tunique vaginale se trouve la tunique albuginée, dont la description se rattache à celle du testicule.

Si, après avoir étudié en particulier chacune de ces enveloppes du testicule, nous cherchons à en présenter un résumé synthétique, nous voyons la disposition suivante : la peau et le dartos sont si intimement unis ensemble qu'ils ne forment en réalité qu'une couche ; d'autre part, le crémaster, la tunique fibreuse commune et le feuillet pariétal de la tunique vaginale, sont accolés entre eux au point de ne former également qu'une couche.

Il en résulte que, si en anatomie descriptive il est juste de décrire isolément les cinq couches précédentes, il n'est pas moins juste au point de vue chirurgical, au point de vue pratique, de n'en reconnaître que deux et de dire que le scrotum n'est en réalité composé que de deux couches : 1° la peau doublée du dartos; 2° la tunique fibreuse recouverte en dehors par quelques fibres musculaires auxquelles elle sert de substratum et tapissée en dedans par un revêtement épithélial. Ajoutons que ces deux enveloppes sont séparées l'une de l'autre par une couche de tissu conjonctif très lâche au sein de laquelle se font toutes les infiltrations. Lorsqu'on prend un lambeau sur le scrotum, pour boucher une fistule urinaire, par exemple, c'est la première couche seule qui sert de lambeau, et on la détache aisément, grâce au tissu conjonctif sous-jacent.

Les *artères* des enveloppes du testicule proviennent des honteuses externes, branches de la fémorale, et de l'artère honteuse interne, branche de l'hypogastrique. Au nombre de deux, l'une sus-aponévrotique et l'autre située au-dessous de l'aponévrose, les honteuses externes se distribuent aux enveloppes du testicule et s'anastomosent largement avec les branches correspondantes du côté opposé. Dans un cas d'obstruction complète de l'artère iliaque externe M. Sappey a vu ces anastomoses atteindre le volume d'une plume de corbeau.

La honteuse interne fournit l'artère de la cloison.

Les *veines* accompagnent, en général, le trajet des artères. Il existe pour chaque artère deux veines honteuses externes; elles se rendent dans la veine saphène interne. Toutefois un groupe important communique avec les veines du cordon spermatique. Les veines qui accompagnent l'artère de la cloison se rendent pour la plupart dans la veine honteuse interne ; quelques-unes remontent vers le pénis et se jettent dans la veine dorsale de la verge.

Les *vaisseaux lymphatiques*, très nombreux, aboutissent aux ganglions inguinaux.

Les *nerfs* proviennent des branches génitales du plexus lombaire et aussi des nerfs honteux internes, branches du plexus sacré.

B. — TESTICULE.

Le *testicule* est l'organe destiné à la sécrétion du sperme. Au nombre de deux, l'un droit, l'autre gauche, les testicules n'ont qu'une seule enveloppe qui leur soit commune : la peau ; les autres tuniques du scrotum sont spéciales à chacun d'eux. Le testicule gauche descend généralement plus bas que le droit, ce qui, joint à la grande mobilité dont jouissent ces organes, permet d'en éviter la compression réciproque dans la marche et dans le croisement des membres inférieurs.

Leur *volume* est variable suivant l'âge et les individus. Ils présentent, en général, les dimensions suivantes : longueur, 4 à 5 centimètres; épaisseur, 2 centimètres et demi; hauteur (c'est-à-dire distance d'un bord à l'autre), 3 centimètres. Leur volume est loin d'ailleurs d'être en rapport constant avec la faculté génésique.

La *forme* des testicules est celle d'un ovoïde aplati transversalement. Ils sont suspendus à l'extrémité du cordon, et leur grand axe (fig. 227) est oblique de haut en bas et d'avant en arrière. Il en résulte qu'on leur considère deux faces latérales : l'une externe, l'autre interne ; deux bords : l'un antérieur et inférieur, l'autre postérieur et supérieur; deux extrémités, l'une antérieure et supérieure, l'autre inférieure et postérieure.

Suivant Curling, le *poids* d'un testicule sain est de 18 à 20 grammes. Dans le cas de testicule unique, le poids augmente : l'auteur anglais en a rencontré un qui pesait 70 grammes.

La *consistance* du testicule est ferme, un peu élastique ; elle est d'autant plus ferme que les testicules sont plus gorgés de sperme ; elle diminue notablement chez les vieillards. La consistance augmente dans certaines maladies de l'organe, principalement dans la tuberculose et dans le testicule syphilitique. Ce qu'il importe surtout de noter, c'est que la glande est complètement lisse et *offre partout une consistance égale* : aussi, lorsque l'on constate au toucher l'existence de noyaux d'induration, est-ce toujours l'indice d'un état morbide. Les deux maladies que je viens de désigner donnent surtout naissance à ces noyaux : on les rencontre encore dans l'enchondrome, dans certaines variétés de cancer.

La pression exercée sur le testicule développe une douleur spéciale, *sui generis*, que les malades apprécient très bien : cette sensation vient souvent en aide au chirurgien pour déterminer le point précis qu'occupe l'organe. Elle est importante à noter surtout dans les cas où il n'y a pas de transparence, dans l'hydro-hématocèle, par exemple, où la ponction et l'injection iodée peuvent en-

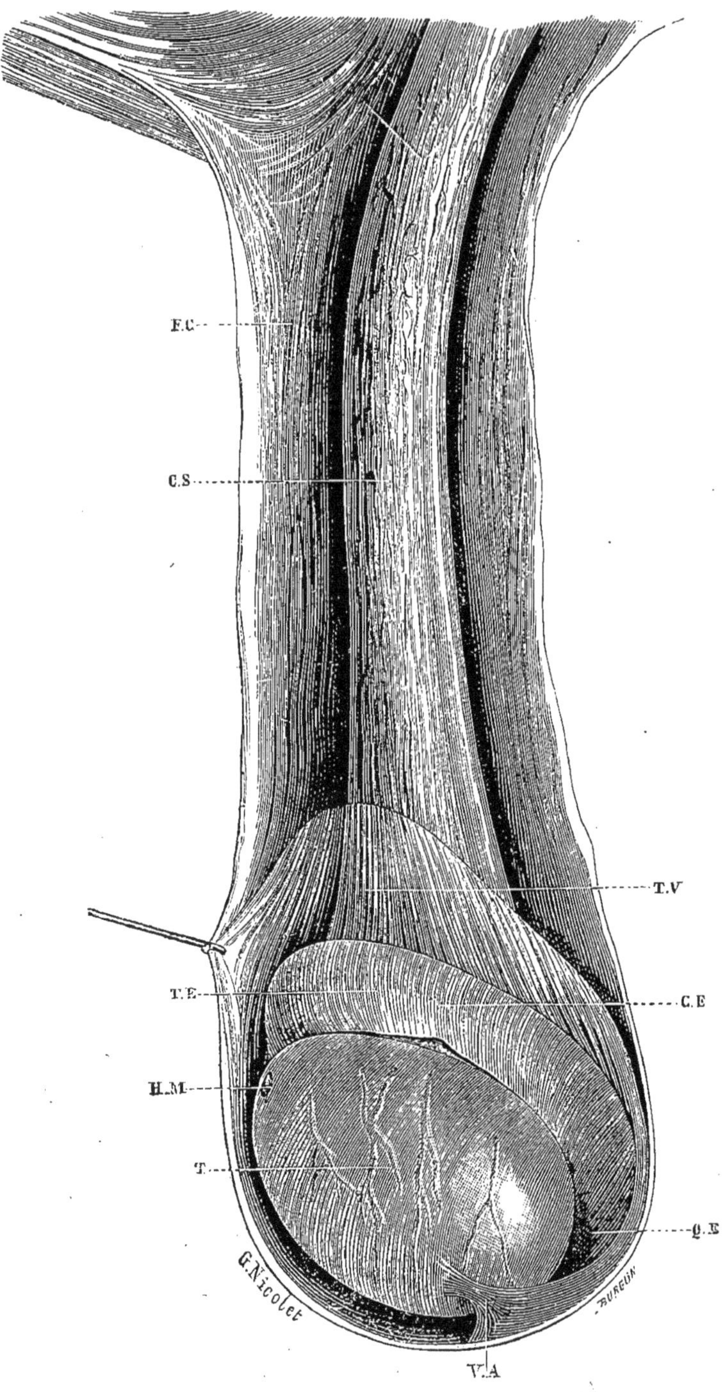

Fig. 227. — *Région scrotale* (grandeur naturelle).

CE, corps de l'épididyme.
CS, cordon spermatique.
FC, tunique fibreuse commune, qui a été fendue longitudinalement et étalée.
HM, hydatide de Morgagni.
QE, queue de l'épididyme.
T, testicule.
TE, tête de l'épididyme.
TV, tunique vaginale.
VA, point d'adhérence de ses deux feuillets.

core amener la guérison. Si le malade surtout accuse la douleur caractéristique en bas et en arrière, lieu où se trouve ordinairement le testicule, on pourra sans crainte de blesser la glande ponctionner en avant. Si l'on n'avait aucun indice sur le lieu qu'occupe le testicule, c'est encore sur ce point qu'il faudrait ponctionner pour avoir le plus de chances de ne pas le rencontrer.

La contusion du testicule détermine une douleur extrêmement forte, d'une nature spéciale et qui donne souvent lieu à la syncope. Les piqûres de cet organe ne produisent pas le même résultat.

La sensibilité peut disparaître, dans le testicule syphilitique, par exemple : le phénomène est d'autant plus facile à constater que la maladie ne siège ordinairement que d'un seul côté.

Structure du testicule. — Le testicule est composé d'une enveloppe fibreuse spéciale, la *tunique albuginée*, d'un *tissu propre*, de vaisseaux et de nerfs.

La tunique albuginée a été comparée justement à la sclérotique, quant à sa couleur, sa structure et ses propriétés. Elle est d'un blanc bleuâtre et sillonnée de haut en bas par des vaisseaux qui en occupent l'épaisseur, comme les sinus veineux du crâne occupent celle de la dure-mère. Son épaisseur atteint 1 millimètre; dans un point que je signalerai bientôt, au niveau du *corps d'Highmore*, l'épaisseur est de 3 millimètres environ.

Comme toutes les enveloppes fibreuses, l'albuginée est susceptible de se distendre à la longue, sous l'influence d'une pression continue, mais elle résiste absolument à une pression brusque : de là les douleurs intolérables que provoque l'inflammation des parties qu'elle contient et le conseil de la débrider donné par Vidal de Cassis. Les symptômes provoqués par l'orchite (je parle ici de l'orchite proprement dite et non pas de l'épididymite), c'est-à-dire par l'étranglement que produit la tunique albuginée sur la substance séminifère, peuvent même s'accompagner d'irradiations douloureuses dans le ventre et de vomissements qui en imposent à première vue pour une hernie étranglée, ainsi que je l'ai observé sur un malade qui me fut adressé à Lariboisière comme atteint de cette dernière affection. Les accidents généraux disparaissent en même temps que cède la tunique albuginée, et nul doute qu'il faille dans ce cas opérer un débridement le plus tôt possible.

Les phénomènes d'étranglement surviennent de préférence lorsque l'inflammation s'empare d'un testicule resté dans l'intérieur du canal inguinal, et l'on conçoit que le diagnostic puisse présenter alors de sérieuses difficultés. Il ne faut toutefois pas hésiter à débrider la paroi antérieure du canal inguinal.

C'est surtout dans les cas de sarcome ou d'encéphaloïde du testicule que l'on observe la distension graduelle de la tunique albuginée. La tumeur reste longtemps lisse et présente une consistance élastique : d'où la difficulté d'établir, d'après les signes physiques, le diagnostic différentiel avec l'hématocèle, par exemple. Cependant à la longue la tunique albuginée s'amincit, cède en un point : la substance morbide ne tarde pas à s'engager par cet orifice et à former des bosselures auxquelles Nélaton attachait avec juste raison une grande valeur diagnostique.

La tunique albuginée et les travées celluleuses qui partent de sa face interne sont souvent le siège de la syphilis tertiaire. On trouve alors des noyaux, des plaques indurées qui apparaissent, en général, longtemps après l'accident primitif, mais se développent parfois d'une manière précoce pendant la période des accidents secondaires. M. Ricord a désigné cette affection sous le nom d'albuginite : c'est le testicule syphilitique. Il se développe d'ailleurs des produits analogues dans l'épididyme, et M. A. Fournier a décrit de plus une lésion tertiaire de ces deux organes caractérisée par la présence de tissu gommeux dans leur épaisseur : il l'appelle *sarcocèle gommeux*.

Si l'on divise la tunique albuginée le long du bord inférieur du testicule et qu'on cherche à l'isoler doucement de la substance propre, on voit que de la face interne de la membrane se détachent un grand nombre de vaisseaux et de cloisons celluleuses qui s'enfoncent entre les lobes de la glande séminale, de façon à la diviser en autant de compartiments distincts. Il existe donc dans le contenu de la tunique albuginée deux éléments distincts : l'élément celluleux et l'élément glandulaire. Or je pense que l'inflammation de l'élément celluleux donne naissance à une variété de l'affection décrite sous le nom vague de *fongus bénin du testicule*.

Voici en quelques mots comment se succèdent les diverses phases de la maladie dans cette variété : orchite avec développement de phénomènes locaux et généraux souvent fort intenses. Après quelques jours, la peau rougit et proémine sur un point limité du scrotum : il survient de la fluctuation. Ou bien on pratique une ponction, ou bien la peau s'ulcère d'elle-même, et il sort une petite quantité de pus ; l'orifice cutané s'agrandit, et les jours suivants apparaissent des lambeaux de tissu cellulaire sphacélé et en même temps une substance qui n'est autre que la substance séminale elle-même poussée du dedans au dehors sous forme de champignon. Elle s'élimine peu à peu, et une nouvelle portion la remplace jusqu'à ce que le testicule soit complètement éliminé ; il ne reste plus à la fin qu'une coque constituée par les débris de la tunique albuginée, après quoi la cicatrisation commence et s'achève généralement assez vite. Il semble qu'il se soit développé un processus inflammatoire ayant pour but d'expulser la substance séminale.

Cette variété de fongus n'est autre qu'un phlegmon du testicule, et j'ajouterai un phlegmon diffus, c'est-à-dire gangreneux ; les cloisons celluleuses en sont le siège : frappées de sphacèle, elles sont éliminées et entraînent avec elles les tubes séminifères qu'elles emprisonnent normalement (1).

Substance propre. — La substance propre du testicule ne peut être comparée

(1) On a décrit jusqu'alors sous le nom de *fongus bénin* du testicule trois lésions bien distinctes, dont j'emprunte la description sommaire à la thèse de M. Hennequin :

1° La tumeur granuleuse (*granular swelling* d'A. Cooper), formée par une agglomération de bourgeons charnus développés sur l'enveloppe fibro-séreuse de la glande séminale malade. Ces bourgeons charnus, sous l'influence de la richesse et de l'activité vasculaire de la région, prennent un développement extraordinaire et s'étalent sur les tuniques scrotales perforées, sous forme de tumeur végétante. C'est le *granulome* des micrographes.

2° La hernie du testicule, albuginée comprise, à travers une perforation du scrotum (fongus bénin superficiel de Jarjavay). La glande séminale plus ou moins altérée par une maladie préexistante s'engage en totalité ou en partie seulement dans l'ouverture scrotale, sa tunique fibro-séreuse se recouvre de bourgeons charnus exubérants qui finissent par l'absorber. Cet état pathologique a beaucoup d'analogie avec celui des synoviales articulaires et tendineuses devenues fongueuses.

3° La hernie des tubes séminifères (fongus parenchymateux de Jarjavay) à travers l'albuginée et les tuniques scrotales. Après l'élimination partielle ou totale des tubes, des bourgeons charnus exubérants se développent sur leur tronçon et prennent l'aspect d'une framboise.

Le mot *fongus* devrait disparaître de la nomenclature chirurgicale et être remplacé dans le premier cas par celui de *granulome*, dans le second par celui de *hernie du testicule*, et dans le troisième par celui de *hernie séminifère*. Le fongus est, d'après M. Hennequin, toujours consécutif à un état pathologique préexistant : orchite chronique, tuberculose, syphilis.

à aucune autre ; elle présente des caractères spéciaux qui permettent de la reconnaître à l'œil nu, même sous un très petit volume, et à l'état pathologique. C'est une pulpe molle, d'un gris jaunâtre, composée d'une multitude de tubes *que l'on peut étirer sous forme de filaments plissés, ondulés, plus ou moins longs*, et qui sont absolument caractéristiques.

Les tubes séminifères se groupent en lobules complètement indépendants les uns des autres. M. Sappey admet deux cent cinquante à trois cents lobules pour chaque testicule. Chaque lobule est composé en moyenne de trois ou quatre tubes et présente la forme d'une pyramide dont le sommet se dirige vers le bord supérieur du testicule : il en résulte que la longueur des lobules varie beaucoup suivant qu'ils occupent la circonférence ou le centre de la glande ; les plus longs sont ceux qui s'étendent d'un bord à l'autre.

Les divers tubes entrant dans la composition du lobule se réunissent en un seul qui forme le sommet de la pyramide. Il existe donc deux cent cinquante ou trois cents tubes séminifères provenant des pyramides et se dirigeant vers le bord supérieur du testicule. Ces tubes sont rectilignes et ont reçu le nom de *conduits séminifères droits.*

Les tubes droits pénètrent ensuite dans le *corps d'Highmore.* On donne ce nom à un épaississement de la tunique albuginée occupant la partie moyenne du bord supérieur du testicule (CH, fig. 226).

Au corps d'Highmore aboutissent donc tous les tubes séminifères et aussi les cloisons celluleuses qui séparent les lobes. Ce point peut être considéré comme un centre d'irradiation, une sorte de pédicule.

Dans l'épaisseur du corps d'Highmore les conduits séminifères forment un réseau anastomotique, le *rete mirabile testis.*

Du *rete mirabile* partent les *cônes efférents* du testicule, qui se rendent dans le canal de l'épididyme. Telle est la disposition assez compliquée de la substance propre.

Les cônes efférents sont au nombre de dix à douze. Ils traversent d'abord la tunique albuginée, c'est-à-dire sortent du corps d'Highmore et vont gagner la tête de l'épididyme. Ils sont formés par un seul conduit qui se pelotonne de plus en plus sur lui-même à partir de son origine, de façon à présenter la forme d'un cône dont le sommet répond au corps d'Highmore et la base à l'épididyme. Chaque cône offre une longueur d'un centimètre et demi environ et, détail important, tous plongent durant leur trajet au sein d'une couche celluleuse lâche, de telle sorte que, pour les découvrir, une fois la tunique vaginale enlevée, il suffit d'écarter le tissu cellulaire avec des pinces.

Cette disposition anatomique permet d'expliquer la production d'une maladie curieuse de la région, sur laquelle ont insisté Curling et Gosselin, maladie désignée par Sédillot sous le nom d'*hydrocèle spermatique*, et mieux par Marcé sous celui d'*hydrocèle enkystée spermatique*. Cette hydrocèle est remarquable en ce qu'elle siège en dehors de la tunique vaginale et que le liquide contient des animalcules spermatiques. Dans certains cas la poche est si voisine du testicule que cet organe se confond avec elle et paraît accolé à sa surface, quoique toujours indépendant. Il est très probable que le point de départ du kyste est l'un des cônes efférents ou bien le tissu cellulaire qui les entoure. La communication avec les voies spermatiques est-elle primitive, ou s'établit-elle consécutivement? Il est bien difficile de le démontrer rigoureusement, mais peu importe, le fait est qu'elle existe. Il n'est pas rare de voir sortir par la ponction un liquide louche, comme lactescent (1), et par conséquent opaque, circonstance importante au point de vue clinique, puisque la tumeur n'est pas transparente. Le liquide se distingue à première vue de celui de l'hydrocèle en ce qu'au lieu d'être citrin il est aqueux et rappelle celui que contiennent les kystes hydatiques.

Les tubes séminifères sont quelquefois le point de départ de dilatations kystiques simples, mais les kystes du testicule sont bien plus souvent liés au sarcome. Il en est de même de l'hématocèle, qui n'est ordinairement qu'un épanchement de sang au sein d'une tumeur encéphaloïde. On n'observe d'ailleurs que très rarement dans le testicule des tumeurs organiques de nature bénigne. Je rappellerai seulement pour mémoire les kystes par inclusion fœtale du scrotum, dont Velpeau observa un exemple remarquable.

Les kystes épididymaires ou péri-épididymaires peuvent, comme l'hydrocèle de la tunique vaginale, se transformer en hématocèle, mais plus rarement.

A la partie antérieure du testicule existe un petit corps pédiculé plus ou moins volumineux, mais constant, appelé *hydatide* de Morgagni. Gosselin l'a désigné sous le nom d'*appendice* testiculaire et l'a considéré comme pouvant être le point de départ de kystes. Cet appendice est composé d'un peloton de graisse entouré par la tunique vaginale.

C. — ÉPIDIDYME.

L'*épididyme* est constitué par un tube séminifère, long de 6 mètres environ, plusieurs fois enroulé sur lui-même, auquel aboutissent les vaisseaux efférents du testicule et d'où part le canal déférent. Considéré en place, avant toute dissection, l'épididyme représente un corps allongé dans le sens antéro-postérieur, aplati transversalement, couché sur le bord supérieur et postérieur du testicule qu'il recouvre à la manière du cimier d'un casque. L'épididyme empiète légèrement sur la face externe du testicule ; il est séparé de la face interne par les vaisseaux qui pénètrent dans la glande.

Telle n'est pas cependant toujours la situation de l'épididyme. Au lieu de recouvrir le bord postérieur du testicule, l'épididyme peut en recouvrir le bord antérieur, ce qui constitue l'*inversion de l'épididyme*, bien étudiée par M. Royet. Cette disposition anatomique n'a pas seulement un intérêt de curiosité. J'ai dit plus haut que le testicule était fixé en arrière par la réunion des deux feuillets de la tunique vaginale, de sorte que, dans l'hydrocèle, l'organe est toujours situé en bas et en arrière : mais, lorsqu'il y a inversion de l'épididyme, le testicule se trouvant fixé à la paroi antérieure de la poche, le liquide s'accumule en arrière. Il en résulte que dans l'hydrocèle de la tunique vaginale, s'il y a inversion de l'épididyme, le testicule est situé en bas et en *avant*. Que dans un cas semblable on ponctionne d'après la règle habituelle, c'est-à-dire en avant, le testicule est blessé, ce qui est arrivé maintes fois. Bien que peu grave, cet accident doit être soigneusement évité, surtout parce qu'il prédispose à l'hématocèle :

(1) Dans une hydrocèle enkystée spermatique le liquide sortit trouble, latescent ; je le conservai dans un flacon. Quelque temps après, le liquide était devenu absolument limpide, mais au fond du vase existait un dépôt blanc, comme crayeux, d'un millimètre d'épaisseur environ. Lorsqu'on agitait le flacon, le liquide reprenait ses caractères primitifs.

aussi je répète : Ne vous préoccupez pas de savoir où est le testicule dans l'hydrocèle, car on a souvent beaucoup de peine à le reconnaître, mais préoccupez-vous de savoir où il n'est pas. Ne faites jamais la ponction que sur un point reconnu transparent au moment même de l'opération : on évite ainsi non seulement la blessure du testicule, mais encore celle du canal déférent et aussi des veines pariétales. Je ponctionne généralement sur l'une des faces latérales, celle où la transparence est le plus nette. Il faut aussi éviter soigneusement de piquer la cloison avec la pointe du trocart, car la teinture d'iode pourrait y pénétrer et produire une bande de sphacèle allant jusqu'au périnée.

L'inversion *antérieure* que je viens de signaler est de beaucoup la plus fréquente, puisqu'elle se présente en moyenne une fois sur quinze ou vingt sujets et que, d'après M. Le Dentu, c'est d'elle que procèdent les autres variétés distinguées en *latérale*, *supérieure*, *horizontale* et *en fronde*.

On reconnait à l'épididyme trois parties : l'une antérieure, légèrement renflée, la *tête ;* une moyenne, le *corps*, et une postérieure, la *queue ;* distinction utile, car l'une de ces parties est fréquemment atteinte isolément.

Les rapports de la tunique vaginale avec l'épididyme ont été déjà signalés. Nous avons vu que la tête et la queue étaient appliquées immédiatement contre le testicule, tandis que le corps en était séparé.

Le volume de l'épididyme, beaucoup moindre que celui du testicule, est variable comme cet organe lui-même. Il mesure un centimètre environ de hauteur, 5 à 6 centimètres de longueur, et 4 ou 5 millimètres d'épaisseur. Cette dernière dimension s'applique au corps, parce que la tête est assez régulièrement arrondie.

J'ai dit que, grâce à la résistance de la tunique albuginée, le testicule augmentait lentement de volume à l'état pathologique ; il n'en est pas de même de l'épididyme. Celui-ci n'est enveloppé que d'une membrane séreuse ; les circonvolutions nombreuses que décrit le tube dont il est formé sont reliées entre elles par une couche celluleuse lâche et abondante, en sorte qu'il peut atteindre en quelques heures un volume considérable, surtout au niveau de la queue. Il est souvent notablement plus gros que le testicule lui-même, dans l'épididymite blennorrhagique, par exemple ; il existe alors une péri-épididymite. Si le gonflement marche rapidement, le retour à l'état normal se fait également très vite dès que la résolution a commencé.

Il est souvent difficile, surtout à l'état pathologique, de distinguer au toucher le testicule de l'épididyme. Pour y parvenir, le meilleur moyen consiste à saisir le scrotum tout entier dans la main gauche, et à le tenir immobile, puis à explorer les deux faces latérales en faisant glisser légèrement à leur surface, d'avant en arrière et d'arrière en avant, le pouce et l'index de la main droite. On arrive ainsi, sans faire souffrir le malade, à constater les plus minimes différences de forme et de consistance. On reconnait, même dans les cas les plus difficiles, le *sillon* qui sépare l'épididyme du testicule ; on voit si l'épididyme répond au bord postérieur, au bord antérieur, à l'une des faces de l'organe, c'est-à-dire s'il y a inversion.

La *consistance* de l'épididyme n'est pas la même que celle du testicule. N'étant pas bridé par une tunique fibreuse, cet organe est moins ferme, moins résistant, moins élastique. La consistance est la même dans tous les points, caractère fort important, car il n'est pas rare de la trouver altérée soit dans la totalité de l'organe, soit partiellement. Dans l'épididymite blennorrhagique, il est uniformément dur et ne présente aucune bosselure. L'induration partielle de l'épididyme s'observe fréquemment dans deux circonstances principales : dans l'affection tuberculeuse et à la suite de l'épididymite aiguë. Les tubercules des voies génitales débutent presque toujours par l'épididyme. Ils s'y présentent d'abord sous forme de *noyaux* très durs, arrondis, nettement délimités, en général d'un petit volume, celui d'une noisette, par exemple, occupant l'une des trois parties de l'épididyme, quelquefois les trois à la fois, mais laissant toujours entre eux une portion de l'organe dont la consistance est normale. Les faits recueillis par M. Reclus démontrent qu'il existe souvent en même temps des tubercules dans la glande elle-même, mais qui ne sont pas appréciables cliniquement, grâce sans doute à la résistance et à l'épaisseur de la tunique albuginée.

Les tubercules de l'épididyme affectent le plus ordinairement la forme caséeuse diffuse, et non celle de la granulation miliaire considérée par l'École allemande comme constituant seule le tubercule. C'est pourquoi Rindfleisch, et avec lui M. Richet, n'admettent pas les tubercules de l'épididyme, mais une caséification de cet organe, une *épididymite caséeuse*. Cette manière de voir, déjà repoussée par Cruveilhier, est réfutée par tous les travaux de l'École française, en particulier par ceux de M. Grancher. Les noyaux épididymaires sont bien des tubercules, et non pas un produit de l'inflammation. Toutefois on doit reconnaître, au point de vue clinique, deux formes bien distinctes de tuberculisation chronique, sur lesquelles Velpeau et M. A. Després ont appelé particulièrement l'attention, une forme bénigne et une forme grave.

Dans la forme grave, les tubercules ne restent pas limités à l'épididyme : ils envahissent le testicule, le cordon, la prostate, les vésicules séminales, l'urèthre même, et il est rare que les viscères thoraciques en soient exempts : c'est alors qu'il convient de suivre le conseil donné par Dufour, à savoir, de ne jamais faire l'ablation de ces testicules tuberculeux. Mais, d'autre part, il n'est pas rare de voir les tubercules n'envahir que l'épididyme, se ramollir, suppurer, s'éliminer, en laissant à leur suite une cicatrice déprimée et adhérente caractéristique. La santé générale n'est nullement atteinte. Lorsque la suppuration se prolonge longtemps, qu'elle est très abondante et épuise le malade; lorsque des foyers multiples ont manifestement détruit la plus grande partie de la substance propre de l'organe, lorsque les trajets fistuleux ont résisté aux traitements ordinaires, je suis d'avis, dans ce cas, de proposer la castration (1).

On peut encore envisager l'utilité de la castration à un autre point de vue. Pour certains auteurs, le bacille de la tuberculose resterait localisé en un point déterminé pendant un temps plus ou moins long et envahirait ensuite l'économie. Il y aurait donc grand avantage à débarrasser au plus tôt le malade de ce foyer menaçant. Mais cette théorie ne me parait pas encore suffisamment démontrée pour autoriser la castration sur un sujet dont l'épididyme est atteint d'un noyau tuberculeux limité.

L'induration partielle de l'épididyme est plus souvent encore d'origine inflammatoire. Elle succède à une épididymite aiguë. A la suite de cette affection il reste toujours au niveau de la queue de l'organe un noyau induré qui persiste

(1) J'ai enlevé un testicule dans ces conditions, en 1863, à un homme jeune, qui était arrivé au dernier degré d'émaciation. Pendant seize ans, sa santé n'a pas cessé d'être florissante, et a succombé depuis à une affection d'une autre nature.

plus ou moins longtemps et s'oppose au passage des animalcules spermatiques : c'est pourquoi les sujets atteints d'une double épididymite sont inféconds, du moins pendant un certain temps. Indépendamment des antécédents qui mettent sur la voie du diagnostic, on distingue cette induration de celle qui est due à la présence des tubercules en ce que le noyau inflammatoire fait moins de relief, est moins bien circonscrit que le noyau tuberculeux. Cependant la confusion est possible, mais la marche ne tarde pas à lever tous les doutes, car le premier tend vers la résolution et le second vers la suppuration.

CHAPITRE VI

Région du cordon spermatique.

Lorsqu'on a isolé le testicule des enveloppes qui l'entourent, il reste suspendu à l'extrémité du *cordon spermatique* (fig. 227).

Un canal qui conduit le sperme jusque dans les vésicules séminales, des artères multiples, de nombreuses veines, des vaisseaux lymphatiques, des nerfs et une abondante quantité de tissu cellulaire lâche, constituent les éléments du cordon spermatique. Une membrane celluleuse, prolongement de la gaine du muscle grand oblique de l'abdomen, part de l'orifice inférieur du canal inguinal et réunit tous ces organes en un faisceau arrondi. Dans l'intérieur du canal inguinal, les divers éléments dont se compose le cordon sont moins intimement rapprochés ; arrivés à l'orifice supérieur de ce canal, ils se dissocient complètement, de telle sorte que, pris dans le sens rigoureux du mot, le cordon n'existe en réalité que dans la portion extra-inguinale de son trajet.

Étudions d'abord isolément les divers éléments du cordon spermatique, nous en signalerons ensuite les rapports réciproques.

A. — CANAL DÉFÉRENT.

Le *canal déférent* commence au niveau de la queue de l'épididyme, dont il n'est que la continuation, et se termine à la base de la prostate, où il se réunit avec le sommet de la vésicule séminale, pour donner naissance au *canal éjaculateur*. Il décrit donc un long trajet et présente à considérer une portion scrotale, une portion inguinale et une portion abdominale.

Dans tout son parcours le canal déférent est remarquable en ce qu'il présente un volume sensiblement égal, sauf vers sa partie terminale, où il est un peu plus gros et bosselé.

Il importe à un haut degré de reconnaître au toucher le canal déférent sur le vivant; on y arrive aisément à l'aide des caractères suivants : il est absolument cylindrique : quel que soit le point où on le touche dans sa partie accessible, il présente une égale épaisseur : il est lisse, *très dur*, s'échappe brusquement des doigts, comme le ferait un noyau de fruit, et la sensation qu'il donne au toucher ressemble à celle que donnerait un fil de fouet.

A son origine, le canal déférent est accolé à la face interne du testitule; il se dirige d'arrière en avant, parallèlement à l'épididyme, et présente en ce point de nombreuses sinuosités; il se redresse ensuite, se porte directement en haut, puis son trajet est rectiligne dans toute la partie scrotale, jusqu'à l'orifice externe du canal inguinal. Il répond alors à la partie postérieure du cordon. Dans les cas d'inversion de l'épididyme, le canal déférent est, au contraire, situé en avant.

Il pénètre ensuite dans le canal inguinal qu'il parcourt dans toute sa longueur. Je rappelle que, dans la hernie inguinale externe, le canal déférent est situé au-dessous et en dedans du collet du sac, tandis que dans la hernie interne ou directe il est situé en dehors. Comme le canal inguinal, il est oblique de bas en haut, de dedans en dehors et d'avant en arrière.

Arrivé au niveau de l'orifice supérieur du canal, il se coude brusquement, pour se porter en dedans et en bas. C'est à cette coudure qu'est dû le repli falciforme ou semi-lunaire du *fascia transversalis*, que j'ai signalé en étudiant le canal inguinal. A ce niveau le canal déférent est reçu dans la courbure à concavité supérieure que lui présente l'artère épigastrique, en sorte que ces deux organes s'embrassent dans une anse réciproque.

De là il chemine au-dessous du péritoine, gagne les côtés de la vessie, la face postérieure de cet organe, à laquelle il est immédiatement accolé, se place en dedans de la vésicule séminale correspondante, où il se renfle légèrement, et se termine en s'effilant à la base de la prostate. Vers leur terminaison les deux canaux déférents de chaque côté interceptent un espace triangulaire sur lequel j'ai appelé suffisamment l'attention (fig. 229).

Le canal déférent mesure, en général, de 2 à 3 millimètres du diamètre. Il est susceptible d'acquérir un volume beaucoup plus considérable à la suite de l'inflammation. La *déférentite* s'observe assez souvent avec l'épididymite. Le canal peut présenter alors le volume d'une grosse plume d'oie.

Il est curieux de voir l'inflammation, qui se propage à l'épididyme en suivant nécessairement le canal déférent, laisser rarement des traces sur celui-ci. C'est d'ailleurs ce qui avait fait admettre, à tort, l'épididymite métastatique.

Il n'est pas rare de trouver le canal déférent envahi par des tubercules. Comme dans l'épididyme, ce produit s'y dépose sous forme de noyaux multiples et séparés les uns des autres par des parties saines. On a comparé la sensation que donne au toucher le canal déférent ainsi altéré à celle qu'offre un tuyau de pipe belge brisé en plusieurs fragments et senti à travers des linges.

La dureté toute particulière du canal déférent tient à sa structure. Son calibre est, en effet, bien loin d'être en rapport avec son volume; la cavité dont il est creusé mesure environ un tiers de millimètre. Ses parois se composent d'une couche interne muqueuse, d'une couche externe celluleuse et d'une couche moyenne musculaire, qui est de beaucoup la plus épaisse.

B. — ARTÈRES DU CORDON SPERMATIQUE.

Les *artères* du cordon spermatique sont au nombre de trois : l'*artère spermatique*, l'*artère déférentielle* et l'*artère funiculaire.*

L'artère *spermatique* est remarquable par sa longueur, ce qui tient à la situation primitive du testicule sur les côtés de la colonne vertébrale avant sa migration. Il en existe ordinairement une seule de chaque côté. Née de la partie antérieure et latérale de l'aorte, entre la rénale et la mésentérique inférieure, l'artère spermatique descend à peu près verticalement en bas, située en arrière du péritoine, en avant du psoas et de l'uretère, qu'elle croise à angle très aigu. A droite, elle passe au devant de la veine cave inférieure. Dans la fosse iliaque, elle siège dans la couche celluleuse lâche et abondante qui sépare le péritoine du fascia iliaca. Elle s'engage ensuite dans le canal inguinal par son orifice supérieur, parcourt tout ce canal et descend verticalement en avant du canal déférent et au milieu du groupe antérieur des veines spermatiques. Arrivée au niveau du testicule, elle se divise en deux branches : l'une destinée à l'épididyme, qu'elle pénètre au niveau de la tête, l'autre au testicule. Cette dernière traverse la tunique albuginée au niveau du corps d'Highmore, c'est-à-dire à la partie moyenne du bord supérieur de l'organe.

L'artère *déférentielle* provient de la vésicale postérieure, branche de l'hypogastrique. Elle s'accole au canal déférent qu'elle accompagne jusqu'à son origine, où elle s'anastomose avec une branche de la spermatique.

L'artère *funiculaire*, née de l'épigastrique, traverse le canal inguinal, occupe ensuite l'épaisseur du cordon dans l'enveloppe duquel elle s'épuise en s'anastomosant avec la spermatique et les honteuses externes.

Les trois artères destinées au testicule s'anastomosent donc ensemble, de telle sorte que l'oblitération de l'une d'elles ne détermine pas nécessairement l'atrophie de la glande. Ceci est d'autant plus important que dans la ligature des veines spermatiques, destinée à la cure du varicocèle (1), l'artère spermatique se trouve à peu près forcément détruite.

Les artères sont entourées par une couche celluleuse abondante et se rétractent toujours fortement à la suite de la section du cordon : aussi donnent-elles souvent lieu à des hémorrhagies graves après la castratation, si l'on n'a pas eu soin d'employer une manœuvre spéciale. Celle-ci consiste, soit à lier le cordon en masse, soit à en sectionner peu à peu les éléments, de façon à lier ou à tordre successivement chacune des artères à mesure qu'elle se trouve divisée.

La ligature en masse du cordon présente l'inconvénient de rester parfois très longtemps en place avant de tomber. Dans un cas où la plaie était complètement cicatrisée depuis plusieurs semaines, je dus aller couper l'anse du fil pour en obtenir l'extraction. De plus, la ligature en masse ne conjure pas absolument l'hémorrhagie, car, lorsque le cordon est très épais, il peut se faire qu'une des artères occupant le centre ne soit pas suffisamment comprimée et fournisse du sang après la section.

Le second procédé, la section successive des éléments du cordon, est plus difficile que la ligature en masse, et surtout ne met pas à l'abri de l'hémorrhagie, l'une des trois artères pouvant se rétracter au moment de la section et donner du sang ultérieurement. Or il faut savoir qu'après la castration le cordon se rétracte fortement dans le canal inguinal, et que la recherche d'une artère devient alors difficile et même périlleuse. Il serait préférable dans un cas

(1) Il serait plus correct de dire *la* varicocèle, mais nous croyons devoir nous conformer à l'usage en continuant à mettre ce mot au masculin.

semblable de suivre le conseil de Malgaigne, c'est-à-dire de faire pendant vingt-quatre heures une compression avec un bandage herniaire.

J'ai évité les inconvénients qui précèdent en employant une méthode mixte : après avoir isolé complètement le cordon, je le divise avec un corps mousse en trois ou quatre parties, que je lie isolément. On est ainsi à coup sûr à l'abri de l'hémorrhagie, et les fils tombent rapidement.

C. — VEINES SPERMATIQUES.

Les *veines spermatiques* ont été bien étudiées par mon collègue et ami Ch. Perier. Elles prennent naissance dans le testicule et dans l'épididyme et forment un plexus au niveau du corps d'Highmore. De ce plexus se détachent plusieurs troncs veineux qui montent verticalement en enlaçant l'artère spermatique. Elles se divisent d'ailleurs en deux groupes, par rapport au canal déférent : le plus volumineux est situé en avant et entoure l'artère spermatique ; un groupe plus petit, situé en arrière, est en rapport avec l'artère déférentielle.

Toutes ces veines pénètrent dans le canal inguinal, qu'elles traversent, et arrivent dans la cavité abdominale, où elles se comportent différemment.

Le groupe antérieur, qui est le plus important, forme un plexus appelé *plexus pampiniforme*. Les veines qui en partent se portent en haut, accompagnent l'artère spermatique, finissent par se condenser en un seul tronc, qui s'ouvre à droite dans la veine cave inférieure et à gauche dans la veine rénale. Si l'on considère que la veine spermatique gauche rencontre le courant veineux de la veine rénale sous un angle droit, tandis qu'à droite le courant se fait dans le même sens que celui de la veine cave inférieure, on comprendra pourquoi la dilatation variqueuse des veines spermatiques est beaucoup plus fréquente à gauche qu'à droite.

Le groupe postérieur se jette dans les veines épigastriques.

Les veines spermatiques ne présentent que des valvules fort incomplètes qui permettent aux injections de pénétrer des troncs vers les rameaux, surtout si l'on a soin de les pratiquer dans l'eau chaude.

Elles sont remarquables par leur nombre, leurs flexuosités et leur tendance à devenir variqueuses, surtout du côté gauche. Le varicocèle atteint parfois des proportions considérables ; la peau est allongée, le testicule pendant et le plus souvent atrophié ; les veines forment des saillies et des bosselures appréciables à l'œil ; le palper du cordon donne une sensation spéciale que l'on a comparée à celle d'un paquet de ficelle, ou mieux d'un paquet d'intestin de poulet.

Doit-on opérer le varicocèle ?

On a beaucoup discuté cette question ; l'opération a ses partisans, elle a eu ses détracteurs. C'est qu'en effet on peut répondre par oui et par non. Les symptômes auxquels donne lieu le varicocèle sont loin d'être en rapport avec son volume. Un varicocèle énorme peut n'occasionner qu'une simple gêne qui disparaît même avec un suspensoir ; d'autres fois, même sous un petit volume, il provoque des douleurs, des tiraillements dans les lombes, gêne la marche et le travail ; en un mot, on doit diviser le varicocèle en *douloureux* et *non douloureux*. On est autorisé à opérer le premier, il ne faut jamais toucher au second, car, bien que le plus souvent bénigne, l'opération du varicocèle peut entraîner la mort.

Ce n'est pas ici le lieu de discuter la valeur des nombreux procédés opératoires proposés contre le varicocèle. Je dirai seulement que le meilleur, à mon sens, celui dont j'ai maintes fois obtenu de bons résultats, consiste à passer au-dessous du paquet veineux, préalablement bien isolé, une forte aiguille, et à étreindre ensuite sur cette aiguille toutes les parties, y compris la peau, avec un fil métallique ou bien un fil ordinaire. Il est bon, pour être plus certain d'oblitérer les veines, de passer deux ou trois aiguilles à une certaine distance l'une de l'autre, à la partie inférieure, au milieu, et à la partie supérieure du cordon.

D. — VAISSEAUX LYMPHATIQUES.

De nombreux *vaisseaux lymphatiques* naissent du testicule et de l'épididyme. Ils suivent le trajet des organes précédents et vont aboutir aux ganglions lombaires. Je rappelle que les vaisseaux lymphatiques provenant des enveloppes du scrotum aboutissent aux ganglions de l'aine. Dans les tumeurs du testicule, tant que les enveloppes sont intactes, c'est donc dans la région lombaire et non dans la région inguinale qu'il faut rechercher l'engorgement ganglionnaire.

E. — NERFS.

Les *nerfs* du cordon spermatique proviennent pour la plupart du grand sympathique. Ils accompagnent l'artère spermatique (plexus spermatique) et le canal déférent (plexus déférentiel). D'autres filets proviennent des branches génitales du plexus lombaire.

F. — TISSU CELLULAIRE.

Tous les éléments dont se compose le cordon spermatique sont enveloppés d'une gaine celluleuse propre, et de plus séparés les uns des autres par une couche abondante de tissu conjonctif. Au milieu de ce tissu se trouvent des faisceaux de fibres musculaires lisses auxquels Henle a donné le nom de *crémaster interne*. On y trouve encore les débris du canal péritonéo-vaginal, sous forme d'un mince cordon celluleux.

C'est au sein de cette couche celluleuse, et au milieu des éléments le plus souvent dissociés du cordon, que s'engage le sac des hernies inguinales. Lorsque la hernie guérit, que le collet s'oblitère, une portion du sac peut persister dans l'épaisseur du cordon, se remplir de liquide et donner naissance à une variété de kyste comparable, quant à son origine, à celle qui résulte d'une persistance partielle du conduit péritonéo-vaginal.

Giraldès a signalé l'existence d'un groupe de granulations glandulaires qui seraient, pour cet auteur, un débris du corps de Wolff. Elles siègent à la partie inférieure du cordon, au niveau du bord supérieur du testicule, entre le corps de l'épididyme et le canal déférent. Leur cavité renferme un liquide transparent, et nul doute qu'elles soient le point de départ de kystes qui constituent une troisième variété.

J'ai déjà signalé l'existence de l'hydrocèle enkystée spermatique, développée entre la tête de l'épididyme et le testicule et qui doit, à mon avis, être rangée parmi les kystes du cordon, puisqu'elle siège en dehors du testicule proprement dit et de la tunique vaginale. De là une quatrième variété de kyste du cordon, caractérisée par la présence d'animalcules spermatiques dans le liquide. Cette hydrocèle, ai-je dit plus haut, est contiguë au testicule, en raison du point où elle se développe ; on trouve cependant des kystes à contenu spermatique sur un point plus élevé du cordon, à sa partie moyenne, par exemple. Il est vraisemblable qu'ils ont pour point de départ le *vas aberrans* de Haller.

Le vas aberrans consiste en un diverticulum d'une longueur de 2 à 3 centimètres, communiquant avec le canal de l'épididyme, sur un point quelconque du trajet de cet organe. Sa forme est celle d'un cône dont le sommet répond à l'é-

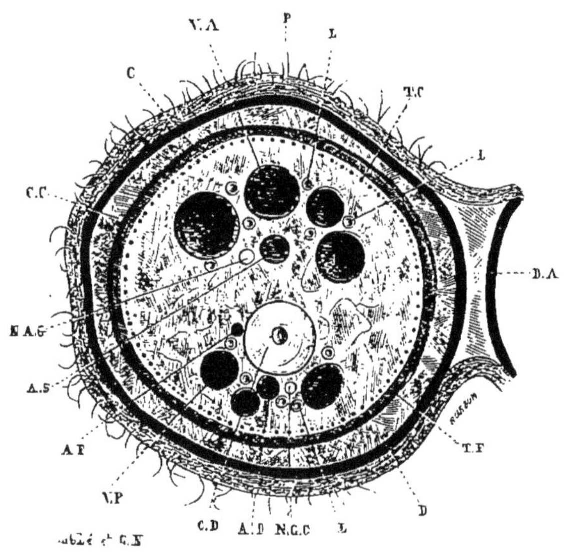

Fig. 228. — *Coupe horizontale du cordon spermatique au niveau de la racine des bourses* (schéma).

AD, artère déférentielle.
AF, artère funiculaire.
AS, artère spermatique.
C, crémaster.
CC, couche celluleuse interposée entre le dartos et le crémaster.
CD, canal déférent.
D, dartos.
DA, dartos du côté opposé.
L, L, L, vaisseaux lymphatiques.
NAG, branche du nerf abdomino-génital.
NGC, branche du nerf génito-crural.
P, peau.
TC, tunique celluleuse immédiatement en contact avec les éléments du cordon (en pointillé).
TF, tunique fibreuse commune.
VA, veine spermatique appartenant au groupe antérieur.
VP, veine spermatique appartenant au groupe postérieur.

pididyme. Il se termine en cul-de-sac, d'où le nom de *canal déférent borgne*, que lui avait donné A. Cooper. Son existence n'est pas constante. D'après M. Sappey, on le rencontrerait seulement une fois sur six. Le vas aberrans est, en général, considéré comme un débris du corps de Wolff.

En résumé, le cordon spermatique, composé des organes qui se rendent au testicule et de ceux qui en reviennent, offre les couches suivantes sur une coupe perpendiculaire à son axe, pratiquée à la racine des bourses, ainsi que le représente le schéma ci-contre (fig. 228). Ce sont d'abord les enveloppes du scrotum : peau, dartos, couche celluleuse, crémaster, tunique fibreuse. Ces parties sont communes au cordon et au testicule. Vient ensuite le cordon proprement dit, entouré d'une sorte de toile celluleuse, partant de l'orifice inférieur du canal inguinal. Les éléments dont se compose le cordon présentent les rapports réciproques suivants : le canal déférent occupe, sauf le cas d'inversion, la partie postérieure; deux groupes de *veines* sont, l'un antérieur, l'autre postérieur. Dans le groupe antérieur est comprise l'artère spermatique; au groupe postérieur correspondent : le canal déférent, les artères déférentielle et funiculaire, La plupart des *lymphatiques* sont annexés au groupe antérieur. Les *nerfs* sont accolés aux *artères* pour former les plexus spermatique et déférentiel.

Il résulte de ces dispositions que, dans l'opération du varicocèle, même en comprenant dans l'anse du fil le plus grand nombre de veines possible, la nécessité absolue d'isoler le canal déférent oblige à laisser avec lui l'artère déférentielle et les veines du groupe postérieur, ce qui suffit à entretenir la nutrition du testicule. Par contre, c'est à cette même disposition anatomique que sont dues les récidives souvent observées au bout d'un certain temps.

CHAPITRE VII

Vésicules séminales.

Les *vésicules séminales* sont deux réservoirs dans lesquels s'accumule le sperme, à mesure qu'il arrive dans le canal déférent. Il en existe une droite et une gauche.

Chacune d'elles est côtoyée en dedans par le canal déférent, et répond en dehors à l'uretère.

Leur direction est oblique de haut en bas, d'arrière en avant et de dehors en dedans.

Les vésicules circonscrivent un espace triangulaire sur lequel j'ai insisté en étudiant la vessie (fig. 229). Elles sont piriformes. La base est dirigée en haut et en arrière, le sommet en bas et en avant. Leur longueur est de 5 centimètres environ, et leur plus grande largeur de un centimètre et demi à 2 centimètres.

Chaque vésicule séminale est appliquée par sa face antérieure contre le bas-fond de la vessie, auquel elle adhère peu, et repose en arrière sur la face antérieure du rectum, dont la sépare seulement l'aponévrose prostato-péritonéale de Denonvilliers.

On comprend ainsi comment les matières fécales, exerçant une pression sur les vésicules pendant la défécation, en expulsent le sperme, chez les sujets atteints de spermatorrhée.

Les vésicules sont situées immédiatement au-dessus de la prostate. On peut les atteindre avec le doigt chez certains sujets dont la prostate n'est pas très développée, et surtout chez ceux dont les parties molles se laissent facilement déprimer. On constate ainsi qu'elles sont douloureuses au toucher, dans certains cas d'épididymite, et il est possible de reconnaître la présence de noyaux indurés dans leur épaisseur.

J'ai signalé plus haut les rapports du péritoine avec le bas-fond de la vessie et la distance qui sépare de l'anus le cul-de-sac péritonéal. La séreuse s'insinue

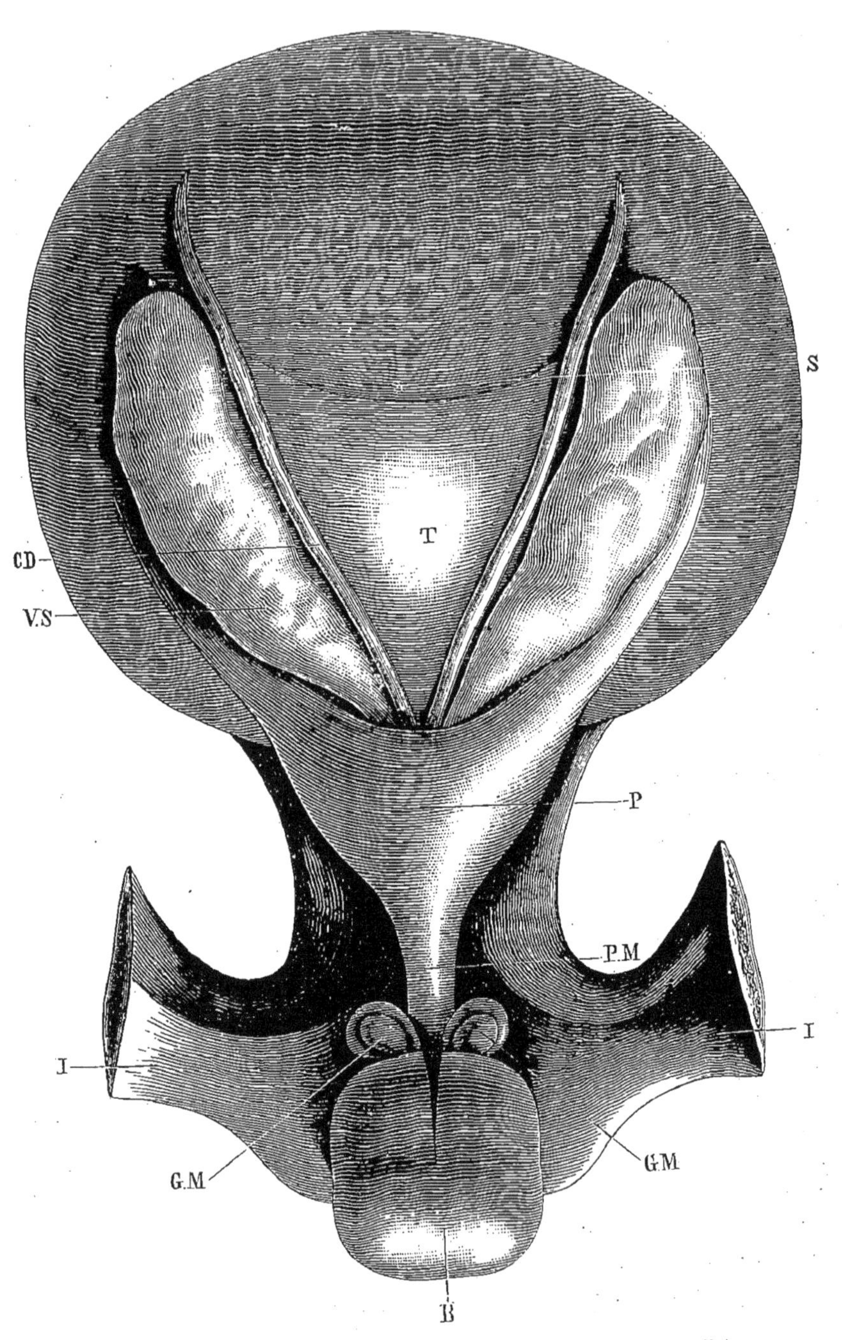

Fig. 229. — *Vésicules séminales.* Adulte (grandeur naturelle).

B, bulbe de l'urèthre.
CD, canal déférent.
II, branche ascendante de l'ischion.
GM, glandes de Méry ou de Cooper.
P, prostate.
PM, portion membraneuse de l'urèthre.
S, ligne indiquant la limite où descend le péritoine sur le bas-fond de la vessie.
T, espace triangulaire dépourvu de péritoine compris entre les deux vésicules séminales
VS, vésicules séminales.

toujours dans l'espace qui sépare les deux vésicules séminales et recouvre une partie de leur fond, en sorte qu'elles ont un rapport immédiat avec le péritoine, dont les sépare une couche celluleuse lâche. Une péritonite par voisinage pourrait donc compliquer une inflammation des vésicules séminales.

C'est par erreur que, sur les coupes antéro-postérieures, quelques auteurs ont représenté le péritoine distant des vésicules séminales.

Le réservoir du sperme n'est pas constitué par une poche analogue, par exemple, à la vésicule biliaire, mais par un seul tube pelotonné sur lui-même. Le tube déroulé présente une longueur de 10 centimètres environ; il est surtout remarquable par les diverticulums qui s'en détachent de chaque côté.

Les vésicules séminales sont plongées au sein d'une couche celluleuse qui renferme un grand nombre de faisceaux de fibres musculaires lisses; ces faisceaux sont reliés entre eux par des fibres élastiques; M. Rouget les a comparés à la couche musculaire superficielle de l'utérus. La structure des vésicules séminales ne diffère pas de celle du canal déférent, c'est-à-dire qu'elle se compose de trois tuniques : une externe, fibreuse, moyenne, musculeuse, et une interne, muqueuse.

Les *artères* proviennent des vésicales. Les *lymphatiques* se rendent aux ganglions pelviens, et les *nerfs*, très nombreux, émanent du plexus hypogastrique.

Aux vésicules séminales sont annexés les *conduits éjaculateurs*. Ceux-ci, au nombre de deux, résultent de la fusion du canal déférent et du conduit de la vésicule séminale, comme le canal cholédoque résulte de l'union des canaux hépatique et cystique. Les canaux éjaculateurs traversent obliquement la prostate, de haut en bas, d'arrière en avant, et viennent s'ouvrir séparément sur le sommet de la crête uréthrale de chaque côté de l'utricule prostatique. On les isole aisément au sein de la glande. Une incision portant sur les rayons obliques de la prostate n'intéresse pas les canaux éjaculateurs, tandis qu'une incision médiane postérieure les divise, ce qui, selon moi, doit faire complètement abandonner cette dernière, surtout chez les jeunes sujets.

En 1874, et plus tard, en 1879 (*Gaz. des Hôpitaux*), M. Reliquet a décrit une affection qu'il appelle *coliques spermatiques*. Cette affection, due à l'obstruction d'un des canaux éjaculateurs, se traduit par des envies fréquentes d'uriner, de la douleur à la fin de la miction, des élancements allant de l'anus à l'extrémité de la verge et une éjaculation douloureuse. Dans le cas publié en 1874, M. Reliquet a constaté par le toucher rectal une bosselure très nette du lobe droit de la prostate, bosselure se continuant avec la vésicule séminale correspondante et qui avait été considérée comme un tubercule. Une sonde ayant été introduite dans l'urèthre, il pressa sur la tumeur à travers la paroi rectale et fit sortir du canal éjaculateur une matière grise affectant l'aspect de brins de vermicelle disposés en réseau autour de la sonde. Le malade guérit. Ce fait intéressant jette une certaine lumière sur des cas qu'il était jusqu'alors très difficile d'expliquer.

CHAPITRE VIII

Verge.

La *verge* est l'organe de la copulation. Elle est destinée à porter le sperme sur le col utérin. Deux parties essentielles la composent : l'urèthre, qui conduit le sperme, et les corps caverneux, qui, flasques à l'état normal, deviennent rigides au moment de l'érection, et servent de tuteurs en quelque sorte à l'urèthre.

La verge présente, quant à sa longueur et à son volume, des différences individuelles nombreuses, qui ne sont pas sans influence sur le développement de certaines affections utérines.

Solidement attachée au pubis et à la branche ischio-pubienne par un ligament dit suspenseur et par les corps caverneux, la verge paraît s'enfoncer profondément en arrière des pubis ; on désigne cette extrémité postérieure sous le nom de *racine de la verge*. A la racine fait suite le *corps*, qui présente une face inférieure et une supérieure ou dorsale. Elle se termine en avant par une partie renflée, le *gland*.

Nous avons vu plus haut que la portion spongieuse de l'urèthre commence par un renflement, le bulbe, et se termine par un second renflement, le gland. Ces deux organes ayant été déjà décrits séparément, je ne dois les envisager ici que dans leurs rapports d'ensemble. J'étudierai successivement les diverses enveloppes dont se compose la verge, et ensuite sa partie spongieuse ou érectile.

A. — ENVELOPPES DE LA VERGE.

Les *enveloppes de la verge* sont encore désignées sous le nom de *fourreau*. Elles se composent de plusieurs couches qui, s'emboîtant autour des corps caverneux et du corps spongieux de l'urèthre, se moulent sur eux pendant l'ampliation ou le retrait de l'organe. On en distingue quatre : une cutanée, une musculaire, une celluleuse et une fibreuse.

1° *Couche cutanée.* — La peau présente des caractères différents suivant le point où on la considère. Au niveau de la racine, elle est épaisse et doublée de graisse ; elle est recouverte par des poils qui se continuent avec ceux du pénil et s'avancent sur la face inférieure plus que sur la supérieure. On y rencontre une grande quantité de follicules sébacés volumineux. Fine et transparente sur le corps, elle laisse apercevoir au travers le réseau veineux superficiel ; elle contient aussi un grand nombre de glandes sébacées, souvent volumineuses, et faisant relief à sa surface. A ces glandes sont annexés des follicules pileux rudimentaires. Elle n'est plus doublée à ce niveau d'aucun pannicule adipeux. Sur la face inférieure existe un raphé qui se continue avec celui du scrotum et rappelle la soudure sur la ligne médiane des deux lèvres de la gouttière caverneuse.

La peau de la verge est remarquable par son élasticité et son extrême mobilité. Il en résulte que, si, dans l'opération du phimosis, on attire sans précaution la peau au devant du gland, pour en pratiquer l'excision, il peut se faire qu'après l'opération le tégument corresponde à la racine de l'organe, et que la verge soit complètement dépouillée. Par contre, Celse nous enseigne qu'il n'était pas rare, chez les Romains, de refaire un prépuce aux sujets circoncis. Pour cela, on attirait la peau au devant du gland et on la fixait par un fil, puis on pratiquait une incision circulaire à la racine de la verge : la peau glissait, et il en résultait une large plaie circulaire qui se cicatrisait.

La peau affecte des rapports très variables avec le gland : tantôt elle n'arrive que jusqu'à la couronne et se continue avec la muqueuse ; parfois elle recouvre une partie seulement du gland ; d'autres fois elle déborde cet organe et forme le *prépuce*.

Arrivée à une certaine distance au devant du gland, la peau se resserre de façon à former l'orifice ou le limbe préputial, elle se replie ensuite, s'adosse à elle-même, prend les caractères d'une muqueuse et, parvenue au niveau de la couronne du gland, se réfléchit pour se continuer avec celle-ci. Il en résulte la formation d'une gouttière circulaire entourant la couronne ; toutefois la gouttière est interrompue en bas par suite de l'adhérence d'un repli de la muqueuse au gland, repli qui constitue le *frein* ou *filet*.

Le frein est plus ou moins long. Il est parfois si court et s'attache si près de l'ouverture uréthrale, qu'il se déchire dans le coït et devient la source d'une véritable gêne. Il convient alors, après l'avoir préalablement tendu, d'en exciser une portion. On applique une serre-fine sur les deux lèvres de la petite plaie qui en résulte.

Le prépuce est donc formé par une sorte de sac cutanéo-muqueux ouvert en avant et recouvrant complètement le gland. Certains sujets naissent sans prépuce, d'autres ont un prépuce dont l'orifice est suffisamment large pour permettre de découvrir facilement le gland dans le coït, d'autres enfin présentent le gland constamment recouvert, ce qui constitue le *phimosis congénital*. C'est dans ce dernier cas seulement, selon moi, qu'il convient de pratiquer la circoncision, mais il faut toujours la pratiquer, parce que le phimosis expose à des accidents nombreux. Je signalerai en particulier la balanite et la balano-posthite, qui ne se rencontrent que chez les sujets atteints de ce vice de conformation, par suite de l'impossibilité où ils sont de prendre les soins de propreté convenables ; une plus grande aptitude à contracter les maladies contagieuses ; de plus, le gland comprimé se développe incomplètement, il reste petit et conique.

L'orifice préputial peut être complètement oblitéré à la naissance, ainsi que J.-L. Petit en rapporte de curieuses observations ; il est parfois si étroit, qu'il reçoit tout au plus un stylet de trousse, et l'on conçoit à peine que des parents laissent parvenir leurs enfants à l'âge d'homme sans avoir fait disparaître cette malformation. La miction est alors difficile ; l'urine s'accumule dans la poche préputiale distendue et s'écoule ensuite sous la pression des doigts. La muqueuse finit par s'épaissir, s'indurer, s'incruster de matières calcaires. L'émission du sperme éprouve la même difficulté que l'émission de l'urine, et il en résulte l'infécondité.

Il est utile dans ces cas de faire la circoncision aussitôt que possible, car il se produit presque toujours des adhérences entre la muqueuse du prépuce et celle du gland. Il n'est pas rare de rencontrer ces adhérences, même chez les petits enfants, mais elles cèdent, en général, à des tractions exercées avec les doigts ou avec des pinces, tandis qu'à un âge plus avancé on trouve parfois le gland et le prépuce si intimement soudés, qu'il faut séparer l'un de l'autre péniblement à coups de ciseaux.

L'un des accidents les plus curieux du phimosis est le *paraphimosis*. Le gland, sur les sujets atteints de phimosis, est constamment recouvert par le prépuce, que la verge soit à l'état normal ou à l'état d'érection, et il ne se découvre pas dans le coït. Or il peut arriver que, durant l'accomplissement de cet acte, ou pendant la masturbation, le prépuce soit retiré violemment en arrière de la couronne du gland, de telle sorte que le limbe préputial se trouve en contact avec le corps de la verge. Le gland, serré à sa base comme avec une ficelle, se congestionne davantage, et il devient impossible pour le patient de remettre le prépuce en place, ce qui constitue le paraphimosis. L'étranglement est d'ailleurs en rapport avec le degré d'étroitesse du prépuce. Si l'on est appelé de bonne heure, il est presque toujours possible de remettre les choses en état, en pétrissant en quelque sorte le gland en même temps qu'on attire le prépuce en avant, mais après plusieurs jours cette manœuvre ne réussit plus, en général : il existe un gonflement énorme, une ulcération plus ou moins profonde en arrière du gland, quelquefois de la gangrène, et le seul moyen de faire disparaître la douleur, ainsi que les phénomènes d'étranglement, consiste à opérer un débridement dans une direction parallèle à l'axe de l'organe. L'incision doit être faite sur le dos de la verge ; elle doit être profonde, c'est-à-dire pénétrer jusqu'à l'enveloppe des corps caverneux exclusivement.

L'opération du phimosis a pour but de permettre de découvrir le gland et non de retrancher tout ou partie du prépuce, ce qui n'est pas toujours utile. En effet, deux circonstances se présentent : le prépuce recouvre exactement le gland, sans le dépasser, et paraît exactement moulé sur lui ; il doit à l'étroitesse seule de son orifice de ne pouvoir être ramené en arrière. Il suffit alors de pratiquer avec des ciseaux une simple incision au niveau de la face dorsale du gland, de rabattre les deux lèvres de la plaie, et de réunir la muqueuse et la peau par quelques serres-fines. M. le Dr Jude Hue, de Rouen, a proposé de faire la section lente avec un fil de caoutchouc. C'est dans cette circonstance que le procédé de dilatation de Nélaton convient spécialement.

Dans un second cas, non seulement l'orifice du prépuce est trop étroit, mais encore ce dernier est beaucoup trop long et dépasse plus ou moins l'extrémité du gland : il faut alors en retrancher une partie et pratiquer la circoncision proprement dite.

Une grande quantité de procédés ont été appliqués à cette opération, qui est la plus ancienne de la chirurgie ; la plupart ont eu plus ou moins pour but de faire la section de la peau et de la muqueuse au même niveau. Or cette préoccupation me paraît avoir été exagérée. Je ne vois pas la nécessité de sectionner la peau et la muqueuse exactement à la racine du gland, de façon à enlever le prépuce en totalité, car le but qu'on cherche à atteindre, en définitive, c'est de découvrir le gland : si ce résultat était obtenu malgré la longueur du prépuce, on ne ferait pas d'opération. Sans doute il faut se garder d'attirer la peau fortement en avant, de sorte qu'après l'incision elle se trouve correspondre à la racine de la verge, mais il est inutile de s'évertuer à faire disparaître toute trace de prépuce.

Voici comment j'ai procédé un bien grand nombre de fois, et avec un résultat très satisfaisant. Après avoir marqué la portion de peau qui correspond à la racine du gland, on attire celle-ci en même temps que la muqueuse, jusqu'à ce qu'elle dépasse l'extrémité de l'organe, puis on applique à ce niveau la pince à phimosis, en la plaçant un peu obliquement, de façon à enlever un peu plus de la face dorsale que de la face inférieure du prépuce. Après s'être bien assuré que le gland n'est pas compris entre les mors de la pince (1), d'un coup de bistouri on retranche la portion excédente. La peau se rétracte jusqu'à la racine du gland, et toujours cet organe reste découvert par une portion de la muqueuse. On divise ensuite celle-ci sur le milieu de la face dorsale, et l'on rabat les deux lambeaux, que l'on suture à la peau avec des serres-fines.

Ce procédé est d'une grande simplicité : il a de plus l'avantage de ne jamais diviser l'artère du frein, qui donne parfois lieu à des hémorrhagies sérieuses. S'il restait sur le gland une trop grande quantité de muqueuse, rien n'empêcherait d'en exciser une portion.

Lorsque le prépuce est induré, épaissi, et qu'il est impossible de se rendre compte de la situation précise du gland, il convient d'introduire préalablement une sonde cannelée dans la gouttière préputiale jusqu'à la couronne, et de faire d'abord une incision verticale sur la face dorsale. Dans un second temps, on excisera avec des ciseaux les portions excédentes.

Grâce à la couche celluleuse qui sépare la peau de la muqueuse, le prépuce s'infiltre et s'œdématie avec la plus grande facilité. On observe cet accident surtout sur les sujets affectés de chancre mous ; la peau ne peut plus glisser en arrière, et il en résulte un *phimosis accidentel*. Faut-il pratiquer la circoncision dans ces conditions? Cette manière de faire présente l'inconvénient suivant : la surface de section tout entière devient souvent chancreuse, bien qu'on prenne la précaution de la cautérisée au moment de l'opération, et même lorsque avec le prépuce on a enlevé le chancre, et que toute contamination directe est dès lors impossible. Il est vraisemblable que, dans ce dernier cas, l'ulcération résulte de ce que les lymphatiques étaient remplis de virus qu'ils ont ensuite versé à la surface de la plaie.

La circoncision n'est donc pas de règle dans le phimosis accidentel : il faut commencer par faire des lavages très fréquents entre le prépuce et le gland, de manière à empêcher le contact et le séjour prolongés du pus. Si malgré cela l'écoulement est très abondant, si l'on redoute l'existence de ces larges et profondes ulcérations qui finissent par ronger le gland, je suis d'avis d'enlever le prépuce, afin de *voir* ce qui se passe et de panser directement les plaies.

La peau de la verge est rarement affectée de chancres, et, lorsqu'il en existe, ils sont le plus souvent infectants, bien qu'on n'y observe pas cette large base indurée qui a servi à caractériser le chancre huntérien. Ils sont secs et présentent sur toute leur surface une induration superficielle d'une perception délicate, heureusement désignée par M. Ricord sous le nom de *parcheminée*.

La plupart des chancres, qu'ils soient mous ou indurés, occupent la couronne du gland ou la surface de cet organe.

On rencontre sur le prépuce ou sur le gland une troisième variété d'ulcéra-

(1) J'ai vu, avec M. le Dr Blanchard, un homme chez lequel l'extrémité du gland fut maladroitement retranchée en même temps que le prépuce. Il est résulté une déformation curieuse : la peau du prépuce et la muqueuse de l'urèthre se sont soudées ensemble, de telle sorte que la verge se termine par un petit cône au centre duquel est l'orifice très rétréci du canal.

tion, l'*herpes præputialis*. Cette éruption peut survenir au prépuce sans cause appréciable, comme elle se présente sur d'autres parties du corps, à la commissure des lèvres, par exemple, mais elle est souvent d'origine vénérienne. Tel sujet est resté une partie de sa vie indemne d'*herpes præputialis*, puis l'affection se développe à la suite d'un contact avec une femme qui en était atteinte. A partir de ce moment, et c'est l'un des caractères de cet herpès, les ulcérations se reproduisent de temps en temps, sans cause connue, et toujours sur le même terrain, pour durer de huit à quinze jours.

L'*herpes præputialis* diffère essentiellement du chancre mou, plus encore du chancre induré, par de nombreux caractères que je n'ai pas à rappeler ici, mais il constitue certainement une troisième espèce d'ulcère vénérien des organes génitaux.

2° *Couche musculaire.* — Au-dessous de la peau de la verge existe une couche

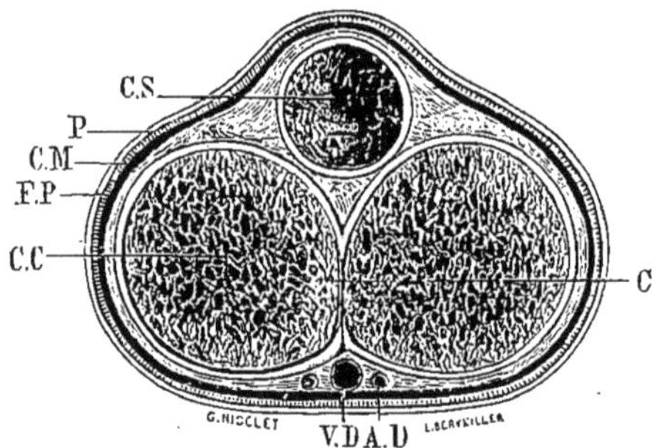

Fig. 230. — *Coupe de la verge perpendiculaire à son grand axe.* — Grandeur naturelle.

AD, artère dorsale de la verge.
C, cloison des corps caverneux.
C, C, corps caverneux.
CM, couche musculaire.
CS, corps spongieux de l'urèthre.
FP, aponévrose de la verge ou fascia penis.
P, peau.
VD, veine dorsale de la verge.

musculaire analogue au dartos, avec lequel elle se continue, et désignée par M. Sappey sous le nom de muscle péripénien. Les fibres musculaires adhèrent à la face profonde de la peau et entrent par conséquent dans la composition du prépuce, à l'extrémité duquel elles forment comme une sorte de sphincter.

3° *Couche celluleuse.* — La couche musculaire est séparée de la couche sous-jacente par une lame celluleuse dépourvue de graisse, destinée à faciliter les glissements de la peau sur les corps caverneux. C'est au sein de cette couche que se font les infiltrations de sang ou d'urine que l'on observe si fréquemment dans cette région.

La couche celluleuse se prolonge dans l'épaisseur du prépuce, de telle sorte que cet organe se trouve en réalité composé de quatre couches : la peau, la couche musculaire, la couche celluleuse et la muqueuse.

4° *Couche fibreuse.* — La verge est enveloppée par une couche fibreuse aponévrotique appelée encore *fascia penis*, qui se continue en arrière avec le ligament suspenseur et l'aponévrose superficielle du périnée et se fixe en avant au pourtour de la couronne du gland. Elle ne prend donc point part à la constitution du prépuce. Le *fascia penis* adhère intimement à l'enveloppe propre des corps caverneux et du corps spongieux de l'urèthre : aussi est-ce à sa surface que glissent les couches précédentes. Au-dessous de lui siègent la veine dorsale et les artères dorsales de la verge.

Le *fascia penis* est essentiellement composé de fibres élastiques, ce qui lui permet de se prêter au développement de l'organe pendant l'érection. Il jouerait, d'après M. Sappey, un rôle important dans la production de ce dernier phénomène en comprimant les veines et en déterminant une stase veineuse dans les corps caverneux.

B. — PARTIE SPONGIEUSE OU ÉRECTILE DE LA VERGE.

La *partie spongieuse* ou *érectile* de la verge se compose du *corps caverneux* et du *corps spongieux* de l'urèthre. J'ai déjà étudié la partie spongieuse de l'urèthre, et, comme sa structure ne diffère pas de celle des corps caverneux, je m'occuperai seulement de ces derniers.

Des corps caverneux. — Vus sur une coupe horizontale portant sur le milieu de la verge (fig. 230), les corps caverneux représentent deux cylindres adossés l'un à l'autre, à la manière des deux canons d'un fusil double. En arrière et en avant ils se terminent par des extrémités effilées.

L'extrémité postérieure ou *racine* des corps caverneux est bifide : chaque moitié s'attache solidement à la branche ischio-pubienne correspondante, et se dirige obliquement en haut et en dedans, comme cette branche elle-même, pour s'unir à l'autre au devant du pubis. C'est à l'angle d'union des deux racines des corps caverneux et sur leur face dorsale que s'attache le ligament suspenseur de la verge. A partir de ce point, les deux corps caverneux sont contigus et séparés l'un de l'autre par une *cloison.*

L'extrémité antérieure, moins effilée que la précédente, se termine également en pointe, sans que les deux corps caverneux cessent d'être contigus. Le cône qu'elle forme s'enfonce dans l'excavation du gland et y adhère de la manière la plus intime.

En s'accolant l'un à l'autre, les deux cylindres qui forment les corps caverneux donnent naissance, en bas et en haut, à deux espaces de forme triangulaire qui sont remplis : le supérieur par la veine dorsale, les artères dorsales et les nerfs dorsaux de la verge ; l'inférieur par l'urèthre.

La charpente du corps caverneux consiste en une enveloppe fibreuse d'un blanc opaque, dont l'épaisseur mesure 2 millimètres environ, lorsque la verge est à l'état de flaccidité. Elle est donc extrêmement résistante et peut supporter, sans se déchirer, tout le poids du sujet. Cependant elle est susceptible de se rompre, surtout lorsque, la verge étant en érection, une forte pression tend à l'abaisser. Il résulte de cet accident que, dans l'érection, la verge reste coudée, comme formée de deux parties dirigées en sens différent, et qu'elle devient impropre au coït. Cette lésion est irréparable.

L'enveloppe fibreuse est composée de fibres de tissu conjonctif et de fibres élastiques : aussi est-elle extensible et élastique, de façon à se prêter à l'ampliation des corps caverneux.

Une cloison située sur la ligne médiane, et étendue de la face supérieure à l'inférieure, divise le corps caverneux en deux moitiés latérales. La cloison est incomplète, et composée de faisceaux fibreux disposés parallèlement, comme sont les échelons d'une échelle, de telle sorte que les deux côtés communiquent largement entre eux.

De la face interne de l'enveloppe fibreuse des corps caverneux se détache une quantité innombrable de trabécules qui, entre-croisés dans tous les sens, circonscrivent des espaces aréolaires communiquant tous entre eux. Il en résulte la formation d'un tissu ressemblant à celui d'une éponge, d'où le nom de *tissu spongieux*. Les aréoles sont plus larges au centre de l'organe que vers sa circonférence. Les parois qui le constituent, c'est-à-dire la trame aréolaire, sont formées de fibres de tissu conjonctif, de fibres élastiques, et surtout de fibres musculaires lisses. La surface interne des aréoles est revêtue d'une couche épithéliale, de telle sorte que ces espaces représentent en réalité d'énormes capillaires dans lesquels vient se déverser le sang artériel.

Les *artères* qui se distribuent au corps caverneux proviennent de deux sources : les *dorsales* de la verge et les *caverneuses*. Les premières n'envoient guère au tissu spongieux que des branches anastomotiques. Les artères caverneuses, au nombre de deux, une droite et une gauche, sont étendues à toute la longueur du corps caverneux, dont elles occupent le centre. Elles ne se divisent pas dichotomiquement. De leur circonférence se détachent, à angle droit, une multitude de petites branches qui vont s'ouvrir directement dans les aréoles du tissu spongieux, c'est-à-dire dans les capillaires.

La terminaison de ces artères est fort remarquable : chacune d'elles s'épanouit en un bouquet composé de 6 à 8 branches dont la direction est celle d'une hélice, et désignées pour ce motif par Müller sous le nom d'*artères hélicines*.

Les *veines caverneuses*, extrêmement nombreuses, prennent naissance à la périphérie de l'organe, contournent pour la plupart les parties latérales du corps caverneux, et viennent en définitive aboutir à la *veine dorsale* de la verge, qui occupe la gouttière supérieure des corps caverneux. Cette veine, remarquable en ce qu'elle est flanquée des deux artères, traverse le ligament suspenseur et va se jeter dans le plexus de Santorini.

Les *nerfs* des corps caverneux proviennent du plexus hypogastrique et des nerfs dorsaux de la verge, qui sont la terminaison des nerfs honteux internes. Ces derniers sont plus spécialement destinés à la muqueuse du gland.

La disposition des aréoles du tissu spongieux, celle des artères et des veines, sont destinées à produire l'érection, c'est-à-dire l'augmentation de volume et de résistance du pénis.

Ce phénomène a été expliqué de façons diverses. Disons d'abord qu'il est dû manifestement, ainsi que de Graaf le fit remarquer le premier, à l'accumulation du sang dans les aréoles du tissu spongieux. Il existe un défaut d'équilibre entre l'arrivée et la sortie du sang, mais quel est l'obstacle qui s'oppose à la sortie du sang ?

Pour Mercier, c'est la contraction musculaire exercée sur le plexus de Santorini ; pour P. Bérard, c'était la contraction des fibres musculaires des trabécules fermant les origines des veines ; M. Rouget a admis ces deux mécanismes.

Nous avons déjà vu que M. Sappey attribue l'érection à la compression exercée sur les veines par l'enveloppe fibreuse du pénis. L'opinion de Kobelt se rapproche de cette dernière ; il fait jouer le rôle principal à la contraction des bulbo-

et ischio-caverneux, qui non seulement s'opposent au retour du sang veineux, mais encore le chassent d'arrière en avant.

Pour Ch. Robin, le mécanisme de l'érection est tout différent; ce phénomène n'a pas pour siège le système veineux, mais le système artériel. Sous l'influence d'une cessation d'action du grand sympathique ou du centre lombo-génital, les artères se relâchent et amènent dans le corps caverneux une plus grande quantité de sang.

Liégeois pense que les deux théories en présence doivent être acceptées : au début, il existe un état paralytique des artères qui permet au sang d'affluer en plus grande quantité dans les corps caverneux, mais, pour cet auteur, l'érection complète ne saurait exister, si les nombreux faisceaux musculaires qui enlacent le pénis ne se contractaient pour s'opposer au retour du sang par les veines.

Il me paraît évident que l'érection en quelque sorte *passive* produite par la plénitude de la vessie tient à la compression du plexus de Santorini derrière la symphyse pubienne et par conséquent à la rétention momentanée du sang dans la veine dorsale et les veines caverneuses.

Dans la blennorrhagie aiguë, non seulement la muqueuse, mais aussi le corps spongieux de l'urèthre, ont perdu une partie de leur extensibilité : aussi, lorsque l'érection se produit dans ces conditions, elle est fort douloureuse par suite des tractions exercées sur l'urèthre, et de plus elle est incomplète. L'urèthre, en effet, ne se prêtant pas à la distension, ne suit pas les corps caverneux ; ceux-ci, recourbés en bas, décrivent une sorte d'arc sous-tendu par une corde dure que forme l'urèthre : c'est la chaudepisse cordée. Il n'est pas très rare de voir des imprudents opérer le redressement de la verge en pressant brusquement sur la convexité de la courbe : il en résulte une déchirure de la muqueuse et du corps spongieux, un écoulement de sang abondant, et souvent plus tard un rétrécissement.

CHAPITRE IX

Développement des organes génito-urinaires de l'homme.

A. *Vessie.* — La vessie provient de la vésicule allantoïde. Cette dernière naît de la partie inférieure de l'intestin, et, lorsque les lames ventrales de l'embryon se rapprochent pour former l'ombilic, elle se trouve divisée en deux portions, l'une extra et l'autre intra-fœtale. La première concourt à la formation du cordon ombilical, la seconde forme l'ouraque et la vessie. L'ouraque s'oblitère, tandis que la vessie se distend ; quelquefois cependant l'ouraque reste perméable, et il en résulte une fistule urinaire ombilicale.

A l'origine, la vésicule allantoïde communiquant avec la partie inférieure de l'intestin, il existe alors un cloaque comme on en observe chez certains animaux ; les deux cavités se séparent ensuite l'une de l'autre suivant un mécanisme qui n'est pas bien connu ; la vésicule allantoïde se fronce, se rétrécit à sa partie inférieure, en un point qui sera le col de la vessie. Elle se termine en un cul-de-sac qui constitue le *sinus uro-génital*. La prostate et la portion membraneuse de l'urèthre se développent aux dépens de ce sinus, tandis que la portion spongieuse est une dépendance du feuillet du blastoderme.

J'ai déjà mentionné un vice de conformation de la vessie qui consiste dans l'absence de sa paroi antérieure, l'exstrophie de la vessie, dont il est, ce me semble, difficile de se rendre compte à l'aide du mode de développement que je viens de rappeler.

B. *Reins*. — Les reins sont remplacés dans les premiers temps de la vie intra-utérine par un organe transitoire, le corps de Wolff. Quant aux reins véritables, ils proviennent de la vésicule allantoïde et sont représentés au début par deux culs-de-sac naissant de la paroi postérieure de cette vésicule. Ces culs-de-sac s'allongent et deviennent les uretères. Ils donnent également naissance aux tubes urinifères et aux corpuscules de Malpighi.

C. *Organes génitaux externes*. — Nous venons de voir que deux cavités occupent l'extrémité inférieure de l'embryon, toutes deux terminées en cul-de-sac : l'intestin et la vésicule allantoïde. Elles communiquent entre elles et forment le cloaque. Le cul-de-sac de la vésicule allantoïde porte le nom de sinus uro-génital : il reçoit l'extrémité du canal déférent et donne naissance à la portion prostatique et à la portion membraneuse de l'urèthre. A ce moment il n'existe pas encore trace des organes génitaux externes (corps caverneux, portion spongieuse de l'urèthre, scrotum). Il n'y a pas non plus d'anus.

Les organes génitaux externes se développent aux dépens du feuillet externe du blastoderme, vers la cinquième ou la sixième semaine. On voit d'abord apparaître une fente sur la face cutanée de l'embryon, vis-à-vis du sinus uro-génital et de l'extrémité inférieure de l'intestin. Cette fente s'agrandit par suite de la destruction successive du blastème interposé entre le tégument et le sinus. Bientôt se développe une cloison transversale (le périnée) qui partage cette fente en deux étages : l'un antérieur aboutissant au sinus uro-génital, l'autre postérieur aboutissant à l'intestin ; en même temps se ferme la communication entre l'allantoïde et la cavité intestinale.

Nous verrons plus loin, en étudiant le rectum, quelle clarté ces notions d'embryogénie jettent sur les vices de conformation de l'anus. On comprend aisément, d'après ce qui précède, l'existence des fistules recto-uréthrales congénitales, qui ne sont que la continuation d'un état embryonnaire.

De chaque côté de la fente ne tardent pas à apparaître, d'après Coste, deux bourgeons qui deviennent les corps caverneux chez le mâle et le clitoris chez la femelle.

Au-dessous de ces deux bourgeons naissent deux renflements qui sont l'origine du scrotum ou des grandes lèvres, suivant le sexe. A cette période de la vie embryonnaire, si on ne considère que les organes génitaux externes, il n'est donc pas possible de distinguer le sexe, ce qui a pu faire dire, mais inexactement, que le sexe féminin n'était que le résultat d'un arrêt dans le développement.

Les deux bourgeons supérieurs ou péniens, d'abord séparés par la largeur de la fente, se portent en avant et se rapprochent l'un de l'autre, puis ils se soudent par leur face supérieure, tandis que sur la face inférieure persiste une gouttière. Vers le cinquantième ou soixantième jour, les bords de cette gouttière se rejoignent et circonscrivent un canal qui constitue la portion spongieuse de l'urèthre. Le canal se continue en arrière avec l'extrémité antérieure du sinus uro-génital devenu portion prostatique et portion membraneuse.

Chez la femelle, les bords de la gouttière ne se réunissent pas et forment les petites lèvres ou nymphes, qui sont ainsi l'analogue du corps spongieux de l'urèthre du mâle.

Le canal de l'urèthre se développe donc par deux parties primitivement indépendantes l'une de l'autre : l'une, postérieure (portions prostatique et membraneuse), provient de l'allantoïde ; l'autre, antérieure (portion spongieuse), procède des bourgeons péniens. La partie postérieure ne présente pas d'arrêt de développement qui lui soit propre, à part la fistule urétro-rectale, mais il n'en est pas de même de la portion antérieure.

Les deux principaux vices de conformation qui se rattachent au développement de la portion spongieuse de l'urèthre sont l'*hypospadias* et l'*épispadias*.

Rien de plus aisé que de se rendre compte de l'existence de l'hypospadias: il consiste dans la persistance de la gouttière qui occupe primitivement la face inférieure des deux bourgeons péniens réunis pour former le corps caverneux ; les deux bords de la gouttière ne se sont pas rapprochés. La réunion peut avoir manqué sur toute l'étendue de la gouttière, et l'urèthre s'ouvre alors au périnée entre les deux bourgeons scrotaux ; ceux-ci restent écartés l'un de l'autre comme pendant la période embryonnaire. Le plus souvent la réunion s'est faite en arrière, et l'urèthre s'ouvre sur la face inférieure de la verge à une distance variable de l'extrémité du gland.

Jusqu'à notre époque, l'hypospadias, surtout les variétés périnéale et scrotale, était considéré comme au-dessus des ressources de l'art, mais dans ces dernières années MM. T. Anger et Duplay ont imaginé de nouveaux procédés opératoires fort ingénieux et obtenu des résultats remarquables. M. Duplay en particulier a formulé ce précepte capital de pratiquer la restauration en plusieurs temps et de commencer par la partie antérieure, de façon à transformer successivement l'hypospadias en une fistule périnéale que l'on oblitère en dernier lieu. On évite ainsi de mettre l'urine en contact avec les lambeaux, cause fréquente et à peu près fatale de gangrène.

L'histoire de l'épispadias est loin d'être aussi simple. Il peut être incomplet, c'est-à-dire que l'urèthre s'ouvre sur le dos de la verge en un point plus ou moins rapproché du gland ; il est complet quand l'urèthre s'ouvre au niveau du pénis. La portion spongieuse du canal est alors représentée par une gouttière qui occupe le dos de la verge.

Pour A. Richard, dont l'opinion a été partagée par M. Richet, l'épispadias est le résultat de la fissure des corps caverneux au même titre que l'hypospadias est la conséquence de la fissure du corps spongieux de l'urèthre, et, comme l'arcade pubienne et les corps caverneux se développent simultanément, il n'y a pour ces auteurs qu'un pas de l'épispadias à l'exstrophie de la vessie : le premier vice de conformation ne serait qu'un degré du second.

Dolbeau a combattu cette manière de voir en démontrant que les corps caverneux n'étaient pas écartés et que le vice de conformation ne portait jamais que sur la portion spongieuse de l'urèthre, c'est-à-dire sur l'appareil génital externe. Voici comment l'auteur explique le mode de production de l'épispadias : « Admettons que, par suite de certains troubles dans le développement, la gouttière caverneuse, qui fait suite au sinus uro-génital, occupe la partie supérieure au lieu de la partie inférieure; en d'autres termes, que les deux éminences, qui par leur développement constitueront le corps du pénis, au lieu de se souder en haut, se réunissent par en bas : elles interposeront entre elles une gouttière qui, par exception, sera superposée aux corps caverneux. La gouttière caverneuse une fois située à la partie supérieure, si les bords se réunissent, le canal de l'urèthre sera constitué, mais sur le dos de la verge ; si, au contraire, la réunion manque, le sujet sera atteint d'un vice de conformation en tout semblable à l'hypospadias, et qu'il faudra appeler l'épispadias. »

Ce qui caractérise l'épispadias, ce n'est donc pas seulement un arrêt de développement : il existe en même temps une anomalie dans la situation de la portion spongieuse de l'urèthre qui occupe la face dorsale et non la face inférieure de la verge, il y a *inversion* du canal : aussi Dolbeau le désigne-t-il sous le nom de « fissure uréthrale supérieure avec inversion de l'urèthre. »

Les deux bourgeons inférieurs ou scrotaux, d'abord séparés, ne tardent pas à se réunir l'un à l'autre ; la cloison des dartos et le raphé médian sont la trace de cette réunion ; le raphé du scrotum se continue avec celui de la face inférieure de la verge, qui représente la réunion des deux bords de la gouttière caverneuse. Les bourgeons scrotaux peuvent rester séparés et ressembler aux grandes lèvres. Si la portion spongieuse de l'urèthre fait en même temps défaut, le sujet a toutes les apparences extérieures du sexe féminin, et il faut regarder de près pour découvrir l'erreur. On recherchera surtout alors si un testicule occupe chaque moitié du scrotum.

Je ne ferai que mentionner quelques autres vices de conformation de l'urèthre signalés dans la thèse de M. Guyon, tels que : étroitesse du méat, absence totale ou partielle de l'urèthre, dilatation congénitale.

D. *Testicule.* — Le testicule est remarquable en ce qu'il éprouve pendant la vie intra-utérine une migration qui le porte de la cavité abdominale dans l'intérieur du scrotum. La migration peut ne pas s'accomplir ; elle est parfois défectueuse, et il en résulte un certain nombre d'anomalies du plus haut intérêt.

Dans les premiers temps de la vie intra-utérine, les testicules sont situés de chaque côté de la colonne lombaire et ont la forme de languettes indépendantes. Ils occupent le côté interne d'un organe transitoire, le corps de Wolff, appelé encore corps d'Oken, faux reins, reins primordiaux, reins primitifs. Le corps de Wolff est, d'après Coste, composé d'un grand nombre de tubes à direction horizontale et parallèle enroulés sur eux-mêmes et allant s'ouvrir à angle droit dans un conduit commun dirigé verticalement. Ce conduit commun (conduit du corps de Wolff) s'abouche lui-même avec le pédicule de la vésicule allantoïde et constituera le canal déférent.

La languette représentant le testicule s'accroît, les canalicules spermatiques s'y développent et l'organe prend une forme ovoïde. Alors les tubes formant la partie moyenne du corps de Wolff se confondent avec la substance testiculaire et constituent la tête de l'épididyme. Les tubes supérieurs et inférieurs s'atrophient.

Les testicules occupent la région lombaire jusqu'au troisième ou quatrième mois. A partir de cette époque, ils descendent ; au septième mois, ils s'engagent dans le canal inguinal, et en général ils occupent le scrotum au huitième, c'est-à-dire avant la naissance.

Par quel mécanisme s'opère cette descente? On est généralement d'accord aujourd'hui pour l'attribuer à l'action du *gubernaculum testis* de Hunter. Cet organe consiste en un cordon de forme conique, simple en haut, divisé en bas en trois faisceaux. En haut, il se fixe à l'extrémité inférieure du testicule, à l'épididyme et au canal déférent; des trois faisceaux inférieurs, l'un, externe, s'attache à l'arcade crurale; l'autre, interne, sur l'épine du pubis; le troisième, ou moyen, au fond du scrotum.

Le gubernaculum testis est de nature musculaire et mérite bien le titre de *musculis testis*. Il exerce sur l'organe une traction de haut en bas et l'entraîne vers le scrotum. Pour Curling et Godard, chaque faisceau joue dans ce but un rôle spécial : l'externe l'attire vers l'orifice supérieur du canal inguinal; l'interne lui fait traverser ce canal pour l'amener au dehors, et le moyen le porte en bas au fond du scrotum. Toutefois, d'après MM. Ch. Robin et Rouget, le faisceau moyen ne serait pas musculaire, mais celluleux, en sorte que le testicule gagnerait le fond du scrotum sous l'influence de plusieurs causes : la pesanteur, la pression des viscères, la contraction des parois abdominales ou la rétraction du faisceau moyen.

M. Sappey rejette ces diverses opinions : il pense que la descente du testicule n'est pas due à la contraction du gubernaculum, mais à un inégal allongement du gubernaculum et de la portion sous-ombilicale de l'abdomen.

Lorsque le testicule est descendu, le gubernaculum présente une direction inverse de la direction primitive, il se trouve retourné comme un doigt de gant et constitue le crémaster, en sorte que ce muscle doit bien être considéré contre un muscle spécial, et non comme un prolongement des fibres les plus inférieures des muscles petit oblique et transverse.

Le testicule avant sa descente, l'épididyme, ainsi que le gubernaculum, siègent au-dessous du péritoine. Toutefois cette membrane ne glisse pas seulement au devant du testicule comme elle fait au devant du rein, par exemple : elle l'enveloppe de toutes parts et y adhère intimement, sauf dans le point où pénètrent les vaisseaux. C'est cette partie du péritoine qui forme plus tard le feuillet viscéral de la tunique vaginale. En arrivant au contact de la paroi abdominale, le testicule déprime le péritoine qui le tapisse, l'entraîne avec lui dans le scrotum pour en former le feuillet pariétal de la tunique vaginale. J'ai suffisamment insisté plus haut sur le canal péritonéo-vaginal, sur son mode d'oblitération et sur les conséquences pathologiques qui en résultent, pour n'y pas revenir ici.

Le testicule est sujet à un nombre considérable d'anomalies dont rendent compte, en général, les phénomènes embryogéniques précédents. On a signalé des exemples de trois, quatre et même cinq testicules, mais sans preuves suffisantes.

Par contre, le testicule peut faire complètement défaut. L'anorchidie est unilatérale ou bilatérale. Les sujets anorchides sont privés de tous les attributs de la virilité.

Il faut cependant établir une distinction; cette dernière proposition est loin d'être toujours applicable aux sujets devenus anorchides après le développement complet de l'appareil génital, à ceux qui ont subi une double castration. On cite de nombreux exemples d'individus ayant pu accomplir le coït dans ces conditions, et des historiens véridiques nous ont transmis qu'à Rome on pratiquait fréquemment la castration sur des sujets vigoureux, *ad securas libidinationes*.

Nous avons vu que le testicule, l'épididyme et le canal déférent, se développent d'une façon indépendante : aussi rencontre-t-on des cas où, avec l'absence du testicule, on constate l'existence de l'épididyme et du canal déférent. D'autre part, on a constaté l'absence des voies d'excrétion du sperme alors que le testicule existait.

Ces diverses anomalies résultent d'un trouble apporté dans le développement des voies spermatiques, mais il en est qui proviennent d'une migration incomplète ou défectueuse de l'organe, et ce sont les plus intéressantes : je veux parler de la *monorchidie*, de la *cryptorchidie* et de l'*ectopie* testiculaire.

Le monorchide n'a qu'un seul testicule descendu dans le scrotum; chez le cryptorchide les deux testicules font défaut.

Il résulte des recherches de MM. Goubaux et Follin, de celles plus nombreuses de Godard, ce fait important, et ignoré jusqu'alors, que le testicule arrêté dans sa migration ne produit plus de spermatozoïdes, qu'il est impropre à la fécondation, et Godart a émis formellement cette proposition : « Les hommes dont les testicules, quoique développés, sont incomplètement descendus, sont puissants, éjaculent du sperme privé d'animalcules, mais ne peuvent féconder. »

Lorsque le testicule, quoique développé, n'est pas descendu dans les bourses, il occupe des places diverses. Liégeois, dans son *Traité de physiologie*, a résumé ainsi les diverses variétés d'ectopie :

« L'absence, l'atrophie ou la paralysie du gubernaculum, laisseront le testicule à la place où il s'est développé, c'est-à-dire contre la paroi postérieure de l'abdomen (ectopie abdominale).

« Si une inflammation s'empare du testicule alors que cet organe descend, celui-ci pourra contracter des adhérences avec les parties voisines, adhérences qui l'empêcheront de continuer sa migration; habituellement, dans ce cas, il se trouve dans la fosse iliaque (inclusion iliaque).

« Si le gubernaculum s'attache à l'épididyme et non au testicule, l'épididyme et le canal déférent viendront dans les bourses, tandis que le testicule restera dans l'abdomen ou le canal inguinal.

« Si le faisceau scrotal ou celui qui s'insère au pubis manquent, la glande restera dans l'abdomen ou dans le canal inguinal (inclusion inguinale).

« Si, anormalement, le faisceau moyen s'attache à la peau du pli cruro-scrotal, du pli crural, du périnée, le testicule, au lieu d'être entraîné vers le scrotum, sera dirigé vers ces diverses régions. »

L'ectopie inguinale est la plus intéressante, en ce qu'elle favorise la production des hernies inguinales, et en particulier de la hernie inguino-interstitielle, sur laquelle j'ai beaucoup insisté.

Faut-il faire porter un bandage aux sujets atteints en même temps de cette double affection? Malgaigne avait fini par y renoncer. Cependant je suis d'avis qu'il est préférable d'en conseiller l'emploi. Si le bandage ne pouvait être appliqué sans que le testicule fût comprimé, on ferait construire une pelote concave.

CHAPITRE X

Sperme.

Le sperme est le liquide qui s'échappe de l'urèthre au moment de l'éjaculation. Il se compose du produit de sécrétion des testicules, du canal déférent, des vésicules séminales, des glandes prostatiques, des glandes de Méry et des glandes uréthrales.

C'est un liquide blanc grisâtre, plus dense que l'eau, d'une consistance visqueuse, d'une odeur *sui generis*. Il se dessèche au contact de l'air, prend une couleur légèrement jaunâtre, et donne au linge la même consistance que l'empois. Sa réaction est neutre ou légèrement acaline.

Il est caractérisé par la présence de filaments mobiles désignés sous les noms de spermatozoïdes, zoospermes, spermatozoaires, animalcules spermatiques. Ces animacules se composent d'une partie renflée, la tête, et d'une partie allongée, la queue. Leur longueur est de 0^{mm},050, et leur largeur de 0^{mm},003. Ils sont doués de mouvements qui se font toujours dans la direction de la tête.

Les mouvements des spermatozoïdes persistent pendant 24 heures environ dans le sperme abandonné à lui-même. Si le liquide a été conservé dans un vase clos, les mouvements persistent pendant 40 ou 60 heures. Ils ne disparaissent pas avec la mort de l'animal. Sur un suplicié, Godard a trouvé les spermatozoïdes mobiles 72 heures après la mort.

Le spermatozoïde est l'agent indispensable de la fécondation. Il n'apparaît que vers l'âge de dix-huit à vingt ans, et Casper en a rencontré chez un vieillard de quatre-vingt-seize ans. Un certain nombre de causes peuvent s'opposer à leur présence dans le sperme. Et d'abord il est des sujets doués d'une bonne constitution et d'organes génitaux sains, dont le sperme ne contient pas d'animalcules, sans qu'on en puisse reconnaître la cause.

Toutes les lésions qui désorganisent le testicule : affections cancéreuses, tuberculeuses, kystiques, cartilagineuses, font, d'après les recherches de Godard, disparaître les spermatozoïdes. D'après le même auteur, lorsqu'un seul testicule est atteint de tubercules, le sperme est également privé d'animalcules, bien que le sujet soit puissant.

Lorsque les canaux excréteurs du sperme sont interrompus dans leur continuité, le liquide est nécessairement privé d'animalcules spermatiques. C'est ce qui survient à la suite des épididymites doubles, d'après les recherches de Gosselin, confirmées par Godard et tous les autres observateurs. En général, tant que persiste l'induration de la queue de l'épididyme, il n'y a pas de spermatozoïdes ; Liégeois a même vu plusieurs sujets atteints jadis d'épididymite double, sans persistance d'induration, possédant un sperme privé d'animalcules et par conséquent inféconds, mais ces faits sont rares.

Gosselin a également fait remarquer qu'à la suite des vaginalites avec adhérence des deux feuillets et disparition de la cavité vaginale le testicule était anémié et ne sécrétait plus de spermatozoïdes. Les sujets affectés de spermatorrhée ancienne et invétérée ne présentent plus d'animalcules dans leur sperme. Dans cette affection le sperme est, en général, mélangé à l'urine, et il y a souvent intérêt à en découvrir la présence, ce qu'il est aisé de faire en laissant reposer l'urine et en déposant une gouttelette du dépôt sous le champ du microscope.

L'urine acide tue les animalcules, mais ils peuvent conserver leurs mouvements dans une urine alcaline.

TROISIÈME PARTIE

ORGANES GÉNITO-URINAIRES DE LA FEMME

J'étudierai successivement : 1° la vessie; 2° l'urèthre ; 3° la vulve; 4° le vagin; 5° l'utérus; 6° les moyens de fixité ou ligaments de l'utérus ; 7° l'ovaire et la trompe de Fallope. Un huitième chapitre sera consacré au développement de l'appareil génito-urinaire de la femme.

CHAPITRE Ier

Vessie

La *vessie* de la femme diffère notablement de celle de l'homme, surtout par ses faces postérieure et inférieure. Par suite de l'absence de prostate, il n'y a pas de bas-fond, de telle sorte qu'en réalité il n'existe pas de face inférieure. On reconnaît à la vessie de la femme une face antérieure, une postérieure et deux latérales. Sa forme étant celle d'un ellipsoïde assez régulier, il n'existe ni base ni sommet, mais bien deux extrémités, l'une supérieure, l'autre inférieure.

Je suivrai dans cette étude le même ordre que pour la vessie de l'homme, m'occupant d'abord du corps, ensuite du col.

A. — CORPS DE LA VESSIE.

Le corps de la vessie à l'état de vacuité est tout entier contenu dans la cavité pelvienne. L'organe s'élève dans l'abdomen à mesure qu'il se distend, refoule en haut les anses de l'intestin grêle dont il prend la place, repousse en arrière l'utérus qu'il applique dans la concavité du sacrum et auquel il fait exécuter un mouvement de bascule.

Les rapports de la face antérieure de la vessie avec la face postérieure de la symphyse pubienne, avec la paroi abdominale antérieure et avec le péritoine, sont les mêmes que chez l'homme : aussi la taille hypogastrique et la ponction de la vessie sont-elles soumises aux mêmes règles; toutefois l'indication de les pratiquer est infiniment plus rare chez la femme. Chez elle en effet la rétention d'urine ne reconnaît presque jamais pour cause un obstacle situé sur le trajet de l'urèthre ; elle est due souvent à la compression déterminée par l'utérus, et plus souvent encore à l'hystérie : le cathétérisme est alors toujours possible et même facile.

La vessie, distendue par l'urine, peut remplir presque toute la cavité abdominale et donner lieu à de grossières erreurs de diagnostic. C'est ainsi qu'en 1875 une femme me fut adressée à Lariboisière comme atteinte d'un kyste de l'ovaire. Ce kyste n'était autre que la vessie contenant 7 litres d'urine.

Une exploration complète de l'abdomen chez la femme nécessite donc une évacuation préalable de la vessie et aussi du rectum.

La vessie peut être aplatie contre le pubis par une tumeur occupant une partie de l'excavation pelvienne et refoulée en haut; l'urèthre prend la même direction, ce qui rend le cathétérisme un peu plus difficile.

Quant à la taille hypogastrique, la brièveté de l'urèthre, sa dilatabilité ainsi que celle du col, l'accès facile par le vagin, en rendent l'emploi tout à fait exceptionnel chez la femme.

Les rapports de la face postérieure sont au contraire absolument différents chez la femme et chez l'homme, ce qui résulte de l'interposition de l'utérus et du vagin entre la vessie et le rectum.

Le péritoine tapisse la face postérieure de la vessie, mais, après avoir recouvert la moitié supérieure environ de cette face, il se réfléchit de bas en haut et s'applique sur la face antérieure de l'utérus, de façon à former le *cul-de-sac vésico-utérin* ou *moyen* (CM, fig. 231). Dans le reste de son étendue, la face postérieure est dépourvue de péritoine et directement en rapport avec le col de l'utérus et la paroi antérieure du vagin. L'adossement de ces organes constitue la *cloison vésico-utéro-vaginale*, sur laquelle je reviendrai en détail en étudiant le vagin. Des rapports précédents résulte la possibilité de fistules vésico-utérine et vésico-vaginale; on comprend aussi l'utilité de l'exploration de la vessie par le toucher vaginal. Cependant la cloison est suffisamment épaisse pour empêcher de sentir au travers les corps étrangers mobiles, qui fuient sous le doigt.

La vessie adhère intimement au vagin, de telle sorte qu'elle accompagne cet organe dans ses déplacements. Elle adhère au contraire peu à l'utérus, ce dont nous verrons plus loin les conséquences.

Les faces latérales ne présentent rien de particulier à signaler, elles sont en partie recouvertes par le péritoine et en rapport avec le tissu cellulaire sous-péritonéal.

La surface interne de la vessie de la femme est en général plus lisse que celle de l'homme. On y observe peu de colonnes et par la même raison peu de diverticulums dans lesquels puissent se cacher les calculs. Il n'existe pas de dépression profonde analogue à celle que l'on trouve chez l'homme en arrière du trigone. Par contre, on y remarque souvent une saillie médiane formée par le col de l'utérus, de chaque côté de laquelle existent deux dépressions où peuvent se loger et glisser les calculs. Pour les saisir plus facilement dans ce cas avec le brise-pierre, il faut coucher la malade sur le côté.

La structure de la vessie de la femme est la même que celle de la vessie de l'homme; les parois sont composées de trois tuniques : l'une externe, séreuse; l'autre moyenne, musculeuse, et la troisième interne, muqueuse.

Ces parois sont beaucoup plus rarement altérées, la cystite étant infiniment plus rare chez la femme, ce qui tient à peu près exclusivement à la différence de l'urèthre dans les deux sexes. La cystite est parfois primitive chez l'homme, mais elle est beaucoup plus souvent due à la propagation, à l'existence d'une maladie du canal, ou bien à la présence d'une pierre. Or le rétrécissement de

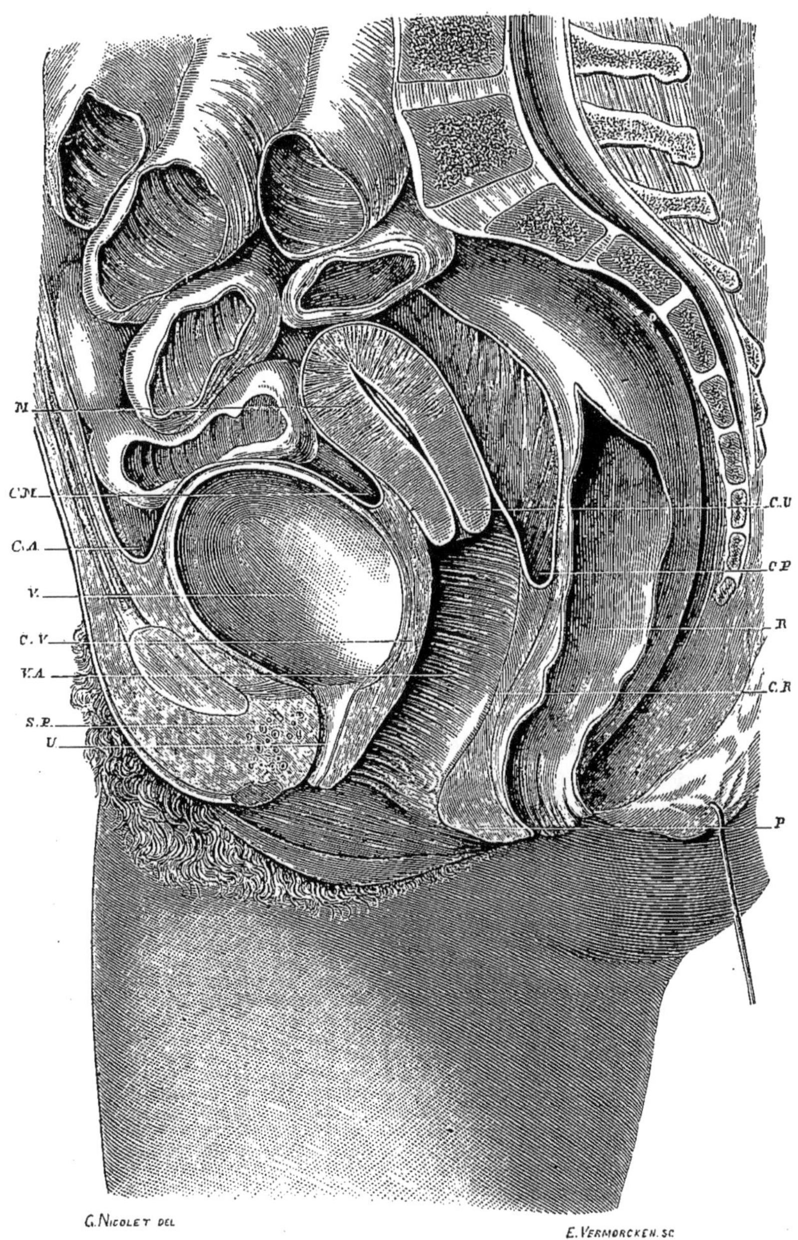

Fig. 231. — *Coupe médiane verticale antéro-postérieure des organes génito-urinaires de la femme.* — Adulte, 1/2 nature.

CA, cul-de-sac péritonéal antérieur ou pubio-vésical.
CM, cul-de-sac péritonéal moyen ou vésico-utérin.
CP, cul-de-sac péritonéal postérieur ou recto-utérin.
CR, cloison recto-vaginale.
CU, col de l'utérus.
CV, cloison vésico-vaginale.
M, matrice.
P, périnée.
R rectum.
SP, espace sous-pubien.
U, urèthre.
V, vessie.
VA, vagin.

l'urèthre, cause si fréquente de cystite, existe à peine chez la femme : l'uréthrite est également chez elle moins fréquente et moins grave. Les calculs s'y observent beaucoup plus rarement, ce qui tient sans doute à ce qu'ils sont expulsés avant d'avoir acquis un certain volume, grâce à la brièveté, à la rectitude et à la dilatation de l'urèthre.

B. — COL DE LA VESSIE.

Le *col de la vessie* de la femme diffère essentiellement de celui de l'homme par l'absence de la prostate : aussi son orifice est-il toujours arrondi, circulaire, et ne présente-t-il pas ces aspects variés que lui donne chez l'homme le développement du lobe moyen de la glande. Chez la femme, pas de luette vésicale, pas de ces valvuves qui apportent si souvent des troubles dans la miction, surtout chez le vieillard. Le col de la vessie est la source d'une des principales infirmités qui assiègent l'homme au déclin de sa vie, tandis qu'il n'apporte aucune modification dans l'état physiologique de la femme.

Le col ne présente pas exactement avec la symphyse pubienne les rapports que j'ai signalés précédemment chez l'homme ; situé un peu plus bas chez la femme, il ne se trouve plus sur le trajet d'une perpendiculaire à l'axe de la symphyse, mais à un centimètre environ au-dessous : une ligne horizontale passant par le centre du col coupe donc le pubis tout près de son bord inférieur. Le col est situé de 25 à 30 millimètres en arrière de la symphyse.

Il résulte de ces dispositions que la face antérieure de la vessie de la femme est beaucoup plus accessible que celle de l'homme par-dessous la symphyse. Ajoutons que le plexus veineux de Santorini, auquel aboutissent en grande partie les veines des organes génitaux externes, est moins développé chez la femme. Lisfranc eut l'idée de pénétrer dans la vessie en suivant cette voie et donna à cette opération le nom de *taille vestibulaire*, l'espace qui sépare la symphyse pubienne de l'urèthre portant le nom de vestibule. Mais les branches du pubis sont si rapprochées en ce point l'une de l'autre, que c'est à peine si l'on y peut faire manœuvrer les instruments ; le calcul d'un certain volume ne pourrait certainement pas s'y engager : aussi l'idée de Lisfranc est-elle restée à l'état théorique. Il est cependant possible d'utiliser cette disposition anatomique, comme dans le cas suivant.

Un phlegmon chronique des ligaments larges englobant l'utérus et la vessie remontait jusqu'à l'ombilic et restait stationnaire depuis plusieurs mois ; je fis avec mon collègue et ami M. Siredey l'opération suivante : une sonde étant préalablement introduite dans la vessie pour servir de point de repère, je pratiquai à la paroi abdominale sur la ligne médiane une incision longue de 8 à 10 centimètres, se terminant en bas au bord supérieur de la symphyse. Je cheminai couche par couche à travers un tissu dur, lardacé, criant sous le bistouri. Parvenu derrière la symphyse, je pus la contourner avec un trocart courbe passant en avant de la vessie, de façon que la pointe de l'instrument sortit par le vestibule. Je plaçai ensuite un tube à drainage. Nous obtînmes une guérison très rapide. Dans des cas analogues, on a passé des tubes à drainage en enfonçant un trocart par le vagin et en le faisant sortir à travers la paroi abdominale : l'opération bien réglée et presque inoffensive dont je viens de parler est de beaucoup préférable à cette pratique hasardeuse.

Le col de la vessie est entouré d'un sphincter différent de celui de l'homme en ce qu'il est moins résistant et beaucoup plus dilatable, résultat dû en grande partie à l'absence de prostate : aussi peut-on aller facilement à la recherche des corps étrangers, et même introduire le doigt dans la cavité pour l'explorer directement. La lithotritie est donc d'une application beaucoup plus facile chez la femme que chez l'homme, et cependant la taille est en général préférable à la lithotritie, et voici pourquoi. Lorsqu'on a introduit le brise-pierre, l'urine s'écoule aussitôt sur les côtés de l'instrument, ainsi que le liquide injecté, grâce à la brièveté du canal. On est donc presque toujours obligé d'opérer à sec : il en résulte des froissements, des lésions de la muqueuse et une irritabilité extrême de la vessie qui causent de violentes douleurs. Si les fragments ne peuvent être extraits dans une même séance, ils s'accumulent au voisinage du col et augmentent encore cette irritabilité.

Si le col de la vessie est dilatable, il ne faut cependant pas porter trop loin la dilatation, car il en pourrait résulter une incontinence d'urine, comme chez certaines femmes qui, par suite d'une dépravation qu'on a peine à comprendre, ont distrait l'urèthre de son usage habituel. Il est d'ailleurs assez difficile de donner une limite à cet égard. J'ai pour mon compte dilaté le col de la vessie au moins une douzaine de fois, soit avec une pince à pansement dont j'arrêtais préalablement les branches à une distance voulue, soit avec un instrument que j'ai fait construire dans ce but. J'ai porté la dilatation à 3 centimètres et n'ai jamais observé d'incontinence même momentanée. Je n'agissais que sur un des diamètres du col, le transversal.

Il est donc possible d'extraire par l'urèthre de la femme, directement, sans autre opération qu'une dilatation modérée et presque inoffensive du col, de petits calculs mesurant 2 centimètres de diamètre, et c'est la pratique qu'il convient de suivre.

Si la pierre est plus grosse, il faut, pour l'extraire, la briser préalablement, ou mieux faire la taille, pour les raisons que je viens de donner.

On peut pénétrer dans la vessie de la femme par quatre voies : l'hypogastre, le vestibule, l'urèthre et le vagin. Une cinquième voie suivie par les Anciens est complètement, et avec raison, abandonnée de nos jours. On pratique une incision entre la grande lèvre et la branche descendante du pubis, de façon à côtoyer le vagin sans l'entamer et à ouvrir la vessie par sa face latérale. C'est une taille analogue à celle de Foubert et qu'il faut rejeter par les mêmes motifs. La taille hypogastrique ne trouverait son application que dans le cas de pierre énorme, et j'ai déjà dit que la taille vestibulaire n'était qu'une vue théorique. Restent donc les voies uréthrale et vaginale. La taille uréthrale consiste à introduire un lithotome dans l'urèthre et à faire une ou deux incisions sur le col absolument comme on le fait chez l'homme : c'est la taille bilatérale ou latéralisée, moins les incisions extérieures.

Dans la taille vaginale on pratique sur la cloison une incision longitudinale entre le col de l'utérus et le col de la vessie ; on a même fendu quelquefois la paroi inférieure de l'urèthre dans le cas de pierre volumineuse, ce qui est une faute : il vaut mieux briser la pierre.

Quelle est la meilleure de ces deux tailles? La taille uréthrale est d'une extrême simplicité, elle n'intéresse pas le corps de la vessie, mais elle peut être suivie d'incontinence d'urine ; la taille vaginale, un peu plus compliquée, prévient l'incontinence, mais elle nécessite une opération ultérieure pour fermer la fistule vésico-vaginale qui en est la conséquence. Toutes les deux présentent donc des avantages et des inconvénients, ce qui explique la divergence des opinions à ce sujet. Malgaigne, dans sa thèse sur le parallèle des tailles, rejette absolument les tailles uréthrales, mais il faut en appeler de ce jugement trop sévère, surtout depuis que nous fragmentons les pierres volumineuses. D'autre part, M. Reliquet repousse complètement la taille vaginale, ce qui n'est pas plus juste. Il est très vraisemblable d'ailleurs que l'emploi du chloroforme diminue beaucoup les chances de l'incontinence d'urine, en permettant au sphincter de se distendre sans se déchirer.

A la suite de la taille vaginale je serais d'avis de faire la suture de la plaie immédiatement après l'opération et de traiter la femme comme pour une fistule vésico-vaginale.

Le sphincter de la vessie est parfois, ainsi que chez l'homme, atteint de contracture, ce qui provoque des envies incessantes d'uriner et des douleurs très intenses. J'ai vu une femme dont les mictions étaient si répétées qu'elle se tenait nuit et jour sur une chaise percée, en proie à de cruelles douleurs. C'est là une espèce particulière d'incontinence d'urine de cause active. Après avoir épuisé en vain tous les moyens médicaux, j'obtins, non pas la guérison complète, mais une amélioration très notable par la dilatation forcée du col. Si la dilatation échoue, on aura recours en dernier ressort à la cystotomie du col vésical par la voie vaginale.

Le sphincter peut, au contraire, être atteint de relâchement, ce qui est du reste assez fréquent chez les femmes. Il est un grand nombre d'entre elles qui laissent échapper involontairement quelques gouttes d'urine à la moindre contraction des muscles de la paroi abdominale, dans le rire, dans la toux. Si ce relâchement prenait un caractère pathologique, on le combattrait avantageusement avec une cautérisation du col.

CHAPITRE II

Urèthre.

L'*urèthre* de la femme répond aux portions prostatique et membraneuse de celui de l'homme. La portion spongieuse est représentée chez elle par les petites lèvres.

Sa longueur est de 2 centimètres et demi à 3 centimètres. Sa largeur est à peu près la même que chez l'homme ; il mesure 7 à 8 millimètres de diamètre, mais le canal diffère en ce qu'il est extrêmement dilatable chez la femme.

La direction de l'urèthre est très oblique de bas en haut et d'avant en arrière ; lorsque la femme est debout, elle est presque verticale, de telle sorte que, dans cette attitude, si les urines ne sont pas projetées par la contraction des parois vésicales ou abdominales, elles tombent à peu près verticalement. La femme étant couchée, l'urèthre devient sensiblement horizontal ; la sonde doit alors être poussée d'avant en arrière et très légèrement en bas.

L'urèthre décrit dans son trajet une courbure à concavité antérieure si légère, qu'elle permet l'introduction des instruments droits sans la moindre difficulté.

On lui considère deux faces : l'une antérieure, qui regarde légèrement en haut lorsque la femme est debout, l'autre postérieure. La face antérieure répond au vestibule ; elle est séparée du bord inférieur de la symphyse par une distance d'environ 20 à 25 millimètres, qui constitue la hauteur du vestibule. Elle répond au clitoris. La face postérieure est en rapport avec la paroi antérieure du vagin, au niveau de sa colonne antérieure. Il en résulte que le toucher vaginal permet d'apprécier exactement le degré de consistance et de sensibilité de l'urèthre. En ramenant le doigt d'arrière en avant, et en exerçant une légère pression, on fait sortir le liquide qu'il contient. C'est ordinairement le seul moyen de reconnaitre les uréthrites chroniques, lorsque cette exploration est faite un certain temps après la miction.

La cloison uréthro-vaginale est fort épaisse et ne mesure pas moins d'un centimètre. Elle s'amincit un peu en se rapprochant du méat. Il est très rare que cette cloison soit déchirée, car elle échappe à la pression de la tête du fœtus, cause à peu près constante des fistules vésico-vaginales. Cependant il existe des fistules uréthro-vaginales dont, je dois le dire, à peu près aucun auteur ne s'est occupé. La raison en est qu'elles sont rares, et ensuite qu'elles causent infiniment moins de gêne que les fistules vésico-vaginales. Comme elles siègent, en effet, en avant du col de la vessie, il n'y a pas écoulement incessant d'urine ; la miction se fait dans des conditions à peu près normales, si ce n'est que les femmes urinent dans leur vagin, à moins qu'une valvule, heureusement disposée, ne dirige les urines vers le méat. Une opération est-elle utile dans ces conditions ? La réponse à cette question est subordonnée aux inconvénients que la malade éprouve de sa fistule ; s'il ne passe que peu d'urine par le vagin, si la muqueuse de ce conduit n'est pas irritée par son contact, on n'opérera pas, et d'ailleurs la malade ne demandera même pas conseil. Mais, si la fistule est très large, située près du col, si tout ou partie des urines s'écoulent par cette voie et déterminent sur les muqueuses vaginale et vulvaire une irritation qui devient une cause de gêne incessante et un obstacle aux rapports sexuels, nul doute qu'il faille opérer. J'ai traité à Lariboisière, en 1876, une malade dans ces conditions : j'appliquai neuf points de suture, et la guérison fut complète à la première opération.

L'épaisseur de la cloison uréthro-vaginale favorise singulièrement l'avivement en surface des bords de la fistule. Il est facile de n'enlever qu'une rondelle de la muqueuse vaginale, sans toucher à celle de l'urèthre, et il est également facile de passer les fils sans qu'ils pénètrent dans l'intérieur du canal, deux conditions presque indispensables au succès.

L'ouverture antérieure de l'urèthre, ou *méat urinaire*, est située à la partie inférieure du vestibule, sur la ligne médiane, immédiatement au-dessus d'un petit tubercule qui termine la colonne antérieure du vagin. Pour sonder une femme sans la découvrir, il faut se placer à sa gauche, si l'on ne peut se placer directement devant elle ; introduire l'indicateur gauche dans le vagin, chercher la colonne antérieure, ramener le doigt d'arrière en avant jusqu'au tubercule ; porter la sonde sur la pulpe de l'indicateur, l'appliquer sur le tubercule, abaisser légèrement le pavillon de façon à élever le bec, en même temps que l'on pousse doucement. On réussit généralement par ce procédé, à moins que le méat urinaire ne présente une forme et une situation anormales, et c'est d'ailleurs ce qu'il n'est pas rare de rencontrer. Lorsque la sonde a pénétré dans le canal, si quelque obstacle survenait, on s'en rendrait aisément compte à l'aide du toucher vaginal, et le doigt pourrait d'ailleurs diriger en quelque sorte l'instrument.

Normalement, en écartant les petites lèvres, on aperçoit le méat urinaire sous la forme d'une très petite fente. Il est au contraire largement ouvert chez les femmes de mœurs dissolues. Il peut être situé si profondément qu'on a grand'-peine à l'apercevoir dans certains cas de grossesse ou de tumeur utérine qui attirent en haut la vessie. Il en serait de même, d'après M. A. Guérin, chez les femmes qui auraient eu des relations sexuelles précoces. Après un accouchements laborieux, lorsque la vulve est déchirée, le méat urinaire, rétracté et contus, se confond avec tous les autres tissus ramollis, et, si l'on n'a pas présentes à l'esprit les notions d'anatomie qui précèdent, on s'expose à ne point trouver le canal. J'ai vu, dans un cas semblable, un médecin disposé à faire une ponction de la vessie, après plusieurs tentatives infructueuses de cathétérisme.

Le méat urinaire est la partie la plus étroite du canal, et aussi la moins dilatable : il se déchire aisément lorsqu'on extrait des pierres d'un certain volume : aussi vaut-il mieux le débrider préalablement.

Structure. — L'urèthre se compose de deux tuniques : l'une externe, musculeuse ; l'autre interne, muqueuse.

La tunique musculeuse, très épaisse, ne mesure pas moins de 3 à 4 millimètres. Elle est formée de deux couches : l'une interne, longitudinale, à fibres lisses se continuant avec les fibres du corps de la vessie ; l'autre externe, circulaire, à fibres striées, prolongation de celles du sphincter. L'urèthre de la femme est donc très contractile : aussi est-il fréquemment atteint de spasmes extrêmement douloureux, lorsqu'il existe un corps étranger dans la vessie. Cet organe participe à cet état, et nous avons déjà vu que c'est l'une des difficultés de la lithotritie chez la femme, parce que la vessie se contracte violemment et expulse les liquides que l'on y injecte. C'est pour le même motif que la vessie, revenant sur elle-même, applique le calcul sur le col et cause de très violentes douleurs. Les débris de calcul surtout produisent ce résultat : aussi est-il préférable de débarrasser la femme dans une seule séance, si l'on se décide à pratiquer la lithotritie.

La muqueuse est d'un gris rosé, quelquefois violacé, au niveau du méat. Elle présente des plis longitudinaux qui s'effacent par la distension. On y observe, comme chez l'homme, une série de trous disposés linéairement et qui sont les orifices des conduits excréteurs de glandes en grappe.

L'uréthrite est beaucoup moins fréquente chez la femme que chez l'homme, ce dont il est aisé de comprendre la raison ; elle est aussi moins difficile à guérir, cependant elle passe quelquefois à l'état chronique et peut devenir, comme chez l'homme, rebelle au traitement. Il est probable que l'inflammation s'est localisée dans une ou plusieurs des glandes de la muqueuse que les agents médicamenteux ne sauraient atteindre. Pour constater l'existence de ces blennorrhées, il faut examiner le femme le plus longtemps possible après la miction : on fait alors sortir une goutte de pus en pressant sur l'urèthre par le vagin. A part cela, il n'existe aucun symptôme, et c'est ainsi qu'il faut expliquer le plus souvent certaines blennorrhagies, même très aiguës, contractées avec des femmes en apparence tout à fait saines.

Indépendamment des glandes parsemées sur le trajet de l'urèthre, il en existe un groupe important situé au pourtour du méat, surtout à sa partie inférieure.

Ces glandes, dont le conduit excréteur peut avoir jusqu'à 8 ou 10 millimètres de profondeur, sont parfois le dernier refuge de l'affection blennorrhagique. En pressant sur la cloison uréthro-vaginale, on fait sortir du pus que l'on peut croire provenir de l'urèthre. Plus encore que dans l'uréthrite les topiques et les médications internes sont impuissants à guérir cette variété de blennorrhée. Malgaigne conseille d'ouvrir les follicules altérés dans toute leur étendue, en fendant d'un coup de ciseaux la mince barrière qui les sépare de l'urèthre ; il dit avoir toujours réussi en procédant de cette façon.

L'urèthre de la femme est le siège fréquent d'une affection dont on s'est beaucoup occupé dans ces derniers temps et que l'on désigne sous le nom vague de polypes de l'urèthre : Dupuytren les appelait polypes vasculaires. L'expression de polype s'appliquant seulement aux tumeurs pédiculées convient mal à celles-ci, qui ont toujours une large base d'implantation.

Elles se présentent sous l'aspect de saillies rougeâtres, granuleuses, friables, très vasculaires, saignant souvent au moindre contact, occupant de préférence le méat et généralement implantées sur la demi-circonférence inférieure de cet orifice. Leur volume est variable; il peut atteindre celui d'une noix, ainsi que M. A. Forget en a rapporté un exemple. Elles se prolongent plus ou moins loin dans l'urèthre et peuvent atteindre le col. Jamais elles n'empiètent par leur insertion sur la vulve ni sur le vagin, mais elles peuvent former une sorte de bourgeon plus ou moins saillant. Parmi ces tumeurs, les unes sont absolument indolentes et ne causent aucun trouble fonctionnel. J'en ai souvent rencontré chez des femmes examinées pour une affection utérine, et qui n'en soupçonnaient pas l'existence : évidemment il n'y faut pas toucher dans ce cas. D'autres sont douloureuses, quelquefois même très douloureuses, sans qu'il soit bien facile d'en indiquer la raison. Les malades souffrent en marchant, en urinant. La tumeur provoque des contractures douloureuses du col vésical et des spasmes de l'urèthre. Certaines femmes sont atteintes de rétention complète d'urine, et le cathétérisme peut même présenter de réelles difficultés, ainsi que le démontre l'observation dont je donne un résumé en note (1).

(1) D. (Sophie), âgée de 44 ans, toujours bien portante jusqu'alors, s'aperçoit qu'elle urine péniblement, quoique sans aucune douleur. La miction devient de plus en plus difficile, et enfin tout à fait impossible. Elle se rend à Lariboisière pour se faire sonder, et l'interne de garde n'y peut réussir : un médecin de la ville fut plus heureux.

Elle entre le 21 janvier 1873 dans mon service. Je constate l'existence dans le méat urinaire d'une tumeur du volume d'une petite noisette implantée sur tout le pourtour de l'orifice, sauf la partie latérale droite. Sa surface est rosée, granuleuse, saignante au moindre contact.

Ablation de la tumeur le 29 janvier à l'aide du serre-nœud; la sonde passe librement dans le canal après l'opération; néanmoins, à 6 heures du soir, la miction ne peut se faire, et l'interne de garde est appelé pour faire le cathétérisme, qui est facile; l'amélioration survient peu à peu, et la malade sort complètement guérie le 4 février.

Elle rentre huit jours après, le 12 février. Tumeur implantée sur la paroi inférieure du méat et obstruant presque complètement l'orifice. Je tiens la malade en observation jusqu'au 4 mars. A cette date, je fais l'excision avec des ciseaux et j'applique un fer rouge sur le point d'implantation; le 16 mars, la malade sort complètement guérie.

Elle rentre le 12 avril, avec rétention complète d'urine; je n'aperçois aucune tumeur à l'extérieur, mais la sonde est très serrée et je constate des inégalités dans le canal. Avec une curette je fais ce que Récamier avait conseillé pour les granulations du col utérin, c'est-à-dire le curage de l'urèthre. Je pratique plusieurs séances les 16, 18, 23 avril, 2 et 12 mai. Je ramène chaque fois un peu de sang et des débris de polype; la malade sort complètement guérie le 17 mai.

Elle rentre le 28 mai, ne pouvant plus uriner seule depuis trois jours. Sur la paroi *inférieure*

Ce fait intéressant prouve encore la ténacité que mettent souvent ces papillomes à se reproduire, puisque chez cette malade ils sont revenus même après la cautérisation au fer rouge.

Comme tous les chirurgiens, je suis d'avis que ce dernier moyen doit être employé avec prudence, car il en pourrait résulter un rétrécissement, ainsi que Caudmont en a rapporté un exemple. L'excision avec les ciseaux, l'abrasion avec une curette et la cautérisation avec le nitrate d'argent, sont les moyens qu'il convient en général de mettre d'abord en usage.

Si après l'opération et l'extirpation des polypes la contracture douloureuse du col persistait, on dilaterait le sphincter en suivant le procédé que j'ai indiqué plus haut.

Les deux tuniques de l'urèthre sont séparées l'une de l'autre par une couche assez lâche de tissu conjonctif, de telle sorte que la muqueuse glisse facilement sur la musculeuse ; il en peut même résulter, surtout chez les petites filles, un prolapsus de la muqueuse par le méat urinaire, ainsi que l'a observé P. Guersant. Dans cette couche celluleuse existe un riche plexus veineux qui donne parfois à la surface interne de l'urèthre une couleur rougeâtre.

du méat existe une tumeur du *volume d'un haricot*. Le 8 juin, j'excise la tumeur avec les ciseaux et je touche le point d'implantation avec du perchlorure de fer pur. La malade sort complètement guérie le 12 juin.

Le 16 août, elle est reprise de rétention d'urine et revient à la consultation de l'hôpital. Ne voyant pas le polype, je fais une séance de curage qui procure une guérison complète de trois semaines.

En octobre, nouvelle rétention. La malade se fait sonder par son mari de temps en temps : elle remarque que la rétention complète survient immédiatement après les règles.

Elle rentre à l'hôpital le 9 décembre, ne peut uriner seule, et cependant la sonde pénètre bien dans l'urèthre ; je ne sens pas de tumeur. Le 17, je pratique la dilatation forcée du col de la vessie avec une pince à pansement introduite jusqu'à la bifurcation des branches, qui sont fixées de façon à permettre un écart de 3 centimètres.

Le 18, après l'opération, la malade a beaucoup souffert et a uriné du sang.

Le 19, les douleurs sont moins vives, le passage de l'urine est surtout douloureux.

Le 20, la malade ne souffre plus du tout. Elle urine d'une façon tout à fait normale et déclare ne s'être jamais trouvée aussi bien après les opérations qu'elle a déjà subies.

La guérison s'est maintenue depuis cette époque.

Pendant le cours de la maladie, je priai deux fois mon ami M. Ranvier de faire l'examen des tumeurs enlevées. Il a examiné la première tumeur enlevée le 29 janvier et celle enlevée le 8 juin.

Je vais transcrire textuellement les notes qu'il a bien voulu me remettre, d'autant plus volontiers que nous ne sommes pas encore complètement fixés sur la nature de ces productions.

Note du 29 janvier. — « La petite tumeur est mise dans l'alcool absolu et, après durcissement, divisée en branches minces faites suivant la direction de la tumeur. Elles sont placées dans du carmin neutre pendant une minute, lavées dans l'eau distillée et étudiées dans glycérine 100, acide formique 1. Ces préparations sont triangulaires, allongées, le sommet correspond à la partie libre de la tumeur et la base à son point d'implantation. A un faible grossissement de 30 diamètres on voit à la périphérie une couche épithéliale colorée en rose, épaisse et sinueuse, qui limite des papilles de formes variées. Le corps de ces papilles et le centre de la tumeur avec laquelle elles se confondent par leur base sont constitués par du tissu muqueux. Avec un grossissement de 400 diamètres, l'épithélium pavimenteux stratifié est disposé en couches lamelleuses à la surface et au sommet de la tumeur, tandis que vers la partie moyenne et le point d'implantation, au lieu d'être lamelleuses, elles sont vésiculeuses et remplies de matière muqueuse. Le tissu muqueux des papilles et le centre de la tumeur contiennent des cellules plates, des cellules lymphatiques et des vaisseaux coupés en travers et en long complètement organisés vers le sommet de la tumeur, et embryonnaires à la base. En résumé, cette tumeur est un *polype muqueux papillaire* dont le développement se fait surtout au point d'implantation. Il est probable que l'irritation qui produit ce développement actif existe aussi dans la muqueuse. »

Examen du 8 juin. — « Le polype est constitué par un stroma fibreux, riche en cellules embryonnaires et en vaisseaux sanguins. Il possède à sa surface des papilles de formes et d'étendue variables, dont quelques-unes sont volumineuses. Ces papilles sont recouvertes d'un épithélium pavimenteux. »

Cette observation a été faite par M. Ranvier sur la coupe transversale, après imbibition dans l'alcool et coloration au carmin.

CHAPITRE III

Vulve.

La *vulve* n'est pas seulement un orifice. On doit entendre sous ce nom l'ensemble des organes génitaux externes de la femme situés au-dessous de l'hymen ou des caroncules myrtiformes. C'est un espace limité en bas par les grandes lèvres et en haut par l'hymen.

La vulve affecte la forme d'une fente antéro-postérieure et présente des aspects variables suivant l'âge, les individus, les habitudes, et surtout suivant que la femme a eu ou n'a pas eu d'enfants.

Les parties qui entrent dans la constitution de la vulve sont : les grandes lèvres, les petites lèvres, le clitoris, l'hymen et la glande vulvo-vaginale. Le méat urinaire en fait aussi partie, mais il m'a semblé plus logique de l'étudier avec l'urèthre.

A. — GRANDES LÈVRES.

Les *grandes lèvres* forment deux saillies allongées séparées de la cuisse par un angle profond, le pli génito-crural, et adossées l'une à l'autre par leur face interne, de façon à fermer complètement l'entrée du vagin.

Très épaisses en avant, où elles s'écartent l'une de l'autre pour se continuer avec le mont de Vénus, elles s'amincissent par leur extrémité postérieure et s'unissent entre elles pour former la commissure postérieure de la vulve ou *fourchette*. Très accusée chez les vierges, la fourchette est souvent déchirée chez les femmes qui ont eu des enfants. En avant d'elle se trouve une dépression appelée *fosse naviculaire* qui la sépare de l'orifice vaginal. C'est le plus ordinairement à la fourchette que l'on observe les chancres de la femme.

La face externe des grandes lèvres revêt complètement l'aspect du scrotum et est recouverte de poils. La face interne, lisse, rosée, prend l'apparence d'une muqueuse et est privée de poils. Le bord libre est convexe et velu ; les plaques muqueuses s'y développent de préférence.

Nous avons vu, en étudiant le développement des organes génitaux de l'homme, que les grandes lèvres sont l'analogue du scrotum : elles représentent, en effet, cette dernière région avant la descente du testicule, et sont en conséquence constituées par les couches suivantes : la peau, une couche cellulo-graisseuse sous-cutanée ou fascia superficialis, et le dartos.

A. *Peau.* — La peau est remarquable par la quantité et le volume des glandes sébacées qu'on y observe. En dehors et en avant, ces glandes s'ouvrent dans les follicules pileux, tandis que sur la face interne de la lèvre elles s'ouvrent directement sur la muqueuse. On y trouve également un grand nombre de glandes sudoripares volumineuses. L'appareil glandulaire si riche des grandes lèvres est susceptible de s'enflammer, de s'hypertrophier, et donne naissance à des furoncles, à des kystes sébacés qu'il faut se garder de rattacher à la syphilis. La peau est parfois envahie par des plaques diphthéritiques; chez les petites filles, elle peut être frappée d'une gangrène analogue au *noma*. De ces ulcérations peuvent résulter plus tard une adhérence des deux grandes lèvres et une atrésie vulvaire qui nécessitent une opération.

De même que celle du scrotum, la peau des grandes lèvres peut être affectée d'*éléphantiasis* et prendre un développement énorme. Il faut en pratiquer l'excision avant que la tumeur ait atteint un volume très considérable.

C'est principalement sur la peau des grandes lèvres que l'on observe les végétations vénériennes qui prennent parfois chez les femmes enceintes un développement si luxuriant. Faut-il les enlever dans ces conditions? Non, si elles ne gênent pas trop la malade, car pendant le cours de la grossesse il ne faut pratiquer que les opérations urgentes. Mais il est des femmes (j'en ai opéré deux) que ces végétations font tellement souffrir qu'elles ne pourraient évidemment mener à terme leur grossesse. Il faut intervenir dans ce cas, puisque l'opération est en définitive moins grave que l'affection elle-même, et c'est, à mon avis, la règle qui doit guider le chirurgien quand il s'agit d'une femme enceinte. Les végétations de la face interne peuvent être enlevées par le grattage avec une spatule, comme on enlève les écailles d'un poisson, et il s'écoule beaucoup moins de sang, mais celles de la face externe sont si adhérentes à la peau qu'il faut se servir des ciseaux.

B. La *couche cellulo-graisseuse* sous-cutanée est assez lâche et plus épaisse vers la partie supérieure. Elle s'infiltre souvent dans le cas de furoncles, de plaques muqueuses, etc.

C. *Dartos.* — Les deux couches précédentes sont doublées par une enveloppe qui est l'analogue du dartos de l'homme. Cette enveloppe, d'après les recherches de Broca, a la forme d'une poche dont l'orifice, beaucoup plus étroit que le fond, répond à l'anneau inguinal inférieur. En avant le dartos est libre d'adhérence avec la face profonde de la peau, mais en dedans et en arrière il adhère intimement à la muqueuse et à l'aponévrose périnéale superficielle.

La cavité du sac dartoïque contient : une boule graisseuse constante, la terminaison du ligament rond de l'utérus, et quelquefois un prolongement péritonéal, le *canal de Nuck.* Il est probable que les thrombus, souvent considérables, que l'on observe dans cette région, sont dus à l'épanchement du sang dans le sac dartoïque. La boule graisseuse peut être le point de départ des lipomes.

Le canal de Nuck est un prolongement du péritoine qui accompagne le ligament rond, analogue au canal péritonéo-vaginal qui résulte de la descente du testicule dans le scrotum. Il est plus souvent oblitéré, mais il peut persister des débris susceptibles de se distendre, de se remplir de liquide, d'où la formation d'un kyste qui constitue l'*hydrocèle de la femme;* c'est du moins l'hypothèse la plus vraisemblable. On lui opposera le même traitement qu'à l'hydrocèle, c'est-à-dire la ponction et l'injection iodée.

En résumé, en procédant d'avant en arrière la grande lèvre est composée des couches suivantes : 1° la peau; 2° la couche cellulo-graisseuse sous-cutanée ou fascia superficialis; 3° la paroi antérieure du sac dartoïque; 4° la cavité du sac dartoïque, dans laquelle on trouve : une boule graisseuse, le ligament rond, quelquefois le canal de Nuck ; 5° la paroi postérieure du sac dartoïque; 6° l'aponévrose périnéale superficielle. La hernie inguinale de la femme, après avoir franchi l'anneau, descend dans la grande lèvre; le sac herniaire se trouve recouvert par les trois premières couches, plus le fascia transversalis, qui a été refoulé en même temps que le péritoine.

Les vaisseaux des grandes lèvres, surtout les *veines*, sont très nombreux : aussi observe-t-on parfois des hémorrhagies abondantes dans cette région. Les *artères* proviennent des honteuses externes, de la périnéale inférieure et de l'épigastrique. La plupart des veines suivent le trajet des artères ; un certain nombre vont se continuer avec celles du bulbe. Les *vaisseaux lymphatiques*, très nombreux, se rendent tous aux ganglions de l'aine.

Les *nerfs* proviennent de la branche génito-crurale du plexus lombaire et de la branche périnéale du nerf honteux interne.

B. — PETITES LÈVRES.

Les *petites lèvres* ou *nymphes* sont formées par un repli de la muqueuse de la vulve. Ce repli, comparé avec justesse par Boyer à une crête de coq, ne déborde pas en général les grandes lèvres. Il descend quelquefois plus bas et acquiert même dans certains pays un développement considérable.

Les deux petites lèvres se perdent par leur extrémité postérieure sur la face interne des grandes, vers le milieu de sa hauteur ; en avant, au contraire, elles s'unissent l'une à l'autre et se dédoublent sur la ligne médiane pour envelopper l'extrémité libre du clitoris dont elles forment le prépuce. Elles peuvent être accolées l'une à l'autre par leur bord libre et oblitérer la vulve, disposition qu'il ne faut pas confondre avec une imperforation de l'hymen. On opère en général aisément la séparation avec une sonde cannelée.

Dans l'épaisseur des petites lèvres on ne trouve qu'un peu de tissu conjonctif, quelques fibres élastiques et des vaisseaux.

Elles présentent un grand nombre de papilles qui donnent à ces organes une sensibilité spéciale, et aussi beaucoup de glandes sébacées qui sécrètent abondamment et peuvent occasionner une vulvite analogue à la balano-posthite de l'homme. Lorsqu'elles gênent par leur longueur, on en peut retrancher une partie.

C. — CLITORIS.

Le *clitoris* est un organe érectile, analogue en tous points aux corps caverneux de l'homme. Née de la branche ischio-pubienne, chaque racine se dirige en haut et en dedans, se réunit à celle du côté opposé pour former un corps unique rattaché à la symphyse par un ligament suspenseur. De là il se porte en avant et en bas, de façon à décrire une sorte de crosse à concavité dirigée en bas, et se termine par une extrémité arrondie appelée *gland* du clitoris. Cet organe est susceptible d'érection ; il se porte alors directement en avant, mais ni en haut ni en bas.

Le clitoris présente une longueur normale d'environ 3 centimètres. Il est parfois beaucoup plus long, ce qui a pu tromper au premier abord sur le sexe. Quelques chirurgiens anglais, et Baker-Brown entre autres, ont attribué une influence considérable à la longueur du clitoris sur le développement des habitudes de masturbation, et ont pratiqué un grand nombre de fois l'amputation de cet organe, mais la clitoridectomie ne fait pas disparaître l'action prédominante de l'imagination et du système nerveux.

La structure du clitoris, la disposition des vaisseaux qui s'y rendent, sont les mêmes que celles que j'ai signalées en étudiant les corps caverneux de l'homme.

D. — GLANDE VULVO-VAGINALE.

Sur les côtés de la vulve existe une glande en grappe analogue aux glandes de Méry, sur laquelle Huguier a de nouveau attiré l'attention et qu'il a appelée *glande vulvo-vaginale*. Le corps de cette glande est en rapport en effet avec la paroi latérale du vagin, tandis que son canal excréteur vient s'ouvrir à la vulve en avant de l'hymen.

Cette glande est difficile à découvrir sur le cadavre et m'a paru manquer souvent; je l'ai plusieurs fois cherchée en vain. Il est vraisemblable qu'elle affecte alors la disposition signalée par M. de Sinéty (*Gaz. méd. de Paris*, 1880), c'est-à-dire qu'elle est diffuse, composée d'un grand nombre de grains glandulaires disséminés sans ordre régulier et souvent séparés les uns des autres par du tissu conjonctif et des faisceaux de muscles striés.

La glande vulvo-vaginale repose en dedans sur le bulbe du vagin et est recouverte en dehors par le constricteur du vagin. Son canal excréteur, long de 15 à 18 millimètres, s'ouvre immédiatement en avant de l'hymen et à mi-hauteur environ de l'orifice vulvaire.

Les abcès de la grande lèvre siègent le plus souvent, d'après M. Huguier, dans le conduit excréteur de la glande. On doit les ouvrir largement du côté de la muqueuse. La glande et son conduit sont également le point de départ de kystes qui occupent l'épaisseur de la grande lèvre et que l'on saisit facilement entre le pouce et l'index. Lorsqu'ils gênent, on doit les ouvrir largement et faire suppurer la cavité. Si la guérison n'était pas obtenue, il faudrait en venir à l'extirpation.

Huguier remarqua que ces affections de la grande lèvre sont plus fréquentes à gauche qu'à droite, ce qu'il attribua à la pression de l'S iliaque sur la veine iliaque gauche. La raison, pour Malgaigne, c'est que dans le coït les droitiers appuient plus à droite et par conséquent sur le côté gauche de la vulve.

E. — MEMBRANE HYMEN.

L'*hymen* est pour la plupart des auteurs un repli de la muqueuse vulvaire qui ferme plus ou moins complètement l'entrée du vagin. Toutefois, d'après des recherches de M. Budin, cette membrane serait formée par « l'extrémité antérieure du vagin faisant saillie sur la muqueuse vulvaire entre les petites lèvres ». L'hymen a le plus souvent la forme d'un croissant à concavité dirigée en haut, de façon à obturer la partie inférieure de la vulve. Lorsqu'il a été déchiré, les lambeaux se rétractent et constituent les *caroncules myrtiformes*.

Cette membrane présente une résistance très variable; elle peut se laisser déprimer sans se rompre ; il peut être nécessaire d'en faire l'incision.

Ce qu'il importe surtout de savoir, c'est que l'hymen peut être imperforé. Il résulte quelquefois des accidents très graves de cette disposition. Le sang des règles s'accumule dans le vagin, dans la cavité utérine, qui se distendent peu à peu, et à la fin surviennent de violentes douleurs qui engagent les parents à demander un examen. Dans un cas de ce genre, un confrère appelé trouva une fille de 18 ans en proie à des coliques intenses survenues brusquement : le ventre avait le volume de celui d'une femme enceinte de cinq à six mois, et à la vulve se présentait une tumeur violacée du volume d'une orange, faisant saillie entre les grandes lèvres. La malade ne pouvait uriner et éprouvait de très grandes difficultés à aller à la selle. Notre confrère pensa de prime abord à un accouchement prématuré et le déclara, ce qui ne surprit pas médiocrement la patiente. Mais l'erreur ne fut pas de longue durée. La malade me fut envoyée tout de suite à Lariboisière. Une incision cruciale de l'hymen donna issue à 1 litre et demi de sang noirâtre, liquide comme le sang des hématocèles. La membrane était fort épaisse, comme charnue. Je suis d'avis de ne faire aucun lavage dans les premiers jours, de façon à éviter le contact de l'air avec cette vaste cavité, contact qui n'a peut-être pas été étranger à la mort survenue dans des cas analogues. Il est possible que le sang, distendant les trompes à la longue, tombe dans la cavité abdominale et produise une péritonite suraiguë.

La muqueuse de la vulve jouit d'une vive sensibilité ; elle est parfois le siège d'une hyperesthésie telle que le plus léger contact occasionne d'atroces douleurs, ce qui rend le coït impossible.

L'hyperesthésie est le plus souvent liée à une contraction spasmodique et involontaire du muscle constricteur du vagin : d'où le nom de *vaginisme* donné à cet état.

La guérison du vaginisme présente une difficulté désespérante. J'ai vu complètement échouer l'incision de l'hymen et la dilatation forcée sous le chloroforme (1)... Sims conseille l'opération suivante : la malade étant endormie, il commence par exciser complètement l'hymen, puis il introduit dans le vagin l'index et le médius de la main gauche et les écarte le plus possible l'un de l'autre de façon à distendre la fourchette ; il pratique ensuite de chaque côté de la ligne médiane une incision profonde qui comprend le sphincter vaginal et la dirige vers le raphé périnéal. Ces deux incisions réunies donnent à la plaie la forme d'un V. Il fait ensuite porter dans le vagin, plusieurs heures par jour, un dilatateur, jusqu'à guérison.

L'auteur dit avoir opéré 39 malades atteintes de vaginisme, et toujours avec un succès complet.

Dans plusieurs circonstances j'ai pu moi-même obtenir par la méthode de Sims la guérison de vaginismes rebelles à tout autre traitement, même sans me servir de dilatateur.

M. Simpson a conseillé dans les cas de vaginisme la section des nerfs honteux internes.

(1) M. Sims raconte dans sa *Chirurgie utérine*, p. 104, un fait de vaginisme étonnant à plus d'un point de vue. Une femme de 21 ans était atteinte de vaginisme ; après de nombreux essais infructueux, un médecin fut appelé, éthérisa la malade, et pendant ce temps le mari accomplit l'acte sexuel. Un nouveau rapprochement essayé la nuit suivante fut impossible. Rappel du médecin, éthérisations, qui se répétèrent pendant un an, deux ou trois fois par semaine ; à ce moment, la conception eut lieu, et pendant tout le temps de la grossesse le coït fut possible. Après l'accouchement, le vaginisme reparut ; nouvelles éthérisations pendant une année et deuxième grossesse qui se termina par une fausse couche de trois mois. Éthérisations pendant une année encore ; de guerre lasse, les époux finirent par renoncer à tout rapprochement sexuel pendant cinq ans. M. Sims alors consulté pratiqua une double incision sur les côtés de la fourchette jusqu'au raphé du périnée et guérit la malade.

CHAPITRE IV

Vagin.

Le *vagin* est un conduit musculo-membraneux étendu de la vulve à l'utérus, sur lequel il s'attache solidement.

La *direction* du vagin est, comme celle de l'urèthre, oblique d'avant en arrière et de bas en haut ; elle se rapproche beaucoup de la verticale lorsque la femme est debout ; dans cette attitude l'utérus tend à descendre et le vagin se raccourcit : aussi, lorsque le col est difficile à atteindre, y a-t-il avantage à toucher la malade debout.

Lorsque la femme est couchée, la direction du vagin est à peu près horizontale, mais, si l'on applique des coussins sous les fesses de façon à relever très fortement le bassin, on parvient à redonner au vagin une direction presque verticale en sens inverse, la vulve en haut et l'utérus en bas, de telle sorte que la paroi antérieure ou vésico-vaginale se présente de face et devient très accessible à l'action chirurgicale. C'est à mon avis cette dernière attitude qu'il faut donner aux femmes pour opérer les fistules vésico-vaginales, de préférence à l'attitude sur les coudes et les genoux, conseillée par M. Bozeman, et même à l'attitude sur le côté gauche, préconisée par M. Sims. La position sur les genoux permet évidemment de très bien voir la fistule et s'oppose au prolapsus de la muqueuse vésicale dans le vagin, mais, lorsque l'opération est longue, la malade éprouve une fatigue extrême et l'emploi du chloroforme est impossible.

Le vagin n'est pas absolument rectiligne : il décrit une légère courbure à concavité antérieure, de telle sorte que sa paroi antérieure est un peu plus courte que la postérieure. Il en résulte que le spéculum ne doit pas être poussé directement d'avant en arrière, si l'on veut ne pas froisser les parois du vagin. Il faut le présenter à la vulve comme si on voulait le diriger d'abord vers le coccyx ; une fois introduit, on abaissera ensuite légèrement le manche, de facon à relever l'extrémité, qui se trouve ainsi dirigée vers l'angle sacro-vertébral. La situation de l'orifice vulvaire est d'ailleurs loin d'être la même chez toutes les femmes : tantôt la vulve rapprochée du pubis est portée très en avant, et il est utile de déprimer la fourchette et le périnée avec le spéculum pour atteindre le col ; la courbure du canal utéro-vaginal est alors plus prononcée qu'à l'état normal, et le centre de la vulve ne répond plus, comme d'usage, à l'axe du détroit inférieur du bassin. Les femmes ainsi conformées ont le périnée plus large et sont plus exposées que les autres aux déchirures pendant l'accouchement ; c'est chez elles que l'on observe les ruptures centrales. D'autres femmes ont la vulve située très en arrière, de sorte que le vagin est rectiligne et le périnée très court.

La *longueur* du vagin est en moyenne de 7 à 8 centimètres. Il peut en atteindre 10 et 11, puisqu'il est des femmes dont on touche difficilement le col avec l'indicateur. La paroi postérieure mesure un centimètre environ de plus que l'antérieure.

La *largeur* présente de grandes variétés individuelles, en rapport surtout avec les habitudes et les grossesses antérieures. La partie la plus étroite est l'orifice inférieur dans le point qui correspond au bulbe et au muscle constricteur. Il existe en ce point, grâce sans doute à la tonicité du muscle, un véritable anneau qui avec l'hymen apporte obstacle à l'introduction du pénis; lorsque l'hymen fait défaut ou qu'il est très dépressible, on sent nettement avec le doigt cet anneau, dont l'existence est un signe de virginité.

Le vagin est susceptible d'une grande dilatation, surtout dans l'état puerpéral, et l'on est surpris de la quantité de charpie que peut contenir cet organe lorsqu'il est nécessaire de faire le tamponnement, sa distension n'ayant alors d'autres limites que les parois de l'excavation.

A l'état normal, les parois antérieure et postérieure sont contiguës, en sorte que le vagin peut être considéré comme un canal aplati d'avant en arrière.

Les rapports du vagin présentent la plus grandeim portance. J'étudierai tour à tour à ce point de vue : les parois antérieure, postérieure et latérale, et les deux extrémités, inférieure et supérieure.

A. — PAROI ANTÉRIEURE.

La *paroi antérieure* du vagin est en rapport successivement de haut en bas : avec l'utérus, la vessie et l'urèthre. Elle s'unit intimement avec la vessie pour former la cloison vésico-vaginale. Cette cloison présente une épaisseur d'environ 7 à 8 millimètres. Il n'est pas rare néanmoins de la voir déprimée, repoussée par la vessie, et former à la vulve une tumeur proéminente qui constitue la *cystocèle vaginale*.

Sims ayant remarqué que la cystocèle vaginale, c'est-à-dire la procidence de la paroi antérieure du vagin, précède toujours la chute de l'utérus dans les cas de procidence complète de cet organe ; ayant constaté de plus que l'application du doigt dans le cul-de-sac antérieur du vagin maintient l'utérus en place, Sims, dis-je, eut l'idée de rétrécir le vagin en retranchant une portion de la cloison vésico-vaginale. Il s'était d'abord proposé d'enlever un large morceau de la cloison, de manière à produire une vaste communication entre la vessie et le vagin. Pour cela il fit un pli antéro-postérieur avec une pince analogue à la pince de Ricord pour le phimosis et retrancha ce pli à sa base. Grande fut sa surprise en constatant que la vessie n'était pas ouverte et que la paroi vaginale seule était intéressée.

L'opération de Sims consiste donc à retrancher de la paroi antérieure du vagin une portion en forme de V dont la base répond au col de l'utérus et à suturer les deux bords de cette large plaie.

M. Le Fort a eu l'idée ingénieuse de suturer l'une à l'autre sur la ligne médiane, et dans une certaine partie de leur étendue, les faces antérieure et postérieure du vagin, de façon à constituer une cloison verticale qui s'oppose à la descente de la matrice.

Bien que l'on puisse à la rigueur, à l'aide de la dissection, dédoubler la cloison vésico-vaginale, cependant l'adhérence du vagin à la vessie est tellement intime, que l'un ne peut se déplacer sans entraîner l'autre : c'est ainsi que, dans les chutes de l'utérus dont je viens de parler, le vagin, étant en quelque sorte retourné en doigt de gant, entraîne au dehors la vessie et l'urèthre, de manière que ce dernier canal se trouve dirigé obliquement en sens inverse de

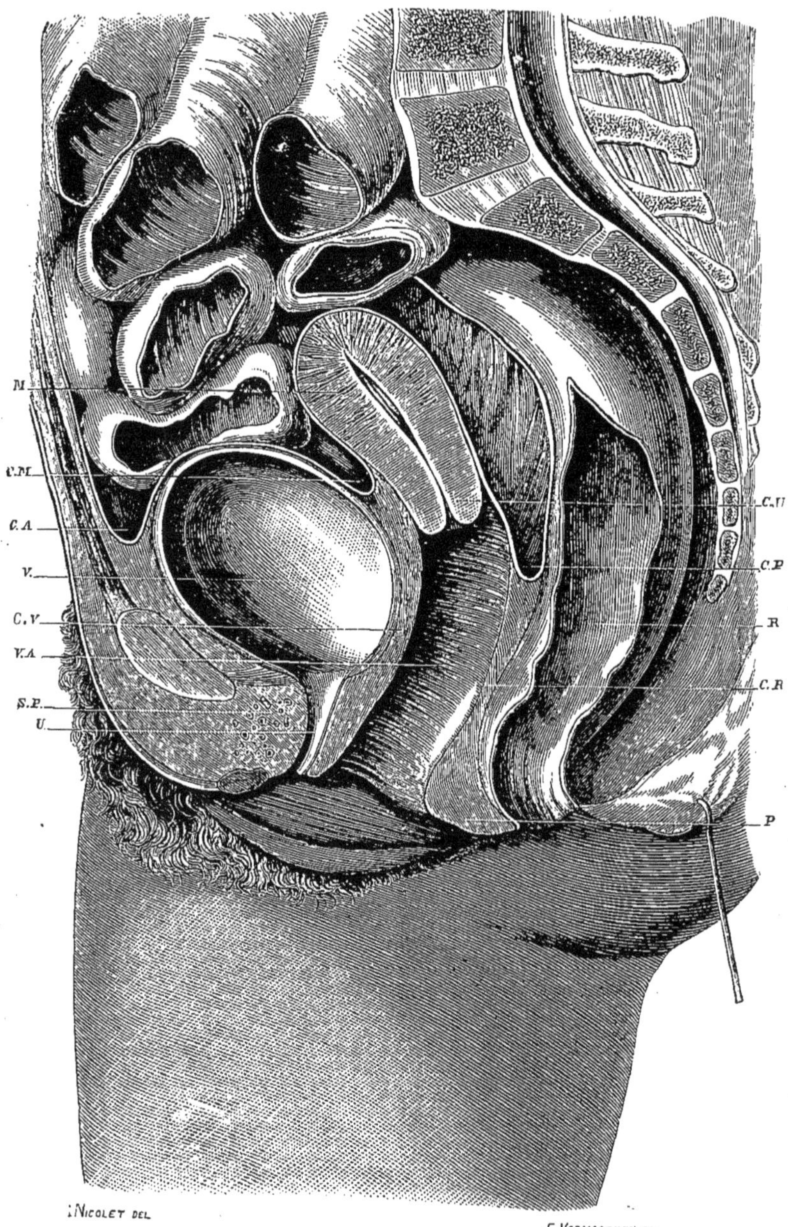

Fig. 232. — *Coupe médiane verticale antéro-postérieure des organes génito-urinaires de la femme.* — Adulte, 1/2 nature.

CA, cul-de-sac péritonéal antérieur ou pubio-vésical.
CM, cul-de-sac péritonéal moyen ou vésico-utérin.
CP, cul-de-sac péritonéal postérieur ou recto-utérin.
CR, cloison recto-vaginale.
CU, col de l'utérus.
CV, cloison vésico-vaginale.
M, matrice.
P, périnée.
R, rectum.
SP, espace sous-pubien.
U, urèthre.
V, vessie.
VA, vagin.

sa direction habituelle, c'est-à-dire d'arrière en avant et de haut en bas : la sonde doit donc être portée dans ce sens pour pénétrer dans la vessie.

La pression exercée par la tête du fœtus porte sur les deux parois du vagin, mais la paroi postérieure s'y soustrait en partie, grâce à la dépressibilité du périnée et à la mobilité du coccyx. La paroi antérieure au contraire est appliquée directement contre le pubis. Pour peu que la tête reste longtemps engagée dans l'excavation, la cloison vésico-vaginale, comprimée entre deux plans osseux, est frappée de sphacèle, et il se produit une fistule vésico-vaginale. Bien que la paroi antérieure de la vessie soit comprimée en même temps que la paroi postérieure, il est remarquable qu'elle ne soit jamais atteinte de gangrène.

Tantôt il n'existe qu'un pertuis dans l'épaisseur de la cloison, d'autres fois celle-ci est complètement détruite depuis le col utérin jusqu'à l'urèthre. La fistule peut porter sur les divers points de la hauteur de la cloison (Voy. fig. 232). Elle est *vésico-utérine*, *vésico-vaginale* ou *uréthro-vaginale*. Lorsque l'uretère s'ouvre sur les bords de la fistule, on dit celle-ci *uréthro-vaginale*. Tantôt elle n'occupe qu'une partie de la largeur de la cloison ; d'autres fois toute la largeur est intéressée ; les angles peuvent adhérer aux parois du bassin, disposition qui rend la guérison beaucoup plus douteuse.

Ce qui a fait considérer jusqu'à notre époque la cure des larges fistules vésico-vaginales comme au-dessus des ressources de l'art, c'est l'extrême difficulté de rapprocher les deux lèvres de la fistule, ou plutôt de les maintenir rapprochées sans tiraillements. En effet, le tissu cellulaire interposé entre les deux parois vésicale et vaginale est très dense et ne permet pas le décollement de la paroi vaginale. Il n'en est pas de même de celui qui sépare la vessie de la face antérieure de l'utérus (au-dessous de CM, fig. 232) : ce tissu est lâche, permet le glissement de la vessie sur l'utérus. Cette disposition anatomique fut mise à profit par Jobert (de Lamballe). Il détacha l'insertion du vagin au col de l'utérus et mobilisa la vessie ; la lèvre postérieure de la fistule put dès lors être affrontée sans tiraillemenis. Grâce à cela, notre compatriote put le premier guérir complètement des fistules vésico-vaginales avec perte de substance. Cette opération s'exécute d'autant mieux que le péritoine se réfléchit à 2 centimètres environ au-dessus du cul-de-sac antérieur du vagin.

Depuis Jobert, la méthode a été profondément modifiée par les chirurgiens américains, par Marion Sims en particulier. Les modifications ont porté sur tous les points de l'opération, mais un certain nombre sont insignifiantes. Il en est deux capitales : le mode d'avivement et le passage des fils : l'avivement doit être fait en surface et non sur les bords de la fistule ; il ne doit comprendre que la paroi vaginale et respecter la vessie, ce que permet de faire aisément l'épaisseur de la cloison. Les fils ne doivent jamais pénétrer dans la vessie. En effet, un fil, même métallique, détermine toujours une légère ulcération à son pourtour, et, du moment où il est dans la vessie, l'urine s'engage autour de lui et l'échec est probable. Grâce aux travaux de Jobert et à ceux de l'École américaine, on peut dire qu'à part de très rares exceptions il n'existe plus de fistules vésico-vaginales incurables.

Le tissu cellulaire sous-péritonéal situé entre la vessie et le col utérin est susceptible de s'enflammer et de former une tumeur très limitée, accessible seulement par le cul-de-sac antérieur du vagin. Il est assez difficile de s'en rendre exactement compte par le toucher ordinaire, parce qu'il faut pour cela porter la main en pronation : c'est dans ce cas que Nélaton touchait avec le pouce, dont la pulpe arrivait directement sur la face antérieure du col.

B. — PAROI POSTÉRIEURE.

La *paroi postérieure* du vagin est dans une grande partie de son étendue accolée au rectum et forme la *cloison recto-vaginale*. Vers leur terminaison, les deux conduits se séparent, le vagin se portant légèrement en avant et le rectum assez brusquement en arrière. Ils interceptent ainsi un espace triangulaire ayant la forme d'un coin dont la base répond à la peau : c'est le périnée.

Une différence capitale entre les cloisons vésico et recto-vaginales, c'est que cette dernière est dans une partie de son étendue tapissée par le péritoine. Après avoir recouvert toute la face postérieure de l'utérus, la séreuse descend sur le vagin et se réfléchit ensuite sur la face antérieure du rectum, de façon à constituer le cul-de-sac péritonéal postérieur (CP, fig. 232).

A quel niveau descend le péritoine sur la face postérieure du vagin? La profondeur du cul-de-sac, à partir de l'insertion du vagin sur le col, est d'environ 3 centimètres, de telle sorte que le péritoine recouvre un peu plus de quart supérieur de la face postérieure du vagin.

Des conséquences importantes résultent de cette disposition. Lorsqu'un liquide s'épanche dans le bassin, il tombe en général dans ce cul-de-sac, et, s'il vient à s'enkyster, ce qui a toujours lieu, par exemple, dans l'hématocèle rétro-utérine, il forme une tumeur qui repousse l'utérus en avant, le rectum en arrière, et proémine dans le vagin. On sent aisément la fluctuation en explorant par le vagin, et, s'il s'agit d'un abcès, on doit donner issue au pus : mais dans le cas d'hématocèle il faut se comporter comme avec tous les épanchements sanguins, c'est-à-dire s'abstenir de l'ouvrir. Néanmoins, dans ce cas particulier, les accidents sont parfois tellement graves que la ponction est indispensable. J'ai été plusieurs fois contraint de la pratiquer. On introduira ensuite dans le foyer une grosse sonde qui servira à faire des lavages antiseptiques.

Des tumeurs développées dans la cavité abdominale, des fibromes utérins, peuvent remplir le cul-de-sac péritonéal et faire saillie dans le vagin. Le corps de l'utérus lui-même en forte rétroflexion s'y engage et peut à un examen superficiel en imposer pour un fibrome ou pour une tumeur développée dans le rectum. Lorsqu'un kyste de l'ovaire est enclavé dans le petit bassin, il remplit le cul-de-sac péritonéal postérieur et proémine parfois dans le vagin. Dans un cas que j'ai observé, la vessie était aplatie et repoussée au-dessus du pubis; il fallait porter la sonde obliquement en haut et en avant pour pénétrer dans la cavité. Je ponctionnai le kyste par le vagin et obtins la guérison après avoir longtemps fait des lavages à l'aide d'une grosse sonde.

La présence du péritoine entrave singulièrement l'action chirurgicale dans un certain nombre de cas, dans l'épithélioma du col de l'utérus, par exemple. Lorsque la paroi postérieure du vagin est envahie, toute extirpation devient non seulement inutile, mais dangereuse, car on peut, et cela sans aucune chance de succès, faire éclore une péritonite rapidement mortelle chez une femme qui présentait encore les apparences d'une bonne santé. Les cautérisations au fer rouge, lorsqu'elles sont nécessaires, ce qui est rare (car, impuissantes à détruire les néoplasmes, elles n'ont d'autre but que d'arrêter les hémorrhagies, et le tamponnement simple suffit le plus souvent), ne doivent jamais porter sur la paroi postérieure du vagin. La présence du cul-de-sac péritonéal doit encore être présente à l'esprit du chirurgien dans l'extirpation des tumeurs de la cloison du rectum.

J'ai dit plus haut que la cloison recto-vaginale échappait en général à la pression exercée par la tête de l'enfant et se gangrenait très rarement de ce fait. Il n'est cependant pas très rare d'observer des fistules recto-vaginales, mais elles se produisent par un mécanisme différent. Elles sont presque toujours la conséquence d'une déchirure complète du périnée et d'une partie de la cloison pendant l'accouchement. Soit que l'accoucheur ait immédiatement appliqué des serres-fines, ou qu'il ait abandonné les choses à la nature, soit que le chirurgien ait pratiqué un peu plus tard une périnéorrhaphie, il se reproduit souvent une sorte de pont plus ou moins large qui sépare l'anus de la vulve, mais il reste une fistule au-dessus. Lorsque la fistule est très petite, il n'en résulte que peu d'inconvénients, et bon nombre de femmes sont atteintes de cette infirmité sans que les personnes les plus à même de le savoir en aient connaissance. L'une des principales raisons de la persistance de ces fistules est l'extrême difficulté d'en obtenir la cure *radicale*. De plus, les malades, après avoir subi une ou deux opérations, se déclarent satisfaites et se disent guéries.

A quoi attribuer la difficulté de la guérison? On ne peut accuser le passage ni des liquides, ni des matières fécales, puisqu'on peut constiper absolument l'opérée pendant le temps nécessaire. Il est probable que la cause en doit être attribuée aux gaz. J'ai fait construire, pour pratiquer cette opération, une pince spéciale analogue à celle que Desmarres a imaginée pour opérer le chalazion : la fistule est attirée presque à l'extérieur, il n'y a pas d'écoulement de sang, et la manœuvre est beaucoup plus facile. Il m'a semblé que, pour éviter le contact des gaz avec la suture, on pourrait, après l'opération, comprendre la fistule entre les deux branches d'une pince analogue à la précédente, mais dont les deux branches seraient pleines. Une fois j'ai mis ce projet à exécution et n'ai eu qu'à m'en louer. Dans le même but, j'ai songé à introduire et à maintenir dans le rectum une sonde creuse, pour faciliter l'évacuation des gaz, mais il survient en général du ténesme qui oblige à la retirer.

Courty, qui a, dit-il, opéré plusieurs fistules recto-vaginales avec un succès complet, conseille de réunir de droite à gauche, au lieu de réunir d'avant en arrière; de conserver, s'il est possible, des lambeaux autoplastiques; de faire une suture profonde à bouton, et une suture superficielle avec des fils métalliques.

Les anses de l'intestin grêle occupent ordinairement le cul-de-sac péritonéal; elles pressent parfois sur la paroi postérieure du vagin, repoussent celle-ci en avant et en bas et produisent une *entérocèle vaginale*. Le rectum peut exercer une pression analogue et produire la *rectocèle vaginale*. On réduirait ces tumeurs et on les maintiendrait réduites avec un pessaire.

Le tissu conjonctif qui réunit l'une à l'autre les parois rectale et vaginale est loin d'être aussi serré que celui de la cloison opposée. Il permet des glissements faciles d'une paroi sur l'autre : aussi, dans la chute de l'utérus, lorsque le vagin est tout entier au dehors, le rectum ne subit-il en général que peu ou pas de déplacement; de même la chute du rectum n'entraîne pas le prolapsus du vagin.

Les *faces latérales* du vagin sont plutôt des bords, puisque le canal est aplati d'avant en arrière. Elles sont en rapport, de haut en bas : avec le tissu cellulaire sous-péritonéal, compris entre les deux feuillets du péritoine qui constituent le ligament large; avec l'aponévrose périnéale supérieure et avec les muscles releveurs de l'anus, qui prennent insertion à leur surface. C'est au niveau des bords que siègent les vaisseaux les plus importants.

C. — EXTRÉMITÉ INFÉRIEURE.

L'extrémité inférieure ou antérieure du vagin succède à la vulve et commence au niveau de l'hymen ou de ses débris, les caroncules myrtiformes. Cette extrémité est remarquable par l'existence d'un organe spongieux, le bulbe du vagin, et celle d'un muscle constricteur analogue au bulbo-caverneux, le constricteur du vagin.

Le *bulbe du vagin* est l'analogue du bulbe de l'urèthre de l'homme. Au lieu d'être unique et situé sur la ligne médiane comme chez ce dernier, il est composé de deux renflements siégeant au-dessus des grandes lèvres, immédiatement en dehors des petites lèvres. Chaque renflement est piriforme. Les grosses extrémités regardent en arrière et sont écartées l'une de l'autre par toute la largeur de la fourchette. En avant ils se terminent en pointe, convergent l'un vers l'autre et se réunissent au-dessous du clitoris. Ils forment ainsi un coussinet destiné à enserrer le pénis à l'entrée du vagin. Le bulbe est recouvert à sa face externe par le muscle constricteur.

La structure du bulbe du vagin est la même que celle des corps caverneux et spongieux de l'homme. Les veines bulbaires, très abondantes, communiquent avec celles du clitoris. Quelques-unes se rendent directement au plexus vésical.

Dans les cas de chute de la matrice, l'une des opérations proposées pour y remédier consiste à diminuer la hauteur de la vulve, à refaire une sorte de fosse naviculaire en détachant la muqueuse vulvaire dans la demi-circonférence postérieure de la vulve, et en la relevant comme un tablier. On rapproche ensuite l'une de l'autre les parois avivées et l'on réunit par des points de suture profonds et superficiels. Je pense toutefois qu'il est préférable de retrancher toute la portion de muqueuse relevée, car elle peut se sphacéler et occasionner des hémorrhagies secondaires. Cette *vulvorrhaphie* partielle m'a plusieurs fois donné des résultats satisfaisants, ainsi qu'on peut s'en assurer en lisant la thèse inaugurale de M. A. Dard. Elle est très simple; cependant il faut prendre garde, en disséquant la muqueuse sur les côtés du vagin, d'entamer le bulbe, ce qui m'arriva une fois et donna lieu à une hémorrhagie veineuse abondante et gênante.

Le *muscle constricteur du vagin* est double comme le bulbe. Il se continue en arrière avec le sphincter externe de l'anus et s'entre-croise avec lui en formant un 8 de chiffre, de telle sorte que les contractions de ces deux muscles sont solidaires. En avant, ils se réunissent sur la ligne médiane et se fixent à une aponévrose située entre le clitoris et l'urèthre.

La contraction de ces muscles s'exerce d'une façon plus ou moins énergique suivant les sujets; leur tonicité disparaît souvent par suite de la distension extrême qu'ils subissent dans l'accouchement, d'où l'aspect béant qu'offre la vulve chez certaines femmes.

Le constricteur du vagin peut, comme celui de l'anus, être atteint de contracture douloureuse, qui se confond, en général, avec l'hyperesthésie de la vulve dont j'ai parlé précédemment.

L'appareil érectile de la femme est donc en tout semblable à celui de l'homme. Les mêmes muscles sont adjoints à cet appareil, et le mécanisme en est identique.

D. — EXTRÉMITÉ SUPÉRIEURE.

Le vagin s'attache solidement en haut à tout le pourtour du col de l'utérus, dont une partie fait saillie dans sa cavité. Il en résulte la formation d'une sorte de rigole circulaire très accusée chez les nullipares, et plus ou moins effacée chez les femmes qui ont accouché. L'exploration de cette gouttière ou cul-de-sac présente, en clinique, la plus haute importance. Pour la facilité du langage, on l'a subdivisée en culs-de-sac antérieur, postérieur, latéral droit et latéral gauche. Le cul-de-sac postérieur est plus profond que l'antérieur; il est situé plus haut et plus difficile à atteindre avec le doigt. Pour y parvenir, il convient, dans certains cas, d'abaisser fortement le coude, et même de faire presser dessus par un aide. En se plaçant à droite de la malade, on pourra explorer les culs-de-sac antérieur, postérieur et latéral droit, mais on ne peut ainsi explorer convenablement le cul-de-sac latéral gauche : il faut pour cela se placer à gauche de la malade et toucher avec la main gauche. J'ai plusieurs fois vu méconnaître des lésions pour n'avoir pas suivi ce précepte.

Les culs-de-sac doivent être souples normalement; on reconnaît par le toucher s'ils sont effacés, occupés par une tumeur dure, molle, etc. Dans certaines collections anté-utérines, appréciables par le palper hypogastrique, c'est au niveau du cul-de-sac antérieur qu'il convient d'enfoncer le trocart pour le faire ressortir par la paroi abdominale, afin de placer un tube à drainage. Le trocart doit présenter une courbure qui rappelle celle de l'excavation. On aura préalablement vidé la vessie et le rectum et l'on se sera assuré qu'il n'y a pas d'anses d'intestin grêle en avant. L'abcès étant d'ailleurs presque toujours sous-péritonéal, l'intestin a été repoussé en haut.

E. — STRUCTURE DU VAGIN.

Le vagin est composé de trois tuniques qui sont, en procédant de dedans en dehors : l'une muqueuse, l'autre musculeuse, la troisième cellulo-fibreuse.

Muqueuse du vagin. — La muqueuse du vagin se continue directement avec celle de la vulve en bas et de l'utérus en haut, mais elle en diffère profondément à tous égards. Elle présente une épaisseur de 1 à 1 millimètre et demi. Sa coloration est rosée. Elle devient blanche chez les femmes anémiques et aussi chez les femmes affectées de cancer de l'utérus. Elle présente, chez ces dernières, une teinte spéciale qui ne trompe généralement pas l'œil exercé. Elle est d'un rouge vif dans la vaginite, en même temps que boursouflée et saignante au moindre contact, quelquefois granuleuse.

La muqueuse du vagin est surtout remarquable par les nombreux plis qu'elle forme. Ces plis affectent une direction transversale, et sont beaucoup plus développés dans la moitié inférieure que dans la moitié supérieure de l'organe. Ils atteignent leur plus grande dimension sur la ligne médiane, où ils forment deux colonnes, l'une antérieure, plus développée; l'autre postérieure. Les colonnes se terminent en bas par un tubercule, et nous avons vu que le tubercule antérieur constitue le point de repère essentiel pour pratiquer le cathétérisme à découvert.

La surface interne du vagin est plus ou moins ridée, suivant les sujets. Il en est chez lesquels la muqueuse donne au toucher la sensation d'une râpe. Les plis sont plus prononcés chez les vierges, et ils diminuent notablement chez les femmes qui ont eu des enfants.

La muqueuse présente une très grande quantité de papilles recouvertes par un épithélium pavimenteux stratifié très épais.

Elle est très intimement unie par sa face profonde avec la couche musculaire sous-jacente.

Contient-elle dans son épaisseur des follicules muqueux? En ne s'en rapportant qu'à la clinique, la réponse ne saurait être douteuse, et d'ailleurs un grand nombre d'anatomistes les admettent ; je dois dire toutefois que MM. Sappey et Ch. Robin en contestent absolument l'existence. Mais alors d'où viennent les sécrétions parfois si abondantes du vagin?

« S'il n'y a pas de sécrétion proprement dite, la muqueuse vaginale est probablement le siège d'une exhalation liquide ou d'une perspiration, entre les cellules de son revêtement épithélial, d'un fluide habituellement très rare, pouvant devenir abondant, surtout lorsqu'il y a irritation et desquamation partielle de la muqueuse, et donnant alors naissance à la leucorrhée vaginale » (Courty).

La *tunique musculeuse* est de beaucoup la plus épaisse des trois. Elle est composée de fibres lisses qui se continuent en haut avec celles de l'utérus.

La tunique externe ou *fibro-celluleuse*, fort mince, constitue une sorte de gaine à la précédente.

F. — VAISSEAUX ET NERFS DU VAGIN.

Les *artères* du vagin viennent de l'hypogastrique. Les principales naissent de la vaginale. D'autres, plus petites, proviennent de l'utérine, des vésicales inférieures et des hémorrhoïdales inférieures. Les plus volumineuses siègent sur les parties latérales. Il est rare que les opérations sur le vagin, telles que l'avivement des fistules, par exemple, donnent lieu à des hémorrhagies sérieuses, bien qu'elles fournissent toujours beaucoup de sang. Toutefois il ne faut pas oublier que, par suite d'une anomalie de l'artère utérine, M. Horteloup a perdu une femme d'hémorrhagie, en opérant une fistule vésico-vaginale. On devra donc toujours préalablement explorer avec les doigts le pourtour de la perforation, pour s'assurer qu'il n'existe pas un gros vaisseau.

Les *veines* sont très nombreuses : elles constituent des plexus situés sur les parties latérales du vagin et aboutissent à la veine hypogastrique.

Les *lymphatiques* se rendent aux ganglions situés dans l'excavation pelvienne.

Les *nerfs* viennent du plexus hypogastrique.

Le vagin présente un certain nombre de vices de conformation dont je renvoie l'étude au chapitre « Développement des organes génito-urinaires de la femme. »

CHAPITRE V

Utérus.

L'*utérus* ou *matrice* est l'organe de la gestation. Lorsqu'arrive le terme de la grossesse, il devient en outre le principal agent d'expulsion du fœtus.

L'utérus est situé dans l'excavation du bassin, au-dessus du vagin, au-dessous des anses de l'intestin grêle, en arrière de la vessie, en avant du rectum. Compris entre des organes qui se distendent et se resserrent tour à tour, l'utérus est essentiellement mobile et obéit à l'impulsion qu'il éprouve.

L'utérus a la forme d'un cône ou d'une poire aplatie d'avant en arrière; la base du cône regarde en haut. A l'union du tiers inférieur avec les deux tiers supérieurs se trouve un rétrécissement qui divise la matrice en deux parties : le *corps*, qui est au-dessus, et le *col*, qui est au-dessous, division de la plus haute importance.

Nous avons à considérer la direction extrinsèque et la direction intrinsèque de l'utérus.

A. — DIRECTION.

La *direction extrinsèque*, c'est-à-dire générale, de l'utérus, est oblique de haut en bas et d'avant en arrière. Elle se confond presque avec l'axe du détroit supérieur du bassin. La direction du vagin étant en sens inverse de celle de l'utérus, il en résulte que le conduit utéro-vaginal (fig. 232) décrit dans son ensemble une courbe à concavité antérieure, concentrique à celle de l'excavation pelvienne. Telle est la direction normale de la matrice, celle que l'on observe, en général, chez les nullipares. Mais combien sont fréquentes les exceptions!

Indépendamment des déviations que lui imprime incessamment la vessie, suivant qu'elle est vide ou distendue, l'utérus est tantôt fortement porté en avant, de façon que son fond vienne presser sur la face postérieure de la vessie : c'est l'*antéversion;* il est au contraire renversé en arrière et vient presser sur le rectum : c'est la *rétroversion;* enfin il peut avoir éprouvé un mouvement d'inclinaison latérale, *latéroversion*, ce qui est plus rare. On conçoit aisément l'influence que peuvent avoir ces déviations sur les viscères voisins, surtout si la matrice est augmentée de volume.

Par suite de l'insertion du vagin sur le col, cette dernière partie est à peu près fixe : le corps, au contraire, maintenu en quelque sorte en équilibre par ses ligaments, est beaucoup plus mobile. Il en résulte que, dans ses diverses déviations, l'utérus n'est pas repoussé en totalité soit en avant, soit en arrière. Cet organe éprouve un mouvement de bascule en vertu duquel le col se porte en avant lorsque le corps est porté en arrière, et réciproquement. C'est pour ce motif qu'il est parfois si difficile de charger le col dans l'orifice du spéculum. Au lieu de correspondre à l'axe du vagin, le col regarde directement en arrière, si l'antéversion est considérable, ou bien directement en avant, si l'on a affaire à une rétroversion très prononcée. Dans le premier cas, il répond à la concavité du sacrum, et ne peut être saisi qu'en déprimant fortement le périnée et la paroi postérieure du vagin avec le spéculum, et en relevant en haut le manche de l'instrument; dans le second cas, il est caché derrière la symphyse pubienne, et pour le découvrir il faut relever fortement le bassin de la femme en appliquant plusieurs coussins sous le sacrum, abaisser le manche du spéculum, et même quelquefois se mettre à genoux.

Cette situation du col est une cause importante de stérilité, puisque le sperme, au lieu d'être projeté sur le museau de tanche, tombe dans un des culs-de-sac du vagin.

Sur 250 femmes mariées qui n'avaient pas eu d'enfants, M. Sims en a trouvé 103 atteintes d'antéversion et 68 de rétroversion.

Sur 255 femmes qui avaient cessé de concevoir avant la fin de la période de fécondité, 61 étaient atteintes d'antéversion et 111 de rétroversion.

L'antéversion peut résulter de l'augmentation de volume de la partie antérieure du corps de l'utérus; elle peut provenir de la présence dans le même point d'un corps fibreux qui abaisse en avant le fond de l'utérus par son propre poids, ou encore de l'existence d'un fibroïde dans la paroi antérieure du col, qui fait basculer la matrice de façon à porter le fond en avant.

Les ligaments ronds, raccourcis, attireront directement le fond de l'utérus en avant; la rétraction des ligaments utéro-sacrés produira le même résultat, mais par un mécanisme différent, c'est-à-dire en imprimant un mouvement de bascule au corps; enfin le corps de la matrice peut être fixé derrière le pubis par des adhérences anormales.

Dans les cas extrêmes d'antéflexion, l'utérus étant couché en quelque sorte sur la paroi intérieure du vagin, de façon à aplatir complètement la vessie, M. Sims a eu l'idée ingénieuse de suturer la lèvre antérieure du col avec une portion de la paroi antérieure du vagin, l'utérus étant préalablement redressé, autant que possible.

La rétroversion reconnaît, en général, des causes analogues aux précédentes. Elle est cependant plus souvent le résultat d'adhérences anormales : aussi la rétroversion est-elle beaucoup plus souvent observée chez les femmes qui ont eu des enfants et l'antéversion chez celles qui n'ont pas accouché. L'emploi du redresseur de Simpson doit être complètement abandonné; les malades peuvent être soulagées par l'emploi des pessaires. Dans la rétroversion très prononcée, le col utérin vient presser sur le col de la vessie, en sorte que cette espèce de déviation produit plus de ténesme vésical que l'antéversion, qui ne détermine de pression que sur le corps de l'organe.

J'entends par *direction intrinsèque* de l'utérus la direction respective des deux parties dont il se compose, le corps et le col. Est-elle la même pour ces deux parties, c'est-à-dire l'utérus est-il rectiligne? ou bien le corps et le col ont-ils une direction différente, de façon à se rencontrer sous un angle plus ou moins ouvert?

M. Sappey pense que l'utérus est tout à fait rectiligne, tandis que, suivant d'autres auteurs, le corps est fléchi en avant sur le col. Je partage cette dernière manière de voir, et, comme à Velpeau, Boulard, Aran, MM. Verneuil, Richet, etc., l'utérus m'a semblé tel que je l'ai représenté (fig. 232), c'est-à-dire légèrement fléchi sur la face antérieure, au niveau du col.

Si l'inclinaison du corps sur le col de l'utérus est si peu prononcée à l'état physiologique qu'elle puisse être contestée, il n'en est pas de même à l'état pathologique. Le corps peut être coudé sur le col de façon à former avec lui un angle droit, voire même un angle aigu. Il semble alors qu'il existe une charnière entre les deux portions de l'utérus, et que le corps s'infléchisse sur le col resté immobile. Si le corps se porte en avant vers la vessie, on dit l'utérus en *antéflexion ;* s'il appuie sur le rectum, il est en *rétroflexion;* s'il est incliné latéralement, c'est une *latéroflexion.*

Les flexions utérines coexistent fréquemment avec les déviations (antéversion, rétroversion). Dans la rétroflexion très prononcée, le corps de l'utérus remplit le cul-de-sac péritonéal postérieur, on le sent nettement par le toucher vaginal, et mieux encore par le toucher rectal. Si la matrice est engorgée, elle comprime le rectum et forme une tumeur volumineuse; comme, d'autre part, le col est parfois resté en place, il est aisé de prendre l'utérus lui-même pour une tumeur développée dans sa paroi postérieure ou dans son voisinage, et réciproquement. Mais un examen convenable fera reconnaître l'absence de l'utérus à sa place normale. La présence si fréquente des matières fécales dans l'ampoule rectale en impose souvent au premier abord pour une rétroflexion ou bien une rétroversion. Je rappelle que le doigt éprouve alors, en général, dans le cul-de-sac postérieur, une résistance qui n'est pas dure, mais rappelle celle du mastic. D'ailleurs, le toucher rectal lèverait tous les doutes.

Les causes des flexions du corps de l'utérus sur le col sont nombreuses, mais il faut toujours admettre un certain relâchement du tissu utérin à l'union de ces deux parties. Qu'une pression quelconque soit alors exercée sur le fond de l'utérus, par la masse intestinale, par exemple, on conçoit que les deux extrémités de l'organe tendent à se rapprocher. Les flexions utérines résultent le plus souvent de métrites aiguës ou subaiguës anciennes et surtout de périmétrites. Elles sont d'abord temporaires et peuvent quelquefois se transformer l'une en l'autre, l'antéflexion en rétroflexion, et réciproquement.

Les flexions deviennent permanentes, s'il s'établit des adhérences péritonéales, ou s'il survient des modifications dans la texture du tissu utérin au niveau du centre de flexion.

Simpson, Kiwisch, Valleix, etc., ont inventé des *redresseurs utérins*, mais la pratique n'a pas confirmé ces tentatives hasardeuses, et il en devait être ainsi, car, ou bien la flexion est temporaire, et elle se reproduit le plus souvent lorsque l'instrument est retiré de la cavité utérine, ou bien elle est permanente, et le redressement est impossible.

Le redressement utérin possède à son actif des hémorrhagies, des métrites, des perforations du fond de l'utérus et des péritonites mortelles. Il faut se contenter des appareils de contention : pessaires, ceintures, bandages, etc., et d'une hygiène convenable.

Le meilleur mode d'exploration pour reconnaître une déviation utérine est le suivant : coucher la femme horizontalement, les cuisses fléchies et écartées. la paroi abdominale libre de tout lien et dans le relâchement. Se placer vis-à-vis de la malade, entre ses jambes (Sims), ou mieux à son côté droit. Introduire dans le vagin l'indicateur droit ou gauche. Avec les doigts de l'autre main déprimer l'hypogastre immédiatement au-dessus du pubis. On arrive ainsi, surtout chez les femmes maigres et à paroi abdominale dépressible, à saisir l'utérus entier entre les deux mains, à en apprécier le volume et en quelque sorte la forme. Dans les cas de rétroflexion ou de rétroversion, le doigt vaginal et le doigt hypogastrique arrivent à se toucher à travers la paroi abdominale. D'ailleurs, le doigt vaginal, porté successivement dans les deux culs-de-sac vaginaux, sent nettement la coudure du corps sur le col et la continuité de ces deux parties. Pour diagnostiquer la rétroflexion, on pourra encore introduire l'indicateur dans le rectum, le pouce dans le vagin, et saisir ainsi la matrice entière entre les deux doigts. La sonde utérine serait également employée utilement, mais, à mon avis, seulement en cas de doute.

Un autre déplacement de l'utérus est la *procidence*, appelée encore *chute*, *prolapsus*. L'utérus abandonne peu à peu la position qu'il occupe dans la cavité pelvienne ; il descend, sort de la vulve, attire avec lui le vagin et la vessie, et, si la procidence est complète, il finit par sortir entièrement de l'enceinte pelvienne. On trouve alors pendante entre les cuisses de la femme une masse volumineuse, ayant la forme d'un cône, au sommet duquel est un orifice qui n'est autre que l'orifice utérin. A la base et en avant est un autre orifice, l'urèthre, dont la direction est en sens inverse de la direction normale. La tumeur constitue, en définitive, une sorte de sac appendu à la vulve ; le vagin en forme les parois, et la cavité est occupée par la matrice, dont on sent quelquefois le fond avec les doigts.

Il faut se garder de confondre la procidence de l'utérus avec les diverses hypertrophies du col, dont je parlerai plus loin, car elle peut exister sans trace d'hypertrophie du tissu utérin.

La cause de la procidence réside en grande partie dans le relâchement des moyens ordinaires de fixité de la matrice, et je ne doute pas, pour mon compte, qu'elle tienne presque toujours à ce que les femmes ont marché trop vite après leurs couches. Le vagin et la vulve n'ont pas retrouvé leur tonicité ; les ligaments, distendus par la grossesse, ne sont pas suffisamment revenus sur eux-mêmes, et l'utérus n'a pas encore repris son volume normal ; poids plus considérable et résistance moindre, tel est le mécanisme ordinaire de la procidence. Le prolapsus utérin se produit, en général, lentement. Il peut toutefois survenir brusquement : c'est alors une sorte de luxation de l'utérus, dont la réduction peut même présenter de réelles difficultés, ainsi que j'en ai observé un cas dans mon service.

J'ai parlé plus haut des principales opérations tentées contre la chute de l'utérus : le rétrécissement de la vulve et le rétrécissement du vagin.

B. — DIMENSIONS.

Les *dimensions* de l'utérus varient suivant l'âge, suivant l'état physiologique et suivant les sujets.

L'utérus présente à considérer ses dimensions totales et séparément celles du corps et du col. Les dimensions de l'utérus ont été étudiées avec beaucoup de soin dans ces dernières années, en particulier par MM. Richet, Aran, Guyon, Sappey, etc. Les conclusions de ces auteurs ne sont pas absolument identiques, et il n'en pouvait être autrement, puisque, les dimensions variant suivant chaque sujet, les moyennes doivent également varier. Je considère néanmoins les résultats suivants comme suffisamment exacts au point de vue pratique.

Chez les femmes qui ont eu des enfants, le diamètre vertical de la cavité utérine est de 6 centimètres.

En y ajoutant l'épaisseur du fond de l'utérus, qui est en moyenne de 1 centimètre, on obtient comme diamètre vertical total de l'utérus (cavité et parois) 7 centimètres.

En examinant les chiffres obtenus par ses mensurations, M. Richet est arrivé à ce résultat, intéressant et commode pour la clinique, que le diamètre transverse diminue ou augmente en même temps que le diamètre vertical, et qu'il mesure environ la moitié de ce dernier. Ainsi donc, chez la femme qui a eu des enfants, le diamètre vertical étant de 7 centimètres, le diamètre transversal, dans sa partie la plus large, sera de 3 centimètres et demi.

Il ne faudrait cependant pas, ainsi que l'a fait remarquer Aran, accepter ce résultat comme absolument vrai, car l'épaisseur des parois utérines, suivant le diamètre transversal, est susceptible de varier beaucoup avec chaque femme. C'est ainsi, par exemple, que le diamètre transversal de l'utérus qui m'a servi pour la figure 233 mesure 4 cent. 1/2, alors que le diamètre vertical ne présentait que 7 centimètres.

Les diamètres de l'utérus sont un peu moindres chez les femmes qui n'ont pas eu d'enfants; la hauteur de la cavité est de 5 cent. 1/2, ce qui fait 6 cent. 1/2 environ, y compris la paroi.

Chez les vierges, les diamètres sont moindres encore : MM. Aran et Richet donnent alors 4 cent. 1/2 de hauteur à la cavité.

Le chiffre moyen de 54 millimètres admis par P. Dubois comme dimension verticale de la cavité utérine chez la femme nullipare était donc fort exact, sauf pour les vierges.

La menstruation détermine une augmentation quelquefois assez considérable des diamètres.

Les dimensions respectives du corps et du col varient dans de grandes proportions suivant l'âge des sujets. Chez les toutes petites filles, la matrice est presque complètement constituée par le col; le corps se développe au moment de la puberté; cependant, chez la femme vierge, le col reste toujours d'environ 3 millimètres plus haut que le corps. Chez les femmes nullipares, mais qui ont usé du coït, les dimensions du corps et du col deviennent sensiblement égales.

Chez les femmes qui ont eu des enfants, la hauteur du corps l'emporte sur celle du col de 10 à 12 millimètres environ, d'après M. Guyon.

Les dimensions en hauteur de l'utérus peuvent être rigoureusement établies sur le vivant à l'aide de l'hystéromètre. Toutefois, bien que la réserve qu'apportent la plupart des chirurgiens à pratiquer le cathétérisme utérin soit qualifiée par M. Richet de « prévention qui ne peut se justifier », je suis d'avis qu'il faut être sobre de cette exploration et ne la faire que lorsqu'il s'agit d'élucider un diagnostic obscur, et non par simple curiosité.

Le *poids* de l'utérus est en moyenne de 45 grammes.

Cruveilhier l'a trouvé de 4 à 8 grammes chez les vieilles femmes dont l'utérus était atrophié.

Au terme de la grossesse, d'après le même auteur, son poids varie entre 750 et 1,500 grammes.

L'utérus présente à considérer une surface extérieure et une surface intérieure.

C. — SURFACE EXTÉRIEURE DE L'UTÉRUS.

La *surface extérieure* de l'utérus nous offre à étudier une face antérieure, une face postérieure, deux bords latéraux, une extrémité supérieure ou fond et une extrémité inférieure ou col.

Face antérieure. — Dans les trois quarts supérieurs environ de sa hauteur, la face antérieure de l'utérus est recouverte par le péritoine, qui y adhère intimement. Elle est lisse, unie, légèrement convexe et, dans toute cette étendue, en rapport avec la face postérieure de la vessie, dont la sépare un cul-de-sac profond, le cul-de-sac péritonéal moyen (CM, fig. 232). Des anses d'intestin grêle s'engagent souvent dans ce cul-de-sac, du sang s'y épanche quelquefois (hématocèle anté-utérine), et des collections purulentes peuvent s'y enkyster.

Le quart inférieur est dépourvu de péritoine, il est légèrement concave et en rapport immédiat avec la face postérieure de la vessie. J'ai insisté plus haut sur la laxité de la couche celluleuse qui unit en ce point ces deux organes et sur le parti qu'en avait tiré Jobert (de Lamballe) pour la cure des fistules vésico-vaginales. C'est à ce niveau que se produisent les fistules vésico-utérines. Heureusement fort rares, ces fistules guérissent plus souvent d'elle-mêmes que les fistules vésico-vaginales, et l'on ne peut les opérer avec succès qu'en enclavant le col dans la vessie.

Le rapport immédiat de l'utérus avec la vessie explique la propagation si fréquente du cancer du premier de ces organes au second. Je rappellerai à ce propos que Aran et M. Siredey ont fait connaître en 1860 que le cancer de l'utérus déterminait souvent la mort par urémie. Les accidents sont dus à la compression des uretères dans leur passage à travers la vessie, et l'on trouve ordinairement ces conduits très dilatés.

Face postérieure. — La face postérieure de l'utérus est recouverte par le péritoine dans toute sa hauteur ; elle est lisse, unie, un peu plus convexe que la face antérieure, et répond à la face antérieure du rectum. Elle en est séparée par le cul-de-sac péritonéal postérieur (CP, fig. 232) que remplissent ordinairement des anses d'intestin grêle. Je rappelle que ce cul-de-sac est le siège de l'hématocèle rétro-utérine et j'insiste de nouveau sur l'importance de ses rapports avec une portion de la paroi postérieure du vagin.

Lorsque l'utérus est augmenté de volume, ou bien lorsque la vessie est fortement distendue, l'utérus presse sur le rectum : aussi l'exploration de la matrice par le toucher rectal est-elle facile et donne-t-elle souvent de précieux renseignements. Si l'utérus est en rétroflexion ou en rétroversion, si des corps fibreux en occupent la paroi postérieure, le rectum se trouve comprimé. La compression par les fibroïdes peut être telle, qu'elle donne naissance à des phénomènes d'étranglement interne. M. Hüe (de Rouen), suivant le conseil donné par Clarke, a plusieurs fois fait disparaître les accidents en déplaçant les fibromes, en les dégageant du bassin. Une collection liquide peut d'ailleurs produire le même résultat. C'est ainsi que j'ai opéré, avec M. Siredey, une femme présentant tous les phénomènes de l'étranglement interne et atteinte d'une péritonite enkystée rétro-utérine : les accidents disparurent aussitôt après l'évacuation du foyer, et la malade guérit.

Le cancer de la paroi postérieure de l'utérus peut aussi produire l'étranglement interne ; j'ai pratiqué à l'hôpital Saint-Antoine, en 1867, une entérotomie, suivant la méthode de Nélaton, sur une femme atteinte d'étranglement interne. Je n'avais pu, comme c'est d'ailleurs l'habitude dans les cas de ce genre, faire de diagnostic précis. La malade guérit en conservant un anus contre nature et vécut encore deux ans. Je trouvai à l'autopsie un cancer occupant l'utérus et le rectum et qui me sembla avoir procédé de l'utérus. L'anus contre nature avait porté sur le cæcum, ce qui m'expliqua pourquoi je n'avais jamais pu trouver les deux bouts de l'intestin.

De la face postérieure de l'utérus partent deux replis séro-musculaires (US, fig. 234), ligaments utéro-sacrés, dont je parlerai plus loin à propos des moyens de fixité de la matrice.

Bords latéraux. — Les bords latéraux sont légèrement concaves, très épais et situés dans l'écartement des deux feuillets du péritoine qui constituent les ligaments larges. Ils sont en rapport avec les artères utérines et avec les plexus utéro-ovariens.

Fond de l'utérus. — Le fond de l'utérus est convexe et arrondi Certains auteurs disent qu'à l'état normal le fond de l'utérus ne dépasse par la symphyse pubienne. C'est une erreur complète, ainsi qu'on peut s'en assurer sur la figure 232. Menez une ligne horizontale par le bord supérieur de la symphyse, l'utérus sera situé beaucoup au-dessus. Ce qu'il faut enseigner, c'est que l'utérus, à l'état normal, ne dépasse pas le plan du détroit supérieur du bassin.

J'ai indiqué plus haut comment il fallait procéder pour sentir l'utérus à l'aide du palper hypogastrique.

Le fond de l'utérus se continue par ses angles (fig. 234) avec les trois cordons situés dans l'épaisseur du ligament large : le ligament de l'ovaire, la trompe de Fallope et le ligament rond. Il est de niveau avec les trompes chez les femmes qui n'ont pas eu d'enfants, tandis que chez les autres il les déborde d'un centimètre environ.

D. — EXTRÉMITÉ INFÉRIEURE OU COL DE L'UTÉRUS.

On désigne sous le nom de *col de l'utérus* la partie située au-dessous de l'étranglement que l'on constate à la surface de cet organe. Il a la forme d'un cylindre légèrement renflé à sa partie moyenne. Nous avons déjà vu que la longueur respective du corps et du col varie beaucoup suivant l'âge et les conditions physiologiques de la femme.

Le vagin s'insère solidement sur tout le pourtour du col, mais non pas à sa partie supérieure : il existe donc une portion *extra-vaginale* ou *sus-vaginale* et une portion *intra-vaginale*. Cette dernière est la seule accessible à la vue.

Le col de l'utérus peut être atteint d'hypertrophie simple, c'est-à-dire sans altération de tissu. L'hypertrophie porte alors presque exclusivement sur sa longueur et a reçu le nom d'*allongement hypertrophique du col.* Au lieu de rencontrer l'orifice utérin à 8 ou 10 centimètres de la vulve, on le trouve très rapproché de cet orifice ou même y faisant saillie. Or il existe ici une distinction importante à établir : tantôt l'allongement porte exclusivement sur la portion sus-vaginale, et tantôt sur la portion intra-vaginale. L'examen local fournit dans les deux cas des différences qui permettent d'arriver au diagnostic.

Lorsque l'hypertrophie siège sur la portion sus-vaginale, le toucher démontre que les culs-de-sac n'ont pas augmenté de profondeur, et l'on peut croire à une chute de matrice ; et même, jusqu'à Huguier, cet état a été confondu avec la procidence de l'utérus. Mais, si l'on veut repousser le col en haut, réduire l'utérus, ce qui est en général très facile dans la procidence, on éprouve une résistance invincible et l'on détermine de vives douleurs dues au tiraillement des ligaments. Palpe-t-on convenablement l'hypogastre, on sent le fond de l'utérus à sa place normale; et, signe pathognomonique, l'hystéromètre introduit dans la cavité utérine donne une augmentation de hauteur proportionnée à l'allongement du col. On conçoit qu'aucune espèce de pessaire ne puisse rien contre cet accident, si ce n'est l'aggraver.

Huguier institua pour cette variété d'hypertrophie une opération ayant pour but de retrancher un cône de substance utérine en creusant le col de l'extérieur à l'intérieur, opération ingénieuse qui n'a cependant pas, en général, recueilli les suffrages des chirurgiens.

Si l'hypertrophie porte sur la portion intra-vaginale seule, on trouve au toucher les culs-de-sac du vagin démesurément agrandis; et le diagnostic est des plus faciles, car le col fait dans le vagin une saillie fort appréciable. Cet allongement est un obstacle au coït, qui peut cependant s'accomplir encore dans la variété intra-vaginale, le pénis se frayant une voie entre le col et l'une des parois du vagin, ainsi que je l'ai observé en 1878 à Lariboisière.

Il est très facile et il semblerait très naturel de retrancher dans ce dernier cas la portion excédente du col, mais il faut savoir que cette opération n'est pas sans dangers. J'ai vu A. Richard opérer dans ces conditions une jeune fille qui mourut. Je prévins donc ma malade des dangers qu'elle pouvait courir, et elle préféra rester dans le même état.

La portion intra-vaginale est la plus importante des deux : c'est la seule appréciable à la vue, la plus accessible au toucher et aussi la plus exposée aux lésions de tout genre. Elle forme dans le vagin une saillie conique perforée à son centre, ce qui lui a valu le nom de *museau de tanche*. Cette dernière expression s'applique donc non seulement à l'orifice utérin, mais à la portion intra-vaginale tout entière.

La forme en est extrêmement variable. Chez les nullipares, le col fait dans le vagin une saillie arrondie longue de 1 à 2 centimètres. Aplati, écrasé, chez les multipares, il a parfois complètement disparu, et le vagin se termine alors par un cul-de-sac au fond duquel on trouve un orifice. Cruveilhier a remarqué que le museau de tanche disparaît presque complètement chez les vieilles femmes.

La meilleure conformation pour le col utérin, au point de vue de la conception, est d'être arrondi et tronqué. Il est parfois tout à fait conique, pointu comme un museau de taupe, suivant la juste comparaison de M. Sims. Cet auteur considère cette disposition comme une cause très fréquente de stérilité et propose de retrancher une portion du col pour le ramener à la forme normale, même lorsque l'écoulement des règles se fait normalement.

J'ai déjà dit que la portion intra-vaginale du col éprouve un mouvement de bascule en sens inverse de celui du corps et qu'elle est portée tantôt très en avant, tantôt très en arrière. Quant aux culs-de-sac du vagin, il est évident qu'ils sont d'autant plus profonds que le col est lui-même plus proéminent.

L'extrémité du col présente un orifice qui a généralement la forme d'une petite fente dirigée transversalement. Il donne au toucher, suivant la comparaison de P. Dubois, la même sensation que le lobule du nez. Il est parfois circulaire, surtout lorsqu'il est atteint de rétrécissement. Or l'atrésie de l'orifice utérin n'est pas rare; elle apporte un obstacle à l'écoulement du liquide menstruel, produit une dysménorrhée parfois extrêmement douloureuse et peut être une cause de stérilité. Il est indiqué dans ces cas de dilater l'orifice soit avec l'éponge préparée, soit avec une tige de laminaire, ou de fendre avec le bistouri. Chez les femmes qui ont eu des enfants l'orifice est élargi; il est fendu, plus ou moins déchiqueté, surtout du côté gauche, ce qui permet de reconnaître immédiatement par le toucher si une femme a eu des enfants. Des cautérisations profondes du col peuvent amener le rétrécissement cicatriciel de l'orifice, devenu une cause de dysménorrhée et d'infécondité, et nécessiter la dilatation.

L'orifice est circonscrit par deux lèvres, l'une antérieure, l'autre postérieure, la première un peu plus volumineuse que la seconde. Lisses et arrondies chez la nullipare, les lèvres du col sont irrégulières, rugueuses chez les autres.

Emmet a proposé la suture des lèvres du col déchiré pour guérir certaines inflammations chroniques, opération qui n'est pas encore passée dans la pratique.

Le col utérin présente un grand nombre d'affections; je mentionnerai seulement: les ulcérations simples; les hypertrophies totales ou partielles traitées à une certaine époque par l'amputation du col, opération justement abandonnée de nos jours; je sigalerai surtout l'épithélioma, si fréquent dans cette région et contre lequel nous sommes le plus souvent impuissants, car, les femmes n'éprouvant aucune souffance au début, le chirurgien n'est généralement consulté que lorsque les limites du col ont été dépassées et les parois du vagin envahies.

Il existe parfois à la surface du col des kystes plus ou moins volumineux; de petits polypes qui y sont attachés par un pédicule souvent long et étroit. Ces productions n'occasionnent en général ni gêne ni douleur, mais leur présence suffit pour déterminer des pertes quelquefois excessives qui disparaissent aussitôt après l'extirpation: aussi ne faut-il pas négliger d'explorer soigneusement le col dans les cas de métrorrhagies.

E. — SURFACE INTÉRIEURE DE L'UTÉRUS.

La *surface intérieure* de l'utérus nous présente à étudier la cavité utérine. Plus encore qu'à l'extérieur on y trouve un rétrécissement appelé *isthme de l'utérus*, qui établit entre la cavité du corps et celle du col une limite nettement tranchée.

La cavité utérine ne peut contenir à l'état normal que quelques grammes de liquide. Vidal de Cassis, qui préconisait les injections utérines, avait même fini par ne plus injecter que 45 centigrammes de liquide. D'après M. Guyon la cavité utérine chez les vierges contient de 3 à 5 centimètres cubes et de 5 à 8 chez les femmes qui ont eu des enfants. D'après M. Sappey, la capacité serait seulement de 2 à 3 centimètres cubes chez les vierges et de 3 à 5 chez les multipares. D'ailleurs les parois utérines sont toujours en contact, et il faut un certain effort pour les distendre. Les injections utérines doivent toujours être pratiquées avec beaucoup de prudence. M. Sims prétend, d'après le Dr Savage, que les injections ne présentent plus aucune espèce de danger du moment où l'on a préalablement dilaté la portion cervicale. Malgré cela, je persiste à croire que toutes les manipulations intra-utérines doivent être faites avec la plus grande réserve.

Nous avons vu plus haut quelles étaient les dimensions en hauteur et en largeur de la cavité utérine.

La membrane muqueuse qui tapisse la cavité utérine présente une disposition unique dans l'économie et d'une haute importance : elle se continue directement avec le péritoine au niveau du pavillon de la trompe de Fallope, de telle sorte que ces deux cavités communiquent entre elles. On conçoit ainsi que le liquide contenu ou injecté dans l'utérus puisse refluer par les trompes dans la cavité péritonéale et déterminer une péritonite mortelle. Il en existe dans la science un certain nombre de cas, et le regretté professeur Lorain a publié dans ces dernières années un cas de mort survenu à la suite d'une injection vaginale chez une jeune fille atteinte de vaginite. J'ai dit plus haut, à propos de l'imperforation de l'hymen accompagnée de rétention du sang menstruel et de distension de l'utérus, qu'il ne fallait pas faire de lavage immédiat, afin d'éviter le contact de l'air; de plus, l'embouchure des trompes étant probablement distendue, cette précaution a encore pour but d'éviter la pénétration du liquide dans le péritoine.

Je rappelle que l'injection utérine est susceptible de produire par elle-même une colique utérine d'une intensité extrême accompagnée de collapsus profond, sans que pour cela le liquide ait pénétré dans le péritoine.

A. *Cavité du corps.* — Aplatie d'avant en arrière, la cavité de l'utérus affecte la forme d'un triangle équilatéral. Des trois bords, l'un, supérieur, correspond au fond de l'utérus, les deux autres sont latéraux. Les bords du triangle sont convexes du côté de la cavité chez la nullipare; ils sont rectilignes chez la femme qui a eu des enfants. A chaque angle existe un orifice : les deux orifices supérieurs sont l'embouchure des trompes de Fallope; en bas se trouve l'orifice de communication de la cavité du corps avec celle du col. La cavité du corps est en général agrandie chez les femmes atteintes de métrite : il en est de même des orifices du col.

B. *Cavité du col.* — La cavité du col présente une forme toute différente de celle du corps; elle en rappelle d'ailleurs la configuration extérieure : dilatée à sa partie moyenne, rétrécie à ses deux extrémités, elle est fusiforme : aussi distingue-t-on au col un *orifice externe* ou *inférieur* qui n'est autre que l'orifice du museau de tanche déjà décrit, un *orifice supérieur* ou *interne* et une partie intermédiaire.

Sur les parois antérieures et postérieures de la cavité du col existe une crête médiane; des crêtes secondaires en partent comme les branches d'un arbre naissent d'une tige commune : d'où le nom d'*arbre de vie* qui lui a été donné. M. Guyon a fait justement remarquer que les deux arbres de vie n'occupaient pas la ligne médiane, de façon à être superposés, mais qu'ils se portaient latéralement de façon à être juxtaposés. L'antérieur se dévie à droite, et le postérieur à gauche. Il en est de même des crêtes secondaires, qui s'entre-croisent.

L'orifice interne du col est très étroit. Comme l'orifice externe, il peut être tellement rétréci qu'il cause des douleurs violentes au moment des règles et s'oppose à la fécondation. On emploiera les mêmes moyens de dilatation avec l'éponge préparée, la laminaire, les bougies en gomme de plus en plus volumineuses, etc., ou bien on l'incisera. Dans le cathétérisme utérin, la sonde rencontre souvent de la difficulté à franchir cet orifice. M. Guyon a de nouveau appelé l'attention sur une modification singulière que l'âge amène dans l'orifice interne du col : il éprouve un resserrement graduel et peut même finir par s'oblitérer complètement. M. Guyon l'a trouvé oblitéré 13 fois sur 20 femmes âgées de 55 à 75 ans.

F. — STRUCTURE DE L'UTÉRUS.

L'utérus se compose de trois tuniques : une tunique péritonéale, une tunique musculeuse et une tunique muqueuse.

J'ai suffisamment insisté, chemin faisant, sur la disposition de la tunique péritonéale, pour ne pas y revenir ici.

Tunique musculeuse. — La tunique musculeuse est la plus épaisse des trois. Grisâtre à la coupe, elle paraît formée de filaments entre-croisés au milieu desquels se voient des orifices vasculaires (fig. 233). On la divise en trois couches : superficielle, moyenne et profonde.

La couche superficielle est composée de faisceaux longitudinaux (faisceaux

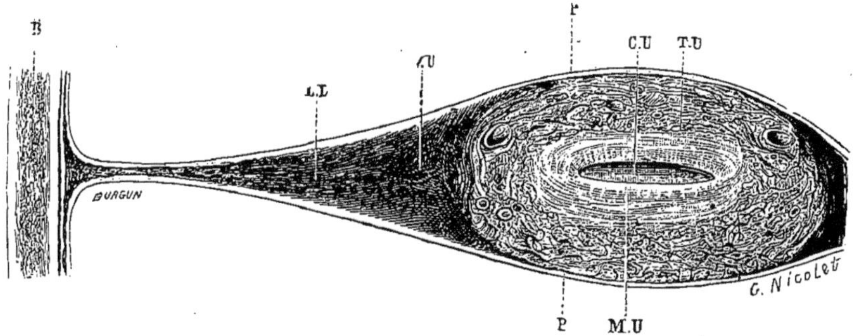

Fig. 233. — *Coupe de l'utérus et des ligaments larges perpendiculaires au grand axe de l'utérus, pratiquée à 2 centimètres de son fond.* — Adulte, grandeur naturelle.

B, paroi du bassin.
CU, cavité utérine.
LL, ligament large.
MU, muqueuse utérine.
P, P, péritoine.
TU, tissu utérin.
VU, veines utéro-ovariennes.

ansiformes d'Hélie et Chenantais) qui occupent la face antérieure, le fond et la face postérieure de l'utérus, et de faisceaux transverses qui, partant des précédents, se portent sur les côtés et vont ensuite doubler la face profonde des ligaments larges.

La couche moyenne est formée de faisceaux plexiformes inextricables.

La couche profonde se compose de fibres circulaires disposées en trois groupes : deux situés au niveau de l'embouchure des trompes et le troisième autour du col.

La couche musculaire est remarquable par l'hypertrophie qu'elle subit pendant la grossesse. Non seulement les fibres augmentent de volume, mais il s'en développe de nouvelles : ce sont elles, en effet, qui par leurs contractions expulsent le fœtus de la cavité utérine.

En dehors de l'état de grossesse, l'utérus est susceptible de s'hypertrophier. J'en présentai à la Société de chirurgie, en 1868, un exemple bien remarquable observé à l'hôpital Saint-Antoine. L'hypertrophie me sembla produite par un phénomène analogue à celui qui détermine l'hypertrophie du ventricule gauche du cœur dans le rétrécissement de l'orifice aortique; il existait dans la cavité du col un corps fibreux, largement implanté, qui excitait sans doute les contractions utérines (1).

La tunique musculeuse de l'utérus a le privilège de donner naissance à des tumeurs désignées sous les noms de *fibromes, fibroïdes*, *myomes*, *corps fibreux, hystéromes*, qui jouent dans la pathologie utérine un rôle prédominant. Ces myomes, constitués par l'hypertrophie partielle du tissu utérin, sont à l'utérus ce que les adénomes sont aux glandes. Ces deux espèces de tumeurs sont bénignes, n'occasionnent par elles-mêmes aucune douleur et sont généralement enkystées au sein des tissus.

Il résulte de cette dernière disposition que l'utérus, en se contractant énergiquement, les expulse quelquefois en totalité, mais cette heureuse terminaison est rare,

Les myomes utérins présentent une évolution et des symptômes tout différents. suivant le point de la couche musculaire où ils se développent, et à cet égard on les a très justement divisés en *sous-péritonéaux*, *interstitiels* et *sous-muqueux*. Les moins graves de tous sont les myomes sous-péritonéaux. Ceux-ci font saillie du côté de la cavité abdominale et peuvent atteindre un volume énorme sans gêner autrement que par leur poids; la menstruation est régulière, il n'y a pas de pertes. Nul doute que, dans les cas semblables, il faille bien se garder d'intervenir. On a vu de ces myomes se pédiculiser de plus en plus, finir par se détacher de la matrice et tomber dans la cavité péritonéale.

Les myomes sous-muqueux déterminent, en général, des pertes abondantes, et restent plus ou moins longtemps dans la cavité utérine, mais à un moment donné ils sont chassés par les contractions de la matrice, se pédiculisent et font saillie entre les lèvres du col largement entr'ouvert. Ils doivent être extirpés le plus tôt possible, ce qui se fait en général assez facilement avec l'écraseur linéaire de Chassaignac. On pourrait également couper le pédicule avec de longs et forts ciseaux, d'autant mieux qu'il est vasculaire. Si l'on tarde à pratiquer l'opération, la surface externe du myome (on lui donne à cette période de son évolution le nom de polype en raison de sa forme pédiculée) s'enflamme, se ramollit, se gangrène. Il sort par le vagin un liquide noirâtre d'une odeur plus pénétrante encore que celle qui se dégage du cancer du col, et les malades finissent par succomber. Il est utile de savoir que certains de ces polypes sortent de temps en temps de la cavité utérine au moment des règles et y rentrent ensuite; on conçoit aisément à quelles affirmations contradictoires de la part des praticiens peut donner lieu une semblable disposition.

(1) Il s'agissait d'une femme de 47 ans, qui succomba dans mon service, à la suite de ménorrhagies qui durèrent plusieurs années.

A l'époque des règles, l'utérus prenait un volume énorme, remontait au-dessus de l'ombilic et remplissait presque la cavité abdominale; après la cessation du flux menstruel il diminuait à ce point que la malade disait que la tumeur disparaissait, bien qu'on la sentît toujours par le palper hypogastrique. J'assistai pendant plusieurs mois à ces oscillations de volume qui me paraissent importantes à noter au point de vue du diagnostic.

L'utérus pesait 2 kilogrammes, le fond mesurait 8 centimètres d'épaisseur et les parois latérales 7 centimètres; la hauteur totale était de 20 centimètres. A la coupe on observait d'énormes sinus veineux; le tissu présentait un aspect caverneux. (J'ai déposé la pièce au musée de l'Amphithéâtre des hôpitaux.)

Il faut aussi tenir grand compte du point d'implantation des polypes fibreux pédiculés. Ceux qui s'attachent directement au fond de l'utérus sont plus graves que les autres. Ils remplissent d'abord la cavité, qu'ils distendent peu à peu, franchissent le col, apparaissent à la vulve et peuvent atteindre un volume tel qu'ils remplissent l'excavation. Il en existe qu'on ne peut contourner, je ne dis pas avec le doigt, mais même avec le plus petit instrument, tant ils sont enclavés dans l'excavation. Pour opérer ces tumeurs il est donc indispensable de les attirer au dehors, et même quelquefois il convient de les morceler, de débrider la vulve, d'agir avec une sorte de forceps. Mais, en descendant, ces tumeurs entraînent avec elles le fond de l'utérus, qui se déprime en cul de bouteille, et l'on est exposé à enlever une portion de la matrice en même temps que le fibrome, car elle fait partie du pédicule. L'emploi de l'écraseur linéaire expose surtout à ce terrible accident, la chaîne glissant nécéssairement jusqu'à la racine de la tumeur. Aussi, toutes les fois qu'un fibrome utérin pédiculé ne peut pas être opéré en quelque sorte sur place, ce qu'il faut toujours essayer de faire, lorsque à cause de son volume il est nécessaire de l'attirer préablement à l'extérieur, il ne faut pas se servir de l'écraseur, mais en pratiquer la section couche par couche avec le bistouri.

Les fibromes interstitiels évoluent à la fois du côté de l'abdomen et du côté de la cavité utérine. Ils occupent l'épaisseur de l'une ou l'autre paroi de l'utérus, et sont souvent d'un diagnostic fort difficile, surtout au début. Pour en reconnaître la présence, on explorera l'utérus de la façon que j'ai indiquée plus haut; on introduira la sonde utérine et l'on dilatera la cavité cervicale avec une tente-éponge ou de la laminaire, de manière à pouvoir au besoin y introduire le doigt.

Les corps fibreux, en général, sont assez facilement reconnus par ces manœuvres, surtout s'ils sont pédiculés. Mais les fibromes intra-pariétaux sont toujours sessiles, et c'est principalement la direction de la sonde qui sert à établir le diagnostic. L'extraction par le vagin des fibromes interstitiels présente, ainsi que les plus grands dangers, d'extrêmes difficultés, et, s'ils sont très volumineux, elle est impossible. Aussi, lorsque ces tumeurs déterminent dans la santé des troubles tellement graves que la vie soit sérieusement menacée, mais seulement dans ces circonstances, on doit recourir à l'*hystérectomie*, opération très grave sans doute, mais qui nous a donné d'assez beaux résultats pour mériter d'entrer dans la pratique chirurgicale.

Muqueuse utérine. — La membrane muqueuse de l'utérus est la plus épaisse que l'on rencontre dans l'économie; c'est sans doute pour cela que l'on en a contesté si longtemps et si vivement l'existence. D'après M. Coste et Ch. Robin, elle n'a pas moins de 6 à 8 millimètres au niveau du corps. Sur une coupe perpendiculaire au grand axe de l'utérus (voir fig. 233) elle tranche d'ailleurs nettement par sa couleur blanche sur la tunique musculeuse. Elle adhère très intimement à cette dernière. La muqueuse du corps se compose d'une couche superficielle épithéliale composée de cellules cylindriques à cils vibratiles dirigés du vagin vers l'utérus. La couche profonde, dépourvue de papilles et de villosités, est formée, d'après Ch. Robin, par un tissu conjonctif à l'état embryonnaire, c'est-à-dire riche en corps et en noyaux fibro-plastiques. La muqueuse du corps contient beaucoup de capillaires et de glandes qui en mesurent toute l'épaisseur. D'après le même auteur, ces glandes sont des tubes légèrement flexueux, renflés à leurs extrémités, quelquefois bifides et placés parallèlement les uns aux autres. Le mucus que fournissent ces glandes est alcalin, demi-liquide et peu visqueux.

On a émis dans ces derniers temps l'idée peu vraisemblable que la muqueuse utérine éprouve une sorte de mue à chaque époque menstruelle.

La muqueuse du col est moins épaisse que celle du corps. Elle présente des papilles; son épithélium est pavimenteux dans la portion intra-vaginale. Elle contient, d'après M. Cornil, trois espèces de glandes : les unes sont de simples dépressions; les autres sont formées de deux ou trois culs-de-sac qui s'ouvrent dans un canal excréteur commun; les troisièmes sont des glandes composées, consistant en un conduit principal qui offre parfois sur son trajet des culs-de-sac pariétaux et se divise lui-même en deux ou plusieurs conduits secondaires qui se terminent par des culs-de-sac multiples.

Le mucus que sécrètent les glandes du col est alcalin, visqueux et gélatineux. Il n'est pas rare de voir le mucus du col former un bouchon qui en obstrue la cavité et devient ainsi un obstacle à la fécondation.

Les sécrétions des glandes du corps et du col de l'utérus, presque nulles à l'état normal, sont souvent altérées dans leur qualité et leur quantité, ainsi qu'on l'observe dans les catarrhes, et les spermatozoïdes n'y peuvent vivre, ce qui produit l'infécondité.

La muqueuse utérine s'enflamme parfois (endométrie) et peut se recouvrir de plaques grisâtres, comme diphthéritiques (dysménorrhée membraneuse), qui sont expulsées à chaque époque menstruelle. On observe ce phénomène principalement chez les femmes qui ont eu des enfants. Une autre variété de dysménorrhée membraneuse, étudiée principalement par M. Siredey, consiste dans l'expulsion de la muqueuse elle-même. La desquamation, résultat d'une sorte d'apoplexie, est partielle ou totale et s'accompagne toujours du rétrécissement des orifices. On l'observe spécialement chez les nullipares, qui éprouvent de violentes douleurs tant que les membranes ne sont pas expulsées.

La muqueuse du col est fréquemment le siège de granulations qui déterminent des ménorrhagies et de la leucorrhée cervicale. Les cautérisations avec le nitrate d'argent en viennent souvent à bout. C'est contre cette affection que Récamier avait imaginé de nettoyer le col avec sa curette. On réussit parfois, en effet, à faire disparaître ainsi comme par enchantement de vieilles métrorrhagies, mais j'ai entendu dire par Nélaton qu'il avait observé des cas de mort à la suite de ce traitement, et cet illustre praticien s'en défiait beaucoup. Simpson et après lui M. Sims ont souvent préconisé contre les granulations du col l'application de corps dilatants, de l'éponge en particulier, qui agirait par compression. M. Sims attribue à la tente-éponge des vertus qui me paraissent merveilleuses et me mettent un peu en défiance : c'est ainsi qu'à la page 80 de son *Traité sur la chirurgie utérine* il décrit et figure schématiquement un gros polype fibreux intra-utérin implanté sur le fond de l'utérus, remplissant toute la cavité qui aurait disparu spontanément à la suite du séjour d'une tente-éponge oubliée dans le col pendant une semaine (?).

Les glandes du col donnent naissance à des kystes qui siègent au début dans l'épaisseur du col; on les a décrits longtemps sous le nom impropre d'*œufs de Naboth*.

Elles sont également le point de départ de petites tumeurs pédiculées, de polypes du col. Il est remarquable de voir un polype même de très petit volume, implanté sur le col, occasionner des pertes de sang compromettant l'existence de la femme. On enlève ces productions en les saisissant avec une pince à laquelle on imprime des mouvements de torsion, ou bien avec les ciseaux, ou encore avec l'écraseur linéaire.

G. — VAISSEAUX ET NERFS DE L'UTÉRUS.

Les *artères* de l'utérus proviennent des artères utérines, branches de l'hypogastrique, et de l'artère utéro-ovarienne, qui naît directement de l'aorte. L'artère utérine gagne les bords de l'utérus au niveau de son col et monte en suivant ce bord jusqu'à l'embouchure des trompes, où elle s'anastomose à plein canal avec l'artère utéro-ovarienne. Ces artères s'unissent entre elles d'un côté à l'autre et sont remarquables par les nombreuses flexuosités qu'elles décrivent.

Les *veines* utérines ou *sinus utérins* adhèrent intimement au tissu musculaire et prennent pendant la grossesse un énorme développement. En dehors de l'utérus elles forment dans le ligament large un vaste plexus, plexus utéro-ovarien, qui donne naissance à plusieurs branches. Les unes accompagnent les artères utérines et se rendent dans la veine hypogastrique; les autres suivent le trajet de l'artère utéro-ovarienne et se comportent différemment à droite et à gauche; celles de gauche aboutissent à la veine rénale et celles de droite à la veine cave inférieure.

M. Richet a attribué à la rupture de ces veines devenues variqueuses la production de certaines hématocèles rétro-utérines, ce qui se comprend difficilement, si l'on songe que les veines sont comprises dans l'épaisseur du ligament large, tandis que le sang s'épanche dans la cavité péritonéale elle-même. J'indiquerai plus loin la véritable origine de cette curieuse affection.

Les *vaisseaux lymphatiques* naissent en très grand nombre des parois de l'utérus. Arrivés dans l'épaisseur des ligaments larges, ils suivent deux grands courants : les uns accompagnent l'artère utérine et aboutissent aux ganglions pelviens latéraux; les autres suivent le trajet de l'artère utéro-ovarienne et se jettent dans les ganglions lombaires.

Je rappellerai seulement en passant le rôle que les théories modernes font jouer à la phlébite et à la lymphangite utérines dans la production des accidents puerpéraux. MM. Siredey et Lucas-Championnière, en particulier, professent que les phlegmons du ligament large ne sont autre chose que des lymphangites et des adénites.

Nerfs. — Les nerfs proviennent du plexus hypogastrique et du plexus utéro-ovarien. Ils sont nombreux dans le corps. Bien qu'on ait pu suivre des filets jusque dans l'épaisseur du col, il y en a toutefois si peu que, dans l'immense majorité des cas, cette portion de la matrice est absolument privée de sensibilité : aussi peut-on diviser, cautériser au fer rouge le col utérin, sans que les malades en aient conscience. Il résulte encore de cette disposition unique dans l'économie que les femmes atteintes d'épithélioma du col ne ressentent aucune douleur au début de l'affection et ne se plaignent que de pertes abondantes. Aussi, lorsqu'elles commencent à souffrir, peut-on en conclure que la lésion a franchi les limites du col et que le corps de l'organe est atteint, circonstance qui rend toute intervention active plutôt dangereuse qu'utile. La seule opération rationnelle, en effet, serait l'extirpation complète de l'utérus, tentée jadis par Récamier, mais condamnée irrévocablement par la pratique.

Dans ces dernières années, quelques chirurgiens ont repris l'idée de Récamier et ont enlevé l'utérus cancéreux non plus par le vagin, mais par l'abdomen, opération justifiée seulement dans de très rares exceptions, lorsque l'on est certain que tous les organes limitrophes sont absolument intacts, diagnostic bien difficile, à mon sens.

CHAPITRE VI

Moyens de fixité ou ligaments de l'utérus.

Les *ligaments* de l'utérus sont au nombre de six, trois de chaque côté, et divisés en antérieurs, moyens et postérieurs : les premiers sont les *ligaments ronds;* les seconds, les *ligaments larges*, et les troisièmes, les *ligaments utéro-sacrés*. Les plus importants étant les ligaments larges, c'est par eux que je commencerai cette étude.

A. — LIGAMENTS LARGES.

On désigne sous le nom de *ligaments larges* deux replis du péritoine qui, partant des bords de l'utérus, se portent sur les parois de l'excavation. Ces replis sont quadrilatères, verticalement dirigés, et forment une cloison qui sépare la cavité pelvienne de la femme en deux compartiments : l'un antérieur, l'autre postérieur (fig. 234), le premier destiné à la vessie, et le second au rectum. Ces compartiments ont une dimension sensiblement égale lorsque l'utérus présente sa direction normale, mais on conçoit que l'inclinaison de cet organe en avant ou en arrière altère considérablement ce rapport.

Le mode de formation des ligaments larges et facile à comprendre. Nous avons vu que les faces antérieure et postérieure de l'utérus sont recouvertes par le péritoine et que cette membrane adhère très intimement au tissu utérin. Arrivé au niveau des bords latéraux, chacun des feuillets, au lieu de se réunir à l'autre pour entourer l'organe de toutes parts, continue à se diriger en dehors (voir fig. 233) et se porte jusqu'aux parois du bassin, où il se continue avec le péritoine pariétal. Les ligaments larges représentent donc assez exactement deux ailes tendues en travers dans l'excavation du bassin et fixées chacune au bord latéral correspondant de l'utérus.

Les ligaments larges présentent à considérer deux faces et quatre bords. Les faces sont antérieure et postérieure. Lisses et unies, elles répondent : la première à la vessie, la seconde au rectum. De la face postérieure se détachent à angle droit deux replis falciformes, les ligaments utéro-sacrés ou de Douglas (US, fig. 234).

Les quatre bords sont supérieur, inférieur, interne et externe.

Le bord supérieur est remarquable en ce qu'il présente trois ailerons destinés à renfermer chacun un organe (voy. fig. 234); l'aileron antérieur contient le ligament rond ; l'aileron postérieur, le ligament de l'ovaire, et l'aileron moyen, la trompe de Fallope.

Le bord inférieur répond au tissu cellulaire sous-péritonéal du bassin et à l'aponévrose périnéale supérieure et tout à fait en dedans aux bords latéraux du vagin. C'est grâce à ce dernier rapport que le toucher vaginal permet de reconnaître les collections développées dans ce ligament.

Le bord interne est très large (fig. 233), les deux feuillets étant écartés l'un de

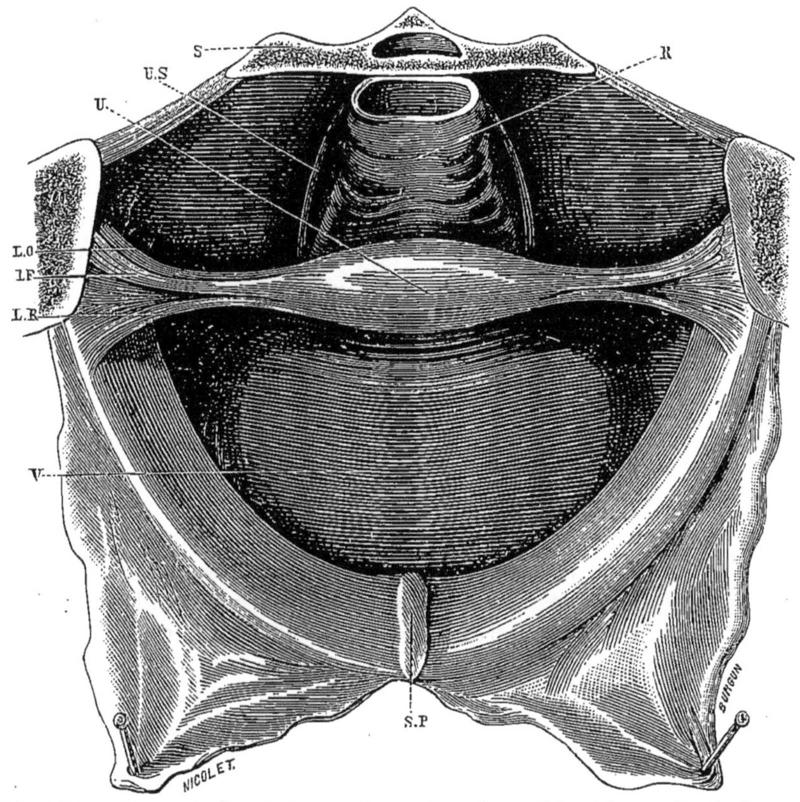

Fig. 234. — *Rapports des viscères contenus dans la cavité pelvienne chez la femme.*

LF, ligament de Fallope.
LO, ligament de l'ovaire.
LR, ligament rond.
R, rectum.
S, sacrum.
SP, symphyse pubienne.
U, utérus.
US, ligaments utéro-sacrés.
V, vessie.

l'autre par l'épaisseur de l'utérus. Il est en rapport avec l'artère utérine et les plexus utéro-ovariens.

Le bord externe répond aux parois de l'excavation ; il est très mince, les deux feuillets du péritoine s'étant rapprochés l'un de l'autre. De l'épaisseur relative des deux bords interne et externe il résulte que, si l'on pratique une coupe horizontale de l'utérus et des ligaments larges comme celle qui est représentée figure 232, ces derniers ont la forme d'un triangle isocèle très allongé dont la base répond aux bords latéraux de la matrice.

Les ligaments larges contiennent dans leur épaisseur une quantité considérable de tissu conjonctif, des vaisseaux et des nerfs.

Et d'abord, rappelons que les deux feuillets du péritoine ne sont pas simples. M. Rouget a démontré qu'ils étaient doublés d'une couche musculaire se continuant avec la couche superficielle des fibres utérines. Aussi ces ligaments présentent-ils une certaine tonicité qui maintient l'utérus à sa place et l'empêche de se porter soit à droite, soit à gauche. Lorsque l'utérus se développe pendant la grossesse, il remplit l'espace compris entre les deux feuillets des ligaments larges, de telle sorte que ceux-ci disparaissent. Ils se reconstituent après l'accouchement, mais ils sont relâchés et s'opposent alors faiblement aux déviations et aux abaissements de l'utérus. C'est pour ce motif que les femmes qui se lèvent trop tôt après leurs couches, comme on l'observe surtout dans les campagnes, sont atteintes fréquemment de chutes de l'utérus.

Entre les deux feuillets du ligament large existe une couche lâche et abondante de tissu conjonctif, surtout en bas. Elle se continue avec le tissu sous-péritonéal qui recouvre l'aponévrose périnéale supérieure, avec celui qui tapisse les faces latérales de la vessie, avec le tissu sous-péritonéal de la paroi abdominale et de la fosse iliaque interne. Il en résulte qu'une inflammation des ligaments larges peut se propager à ces diverses régions. Un abcès du ligament large peut donc s'ouvrir spontanément dans le vagin, dans la vessie ou le rectum. Il peut traverser l'aponévrose périnéale supérieure, le releveur de l'anus, et apparaître dans la fosse ischio-rectale; le pus peut suivre les cordons du plexus sacré, sortir du bassin par la grande échancrure sciatique et faire saillie à la fesse. Plus souvent l'inflammation se propage à la paroi abdominale et à la fosse iliaque et se comporte ainsi que je l'ai dit en étudiant ces deux régions.

D'après M. A. Guérin, la cavité circonscrite par les deux feuillets du ligament large est hermétiquement fermée en bas par le fascia propria, de telle sorte que les fusées purulentes dont je viens de parler seraient impossibles et auraient un autre point de départ. Pour ce chirurgien, le phlegmon du ligament large ne serait le plus souvent autre chose qu'une adénite du ganglion juxta-pubien, auquel aboutissent les vaisseaux lymphatiques du vagin et du col de l'utérus.

L'inflammation peut rester limitée aux ligaments larges, passer à l'état chronique et former ces tumeurs dures rappelant la consistance du tissu fibreux et qui disparaissent si lentement. L'utérus se trouve alors immobilisé, la vessie et le rectum sont refoulés, comprimés.

Quant à la part respective que prennent à la production du phlegmon du ligament large le péritoine et le tissu conjonctif compris dans son dédoublement, cela me paraît fort difficile à établir, d'autant plus que les deux éléments y participent. Il ne me semble pas d'ailleurs que la solution de cette question mérite tout le bruit qui s'est fait autour d'elle. La pelvi-péritonite peut être prédominante dans un cas, l'inflammation du tissu cellulaire dans l'autre, mais il est difficile, sinon impossible, qu'elles soient tout à fait indépendantes, et le diagnostic n'en saurait être établi.

J'ai déjà signalé, à propos de la structure de l'utérus, l'existence dans le bord interne du ligament large des artères utérine et utéro-ovarienne, du plexus veineux utéro-ovarien, des vaisseaux lymphatiques et du plexus nerveux.

B. — LIGAMENT ROND.

Le *ligament rond* est un cordon composé de fibres musculaires et de fibres élastiques qui se détache du fond de l'utérus au niveau de ses angles et aboutit dans l'épaisseur des grandes lèvres. Il est compris dans l'aileron antérieur des ligaments larges. Sa longueur varie de 12 à 15 centimètres. De son origine il se dirige obliquement en avant et en dehors pour gagner l'orifice supérieur du canal inguinal, se comporte à ce niveau avec l'artère épigastrique ainsi que le fait le canal déférent chez l'homme, traverse le canal inguinal et pénètre dans le sac dartoïque de la grande lèvre, où il s'attache par une extrémité effilée.

En s'engageant dans le canal inguinal le ligament rond attire avec lui le péritoine, qui forme ainsi un petit canal, *canal de Nuck*. J'ai déjà dit que les débris de ce canal pouvaient persister après la naissance et devenir le point de départ d'un kyste.

Les ligaments ronds contribuent certainement à fixer l'utérus, mais ne remplissent à cet égard qu'un rôle très secondaire. M. Alquié, pensant que ces ligaments étaient la cause de la résistance que l'on éprouve parfois à abaisser la matrice, avait eu la singulière idée de les raccourcir pour s'opposer aux chutes de cet organe. D'autre part, Aran, attribuant à ces mêmes ligaments le rôle, non de suspendre l'utérus, mais d'en attirer le fond en avant, avait songé à appliquer l'opération de M. Alquié à la cure de la rétroflexion. Je ne sache pas que la pratique soit venue confirmer ces idées purement théoriques.

C. — LIGAMENTS POSTÉRIEURS OU UTÉRO-SACRÉS.

De la face postérieure du col de l'utérus naissent deux ligaments falciformes (US, fig. 234) qui contournent les faces latérales du rectum et vont se fixer aux troisième et quatrième vertèbres sacrées. Ils comprennent dans leur épaisseur des fibres musculaires, émanation de celles de l'utérus, du tissu conjonctif, des vaisseaux et des nerfs.

Ces ligaments opposent une très grande résistance à l'abaissement de l'utérus : ainsi que l'a fait remarquer Malgaigne, ils se tendent alors comme deux cordes qui circonscrivent de chaque côté le cul-de-sac recto-vaginal. Ils fixent solidement le col, et, tant qu'ils ne sont pas relâchés, le prolapsus utérin est impossible. J'ai signalé plus haut leur rôle dans la production de l'antéversion. Le tiraillement de ces ligaments est douloureux, et c'est à lui que certains auteurs ont attribué les douleurs de reins dont se plaignent si souvent les femmes dans le cours de la grossesse et pendant l'accouchement.

CHAPITRE VII

Ovaire et trompe de Fallope.

A. — OVAIRE.

Les *ovaires* — *testes muliebres* — au nombre de deux, sont chez la femme l'analogue du testicule. Ils sont situés sur les côtés de l'utérus, dans l'aileron postérieur du ligament large, entre la vessie, qui est en avant, et le rectum, qui est en arrière. Chaque ovaire est fixé d'une part à l'utérus par le ligament de l'ovaire (LO, fig. 234), d'autre part à la trompe de Fallope par le ligament de la trompe. Le ligament de l'ovaire est court, très résistant et composé exclusivement de fibres musculaires.

L'ovaire a la forme d'un ovoïde aplati ; il ressemble à une amande. Sa surface est grisâtre, lisse chez l'enfant, d'aspect cicatriciel chez l'adulte et jusqu'à la fin de la vie. Sa longueur est de 3 à 4 centimètres, sa hauteur de 2 centimètres et son épaisseur de un centimètre et demi.

L'ovaire est libre et flottant dans la cavité pelvienne à l'état normal, mais il est fréquent de le voir contracter des adhérences avec les organes voisins ; par contre, il est susceptible de se déplacer. L'ovaire peut s'engager dans l'anneau crural, dans l'anneau ombilical, mais surtout dans le canal inguinal. On trouve alors dans le pli de l'aine une tumeur rappelant la forme de l'organe ; elle est lisse, mobile, glissant sous le doigt et douloureuse à la pression. Le diagnostic en est assez difficile. Un excellent signe, presque pathognomonique, est le suivant : l'utérus est en général en antéversion, puisqu'il est attiré par l'ovaire : or, si avec le doigt introduit dans le vagin on repousse en arrière le corps de l'utérus, on imprime en même temps un mouvement à la tumeur de l'aine lorsqu'elle est formée par l'ovaire : dans le cas contraire, elle n'éprouve aucun changement de position. De plus, l'utérus est incliné du côté de la hernie.

L'ovaire inclus dans le canal inguinal peut s'enflammer, produire des phénomènes d'étranglement qui nécessitent une opération. On devrait alors se contenter de débrider en fendant la paroi antérieure du canal inguinal.

La *structure* de l'ovaire a été l'objet de travaux remarquables dus à MM. Schroen et Sappey. Je ne ferai que les mentionner ici. Jusqu'à ces auteurs on considérait à l'ovaire une enveloppe séreuse, une enveloppe fibreuse analogue à la tunique albuginée et une substance spongieuse centrale au sein de laquelle se développaient les ovules. Or M. Sappey a démontré que l'enveloppe séreuse est représentée par une simple couche épithéliale ; que l'enveloppe fibreuse n'existe pas, même à l'état de vestige, et que la portion spongieuse ne contient ni vésicules de de Graaf ni ovules. Il divise l'ovaire en deux parties : l'une superficielle, de couleur blanche, qui entoure l'organe de toutes parts, est le siège exclusif des vésicules ovariennes et mérite le nom de *portion glandulaire* ou *ovigène ;* l'autre profonde, centrale, essentiellement constituée par des vaisseaux et des fibres musculaires, est la portion *vasculaire* ou *bulbeuse*.

Chaque ovaire contiendrait, d'après M. Sappey, plusieurs centaines de mille ovisacs ou vésicules ovariennes. Au moment de la puberté, un certain nombre se développent; l'une d'entre elles marche plus rapidement, évolue en l'espace d'un mois, se rompt et livre passage à l'ovule, qui s'engage dans la trompe et ensuite dans la cavité utérine. Le même phénomène se reproduit chaque mois et constitue l'ovulation, la ponte périodique de la femme. Après la sortie de l'ovule, les parois de la vésicule reviennent sur elles-mêmes et se plissent. Dans l'épaisseur des parois se développent alors, suivant Ch. Robin, des granulations graisseuses quelquefois fort abondantes qui augmentent le volume de la vésicule. Cette dernière ainsi modifiée constitue le *corps jaune*.

L'ovulation correspond à la période de fécondité de la femme, et à ce phénomène s'en rattache un autre d'une grande importance, la *menstruation*, dont je n'ai pas à faire ici l'histoire. Je dirai seulement que le sang provient du corps de l'utérus; la muqueuse se fendille par places comme le fait la pituitaire pour produire l'épistaxis. Il peut survenir une véritable *ménorrhagie*, et le sang, au lieu de sortir à l'état fluide, sort sous forme de caillots; le phénomène devient alors pathologique et nécessite l'intervention.

Le mécanisme de la menstruation a été bien exposé par M. Rouget : c'est une véritable érection. Lorsque la vésicule ovarienne se développe, elle détermine un afflux considérable le sang artériel; en même temps les fibres musculaires des ligaments larges qui entourent de toutes parts les plexus veineux ovariens se contractent et déterminent une augmentation de tension dans le système veineux, d'où la déchirure des vaisseaux et l'écoulement du sang menstruel. La contraction réflexe des fibres musculaires et la tension veineuse ne cessent que lorsque l'ovulation est accomplie, c'est-à-dire lorsque, la vésicule s'étant rompue, l'ovule a été lancé dans la trompe et porté par elle dans l'utérus où il se greffe, s'il a été fécondé, et où il se dissout rapidement dans le cas contraire.

Le détachement de l'ovule, son arrivée dans la trompe, correspondent donc à la fin des règles : aussi est-ce à cette époque que la femme est dans les meilleures conditions pour concevoir, bien que la conception puisse avoir lieu en tout temps. La conception résulte du contact d'un spermatozoïde avec l'ovule, et l'on est d'accord aujourd'hui pour admettre que la rencontre se fait dans la moitié externe de la trompe. Pour Coste, elle aurait lieu dans l'ovaire même.

Je ne ferai que signaler ici les résultats curieux obtenus dans ces dernières années sur les animaux par M. Thury et ensuite par M. G. Cornaz. Pour ces auteurs, le sexe dépend du degré de maturité de l'œuf au moment où celui-ci est fécondé; un degré moins avancé produit la femelle. Les vaches saillies au commencement du rut ont constamment donné naissance à des femelles; lorsqu'au contraire elles ont été saillies à la fin du rut, il est toujours né des mâles.

Le développement de la vésicule de de Graaf détermine, avons-nous dit, un certain afflux de sang dans l'ovaire; les parois de la vésicule elle-même sont vascularisées, de telle sorte qu'au moment où elles se rompent pour laisser passer l'ovule il se fait dans l'ovisac un léger épanchement de sang qui avant les recherches de Ch. Robin était considéré comme l'origine du corps jaune. L'épanchement peut être plus abondant et l'ovisac distendu; enfin il peut se produire une véritable hémorrhagie : le sang déborde et tombe dans de cul-de-sac du péritoine.

Tel est manifestement le mode de production de l'*hématocèle rétro-utérine*, maladie qui débute brusquement par une excessive douleur de ventre, accompagnée d'état syncopal et de suppression des règles. Quant à la cause qui produit cette hémorrhagie, il faut la chercher ou dans la rupture d'un vaisseau anormalement développé ou dans un excès de tension du plexus utéro-ovarien. La première hypothèse me paraît plus vraisemblable à cause de la rapidité avec laquelle une énorme quantité de sang s'épanche dans le cul-de-sac recto-utérin.

L'ovaire est un siège de prédilection pour le développement des kystes. On a longtemps pensé que ces kystes avaient pour point de départ les vésicules de de Graaf, mais il semblerait démontré par les travaux de MM. Malassez et de Sinéty qu'ils se développent aux dépens de la couche épithéliale qui revêt l'ovaire, d'où le nom de cysto-épithéliomes qu'ils donnent à cette affection. On trouve aussi dans l'ovaire des cysto-sarcomes, des cysto-carcinomes, des kystes dermoïdes, etc. Ces masses sont libres ou adhérentes, présentent un pédicule large ou étroit, long ou court, etc., circonstances d'un grand intérêt quand on pratique l'ovariotomie.

Les *artères* de l'ovaire proviennent de l'artère utéro-ovarienne, analogue de la spermatique chez l'homme. Comme cette dernière, elle naît de l'aorte au niveau de la région lombaire et pénètre dans le bulbe de l'ovaire par le hile, c'est-à-dire par son bord inférieur. Les veines se rendent dans le plexus utéro-ovarien.

B. — TROMPE DE FALLOPE.

La *trompe de Fallope*, ou *oviducte*, est un conduit chargé de transporter l'ovule du point où il se forme, l'ovaire, dans le lieu où il se développe, l'utérus.

La trompe de Fallope occupe l'aileron moyen du ligament large. Elle est située en arrière du ligament rond, en avant de l'ovaire, et présente la forme d'une trompette dont l'embouchure est tournée du côté de l'utérus et le pavillon du côté de l'ovaire.

La longueur de la trompe est d'environ 12 centimètres. Sa direction générale est horizontale et transverse. Née des angles de l'utérus, elle se porte d'abord un peu obliquement en haut, puis devient horizontale, se recourbe ensuite légèrement en arrière et en dedans, de façon à embrasser l'ovaire dans sa concavité. Rectiligne dans son tiers interne, elle est ondulée et flexueuse dans ses deux tiers externes.

Le calibre de la trompe va s'agrandissant de son extrémité interne à l'externe. Il ne présente qu'un millimètre de diamètre dans l'utérus, tandis qu'il en mesure 5 à 6 au niveau du pavillon.

L'extrémité interne correspond aux angles latéraux de l'utérus et succède à une dépression infundibuliforme de la cavité utérine.

L'extrémité externe ou *pavillon de la trompe* représente une ouverture coupée obliquement et garnie de franges. Les franges sont en nombre variable de 10 à 15. Toutes sont libres, sauf une reliant la trompe à l'ovaire, et désignée sous le nom de *ligament de la trompe ;* elle est doublée d'un faisceau musculaire.

La trompe se compose d'une tunique séreuse, d'une tunique musculeuse et d'une tunique muqueuse.

Le péritoine enveloppe environ les trois quarts de la circonférence; les vaisseaux pénètrent par le quart inférieur de l'oviducte. Sur les bords du pavillon le péritoine se continue avec la muqueuse qui tapisse la cavité de la trompe.

La tunique musculeuse se compose de deux plans de fibres : l'un, longitudinal, se continue avec les fibres superficielles de l'utérus; l'autre, profond, circulaire, est propre à la trompe.

La tunique muqueuse est remarquable par l'existence de plis longitudinaux permanents, qui divisent la cavité de la trompe en autant de petits sentiers que suit l'ovule pour gagner l'utérus. Elle est tapissée par un épithélium cylindrique à cils vibratiles; les cils se meuvent de l'ovaire vers l'utérus et font cheminer l'ovule dans cette direction.

A chaque ovulation, le pavillon, suivant un mécanisme qu'a fait connaître M. Rouget, vient s'adapter à la surface de l'ovaire de façon à recueillir l'ovule au moment où il s'échappe de la vésicule. Mais, par suite de cette disposition anatomique, on conçoit que, si l'adaptation n'est pas parfaite, l'ovule fécondé puisse tomber dans la cavité abdominale, s'y greffer, s'y développer et produire une grossesse extra-utérine.

Il n'est pas très rare de voir des adhérences s'établir entre le pavillon de la trompe et les parties voisines. L'adaptation à l'ovaire ne peut plus se faire, et, si l'adhérence existe à droite et à gauche, c'est une cause irrémédiable de stérilité. L'ovaire n'en continue pas moins sa fonction; un ovule s'élimine à chaque ponte, et va s'attacher sur les parties voisines : d'où la production des kystes ovulaires que l'on rencontre parfois en forme de chapelet ou réunis en grappe. L'un de ces kystes peut se développer outre mesure et donner naissance à une variété des kystes parovariens.

Qu'une cause quelconque s'oppose au passage de l'œuf fécondé de la trompe dans l'utérus, le développement se fera dans l'intérieur de la trompe, et l'on aura une *grossesse tubaire*.

La trompe elle-même oblitérée à ses deux extrémités peut se distendre et devenir le point de départ d'un kyste. Enfin on a observé des hémorrhagies de la trompe qui peuvent être le point de départ d'une hématocèle rétro-utérine.

Dans l'aileron moyen du ligament se trouve l'organe de Rosenmüller, vestige du corps de Wolff (voir le chapitre suivant). Cet organe ayant une vague ressemblance avec un peigne est composé de 15 à 20 conduits parallèles venant aboutir à un conduit unique qui leur est perpendiculaire. C'est dans ces conduits que se développent la plupart des kystes du ligament large appelés encore kystes *parovariens*. Je rappellerai que ces kystes sont uniloculaires, contiennent en général un liquide clair, transparent, marchent avec plus de lenteur que les kystes ovariens proprement dits, et surtout sont susceptibles de guérir par une simple ponction.

Les *artères* de la trompe naissent de l'artère utéro-ovarienne; les veines se rendent dans le plexus utéro-ovarien et les nerfs proviennent du plexus qui accompagne l'artère.

CHAPITRE VIII

Développement des organes génito-urinaires de la femme.

La *vessie* de la femme provient, comme celle de l'homme, de la persistance de la partie inférieure de la vésicule allantoïde.

Ovaires. — L'analogie que nous avons signalée entre l'ovaire et le testicule apparaît plus grande encore lorsque l'on compare le développement de ces deux organes.

Comme le testicule, l'ovaire naît en dehors du corps de Wolff. Ce corps, avons-nous vu, est formé par une série de tubes enroulés sur eux-mêmes qui viennent aboutir à un conduit commun, conduit du corps de Wolff, lequel aboutit au pédicule de la vésiscule allantoïde. A côté du corps de Wolff, en dedans de lui, existe un autre filament qui se rend également à la vésicule allantoïde et que l'on appelle *filament* ou *conduit de Müller*. Dans le sexe mâle, le filament de Müller s'atrophie, et le conduit du corps de Wolff devient le canal déférent.

Chez le mâle également le corps de Wolff s'unit avec le testicule pour former l'épididyme; chez la femelle il reste libre et ne s'unit pas à l'ovaire. Le filament de Müller, qui s'atrophie chez le mâle, augmente au contraire de volume chez la femelle, se creuse d'une cavité et devient la trompe utérine. Le corps de Wolff et son conduit ne jouent plus ensuite aucun rôle dans le développement des organes de la femelle ; ils s'atrophient, mais on en retrouve toujours les traces dans l'aileron moyen du ligament large, où ils forment l'*organe de Rosenmüller* décrit plus haut.

Les ovaires et les trompes sont donc, comme les testicules, situés primitivement dans la région lombaire, au devant des reins, en arrière du péritoine ; ils descendent peu à peu et à la naissance répondent au détroit supérieur du bassin.

Utérus. Vagin. — Pour Rathke et Bischoff, le vagin dérive du sinus uro-génital; celui-ci se diviserait par une cloison en deux segments, l'un antérieur pour former l'urèthre, l'autre postérieur constituant le vagin. Quant à la matrice, elle résulterait de l'épaississement des trompes à leur extrémité dans le point où elles viennent s'aboucher dans le sinus uro-génital.

Il est une opinion plus vraisemblable, soutenue par Serres, Geoffroy-Saint-Hilaire, et confirmée par les travaux de Leuckart et de Thiersch. Pour ces auteurs les organes génitaux internes sont doubles et séparés dans l'origine. Les deux trompes ou oviductes après un certain trajet s'accoleraient l'une à l'autre comme les deux canons d'un fusil double, et la matrice et le vagin résulteraient de cet accolement. Ces deux organes seraient donc primitivement doubles, et la cloison qui les sépare disparaît par résorption.

Quant aux organes génitaux externes, ils se développent, indépendamment des précédents, aux dépens du feuillet externe de blastoderme, et je renvoie pour ce sujet au chapitre : « Développement des organes génito-urinaires de l'homme ». L'hymen est un repli de formation secondaire qui apparaît environ au sixième mois.

Ces courtes considérations suffisent à faire comprendre la plupart des vices de conformation que l'on rencontre chez la femme.

Il peut se faire qu'avec un développement *complet* des organes génitaux externes coexiste une absence *totale* des organes génitaux internes, puisque leur développement est indépendant. J'ai vu une jeune fille dans ces conditions ; elle était sur le point de se marier, et les parents, étonnés qu'elle n'eût pas encore vu ses règles, voulurent auparavant consulter à ce sujet : la vulve, le mont de Vénus, les mamelles, étaient dans un état complètement normal. En écartant les petites lèvres, on trouvait une membrane obstruant la vulve et ressemblant à l'hymen, mais le toucher rectal combiné avec l'introduction d'une sonde dans la vessie me permit d'affirmer qu'il n'y avait ni vagin ni utérus. Heureusement, il n'existait pas non plus d'ovaires, car elle n'avait jamais rien éprouvé qui ressemblât à une congestion pelvienne.

L'ovaire se développant séparément du filament ou conduit de Müller qui plus tard formera l'utérus et le vagin, il est possible de constater la présence la l'ovaire en même temps que l'absence de ces deux derniers organes.

Le conduit de Müller peut s'oblitérer, totalement ou partiellement, dans la portion qui doit former le vagin ; on constate l'existence d'une vulve normale, un commencement de vagin terminé par un cul-de-sac plus ou moins profond, mais l'utérus existe. On est alors autorisé à creuser en quelque sorte un vagin entre la vessie et le rectum et à détruire la cloison, ce qui a été fait plusieurs fois avec succès.

L'oblitération peut porter sur la partie du conduit qui forme la matrice, celle-ci fait alors défaut, tandis que tous les autres organes sont développés : *uterus déficiens.*

La cloison qui sépare primitivement l'utérus ainsi que le vagin en deux parties latérales peut persister : il en résulte un utérus double et un vagin double.

La cloison peut persister seulement sur le vagin ou seulement sur l'utérus : *uterus duplex.*

Si la réunion des deux conduits de Müller se fait plus bas que d'habitude, l'utérus est bicorne.

Si la réunion ne s'effectue pas et que les conduits restent isolés, l'utérus est bifide, *bipartitus.*

Un seul des filaments de Müller peut se développer, l'autre s'atrophiant : on observe alors une moitié d'utérus et de vagin, *uterus unicornis.*

Si la cloison qui sépare la matrice en deux moitiés latérales se résorbe seulement en bas, il existe supérieurement deux cavités utérines : *uterus semipartitus.*

Lorsqu'il existe à la fois sur le même sujet des organes mâles et des organes femelles, cela constitue l'*hermaphrodisme.*

L'hermaphrodisme est *latéral* quand les organes sont mâles d'un côté et femelles de l'autre. Il est dit *vertical* ou *double* quand du même côté existent un organe mâle et un femelle. Il est dit *transverse* lorsque les organes génitaux externes sont ceux de la femme et les internes ceux de l'homme ou réciproquement.

ORGANE DE LA DÉFÉCATION OU RECTUM

Le rectum est la dernière partie du gros intestin. Il se continue en haut avec le côlon et en bas se termine à l'anus.

L'anus présente une disposition anatomique et une pathologie spéciales; il se développe isolément et mérite d'être décrit à part. De plus, le rectum et l'anus sont en rapport latéralement avec une excavation qui présente avec eux les connexions les plus intimes, le creux ischio-rectal.

J'étudierai donc dans trois chapitres successifs : 1° le rectum proprement dit; 2° l'anus; 3° le creux ischio-rectal.

CHAPITRE IER

Rectum.

Le *rectum* fait directement suite à l'S iliaque du côlon. Sa limite supérieure, un peu conventionnelle, au moins pour sa surface externe, est la symphyse sacro-iliaque gauche.

J'ai déjà fait remarquer, page 687, que l'S iliaque éprouvait des déplacements fréquents, surtout chez les enfants, et qu'on la trouvait parfois dans la fosse iliaque droite, disposition importante à connaître quand on pratique un anus artificiel dans la fosse iliaque gauche par la méthode de Littre : le rectum suit nécessairement ces déplacements.

A. — DIRECTION.

La direction générale du rectum est verticale; toutefois cet intestin, loin d'être rectiligne comme semblerait l'indiquer son nom, mériterait plutôt celui de *curvum* que lui donnait Lisfranc. Il présente en effet plusieurs courbures, les unes latérales, les autres antéro-postérieures.

Courbures latérales. — De la symphyse sacro-iliaque gauche le rectum se porte d'abord un peu à droite et dépasse la ligne médiane; il revient à gauche, puis sur la ligne médiane, où il se termine (voyez la figure 237). Affectant dans ce trajet la forme d'une *S* italique allongée, le rectum décrit deux courbures latérales très légères, l'une supérieure, dont la cavité regarde à gauche, l'autre inférieure, dont la concavité est dirigée à droite. Ces courbures ne présentent qu'un intérêt médiocre et ne fournissent aucune considération spéciale au point de vue pratique. Elle se redressent aisément et ne s'opposent pas à l'introduction des sondes droites. On ne les voit bien d'ailleurs que sur un intestin vide, revenu sur lui-même, comme le représente la figure 237.

Courbures antéro-postérieures. — Les courbures antéro-postérieures du rectum sont beaucoup plus prononcées que les courbures latérales et aussi plus importantes (voyez nos diverses coupes antéro-postérieures du bassin chez l'homme et chez la femme). A partir de son origine, le rectum gagne la courbure du sacrum, s'y adapte et la suit jusqu'au sommet du coccyx, c'est-à-dire qu'il se porte d'abord en arrière, puis en avant, de façon à décrire comme la paroi postérieure du bassin elle-même une vaste courbe dont la concavité regarde directement en avant. Le rectum embrasse ainsi chez l'homme par sa face antérieure concave la face postérieure convexe de la vessie ; l'extrémité inférieure de la courbe répond au sommet ou bec de la prostate. A partir de ce point, il se porte brusquement en arrière et, après un trajet d'environ 3 centimètres, se termine à l'anus.

Le rectum décrit donc dans le plan antéro postérieur deux courbures de dimensions très inégales : la première, supérieure, dont la concavité regarde en avant, est aussi longue que le sacrum et le coccyx ; la deuxième, inférieure, dont la concavité regarde en arrière, est très courte.

Cette double courbure est fort importante à connaître pour la pratique. Lorsqu'on introduit un corps étranger dans le rectum, une canule, une sonde, un spéculum, l'instrument doit suivre d'abord l'axe de la courbure inférieure ou petite courbure. Or cet axe se dirige de bas en haut et d'arrière en avant, et aboutit à la prostate chez l'homme et à la cloison recto-vaginale chez la femme. Si l'on continue donc à pousser l'instrument dans ce sens, on rencontre de la résistance, et, s'il s'agit, par exemple, d'administrer un lavement, le liquide ne pénètre que dans le rectum, ce qui s'observe assez fréquemment.

C'est à cette disposition qu'étaient le plus souvent dus les accidents mentionnés dans tous les anciens auteurs, alors qu'on se servait, au lieu des irrigateurs, de seringues dont le bout était pointu : un infirmier brutal, rencontrant un obstacle, pénétrait à travers la paroi rectale et injectait le liquide en dehors de la cavité. Il convient donc, pour introduire un spéculum, de lui donner d'abord une direction telle que, prolongée, elle ferait aboutir l'instrument à l'ombilic ; de relever ensuite le manche vers le pubis et de pousser l'extrémité vers la concavité du sacrum. S'il est nécessaire de porter l'instrument très haut, il peut encore buter contre les nombreux plis que présente la surface interne du rectum : on doit le retirer un peu, en changer le direction et pousser de nouveau doucement. La présence de ces plis pourrait faire croire à l'existence d'un obstacle qui n'existe pas.

B. — CALIBRE DU RECTUM.

Le rectum est loin de présenter un calibre uniforme dans toute son étendue. La partie la plus étroite correspond à l'anus et à la portion qui lui fait immédiatement suite jusqu'au sommet de la prostate ; elle est entourée par les deux muscles sphincters et mérite le nom de *portion sphinctérienne* ou *portion anale*. Elle forme une sorte de filière que le doigt franchit souvent avec une certaine difficulté ; un rebord saillant, surtout en arrière, la limite à sa partie supérieure. Au-dessus de la portion sphinctérienne le rectum se dilate brusquement en forme d'ampoule : c'est la *portion ampullaire*, qui n'a pas de limite supérieure bien accusée. Au-dessous de l'ampoule est la portion *sus-ampullaire*, régulièrement cylindrique. Ces dénominations sont commodes dans la pratique pour désigner le point où siège une lésion, et, de plus, elles présentent l'avantage de s'appliquer aux deux sexes.

Comme tous les viscères creux, le rectum est susceptible d'éprouver à la longue une ampliation considérable lorsque les matières fécales s'y accumulent, mais il semble de plus supporter assez facilement une dilatation brusque : c'est ainsi que des chirurgiens allemands ont pu, dans ces derniers temps, introduire la main tout entière dans cet intestin, la porter jusque dans la cavité abdominale et explorer ainsi, disent-ils, le rein, même la face inférieure du foie, ce qui, je suis heureux de le constater, n'a pas encore été imité en France.

Par contre, il n'est pas rare d'observer des *rétrécissements du rectum*. Ceux-ci reconnaissent un certain nombre de causes, et en première ligne le cancer. Il en existe une espèce particulière que l'on observe presque exclusivement chez la femme, sur laquelle Gosselin a spécialement appelé l'attention, et qui est manifestement liée à la syphilis. M. A. Després la considère comme produite par la cicatrice d'un chancre phagédénique, mais il est plus probable que la plupart de ces rétrécissements se rattachent aux accidents tertiaires. Pour M. A. Fournier ils seraient la conséquence d'un *syphilome recto anal*, constitué par une infiltration dans les parois rectales des produits de la syphilis tertiaire; M. E. Vidal les considère comme une sorte de *gomme diffuse*. Quoi qu'il en soit, le rétrécissement syphilitique occupe toujours le même siège : il est intermédiaire à la portion sphinctérienne et à la portion ampullaire, remonte plus ou moins haut sur cette dernière et occupe toute la circonférence du rectum : il est donc très accessible au toucher. Le tissu qui le forme est ferme, et, si l'orifice est étroit, il oppose une résistance invincible à l'introduction du doigt. Cette manœuvre doit être, d'ailleurs, soigneusement évitée, car elle peut provoquer des accidents mortels.

Ces rétrécissements sont remarquables par la lenteur de leur développement; c'est en général dix, quinze ans après l'accident primitif, qu'ils gênent suffisamment les fonctions pour que les malades se soumettent à un traitement. J'en ai cependant observé un sur une femme âgée de vingt et un ans, mais elle avait contracté la syphilis à quinze ans.

La dilatation progressive, le débridement multiplié et les scarifications à l'aide du rectotome que j'ai fait construire, soulagent beaucoup les malades, mais ne les guérissent pas. Le seul traitement qui donne des chances de guérison radicale consiste dans la rectotomie verticale linéaire conseillée par M. Verneuil. Il faut diviser couche par couche toute l'épaisseur du périnée, de l'anus au coccyx, y compris la paroi postérieure du rectum, jusqu'à ce qu'on soit arrivé au-dessus du rétrécissement. J'ai pratiqué plusieurs fois cette opération avec un plein succès à l'aide du galvano-cautère sans perte de sang. S'il est possible d'atteindre avec le doigt la limite supérieure du rétrécissement, on opérera de préférence avec l'écraseur linéaire de Chassaignac ou bien avec l'anse galvanique.

Dans tous les cas, il faut se garder d'employer la dilatation forcée dans les rétrécissements du rectum, surtout pour ceux qui sont de nature cancéreuse, car on s'expose à provoquer ainsi une péritonite rapidement mortelle. Je repousse complètement les instruments de Perrève et autres destinés à cet usage.

L'induration, cause du rétrécissement, peut n'occuper qu'une partie de la circonférence de l'intestin; ce rétrécissement est partiel. Depuis plusieurs années j'en ai observé une variété non encore signalée et importante surtout par son influence sur la production et la persistance des fistules à l'anus; j'y reviendrai plus loin.

Quelle que soit la cause du rétrécissement, l'intestin, suivant la loi générale, se dilate au-dessus du point rétréci; en même temps se produisent dans la muqueuse des altérations plus ou moins profondes, et consécutivement des lésions de voisinage qui nous occuperont un peu plus loin.

La longueur du rectum varie en général de 20 à 25 centimètres, dont 10 environ pour la portion sous-péritonéale.

C. — RAPPORTS DU RECTUM.

Le rectum, envisagé au point de vue de ses rapports, présente à considérer une face antérieure, une face postérieure et deux faces latérales. Les rapports qu'il contracte avec le péritoine présentent un intérêt pratique tel, que je crois devoir commencer par cette étude.

a. — RAPPORTS DU RECTUM AVEC LE PÉRITOINE.

A son origine, le rectum est, comme l'S iliaque, enveloppé de tous côtés par le péritoine; il plonge ensuite dans le bassin, s'engage bientôt au sein des parties molles qui ferment en bas cette cavité, et les traverse en contractant avec elles des adhérences intimes. Le péritoine l'abandonne à ce moment et se réfléchit sur les parties voisines. Le rectum présente donc cette particularité d'être dépourvu de péritoine dans une partie de son étendue, de telle sorte qu'on peut retrancher une portion de cet intestin sans ouvrir la cavité péritonéale. Ce rapport anatomique est d'une si grande importance dans la pathologie et la médecine opératoire, qu'il justifie la division du rectum en portion *sous* ou *extra-péritonéale* et portion *sus* ou *intra-péritonéale*. La figure 235 a le mérite de bien montrer cette disposition.

Le fait le plus saillant est celui-ci : le péritoine descend plus bas sur la face antérieure que sur la face postérieure du rectum : il est donc possible, dans une extirpation, de remonter beaucoup plus haut sur la seconde que sur la première, sans courir le danger de blesser le péritoine. Pour cette même raison, une lésion organique du rectum sera d'autant plus grave qu'elle occupera la paroi antérieure.

Il en est de même d'une plaie du rectum, qui emprunte une gravité spéciale à la blessure du péritoine. Un autre danger sérieux, à la suite d'une plaie de guerre, par exemple, est le passage des matières fécales dans le tissu cellulaire du bassin : aussi est-il bon, dans ce cas, de fendre largement la portion sphinctérienne, afin qu'aucun obstacle ne s'oppose à la sortie des fèces.

Le péritoine forme d'abord au rectum un petit mésentère qui le rattache à la face antérieure du sacrum : aussi l'intestin, lorsqu'il est vide, peut-il flotter légèrement dans le bassin. S'il est rempli, les deux feuillets du péritoine s'écartent pour permettre la distension.

Arrivé au niveau de la base des vésicules séminales chez l'homme, au quart supérieur environ du vagin chez la femme, le péritoine se réfléchit pour former un cul-de-sac sur lequel j'ai suffisamment insisté en étudiant les organes génito-urinaires de l'homme et de la femme. Je rappellerai que ce cul-de-sac est distant de l'anus de 5 centimètres environ lorsque la vessie est vide, et de 6 centimètres lorsque la vessie est pleine. Ce sont du moins les distances que j'ai le plus souvent rencontrées : elles peuvent d'ailleurs varier de 1 ou 2 centimetres, suivant les sujets, mais dans tous les cas n'atteignent pas les limites assignées par Lisfranc (4 pouces chez l'homme et 6 pouces chez la femme). Nous

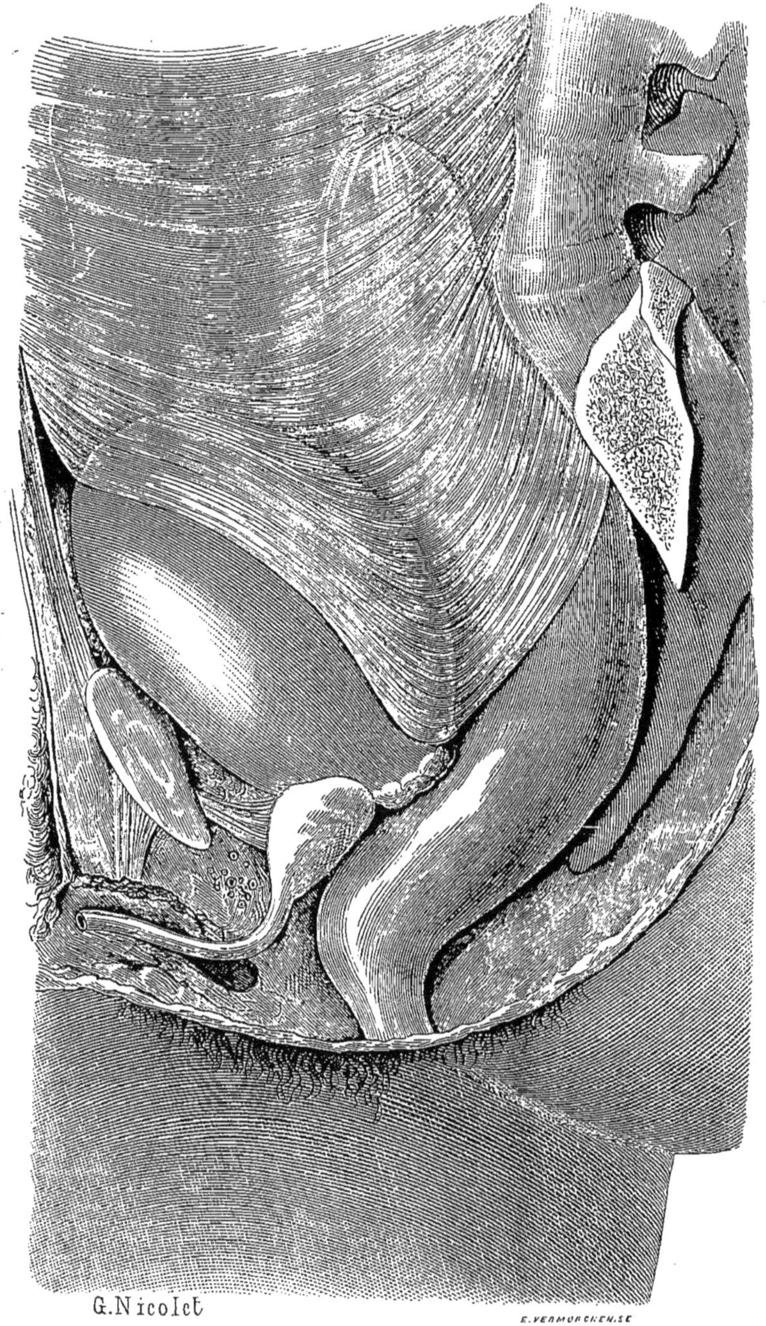

Fig. 235. — *Rapports du péritoine avec les faces latérales de la vessie et du rectum.*

verrons d'ailleurs plus loin comment il est possible d'expliquer les résultats indiqués par ce chirurgien et par d'autres.

De la face antérieure du rectum le péritoine se porte sur les faces latérales et gagne la face postérieure : mais ce trajet est très oblique de bas en haut et d'avant en arrière, d'où la différence de niveau qu'atteint la séreuse en avant et en arrière de l'intestin. On a mesuré avec soin la distance qui sépare l'anus du point où le péritoine vient recouvrir la paroi postérieure du rectum ; j'ai trouvé de 11 à 12 centimètres. C'est la distance à laquelle peut atteindre à peu près l'indicateur, en ayant soin de refouler avec la main les parties molles du périnée. Il en résulte que, si dans un épithélioma du rectum on n'arrive pas avec l'indicateur, porté aussi haut que possible, à trouver les limites du mal, non seulement en avant, mais même en arrière, il ne faut pas opérer. C'est du moins pour moi une règle de conduite absolue.

Les rapports du rectum avec le péritoine expliquent la production de la péritonite à la dernière période des cancers, à la suite des rétrécissements, etc.

b. — RAPPORTS DE LA FACE ANTÉRIEURE.

Ces rapports diffèrent chez l'homme et chez la femme. Chez l'homme (fig. 235) la portion intra-péritonéale est en rapport avec la face postérieure de la vessie, dont la séparent les anses de l'intestin grêle lorsque le réservoir de l'urine est vide. A l'état de plénitude, la vessie presse sur le rectum et l'aplatit d'avant en arrière. Cependant jamais la vessie, si distendue qu'elle soit, même au point de se rompre, ne détermine une obstruction du gros intestin ni des phénomènes d'étranglement ; elle sort alors de l'excavation pelvienne et se développe dans l'abdomen, où elle éprouve un mouvement de bascule qui porte son sommet en avant et dégage d'autant le rectum.

Les rapports de la portion sous-péritonéale du rectum en avant sont de la plus haute importance ; la plupart ont été déjà signalés au cours de l'étude de la vessie, de la prostate et de l'urèthre ; il n'est cependant pas inutile de revenir ici sur quelques détails.

Rappelons d'abord que le rectum et le bas-fond de la vessie sont séparés l'un de l'autre par un plan fibro-musculaire, étendu de la prostate au cul-de-sac du péritoine où il adhère, et décrit par Denonvilliers sous le nom d'aponévrose prostato-péritonéale. Cette lame fixe le péritoine et permet de comprendre pourquoi la séreuse s'élève seulement de 1 à 2 centimètres lorsque la vessie se distend, et pourquoi le cul-de-sac péritonéal est alors si profond.

Nous trouvons de haut en bas : les vésicules séminales, dont la base est un peu recouverte par le péritoine, mais qui dans tout le reste de leur hauteur reposent directement sur la face antérieure du rectum. Ce rapport change à peine par la distension de la vessie. Il explique l'exploration possible des vésicules séminales par le toucher rectal, ainsi que les phénomènes douloureux du côté du rectum, déterminés par l'inflammation de ces vésicules. Puisque les vésicules séminales ne siègent qu'à 6 ou 8 centimètres au-dessus de l'anus, on devrait toujours, dira-t-on, pouvoir les explorer facilement avec l'indicateur, tandis qu'il est fréquent de ne pouvoir y atteindre. Cela est vrai, mais tient à la saillie, souvent très prononcée, des deux ischions chez l'homme. L'anus est loin de se trouver au niveau de la peau qui recouvre l'ischion, il occupe le fond d'un sillon profond, dont les bords arrêtent la main, à ce point que chez certains sujets dont les chairs sont fermes on arrive tout juste à sentir la pointe de la prostate, qui n'est cependant distante de l'anus que de 3 centimètres au plus.

Les deux vésicules séminales, très écartées l'une de l'autre en haut et rapprochées en bas, laissent entre elles un espace triangulaire (fig. 224) dépourvu de péritoine, correspondant au bas-fond de la vessie. Cet espace a été étudié page 766. Je rappelle que dans la taille recto-vésicale, justement aeandonnée aujourd'hui, la section de la vessie portait en ce point.

C'est au niveau du bas-fond de la vessie, derrière la prostate, que les calculs vésicaux se logent ordinairement. Il est donc possible de sentir la pierre par le toucher rectal, mais il faut pour cela qu'elle soit très volumineuse, sinon elle fuit sous le doigt. La taille de Celse était basée sur ce rapport du rectum avec le bas-fond de la vessie. Les chirurgiens, n'ayant pas encore songé à cette époque à introduire un conducteur dans la vessie, se servaient de la pierre elle-même comme guide. Un ou deux doigts de la main gauche, introduits dans le rectum, allaient à la recherche de la pierre, et, recourbés en crochet, la tenaient appliquée contre le périnée. Le chirurgien pratiquait alors une incision sur la saillie formée par la pierre qui, poussée d'arrière en avant, s'élançait quelquefois *gracieusement* au dehors, suivant l'expression de Paul d'Égine (traduction de M. René Briau). Cette manœuvre ne pouvait évidemment s'exécuter que sur des sujets jeunes, dont le périnée est peu développé, et c'est sans nul doute pour cette raison que la taille n'était pratiquée qu'aux premiers âges de la vie, au-dessous de 15 ans. Aussi l'invention du cathéter cannelé, dont il n'est pas fait mention avant Jean des Romains, constitue-t-elle l'une des plus fertiles découvertes de la chirurgie, puisqu'elle nous a permis d'étendre à tous les âges les bienfaits de cette belle opération si bien réglée de nos jours.

Au-dessous des vésicules séminales et de l'espace triangulaire qui les sépare se trouve la prostate. J'ai insisté plus haut sur les rapports de cette glande avec le rectum et sur les nombreuses conséquences qui en résultent. C'est par le rectum qu'il convient de l'explorer, qu'il faut ouvrir les abcès développés dans son épaisseur, etc. Le rectum touche la prostate et la déborde même parfois sur les côtés: aussi n'est-il pas étonnant qu'on ait souvent observé la blessure de l'intestin dans les diverses tailles prostatiques. Vacca Berlinghieri, imitant la conduite de Sanson, alla au-devant du danger en coupant d'emblée, dès le début de l'opération, la portion sphinctérienne du rectum, sur la paroi antérieure, jusqu'au bec de la prostate. Il ponctionnait ensuite la portion musculeuse de l'urèthre sur le cathéter, et divisait la prostate en arrière et sur la ligne médiane. Le périnée se trouvait donc converti en une sorte de cloaque. L'opération, ainsi conduite, était sans doute beaucoup plus facile que la division couche par couche du périnée jusqu'au cathéter et elle ménageait plus sûrement le bulbe, mais elle avait le grave inconvénient de laisser souvent à sa suite des fistules uréthro-rectales dont la guérison présente de grandes difficultés. De plus, elle divisait à peu près certainement un, sinon des deux canaux éjaculateurs, et cette raison me paraît suffisante pour faire rejeter toutes les incisions prostatiques médianes postérieures, surtout s'il s'agit d'un sujet jeune.

C. — TRIANGLE RECTO-URÉTHRAL.

A partir du sommet de la prostate, l'urèthre et le rectum s'écartent l'un de l'autre, sous un angle d'environ 30 à 40° ; le premier se porte en avant, le second en arrière. De là résulte un espace triangulaire dont la base correspond à la peau, le sommet au bec de la prostate, espace désigné sous le nom de *triangle recto-uréthral.* L'importance de ce triangle m'engage à en donner une description spéciale (fig. 235).

Il présente à considérer un bord antérieur, un bord postérieur, une base et un sommet. Des parties molles sont contenues dans l'aire de ce triangle.

Le bord antérieur est formé par la portion membraneuse de l'urèthre. Sur les sujets âgés, ce bord est complétement recouvert par le bulbe, maintenu lui-même appliqué sur le canal par un dédoublement de l'aponévrose moyenne du périnée ; c'est en ce point que l'on établit la boutonnière périnéale.

Le bord postérieur est formé par la paroi antérieure de la portion sphinctérienne du rectum.

La base répond à la peau et s'étend de la racine des bourses à l'anus.

Le sommet répond à la pointe de la prostate. Au niveau du sommet, la portion membraneuse et le rectum se touchent de façon que les cavités circonscrites par ces deux parties ne sont séparées l'une de l'autre que par l'épaisseur des parois : aussi apprécie-t-on très facilement par le toucher rectal la présence d'une sonde dans l'urèthre. En cas d'hypertrophie du lobe moyen de la prostate, il est possible avec le doigt de repousser la sonde en haut et de l'aider ainsi à franchir l'obstacle. L'épaisseur est assez faible pour permettre de sentir la rainure du cathéter cannelé, de telle sorte qu'il est possible d'ouvrir directement l'urèthre par le rectum sans toucher à l'anus et de pénétrer ainsi dans la vessie, opération que j'ai vu exécuter très brillamment par M. Maisonneuve. Malheureusement elle est passible des reproches que j'adressais, il y a un instant, à la méthode de Sanson et de Vacca Berlinghieri : peut-être prédispose-t-elle plus encore aux fistules recto-uréthrales.

Le sommet du triangle est éloigné de la peau de 2 à 3 centimètres, mais cette distance est très variable suivant les sujets ; chez certains vieillards la profondeur est double, ce qui augmente singulièrement la difficulté des premières incisions de la taille.

L'aire du triangle recto-uréthral est occupée par l'entre-croisement sur la ligne médiane du sphincter externe, du bulbo-caverneux et du transverse superficiel du périnée. Plus profondément, la portion membraneuse et le rectum se rapprochent et ne sont plus séparés que par une quantité plus ou moins grande de tissu cellulo-adipeux. On n'y trouve que les artérioles provenant des artères hémorrhoïdales.

C'est par cet espace que l'on arrive à la vessie dans les tailles dites périnéales. Les plus importantes sont la taille bilatérale de Dupuytren et la taille prérectale de Nélaton, et c'est ici le lieu d'indiquer en quoi diffèrent l'une de l'autre ces deux opérations que l'on a considérées à tort comme identiques. La taille de Nélaton n'est pas plus celle de Dupuytren que la taille bilatérale n'était la taille de Celse, ainsi qu'on l'a bien des fois amèrement reproché au célèbre chirurgien. Sans doute les deux premières ont beaucoup de points communs, en particulier l'incision du col vésical avec le lithotome double de Charriere suivant les diamètres obliques inférieurs de la prostate, mais elles diffèrent absolument quant au chemin suivi pour arriver sur le cathéter et quant au point où l'on pratique la ponction de l'urèthre.

Dupuytren pratiquait au périnée une incision transversale et pénétrait directement jusqu'au cathéter cannelé sans se préoccuper des couches qu'il traversait. Il arrivait par le chemin le plus court sur la portion membraneuse, c'est-à-dire sur le bord antérieur du triangle recto-uréthral. Cette incision facilitait sans doute ce temps de l'opération, puisque sur certains sujets on sent nettement à ce niveau la cannelure du cathéter à travers les téguments et qu'on y pourrait pénétrer d'un seul coup : mais le bulbe de l'urèthre était fatalement intéressé, pour peu que le malade eût un certain âge. Or la section du bulbe constitue un accident sérieux ; indépendamment de l'hémorrhagie abondante qui en résulte, c'est la porte ouverte à la phlébite et à l'infection purulente. Cette préoccupation n'était pas venue à la pensée de Dupuytren, puisqu'on chercherait vainement dans son mémoire le nom du bulbe de l'urèthre.

Nélaton au contraire se préoccupa surtout d'éviter cet accident, et pour cela il conçut l'idée d'arriver à l'urèthre en suivant la paroi antérieure du rectum, en la prenant pour guide sans s'en écarter un seul instant. L'incision étant pratiquée au devant de l'anus, il détache à petits coups de bistouri la paroi rectale comme s'il s'agissait de l'enlever. L'indicateur gauche introduit dans le rectum et le pouce dans la plaie renseignent constamment l'opérateur sur l'épaisseur de la paroi, ils l'avertissent s'il se rapproche trop de la cavité ou s'il s'en éloigne plus qu'il ne faut ; pendant ce temps un aide attire en haut la lèvre antérieure de la plaie et le bulbe avec elle. On continue la dissection jusqu'à ce que l'on sente le sommet de la prostate, point où l'on ponctionne l'urèthre.

Dans la taille prérectale on suit donc le bord postérieur du triangle recto-uréthral, c'est-à-dire le chemin le plus long ; de plus, il faut arriver jusqu'au sommet du triangle : aussi je trouve, pour mon compte, ce temps de l'opération beaucoup plus difficile et plus long dans la taille prérectale que dans la taille bilatérale, surtout sur certains vieillards dont le périnée est d'une grande profondeur, et c'est le seul reproche, si c'en est un, que j'aie à adresser au procédé. On aurait pu craindre *à priori* que la paroi antérieure du rectum isolée ne fût frappée de gangrène, mais il n'en est rien.

En résumé, je considère la taille prérectale de Nélaton comme bien supérieure à toutes celles qui ont été exécutées jusqu'ici. Je parlerai plus loin, en étudiant le triangle ischio-bulbaire, des avantages et des inconvénients de la taille latéralisée.

d. — RAPPORTS DE LA FACE POSTÉRIEURE.

La face postérieure du rectum est en rapport avec la courbure sacrée qu'elle suit dans toute sa longueur. Elle repose sur les muscles pyramidaux, les ischio-coccygiens, et sur les nerfs du plexus sacré. L'artère mésentérique inférieure est comprise entre les deux feuillets du méso-rectum.

En arrière du rectum existe une couche abondante et très lâche de tissu cellulaire qui permet d'attirer en bas cet intestin ; la couche qui sépare le rectum de la face postérieure de la prostate, bien que plus serrée que la précédente, permet néanmoins d'opérer la séparation de ces deux organes. Nous avons vu plus haut que le rectum, mobile dans sa portion intra-péritonéale, était fixe dans toute la partie située au-dessous. Or le principal moyen de fixité du rectum est le muscle releveur de l'anus, dont les fibres se continuent à la surface de l'intestin jusqu'à sa partie inférieure : il en résulte que, une fois les insertions rectales du releveur divisées, le rectum devenu mobilisable peut être attiré en bas. Cette disposition a été mise à profit pour extirper l'extrémité inférieure du rectum dans une assez grande hauteur sans intéresser le péritoine; c'est également cette mobilité du rectum qui permet de l'attirer en bas dans le cas d'absence de la portion anale et de le fixer à la peau. Il ne faudrait donc pas conclure de la hauteur d'intestin retranché sans intéresser le péritoine à la distance qui sépare l'anus des culs-de-sac de la séreuse, ainsi que semblent l'avoir fait certains chirurgiens, Lisfranc en particulier. Toutefois, malgré cette disposition favorable du rectum, je suis porté à en repousser l'extirpation toutes les fois que l'on n'atteint pas les limites de la tumeur avec le doigt; je pense même que l'opération offre peu de chances de succès lorsque la paroi antérieure est envahie jusqu'à la prostate, car souvent alors cette glande et la vessie elle-même participent à la dégénérescence.

Les faces latérales du rectum ne présentent rien de spécial à signaler. Elles sont en rapport avec l'aponévrose périnéale supérieure et les muscles releveurs de l'anus.

Chez la femme, le rectum présente la même direction et les mêmes subdivisions que chez l'homme. La disposition du péritoine, eu égard aux faces antérieure et postérieure, est la même, et la face postérieure présente des rapports identiques. Il n'en est pas ainsi de la face antérieure. Celle-ci est en rapport de haut en bas avec la face postérieure de l'utérus, dont la sépare le cul-de-sac péritonéal postérieur qu'occupent ordinairement les anses de l'intestin grêle. Lorsque l'utérus est en rétroflexion ou en rétroversion, son fond s'applique sur le rectum, aplatit l'intestin, occasionne des pesanteurs dans le bassin, du ténesme, etc. ; s'il existe un fibrome dans la paroi, l'intestin peut être comprimé au point d'interrompre le cours des matières fécales. Je renvoie d'ailleurs le lecteur aux chapitres *Vagin* et *Utérus* pour tout ce qui concerne les rapports de ces organes avec le rectum. Le triangle recto-uréthral de l'homme est représenté chez la femme par le *triangle vagino-rectal*, qui n'offre qu'un intérêt très secondaire. Il est moins développé en profondeur et en hauteur.

Les faces latérales du rectum de la femme sont en rapport avec les ligaments utéro-sacrés (US, fig. 234).

Le tissu cellulaire lâche qui entoure le rectum permet à cet intestin de se déplacer.

J'ai déjà signalé la rectocèle vaginale, mais le rectum peut sortir au dehors en totalité, ce qui constitue une véritable invagination qu'il ne faut pas confondre avec le prolapsus de la muqueuse seule.

D. — STRUCTURE DU RECTUM.

Indépendamment du péritoine qui le recouvre en partie, le rectum se compose d'une tunique muqueuse et d'une tunique musculeuse séparées l'une de l'autre par une tunique celluleuse. On y trouve des artères, des veines, des lymphatiques et des nerfs.

Tunique muqueuse. — La muqueuse du rectum est remarquable par les plis nombreux qu'elle forme lorsque l'intestin est vide. Ils sont très appréciables au doigt, gênent parfois l'exploration, et peuvent même apporter obstacle à l'introduction d'une sonde. Je ne parle pas ici des colonnes que présente la muqueuse dans la portion anale et sur lesquelles je reviendrai en étudiant cette région. La saillie que forment les plis de la muqueuse donne à la coupe transversale de cet intestin un aspect étoilé. Elle est rouge et en général très vascularisée ; sa surface donne parfois naissance surtout chez les enfants à des polypes muqueux remarquables par leur long pédicule. Elle est fréquemment décollée dans les fistules à l'anus. Il est important de savoir que le décollement remonte souvent plus haut que l'orifice fistuleux, et que le lambeau de muqueuse qui reste après l'opération doit être divisé avec des ciseaux, sous peine de récidive. L'orifice interne des fistules à l'anus est parfois si étroit que le stylet ne le rencontre que par hasard ; d'autres fois il est large et facilement appréciable au toucher. Il me paraît d'ailleurs inutile de s'en préoccuper : je trouve même préférable de porter la sonde cannelée jusqu'à la partie la plus élevée du décollement et de traverser la muqueuse en ce point. On est sûr ainsi de ne pas laisser un cul-de-sac au fond de plaie.

La muqueuse du rectum peut être lésée par la présence de corps étrangers. Ceux-ci proviennent de trois sources différentes : ou bien ils ont été ingérés, ou

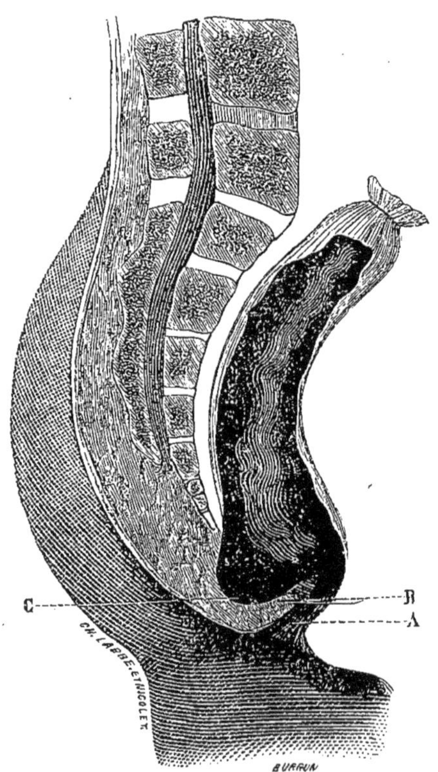

Fig. 236. — *Schéma représentant un rétrécissement partiel occupant la paroi postérieure du rectum, avec dilatation de l'ampoule rectale.*

A, anus.
B, bride faisant saillie dans le rectum.
C, ampoule rectale dilatée.

développés dans l'intestin (scybales, amas d'ascarides), ou introduits directement, le plus souvent dans un but inavouable. La liste de ces derniers est innombrable et des plus variées, depuis un crayon d'ardoise jusqu'à une chope (Velpeau) et une bouteille (Desormeaux).

La muqueuse du rectum est fréquemment affectée d'épithélioma : plus souvent aussi que les autres muqueuses elle est atteinte du cancer colloïde, qui pourrait être confondu au début avec un simple polype muqueux. Elle présente souvent, surtout dans la dysenterie, des ulcérations qui peuvent être l'origine de rétrécissements ultérieurs du rectum. Ces rétrécissements deviennent eux-même plus tard la source de nouvelles ulcérations. Dans le rectum, en effet, aussi bien que dans l'urèthre, non seulement la partie située au-dessus de l'obstacle se distend, mais la muqueuse irritée par le contact incessant des matières fécales s'enflamme, s'excorie et sécrète une quantité plus ou moins grande de matière puriforme. Lorsque la sécrétion est abondante, le pus s'écoule dans l'intervalle des garde-robes et tache de linge ; si elle est peu abondante, le liquide séjourne dans le rectum et se mélange aux fèces. Aussi les malades ont-ils des selles fréquentes et molles qui passent comme à la filière et prennent la forme du rétrécissement ; toujours diminué de volume, le boudin fécal est ordinairement aplati, rubané, parfois *triangulaire;* cette dernière forme m'a paru exister seulement lorsque le rétrécissement, au lieu d'être annulaire, n'occupe qu'une seule paroi.

L'inflammation de la muqueuse rectale occasionnée et entretenue par l'atrésie de l'intestin se propage de temps en temps aux parties voisines et peut rayonner tout autour de la circonférence du rectum. Ainsi se développent certains abcès de la fosse ischio-rectale qui viennent s'ouvrir à la peau et restent fistuleux. D'autres suivent la concavité du sacrum et souvent au niveau du coccyx ; d'autres enfin, mais plus rarement, se portent en avant, s'ouvrent au niveau du périnée ou bien sur les côtés de la vulve et dans le vagin chez la femme. J'ai eu dans mon service une femme atteinte d'un rétrécissement syphilitique qui détermina une perforation du rectum dans sa portion intra-péritonéale et une péritonite aiguë.

Tous ces faits sont bien connus, mais ce qui, je crois, n'a pas encore été signalé, c'est que pour produire ces accidents il n'est pas nécessaire que le rétrécissement soit très prononcé, ni qu'il occupe toute la circonférence du rectum. On trouve dans certains cas, à l'union de la portion sphinctérienne et de la portion ampullaire, au niveau du bord supérieur du sphincter interne, une sorte de bride transversale, dure, résistante, absolument dépourvue d'élasticité, n'occupant que la paroi postérieure du rectum. Si l'on porte le doigt au-dessus de cette bride, il tombe à pic dans une large excavation dont on ne peut pas toujours atteindre le fond.

Le développement de cette lésion est favorisé par une disposition normale. En effet, chez tous les sujets, la muqueuse est soulevée par le bord supérieur du sphincter interne, qui forme en arrière un relief plus ou moins saillant, mais facilement dépressible, appelé *valvule de Houston*, bien que l'expression de valvule s'applique mieux aux replis formés par la muqueuse elle-même.

Les malades atteints de cette variété de rétrécissement présentent des abcès à répétition qui, s'ouvrant à l'extérieur, restent fistuleux pendant un certain temps, puis se ferment. Un autre abcès se développe, soit au même endroit, soit à côté, ou du côté opposé, et cela dure ainsi pendant des années jusqu'à ce que les fistules deviennent permanentes. Il n'est pas rare de voir attribuer ces fistules à une lésion osseuse, car elles remontent souvent très haut et sont multiples. Les abcès et les fistules sont donc symptomatiques d'un rétrécissement du rectum qui échappe d'autant mieux à l'attention qu'il est peu prononcé, n'occupe qu'une partie du rectum et ne gêne que très médiocrement les malades. Ces derniers n'appellent donc pas en général l'attention de ce côté.

J'ajoute que, pour bien reconnaître cette bride, il faut donner au malade la même position que pour l'opération de la taille, et ne pas le coucher sur le côté.

On conçoit que, dans ces conditions, les injections, les cautérisations, les incisions même, dirigées contre la fistule, échouent, puisqu'on ne s'attaque pas à la cause. Le seul traitement rationnel consiste à guérir le rétrécissement. Tous les chirurgiens savent, et j'ai moi-même fait remarquer, page 342, avec quelle rapidité se cicatrisent certaines fistules des mâchoires entretenues par la carie d'une dent, aussitôt que la dent est enlevée : or le même phénomène peut s'observer pour les fistules à l'anus : celles-ci disparaissent spontanément lorsque la cause qui les entretenait a cessé d'exister. J'en ai observé plusieurs exemples évidents (1).

Ce fait est d'autant plus important que les fistules produites par ce mécanisme appartiennent à la variété que j'appelle *extra-sphinctérienne;* elles siègent en dehors des sphincters et remontent très haut dans le périnée parallèlement au rectum au-dessus du muscle releveur de l'anus, si bien que leur opération exige une très grande incision comprenant les deux sphincters et presque toute la portion sous-péritonéale du rectum.

Il est donc possible, et c'est le point capital qui me paraît ressortir de ce qui

(1) Je crois devoir donner ici le résumé d'un fait qui est des plus remarquables : M. M***, officier de cavalerie, avait eu la dysenterie au siège de Metz en 1870. Agé de 30 ans, très vigoureux, il n'a jamais eu de syphilis. En août 1875 apparaît sans cause connue un abcès de la fosse ischio-rectale droite qui reste fistuleux; un mois après, second abcès dans la fosse ischio-rectale gauche, qui reste également fistuleux. Après quatre mois de soins continus et infructueux, M. M***, profondément découragé, vient me demander un avis.

Les deux trajets fistuleux sont écartés du pourtour de l'anus d'environ 6 centimètres, ils sont symétriques; le stylet pénètre très profondément dans chacun d'eux, jusqu'à 10 et 12 centimètres; le trajet est parallèle à la paroi rectale et le doigt introduit dans le rectum ne sent pas le stylet.

En pressant la fesse gauche, on fait sortir du pus par l'orifice de la fesse droite; les deux fistules communiquent donc entre elles : mais, comme il ne sort jamais ni gaz ni matières fécales, rien ne prouve qu'elles aient le rectum pour foyer commun. Introduisant une petite sonde par la fistule gauche, j'y injecte du lait qui pénètre immédiatement dans le rectum et sort par l'anus : la démonstration était péremptoire.

Quelle était la cause de ces fistules ? Je pensai tout de suite à la possibilité d'un rétrécissement du rectum, bien que le malade n'en eût jamais présenté aucun symptôme. Le toucher rectal, pratiqué le malade étant couché sur le dos, dans la position de la taille, permit de constater ce qui suit : Sur la paroi *postérieure* du rectum, à 3 centimètres au-dessus de l'anus, existait une bride très solide, ayant la résistance du tissu cicatriciel, mesurant 1 centimètre de haut et 2 centimètres de large. Au-dessus d'elle le doigt plongeait dans l'ampoule rectale, dont la paroi formait un angle droit avec la portion sphinctérienne. En interrogeant alors plus minutieusement le malade, j'appris qu'il ne s'écoulait jamais aucun liquide par le fondement, mais que les matières fécales étaient toujours molles et de *forme triangulaire*.

Je proposai au malade de pratiquer, avant toute opération sur les fistules, la section complète de la bride, afin de rendre à l'intestin son calibre normal et d'opérer plus tard les fistules, si besoin était. L'opération fut faite le 3 février 1876 avec un de mes confrères de l'armée. L'index gauche étant introduit dans le rectum et pressant sur la bride, je fis glisser sur ce doigt un bistouri boutonné. La section fut douloureuse et difficile, à cause de la résistance extrême du tissu. Il se produisit une sorte de craquement perceptible à distance. La section porta sur une épaisseur d'un centimètre environ, et ne s'accompagna d'aucune hémorrhagie.

Le huitième jour, la fistule gauche suppura davantage, donna passage à des gaz, à des liquides stercoraux et à l'eau des lavements, ce qui n'avait jamais eu lieu. Le quinzième jour, le résultat dépassait mes espérances et celles du malade, car la guérison était complète.

précède, de guérir un certain nombre de fistules à l'anus, et des plus graves, à l'aide d'une opération légère, *sans toucher à la fistule elle-même*, en sectionnant simplement une bride du rectum.

Quant à la cause qui détermine cette induration locale, je ne la connais pas. Plusieurs malades ont accusé soit une dysenterie, soit une diarrhée rebelle antérieure ; la syphilis ne m'a semblé jouer aucun rôle.

La muqueuse du rectum renferme dans son épaisseur une innombrable quantité de glandes en tube et des follicules solitaires. Elle adhère faiblement à la couche sous-jacente, surtout en bas : aussi n'est-il pas rare de la voir, ainsi que cela s'observe constamment chez les chevaux, faire saillie au dehors au moment de la défécation, surtout chez les enfants. Ce prolapsus de la muqueuse, que l'on appelle encore à tort chute du rectum, peut devenir permanent : il résulte d'un défaut d'équilibre entre la résistance des sphincters et la puissance qui tend à expulser les matières.

Tunique musculeuse. — Comme dans le reste de l'intestin, la tunique musculeuse se compose de deux ordres de fibres, les unes longitudinales, les autres circulaires, mais, en raison même des fonctions du rectum, elle prend ici une importance exceptionnelle. Des fibres supplémentaires provenant du muscle releveur de l'anus et du muscle sphincter externe lui sont d'ailleurs surajoutées.

Au lieu d'être divisées en trois bandelettes, comme sur le gros intestin, les fibres longitudinales sont disséminées sur toute la circonférence de l'organe, ce qui lui donne une certaine ressemblance avec l'œsophage. Elles présentent en bas une disposition sur laquelle je reviendrai en étudiant la portion anale.

Les fibres circulaires forment une couche concentrique à la précédente et offrent une disposition analogue à celle que l'on trouve sur le reste du gros intestin. Il faut en excepter toutefois la partie inférieure, où elles constituent un anneau beaucoup plus épais, le *sphincter interne*, dont j'ai déjà parlé.

Nélaton a signalé des faisceaux de renforcement que l'on rencontrerait dans des points variables, en général à 8 ou 10 centimètres au-dessus de l'anus, et qui pourraient être, suivant lui, le point de départ d'un *rétrécissement valvulaire*. Il existe alors dans la cavité du rectum un véritable diaphragme percé d'un orifice plus ou moins étroit, ne ressemblant en rien aux rétrécissements dont j'ai déjà parlé, mais qui donne néanmoins lieu à peu près aux mêmes symptômes. La guérison en est toutefois infiniment plus facile, puisqu'il suffit de fendre la membrane en un ou plusieurs points.

Un faisceau musculaire existe constamment à la partie supérieure du rectum. Il est connu sous le nom de *sphincter d'O'Beirne*, à cause du rôle important que cet auteur lui a attribué. D'après O'Beirne, en effet, le rectum, loin d'être le réservoir ultime des matières fécales, serait toujours vide dans l'intervalle des selles et constituerait seulement un lieu de passage. Les matières s'accumuleraient dans l'S iliaque, et leur accumulation en ce point produirait le besoin de la défécation.

De ces deux propositions la seconde est certainement inexacte : le besoin de la défécation ne réside pas dans l'S iliaque, mais bien dans le rectum, et la preuve, c'est que non seulement la présence des fèces, mais une tumeur quelconque, un corps étranger occupant la cavité du rectum, donnent lieu au même besoin. Quant à la première, à savoir que le rectum ne sert pas de réservoir aux matières fécales, elle a été fortement contestée, principalement par M. Richet, qui s'appuie sur un fait parfaitement exact : on rencontre très souvent, dit-il, dans le rectum, des matières fécales sur les sujets qui n'éprouvent aucun besoin de défécation. Cependant les expériences d'O'Beirne n'en subsistent pas moins : une sonde introduite dans le rectum ne ramène ni gaz ni matières fécales, tandis que ce phénomène a lieu aussitôt que la sonde a pénétré dans l'S iliaque. C'est qu'il faut distinguer ici l'état normal et l'état pathologique. Il me paraît absolument établi par O'Beirne que sur un sujet *dont les fonctions sont régulières* le rectum ne contient pas de matières dans l'intervalle des selles. Elles s'accumulent dans l'S iliaque, et, aussitôt qu'elles ont pénétré dans le rectum, le besoin de la défécation se fait sentir. Lorsqu'on ne peut satisfaire ce besoin, chacun a pu observer qu'on le réprime, si le bol fécal n'est ni trop volumineux, ni liquide, en exerçant une certaine contraction qui a pour résultat de refouler en haut les matières descendues. Il est par contre des sujets, et ce sont des femmes en particulier, dont la muqueuse rectale a perdu toute espèce de sensibilité, peut-être sous l'influence de l'action trop prolongée des matières; il ne se produit plus d'action réflexe au contact des fèces, qui finissent par s'accumuler dans le rectum sans gêner autrement que par leur masse, ainsi qu'on l'observe, par exemple, dans la paraplégie. Et ne voyons-nous pas un phénomène semblable se produire sur d'autres muqueuses? La titillation de la luette, l'attouchement de la pituitaire, de la conjonctive, etc., produisent physiologiquement l'effort de vomissement, l'éternuement, le clignement; et cependant ces muqueuses finissent par devenir, et assez rapidement, à peu près insensibles, si l'on multiplie les contacts. On ne saurait, à mon avis, expliquer autrement ces accumulations énormes de matières fécales qui nécessitent pour leur sortie l'emploi des doigts ou d'une curette.

Comme conséquence de ces faits on ne doit pas, autant que possible, résister au besoin de la défécation, mais y satisfaire dès qu'il se fait sentir, et il est bon d'expulser régulièrement les fèces toutes les vingt-quatre heures.

O'Beirne pense donc que le sphincter supérieur ferme normalement toute communication entre l'S iliaque et le rectum, et c'est à cela suivant lui que les lavements doivent dans certains cas de ne pas pénétrer dans le gros intestin et d'être rendus tout de suite. La constipation serait même, d'après cet auteur, dont l'opinion sur ce point ne me paraît pas acceptable, le résultat d'une contraction spasmodique de ce sphincter; la contracture pourrait être portée jusqu'au point de produire des phénomènes d'étranglement interne; opinion tout hypothétique. Il en est de même de celle qui consiste à dire que tous les rétrécissements organiques du rectum commencent au niveau du sphincter supérieur.

E. — VAISSEAUX ET NERFS DU RECTUM.

Artères. — Les artères du rectum viennent de trois sources et sont divisées en hémorrhoïdales supérieures, moyennes et inférieures. Les hémorrhoïdales supérieures, de beaucoup les plus volumineuses, naissent de la mésentérique inférieure, dont elles forment la terminaison. Les moyennes émanent directement de l'hypogastrique, et les inférieures de la honteuse interne. Ces dernières (fig. 237) se distribuent exclusivement à la portion sphinctérienne et traversent de dehors en dedans le creux ischio-rectal. Aucune de ces artères n'est assez volumineuse pour préoccuper sérieusement le chirurgien au cours d'une opération.

Veines. — Les veines hémorrhoïdales se rendent dans la mésentérique inférieure et aboutissent à la veine porte. Il faut en excepter toutefois un petit groupe qui accompagne les artères hémorrhoïdales inférieures, se rend dans la veine honteuse interne et de là dans la veine cave inférieure.

Nées de l'extrémité inférieure du rectum, les veines hémorrhoïdales, très abondantes, souvent un peu dilatées, dépourvues de valvules, affectent une disposition plexiforme et passent à travers des boutonnières musculaires : aussi deviennent-elles fréquemment variqueuses, ce qui constitue les *hémorrhoïdes*. Après un temps plus ou moins long, les parois veineuses et le tissu conjonctif qui les entoure s'hypertrophient, et il se forme des *tumeurs hémorrhoïdaires* qui peuvent atteindre un volume considérale, s'enflammer, s'ulcérer, s'étrangler, fournir d'abondantes hémorrhagies et devenir la cause de très graves accidents.

On a beaucoup discuté la question de savoir s'il convenait d'opérer les hémorrhoïdes. La plupart des médecins, pensant que le flux hémorrhoïdal est salutaire à la santé, ont repoussé toute opération. Nous serons d'accord, je pense, si l'on établit bien la distinction que je viens de faire entre les hémorrhoïdes et les tumeurs hémorrhoïdaires : il ne faut pas toucher aux premières, mais il est souvent indispensable d'opérer les secondes, qui, loin de favoriser la santé, compromettent parfois l'existence. D'ailleurs, en enlevant ou en détruisant une tumeur hémorrhoïdaire, on ne détruit pas pour cela les hémorrhoïdes, qui occupent les parties contiguës du pourtour de l'anus, car tous les chirurgiens sont aujourd'hui d'avis que, si l'écraseur de Chassaignac est excellent pour pratiquer cette ablation, la méthode employée par cet habile chirurgien est défectueuse. Il ne s'agit pas en effet d'extirper tout le pourtour de la muqueuse anale, ce qui d'ailleurs a déterminé plusieurs fois des rétrécissements du rectum, mais bien d'enlever une ou plusieurs tumeurs isolément, sans faire une plaie circulaire.

MM. Verneuil et Fontan (de Lyon), devancés d'ailleurs dans cette voie par M. Maisonneuve, ont préconisé un nouveau mode de traitement des hémorrhoïdes, consistant dans la dilatation forcée de l'anus, et qui donnerait d'excellents résultats. Il est bien entendu que cette méthode, pas plus qu'aucune autre, ne guérit les hémorrhoïdes, mais fait seulement disparaître les accidents. Il est d'ailleurs assez facile de se rendre compte de son action. La présence d'une hémorrhoïde peut déterminer de la contracture des sphincters, laquelle contracture devient à son tour une cause d'inflammation et d'étranglement : la dilatation forcée doit, en effet, dans ces conditions, apporter un grand soulagement au malade en faisant disparaître l'étranglement. Mais, lorsque la tumeur est volumineuse, ancienne, ulcérée à sa surface, irréductible ; lorsqu'elle donne lieu à une suppuration et à des hémorrhagies incessantes qui plongent le malade dans un état cachectique, il faut la détruire par le fer ou par le feu.

Vaisseaux lymphatiques. — Les vaisseaux lymphatiques sont très nombreux : ils accompagnent l'artère hémorrhoïdale supérieure et aboutissent à une série de ganglions situés en arrière du rectum dans l'épaisseur du méso-rectum, formant ainsi une chaîne continue avec celle des ganglions lombaires.

Nerfs. — Les nerfs proviennent du grand symphatique et accompagnent les artères. Ils constituent les plexus hémorrhoïdaux supérieur, moyen et inférieur.

Les filets fournis par la moelle se dégagent du plexus sacré : aussi une lésion médullaire portant au niveau de la onzième vertèbre dorsale paralyse-t-elle le rectum.

CHAPITRE II

Anus.

L'*anus* n'est pas seulement l'orifice inférieur du tube intestinal : on donne ce nom à une région dont l'orifice anal forme le centre. Elle est assimilable à la région palpébrale, à la région des lèvres. L'orifice anal ayant pour fonction de s'ouvrir et de se resserrer, la région anale comprend les parties qui concourent à l'accomplissement de cette fonction, dont l'agent essentiel est un muscle, le sphincter.

La région anale présente une certaine profondeur. Je considère que la partie la plus inférieure du rectum, celle qui est entourée des fibres circulaires formant le sphincter interne, doit en faire partie : région anale et portion sphinctérienne du rectum sont donc deux expressions synonymes : sa hauteur varie de 2 à 3 centimètres.

A. — ORIFICE ANAL.

L'*orifice anal* est circulaire, toujours fermé dans l'intervalle des selles et froncé comme l'ouverture d'une bourse. Sa situation n'est pas la même chez l'homme et chez la femme. Chez cette derniere, il est porté plus en avant du coccyx et moins enfoncé entre les deux ischions. L'orifice anal est déprimé, situé au fond d'un infundibulum, et les plis qui l'entourent sont effacés chez les sujets qui se livrent à la sodomie. Il est moins éloigné du méat urinaire chez la femme que chez l'homme, d'où certaines conséquences dont on a pu tirer parti en médecine légale. Il est entouré de poils chez l'homme et n'en présente que rarement chez la femme.

Du pourtour de l'orifice naissent un certain nombre de plis appelés *plis radiés* de l'anus, qui se comportent comme les rayons d'une roue. Pour voir ces plis, il convient d'exercer une légère traction sur les parties latérales, surtout chez l'homme. On les voit mieux encore en conseillant en même temps au malade de pousser comme pour aller à la selle. Il est souvent impossible sans cette précaution de reconnaître la présence de petites plaies qui siègent assez souvent au fond de ces plis et constituent les *fissures* à l'anus.

La fissure à l'anus est remarquable par les douleurs violentes qu'elle provoque ordinairement et qui sont dues à la contracture des sphincters. La douleur de la fissure est tellement caractéristique qu'elle permettrait d'établir le diagnostic à distance. Très légère au moment du passage des matières, *elle s'éveille quelques instants après* et augmente pendant un temps variable, puis disparaît insensiblement pour revenir à la selle suivante. Quelquefois la douleur se prolonge d'une selle à l'autre : les malades ne goûtent plus alors aucun repos et finissent par ne presque plus manger, afin d'éviter le besoin d'aller à la selle. La douleur est parfois assez intolérable pour éveiller des idées de suicide.

Nous possédons un moyen infaillible de faire disparaître instantanément ces douleurs : c'est la *dilatation forcée* imaginée par Récamier.

La muqueuse qui revêt la portion anale du rectum présente un certain nombre de plis verticaux désignés sous le nom de *colonnes du rectum.* Entre ces colonnes existent des replis valvulaires comparés aux valvules aortiques et dont le bord libre regarde en haut. Il en résulte la présence au pourtour de l'anus de plusieurs petites dépressions dans lesquelles s'engagent parfois des corps étrangers, tels que pépins de raisins, fragment d'os, etc., qui sont l'origine de certains abcès et fistules à l'anus ordinairement sans gravité.

B. — STRUCTURE DE L'ANUS.

L'anus est essentiellement constitué par une couche musculaire très puissante qui par sa tonicité maintient toujours l'orifice fermé de façon à s'opposer au passage involontaire des matières fécales et des gaz. Ce passage a lieu lorsque les sphincters sont paralysés ou détruits par une cause quelconque.

Trois muscles entrent dans la composition de cette couche : le sphincter externe, le sphincter interne et les fibres plus inférieures du muscles releveur de l'anus.

Le *sphincter interne* est orbiculaire ; ses fibres, disposées par couches concentriques, s'étendent latéralement à 3 centimètres environ du bord de l'anus. En arrière, elles se fixent sur un raphé fibreux étendu de l'orifice anal à l'extrémité du coccyx ; en avant, une partie d'entre elles s'insèrent sur l'aponévrose périnéale superficielle. D'autres traversent cette aponévrose et s'entre-croisent en 8 de chiffre avec le bulbo-caverneux chez l'homme, et avec le constricteur du vagin chez la femme, de façon que l'action de ces muscles est nécessairement synergique.

Le *sphincter interne* est formé des fibres circulaires les plus inférieures du rectum. Ses limites supérieures sont assez difficiles à saisir sur le cadavre, mais il n'en est pas de même sur le vivant. Ainsi que je l'ai déjà fait remarquer, le doigt en apprécie nettement le bord supérieur, surtout en arrière ; il est serré plus ou moins fort, suivant les sujets, comme dans une bague, et quelquefois même n'y pénètre qu'avec peine, lorsque le muscle est atteint de contracture.

Cet état de contracture des sphincters de l'anus (et il m'a semblé que l'interne est souvent affecté isolément) est assez fréquent et survient sous l'influence de causes diverses ; la fissure, ainsi que je l'ai déjà dit, en est le plus ordinairement l'origine. Produite elle-même en général par une constipation opiniâtre, la fissure détermine peu à peu la contracture, qui augmente de plus en plus et cause cette douleur spéciale dont je parlais tout à l'heure. La preuve qu'il faut bien attribuer à la contracture, et non pas à la plaie, la production de la douleur, c'est que celle-ci n'apparaît qu'un certain temps après le passage des matières et qu'elle cesse tout ausitôt que la contracture est vaincue par une distension forcée ou par une incision profonde.

Pourquoi certaines plaies de l'anus produisent-elles la contracture douloureuse des sphincters, tandis que d'autres ne la déterminent pas ? Il est difficile de le dire. Cependant il est probable qu'elle est le résultat des érosions très superficielles du derme ; celles-ci mettent à nu la couche papillaire et provoquent à la longue une contracture réflexe, tandis que les plaies plus profondes intéressant toute l'épaisseur de la peau n'en sont pas accompagnées. Je rapprocherais volontiers ce phénomène de celui qui survient lorsque existent sur la cornée des ulcères superficiels qui mettent à nu les nerfs de cette membrane. C'est alors surtout qu'on observe une photophobie intense et la contracture de l'orbiculaire, que ne produisent pas au même degré les ulcérations plus profondes.

Une tumeur hémorrhoïdale enflammée, ulcérée, peut engendrer la contracture des sphincters ; il en est quelquefois ainsi de l'irritation produite par des oxyures. On rencontre même des contractures douloureuses sans cause appréciable : c'est ce que Boyer appelait : « la fissure sans fissure ». Mais il est vraisemblable qu'il existe alors sur la muqueuse anale une légère érosion inaccessible à la vue. Quelle que soit d'ailleurs la cause, le même traitement de la dilatation forcée est applicable.

C'est au niveau du bord supérieur du sphincter interne que débutent en général les rétrécissements syphilitiques du rectum ; c'est au même point et en arrière seulement que siège la bride signalée plus haut comme cause de fistules.

Les fistules à l'anus doivent être divisées, par rapport aux muscles sphincters, en *intra-* et *extra-sphinctériennes*.

Les premières sont sous-muqueuses, ne nécessitent pas la section des fibres musculaires, guérissent vite et n'entraînent à leur suite aucune conséquence fâcheuse. Celles au contraire dont l'orifice externe ainsi que le trajet sont situés en dehors des sphincters s'ouvrent en général plus haut que les précédentes, non plus dans la région anale, mais dans le rectum lui-même.

Chassaignac a sous ce rapport divisé avec raison, dans son article du *Dictionnaire encyclopédique,* les fistules à l'anus en *fistules anales* et *fistules rectales*. Ces dernières sont beaucoup plus graves, car elles entraînent la section de toute la portion sphinctérienne ; elle guérissent lentement et laissent souvent après elles une incontinence des matières liquides et surtout des gaz.

En présence d'une fistule extra-sphinctérienne ou rectale, il faudra désormais toujours rechercher, avant d'opérer, s'il n'existe pas une bride demi-circulaire en forme de sangle sur la paroi postérieure du rectum au niveau du bord supérieur du sphincter interne, puisque la simple incision de cette bride fibreuse a suffi pour faire disparaître en quelques jours des fistules anciennes et profondes sans autre opération.

Certaines fistules ne présentent pas d'orifice externe et sont dites alors *borgnes internes*. Infiniment plus rares que celles qui ont deux orifices (*fistules complètes*) ou qui ne possèdent qu'un orifice externe (*fistules borgnes externes*), elles présentent aussi une marche toute différente. Un abcès se forme à la marge de l'anus, s'ouvre à l'extérieur et se cicatrise du côté de la peau ; mais l'orifice muqueux reste ouvert. Le malade se considère comme guéri, lorsque, après un temps variable (quelquefois plusieurs années), survient un nouvel abcès, et ainsi de suite, jusqu'à ce qu'on ait pratiqué l'opération convenable. Je suis porté à croire, sans en avoir encore une preuve suffisante, que beaucoup de fistules borgnes internes sont sous la dépendance d'une bride fibreuse partielle analogue à celle que j'ai décrite plus haut, et qu'elles disparaîtront en coupant la bride. Cela aurait d'autant plus d'importance que l'abcès intermittent produit par la persistance d'une fistule borgne interne n'est pas toujours limité à la marge de l'anus, mais peut envahir toute la fosse ischio-rectale d'un côté et s'accompagner d'accidents graves. Il est remarquable de voir avec quelle rapidité ces sortes d'abcès arrivent à suppuration; ils se succèdent en présentant une marche tellement identique, que les malades eux-mêmes en prédisent en général très exactement l'évolution.

Une partie des fibres longitudinales du rectum confondues avec celles du muscle releveur croisent perpendiculairement les fibres circulaires de la portion sphinctérienne, s'enchevêtrent avec elles et viennent se fixer par de petits tendons au pourtour de l'anus sur la face profonde du derme. On voit bien cette disposition en disséquant par sa face interne la peau de la marge de l'anus préalablement fixée sur une plaque de liège.

J'ai signalé plus haut les artères et les veines de la région anale en étudiant le rectum.

Les *vaisseaux lymphatiques* naissent de la peau et de la muqueuse. Les premiers suivent la face interne de la cuisse et aboutissent aux ganglions internes du pli de l'aine : aussi les ulcérations de toute espèce occupant cette région s'accompagnent-elles souvent d'un engorgement ou d'une dégénérescence ganglionnaire de l'aine. Les lymphatiques qui naissent de la muqueuse se comportent comme ceux du rectum et se rendent aux ganglions compris dans le méso-rectum.

Les *nerfs* sont très nombreux : ceux qui se distribuent à la peau et au spincter externe appartiennent à la vie animale; ils accompagnent les vaisseaux hémorrhoïdaux et proviennent du nerf honteux interne. La muqueuse et le sphincter interne reçoivent leur innervation du plexus hypogastrique.

CHAPITRE III

Creux ischio-rectal.

Le rectum est loin d'occuper dans l'excavation pelvienne tout l'espace compris entre les deux ischions. Sur ses côtés existe une large excavation remplie de graisse, à laquelle on donne le nom de *creux ischio-rectal*.

Pour bien se représenter la forme et les dimensions de cette région, il convient de l'étudier de préférence sur une coupe verticale et transversale du bassin passant par les deux ischions immédiatement au devant de l'anus, ainsi que le représente la figure 237. Le creux ischio-rectal affecte la forme d'une pyramide triangulaire dont la base est en bas. Les parois qui le limitent présentent la disposition suivante :

En dehors se trouvent la tubérosité de l'ischion et la paroi osseuse qui y fait suite, tapissées par le muscle obturateur interne; celui-ci est maintenu fortement appliqué contre les os par une aponévrose résistante, l'aponévrose de l'obturateur interne (AO, fig. 237). La paroi interne est formée par le muscle releveur de l'anus doublé également par un feuillet aponévrotique. La paroi inférieure répond à la peau et constitue la base de la pyramide.

Cette base est circonscrite (voy. fig. 238) : en arrière par le bord inférieur du

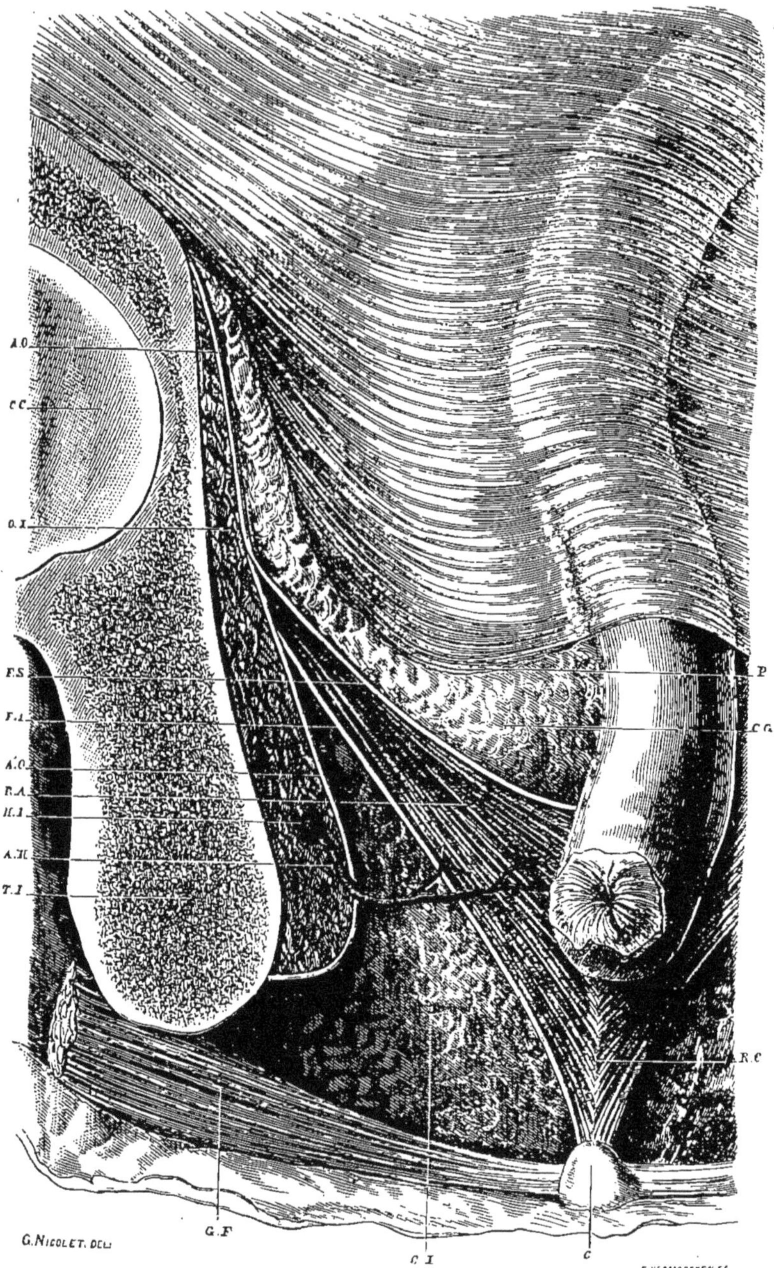

Fig. 237. — *Creux ischio-rectal droit vu sur une coupe verticale et transversale du bassin passant par les deux ischions immédiatement au devant de l'anus.* — Grandeur naturelle, homme adulte.

AH, artère hémorrhoïdale inférieure.
AO, A'O, aponévrose recouvrant le muscle obturateur interne,
C, coccyx.
CC, cavité cotyloïde.
CG, couche graisseuse sous-péritonéale.
CI, creux ischio-rectal.
FI, aponévrose recouvrant la face inférieure du muscle releveur de l'anus.
FS, aponévrose recouvrant la face supérieure du muscle releveur de l'anus.
GF, bord postérieur du muscle grand fessier.
HI, artère honteuse interne.
OI, muscle obturateur interne.
P, péritoine.
RA, muscle releveur de l'anus.
RC, raphé celluleux ano-coccygien.
TI, coupe de la tubérosité de l'ischion.

muscle grand fessier, en avant par le muscle transverse superficiel du périnée, en dehors par l'ischion, en dedans par l'anus. L'excavation se prolonge en avant au-dessus du transverse, en arrière au-dessus du grand fessier, et forme ainsi deux culs-de-sac.

Des collections purulentes développées dans le creux ischio-rectal peuvent donc fuser dans la fesse en avant du muscle grand fessier. J'ai vu sur un jeune homme marié depuis un mois un épanchement de matières fécales qui, après avoir rempli le creux ischio-rectal, avait gagné toute la fesse : croyant d'abord avoir affaire à un phlegmon du creux ischio-rectal, je pratiquai un large débridement et fus stupéfait de ne trouver qu'un vaste amas de fèces. Il existait au niveau de l'ampoule rectale une large déchirure dont je n'ai pu parvenir à découvrir la cause.

Le sommet du creux ischio-rectal répond à l'union du releveur de l'anus avec l'obturateur interne et se trouve à 5 centimètres environ de la base. L'espace est hermétiquement clos en ce point par suite de l'union intime établie entre les aponévroses de ces deux muscles, de telle sorte que les collections purulentes développées dans cette région ne peuvent gagner la cavité pelvienne qu'après avoir traversé le muscle releveur et ses deux aponévroses.

Le creux ischio-rectal est rempli de tissu cellulo-graisseux. Lorsque la suppuration a détruit ce tissu, les parois de l'excavation ne pouvant se rapprocher, il en résulte des décollements qui guérissent plus lentement que dans les autres régions.

Il se développe parfois dans cet espace un véritable phlegmon diffus, remarquable par l'intensité des phénomènes généraux et la rapidité de sa marche. On observe presque toujours en même temps une rétention d'urine passagère qui attire d'abord l'attention et peut au début faire dévier le diagnostic. En quelques jours le creux ischio-rectal est rempli de pus, le tissu cellulaire qu'il contenait est sphacélé, s'échappe sous forme d'écheveau de fils, et, si l'on n'a pas établi un traitement convenable, la peau elle-même se gangrène. Je ferai encore remarquer que la fluctuation est loin d'être en rapport avec la quantité du pus, car ce liquide fuit aisément sous le doigt : il ne faut donc pas attendre qu'elle soit très manifeste pour agir. On pratiquera non pas une ponction, mais une grande incision occupant toute la hauteur de la base du creux ischio-rectal, étendue du transverse superficiel au grand fessier : c'est l'unique moyen d'empêcher les vastes décollements et le sphacèle de la peau, accidents qui entravent et retardent singulièrement la guérison. C'est également ainsi qu'on s'opposera à la propagation de l'inflammation au côté opposé. Il n'est pas rare, en effet, de voir les deux fosses ischio-rectales, complètement vidées par la suppuration, communiquer entre elles au niveau du coccyx. Le rectum est alors isolé de tout côté à la manière d'un battant de cloche.

Le seul vaisseau important que renferme le creux ischio-rectal est l'artère honteuse interne (HI, fig. 237), mais elle est appliquée contre la branche ascendante de l'ischion et contenue dans la loge ostéo-fibreuse qui renferme le muscle obturateur interne, de telle sorte qu'à moins d'anomalies qui sont rares je ne vois pas trop dans quelle circonstance on pourrait la blesser. L'artère honteuse interne donne naissance en ce point aux hémorrhoïdales inférieures (AH, fig. 236), qui s'en dégagent à angle droit ; elles sont accompagnées des veines hémorrhoïdales et des filets nerveux provenant du nerf honteux interne.

CHAPITRE IV

Développement de l'anus.

Dans les premiers temps de la vie intra-utérine, la vésicule allantoïde, dont la partie la plus déclive formera la vessie, s'ouvre largement dans l'extrémité inférieure de l'intestin, qui à ce moment est imperforé. La communication entre ces deux cavités s'oblitère, mais elle peut persister, et l'on observe alors une ouverture du rectum dans les deux dernières portions de l'urèthre, qui sont également une dépendance de l'allantoïde. Il n'y a lieu de rien tenter contre ce vice de conformation, qui me paraît incompatible avec l'existence.

Ce qu'il importe de savoir pour bien comprendre les vices de conformation de l'anus et du rectum, c'est que ces deux parties de l'intestin se développent indépendamment l'une de l'autre : la première aux dépens du feuillet interne, la seconde aux dépens du feuillet externe du blastoderme.

Le rectum n'est autre chose que l'intestin postérieur ou anal, qui se développe après les deux autres parties du tube intestinal. Il se termine primitivement en cul-de-sac, communiquant, ainsi que je viens de le dire, avec le pédicule de la vésicule allantoïde ; il se trouve alors séparé de la surface extérieure de l'embryon par une couche de blastème. Le rectum est parfois arrêté dans son développement, et le cul-de-sac correspond dans ce cas à divers points de la courbure sacrée ou à l'angle sacro-vertébral.

L'anus ou mieux la portion anale du rectum se creuse dans le blastème par suite d'un travail de résorption qui s'effectue à la fois dans tous les points de celui-ci, de telle sorte que la portion anale et le rectum, allant à la rencontre l'un de l'autre, finissent par se confondre et se souder bout à bout. Que ce travail de résorption s'arrête, il en résultera soit un rétrécissement, soit une absence partielle ou totale de la portion anale, et, s'il y a eu en même temps un arrêt de développement du rectum, on conçoit que la cavité pelvienne ne renferme pas trace d'intestin.

Il est facile avec ces données embryogéniques de comprendre les diverses variétés d'imperforation de l'anus. On peut les réduire aux suivantes :

Le rectum et l'anus sont complètement développés, mais l'orifice anal est recouvert par un mince opercule cutané ; c'est le cas le plus simple, il suffit d'inciser cet opercule pour ramener l'enfant à l'état normal. Il peut même n'y avoir qu'un accolement des bords, de telle sorte qu'il n'est pas même besoin du bistouri, mais d'une sonde cannelée, pour rétablir l'orifice ; j'ai vu un cas de ce genre.

La portion anale et le rectum sont arrivés au contact, mais ils restent séparés par une mince cloison. Ce cas est encore des plus simples et n'exige qu'une ponction, mais on conçoit qu'il puisse induire en erreur au moment de la naissance, puisque l'enfant paraît bien conformé. J'en ai opéré un dans ces conditions quarante-huit heures après la naissance ; il vécut néanmoins. Quand la cloison est très mince, je ne pense pas qu'il soit nécessaire de pratiquer l'opération d'Amussat. Une partie de la cloison peut persister et produire une variété de rétrécissement du rectum qui ne se révèle, en général, que longtemps après la naissance.

La portion anale tout entière peut être imperforée, le rectum étant développé normalement : le cul-de-sac du rectum se trouve donc alors situé à 2 centimètres environ au-dessus du raphé qui représente l'anus. C'est à ces cas surtout que convient la méthode d'Amussat, c'est-à-dire l'anus artificiel périnéal. On incisera couche par couche sur la ligne médiane en se dirigeant vers la concavité du sacrum, après avoir préalablement introduit une sonde dans la vessie chez le garçon, dans le vagin chez la fille, pour servir de point de repère. On sentira l'ampoule rectale avec le bout du doigt, on l'incisera : attirant ensuite avec des pinces les parois du rectum, on les fixera à la peau par plusieurs points de suture. Si l'on se contentait de donner issue au méconium sans attirer en bas les parois du rectum, sans suturer la muqueuse au tégument externe, toute la portion anale divisée se rétrécirait rapidement, et de plus on verrait bientôt apparaître un phlegmon stercoral du bassin. Cette opération ne présente d'ailleurs aucune difficulté lorsque l'arrêt de développement est limité à la portion anale. Mais le cas devient très embarrassant lorsque, après avoir incisé dans la hauteur de 2 centimètres environ, on ne trouve pas d'ampoule rectale.

On pourra suivre alors la pratique de M. Verneuil, c'est-à-dire réséquer le coccyx, afin de remonter plus haut sans danger vers la concavité du sacrum. M. Delens a employé cette méthode avec succès, mais il a vu survenir à la suite une chute du rectum, accident tellement probable qu'il doit engager, selon moi, à ne tenter la résection du coccyx que si l'incision simple n'a pas réussi.

Enfin, si l'ampoule rectale n'est pas accessible par le périnée, la seule ressource sera l'établissement d'un anus artificiel dans la fosse iliaque gauche par la méthode de Littre.

A l'imperforation de l'anus se rattache l'importante question de la viabilité de l'enfant, vivement agitée à la suite d'une observation publiée par Leprestre, de Caen, alors que j'étais l'interne de ce chirurgien distingué. Un enfant avait survécu à l'établissement d'un anus artificiel établi d'après la méthode de Littre, et M. Leprestre soutenait en conséquence qu'un enfant né sans anus était viable. Un autre professeur de l'école de Caen, M. Le Bidois, prétendait le contraire. La question portée devant l'Académie de médecine ne fut pas résolue, car des opinions opposées y furent également défendues. Ce n'est pas ici le lieu de discuter cette épineuse affaire; je dirai toutefois, malgré l'opinion exprimée par M. U. Trélat dans son article du *Dictionnaire encyclopédique*, que, pour moi, un enfant né sans anus, étant privé d'un organe indispensable à la vie, n'est pas plus viable qu'un monstre acéphale. L'enfant privé de rectum ou d'anus peut *devenir* viable, mais il est dans l'impossibilité absolue de vivre sans l'intervention de la chirurgie : donc *il n'est pas né* viable. Je ne pense pas qu'aucun argument puisse détruire ce simple raisonnement.

On observe parfois des abouchements anormaux du rectum : c'est ainsi que chez les filles on peut trouver une imperforation de l'anus avec ouverture de l'intestin au niveau de la fourchette, en avant de l'hymen. Si l'orifice est suffisamment large pour laisser sortir les matières, si la vie est possible, il convient, à mon avis, d'attendre une ou plusieurs années avant de faire aucune tentative opératoire. Dans le cas contraire, il faut agrandir immédiatement l'orifice d'un coup de bistouri en fendant la fourchette sur la ligne médiane pour donner une libre issue aux matières, ce qui n'est pas dangereux, et remettre à plus tard le complément de l'opération. On pourra tenter alors de disséquer l'extrémité inférieure du rectum, ainsi qu'on le fait pour en pratiquer l'extirpation, l'attirer en arrière, en fixer l'extrémité à la peau dans le point correspondant à l'anus et faire ensuite une périnéorrhaphie. J'ai pratiqué le premier temps de cette opération sur une petite fille près de succomber à des phénomènes d'étranglement interne ; elle est revenue à une santé parfaite, et je compte plus tard la remettre dans un état à peu près normal.

Il existe des abouchements anormaux avec le vagin, le scrotum, la verge, etc., qui sont le plus ordinairement au-dessus des ressources de l'art. Si, dans ces cas, on constate l'existence d'une ampoule rectale, on est autorisé à tenter d'établir un anus artificiel périnéal d'après la méthode d'Amussat.

QUATRIÈME PARTIE

PLANCHER DU BASSIN OU PÉRINÉE

On doit entendre sous le nom de *périnée* l'ensemble des parties molles qui ferment en bas la cavité pelvienne, c'est-à-dire le plancher du bassin. On y rencontre plusieurs plans superposés de muscles et d'aponévroses qui sont traversés (fig. 245) par le rectum en arrière, par l'urèthre en avant, chez l'homme, et, chez la femme, par ces mêmes organes, plus l'utérus et le vagin.

Les voies génito-urinaires et le rectum font donc partie intégrante du périnée dans une portion de leur trajet, mais j'ai dû présenter préalablement une description isolée de ces organes. Il me reste maintenant à décrire le périnée proprement dit, c'est-à-dire les couches que l'on rencontre successivement en allant de la peau vers le péritoine.

Il est utile, dès le début, d'établir une division que justifient et l'anatomie et la pathologie : le périnée comprend une portion antérieure ou génito-urinaire et une portion postérieure recto-anale. La ligne de démarcation entre elles est sur le squelette la ligne bi-ischiatique, et sur les parties molles le bord postérieur des deux muscles transverses du périnée. La portion recto-anale comprend l'anus et le creux ischio-rectal déjà étudiés plus haut. Je ne crois cependant pas utile de décrire isolément ces deux portions, qui ont d'ailleurs un certain nombre de plans communs : je me contenterai de signaler, chemin faisant, ce qu'il y a de spécial à chacune d'elles.

J'étudierai successivement le *périnée de l'homme* et *celui de la femme*.

CHAPITRE IER

Périnée de l'homme.

Les couches qui composent le *périnée de l'homme* sont les suivantes :

1° La peau;

2° Le fascia superficialis ;

3° L'aponévrose périnéale superficielle;

4° Une première couche musculaire (transverse du périnée, bulbo-caverneux, ischio-caverneux);

5° L'aponévrose périnéale moyenne ;

6° Une deuxième couche musculaire (muscle de Wilson, releveur de l'anus, ischio-coccygien) ;

7° L'aponévrose périnéale supérieure ;
8° La couche celluleuse sous-péritonéale ;
9° Le péritoine.

Après avoir étudié chacun de ces plans en particulier, nous verrons les espaces que circonscrivent certains d'entre eux, ainsi que les organes qui y sont contenus.

1° *Peau.* — La peau du périnée présente des différences marquées suivant les points où on la considère. Sur la ligne médiane existe un raphé, plus ou moins saillant, indice de la réunion qui s'est opérée durant la vie embryonnaire. Les anciens considéraient qu'il était dangereux d'inciser sur ce raphé : aussi Jean des Romains et Marianus Sanctus conseillaient-ils de diviser la peau sur le côté gauche de la ligne médiane : mais c'était une erreur, et dans la taille médiane sous-bulbeuse de Buchanan, dans la lithotritie périnéale de Dolbeau, on pratique l'incision sur le raphé.

La peau du périnée est en général mince; elle acquiert une minceur extrême au pourtour de l'anus dans le point désigné sous le nom de *marge*, où il est assez difficile de la disséquer. De plus, elle est privée de mobilité, grâce aux fibres longitudinales du rectum qui se fixent à sa face profonde. Elle forme les plis radiés signalés plus haut et contient dans son épaisseur un grand nombre de glandes sébacées dont la sécrétion est assez souvent une source d'érythème. La peau du périnée, et en particulier celle qui borde l'anus, est un siège de prédilection pour les plaques muqueuses, les condylomes, les végétations, etc.

2° *Fascia superficialis.* — Le fascia superficialis est décomposable en deux lamelles : la première, superficielle, se confond avec la couche analogue des parties voisines; la seconde, profonde, se continue en avant avec le dartos, en arrière avec le sphincter externe. Entre ces deux feuillets existe du tissu adipeux en quantité très diverse suivant les sujets (G, fig. 238). Il se continue avec celui qui remplit la fosse ischio-rectale. C'est à la présence de la couche graisseuse sous-cutanée que le périnée doit de présenter une épaisseur si variable : ainsi Dupuytren (Thèse de concours) trouva sur vingt sujets, du col de la vessie à la surface du périnée, une distance allant de 3 à 11 centimètres. J'ai déjà fait remarquer combien un périnée profond ajoutait de difficultés à l'exécution de la taille périnéale, à celle de la taille prérectale en particulier. Le creux ischio-rectal n'est donc formé du côté de sa base que par la peau et le fascia superficialis : aussi les collections purulentes font-elles dans cette région rapidement saillie à l'extérieur.

3° *Aponévrose périnéale superficielle* (fig. 238, 239). — Je répéterai ici ce que j'ai dit plusieurs fois déjà à propos des aponévroses : elles présentent une résistance très différente suivant les sujets; celle-ci en particulier est parfois si peu prononcée qu'on a peine à la séparer du fascia superficialis. L'aponévrose périnéale superficielle détachée en avant et rabattue en arrière (comme sur la figure 237) présente une forme triangulaire; la base est en bas, au devant de l'anus, le sommet se prolonge sur la verge : elle est donc spéciale à la portion génito-urinaire du périnée. Sur les côtés, cette aponévrose se fixe à la lèvre antérieure de la branche ascendante de l'ischion et descendante du pubis (IA, fig. 238). En arrière, elle se réfléchit au niveau du bord postérieur du muscle transverse superficiel pour se continuer avec l'aponévrose moyenne, que l'on aperçoit entre les deux muscles bulbo et ischio-caverneux (AM, fig. 238). En haut elle se continue sur la verge, entoure complètement cet organe jusqu'à la racine du gland où elle se fixe et constitue le *fascia penis*.

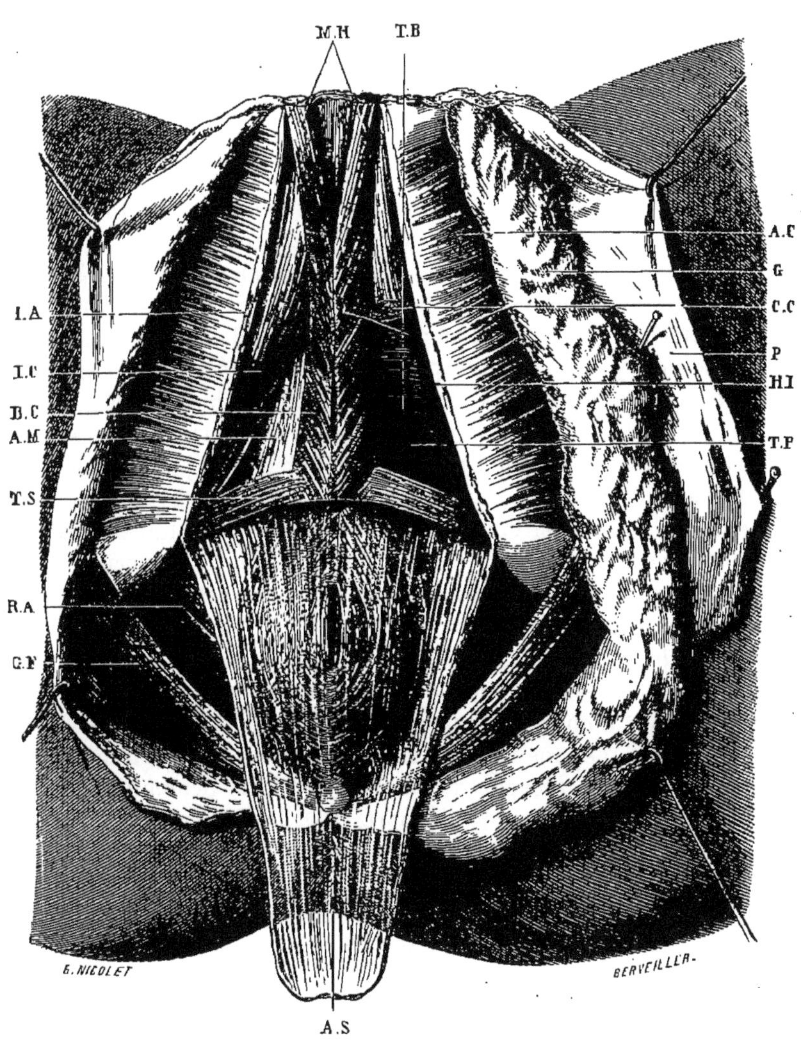

Fig. 238. — *Région du perinée chez l'homme.*

AC, aponévrose crurale.
AM, aponévrose moyenne du périnée ou ligament de Carcassonne.
AS, aponévrose superficielle du périnée. Elle a été détachée en avant et en haut, et rabattue en bas et en arrière au devant de l'anus.
BC, muscle bulbo-caverneux.
CC, corps caverneux.
G, couche graisseuse sous-cutanée.
GF, muscle grand fessier.
HI, artère honteuse interne.
IA, insertion de l'aponévrose superficielle à la lèvre externe de la branche ischio-pubienne.
IC, muscle ischio-caverneux.
MH, muscle de Houston (portion antérieure du muscle bulbo-caverneux).
P, peau.
RA, releveur de l'anus.
TB, artère transverse du bulbe.
TP, muscle transverse profond ou de Guthrie.
TS, muscle transverse superficiel du périnée.

Cette aponévrose contribue à constituer une loge fermée en bas au niveau du muscle transverse et en haut au niveau du gland ; j'y reviendrai plus loin. Par sa réflexion en bas l'aponévrose superficielle établit une ligne de démarcation bien tranchée entre la portion anale du périnée, qui est en arrière, et la portion uréthrale, qui est en avant. Les foyers purulents respectent en général cette limite, et, à défaut d'autres renseignements, il est permis de reconnaître presque à coup sûr par le siège qu'elle occupe si une fistule périnéale procède de l'une ou de l'autre de ces portions: les fistules anales ou rectales sont situées en arrière de la ligne bi-ischiatique (à laquelle correspond la réflexion de l'aponévrose), les fistules uréthrales siègent en avant. Il existe très peu d'exceptions à cette règle.

4° *Première couche musculaire.* — Lorsqu'on a enlevé l'aponévrose superficielle du périnée ou, ce qui est préférable, lorsqu'on l'a rabattue, on découvre trois muscles disposés entre eux de façon à circonscrire un triangle, le *triangle ischio-bulbaire.* La base du triangle, dirigée en arrière et en bas, est formée par le muscle transverse superficiel; le bord externe par le muscle ischio-caverneux et le bord interne par le bulbo-caverneux. L'aire du triangle est occupée par de la graisse : on y aperçoit une portion de l'aponévrose moyenne, qui forme ainsi la paroi supérieure de la loge occupée par les muscles. N'ayant pas à les décrire ici, je dirai seulement que sur la ligne médiane les muscles transverses, bulbo-caverneux et sphincter externe, confondent une partie de leurs fibres et s'entre-croisent d'un côté à l'autre. Au niveau de l'entre-croisement existe un raphé celluleux sur lequel doit porter l'incision dans la taille prérectale.

5° *Aponévrose périnéale moyenne.* — Cette aponévrose, spéciale à la portion génito-urinaire du périnée, est fort importante et a reçu différents noms : *ligament de Carcassonne, ligament sous-pubien, ligament suspenseur de l'urèthre, ligament triangulaire de l'urèthre, aponévrose pubio-rectale, diaphragme uro-génital,* etc. De même elle a été comprise d'une façon différente par les divers auteurs, ce qui a contribué à obscurcir ce sujet obscur déjà par lui-même. Pour Malgaigne, par exemple, l'aponévrose périnéale moyenne est synonyme d'aponévrose inférieure du muscle releveur de l'anus, « et cette dénomination en indique parfaitement les insertions et les rapports. » Or l'aponévrose périnéale moyenne n'a rien de commun avec celle du releveur.

Ce qui complique encore l'étude de cette aponévrose, c'est qu'elle n'est pas composée par un feuillet fibreux simple, mais par un feuillet double qui contient dans son épaisseur un certain nombre d'organes; les expressions cloison, diaphragme, rendraient mieux la vérité.

Quoi qu'il en soit, on désigne sous le nom d'aponévrose moyenne du périnée un plan musculo-fibreux qui remplit l'espace sous-pubien (fig. 239). Sa forme est triangulaire; le sommet du triangle correspond au ligament sous-pubien; la base descend jusqu'au devant de l'anus; elle s'arrête au bord postérieur du muscle transverse surperficiel et conséquemment à la ligne bi-ischiatique. De ses trois bords, deux sont latéraux et se fixent à la lèvre interne de la branche ischio-pubienne; le troisième, postérieur, est concave, tranchant, et se continue en bas avec l'aponévrose périnéale superficielle, et en haut avec l'aponévrose prostato-péritonéale.

Une des particularités les plus importantes de cette cloison, c'est qu'elle est traversée par la portion membraneuse de l'urèthre. La principale difficulté du cathétérisme consiste à contourner la symphyse, ce que l'on fait en abaissant entre les cuisses du malade le manche du cathéter, mais pour cela il faut que le bec de l'instrument ne bute ni contre la paroi inférieure ni contre la supérieure;

or il vient parfois s'appliquer sur cette dernière au niveau du ligament de Carcassonne, qui oppose une forte résistance dont on apprécie facilement la nature avec l'habitude du cathétérisme ; pour vaincre cet obstacle, on retirera légèrement l'instrument et on l'enfoncera davantage dans le canal avant d'exécuter le mouvement d'abaissement du pavillon.

L'aponévrose moyenne est formée de deux feuillets, l'un inférieur, l'autre supérieur. (Il ne faut pas confondre le feuillet supérieur avec l'aponévrose périnéale supérieur ou pelvienne, représentée en pointillé rouge sur la figure 241.) Ces feuillets se continuent en arrière : l'inférieur avec l'aponévrose périnéale superficielle, le supérieur avec l'aponévrose prostato-péritonéale (fig. 242).

Lorsqu'on enlève le muscle bulbo-caverneux et que l'on met à nu le bulbe de l'urèthre, on constate que cet organe n'est pas libre : il est maintenu appliqué

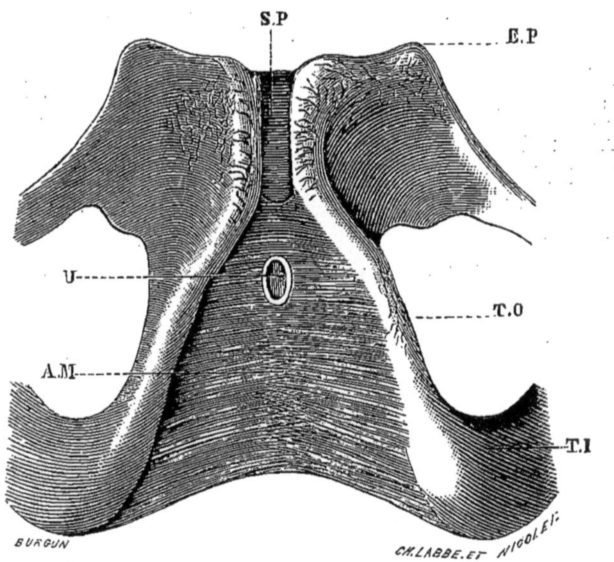

Fig. 239. — *Aponévrose moyenne du périnée, vue de face.*

AM, aponévrose moyenne du périnée.
EP, épine pubienne.
SP, symphyse pubienne.
TI, tubérosité de l'ischion.
TO, trou obturateur.
U, coupe de l'urèthre.

contre la paroi inférieure de la portion membraneuse ; il faut le sculpter à petits coups de ciseaux pour le dégager et trouver les glandes de Méry, situées entre sa face supérieure et la paroi uréthrale : c'est que le bulbe et par conséquent les glandes de Méry sont compris dans l'épaisseur de la cloison souspubienne, ou mieux dans un dédoublement de son feuillet inférieur, comme j'ai essayé de le faire comprendre par le schéma représenté figure 240.

Plusieurs organes sont situés dans l'épaisseur de l'aponévrose périnéale moyenne, entre ses deux feuillets ; ce sont : le muscle *transverse profond*, appelé encore *muscle ischio-bulbaire*, *muscle de Guthrie ;* l'artère et les veines honteuses internes ; l'artère transverse du bulbe.

M. Cadiat a nié l'existence indépendante des muscles de Guthrie et de Wilson et même du transverse superficiel. Mais les recherches de M. Cadiat n'ont porté que sur des enfants nouveau-nés, chez lesquels les organes génitaux sont très loin d'avoir acquis leur entier développement. Les résultats histologiques qu'il a obtenus sont sans nul doute très intéressants au point de vue de l'évolution du plancher du bassin, mais je maintiens que chez l'adulte les muscles du périnée présentent bien la disposition que je vais décrire.

Après avoir rabattu l'aponévrose périnéale superficielle, enlevez le muscle ischio-caverneux. Vous mettez ainsi à découvert le feuillet inférieur de l'aponévrose moyenne (AM, fig. 238); enlevez ce feuillet, et vous trouverez aussitôt des fibres musculaires à direction transversale, qui constituent le muscle transverse profond ou de Guthrie (TP, même figure), qu'il faut bien se garder de confondre, ainsi que le font quelques auteurs, avec le muscle de Wilson.

Le muscle de Guthrie présente, comme la cloison elle-même dans laquelle

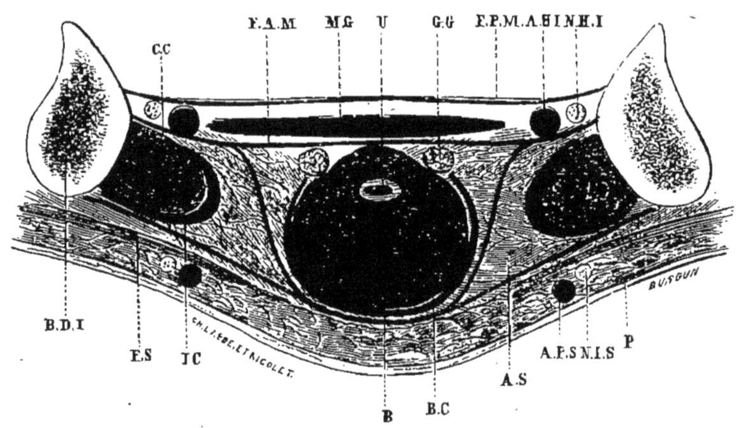

Fig. 240. — *Schéma représentant une coupe horizontale du périnée, destinée spécialement à montrer la disposition de l'aponévrose périnéale moyenne.*

AHI, artère honteuse interne.
APS, artère périnéale superficielle.
AS, aponévrose superficielle du périnée.
B, bulbe de l'urèthre.
BC, muscle bulbo-caverneux.
BDI, branche descendante de l'ischion.
CC, corps caverneux.
FAM, feuillet inférieur de l'aponévrose moyenne.
FPM, feuillet supérieur de l'aponévrose moyenne.
FS, fascia superficialis.
GG, glandes de Méry ou de Cooper.
IC, muscle ischio-caverneux.
MG, muscle transverse profond ou de Guthrie.
NHI, nerf honteux interne.
NIS, nerf périnéal superficiel.
P, peau.
U, coupe de l'urèthre.

il est contenu, la forme d'un triangle à base inférieure. Ses fibres s'insèrent de chaque côté à la lèvre interne de la branche ischio-pubienne et, sur la ligne médiane, aux parois de la loge fibreuse et à la portion membraneuse. On conçoit que ce muscle, par ses contractions spasmodiques, puisse diminuer notablement le calibre de l'urèthre et fasse obstacle au cathétérisme.

L'artère honteuse interne (H, fig. 238 et 240), située également entre les deux feuillets aponévrotiques, longe la branche ischio-pubienne, derrière laquelle elle se trouve en partie cachée, et repose directement sur le muscle transverse profond. Elle est accompagnée par ses veines collatérales et par le nerf honteux interne.

Du tronc de la honteuse interne se détache à peu près à angle droit une artère souvent double qui, marchant de dehors en dedans, parallèlement au muscle transverse, se rend au bulbe de l'urèthre : c'est l'*artère bulbeuse* ou *transverse du bulbe* (TB, fig. 238), qui joue un rôle fort important dans la taille latéralisée.

Au-dessus du muscle de Guthrie on trouve le feuillet supérieur de l'aponévrose moyenne, et au-dessus de ce feuillet le deuxième plan musculaire, composé des muscles de Wilson, releveur de l'anus et ischio-coccygien, que nous étudierons dans un instant.

On se ferait donc une très fausse idée de l'aponévrose périnéale moyenne, si on la considérait comme un simple feuillet aponévrotique, analogue, par exemple, à l'aponévrose périnéale superficielle : c'est une cloison musculo-aponévrotique qui ferme la portion uréthrale du détroit inférieur du bassin, comme le releveur de l'anus ferme la portion rectale. Cette cloison est traversée par l'urèthre, et, indépendamment du bulbe et des glandes de Méry, qui sont contenus dans un dédoublement de son feuillet inférieur, elle renferme dans son épaisseur : le muscle de Guthrie, l'artère honteuse interne et ses veines collatérales, l'artère transverse du bulbe et le nerf honteux interne.

Nous sommes maintenant en mesure de comprendre la *taille* dite *latéralisée*, ses inconvénients, ses avantages.

La taille latéralisée consiste à pénétrer dans la portion membraneuse de l'urèthre et ensuite dans la vessie à l'aide d'une incision oblique pratiquée sur un des côtés du périnée. On choisit le côté gauche parce que le chirurgien opère en général de la main droite, et l'incision, commencée sur la ligne médiane, à 3 centimètres environ au devant de l'anus, aboutit en bas à la partie moyenne d'une ligne qui réunit l'anus à l'ischion.

L'histoire de cette taille est très curieuse ; je rappelle seulement qu'elle fut, sinon inventée, du moins vulgarisée par un empirique, Jacques Beaulieu ou frère Jacques. Repoussée de France ainsi que son auteur, elle s'implanta en Hollande avec Raw, en Angleterre avec Cheselden, et nous revint ensuite de ce dernier pays, où Morand était allé l'étudier.

Dans la taille latéralisée, on divise successivement : la peau, la couche sous-cutanée, l'aponévrose périnéale superficielle, quelques fibres du muscle bulbo-caverneux, le muscle transverse du périnée, le feuillet inférieur de l'aponévrose moyenne, le muscle de Guthrie, et l'on ponctionne alors la portion membraneuse de l'urèthre sur le cathéter, dont la cannelure est dirigée du côté gauche. On ne rencontre donc pas le bulbe de l'urèthre, ce qui était l'un des graves inconvénients de la taille de Marianus Sanctus. De plus, comme on incise nécessairement la prostate dans le même sens que l'incision cutanée, on suit le diamètre oblique inférieur, qui est le meilleur ; enfin on peut extraire par cette incision des pierres plus volumineuses que par l'incision transversale, puisque, n'étant pas arrêtées par les branches ischio-pubiennes, elles ont pour sortir tout le détroit inférieur du bassin.

Ce sont là les avantages de la taille latéralisée.

Les inconvénients sont les suivants : on est obligé presque fatalement de dépasser à gauche les limites de la prostate et d'intéresser le plexus veineux prostatique gauche, ce qui expose à l'hémorrhagie, à la phlébite et à l'infection purulente. De plus, on coupe nécessairement l'artère transverse du bulbe, souvent volumineuse et toujours profonde : aussi l'hémorrhagie est-elle un accident fréquent et redoutable.

La taille latéralisée est préférable, selon moi, à la taille de Marianus Sanctus et même à la taille bilatérale de Dupuytren, mais elle est inférieure à la taille prérectale de Nélaton. Cette dernière permet d'éviter le bulbe à coup sûr, même chez les vieillards; elle ne lèse aucun vaisseau important : c'est donc elle qui met le mieux à l'abri contre l'hémorrhagie, la phlébite et l'infection purulente, causes les plus fréquentes de mort à la suite de la cystotomie.

6° *Deuxième couche musculaire.* — Le sixième plan est constitué par le muscle de Wilson en avant, le releveur de l'anus dans la très grande partie de son étendue et l'ischio-coccygien en arrière. C'est aussi dans ce plan que se trouve le plexus de Santorini.

Muscle de Wilson. — On ne peut bien examiner les trois muscles qui précèdent que par l'intérieur du bassin, après avoir enlevé le péritoine, la couche celluleuse sous-péritonéale et l'aponévrose pelvienne. Si l'on divise alors les ligaments pubio-prostatiques, on trouve au-dessous d'eux un petit groupe de fibres musculaires rouges : c'est le muscle de Wilson; il est séparé du muscle de Guthrie, placé au-dessous de lui, par le feuillet supérieur de l'aponévrose moyenne. C'est un petit muscle triangulaire, rayonné, à base supérieure et à sommet inférieur. Il s'attache par sa base au ligament sous-pubien et par son sommet à la portion membraneuse de l'urèthre.

Les muscles de Wilson et de Guthrie mériteraient à peine de trouver place dans un traité d'anatomie topographique, s'ils ne se rattachaient à l'opération si importante du cathétérisme. Indépendamment des fibres qui lui sont propres, la portion membraneuse se trouve donc entourée par une véritable couronne de fibres musculaires, ce qui nous explique à merveille les contractures spamodiques de l'urèthre, source fréquente d'erreurs de diagnostic. Il est arrivé maintes fois de trouver un simple spasme de l'urèthre là où avait été diagnostiqué un rétrécissement organique, erreur d'autant plus facile à commettre que la contracture, lorsqu'elle est de nature réflexe, se produit de préférence, si l'on emploie des bougies fines, résistantes, qui piquent les parois du canal. On conclut alors à un rétrécissement, puisque la bougie, même la plus fine, ne peut passer, tandis qu'un instant après une sonde de 7 millimètres de diamètre pénètre facilement.

Le muscle de Wilson a été considéré par certains auteurs comme la partie la plus antérieure du muscle releveur de l'anus, mais c'est une erreur : ces deux muscles sont complètement séparés l'un de l'autre par l'aponévrose latérale de la prostate (ALP, fig. 242). Le muscle de Wilson est compris dans la loge prostatique, que nous décrirons dans un instant, et n'a de connexions qu'avec l'urèthre; le releveur de l'anus est en dehors de la loge et n'a d'action que sur le rectum.

Muscle releveur de l'anus. — Le muscle releveur de l'anus fait l'office d'un diaphragme qui ferme complètement en bas la cavité pelvienne. Il remplit l'espace laissé libre par le rectum et la prostate (fig. 242). Nous avons déjà vu le rôle important qu'il joue dans la composition du creux ischio-rectal. Il naît de la face postérieure du pubis et d'une arcade fibreuse qui fait partie de l'aponévrose de l'obturateur interne; ses fibres les plus antérieures forment un bord interne nettement limité qui contourne la prostate sans y adhérer, et se portent sur les parties latérales du rectum. Les autres se dirigent en arrière de l'intestin et se fixent au raphé ano-coccygien. Quelques-unes se confondent avec les fibres longitudinales du rectum et vont s'attacher à la face profonde de la peau qui entoure l'anus.

Je me contente de mentionner le muscle ischio-coccygien, dépendance du précédent.

7° *Aponévrose périnéale supérieure* (FS, fig. 237). — Désignée encore sous le nom de *fascia pelvia*, l'aponévrose périnéale supérieure n'est autre que le feuillet supérieur de l'aponévrose du releveur de l'anus. Ce muscle présente donc une aponévrose sur chacune de ses faces. Le fascia pelvia se confond sur les côtés du bassin avec l'aponévrose de l'obturateur interne ; en dedans il se fixe sur le rectum et sur l'aponévrose latérale de la prostate. L'aponévrose périnéale supérieure, quoique mince, s'oppose en général à ce que les collections purulentes développées au-dessus d'elle viennent saillir au périnée dans les fosses ischio-rectales et réciproquement.

8° *Couche cellulo-graisseuse sous-péritonéale* (CO, fig. 237). — Entre l'aponévrose périnéale supérieure et le péritoine se trouve une couche abondante de tissu cellulaire lâche contenant de la graisse. Elle n'est séparée de la masse adipeuse qui remplit le creux ischio-rectal que par l'épaisseur du muscle releveur et ses deux aponévroses. L'espace occupé par cette couche a été désigné par M. Richet sous le nom d'espace pelvi-rectal supérieur, par opposition à la fosse ischio-rectale, qu'il appelle espace pelvi-rectal inférieur. J'ai déjà fait remarquer que des fistules à l'anus pouvaient remonter jusque sous le péritoine, ce qui rend beaucoup plus dangereuse l'intervention chirurgicale. La couche cellulo-graisseuse sous-péritonéale du bassin se continue largement avec celle de la fosse iliaque.

9° On trouve enfin le péritoine, dont j'ai signalé plus haut la disposition par rapport aux divers organes qui traversent le plancher pelvien.

Les trois aponévroses du périnée, *inférieure*, *moyenne* et *supérieure*, circonscrivent entre elles deux espaces ou *loges aponévrotiques*, qui sont, l'une inférieure, l'autre supérieure. La première est destinée à contenir la portion spongieuse de l'urèthre et les corps caverneux ; la seconde renferme les portions membraneuse et prostatique. Étudions successivement ces deux loges et leur contenu.

A. — LOGE INFÉRIEURE OU PÉNIENNE DU PÉRINÉE.

La loge aponévrotique inférieure ou pénienne est formée par l'aponévrose superficielle du périnée en bas et l'aponévrose moyenne en haut. Nous avons vu que ces deux aponévroses se continuent l'une avec l'autre au niveau du bord postérieur du muscle transverse. La loge inférieure commence au bulbe et finit à la racine du gland, contenant ainsi complètement la verge : c'est pourquoi je l'appelle pénienne. On en a comparé assez exactement la forme à celle d'un pistolet (Voy. fig. 241) dont la crosse se trouverait en bas au niveau du bulbe. Elle est mal fermée à la face dorsale de la verge au niveau du ligament suspenseur.

Cette loge contient le bulbe de l'urèthre, les glandes de Méry, la portion spongieuse de l'urèthre et les corps caverneux. On y trouve encore le triangle ischio-bulbaire circonscrit par les muscles transverse superficiel du périnée, bulbo-caverneux et ischio-caverneux. Chacun de ces muscles est enveloppé d'une gaine celluleuse, ce qui permet à la rigueur de diviser la loge inférieure en trois compartiments. Elle ne renferme que peu de tissu cellulaire.

La loge périnéale inférieure est recouverte par la peau, le fascia superficialis

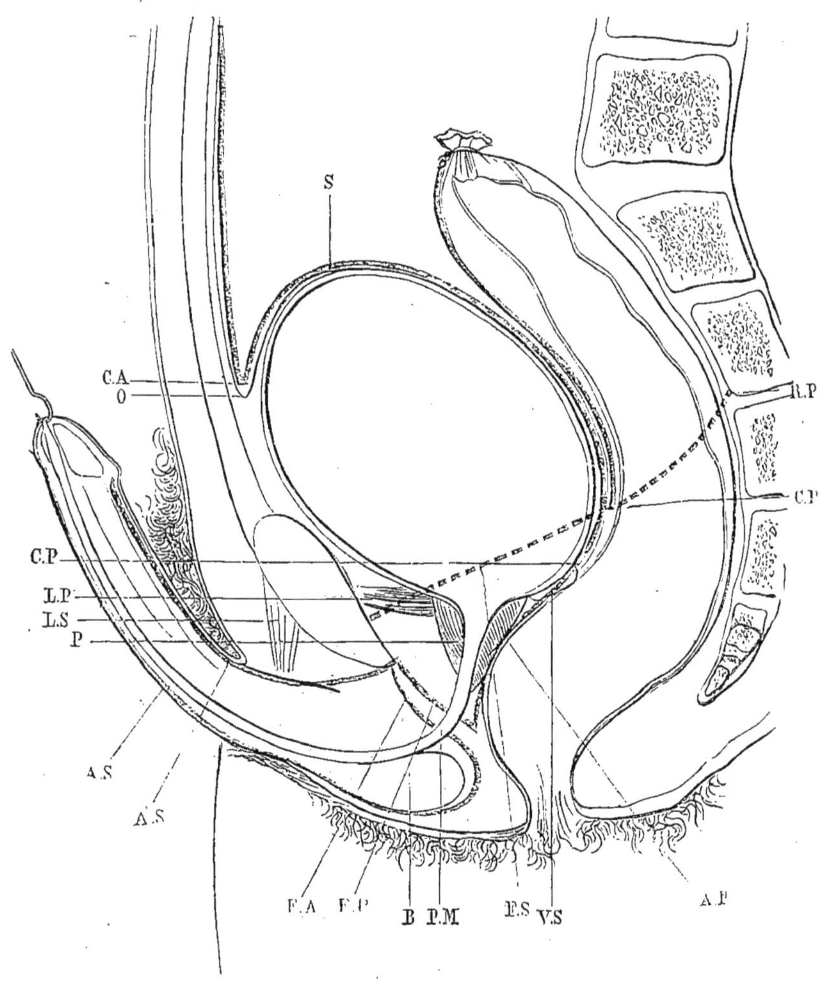

Fig. 241. — *Aponévroses du périnée, vues sur une coupe médiane verticale antéro-postérieure.*

AP, aponévrose prostato-péritonéale.
AS, aponévrose périnéale superficielle.
A'S, aponévrose périnéale superficielle sur le dos de la verge.
B, bulbe de l'urèthre.
CA, cul-de-sac antérieur du péritoine ou pubio-vésical.
CP, cul-de-sac postérieur du péritoine ou recto-vésical.
FA, feuillet inférieur de l'aponévrose moyenne du périnée ou ligament de Carcassonne.
FP, feuillet supérieur du ligament de Carcassonne.
FS, aponévrose supérieure du périnée figurée en pointillé rouge.
LP, ligament pubio-prostatique.
LS, ligament suspenseur de la verge.
O, ouraque.
P, prostate.
PM, portion membraneuse de l'urèthre.
RP, portion où le péritoine se réfléchit sur la face postérieure du rectum.
S, sommet de la vessie.
VS, vésicule séminale.

et la couche cellulo-graisseuse sous-cutanée. C'est dans cette dernière couche que se trouve l'artère *perinéale superficielle.* Située d'abord dans l'épaisseur de l'aponévrose moyenne comme le tronc de la honteuse interne qui lui donne naissance, cette artère contourne ou bien traverse le muscle transverse, se place entre le feuillet profond du fascia superficialis et l'aponévrose périnéale superficielle et se termine dans la cloison du scrotum. Elle est accompagnée par la branche inférieure ou périnéale du nerf honteux interne.

C'est en général dans cette loge que se font les ruptures de l'urèthre à la suite des rétrécissements : aussi l'infiltration ne se propage-t-elle pas du côté du rectum dans les fosses ischio-rectales. Elle envahit d'abord la verge, mais n'y reste pas longtemps limitée, elle s'étend au scrotum, franchit la loge au niveau du ligament suspenseur, gagne le pubis et les parois de l'abdomen que l urine décolle parfois dans leur totalité.

Dans cette loge se développent également les tumeurs urineuses et les abcès urineux, qui sont si souvent la conséquence des rétrécissements de l'urèthre. Cet accident doit être soigneusement distingué de l'infiltration d'urine. Celle-ci se produit brusquement à la suite d'une déchirure de l'urèthre ; l'urine envahit aussitôt la loge inférieure sans que rien s'oppose à son passage, en franchit les limites, se répand au loin et frappe de mortification tout ce qu'elle touche. Il se produit un phlegmon gangréneux d'une gravité extrême.

L'abcès urineux et la tumeur urineuse procèdent d'une façon toute différente. L'inflammation qui occupe constamment la muqueuse uréthrale en arrière d'un rétrécissement se propage de proche en proche, mais lentement, aux parties périphériques. Il se forme ainsi peu à peu sur la paroi inférieure du canal un noyau plus ou moins volumineux, pouvant atteindre la dimension d'un gros œuf de poule, et d'une dureté extrême : c'est la tumeur urineuse. Pour donner une idée de la consistance de ces tumeurs, je dirai que maintes fois j'ai vu des élèves inexpérimentés croire à un enchondrome ou à une exostose du bassin. En effet, elles ne sont pas seulement dures, mais immobiles, et, pour peu qu'elles remplissent l'espace compris entre les deux ischions, aucune ligne de démarcation ne les sépare des parois osseuses. Elle occupent exactement la ligne médiane, ce qui permet de les distinguer de l'inflammation chronique d'une des glandes de Méry.

Que le canal vienne à se rompre à la suite de ce travail préparatoire, on conçoit que l'urine, trouvant devant elle une barrière infranchissable, ne puisse pas s'infiltrer : il se produit alors un abcès urineux. Cet abcès peut même se développer sans qu'il y ait perforation de l'urèthre, ce que l'on constate au moment où l'on pratique l'ouverture ; la perforation se fait alors dans les jours suivants. Les tumeurs urineuses ne donnent pas d'ailleurs toujours naissance à un abcès : la plupart d'entre elles disparaissent même très rapidement lorsqu'on réussit à rendre au canal son calibre normal.

Lorsque du pus se forme au fond de cette masse indurée, le foyer est d'abord recouvert par une épaisse coque très résistante : aussi ne peut-on jamais sentir la fluctuation au début. J'ajoute qu'il faut même bien se garder, pour ouvrir ces abcès, d'attendre que la fluctuation devienne manifeste, car, une fois l'enveloppe détruite, l'abcès urineux pourrait se transformer en infiltration d'urine, affection infiniment plus grave. Aussitôt donc que la tumeur urineuse s'échauffe et que la présence du pus est probable, on doit la fendre largement dans toute sa profondeur sur la ligne médiane du périnée, en se rappelant qu'il faut souvent traverser plusieurs centimètres de tissus indurés avant d'arriver sur le foyer.

B. — LOGE SUPÉRIEURE OU PROSTATIQUE.

La prostate est circonscrite par une série de plans aponévrotiques qui l'isolent de tous côtés. Ce sont : en haut et en avant, les ligaments pubio-vésicaux ou tendons du muscle vésical, qui se confondent avec l'aponévrose périnéale

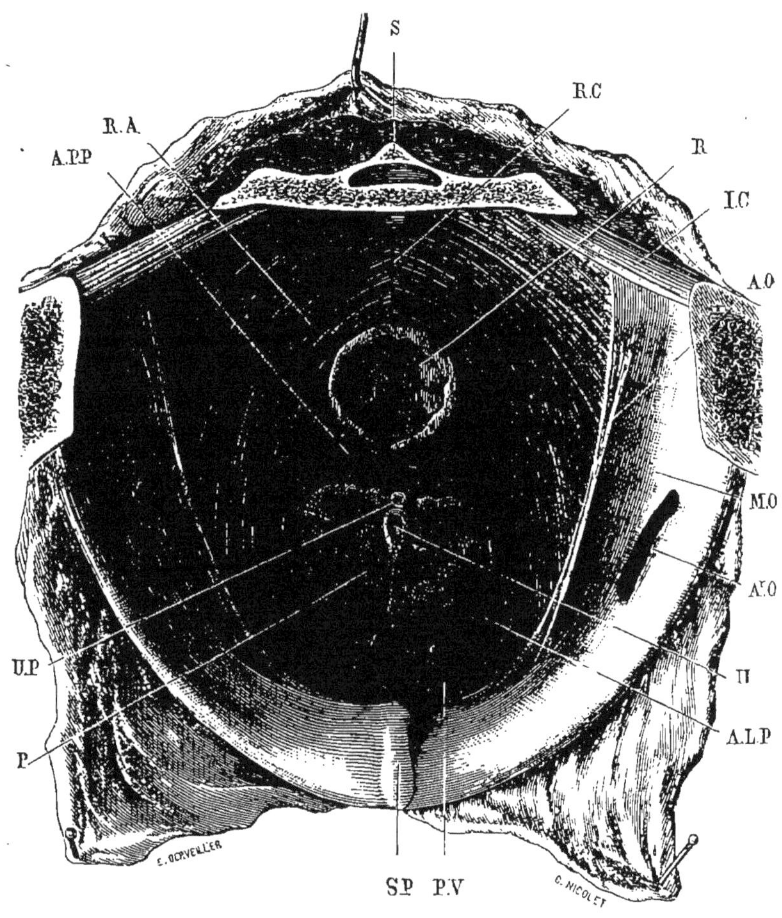

Fig. 242. — *Coupe horizontale du bassin passant par la grande échancrure sciatique et la partie moyenne du sacrum, destinée à montrer la loge supérieure du périnée ou loge prostatique.*

AO, aponévrose du muscle obturateur interne.
ALP, aponévrose latérale de la prostate.
A'O, artère obturatrice.
APP, aponévrose prostato-péritonéale.
IC, muscle ischio-coccygien.
MO, muscle obturateur interne.
P, prostate.
PV, plexus veineux prostatique.
R, rectum.
RA, muscle releveur de l'anus.
RC, raphé cellulo-fibreux allant de l'anus au coccyx.
S, sacrum.
SP, symphyse pubienne.
U, urèthre.
UP, utricule prostatique.

supérieure (fig. 141) ; en arrière et en bas, l'aponévrose prostato-péritonéale et le feuillet supérieur de l'aponévrose moyenne ; sur les côtés, l'aponévrose dite latérale de la prostate. C'est à Denonvilliers que l'on doit principalement la connaissance de cette loge. On s'en fera, je pense, une idée exacte d'après les figures 241 et 242.

Les ligaments pubio-vésicaux sont fort résistants, mais ils ne forment pas un plan continu. Entre les faisceaux qui les composent existent des espaces traversés par de grosses veines venant du pénis; l'urine peut également suivre cette voie, et l'infiltration est alors d'autant plus facile qu'au-dessus des ligaments se trouve la couche celluleuse prévésicale si lâche dont j'ai parlé et qui constitue la cavité de Retzius.

L'*aponévrose prostato-péritonéale* (AP, fig. 241; APP, fig. 242) est étendue du cul-de-sac du péritoine au bord postérieur du ligament de Carcassonne. Elle se continue en bas avec le feuillet supérieur de ce ligament, de même que l'aponévrose superficielle se continue avec le feuillet inférieur. C'est à son adhérence avec le péritoine que cette membrane doit de ne pas remonter dans la cavité pelvienne en même temps que la vessie se distend, mais au contraire de former un cul-de-sac très profond. Elle tapisse toute la face postérieure de la prostate, qu'elle sépare ainsi du rectum. Mais ce plan, presque exclusivement composé de fibres musculaires lisses, présente le plus souvent une faible résistance. Il se laisse assez facilement détruire et traverser par le pus, à la suite d'une prostatite suppurée, par exemple, et il en résulte une fistule urétho-rectale qui occasionne une rectite fort douloureuse et dont la guérison présente les plus grandes difficultés.

Il est aisé de comprendre que, si la paroi postérieure de la loge prostatique cède avant qu'ait pu s'organiser une barrière qui s'oppose à l'infiltration, l'urine se répand aussitôt dans la portion anale du périnée, envahit la fosse ischio-rectale, décolle complètement le rectum et remonte plus ou moins haut dans la cavité pelvienne. La verge, le scrotum et la paroi abdominale, sont absolument intacts. Cette variété d'infiltration est plus grave encore que celle qui se fait dans la loge inférieure ou pénienne; elle est insidieuse et n'est ordinairement reconnue que lorsque les dégâts sont irrémédiables. Il est d'ailleurs bien difficile de la combattre même au début. Elle est heureusement rare et succède le plus souvent à des fausses routes faites dans la portion prostatique sur les individus dont le lobe moyen très développé s'oppose à l'entrée de la sonde dans la vessie.

L'*aponévrose latérale* complète la loge prostatique. C'est un plan fibreux à peu près quadrilatère, placé de champ de chaque côté de la prostate, de façon à présenter une face interne et une externe, un bord supérieur et un inférieur. Elle s'étend d'avant en arrière du pubis, où elle se continue avec les ligaments pubio-prostatiques et l'aponévrose moyenne, au rectum, sur les parois latérales duquel elle se fixe : d'où le nom de *pubio-rectale* qui lui a été donné. De haut en bas elle occupe l'espace compris entre l'aponévrose périnéale supérieure et l'aponévrose prostato-péritonéale, sur lesquelles elle se fixe. Indépendamment de la prostate, la loge prostatique contient dans son intérieur le muscle de Wilson et surtout un grand nombre de veines. Celles-ci forment trois plexus: l'un intérieur (fig. 242), placé immédiatement derrière le pubis, reçoit la veine dorsale de la verge : c'est le plexus de Santorini; deux autres latéraux occupent les côtés de la prostate et sont composés de veines très volumineuses chez les vieillards. Elles contiennent souvent des phlébolithes.

Il est très exceptionnel de voir les aponévroses latérales de la prostate se rompre à la suite des lésions organiques de l'urèthre ou d'un cathétérisme malheureux, mais elles sont facilement intéressées dans la taille par la lame du lithotome, surtout dans la taille latéralisée, condition favorable à l'infiltration d'urine qui se produit dans la portion anale du périnée; le tissu cellulaire sous-péritonéal est également envahi.

Nous avons dit que le périnée se divise en deux portions distinctes : l'une antérieure, génito-urinaire; l'autre postérieure, recto-anale. Cette division se trouve justifiée par la marche des infiltrations d'urine. Sans vouloir faire jouer aux aponévroses du périnée dans la marche de ce grave accident un rôle plus important qu'il ne convient, il est incontestable que leur disposition permet d'établir deux grandes variétés d'infiltration : l'une a pour point de départ la portion d'urèthre comprise dans la loge périnéale inférieure ou pénienne : l'urine envahit alors la verge, le scrotum, et gagne la paroi abdominale, si on ne l'arrête pas à temps; l'autre procède de la partie du canal renfermée dans la loge périnéale supérieure ou prostatique : l'urine se répand dans la portion rectale du périnée, remplit la fosse ischio-rectale, gagne la cavité pelvienne et souvent la cavité abdominale. Je considère que là se borne l'influence des aponévroses du périnée sur la marche de l'infiltration d'urine, mais elle est manifeste et d'ailleurs facile à comprendre avec les notions d'anatomie qui précèdent.

CHAPITRE II

Périnée de la femme.

Le *périnée de la femme* présente les mêmes couches que celui de l'homme, modifiées seulement par la présence de la vulve et du vagin.

La portion anale se compose de l'anus et des deux sphincters externe et interne. J'ai dit plus haut en quoi l'anus de la femme diffère de celui de l'homme. Sur les côtés existe le creux ischio-rectal, qui ne diffère pas dans les deux sexes.

La portion antérieure ou génito-urinaire du périnée est profondément modifiée par suite de l'interposition de la vulve et du vagin. Voici comment j'ai l'habitude de faire la démonstration de cette région dans mon cours, afin de montrer l'analogie que présente le périnée dans les deux sexes et aussi comme moyen mnémotechnique. Je représente au tableau le bulbe de l'urèthre, le triangle ischio-bulbaire, l'aponévrose moyenne, comme ils se présentent chez l'homme, etc. Séparant alors le bulbe en deux moitiés latérales, on obtient le dessin du périnée de la femme : la fente médiane figure la vulve; chaque moitié du bulbe de l'urèthre devient le bulbe du vagin; les glandes de Méry se changent en glandes vulvo-vaginales; le bulbo-caverneux se transforme en constricteur du vagin. Le triangle ischio-bulbaire présente la même délimitation, seulement il est beaucoup plus petit chez la femme et refoulé sur les côtés. Dans ce triangle on rencontre les mêmes vaisseaux et nerfs que chez l'homme.

Les aponévroses superficielle et moyenne se trouvent amoindries, divisées sur la ligne médiane et déjetées sur le côté. Du reste, autant le périnée de l'homme est important surtout pour comprendre les infiltrations d'urine et l'opération de la taille, autant celui de la femme mérite peu d'intérêt, car il ne donne lieu à aucune considération pratique, si ce n'est en ce qui concerne la périnéorrhaphie.

A quel moment convient-il de tenter la restauration du périnée? C'est, à mon avis, tout de suite après l'accouchement, ou beaucoup plus tard. Après la délivrance, s'il y a déchirure, on réunira les lèvres de la plaie. Mais, si la réunion ne s'effectue pas, il convient d'attendre plusieurs mois jusqu'à ce que la femme soit complètement rétablie : car non seulement il ne faut pas opérer pendant la période puerpérale, mais il convient encore d'attendre que tout travail de restauration naturelle soit achevé. On a imaginé un grand nombre de procédés plus ou moins compliqués pour pratiquer la périnéorrhaphie, et il faut bien dire que l'on n'obtenait souvent jadis que des réunions partielles; fréquemment il restait à la suite une petite fistule recto-vaginale. Mais nous sommes aujourd'hui en possession d'un procédé vraiment excellent, celui de MM. Emmet et Jude Hue, et cette difficile question de médecine opératoire me paraît définitivement jugée. Ce procédé simple, facile, rapide, permet de réussir à peu près à coup sûr dès la première tentative. Non seulement on reconstitue le périnée, ce qui fournit un soutien pour la matrice, s'oppose au prolapsus et au catarrhe utérin, mais encore on rétablit immédiatement la fonction en supprimant l'incontinence des matières fécales et des gaz. (Voir pour la description du procédé mon *Traité de chirurgie clinique.*)

HUITIÈME SECTION

DU MEMBRE INFÉRIEUR

Les *membres inférieurs* sont destinés à supporter le poids du corps et doivent pour cela réaliser plusieurs conditions indispensables : offrir la même longueur de chaque côté, ne pas fléchir sous le poids, et présenter une résistance égale à droite et à gauche ; ils doivent être rectilignes et composés de segments mobiles les uns sur les autres. Sans ces conditions, la station debout est impossible, ou bien la marche est défectueuse et s'accompagne de claudication.

Ces considérations doivent toujours guider le praticien dans le traitement des fractures et des affections articulaires. Le membre supérieur étant surtout un organe de préhension et le membre inférieur un organe de sustentation, le premier a pour partage la mobilité, et le second la solidité : aussi, lorsqu'il est nécessaire de les immobiliser l'un ou l'autre, l'attitude doit-elle être celle qui leur permet le mieux de remplir ultérieurement leurs fonctions. En cas de raideur ou d'ankylose, cette attitude est la flexion du coude à angle droit pour le membre supérieur et la rectitude absolue pour le membre inférieur. Qu'il y ait une flexion, même légère, de la cuisse sur le bassin, ou de la jambe sur la cuisse, ou du pied sur la jambe, la marche est difficile, il y a claudication ; elle devient impossible, si la flexion est très prononcée.

La règle de conduite impérieuse qu'il convient de suivre dans toutes les affections du membre inférieur est donc de le redresser d'abord, s'il n'est pas droit, et de le maintenir absolument droit dans le cours du traitement. L'ankylose est toujours une chose fâcheuse sans doute, mais ce qu'il faut éviter par-dessus tout, c'est l'ankylose angulaire ; une jambe de bois est préférable à une jambe ankylosée à angle droit sur la cuisse : une ankylose rectiligne, au contraire, est un mode de guérison souvent enviable. Il dépend presque toujours du chirurgien, à condition toutefois d'intervenir au début de l'affection, d'obtenir ce résultat.

Qu'un membre supérieur soit plus court que l'autre, s'il a conservé toute sa mobilité, le malade n'en éprouve que peu ou pas d'inconvénient, mais il n'en est pas de même du membre inférieur : aussi doit-on faire tous ses efforts pour lui rendre et lui conserver sa longueur normale dans les fractures. L'influence du raccourcissement sur la marche et sur la station debout est si grande qu'elle diminue notablement, à mon avis, la valeur de certaines résections. Ces opérations sont plus utiles pour le membre supérieur que pour le membre inférieur, car elles compromettent deux des conditions les plus indispensables à la fonction du membre inférieur : la solidité et la longueur.

Le membre inférieur est, ainsi que le supérieur, composé de quatre segments, qui sont : la *hanche*, la *cuisse*, la *jambe* et le *pied*. Entre ces divers segments existent des articulations qui leur permettent de se mouvoir l'un sur l'autre et constituent autant de régions intermédiaires ; ce sont : les articulations *coxo-fémorale*, *fémoro-tibiale* et *tibio-tarsienne*. J'étudierai ces diverses parties dans l'ordre que j'ai suivi pour le membre supérieur.

CHAPITRE Ier

De la hanche.

La *hanche* est au membre inférieur ce que l'épaule est au membre supérieur, c'est-à-dire le point de jonction de ce membre au tronc. Elle a pour centre, pour pivot, en quelque sorte, l'articulation coxo-fémorale. La partie supérieure du fémur et une portion de l'os iliaque en forment le squelette, et elle comprend toutes les parties molles qui entourent l'articulation. En arrière se trouve la région fessière ; en avant, la partie la plus élevée de la cuisse, celle qui correspond à l'aine, et en dedans la région ischio-pubienne ou obturatrice. Les limites de la hanche sont : en arrière et en haut, la crête iliaque ; en arrière et en bas, le pli fessier ; directement en arrière et en dedans, les parties latérales du sacrum ; en avant et en haut, l'arcade crurale ; en avant et en bas, une ligne horizontale partant du pli fessier et aboutissant au pli génito-crural.

J'étudierai successivement : A, la *région fessière ;* B, la *région de l'aine ;* C, la *région ischio-pubienne* ou *obturatrice ;* D, l'*articulation coxo-fémorale*.

A. — RÉGION FESSIÈRE.

La *région fessière* a pour limites : en haut, la crête iliaque ; en bas, le pli fessier ; en dehors, une ligne étendue de l'épine iliaque antéro-supérieure au grand trochanter ; en dedans, le sacrum et le coccyx.

Parfaitement symétriques, les fesses sont peu développées chez l'enfant, plus saillantes chez la femme que chez l'homme, et forment un relief variable, en rapport surtout avec la graisse qu'elles contiennent. Les couches qui constituent la région sont les suivantes :

1° La peau ;

2° La couche cellulo-graisseuse sous-cutanée ;

3° L'aponévrose fessière ;

4° Le muscle grand fessier et une portion du moyen fessier ;

5° Le moyen fessier, et, sur le même plan, les muscles pyramidal, jumeaux, obturateur interne, carré crural, et la partie supérieure du troisième ou grand adducteur. C'est également dans ce plan que se trouvent les vaisseaux et nerfs sciatiques, entourés d'une couche cellulo-graisseuse lâche et abondante ;

6° En haut, la fosse iliaque externe ; en bas, le petit fessier, qui ne recouvre qu'une partie de cette fosse ;

7° Le squelette et les ligaments sacro-sciatiques.

Étudions ces divers plans en insistant seulement sur les points qui se rattachent plus directement à la chirurgie.

La peau des fesses est épaisse et fréquemment atteinte de furoncles.

La couche cellulo-graisseuse, très abondante, communique avec celle de la cuisse et de la cavité pelvienne par les échancrures sciatiques. On y trouve parfois des bourses séreuses rudimentaires au niveau de l'ischion et du grand trochanter.

L'aponévrose fessière, fort mince en arrière, est beaucoup plus résistante en avant, où elle donne insertion par sa face profonde au muscle moyen fessier. Elle s'attache en haut à la crête iliaque, en arrière au sacrum, et se continue en bas avec l'aponévrose fémorale. Elle forme ainsi une sorte de loge ouverte en bas vers la cuisse et aussi du côté de la cavité pelvienne par les échancrures sciatiques.

Le muscle *grand fessier* est remarquable par son épaisseur et sa disposition fasciculée qui, sous ce rapport, le rapproche du deltoïde. Ses fibres obliques en bas et en dehors viennent se fixer par un fort tendon sur la ligne qui s'étend du grand trochanter à la ligne âpre. Entre ce tendon et le grand trochanter existe une large bourse séreuse dont l'inflammation peut donner naissance à une tumeur ou bien à des bruits d'un diagnostic obscur. C'est le bord inférieur de ce muscle qui détermine la formation du pli fessier, et ce pli remonte et descend par conséquent avec le muscle lui-même. Or le muscle, s'attachant au grand trochanter, suit les mouvements et les déplacements de cette saillie osseuse, de telle sorte que la situation du pli fessier devient un élément de diagnostic important dans les déplacements du fémur. La partie la plus antérieure du moyen fessier est sous-cutanée comme le muscle précédent, et recouverte par l'aponévrose fessière, qui se dédouble au niveau de la ligne de séparation de ces deux muscles pour envoyer un prolongement en arrière du grand fessier. Ce dernier muscle se trouve ainsi contenu dans une sorte de gaine.

Après avoir enlevé le grand fessier, on rencontre une portion du moyen fessier et sur le même plan, mais au-dessous de lui, le muscle pyramidal. Ces deux derniers muscles semblent n'en former qu'un seul et sont séparés seulement par un interstice celluleux que traversent les vaisseaux et nerfs fessiers, ce qui sert à les distinguer l'un de l'autre. Au-dessous du pyramidal et toujours sur le même plan sont les deux jumeaux, séparés l'un de l'autre par le tendon du muscle obturateur interne sur lequel ils s'insèrent. On trouve enfin le carré crural, qui semble n'être que la partie la plus élevée du muscle troisième ou grand adducteur. Tous ces muscles se fixent d'une part au bassin, et de l'autre au grand trochanter, et forment le *groupe pelvi-trochantérien*.

Lorsque la tête du fémur se luxe en arrière, elle repose tantôt sur l'ilium (luxation iliaque), tantôt sur l'ischion (luxation ischiatique), et, comme en définitive elle sort toujours sensiblement par le même point du pourtour de la cavité cotyloïde, on a recherché la cause qui déterminait la production de l'une ou de l'autre espèce de luxation. Malgaigne crut la trouver dans les muscles que je viens d'énumérer. Suivant cet auteur, dans la luxation ischiatique la tête s'échappe toujours au-dessous de l'obturateur interne et des jumeaux, qui sont en quelque sorte ses satellites ; tantôt elle déchire seulement le carré qui est au-dessous, tantôt seulement les jumeaux, tantôt les jumeaux et le carré à la fois, l'obturateur interne restant comme une barrière pour empêcher la tête de remonter. Dans la luxation iliaque, au contraire, la tête s'échappe au-dessus du muscle obturateur interne et ne peut descendre, à cause de la sangle formée par ce muscle. Je crois avoir démontré en 1868 que cette théorie est inexacte. Il est bien vrai que dans la luxation iliaque la tête du fémur passe au-dessus du muscle obturateur interne et qu'elle passe au-dessous dans la luxation ischiatique, mais ce n'est nullement ce muscle qui limite le degré d'ascension de la tête : si, après avoir produit sur le cadavre une luxation coxo-fémorale en arrière, on divise l'obturateur interne, ainsi du reste que chacun des autres muscles pelvi-trochantériens, la tête ne change pas de place : on ne peut jamais transformer la luxation ischiatique en iliaque, et réciproquement. C'est que la situation de la tête du fémur est déterminée non par les muscles, mais par la portion de capsule qui est restée intacte après le traumatisme. Je reviendrai plus loin sur ce sujet en étudiant l'articulation coxo-fémorale.

Je n'ai qu'à signaler le petit fessier.

Les deux échancrures qui existent sur le squelette entre le sacrum et l'os iliaque sont converties, par les deux ligaments sacro-sciatiques, en deux trous d'inégale grandeur que l'on nomme inexactement *grande* et *petite échancrures sciatiques*.

A travers ces échancrures sortent les vaisseaux et nerfs qui se distribuent à la fesse et à la face postérieure de la cuisse. Par la grande échancrure sciatique s'engagent : le muscle pyramidal, qui la remplit en grande partie, l'artère fessière, les nerfs fessiers, l'artère ischiatique, l'artère honteuse interne, le nerf sciatique, du tissu cellulaire. La petite échancrure donne passage : au tendon du muscle obturateur interne, à l'artère et au nerf honteux internes.

Lorsqu'un abcès primitivement développé dans le bassin vient faire saillie à la fesse, il sort à travers l'une ou l'autre de ces échancrures. C'est en général au niveau du bord inférieur du grand fessier qu'il convient de lui donner issue.

Les vaisseaux et nerfs de la fesse occupent la couche celluleuse abondante et très lâche située en avant du muscle grand fessier : nous devons nous y arrêter un instant.

Artère fessière. — L'artère fessière est la plus volumineuse de celles que fournit l'hypogastrique. Elle sort du bassin par la grande échancrure sciatique *au-dessus* du muscle pyramidal et se divise presque aussitôt en deux branches l'une *superficielle* qui se porte entre le grand et le moyen fessier, l'autre *profonde* qui chemine entre le moyen et le petit fessier.

Si l'artère fessière était atteinte d'anévrysme, on n'aurait d'autre ressource que la ligature de l'hypogastrique. En effet, la presque totalité du tronc de l'artère est dans l'intérieur du bassin. Dubreuil a trouvé sur 46 sujets des deux sexes une longueur moyenne de 37 millimètres entre l'origine de l'artère et sa bifurcation, mais la portion extra-pelvienne du tronc ne dépasse pas 5 millimètres, d'après M. Bouisson.

Il est toutefois important de connaître la situation précise de cette artère, ainsi que les règles de médecine opératoire qui conduisent à la découvrir. Elle correspond environ au milieu du bord supérieur de la grande échancrure sciatique et se trouve située sur le trajet d'une ligne allant de l'épine iliaque postérieure et supérieure à la partie moyenne de l'espace compris entre l'ischion et le grand trochanter. C'est suivant cette ligne qu'il convient d'inciser successivement les couches si épaisses qui la recouvrent. Les fibres du grand fessier se trouvent de la sorte divisées parallèlement à leur direction. L'artère répond à l'union du tiers supérieur avec les deux tiers inférieurs de la ligne. Lorsque le muscle grand fessier est complètement divisé, je conseille, dans les exercices de médecine opératoire, d'introduire l'indicateur dans la plaie et d'aller à la recherche de l'échancrure; on en rencontre le bord supérieur cintré; l'artère est située au niveau de la partie la plus élevée de ce bord.

M. Diday conseille de mener une ligne du coccyx au point le plus élevé de la crête iliaque et de faire une incision perpendiculaire sur le milieu de cette ligne. On conçoit, d'ailleurs, que, la position exacte de l'artère fessière à son point d'émergence étant connue, on puisse arriver à ce vaisseau par des incisions verticales ou obliques en sens différents.

Les *veines fessières* sont ordinairement multiples et enveloppent l'artère de tous côtés. Celle-ci est également accompagnée du nerf fessier supérieur.

Artère ischiatique. — Elle naît de l'hypogastrique, soit isolément, soit par un tronc commun avec la fessière ou la honteuse interne. Comme volume, elle est intermédiaire à ces deux dernières. L'ischiatique sort du bassin par la partie inférieure de la grande échancrure sciatique, *au-dessous* du pyramidal, en compagnie de la honteuse interne et du grand nerf sciatique, entre lesquels elle se trouve située, la sciatique étant en dehors. Cette artère est remarquable par le rameau qu'elle fournit au grand nerf sciatique et surtout par ses branches anastomotiques avec les collatérales de l'artère fémorale à la partie postérieure de la cuisse. Sur une pièce déposée par Manec à l'amphithéâtre de Clamart, cette voie anastomotique est occupée par un vaisseau du volume de la fémorale. Ces anastomoses font communiquer largement l'hypogastrique avec l'artère fémorale et constituent la principale voie pour le rétablissement de la circulation après la ligature de l'artère iliaque externe.

Comme la fessière, l'ischiatique peut être atteinte d'anévrysme ou de plaie. Elle correspond environ à la partie moyenne de l'espace compris entre le bord postérieur du grand trochanter et la tubérosité de l'ischion. M. Sappey en a pratiqué la ligature sur le vivant pour un anévrysme. J'ai fait moi-même avec succès une opération analogue en 1878 à l'hôpital Beaujon (1).

(1) Un jeune homme âgé de vingt ans tomba du quatrième étage et fut amené à Beaujon le 8 août 1878. Je ne constatai que l'existence d'une fracture de la cuisse gauche à la partie moyenne avec une plaie correspondant à la fracture, mais sans communication avec le foyer. Un appareil fut appliqué et pendant quinze jours le malade n'éprouva que peu de souffrances. A partir de ce moment, il accusa une douleur vive vers la fesse gauche. La douleur augmenta rapidement et prit une intensité extrême au point d'enlever tout repos au malade. En même temps apparut du gonflement dans la région trochantérienne. La tuméfaction s'accrut peu à peu, et je constatai bientôt une vaste tumeur occupant toute la fesse gauche, donnant la sensation d'une fluctuation profonde. La peau présentait une teinte rouge très prononcée. Aucun symptôme ne pouvait faire penser à un anévrysme diffus, et je n'y songeai même pas. Croyant avoir affaire à un vaste abcès sous-fessier occasionné par la plaie de la cuisse, j'endormis le malade le 22 septembre et pratiquai couche par couche une incision verticale derrière et au-dessus du grand trochanter. Je m'aperçus seulement alors de mon erreur en tombant dans une poche remplie de caillots mous et noirâtres. Du milieu de l'incision verticale j'en fis aussitôt partir une seconde que je dirigeai horizontalement jusqu'au sacrum en intéressant l'épaisseur et la largeur totales du muscle grand fessier. Cette vaste région était décollée et remplie de caillots. J'enlevai ceux-ci rapidement avec la main et parvins sur l'échancrure sciatique après avoir déblayé la poche. Un jet de sang rutilant s'échappa de l'ischiatique au niveau du bord inférieur de l'échancrure au-dessous du muscle pyramidal. Je saisis l'artère avec une pince, mais elle était si profonde que par trois fois j'échouai dans la tentative d'y mettre un fil. Elle était d'autre part trop peu isolée pour que j'osasse risquer

L'*artère honteuse interne* sort du bassin par la grande échancrure sciatique au même point que la précédente. Elle contourne aussitôt l'épine sciatique et rentre dans le bassin, de telle sorte qu'elle se montre à peine dans la région fessière. Nous avons vu plus haut, en étudiant le périnée, la place qu'elle occupe.

Grand nerf sciatique. — Continuation du plexus sacré, le grand nerf sciatique, situé en dehors de l'artère ischiatique, suit le même trajet que cette artère. A sa sortie du bassin il est aplati et repose sur l'épine sciatique, où il peut être comprimé. Lorsqu'on veut l'explorer ou bien s'il était nécessaire de le découvrir, on le trouvera à peu près à mi-chemin entre le bord postérieur du grand trochanter et l'ischion, un peu plus rapproché cependant de cette dernière saillie. C'est à son émergence du bassin que siège l'un des points douloureux de la névralgie sciatique. A la suite des contusions de la fesse il n'est pas rare d'observer un épanchement sanguin sous le muscle grand fessier : il en résulte une compression de ce nerf et de vives douleurs qui ne disparaissent que lentement.

En même temps que les organes précédents, le nerf *fessier inférieur* ou *petit sciatique*, branche collatérale du plexus sacré, s'engage par la partie inférieure de l'échancrure sciatique au-dessous du muscle pyramidal.

Les *vaisseaux lymphatiques* se divisent en superficiels et profonds : les premiers se rendent aux ganglions inguinaux, les seconds suivent le trajet des artères et aboutissent aux ganglions hypogastriques. On rencontre parfois quelques ganglions en avant du grand fessier.

B. — RÉGION DE L'AINE.

Une ligne étendue de l'épine iliaque antéro-supérieure au grand trochanter en dehors ; une ligne horizontale continuant le pli fessier sur la face antérieure de la cuisse en bas ; l'arcade crurale en haut, telles sont les limites de la *région de l'aine*.

Afin d'apporter le plus de précision possible dans le langage, il ne faudrait pas confondre les expressions *région de l'aine* et *pli de l'aine*. Le pli de l'aine n'est autre chose que la ligne d'intersection de la cuisse et de l'abdomen telle que je l'ai figurée et décrite page 671 ; il correspond au canal inguinal et à l'anneau crural. J'ai déjà donné, page 637, les raisons pour lesquelles j'étudiais le canal crural en même temps que l'abdomen, bien qu'il fît partie de la cuisse : nous retrouvons donc dans la région de l'aine un certain nombre d'éléments qui nous sont déjà connus. Cette manière de faire présente sans doute quelque chose d'artificiel, mais on ne saurait l'éviter. Néanmoins il n'y a point d'ambiguïté dans les expressions suivantes : canal inguinal, canal crural, région de l'aine. Ce sont, à mon avis, les subdivisions qu'il conviendrait d'adopter définitivement pour éviter la confusion. Le titre de région inguino-crurale proposé par M. Richet a, selon moi, le tort de faire croire qu'il s'agit de la description des canaux inguinal et crural, tandis que le canal inguinal en est tout à fait distinct.

la torsion : je me décidai donc à la forcipressure et laissai à demeure une pince hémostatique. Il existait une fracture du bassin et l'artère avait été déchirée par une esquille dont je sentis la pointe avec le doigt. Je remplis la poche de bourdonnets de charpie imbibée d'une forte solution phéniquée et réunis l'incision horizontale par des points de suture, après avoir mis un gros drain sortant par ses deux extrémités. La pince fut retirée après 48 heures. La guérison s'est effectuée lentement, mais aujourd'hui elle est complète.

La région de l'aine présente à considérer les plans suivants en procédant d'avant en arrière :

1° La peau;

2° La couche graisseuse sous-cutanée;

3° Le fascia superficialis;

4° L'aponévrose fémorale (feuillet superficiel);

5° Une première couche musculaire et les vaisseaux fémoraux;

6° L'aponévrose fémorale (feuillet profond);

7° Une deuxième couche musculaire;

8° L'articulation coxo-fémorale.

Peau. — La peau de l'aine présente une grande finesse; elle est recouverte de poils vers la partie interne de la région. Très adhérente par sa face profonde au niveau du pli de l'aine, elle est libre dans les autres points, très mobile, et se détache aisément des tumeurs qu'elle recouvre. Elle contient dans son épaisseur un grand nombre de follicules sébacés sécrétant une humeur qui s'accumule surtout chez les personnes grasses et peut être le point de départ d'un *intertrigo.* Lorsqu'on divise la peau du pli de l'aine pour ouvrir un bubon, par exemple, il est préférable, ainsi que l'a fait remarquer Malgaigne, d'inciser perpendiculairement et non parallèlement à ce pli. A la suite de l'incision parallèle, les abords de la plaie se tiennent rapprochés et ont même tendance à se recroqueviller en dedans. Après l'incision perpendiculaire, au contraire, les bords s'écartent de telle sorte que l'on peut se contenter d'une simple ponction, ce qui diminue de beaucoup l'étendue de la cicatrice.

Les brûlures, assez fréquentes dans la région de l'aine, laissent après elles une cicatrice rétractile qui entraîne une flexion permanente de la cuisse sur le bassin et s'oppose à la marche. Il faut donc tenir le membre dans une extension complète jusqu'à guérison. J'ai souvent, surtout dans les brûlures de l'aine, appliqué de nombreuses greffes sur la plaie, d'après la méthode de M. Reverdin, sans pouvoir m'opposer à la production du tissu cicatriciel rétractile. Rien n'est difficile comme de combattre l'action de ce tissu; la simple incision de la bride ne suffit presque jamais : il faut, pour réussir, interposer entre les lèvres de la plaie un lambeau de peau saine pris dans le voisinage.

La peau de l'aine est rarement le siège d'ulcérations primitives; celles qu'on y observe proviennent d'affections développées en dehors d'elle.

Les plaies de l'aine empruntent au voisinage de la cavité abdominale et de vaisseaux volumineux une gravité particulière : je reviendrai, en étudiant ces derniers, sur la conduite qu'il convient de tenir lorsqu'ils sont atteints.

La couche graisseuse sous-cutanée varie singulièrement d'épaisseur suivant les sujets et ne présente d'ailleurs rien de remarquable.

Fascia superficialis. — Ainsi qu'à l'abdomen, le fascia superficialis est décomposable, au niveau de l'aine, en deux lamelles, l'une superficielle, l'autre profonde. La première se continue avec la lamelle correspondante de la paroi abdominale; la seconde se fixe solidement à l'arcade crurale : d'où la délimitation très nette par le pli de l'aine des tumeurs développées sous le feuillet profond, soit du côté de l'abdomen, soit du côté de la cuisse. On trouve entre ces feuillets une quantité plus ou moins abondante de graisse. Chez certains sujets ayant longtemps porté bandage, non seulement la peau de l'aine est épaissie, mais il peut encore se développer au-dessous d'elle et en avant du sac de la hernie une véritable bourse séreuse. On conçoit combien cette disposition complique la kélotomie, l'opérateur croyant avoir pénétré dans le sac, alors qu'il en est encore plus ou moins éloigné. Un de nos collègues a publié dans ces derniers temps un cas semblable dans lequel il ne put parvenir jusqu'à l'intestin; les phénomènes de l'étranglement persistèrent et l'autopsie seule révéla la cause de l'erreur.

Ganglions lymphatiques de l'aine.— Entre les feuillets du fascia superficialis on rencontre des artères, des veines, mais surtout des ganglions lymphatiques, qui jouent dans la pathologie de l'aine un rôle prépondérant et sur lesquels je dois insister. On les divise en *superficiels* et *profonds*, suivant qu'ils siègent en avant ou en arrière du fascia cribriformis. Une division fort importante est applicable aux ganglions superficiels : les uns occupent la partie supérieure de la région, le pli de l'aine proprement dit, et sont appelés ganglions *inguinaux;* les autres, situés au-dessous des précédents, sont des ganglions *cruraux.*

Les ganglions lymphatiques présentent en général une forme ovalaire : le grand axe des ganglions inguinaux est parallèle au pli de l'aine, tandis que celui des ganglions cruraux lui est perpendiculaire, c'est-à-dire parallèle à celui de la cuisse.

Les deux groupes de ganglions superficiels diffèrent encore essentiellement entre eux par leurs vaisseaux afférents. Aux ganglions inguinaux aboutissent : les vaisseaux lymphatiques de la portion sous-ombilicale de la paroi abdominale, ceux de la fesse, de l'anus et d'une partie des organes génitaux externes.

Aux ganglions cruraux se rendent les vaisseaux lymphatiques du membre inférieur. Chez la femme quelques lymphatiques de la vulve aboutissent parfois aux ganglions cruraux ; une femme atteinte d'un chancre de la fourchette présentait dernièrement, dans mon service, deux bubons cruraux suppurés.

Les vaisseaux partis de l'anus et des organes génitaux externes se rendent aux ganglions inguinaux les plus internes, ceux de la fesse aux ganglions externes et ceux de la paroi abdominale aux ganglions moyens. Je n'ai pas besoin d'insister sur l'importance de ces dispositions : on devine de quel côté il faudra porter ses recherches pour trouver le point de départ d'une adénite.

Les ganglions lymphatiques de l'aine sont susceptibles d'éprouver les altérations que j'ai signalées en étudiant les ganglions du cou; cependant leur engorgement spontané est beaucoup plus rare que dans cette dernière région. Le bubon de l'aine est presque toujours symptomatique d'une lésion de voisinage, il est rarement lié à la diathèse scrofuleuse; on trouve cependant parfois le bubon dit *strumeux*, remarquable comme toutes les lésions de cet ordre par la longueur désespérante de sa durée. Je rappelle qu'avec le traitement général la compression et l'ignipuncture constituent la médication la plus efficace contre cette affection. La proximité de la cavité abdominale et le développement possible d'une péritonite, ainsi que M. L. Labbé en a signalé des exemples, donnent aux adénites de l'aine une gravité spéciale; toutefois cet accident est extrêmement rare.

Les lymphatiques de l'aine peuvent être atteints d'une altération qui n'a été étudiée que dans ces dernières années, et principalement par M. Th. Anger : je veux parler des varices lymphatiques.

On observe des varices dermiques, c'est-à-dire occupant les réseaux superficiels; des varices des troncs sous-cutanés et des varices des troncs sous-aponévrotiques. Les premières donnent à la peau un aspect chagriné, rugueux, et se présentent parfois sous la forme de petites granulations translucides, dont quelques-unes peuvent être dilatées en ampoule.

Les secondes revêtent l'aspect de cordons noueux, plus ou moins cylindriques, quelquefois ampullaires et transparents. Les troisièmes forment à la racine de la cuisse une tumeur fort difficile à reconnaître et dont M. Trélat a publié plusieurs observations avec autopsie. Elles constituent une tumeur molle, pâteuse, plus ou moins réductible, donnant la sensation d'un lipome ou d'une tumeur érectile et remontant parfois jusque dans la fosse iliaque. On les a observées jusqu'alors presque exclusivement chez des jeunes gens originaires des colonies. Il faut bien se garder de toucher à ces sortes de tumeurs, mais conseiller seulement au malade un bandage légèrement compressif.

C'est au pli de l'aine que Ruysch a pour la première fois signalé l'existence d'une lymphorrhagie consécutive à un traumatisme. Un certain nombre de cas analogues ont été observés depuis cette époque et dans diverses régions.

Le groupe superficiel se compose en général d'une douzaine de ganglions et quelquefois plus; le groupe profond ou sous-aponévrotique n'en comprend que deux ou trois. Ces derniers occupent l'intérieur du canal crural et sont situés en dedans de la veine crurale. L'un d'eux mérite une mention spéciale (fig. 243). J'ai déjà dit que la loge lymphatique, c'est-à-dire la portion de l'anneau crural comprise entre la veine fémorale et le bord externe du ligament de Gimbernat, était comblée par la présence à peu près constante d'un ganglion qui relie la chaîne ganglionnaire crurale à la chaîne iliaque. Ce ganglion n'est séparé du péritoine que par le *septum crurale* et le *fascia propria* : or il n'est pas douteux, malgré l'opinion de Malgaigne, que son inflammation puisse donner lieu à des accidents tellement graves qu'ils simulent un étranglement herniaire. Il me semble d'ailleurs assez facile de les expliquer par le développement d'une péritonite de voisinage qui provoque des vomissements et peut frapper l'intestin d'une paralysie momentanée. Si l'on ajoute qu'avec les vomissements existe une vive douleur dans le ventre, qui est ballonné; que l'on trouve une tumeur profonde, lisse, arrondie, occupant exactement la place de la hernie crurale, on comprendra que la confusion ait lieu, et qu'il soit même souvent impossible de l'éviter. La suppression des selles n'est sans doute pas absolue comme dans l'étranglement herniaire, et l'on trouverait là un élément de diagnostic, mais l'expectoration est dangereuse dans la hernie crurale en particulier, et, si les accidents durent depuis quarante-huit heures déjà, il vaut mieux agir que de s'attarder à donner un purgatif. Il faut agir d'autant mieux qu'en réalité, dans l'hypothèse d'une adénite profonde, l'opération est tout aussi indiquée que s'il s'agissait d'une hernie, car l'ouverture de l'abcès ganglionnaire ou le débridement des ganglions ferait cesser les accidents.

M. Richet cite une opération qu'il a vu pratiquer par M. Bérard dans ces conditions. Plusieurs chirurgiens ont observé des faits semblables, et j'ai moi-même, en 1868, opéré avec succès à Saint-Antoine un homme qui présentait tous les symptômes d'une hernie crurale et qui n'avait qu'une adénite profonde.

Aponévrose fémorale ou *fascia lata*.— L'aponévrose fémorale forme un manchon fibreux qui enveloppe toute la cuisse et bride solidement les muscles. Elle présente des dispositions spéciales suivant le segment du membre où on l'étudie, et

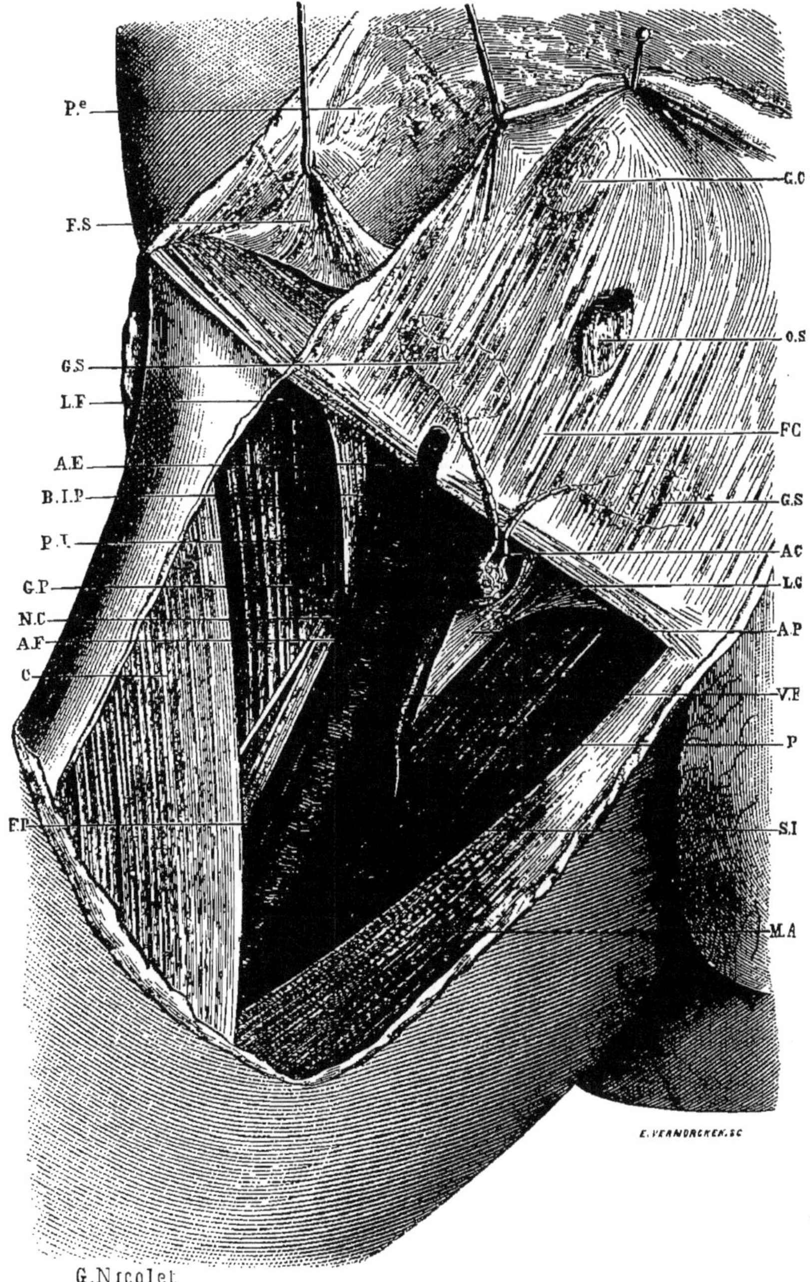

Fig. 243. — *Région de l'aine ou du triangle de Scarpa.* — Côté droit adulte 1/2 nature. — La cuisse est dans l'abduction et dans une légère rotation en dehors.

AC, anneau crural.
AE, artère épigastrique coupée et attirée à l'extérieur (elle naît ici un peu plus bas que d'habitude).
AF, artère fémorale.
AP, aponévrose du muscle pectiné.
BIP, bandelette ilio-pectinée.
C, muscle couturier.
P, artère fémorale profonde.
FC, fascia cribriformis.
FS, fascia superficialis.
GC, ganglion lymphatique crural.
GP, ganglion lymphatique inguinal profond.
GS, ganglion lymphatique inguinal superficiel.
LF, ligament de Fallope ou arcade crurale.
LG, ligament de Gimbernat.
MA, muscle moyen adducteur.

je ne m'occupe actuellement, bien entendu, que de sa disposition au niveau de la région de l'aine, telle qu'elle est représentée sur la figure 244.

En dehors, l'aponévrose, remarquablement forte, donne attache à un muscle court et aplati, le tenseur du fascia lata. Supposons-la partir de ce point et suivons-la de dehors en dedans. Elle s'amincit au niveau du couturier et forme à ce muscle une gaine cellulo-fibreuse; elle recouvre ensuite le muscle psoas et se confond avec la gaine propre de ce muscle, le *fascia iliaca*. Arrivée au niveau du bord externe du psoas, elle se dédouble en deux feuillets: l'un superficiel, l'autre profond. Le feuillet superficiel (fig. 243 et 244) passe au devant des vaisseaux fémoraux et se prolonge jusque sur le muscle moyen adducteur, qui forme la limite interne de la région. En haut, il se fixe sur l'arcade fémorale, ou, ce qui est plus exact, il se confond en ce point avec l'aponévrose du grand oblique et le fascia transversalis pour constituer l'arcade. Nous avons vu en effet (voir fig. 207 et la page 695) que celle-ci ne présente aucune fibre propre, mais est seulement le point de jonction de plusieurs plans fibreux. Le feuillet superficiel est traversé par les vaisseaux lymphatiques qui se rendent des ganglions superficiels aux ganglions profonds; il a reçu d'Hesselbach, dans le point où il est traversé par les vaisseaux, le nom de *fascia cribriformis*, lequel n'est ainsi qu'une portion limitée du feuillet superficiel de l'aponévrose fémorale. C'est au niveau des trous du fascia cribriformis que l'intestin s'étranglerait dans la hernie crurale, au dire de certains auteurs, opinion qui ne me paraît pas soutenable et que j'ai déjà combattue (voir page 680), à cause surtout des conséquences pratiques qu'en a tirées M. Demeaux au point de vue du débridement.

Le feuillet profond du fascia lata passe en arrière des vaisseaux fémoraux, se confond intimement avec l'enveloppe propre des muscles psoas et pectiné, et se fixe solidement en haut à l'éminence ilio-pectinée et à la crête pectinéale sur le ligament d'A. Cooper.

Arrivée sur les muscles psoas, l'aponévrose fémorale se dédouble donc pour comprendre dans son épaisseur les vaisseaux fémoraux; le feuillet superficiel se fixe en haut à l'arcade crurale, le feuillet profond s'attache à la crête pectinéale: il en résulte la formation d'une gaine fibreuse largement ouverte en haut du côté de l'abdomen, et dont l'ouverture constitue l'*anneau crural*. Quant aux parois de cette gaine, à savoir : le fascia cribriformis en avant, le fascia iliaca en dehors et l'aponévrose du pectiné en dedans, elles délimitent le *canal crural*. Les parois s'appliquent de plus en plus immédiatement sur les vaisseaux et les accompagnent jusqu'au bas de la cuisse : il ne saurait donc y avoir d'orifice inférieur au canal crural, et j'ai déjà fait remarquer qu'il était inexact de considérer comme tel avec J. Cloquet le trou que fait la saphène interne au feuillet superficiel de l'aponévrose pour s'aboucher dans la veine fémorale, car ce trou n'existe qu'à condition d'en avoir dégagé la saphène, ainsi que cela a été fait sur la figure 243. Il n'en est pas moins vrai que l'on peut considérer le canal crural comme se terminant en bas à l'embouchure de la saphène interne, à cause de l'adhérence qui existe en ce point entre le feuillet superficiel et le feuillet profond du fascia lata, adhérence suffisante pour empêcher les viscères

NE, nerf crural.
OS, orifice du fascia cribriformis destiné au passage de la veine saphène interne (le fascia cribriformis a été détaché et renversé sur la paroi abdominale).
P, muscle pectiné.
Pe, peau.
PI, muscle psoas-iliaque.
SI, veine saphène interne.
VF, veine fémorale.

de descendre plus bas le long des vaisseaux fémoraux. Pour plus amples renseignements je renvoie aux chapitres *Anneau crural* et *Canal crural*.

Couches musculaires. — Il existe dans la région de l'aine deux plans de muscles : l'un superficiel, l'autre profond. Le plan superficiel est constitué par les muscles tenseur du fascia lata et couturier en dehors, et le muscle moyen adducteur en dedans ; le plan profond comprend le muscle droit antérieur de la cuisse et le psoas en dehors, le muscle pectiné en dedans. Le premier plan est recouvert par le feuillet superficiel du fascia lata, et le second par le feuillet

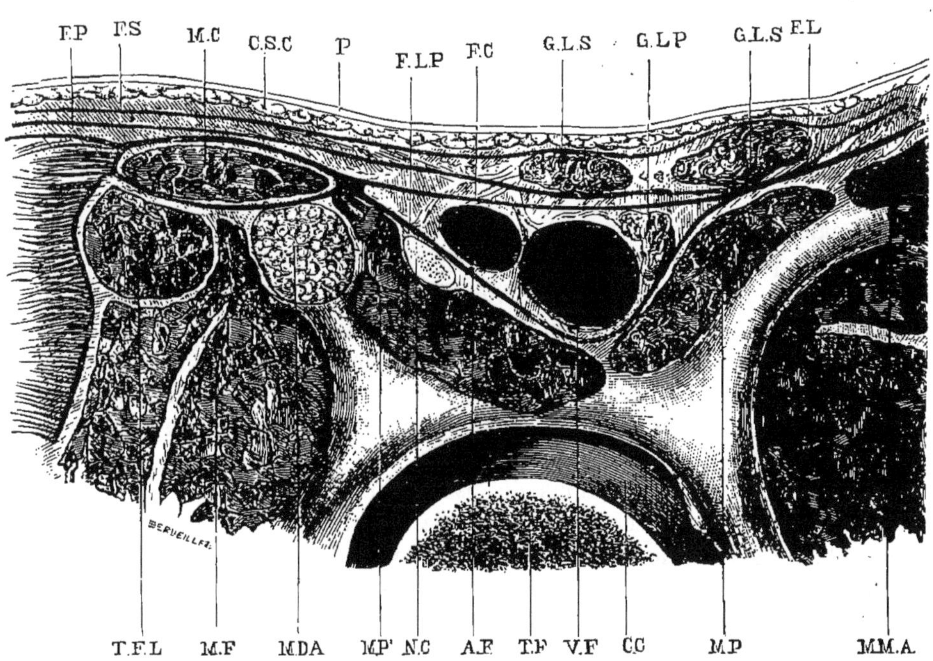

Fig. 244. — *Coupe horizontale de la région inguinale droite pratiquée à deux travers de doigt au-dessous de l'arcade crurale et parallèle à cette arcade.* — Segment supérieur de la coupe. — Homme adulte. — Grandeur naturelle. — (Les feuillets aponévrotiques ont été légèrement écartés.)

AF, artère fémorale.
CC, cavité cotyloïde.
CSC, couche sous-cutanée.
FC, fascia cribriformis.
FL, fascia lata.
FLP, feuillet profond du fascia lata.
FP, feuillet profond du fascia superficialis.
FS, feuillet superficiel du fascia superficialis.
GLP, ganglion lymphatique profond.
GLS, ganglion lymphatique superficiel.
MC, muscle couturier.
MDA, tendon du muscle droit antérieur.
MF, muscle grand fessier.
MMA, muscle moyen adducteur.
MP, muscle pectiné.
MP', muscle psoas.
NC, nerf crural.
P, peau.
TF, tête du fémur.
TFL, tenseur du fascia lata.
VF, veine fémorale.

profond. Bien qu'ils forment deux couches distinctes, je crois devoir confondre ces muscles dans une description commune.

Quatre d'entre eux présentent une disposition et une importance spéciales; ce sont : le couturier et le moyen adducteur, le psoas et le pectiné. Ils sont groupés de façon à former deux triangles inscrits l'un dans l'autre, l'un superficiel, l'autre profond, et offrant une base commune, le pli de l'aine. Cette disposition peut être rapprochée de celle que j'ai décrite à propos du creux sus-claviculaire, où existent également deux triangles musculaires ayant pour base commune la clavicule. Le rapprochement est d'autant plus exact entre ces deux régions qu'il faut successivement passer du grand triangle dans le plus petit pour rencontrer les vaisseaux.

Le couturier et le moyen adducteur délimitent le triangle superficiel ; le psoas et le pectiné circonscrivent le triangle profond.

Le triangle superficiel, appelé encore *trianlge inguinal*, *triangle de Scarpa*, est à peu près équilatéral. Les bords sont formés : en dehors par le couturier, en dedans par le premier ou moyen adducteur ; la base, dirigée en haut, répond à l'arcade crurale ; le sommet, formé par la rencontre des deux muscles précédents, est situé à 15 centimètres environ au-dessous de l'arcade. Les vaisseaux fémoraux sont étendus de la base au sommet du triangle et le coupent à la manière d'une bissectrice. Les deux muscles sont recouverts par le feuillet superficiel de l'aponévrose fémorale, qui s'étend d'un bord à l'autre.

Le triangle musculaire profond inscrit dans le précédent est limité : en dehors par le muscle psoas, en dedans par le pectiné ; la base, dirigée en haut, répond également à l'arcade crurale, et le sommet résulte de la rencontre à angle aigu de ces deux muscles. Ils sont recouverts par le feuillet profond de l'aponévrose fémorale, qui se confond intimement avec leur gaine propre. Les vaisseaux fémoraux, étendus de la base au sommet du triangle, occupent le fond de la gouttière que forment ces deux muscles par suite de l'inclinaison de leurs faces respectives vers l'axe du membre.

On a rencontré des ossifications du psoas, du droit antérieur et du moyen adducteur. Ce dernier muscle est plus spécialement susceptible de faire hernie à travers l'aponévrose, de façon à en imposer pour une véritable tumeur, ainsi que M. Gaujot en a montré un exemple en 1878 à la Société de chirurgie. Toutefois il est probable qu'un certain nombre de ces hernies ne sont autre chose que des ruptures musculaires, ainsi que l'a démontré M. Farabeuf (Société de chirurgie, 1881). D'autre part, j'ai vu plusieurs malades atteints d'une rétraction du moyen adducteur que je ne saurais mieux comparer qu'à celle du sterno-cléido-mastoïdien. Il en était résulté une flexion et une adduction permanentes de la cuisse. On pourrait, comme pour le torticolis, pratiquer la section du tendon,

Vaisseaux fémoraux. — Le triangle inguinal se trouve, ainsi que nous venons de le voir, formé par les deux plans de muscles qui délimitent chacun un espace triangulaire que parcourent de la base au sommet les vaisseaux fémoraux. Ces derniers se trouvent recouverts dans la région de l'aine par les couches suivantes : la peau, la couche graisseuse sous-cutanée, dont l'épaisseur est très variable suivant les sujets, les deux lames du fascia superficialis, entre lesquelles se trouvent les ganglions lymphatiques superficiels, et le feuillet superficiel du fascia lata. Il est des individus chez lesquels ces couches sont tellement minces que l'artère fémorale bat en quelque sorte à fleur de peau et forme relief sur les sujets injectés ; chez d'autres, au contraire, par suite de l'abondance de la graisse ou de l'hypertrophie des ganglions lymphatiques, l'artère est située profondément, ce qui rend la ligature de ce vaisseau fort difficile, d'autant plus qu'il n'y a nul point de repère précis, surtout vers la base du triangle de Scarpa : le couturier et le moyen adducteur sont en effet trop éloignés des vaisseaux en ce point pour pouvoir servir de guide. Dans les cas ordinaires, la direction connue de l'artère est à peu près le seul point de ralliement.

L'artère fémorale commence immédiatement au-dessous de l'arcade crurale, où elle se continue avec l'iliaque externe; elle se dirige obliquement en bas, en dedans et un peu en arrière, et sa direction est représentée par une ligne étendue de l'éminence ilio-pectinée au bord postérieur de la face interne du condyle interne du fémur. Il faut savoir toutefois que cette obliquité de l'artère n'est que relative, car, si sur le squelette on attache un fil à plomb à l'éminence ilio-pectinée, le fil représente exactement le trajet du vaisseau. Celui-ci est donc tout à fait rectiligne, et c'est le fémur qui présente une torsion telle que, placé supérieurement en dehors de l'artère, il la croise à la partie moyenne de la cuisse et se place en avant d'elle au niveau du jarret : mais peu importe au point de vue pratique, puisqu'il ne s'agit que d'une question de rapports.

La fémorale ne répond pas exactement en haut à la partie moyenne de l'arcade crurale, ainsi qu'on le dit souvent : elle est plus rapprochée de l'épine du pubis que de l'épine iliaque antérieure et supérieure; son origine correspond au milieu de l'espace compris entre l'épine iliaque et la symphyse (non pas l'épine) pubienne; elle occupe l'angle externe de l'anneau crural, c'est-à-dire l'angle formé par la rencontre du fascia iliaca et de l'arcade crurale; la veine fémorale occupe l'angle postérieur de l'anneau : l'artère est donc située en dehors et un peu en avant de la veine. Ce rapport ne tarde pas à changer; déjà au sommet du triangle inguinal la veine est en partie recouverte par l'artère, et nous verrons que plus bas la veine se place directement en arrière. Dans tous les cas, les rapports entre ces deux gros troncs vasculaires offrent la plus grande intimité ; ils adhèrent assez fortement l'un à l'autre, ce qui rend difficile et périlleux même l'isolement de l'artère en cas de ligature. Cette disposition explique la fréquence relative de l'anévrysme artérioso-veineux et de la varice anévrysmale dans la région qui nous occupe : on conçoit en effet que, dans les plaies par instrument piquant ou tranchant, la veine soit très souvent intéressée en même temps que l'artère.

A son origine, la fémorale croise perpendiculairement le bord antérieur de l'os iliaque et repose directement sur l'éminence ilio-pectinée, qui fournit un solide point d'appui. C'est en effet le lieu d'élection pour la compression digitale du vaisseau, mais il résulte de la superposition des deux vaisseaux, si peu prononcée qu'elle soit à ce niveau, que la compression est souvent exercée à la fois sur l'artère et sur la veine. M. Verneuil a signalé l'existence possible d'une phlébite à la suite de cette manœuvre. On peut à la rigueur comprimer en même temps le nerf crural, qui est situé dans la gaine du psoas, en dehors de l'artère, et séparé de celle-ci seulement par l'épaisseur du fascia iliaca, mais, en général, les doigts glissent sur le plan, incliné en dedans, que forme le muscle psoas ; on ne comprimerait le nerf qu'en portant la cuisse dans l'adduction et la rotation en dehors, attitudes que recommande cependant M. Richet pour éviter la compression. Toutefois, en appliquant la pulpe des doigts bien parallèlement à l'axe du vaisseau, on arrive facilement à ne presser que sur l'artère.

Immédiatement au-dessous de l'éminence ilio-pectinée, les vaisseaux fémoraux abandonnent le squelette, représenté en ce point par la tête du fémur, dont la séparent le muscle psoas et une assez grande quantité de tissu cellulo-graisseux. Cette disposition explique comment il est possible de tailler le lambeau antérieur par transfixion dans la désarticulation coxo-fémorale en passant la lame du couteau en avant de la capsule articulaire sans blesser ni l'artère ni la veine.

L'artère fémorale fournit dans la région de l'aine la presque totalité de ses branches collatérales; ce sont :

La *tégumenteuse abdominale*, née immédiatement au-dessous de l'arcade crurale. Cette artère traverse aussitôt l'aponévrose et se distribue dans la couche sous-cutanée de la paroi abdominale;

Les *deux honteuses externes*, dont l'une devient sus-aponévrotique. Elles se dirigent en dedans pour gagner les organes génitaux externes, où elles s'anastomosent avec les branches venues de la honteuse interne;

Les *deux circonflexes antérieure* et *postérieure*, qui naissent en général non du tronc même de la fémorale, mais de la principale branche collatérale, la fémorale profonde.

La *fémorale profonde* est si volumineuse qu'elle représente plutôt un tronc de bifurcation qu'une branche collatérale : aussi certains auteurs ont-ils divisé la fémorale à partir de l'origine de la profonde en artère fémorale superficielle et artère fémorale profonde, ne considérant comme fémorale proprement dite que le gros tronc très court étendu de l'arcade crurale à la bifurcation, mais je n'y vois aucun avantage. On a étudié avec le plus grand soin, et la chose en vaut en effet la peine, la distance qui sépare l'arcade crurale de l'origine de la fémorale. M. C. Vigerie a trouvé les résultats suivants sur 308 artères examinées à ce point de vue : immédiatement sous l'arcade jusqu'à 2 centimètres au-dessous, 28 fois; de 2 à 4 centimètres, 134 fois; de 6 à 8 centimètres, 10 fois. L'artère fémorale profonde présente donc une origine très variable; le plus ordinairement elle naît de 3 à 5 centimètres au-dessous de l'arcade, mais elle peut naître immédiatement au-dessous, ou bien à une distance de 8 centimètres.

Quand on pratique la ligature de la fémorale à la base du triangle de Scarpa, on ne sait jamais d'avance à quelle distance on se trouve de la fémorale profonde, ni même souvent si on se trouve au-dessus ou au-dessous d'elle : aussi n'est-il pas étonnant que les hémorrhagies secondaires aient été fréquemment observées à la suite de cette opération. La ligature de la fémorale dans la région de l'aine rappelle celle de la sous-clavière en dedans des scalènes. Qu'on place le fil un peu plus haut, un peu plus bas, il se trouve presque fatalement à une distance insuffisante d'une grosse collatérale pour permettre la formation d'un caillot. Je parle surtout de la ligature à la base du triangle, tout à fait à la racine de la cuisse. Non seulement on trouve en ce point les branches de la fémorale et parfois la fémorale profonde, mais il faut encore se rappeler que l'épigastrique et la circonflexe iliaque naissent de l'iliaque externe très près de l'arcade crurale. Je considère que pour cette raison on doit abandonner la ligature de la fémorale immédiatement au-dessous de l'arcade crurale.

On est d'ailleurs appelé à pratiquer cette ligature dans deux circonstances différentes : pour un anévrysme ou pour une plaie. S'il s'agit d'un anévrysme inguinal remontant jusqu'à l'arcade, on n'a pas le choix, la ligature doit porter sur l'iliaque externe : mais, si l'anévrysme est situé plus bas, je suis d'avis que c'est encore sur ce dernier vaisseau qu'il convient d'opérer, car le membre n'est pas plus exposé à la gangrène, la circulation collatérale se rétablissant principalement par les branches de l'hypogastrique, et les hémorrhagies secondaires sont beaucoup moins à redouter. Si néanmoins on préférait découvrir l'artère fémorale, je conseille de rechercher attentivement, à un centimètre et demi pour le moins au-dessus et au-dessous du point où doit porter le fil, si la fémorale profonde ou quelque autre grosse collatérale ne s'y trouve point; dans ce cas, au lieu d'une ligature, on en appliquera trois : l'une sur le tronc commun, et les deux autres sur chaque branche de bifurcation. Sans cette précaution l'hémorrhagie secondaire est presque fatale. J'ai suivi cette conduite en 1870 sur un blessé de Beaumont atteint d'une fracture comminutive du corps du fémur avec déchirure de la fémorale, dans des conditions telles qu'il me fut impossible de la lier dans la plaie, et je n'eus qu'à m'en louer.

S'il s'agit d'une blessure de l'artère fémorale, la meilleure pratique est d'aller à la recherche des deux bouts de l'artère et de les lier isolément : mais le même danger d'hémorrhagie secondaire est toujours à craindre, surtout par le bout inférieur, si une collatérale et principalement la fémorale profonde naît à une distance rapprochée. Aussi faut-il s'en assurer soigneusement. En cas d'hémorrhagie secondaire, il faudrait lier de nouveau, ou mieux porter un fil sur l'iliaque externe.

Je répète ici ce que j'ai dit page 454 à propos des gros vaisseaux de la partie inférieure du cou. La torsion des artères met à l'abri des hémorrhagies secondaires infiniment mieux que la ligature; je déclare même, jusqu'à preuve du contraire, qu'à part les cas de gangrène du moignon l'hémorrhagie secondaire est *impossible* à la suite d'une torsion bien exécutée, car le voisinage d'une grosse collatérale n'exerce alors aucune influence fâcheuse : or il n'est pas douteux que la pierre d'achoppement dans le traitement des plaies artérielles, des plaies de la fémorale en particulier, est l'hémorrhagie secondaire : je pense donc que dans tous les cas de blessure de cette artère la torsion des deux bouts du vaisseau doit être substituée à la ligature. Je n'ai pas encore eu l'occasion de la pratiquer dans ces conditions, mais j'ai si souvent tordu la fémorale à la suite des amputations de la cuisse, ce qui, en définitive, est identique, que je crois à l'avance être certain du succès.

Les blessures de la veine fémorale sont plus graves encore que celles de l'artère, car au danger de l'hémorrhagie se joignent ceux de la phlébite et de l'infection purulente. La conduite à tenir dans ce cas a beaucoup préoccupé les chirurgiens. On sait que Gensoul avait donné le conseil ingénieux de lier l'artère pour s'opposer à l'arrivée du sang dans le membre inférieur et arrêter ainsi l'hémorrhagie. On craignait, en liant la veine, d'apporter un obstacle absolu au retour du sang, mais nous savons aujourd'hui que cette crainte n'est pas fondée : la circulation se rétablit, assez facilement même, par les anastomoses situées à la face postérieure de la cuisse, ce qu'a maintes fois démontré la phlébite; de telle sorte que, si la veine fémorale est blessée, il faut lier au-dessus et au-dessous de la plaie. On ne devra jamais avoir recours à une ligature latérale, même si la plaie est petite. Il ne faut pas croire d'ailleurs que la ligature d'une grosse veine, bien que très rare, soit nécessairement accompagnée de phlébite; il existe des exemples du contraire, et j'ai moi-même dernièrement lié la jugulaire interne sans qu'il en soit résulté aucun accident.

La veine fémorale est fréquemment le siège de thrombose, à la suite de l'accouchement, par exemple. J'ai publié en 1874 un bel exemple de thrombose développée sur une femme atteinte de fracture bimalléolaire par abduction : la malléole interne arrachée avait coupé la peau. Une portion du caillot se détacha, pénétra dans le ventricule droit, s'accrocha dans les cordages de cette cavité et détermina sous nos yeux, pendant la visite, une syncope mortelle. Je rapporte ce fait parce que les cas d'embolie cardiaque avec syncope mortelle sont fort rares.

J'ai déjà dit qu'il était possible qu'une phlébite succédât à la compression digitale de l'artère dans le pli de l'aine; une phlébite mortelle est survenue dans mon service sur un jeune garçon que j'avais amputé de la cuisse à la suite d'un traumatisme, et il m'a semblé qu'elle devait être attribuée à la compression exercée par la bande d'Esmarch, car toute la partie de la veine comprise entre le moignon et le point où avait porté la bande était saine. Il convient donc de n'exercer sur la cuisse que le degré de compression nécessaire pour interrompre le cours du sang, ce qu'il est fort difficile de mesurer.

La veine saphène interne doit aussi nous occuper un instant. Sous-cutanée jusque dans la région de l'aine, cette veine, arrivée ordinairement à 3 ou 4 centimètres de l'arcade de Fallope, traverse l'aponévrose de la cuisse pour se jeter dans la fémorale. J'ai dit plus haut que J. Cloquet avait considéré, à tort, selon moi, le trou par lequel elle s'engage dans le fascia lata comme l'orifice inférieur du canal crural.

Il faut prendre garde de diviser la saphène dans le premier temps de la ligature de la fémorale, bien que la veine soit située un peu en dedans de la ligne d'incision.

La saphène interne est souvent variqueuse. Elle forme parfois au niveau de son embouchure une véritable tumeur, bien isolée, molle, fluctuante, réductible, et qui pourrait, à un examen très superficiel, en imposer pour une hernie crurale, mais elle s'affaisse lorsque l'on comprime au-dessous d'elle; si, après l'avoir réduite, on applique le doigt sur l'orifice aponévrotique et qu'on fasse tousser le malade, la tumeur ne se reproduit pas. D'ailleurs, la sensation au doigt n'est pas du tout celle d'une hernie ; de plus, vient-on à exercer une percussion légère sur la veine, il se produit dans la colonne de liquide une oscillation visible à travers la peau qui se propage au loin.

On a pensé que la constriction exercée par l'anneau fibreux sur la saphène interne à son passage à travers le fascia lata pouvait être la cause des varices développées sur son trajet, et Hérapath, cité par Malgaigne, a même pratiqué, avec succès, paraît-il, le débridement de cet anneau pour guérir des varices. J'aurais peu de tendance à imiter cette opération, pas plus d'ailleurs que toutes celles qui ont pour but la cure radicale des varices.

Sur le même plan que les vaisseaux se trouve le *nerf crural*. Situé dans la gaine du muscle psoas (fig. 243), et par conséquent en dehors des vaisseaux fémoraux, le nerf crural se présente sous la forme d'un cordon arrondi qui s'épanouit presque aussitôt en un riche bouquet de branches collatérales. L'une d'elles (NS, fig. 247), le nerf *saphène interne*, s'engage bientôt dans la gaine des vaisseaux et se place du côté externe de l'artère, qu'elle accompagne jusque dans le canal du troisième adducteur, où nous la retrouverons plus loin. Le nerf crural ne donne lieu à aucune considération spéciale dans la région qui nous occupe.

En étudiant la fosse iliaque, j'ai insisté sur la disposition du fascia iliaca et sur les deux couches du tissu cellulaire que l'on trouve en avant et en arrière de ce fascia. Nous avons vu que les abcès suivaient une marche différente selon qu'ils occupaient l'une ou l'autre de ces couches. L'abcès développé dans le tissu cellulaire sous-péritonéal peut accompagner les vaisseaux, sortir du bassin et faire saillie à la région de l'aine, mais cette marche n'est pas la plus ordinaire : ils décollent le plus souvent le péritoine de la paroi abdominale et font saillie au-dessus de l'arcade crurale (fig. 209, page 689). Le fascia iliaca accompagne le muscle psoas jusqu'à ses insertions au petit trochanter, de telle sorte que le *canal iliaque* se continue dans la région de l'aine. Or nous avons vu que les abcès froids ossifluents nés des parties latérales des vertèbres lombaires descendent dans l'épaisseur des muscles psoas : ils accompagnent donc ce muscle, forment d'abord un foyer dans la fosse iliaque, passent sous l'arcade fémorale et donnent lieu à un second foyer situé d'abord en dehors, puis en arrière et un peu en dedans des vaisseaux fémoraux. Tels sont la marche et le siège de l'abcès par congestion classique, de celui qu'on observe le plus souvent. Il présente une forme en bissac et il est possible de faire refluer le pus de la poche fémorale dans la poche iliaque. Le diagnostic en est ordinairement très facile : cependant, lorsque l'abcès contient des gaz, comme il est réductible et se distend sous l'influence de la toux, on conçoit que, si à ces deux symptômes s'ajoute le gargouillement, on puisse penser un instant à une hernie, mais la marche et le siège précis de l'affection ne tarderont pas à la faire reconnaître.

Les vaisseaux, étant situés en avant de cet abcès, ne peuvent lui communiquer de battements, mais il n'en serait pas de même, si une collection purulente siégeait en avant de l'artère : par exemple, lorsque le pus est sorti du bassin par l'anneau crural, ou bien lorsqu'il s'est développé sur place dans la région de l'aine, soit dans le tissu cellulaire, soit dans un ganglion, les battements communiqués au foyer donnent tout d'abord l'idée d'un anévrysme. Je n'ai pas à établir ici le diagnostic différentiel des diverses tumeurs de l'aine. Je dirai seulement que les cas les plus célèbres d'erreurs de diagnostic se rapportent à cette région : ce sont une hernie, un anévrysme, qui ont été pris et ouverts pour un abcès, etc. Cependant il faut bien reconnaître que l'erreur résulte plutôt d'un instant d'inattention et de distraction que de la difficulté même d'établir le diagnostic.

En arrière du muscle psoas existe un organe dont les affections contribuent encore à compliquer l'étude déjà difficile de cette région : je veux parler de la bourse séreuse située en avant de la capsule articulaire et du sourcil cotyloïdien. Cette bourse est large, remonte à une certaine distance sur l'éminence ilio-pectinée, et, détail des plus importants, communique souvent avec la synoviale coxo-fémorale à travers une éraillure de la capsule. Les collections liquides développées, très rarement du reste, dans cette bourse, donnent naissance à une tumeur profonde qui soulève les vaisseaux et dont le diagnostic est entouré de certaines difficultés. On pourrait la confondre avec un abcès froid, avec un kyste développé dans un ganglion ou dans un ancien sac herniaire. L'inflammation de la bourse du psoas peut se propager à l'articulation, et réciproquement. C'est ainsi qu'à la suite d'une psoïtis, par exemple, lorsqu'il y a communication, la suppuration envahit successivement la bourse séreuse, l'articulation, et il se produit peu à peu un déplacement de la tête du fémur pouvant aller jusqu'à la luxation complète. Par contre, une coxalgie, une arthrite aiguë, détermineront parfois l'inflammation de la bourse séreuse et un abcès de voisinage.

C. — RÉGION ISCHIO-PUBIENNE OU OBTURATRICE.

La région *ischio-pubienne* ou *obturatrice* comprend toutes les parties molles correspondant au trou obturateur. Elle présente un intérêt médiocre et ne mérite guère d'attirer l'attention que parce qu'elle peut être le siège de hernies.

L'arcade pubienne et le périnée en dedans, l'articulation coxo-fémorale en dehors, la branche horizontale du pubis en haut et la tubérosité de l'ischion en bas, lui servent de limites.

Elle est successivement composée des couches suivantes, en procédant de dehors en dedans : la peau, la couche sous-cutanée, l'aponévrose, une couche musculeuse, la membrane obturatrice.

La peau est fine et lisse; elle contient dans son épaisseur un grand nombre de glandes sébacées dont la sécrétion donne assez souvent, surtout chez les enfants, naissance à de l'érythème.

La couche sous-cutanée et l'aponévrose ne nous présentent rien de spécial à noter.

La couche musculaire comprend le droit interne, le second ou petit adducteur, le troisième ou grand adducteur et le muscle obturateur externe, qui est appliqué sur toute l'étendue de la face externe de la membrane obturatrice; à la face interne correspond le muscle obturateur interne.

La membrane obturatrice comble en grande partie un large trou, le trou *obturateur* ou *sous-pubien*. Ovalaire chez l'homme et triangulaire chez la femme, ce trou présente son grand axe dirigé en bas, en arrière et en dehors. Il offre à sa partie supérieure et externe une gouttière oblique d'arrière en avant et de dehors en dedans. Cette gouttière est convertie sur le vivant en un véritable canal qui contient les vaisseaux et nerfs obturateurs, ainsi qu'une abondante quantité de tissu cellulo-graisseux qui communique directement avec celui de la couche sous-péritonéale. C'est par cette voie que certains abcès peuvent passer du bassin à la racine de la cuisse et réciproquement. J'ai fait à l'hôpital Saint-Antoine l'autopsie d'un jeune homme atteint de luxation coxo-fémorale qui, à la suite de fortes tractions exercées sur la cuisse dans un autre hôpital, avait eu un phlegmon de la hanche. Il succomba à une péritonite déterminée par le passage du pus à travers le canal sous-pubien.

L'*artère obturatrice* (voir fig. 204) présente avec l'anneau crural des rapports signalés p. 676 et sur lesquels je n'ai pas à revenir ici. Elle naît, en général, de l'hypogastrique, se dirige horizontalement d'arrière en avant vers le canal sous-pubien, occupe la partie la plus élevée de ce canal et se divise en deux branches terminales, l'une externe, l'autre interne. L'externe envoie un rameau à l'articulation coxo-fémorale ; l'interne se distribue aux adducteurs. Elle est accompagnée de deux veines qui se rendent dans l'hypogastrique.

Le *nerf obturateur* est une branche terminale du plexus lombaire. Situé à son origine dans l'épaisseur du psoas, il descend entre le nerf crural, qui est en dehors, et le tronc lombo-sacré, qui est en dedans, et s'engage dans le canal sous-pubien avec l'artère placée au-dessus de lui. A la sortie du canal, il se partage en cinq branches destinées : à l'obturateur externe, au droit interne et aux trois adducteurs. La branche du moyen adducteur traverse ce muscle un peu au-dessus de l'anneau du troisième adducteur et s'anastomose avec le nerf saphène interne. C'est par la distribution de ce filet nerveux que certains auteurs ont voulu expliquer la douleur du genou au début de la coxalgie.

La région obturatrice peut être le siège de hernies qui s'engagent par le canal sous-pubien et viennent faire saillie à la partie supérieure et interne de la cuisse.

Ces hernies, très rares, ont été le plus souvent jusqu'ici observées chez des femmes. Il est probable qu'elles se produisent par un mécanisme analogue à celui des hernies ombilicales, c'est-à-dire que la graisse fait d'abord la voie dans laquelle doit s'engager l'intestin. Lorsqu'un sujet obèse maigrit et surtout maigrit rapidement, comme les parois du canal obturateur ne sauraient se rapprocher, on conçoit que sous l'influence d'un effort, d'une chute, l'intestin puisse s'y engager.

La hernie étant ordinairement très petite, et les couches qui la recouvrent (muscles pectiné, moyen adducteur, petit adducteur) très épaisses, elle ne fait pas de relief à la peau et sa présence ne peut guère être soupçonnée. Velpeau et Béraud ont cependant signalé le cas d'une hernie obturatrice ayant le volume d'une tête d'adulte et facilement réductible. Lorsque la hernie est petite et s'étrangle, les accidents sont en général rattachés à un étranglement interne ; cependant on observe une douleur vive au niveau du trou obturateur, en dedans de l'artère fémorale ; la douleur se prolonge quelquefois sur le trajet du nerf obturateur ; il existe un léger empâtement de la région.

Lorsque ces signes existent en même temps que des phénomènes d'iléus, il faut explorer la face pelvienne de la région obturatrice en combinant le toucher vaginal, ou rectal chez l'homme, avec le palper hypogastrique, ainsi que l'a conseillé M. Forget. On peut arriver de cette façon non seulement à diagnostiquer la hernie, mais à la réduire.

M. Trélat, qui a opéré en 1872 une hernie obturatrice étranglée, conseille de pratiquer une incision verticale, longue de 3 ou 4 centimètres et située à 20 ou 25 millimètres en dedans des vaisseaux fémoraux, précaution très sage, car le principal danger de l'opération réside dans la blessure de la veine fémorale, qui a été intéressée une fois par un chirurgien anglais. On pénètre dans l'interstice qui sépare le moyen adducteur du muscle pectiné, puis entre le pectiné et le petit adducteur. On reporte en dehors à l'aide d'un écarteur le muscle pectiné et l'on écarte du même coup la veine fémorale. Si le muscle pectiné formait une bride trop résistante, on diviserait en travers quelques-unes de ses fibres au voisinage de l'arcade crurale. On rencontre alors la tumeur, qui répond au bord supérieur du muscle obturateur externe et quelquefois pénètre entre le muscle et la membrane obturatrice.

L'étranglement a jusqu'à présent été produit par le pourtour fibreux qui limite en bas et en dedans le canal obturateur, et non par le collet du sac : il serait donc possible de réduire sans ouvrir le sac. Si l'on débride, il faut se rappeler qu'en général les vaisseaux occupent la partie supérieure du canal et sont situés en dehors de la hernie. C'est donc en dedans qu'est le lieu d'élection pour le débridement de la hernie obturatrice. On pourrait d'ailleurs se contenter d'agrandir l'anneau avec un crochet mousse.

D. — ARTICULATION COXO-FÉMORALE.

Située profondément au-dessous d'une épaisse couche de muscles, l'*articulation coxo-fémorale* est d'un accès difficile. Des collections purulentes qui s'y développent ou qui en partent restent toujours bridées et n'arrivent à la peau qu'après avoir soulevé, décollé les parties dont elles sont recouvertes. Par la même raison, on les reconnaît difficilement à l'aide du toucher, et de graves lésions peuvent occuper la hanche, alors qu'il n'existe encore que des symptômes locaux à peine appréciables : aussi les symptômes physiologiques acquièrent-ils ici la plus grande importance.

L'articulation coxo-fémorale appartient à la classe des diarthroses et au genre énarthrose. Elle est formée par une cavité de réception, la *cavité cotyloïde*, et par une tête osseuse, la *tête du fémur*. J'étudierai successivement les surfaces articulaires et leurs moyens d'union.

Surfaces articulaires. — La cavité cotyloïde regarde en dehors, en bas et en avant. Elle répond, dans la cavité pelvienne, à la surface quadrilatère désignée sous le nom de plan incliné du bassin, surface recouverte par le muscle obturateur interne. Le fond de la cavité est très mince, parfois si mince qu'il est transparent : il semblerait donc qu'il dût être facilement défoncé dans une chute sur le grand trochanter, ce qu'on observe au contraire très rarement. J'en donnerai plus loin la raison.

La cavité est tapissée par une couche de cartilage qui s'amincit de plus en plus en approchant du fond. Le cartilage manque dans un point occupé par un peloton graisseux. Le peu d'épaisseur qui sépare le bassin de la cavité cotyloïde explique la propagation des inflammations d'une partie à l'autre ; un abcès de la cavité pelvienne peut déterminer une arthrite coxo-fémorale, et celle-ci, par contre, se compliquer d'un abcès du bassin. Dans les coxalgies suppurées, il est rare d'observer la destruction du fond de la cavité, tandis que les parois et les bords du cotyle ont en partie disparu, ce qui tient à ce que le fond ne supporte qu'une faible pression.

La profondeur de la cavité cotyloïde, moindre chez la femme que chez l'homme, mesure chez ce dernier environ 30 à 35 millimètres.

Le pourtour de la cavité, appelé encore *sourcil cotyloïdien*, est régulièrement circulaire et présente un diamètre moyen de 5 centimètres. Il se continue avec le reste de l'os suivant une pente qui forme talus ; cependant il se détache assez nettement de la surface de l'os pour qu'il puisse se fracturer isolément, fracture analogue à celle du col de l'omoplate. Le fémur tout entier se déplace alors, et l'on peut croire à une luxation. La réduction s'obtient assez facilement, mais grande est la surprise en constatant ensuite que le déplacement s'est reproduit, ce qui n'arrive jamais dans une luxation simple. Les cas de fracture du sourcil cotyloïdien sont très rares ; j'en ai vu pour mon compte un exemple, en 1865, dans le service de Denonvilliers, où j'étais interne ; il fut également observé par M. Richet. J'en ai rencontré deux nouveaux exemples dans mon service à l'hôpital Beaujon en 1883.

Le sourcil cotyloïdien offre sur son pourtour trois échancrures qui correspondent à la rencontre des trois os dont se compose primitivement l'os iliaque ; deux sont supérieures : l'une antérieure et l'autre postérieure ; la troisième, qui est de beaucoup la plus profonde, est inférieure et antérieure. Mais sur le vivant le sourcil cotyloïdien est nivelé par un bourrelet fibro-cartilagineux, de telle sorte qu'on ne voit plus d'échancrures : aussi ne paraît-il pas démontré que la tête du fémur passe de préférence par ces échancrures lorsqu'elle se luxe. C'est sur cette donnée cependant que Malgaigne a établi sa classification des luxations. Je reviendrai plus loin sur ce sujet en étudiant la capsule.

Le *bourrelet cotyloïdien* présente à la coupe la forme d'un triangle dont la base repose sur le sourcil et dont le sommet est libre. Ce dernier est légèrement renversé vers l'axe de la cavité, de façon à s'appliquer hermétiquement sur la tête

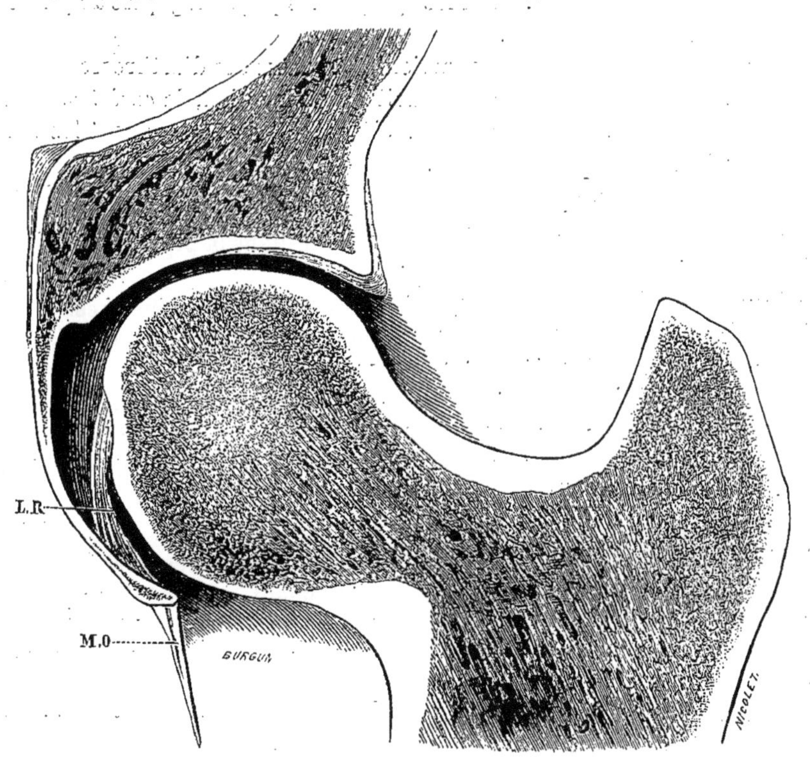

Fig. 245. — *Coupe verticale de l'articulation coxo-fémorale passant par le milieu du ligament rond.*

LR, ligament rond. | MO, portion de la membrane obturatrice.

du fémur. Il se continue en dedans avec le cartilage qui revêt la cavité, et en dehors avec la capsule articulaire. En passant sur l'échancrure inférieure, le bourrelet, au lieu de la niveler, se porte d'un bord à l'autre à la manière d'un pont et la convertit en un trou par lequel pénètrent des vaisseaux qui se rendent à la tête de l'os.

Extrémité supérieure du fémur. — L'extrémité supérieure du fémur se compose : d'une tête, d'un col et de deux tubérosités, le grand et le petit trochanter.

La *tête du fémur* regarde en haut, en arrière et en dedans. Régulièrement arrondie et formant les trois quarts d'une sphère, elle est recouverte d'un cartilage plus épais au centre qu'à la circonférence. A quelques millimètres au-dessous de son sommet, et sur un point un peu plus rapproché de sa face postérieure que de l'antérieure, la tête du fémur est creusée d'une dépression assez profonde qui donne insertion à un ligament, le ligament rond.

Le *col du fémur* revêt l'aspect d'un pédicule allongé, aplati d'avant en arrière, qui supporte la tête. Il est obliquement dirigé de haut en bas et de dedans en dehors. Sa partie la plus étroite correspond à la tête du fémur, et sa partie la plus large à la diaphyse.

L'axe du col forme avec celui de la diaphyse un angle obtus ouvert en bas et en dedans. La mesure de cet angle a fait l'objet de beaucoup de recherches, en particulier de la part de M. Rodet. Cet auteur trouva qu'il mesurait en moyenne 131° chez l'enfant et l'adulte, et 128° chez le vieillard. Il diminue donc chez ce dernier, mais dans de faibles proportions. Les variétés individuelles sont d'ailleurs nombreuses et plus prononcées que les précédentes : M. Rodet a trouvé comme limites extrêmes 121° et 144°. D'après Chassaignac, il existerait même des différences de 90°, c'est-à-dire que le col arriverait à former avec le corps un angle droit et parfois un angle aigu. On a attribué à ces diverses inclinaisons du col sur le corps du fémur un rôle considérable dans la production des fractures du col, ce qui n'est pas absolument démontré.

La longueur de l'axe du col est en général de 3 1/2 à 4 centimètres. Son diamètre vertical mesure en moyenne 36 millimètres, et on en trouve 25 pour l'antéro-postérieur.

Le col du fémur présente une face antérieure, plane, située sur le prolongement de la face antérieure du corps ; la face postérieure au contraire est excavée. Le bord supérieur est court et sensiblement horizontal ; le bord inférieur, beaucoup plus long, est concave, mais très oblique.

Le *grand trochanter* forme à la partie supérieure et externe de la diaphyse fémorale une apophyse quadrilatère déjetée en dehors et en arrière. Le bord postérieur du grand trochanter déborde notablement en arrière la face postérieure du col : d'où la production d'une large gouttière, appelée *cavité digitale*. Il en résulte que l'axe prolongé du col du fémur n'aboutit pas au milieu du grand trochanter, mais sur un point beaucoup plus rapproché de son bord antérieur. L'axe transversal du grand trochanter et l'axe du col ne se continuent donc pas directement ; ces axes forment par leur rencontre un angle obtus, saillant en avant au niveau de la ligne oblique étendue du grand au petit trochanter, c'est-à-dire à la base du col. Robert a tiré de ces dispositions d'importantes déductions : un choc direct sur le grand trochanter tend à courber le col et à le fracturer au point d'intersection des deux axes; l'angle que forment ces derniers se fermant, les fragments s'écartent en avant, se rapprochent et se pénètrent en arrière : d'où la rotation du pied en dehors, que l'on observe presque toujours dans les fractures extra-capsulaires.

Le *petit trochanter* fait à la face interne du fémur une saillie conique à laquelle s'attache le tendon du muscle psoas. Dans les fractures intra-capsulaires il vient arc-bouter contre la tête de l'os et peut limiter le mouvement d'ascension de la diaphyse.

Moyens d'union. — Les moyens d'union du fémur avec l'os coxal sont : un ligament intra-articulaire, ligament rond, et un ligament périphérique, capsulaire.

Le *ligament rond* (LR, fig. 245 et 246) est situé dans l'intérieur de l'articulation, entre la tête du fémur et le fond de la cavité cotyloïde. La disposition de

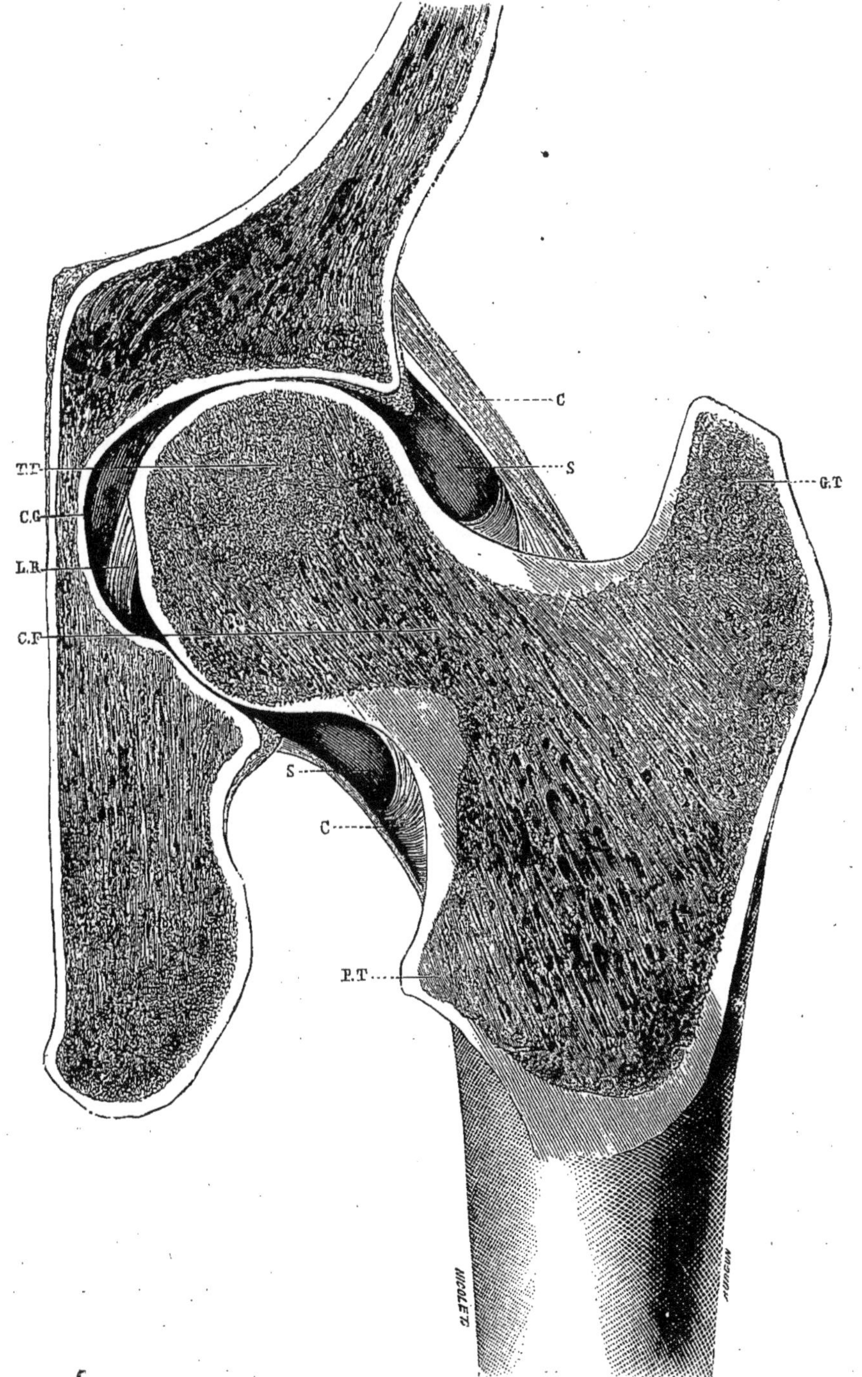

Fig. 246. *Articulation coxo-fémorale. — Coupe verticale et transversale passant par le milieu du grand trochanter.* — Adulte, grandeur naturelle.

C, C, capsule articulaire.
CF, col du fémur.
CG, cavité cotyloïde.
GT, grand trochanter.
LR, ligament rond.
PT, petit trochanter
S, S, synoviale.
TF, tête du fémur.

ce ligament est singulière, et une certaine obscurité règne encore sur le rôle qu'il est destiné à remplir. Il s'attache : d'une part, à la dépression qui existe un peu au-dessous du centre de la tête du fémur ; d'autre part, au pourtour de l'échancrure inférieure du rebord cotyloïdien et à la bandelette qui convertit en trou cette échancrure. Il ne s'étend pas directement par le chemin le plus court aux deux surfaces osseuses contiguës, comme le font les ligaments interosseux : aussi cette dernière expression ne lui convient-elle nullement. Le ligament rond, situé dans un plan vertical, est oblique de haut en bas et de dedans en dehors, c'est-à-dire que son insertion au fémur est plus rapprochée du fond de la cavité que son insertion à l'os iliaque. Il en résulte qu'il est en quelque sorte enroulé sur le segment inférieur de la tête du fémur. Ce ligament ne sert donc pas assurément à consolider l'union des surfaces articulaires.

Lorsque le fémur est porté dans l'abduction, le ligament se déroule et se relâche ; lorsqu'il est porté dans l'adduction, le ligament se tend et s'applique plus fortement sur la tête du fémur, à ce point que Gerdy lui attribuait alors une certaine action sur la production des luxations, comme si la tête du fémur pouvait être à la fois la cause et l'effet. On a donc pu croire que le ligament rond était destiné à limiter le mouvement d'adduction de la cuisse : mais qui ne voit que ce mouvement est tout naturellement limité par le rapprochement des deux membres inférieurs l'un de l'autre et par la masse des muscles adducteurs?

L'opinion la plus généralement acceptée aujourd'hui sur le rôle du ligament rond a été émise par M. Sappey. Pour cet habile anatomiste, « le ligament rond a pour usage principal de protéger les vaisseaux qui se portent à la tête du fémur. » Qu'il soit utilisé à cet effet, cela n'est pas douteux, puisqu'il renferme dans son épaisseur un faisceau vasculo-nerveux ; ce faisceau est même assez développé pour s'opposer à la nécrose de la tête fémorale lorsqu'elle est complètement séparée du col. Mais que ce soit là son usage principal et son but, je ne le pense pas.

Le ligament rond joue un rôle beaucoup plus important. Étant donné d'une part l'extrême minceur du fond de la cavité cotyloïde, et d'autre part la résistance considérable du col du fémur, vous êtes-vous demandé comment il se faisait que, dans un choc direct sur le grand trochanter, c'est toujours le col qui se brise et non la cavité? N'est-il pas évident que, si rien ne s'opposait à la pression de la tête sur le fond de la cavité cotyloïde, celle-ci serait défoncée bien avant que le col cédât? Or tel est le rôle rempli par le ligament rond : c'est un *ligament d'arrêt :* il s'oppose à ce que la tête vienne peser par son sommet sur le fond de la cavité cotyloïde. On comprend dès lors la singulière direction de ce ligament et son interposition entre les surfaces articulaires.

On pourra objecter que le ligament rond, bien que solide, se laisse cependant arracher dans les mouvements de rotation du membre et qu'il est incapable d'opposer au choc une résistance égale à celle du col. Cela est vrai : aussi n'est-ce pas seulement par sa résistance directe qu'il remplit le but que je crois devoir lui assigner. Regardez la figure 245, remarquez que le ligament ne s'insère pas au centre de la tête du fémur, mais un peu au-dessous, et vous comprendrez que l'arrêt opposé par ce ligament à l'enfoncement de la tête suffit pour que celle-ci exécute un mouvement de bascule tel que c'est la partie située au-dessus du ligament qui vient presser sur la cavité. Or cette pression s'exerce sur la partie du pourtour de la cavité cotyloïde, qui est de beaucoup la plus résistante.

Le peloton adipeux qui remplit le fond de la cavité joue à l'égard de la tête le rôle de tampon et s'associe à l'action du ligament rond.

Capsule. — La capsule est une sorte de manchon fibreux qui, par une de ses extrémités, s'insère au pourtour de la cavité cotyloïde, et par l'autre au col du fémur. Elle diffère de la capsule scapulo-humérale par son épaisseur, sa résistance, qui sont beaucoup plus grandes, et par sa moindre laxité. Tant qu'elle est intacte, elle permet à peine aux surfaces articulaires de s'abandonner. L'insertion supérieure se fait en dehors du bourrelet cotyloïdien ; elle est très forte. L'insertion inférieure a lieu sur le col du fémur; elle est, au contraire, assez lâche; il existe même des points en arrière où la capsule n'adhère pas du tout. Sa forme rendait d'ailleurs cette adhérence moins utile : c'est en effet celle d'un barillet plus étroit à ses deux extrémités qu'à son milieu : aussi la tête du fémur ne peut-elle sortir de la capsule, même quand l'insertion fémorale est détachée par toute sa circonférence; la tête reste étranglée au niveau de son col. C'est pourquoi, lorsqu'on désarticule la hanche, il faut avoir soin de diviser la capsule environ vers sa partie moyenne.

La capsule est parfois incomplète en dedans. Il existe vis-à-vis du tendon du psoas un trou à travers lequel communiquent la bourse séreuse du muscle et la synoviale articulaire, source d'un certain nombre d'accidents dont j'ai déjà parlé.

Les insertions de la capsule au col du fémur méritent d'être étudiées de plus près. En avant, la capsule recouvre toute la face antérieure du col et s'attache à la ligne étendue du grand au petit trochanter. En haut, elle ne recouvre pas complètement le bord supérieur et s'attache à l'union du quart externe avec les trois quarts internes de ce bord. En arrière, elle ne revêt que les deux tiers internes du col et ne prend sur l'os que peu ou point d'insertions. En bas, elle répond au petit trochanter et de là remonte obliquement en haut et en dedans sur la face postérieure.

Il résulte de cette description que la division des fractures du col du fémur en *intra* et *extra-capsulaires*, admise depuis A. Cooper, n'est pas exacte, puisque, la capsule s'attachant en avant à la base même du col, la fracture ne peut jamais être extra-capsulaire de ce côté.

Remarquez (fig. 246) que la synoviale articulaire est fort loin de recouvrir toute la hauteur du col du fémur; elle ne s'étend pas jusqu'aux insertions de la capsule, mais se réfléchit à une distance de près de 2 centimètres au-dessus. Cela est dû à ce que les fibres les plus profondes du ligament capsulaire se replient de bas en haut à la surface du col et vont se continuer avec le périoste, ce qui explique pourquoi, dans certaines fractures intra capsulaires, cette membrane est conservée. Les fractures du col du fémur devraient donc être plus justement divisées en *intra-articulaires* et *extra-articulaires*, division déjà proposée par M. Brun : toutefois l'usage a prévalu d'adopter celle d'A. Cooper, ce qui n'a d'ailleurs pas d'inconvénient, les réserves précédentes étant faites.

Les fractures du col du fémur ont à bon droit préoccupé vivement les chirurgiens. Après A. Cooper, Dupuytren, etc., MM. Rodet et Brun, en particulier, en ont étudié le mécanisme. On s'est également efforcé d'établir le diagnostic différentiel entre les fractures extra et intra-capsulaires, et la plupart des auteurs sont arrivés à ce résultat que ce diagnostic est impossible. Cela est vrai pour certaines fractures mixtes, pour celles, par exemple, qui sont à la fois intra et extra-articulaires, mais, quant aux fractures bien nettement situées en dedans ou en dehors de la synoviale articulaire, je pense que l'on peut ordinairement et assez facilement même arriver au diagnostic.

La fracture extra-articulaire occupe la base du col; la fracture intra-articulaire siège à l'union de la tête et du col. Ces deux fractures se produisent par un mécanisme différent et dont rendent bien compte les dispositions anatomiques.

Voyons d'abord la fracture extra-articulaire. Nous avons dit plus haut que l'axe transversal du grand trochanter et l'axe du col se croisaient en formant un angle saillant en avant, et que l'intersection se faisait à la *base du col* au niveau de la ligne qui va du grand au petit trochanter. On conçoit donc qu'une pression exercée d'une part sur la tête du fémur, d'autre part sur le grand trochanter, tende à augmenter cet angle et finisse par fracturer l'os au point d'intersection. D'après une autre théorie, soutenue principalement par Chassaignac, dans une chute sur le grand trochanter, le col se redresse, l'angle qu'il forme avec la diaphyse tend à s'agrandir et l'os finit par céder, les fibres inférieures se rompant les premières. Quoi qu'il en soit de la théorie, les nombreuses expériences de Bonnet (de Lyon), de MM. Brun et Rodet, ses élèves, ont démontré que la cause prochaine de la fracture extra-capsulaire était une chute ou un choc direct sur le grand trochanter. Que se passe-t-il alors?

La pression est transmise immédiatement à la tête du fémur et au fond de la cavité cotyloïde. Si cette dernière n'était pas suffisamment protégée, elle céderait rapidement, vu son peu de résistance, et la tête de l'os pénétrerait dans la cavité pelvienne, complication extrêmement rare, observée cependant par Dupuytren : mais, grâce à la présence du bourrelet adipeux qui forme tampon, grâce au ligament rond qui joue le rôle de frein et surtout à la forme de la tête, la pression s'exerce non sur le fond, mais sur les parois de la cavité. Or celles-ci reposent sur des colonnes osseuses d'une extrême résistance (voir fig. 246). Serré entre l'os iliaque et le sol, le col se brise à sa base, dans un point qui est en définitive le moins résistant, puisque l'os n'est guère formé à ce niveau que de tissus spongieux.

Mais là ne se borne pas le traumatisme.

Le col fracturé représente un véritable coin très solide, composé à sa périphérie d'une épaisse couche de tissu compacte, et à son centre de colonnes de tissu spongieux, disposées pour la résistance, c'est-à-dire parallèlement les unes aux autres et suivant son grand axe; le grand trochanter, au contraire, n'est composé que d'une masse de tissu spongieux, sans direction déterminée et peu résistant : aussi le col s'enfonce-t-il dans la base du grand trochanter, qui éclate.

La pénétration du col du fémur dans le grand trochanter est le fait capital qui domine toute l'histoire des fractures extra-articulaires. Elle se produit de telle sorte que le grand trochanter est toujours fracturé. Cette apophyse présente donc sa base notablement élargie. Il en résulte que, lorsqu'on fait l'examen anatomique d'une fracture de ce genre, on ne trouve plus de col : la tête du fémur et les trochanters se touchent, et ce n'est que par une coupe faite dans le sens de celle représentée figure 246 que l'on se rend compte de la présence du col dans l'épaisseur du grand trochanter.

J'ai déjà dit plus haut que, suivant la judicieuse remarque de Robert, la pénétration avait surtout lieu en arrière : le membre exécute donc forcément un mouvement de rotation qui porte la pointe du pied en dehors. D'après cela, on voit que la fracture extra-articulaire s'accompagne d'un raccourcissement considérable, mais variable, puisqu'il tient à la disparition du col et qu'à l'état physiologique celui-ci présente une inclinaison très variable elle-même suivant les sujets : plus l'angle formé normalement par l'axe du col sera obtus, plus le raccourcissement en cas de fracture sera considérable; il pourra même mesurer 5 à 6 centimètres.

Le pied est, dans la rotation en dehors, dans une rotation fixe. Cette attitude ne tient pas, ainsi qu'on l'a dit, au poids du membre ou à l'action musculaire, mais à la pénétration du col dans la partie postérieure du grand trochanter. Elle est donc essentiellement mécanique : aussi ne peut-on la faire disparaître sans détruire l'engrènement des fragments, et, si l'on cherche à la corriger, c'est le bassin qui tourne, et le malade éprouve de vives douleurs. On ne corrigerait la rotation en dehors qu'au prix d'une traction violente exercée sur le membre, et je suis d'avis qu'il ne faut pas chercher à détruire l'engrènement des fragments.

On a cité des cas, très rares, il est vrai, où le pied est dans la rotation *fixe* en dedans. Je n'ai pas de preuves anatomiques à l'appui de mon opinion, mais je suis convaincu que cette attitude tient à ce que, sous l'influence de la direction plus ou moins oblique du choc, la pénétration du col dans le grand trochanter s'est faite, non pas en arrière, comme d'habitude, mais en avant.

De la pénétration du col et de l'éclatement du grand trochanter à sa base il résulte encore que cette apophyse est considérablement élargie et portée en arrière : signe pathognomonique de la fracture extra-articulaire du fémur sur lequel a particulièrement insisté M. A. Guérin.

La fracture intra-articulaire peut se produire à la suite d'une chute sur les pieds, sur les genoux ; on a dit alors, pour l'expliquer, que l'angle formé par le col et le corps de l'os tendait à diminuer : mais elle se produit également dans une chute sur le grand trochanter. La contraction musculaire, à elle seule, suffit quelquefois à la déterminer : tous les chirurgiens ont vu des vieillards se fracturer le col du fémur dans leur lit. C'est que la condition anatomique presque indispensable à la production de la fracture intra-articulaire est le défaut de résistance du col. Le tissu osseux qui le compose se raréfie avec l'âge, il se charge de graisse, et le col se trouve quelquefois réduit à une simple coque de tissu compact qui se brise sous le moindre choc. Aussi A. Cooper a-t-il dit avec raison qu'il n'existait pas de fractures intra-capsulaires sur les sujets âgés de moins de cinquante ans, mais il ne faudrait pas croire qu'à partir de cet âge elles soient toutes de cette nature, car, contrairement à l'opinion du célèbre chirurgien anglais, les fractures extra-capsulaires sont les plus fréquentes.

Quoi qu'il en soit, la tête du fémur complètement détachée et isolée du col reste contenue dans la cavité cotyloïde, et jamais il n'y a pénétration des fragments. Le fragment inférieur remonte légèrement, et il en résulte un raccourcissement en général peu prononcé (2 à 3 centimètres). Mais, chose remarquable, comme rien, si ce n'est la capsule ou quelqnefois le périoste, ne s'oppose à l'ascension du fragment inférieur, celui-ci est peu à peu attiré en haut par la contraction musculaire, de telle sorte que le raccourcissement augmente dans les jours qui suivent l'accident.

Le pied est en général dans la rotation en dehors, mais cette attitude tient alors exclusivement au poids du membre. Comme il n'y a pas de pénétration, la rotation est facilement corrigée, transformée même en rotation en dedans. Le grand trochanter, n'étant jamais fracturé, ne présente aucune déformation. Les symptômes de la fracture intra-articulaire sont donc en quelque sorte dissimulés au début : peu ou point de raccourcissement, rotation en dehors facilement corrigée, pas de déformation de la hanche. On pourrait, à la rigueur, diagnostiquer alors une simple contusion et conseiller la marche, au grand détriment du malade.

Ce qui précède me paraît suffisant pour démontrer qu'il est le plus souvent possible, au lit du malade, d'établir le diagnostic différentiel entre les fractures extra et intra-articulaires. Le degré de raccourcissement au moment de l'accident n'a pas de valeur, puisqu'il est variable suivant les sujets, et en rapport avec le degré d'inclinaison physiologique du col. Mais, si le raccourcissement augmente dans les jours qui suivent, ce phénomène indique une fracture intra-capsulaire.

Je n'ai pas à faire remarquer ici un certain nombre d'autres signes dont la valeur est contestable ou très secondaire, mais il en est deux que je considère comme pathognomoniques. 1° Dans la fracture extra-articulaire, la rotation en dehors est fixe ; elle ne peut être corrigée qu'à l'aide d'efforts considérables, tandis que dans la fracture intra-articulaire le membre inférieur obéit facilement à tous les mouvements qu'on lui imprime. 2° Dans la fracture extra-articulaire, le grand trochanter est notablement plus large que celui du côté opposé, il est porté en arrière, douloureux à la pression ; dans la fracture intra-articulaire, au contraire, la région du grand trochanter ne présente aucune déformation.

Poursuivons l'étude de la capsule articulaire. Elle présente une épaisseur et une résistance très différentes suivant les points où on la considère. En avant, elle est renforcée par un faisceau qui part de l'épine iliaque antéro-inférieure et va se rendre au petit trochanter : c'est le *ligament de Bertin*. L'épaisseur de la capsule en haut peut aller jusqu'à un centimètre. En arrière, et surtout en bas (voir fig. 246), elle est infiniment plus mince.

La capsule oppose un obstacle puissant à l'issue de la tête du fémur hors de sa cavité : aussi les luxations de la hanche ne se produisent-elles que sous l'influence d'une violence énorme et sont-elles très rares. On réussit quelquefois à en obtenir sur le cadavre, mais on échoue le plus souvent, à moins de diviser préalablement la capsule sur un point de son étendue. Il faut d'abord savoir que toute luxation est impossible lorsque le membre inférieur est dans l'extension ; un certain degré de flexion est indispensable, et alors, suivant que le fémur fléchi éprouve un mouvement de rotation en dedans ou en dehors, la tête se porte soit en arrière, soit en avant de la cavité. C'est ainsi que les luxations se produisent, en général, sur les sujets surpris dans une attitude accroupie, au milieu d'un éboulement, par exemple. Les luxations de la hanche se divisent donc en deux grandes classes : les luxations *en avant* et les luxations *en arrière*. Si la flexion de l'articulation est très prononcée au moment du choc, la luxation se fait en bas ; si la flexion est peu prononcée, la luxation se fait en haut : d'où une subdivision de chaque classe en deux espèces : luxation *en avant et en haut*, *en avant et en bas* ; luxation *en arrière et en haut*, *en arrière et en bas*. Il est très rare d'observer une luxation directement en haut ou en bas.

Le meilleur mode de désignation des luxations de la hanche consiste à les appeler du nom de la partie sur laquelle repose le fémur : ainsi, dans la luxation en avant et en haut, la tête repose sur le pubis, et on l'appelle *sus-pubienne;* dans la luxation en avant et en bas, elle répond au trou ovalaire ou sus-pubien, on l'appelle *luxation ovalaire* ou *sous-pubienne;* dans la luxation en arrière et en haut, la tête appuie sur l'ilium, c'est la *luxation iliaque;* dans la luxation en arrière et en bas, elle repose sur l'ischion, c'est la *luxation ischiatique*. Telles sont les quatre grandes espèces de luxations de la hanche. On a signalé quelques variétés très rares dépendant probablement du degré plus ou moins prononcé de flexion au moment de l'accident, ou de la quantité de capsule déchirée : c'est ainsi que la luxation *périnéale* de Malgaigne n'est qu'une exagération de la luxation sous-pubienne. Il peut se produire très exceptionnellement une luxation directement *en bas*, dans laquelle on n'observe de rotation en aucun sens.

J'ai moi-même proposé de diviser la luxation ischiatique en trois variétés : supérieure, moyenne et inférieure, suivant le point de l'ischion qui se trouve en contact avec la tête fémorale, mais on peut s'en tenir, pour la pratique, aux quatre espèces précédentes.

Lorsque l'articulation coxo-fémorale est en état de flexion, si on imprime au membre inférieur un mouvement de rotation en se servant du fémur comme bras de levier, la tête vient presser sur la partie inférieure de la capsule : en avant, si l'on exécute la rotation en dehors ; en arrière, si l'on exécute la rotation en dedans. Lorsque le mouvement est très violent, la capsule peut être complètement arrachée, et la tête de l'os n'a plus alors rien qui la retienne, la luxation est dite *vague*. Mais ce n'est pas habituel : il reste ordinairement une portion de capsule intacte. Or il est évident que les portions de capsule restantes varient suivant l'espèce de luxation ; ce sont ces portions qui, d'après mes expériences, fixent les espèces, et non pas les muscles au niveau desquels s'engage la tête, ainsi que le pensait Malgaigne. La capsule coxo-fémorale joue donc un rôle très considérable, sinon dans la production, du moins dans la détermination des luxations de la hanche.

Je rappelle que la capsule est remarquable par sa brièveté : au lieu d'être lâche comme celle de l'épaule, elle est tendue entre ses deux points d'insertion et ne mesure qu'une longueur égale à la distance qui les sépare. Cette disposition de la capsule, jointe à sa résistance, explique la production des luxations *incomplètes* du fémur. On conçoit difficilement, *à priori*, qu'une surface sphérique se tienne en équilibre sur une crête bordée d'un côté par une cavité, et de l'autre par un plan incliné en forme de talus, sans verser vers l'un ou l'autre, mais des faits assez nombreux empruntés à la clinique et à l'expérimentation en démontrent la possibilité. On produit aisément la luxation incomplète sur le cadavre; cela résulte de ce que la capsule, déchirée seulement dans l'étendue nécessaire pour laisser passer la tête, retient celle-ci comme dans une boutonnière; à mesure que l'on agrandit la fente, la luxation se complète.

La capsule apporte un sérieux obstacle à la réduction de la luxation coxofémorale et peut même devenir une cause d'irréductibilité : la capsule s'interpose alors entre la tête du fémur et la cavité. D'après les recherches de Gellé, ce phénomène se produirait surtout lorsque la déchirure se fait à l'insertion fémorale, ce qui est le cas le plus rare.

Pour réduire une luxation de la hanche, il faut faire parcourir à la tête du fémur un chemin inverse de celui qu'elle a suivi au moment de l'accident. Or nous avons vu que la luxation reconnaissait toujours pour cause un mouvement de flexion plus ou moins prononcé, combiné avec un mouvement de rotation : le meilleur mode de réduction sera donc la flexion du membre et un mouvement de rotation en sens inverse, en y ajoutant un peu d'extension. Étant connu le degré exact de flexion que présentait le membre au moment où la capsule s'est déchirée, on réduirait tout de suite en donnant à la cuisse la même flexion. C'est pourquoi, si on ne réussit pas après une première tentative, il faut recommencer plusieurs fois en variant le degré de flexion.

Je me contenterai de résumer ici les résultats auxquels je suis arrivé dans mes expériences sur le mode de production des luxations, principalement pour les luxations en arrière :

Dans la luxation ischiatique, la capsule est déchirée en avant, en bas et en arrière, *elle est intacte en haut.* Ce sont les mêmes parties de la capsule qui sont rompues dans la luxation sous-pubienne ou ovalaire. Les deux luxations en bas ne diffèrent donc l'une de l'autre que par la rotation du membre, qui a lieu en dedans pour la première et en dehors pour la seconde, et elles peuvent se transformer l'une en l'autre. L'expérience est facile à faire sur le cadavre. Elle rend compte d'un fait clinique curieux dont je fus témoin, pour la première fois, en 1864, à l'Hôtel-Dieu. Dolbeau réduisait une luxation ischiatique par le procédé de Després, qui est le meilleur, flexion et rotation en dehors. La tête obéit, mais manqua le but : passant par-dessous la cavité, elle vint se placer dans le trou sous-pubien. Un mouvement en sens inverse reproduisit la luxation primitive, qui fut réduite à une troisième tentative.

La luxation iliaque ne se produit que si la capsule est déchirée en haut, en arrière et en bas, et *intacte en haut.*

Il est impossible de transformer la luxation ischiatique en luxation iliaque, à moins de détruire toutes les insertions de la capsule, en sorte que la première n'est pas le premier degré de la seconde, ainsi que le pensait Malgaigne.

On doit à Nélaton une remarque fort importante sur les rapports des saillies osseuses qui avoisinent l'articulation coxo-fémorale. A l'état normal, si, la cuisse étant légèrement fléchie, on mène une ligne de l'épine iliaque antéro-supérieure à la partie la plus saillante de la tubérosité de l'ischion, cette ligne affleure le sommet du grand trochanter. Toutes les fois donc que le grand trochanter s'élèvera dans la fosse iliaque au-dessus de cette ligne, sans qu'on puisse invoquer une maladie du trochauter lui-même, c'est que le fémur sera déplacé en haut et en arrière.

Synoviale. — La synoviale de l'articulation coxo-fémorale tapisse le fond de la cavité cotyloïde, entoure le ligament rond auquel elle forme une gaine, et recouvre toute la tête du fémur ; elle descend sur le col, et, après un trajet d'un centimètre environ, se réfléchit sur la face interne de la capsule. En avant, elle envoie souvent à travers celle-ci un prolongement qui se continue avec la bourse séreuse du psoas, et sur lequel j'ai déjà insisté.

La synoviale est fréquemment affectée, soit d'inflammation aiguë, soit d'inflammation chronique.

L'arthrite aiguë de la hanche, le plus souvent d'origine rhumatismale, est remarquable par l'intensité des douleurs qu'elle provoque. Il est urgent d'immobiliser le plus vite possible la jointure, pour amener du soulagement d'abord, et s'opposer ensuite à l'attitude vicieuse qui est rapidement la conséquence de cette affection. Si cette attitude existait déjà, on la corrigerait au besoin à l'aide du chloroforme, car l'ankylose est ordinairement la conséquence de cette forme d'arthrite.

L'articulation de la hanche est le siège de prédilection de la maladie désignée sous le nom de *morbus coxæ senilis*, affection particulière aux vieillards, et qui n'est autre qu'une arthrite sèche. Elle est caractérisée par l'usure des cartilages, l'éburnation et l'usure des surfaces osseuses, la déformation de la tête du fémur, l'agrandissement de la cavité, etc. En même temps apparaissent au voisinage des stalactites osseuses plus ou moins développées. Il en résulte des déformations multiples qui pourraient tout d'abord en imposer pour une luxation.

De toutes les maladies de la hanche, la plus fréquente et la plus grave est la *coxalgie*, dont il est utile de dire quelques mots. Cette affection n'a été étudiée à fond qu'à notre époque, et, au commencement même de ce siècle, on n'en possédait qu'une idée très inexacte. Voici comment les phénomènes se déroulent dans la grande majorité des cas.

La maladie débute le plus ordinairement par une douleur qui occupe la hanche et le genou, quelquefois le genou seul. Il y a en même temps claudication. Déjà à cette période les muscles périarticulaires se sont contracturés, et, si l'on veut fléchir la cuisse, le mouvement se transmet en grande partie au bassin.

La période de déformation ne tarde pas à apparaître et elle parcourt en général deux phases : dans la première, le membre se fléchit et se porte dans l'adduction ; dans la deuxième, il est de plus en plus fléchi, mais se porte dans l'abduction. J'ai montré plus haut (page 756) comment dans l'abduction le membre *paraît* allongé, tandis qu'il *paraît* raccourci lorsqu'il est en adduction, alors qu'en réalité il n'existe aucune différence de longueur.

Avant de connaître les allongements apparents du membre inférieur, on pensait que la tête du fémur, chassée peu à peu de la cavité, descendait (phase d'allongement apparent), et qu'une fois arrivée au niveau du sourcil cotyloïdien elle se luxait dans la fosse iliaque (phase de raccourcissement apparent). Il semblait que la coxalgie eût pour but de chasser la tête du fémur de sa cavité et de produire la luxation spontanée qui paraissait être le terme obligé de toute coxalgie, tandis que la luxation est au contraire plus exceptionnelle. On cherchait avec soin par quel mécanisme la tête du fémur ainsi chassée de sa cavité descendait peu à peu en produisant l'allongement, mais on cherchait en vain, puisque le fait est faux : la tête du fémur ne descend pas ; l'allongement n'est qu'apparent, le membre est même raccourci, si l'on vient à le mesurer ; et nous savons aujourd'hui que : allongement apparent, raccourcissement à la mensuration, sont le résultat non d'un changement de rapports de la tête du fémur, mais d'une attitude vicieuse du membre ; et la preuve, c'est que, si l'on peut à l'aide du chloroforme faire disparaître cette attitude, toute déformation disparaît.

Mais sous quelle influence se produisent la flexion et l'abduction du membre au début de la coxalgie? Il est probable qu'elles sont le résultat d'un épanchement de liquide dans la capsule ; c'est du moins ce qui semble ressortir de l'ingénieuse expérience instituée par M. Parise (de Lille) et que j'ai l'habitude de répéter à mon cours de la manière suivante : une articulation coxo-fémorale est préparée et le fémur coupé vers sa partie moyenne. On pénètre dans la capsule en faisant un trou à la base du grand trochanter à l'aide d'une vrille et l'on injecte de l'eau par ce trou. La capsule se distend et l'on voit en même temps le fémur se fléchir et se porter en abduction, expérience qui me semble très concluante.

L'injection de liquide dans la capsule coxo-fémorale ne repousse pas la tête du fémur hors de la cavité ; cependant, lorsque dans une arthrite aiguë, par exemple, la sérosité ou le pus s'accumulent peu à peu et en abondance, la capsule se distend, se relâche, le ligament rond disparaît, et l'on conçoit qu'un léger mouvement de rotation exécuté dans le lit ou même la concentration musculaire puissent alors déterminer une luxation spontanée. Mais en général les deux conditions qui favorisent cette luxation sont la destruction, l'usure, l'atrophie du sourcil cotyloïdien et la communication de la cavité articulaire avec l'air extérieur : aussi, règle générale, ne doit-on donner issue aux abcès froids de la hanche que lorsqu'ils menacent de s'ouvrir spontanément, et encore faut-il éviter autant que possible l'entrée de l'air. Les frères Weber nous ont appris en effet que la tête est maintenue appliquée dans la cavité par la pression atmosphérique. C'est pour cela qu'à la suite d'une fracture intra-articulaire, par exemple, la tête du fémur, au lieu de se dégager, reste incluse dans la cavité.

La démonstration de ce fait physiologique remarquable est facile. Une articulation coxo-fémorale étant préparée, divisez complètement la capsule, la tête ne quitte pas pour cela la cavité : elle résiste même à une certaine traction. Pratiquez par le bassin un petit trou au fond de la cavité cotyloïde, immédiatement la tête abandonne sa place et reste suspendue au ligament rond.

La luxation spontanée, dans la coxalgie, reconnaît le plus souvent pour cause la communication qui s'est établie entre la cavité articulaire et l'air extérieur. Cependant tous les abcès qui se développent dans le cours de cette affection sont loin de s'accompagner de luxation spontanée, ce qui tient à ce que beaucoup d'entre eux sont périarticulaires et non intra-articulaires. Lorsqu'un foyer purulent développé dans la capsule se fait jour au dehors, la luxation spontanée est presque inévitable, si l'on n'a pas le soin d'immobiliser le malade dans une bonne position, soit dans la gouttière Bonnet, soit avec un appareil inamovible quelconque, pour combattre l'action musculaire ; et encore souvent ne réussit-on pas.

Un abcès de voisinage peut communiquer ultérieurement avec la cavité articulaire et aboutir au même résultat, c'est-à-dire à la luxation spontanée. Ainsi, par exemple, un abcès chaud se développe dans la gaine du psoas et vient faire saillie à la racine de la cuisse. Il faut nécessairement donner issue au pus, ou bien l'abcès s'ouvrira de lui-même. Or, si sur ce sujet existe une communication entre la bourse du psoas et la synoviale articulaire, il surviendra très probablement : d'abord une arthrite, et plus tard une luxation spontanée.

Quelle que soit la cause qui l'a produite, lorsqu'en même temps qu'une luxation spontanée existent des fistules intarissables qui épuisent le malade, on est autorisé à pratiquer la résection de la tête du fémur. Il en serait de même, si le stylet conduisait sur une tête cariée, occupant encore la cavité cotyloïde ; d'ailleurs, dans ce dernier cas, c'est tout autant une extraction de séquestre qu'une résection. L'intervention est alors légitime, obligée même, mais je repousse absolument la résection de la hanche, appliquée à des sujets atteints de coxalgie, quand il n'y a ni luxation ni fistules, ainsi qu'il en a été publié plusieurs observations dans ces derniers temps par des chirurgiens étrangers.

Si l'on considère que l'artère et la veine crurales, ainsi que le nerf crural, sont situés à la partie antérieure de l'articulation et en rendent l'accès impossible de ce côté; que le grand trochanter, fortement déjeté en dehors, ne permet pas une incision externe, on comprendra que la seule voie accessible à l'articulation coxo-fémorale est la face postérieure. Le sujet étant couché sur le côté, on pratiquera une incision verticale, légèrement courbe, encadrant le bord postérieur du grand trochanter, et l'on divisera couche par couche jusque sur la capsule. Celle-ci étant largement ouverte, on imprimera au membre inférieur préalablement fléchi un mouvement brusque de rotation en dedans qui suffira pour déchirer le ligament rond et dégager la tête de la cavité.

Les inflammations de la hanche, de quelque nature qu'elles soient, laissent souvent à leur suite une raideur qui peut aller jusqu'à l'ankylose complète; et je répète que c'est pour cette raison qu'il est si utile dès le début de la maladie d'immobiliser le membre dans une bonne position. Lorsque la cuisse est ankylosée dans l'extension, les malades en éprouvent sans doute des inconvénients sérieux, surtout s'il s'y joint de l'abduction, mais enfin la marche est possible; si, au contraire, l'anhylose s'est produite dans la flexion avec ou sans abduction, la marche ne s'effectue pas sans béquilles : on est donc autorisé à intervenir dans ce dernier cas.

Après qu'il est démontré que les moyens ordinaires de mobilisation des jointures : mouvements, frictions, massages, etc., sont impuissants, il faut employer le *redressement forcé*. Ce n'est pas l'un des moindres avantages du chloroforme que de nous avoir permis de pratiquer sur les jointures ces opérations de redressement auxquelles on ne pouvait même songer auparavant. Ne pouvant étudier ici cette importante question, je dirai seulement que je préfère le redressement avec brisure ou fracture au redressement après section des os d'après la méthode de Rhéa-Barthon. J'ai obtenu en 1875 à l'hôpital Lariboisière un résultat très remarquable par la fracture du col du fémur sur une jeune femme atteinte d'ankylose coxo-fémorale avec flexion et adduction à la suite d'une arthrite puerpérale. Il est indispensable, pour agir, que toute trace de la maladie primitive ait disparu, sous peine de réveiller l'inflammation.

CHAPITRE II

De la cuisse.

Nous avons vu plus haut que la partie supérieure et antérieure de la cuisse méritait d'être rattachée à la hanche, et elle a été décrite à part sous le nom de *région de l'aine*. La limite supérieure de cette région est donc une ligne horizontale prolongeant le pli fessier sur la face antérieure de la cuisse jusqu'au pli génito-crural. En bas, la limite est plus artificielle encore, c'est anatomiquement le cul-de-sac supérieur de la synoviale du genou, et on peut la fixer à deux travers de doigt au-dessus de la rotule.

Ainsi comprise, la région de la cuisse offre une étendue bien moindre que celle du fémur et ne répond en réalité qu'à la partie moyenne de cet os. C'est d'ailleurs ce que nous avons déjà vu pour le membre supérieur.

La forme de la cuisse est celle d'un cône dont la base est en haut. Presque régulièrement arrondie chez les femmes à cause de la graisse qui double la peau, la cuisse présente chez l'homme des reliefs musculaires plus ou moins prononcés. Légèrement convexe en avant et en dehors, elle présente une sorte de méplat au niveau de sa face interne. Les faces externe et postérieure sont arrondies. Sur une coupe perpendiculaire à son axe (fig. 247) la cuisse présente la forme d'un triangle dont la base est en arrière : le sommet arrondi correspond au muscle droit antérieur.

La cuisse est obliquement dirigée en bas et en dedans. Cette obliquité est plus prononcée chez la femme que chez l'homme, à cause de la largeur plus grande du bassin chez la première. Elle est notablement plus courte sur les sujets rachitiques, caractère d'une certaine importance pour diagnostiquer le rachitisme chez une femme enceinte.

La cuisse se compose des couches suivantes en procédant de la circonférence au centre :

1° La peau ;

2° Une couche graisseuse sous-cutanée ;

3° L'aponévrose fémorale ou fascia lata ;

4° Une couche musculaire fort épaisse au sein de laquelle se trouvent les vaisseaux et les nerfs principaux ;

5° Le squelette.

1° La *peau*, épaisse à la face externe, très fine à la face interne, s'excorie facilement en ce dernier point sous la pression des appareils. Elle est remarquable par sa mobilité sur la couche aponévrotique sous-jacente. sauf en un point correspondant à la dépression qui sépare le vaste externe du muscle biceps (fig. 247) : aussi n'est-il pas nécessaire de la disséquer et de la relever sous forme de manchette dans les amputations de la cuisse ; les tractions exercées par un aide la remontent suffisamment pour faire le lambeau.

Cette mobilité de la peau explique les vastes décollements qu'on observe à la cuisse, ainsi que les épanchements traumatiques de sérosité qui trouvent, principalement à la face externe de la région, les deux conditions essentielles à leur production : une peau mobile et au-dessous d'elle un plan fibreux résistant. Vers le tiers inférieur de la cuisse et sur sa face antérieure, la peau est parfois rugueuse, épaissie, noirâtre dans une largeur de quelques centimètres carrés, et l'on trouve au-dessous une bourse séreuse, disposition spéciale aux cordonniers.

2° La *couche graisseuse sous-cutanée*, abondante surtout chez les femmes, présente un développement très variable suivant les sujets. C'est dans son épaisseur que cheminent les branches nerveuses destinées à la peau, ainsi que la veine saphène interne ; toutefois, vers la partie moyenne de la cuisse, cette veine est comprise dans un dédoublement de l'aponévrose fémorale (SI, fig. 247). On y trouve les feuillets du fascia superficialis, qui sont moins développés que dans la région de l'aine. La couche sous-cutanée communique avec celle de la paroi abdominale.

3° *Aponévrose fémorale.* — L'aponévrose fémorale ou *fascia lata* représente un étui fibreux d'une grande solidité qui enveloppe de toutes parts les muscles de

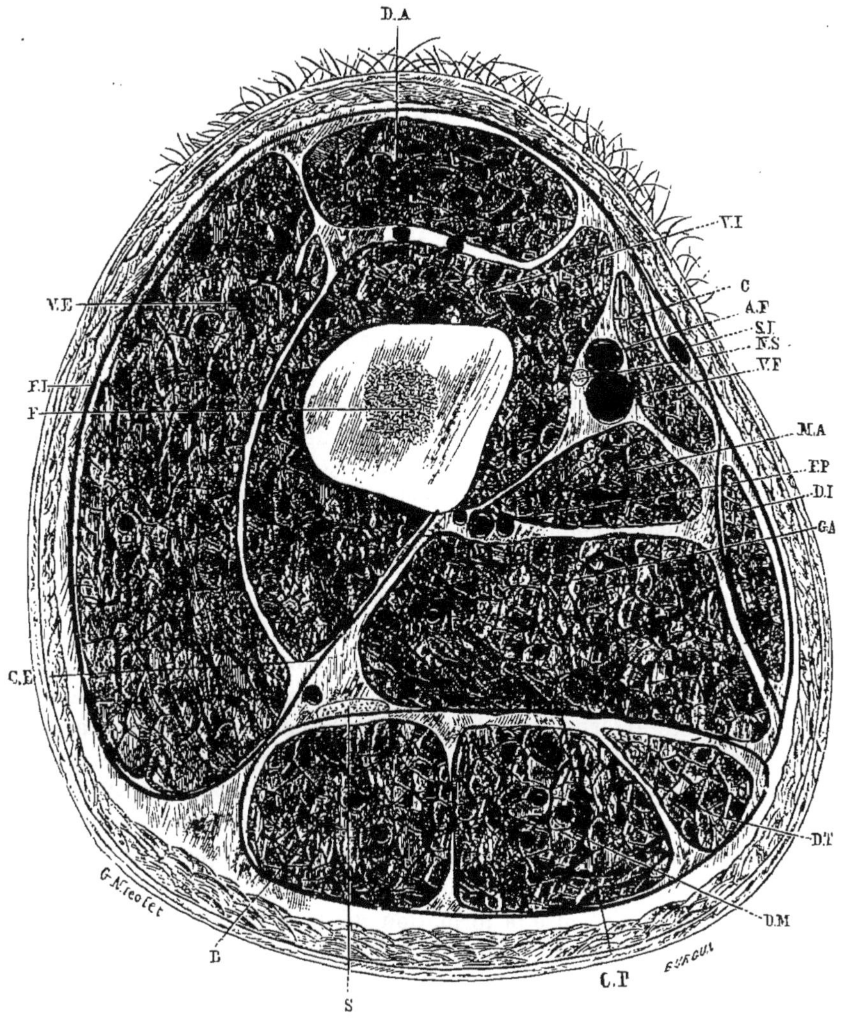

Fig. 247. — *Coupe horizontale de la cuisse droite pratiquée à la partie moyenne.* — Segment supérieur de la coupe.

AF, artère fémorale.
B, muscle biceps.
C, muscle couturier.
CE, cloison intermusculaire externe.
CP, cloison intermusculaire postérieure.
DA, muscle droit antérieur.
DI, muscle droit interne.
DM, muscle demi-membraneux.
DT, muscle demi-tendineux.
F, fémur.
FL, fascia lata.
FP, artère fémorale profonde.
GA, muscle troisième ou grand adducteur.
MA, muscle moyen adducteur.
NS, nerf saphène interne.
S, nerf sciatique.
SI, veine saphène interne.
VE, muscle vaste externe.
VF, veine fémorale.
VI, muscle vaste interne.

la cuisse et les tient soumis à une compression assez forte pour qu'ils fassent hernie à travers ses déchirures. Elle présente sa plus grande épaisseur à la face externe de la cuisse, sans cependant atteindre celle de l'aponévrose lombaire.

Plusieurs fois déjà, dans le cours des descriptions de l'arcade crurale, de la fosse iliaque et de la région de l'aine, nous nous sommes occupé du *fascia lata;* nous avons vu comment il se comportait en haut, nous avons montré (page 684, fig. 207 et 208) que cette aponévrose se détachait de l'arcade crurale ou plutôt contribuait à la constitution de cette arcade avec l'aponévrose du grand oblique, le fascia transversalis et le fascia iliaca. Nous avons vu que dans la région de l'aine (fig. 244) elle se dédoublait en deux feuillets, l'un superficiel, l'autre profond, ce qui n'a plus lieu dans le point où nous la considérons actuellement. En bas, l'aponévrose fémorale entoure le genou et se continue avec l'aponévrose jambière.

On ne se rend un compte exact de la disposition de l'aponévrose fémorale que sur une coupe perpendiculaire à l'axe de la cuisse analogue à celle qui est représentée figure 247. A cette condition seulement il est possible de bien voir les prolongements qui s'en détachent. Elle présente à considérer une surface extérieure et une surface intérieure.

Par sa surface extérieure l'aponévrose fémorale est en rapport avec la couche graisseuse sous-cutanée, qui lui adhère faiblement; par sa surface intérieure elle répond à la couche musculaire, dont elle est séparée par un tissu cellulaire lâche qui lui permet des glissements faciles, si ce n'est dans les points d'où se détachent des prolongements. C'est pourquoi, dans l'amputation de la cuisse par la méthode circulaire, on doit comprendre dans le premier temps : la peau, la couche graisseuse sous-cutanée et l'aponévrose, et non pas seulement les deux premières couches.

De la surface intérieure de l'aponévrose fémorale naissent des prolongements fibreux ou cloisons, au nombre de deux : l'une, externe (CE, fig. 247), se détache à l'union des faces externe et postérieure de la cuisse, se porte d'arrière en avant, un peu de dehors en dedans, et va se fixer à la ligne âpre du fémur; l'autre, postérieure (CP, fig. 247), naît à l'union des faces interne et postérieure de la cuisse, se porte transversalement en dehors et va se fixer, non pas sur la ligne âpre, mais sur la cloison précédente, en un point plus rapproché de la circonférence que du centre de la cuisse.

De cette disposition résulte la formation de deux loges aponévrotiques distinctes, de dimensions très inégales : l'une externe, antérieure et interne, désignée plus brièvement sous le nom de loge antérieure; l'autre postérieure. La première est infiniment plus grande que la seconde. C'est à tort que M. Richet place les adducteurs et le droit interne dans la gaine postérieure, car celle-ci n'est occupée que par les trois muscles : biceps, demi-membraneux et demi-tendineux.

Chaque muscle de la cuisse est séparé de son voisin par une gaine celluleuse, mais c'est une erreur de dire que toutes ces gaines naissent de la face profonde de l'aponévrose; elles sont complètement indépendantes, sauf celle du muscle droit interne.

Il ne faut pas, à cet égard, s'en rapporter aux préparations sèches, qui sont toujours un peu artificielles, mais aux préparations fraîches et surtout aux coupes transversales.

Au point de jonction des deux loges, principalement en dehors, existe une dépression. L'aponévrose s'enfonçant à ce niveau dans la couche musculaire, on éprouve une certaine difficulté à relever la manchette dans l'amputation circulaire.

Étudions successivement le contenu de chaque loge.

Loge antérieure. — Je me contenterai d'énumérer les muscles qui sont contenus dans la loge antérieure : ce sont tous ceux qui occupent les faces externe, antérieure et interne de la cuisse. On trouve : en dehors, le vaste externe ; en avant, le droit antérieur et le couturier ; en dedans, le droit interne, le petit adducteur, le moyen adducteur, le grand adducteur et le pectiné. (Dans le point où j'ai pratiqué la coupe, c'est-à-dire à la partie moyenne de la cuisse, on ne trouve plus ni le pectiné, ni le petit adducteur, ni le tenseur du fascia lata, qui s'arrêtent plus haut.) Quant au vaste interne, appliqué immédiatement sur le fémur, il occupe successivement les faces externe, antérieure et interne de la région.

Au point de vue opératoire, il convient de diviser les muscles de la cuisse en deux groupes : ceux qui n'adhèrent pas au corps du fémur, muscles *libres*, et ceux qui y prennent insertion, muscles *adhérents*. Cette distinction que j'ai déjà établie pour le bras est d'autant plus importante que l'on pratique souvent l'amputation de la cuisse par la méthode circulaire. Lorsque dans un premier temps on a divisé les trois couches enveloppantes communes, celles-ci sont attirées en haut par un aide, autant qu'il est possible ; l'opérateur divisant ensuite la couche musculaire jusqu'à l'os, les muscles libres se rétractent aussitôt au même niveau que la peau, mais il n'en est pas de même des muscles adhérents, qu'il faut diviser dans un troisième temps et même dans un quatrième en inclinant le tranchant vers la racine du membre. De cette façon l'os répond au sommet d'un cône dont la peau forme la base.

Le muscle vaste interne et le troisième adducteur présentent vers le tiers inférieur de la cuisse une importante disposition, de laquelle résulte la formation d'un canal, le canal du troisième adducteur, dont l'étude sera mieux placée à propos de l'artère fémorale.

C'est dans la loge antérieure que sont contenus la plus grande partie des vaisseaux et en particulier l'artère et la veine fémorales, qui demandent une étude spéciale.

Artère fémorale. — L'artère fémorale a déjà été étudiée partiellement avec la région de l'aine ; je crois néanmoins devoir, au risque de quelques répétitions, l'envisager ici dans son ensemble.

L'artère fémorale commence en haut, au pli de l'aine, et se continue en bas, à plein canal, avec la poplitée.

Où finit l'une et où commence l'autre ?

On dit généralement que la fémorale se termine à l'anneau du troisième adducteur, mais c'est inexact : elle a pour limite l'*orifice inférieur* du canal du troisième adducteur (fig. 249).

La fémorale répond, en haut à la partie moyenne de l'espace compris entre l'épine iliaque antéro-supérieure et la symphyse pubienne. Si, de ce point, on tire une ligne aboutissant en bas au bord postérieur de la face interne du condyle interne du fémur, on obtient ainsi la direction de l'artère, de son origine à sa terminaison, et c'est sur le trajet de cette ligne qu'il convient de faire l'incision pour découvrir le vaisseau. Cette artère est donc oblique de haut en bas, de dehors en dedans et d'avant en arrière.

Envisagée au point de vue chirurgical, l'artère fémorale doit être divisée en trois portions : supérieure, moyenne et inférieure, correspondant chacune au point où l'on en pratique classiquement la ligature. La première s'étend de l'arcade crurale au sommet du triangle de Scarpa ; la deuxième, du sommet du triangle de Scarpa à l'anneau du troisième adducteur ; la troisième, qui est la plus courte, répond au passage de l'artère dans le canal du troisième adducteur. Les rapports du vaisseau diffèrent dans ces trois parties et doivent être étudiés séparément.

Portion supérieure. — Superficielle dans la région de l'aine, l'artère n'est recouverte que par la peau, le fascia superficialis et l'aponévrose fémorale : mais nous avons déjà vu que, chez certains sujets chargés d'embonpoint ou dont les ganglions lymphatiques sont volumineux, l'artère ne s'en trouve pas moins recouverte par une épaisse couche de parties molles. Elle repose au sortir du bassin sur l'éminence ilio-pectinée, correspond à l'angle externe de l'anneau crural et plus bas se place entre les muscles psoas et pectiné. Elle n'est séparée à ce niveau du nerf crural, qui est situé en dehors d'elle, que par l'épaisseur du fascia iliaca (FI, fig. 248). La veine crurale est placée en dedans et en arrière.

L'artère fémorale s'étend du sommet à la base du triangle de Scarpa. Elle est côtoyée en dehors par le couturier, en dedans par le moyen adducteur. Ces deux muscles, d'abord écartés, se rapprochent de plus en plus du vaisseau. Dans cette première partie de son trajet, l'artère plonge au sein d'une masse très abondante de tissu cellulo-graisseux.

De cette portion supérieure ou inguinale naissent la plupart des branches collatérales et en particulier la fémorale profonde : aussi la ligature en ce point expose-t-elle plus qu'ailleurs aux hémorrhagies secondaires, ainsi que je l'ai déjà fait remarquer. Pour faire cette ligature, il faut pratiquer une incision sur le trajet de la ligne indiquée plus haut, et diviser couche par couche en ayant soin de ne pas s'en écarter. On divise successivement la peau, le fascia superficialis et l'aponévrose. Cette opération est difficile lorsque l'artère est profondément située, parce qu'on ne trouve aucun point de ralliement.

Portion moyenne. — A partir du sommet du triangle de Scarpa, l'artère fémorale est recouverte et croisée par le couturier (lignes pointillées, fig. 248 et 249), qui répond successivement à son côté externe et à son côté interne : aussi l'a-t-on considérée avec raison comme son muscle satellite. Cette seconde partie de l'artère est la plus longue des trois et se termine au niveau de l'anneau ou mieux de l'orifice supérieur du canal du troisième adducteur. Dans ce trajet, elle repose sur le vaste interne, qui la sépare du fémur et rend la compression assez difficile à effectuer.

Pour lier l'artère en ce point, on pratiquera une incision sur le trajet de la ligne indiquée, à l'union du tiers moyen avec le tiers supérieur de la cuisse, et l'on découvrira d'abord le couturier, muscle facilement reconnaissable à la direction de ses fibres, obliques en bas et en dedans. On arrivera sur le vaisseau en divisant le muscle soit en travers, soit parallèlement à ses fibres, mais il est de beaucoup préférable de rechercher l'un de ses bords, l'interne de préférence, et de reporter le muscle tout entier en dehors.

Portion inférieure. — Dans cette portion qui n'a pas été spécialement décrite par les auteurs, l'artère fémorale est située dans le canal du troisième adducteur ; c'est la plus courte des trois.

Comment est constitué ce canal?

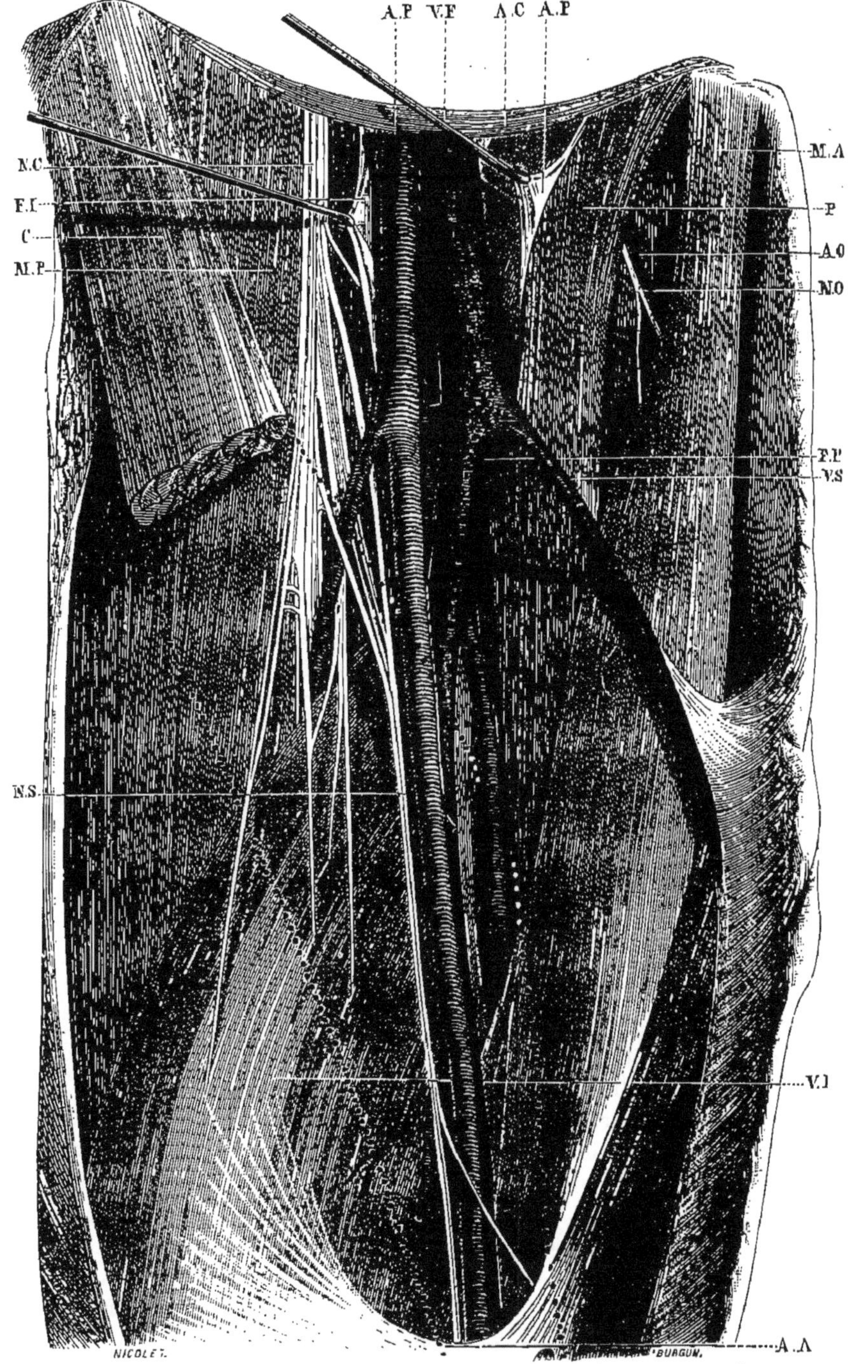

Fig. 248. — *Région de la face antérieure et interne de la cuisse droite. — Région obturatrice.*

AA, anneau du 3e adducteur.
AC, arcade crurale.
AP, artère fémorale.
AO, artère obturatrice.
AP, aponévrose du muscle pectiné.
C, muscle couturier, coupé et figuré ensuite par deux lignes pointillées.
FI, fascia iliaca.
FP, artère fémorale profonde.
MA, muscle moyen adducteur.

Le muscle troisième ou grand adducteur se compose de deux portions distinctes : l'une s'attache à toute l'étendue de l'interstice de la ligne âpre du fémur, l'autre se compose d'un tendon saillant et fort qui va s'attacher à un tubercule situé sur le condyle interne du fémur, au-dessus de l'insertion du jumeau interne. Il en résulte entre les portions du muscle un écartement dans lequel s'engage l'artère fémorale. Mais le tendon du troisième adducteur ne reste pas isolé : une aponévrose résistante, brillante, nacrée, dont les fibres présentent des anses à concavité supérieure, le rattache au vaste interne et ferme en dedans l'espace laissé libre par l'écartement des deux portions de l'adducteur. Ainsi se trouve constitué un canal dont les parois sont formées par le vaste interne en dehors, l'aponévrose dont je viens de parler en avant et en dedans, et le moyen adducteur en arrière. Ce canal présente deux orifices : l'un supérieur très nettement circonscrit, limité par un bord tranchant et concave; l'autre inférieur moins bien accusé, s'ouvrant à la partie supérieure du creux poplité. C'est au premier que l'on donne le nom d'anneau du troisième adducteur.

Le canal est en général long de 5 à 6 centimètres. Il renferme : l'artère fémorale, la veine fémorale et le nerf saphène interne.

La veine fémorale est située directement en arrière de l'artère; elle lui adhère d'une manière si intime que la dénudation du vaisseau présente quelque difficulté. On rencontre souvent au devant de l'artère une veinule transversale; lorsqu'on la divise, le sang remplit aussitôt la plaie, masque la couleur des tissus et gêne beaucoup les recherches ultérieures.

Le nerf saphène interne (NS, fig. 248), branche du nerf crural, pénètre dans la gaine des vaisseaux à peu près vis-à-vis de l'embouchure de la veine saphène interne et s'engage avec les vaisseaux dans l'intérieur du canal du troisième adducteur (SI, fig. 249). Il ne les accompagne pas jusqu'au bout de ce canal, mais s'en échappe par un orifice spécial situé sur la paroi interne du canal, disposition qui a été utilisée pour découvrir l'artère; j'y reviendrai dans un instant. Dans l'intérieur du canal, le nerf est situé en avant et en dehors de l'artère. Des artérioles, quelquefois même la grande anastomotique, s'échappent aussi de l'intérieur du canal par des orifices particuliers.

La fémorale peut être liée dans tous les points de son trajet en cas de plaie, mais, lorsqu'on a le choix, comme dans un anévrysme, par exemple, il existe trois lieux d'élection correspondant à la division que j'ai établie : la racine de la cuisse, le sommet du triangle de Scarpa et le canal du troisième adducteur. Mais lequel de ces trois points faut-il choisir? Raisonnons dans l'hypothèse d'un anévrysme poplité, qui est de beaucoup le plus fréquent au membre inférieur. Je rappelle que, jusqu'à Desault, on liait au-dessus et au-dessous de la poche après avoir préalablement vidé l'anévrysme des caillots qu'il renfermait : c'est la méthode ancienne. Desault considéra avec raison qu'il était préférable de lier l'artère à quelques centimètres au-dessus de la poche sans l'ouvrir, et proposa le tiers inférieur de la cuisse. De son côté, J. Hunter, ayant remarqué que les parois artérielles sont souvent altérées à une certaine distance au-dessus de la

MP, muscle psoas.
NC, nerf crural.
NO, nerf obturateur.
NS, nerf saphène interne.

P, muscle pectiné.
VF, veine fémorale.
VI, muscle vaste interne.
VS, veine saphène interne.

poche anévrysmale, préféra remonter un peu plus haut, vers la partie moyenne de la cuisse. Enfin Scarpa conseilla le tiers supérieur de la cuisse au niveau du triangle qui porte son nom.

J'ai dit plus haut, en étudiant la région de l'aine, que la ligature à la base du

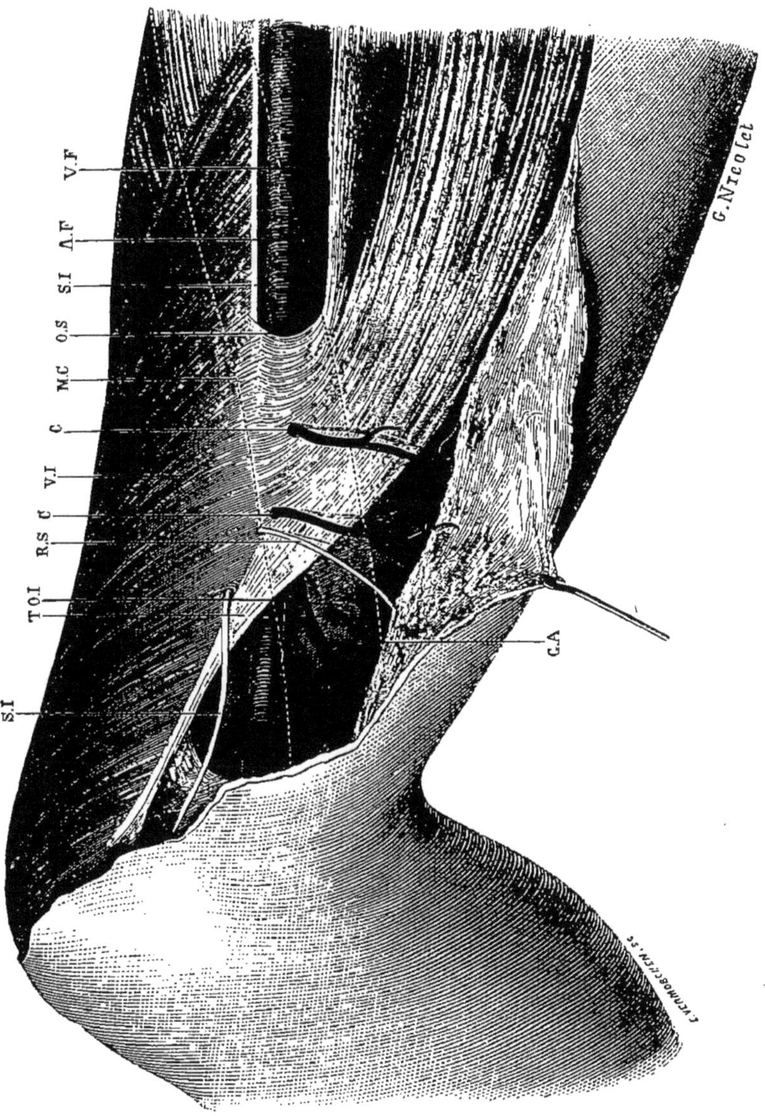

Fig. 249. — *Artère fémorale dans son passage à travers le canal du troisième adducteur.*

AF, artère fémorale.
C, C, branches artérielles collatérales traversant la paroi interne du canal.
GA, artère grande anastomotique.
MC, ligne pointillée indiquant la place occupée par le muscle couturier.
OI, orifice inférieur du canal du 3e adducteur.
OS, orifice supérieur du canal du 3e adducteur.
RS, rameau nerveux provenant du nerf saphène interne.
SI, nerf saphène interne avant qu'il s'engage dans le canal du 3e adducteur.
T, tendon du muscle 3e adducteur.
VF, veine fémorale.
VI, muscle vaste interne du triceps.

triangle de Scarpa avait le grave inconvénient de s'accompagner souvent d'hémorrhagies secondaires, à cause du voisinage de collatérales volumineuses, et qu'il était préférable de recourir à la ligature de l'iliaque externe. La ligature d'après les méthodes de Hunter et de Desault expose beaucoup moins à ce danger, mais la première, en supprimant un certain nombre de branches musculaires et en particulier la grande anastomotique, expose plus que la seconde à la gangrène du membre. Il en résulte que le lieu d'élection pour la ligature de l'artère fémorale dans les cas d'anévrysme poplité est le tiers inférieur de la cuisse, c'est-à-dire le canal du troisième adducteur.

On ne doit pas, ainsi qu'on a l'habitude de le faire, formuler cette opération : *ligature à l'anneau*, mais bien *ligature dans le canal* du troisième adducteur.

Pour parvenir sur le vaisseau, il faut se rappeler que le canal répond à l'union du tiers inférieur avec les deux tiers supérieurs de la cuisse et se trouve sur le trajet de la ligne déjà indiquée. Il est recouvert par la peau, la couche graisseuse sous-cutanée, l'aponévrose fémorale et le muscle couturier. Ce muscle est le premier point de ralliement : on le reconnaîtra à la direction de ses fibres, qui sont obliques en bas et en dedans. Si l'incision portait un peu trop en dehors, ce qui arrive souvent, on rencontrerait les fibres du muscle vaste interne, obliques en sens inverse de celles du couturier, c'est-à-dire en bas et en dehors. Cette erreur est la plus fréquente que l'on commette dans la ligature, et elle compromet grandement le succès de l'opération. Une précaution fort importante encore est de choisir exactement pour l'incision l'union du tiers inférieur de la cuisse avec le tiers moyen : au-dessus, on ne rencontre plus de canal, ce qui déroute dans les recherches et ne répond pas à la question ; au-dessous, on lie l'artère poplitée et non la fémorale.

Le muscle couturier étant mis à nu, on en recherche le bord externe et, le détachant par sa face profonde, on l'attire en dedans. Cette dissection est d'ailleurs facile, grâce à la couche de tisssu cellulaire lâche et lamelleux qui le sépare du canal sur lequel il repose directement.

La région se présente alors aux yeux de l'opérateur telle qu'elle est figurée figure 249. On aperçoit une aponévrose brillante, nacrée, formée par des fibres dirigées transversalement, légèrement courbes, à concavité dirigée en haut. Il suffit d'inciser l'aponévrose pour rencontrer l'artère fémorale, qui se trouve immédiatement au-dessous d'elle.

Mais où faut-il pratiquer cette incision?

Il est aisé de comprendre, en examinant la figure 249, que, si l'on incise un peu trop en dehors, on pénétrera, non dans le canal, mais dans l'épaisseur du vaste interne, et que, si l'on incise trop en dedans, on divisera le grand adducteur. Il y a là une difficulté réelle. C'est pour la vaincre qu'a été donné le conseil de rechercher le nerf saphène interne à sa sortie à travers la paroi interne du canal, d'introduire une sonde cannelée par cet orifice et de fendre le canal sur la sonde cannelée. Cette manœuvre est bonne, mais à la condition de rencontrer le nerf saphène dans la plaie, ce qui n'a pas toujours lieu.

Pour ne jamais manquer la ligature, il suffit de se rappeler qu'il faut diviser a paroi du canal *immédiatement en dehors* du tendon du troisième adducteur. Donc, lorsque le couturier aura été rejeté en dedans, on portera dans la plaie l'indicateur gauche pour rechercher le relief toujours très appréciable du tendon, relief qui sera plus accusé encore, si l'on me la jambe dans la flexion sur la cuisse, et celle-ci dans l'abduction et la rotation en dehors, et l'on incisera immédiatement en dehors du tendon.

La grande anastomotique, comme la plupart des artères, n'a pas d'origine fixe; elle naît le plus souvent au-dessus, quelquefois dans l'intérieur et même au-dessous du canal. Il est bon de vérifier si elle ne se trouve pas trop rapprochée du point où l'on applique le fil, auquel cas on la lierait elle-même.

L'artère fémorale fournit un grand nombre de branches collatérales qui naissent pour la plupart vers la base du triangle de Scarpa. En étudiant la région de l'aine, j'ai suffisamment insisté sur ce point, et en particulier sur l'origine de la fémorale profonde, pour n'avoir pas à y revenir ici.

La fémorale profonde fournit des branches perforantes qui traversent des anneaux fibreux situés au voisinage de la ligne âpre et forment en s'anastomosant avec l'artère ischiatique un cercle artériel qui ramène le sang dans le membre inférieur à la suite de la ligature de la fémorale ou de l'iliaque externe.

J'ai publié en 1873 l'histoire curieuse d'un malade atteint d'une ostéite du fémur au voisinage de la ligne âpre; une perforante fut ulcérée et il se produisit rapidement un vaste anévrysme diffus que je traitai par l'ouverture de la poche après avoir lié la fémorale immédiatement au-dessus et au-dessous. Le malade succomba 46 heures après, avec une gangrène de tout le membre (1).

La *veine fémorale*, aboutissant de presque tout le système veineux du membre inférieur, accompagne l'artère dans toute son étendue et lui est unie d'une manière d'autant plus intime qu'on descend plus bas. Au niveau de l'arcade crurale, elle répond au côté interne et postérieur de l'artère, ne tarde pas à se placer directement en arrière et occupe cette position jusque dans le creux du jarret. La veine fémorale augmente subitement de volume après avoir reçu la veine saphène interne et le tronc commun des veines profondes.

L'artère et la veine fémorales sont comprises dans une gaine fibreuse résistante, qui s'évase à partir du point où la veine saphène interne s'abouche dans la veine fémorale, et forme ainsi le canal crural (Voy. fig. 205 et 248). Au-dessous du confluent de la saphène, la gaine se rétrécit et s'applique immédiatement sur les vaisseaux; elle s'amincit de plus en plus et ne diffère pas ensuite de l'enveloppe celluleuse que l'on observe autour des autres gros vaisseaux.

La veine saphène interne, après avoir contourné le condyle interne du fémur, gagne la face interne de la cuisse, remonte obliquement en dehors pour gagner le triangle de Scarpa et se jette dans la veine fémorale à une distance variable de l'arcade crurale (Voy. page 677). Sous-cutanée dans la plus grande partie de son trajet, elle est comprise, vers la partie moyenne de la cuisse, dans un dédoublement de l'aponévrose fémorale (SI, fig. 247).

(1) Il s'agit d'un nommé Stoll, âgé de 43 ans, qui entra dans mon service le 20 septembre 1873. Quelque temps auparavant il avait été traité dans le service de Béhier, à l'Hôtel-Dieu, pour un rhumatisme qui était une ostéite, et l'on avait considéré comme un ganglion tuméfié une petite tumeur occupant la face interne de la cuisse, au niveau de son tiers supérieur, et qui était certainement un abcès froid. Le malade fut pris tout à coup, le 5 septembre, à 4 heures du soir, d'une douleur intense avec sensation de déchirement; du genou à l'arcade crurale la cuisse prit tout de suite un volume énorme (51 centimètres de circonférence); en même temps apparurent les symptômes propres à l'anévrysme. Je crus à un anévrysme diffus consécutif, résultant de la rupture d'un anévrysme spontané de l'artère fémorale. J'ai discuté longuement ce cas dans un travail spécial (*Bulletin de thérapeutique*, numéro du 30 octobre 1873), et j'en ai conclu, entre autres choses, qu'il était souvent difficile, impossible même, de reconnaître si la tumeur anévrysmale était développée aux dépens du tronc de la fémorale ou de la fémorale profonde.

Je me contenterai de mentionner le nerf crural, qui, au sortir de l'abdomen, s'épanouit en un nombre considérable de branches (NC, fig. 248), la plupart musculaires. Il est situé dans la gaine du psoas, en dehors de l'artère fémorale. A la face externe de la cuisse et dans la couche sous-cutanée se trouve le nerf fémoro-cutané, branche collatérale du plexus lombaire. La loge crurale antérieure renferme encore les vaisseaux et nerfs obturateurs signalés plus haut.

Loge postérieure. — La loge postérieure de la cuisse, infiniment plus étroite que la précédente, ne contient que trois muscles qui sont, de dehors en dedans : le biceps, le demi-membraneux et le demi-tendineux. Ils appartiennent, sauf la courte portion du biceps, au groupe des muscles libres, c'est-à-dire qu'ils ne prennent aucune insertion sur la diaphyse fémorale et se rétractent au deuxième temps de l'amputation de la cuisse. Ces muscles ne présentent d'intéressant pour le chirurgien que leur disposition au voisinage du genou; nous l'étudierons avec cette région.

La loge postérieure ne renferme que des vaisseaux insignifiants.

Bien que le *grand nerf sciatique* ne soit pas précisément contenu dans la loge postérieure, mais occupe une place à part entre les deux loges, c'est cependant ici qu'il convient de le signaler.

Nous avons vu, en étudiant la région fessière, le nerf sciatique sortir du bassin par la grande échancrure sciatique au-dessous du muscle pyramidal. Il s'applique ensuite sur le carré crural, et plus bas sur le troisième adducteur; à la partie moyenne de la cuisse (S, fig. 247), il représente un cordon aplati transversalement, situé entre le troisième adducteur, qui est en avant, et le muscle biceps, qui est en arrière. Vers le tiers inférieur de la cuisse, quelquefois plus haut, le grand nerf sciatique se divise en deux branches, le sciatique poplité interne et le sciatique poplité externe, qui font partie de la région poplitée.

Dans les arrachements du membre inférieur le nerf sciatique se détache souvent bien au-dessus du point où cèdent la peau et les muscles, ce qui apporte certains troubles trophiques dans le moignon.

Le grand nerf sciatique peut être atteint de névrite, remarquable par sa ténacité, ou de simple névralgie de nature rhumatismale, souvent aussi fort tenace. M. Trélat a extirpé sur un jeune Roumain une longue partion du nerf sciatique atteint de myxome.

Les nerfs petit sciatique et obturateur fournissent des rameaux cutanés à la face postérieure et interne de la cuisse.

On rencontre souvent dans le tissu cellulaire sous-cutané une veine appelée par quelques auteurs saphène postérieure, qui se rend de la saphène externe à la saphène interne.

Les *lymphatiques* de la cuisse sont superficiels et profonds. Les superficiels occupent principalement la face interne du membre et aboutissent aux ganglions cruraux superficiels. Les profonds accompagnent les vaisseaux et se rendent aux ganglions qui occupent le canal crural.

Squelette de la cuisse. — Le périoste du fémur présente chez les jeunes sujets une épaisseur remarquable; il est rouge, très vascularisé, et se décolle facilement de l'os : aussi les fractures du fémur, qui sont loin d'être rares chez les petits enfants, se présentent-elles presque toujours avec conservation du périoste. Cette circonstance est éminemment favorable au traitement, mais peut induire en erreur quant au diagnostic, car il n'y a le plus souvent ni déformation ni crépitation. Il existe de la douleur et de l'impuissance du membre, mais le symptôme pathognomonique est la mobilité anormale : en saisissant d'une main chaque extrémité de la cuisse, on obtient une incurvation du membre au niveau du point fracturé.

Je rappellerai que le fémur se développe par cinq points d'ossification, dont un primitif pour le corps et quatre complémentaires pour les extrémités. Les points complémentaires sont destinés à l'extrémité inférieure, à la tête et au grand trochanter; le col est un prolongement du corps. Le point d'ossification de l'extrémité inférieure commence dans le cours du neuvième mois de la grossesse, et à la naissance il présente le volume d'un pois, circonstrance importante en médecine légale, qui permet de reconnaître si un enfant est ou n'est pas venu à terme.

Les épiphyses supérieures se soudent à la diaphyse vers l'âge de 16 à 17 ans; l'épiphyse inférieure ne se réunit que vers l'âge de 20 à 22 ans et même plus tard : c'est d'ailleurs la dernière de l'économie à se souder. Le fémur continue encore à croître en épaisseur, mais plus tard le tissu spongieux se raréfie, le canal médullaire s'agrandit, le col se creuse, se remplit de tissu adipeux, d'où son extrême fragilité chez le vieillard.

On sait que l'accroissement des os en longueur se fait par l'interposition de la substance osseuse contre la diaphyse et l'épiphyse : il se produit donc en ce point un travail physiologique d'une grande activité pendant toute l'adolescence. C'est à cette circonstance qu'est dû le développement de la périostite phlegmoneuse de la cuisse. Cette grave affection apparaît chez les sujets en voie d'ossification et en général chez ceux qui ont été surmenés de travail. Elle débute par la membrane inter-dia-épiphysaire et de là gagne la couche sous-périostique et quelquefois le canal médullaire. Le périoste résiste à la distension, se décolle au loin, et l'on constate une tumeur profonde, diffuse, occupant une grande partie de la cuisse.

La périostite phlegmoneuse diffuse des adolescents est remarquable par l'intensité des symptômes généraux auxquels elle donne lieu au début, à ce point qu'elle est souvent confondue à cette période avec une fièvre typhoïde; l'ouverture des abcès, qu'il est si important de pratiquer de bonne heure, se trouve ainsi retardée. Le lieu d'élection pour l'ouverture des abcès profonds de la cuisse est la face externe et antérieure. Dans ce point en effet l'os n'est séparé de la peau que par le biceps, et l'on ne rencontre ni vaisseaux ni nerfs importants. Il est même possible de cheminer très profondément entre le vaste externe et le droit antérieur, de façon à n'être plus séparé du corps de l'os que par le vaste interne.

Le fémur est un des os longs le plus fréquemment atteints de nécrose. Lorsqu'un séquestre est invaginé et occupe toute la hauteur de la diaphyse, il n'y a souvent d'autre ressource que l'amputation. Si l'on jugeait à propos de tenter l'extraction du séquestre, c'est par la face externe de la cuisse qu'il faudrait mettre l'os à nu dans l'étendue nécessaire.

On observe quelquefois à la suite des amputations, et principalement après celle de la cuisse, la nécrose d'une portion circulaire du fémur. La cicatrice marche bien, la guérison est presque complète, mais on sent toujours l'os à nu au fond de la plaie, celle-ci ne se ferme pas : après un temps variable, six semaines, deux mois, une rondelle d'os se détache, et la guérison s'obtient ensuite rapidement. Cet accident peut se produire sans que le périoste ait été décollé du fémur ; il reconnaît pour cause une ostéo-myélite de l'extrémité osseuse ; la moelle se détache de l'os et la nécrose s'empare de toute la partie isolée.

La résistance du périoste du fémur a permis à Houzé de l'Aulnoit de décoller circulairement cette membrane et d'en recouvrir la surface de section osseuse dans le but d'empêcher la cicatrice cutanée d'adhérer à l'os.

Le fémur est très souvent atteint de fractures. Dans le chapitre précédent j'ai parlé des fractures du col ; celles du corps ont été divisées en fractures de la partie moyenne, fractures sous-trochantériennes et fractures sus-condyliennes. Le traitement de ces fractures présentait jadis les plus sérieuses difficultés : aussi que d'appareils n'ont-ils pas été inventés pour éviter le raccourcissement ! Ce symptôme varie d'abord singulièrement suivant les sujets : si la fracture est transversale, il est possible à la rigueur de tenir les fragments au contact et de l'éviter : mais, si la fracture est oblique, comment empêcher l'action musculaire de faire chevaucher les fragments? Lorsque dans ces conditions la consolidation se fait en un temps normal, le raccourcissement est modéré, mais, qu'il survienne un retard de consolidation, la raccourcissement augmentera insensiblement d'une manière impitoyable. Dans le but d'éviter cet accident j'ai adopté un appareil qui me paraît réaliser les meilleures conditions pour obtenir un bon résultat. Je pratique sur toute la portion du membre siégeant au-dessous de la fracture une extension continue à l'aide de bandelettes de diachylon auxquelles est fixé un poids de 3 à 4 kilogr. La contre-extension est faite par le poids du corps, le lit étant incliné en bas des pieds à la tête. Le membre reste complètement découvert. On obtient ainsi sans la moindre peine le minimum de raccourcissement et une consolidation beaucoup plus rapide qu'avec les autres appareils.

Le déplacement angulaire, c'est-à-dire suivant la direction, est le plus fréquent à la cuisse ; les deux fragments font un angle saillant en dehors, et il en résulte une déformation en forme de crosse. C'est aussi, suivant Malgaigne, le déplacement ordinaire dans les fractures sous-trochantériennes. On disait d'après Boyer, Blandin, que dans ce cas le muscle psoas attirait en avant et en dedans le fragment supérieur, mais ce n'était qu'une vue purement théorique : les os font une saillie anguleuse en dehors sans que ce déplacement se traduise à l'extérieur par une déformation appréciable.

On professait aussi, avant Malgaigne, que dans les fractures sus-condyliennes le fragment inférieur, attiré par les jumeaux, éprouvait un mouvement de bascule tel, que la surface fracturée regardait directement en arrière, mais les recherches de cet auteur confirmées par celles de M. Trélat ont démontré qu'il n'en était rien. Malgaigne serait disposé à croire que le renversement du fragment inférieur peut avoir lieu seulement dans les cas où son diamètre vertical ne l'emporte pas sur son diamètre antéro-postérieur, lorsqu'il n'y a qu'une sorte de disjonction épiphysaire.

CHAPITRE III

Du genou

Deux lignes circulaires passant, la première à deux travers de doigt environ au-dessus de la rotule, la seconde au niveau de la tubérosité antérieure du tibia, telles sont les limites du genou.

La partie fondamentale du genou est l'articulation fémoro-tibiale; celle-ci est enveloppée de parties molles formant deux régions distinctes, l'une antérieure, l'autre postérieure, dont les limites respectives sont les bords postérieurs des condyles du fémur et du tibia. La région postérieure, fortement déprimée, est désignée sous le nom de *creux poplité.* J'étudierai donc dans trois paragraphes distincts :

1° La région antérieure du genou ;
2° La région postérieure ou creux poplité
3° L'articulation du genou.

1° RÉGION ANTÉRIEURE DU GENOU.

La *région antérieure* du genou présente sur la ligne médiane une saillie arrondie formée par la rotule. De chaque côté de cet os existe une dépression qui disparaît lorsque l'articulation est remplie par du liquide. Au-dessus on en trouve une troisième un peu moins accusée que les précédentes, correspondant au cul-de-sac supérieur de la synoviale, et remplacée par une saillie dans les cas d'épanchement intra-articulaire. Au-dessous de la rotule se voit un large cordon aplati, saillant, surtout dans l'extension de la jambe, formé par le ligament rotulien, et plus bas le relief de la tubérosité antérieure du tibia. Sur les côtés du ligament rotulien se voient, en haut, deux saillies produites par un bourrelet adipeux, et, au-dessous, deux dépressions profondes qui disparaissent dans les hydarthroses du genou, mais surtout lorsque l'articulation est remplie de fongosités.

Sur les côtés de la région se trouvent deux méplats correspondant aux faces latérales des condyles, et les interlignes articulaires, qui sont très peu marqués. En dedans existe le tubercule du troisième adducteur, et en dehors la saillie formée par la tête du péroné. Un peu en avant de cette dernière est le tubercule du jambier antérieur.

Les saillies et les dépressions que nous venons de signaler se dessinent surtout dans l'extension de la jambe; elles diminuent dans la flexion et sont tout à fait masquées dans le cas d'épanchement intra-articulaire; le genou est alors uniformément arrondi.

Les couches dont se compose cette région présentent une extrême simplicité; ce sont :

1° La peau ;
2° Le fascia superficialis ;
3° Une aponévrose d'enveloppe;

4° Un second feuillet aponévrotique ou aileron de la rotule.

On pourrait, à la rigueur, comprendre dans cette région les insertions infé-

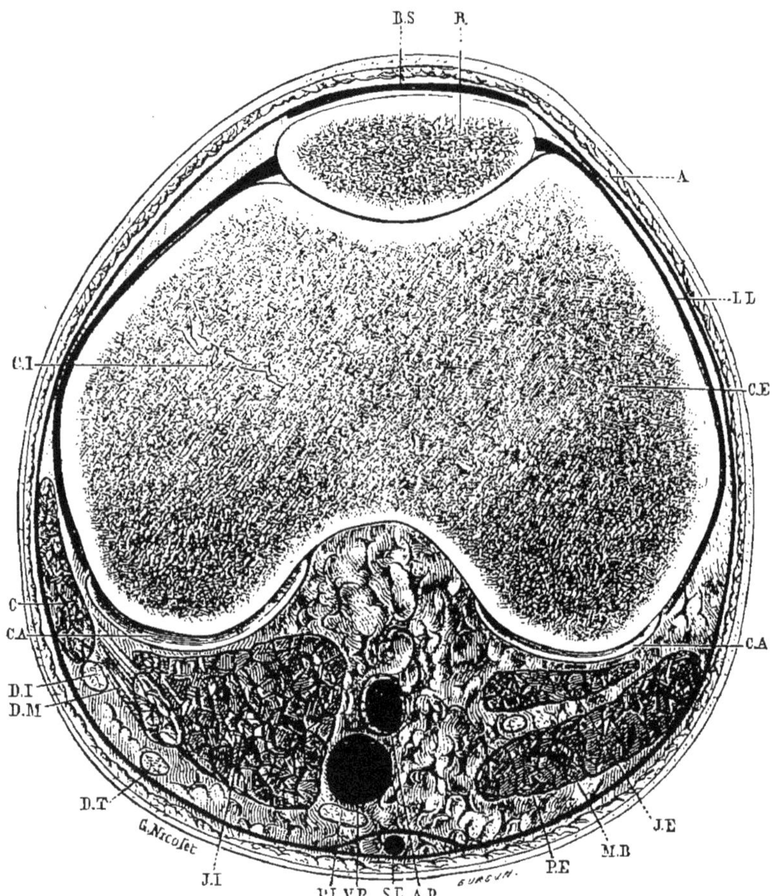

Fig. 250. — *Coupe horizontale du creux poplité passant exactement sur le pli du jarret.* — Côté droit. — Segment inférieur de la coupe (1).

A, aponévrose d'enveloppe du genou.
AP, artère poplitée.
BS, bourse séreuse prérotulienne.
C, muscle couturier.
CA, CA, capsule des condyles interne et externe.
CE, condyle externe du fémur.
CI, condyle interne du fémur.
DI, tendon du muscle droit interne.
DM, tendon du muscle demi-membraneux.
DT, tendon du muscle demi-tendineux.
JE, muscle jumeau externe.
JI, muscle jumeau interne.
LL, ailerons latéraux de la rotule.
MB, muscle biceps.
PE, nerf sciatique poplité externe.
PI, nerf sciatique poplité interne.
R, rotule.
SE, veine saphène externe.
VP, veine poplitée.

rieures du triceps, mais l'étude de ce muscle me paraît se rattacher plus directement à celle de l'articulation.

1° *Peau.* — La peau qui recouvre le genou est épaisse en avant, plus mince sur les côtés. Elle acquiert une grande épaisseur, principalement chez les

(1) L'artère, la veine et le nerf sont superposés sur la figure 250 suivant une ligne oblique d'arrière en avant et de dedans en dehors, ce qui tient sans doute à la section du nerf sciatique poplité externe, qui, lorsqu'il n'est pas divisé, attire légèrement en dehors le sciatique poplité interne.

sujets qui se tiennent souvent à genoux. Elle est alors ridée, brunâtre; la couche épidermique est surtout très hypertrophiée. La peau glisse facilement sur les plans sous-jacents : c'est pourquoi, lorsqu'on enlève des corps étrangers articulaires par la méthode de Goyrand, d'Aix, c'est-à-dire en les délogeant d'abord de l'articulation pour les fixer sous la peau, il est possible de détruire facilement le parallélisme entre la plaie cutanée et l'ouverture de la synoviale.

On ne trouve que peu ou pas de graisse dans le tissu cellulaire sous-cutané (fig. 250) : aussi l'attitude à genoux, longtemps prolongée, est-elle douloureuse. Il en résulte également que dans l'amputation circulaire du genou la manchette est toujours très mince.

L'articulation du genou est donc mal protégée sous ce rapport, de sorte qu'un instrument enfoncé à une faible profondeur pénètre dans son intérieur : aussi, lorsqu'elle est distendue par du liquide, un coup de lancette suffit pour l'évacuer. Cette pratique avait été adoptée par Jarjavay pour les épanchements sanguins, mais je ne saurais la recommander.

On rencontre quelquefois sous la peau une bourse séreuse rudimentaire, la *bourse séreuse prétibiale*, située au devant de la tubérosité antérieure du tibia, et susceptible de s'enflammer.

2° Le *fascia superficialis* descend de la cuisse et entoure le genou. Lâche et lamelleux en avant, il permet les glissements de la peau; sur les côtés, il est plus adhérent, et ne permet au tégument que des mouvements limités.

3° *Aponévrose.* — L'aponévrose du genou est la prolongation de celle de la cuisse. Elle enveloppe complètement la jointure, forme une gaine au tendon du muscle triceps et passe au devant de la rotule sans y adhérer. Plus bas, elle prend insertion sur les tubérosités interne et externe du tibia, sur la tête du péroné, et se continue ensuite avec l'aponévrose jambière.

Au devant de la rotule existe une bourse séreuse importante appelée *bourse séreuse prérotulienne* (BS, fig. 250).

Cette bourse n'est pas sous-cutanée, ainsi que le disent la plupart des auteurs : elle est située en arrière de l'aponévrose d'enveloppe du genou et repose directement sur la rotule, recouverte elle-même de son périoste. Voici ce que donne la dissection d'une bourse prérotulienne bien développée. On trouve une cavité parfaitement close, le plus souvent uniloculaire et à parois très distinctes, qui occupe les deux tiers inférieurs de la face antérieure de la rotule, n'atteint pas tout à fait le bord interne de cet os, et dépasse assez souvent un peu les limites de son bord externe. Son grand diamètre est en général vertical, quelquefois transversal. Sa cavité est habituellement traversée par une ou deux veinules qui se rendent aux veines sous-cutanées.

A l'état de développement incomplet, elle est composée de trois ou quatre grandes lacunes communiquant ou non entre elles, et embrassant par leur réunion la même étendue que la bourse, lorsqu'elle est bien développée. Dans certains cas même on ne trouve pas de lacunes isolées, mais une simple couche de tissu cellulaire lâche.

A l'état de développement exagéré, ce que l'on constate chez les personnes qui reposent fréquemment sur les genoux, la couche prérotulienne s'agrandit en tous sens et déborde surtout par en bas la circonférence de la rotule, en même temps que ses parois s'épaississent notablement. Dans certains cas rares, et sans qu'il soit possible d'en fournir la raison, elle s'incruste de matière calcaire et forme au devant du genou une plaque dure plus ou moins large. Il ne faut enlever cette concrétion que si les malades en sont gênés.

Elle peut renfermer des concrétions fibreuses plus ou moins volumineuses ou être distendue par du liquide, ce qui constitue l'*hygroma du genou*. L'hygroma est une tumeur indolente, rénitente, formant au devant de la rotule un relief nettement détaché et que l'on traite, en général, par l'application successive de plusieurs vésicatoires volants. L'injection iodée réussit peu à cause de l'épaisseur des parois, et l'on doit se garder de faire une incision.

Lorsque les parois sont très épaisses, on a pu songer à les énucléer au bistouri, mais c'est une opération qu'il ne faut, à mon avis, pratiquer qu'à la demande expresse du malade, car il en peut résulter des accidents sérieux. Il est très difficile d'enlever toute la poche, en particulier sur la rotule : aussi le kyste peut-il se reproduire ou du moins rester fistuleux. Il est possible même de voir apparaître, à la suite, une prolifération rapide de tissu embryonnaire qui remplit rapidement la poche et nécessite de nouvelles opérations. C'est ce qui arriva sur un malade opéré, en 1854, par Laugier.

La bourse séreuse prérotulienne est parfois atteinte d'inflammation aiguë : c'est l'*hygroma aigu*. L'inflammation peut être primitive ou résulter d'une plaie, d'une contusion de la face antérieure du genou; elle dépasse généralement les limites de la bourse, gagne le tissu cellulaire des parties voisines et engendre un phlegmon qui déforme notablement la région. Au premier abord, on pourrait songer à une affection intra-articulaire, mais on reconnaît bientôt que la tuméfaction occupe un plan superficiel, et surtout que les mouvements de l'articulation sont possibles et nullement douloureux. Lorsque la fluctuation dénote la présence du pus, il faut se comporter comme à l'ordinaire et pratiquer une large incision cruciale.

M. Padieu a signalé au niveau de l'angle supéro-externe de la rotule une petite bourse séreuse dont l'existence est loin d'être constante.

4° *Ailerons de la rotule.* — Au-dessous de l'aponévrose d'enveloppe existe une seconde lame aponévrotique qui n'entoure pas, comme la précédente, tout le genou, mais est limitée aux faces latérales. Elle constitue les *ailerons* ou les *ligaments latéraux* de la rotule, qui se continuent avec le tendon rotulien, dont ils sont une émanation. Fortement insérés aux bords latéraux de la rotule, où ils présentent une grande épaisseur (L, L, fig. 250), ils se portent en arrière, contournent les condyles et se fixent sur la capsule fibro-cartilagineuse à laquelle s'attachent les muscles jumeaux.

Les ligaments latéraux de la rotule constituent pour la partie antérieure du genou un puissant moyen de protection, et jouent un rôle fort important dans les fractures de la rotule, suivant qu'ils sont plus ou moins déchirés. Lorsqu'ils le sont peu ou point, ce qui a lieu dans les fractures par cause directe, les plus rares, il est vrai, les fragments sont maintenus et il n'y a que peu d'écartement; s'ils sont largement fendus, au contraire, rien ne faisant obstacle à la contraction du muscle triceps, celui-ci entraîne en haut le fragment supérieur, qui se trouve ainsi écarté de l'inférieur de plusieurs travers de doigt. Il est donc très important de faire entrer ce détail en ligne de compte, quand il s'agit d'apprécier la valeur des divers modes de traitement des fractures de la rotule, puisque dans un cas le rapprochement des fragments se fait de lui-même, tandis que dans l'autre on n'y réussit qu'à grand'peine par les moyens les mieux combinés.

Les *artères* qui se distribuent à la région antérieure du genou sont les articulaires, branches de la poplitée. Elles sont au nombre de quatre : deux supérieures, deux inférieures. Profondément situées, elles reposent sur le squelette, les premières sur les condyles du fémur, les secondes sur les condyles du tibia, et s'anastomosent entre elles, de chaque côté, et d'un côté à l'autre. De plus, les articulaires supérieures s'unissent avec la grande anastomotique, les inférieures avec la récurrente tibiale, et forment ainsi autour du genou un large cercle artériel qui rétablit la circulation dans la jambe après la ligature de la poplitée.

La seule *veine* à mentionner est la saphène interne, qui contourne les condyles internes du fémur et du tibia et les embrasse dans sa concavité.

Les *lymphatiques* occupent surtout le côté interne et se rendent aux ganglions de l'aine.

Les *nerfs* proviennent du crural et de l'obturateur.

2° RÉGION POSTÉRIEURE DU GENOU OU CREUX POPLITÉ.

Le *creux poplité* est au membre inférieur ce que le pli du coude est au supérieur; il contient les gros troncs vasculaires et nerveux qui se rendent à la jambe. Les plaies de cette région, heureusement rares, présentent une gravité particulière, puisque, indépendamment de l'articulation du genou, elles peuvent intéresser l'artère ou la veine poplitées, ou l'une des branches du nerf sciatique. Cette région est encore remarquable en ce qu'elle est le siège de prédilection de l'anévrysme artériel; on y observe souvent des tumeurs de nature diverse, solides ou liquides, dont le diagnostic est, en général, assez difficile. Elle offre donc, pour le chirurgien, un intérêt de premier ordre, et mérite toute l'attention de l'anatomiste.

Le creux poplité représente une vaste excavation située en arrière du genou, à la partie inférieure de la cuisse et supérieure de la jambe. Il n'est pas dû seulement au relief formé sur ses côtés par les muscles qui le circonscrivent, mais résulte encore de la vaste échancrure qui sépare, en arrière, les deux condyles du fémur (Voy. fig. 250), et de l'excavation, plus petite, située entre les deux condyles du tibia. Le creux poplité s'étend sur le fémur, à quatre travers de doigt environ au-dessus des condyles, tandis qu'il empiète à peine sur la face postérieure du tibia. Il occupe à la cuisse tout l'espace qui, sur la face postérieure du fémur, est circonscrit par la bifurcation de la ligne âpre, espace à surface plane, légèrement excavée, et revêtant la forme d'un triangle dont le sommet est dirigé en haut et dont la base répond aux condyles. Le quart inférieur du fémur environ, la face postérieure de l'articulation du genou, une très petite partie du tibia, forment donc le fond de cette excavation.

Nous étudierons successivement les parois du creux poplité et les organes qui y sont contenus.

Parois du creux poplité.

Les parois du creux poplité se divisent en latérales, postérieure et antérieure.

Parois latérales. — Mi-partie osseuses et mi-partie musculaires, les parois latérales sont constituées profondément par une portion de la face interne des condyles fémoraux, et superficiellement par un certain nombre de muscles. On trouve en dehors : le muscle biceps en haut, le jumeau externe en bas ; en dedans : les demi-membraneux et demi-tendineux, le droit interne et le couturier en haut, le jumeau interne en bas. La figure 250 montre bien la disposition respective de ce muscle au niveau du *pli du jarret*. Les muscles biceps et demi-membraneux sont d'abord accolés. Parvenus au quart inférieur de la cuisse, environ à la bifurcation de la ligne âpre du fémur, ils s'écartent l'un de l'autre sous un angle aigu et se portent, le premier en dehors et le second en dedans, en interceptant un espace triangulaire dont la base est dirigée en bas. Les deux jumeaux, écartés au contraire l'un de l'autre à leur origine, ne tardent pas à se rapprocher, et circonscrivent également un intervalle triangulaire, mais dont la base est en haut. Ces divers muscles, par leur écartement, forment donc deux triangles, l'un supérieur, beaucoup plus long, désigné encore sous le nom de triangle fémoral ; l'autre inférieur, très petit, appelé triangle tibial. Les deux triangles sont unis par leurs bases, qui correspondent aux condyles du fémur et circonscrivent de la sorte un espace losangique à grand diamètre vertical, d'où le nom de *losange poplité* sous lequel il est connu. Des quatre côtés du losange deux sont supérieurs et beaucoup plus longs ; les deux inférieurs, formés par les jumeaux, sont très courts. Les bords internes de ces deux derniers muscles sont même si rapprochés normalement, que, pour donner à la région l'aspect losangique représenté figure 251, il faut écarter légèrement les muscles, en sorte qu'on pourrait aussi justement l'appeler *triangle poplité*.

Voyons rapidement ce que chacun de ces muscles présente d'intéressant à considérer.

Le *biceps* limite à lui seul le bord supérieur et externe du losange poplité (MR, fig. 251). Simple en bas, bifide en haut, il s'attache par sa longue portion à l'ischion et par sa courte portion à la moitié inférieure de la ligne âpre du fémur. Il se termine en bas par un fort tendon qui se fixe à la partie supérieure et externe de la tête du péroné. On ne rencontre que très rarement une bourse séreuse au niveau de cette insertion. Le muscle biceps est un fléchisseur de la jambe sur la cuisse et il peut déterminer une flexion permanente lorsqu'il est atteint de contracture.

Le biceps est fréquemment affecté de rétraction à la suite des tumeurs blanches du genou. Lorsqu'on n'a pas pris la précaution de maintenir le membre inférieur immobilisé dans la rectitude, la jambe se fléchit peu à peu sur la cuisse, le biceps se rétracte, attire en arrière le péroné et le tibia, qui se luxent insensiblement sur le fémur, et porte en même temps ces os en dehors. La subluxation du tibia en arrière et en dehors est un phénomène fréquent dans les tumeurs blanches du genou, et elle doit être en grande partie attribuée à l'action de ce muscle. Le biceps était fortement contracturé dans un cas de valgus du genou que j'opérai en 1876 dans le service de Gosselin à la Charité. Il forme alors dans le jarret une corde dure qui oppose une résistance invincible à l'extension de la jambe. Si le muscle ne s'allonge pas sous l'action du chloroforme, il faut le couper par la méthode sous-cutanée. Cette opération n'offre pas de difficulté réelle ; cependant elle peut être accompagnée d'un accident sérieux, la section du nerf sciatique poplité externe, qui affecte avec le tendon des rapports intimes au moment où il contourne la face externe du genou. Il en résulte une paralysie des muscles de la région externe de la jambe. Pour éviter cet accident, il faut

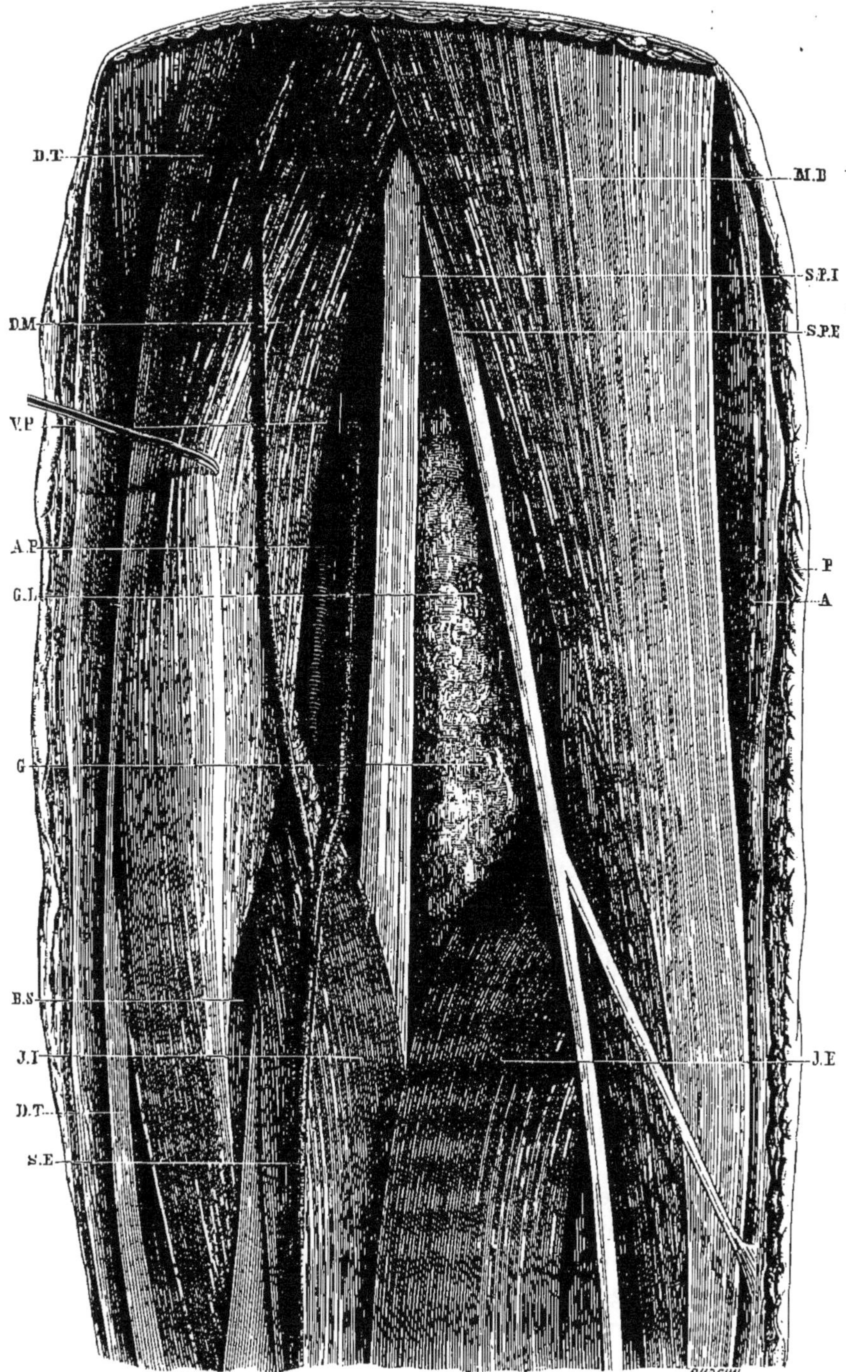

Fig. 251. — *Région du creux poplité.* — Côté droit, grandeur naturelle, homme adulte.

A, aponévrose d'enveloppe.
AP, artère poplitée.
BS, bourse séreuse du jumeau interne.
DM, muscle demi-membraneux.
DT, muscle demi-tendineux.
G, graisse siégeant dans le creux poplité.
GL, ganglion lymphatique.
JE, muscle jumeau externe.

pratiquer la section à 3 centimètres environ au-dessus de la tête du péroné, en ramenant le ténotome de dedans en dehors.

Le *demi-membraneux* s'attache en haut à l'ischion. Il se fixe en bas par trois tendons : l'un s'insère à la tubérosité interne du tibia à un centimètre au-dessous de l'interligne articulaire ; l'autre, qui est horizontal, se porte en avant, contourne la tubérosité interne du tibia et s'insère à sa partie antérieure ; le troisième, oblique ascendant, se continue avec le ligament postérieur de l'articulation du genou qu'il renforce puissamment.

Le demi-membraneux est rarement atteint de rétraction. Il est remarquable par l'existence d'une large bourse séreuse (BS, fig. 251) qui le sépare en bas du muscle jumeau interne. Cette bourse est constante, très développée, et c'est elle qui est presque toujours le point de départ des kystes du jarret. Ces kystes sont donc situés en général à la partie inférieure du creux poplité, sur son côté interne, et à une certaine distance de la ligne médiane, circonstances fort importantes pour le diagnostic différentiel des tumeurs de cette région. Je reviendrai d'ailleurs sur ce sujet dans un instant.

Le *demi-tendineux* est beaucoup plus faible que les deux précédents. Il se fixe également en haut à l'ischion et en bas par un tendon long et grêle à la face interne du tibia en un point qui sera précisé plus loin. Ce muscle fait dans le jarret un relief très appréciable au toucher, et se trouve plus rapproché de l'axe du membre que le demi-membraneux. Comme le biceps, il est fréquemment atteint de rétraction dans les tumeurs blanches du genou, et sa section ne présente aucune difficulté.

Indépendamment des muscles précédents, on trouve encore sur la paroi latérale interne du creux poplité le couturier et le droit interne (fig. 250). Ces deux muscles joints au demi-tendineux s'attachent par des tendons distincts à la partie la plus élevée de la face interne du tibia. Ils contournent le condyle interne en décrivant une courbe à concavité antérieure et se présentent dans l'ordre suivant d'avant en arrière : d'abord le couturier, tout à fait à côté de lui le droit interne, et à une certaine distance en arrière le demi-tendineux. Le tendon du couturier est également le plus superficiel des trois ; de son bord inférieur se détache une expansion aponévrotique qui recouvre les deux autres. Ces derniers, unis entre eux par un feuillet fibreux, sont situés sur un même plan sous-jacent à celui du muscle couturier. Le demi-membraneux occupe un troisième plan. Quoique les trois tendons ne divergent pas, mais décrivent chacun une courbe parallèle, on en a comparé la disposition à celle d'une *patte d'oie*.

Les muscles de la patte d'oie reposent sur le ligament latéral interne de l'articulation du genou, dont ils sont séparés par une bourse séreuse large et aplatie. Comme la bourse prérotulienne, celle-ci peut être atteinte d'hygroma et aussi d'inflammation aiguë qui se propage au tissu cellulaire voisin : on traitera cette affection de la manière que j'ai indiquée plus haut.

Les *muscles jumeaux* forment les deux bords inférieurs du losange poplité et se divisent en externe et interne. Ils sont recouverts, à leur origine, l'externe

JI, muscle jumeau interne.
MB, muscle biceps.
P, peau.
S E, veine saphène externe.
SPE, nerf sciatique poplité externe.
SPI, nerf sciatique poplité interne.
VP, veine poplitée.

par le biceps, l'interne par le demi-membraneux. L'interne est beaucoup plus volumineux que l'externe. Ils reposent directement sur les capsules fibreuses des condyles ; entre le jumeau interne et la capsule fibreuse du condyle interne existe une bourse séreuse qui lui est commune avec le demi-membraneux et dont j'ai déjà parlé plus haut. Or la capsule fibreuse du condyle interne est quelquefois percée d'un trou, et il est possible que la bourse séreuse du jumeau interne communique alors avec la séreuse articulaire, ce qui constitue une redoutable complication en cas de kyste.

Aux muscles jumeaux est en quelque sorte annexé un petit muscle, le plantaire grêle, sur lequel je reviendrai plus loin.

Paroi postérieure. — La paroi postérieure du creux poplité est formée par les téguments qui se portent d'un bord à l'autre comme une sorte de pont. Elle comprend : la peau, la couche graisseuse sous-cutanée et l'aponévrose d'enveloppe du membre.

Fine et glabre, la peau qui recouvre le creux poplité présente des plis transversaux. Le *pli du jarret*, c'est-à-dire l'angle que forment la cuisse et la jambe lorsque cette dernière est fléchie, ne répond pas à l'interligne articulaire : il est situé au-dessus, ainsi que le démontre la figure 250. J'ai fait passer la coupe exactement par le pli, et l'on voit qu'elle a rencontré les condyles fémoraux.

La peau se déplace et glisse facilement ; cependant, lorsqu'à la suite d'une tumeur blanche du genou la jambe a été longtemps fléchie, le tégument est susceptible, comme les muscles fléchisseurs, de subir une certaine rétraction et de se déchirer dans les tentatives violentes de redressement. Il convient donc, après avoir pratiqué la section des tendons, de procéder avec douceur et ménagement, de ne jamais quitter de vue la peau et de s'arrêter, si elle se distend outre mesure.

La couche sous-cutanée renferme toujours de la graisse ; elle est traversée par la veine saphène externe, qui va se jeter dans la veine poplitée. Au niveau même du pli du jarret la veine est comprise dans un dédoublement de l'aponévrose (SE, fig. 250). Cette veine correspond à peu près à la ligne médiane, en sorte que dans les abcès du creux poplité il faut ouvrir un peu sur le côté pour la ménager.

L'aponévrose est la prolongation de celle qui recouvre la région antérieure. Elle se continue, en haut avec l'aponévrose fémorale, en bas avec l'aponévrose jambière. Elle est assez résistante pour brider les tumeurs de toute nature qui se développent en avant d'elle ; sur les côtés, elle adhère aux muscles qui circonscrivent la région, de telle sorte que les abcès, par exemple, restent limités au creux poplité et n'ont aucune tendance à envahir les parties latérales du genou.

Paroi antérieure. — La paroi antérieure est formée par les faces postérieures du fémur et du tibia, par le ligament postérieur de l'articulation du genou, que nous étudierons plus loin, et par le muscle poplité. Ce muscle occupe la partie la plus inférieure de la région et ne peut être vu que si on écarte les jumeaux l'un de l'autre. Il s'attache en haut dans une dépression située au-dessous de la tubérosité du condyle externe du fémur et à la partie inférieure de la capsule fibreuse de ce condyle ; en bas, il s'insère à la ligne oblique du tibia et à toute la surface osseuse située au-dessus de cette ligne.

Le tendon du poplité est entouré par la synoviale articulaire, qui l'accompagne quelquefois assez loin et communique dans ce cas avec l'articulation péronéo-tibiale supérieure.

Organes contenus dans le creux poplité.

L'excavation que limitent les parois que nous venons de décrire est de forme losangique et présente son plus grand diamètre dans le sens vertical ; ce dernier mesure environ 10 centimètres chez l'adulte. Le diamètre transversal, pris à l'origine des jumeaux, n'en mesure guère plus de 2, et l'antéro-postérieur, intermédiaire aux deux autres, est en moyenne de 4 à 5.

On trouve dans le creux poplité : 1° l'artère poplitée ; 2° la veine poplitée ; 3° les nerfs sciatiques poplités interne et externe ; 4° des ganglions lymphatiques ; 5° de la graisse.

Artère poplitée. — L'artère poplitée fait immédiatement suite à l'artère fémorale et commence par conséquent au niveau de l'orifice inférieur du canal du troisième adducteur pour se terminer à l'anneau du muscle soléaire, où elle se divise en deux branches : la tibiale antérieure et le tronc tibio-péronier. Cette artère, mesurant en moyenne de 15 à 16 centimètres, se trouve être plus longue que le creux poplité, qu'elle déborde en haut et en bas.

D'abord oblique en bas et en dehors, l'artère, parvenue dans le losange, devient verticale, ce qui lui a fait considérer deux portions, l'une supérieure, l'autre inférieure, division importante au point de vue de la ligature du vaisseau.

Dans sa partie supérieure, elle est recouverte par le muscle demi-membraneux.

Ses rapports dans le creux poplité doivent être étudiés en avant, en arrière et sur les côtés.

En avant, et de haut en bas, l'artère répond : à la face postérieure du fémur, au ligament postérieur de l'articulation du genou et au muscle poplité. Elle est éloignée des condyles du fémur par un espace assez considérable rempli de graisse, mais en bas elle n'est plus séparée des condyles du tibia que par l'épaisseur du ligament postérieur : aussi dans la résection du genou, une fois l'article ouvert, on peut sans inconvénient diviser les condyles du fémur d'avant en arrière, mais il n'en peut être de même des condyles du tibia : on s'exposerait de la sorte à blesser l'artère poplitée dans une échappée de l'instrument.

L'ablation du plateau du tibia constitue le temps le plus difficile de la résection du genou et doit être pratiquée d'arrière en avant avec une scie spéciale, après avoir dégagé préalablement avec beaucoup de soin les vaisseaux poplités en rasant de près la face postérieure de l'os.

Lorsqu'à la suite d'une tumeur blanche du genou le tibia s'est peu à peu subluxé en arrière, l'artère poplitée subit une distension progressive qu'elle supporte aisément, mais, si l'on tente le redressement brusque dans ces conditions, au lieu de revenir à sa place, le tibia peut se luxer complètement et glisser derrière le fémur. L'artère, tendue alors sur l'os de la jambe comme la corde d'un violon sur le chevalet, peut se déchirer, et l'on devine la conséquence d'un pareil accident. Il ne faut donc pas procéder au redressement d'une jointure disposée de la sorte : la seule opération rationnelle dans ce cas serait la résection cunéiforme des condyles du fémur. Une luxation traumatique du tibia en arrière peut également s'accompagner de la déchirure de l'artère poplitée.

En arrière, l'artère poplitée est en rapport dans toute l'étendue de son trajet avec la veine poplitée. Ce rapport est immédiat et très intime. L'adhérence des deux vaisseaux rend assez difficile le temps de l'isolement dans la ligature de l'artère. Médiatement, l'artère est en rapport en arrière avec le nerf sciatique poplité interne, qui est en même temps légèrement porté en dehors, et avec les graisses du jarret. Dans la portion crurale de son trajet, elle est de plus recouverte par les deux jumeaux, à l'écartement desquels elle répond, et enfin par les trois couches communes enveloppantes décrites plus haut.

Sur les côtés, l'artère poplitée est en rapport : en dedans, avec le muscle demi-membraneux, et plus bas avec le jumeau interne ; en dehors, avec le biceps, qui en est beaucoup plus éloigné.

La ligature de la poplitée est une opération qui avait une importance capitale lorsqu'on opérait l'anévrysme par la méthode ancienne, c'est-à-dire par l'ouverture du sac et la ligature immédiatement au-dessus et au-dessous. La ligature à distance sans ouverture du sac d'après les méthodes de Desault et de Hunter étant aujourd'hui la seule employée (du moins dans l'anévrysme artériel spontané), la ligature de la poplitée n'est plus guère devenue qu'un exercice de médecine opératoire, car j'ai dit plus haut que le lieu d'élection était la fémorale dans le canal du troisième adducteur.

Pour découvrir l'artère poplitée, voici les règles que je conseille. Commencer par déterminer d'une façon précise la situation du pli du jarret. Faire une incision qui s'étende à une égale distance au-dessus et au-dessous du pli ; l'incision doit être verticale et médiane. Les premières couches seront divisées, en ayant soin de ménager la veine saphène externe ; on découvrira l'interstice des jumeaux que l'on écartera l'un de l'autre en se servant du doigt ou de la sonde cannelée. On rencontrera ensuite successivement d'arrière en avant et un peu de dehors en dedans : le nerf sciatique poplité interne qui sera reporté en dehors, la veine et, tout à fait profondément, l'artère.

La poplitée est, de toutes les artères, la plus fréquemment atteinte d'anévrysme, sans qu'il soit facile d'en fournir la raison, car, s'il est vrai qu'elle est soumise dans la marche à des mouvements continuels de distension et de relâchement, l'artère humérale au pli du coude n'en présente pas moins, et les anévrysmes spontanés dans cette région sont exceptionnels. Ce n'est pas ici le lieu d'étudier l'anévrysme poplité, qui d'ailleurs sert de type aux descriptions générales ; toutefois on peut prévoir, d'après les détails anatomiques précédents, quelles en seront la marche et l'influence sur les parties voisines, sur le nerf sciatique, sur les surfaces articulaires, etc. Souvent, au bout d'un certain temps, la poche se crève, et il se produit un anévrysme diffus consécutif. On voit aussi se former des abcès autour de la poche, ce qui vient compliquer le diagnostic.

La flexion forcée de la jambe sur la cuisse suspend les battements dans le sac, et cette attitude a été utilisée comme procédé de guérison des anévrysmes poplités. Il n'y a jamais d'inconvénient à commencer le traitement par cette manœuvre, qui m'a donné tout récemment (août 1887) un très beau résultat pour un anévrysme traumatique, mais on échoue le plus ordinairement, surtout s'il s'agit d'un anévrysme spontané. La compression digitale est particulièrement applicable aux anévrysmes poplités, parce qu'il est facile de supprimer complètement et facilement le cours du sang en l'exerçant sur l'éminence ilio-pectinée. On échoue assez souvent par ce procédé, mais on obtient aussi parfois des résultats brillants. En 1876, à l'hôpital Lariboisière, j'ai, pour un anévrysme poplité du volume d'un gros œuf de dinde, commencé la compression digitale à dix heures du matin, et tout battement avait cessé dès trois heures de l'après-midi. Quelques faibles battements se montrèrent, il est vrai, le troisième jour, mais pour disparaître définitivement après une compression légère que le malade exerça lui-même. J'ai obtenu un résultat semblable à l'Hôtel-Dieu en 1886 pour un énorme anévrysme que m'avait adressé le Dr Genouille, de Sens.

L'artère poplitée fournit des branches musculaires aux jumeaux, les *artères jumelles*, et des branches collatérales, les *articulaires*. Celles-ci sont au nombre de cinq, deux de chaque côté, et une médiane. Les latérales sont divisées en supérieures et inférieures. Ces artères forment autour du genou le cercle artériel dont j'ai parlé plus haut.

Veine poplitée. — La veine poplitée est située immédiatement en arrière et un peu en dehors de l'artère à laquelle elle est intimement unie. Sous le rapport de sa consistance et de son aspect, elle ne ressemble à aucune autre veine de l'économie. Elle est grisâtre et épaisse : au lieu de s'affaisser, ses parois restent béantes à la coupe ; sa section rappelle celle d'une artère. Cette apparence de la veine augmente beaucoup les difficultés de la ligature de l'artère et explique pourquoi l'une des erreurs communes dans cette opération sur le cadavre est de prendre l'une pour l'autre. Sur le vivant, les battements artériels seraient d'un grand secours.

La veine poplitée reçoit la *veine saphène externe*. Celle-ci, d'abord sous-cutanée, se place, au niveau du jarret, dans un dédoublement de l'aponévrose jambière, et plonge ensuite au sein du creux poplité vers sa partie inférieure. Elle peut être atteinte de varices, moins fréquemment cependant que la saphène interne, et, comme pour cette dernière, on en a recherché la cause dans la constriction qu'éprouverait la veine en traversant l'aponévrose, ce qui est loin d'être démontré. Elle fournit ordinairement une branche qui continue le trajet du tronc principal, contourne la face postérieure et interne de la cuisse et va se jeter dans la saphène interne ; quelquefois même cette branche anastomotique constitue la saphène interne tout entière, qui alors ne s'ouvre pas dans la veine poplitée.

Nerfs sciatiques. — Le grand nerf sciatique, arrivé à la partie supérieure du creux du jarret, se divise en deux branches (fig. 251) : l'une interne, beaucoup plus volumineuse, qui continue le trajet primitif du nerf, le *sciatique poplité interne ;* l'autre externe, le *sciatique poplité externe.*

Le *sciatique poplité interne* est situé en arrière et un peu en dehors de la veine ; il fournit six branches collatérales en traversant le creux poplité : l'une est destinée à l'articulation du genou, une seconde est cutanée : c'est le *nerf saphène externe ;* les quatre autres sont musculaires et destinées au plantaire grêle, aux deux jumeaux et au soléaire.

Le sciatique poplité interne traverse l'anneau du soléaire en compagnie de l'artère et de la veine poplitées, et va se distribuer à tous les muscles et à la peau de la face postérieure de la jambe et plus bas à la plante du pied, où nous le retrouverons.

Le *sciatique poplité externe* est de moitié moins volumineux que l'interne, ce qui est en rapport avec sa distribution. Il est destiné aux muscles et à la peau de la région externe de la jambe et à la face dorsale du pied. Il se détache du tronc du sciatique à la partie supérieure du losange poplité et se porte obliquement en bas et en dehors, vers la tête du péroné. Dans ce trajet, il est plus superficiel que le sciatique poplité interne. Il passe derrière le condyle externe du fémur, croise l'insertion supérieure du jumeau externe, côtoie le tendon du biceps, passe derrière la tête du péroné, se porte en avant et contourne horizontalement le col de cet os, situé entre ce col et le muscle long péronier latéral, et s'épanouit en un certain nombre de branches que nous retrouverons à la jambe.

Le rapport du sciatique poplité externe avec la tête du péroné est tellement intime qu'il est à craindre de couper le nerf quand on fait la résection de cette portion de l'os. On le comprime facilement à son passage sur le col, et c'est l'un des *points* douloureux dans la névralgie sciatique. La situation superficielle du nerf en facilite beaucoup la résection, mais il ne faut tenter cette opération qu'en présence de douleurs intolérables et lorsqu'on est à bout de ressources, car il en résulte une paralysie de tous les fléchisseurs du pied sur la jambe. Les injections sous-cutanées de morphine donnent, en général, un résultat très favorable, en raison de cette même situation.

Je répète ici que le voisinage du sciatique poplité externe est une sérieuse complication pour la section du tendon du biceps, et qu'afin d'éviter plus sûrement ce nerf il faut porter le ténotome de 2 à 3 centimètres au-dessus de l'insertion du muscle.

En résumé, le creux poplité est traversé de haut en bas, dans le sens de son plus grand diamètre, par trois gros cordons qui sont disposés dans l'ordre suivant d'arrière en avant : le nerf sciatique poplité interne, la veine poplitée, l'artère poplitée. Ils ne sont pas absolument superposés, le nerf sciatique étant situé légèrement en dehors, en sorte qu'un instrument les traversant tous les trois serait dirigé un peu obliquement en avant et en dedans.

Ganglions lymphatiques. — Les ganglions lymphatiques du creux poplité sont en petit nombre. On en trouve deux ou trois seulement dans la portion fémorale du losange, et encore sont-ils assez peu développés pour échapper souvent aux recherches; ils sont aussi moins fréquemment malades que ceux de l'aine. Néanmoins ils s'engorgent quelquefois à la suite d'une plaie du pied, donnent naissance à un adéno-phlegmon dont un vaste abcès du jarret est la conséquence. Est-il possible de prévoir à l'avance, d'après le siège qu'occupe la plaie du pied, si l'inflammation retentira sur les ganglions du jarret ou sur ceux de l'aine? Non, jusqu'à présent, ce qui du reste n'offre pas une grande importance.

Les ganglions du jarret peuvent être atteints de dégénérescence au même titre que ceux des autres régions, soit primitivement, soit secondairement, et forment des tumeurs dont le diagnostic est souvent entouré de réelles difficultés, car elles sont situées profondément en avant de l'aponévrose. Cependant, lorsqu'une tumeur lisse, arrondie, occupant le *milieu* du creux du jarret, est apparue rapidement, on doit songer à une adénite. J'ai plusieurs fois observé chez des enfants des adénites strumeuses que l'on eût pu confondre aisément avec un kyste, mais ces derniers se développent plus lentement et occupent en général les côtés de la région et de préférence le côté interne.

Graisse. — Le creux du jarret est rempli par une quantité considérable de graisse qui joue le rôle de remplissage et comble tous les vides. Les vaisseaux et nerfs plongent au sein de cette couche. Cette disposition nous explique l'extension rapide que prend l'inflammation et l'étendue des abcès qui lui succèdent. La couche graisseuse se continue avec celle qui entoure les vaisseaux à la cuisse et à la jambe : aussi le pus peut-il fuser par cette voie de l'une dans l'autre région. Lorsqu'une suppuration prolongée a détruit la graisse qui remplit le creux poplité, les parois de la cavité n'arrivant plus au contact, il en peut résulter la production de fistules qui présentent avec celles du creux ischio-rectal de grandes analogies et dont la cure est très difficile.

Bourses séreuses de la région poplitée.

Les bourses séreuses du jarret, spécialement étudiées par Foucher en 1856, jouent dans la pathologie de la région qui nous occupe un rôle si important que j'ai cru devoir en faire l'objet d'un paragraphe spécial. Il convient d'établir tout d'abord une distinction capitale : tantôt elles communiquent avec la grande synoviale du genou, quelques-unes même n'en sont qu'un diverticulum ; tantôt elles en sont indépendantes.

Ces bourses séreuses, étant en rapport avec les insertions musculaires, sont nécessairement latérales, il n'en existe pas de médianes. On les divise en externes et internes. Les premières sont moins constantes que les secondes. On peut trouver trois bourses externes : l'une entre le tendon du poplité et le ligament latéral externe (il ne faut pas la confondre avec le diverticulum qui vient de la synoviale du genou, dont elle est indépendante) ; l'autre sous le tendon du jumeau externe ; ces deux bourses communiquent généralement ensemble. La troisième est située entre le tendon du biceps et le ligament latéral externe et côtoyée par le nerf sciatique poplité exerne ; elle est loin d'être constante et n'a que de très petites dimensions quand elle existe. Au total, les bourses externes sont peu développées et rarement atteintes d'hydropisie : on trouve donc exceptionnellement des kystes à la partie externe du jarret.

Il n'en est pas de même de la partie interne. Entre le jumeau interne et le tendon du demi-membraneux (fig. 251 et 252) existe une synoviale constante, large, quelquefois cloisonnée, répondant à la partie postérieure et inférieure du condyle interne du fémur. J'ai déjà dit plus haut que, lorsque la capsule fibreuse du condyle était perforée, ce qui arrive souvent chez l'adulte et le vieillard, cette séreuse communiquait avec la synoviale articulaire. Les kystes du jarret siègent presque toujours dans cette bourse : leur lieu d'élection est donc la partie inférieure et interne du losange poplité.

Indépendamment de la bourse commune au jumeau interne et au demi-membraneux, il en existe une seconde également constante, mais moins développée, située au-dessous et un peu au devant de la précédente et spécialement destinée au tendon direct du demi-membraneux.

La synoviale du genou peut envoyer à travers le ligament postérieur de l'articulation un prolongement susceptible de donner naissance à un kyste que Foucher a appelé *kyste synovial herniaire*, analogue à ceux que l'on observe si souvent dans la région du poignet ; ces prolongements se font dans l'espace intercondylien et occupent la *ligne médiane* (D.S, *fig.* 252).

Les kystes synoviaux du jarret se divisent donc en deux grandes classes : *kystes synoviaux tendineux*, *kystes synoviaux articulaires*. Les premiers siègent sur les côtés de la région et presque constamment du côté interne ; les seconds occupent

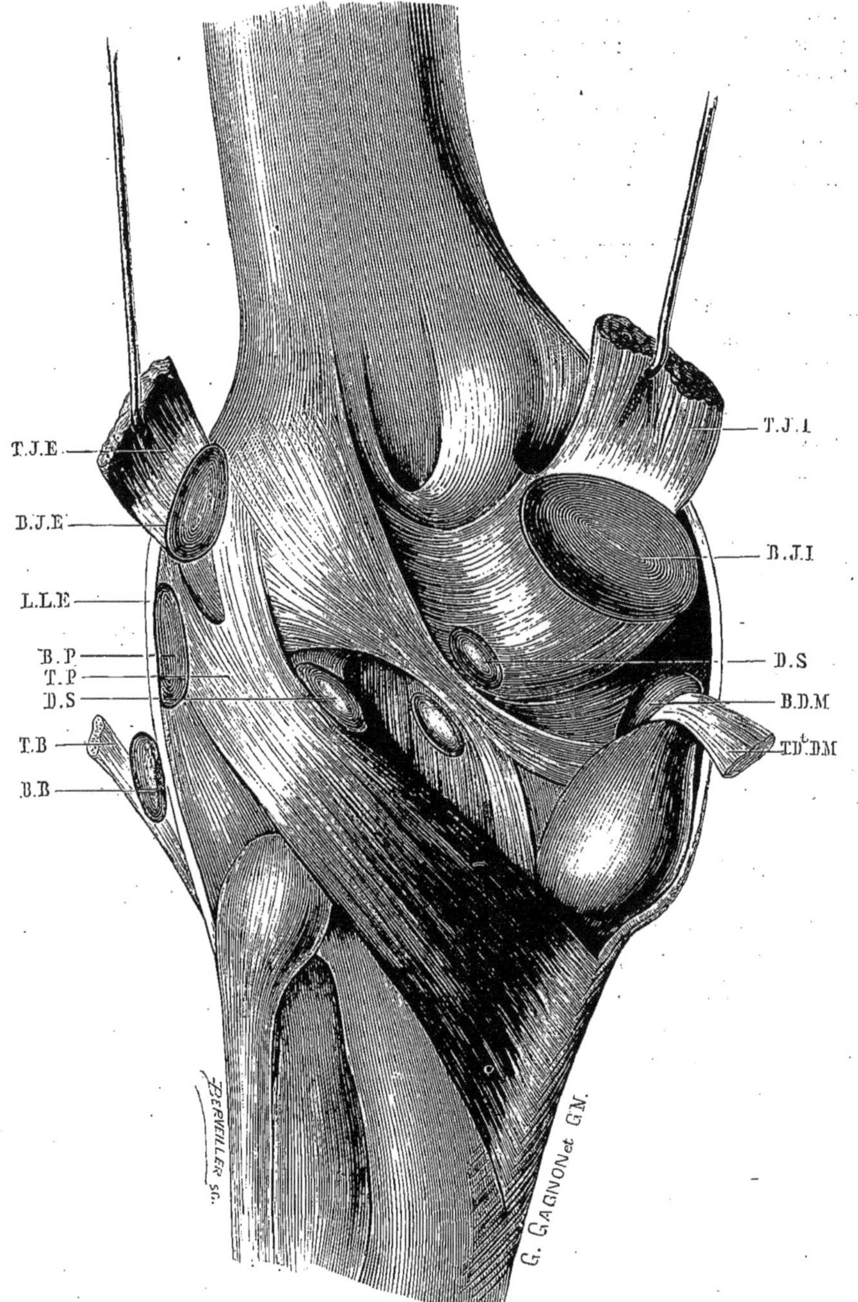

Fig. 252. — *Schéma représentant les bourses séreuses du creux poplité.*

BB, bourse séreuse du tendon du biceps.
BDM, bourse séreuse du tendon direct du muscle demi-membraneux.
BJE, bourse séreuse du muscle jumeau externe.
BJI, bourse séreuse du muscle jumeau interne.
BP, bourse séreuse du muscle poplité.
DS, diverticulum de la synoviale du genou.
LLE, ligament latéral externe de l'articulation du genou.
TB, tendon du muscle biceps.
TD^t DM, tendon direct du muscle demi-membraneux.
TJE, tendon du muscle jumeau externe.
TJI, tendon du muscle jumeau interne.
TP, tendon du muscle poplité.

la ligne médiane; les premiers sont durs, tendus, résistants et non réductibles; les autres se laissent, en général, réduire, lorsqu'on met la jambe dans la flexion. Il ne faudrait cependant pas attacher trop d'importance au symptôme réductibilité, car il est souvent difficile à constater en clinique ; de plus, un kyste primitivement articulaire peut avoir cessé de communiquer ou ne communiquer que par un orifice très étroit, tandis que par contre un kyste tendineux peut être en relation avec la synoviale du genou. En conséquence, il convient d'apporter toujours une certaine réserve dans le traitement des kystes du creux poplité.

3° ARTICULATION DU GENOU OU FÉMORO-TIBIALE.

L'*articulation du genou* est la plus vaste de toutes celles que présente le corps humain, et elle est aussi la plus compliquée. Les lésions traumatiques et spontanées qu'on y observe si fréquemment font de son étude l'une des plus importantes de l'anatomie.

L'articulaton du genou appartient à la classe des diarthroses et au genre trochlée. Toutefois la trochlée n'est parfaite que dans l'extension et la flexion forcée, car dans la demi-flexion, les ligaments latéraux étant relâchés, il existe quelques mouvements de latéralité et de rotation sur l'axe. Aussi, lorsqu'on veut rechercher si le genou présente des mouvements latéraux, faut-il toujours faire cette exploration, la jambe étant dans l'extension, sous peine de trouver des mouvements là où il n'en existe pas.

J'examinerai successivement : les surfaces articulaires ; les moyens d'union ou ligaments ; les moyens de glissement, c'est-à-dire la synoviale, et enfin les mouvements de l'articulation fémoro-tibiale.

Surfaces articulaires.

Trois os concourent à constituer les surfaces articulaires : le fémur, le tibia et la rotule. Le fémur et le tibia se correspondent par de si larges surfaces qu'il est aisé de comprendre pourquoi la luxation complète du genou est un accident d'une rareté extrême. Elle peut néanmoins se produire, et j'ai eu l'occasion dans ces derniers temps d'en observer deux cas à l'hôpital Beaujon : les condyles du fémur faisaient une forte saillie dans le creux du jarret. Dans les deux cas, le paquet vasculo-nerveux du creux poplité était intact.

Condyles du fémur. — L'extrémité inférieure du fémur, considérablement élargie, se bifurque en deux tubérosités appelées condyles, distingués en externe et interne. Le condyle externe, qui est l'analogue de l'épicondyle, est situé sur le prolongement de la face externe du fémur, tandis que l'interne, rappelant l'épitrochlée, est fortement déjeté en dedans et fait sous les téguments une saillie très appréciable. Il en résulte que l'on peut observer la fracture d'un seul condyle. Plus souvent cependant les deux condyles sont fracturés et la diaphyse fémorale est enfoncée dans leur intervalle à la manière d'un coin.

Si on l'envisage par rapport à l'axe du fémur, chaque condyle présente à considérer : une face externe, une face interne et une face inférieure. Les faces externes sont sous-cutanées ; les faces internes sont intra-articulaires, mais non encroûtées de cartilage, et destinées à l'insertion des ligaments croisés ; les faces inférieures sont les plus étendues et encroûtées de cartilage dans toute leur longueur.

En avant, les faces inférieures se réunissent l'une à l'autre et forment une surface concave transversalement, légèrement convexe d'avant en arrière, destinée à se mettre en contact avec la face postérieure de la rotule dans l'extension de la jambe : c'est la poulie fémorale. La partie de la poulie qui appartient au condyle externe remonte plus haut que celle qui appartient au condyle interne. En arrière, les faces inférieures sont séparées l'une de l'autre par une vaste échancrure, dite intercondylienne; elles sont arrondies et destinées à se mouvoir sur le plateau du tibia. Le condyle interne est plus saillant en arrière que l'externe.

Les deux condyles ne descendent pas au même niveau, *le condyle interne descend plus bas que l'externe.* De ce fait découlent des résultats très intéressants. Les surfaces articulaires du tibia étant situées sur un plan parfaitement horizontal, et les deux condyles ne descendant pas au même niveau, il s'ensuit que le fémur est incliné sur le tibia de haut en bas et de dehors en dedans. L'axe du fémur et celui du tibia ne forment donc pas une ligne droite, mais une ligne brisée au niveau du genou : d'où l'existence d'un angle très obtus, ouvert en dehors et saillant en dedans : cette disposition a pour but de diminuer par une décomposition parallélogrammique des forces les efforts ou pressions qui se produisent dans le sens vertical.

Le genou est donc naturellement dévié en dedans, et cela tient, je le répète, à ce que le condyle interne du fémur descend plus bas que l'externe. Cette attitude naturelle peut être exagérée au point de devenir une difformité très choquante à laquelle on donne le nom de *genou en dedans*, *genu valgum*. Le sujet qui en est atteint est dit *bancal*. Or il est bien évident que cette déviation latérale du genou est due à l'exagération de la cause qui produit la déviation physiologique, c'est-à-dire à une disproportion entre le développement des deux condyles. Sous une influence quelconque, le condyle interne se développe en hauteur, plus vite que l'externe, et l'inclinaison du fémur sur le tibia augmente nécessairement d'autant. On conçoit d'ailleurs qu'une excavation de la cavité glénoïde du tibia, plus prononcée sur le condyle externe que sur l'interne, produirait le même résultat ; de même l'usure du condyle externe : mais ces deux dernières causes doivent agir bien rarement, si même elles agissent, et je ne les mentionne que pour mieux faire comprendre le mécanisme du *genu valgum*. Ce qu'il y a d'absolument certain, c'est que la déviation du genou ne se rattache ni à une faiblesse ligamenteuse, ni à une contracture ou rétraction musculaire, mais bien à un trouble dans l'ossification du fémur. Si l'on songe que cette affection apparaît en général sur des sujets en voie de développement et dont l'épiphyse du fémur n'est pas soudée, on sera porté à croire que le point de départ est dans cette épiphyse ; l'activité physiologique est plus grande du côté du condyle interne que de l'externe, l'apport des matériaux y est plus abondant.

Sous quelle influence se produisent ces phénomènes d'hypernutrition unilatérale? Il est actuellement impossible de le dire ; on a invoqué le rachitisme, mais à tort. Je ne dis pas que le rachitisme ne puisse chez les petits enfants produire une lésion analogue, mais le véritable *genu valgum* est une affection spéciale, indépendante du rachitisme.

Il apparaît en général sur des sujets âgés de quatorze à dix-huit ans. La plupart de ceux que j'ai opérés étaient remarquablement vigoureux, n'avaient pas la moindre trace de rachitisme. L'affection se développe rapidement, en quelques mois, sans qu'on en puisse trouver la cause, et elle atteint soit un seul, soit les deux membres en même temps. On a invoqué la station debout prolongée, l'influence de fardeaux portés sur la tête; j'avais cru moi-même en trouver l'explication dans l'attitude que forcent à prendre certaines professions, mais tout cela n'est pas la vraie cause, car j'ai vu et opéré le *genu valgum* sur des jeunes filles qui travaillaient constamment assises.

La marche est médiocrement gênée ; les sujets sont aussi solides sur leurs jambes, et la principale raison qui les amène à réclamer notre intervention est la difformité très choquante qui en résulte. La déviation peut être telle que les genoux se croisent complètement dans la marche. Pour apprécier le degré de *genu valgum*, il faut, le sujet étant couché dans une extension parfaite, et les deux genoux mis au contact, mesurer l'écartement qui sépare les deux malléoles internes. On reconnaît que la déviation est corrigée lorsque les deux malléoles peuvent être rapprochées l'une de l'autre, alors que les deux genoux se touchent : mais il faut avoir grand soin, dans cette exploration, de maintenir le membre dans l'extension, car, chose singulière, toute espèce de déviation disparait lorsqu'on met le membre dans la flexion, aussi bien du reste à l'état physiologique qu'à l'état pathologique, ce qui pourrait faire croire à un redressement qui n'existe pas.

Comment comprendre cette disparition du *genu valgum* dans la flexion de la jambe sur la cuisse? L'explication n'en a pas été donnée jusqu'à présent et elle me paraît être la suivante.

Si l'on représente le tibia par la ligne verticale AB et le fémur par la ligne oblique CA, le point A représentera le genou. Or, si l'on suppose le point A immobilisé (condition qui se trouve naturellement remplie dans les mouvements de flexion et d'extension du genou), les mouvements dont le point A est le centre s'effectuent en engendrant une surface conique. Cette surface diffère sensiblement peu de celle qui serait obtenue en abaissant préalablement une perpendiculaire AD sur la base BC du triangle CAB et faisant tourner le triangle rectangle DBA autour de la ligne AD prise comme axe de révolution.

Les lignes AC et AB représentent deux positions successives d'une même génératrice CB, et l'on peut ainsi se rendre compte de la coïncidence qui, dans la flexion extrême du genou, ne manque jamais de s'établir entre les points B et C. Si l'on songe que le premier de ces points représente le talon et le second la fesse, on comprendra pourquoi le *genu valgum* disparaît dans la flexion extrême de la jambe sur la cuisse.

C
A
D
B

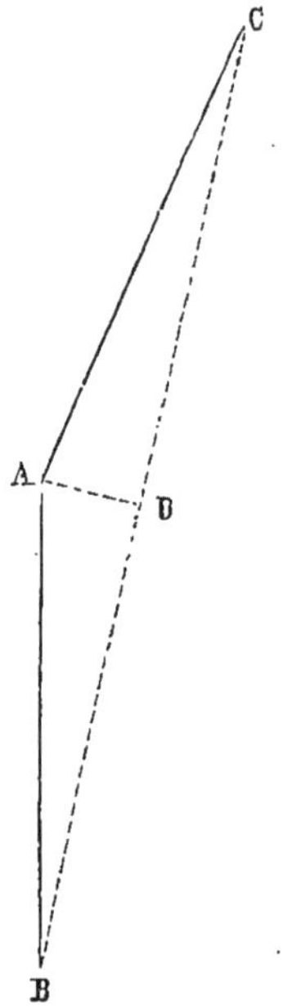

Fig. 253. — *Figure schématique représentant l'inclinaison du fémur sur le tibia.* — Côté gauche.

Le *genu valgum* abandonné à lui-même ne guérissant pas il convient de le redresser. Nous avons, pour obtenir ce résultat, deux moyens : les appareils et le redressement forcé. Les appareils peuvent être employés utilement chez les enfants, mais j'affirme qu'ils sont absolument impuissants chez les sujets âgés de quatorze ans et plus. C'est à M. Delore de Lyon que revient l'honneur d'avoir appliqué le premier le redressement forcé à la cure du *genu valgum*. J'ai imité un grand nombre de fois la conduite de notre collègue, en variant un peu le procédé, et j'ai pu présenter à la Société de chirurgie des résultats remarquables. Le redressement s'obtient par l'arrachement des épiphyses, soit du tibia, soit plus souvent du fémur. Cette opération, en apparence effroyable, ne produit pas en définitive plus de dégâts qu'une fracture simple ou qu'une forte entorse (1). La seule chose à craindre, car la solidité du genou pourrait en être ultérieurement diminuée, c'est de détacher le ligament latéral externe au lieu de l'épiphyse, mais, si cet accident arrive, il doit être très rare : nous savons en effet que les ligaments distendus arrachent presque toujours la portion d'os sur laquelle ils s'insèrent, et à plus forte raison cela doit-il arriver dans le cas spécial où il s'agit d'une épiphyse non soudée. C'est cependant pour obvier à cet inconvénient que quelques chirurgiens, surtout à l'étranger, ont eu recours à l'ostéotomie. On pratique la section soit du fémur, soit du tibia, avec un ciseau et un maillet, et on redresse ensuite. Cette opération donne de bons résultats et paraît à peu près inoffensive, surtout si l'on observe les règles de la méthode antiseptique. Je dois ajouter que les chirurgiens sont encore aujourd'hui partagés sur la valeur relative de l'ostéoclasie et de l'ostéotomie appliquées au traitement du genu valgum.

Le genou est susceptible d'éprouver une déviation inverse de la précédente : il est saillant en dehors et plus ou moins écarté de l'autre dans le rapprochement des membres inférieurs. C'est le *genu varum:* le sujet est alors dit *cagneux*. Cette difformité résulte sans aucun doute, comme le *genu valgum*, d'une inégalité dans le développement des condyles du fémur. On peut également soumettre le genou au redressement forcé. J'ai eu recours une fois seulement à cette manœuvre pour un *genu varum* double sur une jeune fille de treize ans. Bien que l'opération ait été utile, le résultat ne fut pas complet comme pour la plupart des *genu valgum*.

Il n'est pas très rare de voir, chez les adolescents, les condyles du fémur atteints de sarcome; dans presque tous les cas on a confondu cette affection avec une tumeur blanche du genou, confusion qu'il est en effet très difficile d'éviter surtout au début. Il est bien remarquable que les surfaces articulaires résistent jusqu'à la fin à l'envahissement du néoplasme.

Condyles du tibia. Le tibia est surmonté d'un large plateau sur lequel existent deux cavités peu profondes, les *cavités glénoïdes*, l'une externe et l'autre interne, séparées par une crête osseuse, l'*épine du tibia.* Ces cavités sont notablement agrandies par suite de la présence de fibro-cartilages appelés *semi-lunaires*, *falciformes*, qui jouent un rôle analogue à celui des bourrelets glénoïdien et cotyloïdien et présentent la même structure. Ils sont l'un externe, l'autre interne. L'externe se fixe par ses deux extrémités immédiatement en avant

(1) Voici le procédé que j'emploie. Le sujet, profondément endormi, repose sur une table couverte d'un seul matelas peu épais. Le membre inférieur est appliqué sur le rebord de la table, de façon qu'il porte par sa face interne. Le point d'appui doit être pris sur le condyle interne du fémur. La jambe tout entière dépasse donc la table. Il faut confier à un aide vigoureux le soin d'immobiliser la cuisse dans cette position, de manière à l'empêcher de tourner. Saisissant alors de la main droite la jambe vers sa partie moyenne, je m'en sers comme d'un bras de levier, et, pendant que de la main gauche je contribue à bien maintenir le genou appuyé sur sa face interne (car de là dépend le succès de l'opération), j'exerce des pesées successives et de plus en plus fortes jusqu'à ce que l'on perçoive un craquement caractéristique. Le membre est ensuite placé bien droit dans un appareil silicaté avec attelles latérales, où je le maintiens pendant une cinquantaine de jours.

et en arrière de l'épine du tibia; sa forme est assez régulièrement circulaire. L'interne s'attache en avant et en arrière des insertions précédentes qu'il embrasse en quelque sorte dans sa concavité. Il est donc plus large que l'externe et sa forme est demi-circulaire. A la coupe (fig. 256), les fibro-cartilages affectent la forme d'un prisme dont la base est dirigée vers la périphérie et le sommet vers le centre de la cavité; toutefois le centre lui-même n'est pas recouvert par les fibro-cartilages. Solidement fixés au tibia, les cartilages semi-lunaires accompagnent cet os dans ses divers déplacements. Ils paraissent cependant susceptibles d'éprouver une sorte de subluxation qui détermine de la douleur dans certaines attitudes du membre.

Rotule. La rotule présente en arrière une surface encroûtée de cartilage et divisée par une crête mousse verticale en deux facettes d'inégale grandeur : l'externe, plus grande, glisse sur le condyle externe, et l'interne, plus petite, sur le condyle interne. Le bord interne est notablement plus épais que l'externe. La rotule, étant un os sésamoïde développé dans l'épaisseur du tendon du triceps, forme avec ce tendon et le ligament rotulien un ensemble sur lequel je reviendrai en étudiant les moyens d'union.

Il est ordinairement difficile de reconnaître exactement l'interligne articulaire en explorant les faces latérales du genou, et de savoir si telle lésion siège sur le fémur ou sur le tibia, car les tubérosités interne et externe qui pourraient servir à cet égard sont souvent masquées et peu appréciables au toucher; l'interligne est d'ailleurs très serré. La tête du péroné, qui peut toujours être sentie, fournit un bon point de repère; je rappellerai que sa partie la plus saillante est située à un centimètre au-dessous de l'interligne. De plus, si, le membre étant dans l'extension, on mène autour du genou une ligne horizontale passant par le sommet de la rotule, cette ligne correspond assez exactement à l'interligne.

Moyens d'union.

Les *moyens d'union* de l'articulation fémoro-tibiale sont : un ligament *antérieur*, un *postérieur*, deux *latéraux* et deux ligaments dits *croisés* ou *intra-articulaires*.

Ligament antérieur. Ce ligament est encore désigné sous le nom de ligament rotulien, parce qu'il s'étend du sommet de la rotule à la tubérosité antérieure du tibia. Cette description est bonne en anatomie descriptive, mais, au point de vue topographique et eu égard surtout aux applications chirurgicales, je crois préférable de considérer comme ligament antérieur de l'articulation du genou le tendon rotulien, le ligament rotulien proprement dit et la rotule elle-même. Ce sont évidemment trois parties d'un même organe qui concourent à un but commun : l'extension du genou et la protection de l'articulation en avant.

Le *tendon* rotulien est un épais trousseau fibreux formé par les insertions inférieures des muscles droit antérieur, vaste externe et vaste interne. Il se compose d'une partie médiane qui est la plus superficielle, sur laquelle s'insèrent les fibres du droit antérieur : c'est le tendon proprement dit, et de parties latérales auxquelles aboutissent les deux autres et qui revêtent l'aspect de lames fibreuses. Le tendon s'attache sur la face antérieure de la rotule, au niveau de sa base, dans l'étendue de un centimètre environ et à une certaine

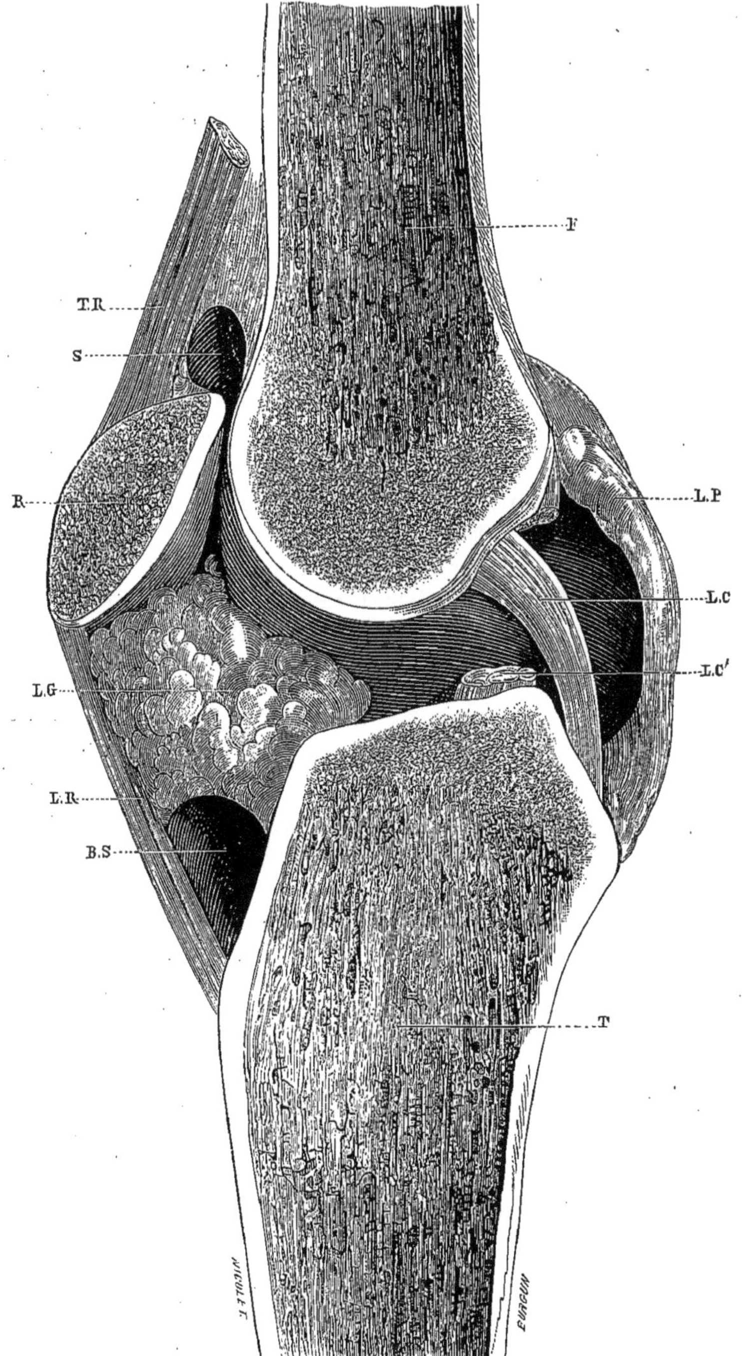

Fig. 254. — *Articulation du genou vue dans l'extension sur une coupe verticale antéro-postérieure.*

BS, bourse séreuse située en arrière du ligament rotulien.
F, fémur.
LC, ligament croisé postérieur.
LC', ligament croisé antérieur coupé.
LG, ligament adipeux.
LP, ligament postérieur.
LR, ligament rotulien.
R, rotule.
S, cul-de-sac de la synoviale.
T, tibia.
TR, tendon du triceps.

distance de sa circonférence, qui est libre (TR, fig. 254). Ce tendon est, comme le fémur lui-même, un peu obliquement dirigé en bas et en dedans; les lames fibreuses se fixent sur les bords du tendon et sur les bords latéraux de la rotule; de là elles s'épanouissent sur les parties latérales, entourent le genou, vont se fixer en arrière aux capsules fibreuses de chaque condyle et forment les ailerons de la rotule, dont j'ai déjà parlé.

En arrière du droit antérieur de la cuisse, et immédiatement sur le fémur, existent quelques faisceaux musculaires verticaux désignés sous le nom de *muscle sous-crural*. Ils s'attachent en bas au cul-de-sac de la synoviale qu'ils ont pour mission d'attirer en haut dans l'extension du genou, de façon en éviter le pincement dans l'extension de la jambe.

La *rotule* est un os sésamoïde développé dans l'épaisseur du tendon du triceps et qui reste complètement cartilagineux jusque vers l'âge de trois ans. A cette époque apparaît un point d'ossification qui rayonne dans tous les sens. A son état de complet développement, la rotule représente un os aplati d'avant en arrière, plus large que haut, de forme triangulaire, à base supérieure et à sommet inférieur. Sa face antérieure est sous-cutanée, recouverte par une bourse séreuse; sa face postérieure est articulaire et encroûtée de cartilage dans toute son étendue, sauf le tiers inférieur environ, qui correspond au bourrelet adipeux. Sa base donne insertion au tendon du triceps, son sommet au ligament rotulien, et ses bords aux ailerons rotuliens. Elle est en grande partie composée de tissu spongieux recouvert par deux minces lames de tissu compact.

Le *ligament rotulien*, qui n'était primitivement que la continuation du tendon du muscle triceps, forme après l'ossification complète de la rotule un ligament bien distinct. Il s'attache en haut au sommet de la rotule et à une petite partie de la face postérieure de cet os, contrairement au tendon, qui s'attache à la face antérieure. De cette double insertion il résulte que dans l'extension du membre la rotule est plus étroitement appliquée contre la poulie fémorale. En bas, il s'attache sur la tubérosité antérieure du tibia.

Le ligament rotulien (LR, fig. 254) est doué d'une grande résistance; son épaisseur, qui est uniforme, mesure 5 à 6 millimètres; sa hauteur est de 5 à 6 centimètres; sa largeur, de 3 centimètres en haut et de 2 centimètres en bas.

La direction du ligament rotulien n'est pas la même que celle du tendon du triceps; il est légèrement oblique en bas et en dehors. Le tendon, la rotule et le ligament, ne suivent donc pas une ligne droite, mais, comme les deux segments du membre inférieur lui-même se rencontrent sous un angle très obtus ouvert en dehors, au sommet duquel se trouve la rotule. L'angle est évidemment d'autant plus prononcé que la déviation latérale du genou l'est elle-même davantage : le tendon du triceps suit en effet la direction de la cuisse et le ligament celle de la jambe.

De cette disposition il résulte que, dans la contraction du muscle triceps, cette ligne anguleuse tend à se redresser, et que la rotule se trouve nécessairement portée en dehors; on conçoit même, si la contraction est très forte, qu'il en résulte une luxation en dehors, accident rare, qui serait beaucoup plus fréquent sans le relief que forme la joue externe de la poulie fémorale et la solidité des ailerons de la rotule.

Toutes les fois donc que la luxation de la rotule reconnaît pour cause la contraction musculaire, elle se fait en dehors.

La laxité et la distension des ligaments favorisent cette luxation, et il est des sujets qui s'y trouvent exposés à la moindre contraction musculaire. Malgaigne a fait remarquer qu'elle est principalement produite par celle du vaste externe. La rotule peut éprouver un déplacement singulier appelé luxation verticale : l'os reste appliqué de champ sur le fémur de façon que l'un de ses bords correspond à la poulie condylienne, et que l'une de ses faces regarde directement soit en dedans, soit en dehors; le tendon et le ligament rotulien sont alors tordus. La luxation spontanée de la rotule s'observe très fréquemment dans les tumeurs blanches du genou.

Lorsque le muscle triceps se contracte, il prend son point d'appui en bas sur la tubérosité antérieure du tibia et étend la jambe sur la cuisse. Si ce mouvement est trop brusque (et cela arrive ordinairement lorsque, se sentant tomber, on fait un effort instinctif pour éviter la chute), il se produit des désordres au niveau des attaches inférieures du muscle. Quatre ordres de lésions peuvent exister : une luxation de la rotule en dehors, un arrachement du ligament rotulien à l'une de ses attaches, un arrachement du tendon rotulien, ou une fracture de la rotule.

J'ai déjà dit que la luxation de la rotule était fort rare, grâce à la résistance des ailerons ligamenteux et à la disposition de la poulie fémorale, mais il n'en est pas de même de la fracture, en vertu de cette loi générale d'après laquelle les ligaments arrachent les os beaucoup plus souvent qu'ils ne cèdent eux-mêmes.

La fracture de la rotule est donc l'accident de beaucoup le plus commun qui résulte d'une contraction violente du muscle triceps. Elle est dite alors par *cause indirecte*. Dans une chute sur le genou, il est possible que la rotule portant sur un corps dur et saillant, tel qu'un pavé, une marche d'escalier, se brise directement, mais je pense que ces cas sont extrêmement rares. Malgaigne a dit que, si le sujet tombait en avant, la fracture était directe, et qu'elle était indirecte, s'il tombait en arrière. J'accorde que le sujet, faisant un effort instinctif pour éviter la chute, se jette plus souvent en arrière, mais il ne faut attribuer, selon moi, qu'une importance très secondaire à ce renseignement. Il est impossible qu'un choc qui a agi assez violemment sur la rotule pour la briser n'ait pas commencé par contusionner, sinon par déchirer la peau qui la recouvre, puisque celle-ci repose sur un plan résistant. Nous observons d'ailleurs journellement la déchirure de la peau dans les chutes ou les chocs sur le genou. Si donc un malade présente une fracture de rotule sans lésion de la peau, il est indiscutable qu'elle a été produite par la contraction musculaire, c'est-à-dire qu'elle est indirecte.

Je ne saurais non plus accepter le mécanisme invoqué par Malgaigne pour la production des fractures indirectes. La plupart se feraient d'après lui dans la flexion du genou ; la rotule attirée en haut par le tendon rotulien et maintenue en bas par le ligament éprouverait une inflexion en arrière et se briserait par le même mécanisme qu'un bâton appliqué en travers sur le genou, mais pour cela il faudrait que la rotule reposât en arrière sur un plan résistant : or, dans la flexion, elle répond à l'espace intercondylien, et appuie sur le gros bourrelet adipeux intra-articulaire. La fracture se produit en réalité toujours dans un mouvement d'extension de la jambe sur la cuisse, et la preuve en est que c'est tantôt la rotule, tantôt le ligament, ou d'autres fois le tendon, qui s'arrachent.

La fracture indirecte est toujours transversale et se produit sur un point variable entre le sommet et la base de l'os. Le fragment inférieur reste en place, mais le fragment supérieur est attiré en haut par le muscle triceps; l'écart est en général considérable; il l'est d'autant plus que le périoste et les ailerons de la rotule ont été plus ou moins déchirés, circonstance qui influe beaucoup sur le résultat du traitement.

L'écartement des fragments est aussi d'autant plus grand que l'épanchement intra-articulaire est plus considérable, et c'est pour ce motif que M. F. Guyon, attribuant à cette dernière cause une importance capitale, applique sur le genou une série de vésicatoires volants, pratique bizarre au premier abord, mais logique et qui donne de bons résultats.

Quel que soit le moyen que l'on emploie pour rapprocher les fragments, même les griffes de Malgaigne, il paraît jusqu'alors impossible d'obtenir un cal osseux. Il ne s'agit, bien entendu, que des fractures par cause indirecte, c'est-à-dire par arrachement. Une fracture directe, en effet, produite par un coup de pied de cheval, je suppose, n'a que peu ou pas de tendance à l'écartement, et la consolidation peut alors être osseuse, mais un cal fibreux est la règle dans les fractures de rotule, et tous les efforts du chirurgien doivent tendre à l'obtenir le plus court possible.

Je repousse toutefois de toutes mes forces la suture des fragments rotuliens que des chirurgiens téméraires n'ont pas craint de pratiquer. Tout au plus cette opération conviendrait-elle dans les anciennes fractures dont les fragments sont restés très écartés, et encore faudrait-il être bien certain que l'impuissance du membre ne tient pas à une atrophie du triceps.

Il est une cause d'erreur dans le diagnostic des fractures de rotule que je crois devoir signaler pour l'avoir rencontrée plusieurs fois. Un épanchement sanguin dans la bourse prérotulienne peut donner lieu à la crépitation, et les caillots fournissent même au doigt la sensation d'un véritable écartement. On peut croire alors à une fracture transversale avec un très faible écartement ou même sans écartement. Je ne puis guère m'empêcher de croire à une erreur semblable lorsque je lis dans un de nos auteurs les plus remarquables et les plus compétents en fait de fractures : « Il s'était fait une fracture transversale de la rotule, sans écartement sensible, mais facilement reconnaissable à la crépitation. » Plus tard, le genou était « aussi bien conformé, aussi ferme et aussi flexible que l'autre ». L'auteur cite ce fait comme un exemple de cal osseux. Je conserve mes doutes.

Après la fracture de la rotule, l'accident le plus fréquent qui résulte d'une violente contraction du triceps est la déchirure du ligament rotulien. Notre confrère, M. Blacher, ayant subi cet accident, en a fait l'objet d'une étude spéciale en 1875. D'après lui, la rupture peut être complète ou incomplète; elle se fait par ordre de fréquence : à l'insertion tibiale, à l'insertion rotulienne et à la partie moyenne. Le ligament peut arracher la tubérosité antérieure du tibia. Ce n'est qu'après trois ou quatre mois que la marche redevient régulière.

Vient ensuite l'arrachement du tendon à son insertion à la rotule, accident plus grave que les précédents au point de vue des conséquences ultérieures, car la moitié environ des malades atteints sont restés plus ou moins impotents. L'âge paraît être une cause prédisposante de cet accident : sur 13 cas rassemblés par Demarquay, les sujets avaient dépassé quarante ans. D'après M. Binet (de Genève), la rupture du tendon rotulien atteindrait plus souvent le membre droit, et celle du ligament le membre gauche.

Lorsque la jambe est dans l'extension (fig. 254), la rotule repose sur la poulie

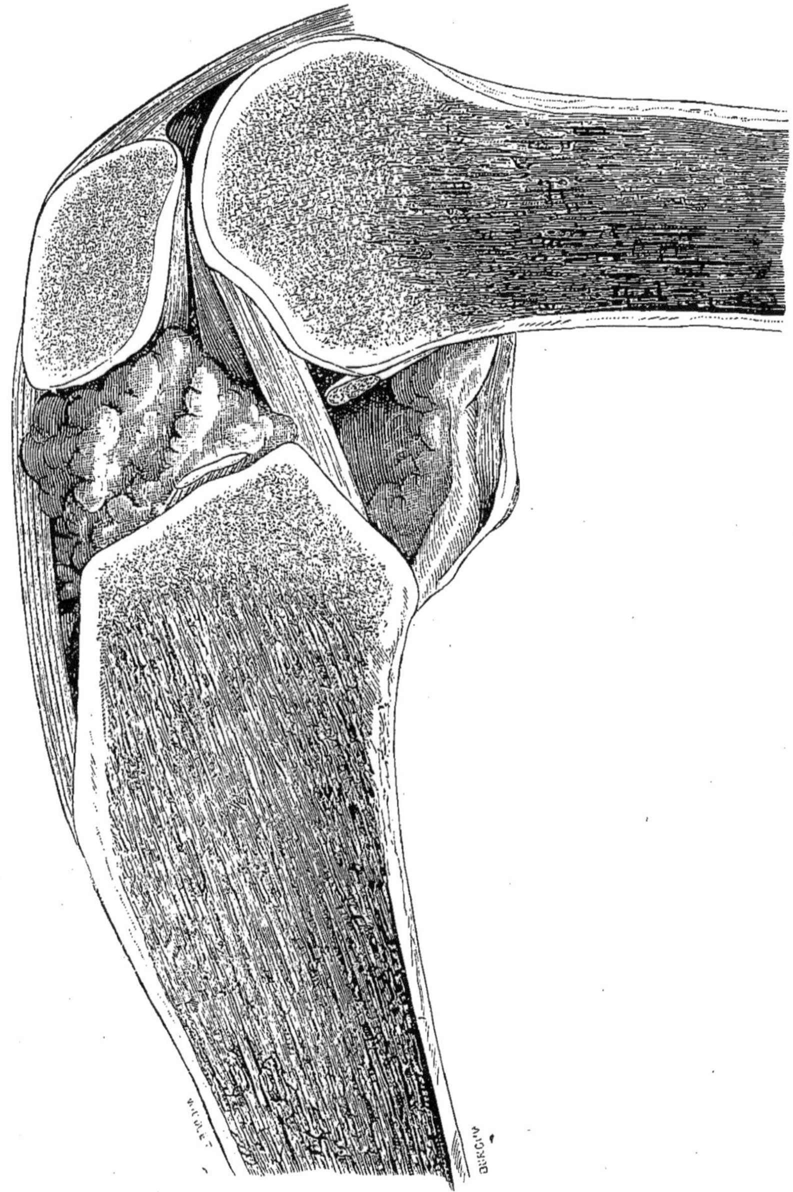

Fig. 255. — *Articulation du genou vue dans la flexion.* — C'est la même pièce que celle qui est représentée sur la figure 254.

intercondylienne, et l'intervalle resté libre entre les surfaces articulaires est rempli par un bourrelet adipeux constant destiné à combler les vides qui s'opèrent par suite du déplacement des condyles. Lorsque la jambe est dans la flexion (fig. 255), les deux condyles s'écartent largement l'un de l'autre en avant, de telle sorte que la rotule, qui est maintenue solidement fixée par le ligament rotulien, ne correspond plus à la poulie condylienne, mais à l'espace laissé libre en avant. La rotule ne suit pas le tendon rotulien : si c'est la cuisse qui se fléchit sur la jambe, comme dans l'attitude assise, par exemple, la rotule ne bouge pas de place, ce sont les condyles du fémur qui remontent; quand on fléchit la jambe sur la cuisse, la rotule, attirée par le ligament rotulien, suit le mouvement de la jambe et s'abaisse. Dans les deux cas, le résultat est le même, la rotule comble l'espace qui sépare les surfaces articulaires, protège l'articulation et correspond au sommet de l'angle que forment la jambe et la cuisse. C'est le sommet de la rotule et la tubérosité antérieure du tibia qui portent dans l'attitude à genoux.

Ligament postérieur. — Le ligament postérieur occupe toute la face postérieure de l'articulation du genou. Il est composé de fibres propres dirigées obliquement en sens différent, et d'autres fibres plus nombreuses fournies par le tendon réfléchi du demi-membraneux, qui de la tubérosité interne du tibia se porte obliquement vers le condyle externe du fémur. Le ligament emboîte exactement l'extrémité postérieure arrondie de chaque condyle du fémur, et leur constitue une sorte de *capsule fibreuse* fort épaisse sur laquelle s'insèrent les muscles jumeaux. Latéralement, chaque capsule se continue avec les ligaments interne et externe de l'articulation, et de plus donne insertion aux ailerons de la rotule. Dans l'espace intercondylien, le ligament postérieur est perforé d'un grand nombre de trous occupés par des vaisseaux. C'est par ces trous que se font les hernies de la synoviale qui donnent naissance aux kystes articulaires du jarret, dont j'ai parlé plus haut.

Le ligament postérieur contribue surtout à limiter le mouvement d'extension.

Ligaments latéraux. — On les divise en *externe* et *interne*.

Le ligament latéral externe présente la forme d'un cordon arrondi, long de 5 à 6 centimètres, épais de 4 ou 5 millimètres. Il s'attache en haut au condyle externe du fémur immédiatement au-dessous de la rainure occupée par le tendon du muscle poplité, et en bas à la partie externe de la tête du péroné.

Le ligament latéral interne est aplati, rubané ; sa longueur est de 8 à 10 centimètres et sa largeur de 2 à 3. Un peu plus large et moins épais en haut qu'en bas, il s'attache en haut à la tubérosité du condyle interne du fémur au-dessous du tendon du troisième adducteur et en bas à la partie la plus élevée de la face interne du tibia. Nous avons déjà vu qu'il était recouvert en ce point par les muscles de la patte d'oie qui glissent à sa surface à l'aide d'une synoviale.

Les ligaments latéraux sont unis par leur face profonde avec la base de chaque cartilage semi-lunaire. Il faut remarquer que l'insertion de ces ligaments se fait plus près de la face postérieure que de la face antérieure de l'articulation : elle a lieu à l'union des deux tiers antérieurs avec le tiers postérieur. Il en résulte qu'ils sont fortement tendus dans l'extension, limitent ce mouvement et s'opposent alors à toute espèce de mouvement de latéralité ou de rotation. Ils sont relâchés dans la demi-flexion du genou et permettent alors ces derniers mouvements.

Dans les tumeurs blanches anciennes, les ligaments latéraux sont souvent altérés et détruits. Ils éprouvent une élongation remarquable dans certaines hydarthroses volumineuses, dans celles surtout qui compliquent fréquemment l'arthrite sèche. On observe alors les mouvements latéraux et les mouvements de rotation les plus étendus, et, chose remarquable, ils ne donnent pas lieu à ces troubles fonctionnels aussi prononcés qu'on pourrait le prévoir ; c'est là du reste l'un des caractères cliniques propres à l'arthrite sèche.

Les ligaments antérieur et latéraux étant très accessibles, la résection du genou présente sous ce rapport une grande facilité.

Ligaments croisés. — Les ligaments croisés ou intra-articulaires (fig. 254, 255 et 256) sont deux gros faisceaux fibreux d'un blanc nacré qui occupent l'espace intercondylien. On les distingue en antérieur et postérieur. L'antérieur se fixe en haut à l'extrémité postérieure de la paroi externe de l'échancrure inter-condylienne et en bas en avant de l'épine du tibia. Le postérieur s'attache en haut à l'extrémité antérieure de la partie interne de l'échancrure et en bas en arrière de l'épine du tibia, de telle sorte que ces deux ligaments se croisent dans le sens transversal et dans le sens antéro-postérieur. Pour graver dans l'esprit ces insertions assez complexes, un ancien professeur d'anatomie à l'École préparatoire de médecine de Caen, Ameline, l'inventeur de l'anatomie clastique, a proposé le mot AEPI, qui se traduit ainsi : antérieur externe, postérieur interne.

Les ligaments croisés ont principalement pour but d'empêcher le déplacement des surfaces articulaires l'une par rapport à l'autre dans le sens antéro-postérieur. L'antérieur s'oppose aux mouvements de propulsion du fémur en arrière et par conséquent du tibia en avant. Le postérieur s'oppose aux mouvements de propulsion du fémur en avant et par conséquent du tibia en arrière. Peut-être pourrait-on trouver dans cette action physiologique de chacun des ligaments un moyen de diagnostic pour la déchirure isolée de l'un ou de l'autre.

Ajoutons que les ligaments croisés se décroisent dans le mouvement de rotation du tibia en dehors et ne peuvent par conséquent en rien s'opposer à ce mouvement. Leur croisement s'exagère au contraire dans le mouvement de rotation du tibia en dedans, de telle sorte qu'ils s'opposent absolument à ce mouvement.

Lorsque le genou éprouve un violent mouvement de torsion ou d'inflexion latérale ou encore une extension forcée, ce qui est plus rare, les ligaments se trouvent distendus, tiraillés, peut-être déchirés totalement ou partiellement : il y a *entorse*. Rien n'est plus difficile que de faire alors un diagnostic précis, de savoir si la lésion porte sur un ligament, sur une lame fibreuse ou sur un des tendons si nombreux qui entourent l'articulation.

Les entorses du genou sont en général sérieuses et exigent plusieurs mois de traitement avant que les fonctions soient redevenues régulières. J'ai observé dans quelques-uns de ces cas un phénomène singulier : lorsque la jambe est arrivée à un certain degré de flexion sur la cuisse, la flexion se complète tout à coup sans la volonté du malade, comme si le membre était mû par un ressort. On conçoit combien ce trouble physiologique, léger en apparence, gêne la marche et rend surtout difficile la montée d'un escalier. Je ne sais encore à quelle lésion le rattacher, bien que j'aie eu occasion de l'étudier sur une pièce anatomique préparée pour mon cours.

Moyens de glissement ou synoviale du genou.

La *synoviale* du genou est la plus étendue de toutes les séreuses articulaires : aussi les inflammations dont elle est si fréquemment le siège présentent-elles une gravité particulière. C'est pour ce même motif que les plaies pénétrantes du genou sont à ce point redoutables qu'on a pu songer jadis à l'amputation ou à la résection immédiates. Je suis loin pour mon compte de conseiller cette pratique. On aurait néanmoins recours à la résection immédiate en cas de plaie d'arme à feu, par exemple, lorsque l'articulation est largement ouverte, lorsque les condyles sont brisés en éclats ou que des projectiles se trouvent enclavés dans leur épaisseur.

La ponction du genou pour des épanchements séreux ou sanguins, dont on a abusé dans ces dernières années, me paraît devoir être proscrite d'une manière à peu près absolue et réservée seulement à quelques cas de distension extrême, lorsqu'on peut craindre que la synoviale ne se rompe sous l'effort du liquide. Par contre, il faut donner issue au pus et ne pas craindre d'opérer de larges débridements dans les arthrites traumatiques suppurées, avant d'en arriver à l'amputation. Les abcès chroniques, comme les abcès froids en général, ne seront ouverts qu'à la dernière extrémité, afin éviter la décomposition du pus et l'infection putride, et encore devra-t-on se servir d'un aspirateur.

Que l'inflammation du genou reconnaisse une cause traumatique ou qu'elle soit spontanée, la guérison ne s'obtient le plus ordinairement qu'au prix d'une ankylose plus ou moins complète.

Que faire contre cet accident ?

Ou bien l'ankylose est rectiligne ou elle est angulaire : dans le premier cas, la marche, quoique un peu gênée, est possible, et je considérerais comme une grande faute de chercher à ramener des mouvements dans le genou lorsque l'ankylose a été la terminaison heureuse d'une tumeur blanche. Si, au contraire, elle a succédé à une arthrite traumatique, rhumatismale ou blennorhagique, on doit, à l'aide du massage et de mouvements répétés de flexion et d'extension, ramener peu à peu la mobilité. Dans le cas de douleur trop vive ou de résistance insurmontable, on aurait recours au chloroforme et on romprait les adhérences dans une seule séance.

Lorsque l'ankylose est angulaire, l'intervention est de rigueur, quelle que soit la cause de l'affection primitive. On soumettra le malade au chloroforme et par des mouvements successifs de flexion et d'extension on ramènera le membre à la rectitude et on l'immobilisera dans cette position séance tenante. Si les tendons du jarret apportaient obstacle au redressement, ce qui est fort rare, on en pratiquerait la section sous-cutanée.

Deux circonstances peuvent s'opposer à la manœuvre précédente : la subluxation du tibia en arrière et la soudure osseuse des surfaces articulaires. Dans le premier cas, le redressement aurait pour résultat de luxer complètement le tibia dans le creux poplité et exposerait à de graves dangers ; dans le second, la manœuvre est impossible. Si le malade ne veut pas se contenter d'un pilon ou d'une semelle haute, la seule ressource pour opérer le redressement est la résection cunéiforme par la méthode de Rhéa-Barton.

Pour décrire la synoviale du genou, supposons-la partir de la face postérieure de la rotule. Elle recouvre toute cette face, sauf en bas dans le point où s'attache le ligament rotulien. Voyons comment elle se comporte en haut, en bas et en arrière.

En haut, elle tapisse la face profonde du tendon rotulien et, arrivée à une certaine distance, variable suivant les sujets de 1 à 4 ou 5 centimètres, elle se réfléchit sur le fémur en formant un cul-de-sac. D'après Cruveilhier, ce cul-de-sac communique avec la synoviale par une partie rétrécie et quelquefois même en est tout à fait indépendant. M. Sappey ne considère pas ce fait comme démontré, et sur un grand nombre d'articulations examinées à ce point de vue n'en a pas trouvé d'exemple. C'est également l'opinion de M. Richet. Je suis pour mon compte arrivé aux mêmes conclusions que Cruveilhier. J'étudiai ce point spécial lorsque j'étais prosecteur de la Faculté et j'engageai l'un de mes élèves d'alors, le docteur Bouquet, à en faire l'objet de sa thèse inaugurale. Quinze genoux furent consacrés à cette étude, et je n'ai pas besoin d'ajouter qu'ils étaient sains. L'indépendance de la bourse sous-tricipitale existe, mais elle est de beaucoup l'exception, puisqu'elle ne se rencontra qu'une fois. Dans ce cas la synoviale s'arrêtait à 2 centimètres au-dessus de la poulie condylienne. Au-dessus de ce cul-de-sac existait une cavité, haute également de 2 centimètres, parfaitement close et exempte de tout cloisonnement.

Sur deux autres sujets la synoviale du genou et la séreuse sous-tricipitale communiquaient entre elles par un orifice étroit large de 2 centimètres et n'en mesurant que 1 dans le sens antéro-postérieur. Elles étaient, si l'on veut, séparées par un diaphragme percé d'un trou.

Dans plusieurs autres cas existait un cloisonnement moins accusé. Enfin sur la moitié des sujets environ on ne constatait aucune ligne de démarcation entre les deux cavités. Il est donc absolument certain que la bourse séreuse du triceps peut être normalement indépendante de la synoviale du genou. C'est d'ailleurs ce que l'on observe sur la plupart des nouveau-nés, la communication ne s'établissant que plus tard entre les deux cavités.

M. Schwartz a de nouveau étudié ce point d'anatomie sur une plus grande échelle. Il y a consacré 210 genoux d'enfants et 50 d'adultes. Sa conclusion est conforme à la mienne. La communication aurait lieu 7 fois sur 10 chez les enfants et 8 fois sur 10 chez les adultes. Elle peut exister d'un côté sans exister de l'autre.

Cette disposition est d'ailleurs révélée non seulement par l'anatomie, mais aussi par la clinique. On observe en effet au-dessus de la rotule et en arrière du triceps des tumeurs liquides ou fongueuses ne communiquant pas avec le genou et qui ont pour point de départ cette bourse séreuse. Qu'elle soit alors distendue outre mesure, par le fait d'un épanchement spontané, ou bien à la suite d'une injection, elle peut se rompre et communiquer avec la synoviale du genou, qui se remplit immédiatement, ainsi que j'en ai vu dernièrement un exemple frappant.

Le cul-de-sac de la synoviale est soulevé dans les hydarthroses du genou ; il peut être à ce point distendu, surtout si l'épanchement s'est fait rapidement, qu'il se rompe et donne passage au liquide : celui-ci se répand aussitôt dans les couches profondes de la cuisse, comme cela survint chez une de mes malades de Lariboisière, sans qu'il en résultât d'ailleurs aucun inconvénient.

Outre le prolongement médian, la synoviale envoie encore des prolongements latéraux au-dessous des vastes interne et externe; celui du vaste interne remonte plus haut que l'autre. La synoviale étant moins fortement bridée sur les côtés que sur la ligne médiane, elle s'y laisse plus facilement distendre par le liquide : d'où les bosselures qu'on observe de chaque côté du tendon rotulien dans l'hydarthrose du genou.

Au point où la synoviale se réfléchit du tendon sur la face antérieure du fémur, elle est doublée par de la graisse. On observe, surtout en haut et en dedans, un peloton adipeux sur lequel Malgaigne a attiré l'attention. C'est, d'après lui, ce peloton qui s'hypertrophie et s'indure dans les hydarthroses chroniques du genou et peut à un examen superficiel faire croire à l'existence d'un corps étranger. Dans les vieilles hydarthroses, on trouve en effet au niveau du cul-de-sac de la synoviale une sorte de bourrelet induré, comparable à celui qui entoure les abcès froids et les bosses sanguines, plus saillant en dedans qu'en dehors, dû à l'épaississement et à l'infiltration plastique du tissu cellulaire sous-séreux.

Nous avons vu que le cul-de-sac donnait insertion à quelques faisceaux musculaires qui ont pour usage d'attirer en haut la séreuse pendant les mouvements d'extension du genou et d'en éviter le pincement.

Au-dessous du cul-de-sac la synoviale recouvre la face antérieure du fémur et la dépression située au-dessus de la poulie fémorale. Elle est séparée de l'os en ce point par un petit amas de graisse.

En bas, la synoviale articulaire, arrivée au sommet de la rotule, rencontre le bourrelet adipeux, qui l'arrête dans sa marche et l'empêche de toucher le ligament rotulien. Elle tapisse la face supérieure du bourrelet, son sommet, s'insinue légèrement entre sa face inférieure et la surface articulaire du tibia, sur laquelle elle se réfléchit et qu'elle tapisse. Le bourrelet adipeux, qui s'enfonce comme un coin entre les surfaces articulaires, n'est donc en rapport que par une faible partie de sa surface avec la synoviale du genou. De son sommet se détache un prolongement très mince qui va se fixer à l'échancrure intercondylienne et a reçu le nom impropre de *ligament adipeux*. Ce prolongement est entouré de tous côtés par la séreuse.

Entre le ligament rotulien et la tubérosité antérieure du tibia (fig. 254 et 255) existe une large bourse séreuse qui communique parfois avec la synoviale du genou, mais en est le plus souvent indépendante. On conçoit que l'hydropisie de cette bourse puisse donner naissance à une tumeur d'un diagnostic difficile.

En arrière, la synoviale se porte sur la face inférieure de chacun des condyles, qu'elle tapisse séparément jusqu'à leur extrémité la plus reculée. Elle se réfléchit sur le fémur au niveau des attaches du ligament postérieur et recouvre toute la face antérieure de ce ligament, ainsi que celle des capsules fibreuses, qui en sont d'ailleurs une dépendance. J'ai dit, en étudiant le jarret, que la synoviale du genou communiquait parfois avec la bourse séreuse du jumeau interne à travers la capsule du condyle interne et qu'elle envoyait assez souvent des diverticulums à travers les nombreux trous que présente le ligament postérieur. Arrivée sur le tibia, elle tapisse la face supérieure des ligaments semi-lunaires, leur face inférieure, de façon que ces ligaments sont libres, sauf au niveau de leur base, qui adhère aux ligaments latéraux et se trouve ainsi privée de synoviale (fig. 256).

La séreuse du genou ne tapisse pas les parois de l'échancrure inter-condylienne auxquelles s'attachent les ligaments croisés. Elle enveloppe ces ligaments sans s'interposer entre eux, les applique l'un contre l'autre et forme ainsi une véritable cloison qui sépare la synoviale propre à chaque condyle, ainsi que le montre la figure 256.

Sur les côtés, la synoviale déborde l'interligne articulaire et remonte sur la face cutanée des condyles fémoraux jusqu'à la hauteur d'environ 15 millimètres; elle descend moitié moins bas sur les condyles du tibia. Elle se réfléchit ensuite pour tapisser dans la même étendue la face interne des liga-

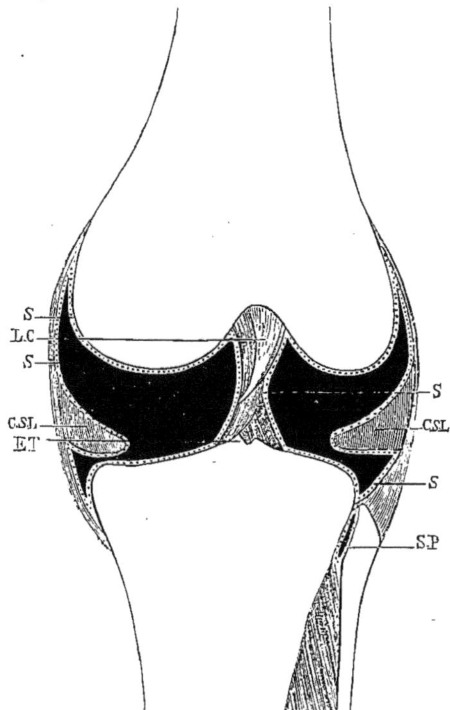

Fig. 256. — *Schéma représentant la disposition de la synoviale articulaire sur une coupe verticale et transversale du genou.*

CSL, cartilages semi-lunaires.
LC, ligaments croisés.
ET, épine du tibia.
SSSS, synoviale du genou figurée en pointillée.
SP, synoviale de l'articulation péronéo-tibiale supérieure.

ments latéraux. J'ai déjà mentionné le prolongement qu'elle envoie en dehors sur le tendon du muscle poplité. Elle communique parfois aussi (1 fois sur dix d'après Lenoir) avec l'articulation péronéo-tibiale supérieure.

Dans l'échancrure intercondylienne, entre les ligaments croisés, la synoviale est doublée d'une abondante quantité de graisse.

De ce qui précède il résulte que la séreuse du genou est susceptible d'envoyer au pourtour de l'articulation des diverticulums multiples : l'un, à peu près constant, est situé sous le tendon du triceps; les autres siègent : 1° sous le ligament rotulien ; 2° dans l'articulation péronéo-tibiale supérieure; 3° sous le tendon du poplité; 4° sous le tendon du jumeau interne; 5° dans le jarret à travers le ligament postérieur.

La synoviale du genou est remarquable par le grand nombre de franges qui naissent de sa face interne, principalement autour de la rotule, et qui lui forment comme une sorte de chevelu. C'est à cette disposition anatomique que l'on doit sans doute d'observer dans le genou plus souvent que dans les autres jointures la présence des *corps étrangers articulaires*, appelés aussi *corps flottants*. Une de ces franges s'hypertrophie, devient cartilagineuse, ne tient plus bientôt que par un pédicule qui lui-même finit par se détacher. Le corps, devenu libre, se porte dans divers points de la jointure, et lorsque, pendant la marche, il vient à s'interposer entre les surfaces articulaires, le malade éprouve une douleur subite, extrêmement violente, qui disparaît aussitôt pour revenir de temps en temps. Tel est le symptôme pathognomonique auquel donnent lieu les corps étrangers articulaires.

A peine est-il besoin de dire qu'il n'y faut pas toucher lorsqu'ils n'occasionnent pas d'accidents.

Parmi les nombreux procédés d'extraction, je signalerai en particulier celui de Goyrand (d'Aix), qui me paraît mériter de beaucoup la préférence, bien qu'il soit d'une exécution assez difficile. Il consiste à déloger d'abord le corps étranger de la cavité articulaire et à le placer dans le tissu cellulaire sous-cutané. Pour cela, pendant qu'on le tient fixé de la main gauche, on introduit de la droite un ténotome qui divise la synoviale sur le corps flottant dans la plus large étendue possible, puis on pousse celui-ci par l'ouverture. On a eu soin préalablement de faire glisser la peau pour détruire le parallélisme entre la plaie cutanée et la plaie séreuse.

On reconnaît que le corps étranger est bien sorti de la cavité articulaire à ce qu'il n'est plus mobile, et il n'y a pas d'inconvénient à l'enlever lorsque la plaie articulaire est cicatrisée, c'est-à-dire une quinzaine de jours après la première manœuvre. Des guérisons ont sans doute été obtenues par l'extraction à ciel ouvert, en pansant d'après la méthode de Lister, et j'ai moi-même obtenu un beau succès avec l'appareil ouaté de M. A. Guérin : cependant je préfère jusqu'à nouvel ordre la méthode sous-cutanée toutes les fois qu'elle est possible.

Des mouvements de l'articulation du genou.

On observe au genou les deux grands mouvements propres aux trochlées : la flexion et l'extension. Lorsque la jambe est demi-fléchie sur la cuisse, les ligaments latéraux étant légèrement relâchés, on peut imprimer au tibia quelques mouvements de rotation et de latéralité.

Comment s'exécutent les mouvements de flexion et d'extension du genou? Cette étude assez complexe me paraît singulièrement facilitée par la figure ci-jointe (fig. 257).

Si l'on examine la section de l'un des condyles faite suivant un plan vertical antéro-postérieur, on voit qu'elle représente, à peu de chose près, deux arcs de cercle AB, CD, appartenant à des circonférences de rayon différent (figurées en pointillé) et reliés entre eux par une portion d'ellipse très aplatie.

L'insertion des ligaments latéraux se fait assez exactement sur le centre de la circonférence postérieure, c'est-à-dire sur celle du plus petit rayon.

Supposons maintenant un mouvement de flexion du fémur sur le tibia.

Au commencement de la flexion, les divers points de l'arc CD se déplacent circulairement autour du centre O, de telle sorte qu'on se trouve en présence d'un *mouvement de rotation* pure et simple. Pendant que l'arc CD tourne sur place, l'arc AB, abandonnant le tibia, se porte en haut.

Tant que l'amplitude du mouvement ne dépasse pas 15 à 20 degrés, le mouvement ne change pas d'espèce, et il n'en changerait jamais, si le ligament latéral restait toujours tendu. Mais, lorsque l'amplitude augmente, *le ligament se relâche.* L'examen cadavérique le démontre, et ce résultat est dû à ce qu'il existe une sorte de méplat sur l'extrémité la plus reculée des condyles et que la circonférence postérieure n'est par conséquent pas régulière. Autrement dit, cela tient à ce que l'arc CD n'est pas absolument un arc de cercle, mais une portion de spirale à rayon décroissant de C en D.

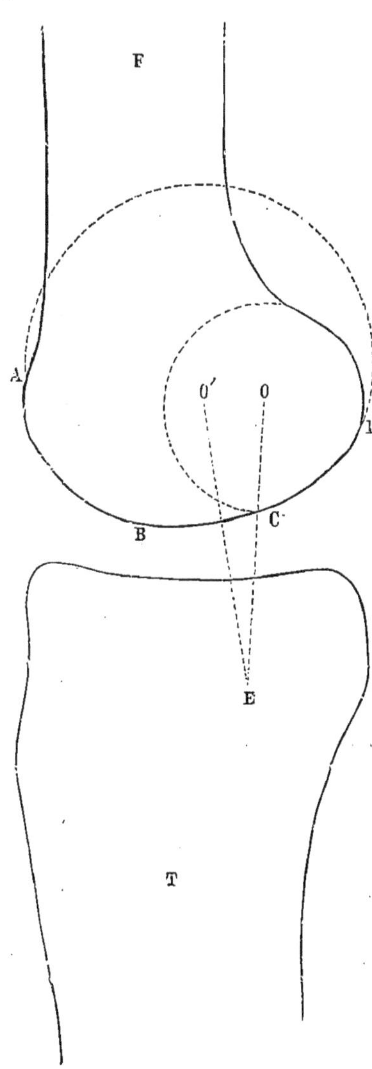

Fig. 257. — *Schéma destiné à démontrer les mouvements de flexion et d'extension du genou.*

Lorsque le ligament latéral a perdu sa tension, l'action de la pesanteur tend à pousser le condyle en avant, et il se produit alors un *mouvement de glissement.*

Mais bientôt le ligament latéral, qui a pris une nouvelle position EO, se tend de nouveau et s'oppose à toute propulsion ultérieure (il est probable que les ligaments croisés concourent au même but). Le centre O se trouve donc alors immobilisé en O′, et, si l'on porte la flexion plus loin, le mouvement de rotation pure et simple réapparaît autour de O′.

Le mouvement de flexion du genou peut donc se décomposer ainsi : au début, rotation pure ; vers le milieu de la flexion, rotation et glissement ; nouvelle rotation pure dans la flexion extrême. Les divers temps se produisent en sens inverse pendant l'extension.

Lorsque les ligaments latéraux sont relâchés, il est possible d'imprimer à la jambe des *mouvements de latéralité.* Or nous avons vu que les ligaments sont tendus dans l'extension et dans la flexion extrême. C'est donc dans la demi-flexion qu'il faut mettre l'articulation pour obtenir ces mouvements.

Lorsque la jambe est demi-fléchie, on peut encore imprimer au tibia un mouvement de *rotation* bien étudié par les frères Weber. Ce mouvement s'exécute autour de la tubérosité interne comme centre ; la tubérosité externe se meut autour de celle-ci, qui elle-même tourne sur place. La rotation peut être portée assez loin pour produire une véritable luxation du condyle externe du fémur, soit en avant, soit en arrière, suivant que le mouvement s'est effectué en dehors ou en dedans. Je rappelle que les ligaments semi-lunaires restent fixés au tibia et que cette lésion a été désignée à tort sous le nom de luxation des cartilages interarticulaires.

CHAPITRE IV

De la jambe.

La *jambe*, intermédiaire au genou et au cou-de-pied, commence en haut au niveau d'une ligne circulaire passant par la tubérosité antérieure du tibia et se termine à la base des malléoles interne et externe.

Sa forme est arrondie et représente un cône dont la base est en haut : d'où une certaine difficulté pour relever la manchette dans l'amputation de la jambe par la méthode circulaire et la nécessité de pratiquer parfois une incision verticale.

La jambe est recouverte par les couches superficielles, qui sont : la peau, la couche graisseuse sous-cutanée et l'aponévrose jambière.

La peau de la jambe est plus adhérente par sa face profonde que celle de la cuisse : aussi faut-il la disséquer et ne pas se contenter de la faire attirer en haut. Elle est très fréquemment atteinte de contusions et de plaies. Celles qui siègent au devant de la crête du tibia sont remarquables en général par leur longue durée. Une contusion qui sur un autre point du corps ne serait suivie que d'accidents très légers détermine souvent en ce point le sphacèle de la peau : il en résulte une perte de substance dont la cicatrisation marche lentement, surtout si les malades ne gardent pas un repos complet. A la contusion de la peau se joint fréquemment celle du périoste et de l'os.

La peau de la jambe est le siège exclusif des ulcères variqueux, qui occupent la moitié inférieure du membre. La cicatrice qui leur succède est brunâtre, très mince, adhère souvent à l'os et se déchire de nouveau au moindre choc, si l'on n'a pas la précaution de toujours maintenir un appareil compressif : bande, bas lacé ou bas élastique. Les ulcères ne guérissent en général que dans la position horizontale, et il est remarquable de voir combien la cicatrisation marche souvent rapidement, à l'encontre, par exemple, de celle d'une brûlure siégeant au même point. Une seconde différence, c'est qu'un ulcère de la jambe, si étendue que soit la perte de substance de la peau, ne laisse jamais à sa suite des brides cicatricielles rétractiles si communes après les brûlures. Les ulcères sont peu sensibles, à moins qu'il ne se trouve un filet nerveux à découvert dans la plaie. Ils s'accompagnent rarement d'angioleucites et d'adénites, même chez les hommes qui ne se pansent que très imparfaitement et se tiennent toute la journée debout, mais ils déterminent à la longue des périostoses et des hyperostoses de voisinage. Le système pileux est lui-même plus développé.

La couche sous-cutanée est en général peu chargée de graisse, surtout en avant : aussi, dans l'amputation circulaire, la manchette est-elle très mince, ce qui porte un certain nombre de chirurgiens à préférer l'amputation à lambeaux comprenant une partie de la couche musculaire. Mais cela n'a pas d'importance au point de vue de la protection ultérieure du moignon : les muscles en

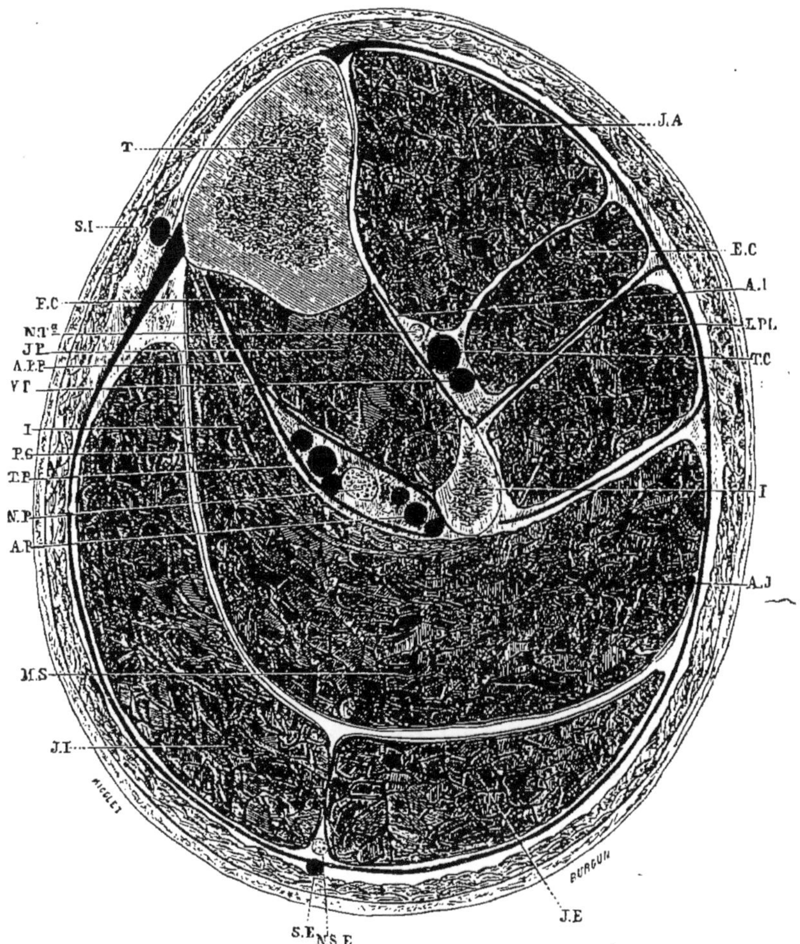

Fig. 258. — *Coupe horizontale de la jambe pratiquée au tiers supérieur.* Côté droit. — Segment inférieur de la coupe.

AJ, aponévrose jambière superficielle.
AI, aponévrose interosseuse.
AP, artère péronière.
APP, aponévrose jambière profonde.
EC, muscle extenseur commun des orteils.
FC, muscle fléchisseur commun des orteils.
I, aponévrose siégeant dans l'épaisseur du muscle soléaire.
JA, muscle jambier antérieur.
JE, muscle jumeau externe.
JI, muscle jumeau interne.
JP, muscle jambier postérieur.
LPL, muscle long péronier latéral.
MS, muscle soléaire.
NP, nerf tibial postérieur.
NSE, nerf saphène externe.
NTa, nerf tibial antérieur.
P, pérone.
PG, tendon du plantaire grêle.
SE, veine saphène externe.
SI, veine saphène interne.
T, tibia.
TC, artère tibiale antérieure.
TP, artère tibiale postérieure.
VT, l'une des veines tibiales antérieures ; l'autre n'est pas figurée.

effet se rétractent et finalement la peau seule recouvre les os comme à la suite de l'amputation circulaire ; de plus, quel que soit le procédé opératoire mis en usage, le malade ne peut jamais, dans la marche, prendre un point d'appui direct sur le moignon.

La couche sous-cutanée renferme les veines saphènes interne et externe (SI et SE, fig. 258) et quelques filets nerveux de peu d'importance.

L'aponévrose jambière est très résistante. Elle se fixe en haut à la tubérosité antérieure du tibia, à la tête du péroné, ainsi qu'aux bords antérieur et interne du tibia. Si nous la considérons sur une coupe pratiquée au tiers supérieur de la jambe (fig. 258), nous voyons que, partie du bord antérieur ou crête du tibia, elle contourne la jambe et vient se fixer au bord interne de l'os. La face interne du tibia en est donc dépourvue, de telle sorte que l'aponévrose ne forme pas autour du membre un manchon complet.

Entre le bord externe du tibia et le bord antérieur du péroné est étendue une cloison fibreuse dite *ligament interosseux* (AI, fig. 258). D'autre part, de la face profonde de l'aponévrose se détache une cloison intermusculaire qui se fixe au bord postérieur du péroné. La jambe se trouve ainsi nettement divisée en deux grandes loges, l'une antérieure, l'autre postérieure. Ces loges sont elles-mêmes subdivisées, ainsi que nous le verrons ultérieurement.

J'étudierai dans deux paragraphes distincts la loge antérieure et la loge postérieure; un troisième sera consacré au squelette de la jambe.

A. — LOGE ANTÉRIEURE DE LA JAMBE.

La *loge antérieure* de la jambe est limitée : en dedans, par la face externe légèrement concave du tibia ; en dehors, par la cloison aponévrotique qui s'attache au bord postérieur du péroné ; en avant, par l'aponévrose jambière ; en arrière, par le ligament interosseux. Elle est en haut beaucoup plus petite que la loge postérieure, dont elle ne représente environ que la quatrième partie. Sa forme est assez régulièrement quadrilatère. Ses parois, en partie osseuses et en partie fibreuses, présentent une grande résistance et emprisonnent hermétiquement les collections qui s'y développent.

Les muscles compris dans la loge antérieure sont soumis à une compression énergique : aussi font-ils toujours hernie lorsque l'aponévrose est déchirée. De même qu'à l'avant-bras, et contrairement à ce qui a lieu au bras et à la cuisse, les parois de la loge donnent insertion aux fibres musculaires, de telle sorte qu'on ne peut, comme dans ces deux dernières régions, comprendre l'aponévrose d'enveloppe dans la manchette.

La loge antérieure est subdivisée en deux régions par une cloison qui, née de la face interne de l'aponévrose d'enveloppe, va se fixer au bord antérieur du péroné (fig. 258) : l'une, interne, plus grande, mérite le nom de *région tibiale antérieure;* l'autre, externe, plus petite, celui de *région péronière.*

Région tibiale antérieure. — La région tibiale antérieure diffère suivant qu'on l'examine dans la moitié supérieure ou dans la moitié inférieure de la jambe. En haut, elle ne contient que deux muscles : le jambier antérieur en dedans et l'extenseur commun des orteils en dehors. En bas il faut y ajouter l'extenseur propre du gros orteil et le péronier antérieur. Cette région contient en outre les vaisseaux et nerfs tibiaux antérieurs.

Les muscles, épais et charnus en haut, se terminent en bas par des tendons qui s'engagent dans des coulisses fibro-séreuses (fig. 259) que nous retrouverons au cou-de-pied. Ils sont disposés dans l'ordre suivant en procédant de dedans en dehors : le jambier antérieur, l'extenseur propre du gros orteil, l'extenseur

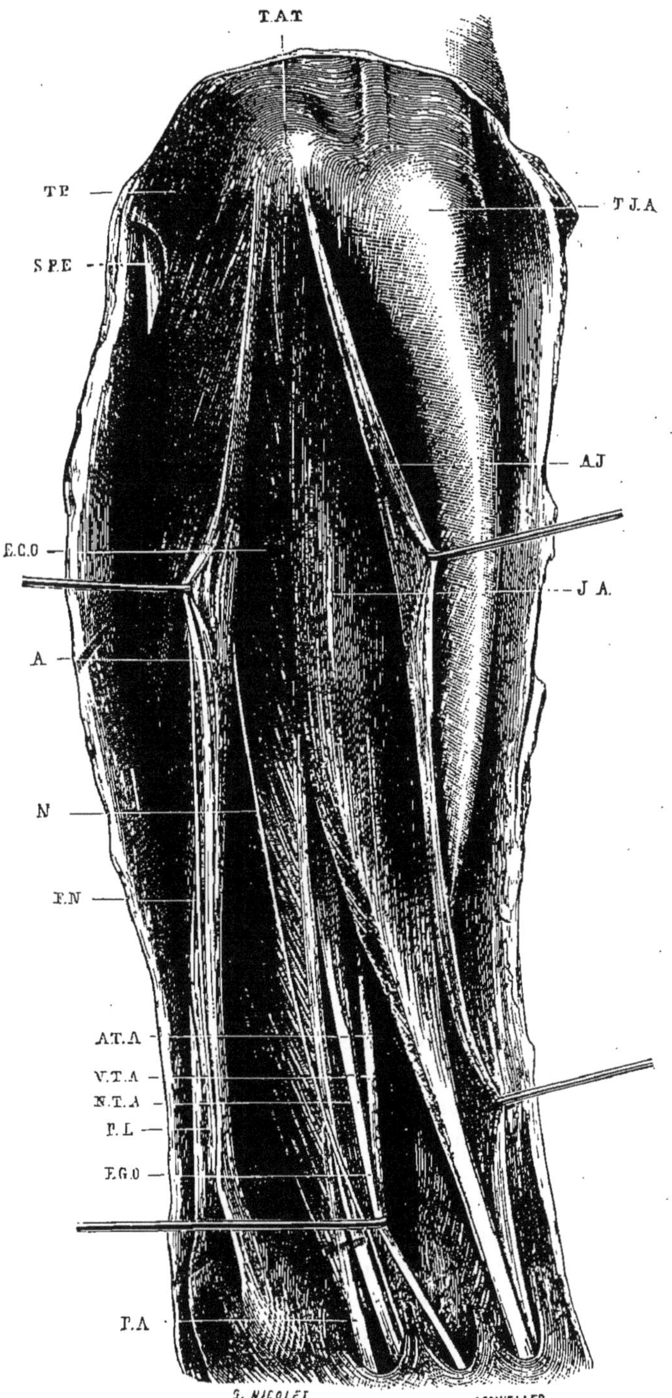

Fig. 259. — *Région antéro-externe de la jambe.* — Côté droit.

A, aponévrose intermusculaire.
AJ, aponévrose jambière.
ATA, artère tibiale antérieure.
ECO, muscle extenseur commun des orteils.
EGO, extenseur propre du gros orteil.
FN, branche du nerf musculo-cutané.
JA, muscle jambier antérieur.
N, nerf musculo-cutané.

commun des orteils et le péronier antérieur. Ils présentent entre eux des rapports que l'on comprendra mieux en étudiant l'artère tibiale antérieure, organe le plus important de la région.

L'*artère tibiale antérieure* est une branche de bifurcation de l'artère poplitée. Elle se dirige immédiatement d'arrière en avant, traverse la partie supérieure de l'espace interosseux et apparaît dans la région tibiale antérieure. Très profondément située entre le muscle jambier antérieur, qui est en dedans, et l'extenseur commun des orteils, qui est en dehors (fig. 258), elle repose immédiatement sur le ligament interosseux en compagnie de ses deux veines collatérales et du nerf tibial antérieur, qui est en dedans d'elle. Elle descend ensuite obliquement de haut en bas et de dehors en dedans. Lorsque l'extenseur propre du gros orteil vient s'interposer entre les deux muscles précédents, l'artère reste toujours limitée par le jambier antérieur en dedans, mais par l'extenseur propre et non plus par l'extenseur commun en dehors, c'est-à-dire que dans toute l'étendue de la jambe elle occupe le premier interstice musculaire à partir de la crête du tibia.

L'artère tibiale antérieure, arrivée à la partie moyenne de l'espace intermalléolaire, passe au-dessous du ligament annulaire dorsal du tarse et se continue à plein canal avec l'artère pédieuse.

Mentionnons une branche collatérale, la *récurrente tibiale antérieure*, qui naît au niveau du point où le tronc principal traverse le ligament interosseux ; elle se porte en haut, puis s'anastomose avec les articulaires inférieures externe et interne, de façon à former une voie collatérale importante.

Ce qui caractérise l'artère tibiale antérieure est donc sa situation profonde et son rapport avec le squelette : aussi n'est-il pas étonnant qu'on ait observé la blessure de ce vaisseau dans certaines fractures obliques du tibia; la ligature des deux bouts présente alors de grandes difficultés. Notons encore la multiplicité des anastomoses, qui, en cas d'anévrysme, oblige à recourir à la ligature du tronc principal du membre, c'est-à-dire de la fémorale à l'anneau. Néanmoins il est utile de connaître les règles de la ligature de l'artère tibiale antérieure, ne fût-ce que pour se graver dans l'esprit les principaux rapports de la région. Elle se pratique en deux points différents : au tiers supérieur de la jambe et au tiers inférieur. Dans tout son trajet, le vaisseau correspond à une ligne menée du tubercule du jambier antérieur à la partie moyenne de l'espace intermalléolaire. Le tubercule du jambier antérieur n'est pas toujours très appréciable au toucher, mais il existe deux autres saillies que l'on trouve facilement : la tubérosité antérieure du tibia en dedans et la tête du péroné en dehors. Or le tubercule du jambier antérieur se trouve exactement situé à mi-chemin entre ces deux éminences osseuses.

Pour découvrir l'artère tibiale antérieure au tiers supérieur de la jambe, il convient de faire une incision de 5 à 6 centimètres sur le trajet de la ligne indiquée, de diviser successivement la peau et la couche cellulo-graisseuse sous-cutanée, en ayant bien soin de ne pas intéresser en même temps l'aponévrose. Celle-ci étant découverte, on recherche une petite ligne jaunâtre verti-

NTA, nerf facial antérieur.
PA, muscle péronier antérieur.
PL, muscle court péronier latéral.
SPE, nerf sciatique poplité externe.
TAT, tubérosité antérieure du tibia.
TJA, tubercule du jambier antérieur.
TP, tête du péroné.
VTA, veine tibiale antérieure.

cale qui n'est autre que l'interstice des deux muscles jambier antérieur et extenseur commun des orteils et au fond duquel se trouve l'artère. La principale cause d'erreur consiste à pénétrer non dans l'interstice, mais dans l'épaisseur de l'un des deux muscles : si la ligne jaunâtre n'existe pas, ce qui arrive quelquefois, il faut s'en rapporter de nouveau aux points de repère précédents et diviser l'aponévrose sur le trajet précis de la ligne indiquée.

Lorsqu'on est en présence d'un sujet vigoureux, l'interstice est si profond et l'aponévrose tellement tendue, qu'on arrive difficilement à écarter suffisamment les deux muscles : on pratique alors un débridement transversal de l'aponévrose jambière sur la face externe du jambier antérieur. Malgré toutes ces précautions, il peut être encore difficile de pénétrer dans l'interstice, et pour y arriver sûrement on exécutera la petite manœuvre suivante, qui est toujours suivie de succès : plaçant l'indicateur de chaque main sur la crête du tibia, on les ramène de dedans en dehors, en déprimant fortement la face externe du jambier antérieur; arrivés au niveau de l'interstice, les doigts y tombent d'eux-mêmes et fatalement, puisque c'est le point le moins résistant. Il n'y a plus qu'à isoler l'artère de ses veines et à la charger à l'aide d'une aiguille de Cooper.

Au tiers inférieur de la jambe, la tibiale antérieure, bien que reposant directement sur la face interne du tibia, est beaucoup plus superficielle, à cause de la diminution de volume des muscles. Elle est située entre le tendon du jambier antérieur, qui est en dedans, et le tendon de l'extenseur propre du gros orteil, qui est en dehors. On la découvrira à l'aide d'une incision pratiquée sur le trajet de la ligne indiquée plus haut; l'unique cause d'erreur est de se tromper d'interstice, de se porter trop en dehors et de pénétrer entre l'extenseur propre et l'extenseur commun. Il faut donc, après avoir divisé l'aponévrose, porter le doigt sur la crête du tibia, rechercher le tendon du jambier antérieur et pénétrer immédiatement en dehors de lui.

Le nerf tibial antérieur accompagne l'artère dans tout son trajet; situé en dedans d'elle supérieurement, il la croise ensuite et lui devient externe au bas de la jambe. La situation de ce nerf au voisinage du tibia l'expose à être contusionné dans certaines fractures de jambe, et c'est à cela qu'il faut rattacher sans doute les cas, rares, il est vrai, où des malades éprouvent au niveau de la fracture des douleurs vives et persistantes qu'aucune autre cause n'explique.

J'ai dit plus haut que quelques chirurgiens préfèrent pour la jambe l'amputation à lambeau à l'amputation circulaire. L'un des meilleurs procédés consiste à tailler un lambeau externe. Jadis on conseillait de tailler le lambeau par transfixion. Le couteau enfoncé en dehors de la crête du tibia pénètre au-devant du ligament interosseux, passe en avant du péroné et sort à la face interne et postérieure de la jambe en enlevant une portion du muscle soléaire. Le résultat immédiat est très satisfaisant, mais ce procédé expose à un grave accident, la gangrène du lambeau, ce dont l'examen de la figure 258 rend parfaitement compte. En effet, en raison de la situation profonde de l'artère au devant du ligament interosseux, le couteau passe nécessairement en dehors d'elle, et le lambeau est privé de ses principaux moyens de nutrition. Il convient de le tailler non par transfixion, mais de dehors en dedans, en prenant grand soin d'aller jusque sur le ligament interosseux; à cette condition, c'est un excellent procédé.

Région péronière. — La région péronière répond à la face externe de la jambe, et le péroné en forme le squelette. Elle est nettement délimitée par l'aponévrose jambière en dehors, la face externe du péroné en dedans et deux cloisons aponévrotiques (Voy. fig. 258) qui se détachent de la face profonde de l'aponévrose d'enveloppe pour se fixer : l'antérieure au bord antérieur du péroné; la postérieure au bord postérieur du même os. Il en résulte la formation d'une loge ostéo-fibreuse exclusivement occupée par les deux muscles péroniers latéraux. La cloison antérieure les sépare de l'extenseur commun des orteils, et la cloison postérieure du muscle soléaire. Les péroniers latéraux se terminent en bas par deux longs tendons que nous retrouverons en étudiant le cou-de-pied.

La région péronière contient en haut le nerf sciatique poplité externe (SPE, fig. 259), qui traverse les fibres du long péronier latéral en contournant le col du péroné : aussi est-on exposé à couper le nerf dans la résection de cet os. Ce nerf fournit des branches cutanées, le saphène péronier, la branche cutanée péronière, et des branches musculaires récurrentes destinées au muscle jambier antérieur. Deux branches inférieures plus volumineuses, véritables branches terminales, sont le *nerf musculo-cutané* et le *nerf tibial antérieur*. Ce dernier nous a déjà occupé dans la région précédente.

Tous les muscles qui remplissent la loge antérieure de la jambe reçoivent leurs nerfs du sciatique poplité externe ; ce nerf fournit de plus la sensibilité à la peau de la région externe.

B. — LOGE POSTÉRIEURE DE LA JAMBE (fig. 258).

La *loge postérieure* de la jambe occupe environ les trois quarts du membre à sa partie supérieure, dans le point où existent les muscles qui constituent le mollet, mais, plus bas, ces muscles disparaissent pour faire place à des tendons ; les deux loges présentent une dimension sensiblement égale.

L'aponévrose jambière délimite la loge postérieure en arrière et sur les côtés ; une cloison qui se détache de la face profonde de cette aponévrose pour se fixer au bord postérieur du péroné, le ligament interosseux et la face postérieure du tibia, la délimitent en avant.

Ce vaste espace est divisé en deux parties par une cloison transversale, l'*aponévrose jambière profonde*, qui se porte du bord interne du tibia au bord postérieur du peroné (APP, fig. 258) : il en résulte deux loges, l'une superficielle et l'autre profonde ; toutes deux sont remplies par des muscles, formant ainsi une couche superficielle et une couche profonde entre lesquelles sont situés les vaisseaux et nerfs tibiaux postérieurs. A mesure qu'on descend et que les tendons font suite aux fibres musculaires, l'inégalité entre les deux loges disparait, mais nous retrouverons encore au cou-de-pied les vaisseaux recouverts par deux plans aponévrotiques.

Étudions les organes que contient la loge postérieure de la jambe en procédant d'arrière en avant. Leur disposition est loin d'être la même en haut et en bas, mais, la partie inférieure de la jambe se confondant avec le cou-de-pied, ce qu'elle présente d'important trouvera sa place à propos de cette région : je m'occupe donc exclusivement ici de cette partie de la jambe où l'on pratique l'amputation dite au lieu d'élection et la ligature de l'artère tibiale postérieure à sa partie supérieure.

Les connexions de l'aponévrose jambière avec les muscles sous-jacents sont loin d'être les mêmes en arrière qu'en avant. Nous avons vu qu'en avant l'aponévrose adhère de la manière la plus intime aux muscles jambier antérieur, extenseur commun des orteils, ainsi qu'aux péroniers : en arrière, au contraire, elle est séparée des muscles jumeaux par une couche de tissu cellulaire très lâche qui permet de faciles glissements. L'aponévrose est également séparée de la peau par une couche de tissu cellulo-graisseux plus épaisse en arrière qu'en avant. On rencontre dans cette couche la veine saphène externe : vis-à-vis de la veine se trouve le nerf saphène externe qui, encore sous-aponévrotique à ce niveau, est situé exactement dans l'interstice des jumeaux.

En avant de l'aponévrose se présentent les deux muscles jumeaux ; complètement distincts l'un de l'autre en haut, ils se condensent inférieurement en un tendon commun, le *tendon d'Achille;* le jumeau interne est de beaucoup plus large que l'externe, et il s'étend latéralement jusqu'à 1 centimètre environ du bord interne du tibia, auquel le rattache une lamelle celluleuse très lâche.

En avant des jumeaux se trouve le muscle soléaire. Large et aplati, plus épais en dehors qu'en dedans, ce muscle se fixe également en bas sur le tendon d'Achille et forme avec les deux jumeaux le *triceps sural*. En dehors, le muscle soléaire répond directement à l'aponévrose et à la peau dans l'étendue de plusieurs centimètres.

L'insertion supérieure du soléaire est fort remarquable et mérite de nous arrêter un instant. Il s'attache : en dehors, à la tête du péroné, à la moitié supérieure du bord externe et au tiers supérieur de la face postérieure de cet os ; en dedans, à la ligne oblique de la face postérieure du tibia au-dessous du poplité et à l'aponévrose de ce muscle, au bord interne du tibia, et enfin par quelques-unes de ses fibres à une arcade aponévrotique étendue de la tête du péroné à la ligne oblique du tibia. De cette dernière insertion résulte l'existence d'un *anneau aponévrotique* dans lequel s'engagent les vaisseaux et nerfs poplités et qui sert de limite inférieure à l'artère de ce nom.

Dans l'épaisseur du muscle soléaire existe ordinairement une lame tendineuse (I, fig. 258) beaucoup plus rapprochée de la face profonde que de la face superficielle ; elle naît du bord postérieur du tibia pour se porter jusque vers l'axe de la jambe, disposition importante à connaître dans la ligature de l'artère tibiale postérieure, ainsi que je le montrerai dans un instant.

Le soléaire est séparé des jumeaux par une couche très lâche de tissu cellulaire ; dans cette couche et en avant du jumeau interne se trouve le tendon du plantaire grêle (PG, fig. 258).

La couche musculaire profonde est comprise dans une loge ostéo-fibreuse dont les parois sont formées : en avant, par le ligament interosseux ; en arrière, par l'aponévrose jambière profonde ; en dedans, par le tibia ; en dehors, par le péroné. Infiniment moins épaisse que la précédente, cette couche se compose en haut de deux muscles ; le fléchisseur commun des orteils en dedans, et le jambier postérieur en dehors ; plus bas, à ces deux muscles vient se joindre le fléchisseur propre du gros orteil.

Entre les deux couches de muscles, et dans un dédoublement de l'aponévrose jambière profonde, sont compris les vaisseaux et nerfs tibiaux postérieurs.

Vaisseaux tibiaux postérieurs. — Les vaisseaux tibiaux postérieurs se composent d'artères, de veines et de lymphatiques. Les artères méritent d'attirer principalement notre attention.

Au moment où l'artère poplitée pénètre dans l'anneau du soléaire, elle se divise en deux branches : l'une, antérieure, plus petite, se porte en avant et traverse l'espace interosseux : c'est la *tibiale antérieure* déjà décrite ; l'autre, postérieure, beaucoup plus volumineuse : c'est le *tronc tibio-péronier*. Après un trajet de 15 millimètres environ, ce dernier se subdivise lui-même en deux branches de volume inégal : l'une, interne, plus grosse, la *tibiale postérieure;* l'autre, externe, plus petite, la *péronière*.

Le *tronc tibio-péronier* continue le trajet de l'artère poplitée et présente un volume considérable. Il est en rapport en arrière avec le muscle soléaire, et repose en avant sur le jambier postérieur. Il se bifurque en général après un trajet de 15 millimètres, mais la bifurcation peut n'avoir lieu que beaucoup plus bas. Ce tronc fournit une *branche récurrente interne* qui s'anastomose avec l'articulaire inférieure interne de la poplitée ; il fournit encore l'artère nourricière du tibia et des branches musculaires volumineuses destinées au soléaire.

C'est dans le tronc tibio-péronier que s'arrêtent en général les embolus lancés par le cœur ; les malades éprouvent à ce moment une douleur très vive dans le mollet, douleur brusque et instantanée comme serait celle qu'occasionnerait un coup de bâton.

L'anévrysme du tronc tibio-péronier est une affection assez rare, dont le diagnostic n'est pas très difficile en raison du siège qu'occupe la tumeur à la partie supérieure du mollet et en avant du triceps sural. J'en ai observé un exemple remarquable dans mon service à Beaujon en 1878 (1). La compression indirecte amena la cessation des battements dans la tumeur, mais détermina en même temps la gangrène du pied, accident tout à fait exceptionnel à la suite de la compression digitale : Broca n'en cite en effet que deux cas, et encore ne sont-ils pas très concluants.

Je pense d'ailleurs que la gangrène est un accident spécial à l'anévrysme du tronc tibio-péronier, et je l'explique de la façon suivante : les caillots déterminent la compression de la tibiale antérieure, son oblitération, et *par suite celle de la récurrente tibiale antérieure :* or, lorsque les trois artères qui fournissent le sang à la jambe sont oblitérées à leur origine, la récurrente tibiale antérieure est à peu près la seule voie qui par ses anastomoses avec les articulaires rétablisse le cours du sang. L'anévrysme poplité ou celui de la cuisse exposent donc beaucoup moins à la gangrène de la jambe que l'anévrysme du tronc tibio-péronier, car la circulation collatérale de la récurrente tibiale antérieure est toujours intacte dans les deux premiers cas.

La ligature du tronc tibio-péronier se fera suivant le procédé que j'ai indiqué pour l'artère poplitée, en prolongeant l'incision un peu en bas, mais cette opération exposera presque à coup sûr à une hémorrhagie secondaire, à cause du voisinage de grosses collatérales.

La *tibiale postérieure* est la plus importante des artères de la région. D'abord oblique en bas et en dedans, elle devient bientôt verticale et se trouve un peu plus rapprochée de la face interne que de la face externe de la jambe. Comprise

(1) L'observation est rapportée avec tous ses détails dans la thèse de M. le Dr Grancel, à qui je la communiquai.

dans un dédoublement de l'aponévrose jambière profonde, elle est flanquée de deux veines collatérales et entourée par une couche lâche de tissu cellulaire. Le nerf tibial postérieur en occupe le côté externe. Elle répond : en avant, au muscle jambier postérieur ; en arrière, au muscle soléaire, et se termine derrière la malléole interne, où elle se divise en *plantaire interne* et *plantaire externe*. La disposition et les rapports de la tibiale postérieure à la partie inférieure de la jambe seront étudiés plus loin avec le cou-de-pied.

La profondeur à laquelle est située cette artère, l'absence de points de repère précis qui en indiquent le trajet, feraient croire *à priori* que la ligature de ce vaisseau est entourée de grandes difficultés, mais il n'en est rien, grâce surtout au facile écartement des muscles qui l'environnent.

Pour lier cette artère au tiers supérieur de la jambe, là où porte la coupe représentée figure 258, c'est-à-dire dans le point le plus épais de la région, en pratiquant une incision au niveau du bord interne du tibia et en détachant les insertions du soléaire à cet os, on arriverait assez facilement sur le vaisseau, mais on risquerait de s'égarer à travers les fibres du soléaire et de pénétrer au milieu des muscles de la couche profonde : aussi ce procédé est-il généralement abandonné, et l'on a recours au suivant.

La jambe reposant sur sa face externe, on recherche le bord interne du tibia (j'engage le lecteur à suivre cette description sur la figure 258), puis à deux travers de doigt environ en arrière de ce bord on pratique une incision verticale longue de 5 à 6 centimètres comprenant successivement : la peau, la couche graisseuse sous-cutanée et l'aponévrose jambière. On recherche le bord interne du jumeau interne, qui est facile à reconnaître, et on le soulève jusque vis-à-vis du point où se trouve l'artère. On divise ensuite verticalement et avec précaution les fibres du muscle soléaire de sa face superficielle vers sa face profonde, jusqu'à ce que l'on trouve l'aponévrose intra-musculaire (I, fig. 258), sur les deux faces de laquelle s'insèrent des fibres musculaires. Il faut se garder de confondre ce feuillet avec l'aponévrose jambière profonde : comme il existe encore des fibres charnues sous-jacentes, on se croirait engagé dans la couche profonde et, revenant alors sur ses pas, on ne trouverait pas l'artère ; d'un autre côté, on rencontre des cas rares où ce feuillet fibreux limite le muscle sans qu'il y ait de fibres musculaires insérées à sa face profonde : on doit donc, en prévision de cette disposition, ne l'inciser qu'avec le plus grand ménagement. Si l'incision ainsi conduite n'aboutit pas exactement sur le vaisseau, il suffit d'écarter l'une de l'autre les deux moitiés du soléaire divisé, ce qui se fait sans la moindre difficulté, grâce au tissu cellulaire très lâche qui le sépare de la couche profonde.

La ligature de la tibiale postérieure ne devrait être pratiquée que dans les cas de blessure de ce vaisseau et dans la plaie même ; elle n'aurait aucune influence sur une lésion quelconque située au-dessous d'elle, grâce à ses nombreuses anastomoses.

L'*artère péronière*, branche externe de bifurcation du tronc tibio-péronier, est en général la plus petite des trois artères de la jambe ; son volume est d'ailleurs en raison inverse de celui de la tibiale antérieure, qu'elle est quelquefois destinée à suppléer pour une partie de son trajet. Située dans un dédoublement de l'aponévrose jambière profonde, l'artère péronière répond : en dehors, à la face interne du péroné ; en avant, au muscle jambier postérieur ; en arrière, au muscle soléaire ; plus bas elle se place entre le jambier postérieur et le fléchisseur propre du gros orteil et s'applique contre le ligament interosseux. Elle se divise au bas de la jambe en deux branches, l'une antérieure, l'autre postérieure, que nous retrouverons plus loin.

La ligature de la péronière ne se pratique ordinairement pas, même comme exercice d'amphithéâtre. Si l'on voulait la faire, on se comporterait à la face externe et postérieure de la jambe, en prenant pour point de départ le péroné au lieu du tibia, ainsi que je viens de le dire pour la tibiale postérieure.

Le *nerf tibial postérieur* (NP, fig. 258) est la prolongation du nerf sciatique poplité interne. Il s'engage avec l'artère dans l'anneau du soléaire et accompagne l'artère tibiale postérieure, en dehors de laquelle il est situé, jusque derrière la malléole interne, où il se divise en deux branches terminales, le nerf plantaire interne et le nerf plantaire externe. Il fournit le nerf saphène externe et un grand nombre de branches musculaires, de façon à innerver tous les muscles et la peau de la partie postérieure de la jambe.

Il existe entre les deux couches de muscles un lacis veineux extrêmement abondant étudié principalement par MM. Verneuil et Le Dentu. Ces veines sont souvent variqueuses, alors que les veines superficielles ne sont pas atteintes, et, d'après M. Verneuil, les varices commenceraient même toujours par les veines profondes ; elles occasionnent du gonflement, de la douleur et de l'engourdissement dans le mollet. Comme les varices superficielles, elles font naître et entretiennent des ulcères qu'on ne saurait, sans cette disposition, à quelle cause rattacher. Ces mêmes auteurs ont décrit à la jambe des canaux de dérivation, canaux de sûreté que je dois seulement mentionner ici.

C. — SQUELETTE DE LA JAMBE.

Le *squelette* de la jambe se compose de deux os, le *tibia* et le *péroné*, réunis l'un à l'autre par un *ligament interosseux* et articulés ensemble à leurs extrémités supérieure et inférieure. L'articulation péronéo-tibiale supérieure, souvent décrite avec le genou, fait réellement partie de la jambe ; quant à l'inférieure, elle est intimement liée au cou-de-pied.

Le tibia, très large à sa partie supérieure, se rétrécit de plus en plus jusque vers son quart inférieur, pour s'élargir de nouveau en bas. Il se compose donc de deux cônes adossés par leur sommet. Les mensurations pratiquées par M. le docteur Leriche (de Joigny) ont donné les résultats suivants : le diamètre transversal immédiatement au-dessous de la tubérosité antérieure du tibia d'adulte est en moyenne de 4 cent. 7 ; de 4 cent. 4 à la base des malléoles, et de 2 cent. 7 dans le point le moins large, c'est-à-dire à l'union du tiers moyen avec le tiers inférieur. Dans un corps homogène, la résistance étant proportionnelle aux diamètres des surfaces de section, le tibia offrira donc sa moindre résistance dans ce dernier point, s'il peut être considéré comme un corps homogène. Or M. Leriche a également démontré que dans les différentes parties du tibia la quantité de tissu compact est sensiblement la même, ce qui lui a permis de formuler la conclusion suivante : D'après sa conformation extérieure et la disposition de son tissu compact, le tibia présente une résistance une fois plus considérable à ses extrémités qu'à l'union de son tiers moyen et de son tiers inférieur. Triangulaire dans sa partie supérieure, le tibia est cylindrique dans son tiers inférieur : or il est démontré en mécanique que, si deux solides homogènes présentent une surface de section égale, l'une triangulaire, l'autre circulaire, l'avantage de la résistance est du côté du solide triangulaire.

Telles sont les deux principales raisons pour lesquelles certaines fractures de la jambe par cause indirecte présentent un lieu d'élection qui est à peu près constamment le même, le tiers inférieur de la jambe.

Je signalerai encore, comme cause accessoire, une disposition spéciale du tissu spongieux, indiquée par MM. Fayel (de Caen) et Duret : le tissu spongieux du tibia est, d'après ces auteurs, disposé en deux systèmes de colonnes verticales indépendants : l'un occupe les deux tiers supérieurs et l'autre le tiers inférieur de l'os, de telle sorte que le minimum de résistance correspond à l'union des deux systèmes, c'est-à-dire au tiers inférieur de la jambe.

Les fractures de la jambe par *cause directe* ne diffèrent pas de celles des autres parties du corps ; elles sont ou non compliquées, s'accompagnent de l'intégrité du péroné, si le choc a été limité au tibia, et peuvent occuper tous les points de la jambe.

Les *fractures indirectes* présentent, au contraire, un vif intérêt. La fracture occupe soit le corps, soit les deux extrémités du tibia. Les extrémités se fracturent suivant le mécanisme de l'arrachement. J'en signalerai une variété non décrite en étudiant le cou-de-pied. Les fractures qui se font dans les condyles du tibia sont fort rares et d'un mécanisme obscur.

Le corps de l'os ne cède que lorsqu'il subit un mouvement de *flexion* ou bien un mouvement de *torsion*. Une *pression* directe exercée de haut en bas sur le tibia, comme cela résulte, par exemple, d'une chute d'un lieu élevé, ne fracture jamais l'os sans qu'il s'y joigne un certain degré de flexion ou de torsion. Si le tibia forme au moment de la chute une tige rigide avec le fémur, on observe alors une fracture, soit du calcanéum, soit du bassin, de la colonne vertébrale ou même de la base du crâne.

Nous avons démontré, M. Leriche et moi, par de nombreuses expériences faites dans mon laboratoire de Clamart, que les fractures indirectes de la jambe reconnaissent deux causes : la flexion et la torsion. J'ajoute que ces deux grandes variétés se retrouvent nettement en clinique et que l'une est aussi simple que l'autre est grave. Il est aisé de comprendre le mécanisme suivant lequel elles se produisent.

Pour obtenir une fracture par flexion sur le cadavre, fixez le tibia sur le bord d'une table en le faisant dépasser d'une certaine quantité ; attachez une corde sous forme d'anse à l'extrémité libre de l'os et introduisez par cette anse un levier qui prendra point d'appui sur la face intérieure de la table. En abaissant le levier, on déterminera une fracture par flexion directe et sans un développement de force bien considérable. Un homme est sur une échelle ou sur un marchepied, il tombe à la renverse et une de ses jambes se trouve prise entre deux échelons ou entre les deux branches du marchepied qui forment point d'appui, tandis que le tronc joue le rôle de levier : il se produit une fracture par flexion directe suivant un mécanisme analogue au précédent.

Ce qu'il y a d'important pour la pratique, c'est que dans toutes les fractures par flexion le trait de la fracture est sensiblement perpendiculaire à l'axe de l'os : la fracture est *transversale* et plus ou moins dentelée ; elle ne présente que peu ou pas de tendance au déplacement ; la peau n'est jamais intéressée ; la consolidation se fait vite, en général, et tous les appareils, même une simple gouttière, suffisent pour donner un résultat qui fait le plus grand honneur au chirurgien.

Les fractures indirectes par flexion ne présentent pas de lieu d'élection, puisqu'elles se produisent au niveau du point d'appui.

Il est loin d'en être de même pour la fracture par torsion. Celle-ci est remarquable par son siège à peu près constant, le tiers ou le quart inférieur de la jambe ; par la forme de ses fragments, qui sont toujours taillés en bec de flûte ; par l'existence d'une fissure qui occupe le fragment inférieur et pénètre souvent jusque dans l'articulation tibio-tarsienne. L'obliquité des fragments facilite leur glissement l'un sur l'autre, et, comme ils sont pointus, ils traversent souvent la peau et font saillie à l'extérieur : il en résulte une fracture *compliquée*, et de plus communiquant avec une grande articulation. Il n'est donc pas étonnant qu'on ait songé autrefois à pratiquer, dans ces cas, l'amputation immédiate, avant l'introduction dans la pratique chirurgicale de la méthode antiseptique.

Cette fracture oblique du tibia a vivement préoccupé les chirurgiens dans ces dernières années. Elle reçut de Gerdy le nom de fracture *spiroïde*, et de Gosselin celui de fracture en V. Chacun connaît les belles recherches cliniques de ce dernier, mais un détail important manquait à leur histoire, c'était le mécanisme de leur production, car on considérait comme impossible d'en obtenir sur le cadavre. Cette lacune est aujourd'hui comblée, grâce aux nombreuses expériences de M. Leriche, qui mit à résoudre ce problème obscur la plus louable persévérance. Ainsi qu'il le dit lui-même, ensemble nous avons varié, perfectionné nos procédés d'expérimentation, et nous les avons multipliés au point que le résultat de nos recherches repose sur plus de cent fractures expérimentales.

Sans vouloir entrer trop avant dans le détail de ces expériences consignées dans la thèse inaugurale de M. Leriche, je dirai seulement que nous avons pu reproduire un grand nombre de fractures obliques du tibia occupant le tiers inférieur avec fissure sur le fragment inférieur, identiques à celles qu'on observe sur le vivant. Pour cela il suffit, l'une des extrémités de l'os étant fixée (et c'est là le point difficile), d'imprimer à l'autre un mouvement de torsion.

Comment se produit la fissure, qui peut être considérée comme constante? Gosselin a admis qu'elle résultait de la pression de l'angle saillant du fragment supérieur dans l'angle rentrant de l'inférieur, le premier agissant sur le second à la manière d'un coin et le faisant éclater. Mais cette explication ne peut être acceptée, puisque dans nos expériences les deux fragments ne subissaient aucune pression verticale et que la fissure n'en existait pas moins. Il suffit d'ailleurs d'examiner attentivement une pièce expérimentale ou pathologique pour saisir le mécanisme de la production de la fissure. Si l'on met les deux fragments en place et que, immobilisant le fragment inférieur de la main gauche, on imprime de la main droite au fragment supérieur un mouvement de torsion, on constate qu'en faisant subir à l'un des bords du V inférieur une pression latérale on entr'ouvre la fissure. Celle-ci est donc bien manifestement le résultat d'une pression *latérale* et non pas d'une pression *verticale* de l'un des bords du fragment supérieur sur le bord continu de l'inférieur. Il est même possible (et nous l'avons vérifié souvent sur le cadavre) de déterminer de cette façon, pièces en main, si la torsion a été exécutée de dedans en dehors ou de dehors en dedans, car la fissure ne s'écarte que si l'on porte le fragment supérieur dans le sens où il avait été primitivement tordu.

La fissure n'est jamais rectiligne; elle décrit une *hélice* autour du fragment inférieur (une fois nous avons trouvé une fissure sur le fragment supérieur) et pénètre, en général, dans l'articulation tibio-tarsienne. Le nom de *spiroïde* donné à cette fracture est donc mauvais, puisqu'une spire est une courbe décrite par un point cheminant circulairement autour d'un axe, comme un ressort de montre, par exemple. Si l'on voulait ajouter une épithète à la désignation suivante, qui me paraît bonne, *fracture oblique de la jambe*, il faudrait remplacer, ainsi que l'a proposé justement M. Leriche, le mot spiroïde par le mot *hélicoïde*.

Sur le vivant, la fracture oblique se produit lorsque, le sujet étant debout, le tronc éprouve un mouvement brusque de torsion sur la jambe plus ou moins immobilisée. Ce n'est donc pas en tombant que le malade se casse la jambe : il tombe parce que la jambe est cassée ; les phénomènes se produisent avec une telle rapidité que l'analyse en est le plus souvent impossible; cependant j'ai pu en obtenir la preuve sur le vivant. Le nommé Lacoche, âgé de 30 ans, entra dans mon service le 25 décembre 1873. Au moment où on lui appliquait sur les épaules une charge pesant 100 kilogrammes, il entendit un craquement sec qui fut également entendu par les assistants. Il s'assit alors très doucement et put retirer sa chaussure. Il fut aussitôt apporté à l'hôpital, et je constatai l'existence d'une fracture oblique du tibia dans le siège ordinaire. *Le péroné était intact.* Ce cas permet, si je ne me trompe, de saisir sur le fait la production de la fracture oblique : le tibia soumis à un mouvement de torsion s'est brisé dans son point le moins résistant, le tiers inférieur, et le mouvement s'est arrêté là ; s'il eût été prolongé, le péroné cédait à son tour.

Il existe donc à la jambe deux grandes variétés de fractures indirectes: la fracture par flexion des os et la fracture par torsion. La première peut occuper tous les points du tibia et présente une direction générale transversale. Elle est sans doute susceptible de s'accompagner d'éclats, d'esquilles et de petites fissures verticales, qui occupent l'un ou l'autre fragment, mais on n'y observe jamais la grande fissure hélicoïdale dont je viens de parler. La réduction en est facile, la guérison rapide, et son traitement n'exige pas d'appareils particuliers.

La seconde occupe un point spécial, répondant à la partie la moins résistante de l'os, qui est le tiers inférieur ; elle est toujours oblique, dirigée, en général, de haut en bas, d'arrière en avant et de dehors en dedans. Les deux fragments sont taillés en forme de V ; de l'angle du fragment inférieur part une fissure qui contourne le tibia à la manière d'une hélice et aboutit à l'articulation. C'est la fracture dont fut atteint A. Paré, qui raconte lui-même que le fragment supérieur, après avoir traversé la peau et les vêtements, alla se fixer en terre. Dans la fracture par torsion, en effet, le fragment supérieur, très pointu, perfore souvent les téguments, ce qui se produit, non pas au moment précis de l'accident, mais dans la chute qui le suit. Le fragment supérieur présente, en outre, une grande tendance à se porter à l'extérieur et à distendre la peau au point que celle-ci peut se sphacéler consécutivement, si l'on n'y prend garde. Cette saillie du fragment supérieur, due selon toute vraisemblance à la contraction du muscle triceps, est difficile à combattre : Laugier, guidé par la pensée que la contraction des jumeaux et du soléaire pouvait produire une sorte de bascule des fragments, tenta sans succès la section du tendon d'Achille, et Malgaigne inventa contre cette saillie sa pointe métallique, à l'aide de laquelle il exerçait sur les fragments une pression directe.

Je n'éprouve pour mon compte, en général, aucune difficulté à combattre la saillie du fragment supérieur, grâce à l'appareil plâtré. Voici comment je traite invariablement toutes mes fractures obliques depuis nombre d'années, qu'elles soient ou non accompagnées de plaie, et avec un résultat à peu près constamment favorable. Je considère que la gouttière plâtrée de M. Herrgott, ou mieux les attelles plâtrées employées pour la première fois à Paris par M. Maisonneuve, constituent le progrès le plus important qui ait jamais été accompli dans le traitement des fractures, de celles de la jambe en particulier. L'appareil doit être appliqué le plus tôt possible après l'accident. La réduction étant faite (et on emploierait au besoin le chloroforme, si le malade opposait une trop grande résistance), le pied est confié à un aide vigoureux, qui exerce une traction continue, pendant qu'un second aide fait sur la cuisse la contre-extension. Les attelles plâtrées sont appliquées, et les deux aides restent en place jusqu'à ce que le plâtre soit sec. S'il y a une plaie, les attelles ont été disposées de façon qu'elle reste à découvert, et l'on en pratique ensuite l'occlusion avec de la baudruche et du collodion. La partie antérieure de la jambe restant ainsi à nu, on reconnaît aisément si le fragment supérieur fait saillie. Dans ce cas, à l'aide d'une boulette d'ouate et d'une bandelette de diachylon, qui prend point d'appui sur les bords durcis et immobiles des attelles plâtrées, on exerce une pression aussi forte que l'on veut et avec une précision égale à celle du doigt.

Peut-on toujours, en clinique, distinguer une fracture par flexion d'une fracture par torsion ? Oui, dans la grande majorité des cas, et très facilement même dans les cas types : mais on conçoit qu'à la flexion vienne se joindre un certain mouvement de torsion d'où résulte une variété intermédiaire dont le diagnostic précis présente quelque obscurité.

Comment se comporte le péroné dans les fractures de jambe ? Il est presque toujours fracturé en même temps que le tibia. Malgaigne dit qu'il ne connait pas d'exemple d'intégrité du péroné dans le cas de fracture oblique du tibia ; j'en ai cité plus haut un exemple certain, mais il reste à l'état d'exception extrêmement rare, et c'est le seul que j'aie rencontré. Il n'en est pas de même des fractures directes, qui, suivant que la cause fracturante a agi sur une surface plus ou moins large, peuvent n'exister que sur l'un des deux os. Il est encore une différence importante à signaler : dans une fracture directe, les deux os sont cassés au même niveau, tandis que dans les fractures indirectes le péroné cède en général à plusieurs centimètres au-dessus du tibia. Étant donnée une fracture ancienne, on pourrait donc avec quelque vraisemblance inférer de la situation respective des deux cals si la fracture a été directe ou indirecte, ce dont la médecine légale tirerait au besoin parti. Je dois dire toutefois que dans un certain nombre de fractures expérimentales j'ai trouvé les deux os cassés au même niveau.

Le péroné n'a pas pour principal usage, ainsi qu'on le dit généralement, de multiplier les points d'attache musculaires : il sert à consolider le squelette de la jambe d'une manière très effective. Cet os constitue pour le tibia, ainsi que le fait remarquer M. Leriche, une armature qui en augmente notablement la résistance à la flexion latérale. Les deux os de la jambe réunis entre eux par le ligament interosseux constituent un système analogue à ce que l'on désigne en mécanique sous le nom de *poutre en treillis* ou *américaine*. A quantité de substance égale, les deux os ainsi disposés résistent beaucoup plus à la flexion latérale que s'ils étaient fusionnés en un os unique.

La forme triangulaire du tibia dans sa partie supérieure oblige à abattre la crête de l'os lorsqu'on pratique l'amputation de la jambe au lieu d'élection. Depuis quelques années, je détruis cette crête avec une lime concave construite dans ce but.

Le tibia se développe par quatre points d'ossification : un primitif pour le corps, un complémentaire pour chaque extrémité et un quatrième pour la tubérosité antérieure.

Le point primitif apparaît au 35e jour de la vie intra-utérine et s'étend rapidement. L'épiphyse supérieure existe à la naissance et se soude au corps de l'os de 18 à 22 ans. Elle correspond au plateau du tibia et ne mesure pas plus d'un centimètre et demi de hauteur.

L'épiphyse inférieure apparaît vers l'âge de 15 mois et se soude au corps de l'os entre 16 et 18 ans. Elle comprend la malléole interne.

Le point osseux de la tubérosité antérieure du tibia se montre vers l'âge de 13 ans et se soude d'abord à l'épiphyse voisine, puis à la diaphyse.

Les deux épiphyses du tibia, mais surtout la supérieure, sont assez souvent le point de départ d'une affection grave appelée par Gosselin *ostéite juxta-épiphysaire des adolescents*; une contusion sur la tubérosité antérieure du tibia suffit à la déterminer chez les sujets préalablement affaiblis et surmenés. Cette affection débute par un ensemble de symptômes généraux graves, nullement en rapport avec l'état local, ce qui fait songer souvent à une fièvre typhoïde. L'inflammation envahit la couche celluleuse sous-périostique et produit une *périostite phlegmoneuse diffuse* qui se propage à tout ou partie du membre ; ce qui est plus grave encore, elle gagne souvent le canal médullaire, donne naissance à une *ostéo-myélite* et frappe de nécrose totale toute la portion du tibia à laquelle elle s'étend.

On a proposé dans ces derniers temps de désigner l'ensemble de cette maladie sous le nom d'ostéo-myélite, s'appuyant sur ce que la moelle imprègne en quelque sorte la totalité de l'os, mais il me paraît y avoir là une confusion clinique, et je pense que l'expression d'ostéo-myélite doit être réservée à l'inflammation du canal médullaire et de la moelle qu'il renferme.

Lorsqu'il n'existe qu'un décollement du périoste, de larges débridements peuvent suffire, mais dans les cas d'ostéo-myélite, l'os étant frappé de mort, la seule ressource est l'amputation du membre ou mieux la résection sous-périostique de la partie nécrosée. Si la diaphyse entière est mortifiée, on pourra la sectionner préalablement sur son milieu et enlever séparément les deux moitiés.

J'ajoute que les accidents généraux emportent quelquefois le malade avant que la chirurgie ait eu le temps d'intervenir d'une façon active.

Le tibia est un des os le plus fréquemment atteints de rachitisme ; il présente alors une incurvation plus ou moins prononcée. On a proposé dans ces derniers temps de le redresser violemment, soit en fracturant l'os (ostéoclasie), soit en le sectionnant à l'aide du ciseau et du maillet (ostéotomie). Ces opérations ont été suivies de bons résultats entre les mains de M. J. Bœckel (de Strasbourg) ; cependant elles sont loin d'être passées dans la pratique. S'il s'agit d'un très jeune enfant, il faut commencer le redressement à l'aide des appareils ; on ne doit recourir à l'ostéotomie que sur les sujets ayant déjà dépassé l'enfance et chez lesquels tout espoir de redressement par des moyens plus simples est abandonné.

Articulation péronéo-tibiale supérieure. — Elle appartient à la classe des diarthroses et au genre arthrodie. On trouve du côté du tibia une facette plane regardant en bas et en dehors; du côté du péroné, une facette semblable dirigée en haut et en dedans. Les surfaces sont maintenues unies par deux ligaments : l'un antérieur, l'autre postérieur. Elles sont lubrifiées par une synoviale qui, d'après les recherches de Lenoir, communiquerait 1 fois sur 10 avec celle du genou. J'ai signalé plus haut le rapport intime de la tête du péroné avec le nerf sciatique poplité externe.

Le péroné peut se luxer sur le tibia, et j'indiquerai bientôt un mécanisme qui n'avait pas encore été, que je sache, entrevu jusqu'ici. Il se produit parfois une luxation lente, spontanée, analogue à celle que j'ai signalée pour l'extrémité supérieure du radius : c'est lorsque le tibia a éprouvé une perte de substance ou une diminution de hauteur, le péroné ayant conservé sa longueur normale.

Le *ligament interosseux*, qui unit le péroné au tibia, est composé de fibres obliques dirigées pour la plupart de haut en bas et du tibia vers le péroné. Plus large en haut qu'en bas, il donne insertion par ses deux faces à des fibres musculaires et présente un certain nombre de trous livrant passage à des vaisseaux. Il est traversé en haut par l'artère et les veines tibiales antérieures; en bas, par l'artère et les veines péronières antérieures.

CHAPITRE V

Cou-de-pied.

Intermédiaire à la jambe et au pied, le *cou-de-pied* est l'analogue du poignet ; il se compose comme lui d'une articulation qui en fait la base et de parties molles périphériques presque exclusivement formées de tendons. Ses limites sont nécessairement artificielles, et l'on peut donner comme telles deux travers de doigt environ au-dessus et au-dessous des malléoles.

La conformation extérieure du cou-de-pied est remarquable par l'existence de plusieurs saillies et dépressions; les saillies sont formées : en avant par les tendons extenseurs des orteils; en arrière par le tendon d'Achille; sur les côtés par les malléoles interne et externe, dont le relief est si variable suivant les sujets. De chaque côté du tendon d'Achille existe une dépression profonde; une autre se rencontre en avant de chaque malléole. Ces dépressions disparaissent plus ou moins dans les entorses, les hydarthroses tibio-tarsiennes, les synovites fongueuses, les tumeurs blanches, très fréquentes dans cette région. Le liquide accumulé dans l'articulation soulève la peau principalement en avant de chaque malléole : c'est en ce point et de préférence en dehors qu'il faudrait faire pénétrer le trocart, si l'on voulait l'évacuer. Je ne saurais accepter l'opinion de Blandin quand il dit : « L'hydarthrose du cou-de-pied est fort commune ; » je la crois pour mon compte, au contraire, assez rare; une fois seulement j'ai observé une hydarthrose persistante pour laquelle je fis dans l'articulation une ponction avec injection iodée, suivie immédiatement de l'application d'un appareil silicaté : le résultat fut excellent.

Comme pour la plupart des autres régions, j'étudierai d'abord les couches communes enveloppantes : peau, couche sous-cutanée et aponévrose. Je diviserai ensuite le cou-de-pied en quatre régions secondaires : antérieure, postérieure, interne et externe. Je terminerai par la description des articulations tibio-tarsienne et péronéo-tibiale inférieure.

La *peau*, fine en avant et en dedans, un peu plus épaisse en dehors et en arrière, ne présente rien de spécial à signaler. Souvent excoriée par des chaussures mal appropriées, elle est quelquefois épaissie localement sous l'influence de pressions prolongées, ce qui donne naissance à la production de bourses séreuses sous-cutanées. La peau, reposant presque immédiatement sur le squelette, se gangrène aisément lorsqu'on y applique des liens trop serrés. Il faut surveiller avec la plus grande attention, surtout chez les enfants, l'application des appareils orthopédiques, et se défier principalement des courroies qui passent sur le dos du pied.

La *couche sous-cutanée* est abondante sur les côtés du tendon d'Achille ; moins épaisse en avant, elle fait à peu près complètement défaut au niveau des malléoles. On y trouve très peu de tissu adipeux, sauf en arrière. Elle renferme dans son épaisseur les organes suivants : en dedans, la veine et le nerf saphènes internes, placés au devant de la malléole interne; en dehors, le nerf et la veine saphènes externes, situés en arrière de la malléole externe; en avant, les filets du nerf musculo-cutané. Près de la malléole interne se trouve une branche anastomotique entre la saphène interne et les veines tibiales antérieures.

L'*aponévrose* du cou-de-pied est assez compliquée. Je rappelle d'abord qu'à la jambe nous avons décrit une aponévrose entourant tout le membre, sauf au niveau de la face interne du tibia, et subdivisée en deux grandes loges antérieure et postérieure. Nous avons vu que la loge postérieure est subdivisée en deux parties par l'aponévrose jambière profonde, de telle sorte qu'en avant existe un seul feuillet aponévrotique, tandis qu'en arrière on en rencontre deux. Cette même disposition se retrouve au cou-de-pied, mais beaucoup plus accusée. L'aponévrose jambière profonde, en effet, assez mince à la partie supérieure de la jambe, s'épaissit considérablement en bas à mesure que les muscles sont remplacés par des tendons et bride solidement ces derniers contre la face postérieure du tibia (Voy. fig. 262) en les séparant du tendon d'Achille. Si l'on se représente donc par la pensée la disposition générale du cou-de-pied sur une coupe horizontale, on voit que l'aponévrose, formée d'une couche en avant et sur les côtés jusqu'aux malléoles, se compose de deux couches en arrière : un feuillet superficiel sous-cutané, assez mince, passe en arrière du tendon d'Achille; un feuillet profond, très résistant, passe en avant.

L'aponévrose du cou-de-pied présente des dispositions spéciales en rapport avec le rôle des organes qu'elle recouvre. Ces organes sont des tendons destinés à mouvoir le pied sur la jambe et qui subissent un mouvement de réflexion en passant d'une région dans l'autre : aussi devaient-ils être solidement maintenus contre le squelette, sous peine de se luxer à chaque instant. Dans ce but, l'aponévrose, déjà très résistante par elle-même, est renforcée en certains points par des lames fibreuses appelées *ligaments annulaires*. Il en existe trois : l'un antérieur, l'autre interne, le troisième externe. Nous allons voir en détail la disposition de chacun d'eux à propos de la région à laquelle ils appartiennent.

L'aponévrose, continue en avant et en haut avec celle de la jambe, en bas avec celle du pied, se fixe solidement sur les côtés au niveau des malléoles, avec le périoste desquelles elle se confond.

A. — RÉGION ANTÉRIEURE DU COU-DE-PIED.

La *région antérieure* du cou-de-pied comprend quatre tendons qui sont, de dedans en dehors : le jambier antérieur, l'extenseur propre du gros orteil, l'extenseur commun des orteils et le péronier antérieur. Elle comprend en outre l'artère, les veines et les nerfs tibiaux antérieurs, ainsi que l'origine du muscle pédieux.

Les tendons sont maintenus appliqués sur le squelette par le *ligament annulaire antérieur* ou *dorsal du tarse*. Ce ligament (DAL, fig. 260) a la forme d'une bandelette aplatie, obliquement dirigée de bas en haut et de dehors en dedans. Il s'attache en bas dans l'excavation calcanéo-astragalienne, derrière l'insertion du muscle pédieux, et en haut sur le tibia, au devant de la malléole interne. Il présente par rapport au tendon du jambier antérieur une disposition variable : tantôt il le recouvre ; d'autres fois il passe au-dessous de lui, comme dans la figure 260 : aussi ce tendon forme-t-il souvent à la face dorsale du pied un relief très prononcé.

De la face profonde du ligament dorsal se détachent des cloisons donnant naissance à des coulisses spéciales destinées au passage des tendons. L'une, externe, est occupée par l'extenseur commun des orteils et par le péronier antérieur, qui n'en est qu'une dépendance; l'autre, moyenne, est réservée à l'extenseur propre du gros orteil ; la troisième, interne, livre passage au tendon du jambier antérieur quand celui-ci siège au-dessous du ligament.

Chaque coulisse est lubrifiée par une membrane synoviale très humide, susceptible de s'enflammer et de se remplir de liquide. La tumeur qui en résulte peut être étranglée vers son milieu par le ligament annulaire et prendre la forme d'un sablier.

Les muscles de la région antérieure de la jambe sont parfois affectés de contracture et de rétraction. Ils produisent alors une déviation du pied, le *talus*, caractérisé par une extrême flexion du pied sur la jambe, de telle sorte que le pied ne repose sur le sol que par le talon. Le talus peut être direct ou combiné avec un certain degré de *varus* ou de *valgus*, suivant que le jambier antérieur ou les péroniers latéraux contribuent plus ou moins à produire la déviation.

Lorsque le pied-bot est le résultat d'une simple contracture, on ramène le membre à sa position normale à l'aide du chloroforme et on applique un appareil inamovible, mais cette affection présente une grande tendance à la récidive. Depuis trois ans je traite dans mon service une jeune fille atteinte de contracture douloureuse des extenseurs; après plusieurs mois de repos et d'appareil, les douleurs cessent, le pied conserve une bonne position et la marche est possible

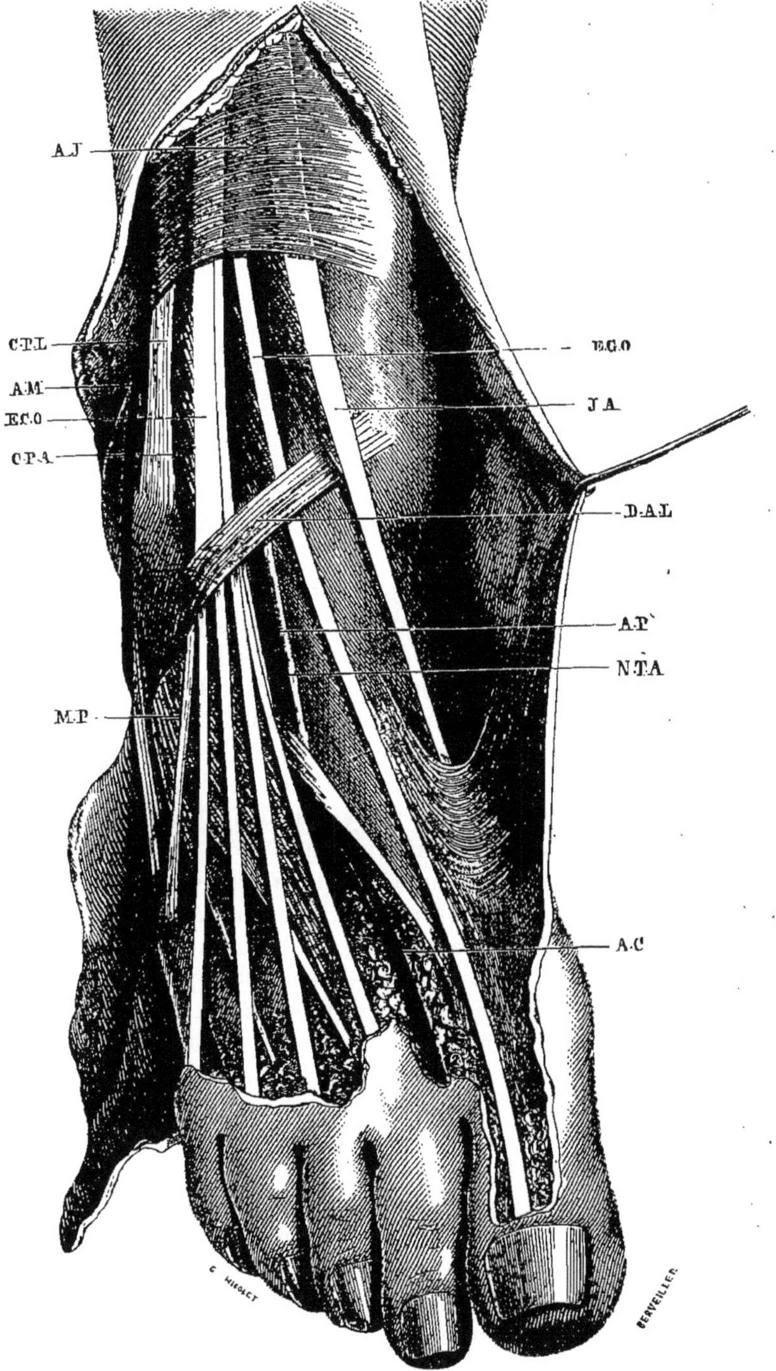

Fig. 260. — *Région antérieure du cou-de-pied.* — Côté droit.

C, artère collatérale du gros orteil.
J, aponévrose jambière.
M, artère malléolaire externe.
P, artère pédieuse.
PA, muscle péronier antérieur.
PL, muscle court péronier latéral.
DAL, ligament annulaire dorsal.
ECO, muscle extenseur commun des orteils.
EGO, tendon de l'extenseur propre du gros orteil.
JA, tendon du muscle jambier antérieur.
MP, muscle pédieux.
NTA, nerf tibial antérieur.

mais cet état dure à peine quelques semaines et le talus douloureux reparaît.

Dans les cas de rétraction, la difformité ne peut être vaincue que par la section des tendons, et en particulier de l'extenseur commun des orteils. Le pied-bot-talus est d'ailleurs infiniment plus rare que la difformité opposée, c'est-à-dire le pied-bot *équin*.

La section des tendons doit être pratiquée au-dessus du ligament annulaire. Celle de l'extenseur commun en particulier expose à la blessure de l'artère tibiale antérieure. Pour éviter cet accident, on fera la piqûre de la peau à la partie externe du tendon; on coupera le tendon de dedans en dehors et de sa face superficielle à sa face profonde.

L'extenseur propre du gros orteil et le jambier antérieur seront divisés de dehors en dedans. Pour ménager les artères malléolaires situées au-dessous de ces tendons, on pratiquera la section lentement, de facon à s'arrêter aussitôt que l'écartement des deux bouts se sera effectué et à ne pas dépasser la gaine.

En raison de sa situation, on conçoit que le jambier antérieur relève le bord interne du pied en portant la pointe en dedans (ce qui constitue le *varus* simple) aussi bien dans la flexion que dans l'extension du pied : d'où la combinaison du *talus varus* et celle infiniment plus commune du pied-bot *équin varus*.

L'artère tibiale antérieure occupe au cou-de-pied le milieu de l'espace inter-malléolaire; elle est située entre le tendon de l'extenseur propre du gros orteil, qui est en dedans, et celui de l'extenseur commun, qui se trouve en dehors. C'est en ce point qu'elle perd son nom pour prendre celui d'artère pédieuse. Elle fournit au niveau du ligament annulaire deux collatérales importantes, les *artères malléolaires*, distinguées en *interne* et *externe*.

La malléolaire ou articulaire interne se dirige en dedans, passe au-dessous du tendon du jambier antérieur, envoie un rameau dans l'articulation et se termine en s'anastomosant avec la plantaire interne.

La malléolaire externe, plus volumineuse que la précédente, est remarquable surtout par les anomalies de son origine. Le plus ordinairement elle est formée d'une branche de la tibiale antérieure et d'un rameau plus petit émané de la péronière, mais elle peut naître complètement de la péronière antérieure et traverser la partie inférieure du ligament interosseux. Dans tous les cas, elle se porte au devant du cuboïde et s'anastomose en arcade avec l'artère dorsale du tarse. Située profondément au-dessous des tendons, cette artère fournit de nombreux rameaux aux os et aux articulations; elle s'anastomose avec l'artère péronière et avec la plantaire externe. Plusieurs rameaux se rendent jusqu'au devant du tendon d'Achille et s'anastomosent avec la tibiale postérieure

La malléolaire externe contribue donc pour une grande part à la formation du riche cercle artériel qui entoure le cou-de-pied. Ses artères sont accompagnées de veines qui présentent ce caractère particulier de cheminer des parties profondes vers les parties superficielles. J'ai déjà mentionné l'anastomose qui existe entre la veine saphène interne et les veines tibiales antérieures.

Le nerf tibial antérieur est accolé à l'artère et en occupe le côté interne.

B. — RÉGION POSTÉRIEURE DU COU-DE-PIED.

La *région postérieure* du cou-de-pied comprend le tendon d'Achille et son enveloppe celluleuse; le tendon du plantaire grêle et une bourse séreuse.

Le *tendon d'Achille* est un large et épais tendon sur lequel se condensent les fibres charnues des jumeaux et du muscle soléaire : il s'insère à la face posté-

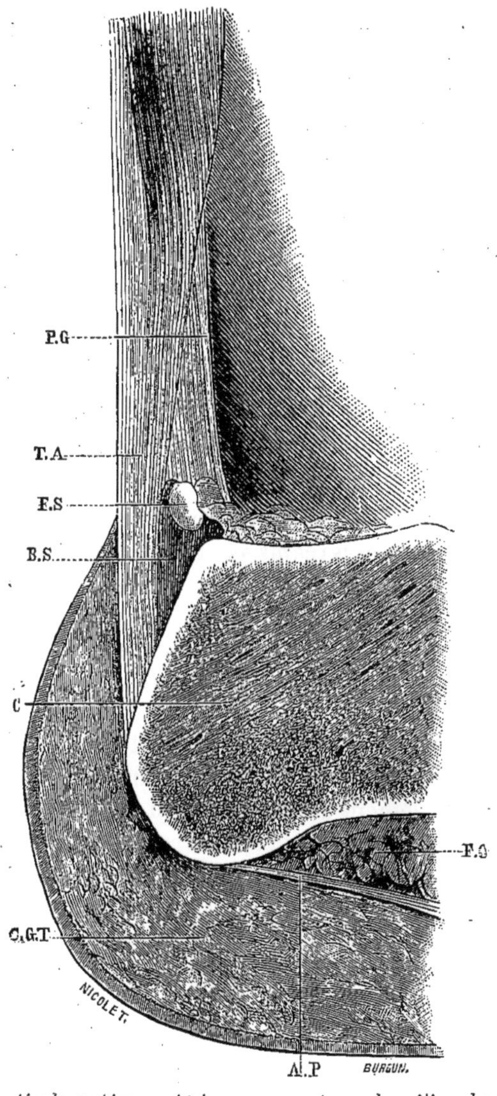

Fig. 261. — *Coupe verticale antéro-postérieure passant par le milieu du tendon d'Achille et du calcanéum.* Pied droit. — Segment interne de la coupe.

AP, aponévrose.
BS, bourse séreuse rétro-calcanéenne.
C, calcanéum.
CGT, couche graisseuse du talon.
FO, muscle court fléchisseur des orteils.
FS, frange synoviale contenant un lobule graisseux.
PG, tendon du plantaire grêle.
TA, tendon d'Achille.

rieure du calcanéum, environ vers la partie moyenne de cette face et sur une hauteur d'un centimètre environ (fig. 261). Ce tendon est destiné à l'extension du pied sur la jambe; dans la station debout, c'est lui qui soulève le talon du sol et produit le premier temps de la marche. Chose remarquable et qui tient sans doute à son mode d'attache, lorsqu'une contraction brusque du triceps sural détermine une rupture, c'est ordinairement le tendon lui-même qui cède, et non la portion d'os sur laquelle il s'implante, contrairement à ce qui se produit dans les autres régions. Ce fait a lieu de surprendre, si l'on songe à la puissance du tendon et à la structure du calcanéum, qui est composé presque exclusivement de tissu spongieux. C'est toujours à la suite d'une contraction énergique et brusque que survient la rupture du tendon, d'ailleurs fort rare. Le sauteur dont parle J.-L. Petit s'était rompu les deux tendons d'Achille en s'élançant, les pieds joints, du sol sur une table haute de plus d'un mètre. Un faux pas sur un sol inégal, la rencontre d'une marche d'escalier alors que l'on croyait être de plein-pied, etc., suffisent pour la produire. Le tendon se déchire en général à 4 ou 5 centimètres au-dessus du calcanéum et la rupture se rapproche plutôt de son extrémité supérieure. J.-L. Petit a décrit une rupture incomplète qui n'est peut-être pas suffisamment démontrée.

Aussitôt la rupture produite, les deux bouts s'écartent et le blessé tombe. Cependant la marche n'est pas tout à fait impossible et peut s'effectuer en traînant la jambe. Il ne faut pas compter sur le rapprochement immédiat des deux bouts; ceux-ci se réunissent par l'intermédiaire d'un tissu fibreux de nouvelle formation : aussi n'est-il pas nécessaire, pour le traitement, d'employer l'un des nombreux appareils imaginés dans le but d'étendre autant que possible le pied sur la jambe et de fléchir la jambe sur la cuisse; l'application en est difficile en même temps que désagréable pour les malades. On se contentera d'appliquer un appareil inamovible, et de maintenir le pied dans une légère extension pendant une cinquantaine de jours.

Le tendon d'Achille joue un rôle capital dans la production du pied-bot. Lorsqu'il est rétracté, il maintient le pied dans une extension permanente sur la jambe, de telle sorte que dans la station verticale ce sont les orteils qui portent sur le sol. Cette déviation, qui est de toutes la plus commune, porte le nom de *pied équin*. Rarement le pied est maintenu dans une extension directe : il s'y joint généralement une déviation en dedans, soit que les tendons des jambiers antérieur et postérieur ou l'aponévrose plantaire aient subi, en même temps que le tendon d'Achille, une certaine rétraction : c'est le *varus équin*.

S'il est possible à la rigueur de ramener sans opération à sa position normale un pied très légèrement dévié, il n'y faut pas compter pour un pied-bot véritable : la section du tendon d'Achille devient alors indispensable et quelquefois aussi celle d'un muscle jambier ou de l'aponévrose plantaire.

Grâce à la méthode sous-cutanée, nous pouvons aujourd'hui pratiquer sans la moindre crainte la section d'un ou des deux tendons d'Achille, même sur un enfant nouveau-né; il ne s'écoule pas de sang et la plaie ne suppure jamais. C'est pour cela que je suis d'avis d'opérer les enfants le plus tôt possible après la naissance : j'attends seulement que la vie soit assurée, un ou deux mois, par exemple. Je ne vois aucun avantage à attendre dix à quinze mois, et il est évident que, plus on attend, plus les surfaces articulaires et les os se dévient et rendent la cure difficile.

Le tendon doit être divisé à 15 millimètres environ au-dessus du talon, de façon à éviter autant que possible l'ouverture de la bourse séreuse, dont je vais parler plus loin. On emploiera de préférence le procédé de Bouvier. Deux ténotomes sont nécessaires, l'un aigu, l'autre mousse. Le premier est destiné à traverser seulement la peau et à faire une piqûre presque imperceptible; le second doit être introduit sous la peau par cette voie et sectionner le tendon. Le seu accident sérieux à craindre durant l'opération, c'est la blessure des vaisseaux et nerfs tibiaux postérieurs, qui répondent au côté interne du tendon, mais dont ils sont toutefois séparés par un intervalle suffisant pour permettre de les éviter. Vaut-il mieux, à ce point de vue, introduire le ténotome en dedans ou en dehors du tendon? Bouvier est d'avis qu'il faut choisir le côté où le tendon est le plus saillant, et je partage son opinion ; cependant, quand on a le choix, je préfère le côté interne. La piqûre étant faite à la peau que l'on a préalablement un peu déplacée pour détruire le parallélisme, on introduit le ténotome à plat entre la face profonde de la peau et le tendon : portant alors le pied dans la flexion de façon à faire saillir le tendon, on coupe celui-ci de sa face superficielle à sa face profonde. Un petit bruit se fait entendre, et l'écartement s'opère tout de suite entre les deux bouts.

Si, malgré la section du tendon d'Achille, le pied ne revient pas à une position sensiblement normale, il faut en rechercher la cause immédiatement et pratiquer la section du tendon qui s'oppose au redressement. Quelquefois c'est l'aponévrose plantaire rétractée qui produit une sorte de raccourcissement, l'enroulement du pied : on en ferait également la section en portant le ténotome sur la partie la plus saillante de la bride, tendue autant que possible. Les artères plantaires sont situées à une distance suffisante de l'aponévrose pour que leur blessure ne soit pas à craindre. Il est d'ailleurs assez rare qu'on ait recours à ces opérations complémentaires, la section seule du tendon d'Achille suffisant presque toujours.

Une fois le tendon coupé, il faut en favoriser la restauration, mais s'opposer à tout prix à la réunion immédiate des deux bouts, puisque la guérison ne peut s'opérer que si l'on ajoute une sorte de rallonge au tendon. Pour obtenir ce résultat, j'applique immédiatement un appareil à attelles plâtrées, le pied étant maintenu à angle droit et fléchi même, s'il est possible, sur la jambe, et je laisse l'appareil un mois en place. Au bout de ce temps, le tendon est restauré, mais il est alors indispensable d'appliquer un appareil orthopédique. L'enfant a longtemps encore besoin de soins continus et intelligents, car, s'il est vrai qu'on ne saurait rien obtenir sans l'opération, celle-ci toute seule sans les soins ultérieurs est impuissante à donner un résultat complet.

Entre le tendon d'Achille et la portion de la face postérieure du calcanéum située au-dessus de son insertion existe une bourse séreuse constante (BS, fig. 260), la *bourse rétro-calcanéenne*. Elle recouvre une petite portion de la face supérieure du calcanéum, remonte à 1 centimètre environ au-dessus de cette face, et s'étend de chaque côté jusqu'aux limites du tendon. Elle contient toujours dans son intérieur de grosses franges synoviales (FS, fig. 261) renfermant de la graisse. A la suite d'une marche forcée, d'un frottement dû à une mauvaise chaussure, la bourse séreuse rétro-calcanéenne est susceptible de s'enflammer et de donner naissance à un abcès. Celui-ci vient faire saillie sur les côtés du tendon d'Achille, et il est caractéristique en ce qu'il proémine à la fois des deux côtés. La bourse séreuse peut être envahie par des fongosités.

Le muscle plantaire grêle (PG, fig. 261) s'attache en haut sur la capsule fibreuse du condyle externe. Au corps charnu succède un tendon filiforme aplati qui chemine d'abord entre les jumeaux et le soléaire et se place ensuite au côté interne du tendon d'Achille. Il s'insère en bas à la surface extérieure de la bourse séreuse précédente. Jusqu'à ce jour, on n'a pu attribuer à ce petit muscle aucune fonction déterminée; je ne doute pas, pour mon compte, qu'elle se rattache à la séreuse, et je considère le plantaire grêle comme le *muscle tenseur de la bourse séreuse rétro-calcanéenne.*

On suppose, mais sans preuves suffisantes, que c'est le plantaire grêle qui se déchire dans l'affection dite *coup de fouet.*

C. — RÉGION INTERNE DU COU-DE-PIED.

La *région interne* du cou-de-pied renferme les vaisseaux et nerfs tibiaux postérieurs. Ils sont situés au fond d'une dépression qui a pour limites : en avant, la malléole interne ; en arrière, le tendon d'Achille. Après avoir enlevé les couches superficielles, on trouve le *ligament annulaire interne.* Celui-ci est constitué par une bride fibreuse fort résistante, étendue de la malléole interne à la face interne du calcanéum, où elle se continue avec l'aponévrose plantaire. De cette disposition résulte l'existence d'un véritable canal ostéo-fibreux dans lequel se réfléchissent tous les organes qui de la face postérieure de la jambe se rendent à la plante du pied.

De la face profonde du ligament annulaire interne se détachent deux cloisons aponévrotiques qui se fixent : la première à la malléole interne, l'astragale et la petite apophyse du calcanéum ; la seconde à l'astragale et au calcanéum. Il en résulte trois coulisses indépendantes destinées à des tendons. On trouve d'avant en arrière et de dedans en dehors le tendon du jambier postérieur appliqué immédiatement derrière la malléole ; le tendon du fléchisseur commun des orteils, et plus profondément le tendon du fléchisseur propre du gros orteil.

Ces muscles paraissent être, plus rarement que ceux des régions précédentes, atteints de contracture. Le tendon du jambier postérieur, le seul accessible des trois, est d'ailleurs lui-même caché par le relief que forme le bord postérieur de la malléole, et on ne le sent que difficilement au toucher. S'il était nécessaire d'en pratiquer la section, il faudrait introduire le ténotome en avant du tendon et couper celui-ci d'arrière en avant pour ménager plus sûrement l'artère tibiale postérieure.

La gaine ostéo-fibreuse dans laquelle glissent les tendons est tapissée par une membrane séreuse susceptible de s'enflammer et de se remplir de liquide. La synovite du jambier postérieur semble être la plus commune, et il est aisé de sentir la fluctuation lorsqu'une certaine quantité de liquide y est épanchée. Les synovites peuvent devenir fongueuses, se propager ultérieurement à l'articulation tibio-tarsienne et dégénérer en une tumeur blanche dont la gravité est extrême.

L'artère *tibiale postérieure* est l'organe principal de la région. Accompagnée de ses deux veines, cette artère descend entre la couche profonde des muscles et l'aponévrose jambière profonde, qui s'est considérablement renforcée à ce niveau ; elle est recouverte par le ligament annulaire interne et se divise dans la gouttière calcanéenne en deux branches terminales, la plantaire interne et la plantaire externe.

La tibiale postérieure occupe exactement la partie moyenne de l'espace compris entre le bord postérieur de la malléole interne et le bord interne du tendon d'Achille, et c'est en ce point qu'il faut pratiquer l'incision de la peau pour la mettre à découvert ; plus en avant, on ouvrirait la gaine des muscles. Lorsqu'on a divisé la peau, la couche sous-cutanée et l'aponévrose superficielle, qui se fixe

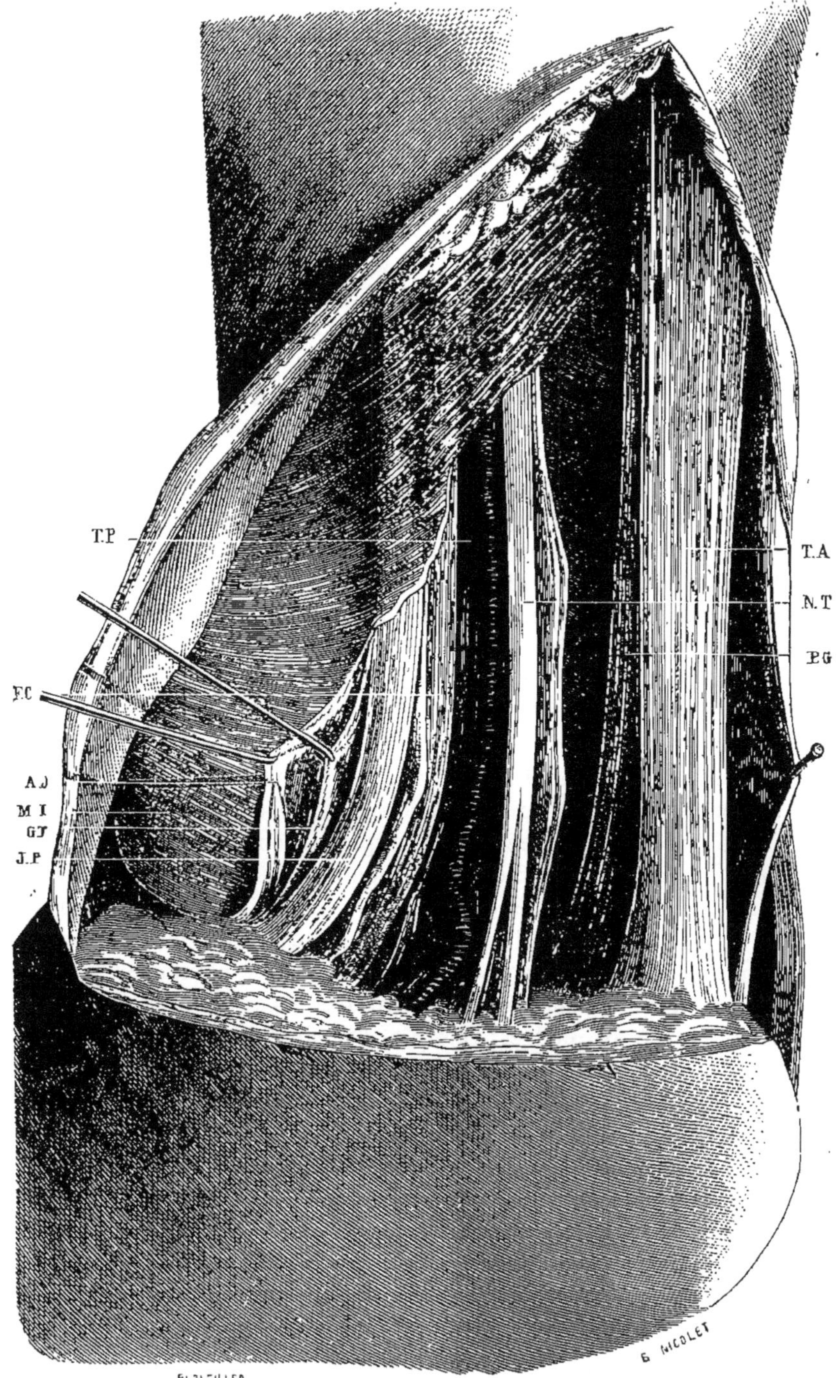

Fig. 262. — *Région interne du cou-de-pied.*

J, aponévrose jambière.
C. tendon du fléchisseur commun des orteils.
T, gaine du tendon du muscle jambier postérieur.
P, tendon du jambier postérieur.
I, malléole interne.

NT, nerf tibial postérieur.
PG, tendon du plantaire grêle.
TA, tendon d'Achille.
TP, artère tibiale postérieure.

au tendon d'Achille, on fend l'aponévrose profonde, mais là existe une caus d'erreur, la seule d'ailleurs que présente cette ligature. Si, après avoir divisé le trois premières couches, on prolongeait l'incision dans le même sens, on passe rait en avant du tendon d'Achille sans ouvrir la loge occupée par l'artère ; faut porter la lame du bistouri d'arrière en avant et se diriger vers la face pos térieure du tibia. On se rappellera de plus que, l'artère étant immédiatemen recouverte par l'aponévrose, celle-ci doit être divisée avec ménagement, pour n pas piquer d'emblée le vaisseau. La tibiale postérieure en ce point est ondul et sinueuse, ce qui rend la dénudation un peu plus difficile. On incisera peau suivant une ligne verticale longue de 3 à 4 centimètres, aboutissant en b au niveau du sommet de la malléole interne et située à mi-chemin entre le ten don d'Achille et la malléole.

Le nerf tibial postérieur est situé dans la même gaine que l'artère et en a rière d'elle.

D. — RÉGION EXTERNE DU COU-DE-PIED (voir fig. 260).

La *région externe* du cou-de-pied comprend les tendons des muscles pér niers latéraux et l'artère péronière. Comme les tendons des régions précédente les péroniers latéraux occupent une loge ostéo-fibreuse dont les parois sont fo mées par la malléole externe d'un côté et par le ligament *annulaire externe* l'autre. Ce ligament est étendu de la malléole externe au calcanéum. De sa fa profonde se détache une cloison qui forme à ce niveau pour chaque tendon u coulisse séparée, tandis qu'au-dessus la coulisse est commune au deux organe

Je rappellerai les attaches inférieures de ces deux muscles : le court péroni se fixe à l'extrémité du cinquième métatarsien ; le long suit un trajet très com pliqué : logé d'abord dans une gouttière que lui fournit la cuboïde, il traver obliquement la plante du pied de dehors en dedans et d'arrière en avant po aller se fixer à l'extrémité postérieure du premier métatarsien. Il forme ai une sangle obliquement étendue sous la plante du pied d'un bord à l'autre, contribue puissamment à la consolidation de la voûte plantaire.

Les muscles péroniers sont fréquemment atteints de contracture : il en résu que le bord externe du pied est relevé et la pointe tournée en dehors, c'est dire qu'il existe un *valgus*. Cette attitude peut être combinée avec une flexi ou une extension permanentes du pied sur la jambe, d'où les combinaiso *talus valgus*, *valgus équin*. On procéderait dans ces cas à la section des tendo péroniers en suivant la méthode que j'ai indiquée plus haut.

Duchenne (de Boulogne) a décrit une affection qu'il a désignée sous le no d'*impotence du long péronier latéral*, à la suite de laquelle la voûte plantai n'étant plus maintenue, s'affaisse et repose sur le sol par toute sa surface. E même temps que le pied est *plat* et le plus souvent dévié en valgus, il survie de vives douleurs, surtout dans la marche : c'est le *pied plat valgus douloureu* auquel Gosselin a donné le nom de *tarsalgie des adolescents*, en proposa une théorie nouvelle dont je parlerai plus loin en étudiant le tarse.

Les tendons péroniers latéraux occupent une gouttière profonde située a niveau du bord postérieur de la malléole externe. D'abord compris dans u gaine commune, chacun possède ensuite une coulisse et une synoviale qui l sont propres, le court placé en avant du long. Sous la plante du pied, le tend lu long péronier latéral est situé immédiatement en arrière de l'articulation arso-métatarsienne, dont il suit la direction oblique en avant et en dedans : ussi M. Marcelin Duval a-t-il utilisé ce rapport comme point de repère dans la lésarticulation tarso-métatarsienne par son procédé, qui consiste à attaquer 'article par la face plantaire et non par la face dorsale, comme on le fait d'habitude.

De même que les autres séreuses du cou-de-pied, la synoviale des péroniers eut s'enflammer sous l'influence d'une contusion, mais surtout du rhumatisme t de la blennorrhagie. Elle se remplit de liquide ou se recouvre de fongosités ui finissent par déborder la gaine, envahir l'articulation tibio-tarsienne et écessiter une amputation de la jambe. La synovite fongueuse se développe eaucoup plus souvent sur les tendons qui côtoient les malléoles que sur ceux ui passent en avant du cou-de-pied.

L'*artère péronière* se trouve, à la partie inférieure de la jambe, comprise entre e jambier postérieur et le fléchisseur propre du gros orteil, et repose sur le ligament interosseux. Elle se divise en deux branches, l'une *antérieure*, l'autre *postérieure*. La branche antérieure, appelée encore *perforante péronière, péronière ntérieure*, traverse le ligament interosseux et se répand sur la partie antérieure u tibia en s'anastomosant avec l'artère malléolaire externe. Cette branche ordinairement grêle, et parfois très volumineuse, remplace alors la partie inférieure de la tibiale antérieure et fournit la pédieuse. Une anastomose entre les eux vaisseaux existe ordinairement comme vestige de cette disposition.

La branche postérieure continue le trajet de l'artère. Elle passe derrière la malléole externe, longe le bord externe du tendon d'Achille et se termine sur la urface externe du calcanéum en s'unissant avec la malléolaire externe et la lantaire externe. D'autres branches passent en avant du tendon d'Achille et 'anastomosent avec la tibiale postérieure.

E. — ARTICULATION TIBIO-TARSIENNE

L'*articulation tibio-tarsienne* appartient à la classe des diarthroses, genre rochlée, c'est-à-dire qu'elle ne jouit que de deux mouvements, la flexion et extension.

Surfaces articulaires. — On trouve du côté de la jambe une mortaise à grand iamètre transversal dont le tibia forme la plus grande partie. A sa surface xiste une crête mousse antéro-postérieure correspondant à la gorge de l'astragale. Sur les côtés, la mortaise est limitée par deux saillies osseuses, les *malléoles :* l'une, interne, qui descend moins bas, appartient au tibia et s'articule vec la face interne de l'astragale ; l'autre, externe, qui descend à un centimètre environ au-dessous de la précédente, est formée par l'extrémité inférieure u péroné et s'articule avec la face externe de l'astragale. La malléole externe st également située sur un plan plus reculé que l'interne.

Du côté du pied, on trouve la face supérieure de l'astragale, qui a la forme 'une poulie dont le grand axe est antéro-postérieur, c'est-à-dire dirigé en sens verse de celui de la mortaise tibiale. Elle présente à sa surface une dépression ntéro-postérieure ou gorge, et deux surfaces ou joues, dont l'externe est plus levée que l'interne. Le diamètre transversal de la poulie astragalienne va diminuant d'avant en arrière comme celui de la mortaise tibiale. Sur les parties latérales de l'astragale existent deux facettes articulaires qui se continuent avec celles de la face dorsale ; elles sont destinées à s'unir avec les faces correspondantes des malléoles.

Les *moyens d'union* consistent en trois ligaments latéraux externes et un ligament latéral interne.

Les ligaments latéraux externes se fixent tous au péroné, l'un au sommet de la malléole, l'autre à son bord antérieur, le troisième à une excavation située au niveau de son bord postérieur. Le premier se porte verticalement en bas et s'attache sur la face externe du calcanéum : c'est le ligament *péronéo-calcanéen;* le second, oblique en bas et en avant, se fixe à la face externe de l'astragale au devant de la surface articulaire latérale externe : c'est le ligament *péronéo-astragalien antérieur;* le troisième (PA, fig. 263), très profondément situé, très résistant, presque horizontal, s'insère immédiatement au-dessous de la poulie astragalienne et constitue le *ligament péronéo-astragalien postérieur.*

Le ligament latéral interne (LI, fig. 263) est formé d'un faisceau fibreux extrêmement épais et résistant, décomposable en deux couches, l'une superficielle et l'autre profonde. La couche superficielle est composée de fibres qui, fixées en haut à la face interne de la malléole tibiale, rayonnent de ce point et s'attachent : en avant, au col de l'astragale et au scaphoïde ; en arrière, à la face interne de l'astragale derrière la facette articulaire ; directement en bas, au bec de la petite apophyse du calcanéum.

La couche profonde part du sommet et de la face externe de la malléole interne et se compose de fibres de plus en plus horizontales qui s'insèrent à toute la portion de la face interne de l'astragale située au-dessous de la surface articulaire : cette couche constitue un véritable ligament interosseux (fig. 263).

L'existence des fibres profondes du ligament latéral interne ajoute une certaine difficulté à la désarticulation tibio-tarsienne. Si l'on se contente de porter le couteau perpendiculairement à la surface de l'astragale, on divise bien les fibres superficielles, mais non les profondes, et l'article ne s'ouvre pas ; pour cela, il faut dans un second temps porter la lame du couteau obliquement en haut entre la malléole elle-même et l'astragale.

La malléole interne est donc engainée à son sommet par un trousseau fibreux dont l'épaisseur mesure près de 1 centimètre, et rien de surprenant que ce ligament arrache la portion d'os sur laquelle il s'insère, plus souvent qu'il ne se déchire lui-même.

Il n'existe ni ligaments antérieurs ni ligaments postérieurs, mais seulement quelques fibres disséminées qui doublent la synoviale ; les tendons et leurs gaines fibreuses en tiennent suffisamment lieu.

La *synoviale* de l'articulation tibio-tarsienne (S, fig. 263) ne présente rien de spécial à signaler. Elle descend sur les faces latérales de l'astragale jusqu'aux insertions ligamenteuses et envoie supérieurement un prolongement vers l'articulation péronéo-tibiale inférieure. Très serrée sur les côtés, la synoviale est fort lâche en arrière et surtout en avant. Elle est doublée à sa face externe par des pelotons adipeux, dont un, plus volumineux, siège en avant de la malléole péronéale. Malgré sa laxité, la synoviale se laisse difficilement distendre par le liquide, à cause de la présence des tendons et de leurs gaines fibreuses.

La tumeur blanche de l'articulation tibio-tarsienne n'est pas rare et entraîne le plus souvent la perte du membre, surtout chez l'adulte. La résection doit-elle alors être préférée à l'amputation? Je ne le pense pas, et en voici la raison. Il est rare qu'à la longue la lésion ne s'étende pas aux articulations voisines, et, fût-elle même limitée à la tibio-tarsienne, je choisirais encore l'amputation,

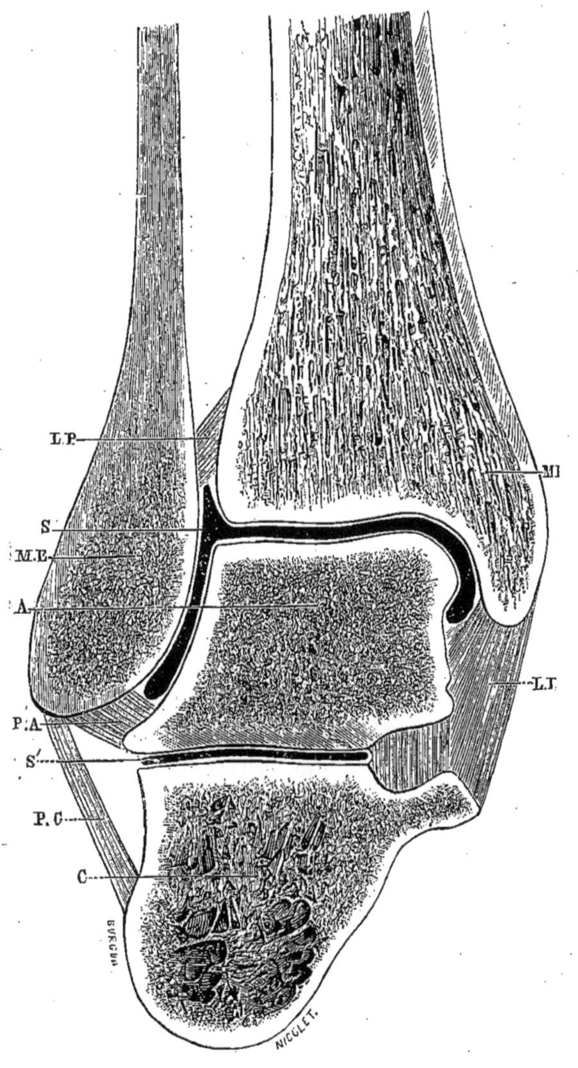

Fig. 263. — *Coupe verticale et transversale de l'articulation tibio-tarsienne.* — Pied droit. — Segment postérieur de la coupe.

A, astragale.
C, calcanéum.
LI, ligament latéral interne.
LP, ligament interosseux de l'articulation péronéo-tibiale inférieure.
ME, malléole externe.
MI, malléole interne.
PA, ligament péronéo-astragalien postérieur.
PC, ligament péronéo-calcanéen.
S, synoviale de l'articulation tibio-tarsienne.
S', synoviale de l'articulation calcanéo-astragalienne.

surtout si la peau du talon et de la face interne du cou-de-pied était suffisamment intacte pour que l'on pût la conserver comme lambeau d'après le procédé de J. Roux (de Toulon) ou de Syme (d'Edimbourg). Après la résection, les malades, voués à une longue suppuration, risquent fort de ne pas guérir, et, si par hasard la guérison survient, leur membre n'est pas plus utile qu'après l'amputation, à la condition toutefois que cette dernière ait été faite avec lambeau talonnier, car ce qui importe par-dessus tout dans les amputations du cou-de-pied, c'est la conservation de la peau du talon avec les vaisseaux qui s'y distribuent, afin de permettre au malade de prendre un point d'appui direct sur le sol.

On obtient ainsi les résultats les plus remarquables. Un garçon à qui j'a pratiqué en 1872, à l'hôpital Saint-Louis, la désarticulation du pied par le procédé de J. Roux (pour un traumatisme, il est vrai), exerce la profession de charretier et marche toute la journée sans que rien indique la mutilation dont il a été l'objet.

Dans le procédé de Syme, la dissection de la peau du talon constitue un temps assez difficile, et c'est ce qui donna sans doute à Pirogoff l'idée de conserver dans le lambeau la partie postérieure du calcanéum et de l'appliquer directement sur l'extrémité avivée des deux os de la jambe. M. Le Fort a repris ce procédé en lui faisant subir quelques modifications et en a obtenu de brillants résultats. Mais il faut pour cela un calcanéum absolument sain, sinon les malades sont exposés à une suppuration et à des fistules interminables.

Dans l'amputation tibio-tarsienne on a l'habitude de réséquer les malléoles à leur base, afin de mettre de niveau le tibia et le péroné. On peut toutefois s'en dispenser lorsqu'il est possible de recouvrir les surfaces articulaires avec un lambeau bien matelassé de graisse : on conserve ainsi un peu plus de longueur au membre; je ne sectionnai pas les malléoles sur le sujet dont jai parlé plus haut.

Si je préfère dans tous les cas l'amputation tibio-tarsienne à la résection, ce n'est, bien entendu, que pour les lésions spontanées, car dans les traumatismes les plaies d'armes à feu, par exemple, la résection convient toutes les fois que l'étendue de la lésion le permet.

Articulation péronéo-tibiale inférieure.

Cette articulation est une *amphiarthrose;* le péroné et le tibia se correspondent par deux petites facettes allongées dans le sens antéro-postérieur, et dépourvues de cartilages d'encroûtement; la facette péronière est légèrement convexe et la facette tibiale légèrement concave; elles sont séparées l'une de l'autre par un prolongement de la synoviale tibio-tarsienne. Les deux os sont unis par des ligaments doués d'une grande solidité, ce dont je montrerai dans un instant l'importance au point de vue clinique. Deux sont périphériques, l'un *antérieur*, l'autre *postérieur;* un troisième est *interosseux.*

Les ligaments périphériques consistent en un faisceau fibreux brillant, nacré, composé de fibres parallèles entre elles et remarquablement fortes, qui se portent obliquement de bas en haut et de dehors en dedans du péroné vers le tibia. Ils débordent en bas les surfaces articulaires et, comblant l'espace laissé libre entre elles, complètent ainsi en avant et en arrière la mortaise tibio-péronière.

Le ligament interosseux (LP, fig. 263) est formé d'un trousseau de fibres très résistant, obliquement étendu du péroné au tibia. Entre les fibres se trouvent quelques pelotons de tissu adipeux.

Mouvements de l'articulation tibio-tarsienne.

L'*articulation tibio-tarsienne* est le siège de deux mouvements principaux, la *exion* et l'*extension*, et d'un léger mouvement de rotation. Dans la flexion du ied sur la jambe, l'astragale glisse d'avant en arrière sur la mortaise tibio-péro- ière, de telle sorte que la partie la plus large, qui est en avant, vient se nettre en contact avec la partie la plus étroite de la mortaise, qui est en arrière, t fait effort contre les malléoles : les surfaces articulaires sont donc aussi ser- ées que possible dans la flexion. Ce mouvement est limité par la rencontre u col de l'astragale avec le bord antérieur du tibia.

Dans l'extension du pied sur la jambe, l'astragale glisse d'arrière en avant, de nanière que sa partie postérieure, qui est la plus étroite, vient se mettre en apport avec la partie antérieure de la mortaise, qui est la plus large. Il se pro- uit donc alors un certain jeu entre les surfaces articulaires, et l'on conçoit que ans cette attitude il puisse s'effectuer de légers mouvements latéraux : c'est ussi dans l'extension que l'astragale, soumis à une forte pression, sortira le lus facilement de la mortaise sans briser préalablement les malléoles. Au con- raire, lorsque le pied est fléchi, l'astragale ne saurait s'échapper de la mortaise u'en arrière, et, pour cela, la rupture de l'une des malléoles est à peu près ndispensable.

On désigne sous le nom d'*adduction* du pied un mouvement en vertu duquel e pied repose sur le sol par son bord externe, le bord interne étant relevé ; la ace dorsale du pied regarde en dehors, la face plantaire regarde en dedans. '*abduction* est le mouvement opposé : le pied est renversé de façon que son ord externe est relevé, le bord interne reposant sur le sol ; la face dorsale du ied regarde en dedans, la face plantaire en dehors. Bien que ces deux mouve- nents ne se passent en aucune façon dans l'articulation tibio-tarsienne, mais ans l'articulation calcanéo-astragalienne, je dois étudier ici l'influence qu'ils xercent sur la production de certains traumatismes du pied.

Il faut bien se garder de confondre les mouvements d'adduction et d'abduc- ion du pied avec les mouvements de *latéralité* de l'articulation tibio-tarsienne. 'insiste d'autant plus sur ce point qu'il a été passé sous silence par les auteurs t qu'il offre une grande importance clinique. A l'état normal, lorsque le pied ait avec la jambe un angle droit, les faces latérales de l'astragale sont en con- act immédiat avec les malléoles ; il n'y a pas entre elles le moindre jeu, en orte que, si, immobilisant la partie inférieure de la jambe avec la main gauche t saisissant le talon de la main droite, on imprime au pied des *mouvements de atalité*, comme s'il était composé d'un levier unique, en essayant de le porter oit en dedans, soit en dehors, on n'obtient pas le plus léger mouvement de la- éralité. Dans cette exploration, assez difficile à bien faire, l'erreur consiste à nprimer des mouvements au calcanéum sur l'astragale et à les rapporter à articulation tibio-tarsienne, ce que font tous les débutants et même beaucoup e praticiens.

Il n'existe donc normalement aucun mouvement de latéralité dans l'articula- on tibio-tarsienne. Pour qu'un pareil mouvement se produise, il est indispen- able que l'une des deux malléoles ait cédé ou que l'astragale ait diminué de olume, soit usé, comme dans l'arthrite sèche, par exemple. Les malléoles ne cèdent que dans deux conditions : à la suite d'une fracture ou lorsque les ligaments péronéo-tibiaux inférieurs ont été distendus, déchirés ou détruits. Ils sont déchirés dans le diastasis simple de l'articulation péronéo-tibiale inférieure, ce qui est très rare; distendus à la longue par le liquide d'une hydarthrose et détruits dans la tumeur blanche : ces trois affections donneront donc naissance à des mouvements latéraux. Il en est de même lorsque l'une des malléoles a été arrachée; et encore faut-il savoir que dans beaucoup de cas, même avec une fracture du péroné appartenant à la variété dite par *arrachement*, il n'existe pas de mouvements latéraux, le périoste étant presque toujours conservé : ce sont ces derniers cas qui, jusqu'à notre époque, ont été confondus avec l'entorse.

L'existence des mouvements de latéralité dans une articulation tibio-tarsienne jusqu'alors saine et qui vient de subir un traumatisme est donc un signe pathognomonique de la fracture d'une des malléoles : il se produit un déplacement du pied en totalité, et l'on perçoit un léger choc.

Il existe néanmoins dans l'articulation tibio-tarsienne un troisième mouvement physiologique qui a été signalé par les frères Weber : le mouvement de rotation. Il s'exécute autour d'un axe vertical et a pour but de porter légèrement la pointe du pied soit en dedans, soit en dehors. Ce mouvement consiste en un léger pivotement de l'astragale autour de la malléole interne comme centre, mais encore, pour que ce mouvement se produise, faut-il que le pied soit dans une certaine extension.

Si les mouvements d'adduction et d'abduction du pied n'ont pas pour siège l'articulation tibio-tarsienne, ils n'en exercent pas moins sur elle, lorsqu'ils sont portés à un degré extrême, l'influence la plus fâcheuse : c'est à leur exagération en effet que sont dues les *entorses* et les *fractures malléolaires*. M. Maisonneuve a ajouté un troisième mécanisme qu'il a appelé la *divulsion;* l'astragale subissant un mouvement de rotation violent se mettrait en travers, c'est-à-dire suivant son plus grand diamètre, et ferait éclater la malléole externe. La vérité est que ces divers mouvements se combinent : il est incontestable que dans l'immense majorité des cas les fractures malléolaires résultent d'un renversement du pied soit en dedans, soit en dehors : or le renversement direct est impossible; toujours la pointe du pied se dévie en même temps : en dedans pour l'adduction, en dehors pour l'abduction.

Indiquons sommairement les phénomènes qui se produisent dans l'articulation tibio-tarsienne lorsque les mouvements d'adduction et d'abduction du pied sont brusquement exagérés.

J'ai fait, pour élucider cette intéressante question, un grand nombre d'expériences cadavériques en procédant de la manière suivante : la jambe étant fixée sur le bord d'une table à l'aide d'un valet de menuisier, j'imprimais au pied, avec mes mains, un mouvement brusque soit d'adduction, soit d'abduction. Je donnerai seulement un résumé de ces expériences consignées dans un travail spécial, et je commencerai par le mouvement d'adduction, qui est le plus fréquent.

Dans ce mouvement le pied tourne de façon que son bord externe repose sur le sol : la face dorsale regarde en dehors, la face plantaire en dedans; la pointe est dirigée en dedans.

Le premier phénomène qui se produit est la distension des ligaments latéraux externes; l'un ou l'autre est plus ou moins tiraillé suivant que le pied est fléchi ou étendu : l'antérieur en effet se relâche dans la flexion, tandis que le postérieur se tend, et réciproquement dans le mouvement d'extension. La distension peut aller jusqu'à la déchirure : cet accident constitue l'*entorse*, qui présente parfois une certaine gravité, supérieure même à celle de la fracture. L'expérience étant conduite d'une façon identique, ce sont tantôt les ligaments et tantôt les os qui s'arrachent, ce dont je n'ai pu trouver une explication valable.

Les ligaments distendus exercent une traction sur la malléole externe et peuvent l'arracher dans les divers points de sa hauteur : quelquefois à son sommet, le plus souvent à sa base. La fracture est alors transversale, le périoste généralement conservé, et il n'existe ni déplacement des fragments ni déviation du pied; le siège précis de la douleur est souvent le seul signe de fracture. Le côté interne du cou-de-pied est intact. Telle est la fracture par adduction, de beaucoup la plus fréquente, et qui mérite bien le nom de fracture *par arrachement*.

Mais là ne se borne pas toujours le traumatisme. Si le mouvement d'adduction est poussé plus loin, l'astragale, que rien ne retient plus en dehors, vient presser par sa face interne sur la malléole tibiale et la fait éclater à sa base de la face profonde à la face superficielle. Cette fracture n'avait, je pense, été signalée par aucun auteur. Je l'ai obtenue plusieurs fois sur le cadavre et j'ai la conviction (non la certitude, puisque les malades ne sont pas morts) de l'avoir retrouvée sur le vivant. Le périoste est en général conservé, et on ne se rend bien compte de la lésion qu'en examinant la malléole par l'intérieur de l'articulation. Sur le vivant, elle se traduit par une douleur occupant un point fixe sur le côté interne du cou-de-pied, à la base de la malléole; j'ai quelquefois trouvé une petite rainure transversale correspondant exactement au trajet de la douleur.

Le mouvement forcé d'adduction du pied peut produire un accident plus curieux encore que le précédent, plus grave, et dont l'existence assez imprévue n'avait certainement pas été soupçonnée jusqu'ici. Dans certains cas, de beaucoup les plus rares, il est vrai, en même temps que la fracture du péroné, il se produit une fracture complète de l'extrémité inférieure du corps du tibia. Cette fracture est transversale et siège à 15 millimètres environ au-dessus des surfaces articulaires, c'est-à-dire immédiatement au-dessus de l'insertion des ligaments péronéo-tibiaux inférieurs. Le mécanisme me paraît être le suivant : j'ai dit que dans la fracture par arrachement la malléole externe cédait en général vers la base, c'est-à-dire *au-dessous* des ligaments péronéo-tibiaux inférieurs : ces derniers n'exercent donc alors aucune action sur le tibia. Mais supposez que la malléole externe résiste et, d'après la disposition du squelette de la jambe, voyez ce qui va se passer. Le péroné s'appuie sur le tibia, seulement en haut et en bas; il en est séparé dans tout le reste de son étendue. Lorsque la malléole externe est fortement attirée en dedans, le péroné bascule donc sur le tibia de façon que son extrémité supérieure est fortement sollicitée à se porter en dehors: or, si l'articulation péronéo-tibiale supérieure résiste, le péroné se brise dans sa partie la moins résistante, c'est-à-dire *au-dessus* des ligaments péronéo-tibiaux inférieurs. Le pied continue-t-il à être entraîné dans l'adduction, alors ces derniers ligaments entrent en jeu, exercent une puissante traction sur le tibia et l'arrachent en totalité ou en partie. Je ne puis expliquer autrement le mécanisme de cette fracture de jambe sus-malléolaire que j'ai reproduite devant Gosselin dans le laboratoire de Clamart. Deux temps se succèdent dans sa production : 1° fracture ou diastasis du péroné au-dessus des ligaments péronéo-tibiaux inférieurs; 2° arrachement du tibia par ces ligaments.

Guidé par mes expériences, j'ai pu retrouver plusieurs fois sur le vivant la *fracture transversale sus-malléolaire* des deux os de la jambe par adduction du pied. J'ai même eu la bonne fortune d'en trouver une avec diastasis de l'extrémité supérieure du péroné, ce qui me semble être la confirmation éclatante de la théorie que je viens d'exposer. Un homme âgé de trente-huit ans entra dans mon service à Lariboisière le 29 janvier 1873. Il était tombé la jambe prise sous lui, mécanisme ordinaire des fractures malléolaires. Je constatai l'existence d'une fracture transversale du tibia siégeant à trois travers de doigt environ au-dessus du sommet des malléoles, et avec cela un diastasis de l'extrémité *supérieure* du péroné. Il n'y avait que très peu de déplacement du côté du tibia; un simple glissement s'était produit d'arrière en avant sans que les deux fragments se fussent abandonnés. Les tendons extenseurs étaient légèrement soulevés et tendus. Quant au péroné, libre et flottant au milieu des parties molles, il obéissait au doigt comme une touche de piano, et, en lui imprimant des mouvements, on sentait une bruyante crépitation cartilagineuse.

Comment comprendre l'existence et la production simultanées de deux lésions aussi distantes l'une de l'autre : une fracture sus-malléolaire du tibia et une luxation de la tête du péroné à la suite d'un renversement du pied en dedans, si ce n'est par le mécanisme précédent?

Étudions maintenant les conséquences du mouvement d'*abduction forcée* du pied.

Dans le mouvement d'abduction, le pied repose sur le sol par son bord interne; le bord externe est relevé; la face dorsale regarde en dedans, la fac plantaire en dehors, et la pointe est dirigée en dehors.

Le premier phénomène consiste dans la distension ou la déchirure partiell ou totale du ligament latéral interne, ce qui constitue l'entorse, mais l'examen de la figure 263 permet de comprendre comment un ligament aussi puis sant arrache la malléole bien plus souvent qu'il ne se déchire lui-même. Le traumatisme peut-il se limiter à ce résultat, c'est-à-dire à l'arrachement simple d la malléole interne? M. Maisonneuve le conteste, car, ayant accepté un mécanisme différent de celui que je propose, il considère la fracture de la malléol interne comme toujours consécutive à celle du péroné. Je ne puis accepte cette opinion pour les deux raisons suivantes : j'ai obtenu sur le cadavre de fractures isolées de la malléole interne, et je suis certain d'en avoir observé su le vivant. D'ailleurs la section transversale si nette de la malléole intern ne prouve-t-elle pas que la fracture se produit par le mécanisme de l'arrache ment?

Il faut toutefois reconnaître que, si, à la suite d'un mouvement forcé d'adduc tion, la fracture reste souvent limitée au péroné, il n'en est pas de même d l'arrachement de la malléole interne succédant au mouvement d'abduction Lorsque ce dernier effet est produit, le pied se trouvant fortement rejeté e dehors, la face externe de l'astragale vient dans toute sa hauteur faire effor contre la malléole externe et tend à l'écarter du tibia. C'est ce qui arrive en effe quelquefois : les ligaments péronéo-tibiaux inférieurs cèdent, et il se produit u diastasis de l'articulation péronéo-tibiale inférieure, mais le plus ordinairement le péroné se brise au-dessus des ligaments à 6 ou 7 centimètres du sommet de la malléole, et les ligaments eux-mêmes arrachent la portion du tibia sur laquelle ils sont implantés. J'ai toujours retrouvé cette dernière lésion dans mes fractures expérimentales et aussi dans les quelques autopsies que j'ai eu occasion de pratiquer.

Il existe donc toujours dans cette fracture trois fragments : la malléole interne, l'extrémité inférieure du péroné et une portion de la face externe du tibia. La mortaise tibio-péronière se trouve ainsi complètement brisée et rien ne retient plus le pied, qui se déjette en dehors et reste en quelque sorte luxé. C'est cette fracture que M. Maisonneuve a appelée fracture par *divulsion* et à laquelle convient mieux, selon moi, le nom de fracture *bi-malléolaire par abduction*.

L'accident, quoique sérieux, n'est pas encore très grave, s'il se borne là ; malheureusement il n'en est pas toujours ainsi. En se portant en dehors, le pied entraîne avec lui la malléole interne arrachée, mais forme sous la peau une saillie tranchante, d'autant plus prononcée que la luxation l'est elle-même davantage : la peau se trouve tendue et finit par se couper en travers aussi nettement qu'avec un instrument tranchant. Arrivée à ce degré, la lésion présente, on le conçoit, une gravité extrême, puisqu'il s'agit d'une fracture *compliquée* communiquant avec une grande articulation. L'amputation de la jambe peut en être la conséquence.

Suivant que la déchirure des parties molles périarticulaires a été plus ou moins complète, et surtout selon que les ligaments péronéo-tibiaux inférieurs ont plus ou moins détaché la portion du tibia sur laquelle ils s'insèrent, la fracture *bi-malléolaire par abduction* s'accompagne d'un déplacement plus ou moins prononcé du pied en dehors.

C'est cette variété de fracture qui a été si bien décrite par Dupuytren ; les auteurs qui reprochent à ce grand chirurgien d'avoir exagéré les symptômes de la fracture du péroné oublient que sa description ne se rattache qu'aux fractures par abduction et nullement aux fractures par arrachement de la malléole externe, qui ne s'accompagnent d'aucun déplacement et restent souvent douteuses. A l'époque de Dupuytren, d'ailleurs, ces dernières étaient presque toujours confondues avec des entorses. Dupuytren avait donc principalement en vue les fractures par abduction, accompagnées de subluxation du pied en dehors, et son appareil répondait exactement au but que l'on doit se proposer, c'est-à-dire ramener et surtout *maintenir* le pied en dedans.

Ce qu'il y a de caractéristique en effet dans cette fracture, c'est la facilité avec laquelle se reproduit le déplacement ; il faut éviter par-dessus tout la tension de la peau sur le bord tranchant que présente la malléole interne, ce qui ne tarderait pas à produire une eschare. De plus, il est bon de savoir que, si l'on ne corrige pas complètement l'abduction du pied, la marche restera toujours pénible. Il n'existe pas de fracture dont le traitement soit plus important et plus difficile que celui des fractures bi-malléolaires par abduction ; nous avons heureusement aujourd'hui ce que ne possédait pas Dupuytren, l'appareil à attelles plâtrées de M. Maisonneuve. Cet appareil, aussi simple qu'utile, permet de rendre au pied son attitude normale et surtout de le maintenir absolument immobile dans une bonne position durant tout le cours du traitement.

CHAPITRE VI

Pied.

Le *pied* est l'extrémité libre du membre abdominal. Présentant avec la main de grandes analogies, il en diffère en ce que, au lieu d'être placé sur le prolongement du segment de membre qui lui fait suite, il forme avec lui un angle droit et se trouve situé dans un plan horizontal, de façon à fournir un large et solide point d'appui au corps tout entier. Lorsqu'il cesse d'occuper ce plan, la marche devient impossible ; c'est ce que l'on voit dans les diverses espèces de pieds-bots. On l'orbserve encore quand, à la suite d'une immobilisation prolongée, le pied s'est ankylosé sur la jambe, à angle obtus, par exemple : le poids du corps porte alors sur les orteils, qui sont impuissants à le supporter, d'où le précepte capital, dans le traitement des affections du pied, de toujours maintenir cette partie rigoureusement à angle droit sur la jambe.

Le pied est d'un tiers environ plus long que la main ; il s'élargit d'arrière en avant et diminue au contraire en épaisseur dans le même sens. Il est d'ailleurs à peine besoin de faire remarquer combien les dimensions du pied varient selon les sujets.

Tandis qu'à la main les parties sont disposées pour assurer une grande mobilité, tout concourt au pied à donner de la solidité, surtout en ce qui concerne le squelette. Il existe toutefois des exemples d'individus qui, privés de bras, sont parvenus à donner à leurs pieds une mobilité telle qu'ils écrivaient, mangeaient, pouvaient se raser, etc.

Je suivrai dans l'étude du pied le même ordre que dans celle de la main. Je considérerai une partie *postérieure* ou *tarso-métatarsienne* et une partie antérieure, les *orteils*.

Portion tarso-métatarsienne du pied.

La portion *tarso-métatarsienne* du pied présente à considérer : 1° une *face supérieure dorsale ;* 2° une *face inférieure plantaire ;* 3° un *squelette.* Je signalerai chemin faisant ce que les bords présentent de particulier.

1° FACE SUPÉRIEURE OU DORSALE.

La *face dorsale* du pied commence en arrière au niveau d'une ligne transversale reliant le sommet des deux malléoles, et se termine en avant à la racine des orteils. Nous allons y retrouver la plupart des organes déjà étudiés avec la région antérieure du cou-de-pied, dont elle n'est que la continuation.

Les couches qui la composent sont les suivantes :

1° La peau.

2° La couche cellulo-graisseuse sous-cutanée.

3° L'aponévrose dorsale du pied.

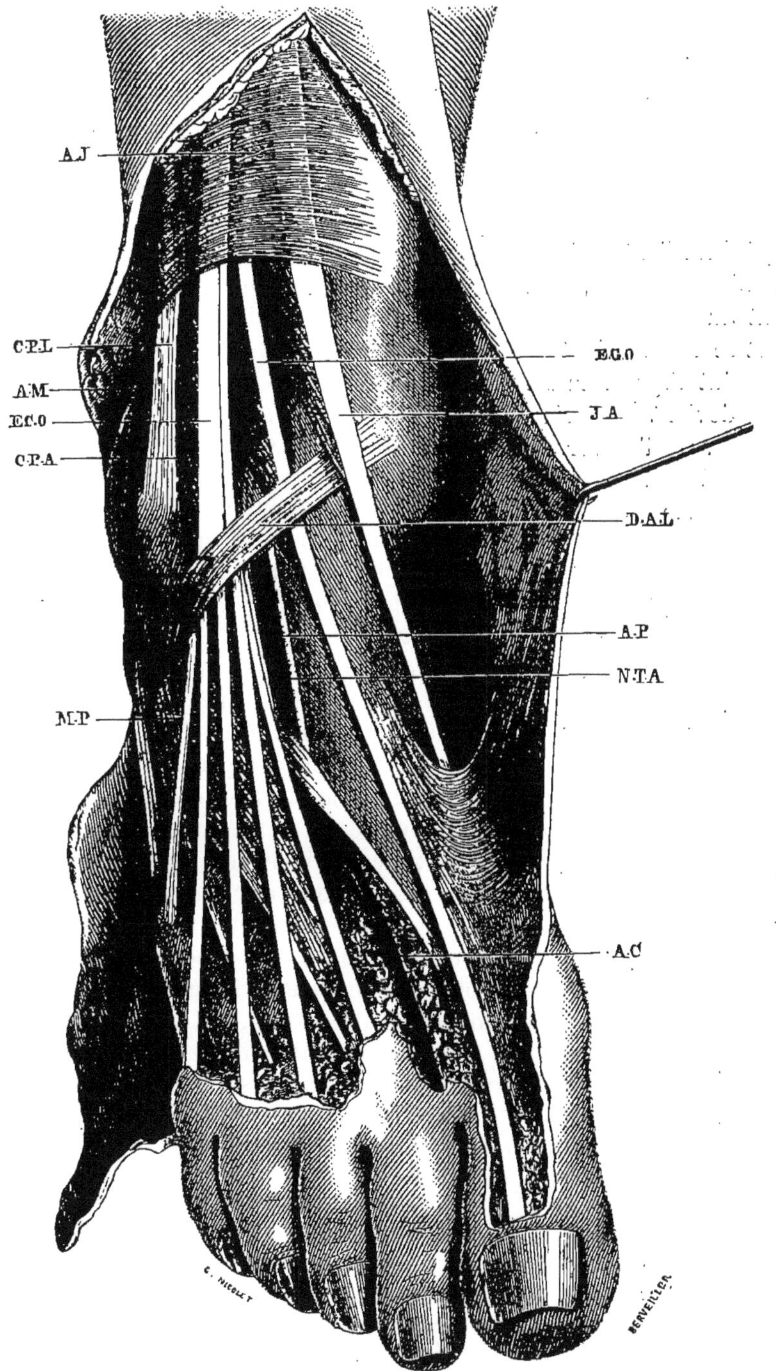

Fig. 264. — *Face dorsale du pied.* — Côté droit.

AC, artère collatérale du gros orteil.
AJ, aponévrose jambière.
AM, artère malléolaire externe.
AP, artère pédieuse.
CPA, muscle péronier antérieur.
CPL, muscle court péronier latéral.
DAL, ligament annulaire dorsal.
ECO, muscle extenseur commun des orteils.
EGO, tendon de l'extenseur propre du gros orteil.
JA, tendon du muscle jambier antérieur.
MP, muscle pédieux.
NTA, nerf tibial antérieur.

4° Une couche de tendons.

5° Une seconde lame aponévrotique.

6° Le muscle pédieux, l'artère pédieuse, le nerf tibial antérieur.

7° Les os et les articulations, recouverts d'une troisième lame fibreuse.

La *peau* de la face dorsale du pied est fine, transparente, très mobile et douée d'une sensibilité moins vive que celle de la face plantaire. Elle s'excorie facilement sous l'influence des frottements et présente des durillons lorsque la pression est continue.

La *couche cellulo-graisseuse sous-cutanée* est lâche, lamelleuse, abondante et peu chargée de graisse, elle s'infiltre facilement, ce qui permet au pied d'augmenter rapidement de volume. On trouve dans son épaisseur les vaisseaux e nerfs superficiels du pied.

Les *veines* y sont nombreuses, s'aperçoivent par transparence et reçoivent le veines profondes du pied. Elles constituent en dedans et en dehors l'origine de saphènes interne et externe, qui forment par leur anastomose une arcade constante. Elles se dilatent fréquemment et présentent de nombreuses varicosité sur les sujets atteints de varices du membre inférieur.

Les *nerfs* superficiels du dos du pied sont très nombreux. Ils proviennent d trois sources : le *saphène interne*, le *saphène externe* et le *musculo-cutané;* ce dernier fournit dix collatéraux dorsaux.

L'*aponévrose dorsale du pied* se continue en haut avec l'aponévrose jambière se perd en avant sur les orteils et se fixe latéralement sur les bords du pied Elle est infiniment moins résistante que l'aponévrose jambière et prend naissance dans le point où cette dernière se termine par un bord tranchant, nettement découpé au niveau de la base des malléoles (fig. 264). Le ligament annulaire dorsal du tarse doit être considéré comme une bride fibreuse spécial située au-dessous de l'aponévrose : celle-ci ne contribue donc que dans un faible proportion à maintenir les tendons appliqués sur le squelette de l région.

La *couche de tendons* comprend de dedans en dehors : le jambier antérieu l'extenseur propre du gros orteil, les quatre divisions de l'extenseur commun le péronier antérieur et le court péronier latéral. J'ai dit plus haut, en étudiant le cou-de-pied, ce que ces muscles présentaient de particulier. Les tendon extenseurs du pied sont bien plus rarement blessés que ceux de la main, et leu suture est moins utile.

Au-dessous des tendons précédents existe une seconde lame fibreuse q recouvre l'artère pédieuse et n'est autre que l'aponévrose d'enveloppe du musc pédieux. Elle s'étend du bord interne de ce muscle au tendon de l'extense propre du gros orteil.

La sixième couche se compose du muscle pédieux, de l'artère pédieuse et d nerf tibial antérieur.

Le *muscle pédieux* est recouvert par les tendons de l'extenseur commun, q le croisent obliquement (fig. 264). Il s'attache en arrière dans l'excavation ca canéo-astragalienne, en avant du ligament annulaire dorsal du tarse, et se d vise antérieurement en quatre faisceaux qui donnent naissance à quatre tendo terminaux. Le faisceau interne, qui est le plus volumineux, croise obliqueme l'artère pédieuse d'arrière en avant et de dehors en dedans en passant au-dess d'elle. Il va s'attacher à la partie externe de la première phalange du gros orte

Ce faisceau constitue un point de repère important dans la ligature de la pédieuse.

Les trois autres tendons, se plaçant au côté externe des tendons extenseurs, se confondent avec eux sur la face dorsale de la première phalange des orteils.

Artère pédieuse. — L'artère pédieuse est la continuation directe de l'artère tibiale antérieure. Elle commence au-dessous du ligament annulaire dorsal du tarse et se termine à l'extrémité postérieure du premier espace interosseux. J'ai déjà parlé des anomalies fréquentes de cette artère, qui naît quelquefois de la péronière. Elle se dirige obliquement d'arrière en avant et de dehors en dedans. Une ligne étendue de la partie moyenne de l'espace intermalléolaire à l'extrémité postérieure du premier espace intermétatarsien en représente exactement le trajet, et c'est suivant cette ligne qu'il convient d'inciser la peau pour découvrir le vaisseau. Cependant j'ai souvent vu l'artère pédieuse décrire une courbe à concavité interne, de telle sorte qu'elle était en partie cachée sous le muscle pédieux.

Située entre le tendon de l'extenseur propre du gros orteil, qui est en dedans, et le bord interne du muscle pédieux, qui est en dehors, l'artère pédieuse est recouverte par la peau, la couche sous-cutanée et deux plans fibreux : l'aponévrose dorsale et la gaine du pédieux, détail important pour la médecine opératoire.

La pédieuse fournit deux collatérales principales : la *dorsale du tarse*, qui, passant au-dessous du pédieux, s'anastomose avec la malléolaire externe, la péronière et la plantaire interne : la *dorsale du métatarse*, qui forme l'*arcade dorsale* du métatarse. Cette arcade fournit trois artères interosseuses dorsales qui se rendent aux troix derniers orteils et s'unissent aux artères plantaires par l'intermédiaire de branches perforantes.

Le *nerf tibial antérieur* longe le côté interne de l'artère.

L'*artère pédieuse*, reposant sur un plan osseux, est facile à comprimer, aussi ses plaies présentent-elles peu de danger.

Les *lymphatiques* de la face dorsale du pied constituent un riche réseau donnant naissance à des troncs qui accompagnent principalement la veine saphène interne.

2° FACE INFÉRIEURE OU PLANTAIRE.

La *face inférieure* ou *plantaire* présente une longueur plus grande des deux tiers que celle de la face dorsale. Rétrécie en arrière, au niveau du *talon*, elle s'élargit successivement d'arrière en avant jusqu'aux orteils.

La face plantaire est excavée et ne repose pas sur le sol à l'état normal par tous ses points. Elle en est surtout écartée au niveau du bord interne, qui est cintré. Trois points peuvent être considérés comme les piliers de la voûte que représentent les os du pied et supportent principalement le poids du corps dans la station verticale ; ce sont : le talon et la tête des premier et cinquième métatarsiens. Lorsque la voûte plantaire est affaissée de telle sorte que la face inférieure repose par tous ses points sur le sol, on dit que le pied est *plat*. Chez certains sujets, au contraire, la voûte est plus profonde ; c'est un *pied creux*. Le pied plat constitue quelquefois une véritable infirmité, puisqu'il peut être une cause d'exemption du service militaire ; il est néanmoins des individus atteints de pied plat qui sont d'infatigables marcheurs. Nous verrons la raison de cette différence en étudiant le squelette.

Les éléments qui composent la plante du pied sont très nombreux et présentent une grande analogie avec ceux que nous avons décrits dans la paume de la main, mais ils intéressent moins directement le chirurgien, car les blessures et les lésions spontanées atteignent rarement les parties molles de cette région. Je passerai donc plus rapidement sur leur description, me contentant pour la plupart de ces organes, de les énumérer dans leur ordre de superposition.

On trouve tout d'abord à la plante du pied trois couches enveloppantes : la peau, la couche graisseuse sous-cutanée et l'aponévrose plantaire.

La peau est complètement glabre et douée d'une vive sensibilité que démontre le chatouillement. Très fine dans tous les points où elle ne subit pas de pression, la peau est au contraire très épaisse au niveau des piliers de la voûte; elle s'épaissit chez les sujets qui marchent beaucoup, et les cellules épithéliales, en s'y accumulant, lui donnent la dureté et la résistance de la corne. Lorsque la pression porte plus spécialement dans un point, il se produit un *durillon*. Au-dessous du durillon se développe ensuite une bourse muqueuse susceptible de s'enflammer et de suppurer. Il s'établit alors un trajet fistuleux qui devient de plus en plus profond et arrive jusqu'au squelette; les os sont atteints à leur tour et finalement on constate un trajet qui s'étend d'une face à l'autre du pied. On donne à cette affection, dont la marche est lente et insidieuse, le nom de *mal plantaire perforant*.

Beaucoup de chirurgiens se sont occupés de la pathogénie de cette singulière affection. On l'a rattachée à des troubles circulatoires produits par l'athérome; on a invoqué la lésion du système nerveux déterminant des troubles trophiques analogues à ceux qui se produisent sur la pulpe des doigts, sur les ongles, etc., à la suite de la section des nerfs du bras. Les autopsies sont venues démontrer l'inexactitude de la première opinion; quant à la seconde, elle s'appuie sur l'indolence de la maladie, le peu de douleur que fait ressentir l'exploration, la zone d'anesthésie qui entoure parfois, mais rarement, la fistule. Il n'est pas douteux, d'ailleurs, que des ulcérations de la peau, des arthrites, des caries, surviennent à la suite des blessures du système nerveux et j'ai récemment observé des lésions de ce genre sur un jeune homme auquel M. Trélat avait retranché une portion du nerf sciatique atteint de myxome. Mais, en ce qui concerne le mal perforant proprement dit, je n'accepte l'intervention du système nerveux que comme cause prédisposante, et encore pas toujours.

Le mal perforant est le résultat d'une malformation congénitale ou acquise du pied qui fait que la pression du poids du corps, n'étant plus uniformément répartie sur toute la voûte, s'exerce en un point déterminé et amène insensiblement la série des accidents décrits plus haut; et la preuve, c'est que le repos seul guérit le plus souvent et vite un mal perforant, si invétéré qu'il soit. Comment expliquer autrement le fait suivant? et j'en ai observé bien d'autres analogues : un jeune homme de vingt-sept ans entre dans mon service avec un double mal perforant au niveau de la tête de chaque premier métatarsien; le stylet arrive jusque sous la peau de la face dorsale en passant à travers l'articulation. Le malade avait quitté la campagne pour venir comme garçon d'hôtel à Paris, où il montait les escaliers du matin au soir. Je le mis au repos, m'abstenant de tout autre traitement, même de cataplasmes. La guérison était complète après trois mois. Je fis faire une chaussure telle que la pression ne portât plus sur le même point, et le malade reprit sa profession sans inconvénient, ainsi que j'ai pu m'en assurer depuis.

En conséquence, il ne faut jamais amputer un sujet atteint de mal perforant avant de l'avoir soumis à un repos complet et prolongé; le malade doit porter après la guérison une chaussure spéciale dans le but de répartir uniformément la pression du poids du corps sur les trois piliers de la voûte.

A chacun de ces piliers correspond une bourse muqueuse normale décrite par Lenoir; ces bourses siègent profondément sur le squelette, et je ne serais pas éloigné de croire qu'elles puissent, au même titre que les bourses muqueuses accidentelles développées sous un durillon, être parfois le point de départ d'un mal perforant.

La peau de la plante du pied, et celle du talon en particulier, contient une quantité considérable de vaisseaux qui, comme ceux du cuir chevelu, adhèrent intimement aux cloisons qui partent de sa face profonde : aussi est-il très difficile de tordre ou de lier ces vaisseaux à la suite des amputations à lambeau talonnier; le meilleur moyen d'arrêter le sang est d'exercer sur eux la forcipressure pendant quelques minutes.

La peau est doublée d'une couche de tissu adipeux fort épaisse, surtout dans les points destinés à supporter la pression; cette couche mesure environ 2 centimètres (Voir fig. 261) au niveau du talon. La graisse est cloisonnée par des travées fibro-musculaires qui, partant de la face profonde de la peau, vont se fixer à l'aponévrose : elle ne peut donc pas s'affaisser en s'étalant. Très mince au niveau du bord interne du pied, le coussinet adipeux est au contraire très épais au niveau du bord externe (fig. 265), qui repose sur le sol.

Entre la peau et la couche graisseuse se développent parfois de très petits abcès occasionnant une vive douleur qui disparaît aussitôt après l'incision. Il faut en quelque sorte deviner la présence du pus, car l'épaisseur de la peau empêche de le voir par transparence et aussi de percevoir la fluctuation.

Il n'est pas rare que des corps étrangers (aiguilles, clous, etc.) pénètrent dans la plante du pied; l'extraction en est fort difficile, en raison de l'épaisseur de la couche graisseuse et de sa densité, qui ne permet pas d'écarter les bords de la plaie. Je conseille de ne tenter l'extraction que si l'on sent préalablement l'objet avec le doigt à travers la peau, et même alors l'opération est encore délicate.

Certains sujets sont atteints d'une douleur vive et tenace du talon sans qu'il existe aucune lésion appréciable à la vue ni au toucher. Elle est comparable à la coccyodynie, dont j'ai parlé plus haut, et la cause en est très obscure. Nulle lorsque le sujet est au repos, la douleur apparaît dès qu'il est debout et l'empêche de marcher. Elle était si vive dans un cas et si limitée que je cédai aux instances du malade et fis une incision dans la pensée qu'il existait peut-être un corps étranger, le malade ayant marché quelque temps auparavant pieds nus sur une plage, mais je ne trouvai rien. Je préviens que la sensation fournie au stylet par les cloisons qui emprisonnent les îlots graisseux pourrait en imposer pour un corps étranger. La douleur du talon résiste à tous les traitements et finit par disparaître spontanément.

M. A. Després la rattache à une contusion produite par la station debout pr longée et l'a plusieurs fois observée chez des gardiens de la paix, par exempl mais dans beaucoup de cas cette cause ne saurait être invoquée. On a vu l'affe tion apparaître sur des sujets atteints de blennorrhagie, et je ne serais pas él gné de croire qu'elle est due dans ce cas à l'inflammation de la bourse séreu sous-calcanéenne de Lenoir.

L'*aponévrose plantaire* est extrêmement résistante. Étendue du calcanéu

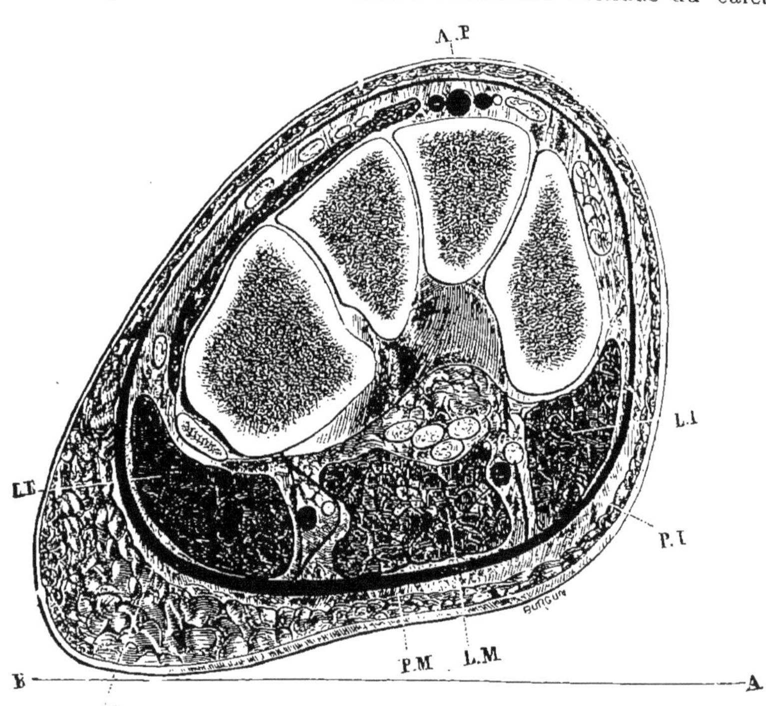

Fig. 265. — *Coupe verticale et horizontale du pied passant par le cuboïde et les trois cunéiforme*

La ligne BA représente l'horizon.
AP, artère pédieuse.
LE, loge plantaire externe.
LI, loge plantaire interne.
LM, loge plantaire moyenne.
PE, aponévrose plantaire externe.
PI, aponévrose plantaire interne.
PM, aponévrose plantaire moyenne.

à la racine des orteils et d'un bord du pied à l'autre, elle présente la même form que la région plantaire, c'est-à-dire celle d'un triangle dont le sommet est e arrière et la base en avant. De même que l'aponévrose palmaire, avec laquell elle affecte beaucoup de ressemblance, elle se divise en trois portions continue entre elles par leurs bords : une moyenne, *aponévrose plantaire moyenne*, e deux latérales, *aponévrose plantaire externe*, *aponévrose plantaire interne*.

L'*aponévrose plantaire moyenne* (PM, fig. 265) est la plus résistante des trois Elle est composée de fibres parallèles dirigées d'arrière en avant.

En arrière, ces fibres forment un faisceau compact qui s'attache aux deu tubérosités du calcanéum. En avant le faisceau s'élargit, s'amincit et se divis en plusieurs languettes reliées entre elles par des fibres transversales. Au nom bre de cinq, ces languettes ne tardent pas à se subdiviser elles-mêmes pou aller s'attacher aux métatarsiens correspondants et aux articulations métatarso phalangiennes.

L'aponévrose plantaire moyenne joue le rôle d'une corde qui sous-tend l'arc décrit par le squelette du pied du calcanéum à la tête des métatarsiens et elle contribue puissamment à maintenir la courbure plantaire. Il suit de là que, lorsqu'elle est rétractée, la courbure s'exagère; le pied se fléchit et s'enroule sur lui-même; c'est ce qu'on observe dans certains cas de pied-bot varus-équin, ainsi que je l'ai déjà fait remarquer plus haut. Si cette déformation est portée assez loin pour qu'on ne puisse espérer la corriger à l'aide des appareils, il convient de pratiquer la section sous-cutanée de l'aponévrose, opération peu grave en raison de l'éloignement des artères plantaires.

L'*aponévrose plantaire externe* (PE, fig. 265) est presque aussi résistante que la moyenne, surtout en arrière. Elle se fixe en ce point sur le calcanéum; en avant, sur le cinquième métatarsien; elle se continue en dedans avec l'aponévrose précédente et en dehors avec l'aponévrose dorsale du pied.

L'*aponévrose plantaire interne* (PI, fig. 265) présente une disposition analogue à la précédente, mais s'en distingue par une minceur beaucoup plus grande.

Aux bords latéraux de l'aponévrose plantaire moyenne correspondent deux dépressions liées à l'existence de deux cloisons intermusculaires qui se détachent à ce niveau de sa face profonde; ces cloisons sont, l'une interne, l'autre externe. La cloison interne se fixe au scaphoïde, au premier cunéiforme et à la face inférieure du premier métatarsien; l'externe va s'attacher à la coulisse du long péronier latéral et au quatrième métatarsien.

De cette disposition des cloisons intermusculaires interne et externe résulte la division de la plante du pied en trois loges : une médiane et deux latérales, ainsi que nous l'avons déjà observé à la paume de la main.

La *loge latérale interne*, qui est l'analogue de l'éminence thénar, contient l'adducteur et le faisceau externe du court fléchisseur du gros orteil, le tendon du long fléchisseur propre.

La *loge latérale externe*, qui représente l'éminence hypothénar, renferme l'abducteur, le court fléchisseur du petit orteil et le dernier interosseux plantaire.

La *loge moyenne* est la plus large et la plus importante des trois. Elle est très profonde, grâce à la disposition en forme de voûte que présentent les os du pied. On y trouve successivement : le court fléchisseur commun des orteils, l'accessoire du long fléchisseur commun; les lombricaux, les tendons du long fléchisseur commun et les muscles abducteurs oblique et transverse du gros orteil.

Le court fléchisseur commun des orteils est au pied ce qu'est le fléchisseur sublime à la main, c'est-à-dire qu'il est *perforé*, tandis que le long fléchisseur commun est l'analogue du fléchisseur profond, c'est-à-dire *perforant*. Les lombricaux se comportent comme à la main.

La loge moyenne du pied contient en outre les vaisseaux et nerfs plantaires.

Nous avons vu plus haut que l'artère tibiale postérieure, parvenue dans le canal ostéo-fibreux que forment la face interne du calcanéum et le ligament annulaire interne du tarse, se divise en deux branches : la *plantaire interne* et la *plantaire externe*. Vers la partie moyenne du tarse, ces deux artères siègent au niveau de la cloison intermusculaire correspondante, et la cloison interne fournit même un dédoublement à l'artère du même côté (fig. 265).

La plantaire interne, moins volumineuse que l'externe, pourrait à la rigueur être considérée comme une branche collatérale plutôt que terminale. Elle s'anastomose avec la malléolaire et la dorsale du tarse et, parvenue à l'extrémi postérieure du premier métatarsien, elle se termine en fournissant la collatéra interne du gros orteil et une branche anastomotique avec la plantaire extern

La plantaire externe paraît être la continuation du tronc de la tibiale post rieure. Elle se dirige d'abord d'arrière en avant et de dedans en dehors, pu arrivée au niveau de l'extrémité postérieure du cinquième métatarsien, elle porte obliquement vers le bord interne du pied et gagne l'extrémité postérieu du premier espace interosseux où elle s'anastomose par inosculation avec l'a tère pédieuse.

La pédieuse et l'artère plantaire externe forment donc sous la plante du pi une arcade artérielle qui met en continuité directe les artères tibiales antérieu et postérieure; cette arcade décrit une courbe dont la concavité regarde arrière et en dedans. Par sa convexité elle fournit cinq branches dont quat interosseuses plantaires qui, arrivées aux espaces interdigitaux, se bifurque pour former les collatérales des orteils, ainsi que cela a lieu à la main.

De l'arcade se détachent en outre des branches perforantes plantaires q traversent l'extrémité postérieure des espaces interosseux pour s'anastomos avec les interosseuses dorsales.

Le *nerf tibial postérieur* se divise, comme l'artère, en deux branches tern nales : le *plantaire interne* et le *plantaire externe.*

Contrairement à ce qui a lieu pour les artères, le nerf plantaire interne e plus volumineux que l'externe. Il fournit des rameaux cutanés au côté inter de la plante du pied, les nerfs collatéraux plantaires des premier, deuxième troisième orteils, et le nerf collatéral interne du quatrième.

Il donne un grand nombre de rameaux musculaires au court fléchisseur et l'adducteur du gros orteil, au court fléchisseur commun, aux muscles interc seux du premier espace, aux deux lombricaux internes, et de plus beaucoup filets articulaires.

Le nerf plantaire externe fournit : des filets cutanés au côté externe de plante du pied, les branches collatérales du cinquième orteil et le collatéral c quatrième; des filets musculaires à l'accessoire du long fléchisseur commun, l'abducteur et au court fléchisseur du petit orteil, aux abducteurs oblique transverse du gros orteil, aux interosseux des deuxième, troisième et quatrièn espaces, aux deux lombricaux externes, et des filets articulaires.

Les *vaisseaux lymphatiques* de la plante du pied, très nombreux, aboutisse pour la plupart aux ganglions de l'aine; quelques-uns se rendent aux ganglio situés dans le creux du jarret.

Squelette de la portion tarso-métatarsienne.

Le *squelette* de la portion tarso-métatarsienne du pied se divise en deux pa ties distinctes : le *tarse* et le *métatarse.*

Le tarse se compose de sept os groupés en deux rangées : une postérieu formée de deux os, l'astragale et le calcanéum; une antérieure qui en con prend cinq : le scaphoïde, le cuboïde et les trois cunéiformes; ces derniers so distingués en premier, deuxième et troisième, en comptant de dedans en dehor

Je n'étudierai pas chacun des os en particulier, mais seulement leur moc d'union. Disons d'abord qu'ils sont assemblés de façon à former une doub voûte dans le sens transversal (fig. 265) et dans le sens antéro-postérieur (fig. 266); l'astragale en constitue la clef. Le tibia reposant directement sur l'astragale, c'est en définitive cet os qui supporte tout le poids du corps. Il le transmet d'une part au calcanéum en arrière et en avant au scaphoïde, qui à son tour le transmet aux trois cunéiformes, de telle sorte que la force se trouve décomposée. En même temps que la disposition des os du pied en forme de voûte donne à cet organe une grande résistance, les vaisseaux et nerfs plantaires logés dans la concavité de la voûte se trouvent à l'abri de la compression pendant la station verticale.

Dans cette attitude, la plante du pied ne repose donc pas sur le sol par tous ses points, ainsi que nous l'avons déjà fait remarquer plus haut, mais seulement par certaines parties qui constituent les piliers de la voûte. Ces piliers sont au nombre de trois : l'un postérieur, constitué par la grosse tubérosité du calcanéum, les deux autres antérieurs, formés par la tête des premier et cinquième métatarsiens; nous avons vu que dans ces mêmes points le tissu adipeux est plus abondant et disposé de façon à supporter la pression. Lorsque la voûte se déforme et que le poids du corps porte directement sur des parties qui ne sont pas disposées à cet effet, la marche est gênée et s'accompagne rapidement de fatigue. Ce phénomène peut se produire sur des sujets ayant dépassé la période de développement et qui jusqu'alors étaient d'infatigables marcheurs. On invoque alors l'existence du rhumatisme, de la goutte, etc., tandis qu'il en faut chercher la raison dans un affaissement de la voûte plantaire, dû sans doute lui-même à un relâchement des ligaments. Si la pression anormale porte sur l'avant-pied, au niveau de la tête du deuxième ou du troisième métatarsien, on en acquiert la preuve irrécusable par l'existence en ce point d'un durillon qui n'existait pas antérieurement. Le malade accuse en même temps un peu de gonflement sur la face dorsale du pied. On conçoit combien sont inutiles les frictions et les emplâtres dont on recouvre souvent alors le pied d'une façon empirique; le seul remède efficace consiste à diminuer les effets de la pression anormale à l'aide d'une chaussure convenable et à garder un repos suffisamment prolongé pour permettre aux ligaments distendus de reprendre leur tonicité.

La portion tarso-métatarsienne du pied présente à considérer trois articulations principales : 1° l'articulation des deux os de la première rangée entre eux, ou *calcanéo-astragalienne;* 2° l'articulation des deux rangées entre elles ou *médio-tarsienne;* 3° l'articulation du tarse avec le métatarse ou *tarso-métartarsienne.* Nous aurons ensuite à dire quelques mots de l'articulation des os de la deuxième rangée entre eux.

1° ARTICULATION CALCANÉO-ASTRAGALIENNE.

L'astragale et le calcanéum sont unis entre eux par deux facettes : l'une antérieure et interne, plus petite, l'autre postérieure et externe, plus grande. L'articulation antérieure communique avec l'articulation astragalo-scaphoïdienne, dont elle fait en quelque sorte partie; la postérieure en est indépendante. Cette dernière appartient à la classe des diarthroses et doit être considérée comme un emboîtement réciproque. Les surfaces articulaires sont obliquement dirigées de haut en bas et d'arrière en avant, de telle sorte que la pression du poids du corps n'est pas transmise au calcanéum suivant un plan vertical.

Il n'existe pas à proprement parler de ligaments périphériques entre l'astragale et le calcanéum. La synoviale qui sépare ces os est lâche et fait hernie à l'extérieur, ce qui est d'un grand secours pour découvrir l'interligne articulaire dans diverses opérations que l'on pratique en ce point. Entre les surfaces de chaque os existe une gouttière. Les deux gouttières, en se réunissant, forment un canal situé dans un plan horizontal et très obliquement dirigé d'arrière en avant et de dedans en dehors. L'extrémité postérieure et interne de ce canal est étroite et siège en arrière de la petite apophyse du calcanéum; l'extrémité antérieure et externe est au contraire largement évasée et s'ouvre au-dessus de la grande apophyse du même os. Un ligament interosseux très résistant remplit ce canal et se fixe à chaque paroi par des fibres courtes entremêlées de tissu adipeux. La présence de ce ligament constitue le principal obstacle à la désarticulation sous-astragalienne, et c'est pour cela que M. Verneuil a donné l'excel-

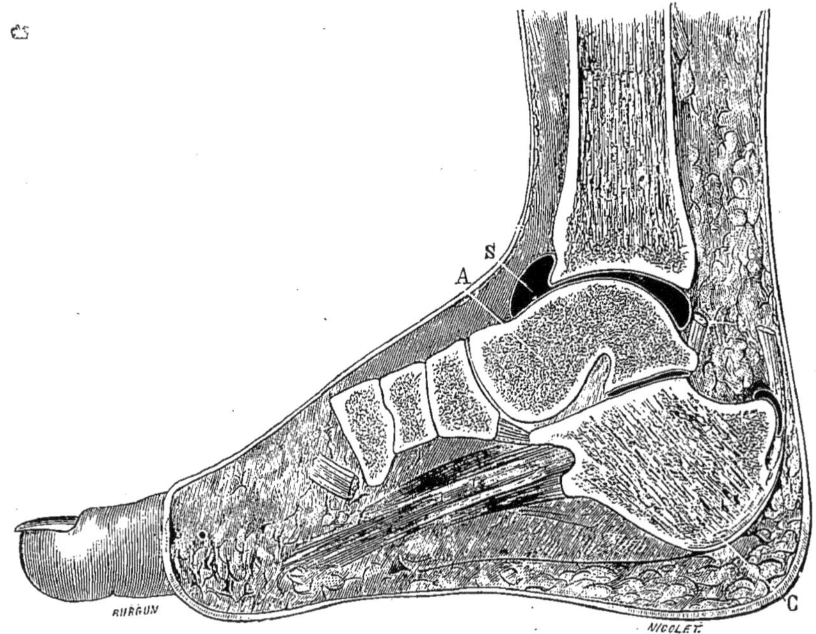

Fig. 266. — *Coupe verticale antéro-postérieure du pied passant par le milieu de l'astragale et de l'articulation calcanéo-astragalienne.* — Pied gauche. Segment interne de la coupe.

A, astragale. — S, synoviale de l'articulation tibio-tarsienne. — C, calcanéum.

lent conseil, une fois le lambeau taillé, d'attaquer d'emblée l'articulation en plongeant la pointe du couteau à sa partie externe, c'est-à-dire dans l'excavation calcanéo-astragalienne. Je rappelle que, pour réussir à bien exécuter ce temps difficile, il faut se garder d'ouvrir préalablement l'articulation calcanéo-cuboïdienne, car on manquerait ensuite de bras de levier pour tendre le ligament interosseux sous le couteau et pour luxer le calcanéum.

Parmi les nombreuses difficultés dont est entourée la résection totale du calcanéum, la section du ligament interosseux n'est pas la moindre, car, tant qu'il n'est pas divisé, le calcanéum ne peut éprouver le mouvement de bascule nécessaire à son énucléation. Pour exécuter cette opération, je conseille de commencer par pratiquer une incision verticale sur la face postérieure du calcanéum au côté interne du tendon d'Achille et de détacher ce tendon. De l'extrémité inférieure de cette incision on en mènera une autre parallèle au bord externe du pied jusqu'au niveau de l'articulation calcanéo-cuboïdienne, et une troisième, longue de deux ou trois centimètres seulement, partant du même point que la précédente et longeant le bord interne du pied. Cette dernière a pour but de dégager complètement les tubérosités du calcanéum et de permettre de saisir la partie postérieure de l'os avec un davier. Les tendons des péroniers étant soulevés, les faces externe et inférieure du calcanéum bien découvertes, on ouvre l'articulation calcanéo-cuboïdienne et on divise le ligament interosseux calcanéo-astragalien. On imprime alors à l'os un mouvement de bascule en le renversant en dehors et on le dégage par sa face interne en ménageant aisément les vaisseaux et les nerfs plantaires.

Cette opération difficile, et qui donne en général des résultats médiocres, ne doit être, à mon avis, pratiquée que s'il est démontré qu'une résection partielle ou un évidement sont insuffisants.

Quant à l'amputation sous-astragalienne, c'est une opération excellente dont la valeur a été surabondamment démontrée, en particulier dans ces derniers temps, par M. Maurice Perrin. On fournit de la sorte au corps une excellente base de sustentation, à la condition toutefois de prendre comme lambeau la peau du talon.

L'enclavement de l'astragale entre la mortaise tibio-péronière en haut, le calcanéum en bas et en arrière, et le scaphoïde en avant, son union si solide avec le calcanéum par le ligament interosseux, permettent à peine de comprendre comment cet os peut être chassé, énucléé de sa cavité, et cependant cet accident est relativement fréquent. L'astragale, expulsé comme un noyau que l'on presse entre les doigts, se porte le plus souvent sur le dos du pied, soit en dedans, soit en dehors, et soulève la peau à ce point qu'elle se déchire parfois primitivement ou se gangrène, si l'on n'intervient pas. Pour que la luxation se produise, il faut que l'astragale soit soumis à une pression violente comme dans la chute d'un lieu élevé, par exemple. Or le pied peut à ce moment se trouver par rapport à la jambe dans trois positions différentes : à angle droit, dans l'extension ou dans la flexion. Si le pied est à angle droit, il se produit un écrasement du calcanéum ; s'il est dans l'extension forcée, la pression, s'exerçant sur l'astragale obliquement en bas et en avant, expulsera cet os en avant d'autant mieux que la direction des surfaces articulaires a lieu dans le même sens. Si le pied est dans la flexion forcée, le tibia chassera l'astragale en arrière sur les côtés.

Si l'astragale a largement déchiré la peau et fait saillie au dehors, il faut compléter tout de suite l'extirpation; s'il n'y a pas de plaie, on tentera d'abord la réduction. Celle-ci s'obtient parfois facilement, mais peut aussi présenter des difficultés insurmontables. Convient-il alors d'attendre les événements ou bien est-il préférable d'extirper immédiatement l'astragale pour éviter le sphacèle de la peau? C'est au premier parti que me paraît devoir être donnée la préférence.

L'articulation calcanéo-astragalienne est très mobile. Elle exécute des mouvements d'adduction et d'abduction et des mouvements de rotation. J'ai déjà dit que les premiers étaient souvent rattachés à tort à l'articulation tibio-tarsienne dans l'exploration des fractures du péroné et qu'il fallait bien se garder de les confondre avec les mouvements dits de latéralité. Il est probable qu'un certain nombre d'entorses du pied ont pour siège cette articulation.

La synoviale externe est indépendante, tandis que l'interne se continue ave celle de l'articulation astragalo-scaphoïdienne. Il n'est pas très rare d'observe une soudure complète entre l'astragale et le calcanéum.

2° ARTICULATION MÉDIO-TARSIENNE.

L'articulation médio-tarsienne se compose de deux articulations distinctes celle de l'astragale et du scaphoïde en dedans, celle du calcanéum et du cuboïd en dehors. On la désigne encore sous le nom d'*articulation de Chopart*, à caus de l'amputation qu'on pratique en suivant le procédé de ce chirurgien.

Articulation astragalo-scaphoïdienne. — Cette articulation appartient à la class des diarthroses et au genre énarthrose, c'est-à-dire qu'elle est caractérisée par l réception d'une tête dans une cavité. La tête appartient à l'astragale et repré sente une surface oblongue à grand diamètre obliquement dirigé de haut e bas et d'avant en arrière. Cette surface, encroûtée de cartilage, se prolonge e arrière sur la face inférieure de l'os et se continue avec la facette destinée à s'uni avec la petite apophyse du calcanéum. Il existe du côté de l'astragale une surfac articulaire beaucoup plus large que la cavité de réception offerte par le scaphoïde

Du côté du scaphoïde on trouve une cavité peu profonde destinée à recevoi seulement la partie antérieure de l'astragale. Quant au large espace qui sépar sur le squelette le scaphoïde de la petite apophyse du calcanéum, il est combl par un fibro-cartilage qui complète en bas la cavité de réception de la tête d l'astragale et joue en même temps le rôle de ligament appelé *calcanéo-scaphoïdie inférieur*. Extrêmement épais et résistant, ce ligament présente une forme trian gulaire. Sa base répond au bord interne du pied et adhère aux fibres superfi cielles du ligament latéral interne de l'articulation tibio-tarsienne ; le sommet dirigé en dehors, répond au point de rencontre du scaphoïde et du cuboïde En avant il se fixe au rebord de la surface articulaire scaphoïdienne et en arrièr à la petite apophyse du calcanéum.

L'astragale n'est directement uni au scaphoïde que par un ligament peu résis tant appelé *astragalo-scaphoïdien*. Étendu de la face supérieure du col de l'as tragale à la face correspondante du scaphoïde, il unit lâchement ces deux os aussi dans l'extension du pied la tête de l'astragale fait-elle une saillie appré ciable sous les téguments, ce qui en facilite la luxation.

Articulation calcanéo-cuboïdienne. — Cette articulation appartient à la class des diarthroses et au genre *emboîtement réciproque*, c'est-à-dire que les os s correspondent par des surfaces réciproquement concaves et convexes. Les deu os sont unis par un ligament dorsal, un ligament plantaire et un ligament interne

Le ligament dorsal, étendu de la grande apophyse du calcanéum à la fac supérieure du cuboïde, est mince, aplati, et laisse passer entre ses fibres de portions de synoviale.

Le ligament inférieur *calcanéo-cuboïdien inférieur* est extrêmement puissan et contribue pour une grande part au maintien de la concavité plantaire antéro postérieure. Il s'attache en arrière à toute la partie de la face inférieure d calcanéum placée au devant des tubérosités de cet os, et en avant à la fac inférieure du cuboïde, sur la lèvre postérieure de la coulisse destinée au tendo du long péronier latéral. Quelques fibres plus superficielles passent au-dessous de la coulisse qu'elles contribuent ainsi à fermer, et se rendent à l'extrémité postérieure des quatrième et cinquième métatarsiens. Ce ligament est suffisamment épais pour combler l'espace angulaire qui, sur le squelette, existe entre la tubérosité antérieure du calcanéum et le cuboïde.

Quant au ligament interne, il est commun aux deux segments qui constituent l'articulation médio-tarsienne, car, simple en arrière, il se bifurque en avant pour se fixer au scaphoïde et au cuboïde. On le désigne pour cette raison sous

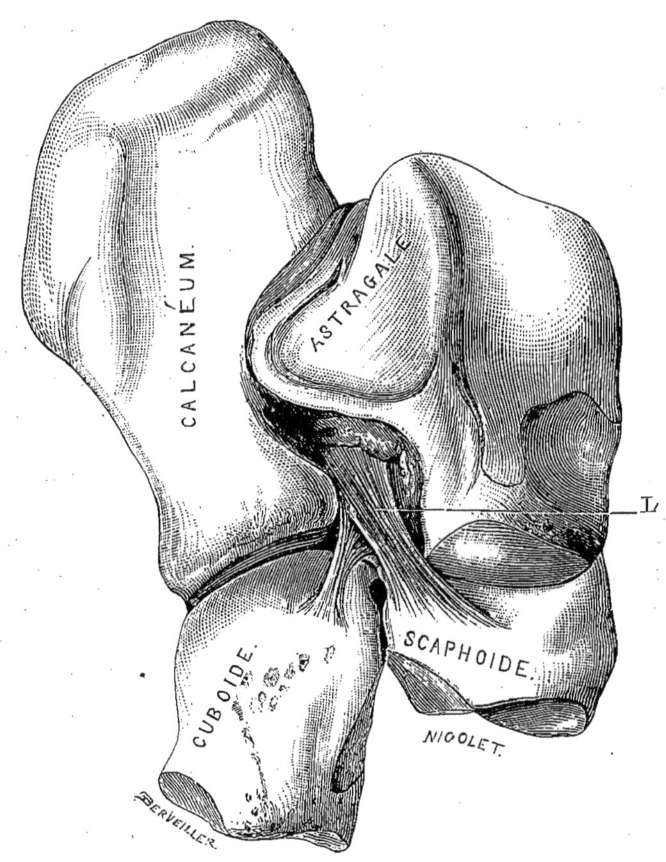

Fig. 267. — *Articulation médio-tarsienne.*

L, ligament en Y.

le nom de ligament en Y. Profondément situé, il peut être considéré comme un ligament interosseux. Il s'attache en arrière sur la partie interne de la grande apophyse du calcanéum, au fond de la dépression calcanéo-astragalienne, par un faisceau unique; celui-ci se divise en deux parties qui se fixent aux faces correspondantes du scaphoïde et du cuboïde. Le ligament en Y a été, avec raison, considéré comme la *clef* de l'articulation médio-tarsienne, car celle-ci ne s'ouvre en effet que lorsqu'il a été divisé.

Si nous considérons maintenant l'articulation médio-tarsienne dans son ensemble, nous voyons qu'elle est représentée par une ligne à direction générale transversale, mais légèrement sinueuse et figurant assez bien une *S* italiq allongée et couchée en travers.

L'interligne articulaire est exactement limité : en dedans par le tubercule scaphoïde, qui est situé immédiatement en avant, et en dehors par le reb de la grande apophyse du calcanéum, situé immédiatement en arrière. Ce d nier point de repère n'est pas toujours facile à sentir; on y arrive cepend en général avec un peu d'habitude en déprimant la peau avec la pulpe du do pendant quelques instants; mais le tubercule du scaphoïde est toujours app ciable, même chez les sujets infiltrés, et à lui seul il suffit pour faire pénétre coup sûr dans l'articulation : il suffit en effet pour cela de pratiquer sur le du pied une incision sensiblement horizontale passant immédiatement en rière du tubercule. Il faut toutefois remarquer que l'interligne calcanéo-cub dien décrit une légère courbe à concavité antérieure, de telle sorte que su bord externe du pied la lame du couteau doit être ramenée du côté des ort et non du côté du talon, ainsi qu'on a de la tendance à le faire; c'est même le principal écueil à éviter dans l'amputation médio-tarsienne, qui d'ailleurs facile. Lorsqu'au lieu de ramener la lame en avant on la porte en arrière, façon que l'incision décrive une courbure, même légère, à concavité postérieu l'instrument pénètre dans l'excavation calcanéo-astragalienne, et, comme éprouve en ce point un défaut de résistance, on s'imagine avoir pénétré d l'insterstice alors qu'on est sur la grande apophyse du calcanéum. Si l'on av quelque peine à sentir le tubercule du scaphoïde, on se rappellerait qu'il trouve à 2 centimètres environ en avant de la malléole interne.

On pratiquera donc la désarticulation de Chopart de la façon suivante :

Après avoir embrassé la plante du pied avec la main gauche et fixé les limi latérales de l'interligne articulaire avec le pouce et l'index, on pratique sur face dorsale du pied et d'un bord à l'autre une incision transversale et légè ment convexe en avant. Les tendons extenseurs ainsi que les ligaments dorsa sont divisés du même coup. On ouvre l'articulation astragalo-scaphoïdien puis l'articulation calcanéo-cuboïdienne, et l'on divise ensuite avec la poi du couteau le ligament en Y. Dès lors l'articulation s'ouvre largement. Il reste qu'à sectionner les ligaments inférieurs et à tailler le lambeau, qui d comprendre toutes les parties molles de la plante du pied jusqu'à la racine orteils.

On a souvent observé à la suite de l'amputation de Chopart un mouvem d'extension du moignon qui dirigeait la cicatrice vers le sol et s'opposait à marche : aussi la plupart des chirurgiens ont-ils de la tendance à substitue cette opération la désarticulation sous-atragalienne.

L'articulation médio-tarsienne est le siège de la plupart des mouveme partiels, consistant dans la rotation et la circumduction du pied : aussi est-e susceptible d'éprouver des entorses, ainsi que M. Terrillon en a signalé plusie exemples. C'est à son niveau que l'on constate presque toujours la douleur q détermine la pression dans la maladie que Gosselin a dénommée *tarsal des adolescents*, affection curieuse dont la pathogénie n'est pas encore bien co nue et que l'on a appelée aussi *pied plat valgus douloureux*.

Duchenne (de Boulogne) pensa que la cause initiale de cette affection ét une *impotence* du long péronier latéral. Pour lui, les accidents se succéderai de la façon suivante : impotence du long péronier latéral; affaissement de voûte plantaire, distension et tiraillement des ligaments plantaires; arthrites consécutives; contracture périarticulaire. Le meilleur mode de traitement consisterait, d'après cet auteur, à rendre au muscle sa puissance primitive à l'aide de l'électrisation.

Pour expliquer les mêmes accidents, Gosselin a fait jouer le rôle initial à l'arthrite (presque toujours l'arthrite médio-tarsienne), qui serait primitive. Si l'on obtient la guérison en électrisant le long péronier latéral, c'est, dit-il, que l'on condamne en même temps les malades au repos, qui à lui seul guérit aux premières périodes de l'affection.

L'une et l'autre théories sont soutenables; j'ajouterai même qu'on en peut émettre une troisième intermédiaire à laquelle me rattacheraient de préférence les très nombreux cas que j'ai observés. Voici en quelques mots ce qui se passe :

Un sujet jeune, âgé de 15 à 20 ans en général (j'ai vu cependant des individus atteints de tarsalgie après l'âge de 30 ans), fait des courses ou se tient debout une grande partie de la journée. Il finit par éprouver après plusieurs heures de travail une vive douleur dans un ou dans les deux pieds, et la marche devient pénible. Elle devient même bientôt impossible, et le malade doit se reposer. Le repos fait disparaître complètement et *immédiatement* la douleur. Au lever, le sujet ne souffre plus et reprend ses occupations, mais les phénomènes de la veille ne tardent pas à se reproduire et apparaissent de plus en plus vite, si bien qu'à un moment donné, tout travail devenant impossible, les malades demandent à entrer à l'hôpital. On trouve alors le pied plat, porté le plus souvent en valgus, et plusieurs muscles sont contracturés; quelquefois le pied est en varus, ce qui dépend des muscles atteints : ce sont tantôt les péroniers latéraux, tantôt le jambier antérieur, tantôt l'extenseur commun des orteils. Le pied est rigide, immobile. La pression au niveau de l'interligne médio-tarsien détermine ordinairement une douleur assez vive, mais celle-ci disparaît aussitôt et, caractère pathognomonique, ne se développe jamais spontanément quand les malades sont au repos.

Il me paraît difficile d'admettre, dans la plupart des cas au moins, que la lésion initiale soit une arthrite médio-tarsienne, puisque la douleur disparaît complètement aussitôt que les malades cessent de reposer sur leurs pieds. D'autre part, l'impotence du long péronier latéral n'est qu'une hypothèse ingénieuse difficile à vérifier, et l'on ne comprend pas bien l'impotence d'un muscle apparaissant d'une façon intermittente.

Je pense que la cause première de la tarsalgie réside dans l'appareil ligamenteux de la plante du pied. Les os du pied, quoique taillés en coin pour former voûte (fig. 265), sont rattachés entre eux par des ligaments très résistants qui l'affermissent. La station verticale longtemps prolongée tend à affaisser la voûte, et il se produit alors un tiraillement des ligaments plantaires, ce qui provoque la douleur. Les ligaments deviennent de moins en moins suffisants à maintenir les os, et la fatigue s'empare des malades de plus en plus vite. La tarsalgie est donc caractérisée, selon moi, par l'affaissement de la voûte plantaire à la suite de la pression longtemps prolongée du poids du corps sur des sujets dont le squelette n'a pas encore subi son développement complet, et la douleur résulte de la distension des ligaments, qui en est la conséquence nécessaire. Cette hypothèse me semble expliquer mieux que les précédentes pourquoi, au début de l'affection, le pied reprend sa forme aussitôt que le malade n'est plus debout, et surtout pourquoi la douleur disparaît instantanément par la position horizontale.

Les os ne peuvent pas s'affaisser sans qu'il survienne entre eux des frottements qui à la longue déterminent une légère arthrite avec usure des cartilages, mais ces phénomènes sont secondaires, ainsi que les contractures périarticulaires; l'inflammation est d'ailleurs si peu accusée que, sur des sujets qui ont lutté pendant des mois entiers contre cette affection et qui en sont arrivés à une incapacité complète de travail, le repos seul suffit à faire disparaître toute espèce de douleur. Il est vrai qu'alors la contracture des muscles peut durer très longtemps et ne cesse qu'à l'aide du chloroforme; elle peut même se transformer en une véritable rétraction qui nécessite la section sous-cutanée des tendons. Chose singulière, j'ai vu sur des sujets complètement au repos la contracture d'un muscle se substituer à celle d'un autre muscle : un jour le jambier antérieur était contracturé et le pied porté en varus; les jours suivants la contracture siégeait sur les péroniers et le pied était en valgus.

En conséquence, le seul traitement rationnel du pied plat valgus douloureux au début est le repos dans la position horizontale, qui supprime l'affaissement de la voûte et la distension des ligaments plantaires.

Certains sujets atteints de pied plat sont néanmoins d'infatigables marcheurs: en voici, selon moi, la raison : ce n'est pas parce que le pied est plat que la marche devient fatigante, c'est parce que l'aplatissement du pied amène un tiraillement douloureux des ligaments. Si donc le pied est plat de naissance, les sujets marchent facilement, aucune violence n'étant exercée ni sur les ligaments ni sur les os; si au contraire le pied plat est acquis, s'il résulte d'un défaut de fermeté de la voûte, la marche est pénible et peut à un moment donné devenir impossible.

3° ARTICULATION TARSO-MÉTATARSIENNE.

L'articulation tarso-métatarsienne se compose du cuboïde et des trois cunéiformes, d'une part, et de l'extrémité postérieure des cinq métatarsiens d'autre part. Les trois premiers métatarsiens s'articulent avec les cunéiformes correspondants; le quatrième et le cinquième s'unissent avec le cuboïde.

L'interligne articulaire présente une direction sinueuse, irrégulière, et qu'i importe de préciser soigneusement, afin d'y pouvoir pénétrer dans l'amputation désignée sous le nom d'*amputation de Lisfranc*.

Les points de repère sont : en dehors, l'extrémité postérieure du cinquième métatarsien, extrémité toujours très saillante et facilement appréciable à l: vue et au toucher, même sur les sujets les plus infiltrés, à la condition d déprimer les téguments, de refouler le liquide. La saillie du cinquième méta tarsien déborde le pied de telle sorte qu'on peut introduire la pulpe du doig entre elle et le cuboïde.

Ce point de repère externe, si facile à trouver, suffit à la rigueur à lui ser pour déterminer d'une façon précise la ligne d'incision dans l'amputation d Lisfranc; c'est le premier et d'ailleurs le seul relief que l'on rencontre sur l bord externe du pied en procédant de son extrémité libre vers sa racine : il n' a donc pas d'erreur possible.

Le point de repère interne est beaucoup plus difficile à trouver. Il consist (voyez fig. 268) dans une petite saillie que présente l'extrémité postérieure du premier métatarsien, immédiatement en avant de l'interligne articulaire. Si, immobilisant le pied, on déprime fortement la peau sur son bord interne en

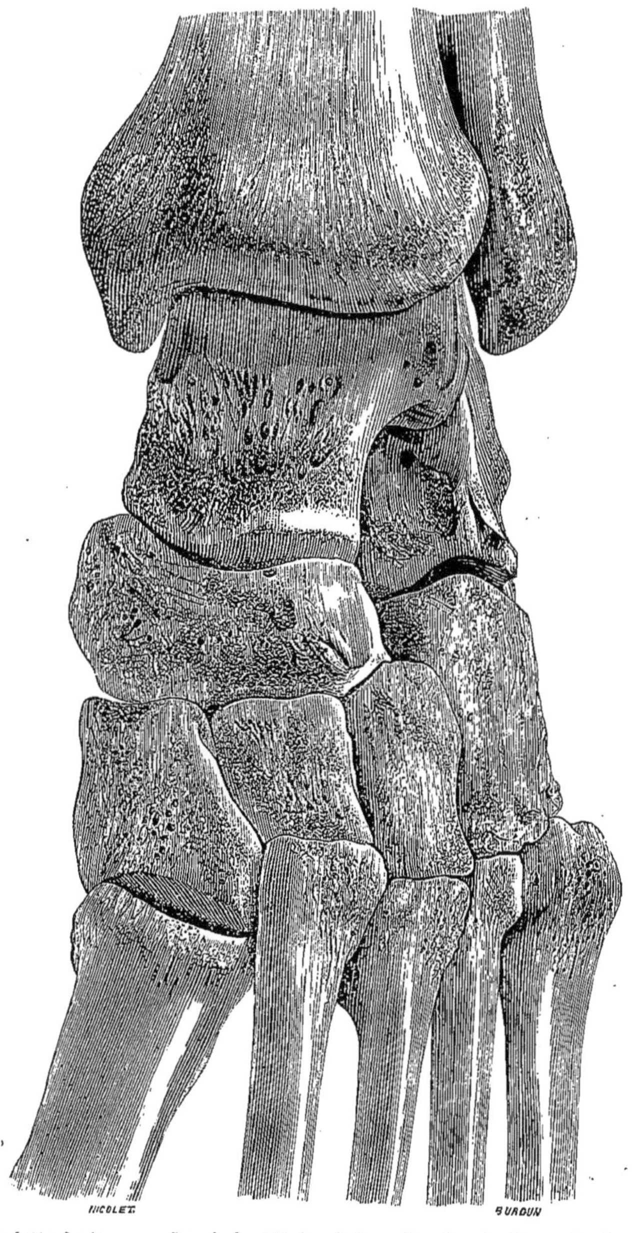

Fig. 268. — *Squelette du tarse.* — Le pied a été dessiné vu d'en haut : il en résulte que le péroné, se présentant en raccourci, descend moins bas. (Voir fig. 270 pour la désignation des os.)

partant de la racine du gros orteil, on suit d'abord la surface lisse et unie que présente la face interne du premier métatarsien, et l'on rencontre bientôt une petite crête saillante, en arrière de laquelle existe une dépression linéaire qui est précisément l'interligne. Le point de repère interne est donc constitué par la première saillie osseuse que l'on trouve en allant d'avant en arrière sur le bord interne du pied; l'interligne est immédiatement en arrière; malgré cela on le trouve parfois difficilement. Il faut alors savoir que, si l'on mène sur la face dorsale du pied une ligne transversale partant de l'extrémité postérieure du cinquième métatarsien, cette ligne aboutit sur le bord interne du pied à 2 centimètres environ en arrière de l'articulation cunéo-métatarsienne aussi, toutes les fois que dans une amputation de Lisfranc on voit l'opérateur commencer par tracer sur le dos du pied une incision tout à fait transversale on peut affirmer qu'il ne pénétrera pas d'emblée dans l'articulation.

Il faut encore se rappeler que le point de repère interne se trouve situé à 3 centimètres environ en avant du tubercule du scaphoïde, toujours facile à reconnaître, renseignement qui peut aider l'opérateur à trouver son chemin au cours de l'opération.

L'interligne articulaire tarso-métatarsien est donc représenté par une ligne dont la direction générale est oblique d'arrière en avant et de dehors en dedans : c'est suivant cette direction qu'il convient d'inciser les téguments dans l'amputation de Lisfranc. Mais l'interstice, loin d'être régulier, constitue une ligne brisée : l'articulation du premier métatarsien avec le premier cunéiforme est oblique d'arrière en avant et de dedans en dehors; l'interligne qui sépare les deux derniers métatarsiens du cuboïde est très oblique d'arrière en avant et de dehors en dedans, de telle sorte que ces deux interlignes prolongés se couperaient au tiers postérieur environ de la face dorsale du deuxième métatarsien.

L'interligne articulaire du troisième métatarsien avec le troisième cunéiforme est un peu moins oblique que celui des quatrième et cinquième métatarsiens cependant il se trouve sensiblement dans la même direction, de telle sorte que tous les trois sont en général ouverts du même coup de couteau.

Quant à l'interligne de l'articulation du deuxième métatarsien avec le deuxième cunéiforme, il est transversal et situé en arrière des précédents : le deuxième cunéiforme étant en effet moins long que le premier et le troisième ces trois os forment une sorte de mortaise dans laquelle se trouve enclavée l'extrémité postérieure du deuxième métatarsien. Cette disposition anatomique engendre l'une des principales difficultés de l'amputation de Lisfranc : on ne sait pas exactement où porter le couteau pour ouvrir cette articulation, et il y a souvent de la part des débutants un long tâtonnement.

J'ai fait une remarque qui simplifie ce temps opératoire. La difficulté consiste à savoir exactement à quelle distance il faut porter le couteau en arrière des interlignes du premier et du troisième métatarsien : or cette distance varie suivant les sujets, mais elle ne varie que par rapport à l'articulation du troisième métatarsien, et non par rapport à celle du premier. On rencontre parfois l'interligne du deuxième presque sur le prolongement de celui du troisième en sorte que l'enclavement existe à peine, mais il m'a paru siéger à une distance à peu près constante en arrière du premier, c'est-à-dire à un centimètre environ : d'où la règle suivante : lorsqu'il ne reste plus à ouvrir que l'interligne du deuxième métatarsien, il ne faut pas pour le trouver se guider sur celui du troisième, mais seulement sur celui du premier, et porter le couteau à un centimètre en arrière de ce dernier. Je rappelle qu'il faut agir avec la lame du couteau et jamais avec la pointe.

Moyens d'union. — Les ligaments de l'articulation tarso-métatarsienne sont divisés en *dorsaux*, *plantaires* et *interosseux*.

Il existe sept ligaments dorsaux, un pour chaque métatarsien, et deux en plus qui unissent le deuxième aux bords de la mortaise dans laquelle il est enclavé ; ces ligaments n'opposent aucune résistance pendant l'amputation. Malgaigne a fait observer avec raison que, les ligaments dorsaux présentant une certaine longueur, il n'est pas nécessaire, pour ouvrir les articulations, que le couteau tombe exactement sur l'interligne, mais sur un point de ces ligaments compris entre les deux attaches, ce qui permet d'y pénétrer à pleine lame.

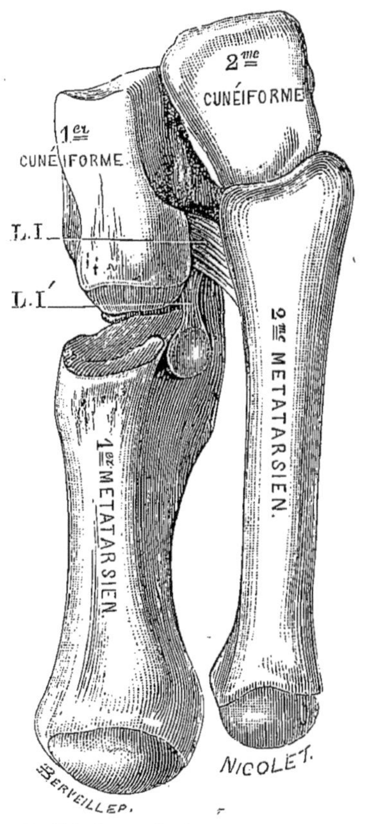

Fig. 269. — *Ligament interne de l'articulation tarso-métatarsienne.*

L.I, gros faisceau du ligament interne. | L.I', petit faisceau du ligament interne.

Les ligaments plantaires sont peu résistants, se fixent aux surfaces osseuses correspondantes et n'apportent aucun obstacle à l'amputation, mais il n'en est pas de même des ligaments interosseux.

Ces ligaments sont au nombre de deux : un interne et un externe.

Le ligament interne, remarquablement puissant, se compose d'un trousseau de fibres étendu à peu près transversalement du premier cunéiforme au deuxième métatarsien (fig. 269). Quelques fibres s'en détachent pour se fixer sur le premier métatarsien, de telle sorte qu'il revêt l'aspect d'un V à branches de volume très inégal. L'épaisseur de ce ligament dans le sens vertical est d'environ 1 centimètre et demi, et il se continue à la plante du pied avec le ligament plantaire ; son épaisseur dans le sens antéro-postérieur mesure un demi-centimètre Tant qu'il n'est pas divisé, ce ligament oppose une résistance invincible à l'ouverture de la jointure, et sa section constitue l'un des temps difficiles de l'amputation de Lisfranc. Il faut, pour le couper, enfoncer profondément la lame du couteau dans le premier espace intermétatarsien, le tranchant dirigé en arrière et la lame inclinée d'abord à 45°, puis relever le manche en le ramenan au parallélisme avec la jambe, de façon que l'instrument pénètre entre le premier cunéiforme et le deuxième métatarsien.

Le ligament interosseux externe offre, comme le précédent, la forme d'un V Il s'étend de la facette externe du troisième cunéiforme à la facette interne du quatrième métatarsien et à la facette correspondante du troisième. Il est beaucoup moins résistant que le précédent et cède en général à l'action de la main sans qu'on ait besoin de le diviser avec le couteau.

De la disposition de ces ligaments interosseux il résulte que l'articulation tarso-métatarsienne est en réalité composée de trois articulations distinctes

Une interne, entre le premier cunéiforme et le premier métatarsien ;

Une moyenne, entre les deuxième et troisième cunéiformes et les deuxième et troisième métatarsiens : mais, détail important, celle-ci est une dépendance de l'articulation scaphoïdo-cunéenne ;

Une externe, entre le cuboïde et les quatrième et cinquième métatarsiens.

Indépendamment des trois grandes articulations calcanéo-astragalienne médio-tarsienne et tarso-métatarsienne, les seules qui intéressent réellement le chirurgien, je dois encore signaler : 1° l'articulation du scaphoïde avec le cuboïde ; 2° l'articulation du scaphoïde avec les trois cunéiformes ; 3° l'articulation des trois cunéiformes entre eux ; 4° l'articulation du cuboïde avec le troisième cunéiforme. Les surfaces articulaires sont maintenues en contact par des ligaments dorsaux, plantaires et interosseux.

Synoviales de la portion tarso-métatarsienne.

Il m'a semblé utile de faire pour le pied ce que j'ai fait pour la main, c'est-à-dire de présenter une étude d'ensemble des synoviales du tarse. L'examen de la figure 270 en dit plus qu'une longue description et me permettra de ne faire qu'une simple énumération ; il sera intéressant de la comparer avec la figure 175 (p. 558), qui représente les synoviales du poignet.

Il existe une synoviale propre à l'articulation de l'astragale et du scaphoïde une seconde est spéciale à l'articulation du calcanéum et du cuboïde.

La synoviale de l'articulation scaphoïdo-cunéenne est commune aux trois cunéiformes : c'est la plus grande des synoviales du tarse. Elle envoie en effet un prolongement entre le premier et le second cunéiforme, de là elle se porte entre le premier cunéiforme et le deuxième métatarsien, puis, se dirigeant en dehors s'interpose entre le deuxième cunéiforme et le deuxième métatarsien, entre le troisième cunéiforme et le troisième métatarsien, et s'engage entre le deuxième et le troisième métatarsien.

Il existe une synoviale indépendante pour l'articulation du cuboïde avec le troisième cunéiforme.

Une synoviale spéciale est destinée à l'articulation du premier métatarsien avec le premier cunéiforme. Il en est de même de l'articulation du cuboïde avec les quatrième et cinquième métatarsiens. Nous venons de voir que la synoviale située entre les deuxième et troisième cunéiformes et les métatarsiens correspondants est une dépendance de la grande synoviale cunéo-scaphoïdienne.

L'articulation tarso-métatarsienne est donc composée de trois articulations

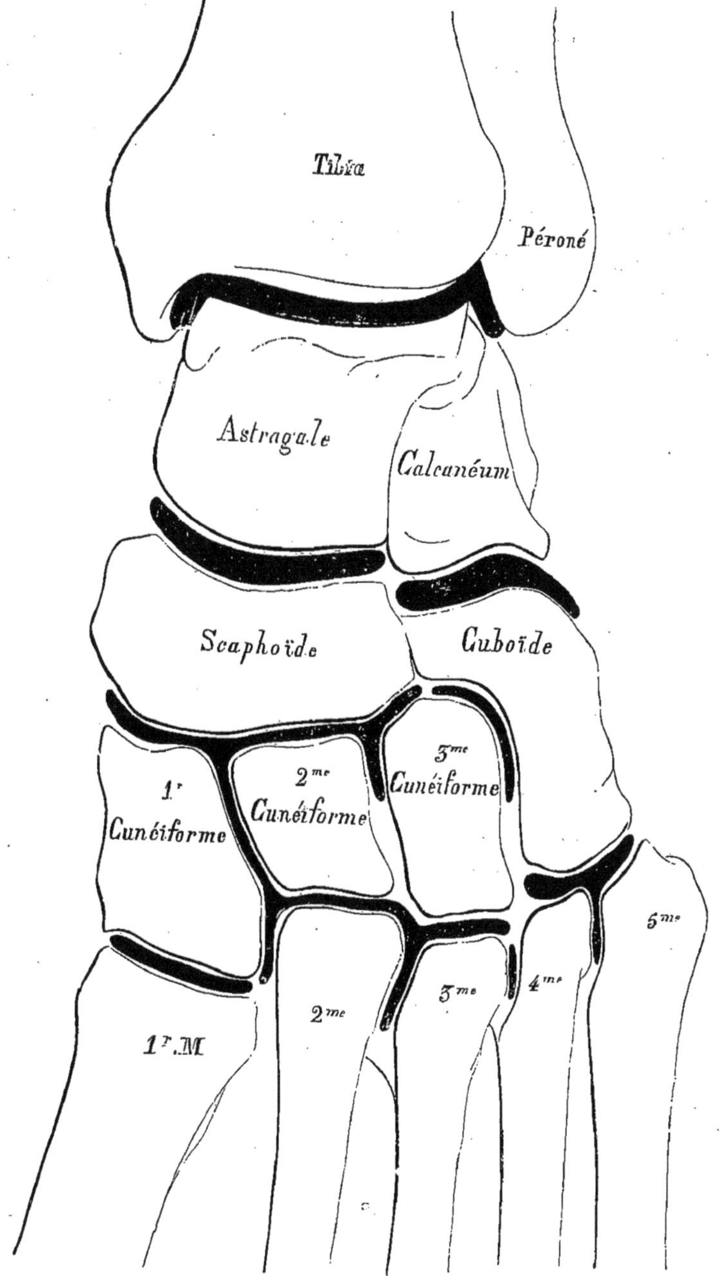

Fig. 270. — *Synoviales du tarse et de l'articulation tarso-métatarsienne.*

indépendantes; j'ajoute que la clinique permet souvent de suivre pas à pas la description qui précède.

On comprend combien doit être rare l'indication de pratiquer l'amputatio de Lisfranc, au moins pour lésions spontanées, puisque la plus grande partie d la synoviale qui tapisse l'articulation tarso-métatarsienne est un prolongemen de la séreuse scaphoïdo-cunéenne. Aussi des amputations partielles du tars une seule est-elle en réalité bonne, mais alors très bonne : c'est l'amputatio *sous-astragalienne*, qui, dans la plupart des cas, doit être substituée à celles d Chopart et de Lisfranc.

Des orteils.

Les *orteils* présentent avec les doigts la plus grande analogie, et j'engage l lecteur à se reporter à la description de ces derniers pour la plupart des détails je me contenterai d'insister ici sur les différences qui existent entre eux.

Les orteils, au nombre de cinq, sont désignés sous les noms de premier, etc et cinquième, en procédant de dedans en dehors; on donne encore au premie et au cinquième les noms de *gros* et de *petit*. En cas d'orteils surnuméraire, o se comportera comme je l'ai dit pour les doigts (p. 580).

Sur un pied bien conformé, le second orteil doit dépasser les autres; vien ensuite le premier, puis les trois autres, qui sont de moins en moins longs e les envisageant de dedans en dehors.

Les orteils sont plus courts que les doigts ; ils sont aussi beaucoup moin volumineux, sauf le premier, qui par son volume l'emporte sur celui du pouc Ils sont légèrement recourbés en bas, sauf le premier, qui est rectiligne. Il n'es pas rare d'observer le renversement, la déviation d'un orteil qui se trouve hor rang et peut gêner la marche au point de nécessiter une désarticulation. Cet déformation est due généralement à l'usage de chaussures trop étroites ou tro courtes, mais peut reconnaître pour cause la rétraction d'un tendon. Dans l subluxation en bas de la tête du premier métatarsien cet os fait une saillie con sidérable à la plante du pied et gêne beaucoup la marche; l'affection résulte, e général, d'une rétraction du tendon d'Achille qui force les malades à march sur la pointe du pied. La section du tendon peut devenir nécessaire. La rétrac tion des fléchisseurs pourrait amener une flexion forcée d'un ou de plusieur orteils. Ceux-ci sont crochus et reposent sur le sol par leur extrémité ; on le désigne sous le nom d'*orteils en marteau*. La marche devient très pénible, sino impossible. On pratiquerait alors la section des tendons rétractés et au besoi l'amputation de l'orteil.

La pression des chaussures détermine souvent le développement d'un hypertrophie locale de l'épiderme désignée sous le nom de *cor*. Lorsque cett production est épaisse, elle exerce sur les papilles du derme une pression trè douloureuse qui gêne beaucoup la marche, surtout lorsque le temps est hu mide. L'abrasion de l'épiderme fait disparaître la douleur en supprimant l compression. J'ai observé le fait curieux d'un vieil invalide de Bicêtre qu amputé d'une jambe quarante ans auparavant, continuait toujours, chaqu fois que le temps changeait, à souffrir d'un cor qu'il portait jadis au pied de c côté.

On observe encore, et le plus souvent sur la face interne du gros orteil, a niveau de l'articulation métatarso-phalangienne et lorsque cet orteil est dévié un durillon présentant des caractères particuliers et appelé *oignon*. Ce n'est plu une simple hypertrophie de l'épiderme : le derme est lui-même épaissi, induré et au-dessous de lui se trouve une bourse séreuse plus ou moins développée, qui s'enflamme parfois et donne lieu à un phlegmon de voisinage. Normalement, cette bourse ne communique pas avec la synoviale articulaire voisine, mais il n'est pas rare de voir cette communication s'établir secondairement et provoquer une arthrite.

La lésion précédente, qui est en général légère, peut, chez les sujets alcooliques et chez les diabétiques, être le point de départ d'un érysipèle qui devient rapidement gangréneux et entraîne la mort.

Je rappellerai à ce propos que les orteils sont un siège fréquent de gangrène spontanée, dans l'athérome artériel, à la suite de l'usage interne du seigle ergoté, etc.

C'est également aux orteils que l'on observe le plus ordinairement la gangrène produite par congélation. J'ai, le premier, signalé l'atrophie des muscles de la jambe, qui est parfois la conséquence d'une congélation même très limitée, et on fera donc bien de toujours porter dans ces cas un pronostic réservé.

Au niveau de la commissure des orteils et sur leurs faces latérales se développent souvent des plaques muqueuses qui exhalent une odeur infecte. Une sueur profuse des pieds peut produire des ulcérations presque analogues.

Les articulations métatarso-phalangiennes sont conformées d'après le même type que celles des doigts; elles appartiennent au genre énarthrose. Du côté du métatarsien, on trouve une tête volumineuse et dont la dimension est loin d'être en rapport avec la cavité offerte par la phalange. Elle est aplatie dans le sens transversal, séparée du col de l'os par un col anatomique très accusé et recouverte d'un cartilage d'encroûtement qui se porte plus en arrière sur la face inférieure que sur la face supérieure.

La cavité glénoïde de la phalange est agrandie par un fibro-cartilage analogue à celui que j'ai décrit en étudiant les doigts, et les têtes des cinq métatarsiens sont unies entre elles par une bandelette transversale, le *ligament transverse*.

L'interligne articulaire métatarso-phalangien décrit une courbe à convexité antérieure dont le sommet répond au deuxième orteil. Il est important de noter que la commissure des orteils est plus longue que celle des doigts; la membrane interdigitale embryonnaire a persisté dans une certaine étendue. La distance qui sépare la peau de la surface articulaire est d'environ deux centimètres. Cette disposition doit être mise à profit dans la désarticulation métatarso-phalangienne. La difficulté de cette opération consiste en effet à conserver des lambeaux suffisants pour recouvrir la tête des métatarsiens; on y arrive néanmoins, à la condition de déplisser en quelque sorte chaque orteil, afin de ne pas perdre la plus petite quantité de peau; je l'ai pratiquée une fois pour un écrasement des orteils, avec un très bon résultat.

On a rarement l'occasion d'amputer isolément un orteil, ces appendices étant bien moins souvent que les doigts le siège d'affections phlegmoneuses. On emploierait d'ailleurs la même méthode, c'est-à-dire l'amputation en raquette.

Pour le gros orteil, la difficulté consiste à recouvrir la tête du premier métatarsien; de plus, il faut éviter que la cicatrice se trouve sur la face dorsale : aussi convient-il de commencer l'incision non pas directement sur la ligne médiane, mais dans la commissure qui sépare le premier du second orteil, suivant le conseil donné par M. Guyon.

L'articulation du gros orteil présente trois os sésamoïdes qui peuvent gên la marche du couteau lorsqu'on taille un lambeau plantaire. C'est à la présen des os sésamoïdes que la luxation du gros orteil (Malgaigne en a réuni 19 c doit de présenter les mêmes difficultés de réduction que celle du pou ainsi que l'a fait remarquer Roser. On emploierait d'ailleurs le même mode traitement.

On observe parfois chez les jeunes sujets sur le gros orteil une exostose sou unguéale qui soulève l'ongle et gêne la marche. L'abrasion en est facile à l'ai d'une pince incisive après anesthésie préalable de la partie malade.

Le gros orteil est encore le siège fréquent et à peu près exclusif d'u affection singulière, spéciale aux adolescents, et dont la pathogénie me par fort difficile à établir : je veux parler de l'*ongle incarné*. Si la lésion est p prononcée, on en obtient la guérison en interposant chaque jour un br de charpie entre le bord de l'ongle et le bourrelet cutané et en coupa convenablement l'ongle : mais, si ce dernier est profondément enfoncé, s s'agit de sujets ayant besoin de travailler, le meilleur mode de traiteme est l'opération. Voici le procédé que je conseille : une ligature forteme serrée étant appliquée à la racine de l'orteil, employer l'anesthésie loca avec l'éther. Introduisant une lame de forts ciseaux sous l'ongle, on divise en deux moitiés ; la partie incarnée est ensuite saisie avec une bon pince et arrachée à l'aide d'un mouvement de traction et de torsion. M il ne faut pas borner là l'opération, sous peine d'observer presque à co sûr une récidive. On doit enlever ensuite avec le bistouri, et très complèteme la matrice unguéale, c'est-à-dire le repli du derme dans lequel est logée racine (voir fig. 186, p. 587). A cette condition seule on obtient la guérison d'u manière définitive.

Développement du membre inférieur.

Les membres inférieurs ne diffèrent des supérieurs, au début, que par le position et leur apparition un peu plus tardive. Ils naissent à la limite l'abdomen et existent déjà sous forme de *palettes* au commencement la quatrième semaine. On voit bientôt apparaître le *bourrelet digital* qui subdivisera pour former les orteils. Au début de la huitième semaine le gen devient distinct et la cuisse est représentée par un segment délimité. Mais n'est qu'au commencement du troisième mois que des différences caractéri tiques s'observent entre les membres supérieurs et les inférieurs : on voit alo les premiers indices de la saillie du calcanéum et de la production de l'ang tibio-tarsien.

Une telle similitude dans le développement fait aisément concevoir qu'o observe aux membres abdominaux les mêmes anomalies qu'aux membres th raciques : *ectromélie*, *hémimélie*, *phocomélie*, *ectrodactylie*, *syndactylie*, *polyda tylie*, *mégalodactylie*, *brachydactylie*, *pied bifurqué*, *pied-bot*. Je n'ai pas à reven sur la définition déjà donnée de ces différents termes.

FIN.

TABLE ALPHABÉTIQUE

A

B

C

H

I

J

R

S

V

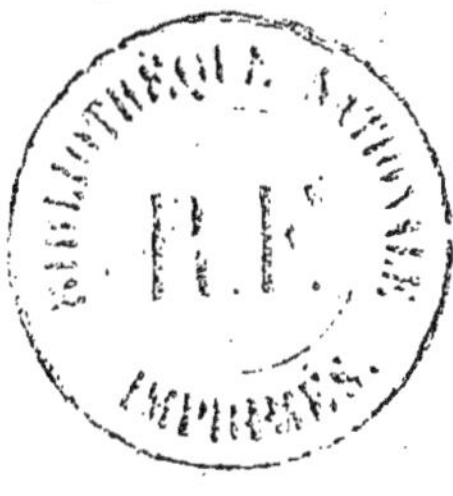

FIN DE LA TABLE ALPHABÉTIQUE.

6327-85. — Corbeil. Imprimerie Crété.

www.ingramcontent.com/pod-product-compliance
Ingram Content Group UK Ltd.
Pitfield, Milton Keynes, MK11 3LW, UK
UKHW022314190726
13856UKWH00001B/5

9 782012 472488